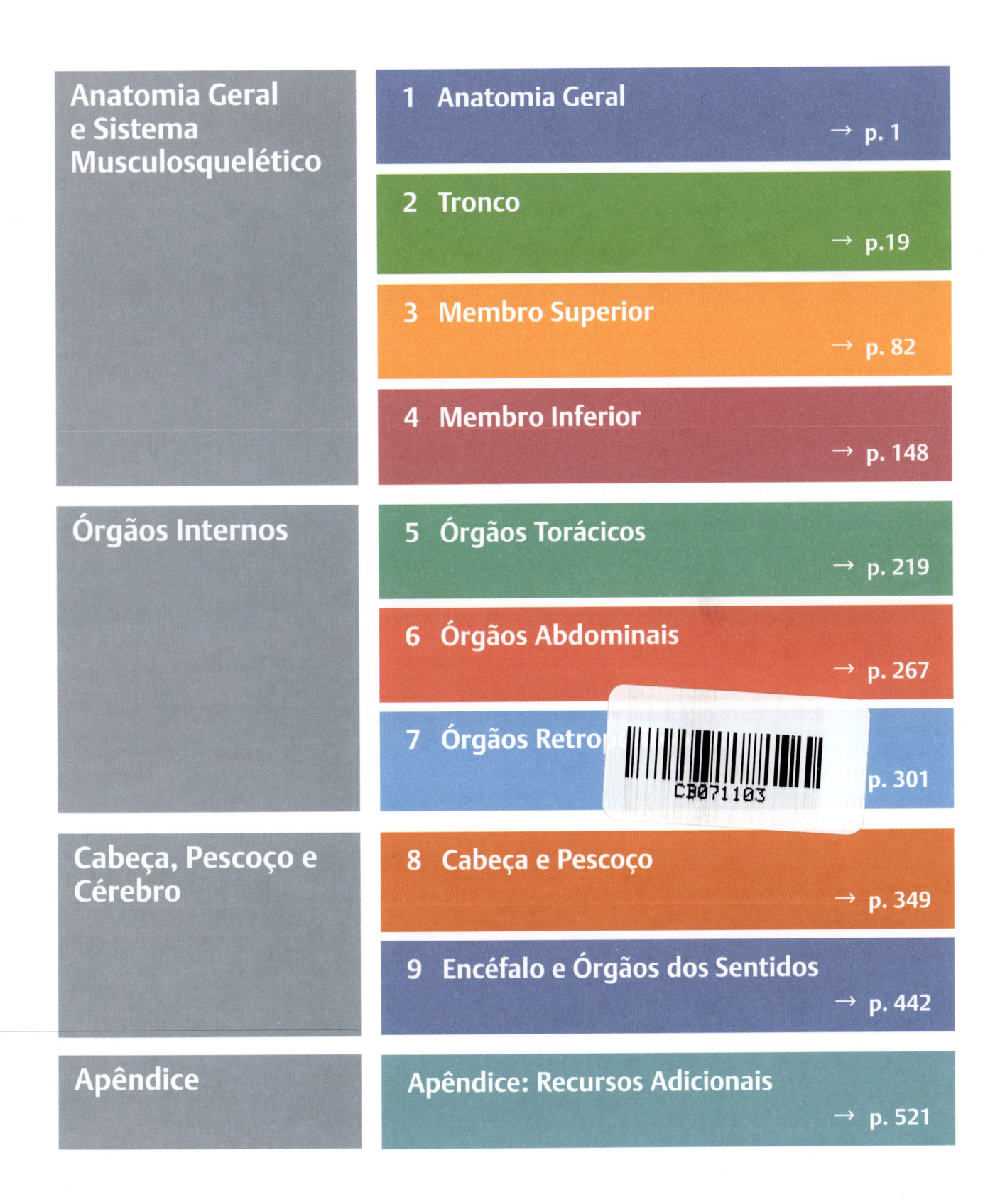

Atlas Fotográfico de

Anatomia Geral e Sistema Musculosquelético	1 Anatomia Geral → p. 1
	2 Tronco → p.19
	3 Membro Superior → p. 82
	4 Membro Inferior → p. 148
Órgãos Internos	5 Órgãos Torácicos → p. 219
	6 Órgãos Abdominais → p. 267
	7 Órgãos Retrop... → p. 301
Cabeça, Pescoço e Cérebro	8 Cabeça e Pescoço → p. 349
	9 Encéfalo e Órgãos dos Sentidos → p. 442
Apêndice	Apêndice: Recursos Adicionais → p. 521

Atlas Fotográfico de Anatomia Humana

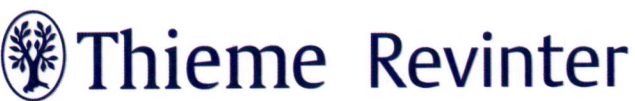

Atlas Fotográfico de Anatomia Humana

Nona Edição

Johannes W. Rohen
Anatomisches Institut I
University of Erlangen-Nürnberg
Erlangen, Germany

Chihiro Yokochi
Professor Emeritus, Department of Anatomy
Kanagawa Dental College
Yokosuka, Kanagawa, Japan

Elke Lütjen-Drecoll
Anatomisches Institut II
University of Erlangen-Nürnberg
Erlangen, Germany

Com 1271 figuras

Thieme
Rio de Janeiro • Stuttgart • New York • Delhi

Dados Internacionais de Catalogação na Publicação (CIP) de acordo com ISBD

R628a

Rohen, Johannes W.
Atlas Fotográfico de Anatomia Humana/Johannes W. Rohen, Chihiro Yokochi e Elke Lütjen-Drecoll; tradução de. – 9ed. Rio de Janeiro: Thieme Revinter Publicações Ltda, 2022.

588p., il.; 21 X 28 cm
Tradução de *Fotoatlas der Anatomie*
Inclui bibliografia e índice.
ISBN 978-65-5572-136-2
eISBN 978-65-5572-139-3

1. Anatomia humana. 2. Atlas ilustrado. 3. Medicina. I. Yokoch, Chihiro. II. Lütjen-Drecoll, Elke. III. Título.

CDD: 611
CDU: 611

Elaborada por Janaina Ramos – CRB-8/9166

Nota: O conhecimento médico está em constante evolução. À medida que a pesquisa e a experiência clínica ampliam o nosso saber, pode ser necessário alterar os métodos de tratamento e medicação. Os autores e editores deste material consultaram fontes tidas como confiáveis, a fim de fornecer informações completas e de acordo com os padrões aceitos no momento da publicação. No entanto, em vista da possibilidade de erro humano por parte dos autores, dos editores ou da casa editorial que traz à luz este trabalho, ou ainda de alterações no conhecimento médico, nem os autores, nem os editores, nem a casa editorial, nem qualquer outra parte que se tenha envolvido na elaboração deste material garantem que as informações aqui contidas sejam totalmente precisas ou completas; tampouco se responsabilizam por quaisquer erros ou omissões ou pelos resultados obtidos em consequência do uso de tais informações. É aconselhável que os leitores confirmem em outras fontes as informações aqui contidas. Sugere-se, por exemplo, que verifiquem a bula de cada medicamento que pretendam administrar, a fim de certificar-se de que as informações contidas nesta publicação são precisas e de que não houve mudanças na dose recomendada ou nas contraindicações. Esta recomendação é especialmente importante no caso de medicamentos novos ou pouco utilizados. Alguns dos nomes de produtos, patentes e design a que nos referimos neste livro são, na verdade, marcas registradas ou nomes protegidos pela legislação referente à propriedade intelectual, ainda que nem sempre o texto faça menção específica a esse fato. Portanto, a ocorrência de um nome sem a designação de sua propriedade não deve ser interpretada como uma indicação, por parte da editora, de que ele se encontra em domínio público.

Copyright © 2020 of the original German language edition by Georg Thieme Verlag KG, Stuttgart, Germany
Orignal title: Fotoatlas der Anatomie, 9/e by Johannes W. Rohen, Chihiro Yokochi and Elke Lütjen-Drecoll, in coedition with © 2021 of the original English language edition by Wolters Kluwer, Philadelphia, US; Original titile: Photographic Atlas of Anatomy, 9/e, by Johannes W. Rohen, Chihiro Yokochi and Elke Lütjen-Drecoll.

Copyright © 2020 da edição original em alemão por Georg Thieme Verlag KG, Stuttgart, Alemanha
Título original: Fotoatlas der Anatomie, 9/e de Johannes W. Rohen, Chihiro Yokochi e Elke Lütjen-Drecoll, em coedição com © 2021 da edição original em Inglês por Wolters Kluwer, Philadelphia, US. Título original: Photographic Atlas of Anatomy, 9/e, de Johannes W. Rohen, Chihiro Yokochi e Elke Lütjen-Drecoll.
ISBN 978-3-13-243179-9

© 2022 Thieme. All rights reserved.

Thieme Revinter Publicações Ltda.
Rua do Matoso, 170
Rio de Janeiro, RJ
CEP 20270-135, Brasil
http://www.ThiemeRevinter.com.br

Thieme USA
http://www.thieme.com

Design de Capa: © Thieme

Impresso no Brasil por BMF Gráfica e Editora Ltda.
5 4 3 2 1
ISBN 978-65-5572-136-2

Também disponível como eBook:
eISBN 978-65-5572-139-3

Tradução:
Edianez Chimello (Caps. 1 a 4)
Tradutora Especializada na Área da Saúde, SP
Angela Nishikaku (Caps. 5 a 6)
Tradutora Especializada na Área da Saúde, SP
Vilma Ribeiro de Souza Varga (Caps. 8, 9 e Apêndice)
Médica e Tradutora Especializada na Área da Saúde, SP

Revisão Técnica:
Vinícius Magno
Cirurgião de Coluna no Hospital Universitário Gaffrée e Guinle, RJ
Coordenador do Programa de Residência Médica em Ortopedia e Traumatologia da UFRJ
Professor Colaborador na Cadeira de Ortopedia do Curso de Medicina da UFRJ
Membro Titular da Sociedade Brasileira de Ortopedia e Traumatologia (SBOT)
Membro Titular da Sociedade Brasileira de Cirurgia da Coluna Vertebral (SBC)
Membro Titular da Associação Médica Brasileira (AMB)
Especialização em Ortopedia e Traumatologia pelo Instituto Nacional de Traumatologia e Ortopedia, RJ
Especialização em Cirurgia da Coluna Vertebral pelo Instituto Nacional de Traumatologia e Ortopedia, RJ

Todos os direitos reservados. Nenhuma parte desta publicação poderá ser reproduzida ou transmitida por nenhum meio, impresso, eletrônico ou mecânico, incluindo fotocópia, gravação ou qualquer outro tipo de sistema de armazenamento e transmissão de informação, sem prévia autorização por escrito.

Prefácio

O conhecimento profundo das estruturas do corpo humano tem importância fundamental para o médico, assim como para todos os envolvidos no diagnóstico e tratamento das doenças humanas. Em última análise, esse conhecimento só pode ser adquirido por meio da dissecação do corpo humano. Atlas anatômicos antigos e atuais disponíveis geralmente contêm gráficos esquemáticos ou semiesquemáticos. Em geral, eles só podem mostrar a realidade até certo ponto e, com frequência, fica faltando a terceira dimensão (ou seja, a noção espacial). Fotografias de amostras anatômicas têm duas vantagens decisivas: em primeiro lugar, elas reproduzem a realidade do objeto e, com isso, suas proporções e dimensão espacial com muito mais precisão e realismo que os "lindos" gráficos geralmente simplificados dos atlas atuais. Em segundo lugar, elas correspondem ao que os estudantes realmente observam no laboratório de dissecação. Portanto, os estudantes podem-se orientar durante os exercícios de preparação diretamente pelas fotos do nosso atlas. A nova ordem dos capítulos neste atlas também acompanha a ordem em que as estruturas geralmente são ensinadas no laboratório de dissecação. Assim, ela corresponde à estrutura da maioria dos textos sobre anatomia. Apesar de o diagnóstico estar atualmente baseado cada vez mais no uso de técnicas de imagem, o médico ainda precisa da experiência adquirida na amostra anatômica para a avaliação das imagens correspondentes e das próximas etapas do tratamento derivadas delas. A produção das preparações de alta qualidade neste atlas não só demandaram muito tempo como também conhecimento anatômico abrangente. Elas foram, portanto, preparadas com a ajuda de colegas dedicados das disciplinas de anatomia e cirurgia, em vários níveis topográficos. Nossos agradecimentos especiais ao Professor S. Nagashima, ao Professor K. Okamoto e ao Doutor M. Takahashi (Japão), que trabalham no Instituto de Anatomia em Erlangen há muito tempo, assim como ao Doutor G. Lindner-Funk (hoje em Nuremberg, Alemanha), ao Doutor M. Rexer (hoje em Klinikum Neumarkt), a R.M. McDonnell (hoje em Dallas, EUA) e a J. Bryant (Erlangen, Alemanha).

As novas preparações individuais sobre músculo e fígado foram produzidas pelos estudantes: Khann Nguyen, Ramona Witt, Anne Jacobsen e Alexander Mocker, sob a supervisão do Professor Bremer (Erlangen, Alemanha) no Curso EMPTY. Várias preparações excelentes de ossos naturais para macrofotografias foram fornecidas pelo Sr. H. Sommer (SOMSO Company, Coburg, Alemanha) e por isso nossos profundos agradecimentos a ele. Todas as fotos das preparações, incluindo as fotografias recentemente produzidas nesta edição, foram elaboradas com grande habilidade técnica por nosso funcionário de longa data, Sr. M. Göβwein. Além disso, para esta nova edição, o equipamento com fotos e gráficos das amostras foi otimizado com a inclusão de novas ilustrações e a substituição das ilustrações antigas por outras novas. Agradecemos também ao Sr. J. Pekarsky, nosso colega de longa data, pelos desenhos coloridos e em 3D, que também foram renovados nesta nona edição e produzidos e adaptados ao máximo às preparações anatômicas. Pelos desenhos no Apêndice novo, agradecemos à Sra. A. Gack. Este atlas tem também uma preocupação didática importante que é a de facilitar aos estudantes o aprendizado sistemático sobre a grande variedade de estruturas anatômicas e a compreensão das relações posicionais das estruturas. Por essa razão, mantivemos nesta edição o princípio de apresentar as estruturas individuais da representação topográfica nas regiões individuais. O conhecimento das estruturas individuais e das relações regionais também é exigido para sermos capazes de avaliar, por diagnóstico, as estruturas representadas por procedimentos de investigação por imagem na clínica. As imagens de IRM e TC foram fornecidas pelo Professor M. Uder (Instituto de Radiologia, Erlangen University Hospital) e pelo Professor A. Heuck (Instituto de Radiologia da Universidade de Munich-Pasing), assim como pelo Dr. G. Wieners PD (Charité Berlin), Professor H. Rupprecht (Neumarkt Hospital) e Professor A. Herrlinger (Fürt Hospital), para os quais expressamos nossos sinceros agradecimentos. Devemos as imagens clínicas da retina ao Professor Mardin (University Eye Hospital Erlangen). Enviamos também nossos agradecimentos especiais ao Professor M. Uder e sua equipe. Eles não só produziram novas imagens de IRM para esta nova edição como também se certificaram de que os planos de corte da amostra e as imagens de IRM se correspondiam entre elas na maior extensão possível. Isso aumenta consideravelmente a clareza e a compreensão de estruturas anatômicas, assim como das referências clínicas de nosso atlas fotográfico. Nossos sinceros agradecimentos à equipe da Thieme Verlag, onde este atlas encontrou, felizmente, um novo "lar" – principalmente à Sra. S. Bartl por seu comprometimento e cuidadoso trabalho editorial nos textos e ilustrações para esta nova edição: sem seus esforços incansáveis esta edição não teria a qualidade apresentada. Queremos agradecer também, calorosamente, ao Dr. J. Neuberger, por seu apoio ao planejamento do programa e sua eficiente coordenação das inúmeras "pontas soltas" que precisaram ser cuidadosamente reparadas ao longo desta nova edição. Agradecemos também à Sr. L. Diemand pelo planejamento e supervisão da produção. Para esta nova edição vários conteúdos foram compilados recentemente. Junto com o novo desenho das páginas, esse foi um grande desafio para os *designers* de *layout* Stephanie Gay e Bert Sender (Bremen), que eles dominaram brilhantemente! Por fim, agradecemos novamente a todos os cientistas, estudantes, equipes e ajudantes, assim como à equipe de editores Igaku-Shoin, Tóquio, Japão, e Wolters Kluwer, EUA, pela rede de apoio.

Agosto, 2020
Johannes W. Rohen
Chihiro Yokochi
Elke Lütjen-Drecoll

Anatomia Geral e Sistema Musculosquelético

1 Anatomia Geral

Posição dos Órgãos Internos, Pontos Palpáveis e Linhas Regionais... 2
Planos e Direções do Corpo... 4
Osteologia:
    Esqueleto do Corpo Humano... 6
    Estrutura Óssea... 8
    Ossificação dos Ossos... 9
Artrologia:
    Tipos de Articulações... 10
    Arquitetura da Articulação... 12
Miologia:
    Formato de Músculos... 13
    Estrutura do Sistema Muscular... 14
Organização do Sistema Circulatório... 16
Organização do Sistema Linfático... 17
Organização do Sistema Nervoso... 18

2 Tronco

Esqueleto... 20
Cabeça e Coluna Vertebral Cervical... 23
Articulações Conectadas à Cabeça... 24
Vértebras... 26
Articulações Vertebrais... 28
Tórax e Coluna Vertebral: Ossos... 29
Coluna Vertebral: Ligamentos... 32
Articulações Costovertebrais... 34
Articulações Costovertebrais e Músculos Intercostais... 35
Paredes Torácica e Abdominal:
    Anatomia de Superfície (Feminina)... 36
    Anatomia de Superfície (Masculina)... 37
    Músculos... 38
    Vasos Epigástricos... 42
    Vasos e Nervos... 44
    Camada Superficial... 46
    Camada Torácica Profunda... 47
    Camada Abdominal Profunda... 48
Região Inguinal:
    Camada Superficial (Masculina)... 49
    Camada Profunda (Masculina)... 50
    Camada Profunda, Hérnias (Masculina)... 51
    Camadas Superficial e Profunda (Feminina)... 52
Cortes através do Tronco... 53
Costas:
    Anatomia de Superfície... 54
    Músculos... 55
    Vasos e Nervos... 60
    Medula Espinal... 61
    Camada Superficial... 62
    Camada Profunda... 63
    Camada mais Profunda... 64
    Canal Vertebral Aberto... 65
Cortes através da Parte Lombar da Coluna Vertebral e a Medula Espinal... 68
Região Nucal:
    Camada Superficial... 72
    Camada mais Profunda... 73
    Camada Profunda... 74
    Camada ainda mais Profunda... 76
    Canal Vertebral parcialmente Aberto... 77
    Canal Vertebral e Cavidade Craniana Abertos... 78
    Cavidade Craniana Aberta... 79
    Aspecto Oblíquo-Lateral... 80
Cortes através da Região Nucal da Coluna Vertebral Cervical... 81

3 Membro Superior

Cintura Escapular e Tórax... 83
Escápula e Clavícula... 85
Cintura Escapular e Terço Proximal do Braço... 86
Terço Proximal do Braço: Úmero... 87
Antebraço: Rádio e Ulna... 88
Antebraço e Mão... 89
Mão... 90
Articulações e Ligamentos:
    Ombro... 92
    Cotovelo... 93
    Mão... 94
Músculos do Ombro e do Terço Proximal do Braço:
    Músculos Dorsais... 96
    Músculos Peitorais... 98
Músculos do Terço Proximal do Braço:
    Músculos Laterais... 100
    Músculos Peitorais, Tendões do Músculo Bíceps Braquial... 101
Músculos do Antebraço e da Mão:
    Músculos Flexores... 102
    Músculos Flexores e Bainhas Sinoviais... 104
    Músculos Extensores e Bainhas Sinoviais... 106
    Músculos Extensores (Camada Profunda)... 107
Músculos e Tendões da Mão... 108
Artérias... 110
Veias... 112
Nervos... 113
Anatomia da Superfície e Veias Cutâneas:
    Aspecto Posterior... 115
    Aspecto Anterior... 116

Regiões Posteriores do Ombro e do Terço Proximal do Braço:
- Camada Superficial 117
- Camada Profunda 118
- Camada mais Profunda 119

Regiões Anteriores do Ombro e do Terço Proximal do Braço:
- Camada Superficial 120
- Camada Profunda 121

Aspectos Posteriores do Terço Proximal do Braço:
- Camada Superficial 122
- Camada Profunda 123

Região Axilar:
- Aspecto Inferior 124
- Aspecto Anterior 125

Plexo Braquial 127
Cortes através do Ombro e do Terço Proximal do Braço 128
Cortes através do Antebraço e da Mão 129
Terço Proximal do Braço: Sistema Neurovascular, Anatomia Regional 130

Região Cubital:
- Camada Superficial 132
- Camada Média 133
- Camada mais Profunda 134

Cortes através da Região Cubital 135

Regiões Posteriores do Antebraço e da Mão:
- Camada Superficial 136
- Camadas Superficial e Profunda 137

Regiões Anteriores do Antebraço e da Mão:
- Camada Superficial 138
- Camada Profunda 139

Dorso da Mão: Camadas Superficial e Profunda 140

Punho e Palma:
- Camada Superficial 142
- Camada Profunda 143

Palma:
- Camada Superficial 144
- Camada Profunda 145

Cortes através da Mão 146

4 Membro Inferior

Cintura Pélvica e Membro Inferior 149

Pelve Feminina e Masculina:
- Aspecto Superior 151
- Aspecto Anterior 152
- Aspecto Posterior 153

Sacro e Diâmetros da Pelve 154
Osso do Quadril e Cóccix 155
Articulação do Quadril: Ossos 156
Fêmur 157
Tíbia e Fíbula 158
Articulação do Joelho: Ossos 159
Pé: Ossos 160
Pelve e Articulação do Quadril: Ligamentos 162
Articulação do Joelho: Ligamentos 164

Cortes através das Articulações do Tornozelo 167
Pé: Ligamentos 168

Músculos da Coxa:
- Músculos Anteriores 170
- Músculos Posteriores (Músculos Glúteos) 172
- Músculos Flexores 173

Músculos da Perna: Músculos Flexores 175

Músculos da Perna e do Pé:
- Aspectos Medial e Posterior 176
- Aspecto Lateral 177
- Músculos Flexores Profundos 178
- Músculos Extensores 180

Sola do Pé: Músculos e Tendões 181
Artérias 184
Veias 186
Nervos 188
Nervos: Plexo Lombossacral 189

Anatomia de Superfície e Regional:
- Aspecto Posterior 190
- Aspecto Anterior 191

Região Anterior da Coxa:
- Camada Superficial 192
- Camada mais Profunda 194

Região Glútea:
- Camada Superficial 196
- Camada Profunda 197

Região Posterior da Coxa:
- Camada Superficial 198
- Camadas Profunda e mais Profunda 199

Cortes através da Pelve e da Coxa 200
Cortes através da Coxa e da Perna 201

Joelho e Fossa Poplítea:
- Camada Superficial 202
- Camada mais Profunda 203
- Camadas Profunda e muito Profunda 204

Regiões Crurais Posterior e Medial:
- Camada Superficial 205
- Camadas Superficial e Média 206
- Camada Profunda 207

Regiões Crurais Anterior e Medial e Dorso do Pé:
- Camada Superficial 208

Região Crural Lateral e Pé:
- Camada Superficial 209
- Camada Profunda 210

Cortes através do Pé e da Articulação do Tornozelo 211

Dorso do Pé:
- Camada Superficial 212
- Camadas Superficial e Profunda 213

Sola do Pé:
- Camadas Superficial e Média 214
- Camada Média 215
- Camada Profunda 216

Cortes através da Sola do Pé 217
Cortes através da Articulação do Tornozelo e do Pé 218

Órgãos Internos

5 Órgãos Torácicos

Posição dos Órgãos Torácicos 220
Sistema Respiratório:
- Árvore Brônquica 222
- Projeções dos Pulmões e da Pleura 224
- Pulmões 225
- Segmentos Broncopulmonares 226

Coração:
- Posição do Coração 228
- Forma e Estrutura 230
- Valvas Atrioventriculares 232
- Valvas Pulmonares e Aórticas 233
- Direção do Fluxo Sanguíneo 234
- Sistema de Condução 235
- Alterações Morfológicas durante o Ciclo Cardíaco 236
- Artérias e Veias Coronárias 238
- Sistema Circulatório Fetal 240

Anatomia Regional:
- Veia e Artéria Torácica Interna 242
- Mediastino Anterior e Pleura 243
- Timo 244
- Coração 246
- Pericárdio 250
- Pericárdio e Epicárdio 251
- Mediastino Posterior, Órgãos Mediastinais 253

Diafragma 260
Cortes através do Tórax 262
Glândula Mamária 266

6 Órgãos Abdominais

Posição dos Órgãos Abdominais 268
Parede Abdominal Anterior 269
Estômago 270
Pâncreas e Ductos Biliares 272
Fígado 275
Baço 277
Vasos e Nervos 278
Vasos 279
Sistema Venoso Portal 281
Artéria e Veia Mesentérica 282
Vasos dos Órgãos Retroperitoneais 283
Anatomia Regional:
- Órgãos Abdominais 284
- Cólon, Ceco e Apêndice Vermiforme 285
- Mesentério, Flexura Duodenojejunal e Valva Ileocecal 286
- Órgãos Abdominais Superiores 287
- Órgãos Abdominais Inferiores 294

Raiz do Mesentério e Recessos Peritoneais 296
Cortes através da Cavidade Abdominal 298

7 Órgãos Retroperitoneais

Posição dos Órgãos Retroperitoneais 302
Estrutura e Segmentos do Rim 304
Rins:
- Artérias e Veias 305
- Artérias 306
- Sistema Urinário 307

Região Retroperitoneal:
- Vasos Linfáticos e Linfonodos 310
- Vasos e Nervos 312
- Sistema Nervoso Autônomo 314

Sistema Urogenital Masculino:
- Posição dos Órgãos 316
- Bexiga Urinária e Órgãos Relacionados 318
- Pênis 320
- Testículo e Epidídimo 321
- Glândulas Acessórias dos Órgãos Genitais 322
- Vasos 324
- Vasos e Nervos 327

Órgãos Genitais Externos Masculinos:
- Camada Superficial 328
- Camada Profunda 329

Músculos do Assoalho Pélvico 330

Regiões Urogenital e Anal no Homem:
- Camada Superficial 331
- Camada mais Profunda 332
- Camada muito Profunda 333

Sistema Urogenital Feminino:
- Posição dos Órgãos 334
- Útero e Órgãos Relacionados 336
- Artérias e Vasos Linfáticos 338

Órgãos Genitais Internos Femininos 339
Órgãos Genitais Externos Femininos e Região Inguinal 341
Cortes através da Cavidade Pélvica Feminina 342

Regiões Urogenital e Anal na Mulher:
- Camada Superficial 344
- Camada mais Profunda 346

Órgãos Genitais Femininos: Trajeto do Nervo Pudendo, Artéria e Veia Pudenda 348

Cabeça, Pescoço e Cérebro

8 Cabeça e Pescoço

Ossos do Crânio:
- Aspecto Lateral 350
- Aspecto Anterior 352

Esqueleto Craniano:
- Ossos Esfenoide e Occipital 354
- Osso Temporal 356
- Osso Frontal 358
- Calvária e Osso Parietal 359
- Base do Crânio (Aspecto Interno) 360
- Crânio do Recém-Nascido 363
- Base do Crânio (Aspecto Inferior) 364

Cortes através do Crânio 366

Esqueleto Facial:
- Osso Etmoide 368
- Osso Palatino e Maxila 370
- Ossos Etmoide e Palatino 373
- Maxila, Osso Zigomático e Palato Ósseo 375
- Fossa Pterigopalatina e Órbita 376
- Osso Nasal, Osso Lacrimal e Órbita 377
- Ossos da Cavidade Nasal 378
- Septo e Cartilagens do Nariz 379
- Maxila e Mandíbula com Dentes 380
- Dentes Decíduos e Permanentes 381
- Mandíbula 382

Articulação Temporomandibular: Ligamentos 383
Articulação Temporomandibular e Músculos da Mastigação ... 384
Cavidades Nasal e Oral: Visão Geral 388
Osso Hioide e Músculos da Cavidade Oral 389
Músculos Supra e Infra-hióideos 390
Músculos Faciais 392
Artéria Maxilar 394
Nervos Trigêmeo, Facial, Glossofaríngeo e Hipoglosso 395

Regiões da Cabeça:
- Região Lateral 396
- Região Retromandibular 400
- Região Infratemporal 403
- Trígono Submandibular 404

Cavidade Oral e Glândulas Salivares 405
Cortes através das Cavidades da Cabeça 406
Órgãos do Pescoço: Visão Geral 408
Cortes através da Cabeça e Pescoço 409

Músculos do Pescoço:
- Aspecto Anterior 410
- Faringe 411

Laringe:
- Cartilagens e Osso Hioide 414
- Músculos 416
- Pregas Vocais 417

Artérias 418
Artérias e Veias 420
Veias 421
Linfonodos e Vasos Linfáticos 422

Região Anterior do Pescoço:
- Camada Superficial 424
- Camada mais Profunda 425
- Camada mais Profunda e Tireoide 426
- Camada Profunda 428

Região Posterior do Pescoço:
- Camada Profunda 430
- Camada muito Profunda 431

Região Lateral do Pescoço:
- Camada Superficial 432
- Camada mais Profunda 433
- Camada Profunda 438

Cortes através do Pescoço 441

9 Encéfalo e Órgãos dos Sentidos

Nervos Cranianos: Visão Geral 443

Área de Inervação do I Nervo Craniano:
- Nariz e Cavidades Nasais 446
- Nervos e Vasos das Cavidades Nasais 448

Cortes através das Cavidades Nasais e Órbitas 450
Área de Inervação do II Nervo Craniano: Órbita e Olho 452

Olho:
- Pálpebras e Aparelho Lacrimal 453
- Músculos Extraoculares 454
- Órbitas 456
- Bulbo do Olho 458

Vias Visuais:
- Trato Óptico 460
- Tálamo 461
- Nervos Cranianos da Órbita 462

Olho e II, III, IV, V₁ e VI Nervos Cranianos 463
V Nervo Craniano 466
VII Nervo Craniano 468
Nervos Cranianos em Conexão com o Tronco Encefálico e III Nervo Craniano 469
Aparelhos Auditivo e Vestibular e VIII Nervo Craniano 470

Aparelhos Auditivo e Vestibular:
- Osso Temporal 473
- Orelha Média 474
- Orelha Interna 477

Via Auditiva e Áreas Auditivas 479
IV, VII, VIII, IX, X, XI e XII Nervos Cranianos 480
Encéfalo e Meninges: Visão Geral 482

Vértice do Crânio e Meninges 483
Meninges:
    Seios Venosos da Dura-Máter 484
    Dura-Máter 486
    Pia-Máter e Aracnoide-Máter. 487
Cortes através do Encéfalo e das Meninges 488
Encéfalo:
    Artérias e Veias 490
    Cérebro 497
    Cerebelo 500
    Corpo Caloso e Ventrículo Lateral 502
    Ventrículo Lateral e Sistema Límbico 503
    Sistema Límbico 504
    Hipotálamo. 506
    Núcleos Subcorticais 507
    Sistema Ventricular 510
    Tronco Encefálico 512
Cortes através do Cérebro. 514

Apêndice: Recursos Adicionais

Tronco:
    Artérias e Veias do Tronco e Cavidade Corporal. 522
    Vasos e Linfáticos do Tronco e Cavidade Corporal 528
    Músculos do Tronco 529
    Inervação e Segmentação do Tronco 533
Extremidade Superior:
    Artérias e Veias da Extremidade Superior. 534
    Vasos e Nervos da Extremidade Superior 536
    Músculos da Extremidade Superior. 538
    Inervação e Segmentação da Extremidade Superior 543
Extremidade Inferior:
    Artérias e Veias da Extremidade Inferior. 544
    Linfáticos da Extremidade Inferior. 546
    Nervos da Extremidade Inferior. 547
    Vasos e Nervos da Extremidade Inferior 548
    Músculos da Extremidade Inferior. 549
    Inervação e Segmentação da Extremidade Inferior 555
Cabeça e Pescoço:
    Artérias e Veias da Cabeça e Pescoço 556
    Linfáticos da Cabeça e do Pescoço e Nervos Cranianos 560
    Nervos Cranianos 561
    Músculos da Cabeça 565
    Músculos da Cabeça e do Pescoço. 566
    Vasos e Nervos da Cabeça e do Pescoço. 567

Índice Remissivo. 569

Posição dos Órgãos Internos, Pontos Palpáveis
 e Linhas Regionais 2
Planos e Direções do Corpo 4
Osteologia:
  Esqueleto do Corpo Humano 6
  Estrutura Óssea 8
  Ossificação dos Ossos 9
Artrologia:
  Tipos de Articulações 10
  Arquitetura da Articulação 12
Miologia:
  Formato de Músculos 13
  Estrutura do Sistema Muscular 14
Organização do Sistema Circulatório 16
Organização do Sistema Linfático 17
Organização do Sistema Nervoso 18

1 Anatomia Geral

Anatomia Geral e Sistema Musculosquelético

1 Anatomia Geral | Posição dos Órgãos Internos, Pontos Palpáveis e Linhas Regionais

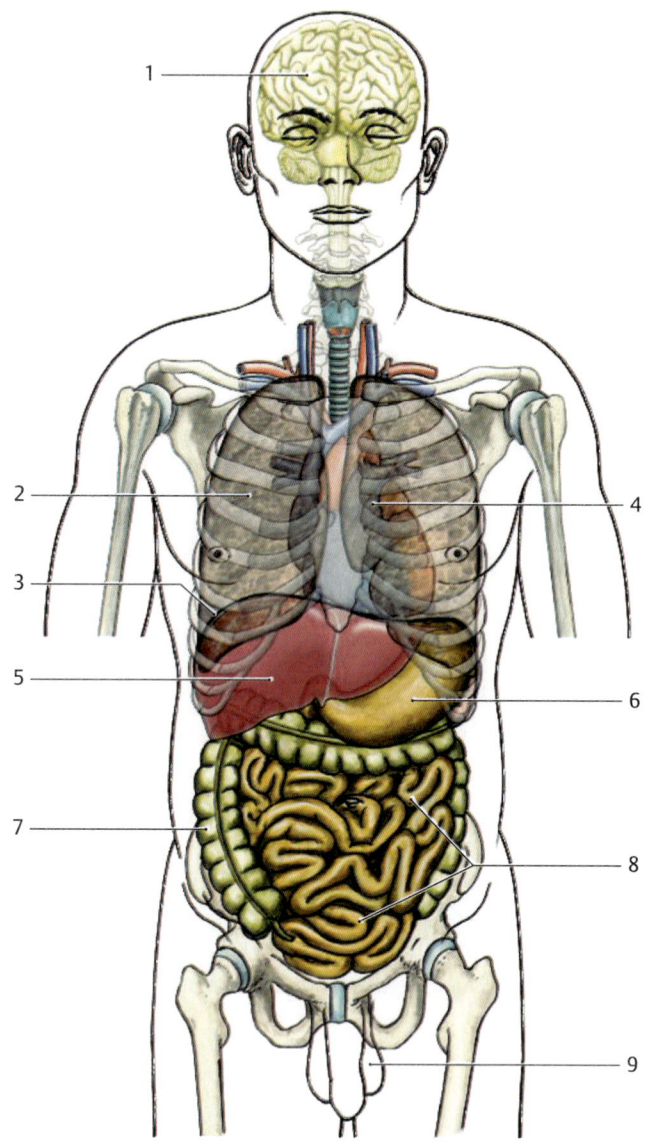

Fig. 1.1 **Posição dos órgãos internos do corpo humano** (aspecto anterior). As **principais cavidades do corpo e seus conteúdos.**

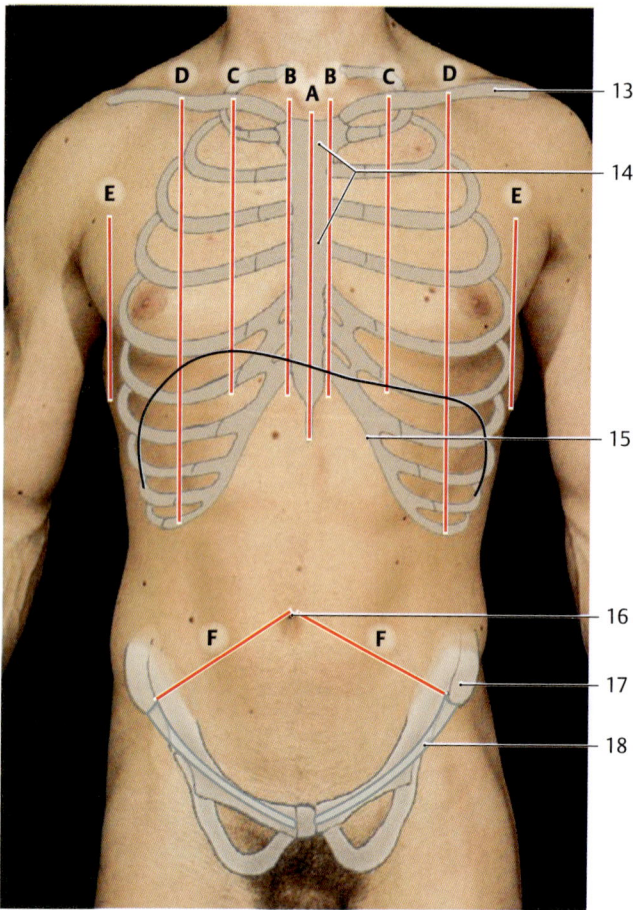

Fig. 1.2 **Linhas regionais no lado anterior do corpo humano.**

Linhas regionais:	A = Linha mediana anterior
	B = Linha do esterno
	C = Linha paraesternal
	D = Linha medioclavicular
	E = Linha axilar anterior
	F = Linha umbilical-pélvica

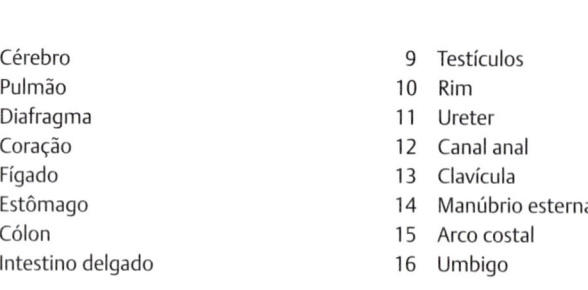

1 Cérebro
2 Pulmão
3 Diafragma
4 Coração
5 Fígado
6 Estômago
7 Cólon
8 Intestino delgado
9 Testículos
10 Rim
11 Ureter
12 Canal anal
13 Clavícula
14 Manúbrio esternal
15 Arco costal
16 Umbigo
17 Espinha ilíaca anterossuperior
18 Ligamento inguinal
19 Espinha escapular
20 Processos espinhosos
21 Crista ilíaca
22 Cóccix e sacro

Posição dos Órgãos Internos, Pontos Palpáveis e Linhas Regionais | 1 Anatomia Geral

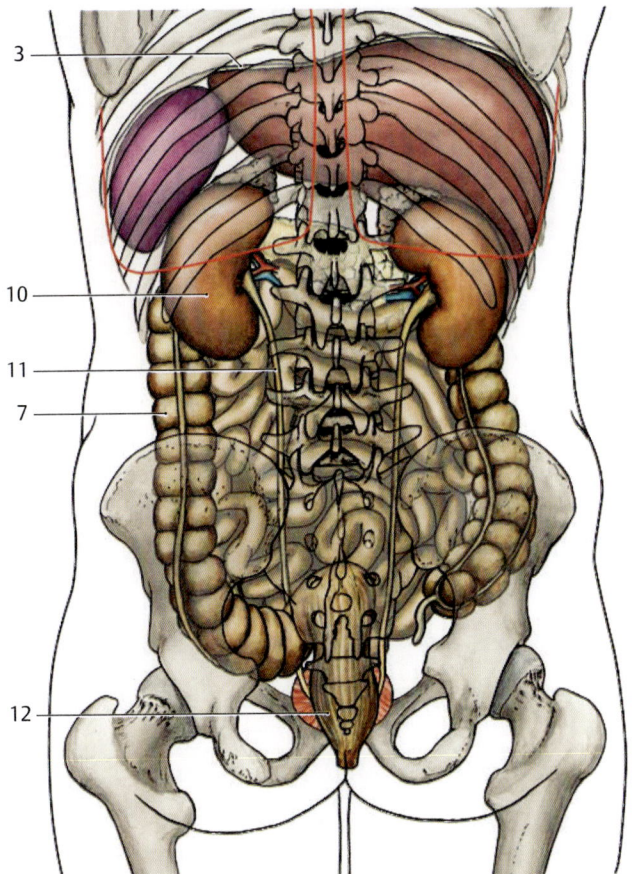

Fig. 1.3 **Posição dos órgãos internos do corpo humano** (aspecto posterior).

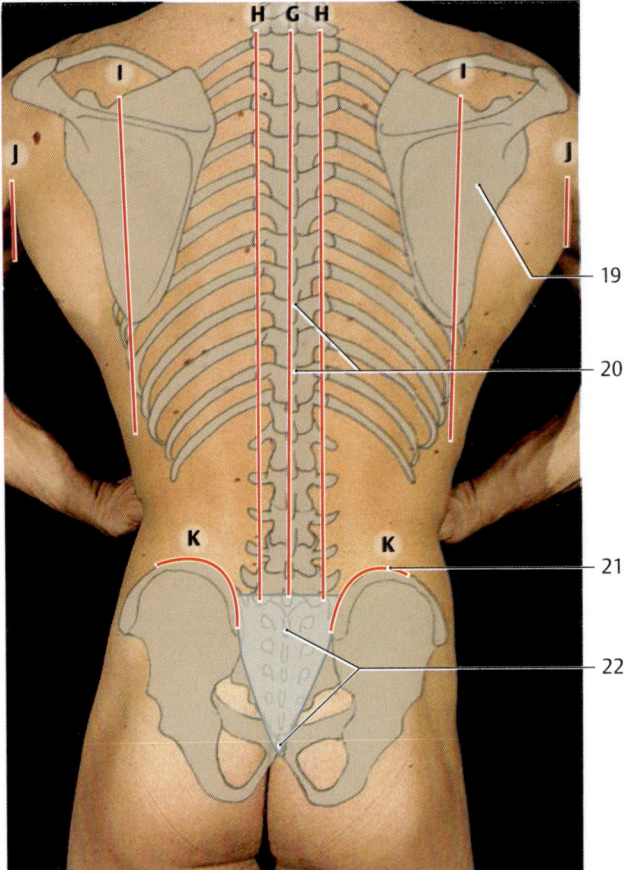

Fig. 1.4 **Linhas regionais no lado posterior do corpo humano.**

Linhas regionais:	G = Linha mediana posterior
	H = Linha paravertebral
	I = Linha escapular
	J = Linha axilar posterior
	K = Crista ilíaca

Os ossos do sistema esquelético são palpáveis através da pele em pontos diferentes. Isso permite aos médicos localizarem os órgãos internos. No **lado anterior (ventral)** a clavícula, esterno, costelas e espaços intercostais, na área pélvica a espinha ilíaca anterior e a sínfise são palpáveis. Para melhor orientação, várias **linhas de orientação** são indicadas na Figura 1.2 (lado anterior do corpo) e na Figura 1.4 (lado posterior do corpo). Por meio dessas linhas, o coração e a posição do processo vermiforme podem ser localizados.

No **lado posterior (dorsal)** do corpo as espinhas posteriores da coluna vertebral, as costelas, a escápula, o sacro e a crista ilíaca são palpáveis. As linhas de orientação para localizar os rins, por exemplo, são a linha paravertebral e as costelas inferiores.

1 Anatomia Geral | Planos e Direções do Corpo

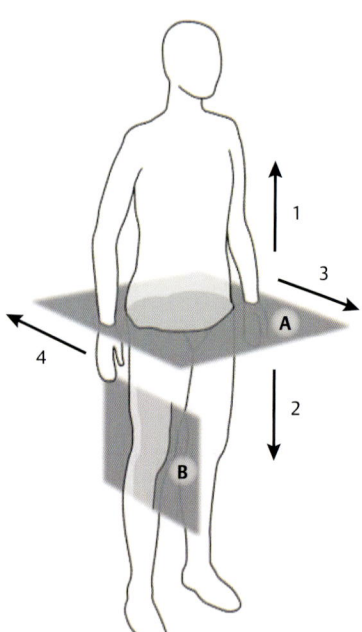

Fig. 1.5 Planos do corpo.
A = Plano horizontal, ou axial ou transverso.
B = Plano sagital (ao nível da articulação do joelho).

Direções:
1 = Craniana   3 = Anterior (ventral)
2 = Caudal   4 = Posterior (dorsal)

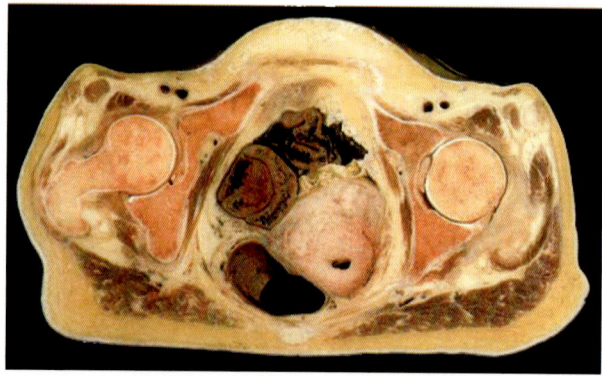

Fig. 1.6 Corte horizontal através da cavidade pélvica e articulações dos quadris (espécime anatômico).

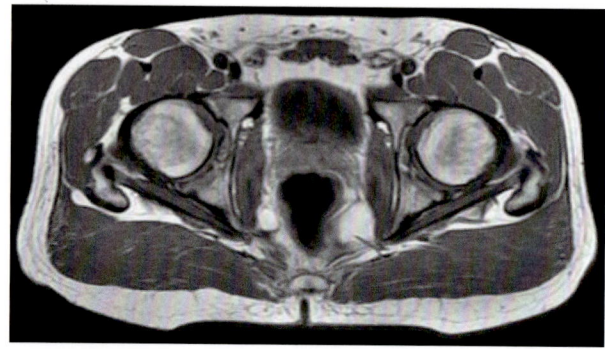

Fig. 1.7 Varredura de IRM através da cavidade pélvica e articulações dos quadris (plano horizontal, ou axial ou transverso). (Heuck A *et al.* MRT-Atlas des muskuloskelettalen Systems. Stuttgart, Germany: Schattauer, 2009.)

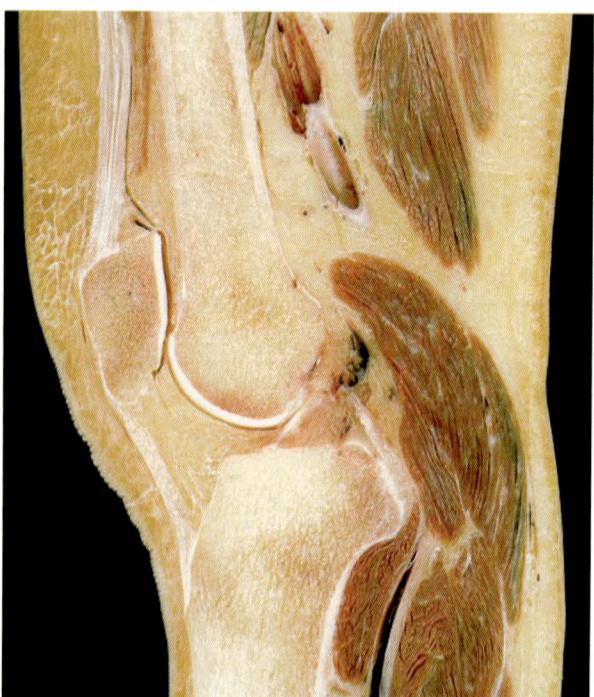

Fig. 1.8 Corte sagital através da articulação do joelho (espécime anatômico).

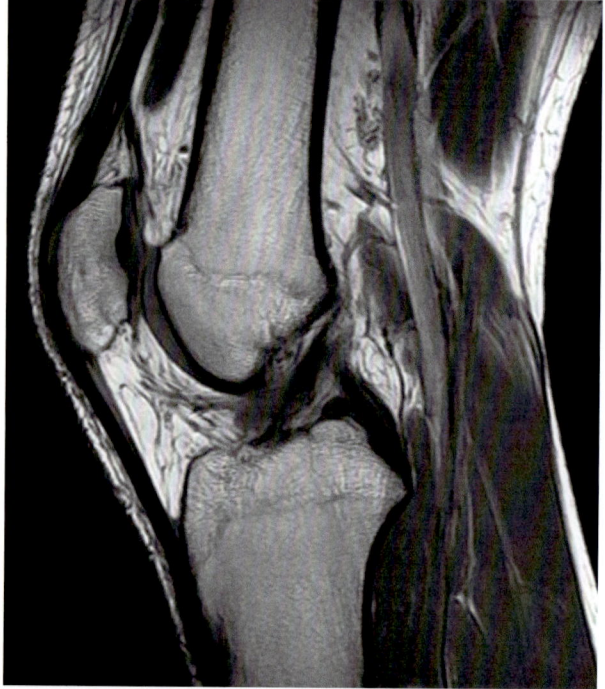

Fig. 1.9 Varredura de IRM através da articulação do joelho (plano sagital). (Heuck A *et al.* MRT-Atlas des muskuloskelettalen Systems. Stuttgart, Germany: Schattauer, 2009.)

Planos e Direções do Corpo | 1 Anatomia Geral

Terminologia radiológica:

Corte horizontal = plano axial ou transverso
Plano frontal = plano coronal
Corte sagital = plano sagital

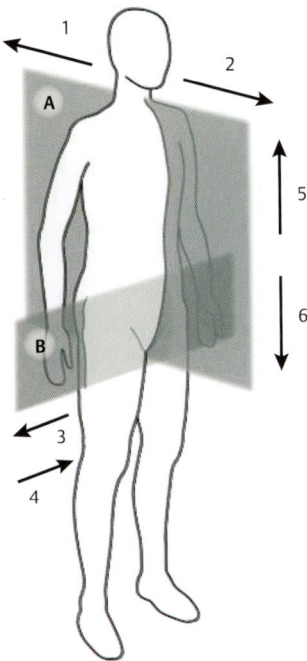

Fig. 1.10 **Planos do corpo.**
A = Plano mediossagital ou mediano.
B = Plano frontal ou coronal (através da cavidade pélvica).

Direções:

1 = Posterior (dorsal)   4 = Medial
2 = Anterior (ventral)   5 = Craniana
3 = Lateral   6 = Caudal

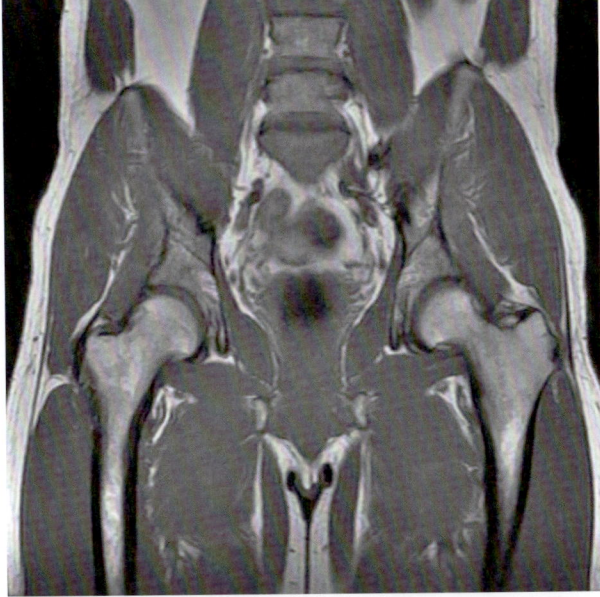

Fig. 1.11 **Varredura de IRM através da cavidade pélvica e articulações dos quadris** (plano frontal ou coronal). (Heuck A *et al.* MRT-Atlas des muskuloskelettalen Systems. Stuttgart, Germany: Schattauer, 2009.)

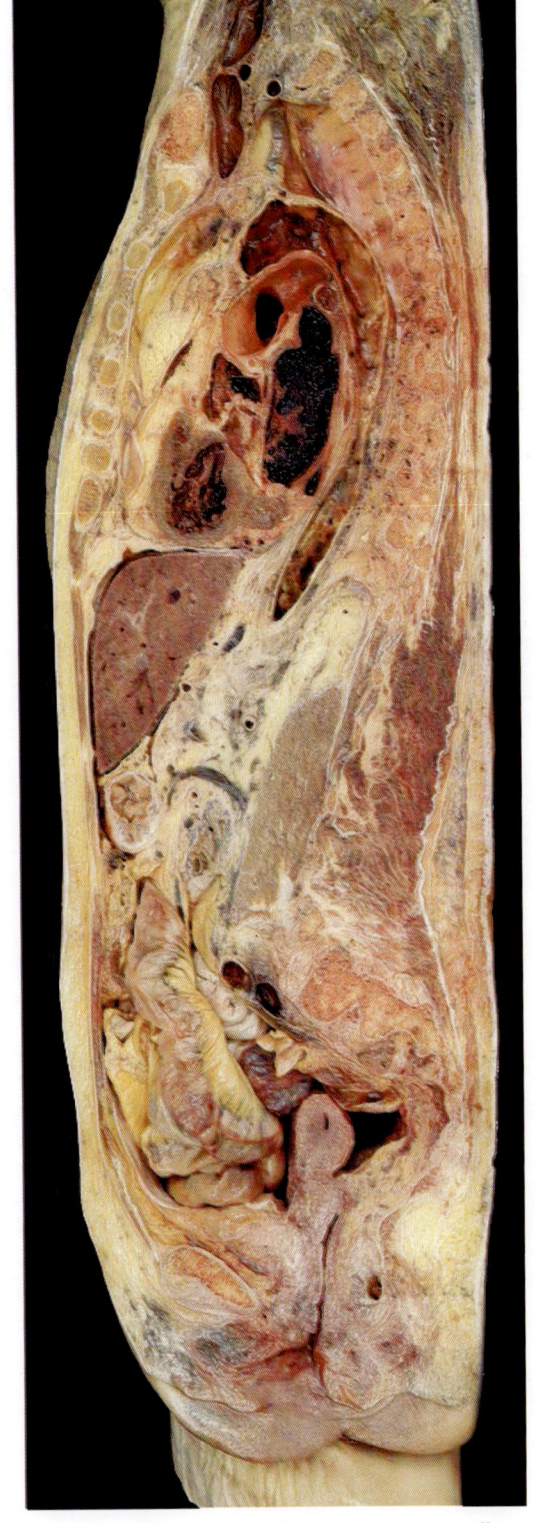

Fig. 1.12 **Corte mediano através do tronco de uma mulher.**

1 Anatomia Geral | Osteologia: Esqueleto do Corpo Humano

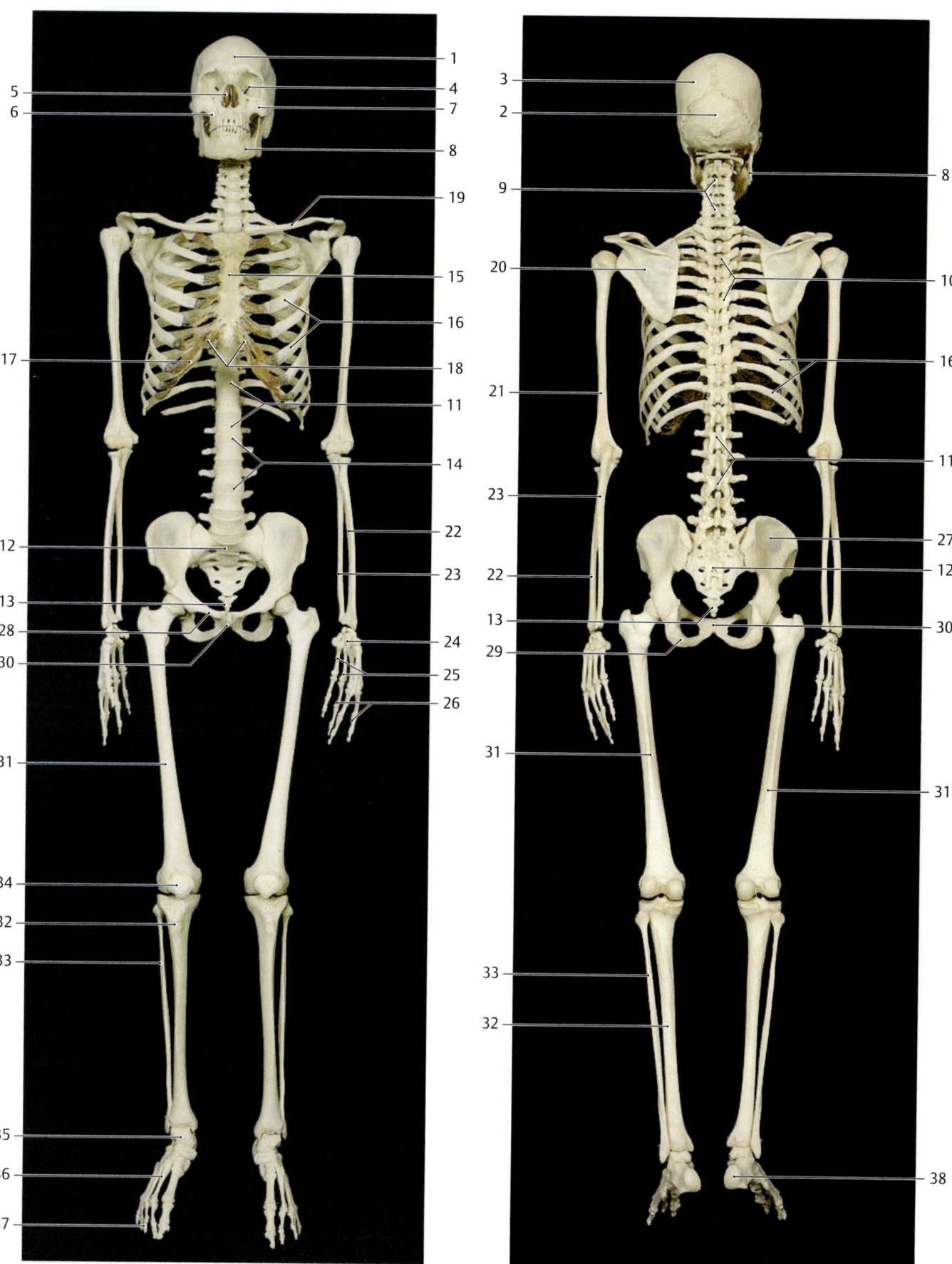

Fig. 1.13 **Esqueleto de uma mulher adulta** (aspecto anterior).

Fig. 1.14 **Esqueleto de uma mulher adulta** (aspecto posterior).

Osteologia: Esqueleto do Corpo Humano | 1 Anatomia Geral

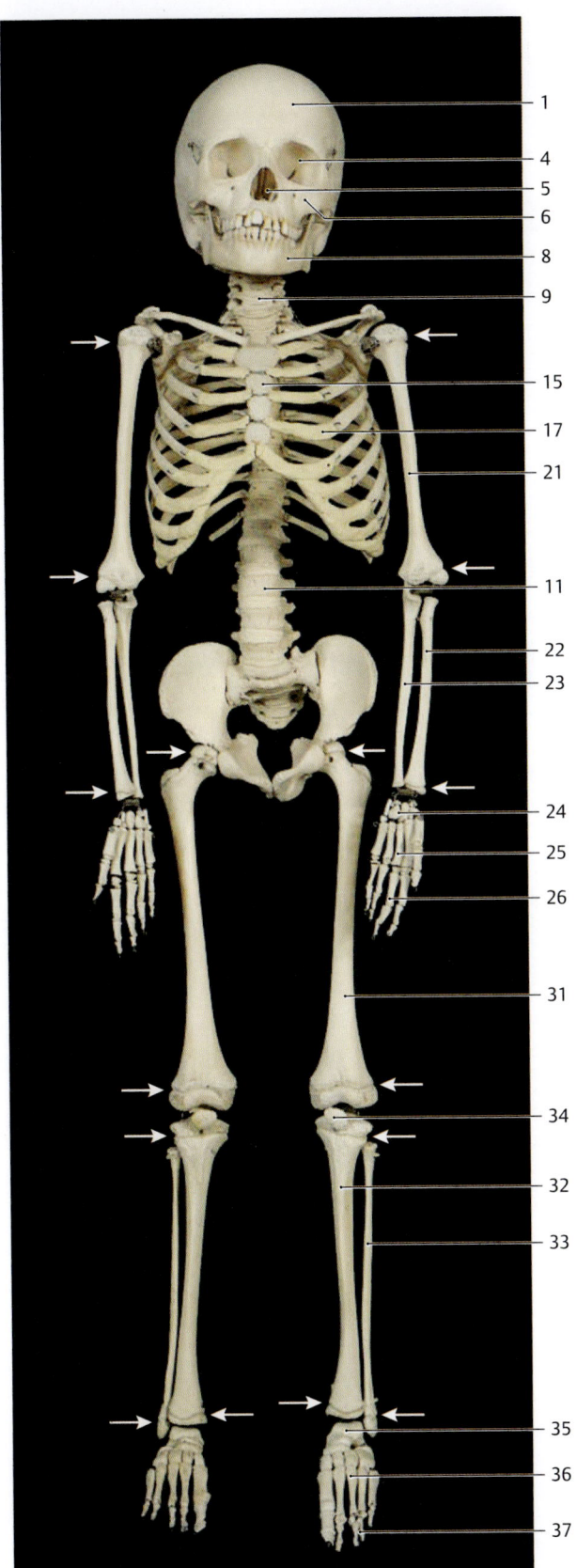

ESQUELETO AXIAL
Cabeça
1. Osso frontal
2. Osso occipital
3. Osso parietal
4. Órbita
5. Cavidade nasal
6. Maxila
7. Osso zigomático
8. Mandíbula

TRONCO E TÓRAX
Coluna vertebral
9. Vértebras cervicais
10. Vértebras torácicas
11. Vértebras lombares
12. Sacro
13. Cóccix
14. Discos intervertebrais

Tórax
15. Esterno
16. Costelas
17. Cartilagem costal
18. Ângulo infraesternal

ESQUELETO APENDICULAR
Membro superior e cintura escapular
19. Clavícula
20. Escápula
21. Úmero
22. Rádio
23. Ulna
24. Ossos carpais
25. Ossos metacarpais
26. Falanges da mão

Membro inferior e pelve
27. Ílio
28. Púbis
29. Ísquio
30. Sínfise pública
31. Fêmur
32. Tíbia
33. Fíbula
34. Patela
35. Ossos tarsais
36. Ossos metatarsais
37. Falanges do pé
38. Calcâneo

Fig. 1.15 Esqueleto de uma criança de 5 anos (aspecto anterior). As zonas das placas de crescimento cartilaginoso podem ser visualizadas (setas). Em contraste com o adulto, as costelas mostram posição predominantemente horizontal.

1 Anatomia Geral | Osteologia: Estrutura Óssea

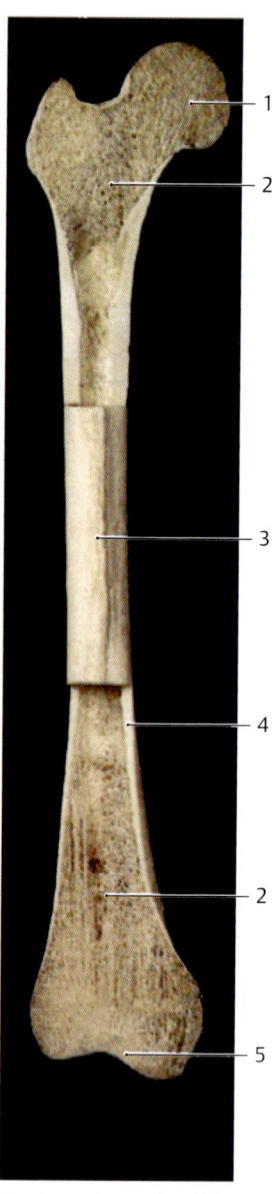

Fig. 1.16 **Fêmur do adulto.** Corte coronal das epífises proximal e distal exibindo o osso esponjoso e a cavidade medular.

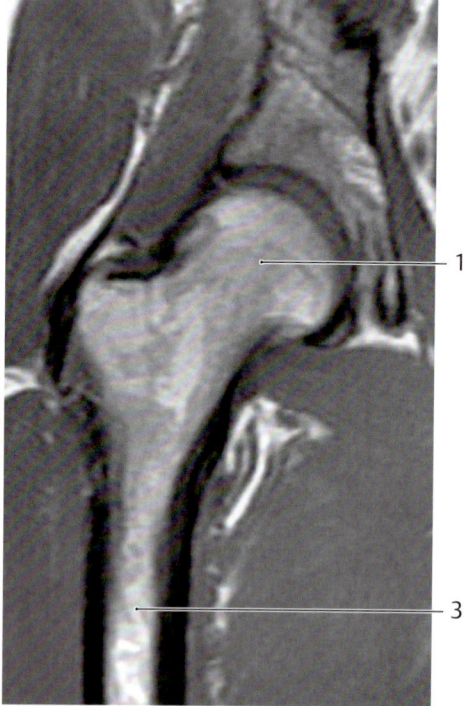

Fig. 1.17 **Varredura de IRM do fêmur direito e articulação do quadril** (corte coronal). (Heuck A *et al.* MRT-Atlas des muskuloskelettalen Systems. Stuttgart, Germany: Schattauer, 2009.)

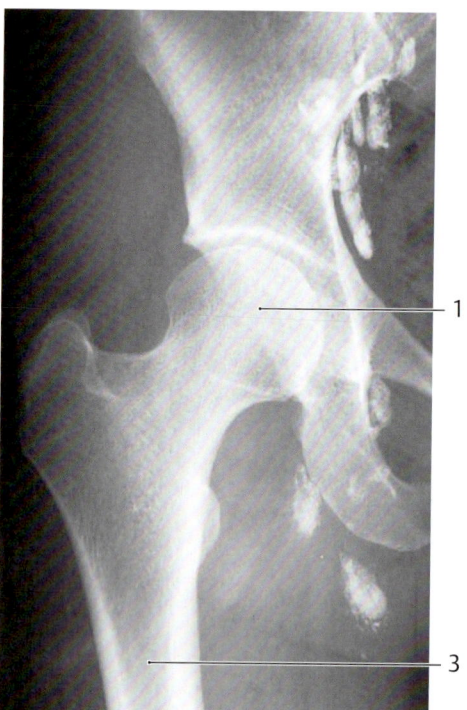

Fig. 1.18 **Radiografia do fêmur direito e articulação do quadril** (direção anteroposterior). (Cortesia do Prof. Uder, Institute of Radiology, University Hospital Erlangen, Alemanha.)

1 Cabeça do fêmur
2 Osso esponjoso
3 Diáfise do fêmur
4 Osso compacto
5 Cartilagem articular

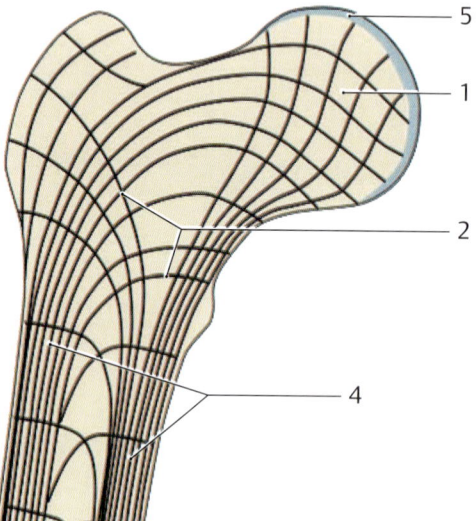

Fig. 1.19 **Representação tridimensional das linhas de trajetória da cabeça do fêmur** (esquema).

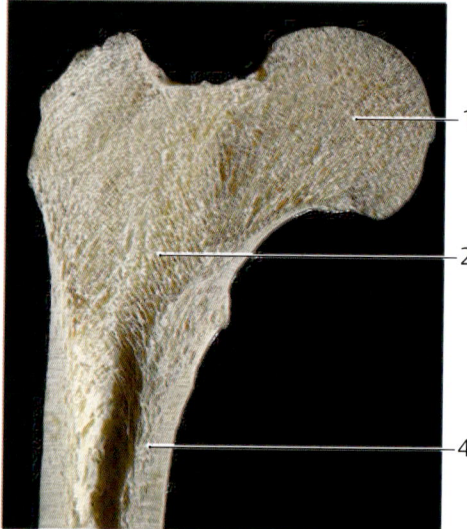

Fig. 1.20 **Corte coronal através da extremidade proximal do fêmur de um adulto** mostrando a estrutura característica do osso esponjoso.

Osteologia: Ossificação dos Ossos | 1 Anatomia Geral

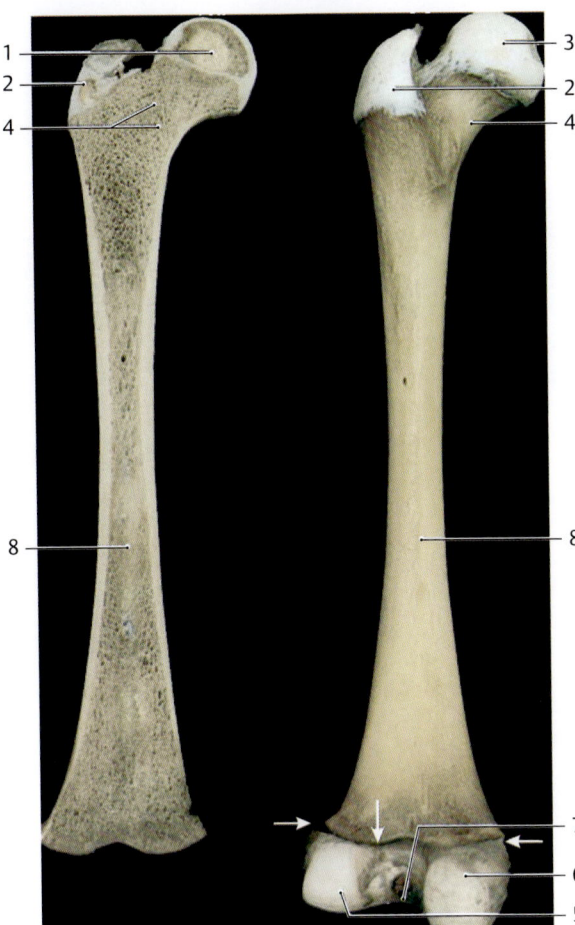

Fig. 1.21 **Ossificação do fêmur** (corte coronal [à esquerda]: aspecto posterior do fêmur [à direita]). A ossificação dos ossos dos membros começa nos centros de ossificação dos ossos cartilaginosos primários. Aqui se desenvolve a cavidade medular. O processo de ossificação dos ossos dos membros não está concluído ao nascer (Figs. 1.22 e 1.23). Setas = epífise distal.

1	Centro de ossificação na cabeça do fêmur	5	Côndilo lateral
2	Trocanter maior	6	Côndilo medial
3	Cabeça do fêmur	7	Incisura intercondilar
4	Colo do fêmur	8	Diáfise

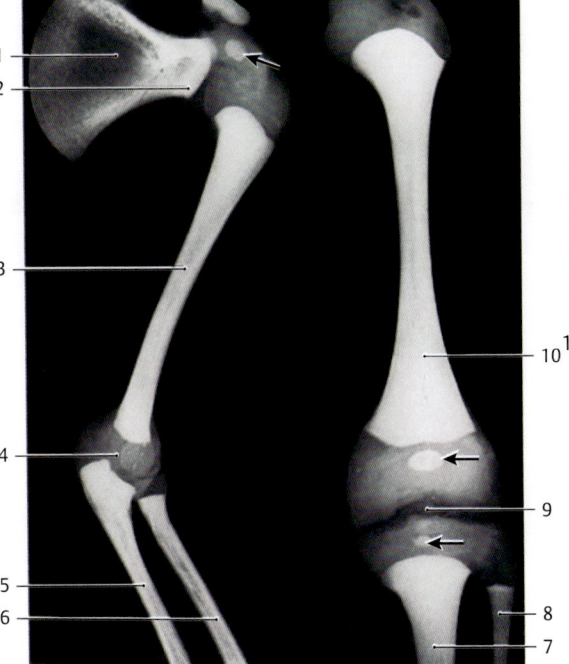

Fig. 1.22 **Radiografia dos membros superior e inferior de um recém-nascido** (membro superior [à esquerda], membro inferior [à direita]). Setas = centros de ossificação.

1 Escápula
2 Articulação do ombro
3 Úmero
4 Articulação do cotovelo
5 Ulna
6 Rádio
7 Tíbia
8 Fíbula
9 Articulação do joelho
10 Fêmur

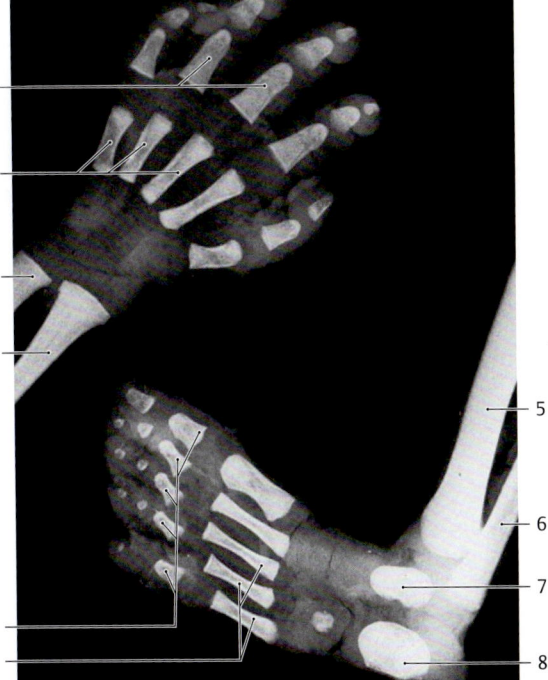

Fig. 1.23 **Radiografia da mão e do pé de um recém-nascido.** A ossificação das articulações ainda não está concluída. O punho e os ossos tarsais ainda estão mais ou menos cartilaginosos.

1 Ulna
2 Rádio
3 Ossos metacarpais
4 Falanges da mão
5 Tíbia
6 Fíbula
7 Talo
8 Calcâneo
9 Ossos metatarsais
10 Falanges do pé

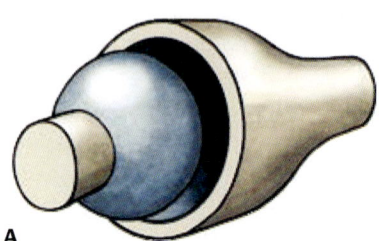

Fig. 1.24 Articulação esférica, de bola e soquete (p. ex., a articulação escapular). Esse tipo de articulação tem três eixos de movimento.

A Articulação esférica
B Articulação em dobradiça
C Articulação pivô
D Articulação condiloide
E Articulação em sela

1 Úmero
2 Rádio
3 Ulna
4 Articulação metacarpofalângica
5 Articulações dos dedos

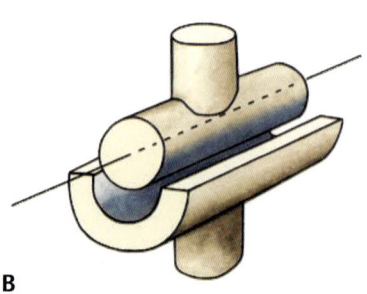

Fig. 1.25 Articulação em dobradiça, monoaxial (p. ex., a articulação úmero-ulnar).

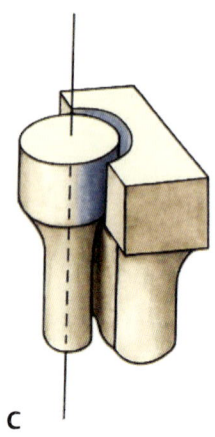

Fig. 1.26 Articulação pivô, monoaxial (p. ex., a articulação radioulnar).

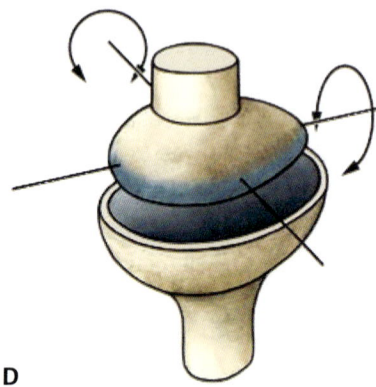

Fig. 1.27 Articulação condiloide, biaxial (p. ex., a articulação radiocárpica da mão).

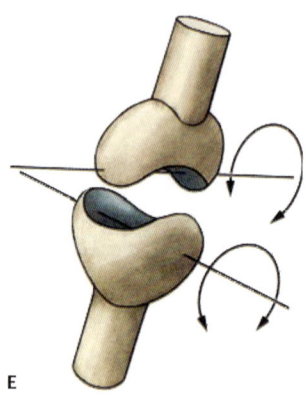

Fig. 1.28 Articulação em sela, biaxial (p. ex., a articulação carpometacárpica do polegar).

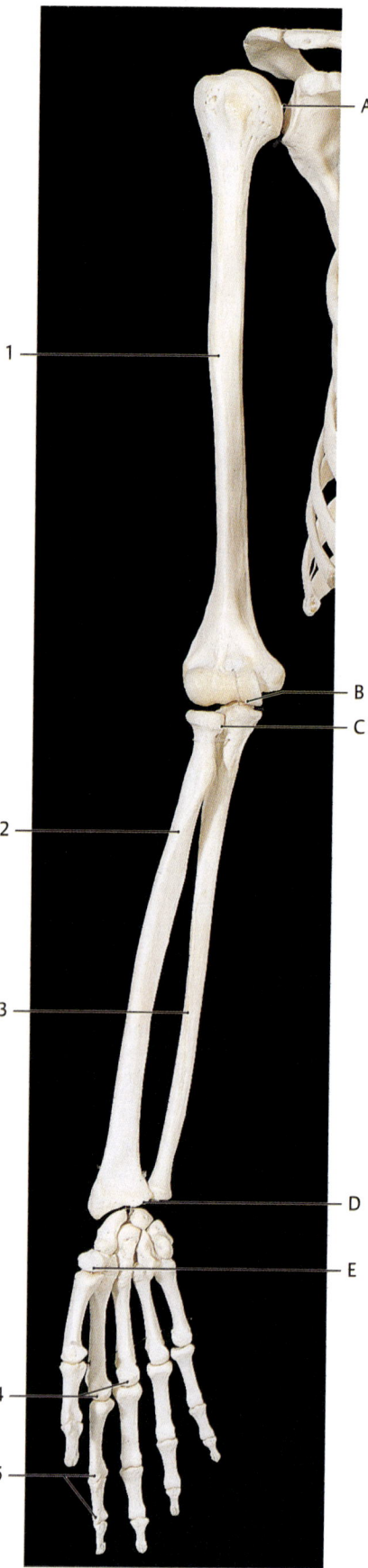

Fig. 1.29 Esqueleto do braço e da cintura escapular (aspecto anterior).

As articulações exibem várias funções. Em geral, a mobilidade se torna reduzida na direção de proximal para distal. Por exemplo, a articulação do quadril é multiaxial, a articulação do joelho é biaxial e as articulações dos dedos dos pés e das mãos são monoaxiais.

O número de ossos articulados aumenta na direção de proximal para distal: há apenas dois ossos capazes de se movimentar na articulação escapular, mas três na articulação do cotovelo, quatro na articulação do punho e cinco nas articulações dos dedos. Assim, a amplitude de movimento de uma articulação isolada se torna reduzida, mas a variedade de posições individuais aumenta.

Artrologia: Tipos de Articulações | 1 Anatomia Geral

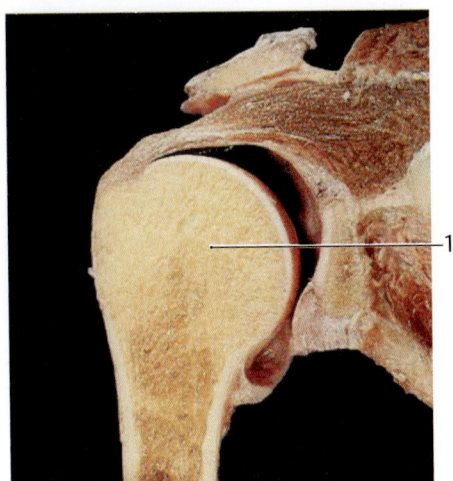

Fig. 1.30 **Articulação do ombro** como exemplo de uma articulação esférica multiaxial (corte coronal).

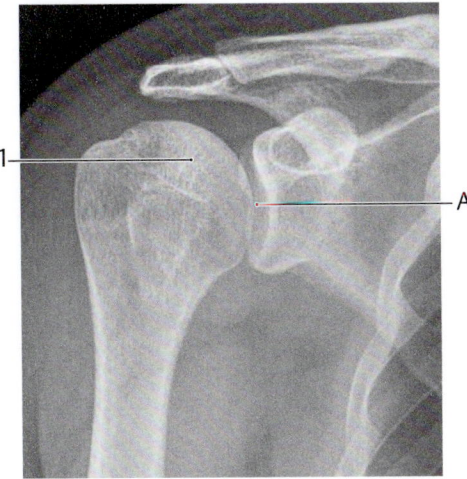

Fig. 1.31 **Radiografia de uma articulação do ombro.** (Cortesia do Prof. Uder, Institute of Radiology, University Hospital Erlangen, Alemanha.)

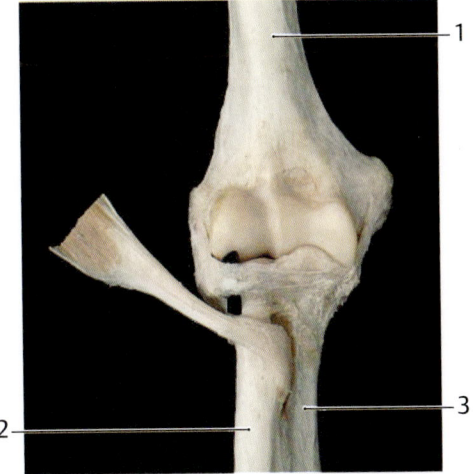

Fig. 1.32 **Articulação do cotovelo com ligamentos** como exemplo de articulação em dobradiça (articulação umeroulnar monoaxial).

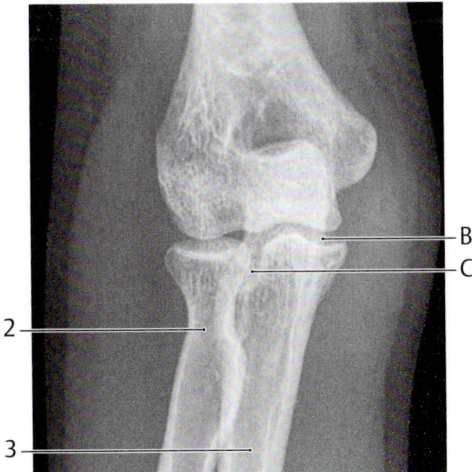

Fig. 1.33 **Radiografia da articulação do cotovelo.** (Cortesia do Prof. Uder, Institute of Radiology, University Hospital Erlangen, Alemanha.)

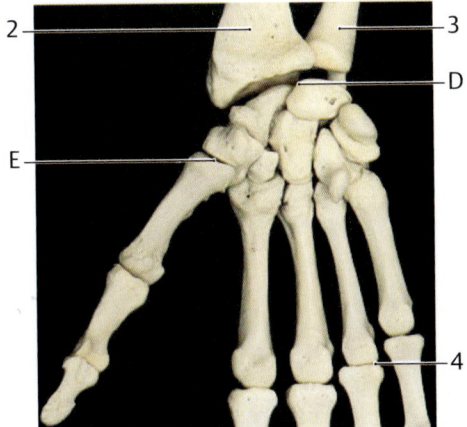

Fig. 1.34 **Articulação do punho** como exemplo de uma articulação condiloide: articulação carpometacárpica do polegar como exemplo de uma articulação em sela.

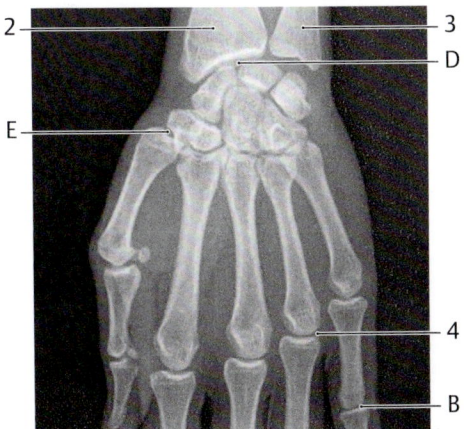

Fig. 1.35 **Radiografia de uma articulação de punho.** (Cortesia do Prof. Uder, Institute of Radiology, University Hospital Erlangen, Alemanha.)

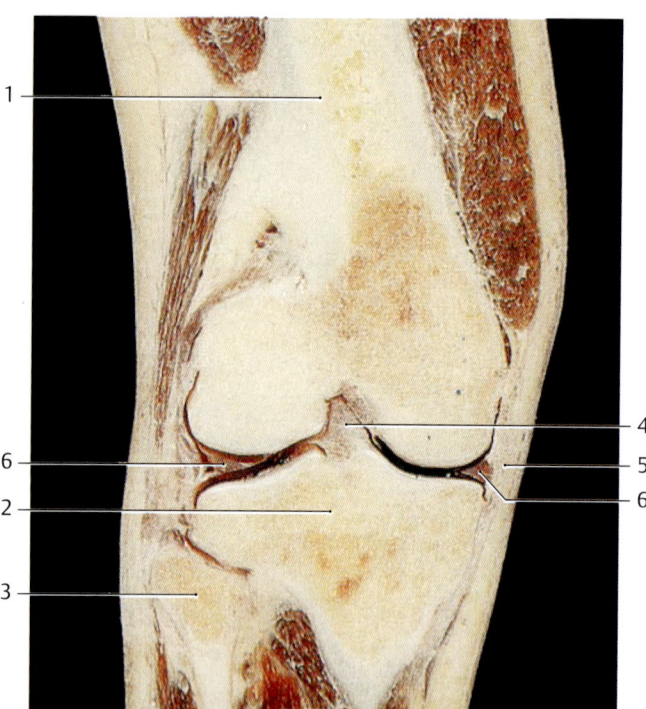

Fig. 1.36 **Corte coronal através da articulação do joelho** (aspecto anterior da articulação direita em extensão).

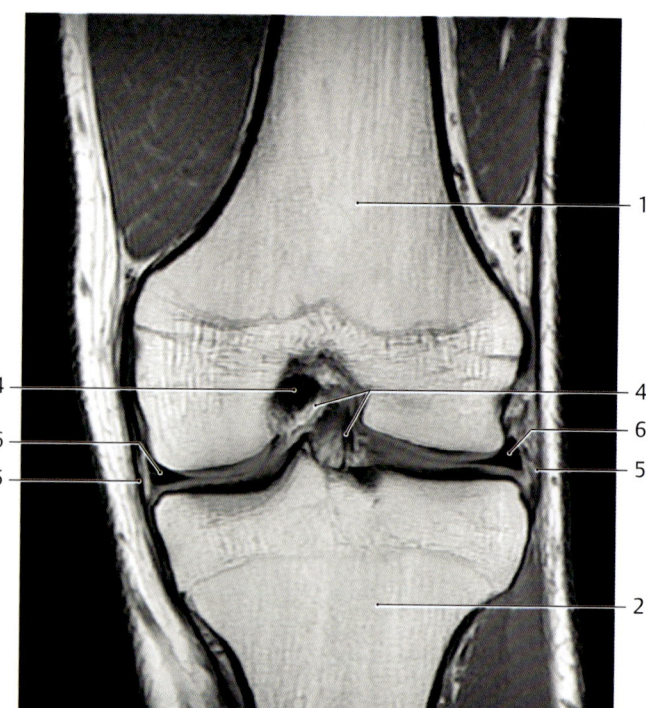

Fig. 1.37 **Corte coronal através da articulação do joelho** (varredura por IRM). (Heuck A *et al*. MRT-Atlas des muskuloskelettalen Systems. Stuttgart, Germany: Schattauer, 2009).

1	Fêmur	4	Ligamentos cruzados
2	Tíbia	5	Ligamentos colaterais
3	Fíbula	6	Meniscos

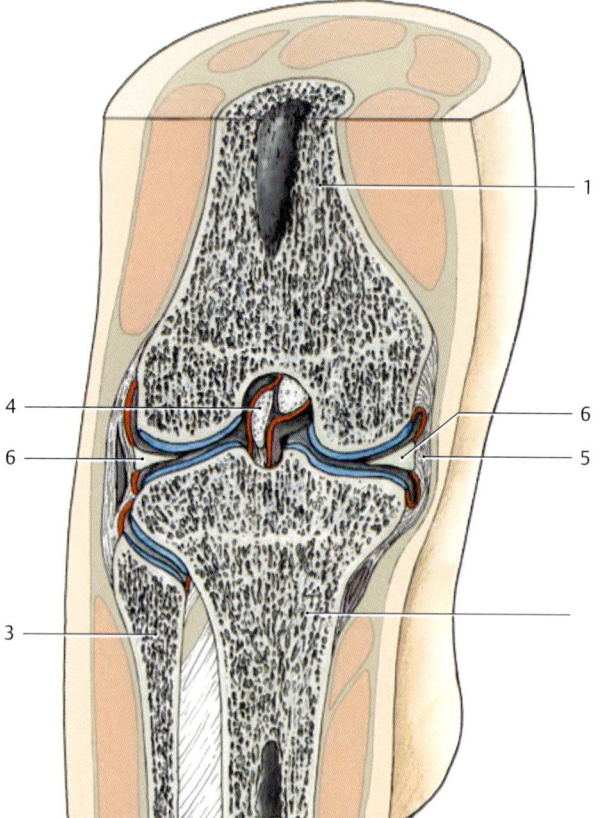

Fig. 1.38 **Desenho esquemático da articulação do joelho** como exemplo de articulação sinovial, caracterizada por uma cavidade de articulação contida por uma cápsula articular (vermelho) contendo fluido sinovial. Azul = cartilagem articular.

Articulações são locais que permitem movimentos entre os ossos. Articulações sinoviais são caracterizadas por uma cavidade articular envolta por uma cápsula articular contendo fluido sinovial, que é produzido pela cápsula articular. O tipo de movimento depende não só da forma e estrutura dos ossos em articulação, mas também dos ligamentos incorporados na cápsula articular. Em algumas articulações sinoviais, discos articulares fibrocartilaginosos se desenvolvem quando as superfícies em movimento dos ossos se mostram incongruentes.

O corpo humano possui **grande variedade de músculos.** A arquitetura dos músculos depende dos sistemas funcionais nos quais eles estão envolvidos, isto é, o tipo e movimentos, o formato das articulações com seus ligamentos específicos etc. Os movimentos, por eles mesmos, variam significativamente em termos individuais.

Miologia: Formato de Músculos | **1 Anatomia Geral**

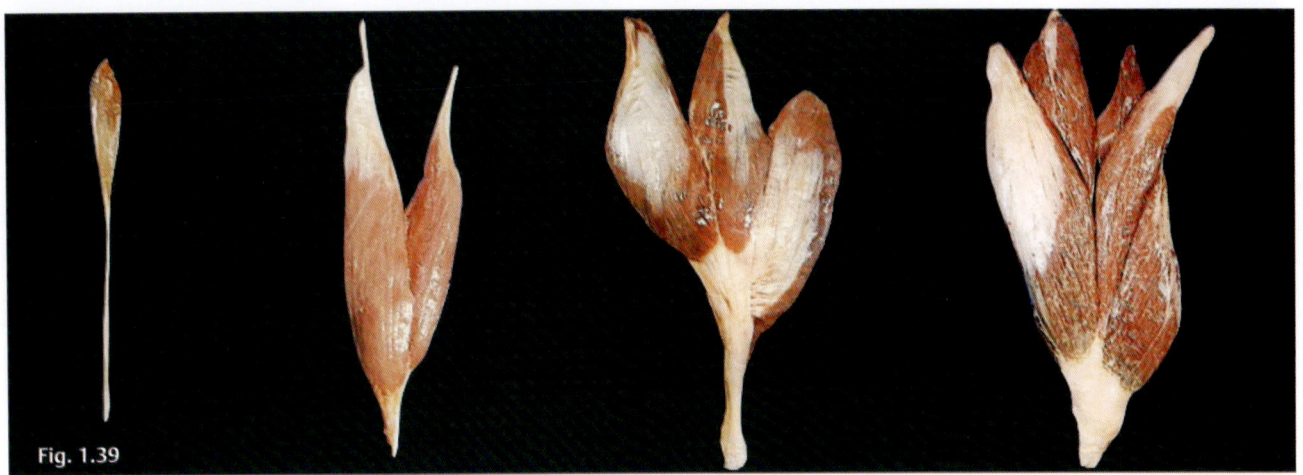

Fusiforme	Bicipital	Tríceps	Quadríceps
(palmaris longus)	*(biceps brachii)*	*(triceps surae, gastrocnemius, and soleus)*	*(quadriceps femoris)*

Fig. 1.39

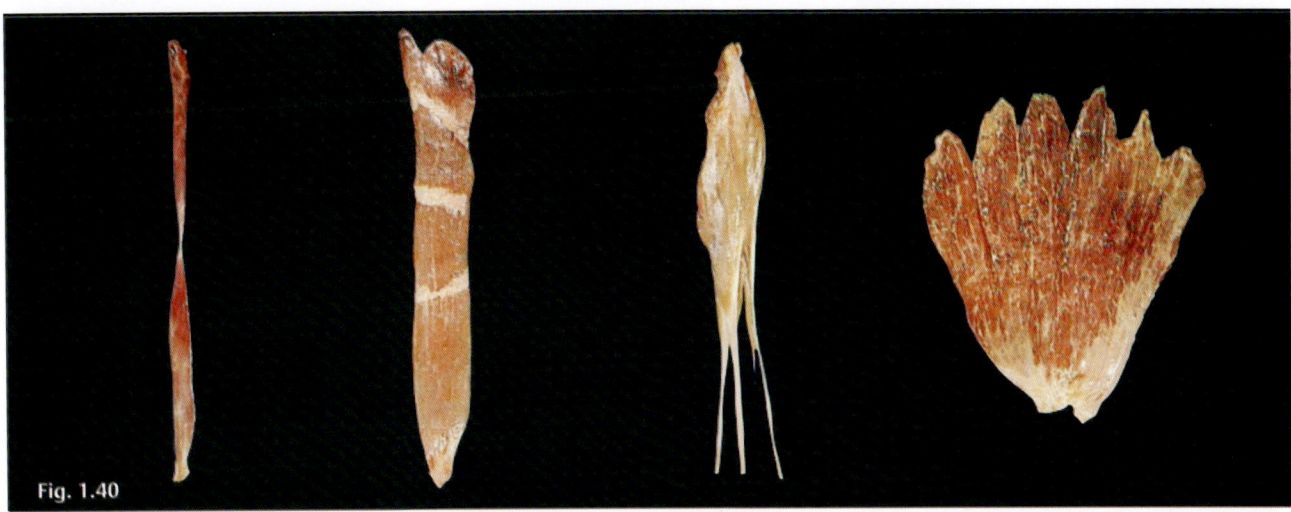

Digástrico	Multiventral	Multicaudal	Serrátil
(omohyoideus)	*(rectus abdominis)*	*(flexor digitorum prof.)*	*(serratus anterior)*

Fig. 1.40

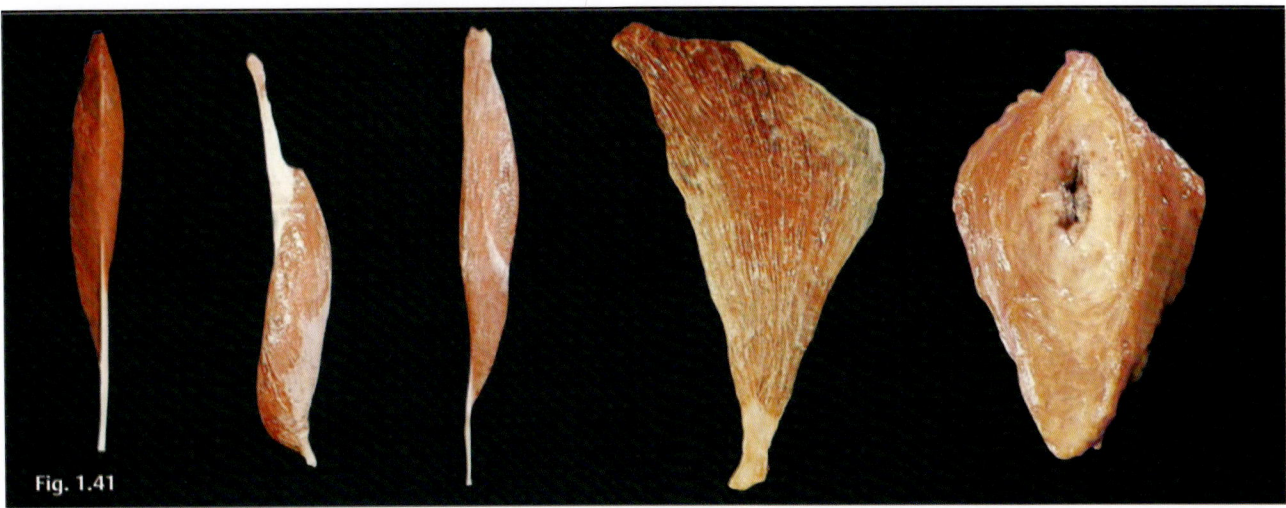

Bipenado	Unipenado	Semitendíneo	Músculo amplo e plano	Circular
(tibialis anterior)	*(semimembranous)*	*(semitendinosus)*	*(quadriceps femoris)*	*(sphincter ani externos)*

Fig. 1.41

1 Anatomia Geral | Miologia: Estrutura do Sistema Muscular

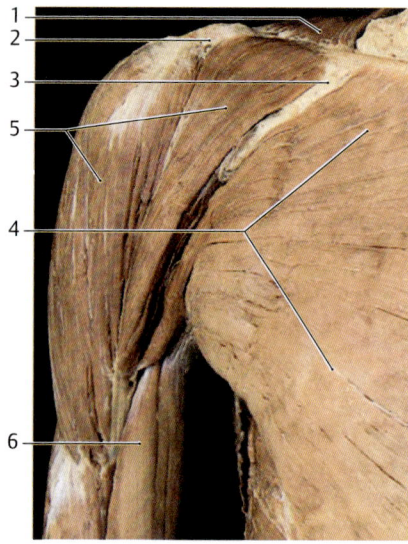

Fig. 1.43 **Músculos do ombro e do braço, camada superficial** (lado direito, aspecto anterior).

1. Músculo trapézio
2. Clavícula
3. Triângulo deltopeitoral
4. Músculo peitoral maior
5. Músculo deltoide
6. Músculo bíceps braquial
7. Músculo braquiorradial
8. Músculo superficial flexor dos dedos
9. Tendão do flexor radial do carpo
10. Músculos tênares

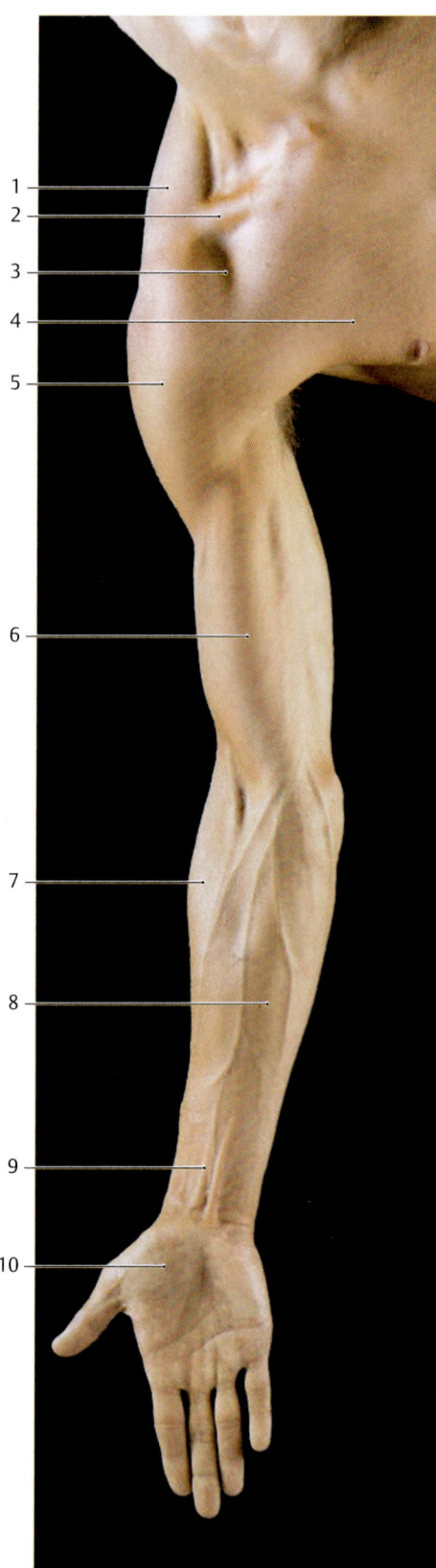

Fig. 1.42 **Anatomia da superfície do membro superior** (lado direito, aspecto anterior).

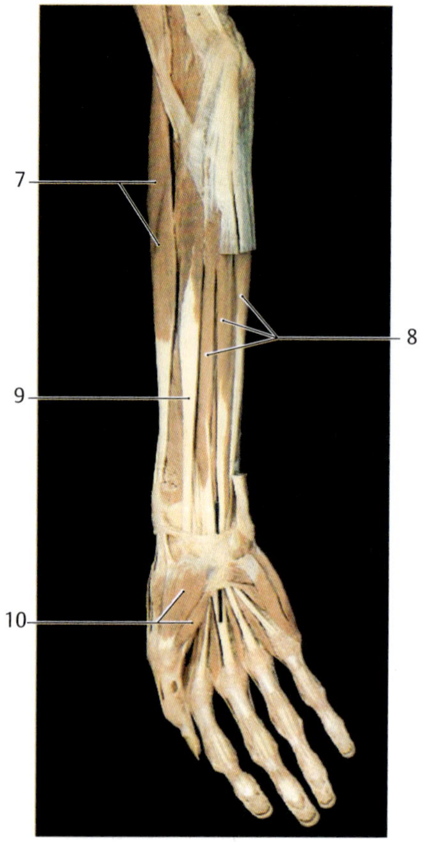

Fig. 1.44 **Músculos flexores do antebraço e da mão, camada superficial** (lado direito, aspecto anterior).

Miologia: Estrutura do Sistema Muscular | 1 Anatomia Geral

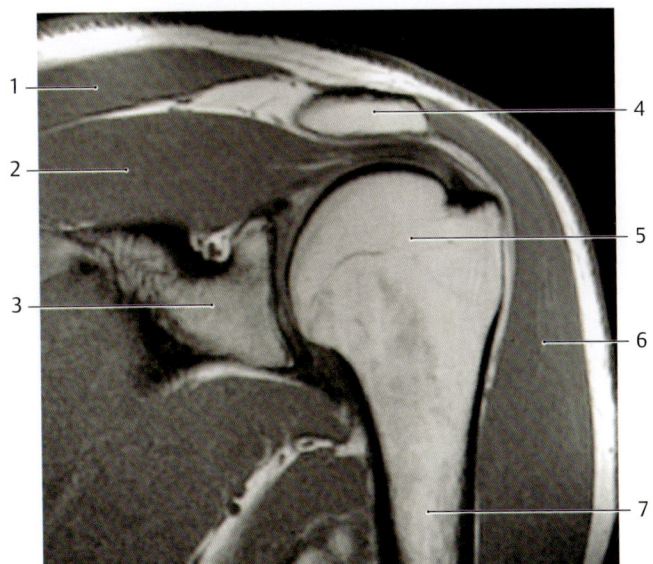

Fig. 1.45 **Corte frontal pela articulação do ombro** (varredura de IRM). (Heuck A *et al.* MRT-Atlas des muskuloskelettalen Systems. Stuttgart, Germany: Schattauer, 2009.)

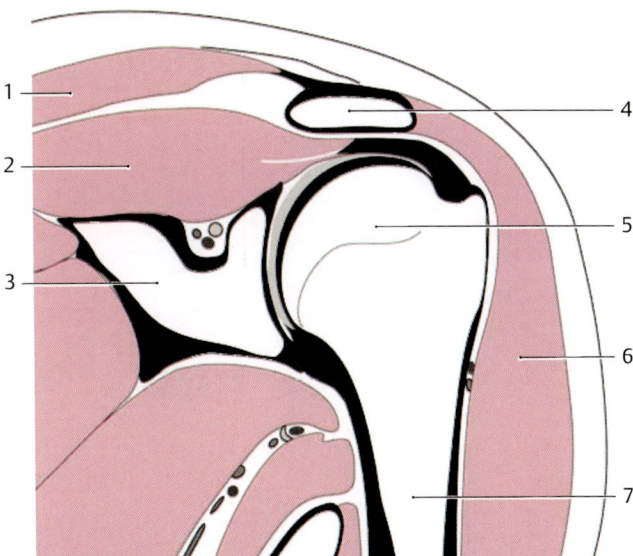

Fig. 1.46 **Corte frontal através da articulação do ombro** (desenho esquemático da varredura de IRM da Figura 1.45). (Heuck A *et al.* MRT-Atlas des muskuloskelettalen Systems. Stuttgart, Germany: Schattauer, 2009.)

As articulações são movidas pelos músculos. Os movimentos altamente diferenciados são coordenados por grupos especiais de músculos (sinérgicos). Suas contrapartes são chamadas de antagonistas. Os movimentos só podem ser conduzidos harmoniosamente se a contração dos **sinérgicos** for auxiliada pela dilatação correspondente dos **antagonistas.** Essa interação é controlada pelo sistema nervoso. Para conduzir certas direções de movimentos, os tendões dos músculos precisam, com frequência, ser direcionados por ligamentos. Nessas áreas, os tendões desenvolvem, frequentemente, bainhas sinoviais, por exemplo, na articulação do punho ou nos dedos.

1 Músculo trapézio
2 Músculo supraespinhal
3 Escápula
4 Acrômio
5 Cabeça do úmero
6 Músculo deltoide
7 Úmero
8 Músculo bíceps braquial
9 Músculo braquial
10 Músculo braquiorradial
11 Rádio
12 Ulna
13 Músculo tríceps braquial

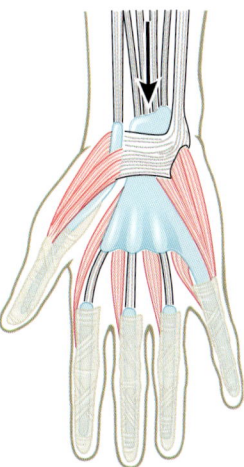

Fig. 1.47 **Bainhas sinoviais dos tendões flexores** (aspecto palmar da mão direita). O retináculo do flexor protege os tendões flexores que passam pelo túnel do carpo (seta).

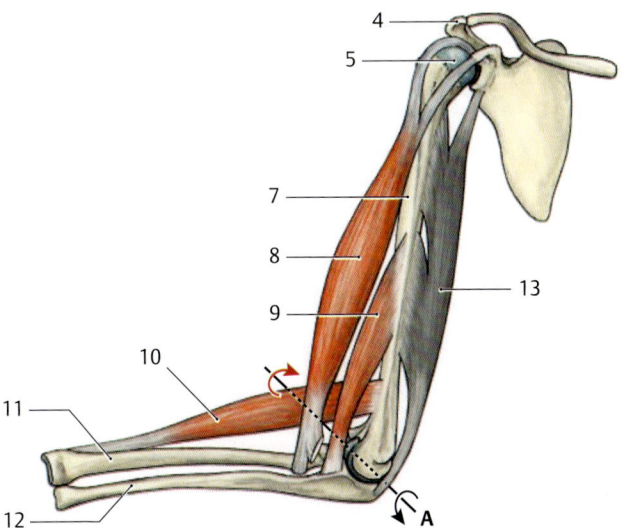

Fig. 1.48 **Diagrama ilustrando a posição dos músculos flexor e extensor do braço** e seu efeito sobre a articulação do cotovelo. A = eixo da articulação umeroulnar; setas = direção dos movimentos; vermelho = flexão; preto = extensão.

1 Anatomia Geral | Organização do Sistema Circulatório

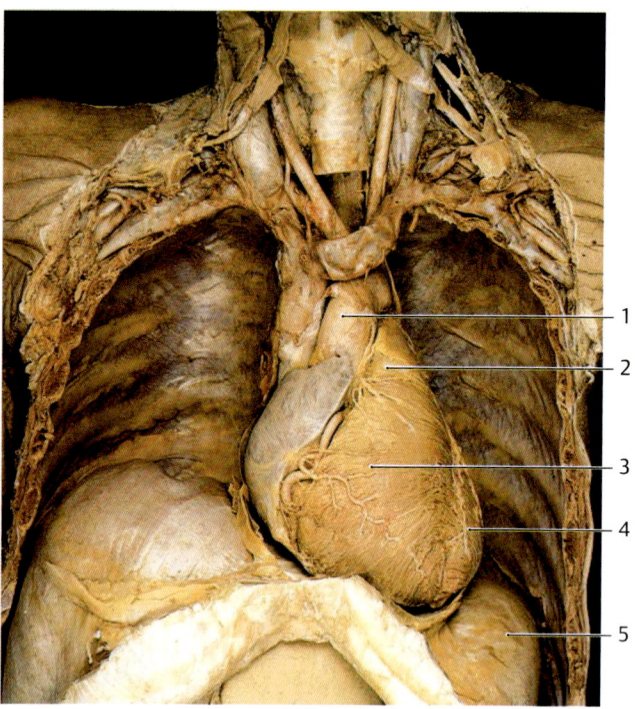

Fig. 1.49 **Coração e vasos relacionados *in situ*** (aspecto anterior). A parede torácica anterior, o pericárdio e o epicárdio foram removidos.

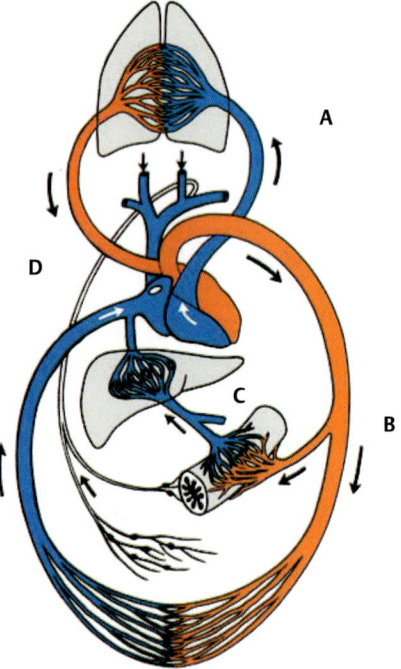

1 Aorta
2 Artéria pulmonar
3 Coração direito
4 Coração esquerdo
5 Diafragma
6 Aorta abdominal

Fig. 1.50 **Organização dos sistemas circulatórios no corpo humano.** O centro desse sistema representa o coração.
Vermelho = artérias; azul = veias.

A = Circulação pulmonar C = Circulação portal
B = Circulação sistêmica D = Circulação linfática

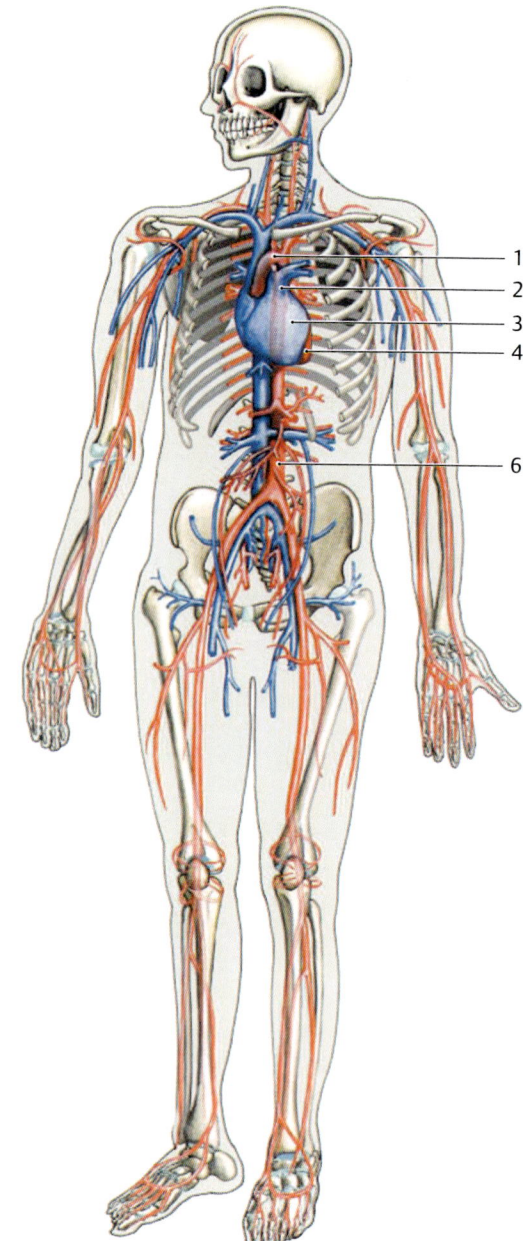

Fig. 1.51 **Organização do sistema circulatório com o coração no centro** (aspecto anterior).
Vermelho = artérias; azul = veias.

O centro do sistema circulatório é o coração, que está situado na cavidade torácica e em contato com o diafragma. No ventrículo direito, o sangue venoso é colhido e bombeado pela artéria pulmonar e para o pulmão, onde o sangue é oxigenado. As veias do pulmão transportam o sangue para o ventrículo esquerdo, de onde ele é bombeado pela aorta e suas ramificações (artérias) no corpo humano. Artérias e veias correm paralelas na maioria das vezes. O sangue venoso do intestino atinge o fígado via veia porta (circulação portal).

Organização do Sistema Linfático | **1 Anatomia Geral**

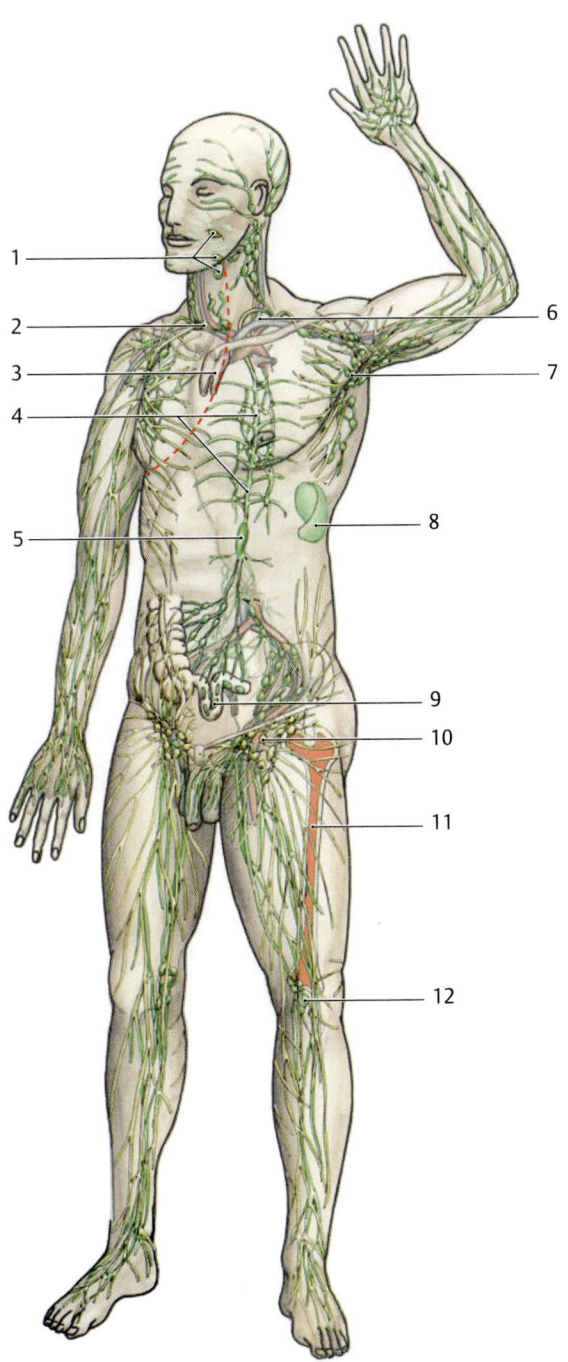

Fig. 1.52 Organização do sistema linfático (aspecto anterior). Curso dos principais vasos linfáticos e localização dos linfonodos mais importantes no corpo. Linha vermelha = borda entre os vasos linfáticos drenando para os ângulos venosos esquerdo e direito.

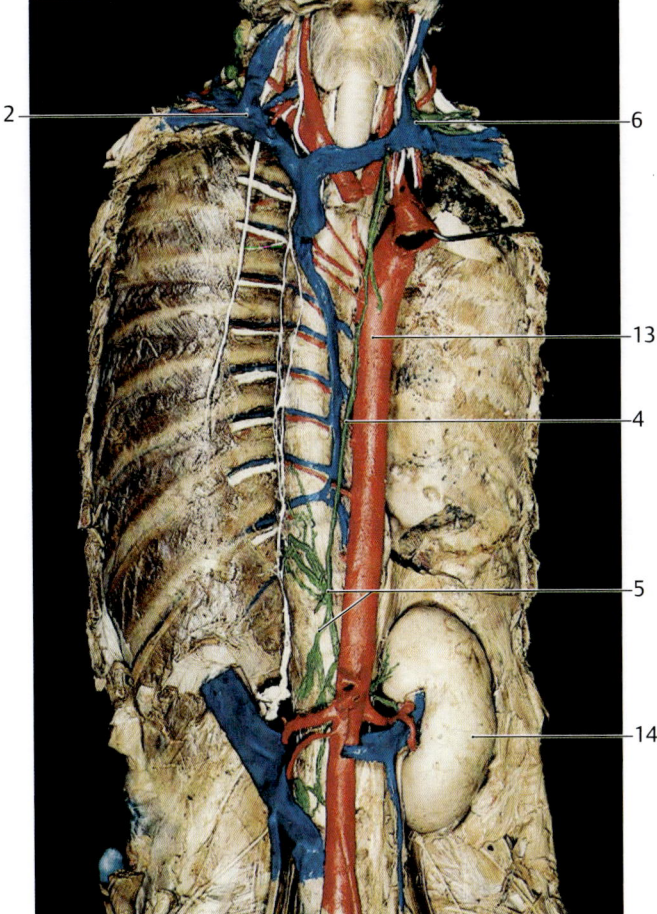

Fig. 1.53 Principais vasos linfáticos do tronco (verde). Azul = veias; vermelho = artérias; branco = nervos.

1	Amígdalas e linfonodos submandibulares	7	Linfonodos axilares
		8	Baço
2	Ângulo venoso direito	9	Linfonodos do trato intestinal
3	Resíduos da glândula do timo	10	Linfonodos inguinais
4	Ducto torácico	11	Medula óssea
5	Cisterna chyli	12	Linfonodos da fossa poplítea
6	Ângulo venoso esquerdo com drenagem do ducto torácico	13	Aorta
		14	Rim esquerdo

Os vasos linfáticos se originam nos espaços dos tecidos (capilares de linfa) e se unem para formar vasos maiores (linfáticos). Estes lembram veias, mas possuem uma parede muito mais fina, mais válvulas e são interrompidos por linfonodos em vários intervalos. Grandes grupos de linfonodos estão localizados nas regiões inguinal e axilar, na parte mais profunda da mandíbula e músculo esternoclidomastóideo, e no interior da raiz do mesentério do intestino. Os vasos linfáticos da metade direita da cabeça e pescoço, o lado direito do tórax e o membro superior direito drenam para o ângulo venoso direito; aqueles do restante do corpo drenam em direção ao ângulo venoso esquerdo. O limite entre ambos é indicado pela linha vermelha na Figura 1.52.

17

1 Anatomia Geral | Organização do Sistema Nervoso

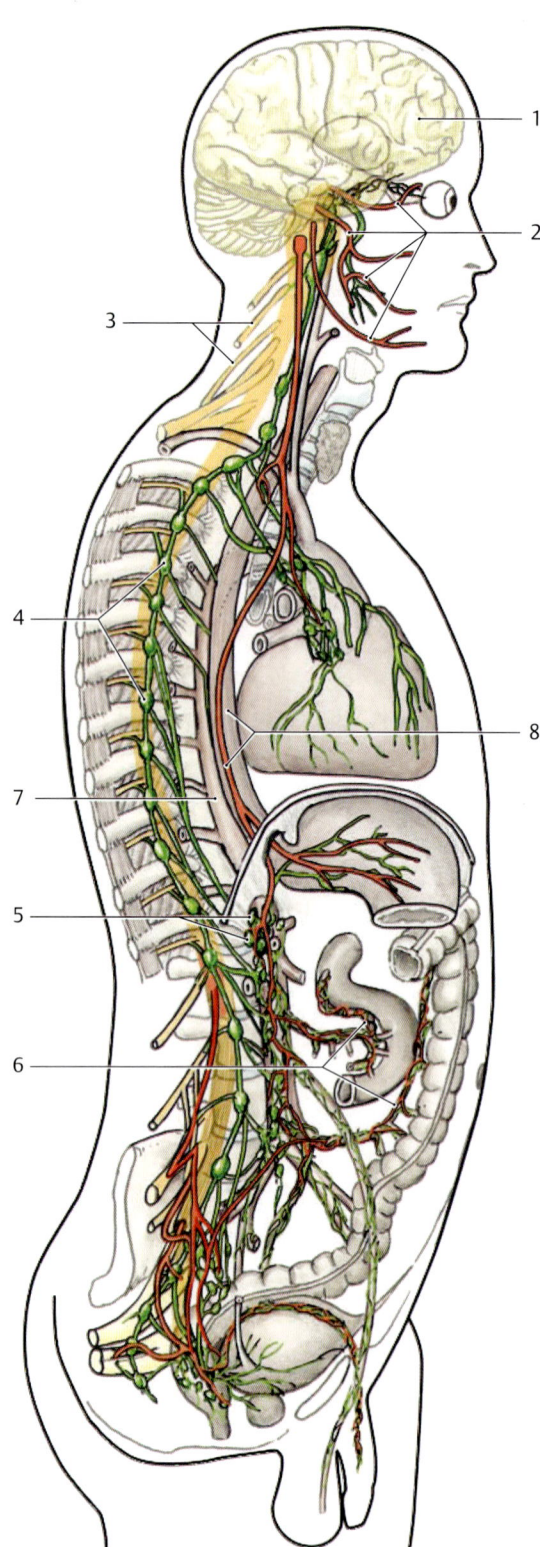

Fig. 1.54 Diagrama ilustrando a localização das três porções funcionais do sistema nervoso (cérebro, medula espinal e sistema nervoso autônomo). Amarelo e verde = sistema simpático; vermelho = sistema parassimpático.

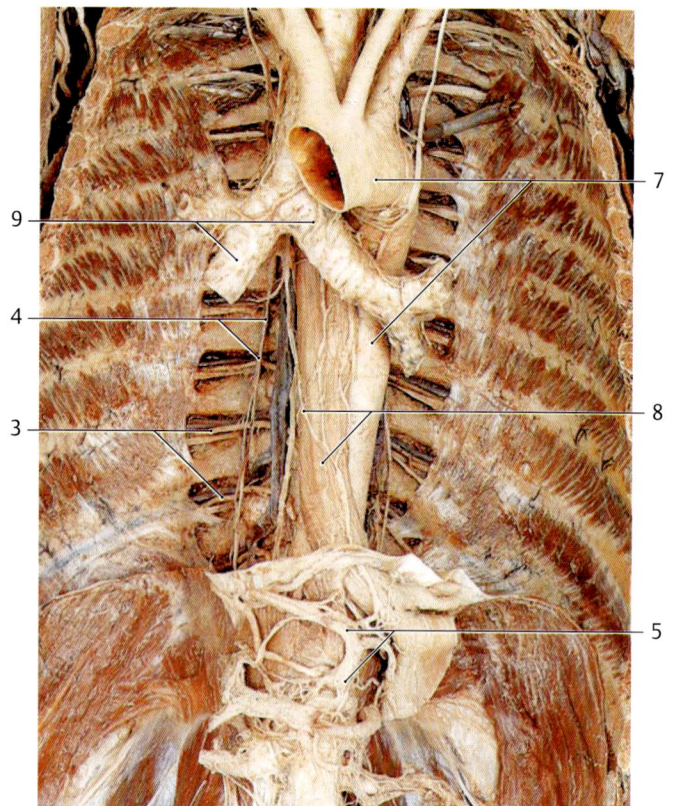

Fig. 1.55 Parte posterior do tronco. O plexo solar com sua conexão ao nervo vago e o tronco simpático foi dissecado.

1	Cérebro	6	Plexo de nervos do sistema autônomo
2	Nervos cranianos		
3	Nervos espinais	7	Aorta
4	Tronco simpático	8	Nervo vago e esôfago
5	Plexo solar	9	Bifurcação da traqueia

O sistema nervoso pode ser dividido em três partes funcionalmente distintas:

1. A parte craniana, que compreende os grandes órgãos sensoriais e o cérebro.
2. A medula espinal, que mostra estrutura segmentar e serve, predominantemente, como órgão reflexo.
3. O sistema nervoso autônomo, que controla as funções involuntárias (controle subconsciente) de órgãos e tecidos. A parte autônoma do sistema nervoso forma muitos plexos delicados próximos ou no interior dos órgãos. Em certos locais, esses plexos contêm agregações de células nervosas (gânglios pré-vertebrais e intramurais).

Os nervos espinais deixam a medula em intervalos regulares. Os ramos ventrais dos nervos espinais formam o plexo cervical e braquial, que inerva a extremidade superior, e os ramos ventrais dos nervos espinais lombar e sacral formam o plexo lombossacral que inerva a pelve, os órgãos genitais e a extremidade inferior.

Esqueleto 20
Cabeça e Coluna Vertebral Cervical 23
Articulações Conectadas à Cabeça 24
Vértebras 26
Articulações Vertebrais 28
Tórax e Coluna Vertebral: Ossos 29
Coluna Vertebral: Ligamentos 32
Articulações Costovertebrais 34
Articulações Costovertebrais e Músculos Intercostais .. 35
Paredes Torácica e Abdominal:
    Anatomia de Superfície (Feminina) 36
    Anatomia de Superfície (Masculina) 37
    Músculos 38
    Vasos Epigástricos 42
    Vasos e Nervos 44
    Camada Superficial 46
    Camada Torácica Profunda 47
    Camada Abdominal Profunda 48
Região Inguinal:
    Camada Superficial (Masculina) 49
    Camada Profunda (Masculina) 50
    Camada Profunda, Hérnias (Masculina) 51
    Camadas Superficial e Profunda (Feminina) 52
Cortes através do Tronco 53
Costas:
    Anatomia de Superfície 54
    Músculos 55
    Vasos e Nervos 60
    Medula Espinal 61
    Camada Superficial 62
    Camada Profunda 63
    Camada mais Profunda 64
    Canal Vertebral Aberto 65
Cortes através da Parte Lombar da Coluna Vertebral e a Medula Espinal 68
Região Nucal:
    Camada Superficial 72
    Camada mais Profunda 73
    Camada Profunda 74
    Camada ainda mais Profunda 76
    Canal Vertebral parcialmente Aberto 77
    Canal Vertebral e Cavidade Craniana Abertos 78
    Cavidade Craniana Aberta 79
    Aspecto Oblíquo-Lateral 80
Cortes através da Região Nucal da Coluna Vertebral Cervical 81

2 Tronco — Anatomia Geral e Sistema Musculosquelético

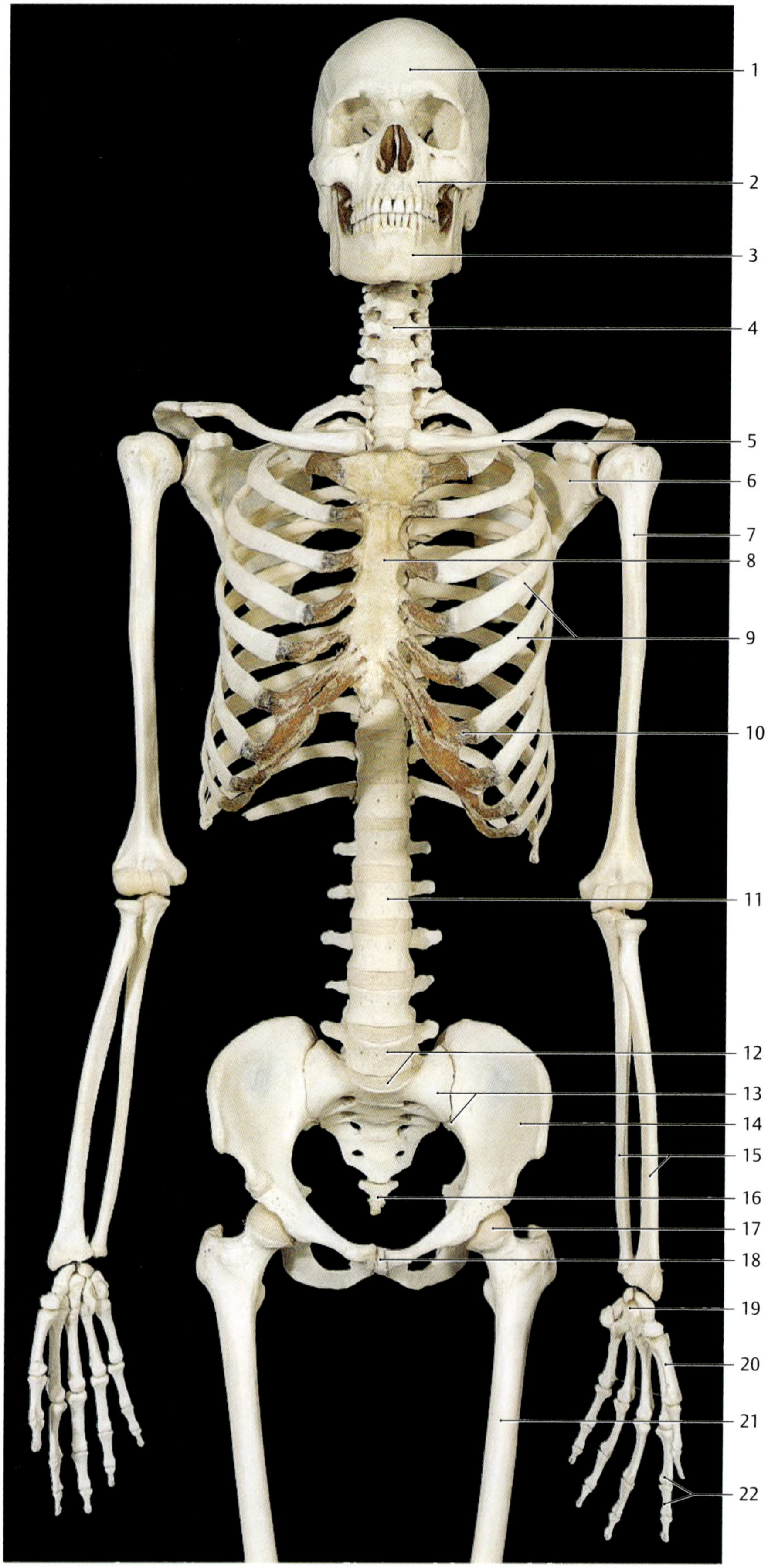

2 Tronco | Esqueleto

1. Osso frontal
2. Maxila
3. Mandíbula
4. Vértebras cervicais
5. Clavícula
6. Escápula
7. Úmero
8. Esterno
9. Costelas
10. Cartilagem costal
11. Vértebras lombares
12. Vértebra lombar (L5 e promontório)
13. Sacro
14. Osso do quadril
15. Rádio e ulna
16. Cóccix
17. Cabeça do fêmur
18. Sínfise púbica
19. Ossos carpais
20. Ossos metacarpais
21. Fêmur
22. Falanges

Fig. 2.1 **Esqueleto do tronco com cabeça, coluna vertebral, tórax, pelve e membro superior** (aspecto anterior).

Esqueleto | 2 Tronco

1 Osso occipital
2 Atlas
3 Áxis
4 Vértebras cervicais (C3 e C5)
5 Vértebra proeminente (C7)
6 Escápula
7 Vértebras torácicas
8 Vértebras lombares
9 Osso do quadril
10 Sacro

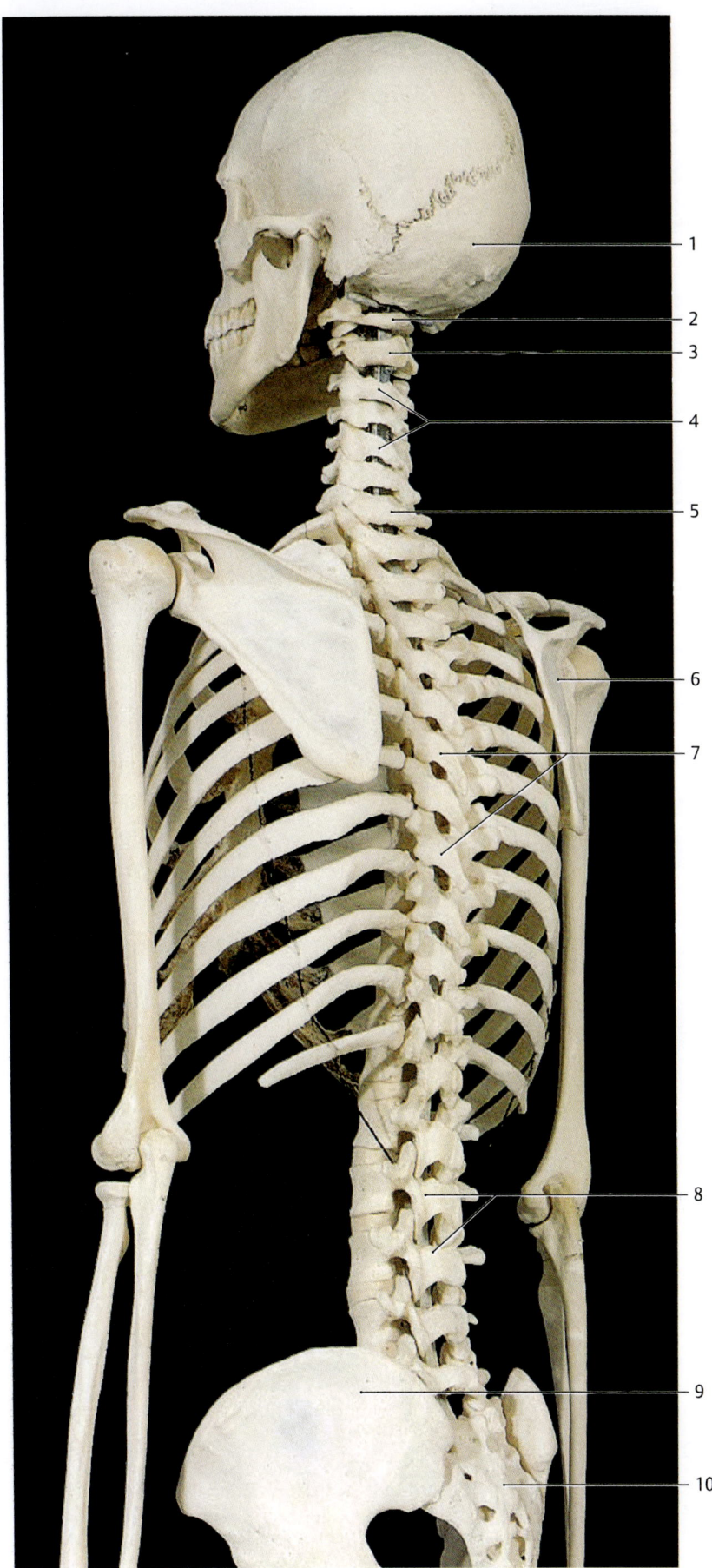

Fig. 2.2 Esqueleto do tronco com cabeça, coluna vertebral, tórax, pelve e cintura escapular (aspecto oblíquo posterior).

21

2 Tronco | Esqueleto

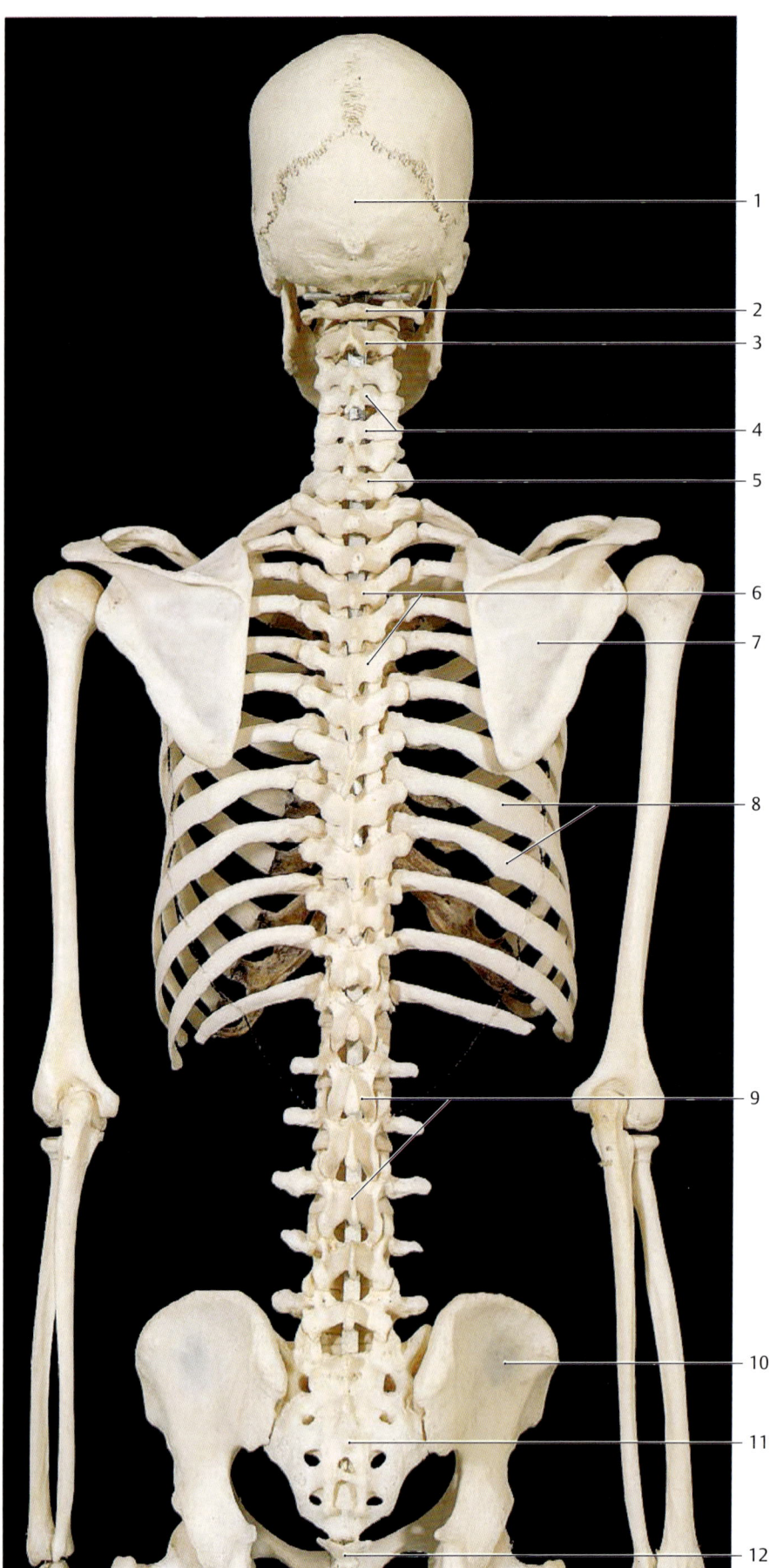

1. Osso occipital
2. Atlas
3. Áxis
4. Vértebras cervicais (C4 e C5)
5. Vértebra proeminente (C7)
6. Vértebras torácicas (T3 e T5)
7. Escápula
8. Costelas 8 e 9
9. Vértebras lombares (L1 e L3)
10. Osso do quadril
11. Sacro
12. Cóccix

Fig. 2.3 **Esqueleto do tronco com cabeça, coluna vertebral, tórax, pelve e cintura escapular** (aspecto posterior). Observar como a coluna está conectada ao osso occipital e ao osso do quadril.

Cabeça e Coluna Vertebral Cervical | 2 Tronco

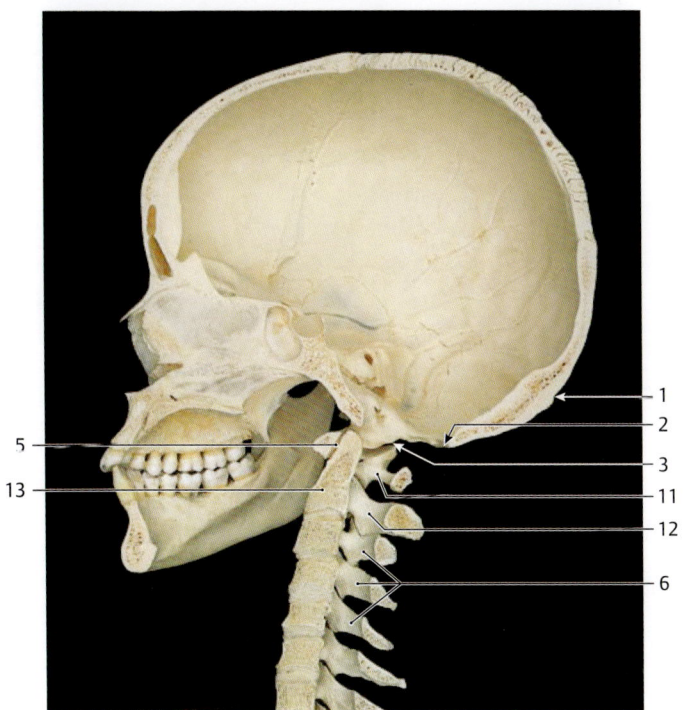

Fig. 2.4 **Coluna vertebral cervical em relação à cabeça** (corte mediossagital, aspecto medial).

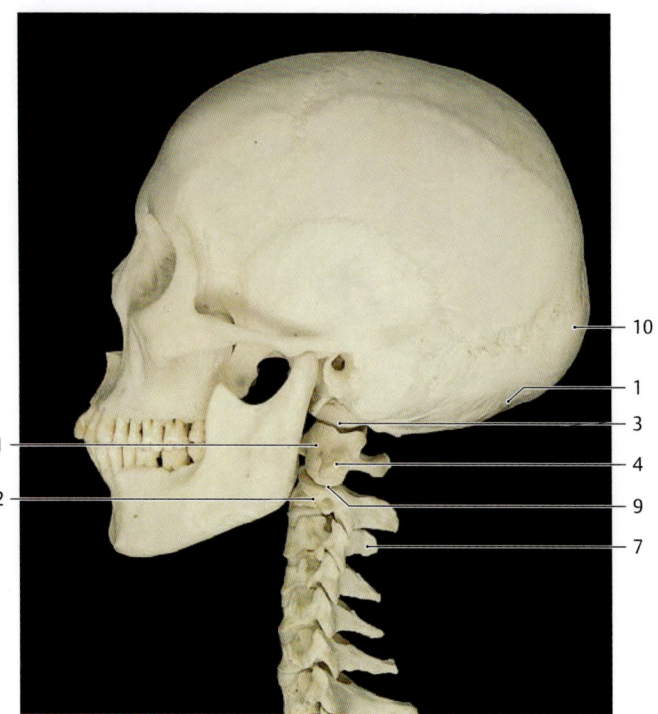

Fig. 2.5 **Atlas e áxis em relação à cabeça** (aspecto lateral).

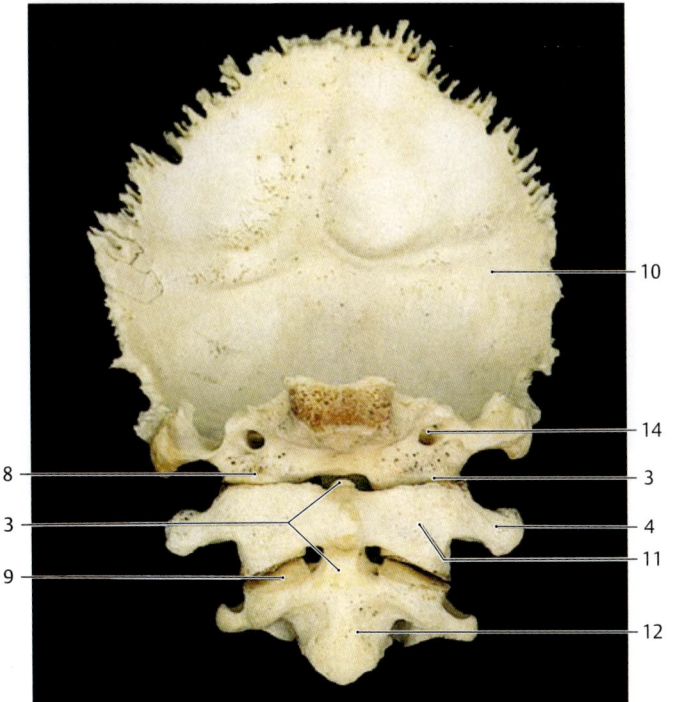

Fig. 2.6 **Osso occipital, atlas e áxis** (aspecto anterior).

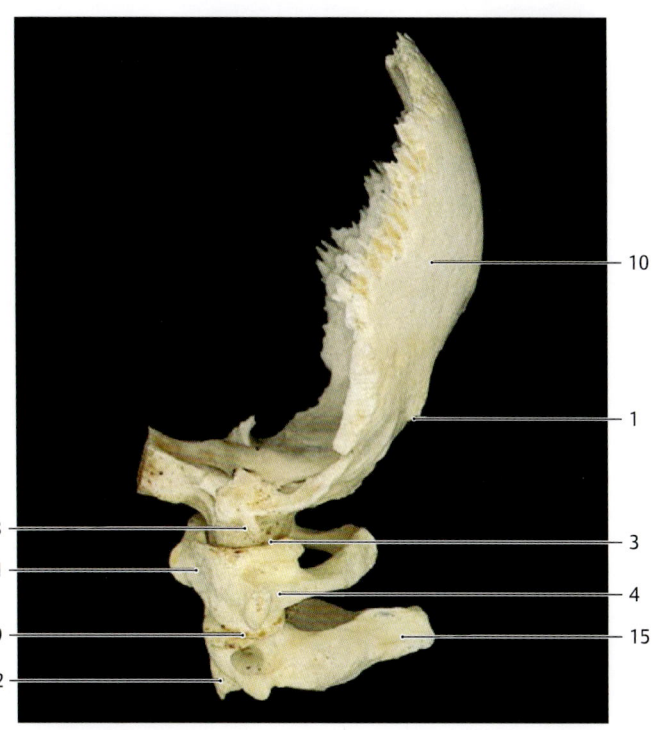

Fig. 2.7 **Osso occipital, atlas e áxis** (aspecto lateral esquerdo).

1 Protuberância occipital externa
2 Forame magno
3 Articulação atlantoccipital
4 Processo transverso do atlas
5 Articulação atlantoaxial mediana
6 Canal vertebral
7 Processo espinhoso da terceira vértebra cervical
8 Côndilo occipital
9 Articulação atlantoccipital lateral
10 Osso occipital
11 Atlas
12 Áxis
13 Dente do áxis
14 Canal hipoglosso
15 Processo espinhoso do áxis

23

2 Tronco | Articulações Conectadas à Cabeça

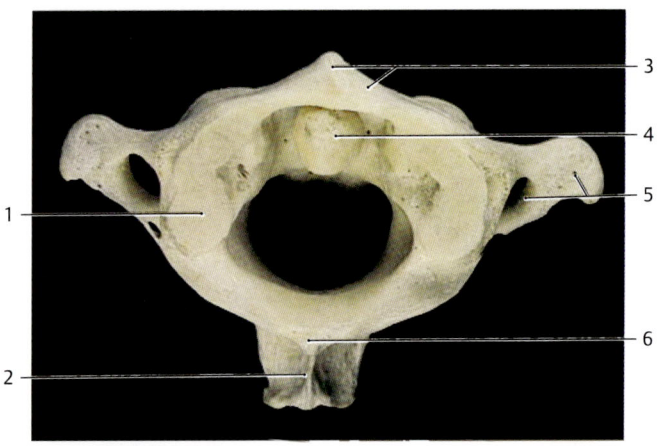

Fig. 2.8 **Atlas e áxis** (de cima).

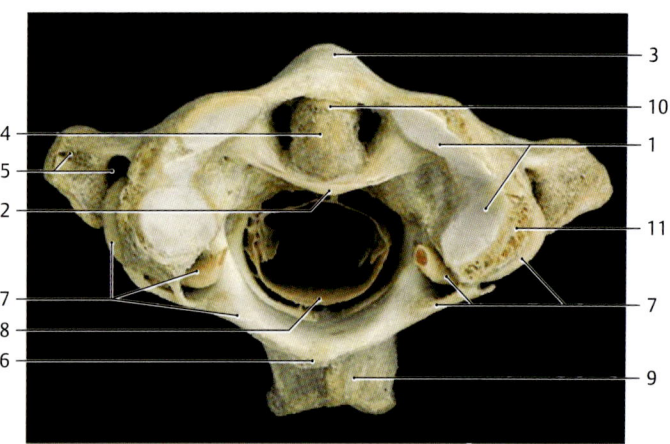

Fig. 2.9 **Articulação atlantoaxial mediana e ligamento transverso do atlas** (de cima). Dente do áxis parcialmente cortado.

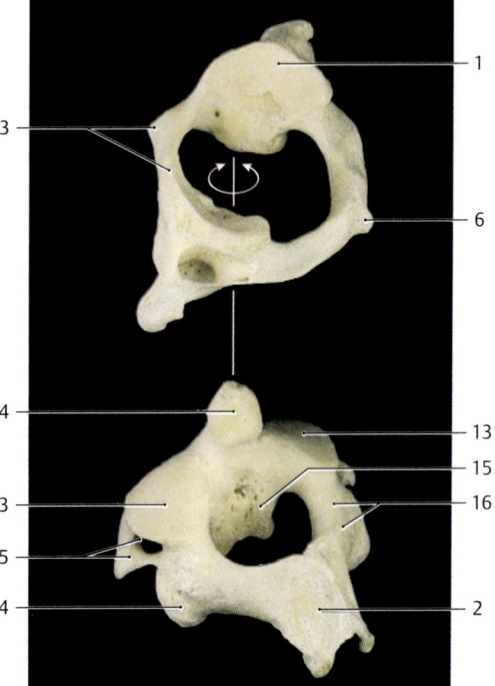

Fig. 2.10 **Atlas e áxis** (aspecto posterolateral oblíquo esquerdo demonstrando a articulação do dente do áxis com o atlas [setas]).

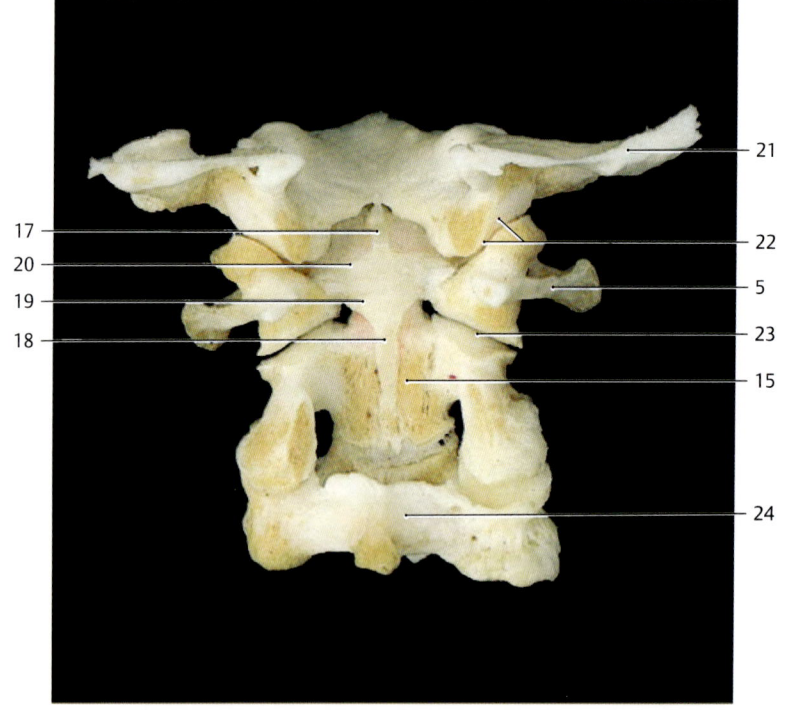

Fig. 2.11 **Articulações atlantoccipital e atlantoaxial** (aspecto posterior). Parte posterior do osso occipital, arco posterior do atlas e áxis foram removidos para mostrar o ligamento cruzado.

1. Faceta articular superior do atlas
2. Processo espinhoso
3. Arco anterior do atlas com tubérculo anterior
4. Dente do áxis
5. Forame e processo transversos
6. Tubérculo posterior do atlas
7. Arco posterior do atlas e artéria vertebral
8. Dura-máter
9. Processo espinhoso do áxis
10. Articulação atlantoaxial mediana (parte anterior)
11. Cápsula articular da articulação atlantoccipital
12. Ligamento transverso do atlas
13. Faceta articular superior do áxis
14. Processo articular inferior
15. Corpo do áxis
16. Pedículo e lâmina do áxis
17. Faixa longitudinal superior do ligamento cruzado } Ligamento cruciforme (ou cruzado)
18. Faixa longitudinal inferior do ligamento cruzado
19. Ligamento transverso do atlas
20. Ligamentos alares
21. Osso occipital
22. Articulação atlantoccipital
23. Articulação atlantoaxial lateral
24. Terceira vértebra cervical (C3)

Articulações Conectadas à Cabeça | 2 Tronco

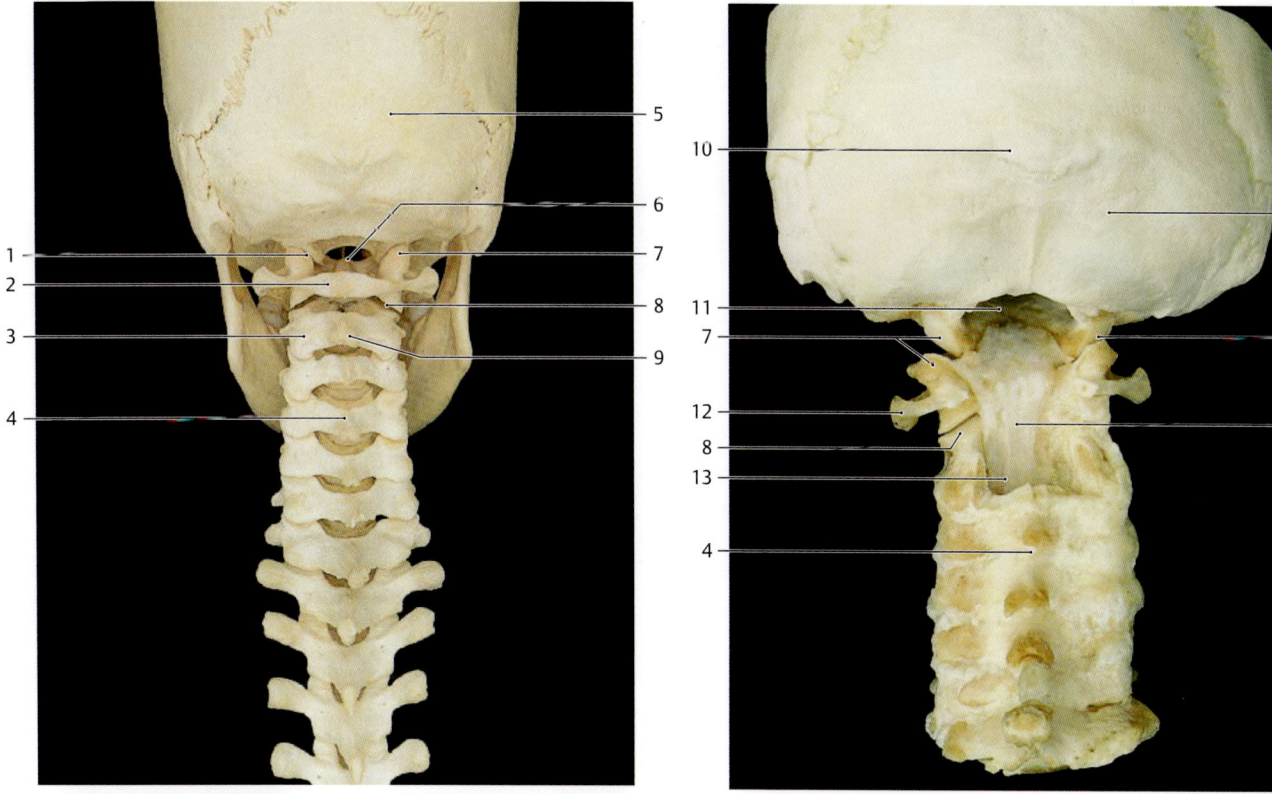

Fig. 2.12 Coluna vertebral cervical e crânio (aspecto posterior). Observar a localização das articulações atlantoccipital e atlantoaxial.

Fig. 2.13 Coluna vertebral cervical e crânio com ligamentos (aspecto posterior). Os arcos posteriores do atlas e do áxis foram removidos para mostrar a membrana tectorial.

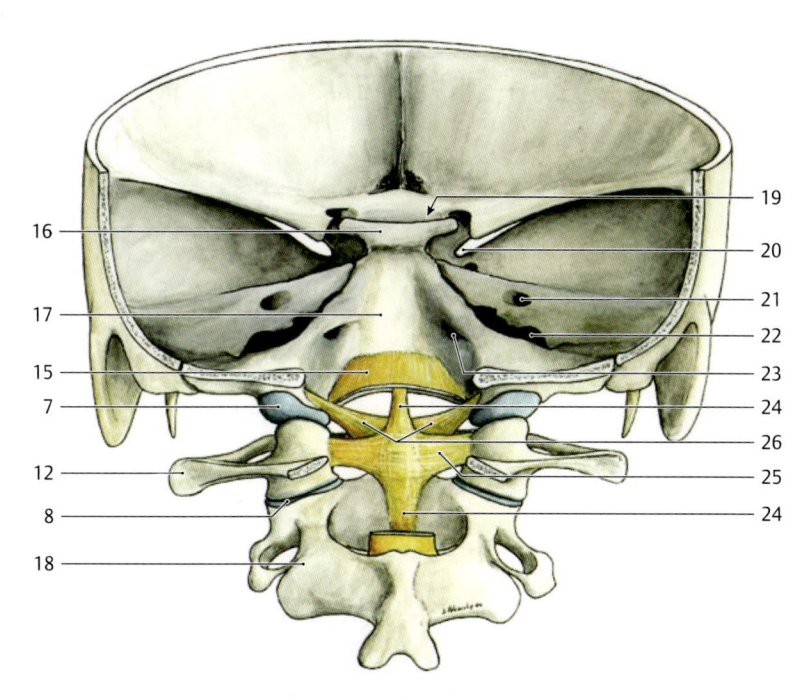

Fig. 2.14 Articulações atlantoccipital e atlantoaxial com ligamentos (aspecto posterior). Parte posterior do osso occipital e arco posterior do atlas foram removidos para mostrar o ligamento cruzado.

1 Faceta articular superior
2 Tubérculo posterior do atlas
3 Arco vertebral do áxis
4 Processo espinhoso de vértebra cervical
5 Osso occipital
6 Dente do áxis
7 Articulação atlantoccipital
8 Articulação atlantoaxial lateral
9 Processo espinhoso do áxis
10 Protuberância occipital externa
11 Forame magno
12 Processo transverso do atlas
13 Ligamento longitudinal posterior
14 Côndilo occipital
15 Membrana tectorial
16 Dorso da sela
17 Clivo
18 Áxis
19 Sela túrcica
20 Fissura orbitária superior
21 Meato acústico interno
22 Forame jugular
23 Canal do hipoglosso
24 Faixas longitudinais superior e inferior do ligamento cruzado } Ligamento cruciforme (ou cruzado)
25 Ligamento transverso do atlas
26 Ligamentos alares

2 Tronco | Vértebras

Fig. 2.15 Vértebras representativas de cada região da coluna vertebral (aspecto superior). De cima para baixo: atlas (C1), áxis (C2), vértebra cervical (C), vértebra torácica (T), vértebra lombar (L) e sacro (S).

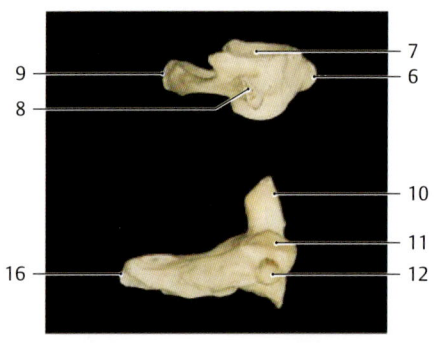

Fig. 2.16 Atlas (C1) e áxis (C2).

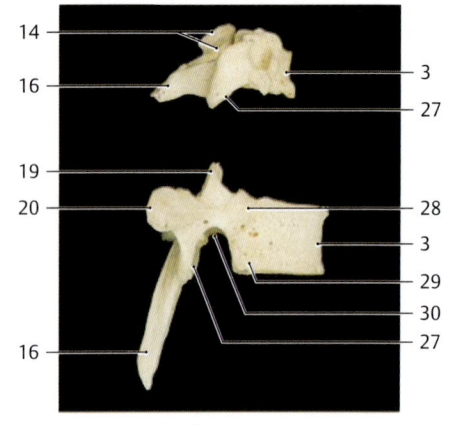

Fig. 2.17 Vértebras cervical (C) e torácica (T) típicas.

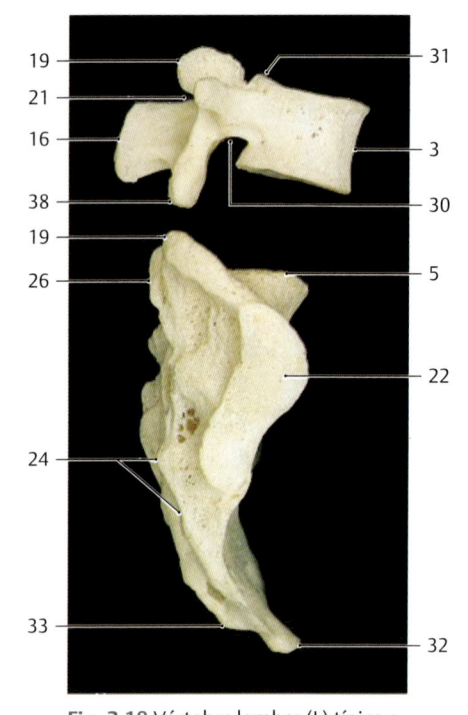

Fig. 2.18 Vértebra lombar (L) típica e sacro (S).

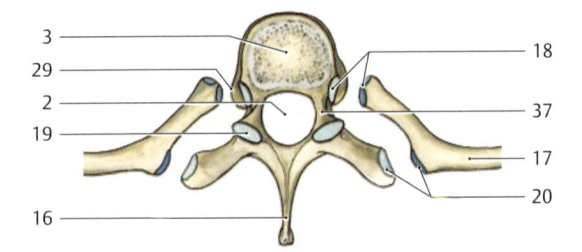

Fig. 2.19 Organização geral de costelas e vértebras.

Vértebras | 2 Tronco

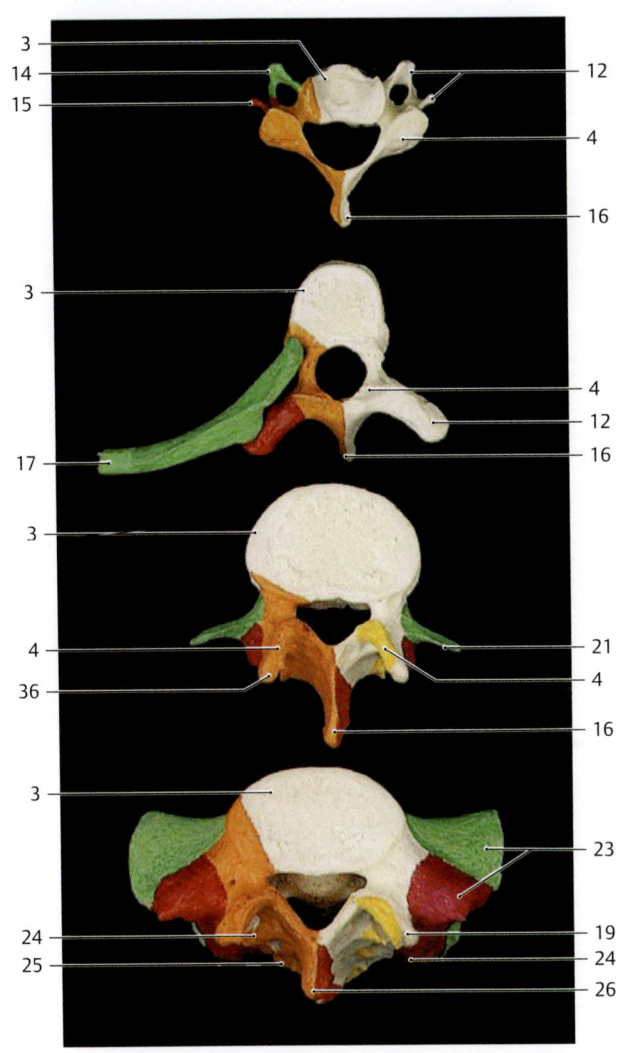

Verde = Costelas ou processos homólogos
Vermelho = Processos musculares (processos transverso e espinhoso)
Laranja = Lâminas e processos articulares
Amarelo = Facetas articulares

Fig. 2.20 **Características gerais das vértebras.** Vértebras cervical, torácica e lombar típicas e sacro.

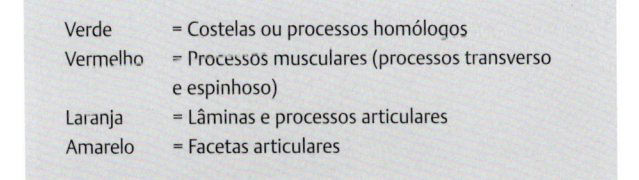

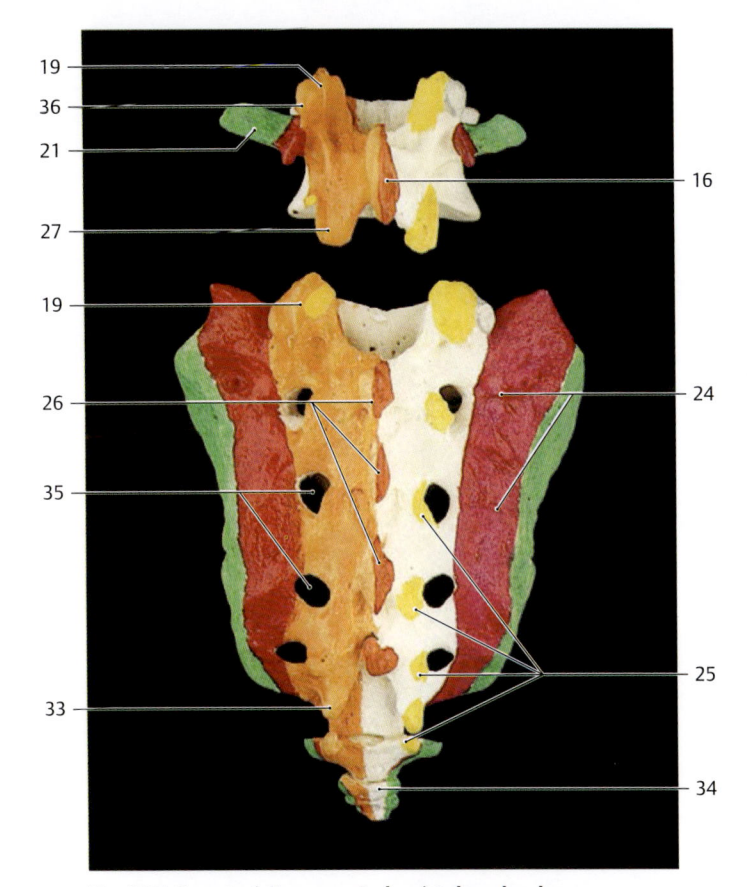

Fig. 2.21 **Características gerais de vértebras lombares e sacro** (aspecto posterior). Transformação dos processos espinais no sacro.

1 Forame transverso
2 Forame vertebral
3 Corpo da vértebra
4 Faceta articular superior
5 Base do sacro
6 Tubérculo anterior do atlas
7 Faceta articular superior do atlas
8 Processo transverso
9 Tubérculo posterior do atlas
10 Dente do áxis
11 Superfície articular superior
12 Processo transverso
13 Arco de vértebra
14 Tubérculo anterior de processo transverso
15 Tubérculo posterior de processo transverso
16 Processo espinhoso
17 Diáfise de costela
18 Corpo de vértebra e cabeça de costela articulando-se entre si (articulação costovertebral)
19 Processo articular superior
20 Processo transverso e tubérculo de costela articulando-se entre si (articulação costotransversária)
21 Processo costal
22 Superfície auricular
23 Parte lateral do sacro
24 Crista sacral lateral
25 Crista sacral intermediária
26 Crista sacral mediana
27 Processo articular inferior
28 Hemifaceta superior para cabeça de costela
29 Hemifaceta inferior para cabeça de costela
30 Incisura vertebral inferior
31 Incisura vertebral superior
32 Ápice do sacro
33 Corno sacral
34 Cóccix
35 Forames sacrais dorsais
36 Processo mamilar
37 Pedículo
38 Processo articular inferior

2 Tronco | Articulações Vertebrais

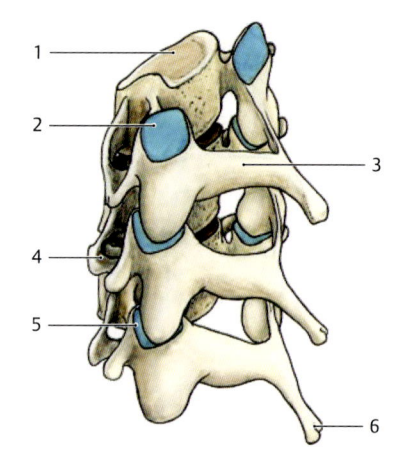

Fig. 2.22 Vértebras cervicais (aspecto lateral). Azul = facetas articulares.

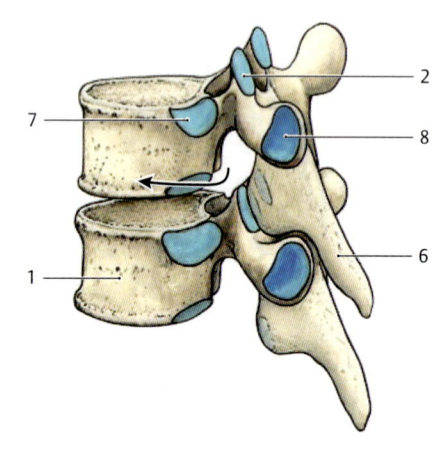

Fig. 2.23 Vértebras torácicas (aspecto lateral). Azul = facetas articulares; seta = saída de nervos espinais através do forame intervertebral.

Fig. 2.24 Vértebras lombares com sacro e cóccix (aspecto posterior). Azul = facetas articulares.

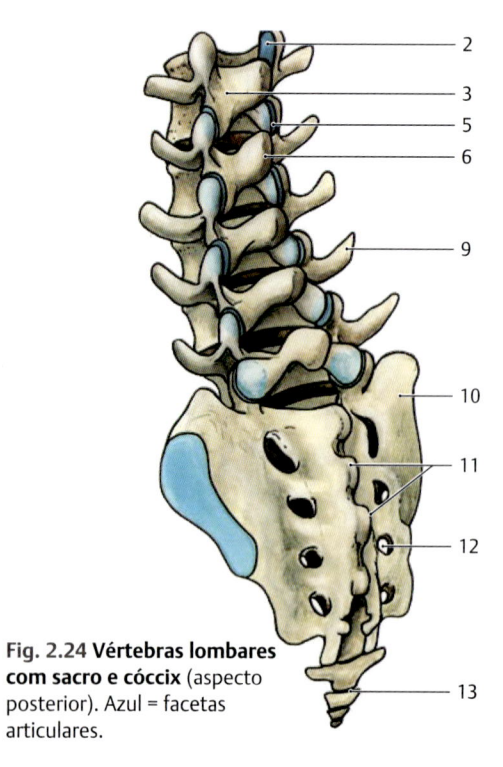

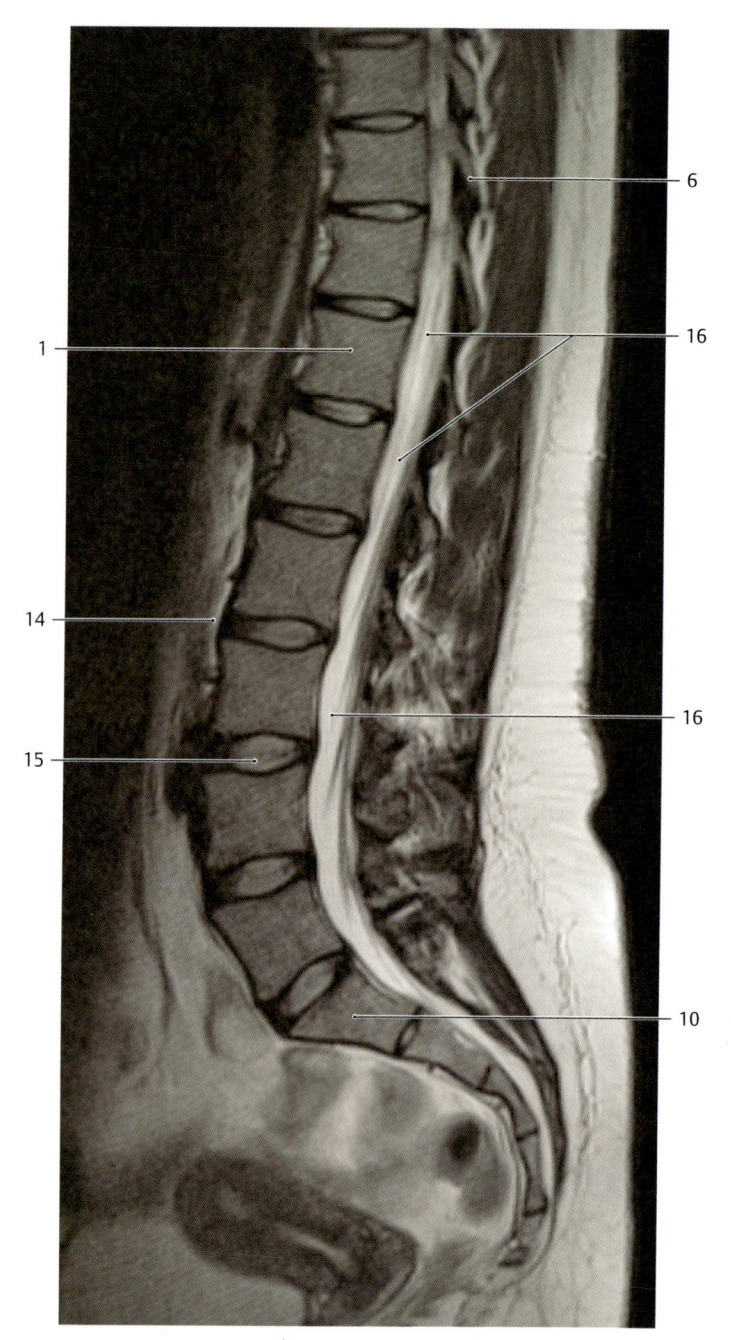

Fig. 2.25 Corte paramediano através da coluna vertebral com cavidade pélvica (varredura de IRM). (Cortesia do Prof. Uder, Instituto de Radiologia, University of Erlangen, Alemanha).

1. Corpo de vértebra
2. Faceta articular superior
3. Arco vertebral
4. Processo transverso de vértebra
5. Articulação zigapofisária
6. Processo espinhoso
7. Faceta articular superior de articulação com cabeça de costelas
8. Processo transverso com faceta articular de articulação costotransversária
9. Processo costal de vértebra lombar
10. Sacro
11. Crista sacral mediana
12. Forames sacrais dorsais
13. Cóccix
14. Ligamento longitudinal anterior
15. Disco intervertebral
16. Canal vertebral

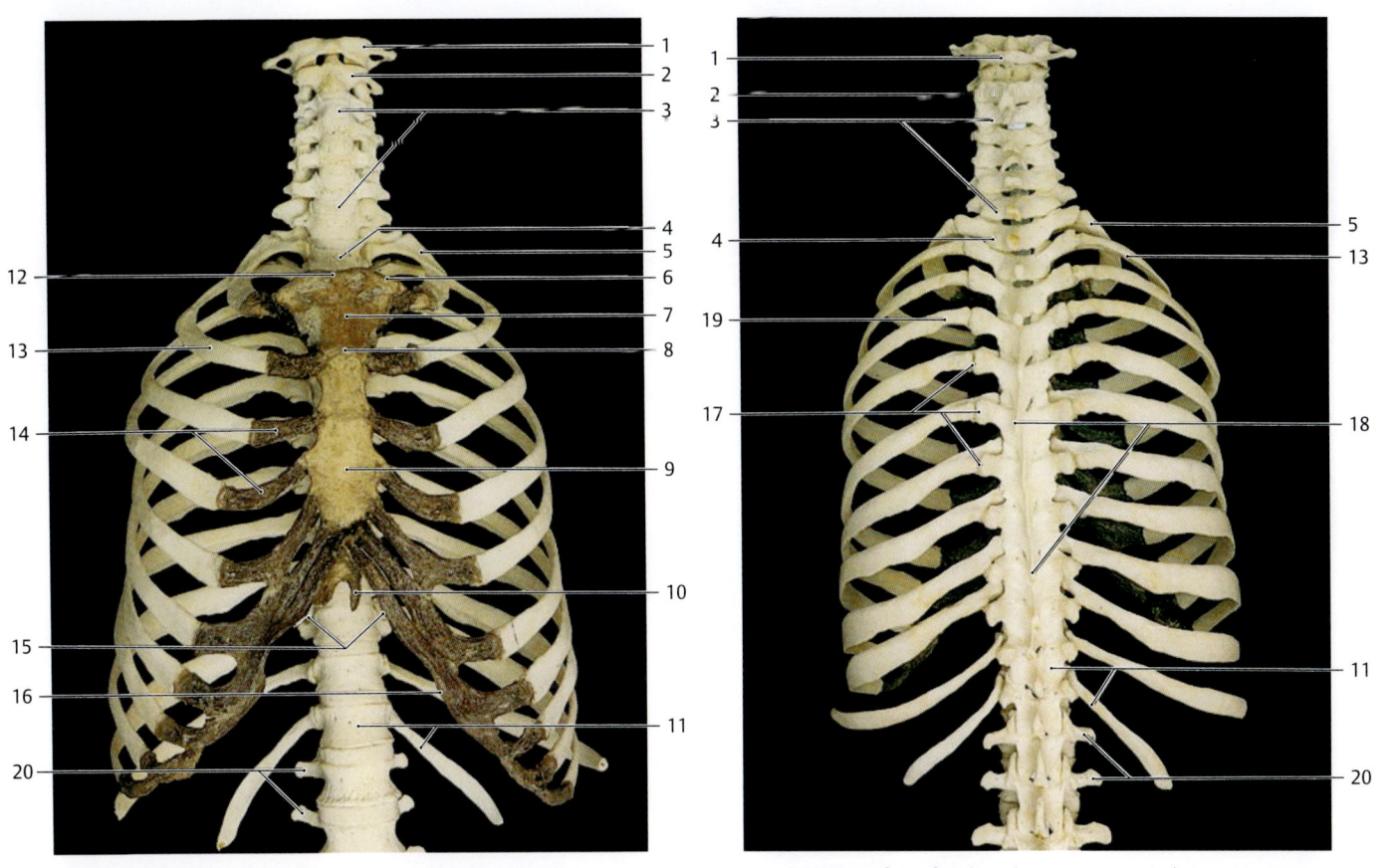

Fig. 2.26 **Esqueleto do tórax** (aspecto anterior).

Fig. 2.27 **Esqueleto do tórax** (aspecto posterior).

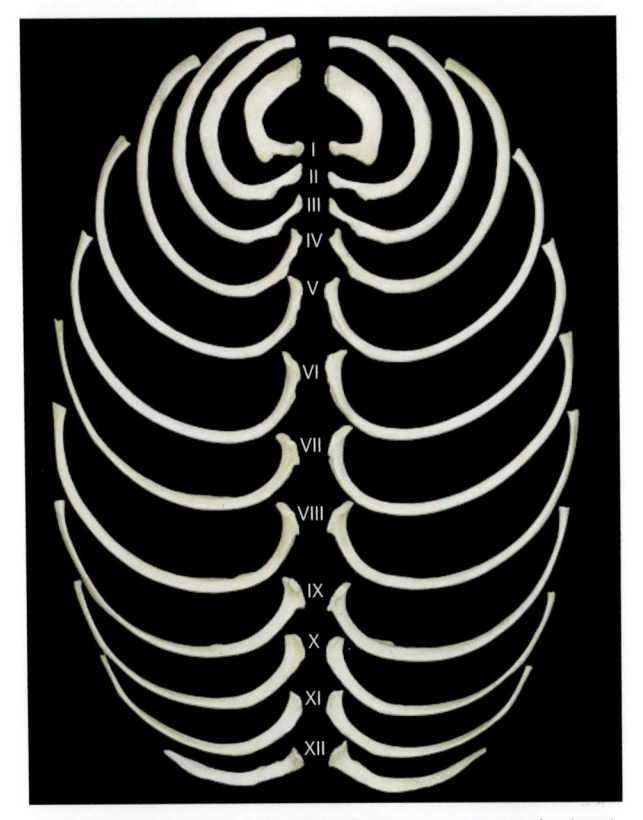

Fig. 2.28 **Esqueleto desarticulado do tórax.** As 12 costelas (I-XII) estão dispostas em direção craniocaudal.

1 Atlas
2 Áxis
3 Vértebras cervicais
4 Primeira vértebra torácica
5 Primeira costela
6 Faceta para clavícula e incisura clavicular
7 Manúbrio do esterno
8 Ângulo do esterno
9 Corpo do esterno
10 Processo xifoide
11 Décima segunda vértebra torácica e costela
12 Incisura jugular
13 Segunda costela
14 Cartilagens costais
15 Ângulo infraesternal
16 Arco costal
17 Articulações costotransversárias entre os processos transversos de vértebras torácicas e os tubérculos das costelas
18 Processos espinhosos
19 Ângulo costal
20 Processos costais de vértebras lombares

2 Tronco | Tórax e Coluna Vertebral: Ossos

Fig. 2.29 **Esqueleto do tórax** (aspecto lateral direito).

1 Atlas
2 Áxis
3 Vértebras cervicais
4 Vértebra proeminente (C7)
5 Primeira costela
6 Faceta para clavícula
7 Manúbrio do esterno
8 Ângulo do esterno
9 Corpo do esterno
10 Arco costal
11 Décima costela
12 Décima-primeira costela
13 Décima-segunda costela
14 Processos espinhosos das vértebras cervicais
15 Processos espinhosos de vértebras torácicas
16 Processos espinhosos de vértebras lombares
17 Ângulo costal
18 Forames intervertebrais
19 Discos intervertebrais
20 Curvatura cervical
21 Curvatura torácica
22 Curvatura lombar
23 Sacro
24 Cóccix

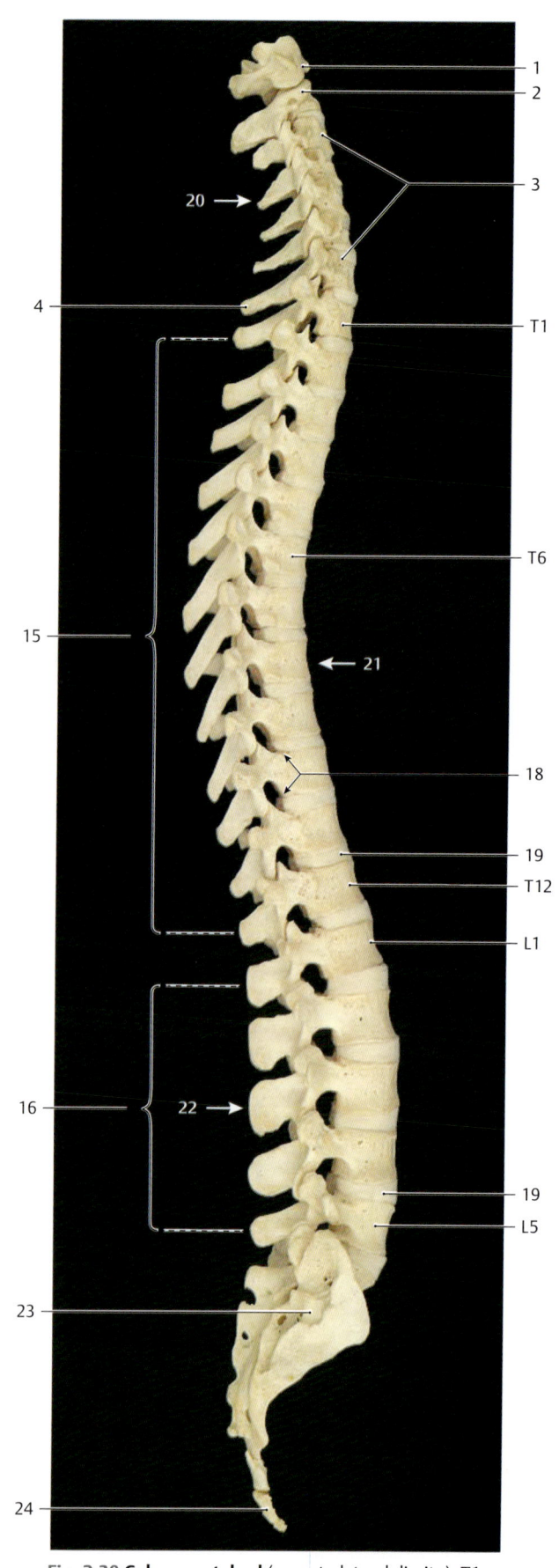

Fig. 2.30 **Coluna vertebral** (aspecto lateral direito). T1, T6 e T12 = primeira, sexta e décima segunda vértebras cervicais; L1 e L5 = primeira e quinta vértebras lombares.

Tórax e Coluna Vertebral: Ossos | 2 Tronco

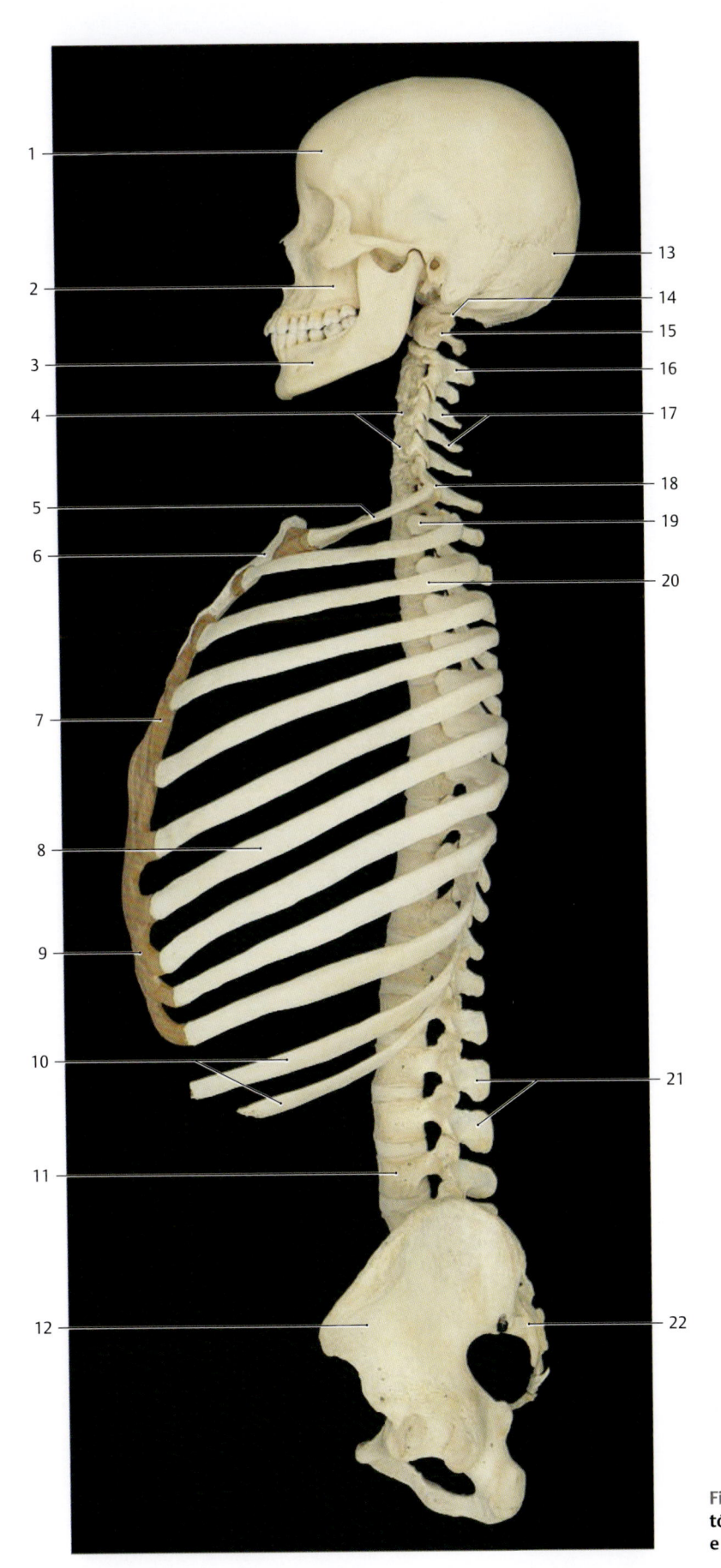

1 Osso frontal
2 Maxila
3 Mandíbula
4 Corpos de vértebras cervicais
5 Primeira costela
6 Manúbrio do esterno
7 Esterno *(corpus sterni)*
8 Sétima costela (última das costelas verdadeiras)
9 Arco costal
10 Costelas flutuantes *(costae fluctuantes)*
11 Corpo da quarta vértebra lombar
12 Pelve
13 Osso occipital
14 Articulação atlantoccipital
15 Atlas
16 Áxis
17 Processos espinhosos de vértebras cervicais (C4, C5)
18 Articulação costotransversária da primeira costela
19 Cabeça da segunda costela
20 Terceira costela
21 Processos espinhosos das vértebras lombares (L2, L3)
22 Sacro

Fig. 2.31 Coluna vertebral e tórax em conexão com cabeça e pelve (aspecto lateral).

2 Tronco | Coluna Vertebral: Ligamentos

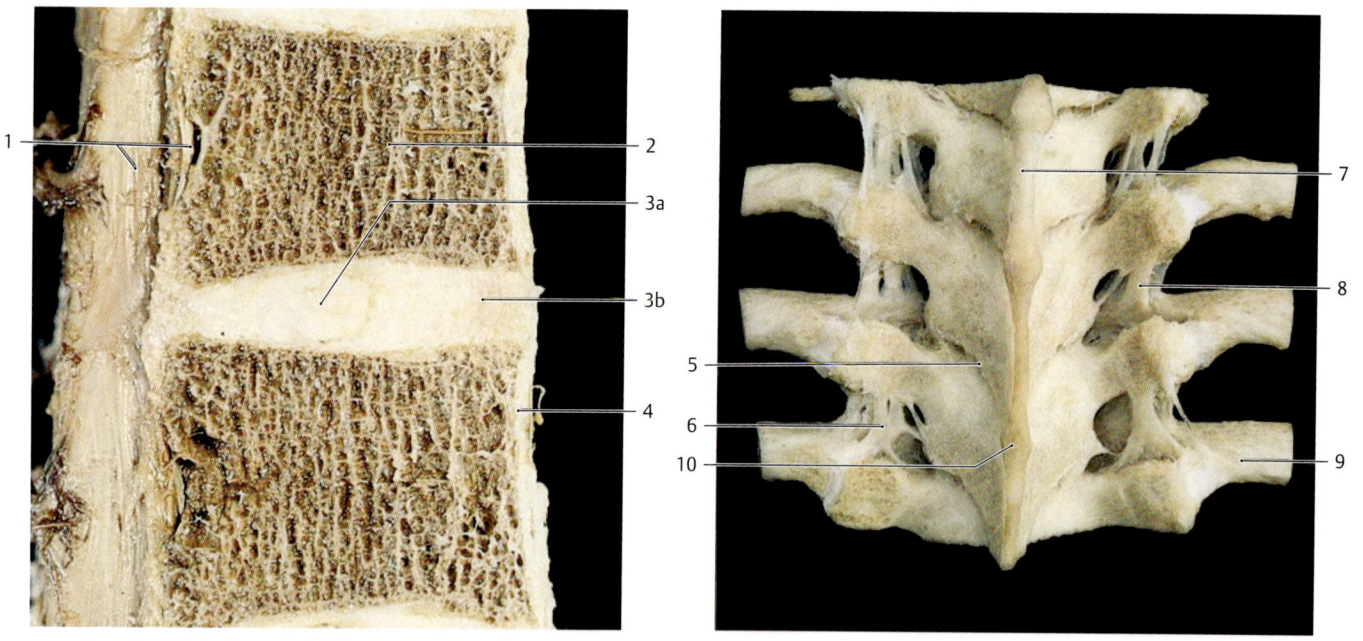

Fig. 2.32 Corte sagital mediano através dos corpos das vértebras lombares, mostrando os discos intervertebrais, cada um dos quais consistindo em uma porção externa laminada e um núcleo interno.

Fig. 2.33 Ligamentos das vértebras torácicas (aspecto posterior).

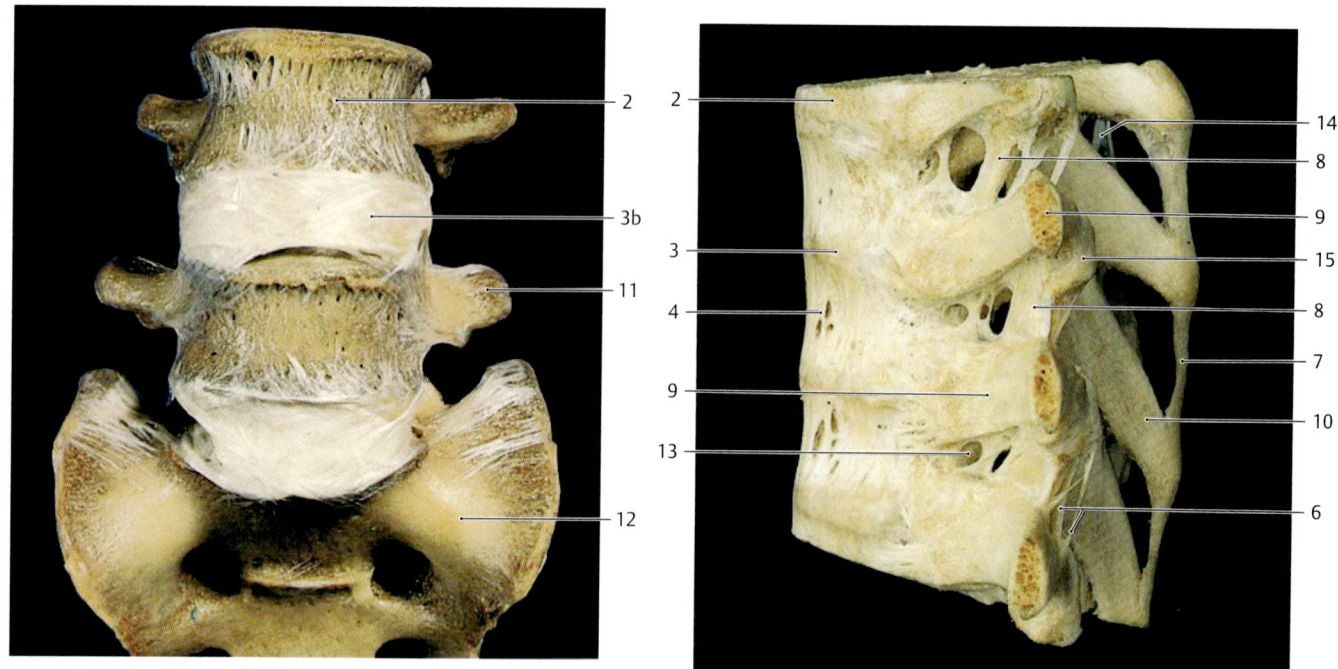

Fig. 2.34 Duas vértebras lombares caudais e sacro com seus discos intervertebrais (aspecto anterior). Ligamento longitudinal anterior removido.

Fig. 2.35 Ligamentos das vértebras torácicas (aspecto lateral esquerdo).

1 Ligamento longitudinal posterior e dura-máter espinal
2 Corpo de vértebra
3 Disco intervertebral
 (a) Núcleo interno (nucleus pulposus)
 (b) Porção externa (anulus fibrosus)
4 Ligamento longitudinal anterior
5 Ligamento amarelo
6 Ligamento intertransversário
7 Ligamento supraespinhoso
8 Ligamento costotransversário superior
9 Costela
10 Processo espinhoso
11 Processo costal de vértebra lombar
12 Sacro
13 Forame intervertebral
14 Ligamento interespinhoso
15 Processo transverso de vértebra torácica

Coluna Vertebral: Ligamentos | 2 Tronco

Fig. 2.36 **Ligamentos das vértebras torácicas** (aspecto oblíquo lateral). Azul = facetas articulares.

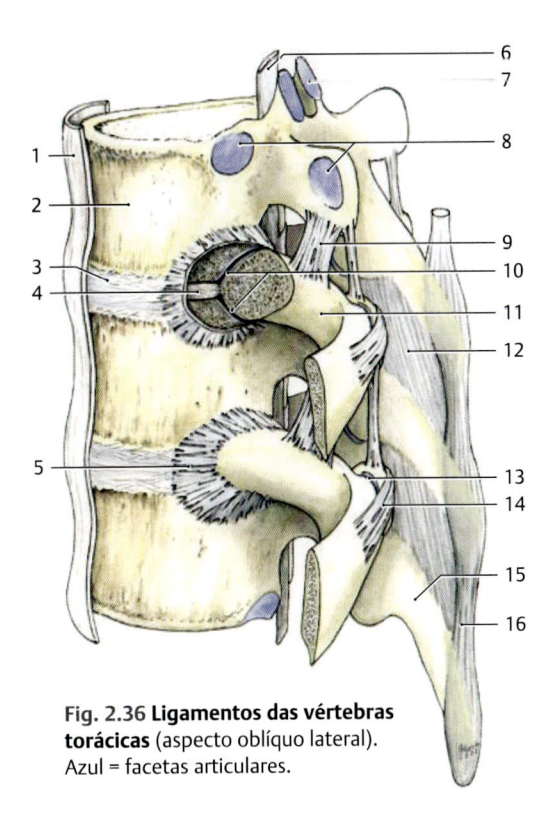

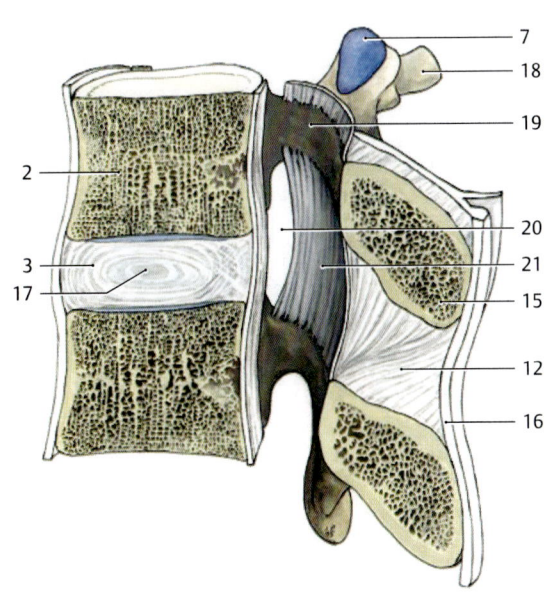

Fig. 2.37 **Ligamentos das vértebras lombares** (corte sagital mediano). Azul = facetas articulares.

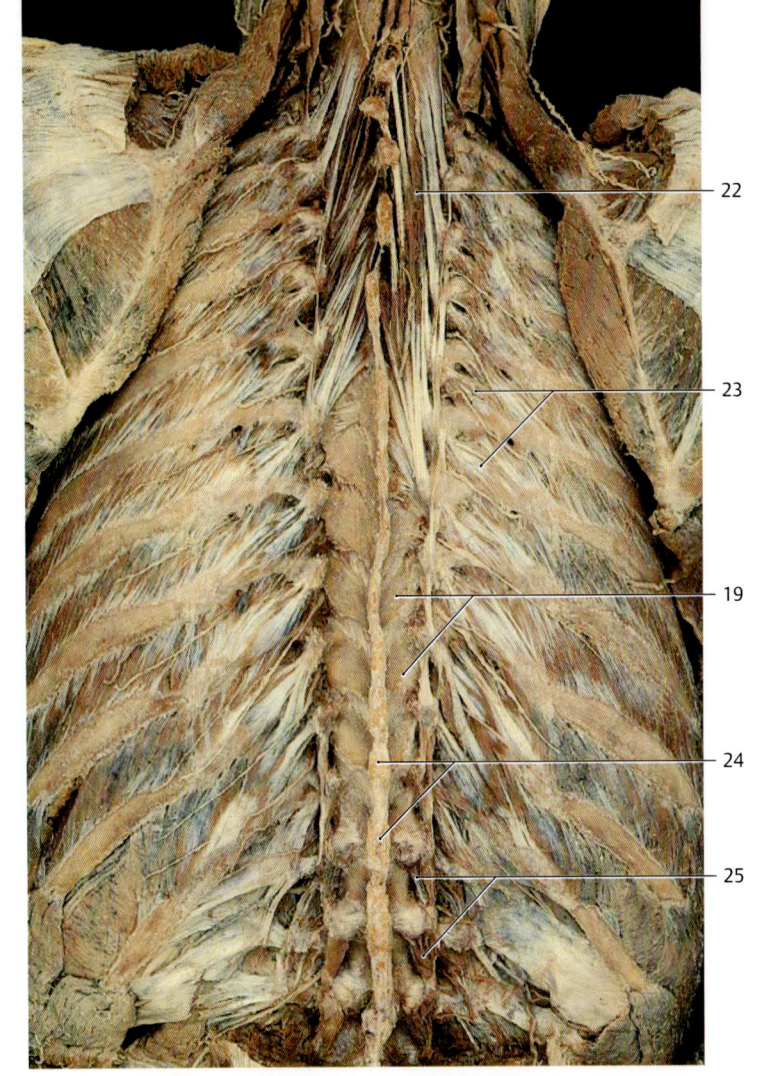

Fig. 2.38 **Coluna vertebral e costelas** (aspecto posterior). Os músculos das costas foram amplamente removidos para exibir os ligamentos.

1. Ligamento longitudinal anterior
2. Corpo de vértebra
3. Disco intervertebral
4. Ligamento intra-articular
5. Ligamento radiado
6. Ligamento longitudinal posterior
7. Faceta articular superior
8. Facetas articulares de articulação de cabeça de costela e articulação costotransversária
9. Ligamento costotransversário superior
10. Articulação de cabeça de costela
11. Costela
12. Ligamento interespinal
13. Articulação costotransversária
14. Ligamento costotransversário lateral
15. Processo espinhoso
16. Ligamento supraespinhal
17. *Nucleus pulposus* (núcleo interno)
18. Processo costal
19. Arco vertebral
20. Forame intervertebral
21. Ligamento intertransversário
22. Músculo semiespinhal do pescoço
23. Músculos levantadores das costas
24. Processos espinhosos de vértebras lombares e ligamentos supraespinhais
25. Músculos intertransversários

33

2 Tronco | Articulações Costovertebrais

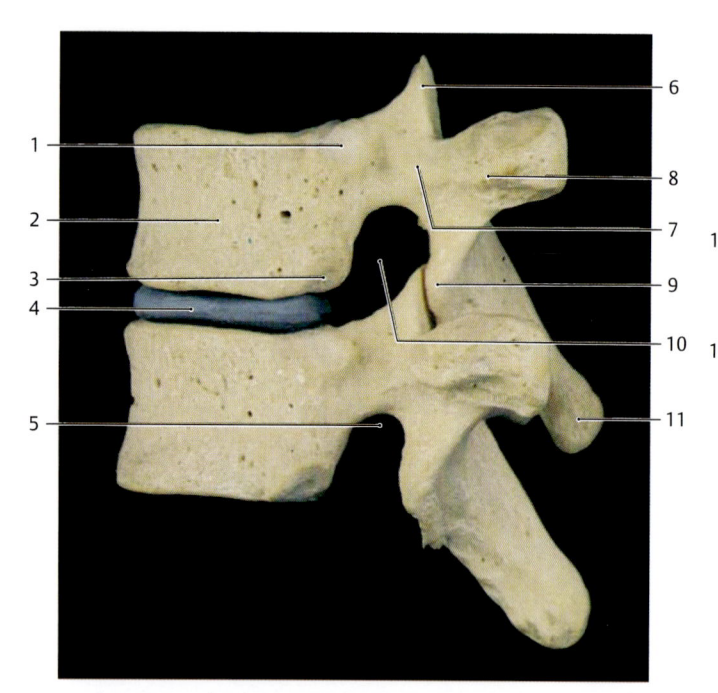

Fig. 2.39 **Duas vértebras torácicas** (aspecto lateral esquerdo).

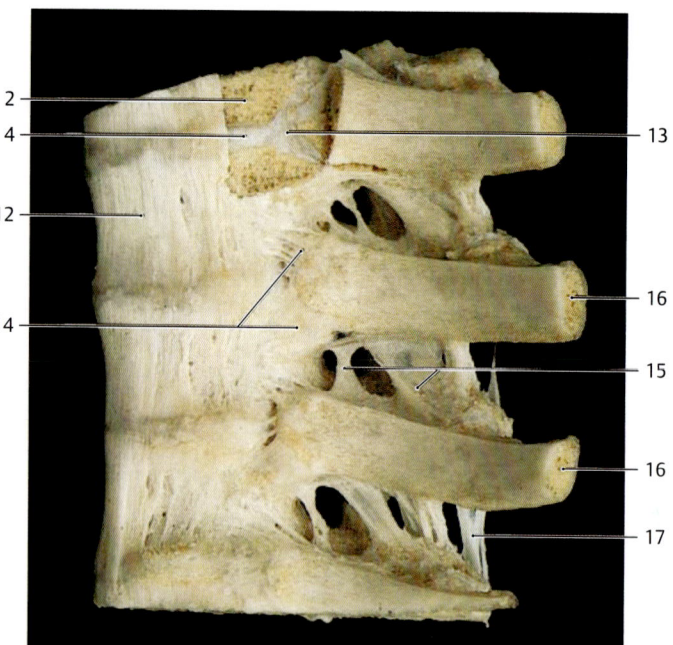

Fig. 2.40 **Ligamentos de vértebras torácicas e articulações costovertebrais** (aspecto anterolateral esquerdo).

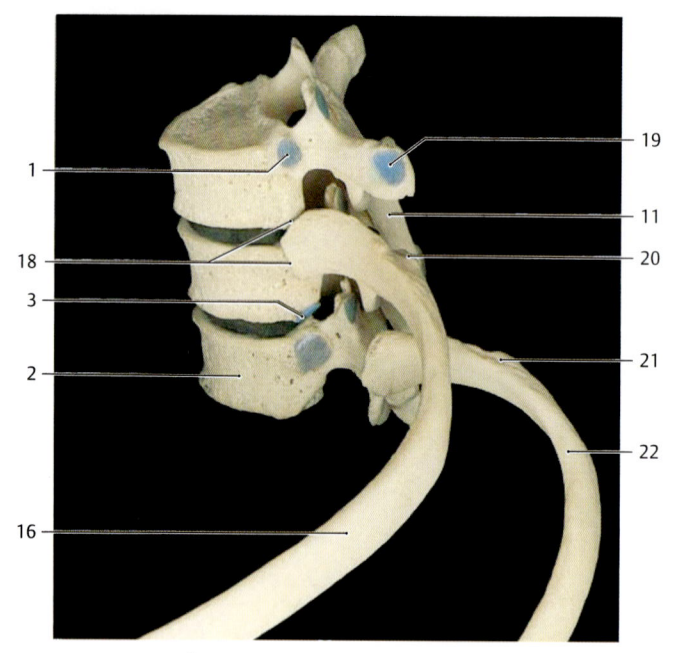

Fig. 2.41 **Articulações costovertebrais** (aspecto lateral).

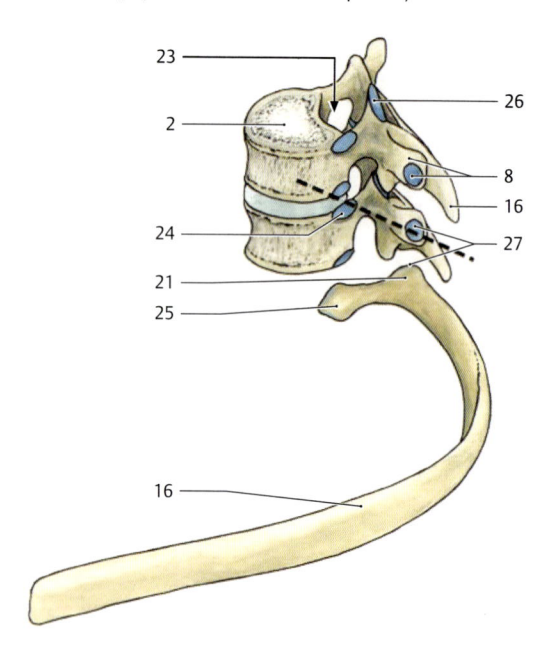

Fig. 2.42 **Articulações costovertebrais** (aspecto lateral). Duas vértebras torácicas com uma costela em articulação (separada). Eixo do movimento indicado pela linha pontilhada. Azul = facetas articulares.

1. Hemifaceta superior para cabeça de costela
2. Corpo de vértebra
3. Hemifaceta inferior para cabeça de costela
4. Disco intervertebral
5. Incisura vertebral inferior
6. Faceta articular superior e processo articular superior
7. Pedículo
8. Processo transverso e faceta para tubérculo de costela
9. Processo articular inferior
10. Forame intervertebral
11. Processo espinhoso
12. Ligamento longitudinal anterior
13. Ligamento intra-articular
14. Ligamento radiado
15. Ligamento costotransversário superior
16. Corpo de costela
17. Ligamento intertransversário
18. Articulação de cabeça de costela com duas vértebras
19. Ângulo de articulação costotransversária (faceta articular)
20. Articulação costotransversária
21. Tubérculo de costela
22. Ângulo costal de costela
23. Canal vertebral
24. Faceta inferior da articulação com a cabeça da costela
25. Cabeça de costela
26. Processo articular superior
27. Facetas de articulação com articulação costotransversária

Articulações Costovertebrais e Músculos Intercostais | 2 Tronco

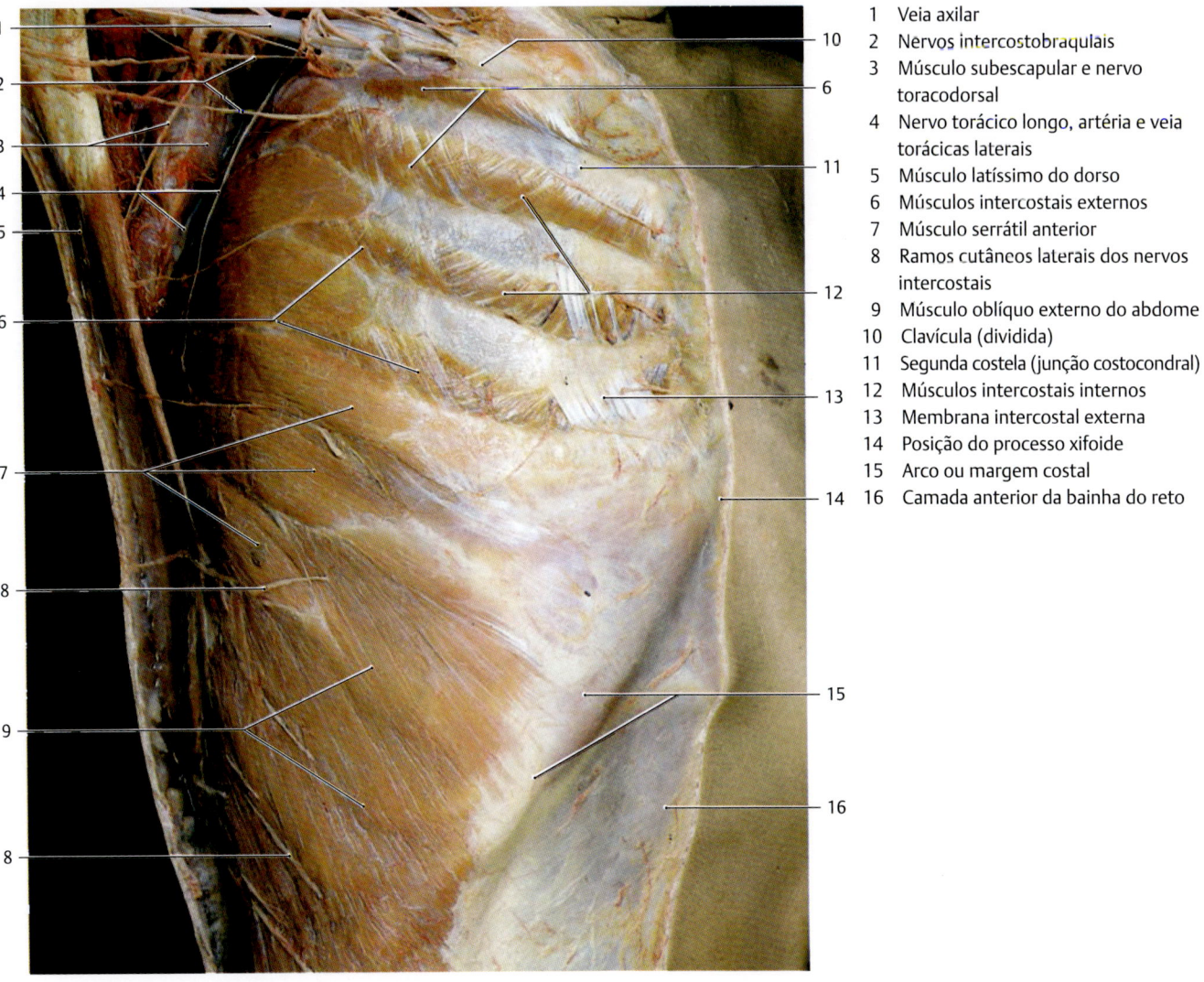

1 Veia axilar
2 Nervos intercostobraquiais
3 Músculo subescapular e nervo toracodorsal
4 Nervo torácico longo, artéria e veia torácicas laterais
5 Músculo latíssimo do dorso
6 Músculos intercostais externos
7 Músculo serrátil anterior
8 Ramos cutâneos laterais dos nervos intercostais
9 Músculo oblíquo externo do abdome
10 Clavícula (dividida)
11 Segunda costela (junção costocondral)
12 Músculos intercostais internos
13 Membrana intercostal externa
14 Posição do processo xifoide
15 Arco ou margem costal
16 Camada anterior da bainha do reto

Fig. 2.43 Músculos do tórax, camada superficial (aspecto lateral). Membro superior elevado. Músculos peitorais maior e menor foram removidos.

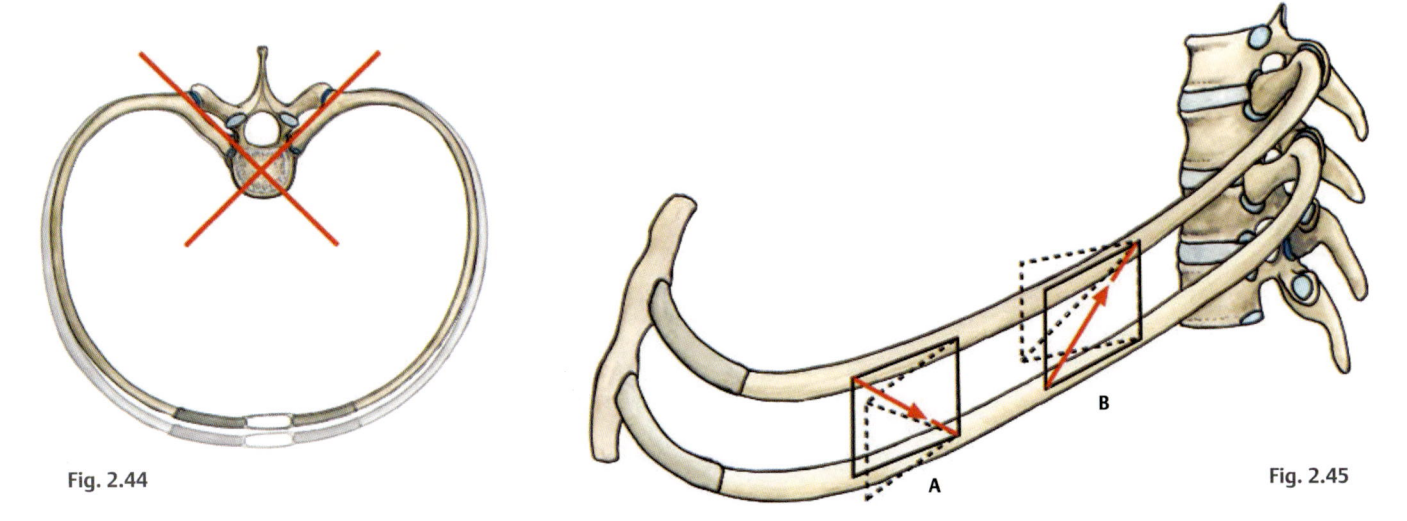

Fig. 2.44

Fig. 2.45

Figs. 2.44 e 2.45 Efeito dos músculos intercostais nas articulações costovertebrais e costotransversárias. Eixos de movimento indicados por linhas vermelhas; direção de movimentos indicada por setas vermelhas.

A = Ação de músculos intercostais internos (expiração).
B = Ação de músculos intercostais externos (inspiração).

35

2 Tronco | Paredes Torácica e Abdominal: Anatomia de Superfície (Feminina)

1	Clavícula
2	Músculo peitoral maior
3	Aréola e mamilo
4	Ângulo infraesternal
5	Arco costal
6	Músculo reto do abdome
7	Espinha ilíaca superior anterior
8	Ligamento inguinal
9	Monte púbico
10	Músculo oblíquo externo do abdome
11	Cordão espermático
12	Músculo deltoide
13	Músculo intercostal externo
14	Músculo oblíquo interno do abdome
15	Músculo transverso do abdome
16	Músculo peitoral menor
17	Músculo serrátil anterior
18	Linha alba
19	Músculo bíceps braquial
20	Músculo coracobraquial
21	Músculo latíssimo do dorso

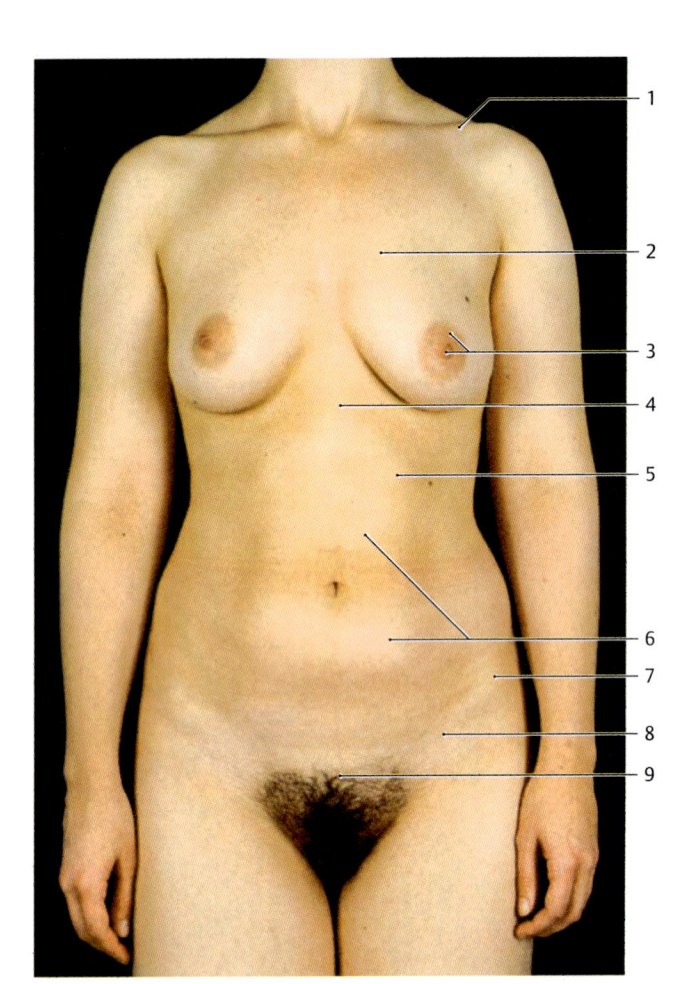

Fig. 2.46 Anatomia de superfície da parede corporal anterior feminina. Notar as diferenças referentes aos pelos entre as regiões.

▶ **Legendas somente para Fig. 2.47:**

1	Região cervical anterior	16	Região abdominal lateral
2	Região esternoclidomastóidea	17	Região inguinal
		18	Região púbica
		19	Região urogenital
3	Trígono omoclavicular	20	Trígono femoral
		21	Linha mediana anterior
4	Região cervical lateral	22	Linha esternal
		23	Linha paraesternal
5	Fossa infraclavicular	24	Linha mamilar (linha medioclavicular)
6	Região axilar		
7	Trígono clavipeitoral	25	Linha axilar
8	Região deltóidea	26	Plano horizontal ao nível da abertura torácica inferior
9	Região pré-esternal		
10	Região inframamária	27	Plano horizontal ao nível da espinha ilíaca superior anterior
11	Região mamária		
12	Região peitoral		
13	Região epigástrica		
14	Região hipocondríaca		
15	Região umbilical		

Fig. 2.47 Regiões e linhas regionais da parede corporal anterior feminina.

Paredes Torácica e Abdominal: Anatomia de Superfície (Masculina) | 2 Tronco

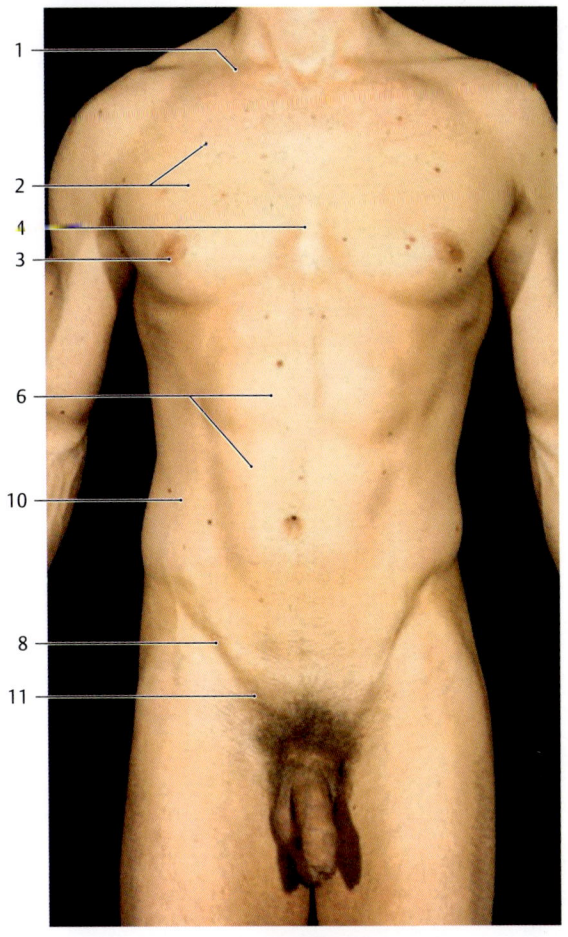

Fig. 2.48 **Anatomia de superfície da parede corporal anterior masculina.** A localização e a estrutura dos músculos podem ser identificadas.

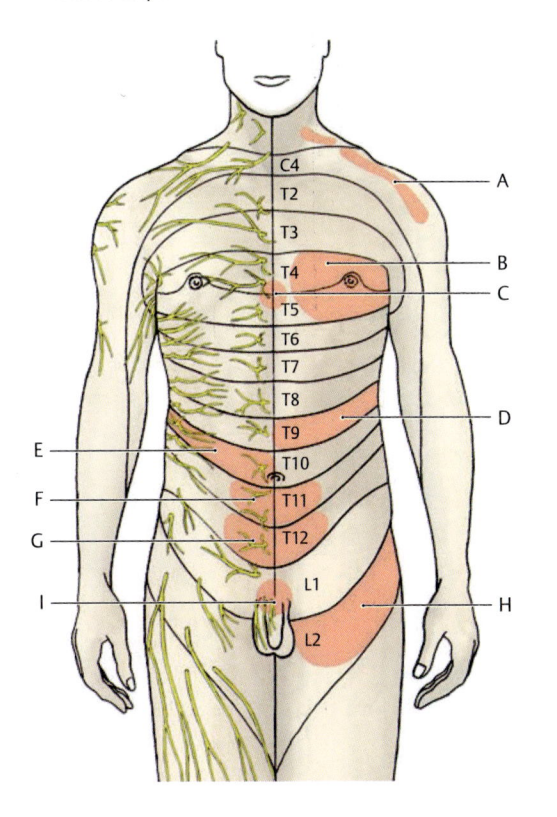

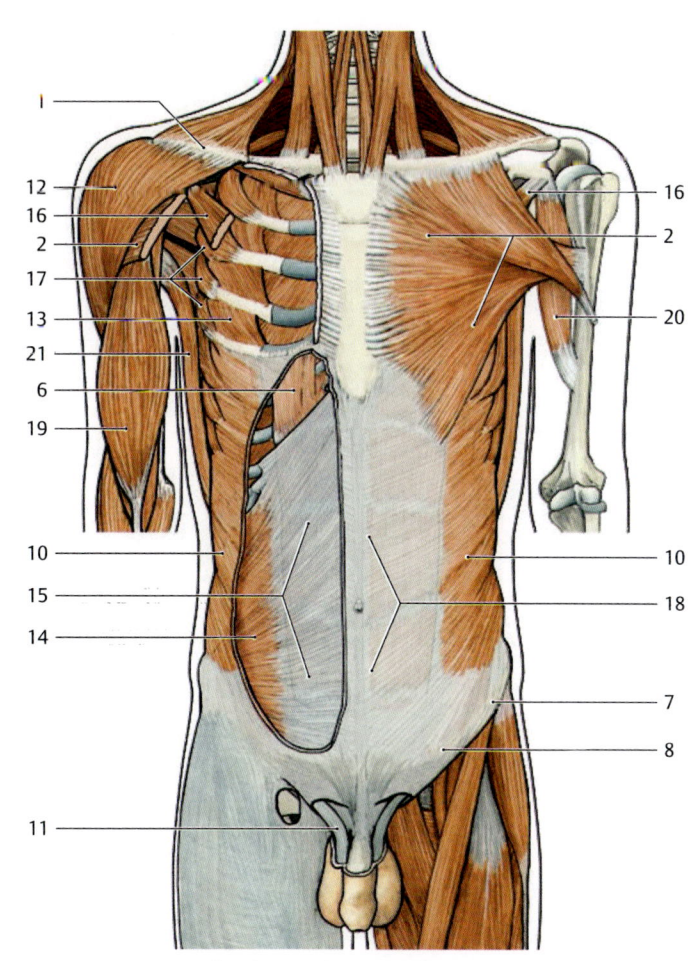

Fig. 2.49 **Músculos da parede corporal anterior.**

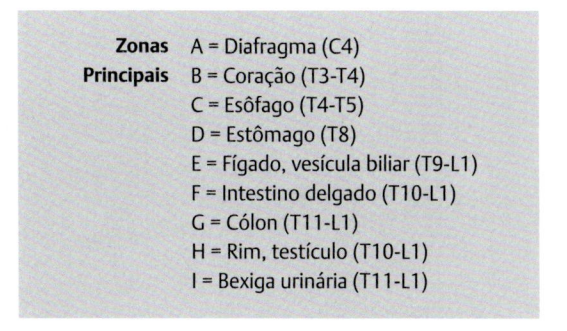

Zonas Principais	A = Diafragma (C4)
	B = Coração (T3-T4)
	C = Esôfago (T4-T5)
	D = Estômago (T8)
	E = Fígado, vesícula biliar (T9-L1)
	F = Intestino delgado (T10-L1)
	G = Cólon (T11-L1)
	H = Rim, testículo (T10-L1)
	I = Bexiga urinária (T11-L1)

Fig. 2.50 **Segmentos da parede corporal anterior.**
São indicadas as zonas principais.

37

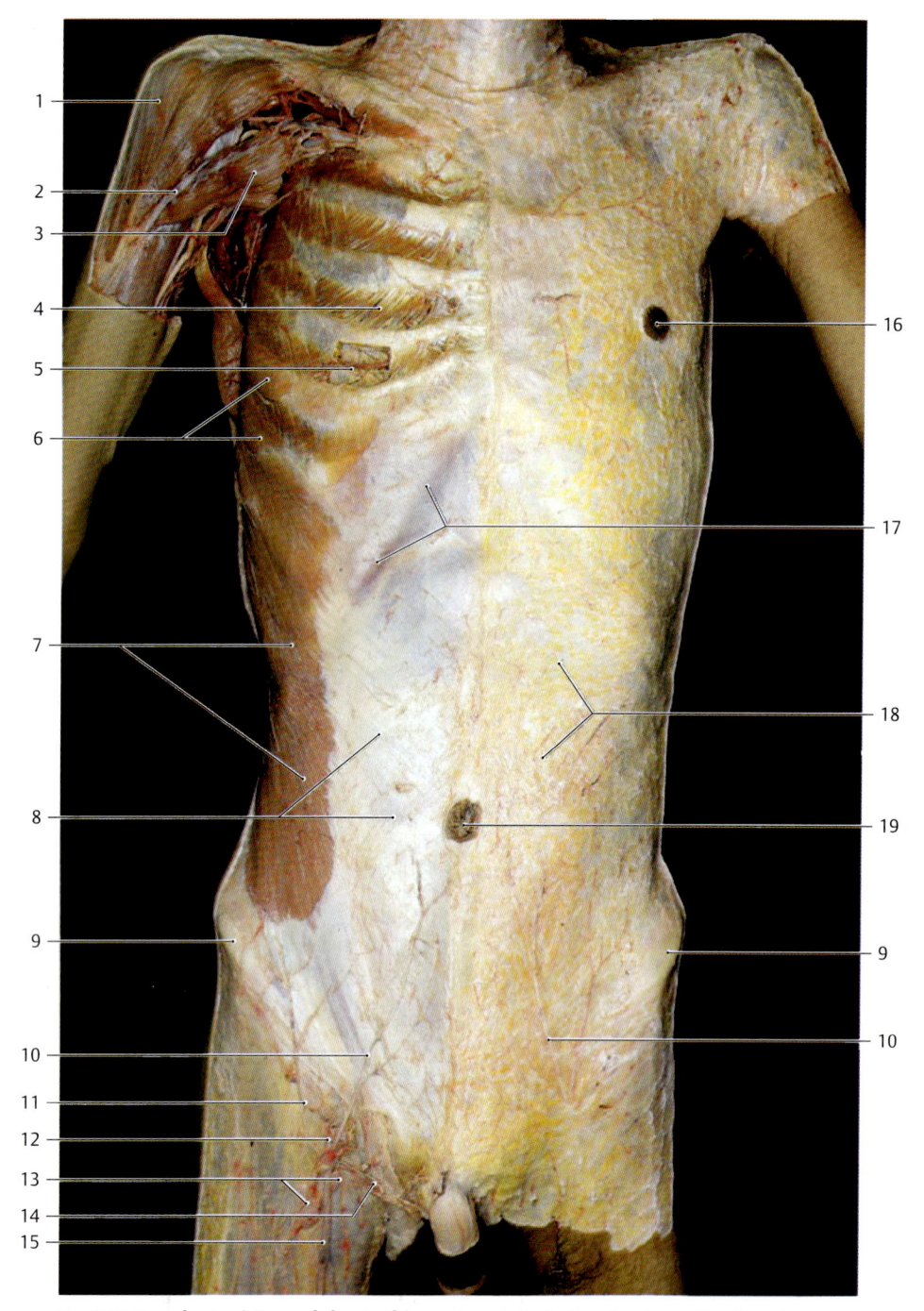

Fig. 2.51 Paredes torácica e abdominal (aspecto anterior). Os músculos peitorais maior e menor direitos estão divididos. São exibidos os músculos das paredes torácica e abdominal do lado direito.

1 Músculo deltoide
2 Veia cefálica superficial
3 Músculo peitoral maior (dividido)
4 Músculo intercostal interno
5 Artéria e veia intercostais (espaço intercostal, fenestrado)
6 Músculo serrátil anterior
7 Músculo oblíquo externo do abdome
8 Camada anterior da bainha do reto
9 Crista ilíaca
10 Veia epigástrica superficial
11 Veia ilíaca circunflexa superficial
12 Abertura safena
13 Linfonodos inguinais superficiais
14 Veias pudendas externas
15 Veia safena magna
16 Mamilo
17 Margem costal
18 Tecido gorduroso subcutâneo
19 Umbigo

Paredes Torácica e Abdominal: Músculos | 2 Tronco

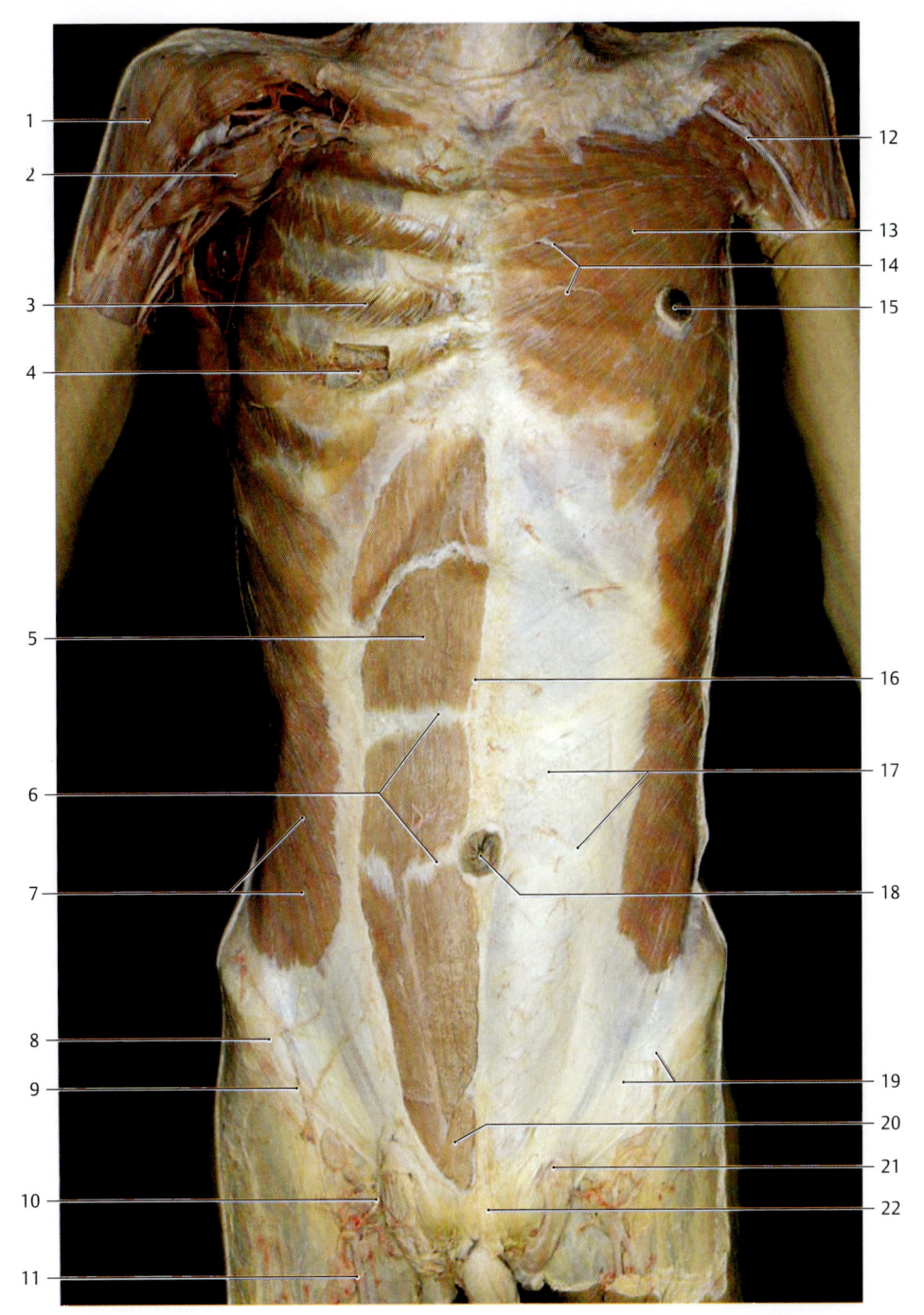

Fig. 2.52 **Paredes torácica e abdominal** (aspecto anterior). Os músculos peitorais direitos maior e menor e a camada anterior da bainha do reto foram removidos do lado direito.

1 Músculo deltoide
2 Músculo peitoral maior (dividido)
3 Músculo intercostal interno
4 Artéria e veia intercostais
5 Músculo reto do abdome
6 Intersecções tendíneas
7 Músculo oblíquo externo do abdome
8 Espinha ilíaca anterossuperior
9 Veia ilíaca circunflexa superficial
10 Veia epigástrica superficial
11 Veia safena magna
12 Veia cefálica
13 Músculo peitoral maior
14 Ramos cutâneos anteriores dos nervos intercostais
15 Mamilo
16 Linha alba
17 Camada anterior da bainha do reto
18 Umbigo
19 Ligamento inguinal
20 Músculo piramidal
21 Anel inguinal superficial e cordão espermático
22 Ligamento fundiforme do pênis

2 Tronco | Paredes Torácica e Abdominal: Músculos

1. Margem costal
2. Músculo reto do abdome
3. Músculo oblíquo externo do abdome (refletido)
4. Nervos toracoabdominais (intercostais) com vasos
5. Músculo oblíquo interno do abdome
6. Linha arqueada (seta)
7. Artéria e veia epigástricas inferiores
8. Nervo ilioinguinal
9. Posição do anel inguinal profundo
10. Linfonodos inguinais superficiais
11. Veia safena magna
12. Linha alba
13. Nervo ilio-hipogástrico acompanhante
14. Músculo piramidal
15. Cordão espermático
16. Ligamento fundiforme do pênis

Fig. 2.53 Paredes torácica e abdominal (aspecto anterior).
O músculo oblíquo externo do abdome foi dividido e refletido nos dois lados. O músculo reto direito foi refletido em sentido medial para mostrar a camada posterior da bainha do reto.
Seta = localização da linha arqueada.

1. Camada anterior da bainha do reto
2. Músculo reto do abdome
3. Camada posterior da bainha do reto
4. Fáscia transversal
5. Músculo transverso do abdome
6. Músculo oblíquo interno do abdome
7. Músculo oblíquo externo do abdome
4. Fáscia transversal
5. Músculo transverso do abdome
6. Músculo oblíquo interno do abdome
7. Músculo oblíquo externo
8. Fáscia toracolombar com camadas superficial e profunda
9. Coluna lateral do músculo eretor da espinha
10. Coluna medial do músculo eretor da espinha

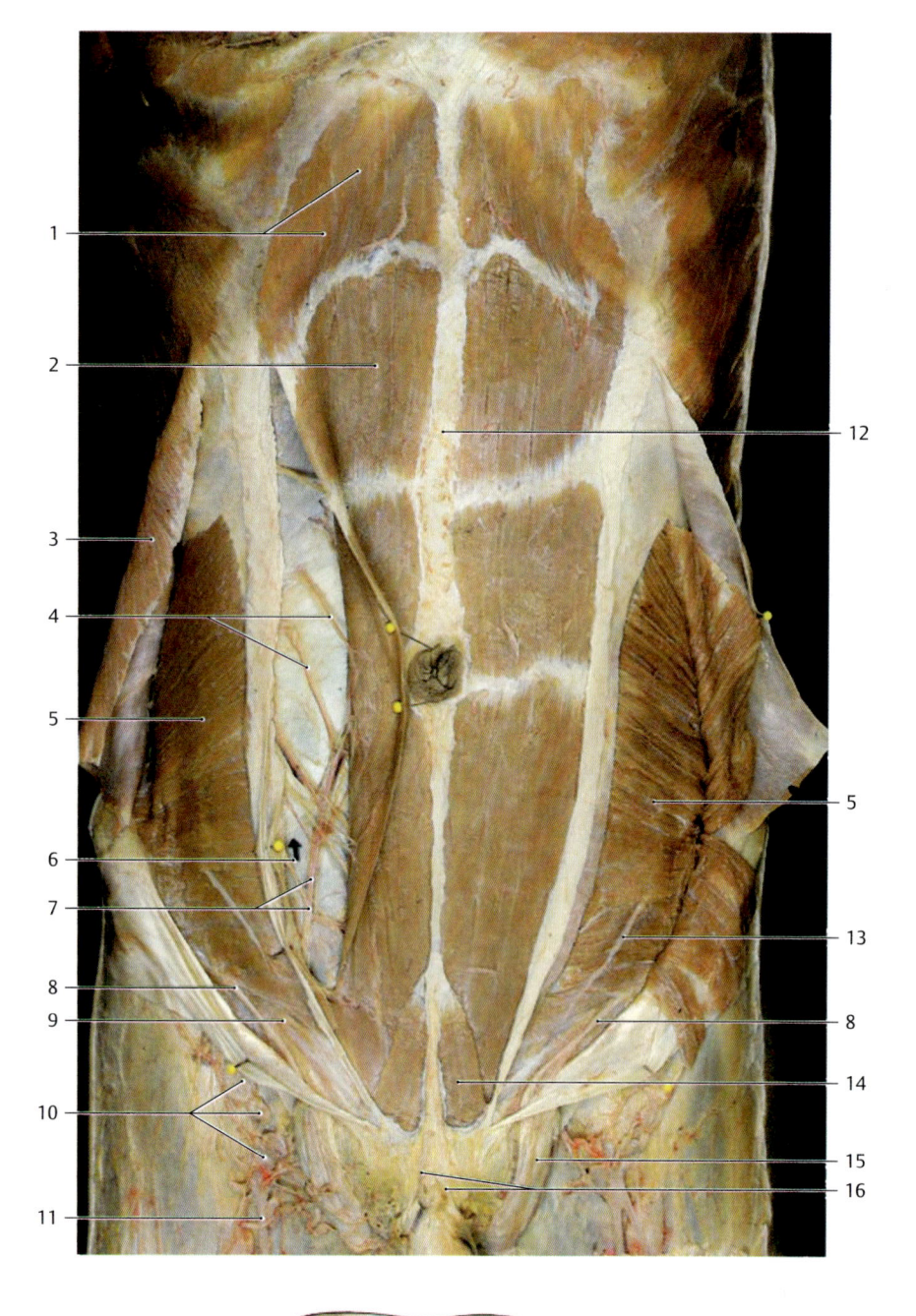

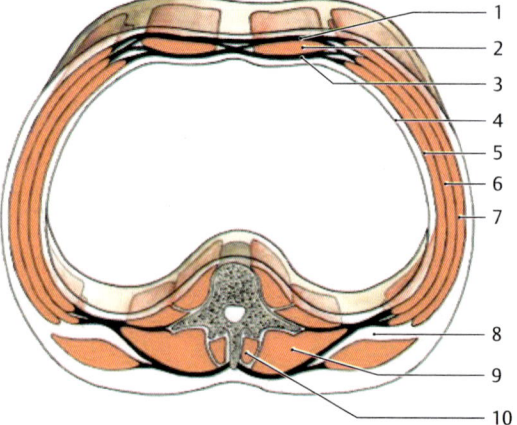

Fig. 2.54 Corte horizontal através do tronco, superior à linha arqueada (aspecto inferior).

Paredes Torácica e Abdominal: Músculos | 2 Tronco

1 Músculo reto do abdome (refletido)
2 Músculo oblíquo externo do abdome (dividido)
3 Camada posterior da bainha do reto
4 Anel umbilical
5 Músculo oblíquo interno do abdome
6 Linha arqueada (seta)
7 Ligamento inguinal
8 Artéria e veia epigástricas inferiores e músculo reto do abdome (dividido e refletido)
9 Margem costal
10 Linha alba
11 Intersecção tendínea
12 Nervo ilio-hipogástrico
13 Nervo ilioinguinal
14 Músculo piramidal
15 Cordão espermático

Fig. 2.55 Paredes torácica e abdominal (aspecto anterior). O músculo oblíquo externo do abdome foi dividido e refletido nos dois lados. O músculo reto direito foi cortado e refletido para mostrar a camada posterior da bainha do reto.
Seta = localização da linha arqueada.

1 Linha alba
2 Músculo reto do abdome
3 Epiderme
4 Fáscia do músculo oblíquo externo do abdome (verde)
5 Músculo oblíquo externo do abdome
6 Músculo oblíquo interno do abdome
7 Músculo transverso do abdome
8 Fáscia transversal (verde)
9 Peritônio

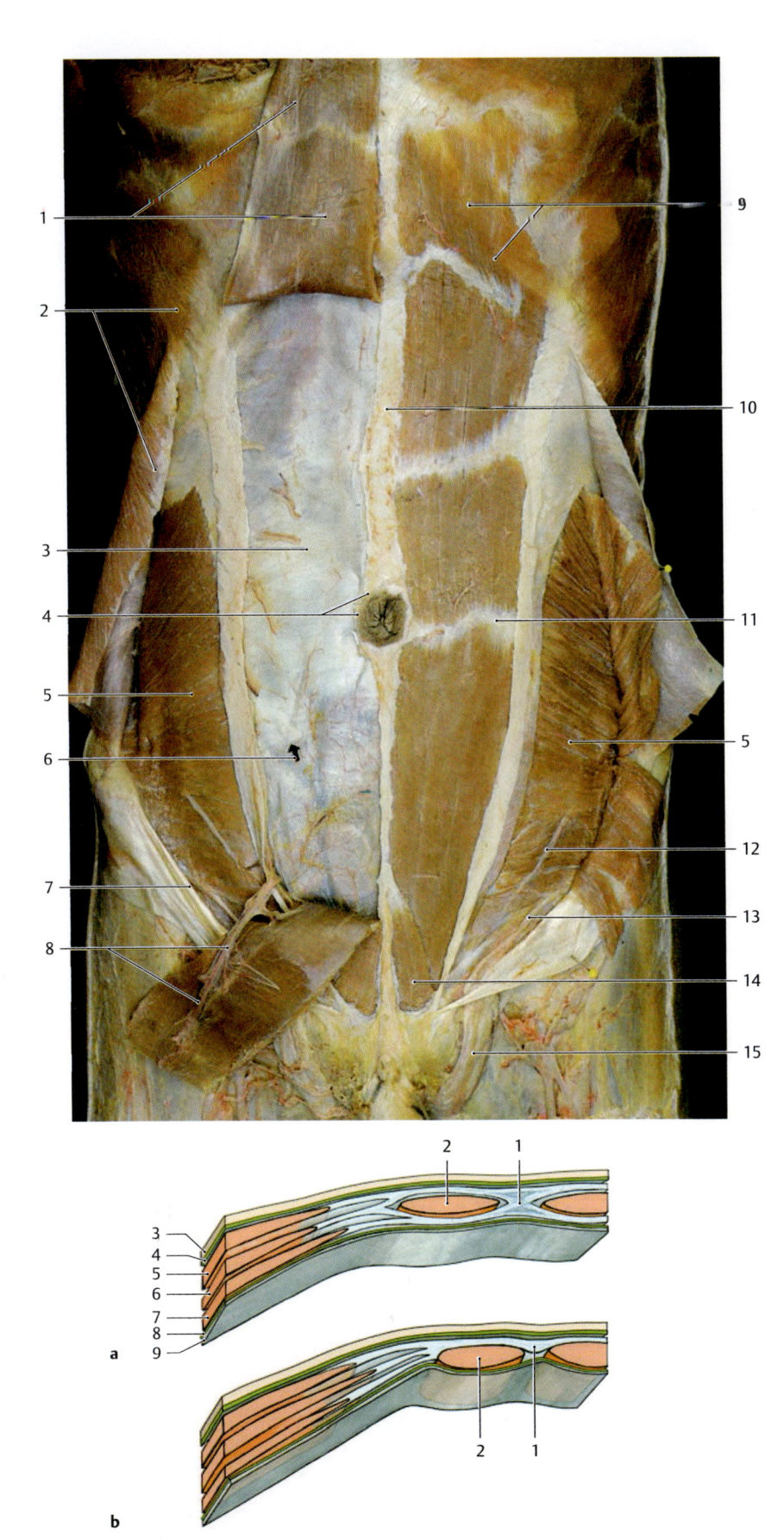

Fig. 2.56 Cortes transversos através da parede abdominal. (**a**) Superior e (**b**) inferior à linha arqueada. Observar a diferença na estrutura da bainha do reto em ambos os cortes.

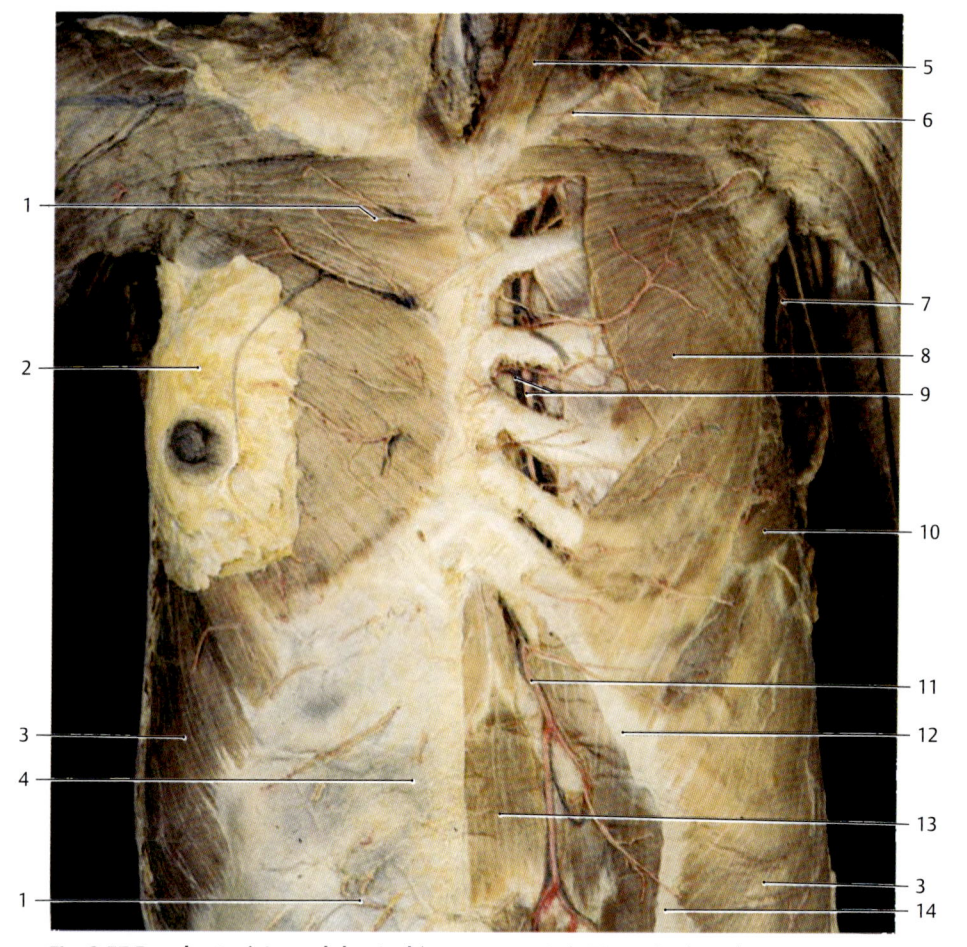

2 Tronco | Paredes Torácica e Abdominal: Vasos Epigástricos

1 Ramos perfurantes anteriores do nervo intercostal
2 Glândula mamária
3 Músculo oblíquo externo do abdome
4 Bainha do reto (camada anterior)
5 Músculo esternoclidomastóideo
6 Clavícula
7 Artéria e veia torácicas laterais
8 Músculo peitoral maior
9 Artéria e veia torácicas internas
10 Músculo serrátil anterior
11 Artéria e veia epigástricas superiores
12 Margem costal
13 Músculo reto do abdome
14 Borda cortada da camada anterior da bainha do reto
15 Artéria subclávia
16 Artéria intercostal mais alta
17 Artéria torácica interna
18 Artéria musculofrênica
19 Artéria epigástrica superficial
20 Artéria ilíaca circunflexa profunda
21 Artéria epigástrica superior
22 Artéria epigástrica inferior
23 Artéria ilíaca circunflexa superficial

Fig. 2.57 **Paredes torácica e abdominal** (aspecto anterior). Dissecção de artéria e veia torácicas internas. Músculo peitoral maior esquerdo parcialmente removido. A lâmina anterior da bainha do reto no lado esquerdo foi removida.

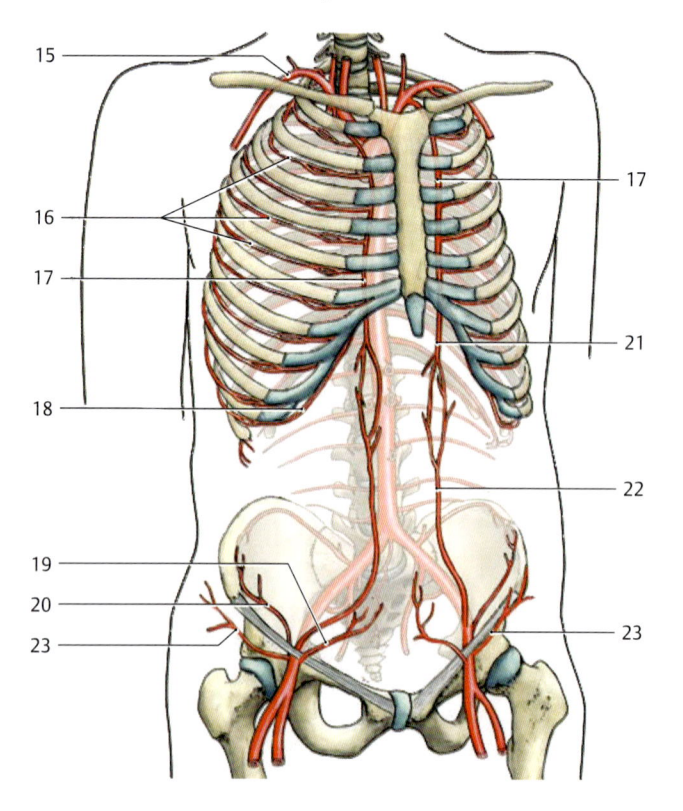

Fig. 2.58 **Artérias principais das paredes torácica e abdominal** (aspecto anterior). As artérias epigástricas superior e inferior formam anastomose uma com a outra na área da bainha anterior do reto.

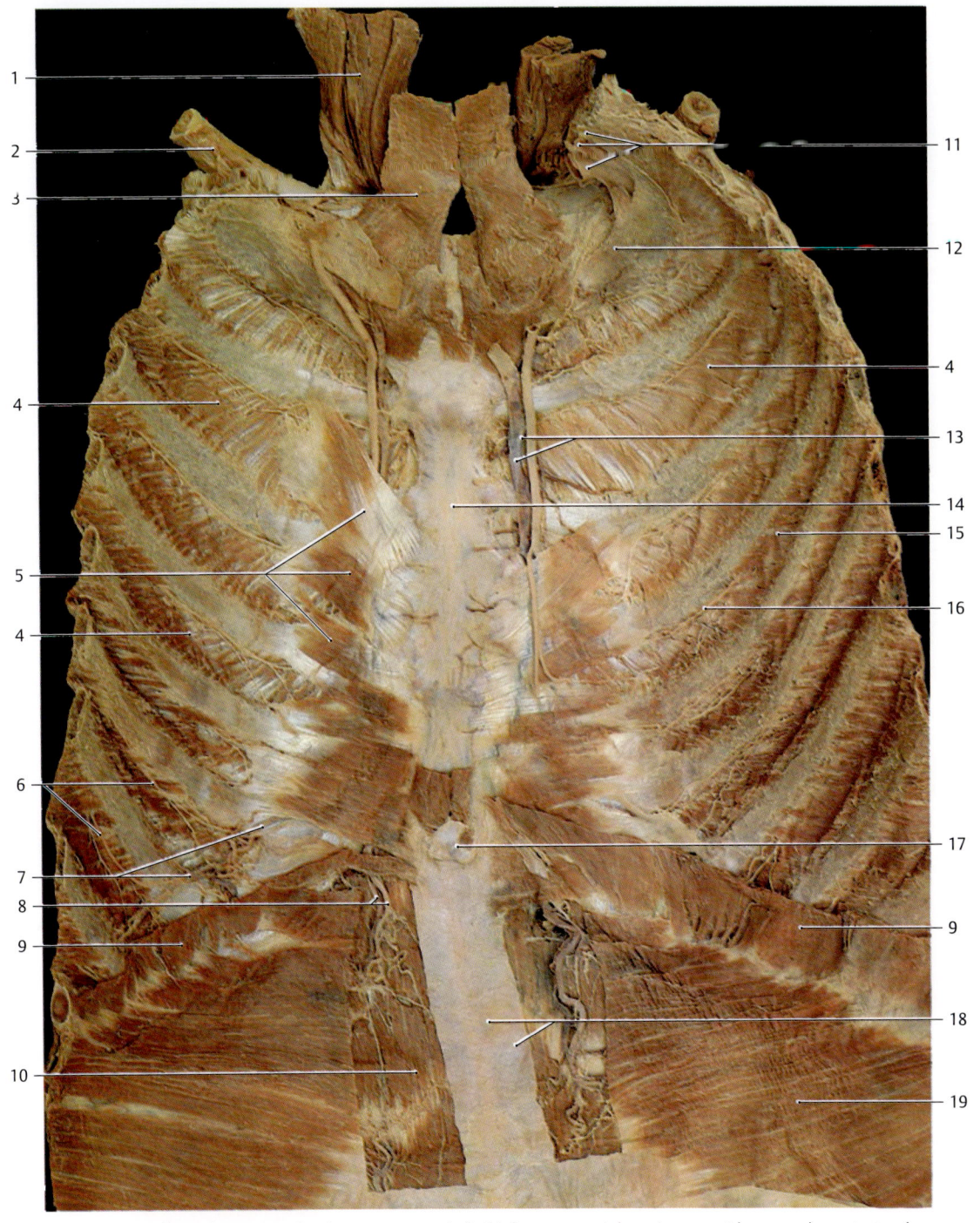

Fig. 2.59 **Parede torácica anterior** (aspecto posterior). Diafragma parcialmente removido, camada posterior da bainha do reto fenestrada em ambos os lados.

1 Músculo esternoclidomastóideo (dividido)
2 Clavícula
3 Músculo esternotiróideo
4 Músculo intercostal interno
5 Músculo transverso do tórax
6 Artérias e nervos intercostais
7 Artéria musculofrênica
8 Artéria e veia epigástricas superiores
9 Diafragma (dividido)
10 Músculo reto do abdome
11 Artéria subclávia e plexo braquial
12 Primeira costela
13 Artéria e veia torácicas internas
14 Esterno
15 Músculo intercostal íntimo
16 Artéria e veia intercostais
17 Processo xifoide
18 Linha alba e camada posterior da bainha do reto
19 Músculo transverso do abdome

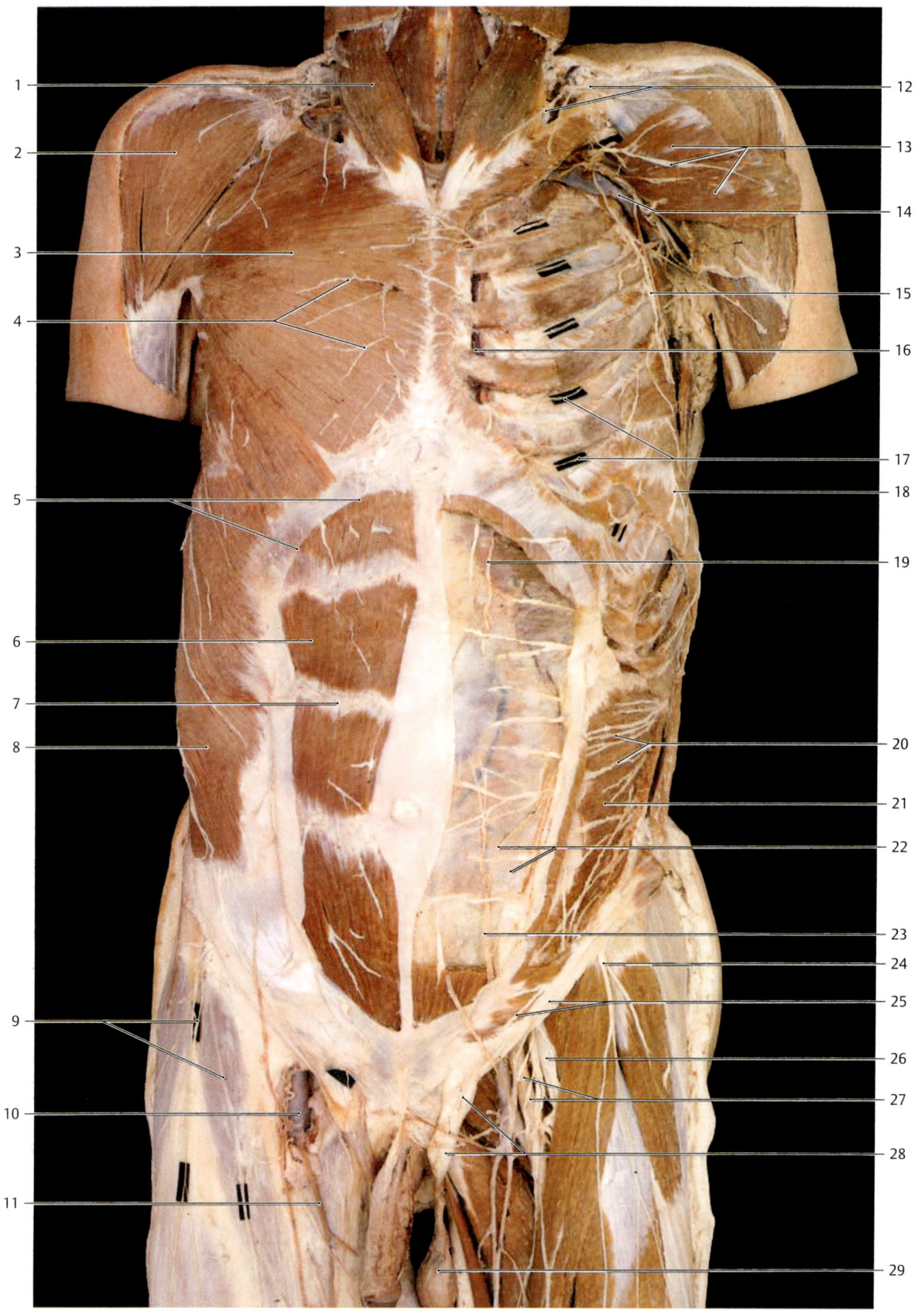

Fig. 2.60 **Paredes torácica e abdominal com vasos e nervos** (aspecto anterior). Lado direito = camadas superficiais; lado esquerdo = camadas mais profundas. Músculos peitorais maior e menor e os músculos intercostais externo e interno no lado esquerdo foram removidos para exibir os nervos intercostais. A camada anterior da bainha do reto e o músculo reto esquerdo do abdome, e os músculos oblíquos externo e interno do abdome foram removidos para mostrar os nervos toracoabdominais dentro da parede abdominal.

Paredes Torácica e Abdominal: Vasos e Nervos | 2 Tronco

1 Músculo esternoclidomastóideo
2 Músculo deltoide
3 Músculo peitoral maior
4 Ramos cutâneos anteriores dos nervos intercostais
5 Borda cortada da camada anterior da bainha do reto
6 Músculo reto do abdome
7 Intersecção tendínea
8 Músculo oblíquo externo do abdome
9 Nervo cutâneo femoral lateral
10 Veia femoral
11 Veia safena magna
12 Nervos supraclaviculares mediais
13 Músculo peitoral menor (refletido) e nervos peitorais mediais
14 Veia axilar
15 Nervo torácico longo e artéria torácica lateral
16 Artéria torácica interna
17 Nervos intercostais
18 Ramos cutâneos laterais dos nervos intercostais
19 Artéria epigástrica superior
20 Nervos toracoabdominais (intercostais)
21 Músculo transverso do abdome
22 Camada posterior da bainha do reto
23 Artéria epigástrica inferior
24 Nervo cutâneo femoral lateral
25 Ligamento inguinal e nervo ilioinguinal
26 Nervo femoral
27 Artéria femoral
28 Cordão espermático
29 Testículo
30 Artérias intercostais posteriores
31 Músculo oblíquo interno do abdome
32 Ramo cutâneo lateral do nervo intercostal
33 Ramo dorsal do nervo espinal
34 Músculo latíssimo do dorso
35 Músculos profundos das costas (tratos medial e lateral)
36 Camada anterior da bainha do reto
37 Camada posterior da bainha do reto
38 Fáscia toracolombar
39 Medula espinal
40 Aorta
41 Raiz ventral do nervo espinal
42 Raiz dorsal do nervo espinal

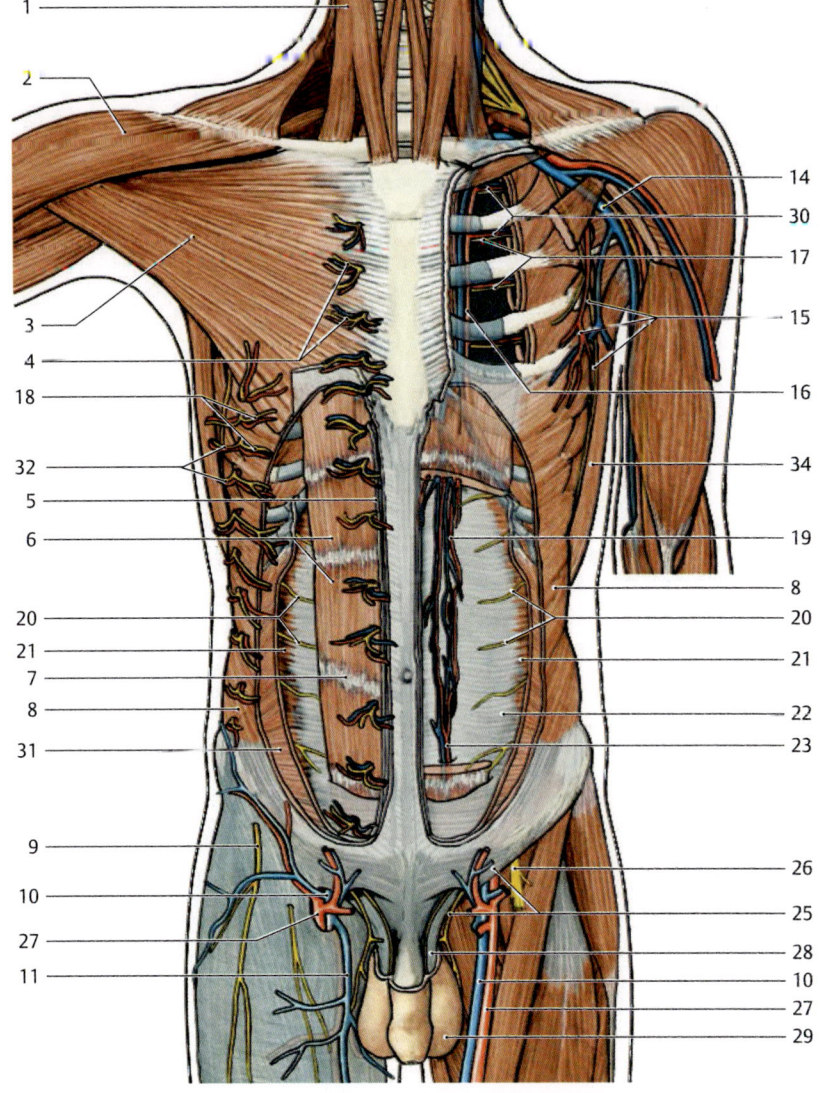

Fig. 2.61 Paredes torácica e abdominal com vasos e nervos (aspecto anterior). Lado direito = camadas superficiais; lado esquerdo = camadas mais profundas. Observar a organização segmentar dos vasos sanguíneos e dos nervos.

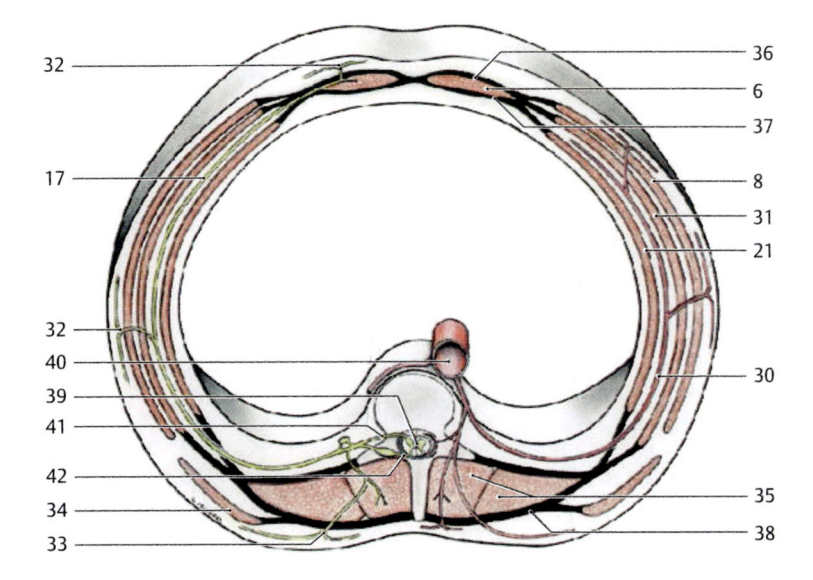

Fig. 2.62 Corte horizontal pela parede abdominal (aspecto inferior) mostrando a localização das artérias intercostais (lado esquerdo) e nervos (lado direito).

2 Tronco | Paredes Torácica e Abdominal: Camada Superficial

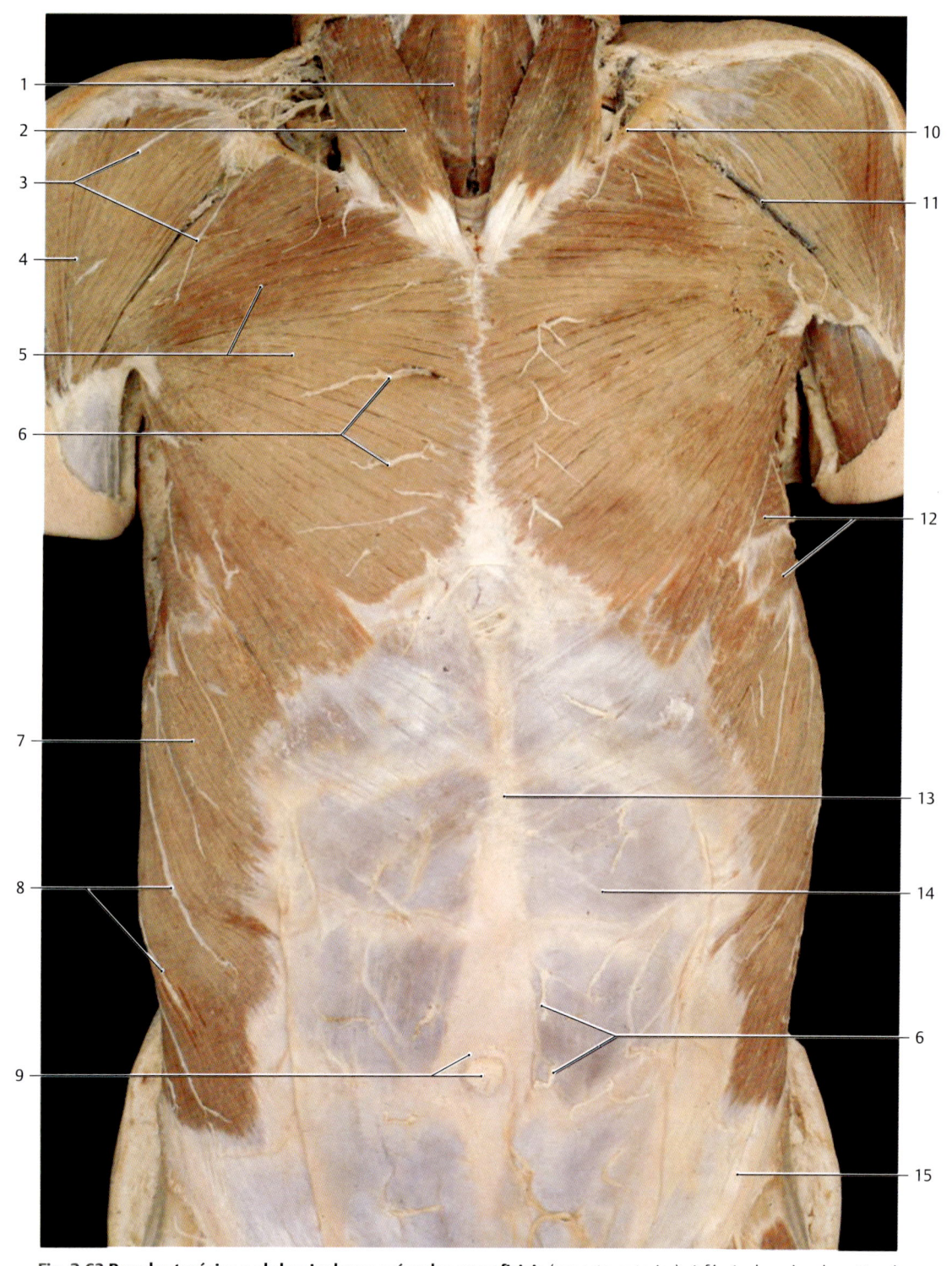

Fig. 2.63 Paredes torácica e abdominal com músculos superficiais (aspecto anterior). A fáscia do músculo peitoral maior e a parede abdominal foram removidas; a camada anterior da bainha do músculo reto do abdome é mostrada.

1. Músculo esterno-hióideo
2. Músculo esternoclidomastóideo
3. Nervos supraclaviculares (ramos do plexo cervical)
4. Músculo deltoide
5. Músculo peitoral maior
6. Ramos cutâneos anteriores de nervos intercostais
7. Músculo oblíquo externo do abdome
8. Ramos cutâneos laterais dos nervos intercostais
9. Umbigo e anel umbilical
10. Clavícula
11. Veia cefálica
12. Músculo serrátil anterior
13. Linha alba
14. Bainha do músculo reto do abdome (camada anterior)
15. Ligamento inguinal

Paredes Torácica e Abdominal: Camada Torácica Profunda | 2 Tronco

1 Mandíbula
2 Artéria facial
3 Glândula submandibular
4 Osso hioide
5 Cartilagem da tireoide e músculo esterno-hióideo
6 Clavícula
7 Músculo subclávio
8 Segunda costela
9 Ramos cutâneos anteriores dos nervos intercostais
10 Membrana intercostal externa
11 Glândula parótida
12 Artéria carótida externa
13 Músculo esternoclidomastóideo e ramos cutâneos do plexo cervical
14 Nervos supraclaviculares
15 Músculo peitoral maior e nervos peitorais laterais
16 Artéria toracoacromial e veia subclávia
17 Músculo peitoral menor
18 Nervos mediano e ulnar
19 Veia toracoepigástrica
20 Veia cefálica e cabeça longa do músculo bíceps braquial
21 Artéria torácica lateral e nervo torácico longo
22 Ramos cutâneos laterais do nervo intercostal
23 Músculo latíssimo do dorso
24 Nervo mediano
25 Artéria axilar
26 Nervos intercostobraquiais
27 Nervo toracodorsal
28 Nervo torácico longo
29 Músculo latíssimo do dorso
30 Músculo serrátil anterior
31 Artéria toracoacromial
32 Clavícula
33 Músculo intercostal externo
34 Terceira costela
35 Músculo intercostal interno
36 Artéria e veia intercostais anteriores e nervo intercostal
37 Arco ou margem costal

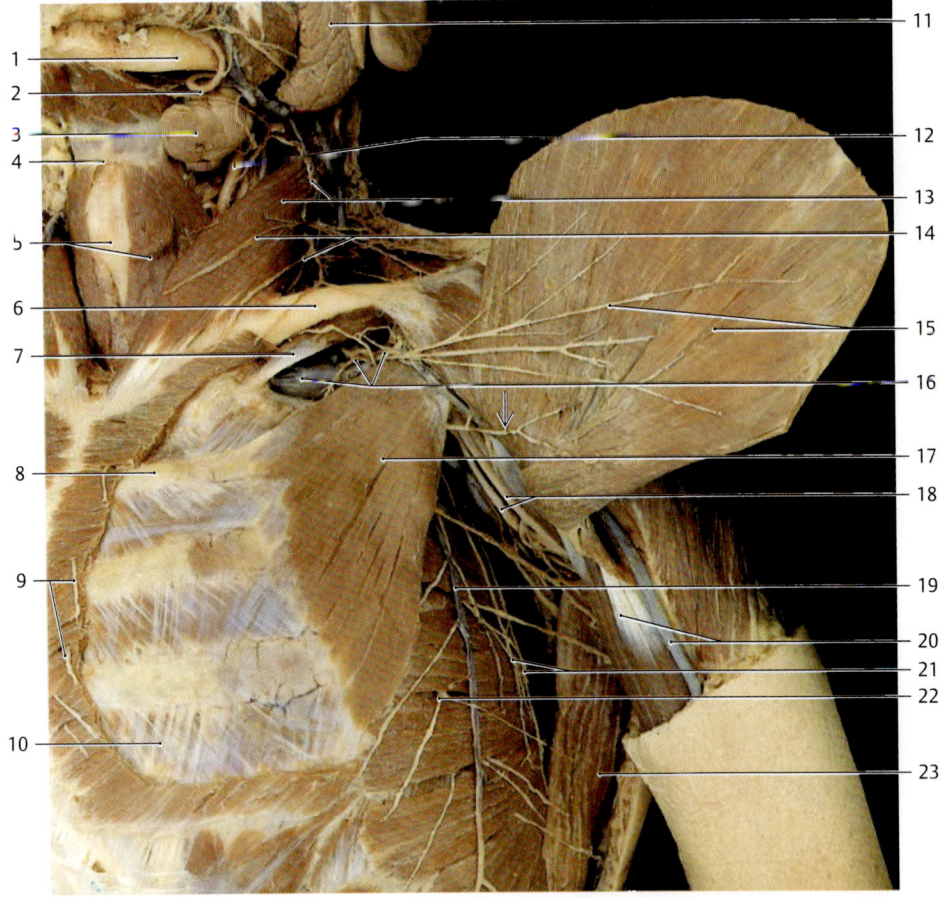

Fig. 2.64 **Parede torácica** (aspecto anterior). O músculo peitoral maior esquerdo foi dividido e refletido. Observar a conexão da veia cefálica com a veia subclávia. Seta = nervo peitoral medial.

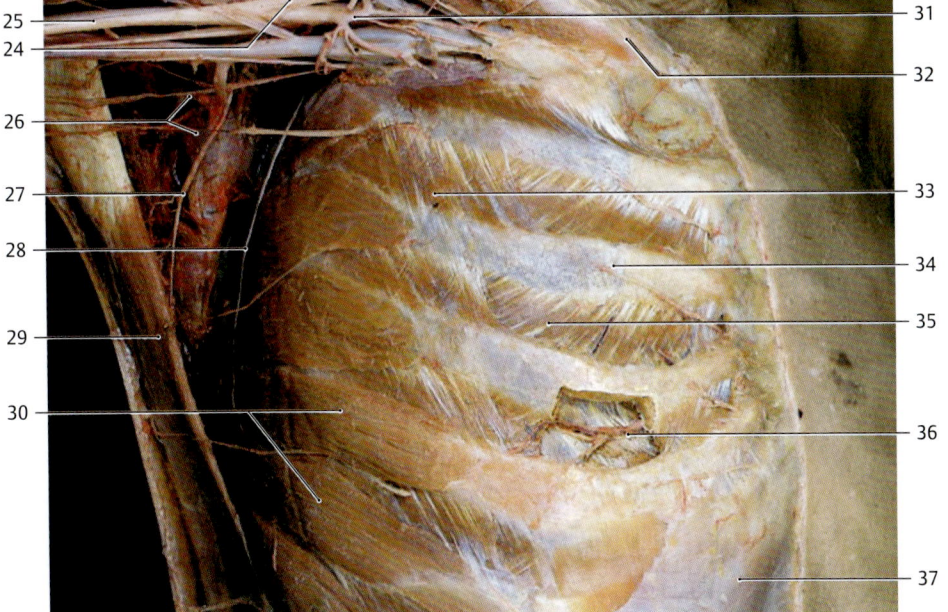

Fig. 2.65 **Parede toráxica** (aspecto lateral). Os músculos peitorais maior e menor foram removidos. Foi feito um corte na quarta costela e uma parte foi removida para exibir os vasos e o nervo intercostais.

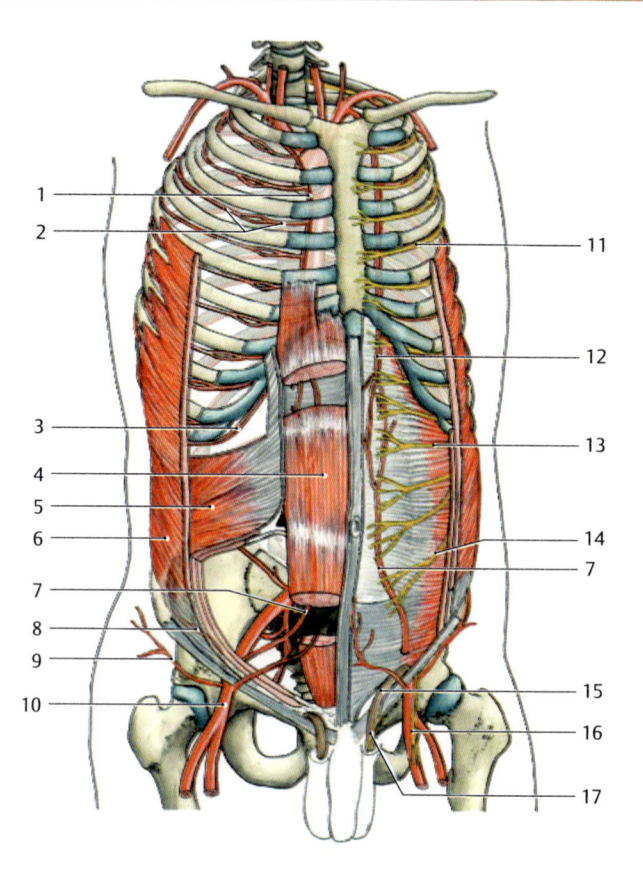

1 Músculo reto do abdome
2 Intersecção tendínea
3 Músculo oblíquo interno do abdome
4 Músculo oblíquo externo do abdome (refletido)
5 Espinha ilíaca superior anterior
6 Nervo ilioinguinal
7 Cordão espermático
8 Margem costal
9 Artéria epigástrica superior
10 Nervos toracoabdominais (intercostais)
11 Camada posterior da bainha do reto
12 Músculo transverso do abdome
13 Linha semilunar
14 Linha arqueada
15 Artéria epigástrica inferior
16 Ligamento inguinal

Fig. 2.66 **Parede abdominal com vasos e nervos** (aspecto anterior). O músculo reto esquerdo do abdome foi dividido e refletido para mostrar os vasos epigástricos inferiores. O músculo oblíquo interno esquerdo do abdome foi removido para mostrar os nervos toracoabdominais.

1 Artéria torácica interna
2 Artéria intercostal
3 Artéria musculofrênica
4 Músculo reto do abdome
5 Músculo oblíquo interno do abdome
6 Músculo oblíquo externo do abdome
7 Artéria epigástrica inferior
8 Artéria ilíaca circunflexa profunda
9 Artéria ilíaca circunflexa superficial
10 Artéria femoral
11 Nervo intercostal
12 Artéria epigástrica superior
13 Nervo intercostal
14 Nervo ilio-hipogástrico (L1)
15 Cordão espermático
16 Ramo femoral do nervo genitofemoral
17 Ramo genital do nervo genitofemoral

Fig. 2.67 **Paredes torácica e abdominal com artérias e nervos** (aspecto anterior).

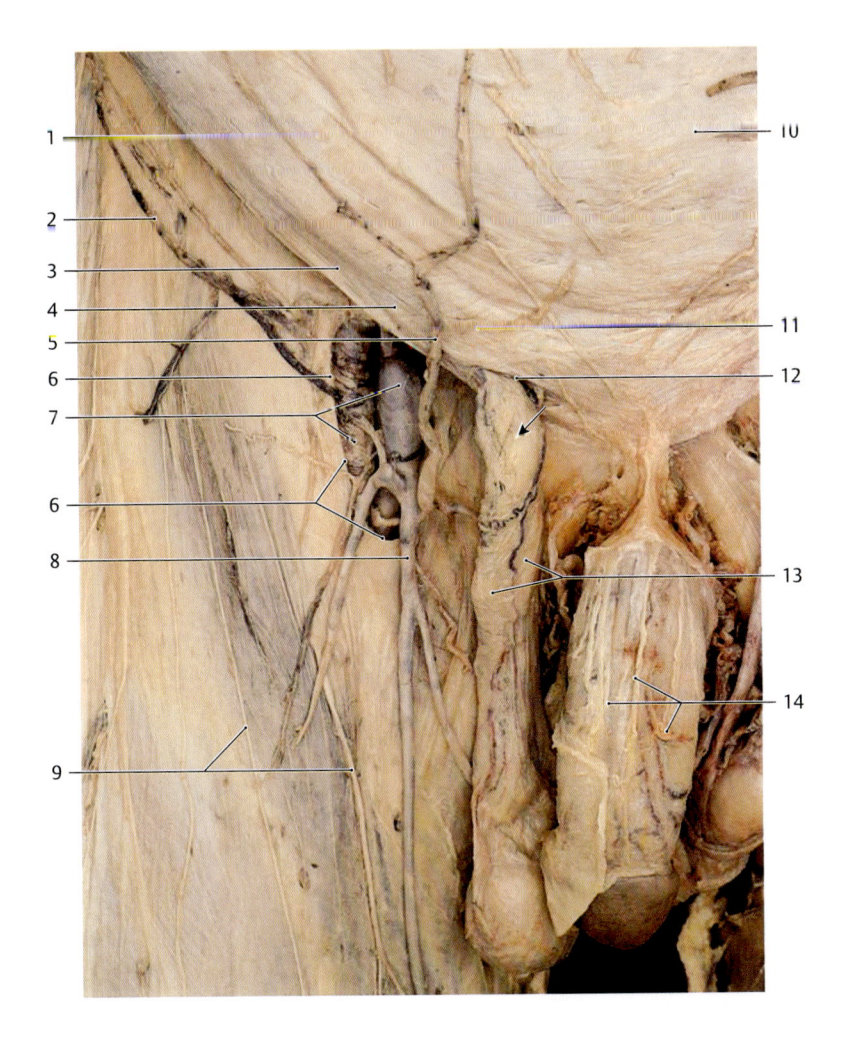

Região Inguinal: Camada Superficial (Masculina) | 2 Tronco

1 Aponeurose do músculo oblíquo externo do abdome
2 Veia ilíaca circunflexa superficial
3 Ligamento inguinal
4 Pilar lateral do anel inguinal
5 Veia epigástrica superficial
6 Abertura safena
7 Artéria e veia femorais
8 Veia safena magna
9 Ramos cutâneos anteriores do nervo femoral
10 Camada anterior da bainha do reto
11 Fibras intercrurais
12 Anel inguinal superficial
13 Cordão espermático e ramo genital do nervo genitofemoral
14 Pênis com nervos dorsais e veia dorsal profunda do pênis
15 Aponeurose do músculo oblíquo externo do abdome (dividido e refletido)
16 Músculo oblíquo interno do abdome
17 Nervo ilioinguinal
18 Ramos cutâneos anteriores do nervo ílio-hipogástrico
19 Veias pudendas externas superficiais

Fig. 2.68 Canal inguinal no homem, lado direito (camada superficial, aspecto anterior). Presença de pequena hérnia inguinal (seta).

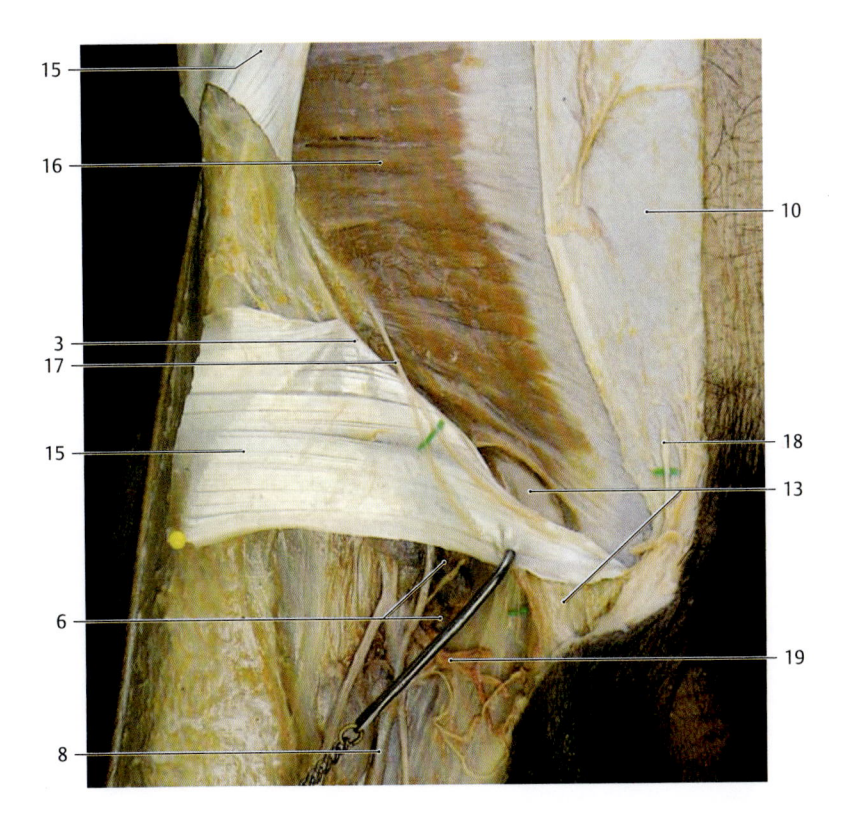

Fig. 2.69 Canal inguinal no homem, lado direito (canal superficial, aspecto anterior). O músculo oblíquo externo do abdome foi dividido para mostrar o canal inguinal.

49

2 Tronco | Região Inguinal: Camada Profunda (Masculina)

1	Músculo oblíquo interno do abdome (refletido)	21	Reto
2	Músculo transverso do abdome	22	Camada anterior da bainha do reto
3	Ligamento inguinal	23	Fibras intercrurais
4	Cordão espermático com exceção do ducto deferente (dividido e refletido)	24	Bexiga urinária
		25	Anel inguinal superficial
		26	Abertura safena com veia safena magna
5	Ducto deferente e ligamento interfoveolar	27	Veia dorsal profunda do pênis
6	Artéria ilíaca circunflexa superficial	28	Pênis
		29	Glande do pênis
7	Artéria e veia femorais	30	Músculo reto do abdome
8	Linfonodos inguinais superficiais e vaso linfático inguinal	31	Anel inguinal profundo
		32	Plexo venoso pampiniforme e artéria testicular
9	Artéria e veia epigástricas inferiores	33	Fáscia lata e músculo sartório
10	Foice inguinal ou tendão conjunto (cortado)	34	Espinha ilíaca superior anterior
11	Ramo púbico da artéria epigástrica inferior	35	Artéria epigástrica inferior
		36	Nervo cutâneo femoral lateral
12	Músculo ilíaco	37	Nervo ilioinguinal
13	Ureter	38	Ligamento suspensor do pênis
14	Ducto deferente (*in situ*)		
15	Nervo femoral	39	Músculo sartório
16	Cordão espermático com ducto deferente e fáscia espermática externa	40	Músculo oblíquo externo do abdome
		41	Fáscia de dartos e pele do escroto
17	Músculo cremaster	42	Ducto deferente
18	Fáscia espermática interna	43	Processo vaginal
		44	Peritônio
19	Túnica vaginal do testículo		
20	Testículo e epidídimo		

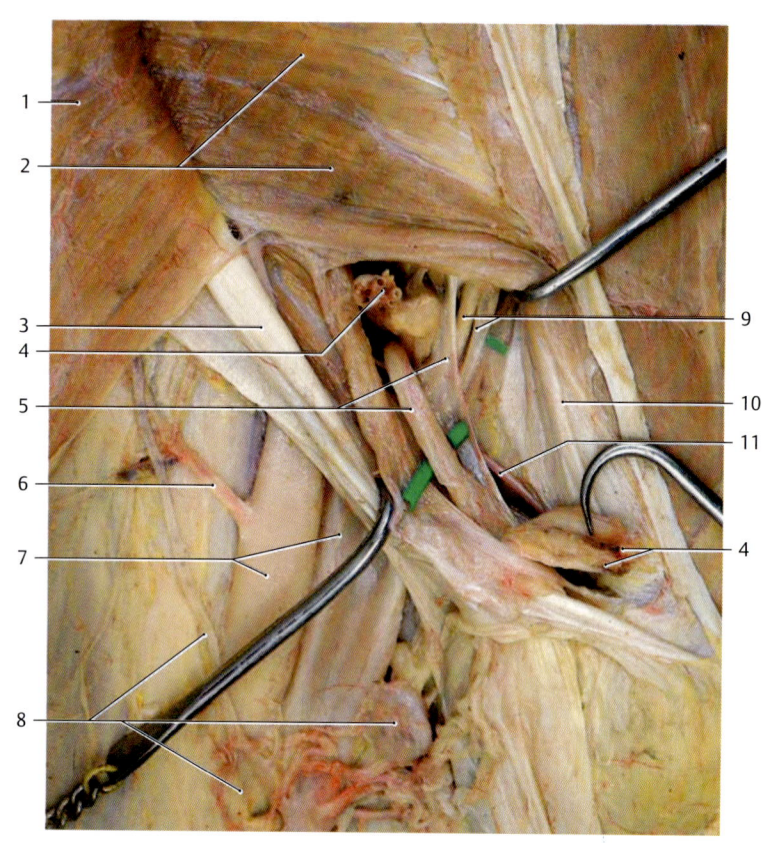

Fig. 2.70 Canal inguinal no homem, lado direito (camada profunda, aspecto anterior). O cordão espermático, com exceção do ducto deferente (sonda), foi dividido e refletido.

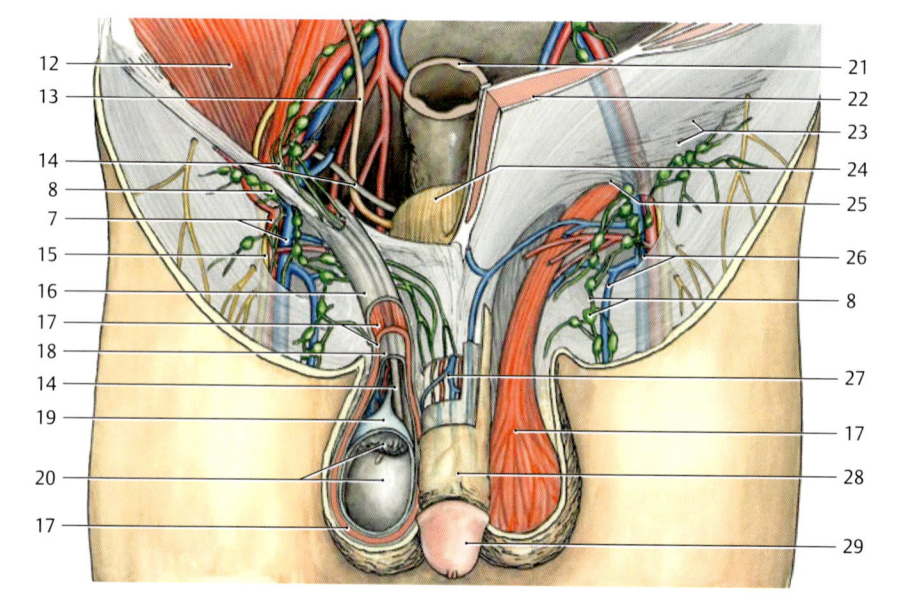

Fig. 2.71 Características gerais da porção inferior da parede abdominal anterior e canal inguinal. Hérnias inguinais (Figs. 2.71-2.73) acompanham ou o curso do canal inguinal (hérnia inguinal indireta) ou forçam a parede abdominal via anel inguinal superficial (hérnia inguinal direta). Hérnias femorais ocorrem logo abaixo do ligamento inguinal. O exame dos vasos epigástricos inferiores (9) pode ajudar a avaliar o tipo de hérnia.

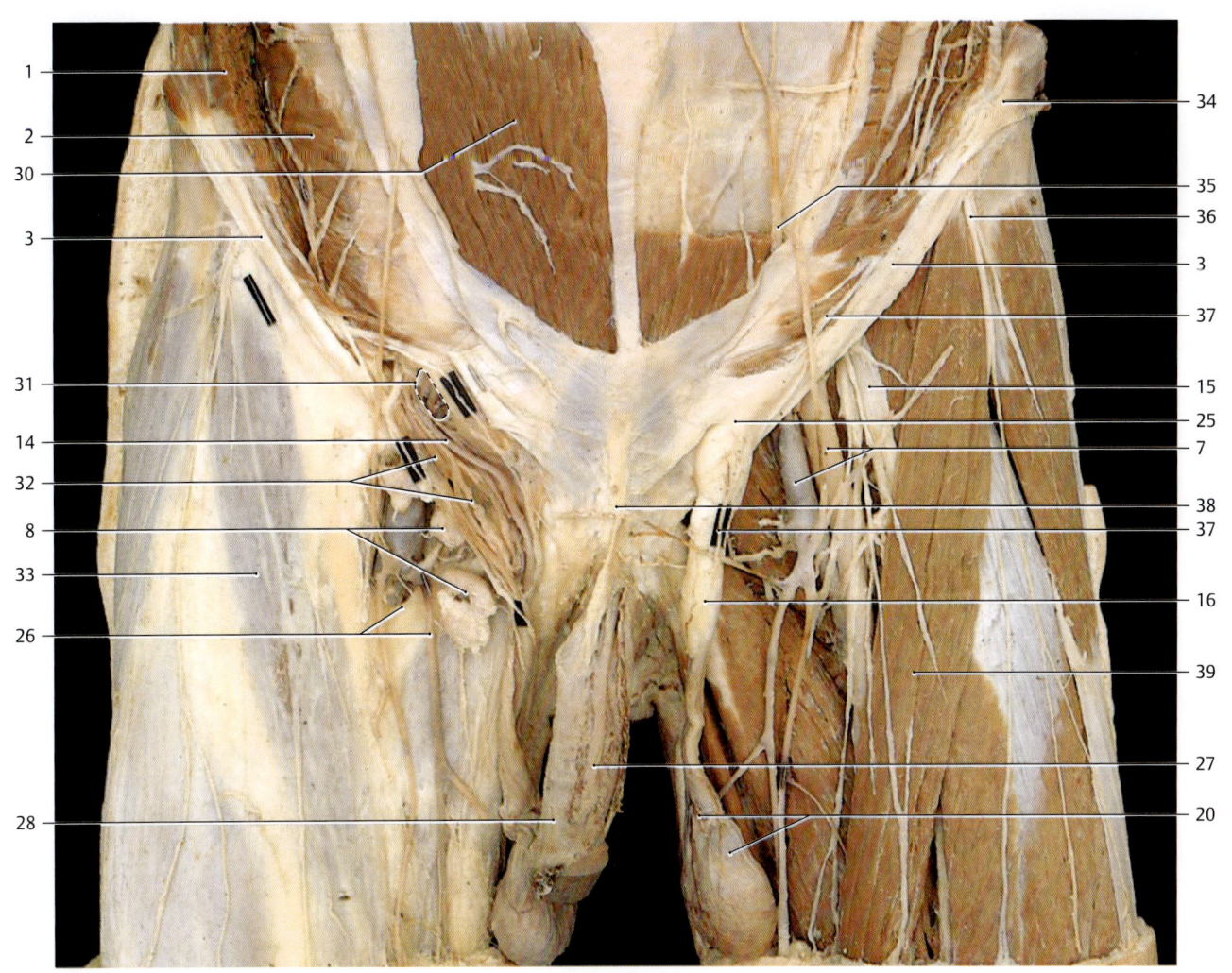

Região Inguinal: Camada Profunda, Hérnias (Masculina) | 2 Tronco

Fig. 2.72 **Regiões inguinal e femoral no homem** (aspecto anterior). À direita, o cordão espermático foi dissecado para mostrar o ducto deferente e os vasos e nervos acompanhantes. A fáscia lata do lado esquerdo foi removida.

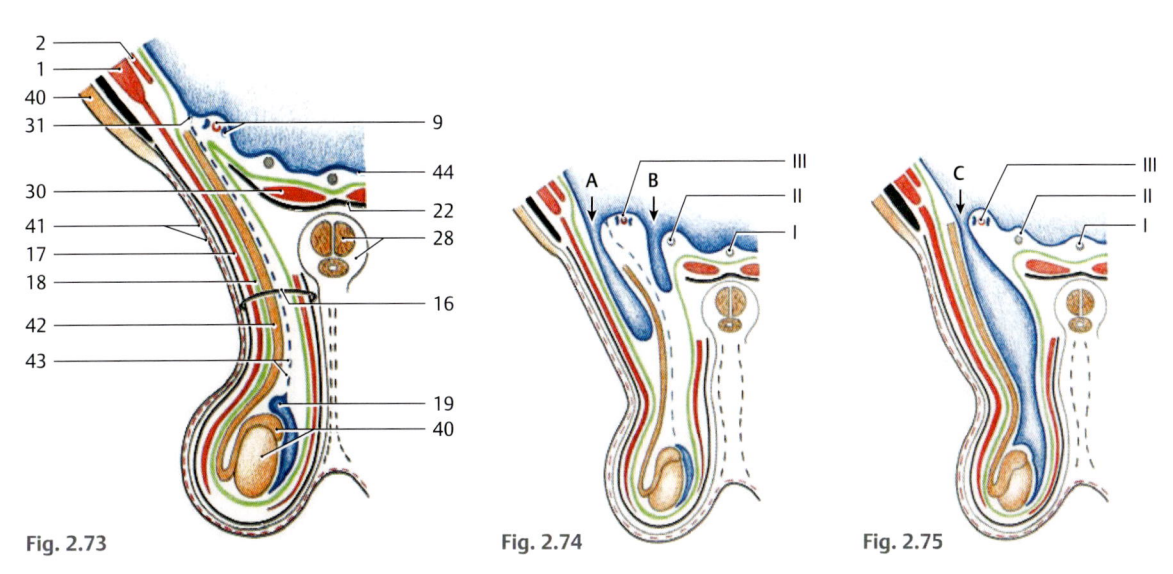

Fig. 2.73   Fig. 2.74   Fig. 2.75

Figs. 2.73-2.75 Camadas de cordão espermático e tipos de hérnias. À esquerda = situação normal. Meio = localização de hérnias inguinais adquiridas. A = hérnia inguinal indireta. B = hérnia inguinal direta. À direita = hérnia inguinal indireta congênita (C): o processo vaginal permaneceu aberto.

I = Prega umbilical mediana contendo o cordão do úraco
II = Prega umbilical medial com resíduos de artéria umbilical
III = Prega umbilical lateral com artéria e veia epigástricas inferiores

2 Tronco | Região Inguinal: Camadas Superficial e Profunda (Feminina)

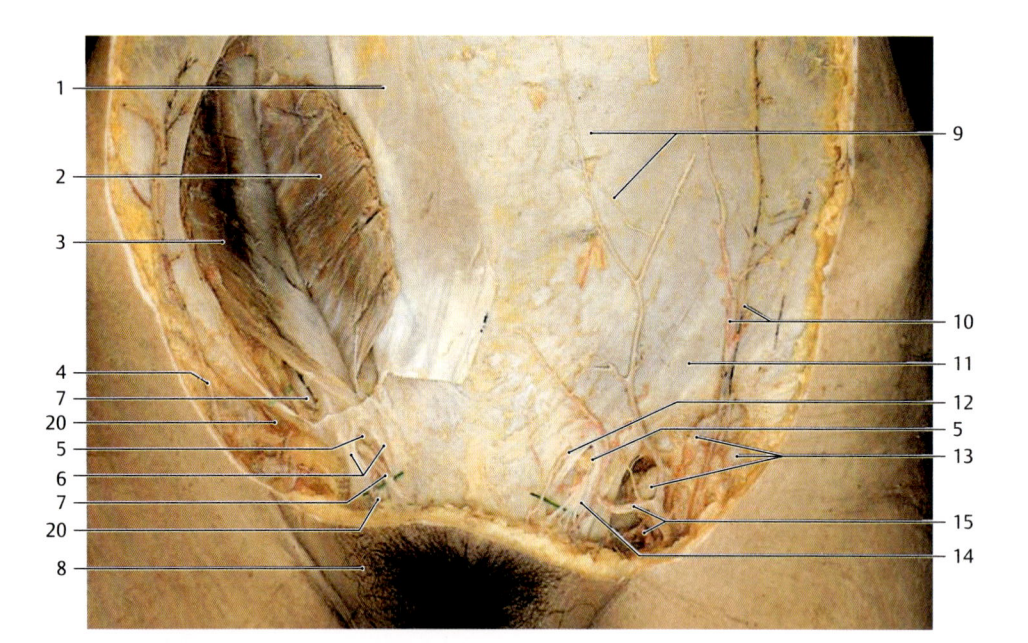

Fig. 2.76 Região inguinal feminina (aspecto anterior). Lado esquerdo = camada superficial; lado direito = músculos oblíquos externo e interno do abdome divididos e refletidos.

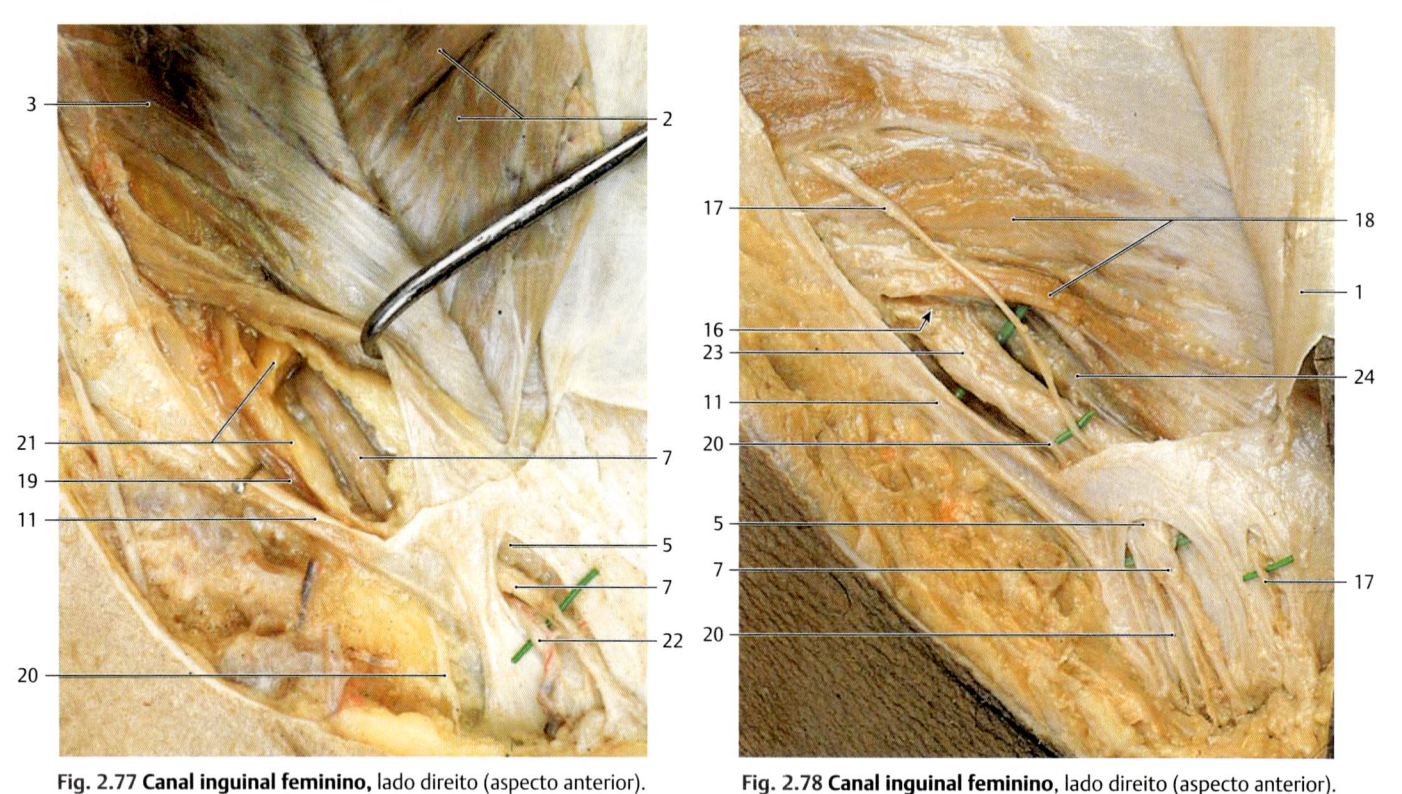

Fig. 2.77 Canal inguinal feminino, lado direito (aspecto anterior). O músculo oblíquo externo do abdome foi dividido e refletido para mostrar o nervo ilioinguinal e o ligamento redondo.

Fig. 2.78 Canal inguinal feminino, lado direito (aspecto anterior). Os músculos oblíquos externo e interno do abdome foram divididos e refletidos para mostrar o conteúdo do canal inguinal.

1. Aponeurose do músculo oblíquo externo do abdome
2. Músculo oblíquo interno do abdome (dividido e refletido)
3. Músculo transverso do abdome
4. Artéria e veia ilíacas circunflexas superficiais
5. Anel inguinal superficial com coxim gorduroso
6. Fibras crurais medial e lateral
7. Ligamento redondo *(ligamentum teres uteri)*
8. Lábios maiores do pudendo
9. Camada anterior da bainha do reto
10. Artéria e veia epigástricas superficiais
11. Ligamento inguinal
12. Ramo cutâneo do nervo ilioinguinal
13. Linfonodos inguinais superficiais
14. Entrada do ligamento redondo no lábio maior
15. Artéria e veia pudendas externas
16. Posição do anel inguinal profundo
17. Nervo ilioinguinal
18. Músculo oblíquo interno do abdome
19. Ramo púbico da artéria epigástrica inferior
20. Ramo genital do nervo genitofemoral
21. Coxim gorduroso do canal inguinal
22. Nervo ilioinguinal
23. Bainha do ligamento redondo (canal inguinal)
24. Fáscia transversal

Cortes através do Tronco | 2 Tronco

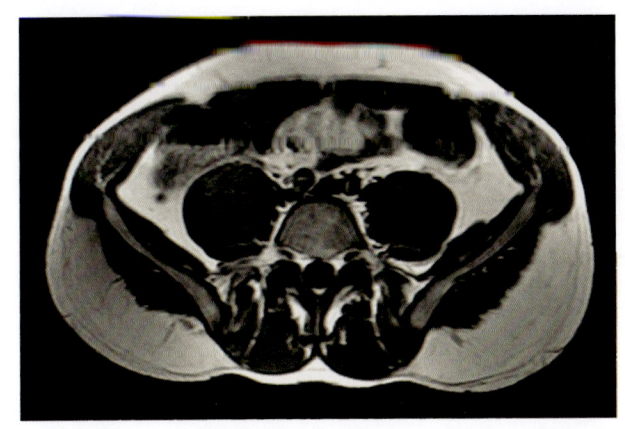

Fig. 2.79 Corte horizontal através do tronco ao nível da crista pélvica (aspecto inferior, varredura de IRM). (Heuck A *et al.* MRT-Atlas des muskuloskelettalen Systems, Germany: Schattauer, 2009).

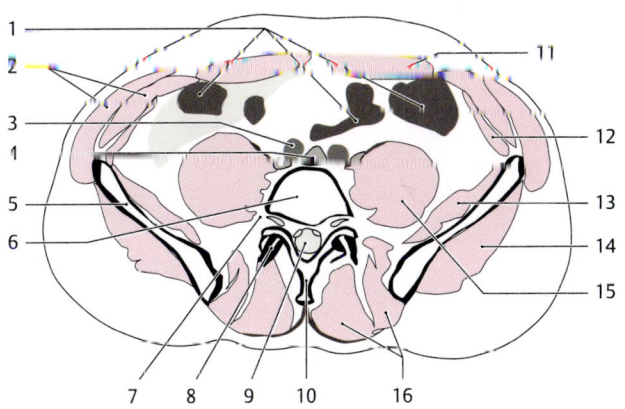

Fig. 2.80 Corte horizontal através do tronco (esquema; consultar cortes correspondentes nas Figs. 2.79 e 2.81). (Heuck A *et al.* MRT-Atlas des muskuloskelettalen Systems, Stuttgart, Germany: Schattauer, 2009).

1. Intestino
2. Músculos oblíquos externo e interno do abdome
3. Artéria ilíaca comum
4. Veia ilíaca comum
5. Osso ilíaco
6. Corpo de vértebra lombar
7. Nervo espinal lombar
8. Articulação zigapofisária
9. Canal vertebral
10. Processo espinhoso (L5)
11. Músculo reto do abdome
12. Músculo transverso do abdome
13. Músculo ilíaco
14. Músculo glúteo médio
15. Músculo psoas maior
16. Músculo eretor da espinha
17. Músculo quadrado lombar
18. Ureter
19. Aorta abdominal
20. Veia cava inferior
21. Cólon descendente

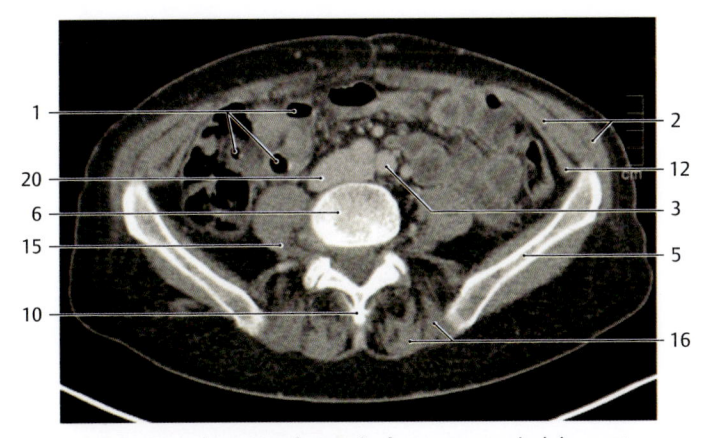

Fig. 2.81 Corte horizontal através do tronco ao nível da quarta vértebra lombar (aspecto inferior, varredura de TC). (Cortesia do Prof. Uder, Instituto de Radiologia, University Hospital Erlangen, Alemanha).

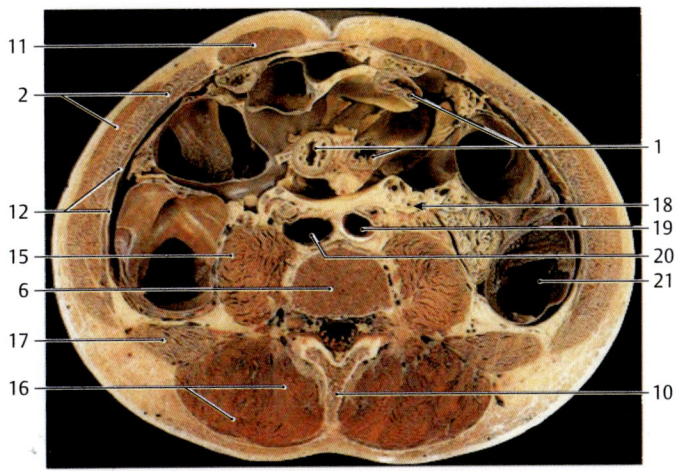

Fig. 2.82 Corte horizontal através do tronco ao nível do umbigo, superior à linha arqueada (aspecto inferior).

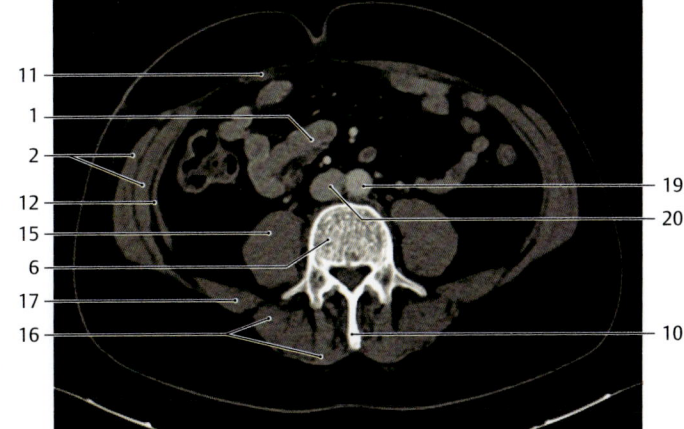

Fig. 2.83 Corte horizontal através do tronco ao nível do umbigo (aspecto inferior, varredura de TC). (Cortesia do Prof. Uder, Instituto de Radiologia, University Hospital Erlangen, Alemanha).

53

2 Tronco | Costas: Anatomia de Superfície

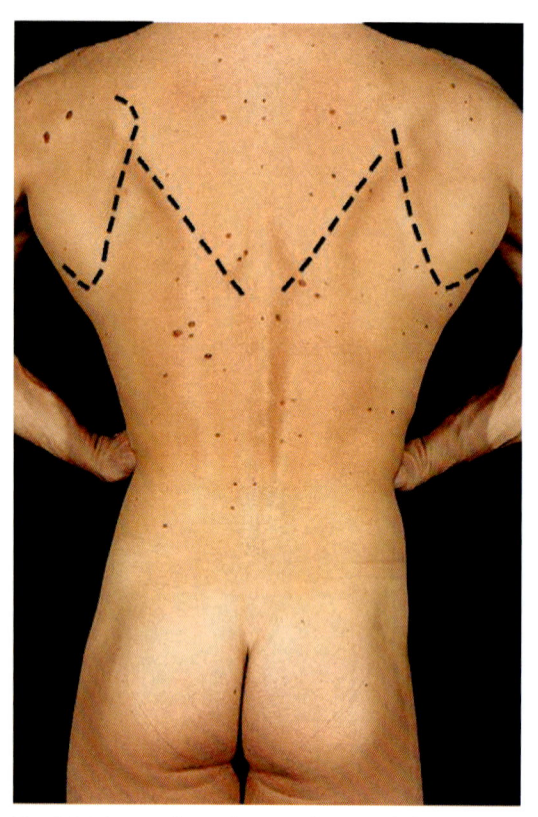

1 Região supraescapular
2 Região deltoide
3 Região escapular
4 Região infraescapular
5 Região vertebral
6 Região cubital posterior
7 Região lombar
8 Região sacral
9 Região glútea

Fig. 2.84 Costas de um homem forte. As linhas tracejadas indicam a escápula e o músculo trapézio.

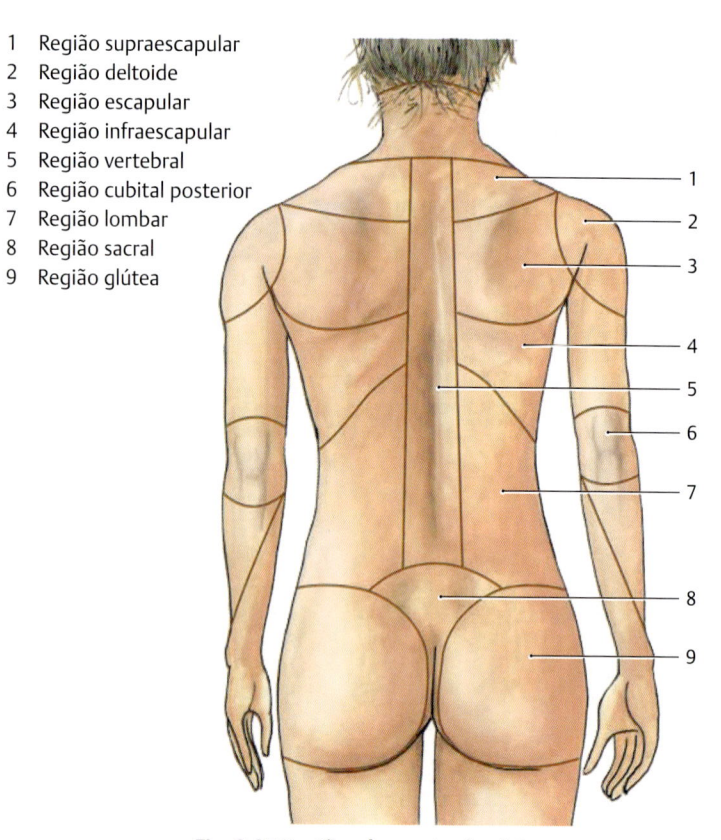

Fig. 2.85 Regiões das costas femininas.

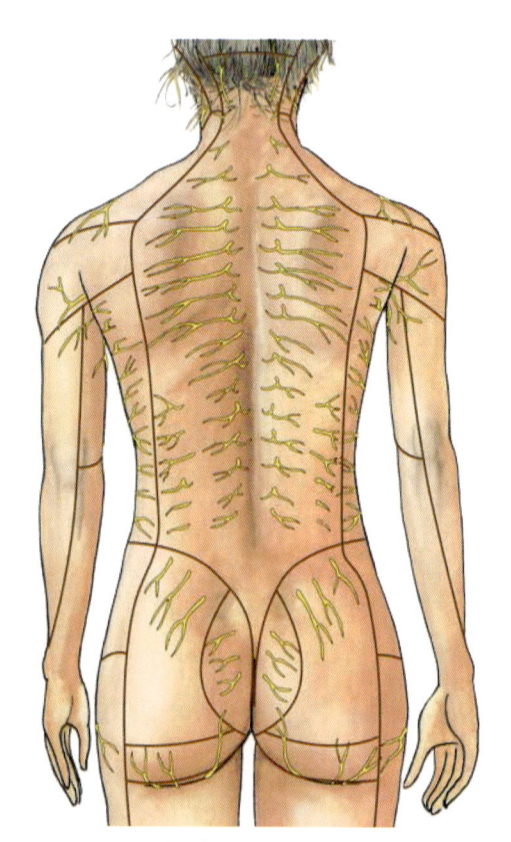

Fig. 2.86 Inervação das costas. Os ramos dorsais dos nervos espinais exibem um arranjo segmentar. São indicadas as regiões de inervação segmentar das costas.

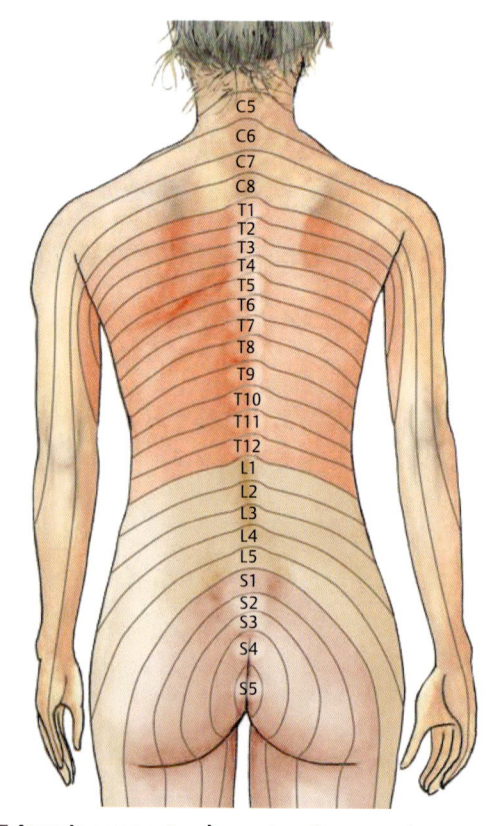

Fig. 2.87 Arranjo segmentar das costas. Os segmentos cervical (C1-C8; mostradas somente C5 a C8); torácico (T1-T12); lombar (L1-L5) e sacral (S1-S5) têm coloração diferente.

Costas: Músculos | 2 Tronco

1 Ventre occipital do músculo occipitofrontal
2 Músculo esplênio da cabeça
3 Músculo trapézio
4 Ramos cutâneos mediais dos ramos dorsais dos nervos espinais
5 Margem medial da escápula
6 Músculo romboide maior
7 Músculo latíssimo do dorso
8 Ramos cutâneos laterais dos ramos dorsais dos nervos espinais
9 Fáscia toracolombar
10 Músculo oblíquo externo do abdome
11 Crista ilíaca
12 Última vértebra coccígea
13 Ânus
14 Nervo occipital maior
15 Nervo occipital terceiro
16 Nervo occipital menor
17 Ramos cutâneos do plexo cervical
18 Músculo levantador da escápula
19 Músculo deltoide
20 Músculos romboides maior e menor
21 Nervo cutâneo lateral superior do braço (ramo do nervo axilar)
22 Músculo redondo maior
23 Músculo iliocostal do tórax
24 Músculo serrátil posterior inferior
25 Nervos clúnios superiores
26 Nervos clúnios médios
27 Nervos clúnios inferiores
28 Nervo cutâneo femoral posterior

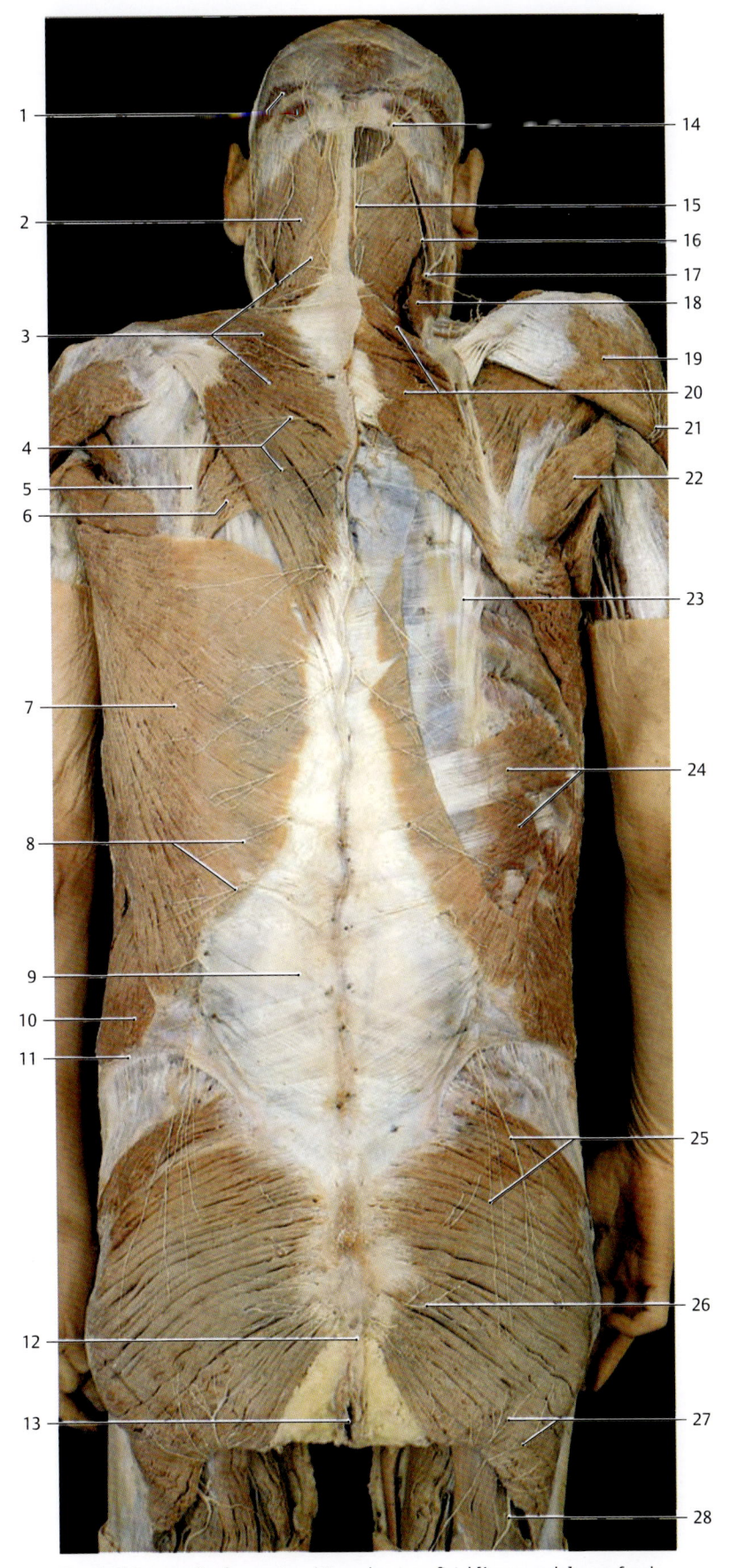

Fig. 2.88 Inervação das costas. (Camadas superficial [à esquerda] e profunda [à direita]). Os músculos trapézio direito e latíssimo do dorso foram removidos.

2 Tronco | Costas: Músculos

1 Músculo reto posterior menor da cabeça
2 Músculo reto posterior maior da cabeça
3 Músculo oblíquo inferior da cabeça
4 Processo espinhoso do áxis
5 Músculo semiespinhal do pescoço
6 Processo espinhoso da sétima vértebra cervical
7 Músculo iliocostal do pescoço
8 Músculos intercostais externos
9 Músculo iliocostal do tórax
10 Músculo longuíssimo do tórax
11 Músculo iliocostal lombar
12 Músculo oblíquo interno do abdome
13 Músculo semiespinal da cabeça (dividido)
14 Músculo longuíssimo da cabeça
15 Músculo levantador da escápula
16 Músculo longuíssimo do pescoço
17 Músculo romboide maior
18 Músculo espinal do tórax
19 Músculo serrátil posterior inferior (refletido)
20 Processo espinhoso da segunda vértebra lombar
21 Crista ilíaca
22 Processo mastoide

Fig. 2.89 Músculos das costas. Dissecação do músculo eretor da espinha (coluna lateral dos músculos intrínsecos das costas).

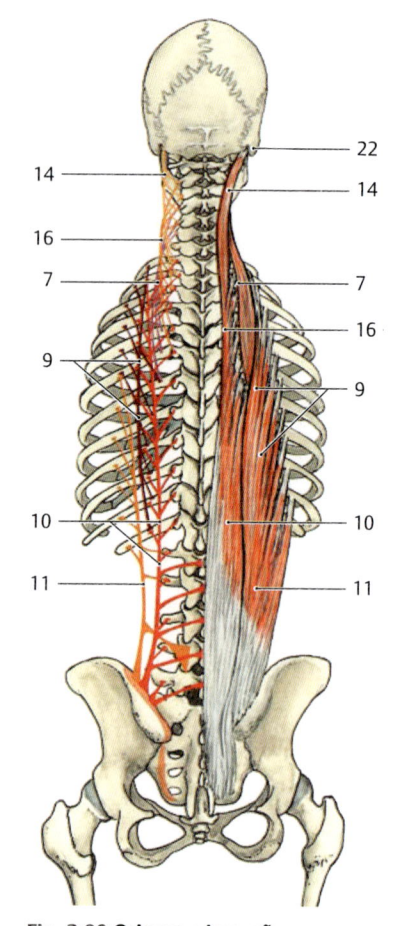

Fig. 2.90 Origem e inserção do músculo eretor da espinha (sistema sacroespinal).

Costas: Músculos | 2 Tronco

1 Músculo reto menor posterior da cabeça
2 Músculo reto maior posterior da cabeça
3 Músculo oblíquo superior da cabeça
4 Músculo oblíquo inferior da cabeça
5 Músculo semiespinal do pescoço
6 Músculo levantador da escápula
7 Músculo romboide maior
8 Escápula com músculo infraespinal
9 Músculo redondo maior
10 Músculo espinal
11 Músculo latíssimo do dorso
12 Músculos levantadores das costas
13 Processos espinhosos de vértebras lombares
14 Costelas (T11, T12)
15 Músculo multífido
16 Músculos longuíssimo e iliocostal (cortados)
17 Crista ilíaca (trígono lombar)
18 Fáscia toracolombar
19 Músculo glúteo máximo
20 Protuberância occipital externa
21 Artéria occipital e nervo occipital maior (C2)
22 Tubérculo posterior do atlas
23 Processo espinhoso do áxis
24 Processo espinhoso da sétima vértebra cervical (vértebra proeminente)
25 Ramos mediais dos ramos dorsais dos nervos espinais
26 Músculos intercostais externos
27 Ramos laterais dos ramos dorsais dos nervos espinais
28 Nervos clúnios superiores

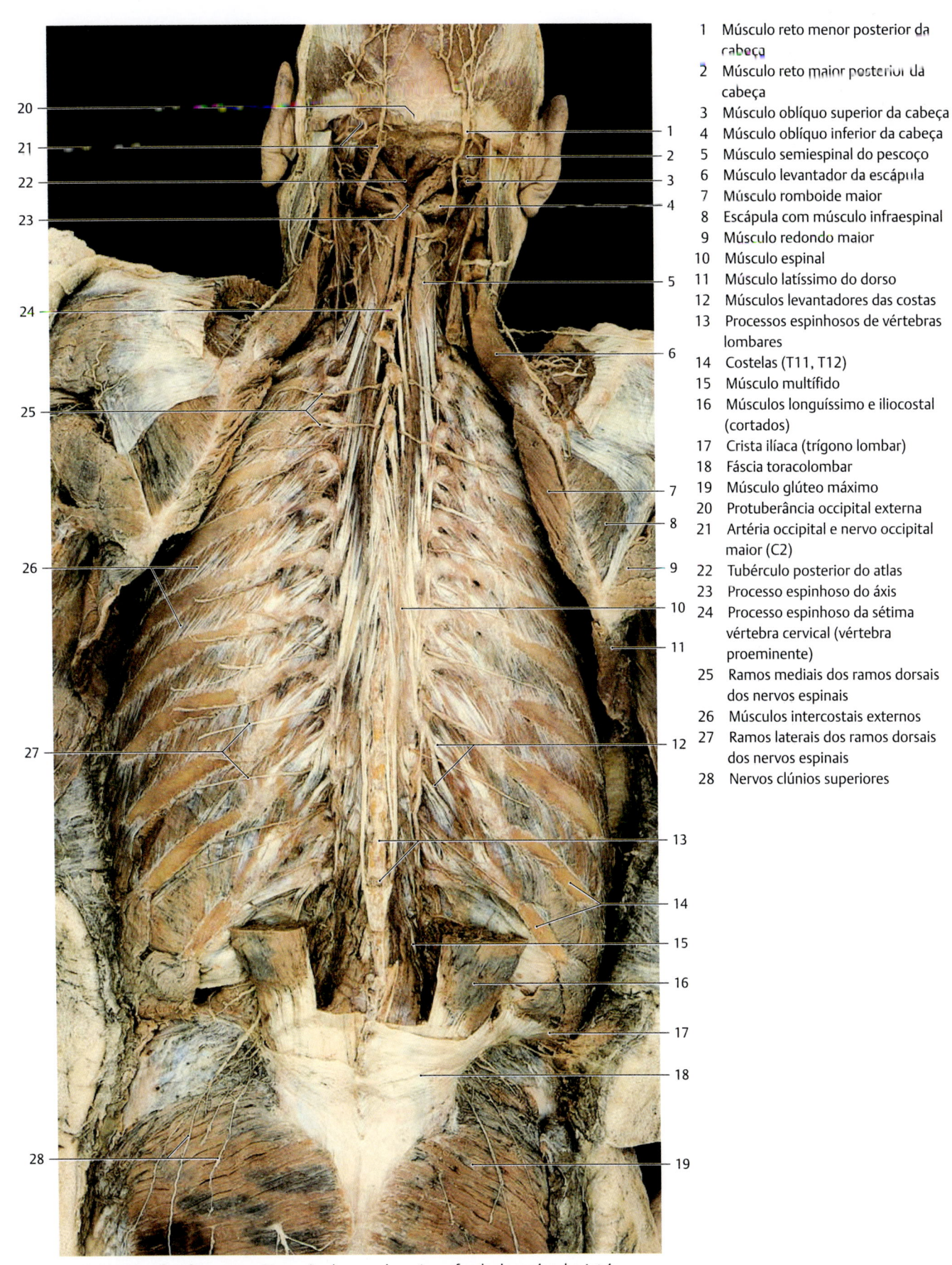

Fig. 2.91 **Músculos das costas.** Dissecção da camada mais profunda dos músculos intrínsecos das costas. Os músculos longuíssimo e iliocostal foram cortados.

57

2 Tronco | Costas: Músculos

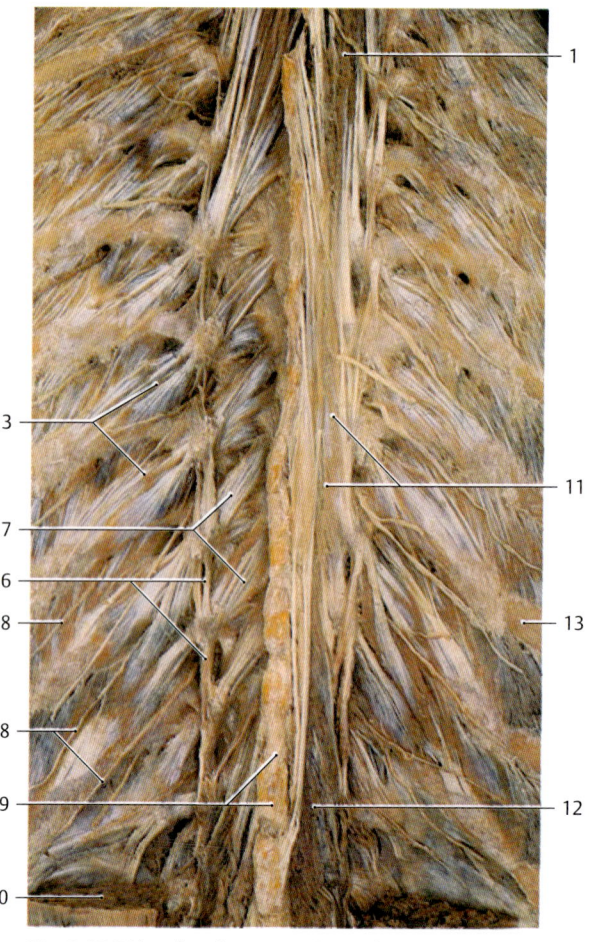

Fig. 2.93 Músculos das costas (camada mais profunda). Região lombar (vista ampliada).

1. Músculo semiespinhal do pescoço
2. Músculo levantador da escápula
3. Músculos levantadores das costas
4. Arcos vertebrais de vértebras lombares
5. Ligamentos supraespinhais
6. Músculos lombares intertransversários
7. Músculos rotadores lombares
8. Ramos cutâneos de nervos espinais
9. Músculos interespinhais lombares
10. Músculos longuíssimo e iliocostal (cortados)
11. Músculo espinal das costas
12. Músculo multífido
13. Décima costela (T10)

Fig. 2.92 Músculos das costas (camada mais profunda). Dissecção de músculos do pescoço, camada profunda de músculos das costas (músculos semiespinhal do pescoço e levantadores das costas) e ligamentos conectados à coluna e às costelas.

Costas: Músculos | 2 Tronco

1 Músculo reto menor posterior da cabeça
2 Músculo oblíquo superior da cabeça
3 Músculo reto maior posterior da cabeça
4 Músculo oblíquo inferior da cabeça
5 Processo espinhoso do áxis
6 Músculo longuíssimo da cabeça
7 Músculo trapézio (refletido) e nervo acessório (CN XI)
8 Processos espinhosos
9 Músculo romboide maior
10 Processos transversos de vértebras torácicas
11 Músculo redondo maior
12 Ligamentos intertransversários
13 Músculos levantadores das costas
14 Músculos rotadores
15 Tendões do músculo iliocostal
16 Músculos intertransversários laterais lombares
17 Crista ilíaca
18 Músculo glúteo máximo
19 Músculo semiespinhal da cabeça
20 Músculo semiespinhal do pescoço
21 Músculo semiespinhal do tórax
22 Músculos intercostais externos
23 Músculo multífido
24 Músculos intertransversários posteriores do pescoço
25 Músculo espinal do tórax

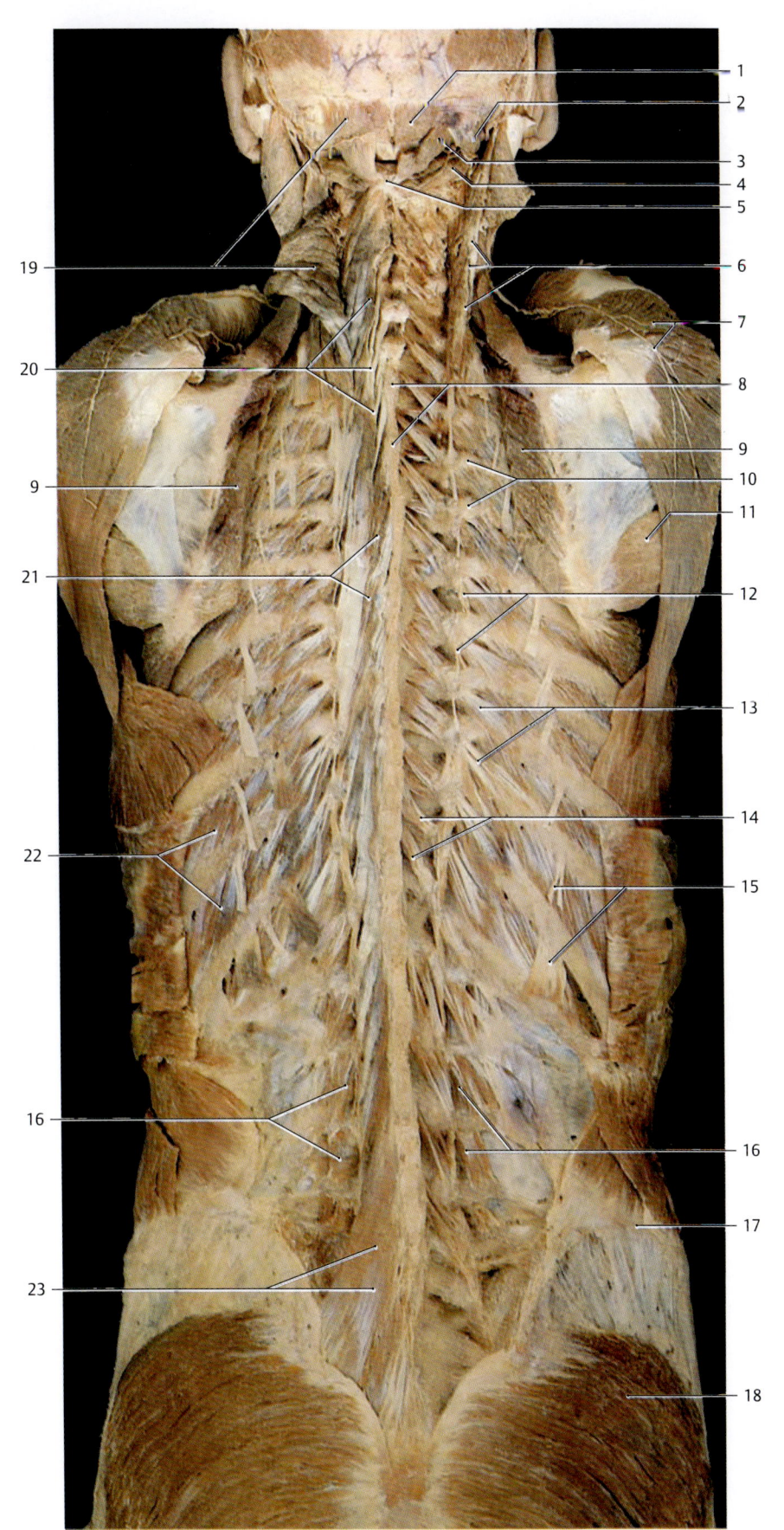

Fig. 2.94 Músculos das costas. Músculos transversoespinhais, camada mais profunda à direita, onde todas as partes dos músculos semiespinhais e multífidos foram removidas.

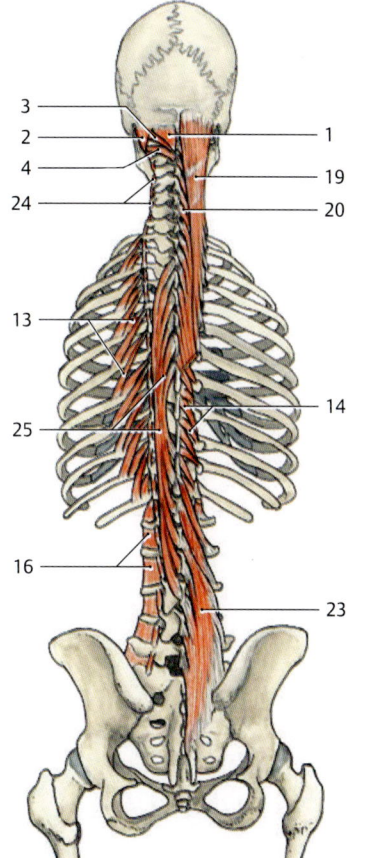

Fig. 2.95 Origem e inserção do músculo eretor da espinha, coluna medial (sistema transversoespinhal e intertransversário).

2 Tronco | Costas: Vasos e Nervos

Fig. 2.96 Corte horizontal através da parte posterior da parede torácica (varredura de IRM). (Heuck A *et al.* MRT = Atlas des muskuloskelettalen Systems. Stuttgart, Germany; Schattauer, 2009.)

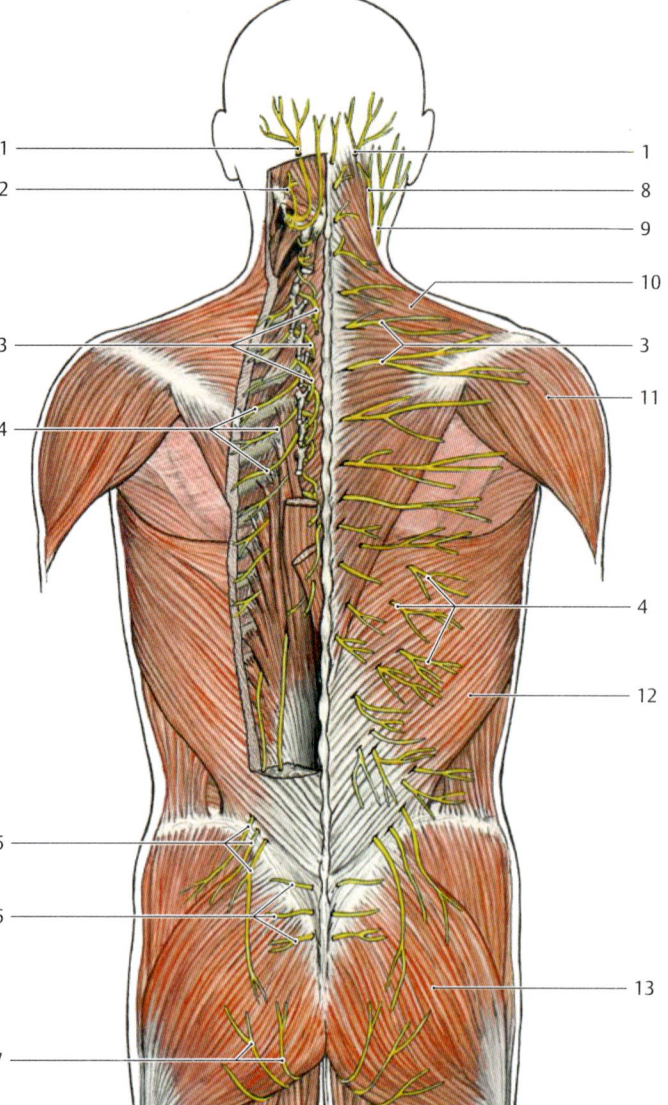

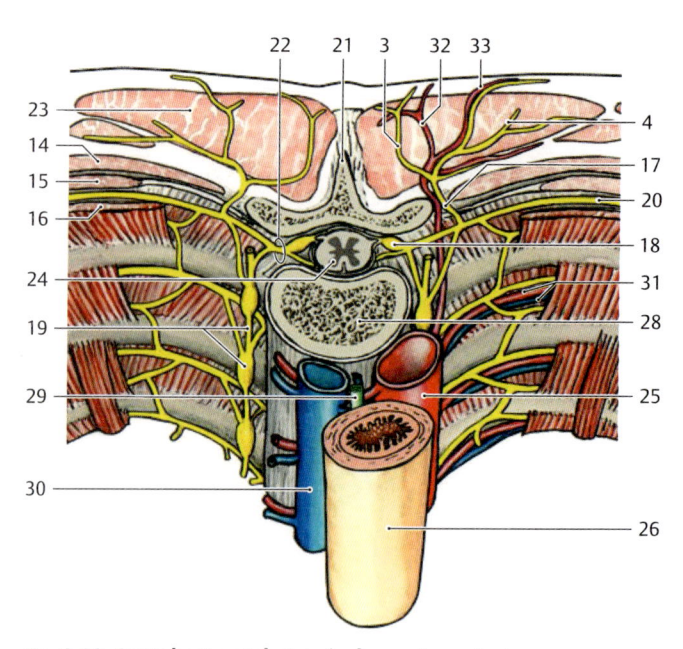

Fig. 2.98 Corte horizontal através das partes anterior e posterior da parede torácica. São mostrados: posição e ramos dos nervos e vasos espinais em um segmento torácico.

1. Nervo occipital maior (C2)
2. Nervo suboccipital (C1)
3. Ramos mediais dos ramos dorsais dos nervos espinais
4. Ramos laterais dos ramos dorsais dos nervos espinais
5. Nervos clúnios superiores (L1-L3)
6. Nervos clúnios do meio (S1-S3)
7. Nervos clúnios inferiores (derivados de ramos do plexo sacral, ramos ventrais)
8. Nervo occipital menor
9. Nervo auricular magno
10. Músculo trapézio
11. Músculo deltoide
12. Músculo latíssimo do dorso
13. Músculo glúteo máximo
14. Músculo intercostal externo
15. Músculo intercostal interno
16. Músculo intercostal mais interno
17. Ramo dorsal do nervo espinal
18. Nervo espinal e gânglio espinal
19. Tronco simpático com gânglio
20. Nervo intercostal
21. Processo espinhoso
22. Forame intervertebral
23. Músculo longuíssimo do tórax
24. Medula espinal
25. Aorta
26. Esôfago
27. Corpo de costela
28. Costela torácica
29. Ducto torácico
30. Veia ázigos
31. Artéria e veia intercostais posteriores
32. Ramo posterior (dorsal) dos nervos espinais
33. Ramo cutâneo

Fig. 2.97 Características gerais da inervação das costas. Distribuição de ramos dorsais de nervos espinais. Observar o arranjo segmentar da inervação da parte dorsal do tronco.

Costas: Medula Espinal | 2 Tronco

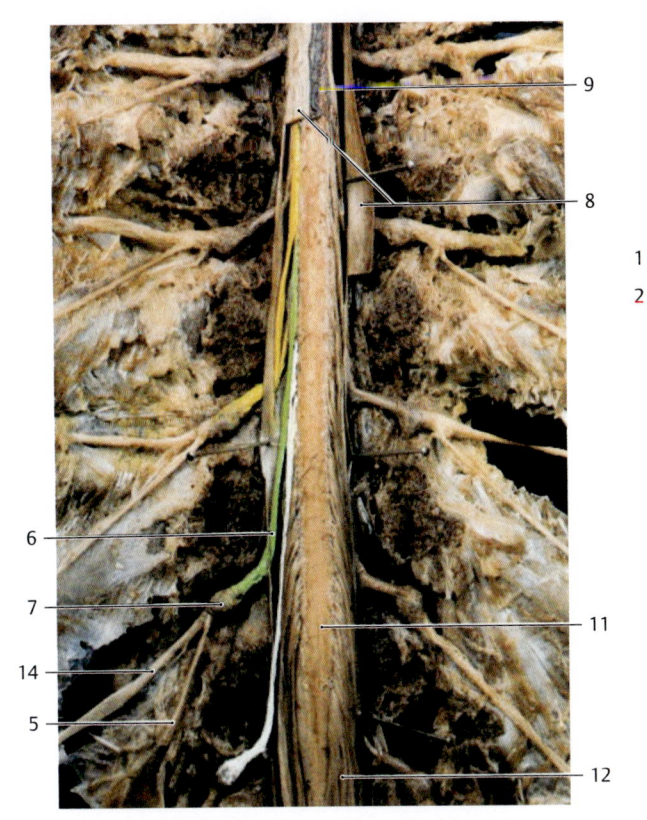

Fig. 2.99 **Parte lombar da medula espinal** (aspecto posterior). Observar a relação entre os segmentos de nervos e músculos.

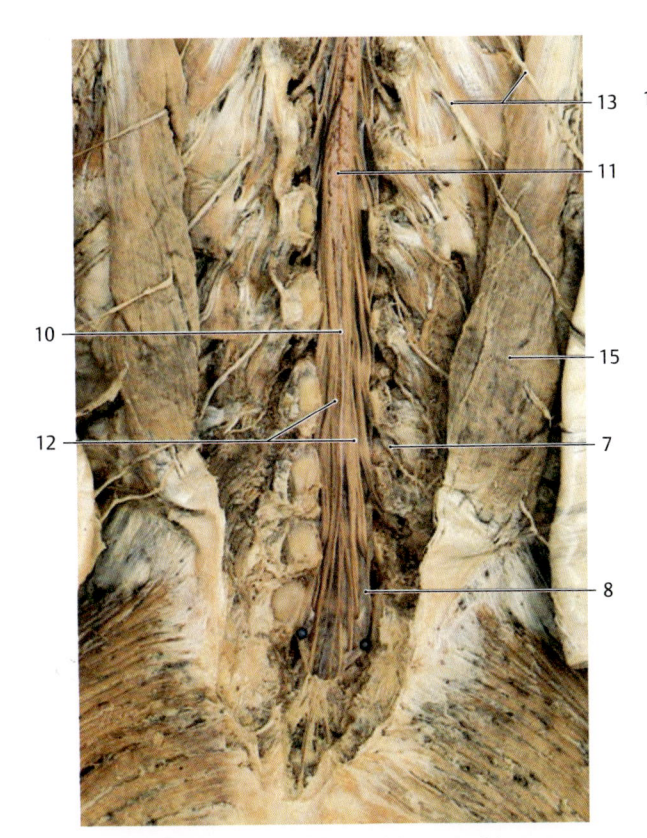

Fig. 2.100 **Parte terminal da medula espinal** (aspecto posterior). A dura-máter foi removida.

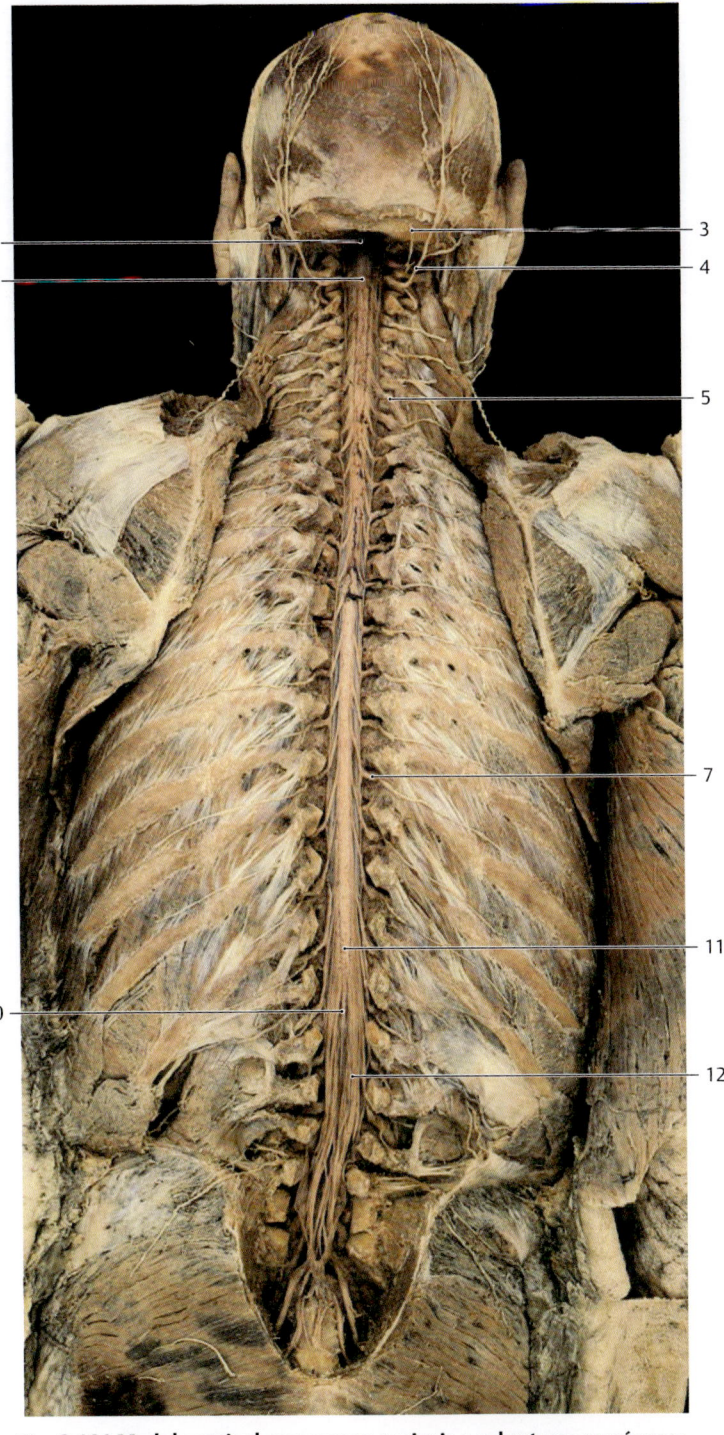

Fig. 2.101 **Medula espinal com nervos espinais e coberturas meníngeas.** O canal vertebral foi aberto. Os músculos longuíssimo do dorso e iliocostal foram removidos.

1 Cisterna cerebelomedular (cisterna magna)
2 Medula oblonga
3 Terceiro nervo cervical (C3)
4 Nervo occipital maior (C2)
5 Ramo primário dorsal
6 Raízes dorsais
7 Gânglio espinal
8 Dura-máter espinal
9 Aracnoide-máter espinal
10 *Filum terminale*
11 Cone medular
12 Cauda equina
13 Ramo lateral do ramo dorsal do nervo espinal
14 Ramo ventral do nervo espinal (nervo intercostal)
15 Músculo iliocostal

61

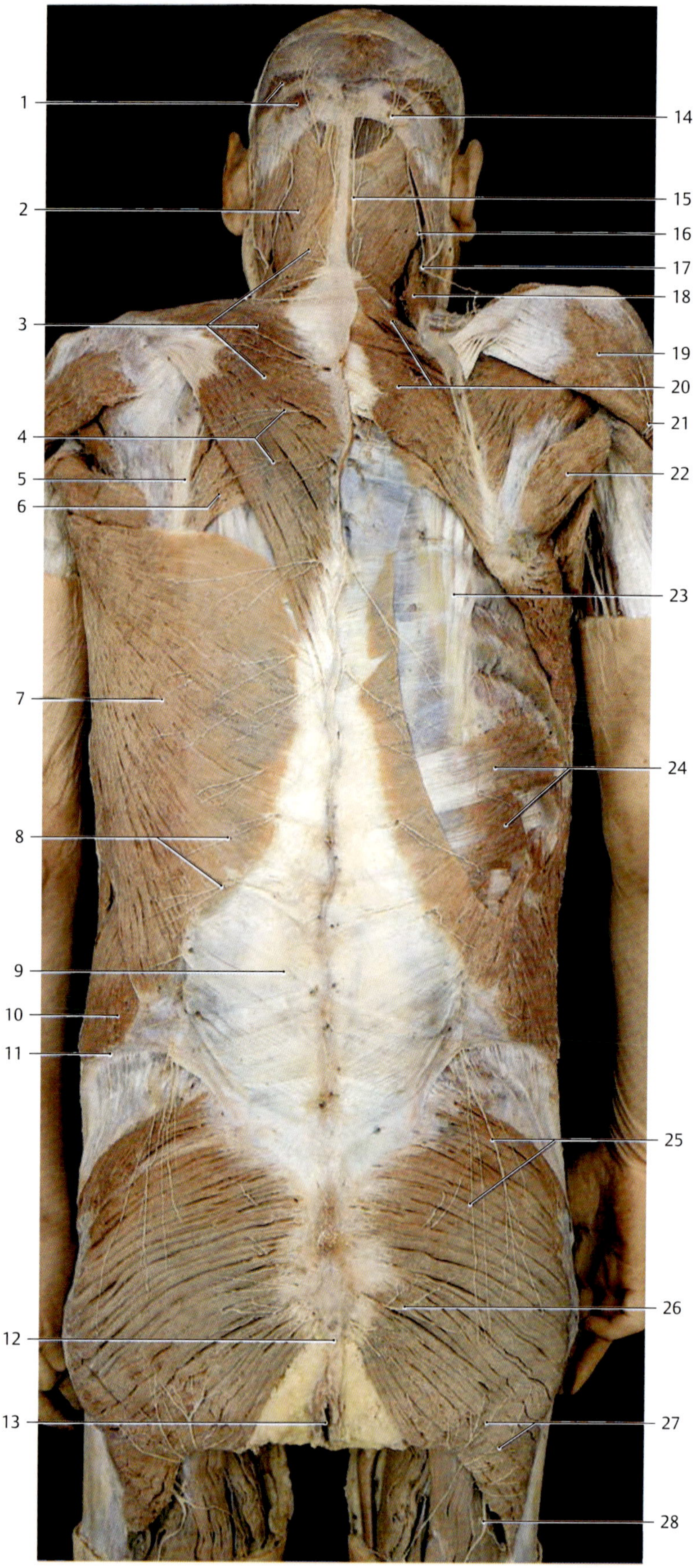

2 Tronco | Costas: Camada Superficial

1. Ventre occipital do músculo occipitofrontal
2. Músculo esplênio da cabeça
3. Músculo trapézio
4. Ramos cutâneos mediais dos ramos dorsais de nervos espinais
5. Margem medial da escápula
6. Músculo romboide maior
7. Músculo latíssimo do dorso
8. Ramos cutâneos laterais dos ramos dorsais de nervos espinais
9. Fáscia toracolombar
10. Músculo oblíquo externo do abdome
11. Crista ilíaca
12. Última vértebra coccígea
13. Ânus
14. Nervo occipital maior
15. Nervo occipital terceiro
16. Nervo occipital menor
17. Ramos cutâneos do plexo cervical
18. Músculo levantador da escápula
19. Músculo deltoide
20. Músculos romboides maior e menor
21. Nervo cutâneo lateral superior do braço (ramo de nervo axilar)
22. Músculo redondo maior
23. Músculo iliocostal do tórax
24. Músculo serrátil posterior inferior
25. Nervos clúnios superiores
26. Nervos clúnios do meio
27. Nervos clúnios inferiores
28. Nervo cutâneo femoral posterior

Fig. 2.102 Inervação das costas (camadas superficial [esquerda] e profunda [direita]). Os músculos trapézio direito e latíssimo do dorso foram removidos.

Costas: Camada Profunda | 2 Tronco

1 Músculo trapézio
2 Músculo infraespinhal
3 Músculo latíssimo do dorso esquerdo
4 Fáscia toracolombar
5 Músculo esplênio do pescoço
6 Músculo serrátil posterior superior
7 Ramos mediais de ramos dorsais de nervos espinais torácicos
8 Ramos laterais de ramos dorsais de nervos espinais torácicos
9 Músculo iliocostal
10 Músculo serrátil posterior inferior
11 Músculo latíssimo do dorso (refletido)

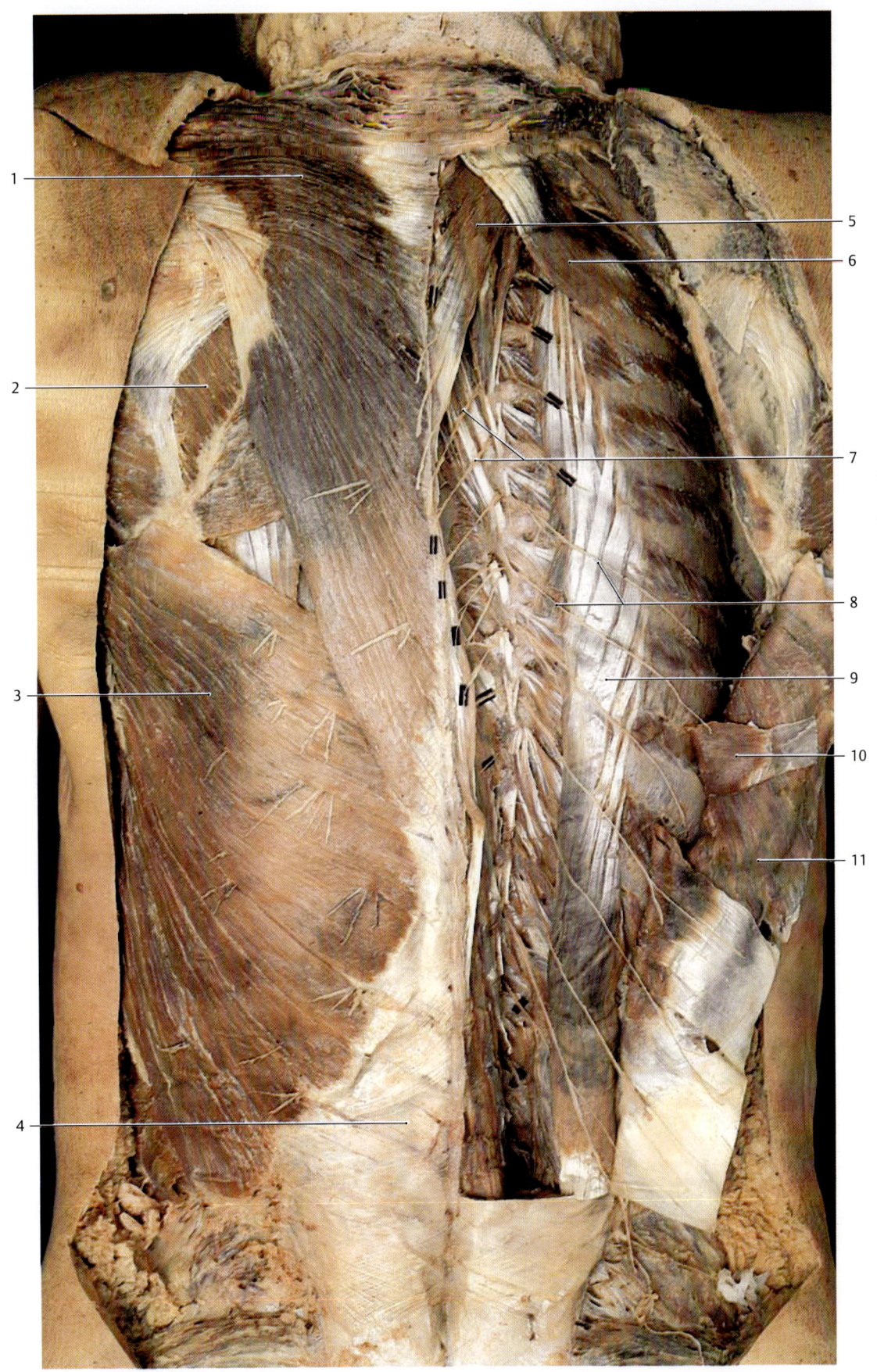

Fig. 2.103 Inervação das costas. Dissecção dos ramos dorsais dos nervos espinais. À direita, o músculo longuíssimo do tórax foi removido e o músculo iliocostal refletido lateralmente.

2 Tronco | Costas: Camada mais Profunda

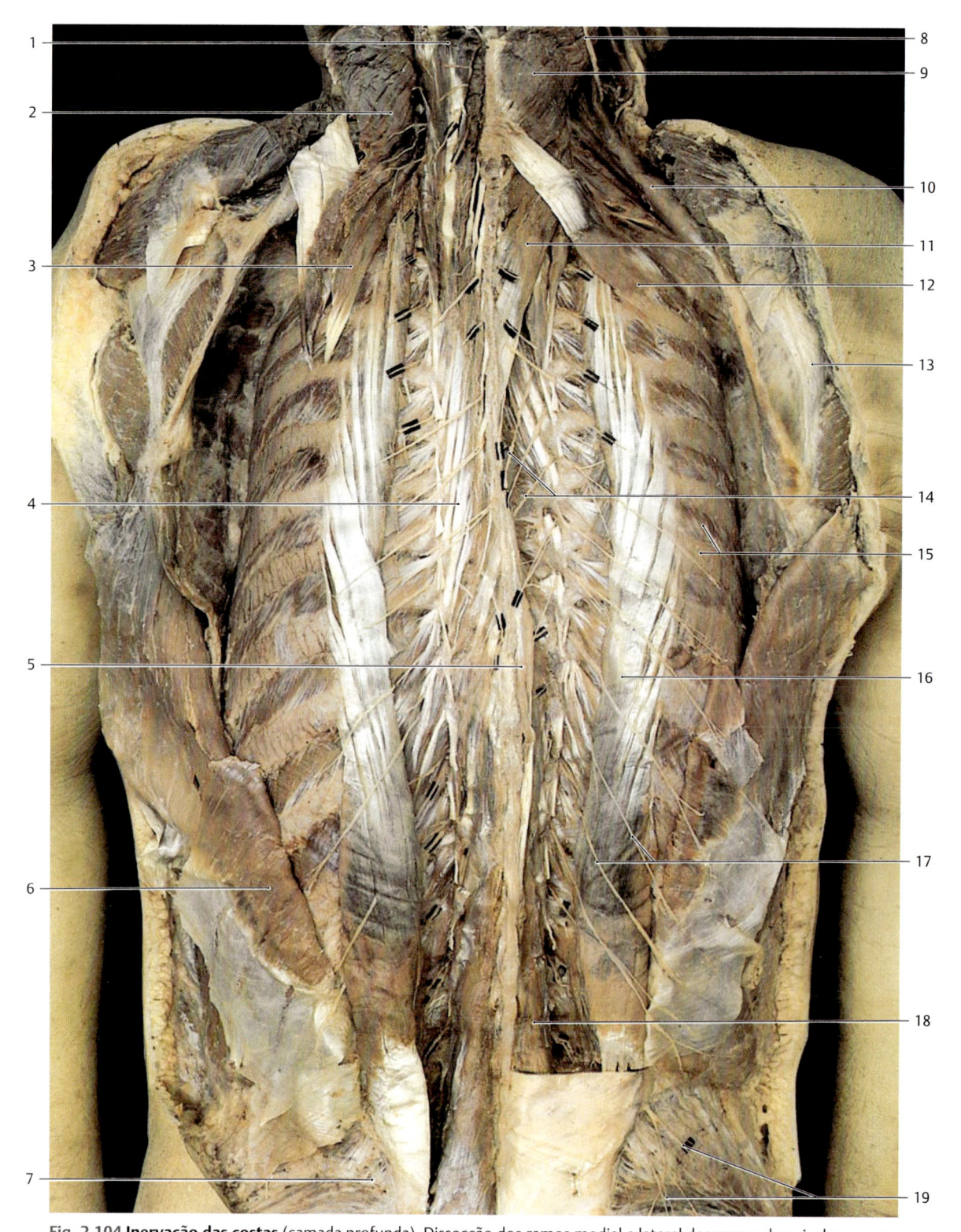

Fig. 2.104 Inervação das costas (camada profunda). Dissecção dos ramos medial e lateral dos ramos dorsais dos nervos espinais. O músculo iliocostal foi refletido lateralmente.

1. Músculo semiespinhal da cabeça
2. Músculo esplênio esquerdo da cabeça (cortado e refletido)
3. Músculo esplênio esquerdo do pescoço (cortado e refletido)
4. Músculo semiespinhal do tórax
5. Músculo espinal do tórax
6. Músculo latíssimo do dorso (refletido)
7. Crista ilíaca
8. Nervo occipital menor
9. Músculo esplênio da cabeça
10. Músculo levantador da escápula
11. Músculo esplênio do pescoço
12. Músculo serrátil posterior superior
13. Escápula
14. Ramos mediais dos ramos dorsais dos nervos espinais
15. Costela e músculo intercostal externo
16. Músculo iliocostal do tórax
17. Ramos laterais de ramos dorsais de nervos espinais
18. Músculo multífido
19. Nervos clúnios superiores

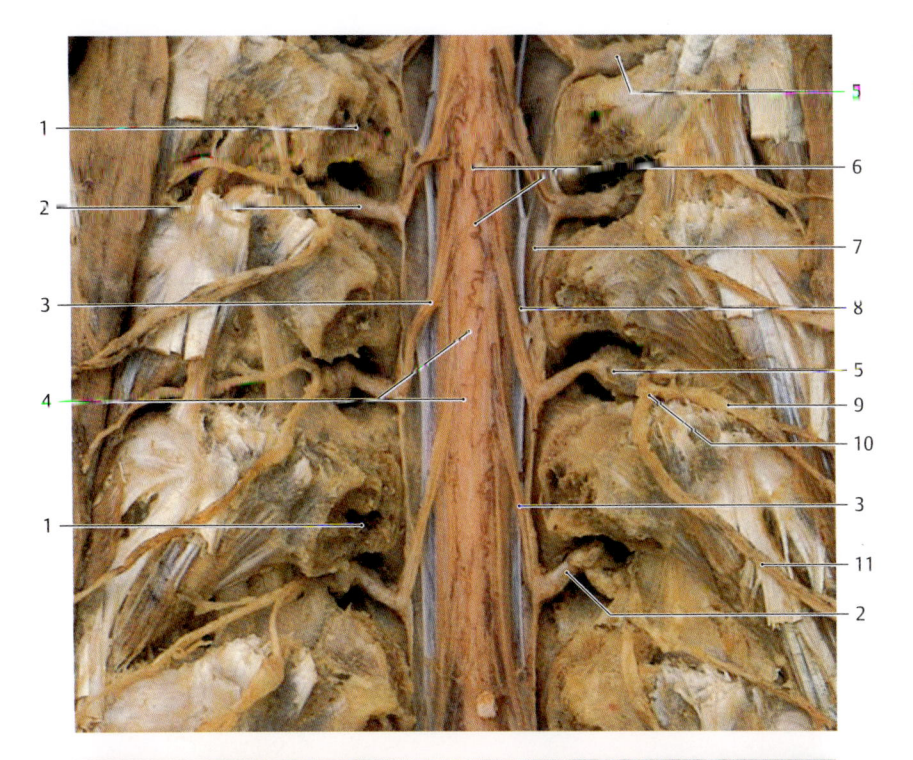

Costas: Canal Vertebral Aberto | 2 Tronco

Fig. 2.105 Parte torácica da medula espinal (aspecto posterior). Canal vertebral e dura-máter foram abertos.

1 Arco de vértebra (dividido)
2 Nervo espinal com coberturas meníngeas
3 Raízes dorsais dos nervos espinais torácicos
4 Medula espinal (porção torácica)
5 Gânglios espinais com coberturas meníngeas
6 Pia-máter com vasos sanguíneos
7 Dura-máter (aberta)
8 Ligamento denticulado
9 Ramo lateral do ramo dorsal do nervo espinal
10 Ramo dorsal do nervo espinal (dividindo-se em ramos medial e lateral)
11 Ramo medial de ramo dorsal de nervo espinal
12 Dura-máter espinal
13 Nervos espinais de segmentos sacrais
14 *Filum terminale*

Fig. 2.106 Parte terminal da medula espinal com dura-máter (aspecto posterior). A parte dorsal do sacro foi removida.

2 Tronco | Costas: Canal Vertebral Aberto

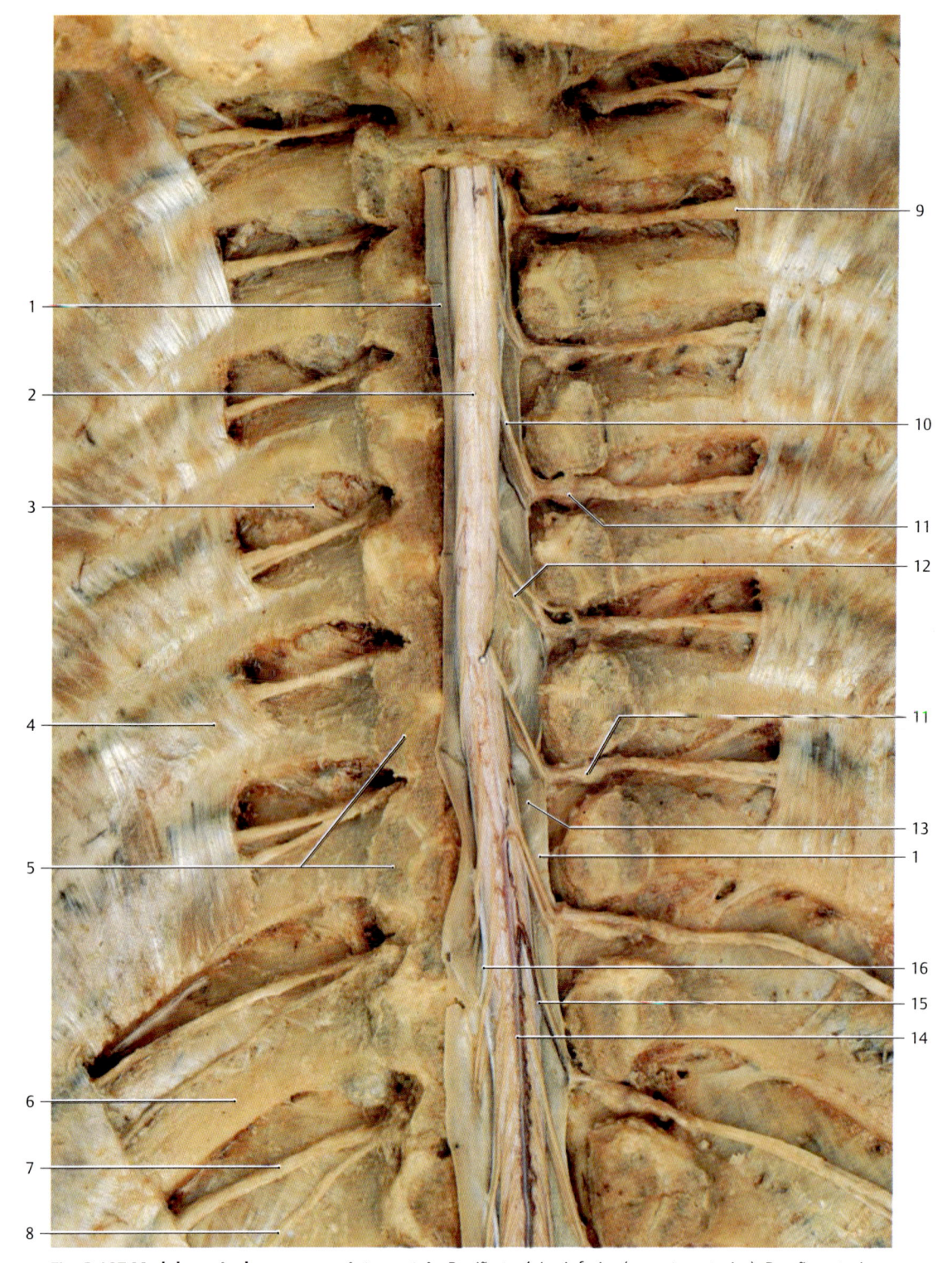

Fig. 2.107 Medula espinal com nervos intercostais. Região torácica inferior (aspecto anterior). Porção anterior das vértebras torácicas removida, bainha dural aberta e medula espinal levemente refletida para a direita para mostrar as raízes dorsal e ventral.

1. Dura-máter
2. Medula espinal
3. Ligamento costotransversário
4. Músculo intercostal mais interno
5. Arcos vertebrais (superfícies cortadas)
6. Décima primeira costela
7. Nervo intercostal
8. Ramo colateral de nervo intercostal
9. Nervo intercostal (penetrando o intervalo intermuscular)
10. Filamentos de raiz anterior
11. Gânglio espinal (raiz dorsal)
12. Filamentos de raiz posterior
13. Aracnoide-máter e ligamento denticulado
14. Artéria espinal anterior
15. Artéria de Adamkiewicz
16. Ligamento denticulado

Costas: Canal Vertebral Aberto | 2 Tronco

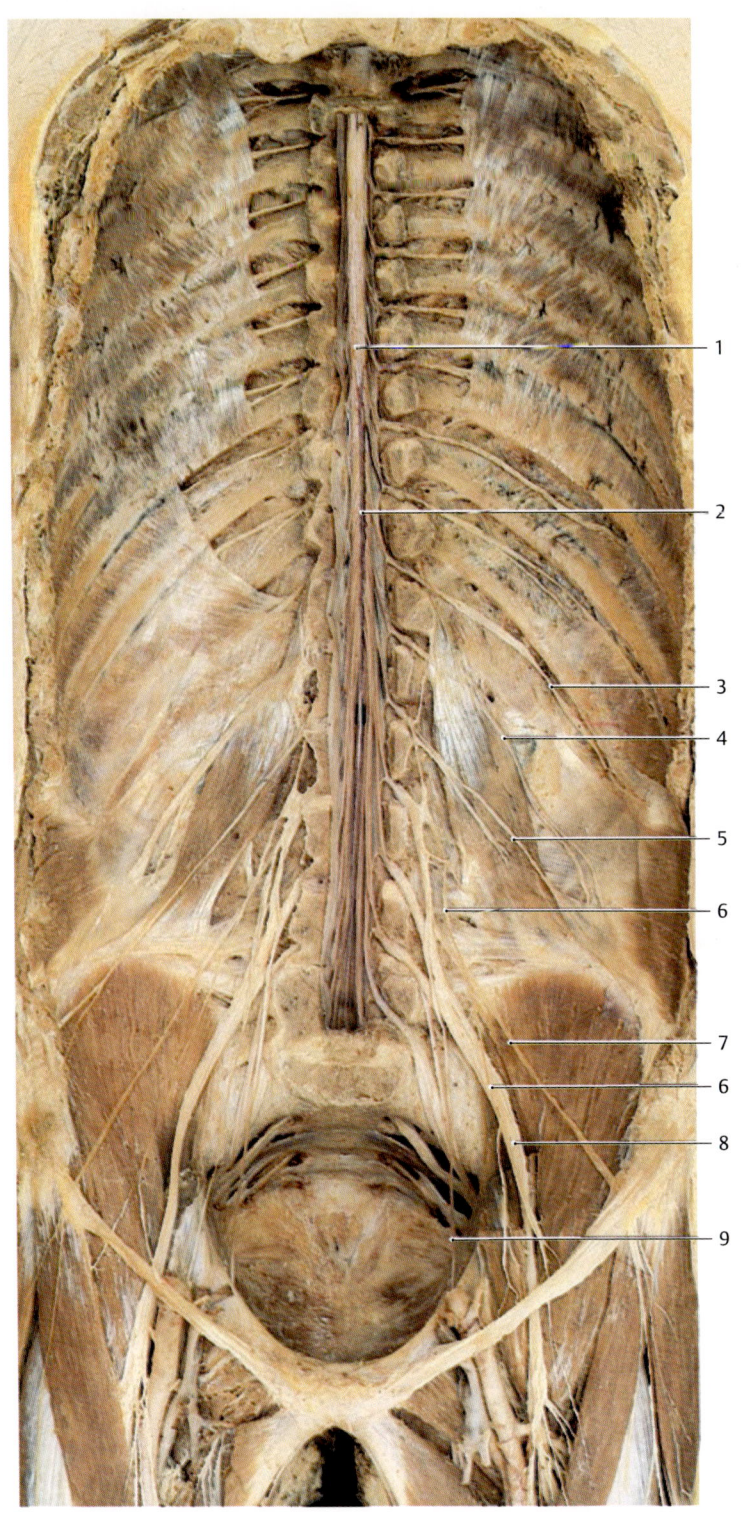

Fig. 2.108 Medula espinal e plexo lombar *in situ* (aspecto anterior). Aqui a medula espinal termina ao nível da T10 e se funde com o *filum terminale*. O nervo femoral surge do plexo lombar.

Fig. 2.109 Organização de segmentos da medula espinal em relação à coluna vertebral (aspecto anterior).

C = cervical
T = torácica
L = lombar
S = segmentos sacrais
Co = osso coccígeo

1 Cone medular
2 *Filum terminale*
3 Nervo subcostal
4 Nervo ilio-hipogástrico
5 Nervo ilioinguinal
6 Nervo genitofemoral
7 Nervo cutâneo femoral lateral
8 Nervo femoral
9 Nervo obturador

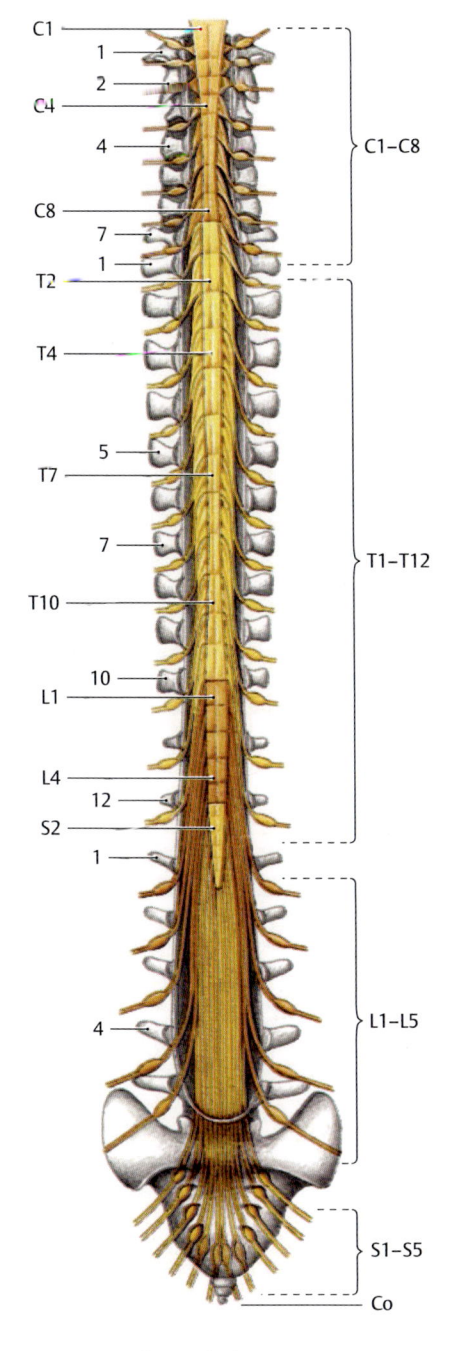

67

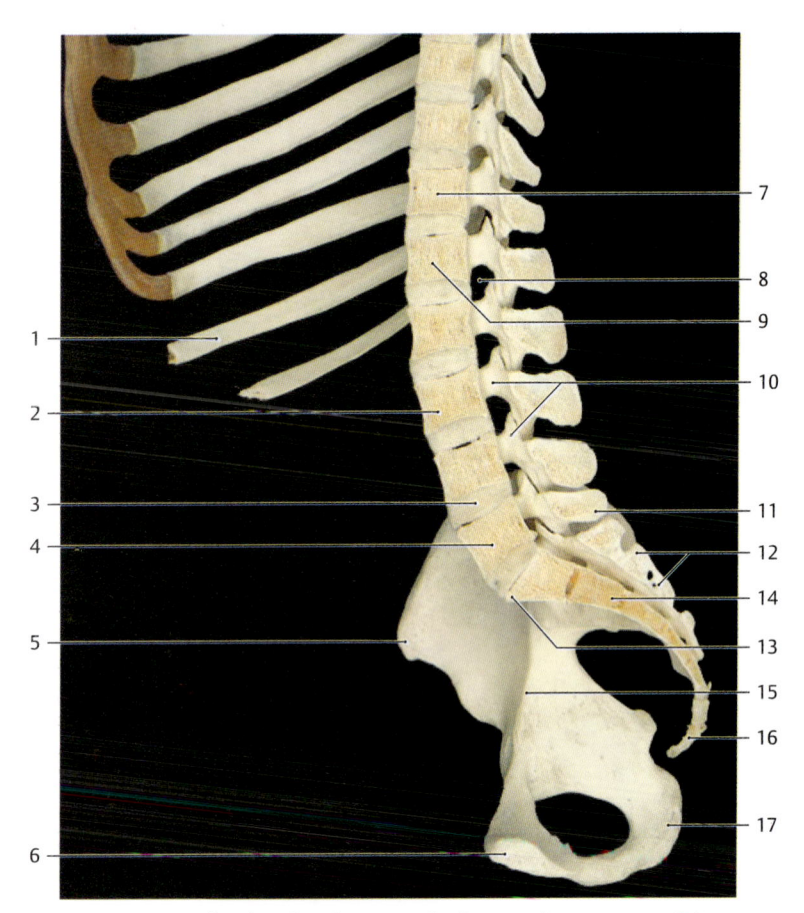

2 Tronco | Cortes através da Parte Lombar da Coluna Vertebral e a Medula Espinal

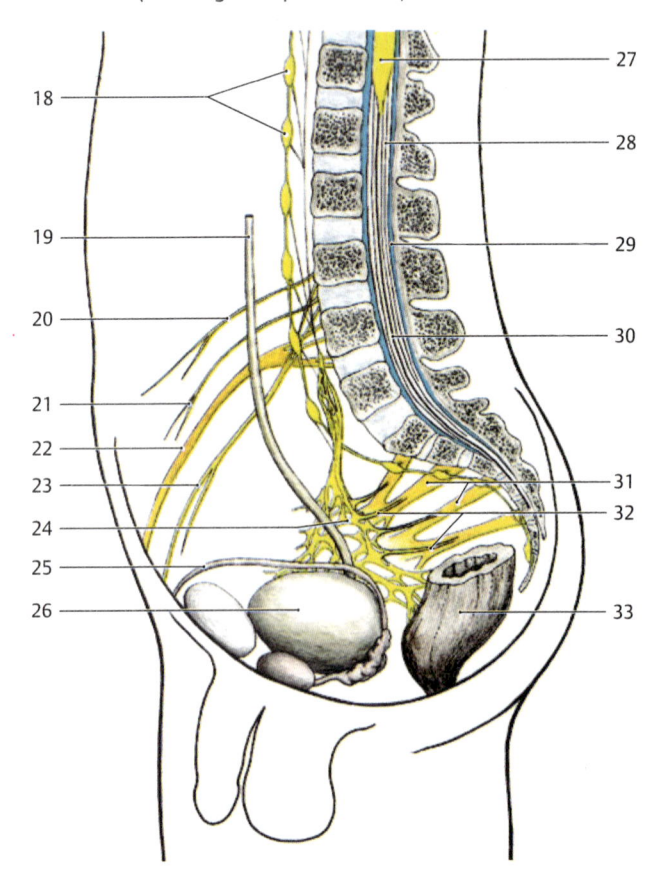

1. Décima-primeira costela
2. Corpo da terceira vértebra lombar
3. Disco intervertebral
4. Corpo da quinta vértebra lombar
5. Espinha ilíaca superior anterior
6. Face sinfisial
7. Corpo da décima-segunda vértebra torácica
8. Forame intervertebral
9. Corpo da primeira vértebra lombar
10. Canal vertebral
11. Processo espinhoso da quinta vértebra lombar
12. Sacro (crista sacra mediana)
13. Promontório (*promontorium*)
14. Sacro
15. Linha arqueada
16. Cóccix
17. Tuberosidade do ísquio
18. Tronco simpático com gânglios
19. Ureter
20. Nervo ilio-hipogástrico (T12, L1)
21. Nervo ilioinguinal (L1)
22. Nervo femoral (L1-L4)
23. Nervo genitofemoral (L1, L2)
24. Plexo hipogástrico inferior
25. Ducto deferente
26. Bexiga urinária
27. Cone medular da medula espinal
28. Filamentos de raiz de nervos espinais
29. Espaço subaracnóideo (preenchido com líquido cefalorraquidiano (azul)
30. Filamento terminal de medula espinal
31. Plexo sacral
32. Nervos esplâncnicos pélvicos (*nervi erigentes*)
33. Reto

Fig. 2.110 Parte lombar da coluna vertebral com pelve e parte torácica inferior (corte sagital, aspecto medial).

Fig. 2.111 Parte lombar da coluna vertebral com medula espinal e filamentos da raiz (corte sagital). Notar a localização alta do cone medular. O plexo sacral e o plexo hipogástrico inferior são mostrados de modo esquemático.

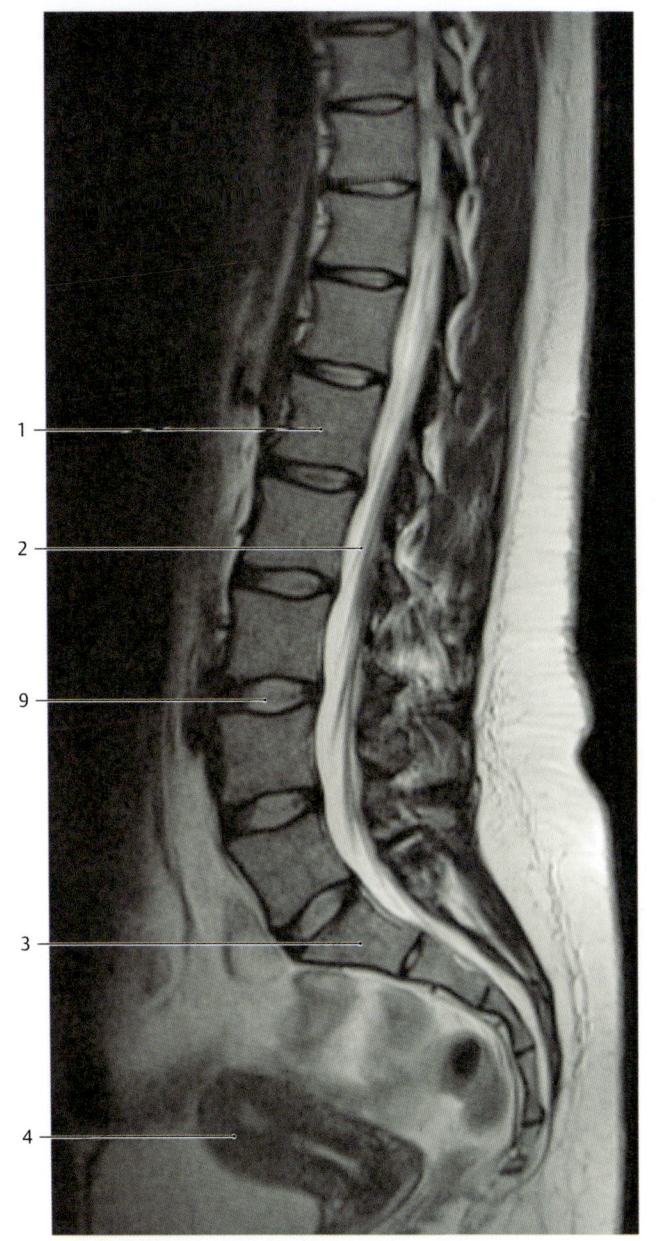

Fig. 2.112 Corte paramediano através da parte lombar da coluna vertebral com canal vertebral e medula espinal (varredura de IRM; linha pontilhada no desenho esquemático). (Cortesia do Prof. Uder, Instituto de Radiologia, University Hospital Erlangen, Alemanha.)

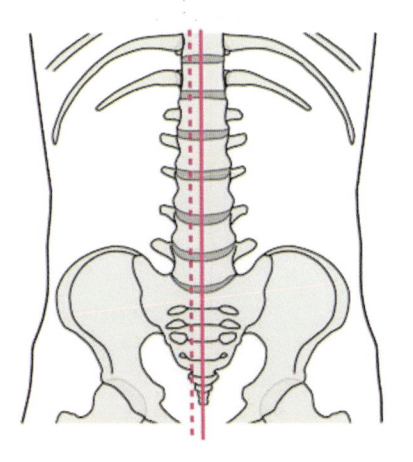

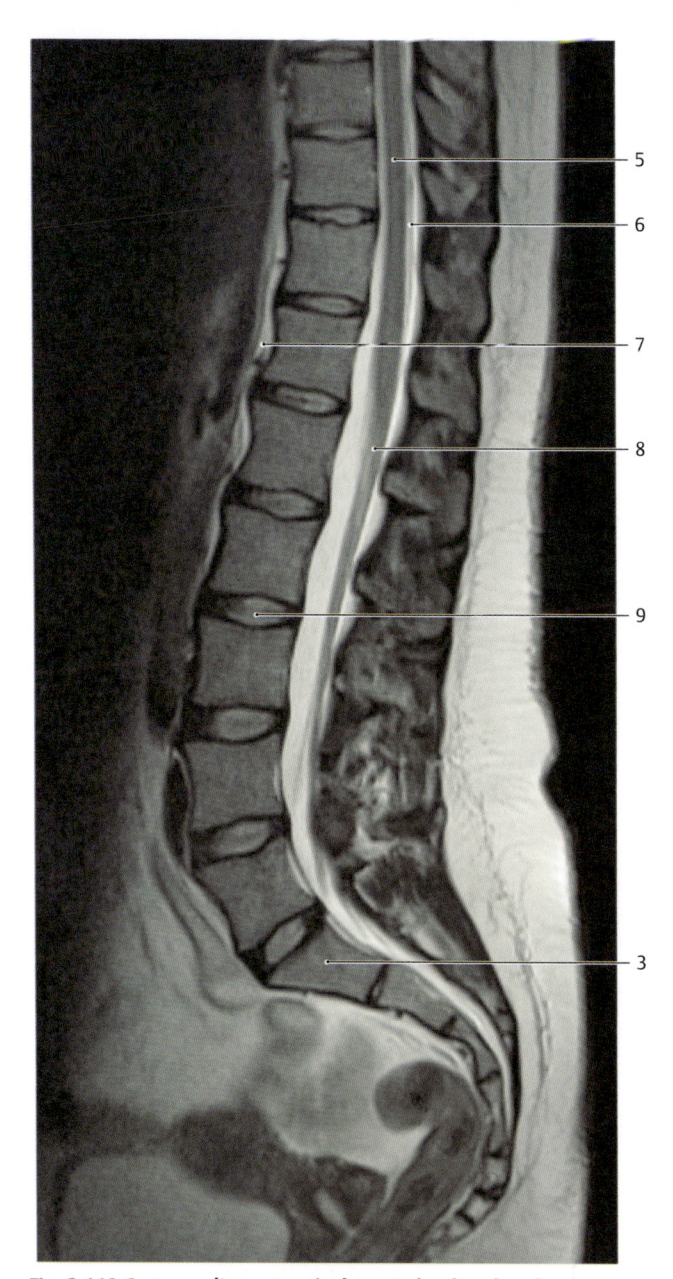

Fig. 2.113 Corte mediano através da parte lombar da coluna vertebral com canal vertebral e medula espinal (varredura de IRM; linha contínua no desenho esquemático). (Cortesia do Prof. Uder, Instituto de Radiologia, University Hospital Erlangen, Alemanha.)

1. Primeira vértebra lombar (L1)
2. Filamentos de raiz de nervos espinais
3. Sacro
4. Útero
5. Medula espinal
6. Dura-máter de medula espinal
7. Ligamento longitudinal anterior
8. Cone medular de medula espinal
9. Disco intervertebral de vértebra lombar

Fig. 2.114 Localização dos cortes (linhas vermelhas: T10-T12, L1-L5 e sacro).

2 Tronco | Cortes através da Parte Lombar da Coluna Vertebral e a Medula Espinal

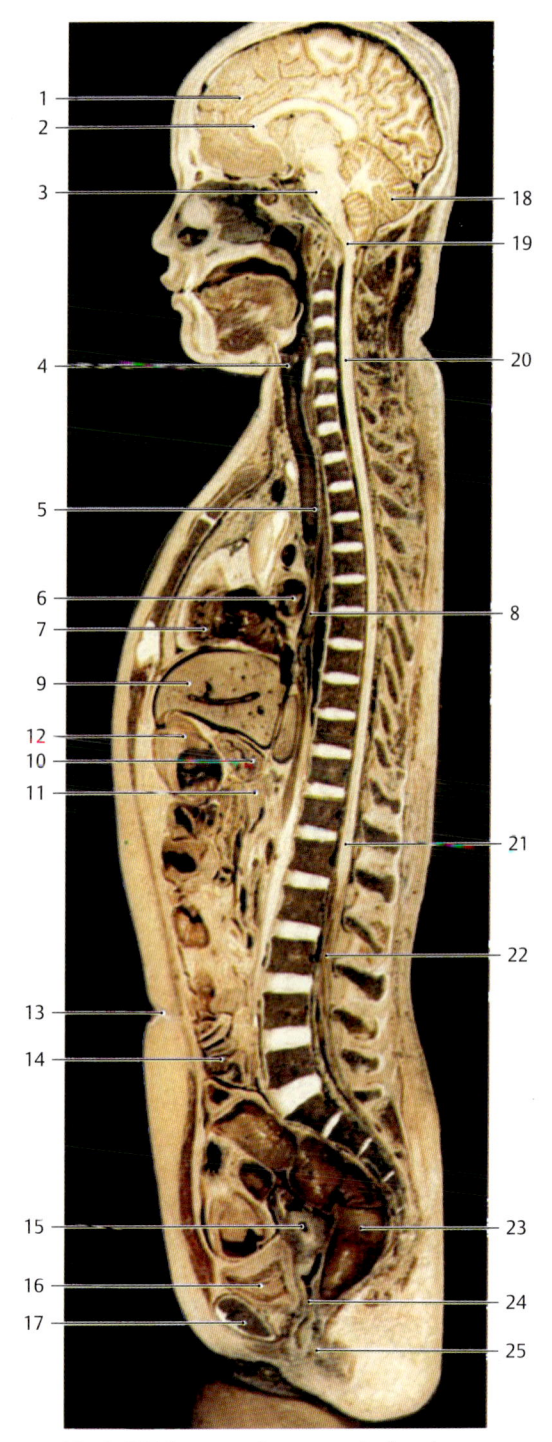

Fig. 2.115 Corte mediano através da cabeça e do tronco no adulto (feminino). O cone medular da medula espinal está localizado ao nível da L1.

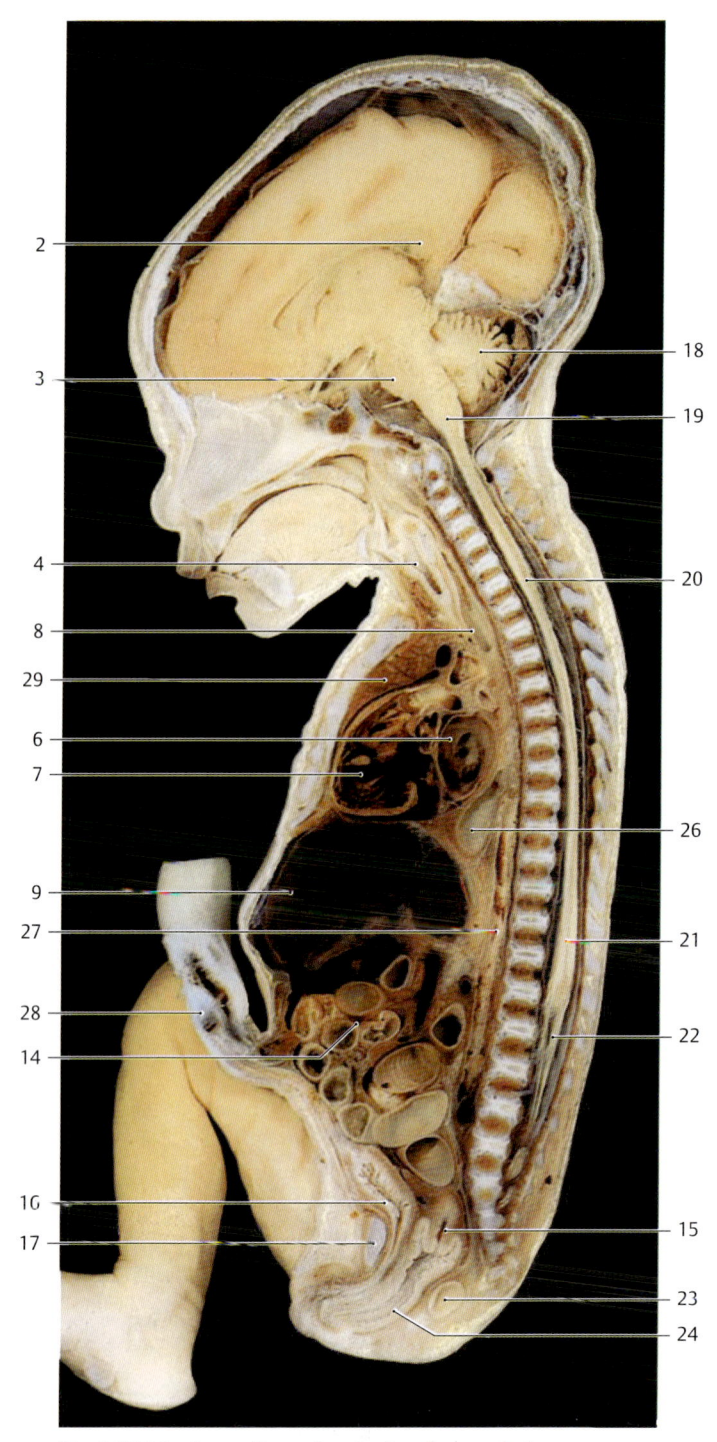

Fig. 2.116 Corte mediano através da cabeça e do tronco no recém-nascido. Observar que no recém-nascido o cone medular da medula espinal se prolonga muito mais no sentido caudal que no adulto.

1 Cérebro	9 Fígado	17 Sínfise púbica	25 Ânus
2 Corpo caloso	10 Estômago	18 Cerebelo	26 Veia cava inferior
3 Ponte	11 Pâncreas	19 Medula oblonga	27 Aorta
4 Laringe	12 Cólon transverso	20 Medula espinal	28 Cordão umbilical
5 Traqueia	13 Umbigo	21 Cone medular	29 Timo
6 Átrio esquerdo	14 Intestino delgado	22 Cauda equina	
7 Ventrículo direito	15 Útero	23 Reto	
8 Esôfago	16 Bexiga urinária	24 Vagina	

Cortes através da Parte Lombar da Coluna Vertebral e a Medula Espinal | 2 Tronco

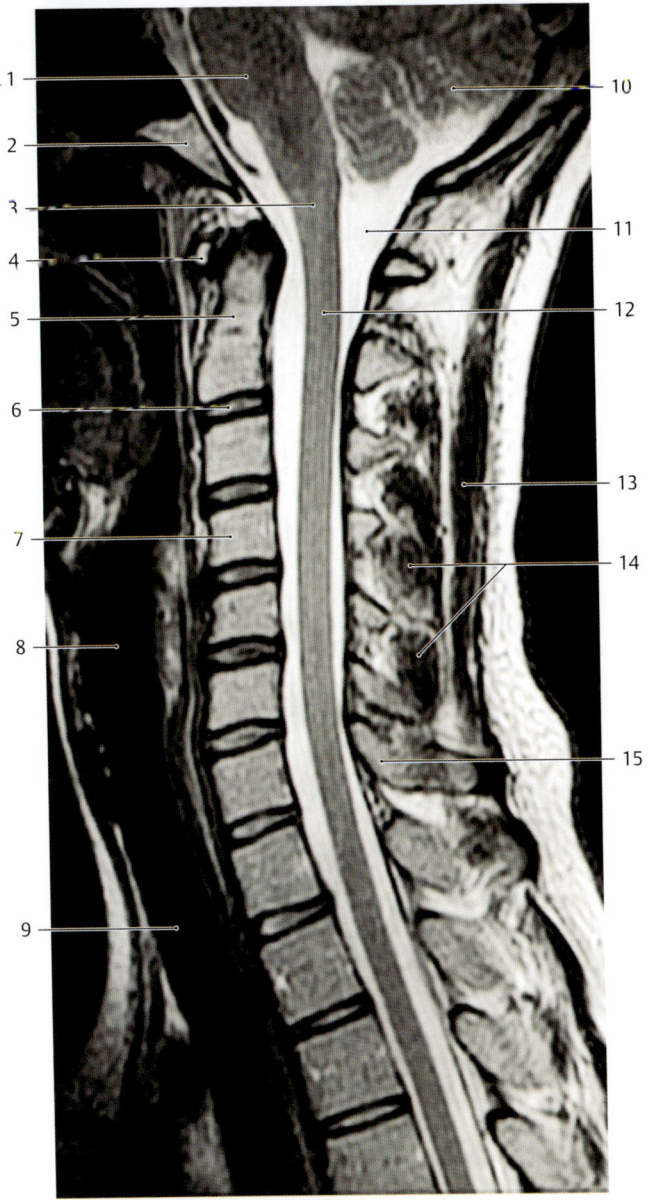

Fig. 2.117 **Corte mediossagital através da coluna vertebral cervical** mostrando a medula espinal em conexão com a medula oblonga (varredura de IRM). (Heuck A, et.al. MRT-Atlas des muskuloskelettalen Systems. Stuttgart, Germany: Schattauer, 2009.)

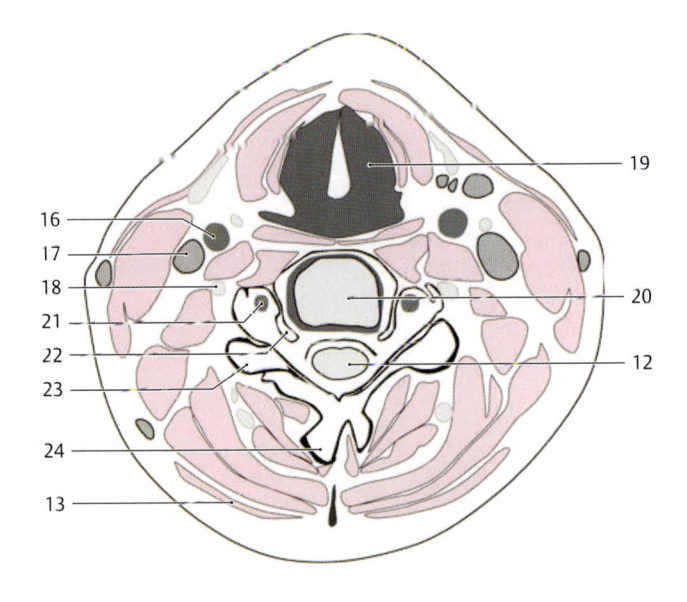

Fig. 2.118

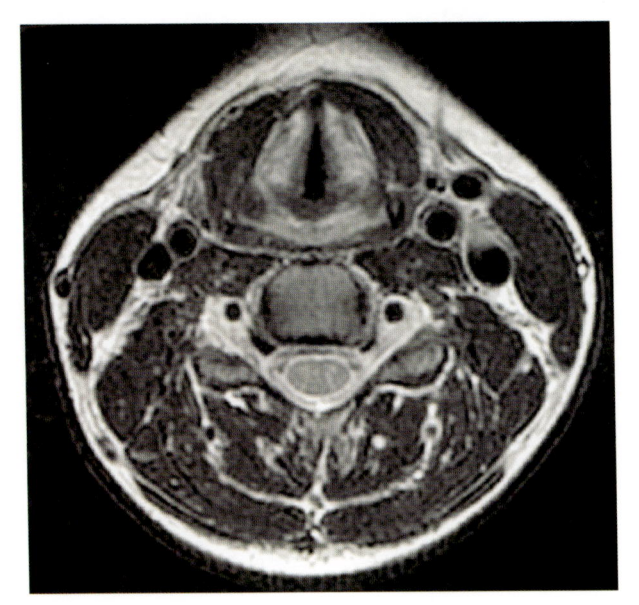

Fig. 2.119

Fig. 2.118 e 2.119 **Corte horizontal através do pescoço** na região da laringe (esquemático e varredura de IRM, respectivamente). (Heuck A, et.al. MRT-Atlas des muskuloskelettalen Systems. Stuttgart, Germany: Schattauer, 2009.)

1 Ponte
2 Base do crânio (clivo)
3 Medula oblonga
4 Atlas (arco anterior)
5 Dente do áxis
6 Disco intervertebral
7 Corpo de vértebra cervical (C4)
8 Sítio de laringe
9 Traqueia
10 Cerebelo
11 Cisterna cerebelomedular
12 Medula espinal
13 Músculo trapézio
14 Músculos do pescoço
15 Processo espinhoso de vértebra cervical (C7)
16 Veia jugular interna
17 Artéria carótida comum
18 Nervo vago (CN X)
19 Laringe
20 Corpo de vértebra cervical
21 Artéria vertebral
22 Nervo espinal com gânglio espinal
23 Processo transverso de vértebra cervical
24 Processo espinhoso de vértebra cervical

71

2 Tronco | Região Nucal: Camada Superficial

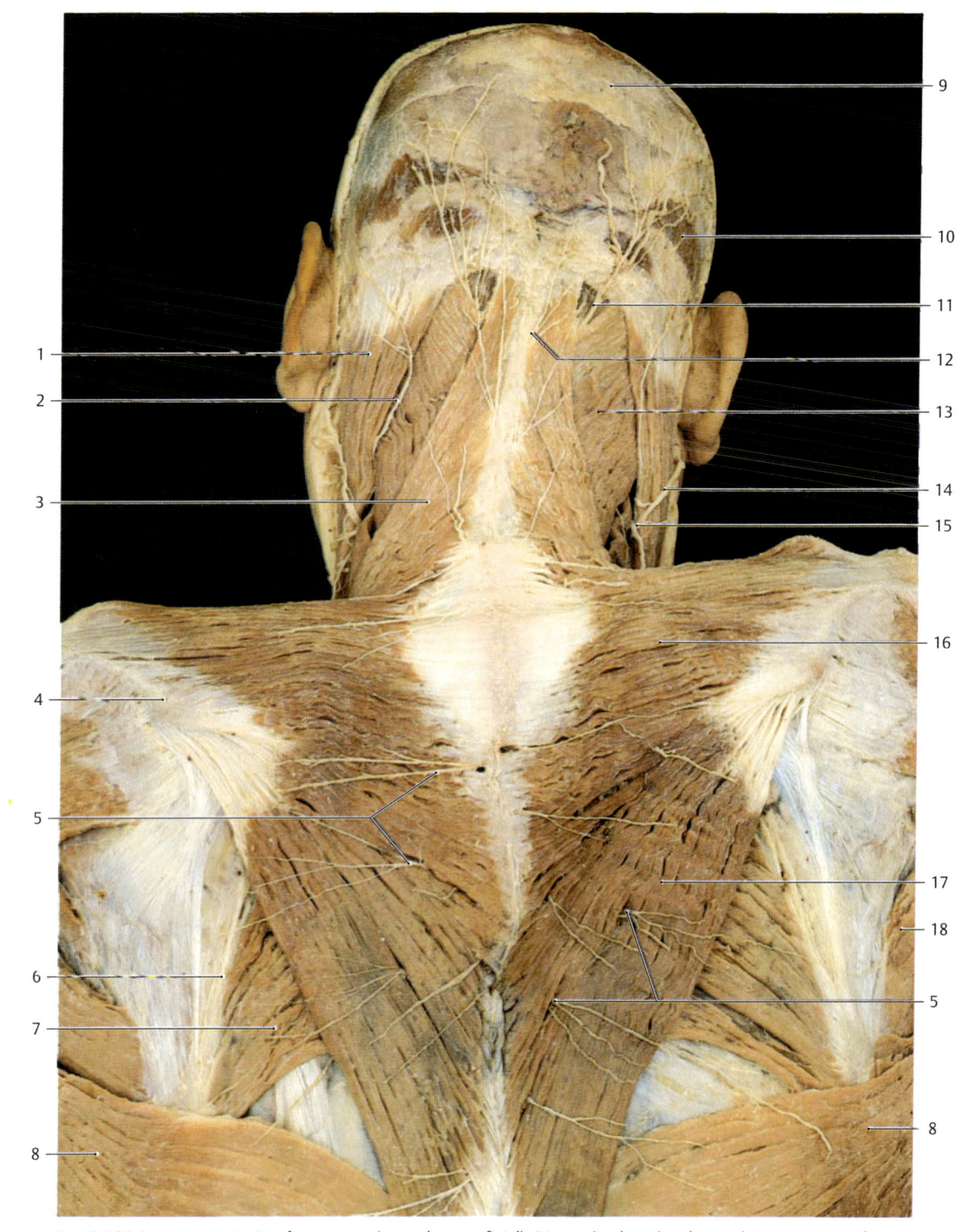

Fig. 2.120 Aspecto posterior do pescoço (camada superficial). Dissecção do músculo trapézio e ramos cutâneos dos ramos dorsais dos nervos espinais.

1. Músculo esternoclidomastóideo
2. Nervo occipital menor
3. Fibras descendentes do músculo trapézio
4. Espinha da escápula
5. Ramos cutâneos mediais de ramos dorsais de nervos espinais
6. Margem medial da escápula
7. Músculo romboide maior
8. Músculo latíssimo do dorso
9. Gálea aponeurótica
10. Ventre occipital do músculo occipitofrontal
11. Nervo occipital maior
12. Nervo occipital terceiro
13. Músculo esplênio da cabeça
14. Nervo auricular magno
15. Nervos cutâneos do plexo cervical
16. Fibras transversas do músculo trapézio
17. Fibras ascendentes do músculo trapézio
18. Músculo redondo maior

Região Nucal: Camada mais Profunda | 2 Tronco

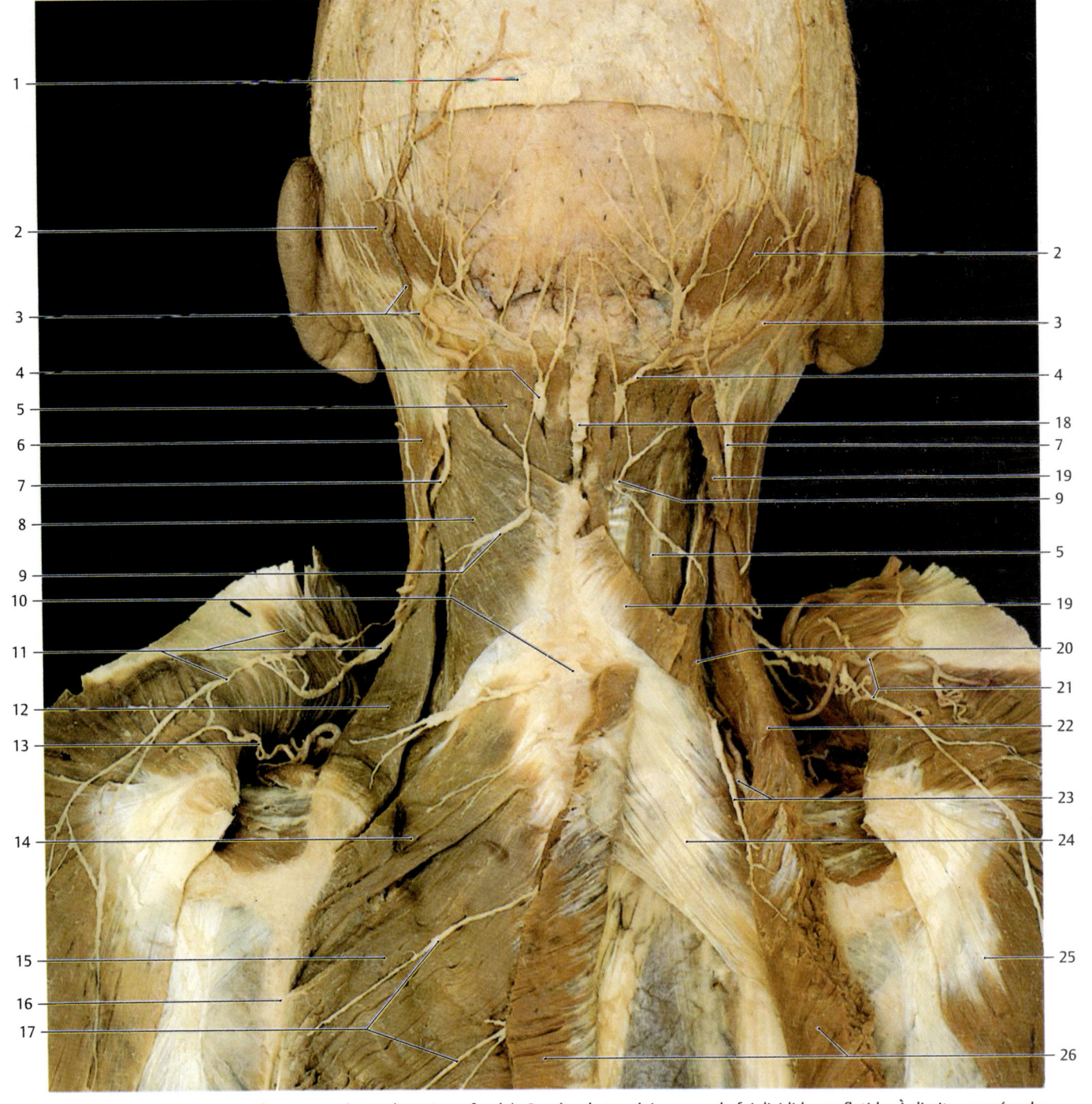

Fig. 2.121 **Aspecto posterior do pescoço** (camada mais profunda). O músculo trapézio esquerdo foi dividido e refletido. À direita, os músculos trapézio, romboide e esplênio foram divididos. O músculo levantador direito da escápula foi levemente refletido.

1 Gálea aponeurótica
2 Ventre occipital do músculo occipitofrontal
3 Artéria occipital
4 Nervo occipital maior (C2)
5 Músculo semiespinal da cabeça
6 Músculo esternoclidomastóideo
7 Nervo occipital menor
8 Músculo esplênio esquerdo da cabeça
9 Nervo occipital terceiro (C3)
10 Processo espinhoso de vértebra proeminente (C7)
11 Músculo trapézio esquerdo e nervo acessório
12 Músculo levantador da escápula
13 Ramo superficial de artéria cervical transversa
14 Músculo romboide menor
15 Músculo romboide maior
16 Margem medial da escápula
17 Ramos mediais de ramos dorsais de nervos espinais
18 Ligamento da nuca
19 Músculo esplênio da cabeça (dividido)
20 Músculo esplênio do pescoço
21 Nervo acessório direito e ramo superficial da artéria cervical transversa
22 Músculo levantador direito da escápula
23 Nervo dorsal da escápula e ramo profundo da artéria cervical transversa
24 Músculo serrátil posterior superior
25 Músculo trapézio direito (dividido e refletido)
26 Músculo romboide maior direito (dividido e refletido)

2 Tronco | Região Nucal: Camada Profunda

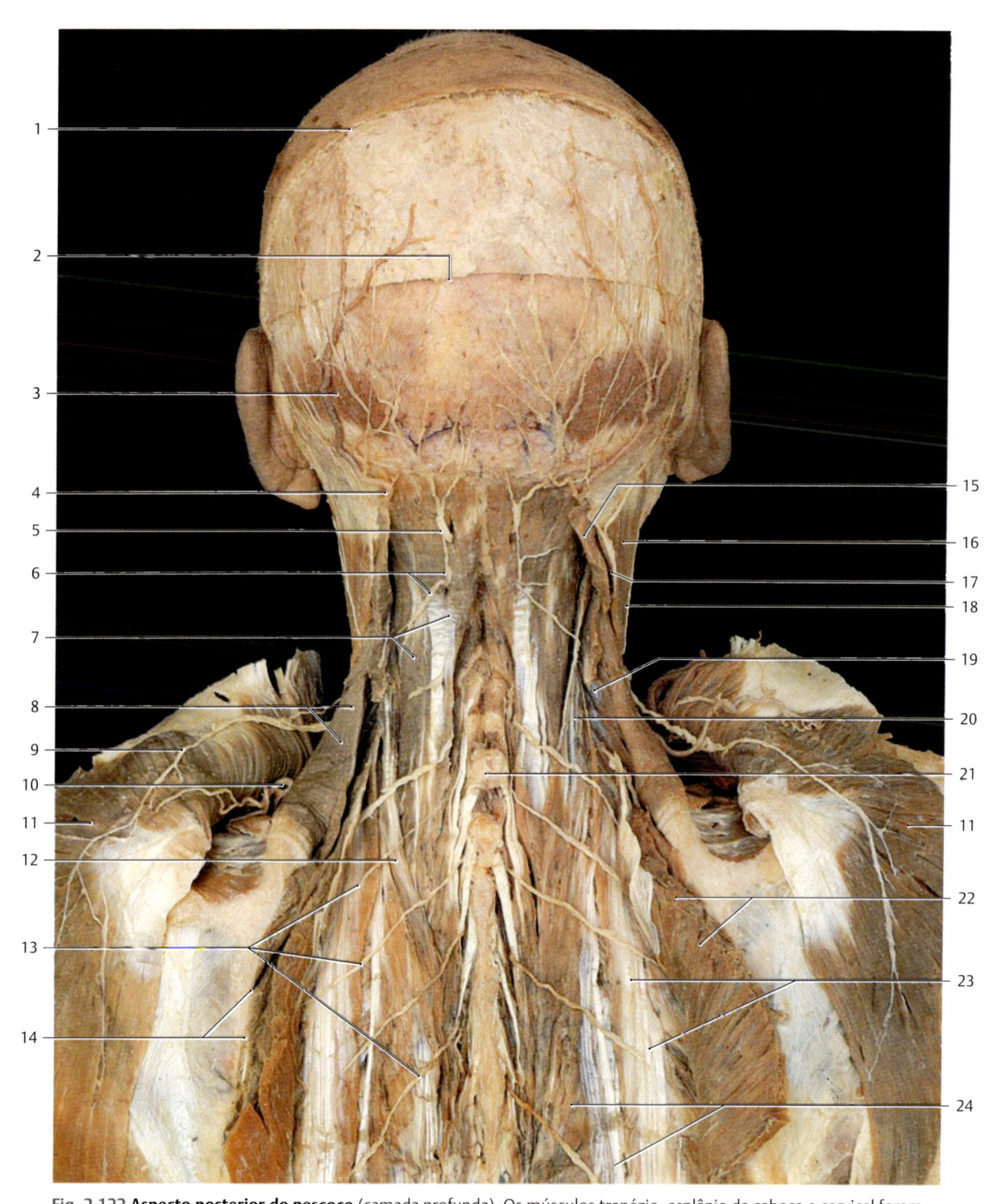

Fig. 2.122 **Aspecto posterior do pescoço** (camada profunda). Os músculos trapézio, esplênio da cabeça e cervical foram divididos e parcialmente removidos ou refletidos.

1. Pele do couro cabeludo
2. Gálea aponeurótica
3. Ventre occipital de músculo occipitofrontal
4. Artéria occipital
5. Nervo occipital maior
6. Nervo occipital terceiro
7. Músculo semiespinal da cabeça
8. Músculo levantador da escápula
9. Nervo acessório (CN XI)
10. Artéria cervical superficial
11. Músculo trapézio (refletido)
12. Músculo longuíssimo do pescoço
13. Ramos cutâneos mediais de ramos dorsais de nervos espinais
14. Margem medial da escápula
15. Músculo esplênio da cabeça (dividido)
16. Músculo esternoclidomastóideo
17. Nervo occipital menor
18. Nervo auricular magno
19. Músculo esplênio do pescoço
20. Músculo longuíssimo do pescoço
21. Processo espinhoso de vértebra proeminente (C7)
22. Músculos romboides (divididos)
23. Músculo iliocostal do tórax
24. Músculo longuíssimo do tórax

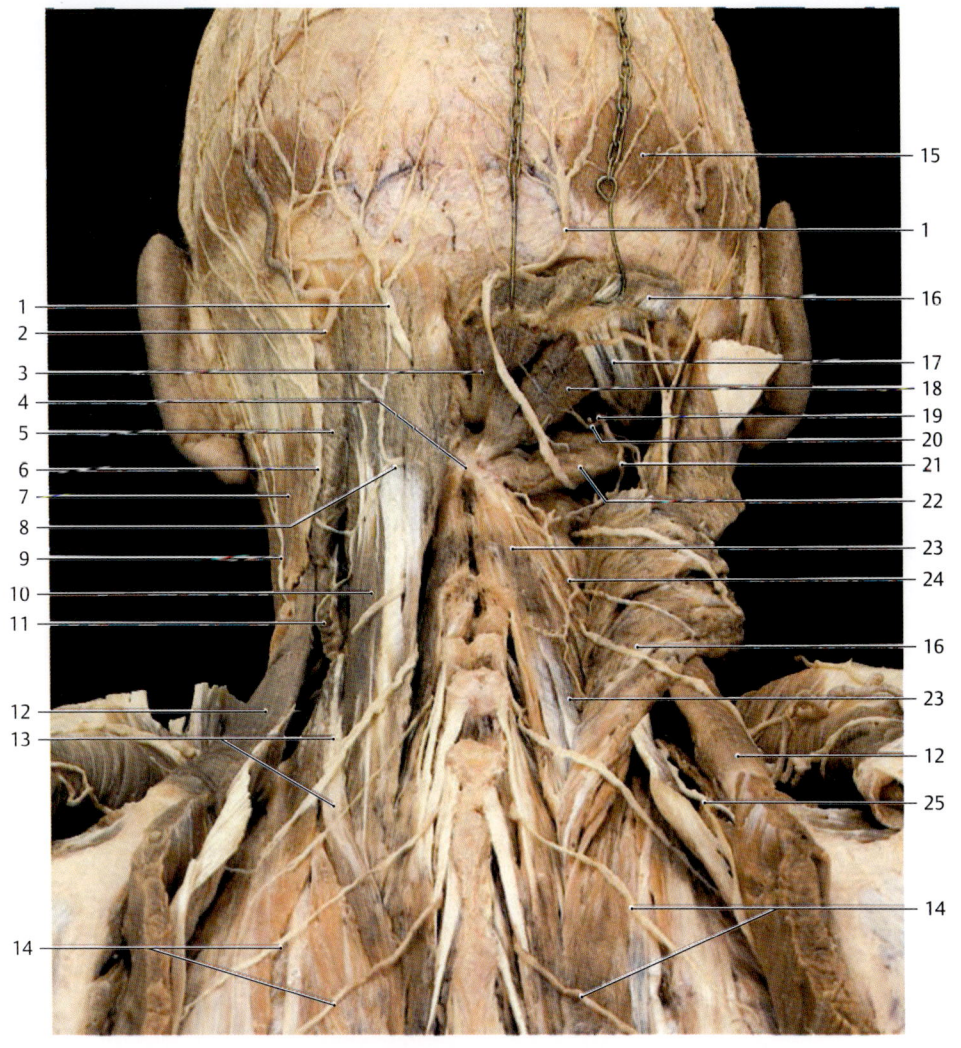

Região Nucal: Camada Profunda | 2 Tronco

1 Nervo occipital maior
2 Artéria occipital
3 Músculo reto posterior menor da cabeça
4 Processo espinhoso do áxis
5 Músculo esplênio esquerdo da cabeça (cortado)
6 Nervo occipital menor
7 Músculo esternoclidomastóideo esquerdo
8 Nervo occipital terceiro (C3)
9 Nervo auricular magno
10 Músculo semiespinal esquerdo da cabeça
11 Músculo semiespinal esquerdo do pescoço (cortado)
12 Músculo levantador da escápula
13 Músculo longuíssimo esquerdo do pescoço
14 Ramos mediais dos ramos dorsais dos nervos espinais
15 Ventre occipital do músculo occipitofrontal
16 Músculo semiespinal da cabeça (cortado)
17 Músculo oblíquo superior da cabeça
18 Músculo reto posterior maior da cabeça
19 Artéria vertebral
20 Nervo suboccipital (C1)
21 Ramo muscular de artéria vertebral
22 Músculo oblíquo inferior da cabeça
23 Músculo semiespinal direito do pescoço
24 Artéria cervical profunda
25 Nervo dorsal da escápula
26 Protuberância occipital externa
27 Músculo trapézio (cortado)
28 Vértebra cervical (C3)
29 Processo mastoide e músculo esplênio da cabeça
30 Atlas
31 Áxis
32 Processo espinhoso de terceira vértebra cervical

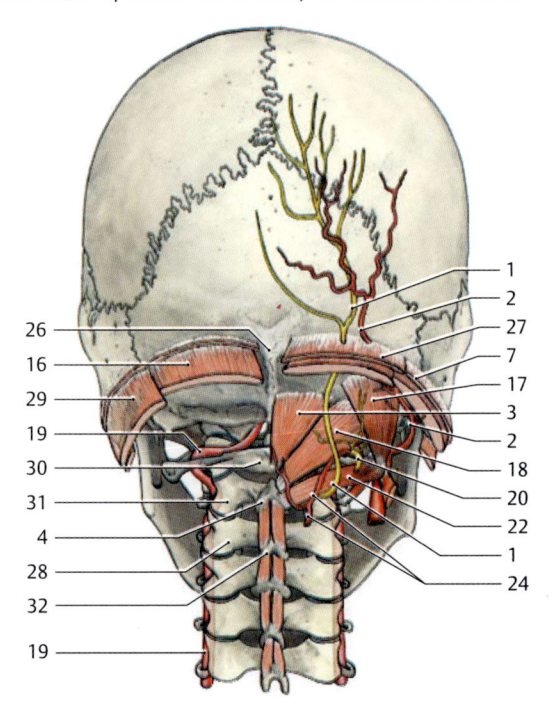

Fig. 2.123 **Aspecto posterior do pescoço** (camada profunda). Dissecção do trígono suboccipital. O músculo semiespinal direito da cabeça foi dividido e refletido.

Fig. 2.124 **Trígono suboccipital e posição do nervo occipital maior** à direita e a artéria vertebral à esquerda.

75

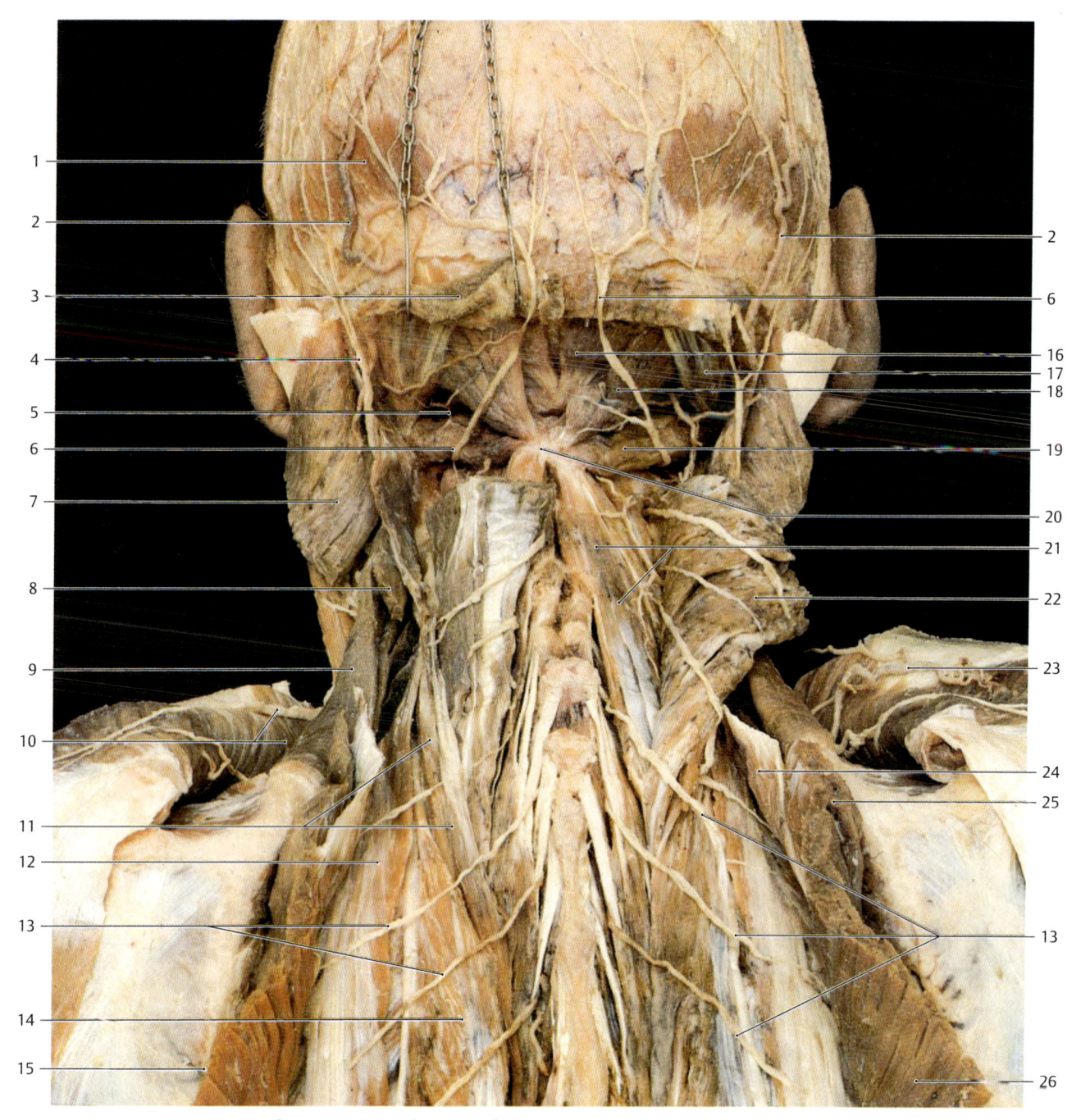

2 Tronco | Região Nucal: Camada ainda mais Profunda

Fig. 2.125 Aspecto posterior do pescoço (camada mais profunda). Dissecção de trígono suboccipital em ambos os lados.

1. Ventre occipital de músculo occipitofrontal
2. Artéria occipital
3. Inserção de músculo semiespinal da cabeça (dividido)
4. Nervo occipital menor (do plexo cervical)
5. Nervo suboccipital (C1)
6. Nervo occipital maior (C2)
7. Músculo esplênio da cabeça (refletido)
8. Músculo esplênio do pescoço
9. Músculo levantador da escápula
10. Nervo acessório (CN XI) e músculo trapézio
11. Músculo longuíssimo do pescoço
12. Músculo iliocostal do pescoço (dividido e refletido)
13. Ramos cutâneos mediais dos ramos dorsais dos nervos espinais (C7, C8)
14. Músculo longuíssimo do tórax
15. Margem medial da escápula
16. Músculo reto posterior menor da cabeça
17. Músculo oblíquo superior da cabeça
18. Músculo reto posterior maior da cabeça
19. Músculo oblíquo inferior da cabeça
20. Processo espinhoso do áxis
21. Músculo semiespinal do pescoço
22. Músculo semiespinal da cabeça (dividido e refletido)
23. Artéria cervical transversa (ramo superficial)
24. Músculo serrátil posterior superior
25. Músculo romboide menor (dividido e refletido)
26. Músculo romboide maior (dividido e refletido)

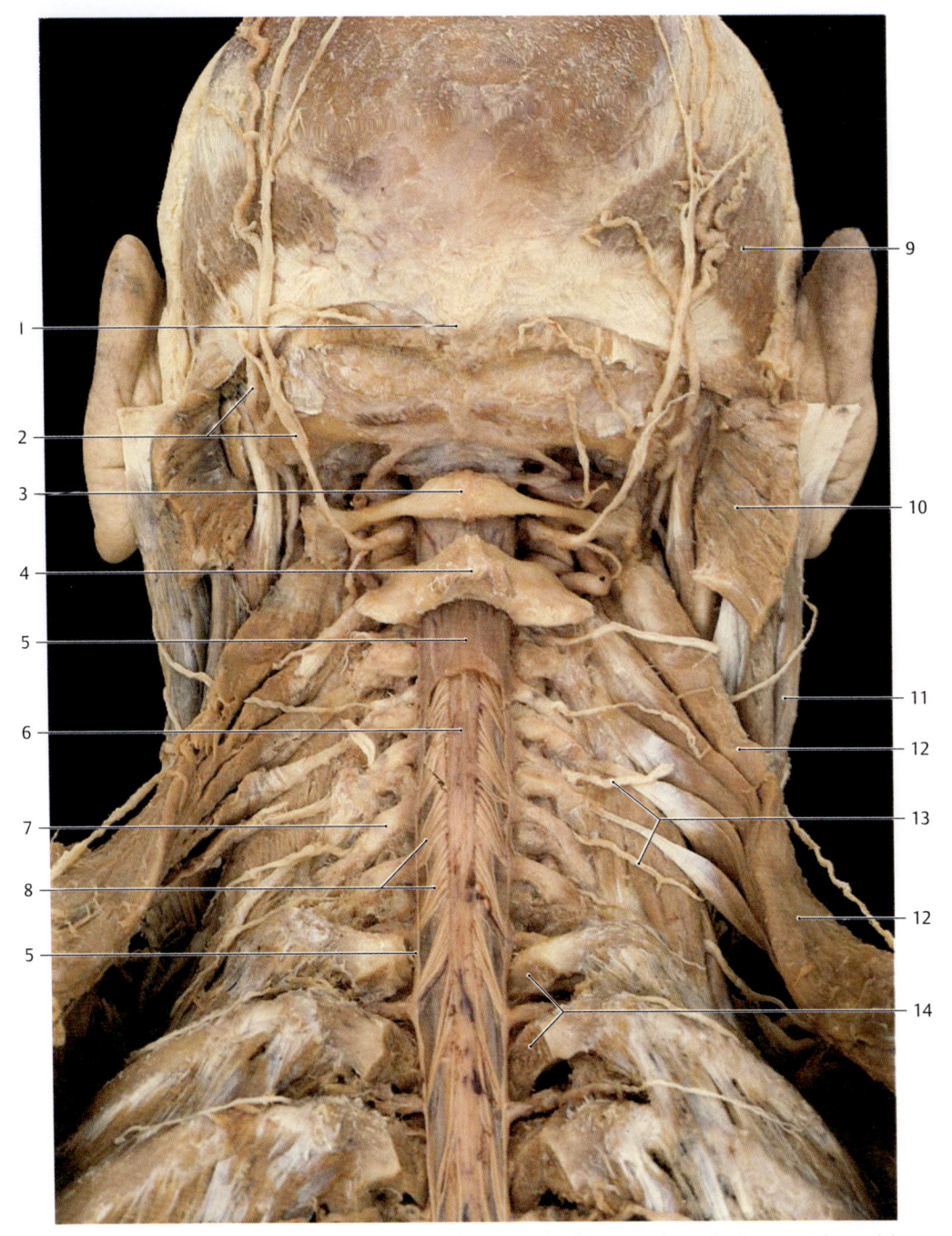

Região Nucal: Canal Vertebral parcialmente Aberto | 2 Tronco

Fig. 2.126 **Aspecto posterior do pescoço** (camada mais profunda). O canal vertebral em sentido caudal do atlas e áxis foi aberto para mostrar a medula espinal. A dura-máter foi parcialmente removida.

1 Protuberância occipital externa
2 Nervo occipital maior (C2) e artéria occipital
3 Atlas (arco posterior)
4 Áxis (arco posterior)
5 Dura-máter espinal
6 Medula espinal
7 Gânglio espinal
8 Filamentos de raiz posterior (*fila radicularia posterior*)
9 Ventre occipital de músculo occipitofrontal
10 Músculo esplênio da cabeça (cortado e refletido)
11 Músculo esternoclidomastóideo
12 Músculo levantador da escápula
13 Ramos posteriores de nervos espinais
14 Arcos de vértebras torácicas cervicais e superiores (cortados)

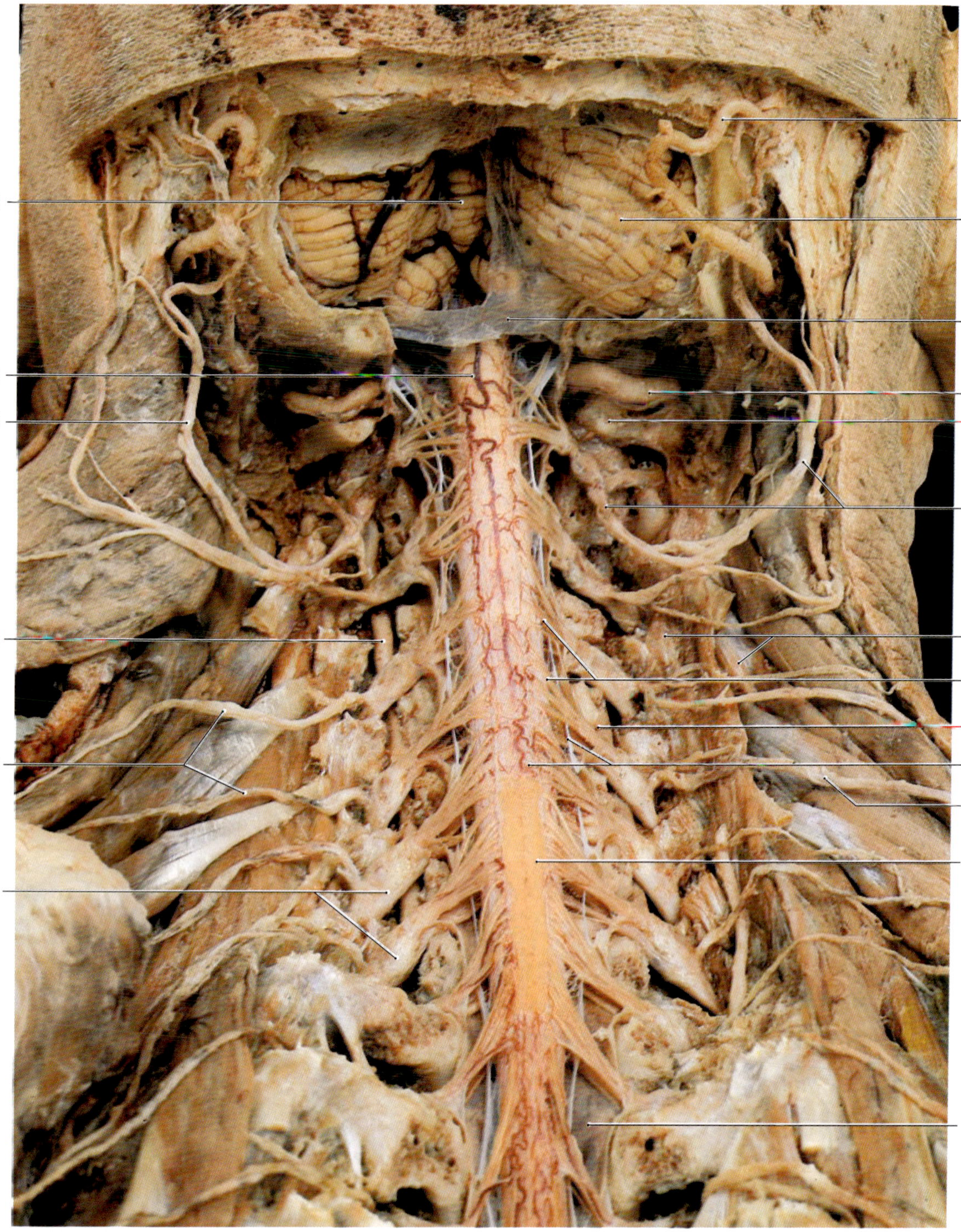

Fig. 2.127 Aspecto posterior do pescoço (camada mais profunda). Dissecção da medula oblonga e medula espinal. A cavidade craniana foi aberta.

1. Verme do cerebelo
2. Medula oblonga e artéria espinal posterior
3. Artéria vertebral
4. Gânglio espinal
5. Artéria occipital
6. Cerebelo
7. Cisterna cerebelomedular
8. Arco posterior do atlas
9. Nervo occipital maior (C2)
10. Músculo levantador da escápula e ligamento intertransversário
11. Raízes dorsais de nervos espinais
12. Arco vertebral
13. Ligamento denticulado e aracnoide-máter
14. Área onde a pia-máter foi removida
15. Dura-máter espinal
16. Ramos dorsais de nervos espinais

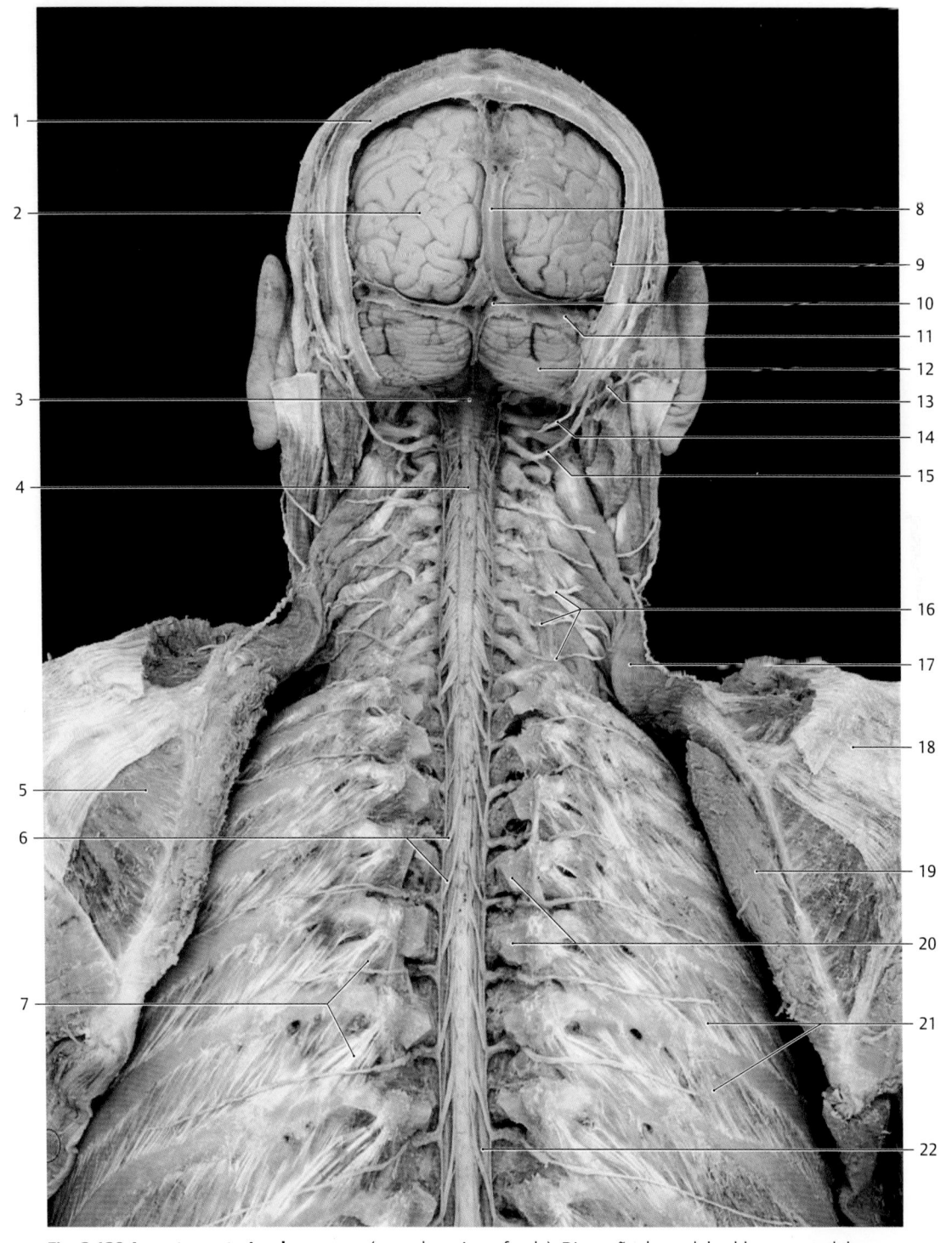

Região Nucal: Cavidade Craniana Aberta | 2 Tronco

Fig. 2.128 **Aspecto posterior do pescoço** (camada mais profunda). Dissecção de medula oblonga e medula espinal em relação ao cérebro.

1 Calvária
2 Hemisfério esquerdo do cérebro
3 Cisterna cerebelomedular
4 Medula espinal
5 Escápula com músculo infraespinal
6 Filamentos de raiz posterior (*fila radicularia* posterior)
7 Músculos levantadores das costas
8 Foice do cérebro com seio sagital superior
9 Espaço subaracnóideo
10 Confluência de seios
11 Seio transverso
12 Cerebelo
13 Artéria occipital
14 Nervo suboccipital (C1)
15 Nervo occipital maior (C2)
16 Ramos posteriores de nervos espinais
17 Músculo levantador da escápula
18 Músculo deltoide
19 Músculos romboides
20 Arcos vertebrais (cortados)
21 Músculos intercostais internos
22 Dura-máter espinal

2 Tronco | Região Nucal: Aspecto Oblíquo-Lateral

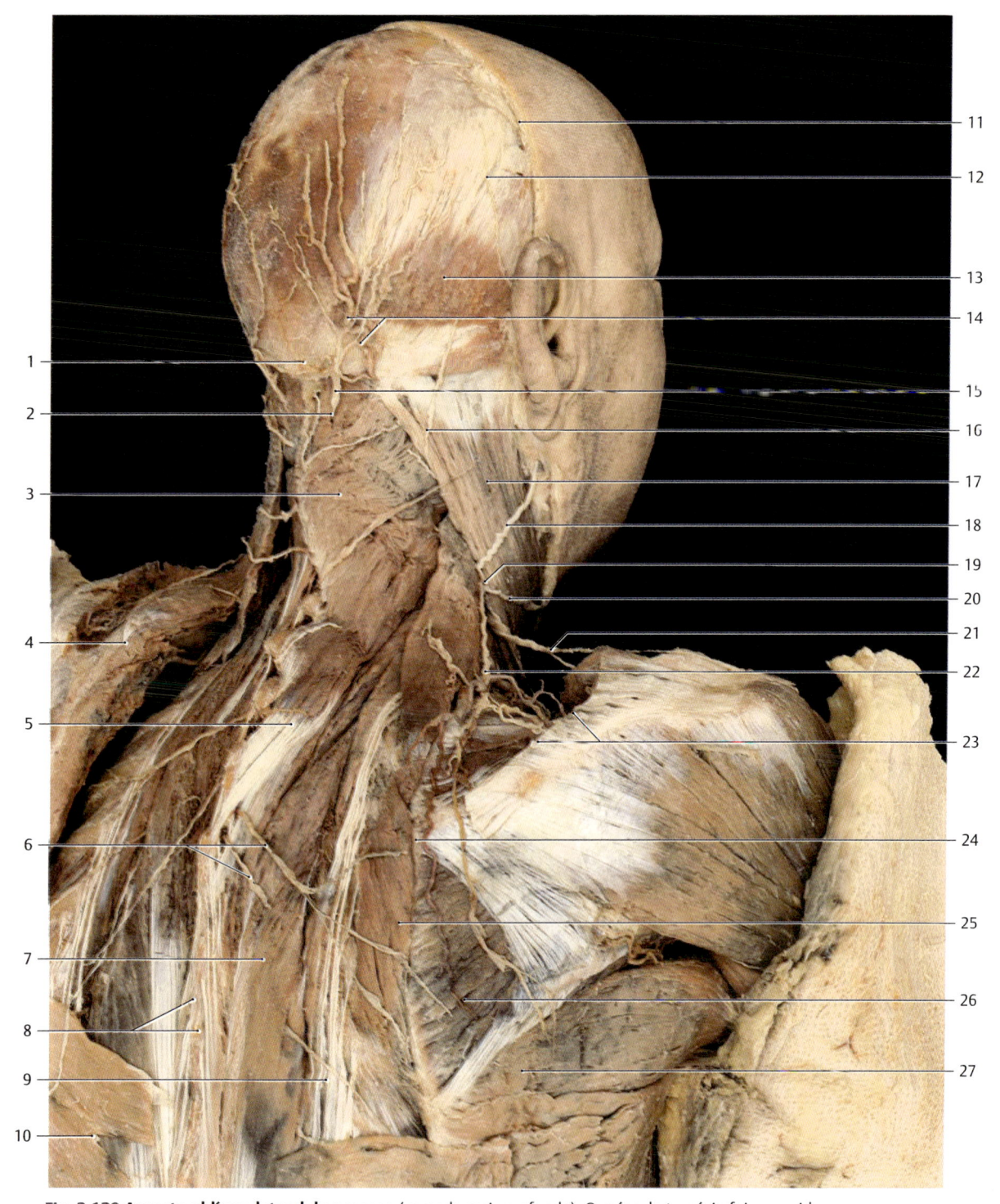

Fig. 2.129 **Aspecto oblíquo-lateral do pescoço** (camada mais profunda). O músculo trapézio foi removido.

1. Protuberância occipital externa
2. Músculo semiespinal da cabeça
3. Músculo esplênio da cabeça
4. Escápula
5. Músculo esplênio do pescoço
6. Ramos posteriores de nervos espinais
7. Músculo longuíssimo
8. Processos espinhosos de vértebras torácicas
9. Músculo iliocostal
10. Músculo latíssimo do dorso
11. Epiderme da cabeça (couro cabeludo)
12. Gálea aponeurótica
13. Ventre occipital do músculo occipitofrontal
14. Artéria occipital
15. Nervo occipital maior (C2)
16. Nervo occipital menor
17. Músculo esternoclidomastóideo
18. Nervo auricular magno
19. *Punctum nervosum*
20. Nervo cervical transverso
21. Nervos supraclaviculares
22. Nervo acessório (CN XI)
23. Músculo trapézio (borda cortada)
24. Margem medial da escápula
25. Músculo romboide maior
26. Músculo infraspinal
27. Músculo redondo maior

Cortes através da Região Nucal da Coluna Vertebral Cervical | 2 Tronco

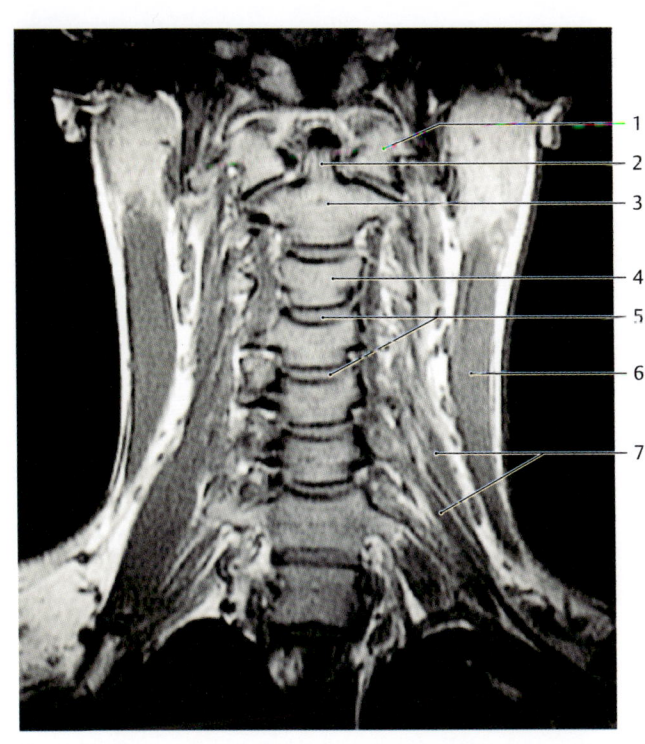

Fig. 2.130 Corte coronal através da coluna vertebral cervical ao nível dos corpos verticais (varredura de IRM). (Heuck A et al. MRT-Atlas des muskuloskelettalen Systems. Stuttgart, Germany; Schattauer, 2009.)

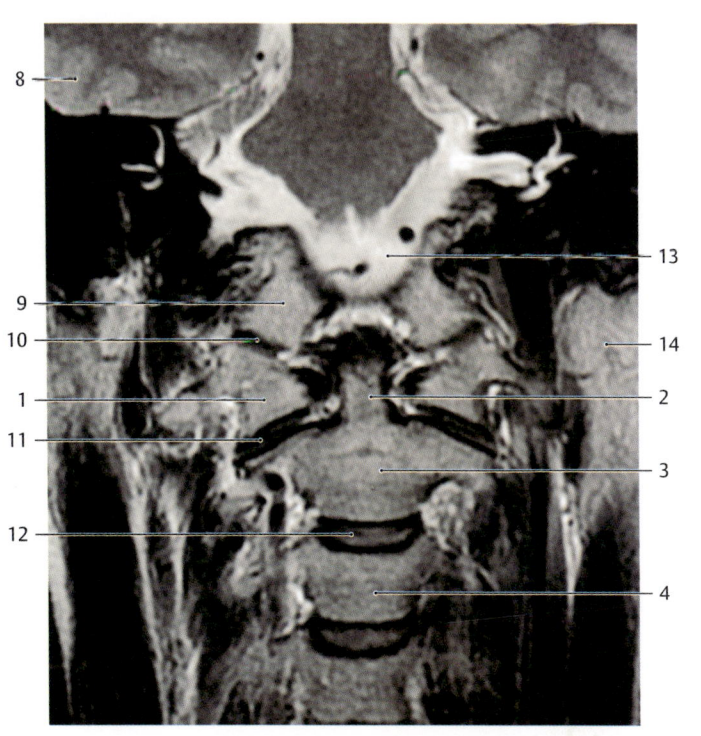

Fig. 2.131 Corte coronal através da coluna vertebral cervical ao nível do dente do áxis (varredura de IRM). (Heuck A et al. MRT-Atlas des muskuloskelettalen Systems. Stuttgart, Germany; Schattauer, 2009.)

1. Atlas
2. Dente do áxis
3. Áxis
4. Corpo de vértebra cervical (C3)
5. Discos intervertebrais
6. Músculo esternoclidomastóideo
7. Músculos escalenos
8. Cerebelo
9. Côndilo occipital
10. Articulação atlantoccipital
11. Articulação atlantoccipital lateral
12. Disco intervertebral
13. Cisterna da ponte
14. Cabeça da mandíbula

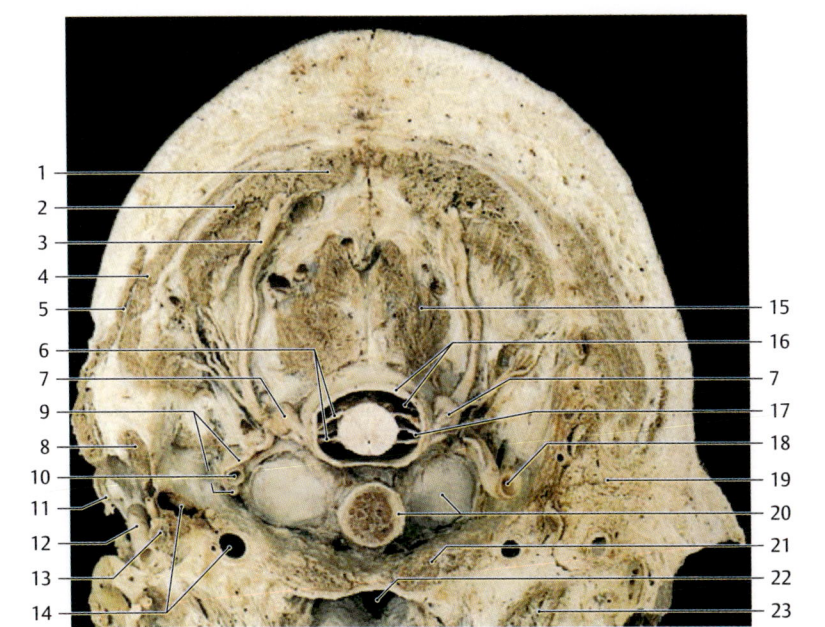

Fig. 2.132 Corte horizontal através do pescoço. Dissecção do segundo nervo espinal cervical. Superfície posterior no topo da figura.

1. Músculo trapézio
2. Músculo semiespinal da cabeça
3. Ramo dorsal de nervo espinal
4. Músculo esternoclidomastóideo
5. Músculo platisma
6. Raízes dorsal e ventral de nervos espinais
7. Gânglio espinal
8. Ventre posterior de músculo digástrico
9. Ramo ventral de nervo espinal
10. Artéria vertebral
11. Nervo auricular magno
12. Artéria temporal superficial
13. Processo estiloide
14. Veia jugular interna e artéria carótida interna
15. Músculo reto posterior maior da cabeça
16. Dura-máter e espaço subaracnóideo
17. Ligamento denticulado
18. Artéria vertebral
19. Glândula parótida
20. Dente do áxis (dividido) e faceta articular inferior do atlas
21. Músculo longo da cabeça
22. Cavidade faríngea

3 Membro Superior
Anatomia Geral e Sistema Musculosquelético

- Cintura Escapular e Tórax 83
- Escápula e Clavícula 85
- Cintura Escapular e Terço Proximal do Braço 86
- Terço Proximal do Braço: Úmero 87
- Antebraço: Rádio e Ulna 88
- Antebraço e Mão 89
- Mão 90
- Articulações e Ligamentos:
  - Ombro 92
  - Cotovelo 93
  - Mão 94
- Músculos do Ombro e do Terço Proximal do Braço:
  - Músculos Dorsais 96
  - Músculos Peitorais 98
- Músculos do Terço Proximal do Braço:
  - Músculos Laterais 100
  - Músculos Peitorais, Tendões do Músculo Bíceps Braquial 101
- Músculos do Antebraço e da Mão:
  - Músculos Flexores 102
  - Músculos Flexores e Bainhas Sinoviais 104
  - Músculos Extensores e Bainhas Sinoviais 106
  - Músculos Extensores (Camada Profunda) 107
- Músculos e Tendões da Mão 108
- Artérias 110
- Veias 112
- Nervos 113
- Anatomia da Superfície e Veias Cutâneas:
  - Aspecto Posterior 115
  - Aspecto Anterior 116
- Regiões Posteriores do Ombro e do Terço Proximal do Braço:
  - Camada Superficial 117
  - Camada Profunda 118
  - Camada mais Profunda 119
- Regiões Anteriores do Ombro e do Terço Proximal do Braço:
  - Camada Superficial 120
  - Camada Profunda 121
- Aspectos Posteriores do Terço Proximal do Braço:
  - Camada Superficial 122
  - Camada Profunda 123
- Região Axilar:
  - Aspecto Inferior 124
  - Aspecto Anterior 125
- Plexo Braquial 127
- Cortes através do Ombro e do Terço Proximal do Braço .. 128
- Cortes através do Antebraço e da Mão 129
- Terço Proximal do Braço:
  - Sistema Neurovascular, Anatomia Regional 130
- Região Cubital:
  - Camada Superficial 132
  - Camada Média 133
  - Camada mais Profunda 134
- Cortes através da Região Cubital 135
- Regiões Posteriores do Antebraço e da Mão:
  - Camada Superficial 136
  - Camadas Superficial e Profunda 137
- Regiões Anteriores do Antebraço e da Mão:
  - Camada Superficial 138
  - Camada Profunda 139
- Dorso da Mão:
  - Camadas Superficial e Profunda 140
- Punho e Palma:
  - Camada Superficial 142
  - Camada Profunda 143
- Palma:
  - Camada Superficial 144
  - Camada Profunda 145
- Cortes através da Mão 146

Cintura Escapular e Tórax | 3 Membro Superior

COLUNA VERTEBRAL
1. Atlas (C1)
2. Áxis (C2)
3. Terceira à sétima vértebras cervicais (C3-C7)
4. Primeira vértebra toráxica (T1)
5. Décima segunda vértebra torácica (T12)
6. Primeira vértebra lombar (L1)

COSTELAS
7. Primeira à terceira costelas } Costelas
8. Quarta à sétima costelas } verdadeiras
9. Oitava à décima costelas }
10. Décima primeira e décima segunda costelas (costelas flutuantes) } Costelas falsas

CLAVÍCULA (A)
11. Extremidade esternal
12. Articulação esternoclavicular
13. Extremidade acromial
14. Articulação acromioclavicular

ESCÁPULA (B)
15. Acrômio
16. Processo coracoide
17. Cavidade glenoidal
18. Superfície costal

ESTERNO (C)
19. Manúbrio
20. Corpo
21. Processo xifoide

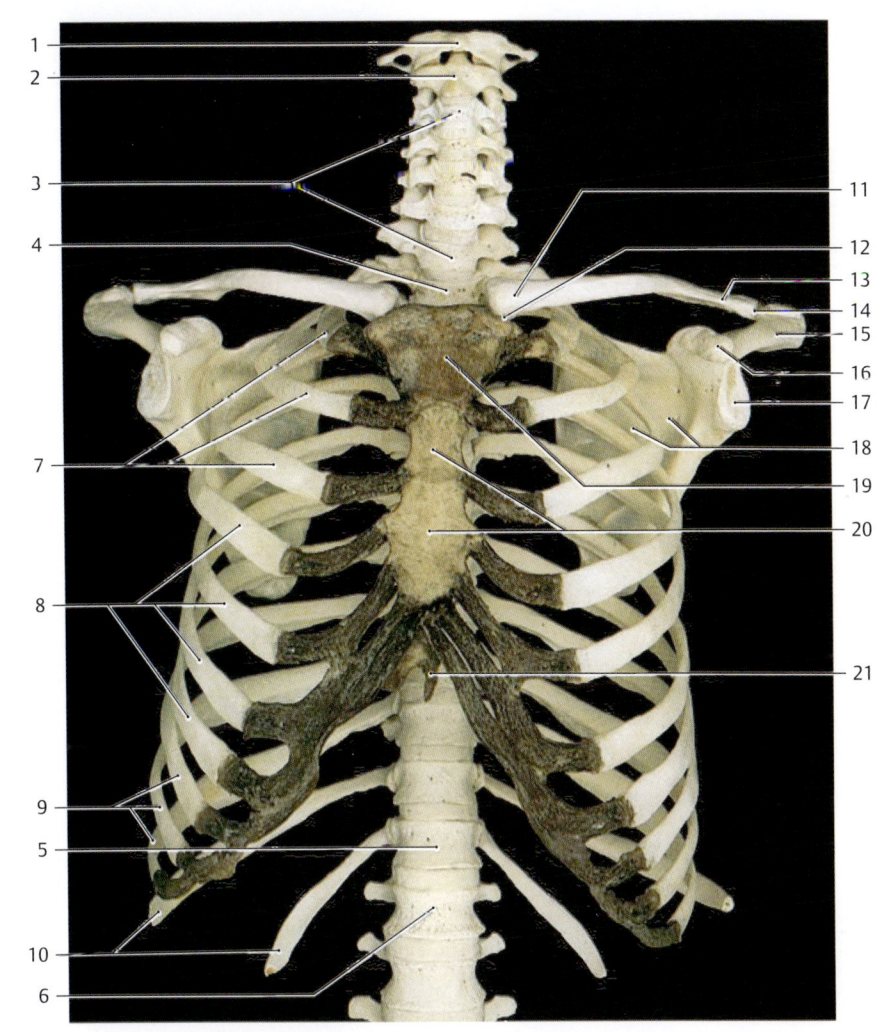

Fig. 3.1 **Esqueleto da cintura escapular e tórax** (aspecto anterior). As partes cartilaginosas das costelas aparecem em marrom-escuro.

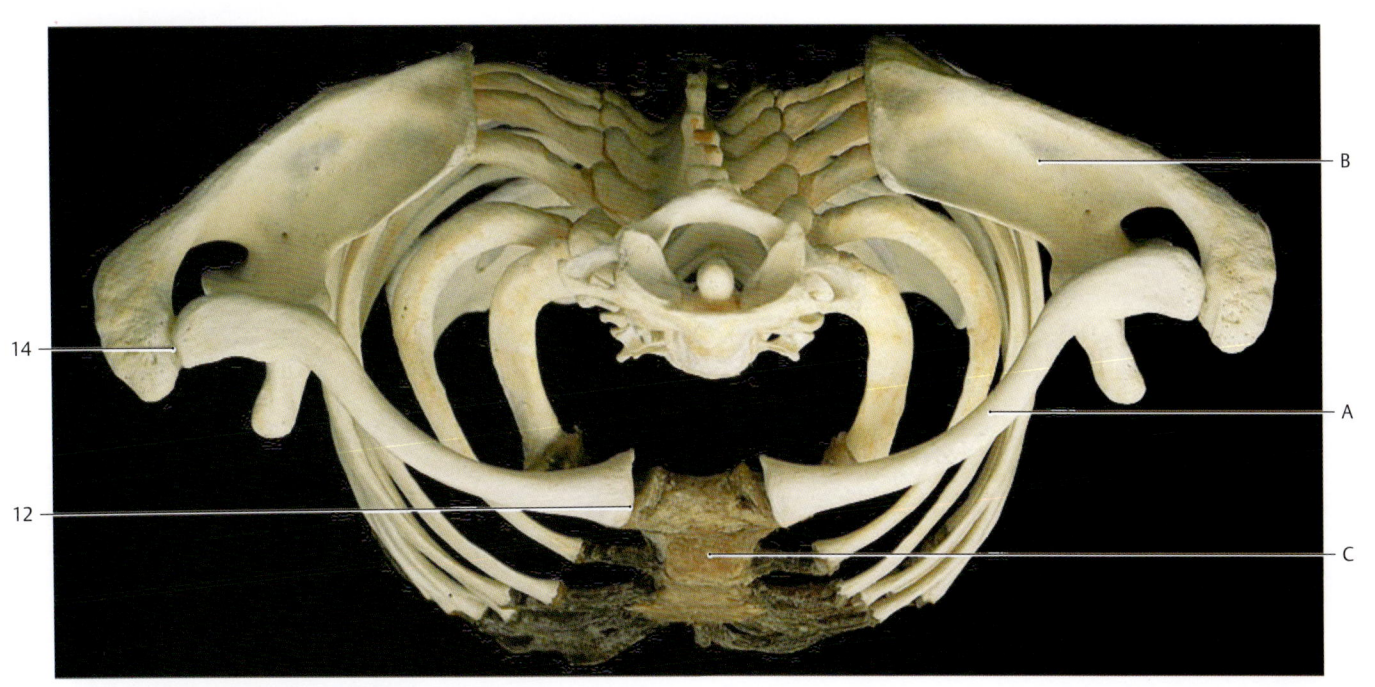

Fig. 3.2 **Esqueleto da cintura escapular e tórax** (aspecto superior).

3 Membro Superior | Cintura Escapular e Tórax

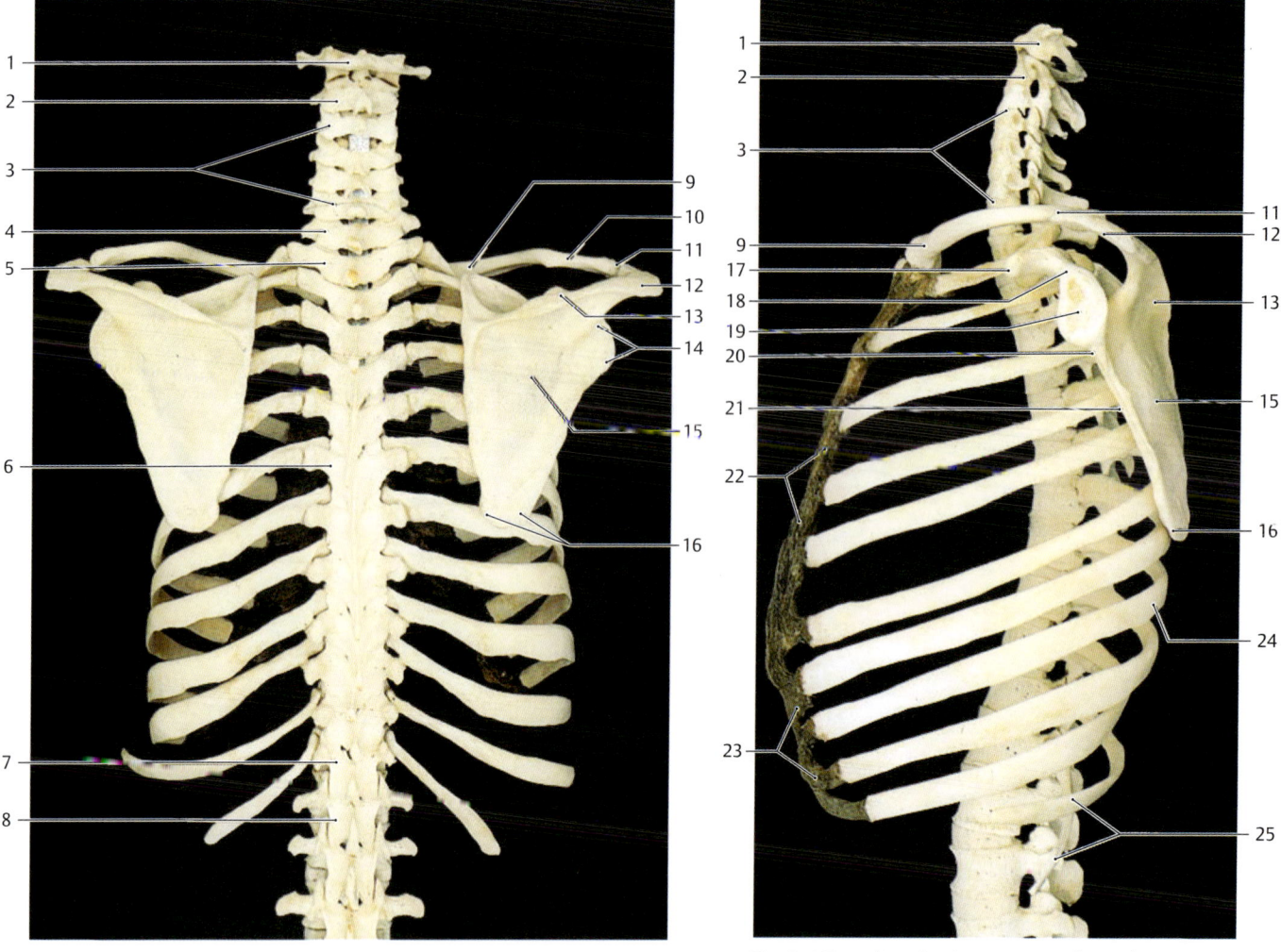

Fig. 3.3 Esqueleto da cintura escapular e tórax (aspecto posterior).

Fig. 3.4 Esqueleto da cintura escapular e tórax (aspecto lateral).

COLUNA VERTEBRAL
1. Atlas (C1)
2. Áxis (C2)
3. Terceira à sexta vértebras cervicais (C3-C6)
4. Sétima vértebra (vértebra proeminente) (C7)
5. Primeira vértebra torácica (T1)
6. Sexta vértebra torácica (T6)
7. Décima segunda vértebra torácica (T12)
8. Primeira vértebra lombar (L1)

CLAVÍCULA
9. Extremidade esternal
10. Extremidade acromial
11. Articulação acromioclavicular

ESCÁPULA
12. Acrômio
13. Espinha da escápula
14. Ângulo lateral
15. Superfície posterior
16. Ângulo inferior
17. Processo coracoide
18. Tubérculo supraglenoidal
19. Cavidade glenoidal
20. Tubérculo infraglenoidal
21. Margem lateral

TÓRAX
22. Corpo do esterno
23. Ângulo subcostal
24. Ângulo da costela
25. Costelas flutuantes

Escápula e Clavícula | 3 Membro Superior

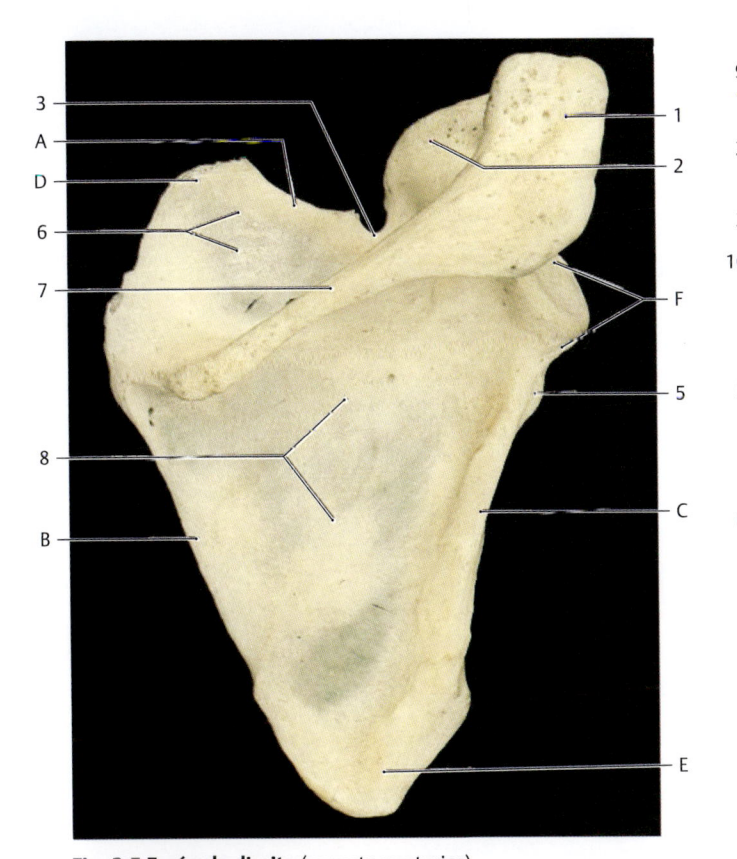

Fig. 3.5 **Escápula direita** (aspecto posterior).

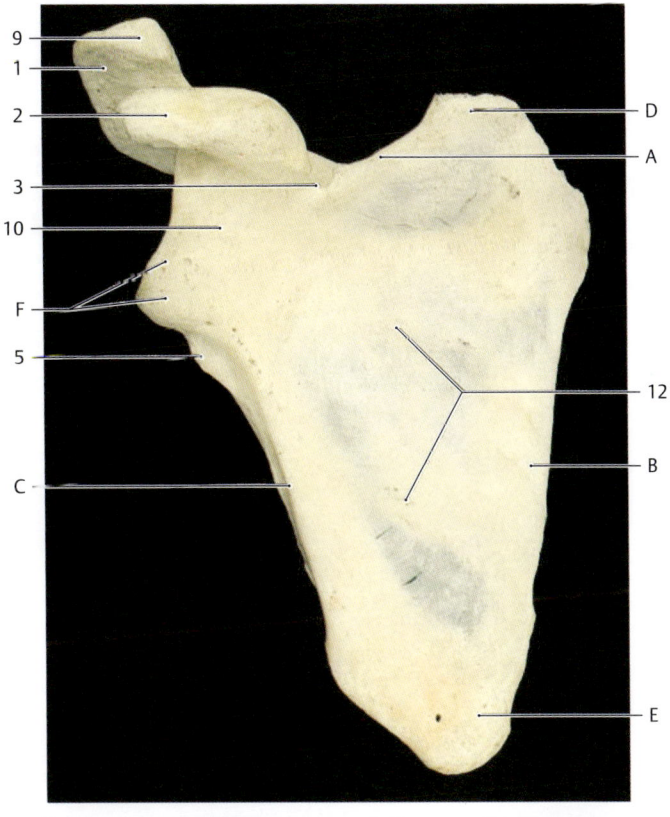

Fig. 3.6 **Escápula direita** (aspecto anterior, superfície costal).

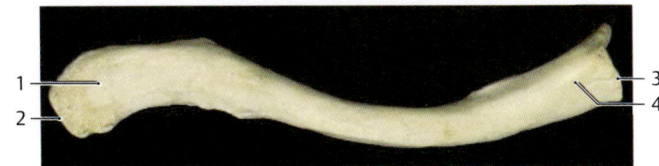

Fig. 3.8 **Clavícula direita** (aspecto superior).

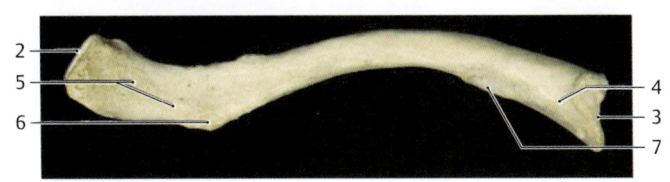

Fig. 3.9 **Clavícula direita** (aspecto inferior)

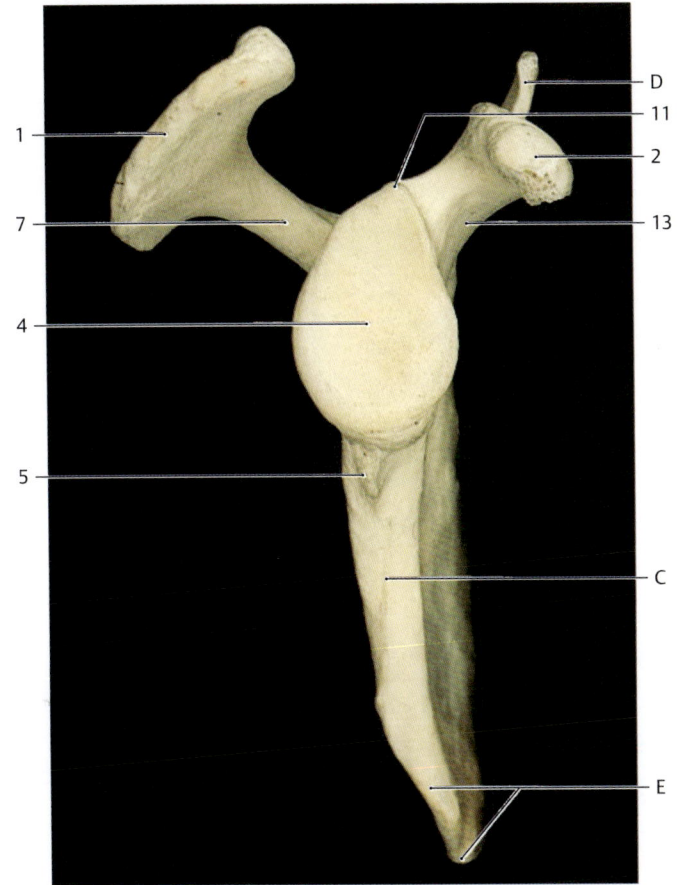

Fig. 3.7 **Escápula direita** (aspecto lateral).

ESCÁPULA

A = Borda superior
B = Borda medial
C = Borda lateral
D = Ângulo superior
E = Ângulo inferior
F = Ângulo lateral

1. Acrômio costoclavicular
2. Processo coracoide
3. Incisura escapular
4. Cavidade glenoidal
5. Tubérculo infraglenoidal
6. Fossa supraespinhosa
7. Espinha
8. Fossa infraespinhosa
9. Faceta articular para o acrômio
10. Pescoço
11. Tubérculo supraglenoidal
12. Superfície costal (anterior)
13. Base do processo coracoide

CLAVÍCULA

1. Extremidade acromial
2. Faceta articular para o acrômio
3. Faceta articular para o esterno
4. Extremidade esternal
5. Linha trapezoide
6. Tubérculo conoide
7. Impressão do ligamento

85

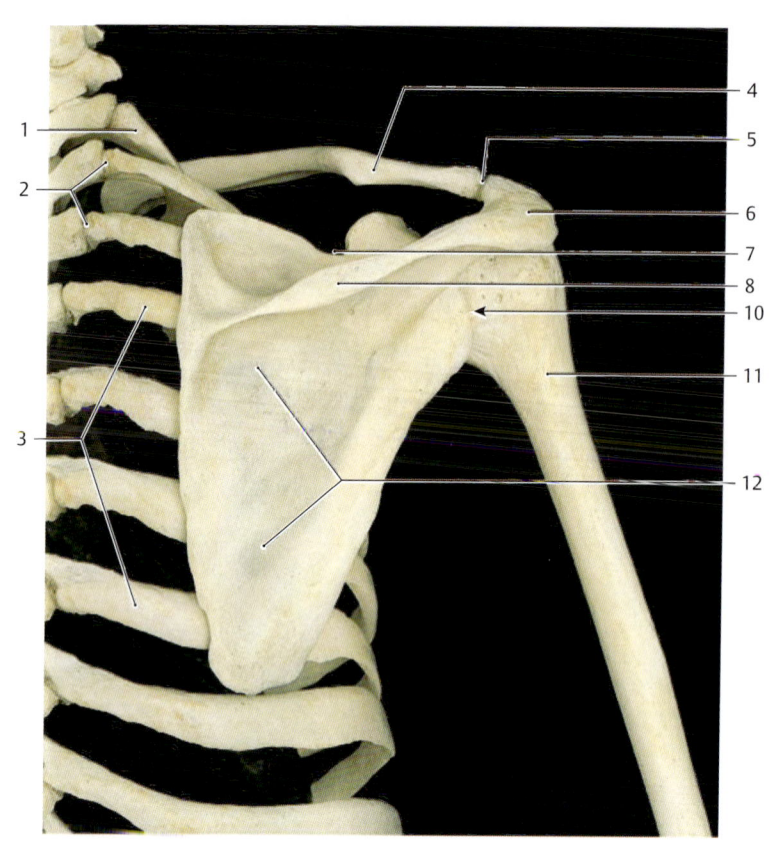

3 Membro Superior | Cintura Escapular e Terço Proximal do Braço

1. Primeira costela
2. Posição das articulações costotransversárias
3. Quarta à sétima costelas
4. Clavícula
5. Posição da articulação acromioclavicular
6. Acrômio
7. Incisura escapular
8. Espinha da escápula
9. Cabeça do úmero
10. Cavidade glenoidal
11. Colo do úmero cirúrgico
12. Superfície posterior da escápula
13. Processo coracoide
14. Tubérculo infraglenoidal
15. Tubérculo maior do úmero
16. Colo anatômico do úmero

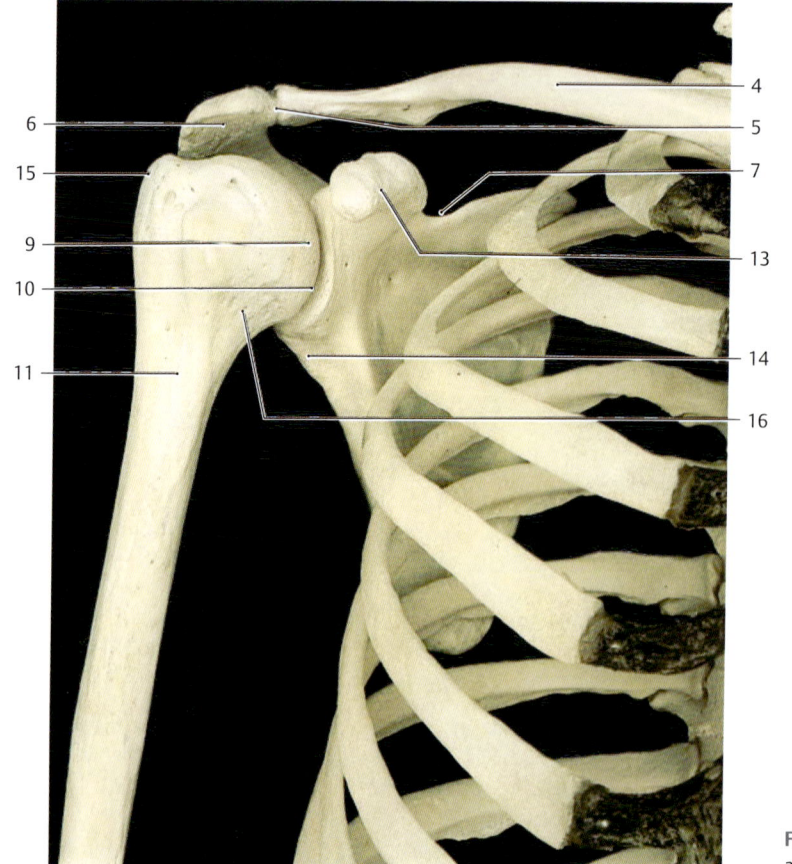

Fig. 3.10 **Ossos da articulação do ombro** (aspecto posterior).

Fig. 3.11 **Ossos da articulação do ombro** (aspecto anterior).

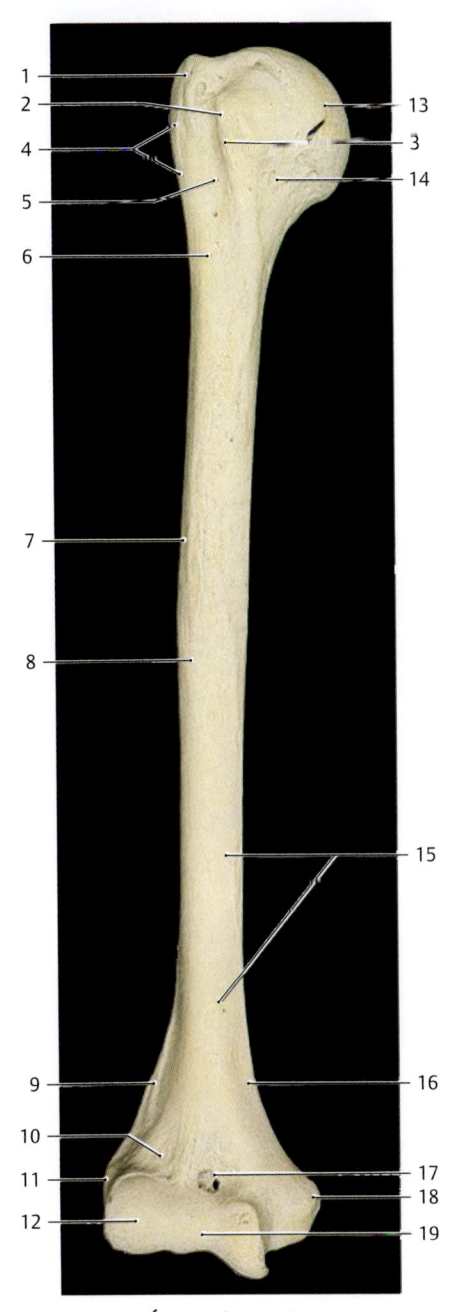

Terço Proximal do Braço: Úmero | **3 Membro Superior**

Fig. 3.12 Úmero direito (aspecto anterior).

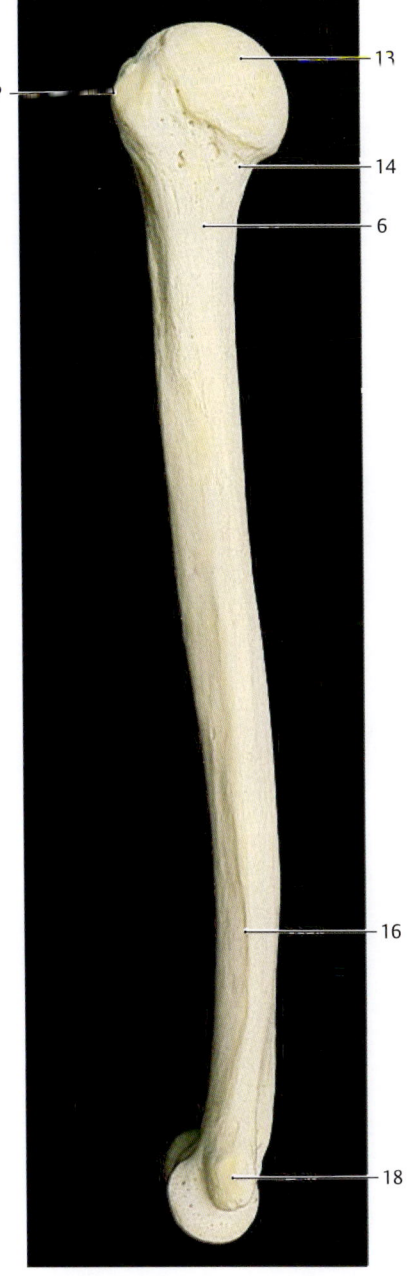

Fig. 3.13 Úmero direito (aspecto medial).

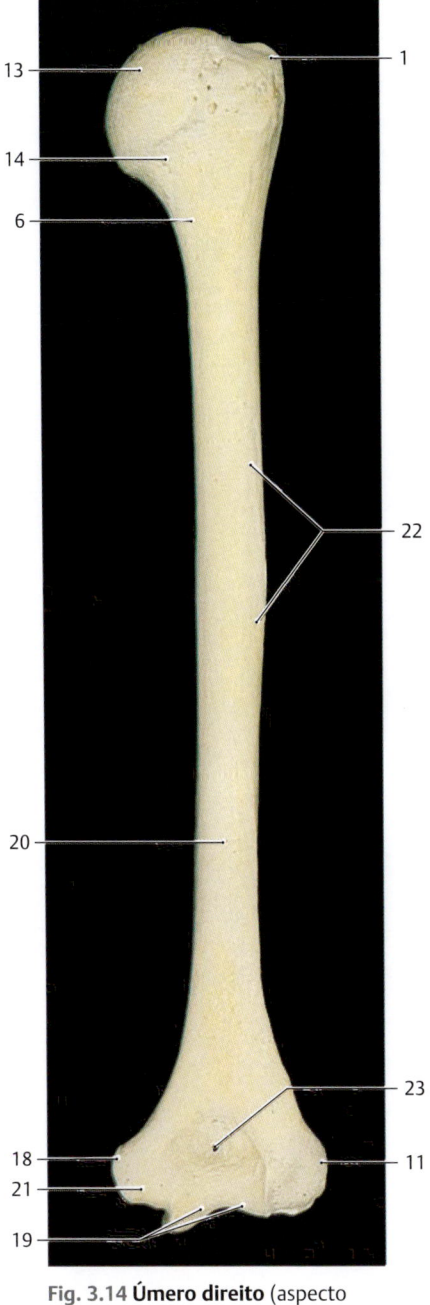

Fig. 3.14 Úmero direito (aspecto posterior).

ÚMERO
1. Tubérculo maior
2. Tubérculo menor
3. Crista do tubérculo menor
4. Crista do tubérculo maior
5. Sulco intertubercular
6. Colo cirúrgico
7. Tuberosidade deltoide
8. Superfície anterolateral
9. Crista supracondilar lateral
10. Fossa radial
11. Epicôndilo lateral
12. Capítulo
13. Cabeça
14. Colo anatômico
15. Superfície anteromedial
16. Crista supracondilar medial
17. Fossa coronoide
18. Epicôndilo medial
19. Tróclea
20. Superfície posterior
21. Sulco para o nervo ulnar
22. Sulco para o nervo radial
23. Fossa do olécrano

87

3 Membro Superior | Antebraço: Rádio e Ulna

RÁDIO
1 Cabeça
2 Circunferência articular
3 Colo
4 Tuberosidade radial
5 Diáfise
6 Superfície anterior
7 Processo estiloide
8 Superfície articular
9 Superfície posterior
10 Incisura ulnar
11 Tubérculo dorsal

ULNA
12 Incisura troclear
13 Processo coronoide
14 Incisura radial
15 Tuberosidade ulnar
16 Cabeça
17 Circunferência articular
18 Processo estiloide
19 Superfície posterior
20 Olécrano
21 Crista supinadora

Fig. 3.15 Ossos do antebraço direito, rádio e ulna (aspecto anterior).

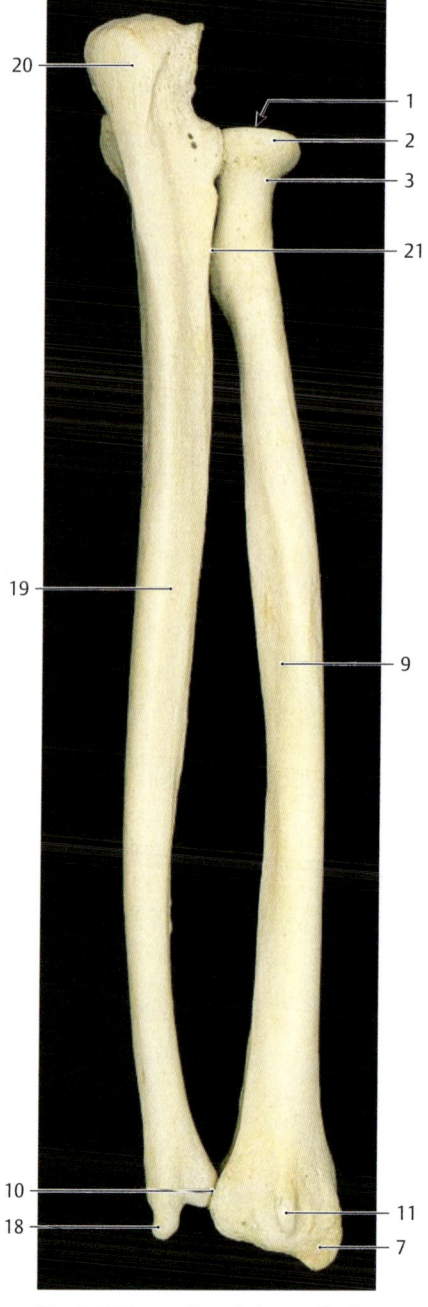

Fig. 3.16 Ossos do antebraço direito, rádio e ulna (aspecto posterior).

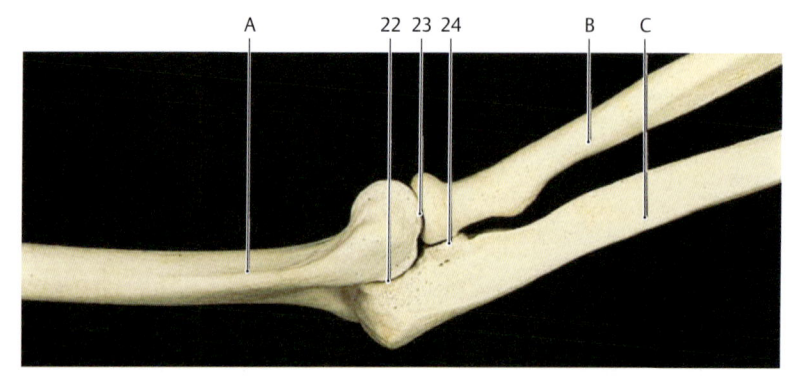

Articulações no cotovelo direito (sítios de articulações)

22 Sítio da articulação umeroulnar
23 Sítio da articulação umerorradial
24 Sítio da articulação radioulnar proximal

A = Úmero
B = Rádio
C = Ulna

Fig. 3.17 Ossos da articulação do cotovelo direito (aspecto lateral).

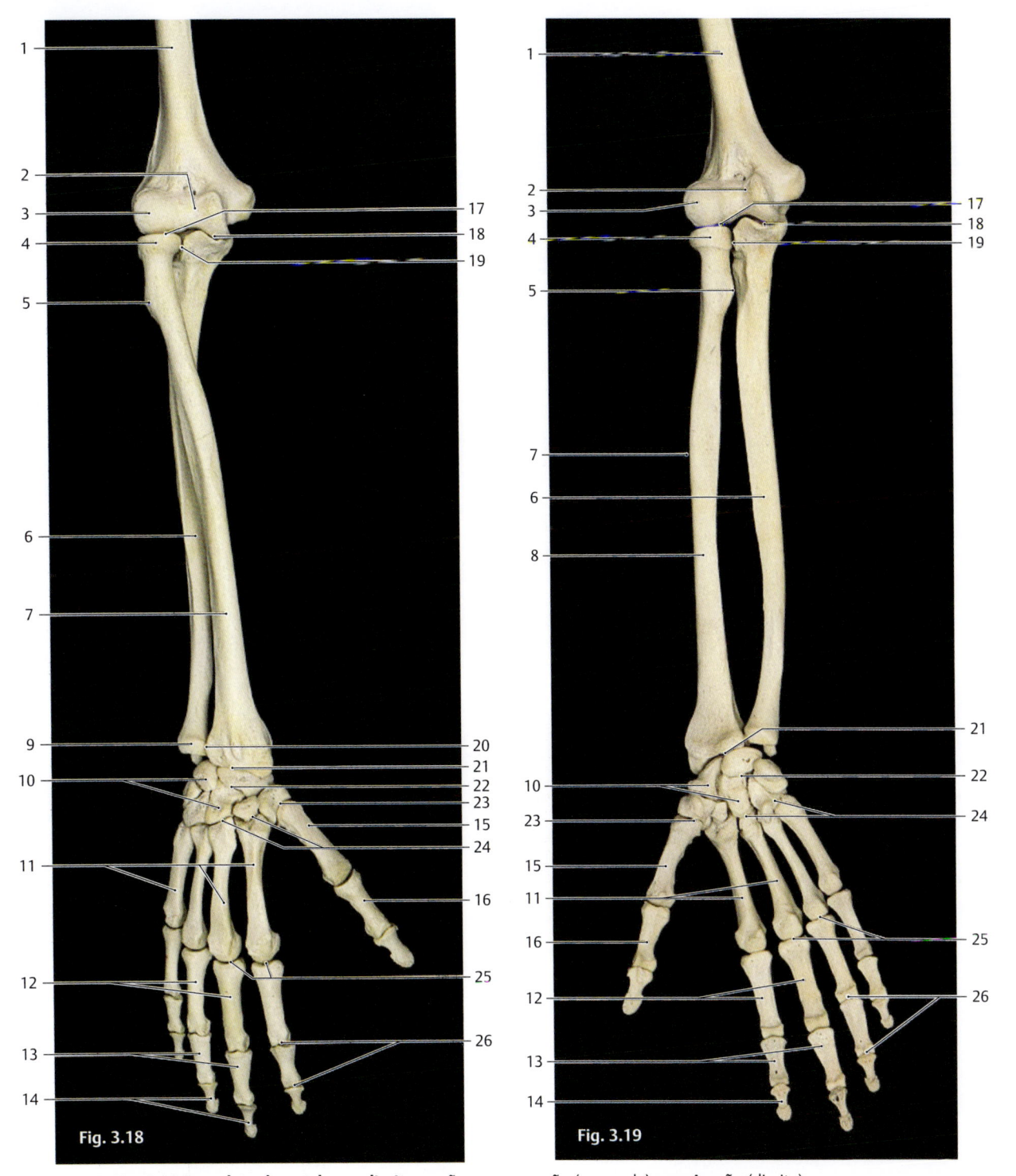

Figs. 3.18 e 3.19 Esqueleto do antebraço direito e mão em pronação (esquerda) **e supinação** (direita).

1 Úmero
2 Tróclea do úmero
3 Capítulo do úmero
4 Circunferência articular do rádio
5 Tuberosidade radial
6 Superfície anterior da ulna
7 Superfície posterior do rádio
8 Superfície anterior do rádio
9 Circunferência articular da ulna
10 Ossos carpais

11 Ossos metacarpais
12 Falanges proximais
13 Falanges médias
14 Falanges distais
15 Osso metacarpal do polegar
16 Falange proximal do polegar

SÍTIOS ARTICULARES

17 Articulação umerorradial
18 Articulação umeroulnar

19 Articulação radioulnar proximal
20 Articulação radioulnar distal
21 Articulação do punho
22 Articulação mediocárpica
23 Articulação carpometacarpal do polegar
24 Articulações carpometacarpais
25 Articulações metacarpofalângicas
26 Articulações interfalângicas da mão

3 Membro Superior | Mão

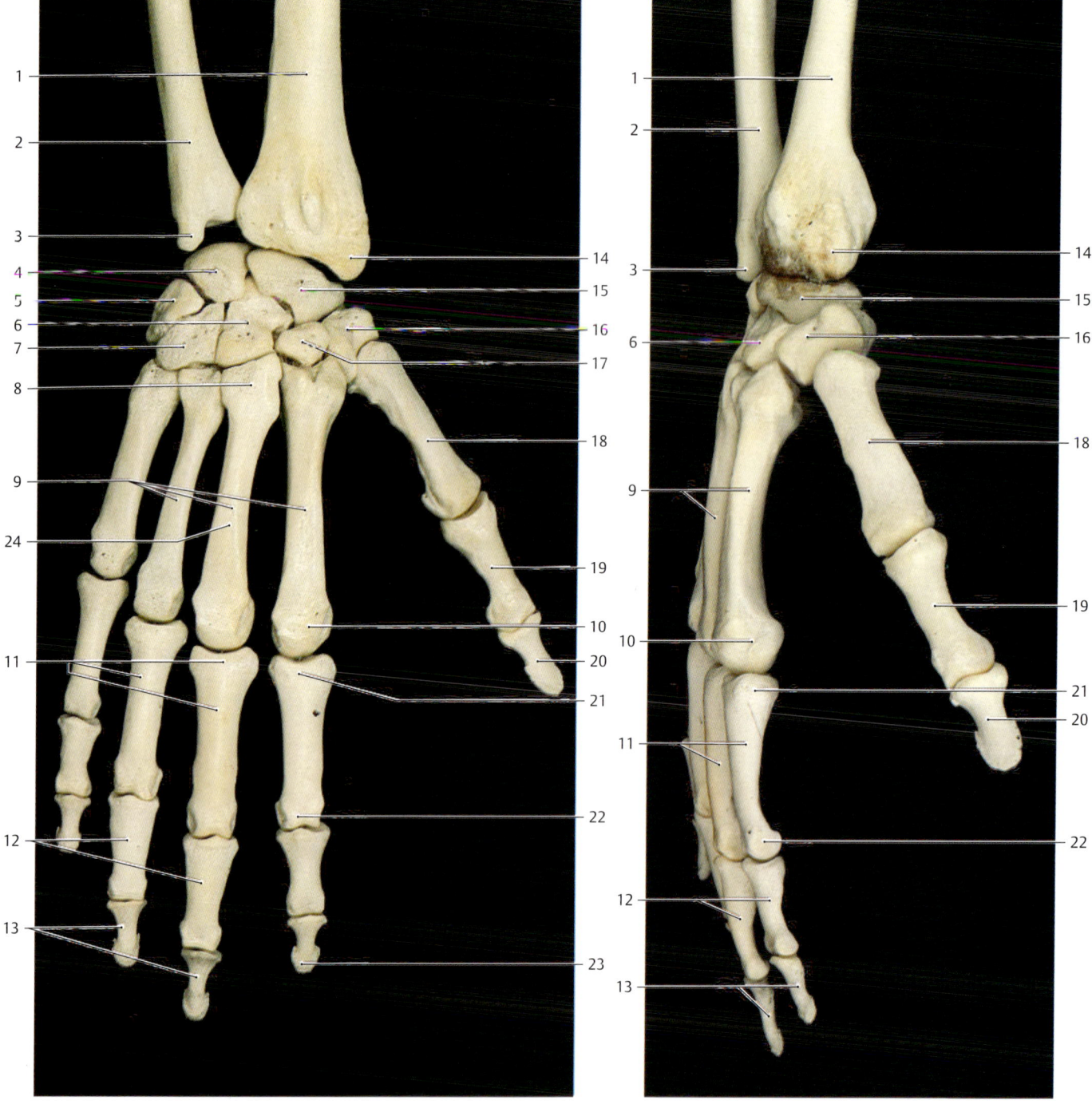

Fig. 3.20 Esqueleto de punho e mão direitos (aspecto dorsal).

Fig. 3.21 Esqueleto de punho e mão direitos (aspecto medial)

1 Radio
2 Ulna
3 Processo estiloide do ulna
4 Osso semilunar ⎫
5 Osso triquetral ⎬ Ossos
6 Osso capitato ⎪ carpais
7 Osso hamato   ⎭
8 Base do terceiro osso metacarpal
9 Ossos metacarpais
10 Cabeça do osso metacarpal
11 Falanges proximais da mão
12 Falanges mediais da mão
13 Falanges distais da mão
14 Processo estiloide do rádio
15 Osso escafoide ⎫
16 Osso trapézio ⎬ Ossos carpais
17 Osso trapezoide⎭
18 Osso metacarpal do polegar
19 Falange proximal do polegar
20 Falange distal do polegar
21 Base da segunda falange proximal
22 Cabeça da segunda falange proximal
23 Tuberosidade da falange distal
24 Corpo do terceiro osso metacarpal

Mão | 3 Membro Superior

1 Rádio	14 Falanges médias
2 Processo estiloide do rádio	15 Falange distal
	16 Ulna
3 Osso escafoide	17 Processo estiloide do ulna
4 Osso capitato	
Ossos carpais { 5 Trapézio	18 Osso semilunar
6 Osso trapezoide	19 Osso pisiforme
7 Primeiro osso metacarpal	20 Osso triquetral } Ossos carpais
8 Segundo a quarto ossos metacarpais	21 Osso hamato
	22 Hâmulo ou gancho do osso hamato
9 Falange proximal do polegar	23 Base do terceiro osso metacarpal
10 Falange distal do polegar	24 Cabeça do osso metacarpal
11 Base da segunda falange proximal	25 Tuberosidade da falange distal
12 Falanges proximais	
13 Cabeça da segunda falange proximal	

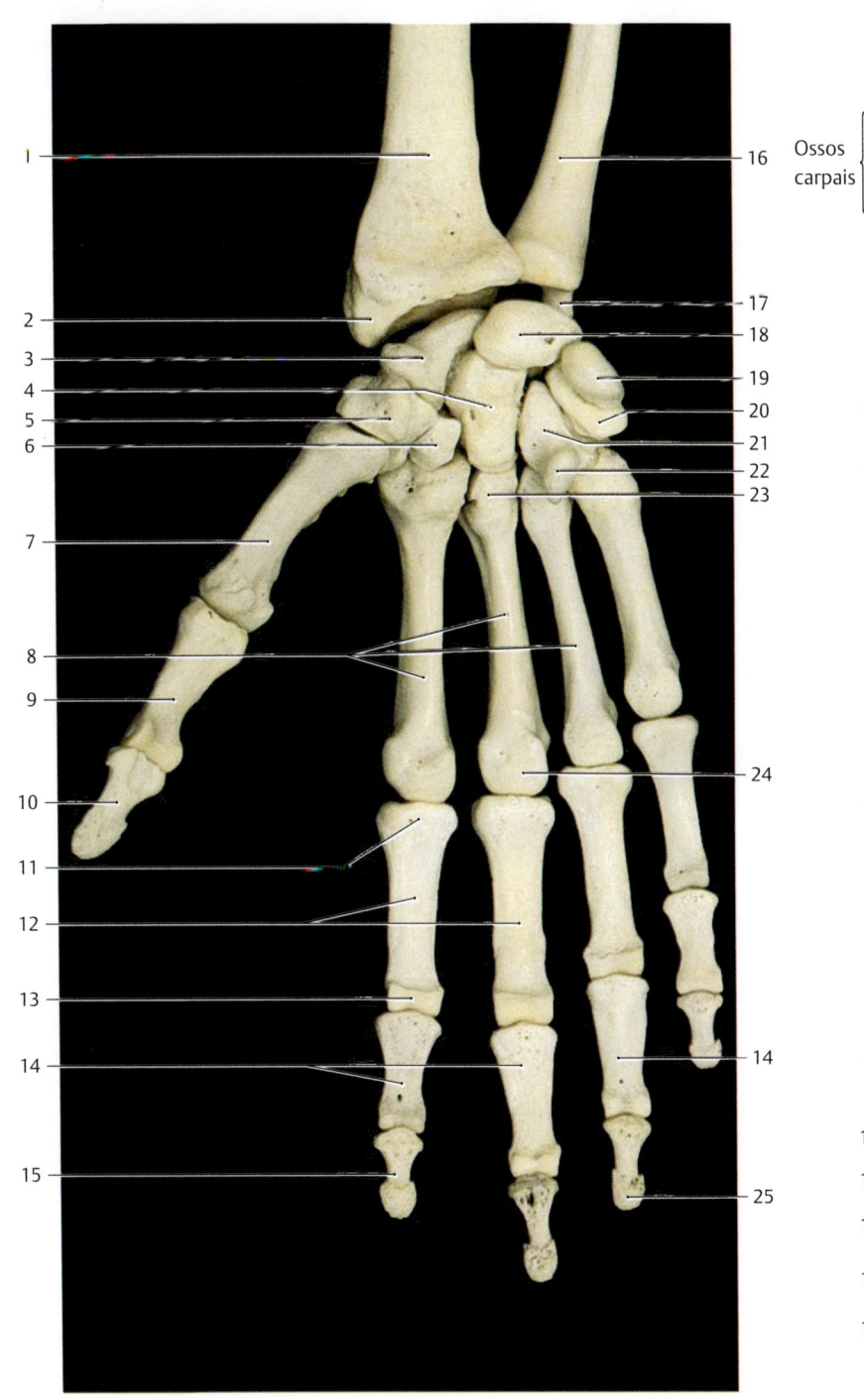

Fig. 3.22 **Esqueleto de punho e mão direitos** (aspecto palmar).

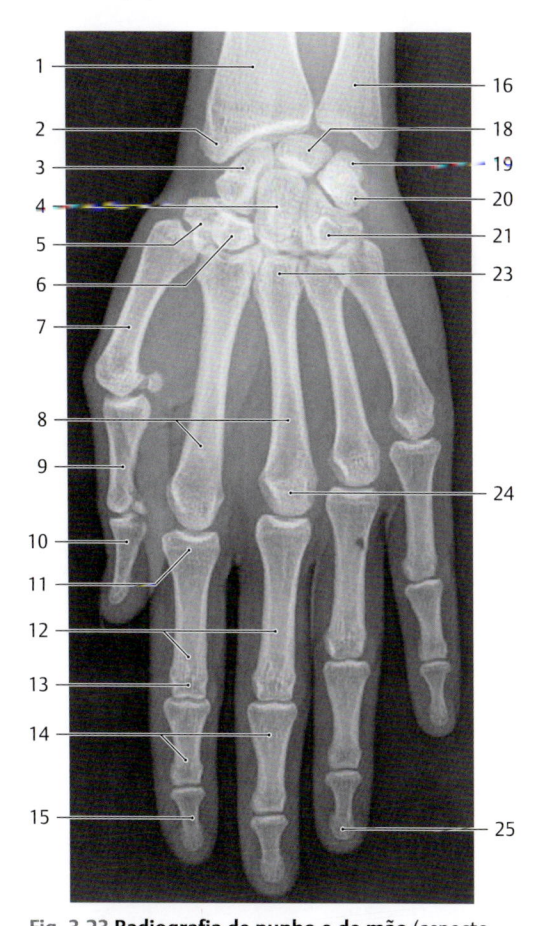

Fig. 3.23 **Radiografia de punho e de mão** (aspecto palmar). (Cortesia do Prof. Uder, Instituto de Radiologia, University Hospital Erlangen, Alemanha.)

A mão humana é uma das estruturas mais admiráveis do corpo humano. A articulação carpometacarpal do polegar, a articulação em sela, tem ampla mobilidade de modo que o polegar pode entrar em contato com todos os outros dedos, capacitando a mão a se tornar um instrumento para agarrar e para expressão psicológica. Durante a evolução, essas funções recentemente desenvolvidas apareceram após a postura ereta do corpo humano ter sido atingida. Um pré-requisito inevitável para o desenvolvimento de culturas humanas não é somente a diferenciação do cérebro, mas também o desenvolvimento de um órgão capaz de realizar suas ideias: a mão humana.

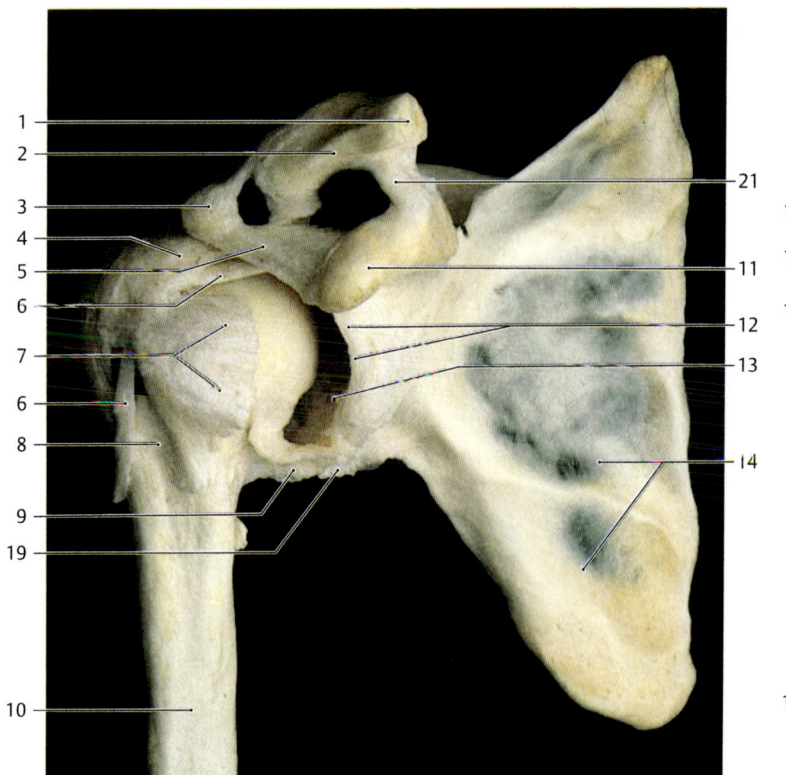

3 Membro Superior | Articulações e Ligamentos: Ombro

Fig. 3.24 Articulação do ombro direito. A parte anterior da cápsula articular foi removida e a cabeça do úmero foi levemente girada para fora para mostrar a cavidade da articulação.

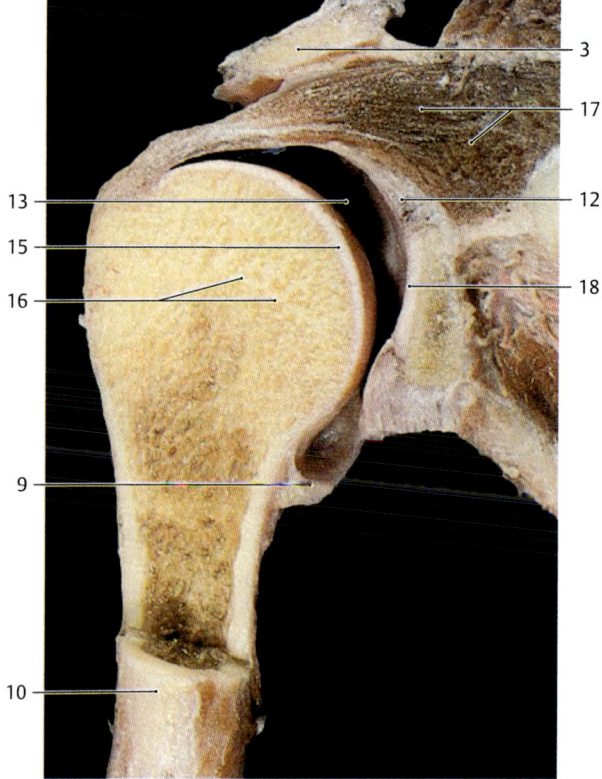

Fig. 3.25 Corte coronal através da articulação do ombro direito (aspecto anterior).

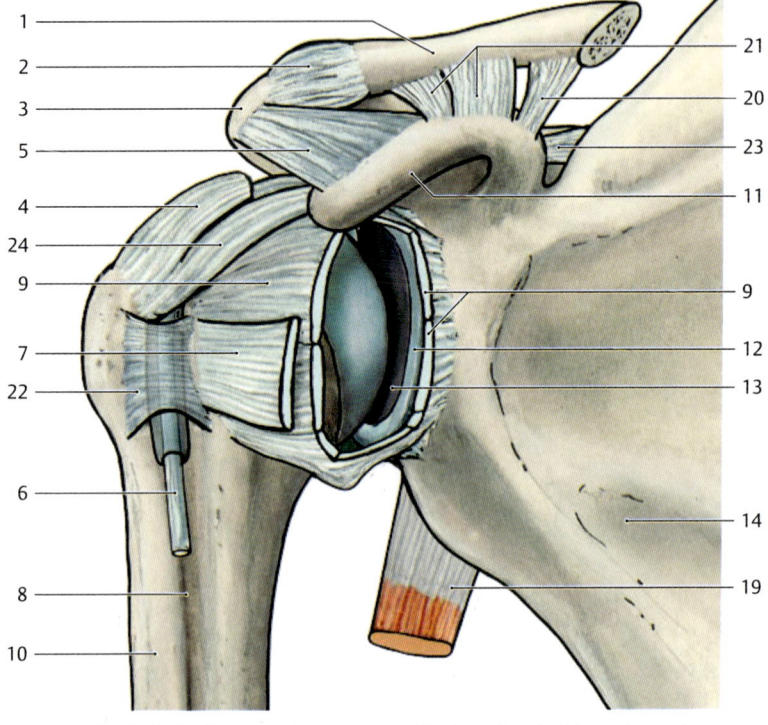

Fig. 3.26 Articulação do ombro com tendão do músculo bíceps braquial, cápsula articular e ligamentos (aspecto anterior).

1. Extremidade acromial da clavícula
2. Articulação acromioclavicular
3. Acrômio
4. Tendão do músculo supraespinhal (anexo à cápsula articular)
5. Ligamento coracoacromial
6. Tendão da cabeça longa do músculo bíceps braquial
7. Tendão do músculo subescapular (anexo à cápsula articular)
8. Sulco intertubercular
9. Cápsula articular da articulação do ombro
10. Úmero
11. Processo coracoide
12. Lábio glenoidal
13. Articulação do ombro (cavidade articular)
14. Escápula
15. Cabeça do úmero
16. Linha epifisária
17. Músculo supraespinhal
18. Cavidade glenoidal
19. Tendão da cabeça longa do músculo tríceps braquial
20. Ligamento conoide ⎱ Ligamentos
21. Ligamento trapezoide ⎰ coracoclaviculares
22. Ligamento transverso do úmero
23. Ligamento transverso superior da escápula
24. Ligamento coracoumeral

Articulações e Ligamentos: Cotovelo | 3 Membro Superior

1 Úmero
2 Epicôndilo lateral do úmero
3 Cápsula articular
4 Ligamento anular da articulação radioulnar proximal
5 Rádio
6 Tendão do músculo bíceps braquial
7 Epicôndilo medial do úmero
8 Ligamento colateral ulnar
9 Cordão oblíquo
10 Ulna
11 Membrana interóssea
12 Fossa radial
13 Capítulo do úmero
14 Cabeça do rádio
15 Ligamento colateral radial
16 Fossa coronoide
17 Tróclea do úmero
18 Processo coronoide da ulna
19 Olécrano
20 Tuberosidade radial

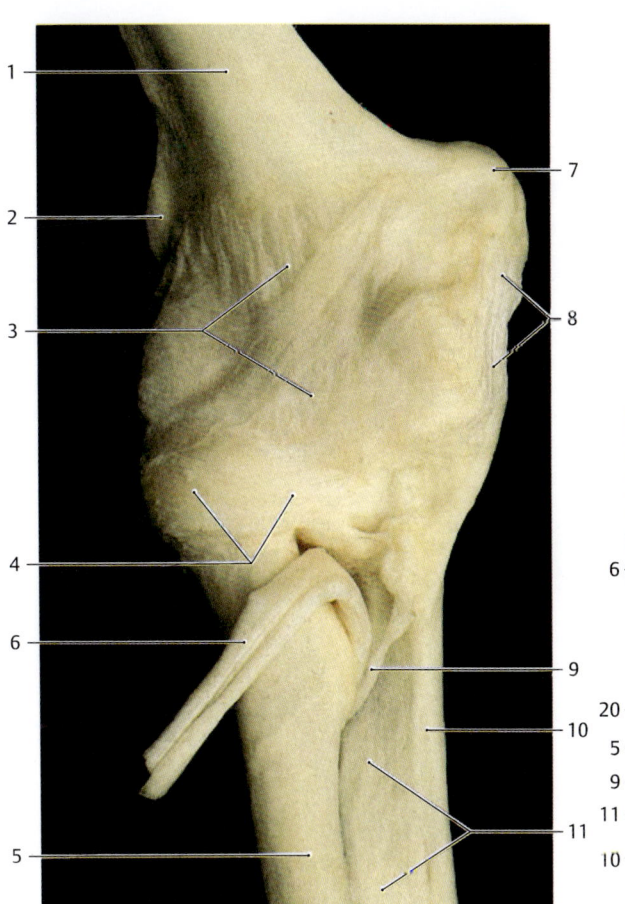

Fig. 3.27 **Ligamentos da articulação do cotovelo** (aspecto anterior).

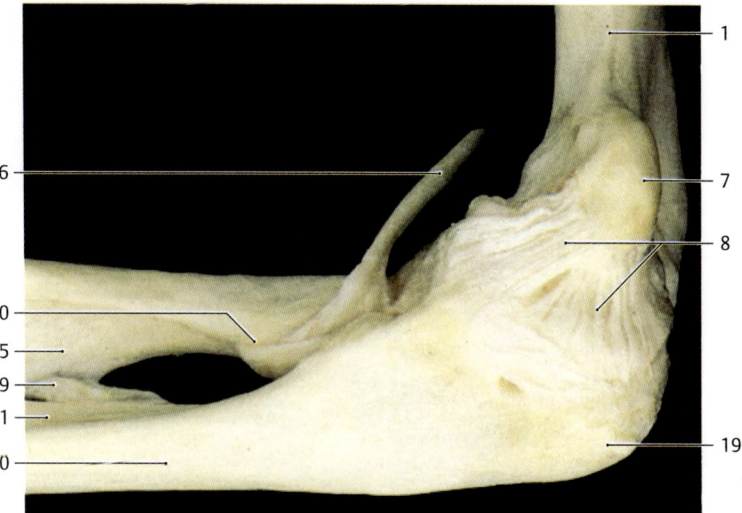

Fig. 3.28 **Ligamentos da articulação do cotovelo** (aspecto medial).

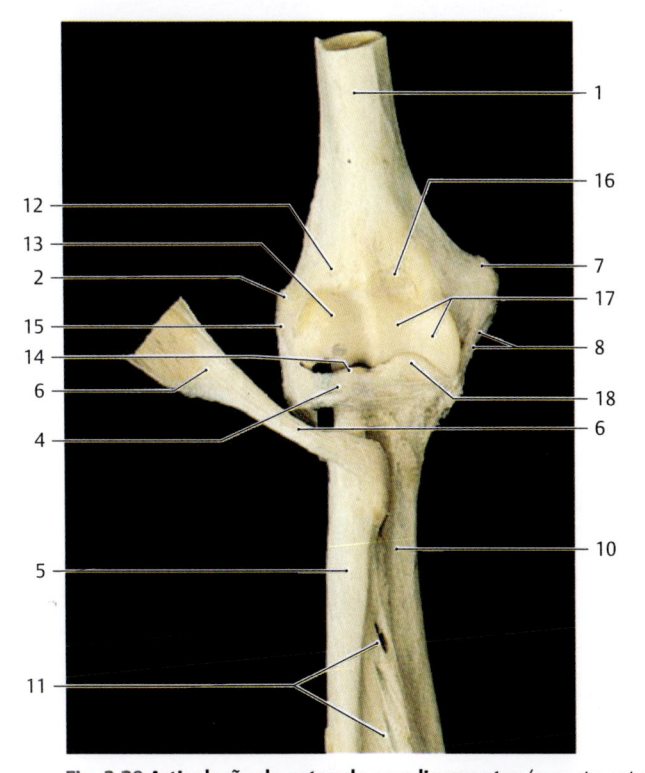

Fig. 3.29 **Articulação do cotovelo com ligamentos** (aspecto anterior). A cápsula articular foi removida para mostrar o ligamento anular.

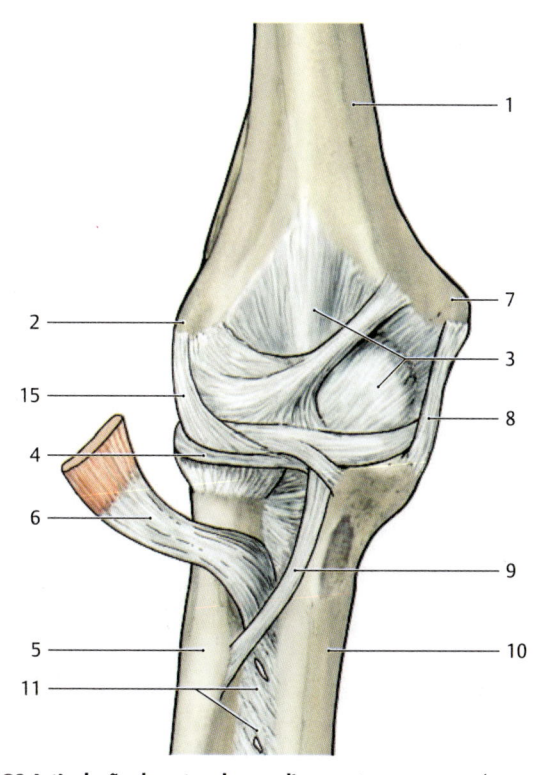

Fig. 3.30 **Articulação do cotovelo com ligamentos, esquema** (aspecto anterior). A cápsula articular foi removida para mostrar o ligamento anular.

93

3 Membro Superior | Articulações e Ligamentos: Mão

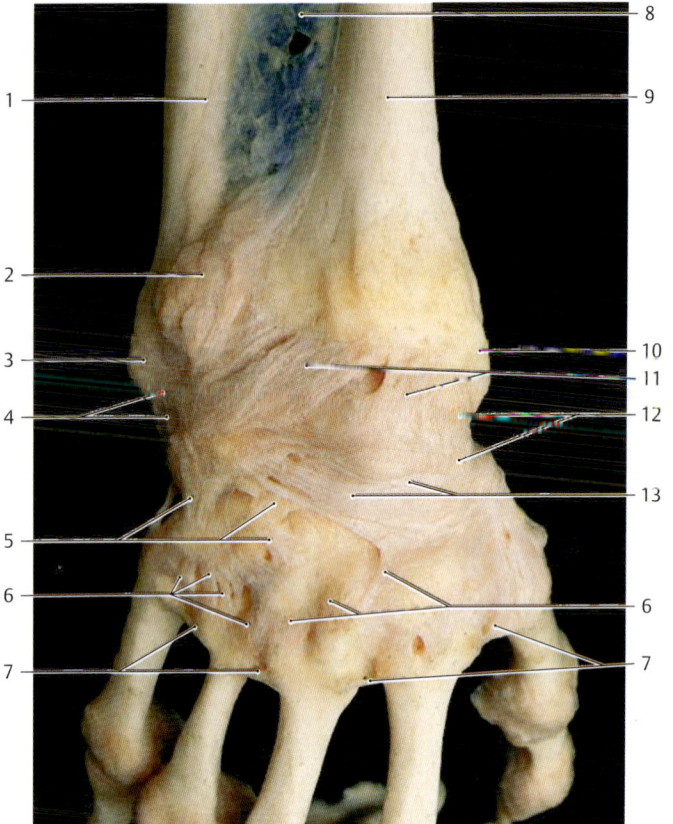

Fig. 3.31 Ligamentos da mão e do punho (aspecto dorsal).

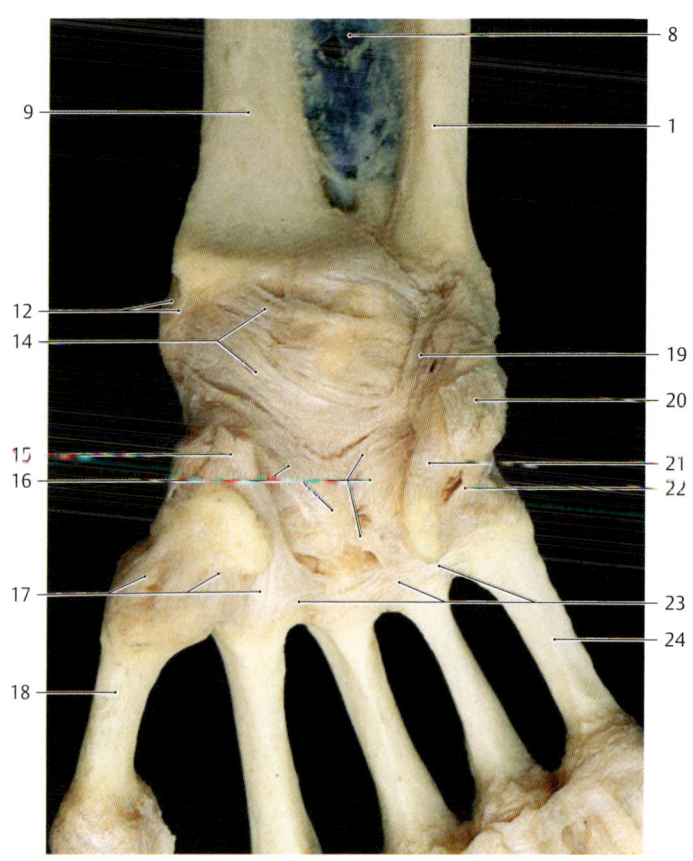

Fig. 3.32 Ligamentos da mão e do punho (aspecto palmar).

1. Ulna
2. Exostose (patológica)
3. Cabeça da ulna
4. Ligamento colateral ulnar do carpo
5. Ligamentos intercarpais profundos
6. Ligamentos carpometacarpais dorsais
7. Ligamentos metacarpais dorsais
8. Membrana interóssea
9. Rádio
10. Processo estiloide do rádio
11. Ligamento radiocarpal dorsal
12. Ligamento colateral radial
13. Cápsula articular e ligamentos intercarpais dorsais
14. Ligamento radiocarpal palmar
15. Tendão do músculo flexor radial do carpo (cortado)
16. Ligamento radiado do carpo
17. Ligamentos carpometacarpais palmares
18. Primeiro osso metacarpal
19. Ligamento ulnocarpal palmar
20. Tendão do músculo flexor ulnar do carpo (cortado)
21. Ligamento pisohamato
22. Ligamento pisometacarpal
23. Ligamentos metacarpais palmares
24. Quinto osso metacarpal
25. Disco articular (ulnocarpal)
26. Osso semilunar
27. Osso tríquetro
28. Osso hamato
29. Osso escafoide (navicular)
30. Osso capitato
31. Osso trapezoide
32. Segundo e terceiro ossos metacarpais
33. Músculos interósseos dorsais

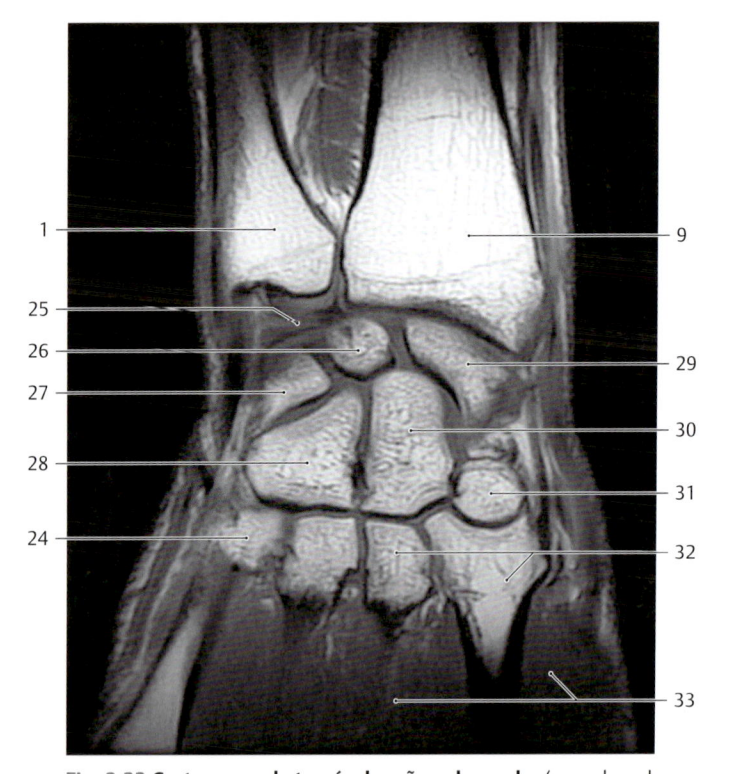

Fig. 3.33 Corte coronal através da mão e do punho (varredura de IRM). Observar a localização da articulação do punho. (Heuck A *et al*. MRT-Atlas des muskuloskelettalen Systems. Stuttgart, Germany: Schattauer, 2009).

1 Rádio
2 Processo estiloide do rádio
3 Ligamento radiocarpal palmar
4 Tendão do músculo flexor radial do carpo (cortado)
5 Ligamento radiado do carpo
6 Cápsula articular da articulação carpometacarpal do polegar
7 Cápsula articular da articulação metacarpofalângica do polegar
8 Ligamentos palmares e cápsula articular das articulações metacarpofalângicas
9 Ligamentos palmares e cápsula articular das articulações interfalângicas
10 Cápsula articular
11 Membrana interóssea
12 Ulna
13 Articulação radioulnar distal
14 Processo estiloide do ulna
15 Ligamento ulnocarpal palmar
16 Osso pisiforme com tendão do músculo flexor ulnar do carpo
17 Ligamento pisometacarpal
18 Ligamento pisohamato
19 Ossos metacarpais
20 Ligamentos metacarpais transversos profundos
21 Ligamentos colaterais das articulações metacarpofalângicas
22 Articulações metacarpofalângicas

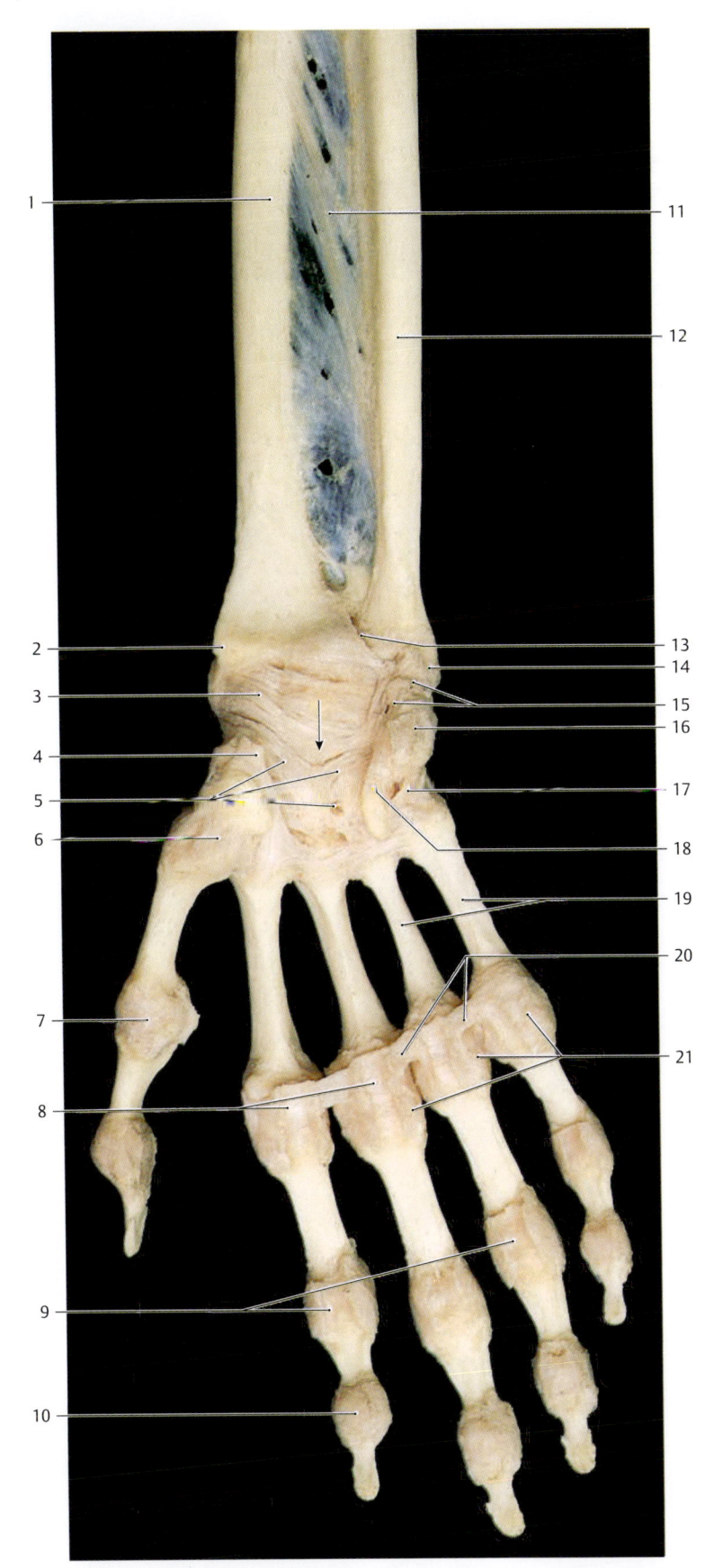

Fig. 3.34 **Ligamentos do antebraço, mão e dedos** (aspecto palmar). A seta indica a localização do túnel do carpo.

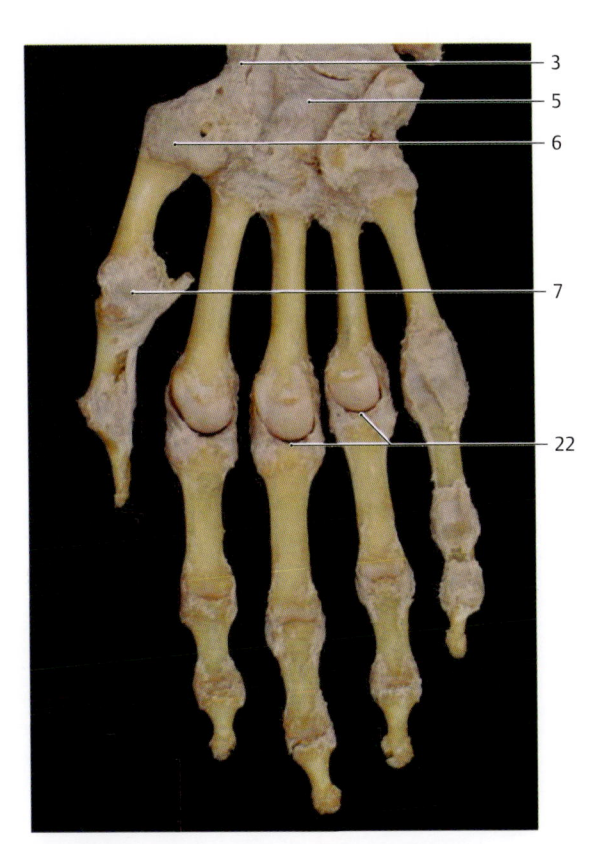

Fig. 3.35 **Segunda, quarta e quinta articulações metacarpofalângicas.** As cápsulas articulares foram removidas.

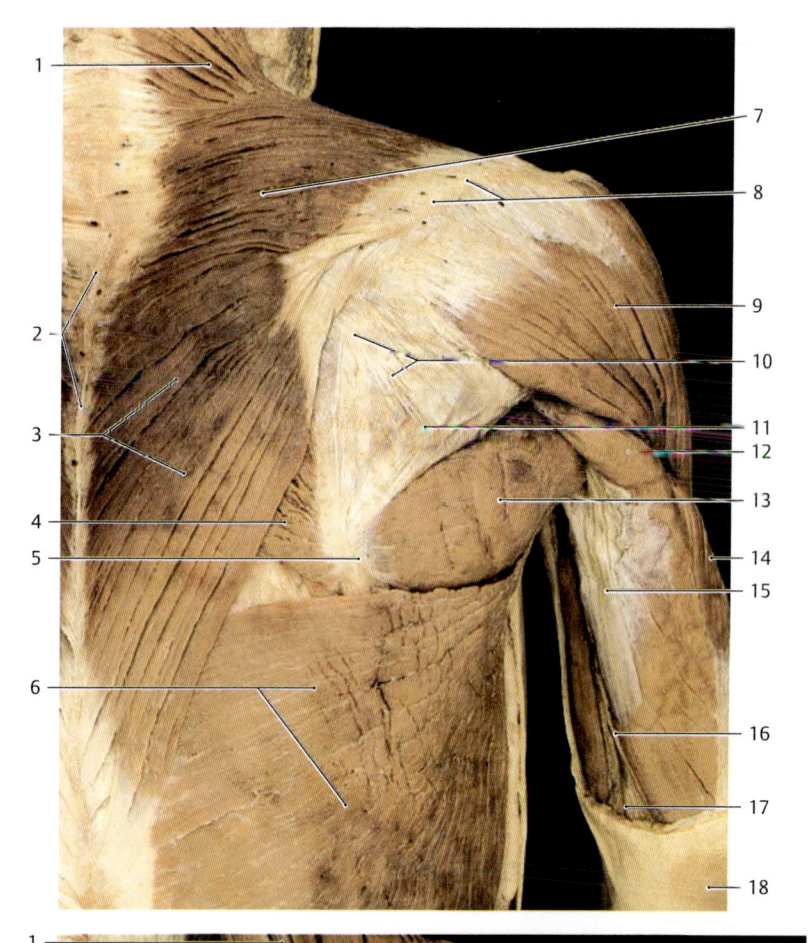

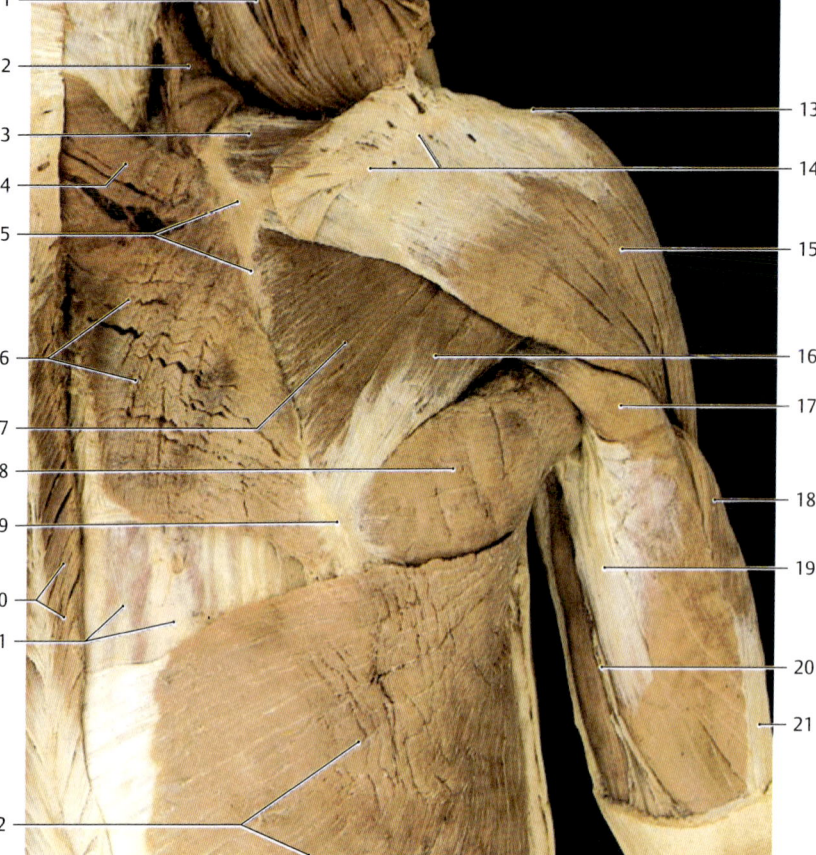

3 Membro Superior | Músculos do Ombro e do Terço Proximal do Braço: Músculos Dorsais

1. Fibras descendentes do músculo trapézio
2. Processo espinhoso das vértebras torácicas
3. Fibras ascendentes do músculo trapézio
4. Músculo romboide maior
5. Ângulo inferior da escápula
6. Músculo latíssimo do dorso
7. Fibras transversas do músculo trapézio
8. Espinha da escápula
9. Fibras posteriores do músculo deltoide
10. Músculo infraespinal e fáscia infraespinal
11. Músculo redondo menor e fáscia
12. Cabeça longa do músculo tríceps braquial
13. Músculo redondo maior
14. Cabeça lateral do músculo tríceps braquial
15. Tendão do músculo tríceps braquial
16. Septo intermuscular medial
17. Nervo ulnar
18. Olécrano

Fig. 3.36 Músculos do ombro e do braço, camada superficial (lado direito, aspecto posterior).

1. Músculo trapézio (refletido)
2. Músculo levantador da escápula
3. Músculo supraespinal
4. Músculo romboide menor
5. Borda medial da escápula
6. Músculo romboide maior
7. Músculo infraespinal
8. Músculo redondo maior
9. Ângulo inferior da escápula
10. Borda cortada do músculo trapézio
11. Músculos intrínsecos das costas com fáscia
12. Músculo latíssimo do dorso
13. Acrômio
14. Espinha da escápula
15. Músculo deltoide
16. Músculo redondo menor
17. Cabeça longa do músculo tríceps braquial
18. Cabeça lateral do músculo tríceps braquial
19. Cabeça medial do músculo tríceps braquial
20. Septo intermuscular medial
21. Tendão do músculo tríceps braquial

Fig. 3.37 Músculos do ombro e do braço, camada mais profunda (lado direito, aspecto posterior). O músculo trapézio foi cortado próximo à sua origem na coluna vertebral e refletido para cima.

Músculos do Ombro e do Terço Proximal do Braço: Músculos Dorsais | 3 Membro Superior

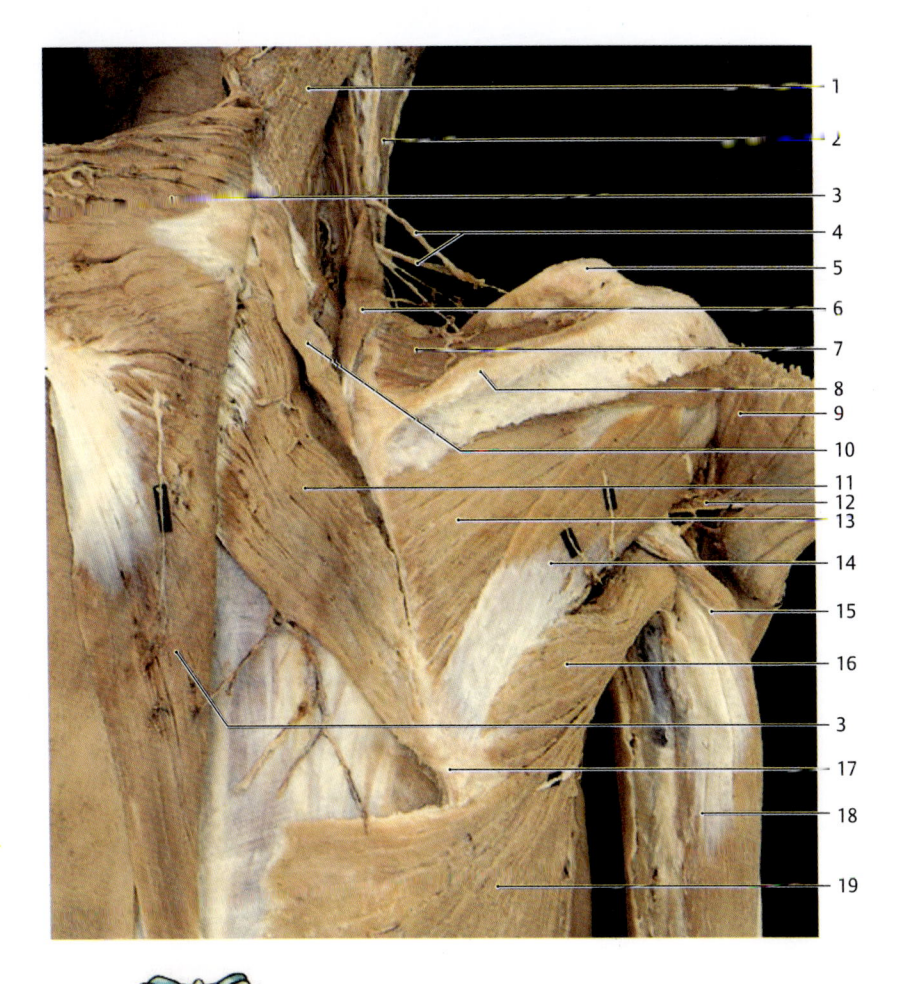

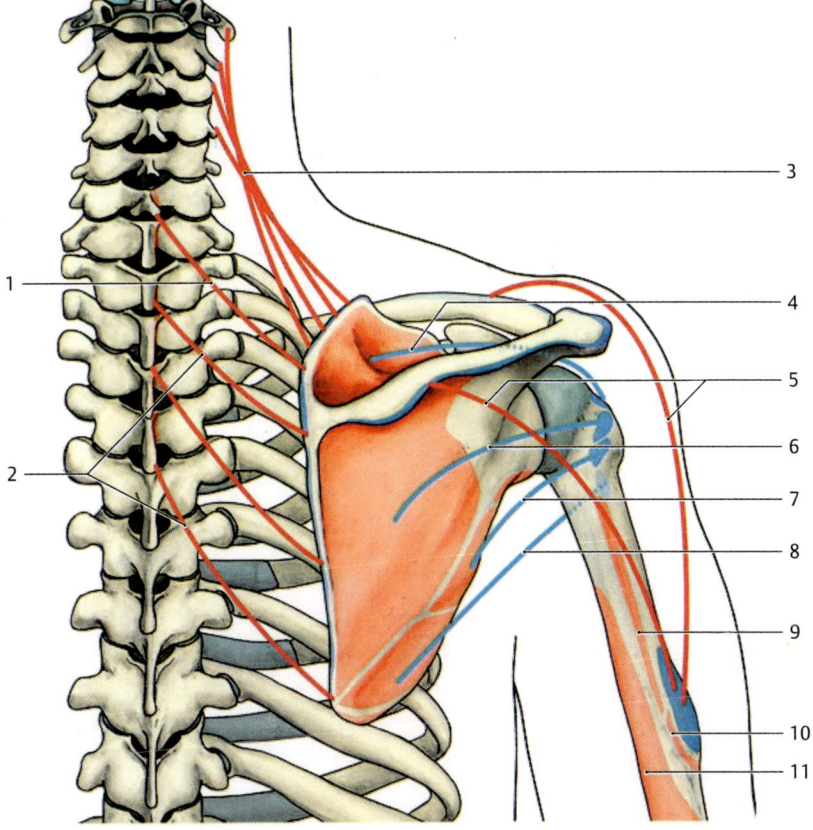

1 Músculo esplênio da cabeça
2 Músculo esternoclidomastóideo
3 Músculo trapézio (refletido)
4 Nervos supraclaviculares laterais
5 Clavícula
6 Músculo levantador da escápula
7 Músculo supraespinal
8 Espinha da escápula
9 Músculo deltoide (refletido)
10 Músculo romboide menor
11 Músculo romboide maior
12 Nervo axilar e artéria circunflexa posterior do úmero
13 Músculo infraespinal
14 Músculo redondo menor
15 Cabeça longa do músculo tríceps braquial
16 Músculo redondo maior
17 Ângulo inferior da escápula
18 Músculo tríceps braquial
19 Músculo latíssimo do dorso

Fig. 3.38 Músculos do ombro e do braço, camada mais profunda (lado direito, aspecto posterior). Os músculos trapézio e deltoide foram divididos e refletidos.

1 Músculo romboide menor
2 Músculo romboide maior
3 Músculo levantador da escápula
4 Músculo supraespinal
5 Músculo deltoide
6 Músculo infraespinal
7 Músculo redondo menor
8 Músculo redondo maior
9 Origem do músculo tríceps braquial, cabeça lateral
10 Origem do músculo braquial
11 Origem do músculo tríceps braquial, cabeça medial

Fig. 3.39 Posição e curso dos principais músculos do ombro (aspecto posterior). Azul = músculos mais profundos; vermelho = músculos superficiais.

97

3 Membro Superior | Músculos do Ombro e do Terço Proximal do Braço: Músculos Peitorais

1. Músculo trapézio
2. Acrômio
3. Trígono deltopeitoral
4. Parte clavicular do músculo deltoide (fibras anteriores)
5. Parte acromial do músculo deltoide (fibras centrais)
6. Parte clavicular do músculo peitoral maior
7. Parte esternocostal do músculo peitoral maior
8. Cabeça curta do músculo bíceps braquial
9. Cabeça longa do músculo bíceps braquial
10. Parte abdominal do músculo peitoral maior
11. Músculo braquial
12. Músculo serrátil anterior
13. Músculo oblíquo externo do abdome
14. Músculo esternoclidomastóideo
15. Músculos infra-hióideos
16. Clavícula
17. Manúbrio do esterno
18. Corpo do esterno
19. Processo xifoide
20. Camada anterior da bainha do músculo reto do abdome

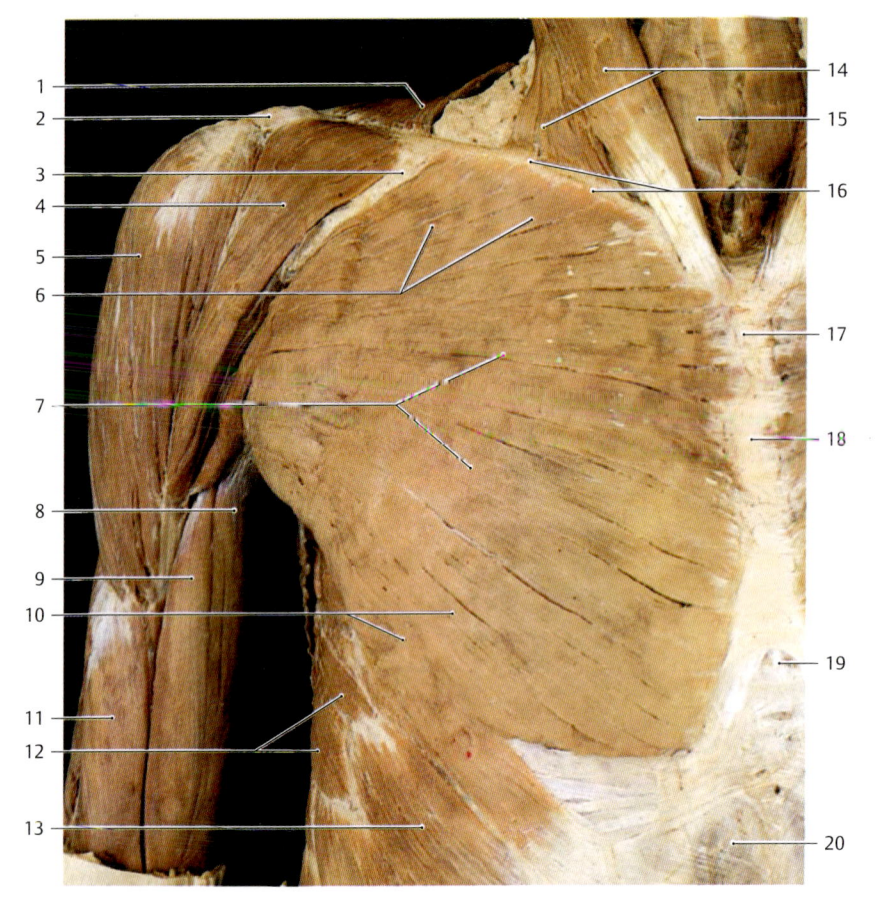

Fig. 3.40 Músculos do ombro, do terço proximal do braço e peitorais, camada superficial (lado direito, aspecto anterior).

1. Músculo subclávio
2. Músculo peitoral menor
3. Músculo peitoral maior
4. Músculo subescapular
5. Músculo coracobraquial
6. Músculo serrátil anterior
7. Parte clavicular e acromial do músculo deltoide
8. Cabeça curta do músculo bíceps braquial
9. Músculo braquial

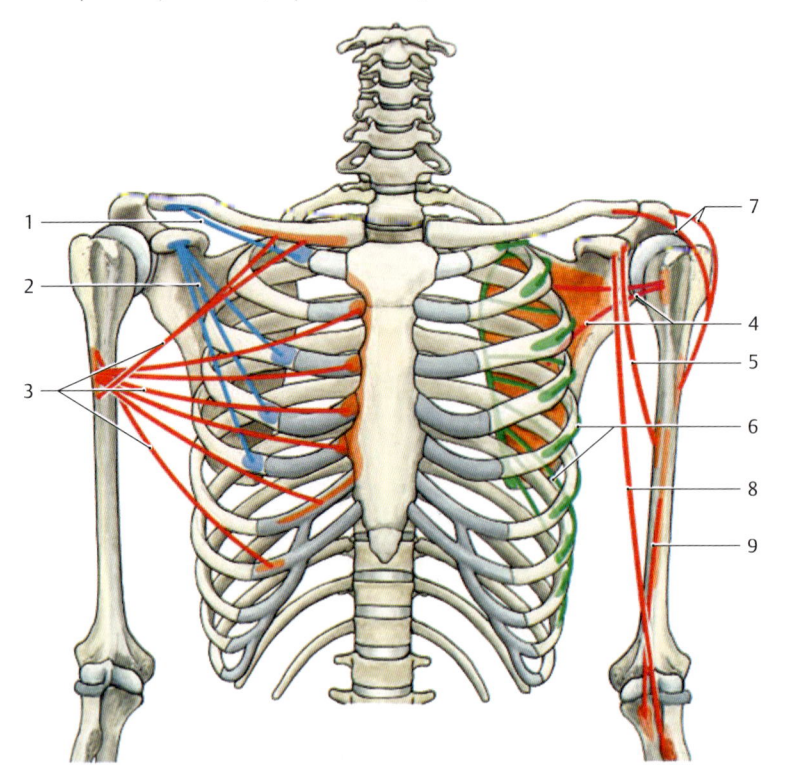

Fig. 3.41 Posição e curso dos músculos peitoral e do ombro (aspecto anterior). Azul = músculos mais profundos; vermelho = músculos superficiais; verde = músculo serrátil anterior.

Músculos do Ombro e do Terço Proximal do Braço: Músculos Peitorais | 3 Membro Superior

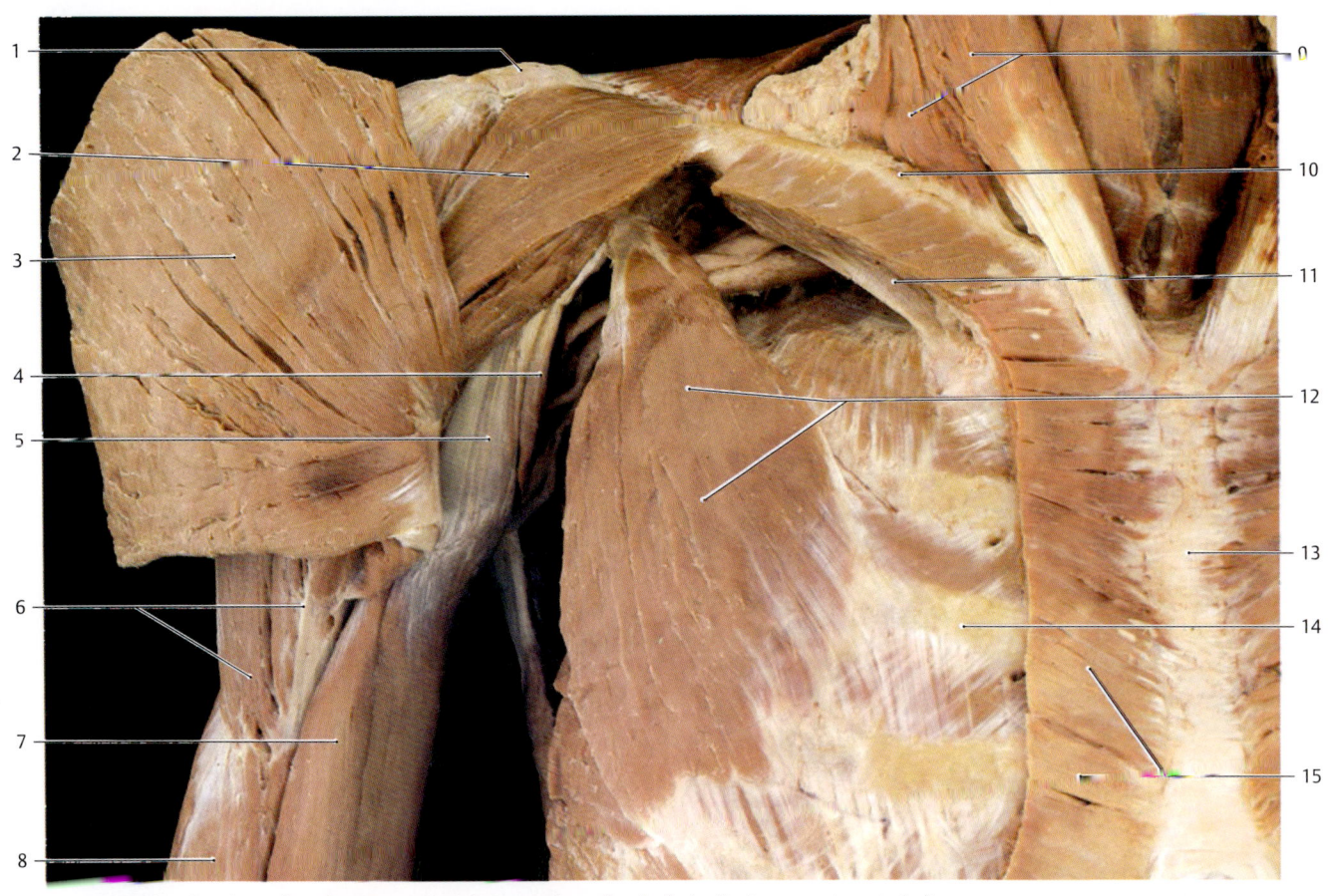

Fig. 3.42 **Músculos do ombro, braço e peitorais,** camada profunda (lado direito, aspecto anterior).

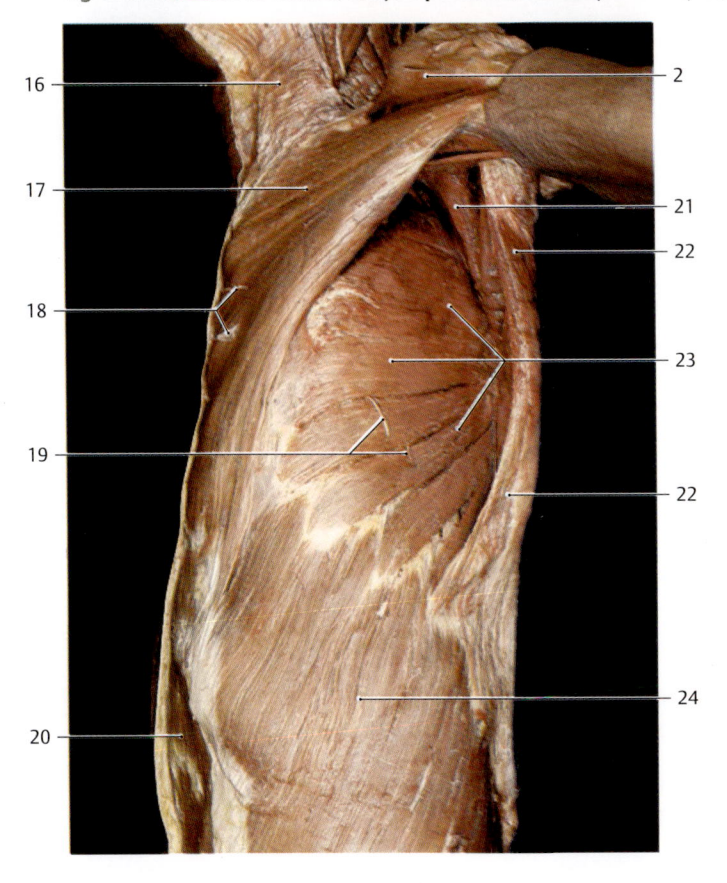

1. Acrômio
2. Parte clavicular do músculo deltoide
3. Músculo peitoral maior (refletido)
4. Músculo coracobraquial
5. Cabeça curta do músculo bíceps braquial
6. Músculo deltoide (inserção no úmero)
7. Cabeça longa do músculo bíceps braquial
8. Músculo braquial
9. Músculo esternoclidomastóideo
10. Clavícula
11. Músculo subclávio
12. Músculo peitoral menor
13. Esterno
14. Terceira costela
15. Músculo peitoral maior (cortado)
16. Músculo platisma
17. Músculo peitoral maior formando a prega axilar anterior
18. Ramos cutâneos anteriores dos nervos intercostais
19. Ramos cutâneos laterais dos nervos intercostais
20. Músculo reto do abdome
21. Músculo subescapular
22. Músculo latíssimo do dorso formando a prega axilar posterior
23. Músculo serrátil anterior formando a parede medial da axila
24. Músculo oblíquo externo do abdome

Fig. 3.43 **Fossa axilar e músculo serrátil anterior** (lado esquerdo, aspecto lateral).

99

3 Membro Superior | Músculos do Terço Proximal do Braço: Músculos Laterais

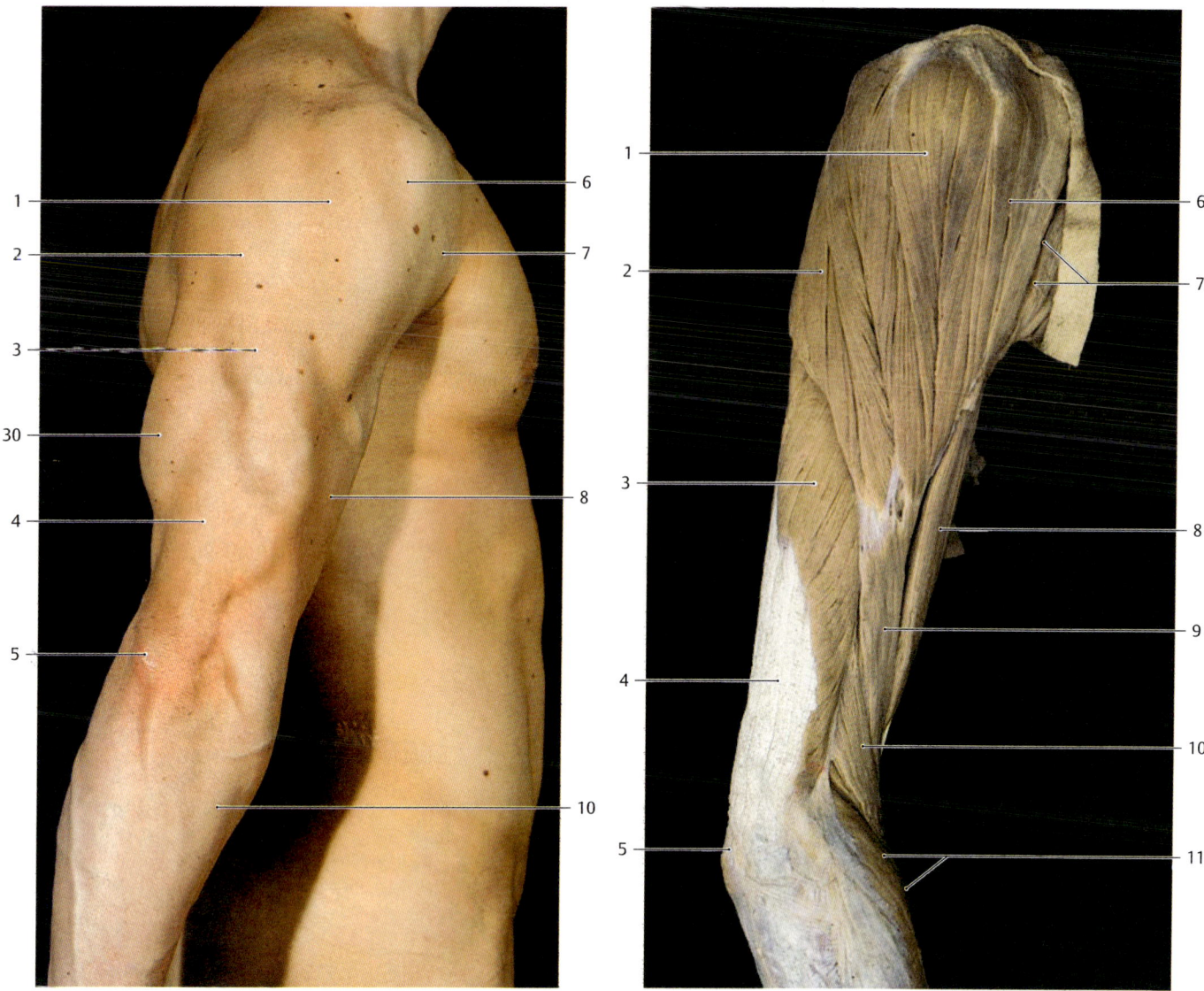

Fig. 3.44 Músculos do terço proximal do braço (lado direito, aspecto lateral). Músculo tríceps braquial fortemente contraído.

Fig. 3.45 Músculos do terço proximal do braço (lado direito, aspecto lateral).

1. Parte acromial do músculo deltoide (fibras centrais)
2. Parte escapular do músculo deltoide (fibras posteriores)
3. Músculo tríceps braquial
4. Tendão do músculo tríceps braquial
5. Olécrano braquial
6. Parte clavicular do músculo deltoide (fibras anteriores)
7. Sulco deltopeitoral
8. Músculo bíceps braquial
9. Músculo braquial
10. Músculo braquiorradial
11. Músculo extensor longo radial do carpo
12. Clavícula (dividida)
13. Músculo peitoral maior
14. Septo intermuscular medial com vasos e nervos
15. Septo intermuscular lateral
16. Tendão do músculo bíceps braquial
17. Aponeurose bicipital
18. Artéria axilar
19. Músculo romboide maior
20. Músculo subescapular
21. Músculo latíssimo do dorso (dividido)
22. Septo intermuscular medial
23. Epicôndilo medial do úmero
24. Artéria braquial e nervo mediano
25. Músculo pronador redondo
26. Tendão da cabeça curta do músculo bíceps
27. Músculo coracobraquial
28. Parte distal do músculo bíceps braquial
29. Músculo redondo maior
30. Cabeça longa do músculo tríceps braquial
31. Cabeça medial do músculo tríceps braquial
32. Rádio
33. Cabeça do úmero
34. Processo coracoide
35. Úmero
36. Tróclea
37. Ulna
38. Ligamento coracoacromial
39. Cápsula articular da articulação de ombro
40. Tendão da cabeça longa do músculo bíceps braquial

Músculos do Terço Proximal do Braço: Músculos Peitorais, Tendões do Músculo Bíceps Braquial | 3 Membro Superior

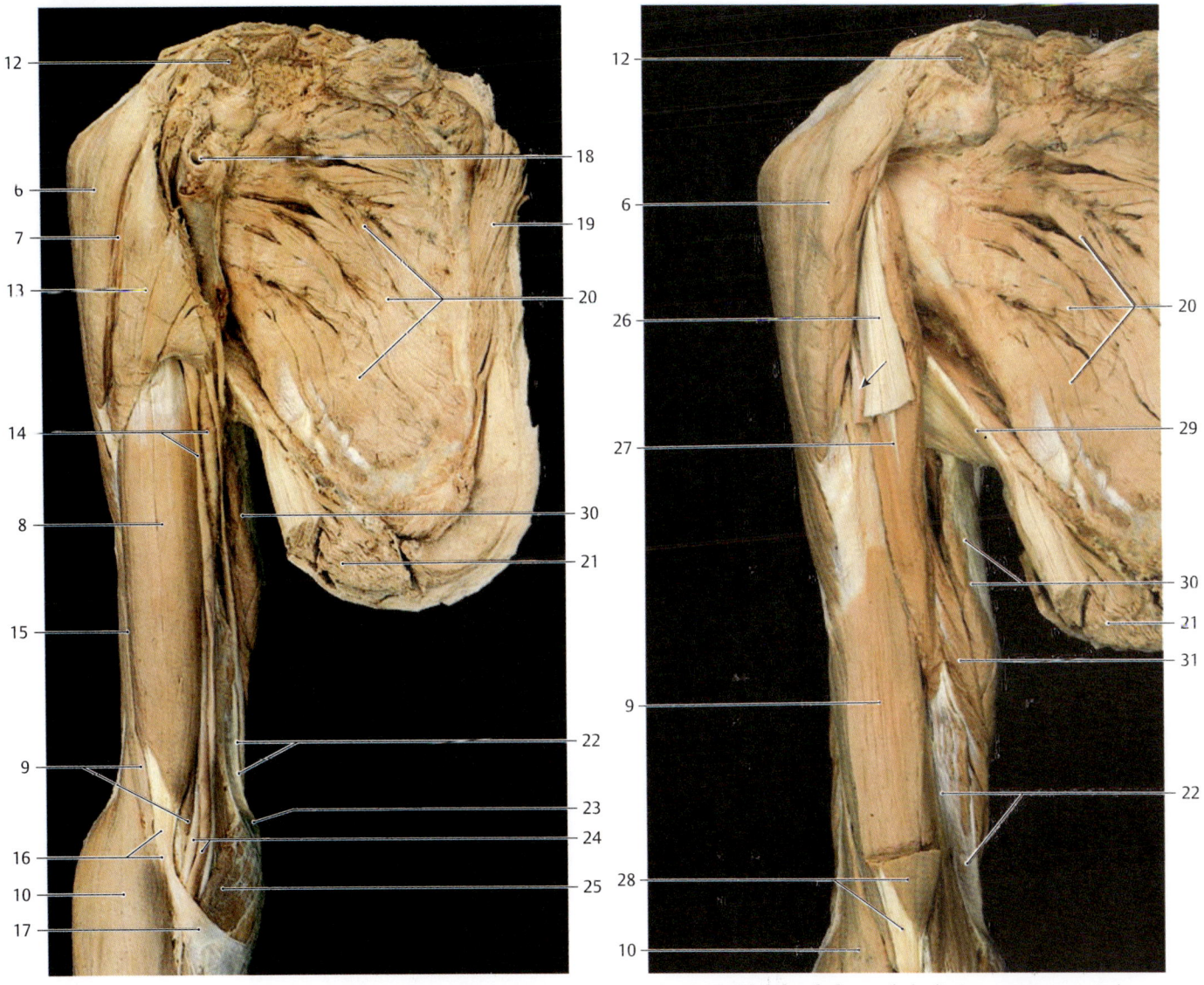

Fig. 3.46 Músculos do braço (lado direito, aspecto anterior). O braço com escápula e músculos anexos foram removidos do tronco.

Fig. 3.47 Músculos do braço (lado direito, aspecto anterior). Parte do músculo bíceps braquial foi removida. Seta = tendão da cabeça longa do músculo bíceps braquial.

Fig. 3.48 Posição e curso dos flexores do braço (aspecto anterior).

A = Músculo subescapular (vermelho)
B = Músculo coracobraquial (azul)
C = Músculo bíceps braquial (vermelho)
D = Músculo braquial (azul)

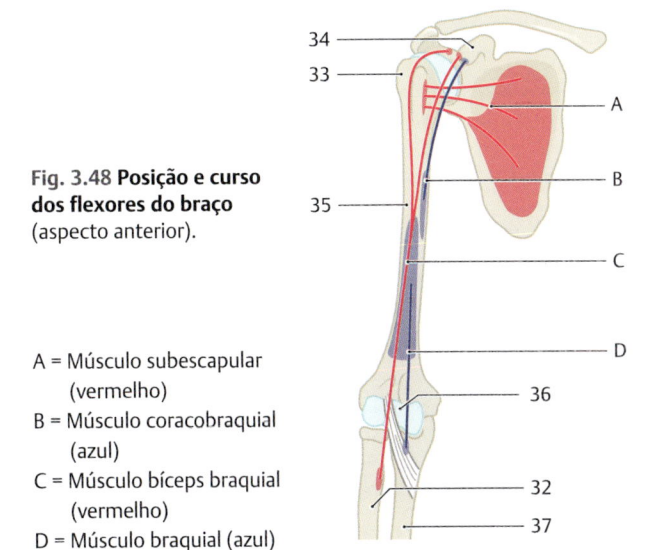

Fig. 3.49 Posição e curso dos tendões da cabeça longa e curta do músculo bíceps braquial (lado direito, aspecto anterior).

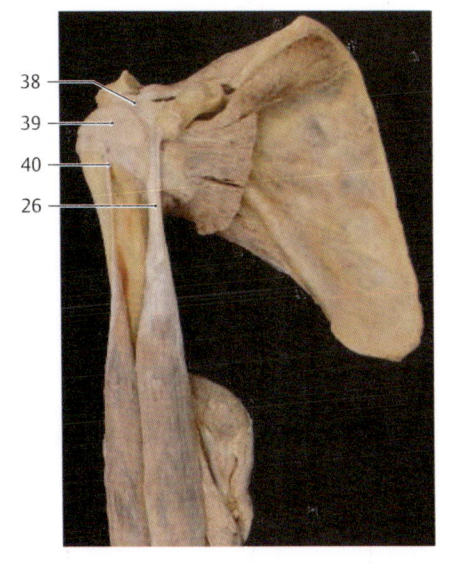

3 Membro Superior | Músculos do Antebraço e da Mão: Músculos Flexores

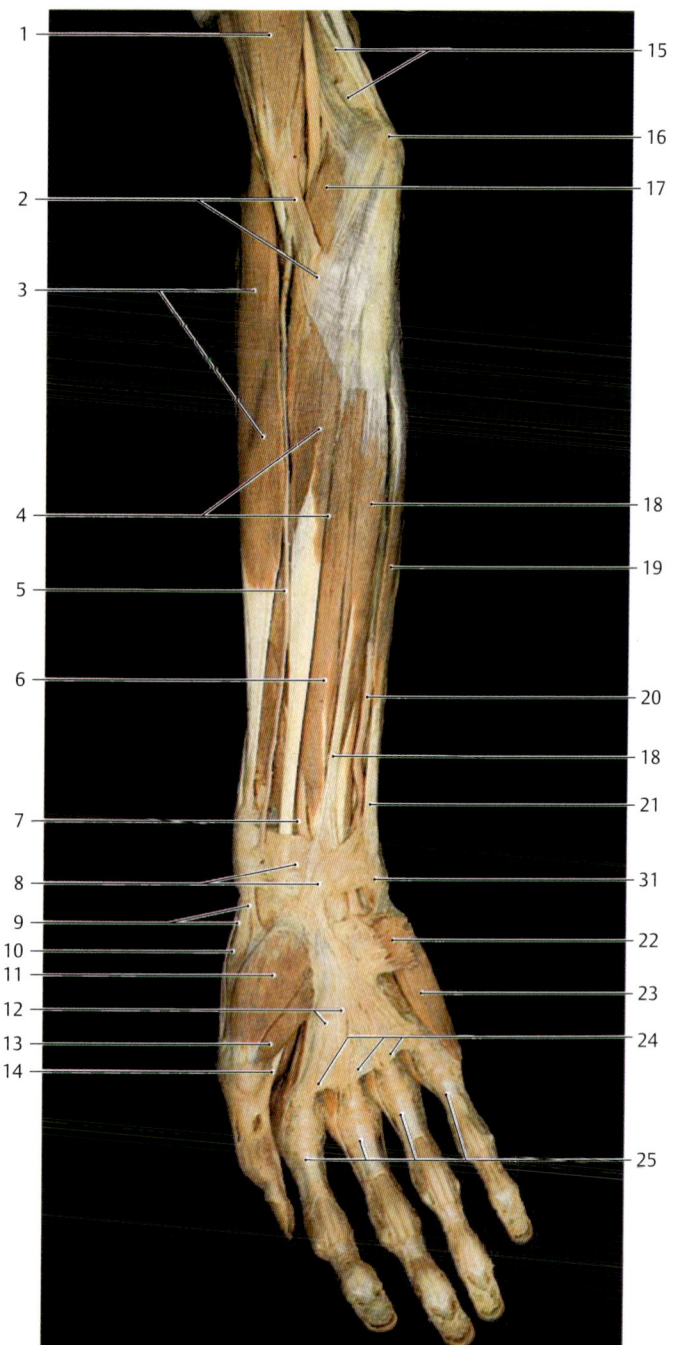

Fig. 3.50 Músculos flexores do antebraço e da mão, camada superficial (lado direito, aspecto anterior).

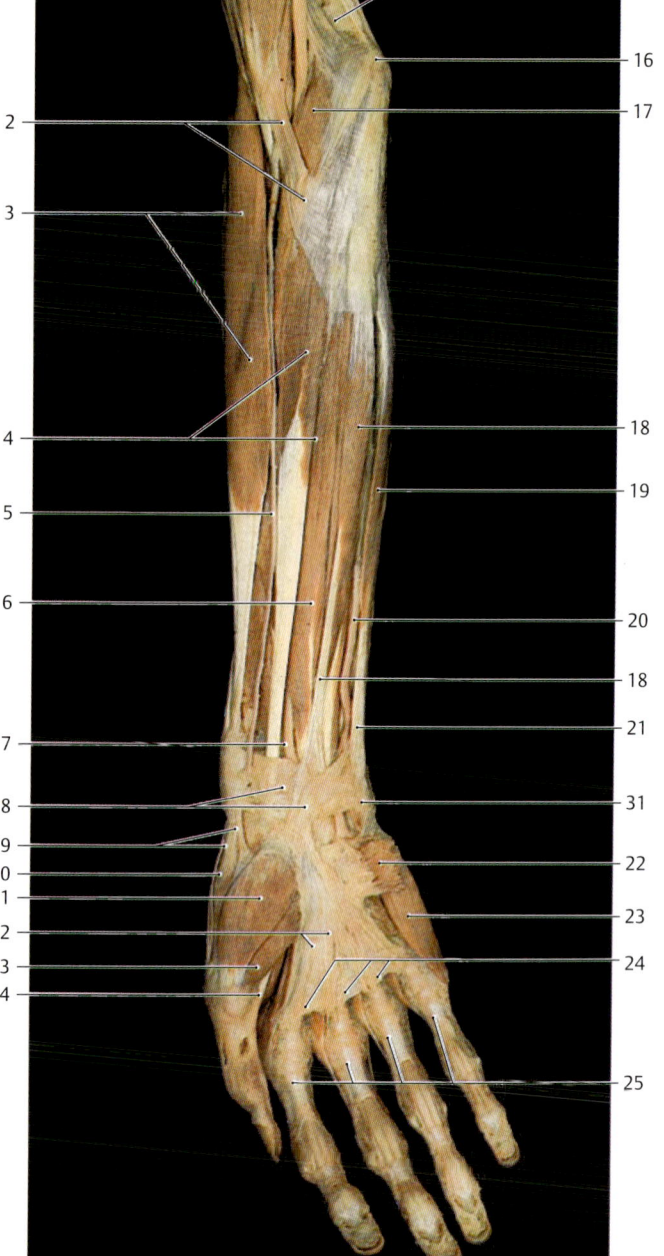

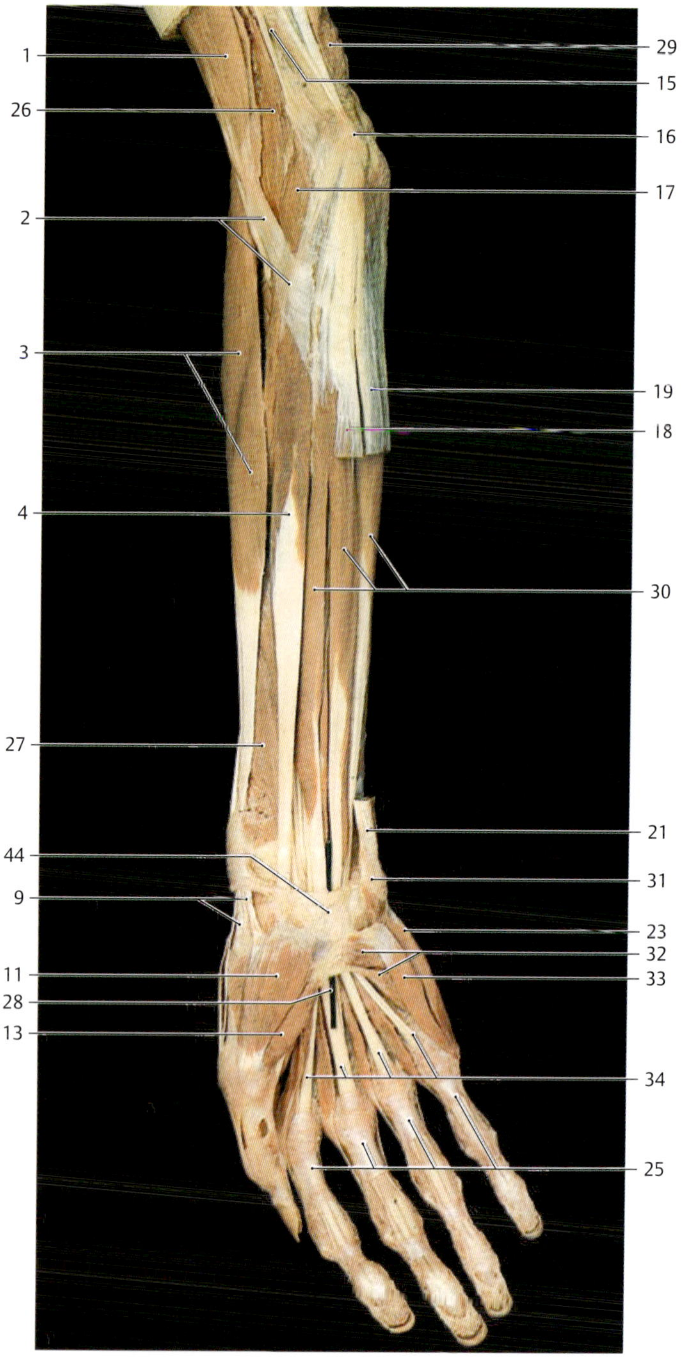

Fig. 3.51 Músculos flexores do antebraço e da mão, camada superficial (lado direito, aspecto anterior). Os músculos palmar longo e flexor ulnar do carpo foram removidos.

1. Músculo bíceps braquial
2. Aponeurose bicipital
3. Músculo braquiorradial
4. Músculo flexor radial do carpo
5. Artéria radial
6. Músculo flexor superficial dos dedos
7. Nervo mediano
8. Fáscia antebraquial e tendão do músculo palmar longo
9. Tendão do músculo abdutor longo do polegar
10. Tendão do músculo extensor curto do polegar
11. Músculo abdutor curto do polegar
12. Aponeurose palmar
13. Cabeça superficial do músculo flexor curto do polegar
14. Tendão do músculo flexor longo do polegar
15. Septo intermuscular medial
16. Epicôndilo medial do úmero
17. Cabeça umeral do músculo pronador redondo
18. Músculo palmar longo
19. Músculo flexor ulnar do carpo
20. Artéria ulnar
21. Tendão do músculo flexor ulnar do carpo
22. Músculo palmar curto
23. Músculo abdutor do dedo mínimo
24. Fascículo transverso da aponeurose palmar
25. Bainhas fibrosas digitais dos tendões do músculo flexor dos dedos
26. Músculo braquial

Músculos do Antebraço e da Mão: Músculos Flexores | 3 Membro Superior

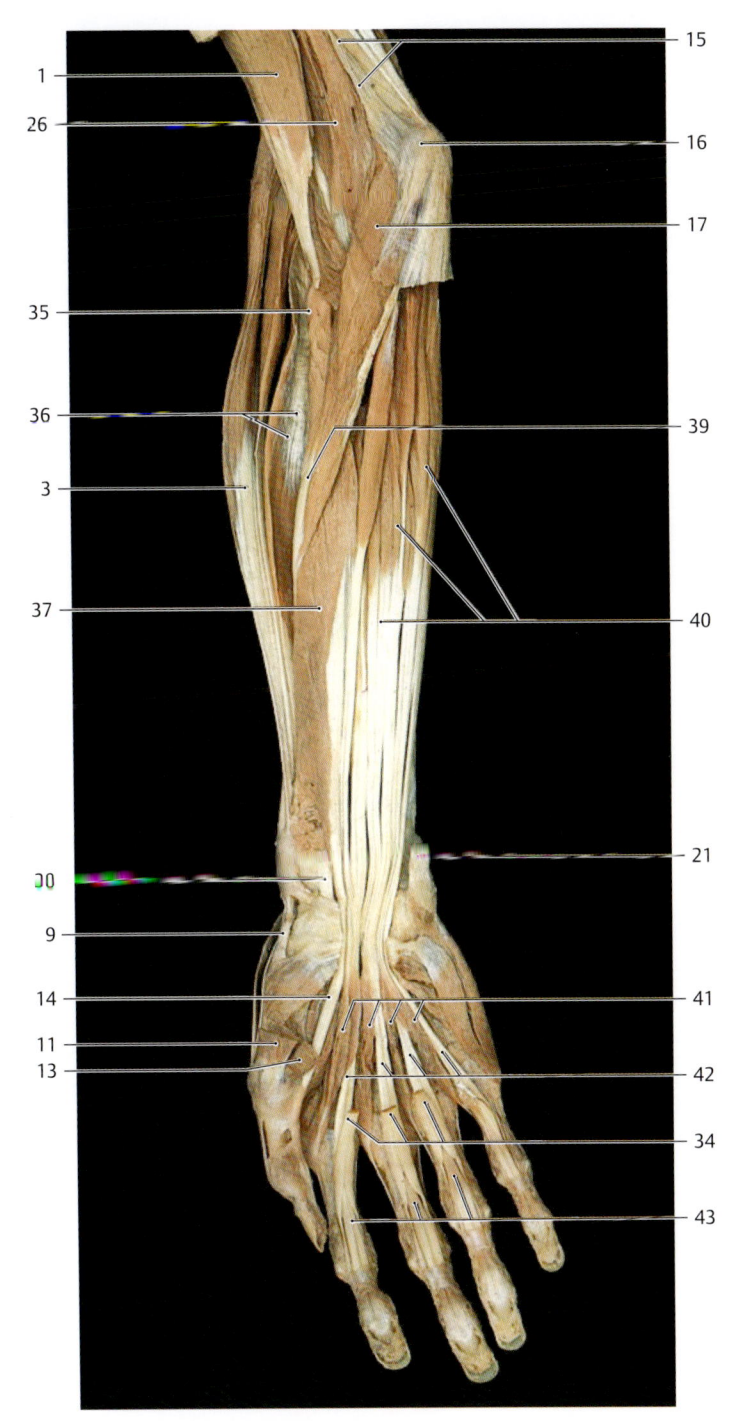

Fig. 3.52 Músculos flexores de antebraço e mão, camada do meio (lado direito, aspecto anterior). Os músculos palmar longo, flexor radial do carpo e ulnar foram removidos. O retináculo dos flexores foi dividido.

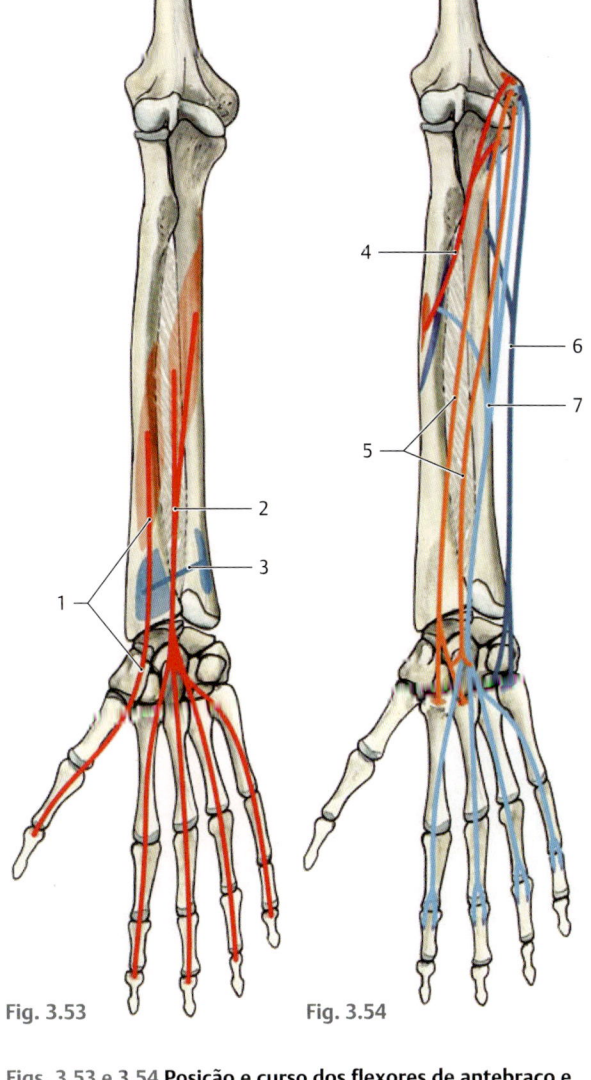

Figs. 3.53 e 3.54 Posição e curso dos flexores de antebraço e mão (aspecto anterior).

FLEXORES PROFUNDOS
1 Músculo flexor longo do polegar (vermelho)
2 Músculo flexor profundo dos dedos (vermelho)
3 Músculo pronador quadrado (azul)

FLEXORES SUPERFICIAIS
4 Músculo pronador redondo (vermelho)
5 Músculo flexor radial do carpo (laranja)
6 Músculo flexor ulnar do carpo (azul escuro)
7 Músculo flexor superficial dos dedos (azul claro)

27 Músculo flexor longo do polegar
28 Túnel do carpo (*canalis carpi*, sonda)
29 Músculo tríceps braquial
30 Músculo flexor superficial dos dedos
31 Osso pisiforme e ligamento palmar do carpo
32 Músculo oponente do dedo mínimo
33 Músculo flexor curto do dedo mínimo
34 Tendões do músculo flexor superficial dos dedos
35 Músculo supinador
36 Rádio e músculo extensor curto radial do carpo
37 Músculo flexor longo do polegar
38 Tendão do músculo flexor radial do carpo
39 Músculo pronador redondo (inserção do rádio)
40 Músculo flexor profundo dos dedos
41 Músculos lumbricais
42 Tendões do músculo flexor profundo dos dedos
43 Tendões do músculo flexor profundo dos dedos que passaram através dos tendões divididos do músculo flexor superficial dos dedos
44 Retináculo dos flexores

3 Membro Superior | Músculos do Antebraço e da Mão: Músculos Flexores e Bainhas Sinoviais

1 Músculo bíceps braquial
2 Músculo braquial
3 Músculo pronador redondo
4 Músculo braquiorradial
5 Rádio
6 Tendão do músculo flexor radial do carpo
7 Tendão do músculo abdutor longo do polegar
8 Músculo oponente do polegar
9 Músculo adutor do polegar
10 Tendão do músculo flexor longo do polegar
11 Músculo tríceps braquial
12 Septo intermuscular medial
13 Epicôndilo medial do úmero
14 Massa flexora comum (dividida)
15 Ulna
16 Membrana interóssea
17 Músculo pronador quadrado
18 Tendão do músculo flexor ulnar do carpo
19 Osso pisiforme
20 Músculo abdutor do dedo mínimo
21 Músculo flexor curto do dedo mínimo
22 Tendões do músculo flexor profundo dos dedos
23 Tendões do músculo flexor superficial dos dedos
24 Retináculo dos flexores
25 Músculos hipotênares
26 Músculos tênares
27 Bainha sinovial comum dos tendões flexores
28 Bainha sinovial do tendão do músculo flexor longo do polegar
29 Bainhas sinoviais digitais dos tendões flexores

Fig. 3.55 Músculos flexores de antebraço e mão, camada profunda (lado direito, aspecto anterior). Todos os flexores foram removidos para mostrar os músculos pronador quadrado e pronador redondo junto com a membrana interóssea. Antebraço em supinação.

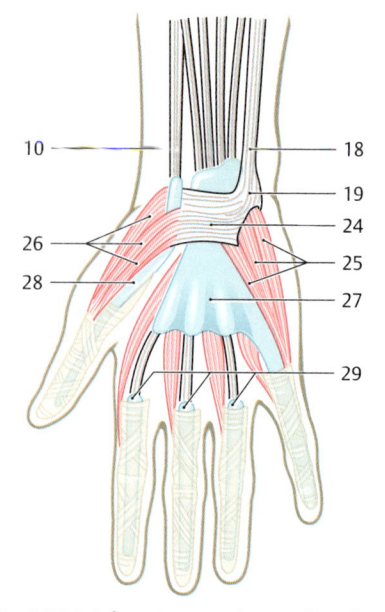

Fig. 3.56 Bainhas sinoviais dos tendões dos flexores, indicadas em azul (aspecto palmar da mão direita).

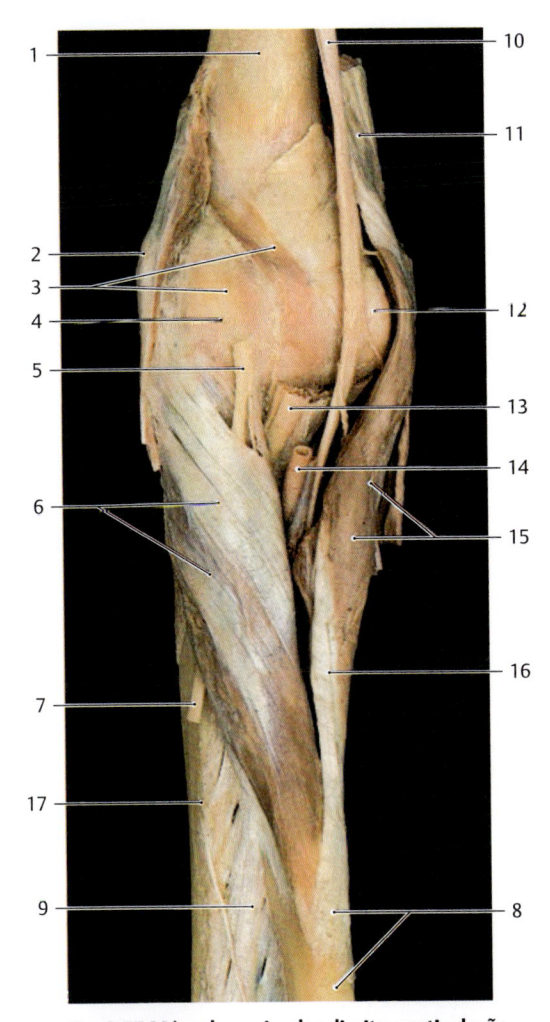

Músculos do Antebraço e da Mão: Músculos Flexores e Bainhas Sinoviais | 3 Membro Superior

1 Úmero
2 Epicôndilo lateral do úmero
3 Cápsula articular
4 Posição do capítulo do úmero
5 Ramo profundo do nervo radial
6 Músculo supinador
7 Entrada do ramo profundo do nervo radial para os músculos extensores
8 Rádio e inserção do músculo pronador redondo
9 Membrana interóssea
10 Nervo mediano
11 Músculo tríceps braquial
12 Tróclea do úmero
13 Tendão do músculo bíceps braquial
14 Artéria braquial
15 Músculo pronador redondo
16 Tendão do músculo pronador redondo
17 Ulna
18 Músculo pronador quadrado
19 Tendão do músculo flexor radial do carpo
20 Músculos tênares
21 Bainha sinovial do tendão do músculo flexor longo do polegar
22 Bainha fibrosa dos tendões dos flexores
23 Bainha sinovial digital dos tendões flexores
24 Músculo flexor superficial dos dedos
25 Tendão do músculo flexor ulnar do carpo
26 Bainha sinovial comum dos tendões flexores
27 Posição do osso pisiforme
28 Retináculo dos flexores
29 Músculos hipotênares

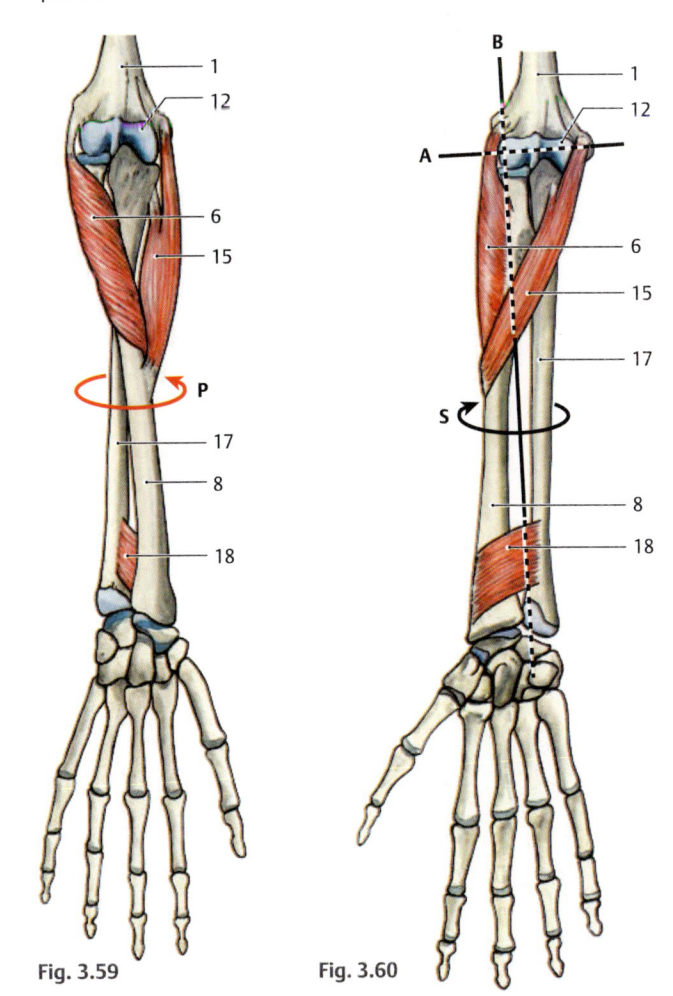

Fig. 3.57 **Músculo supinador direito e articulação do cotovelo** (aspecto anterior). Antebraço em pronação.

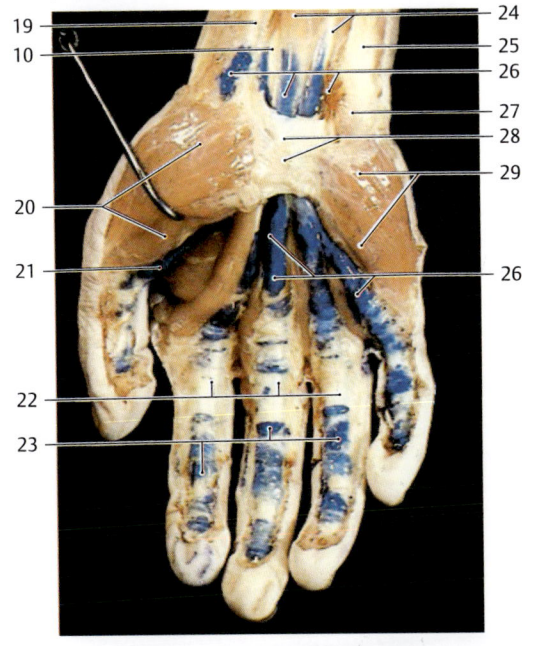

Fig. 3.58 **Bainhas sinoviais dos tendões flexores** (aspecto palmar da mão direita). As bainhas foram injetadas com gelatina azul.

Fig. 3.59

Fig. 3.60

A = Eixo de flexão e extensão
B = Eixo de rotação

Setas: S = Supinação, P = Pronação

Figs. 3.59 e 3.60 **Diagrama ilustrando os dois eixos da articulação do cotovelo.**

105

3 Membro Superior | Músculos do Antebraço e da Mão: Músculos Extensores e Bainhas Sinoviais

1. Septo intermuscular lateral
2. Tendão do músculo tríceps braquial
3. Epicôndilo lateral do úmero
4. Olécrano
5. Músculo ancôneo
6. Músculo extensor ulnar do carpo
7. Músculo extensor dos dedos
8. Músculo extensor do dedo mínimo
9. Retináculo dos extensores
10. Tendões do músculo extensor do dedo mínimo
11. Tendões do músculo extensor dos dedos
12. Conexões intertendíneas
13. Músculo braquiorradial
14. Músculo extensor longo radial do carpo
15. Músculo extensor curto radial do carpo
16. Músculo abdutor longo do polegar
17. Músculo extensor curto do polegar
18. Tendão do músculo extensor longo do polegar
19. Tendões de ambos os músculos extensores longo e curto radiais do carpo
20. Tendão do músculo extensor do indicador
21. Primeiro túnel: Músculo abdutor longo do polegar, músculo extensor curto do polegar
22. Segundo túnel: Músculos extensores longo e curto radiais do carpo
23. Terceiro túnel: Músculo extensor longo do polegar
24. Quarto túnel: Músculo extensor dos dedos, músculo extensor do indicador
25. Quinto túnel: Músculo extensor do dedo mínimo
26. Sexto túnel: Músculo extensor ulnar do carpo

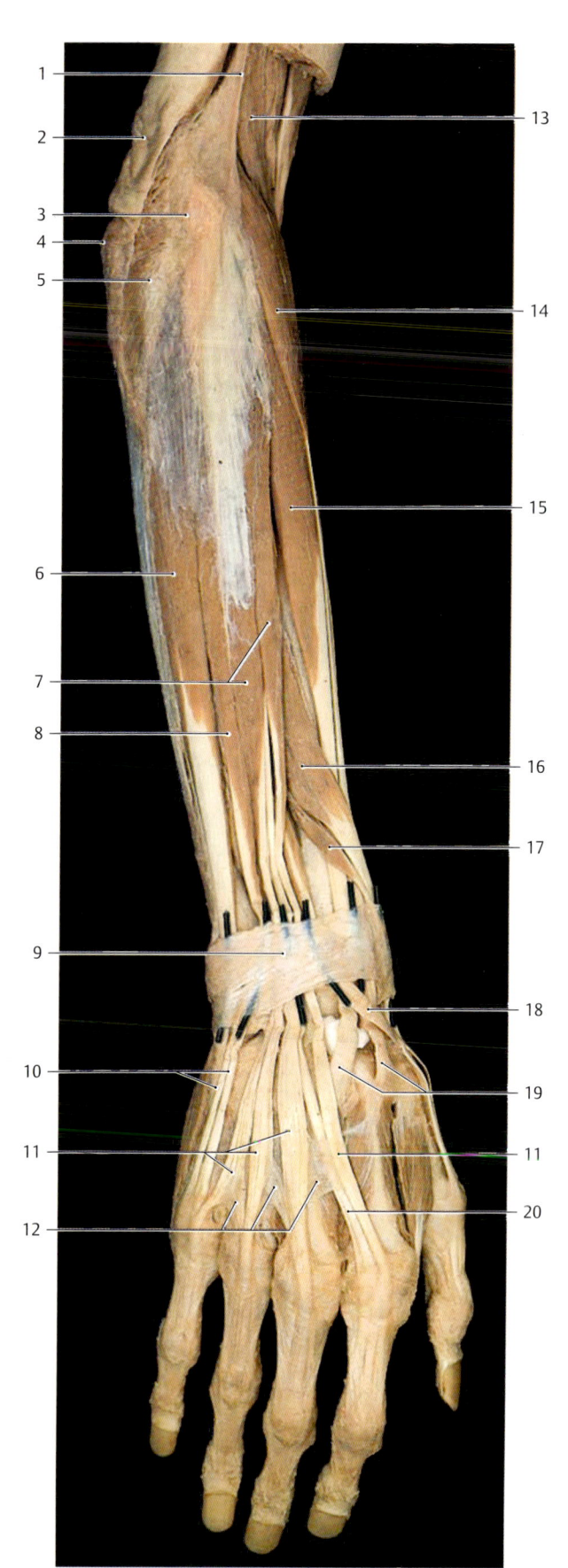

Fig. 3.61 Músculos extensores de antebraço e mão, camada superficial (lado direito, aspecto posterior). Túneis para tensões extensores indicados por sondas.

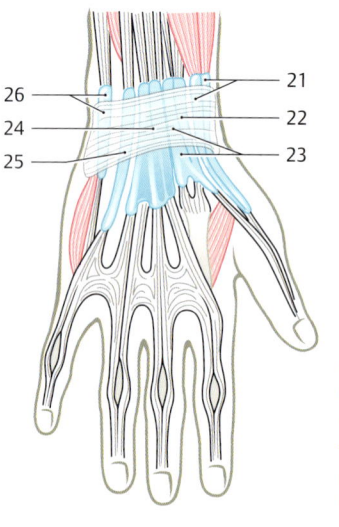

Fig. 3.62 Bainhas sinoviais dos tendões extensores, indicadas em azul (aspecto dorsal da mão direita). Observar os seis túneis para a passagem dos tendões extensores por baixo do retináculo dos extensores.

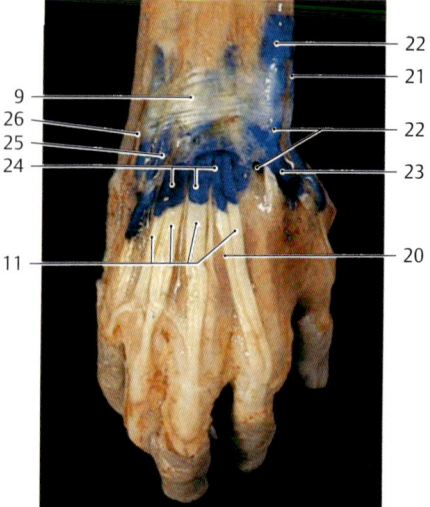

Fig. 3.63 Bainhas sinoviais dos tendões extensores (aspecto dorsal da mão direita). As bainhas foram injetadas com gelatina azul.

Músculos do Antebraço e da Mão: Músculos Extensores (Camada Profunda) | 3 Membro Superior

1. Músculo tríceps braquial
2. Septo intermuscular lateral
3. Epicôndilo lateral do úmero
4. Músculo ancôneo
5. Músculos extensor dos dedos e extensor do dedo mínimo (cortado)
6. Músculo supinador
7. Músculo extensor ulnar do carpo
8. Retináculo dos extensores
9. Terceiro e quarto músculos interósseos dorsais
10. Tendões do músculo extensor dos dedos (cortado)
11. Músculo bíceps braquial
12. Músculo braquial
13. Músculo braquiorradial
14. Músculo extensor longo radial do carpo
15. Músculo extensor curto radial do carpo
16. Músculo abdutor longo do polegar
17. Músculo extensor longo do polegar
18. Músculo extensor curto do polegar
19. Músculo extensor do indicador
20. Tendões dos músculos extensores longo e curto radiais do carpo
21. Primeiro músculo interósseo dorsal

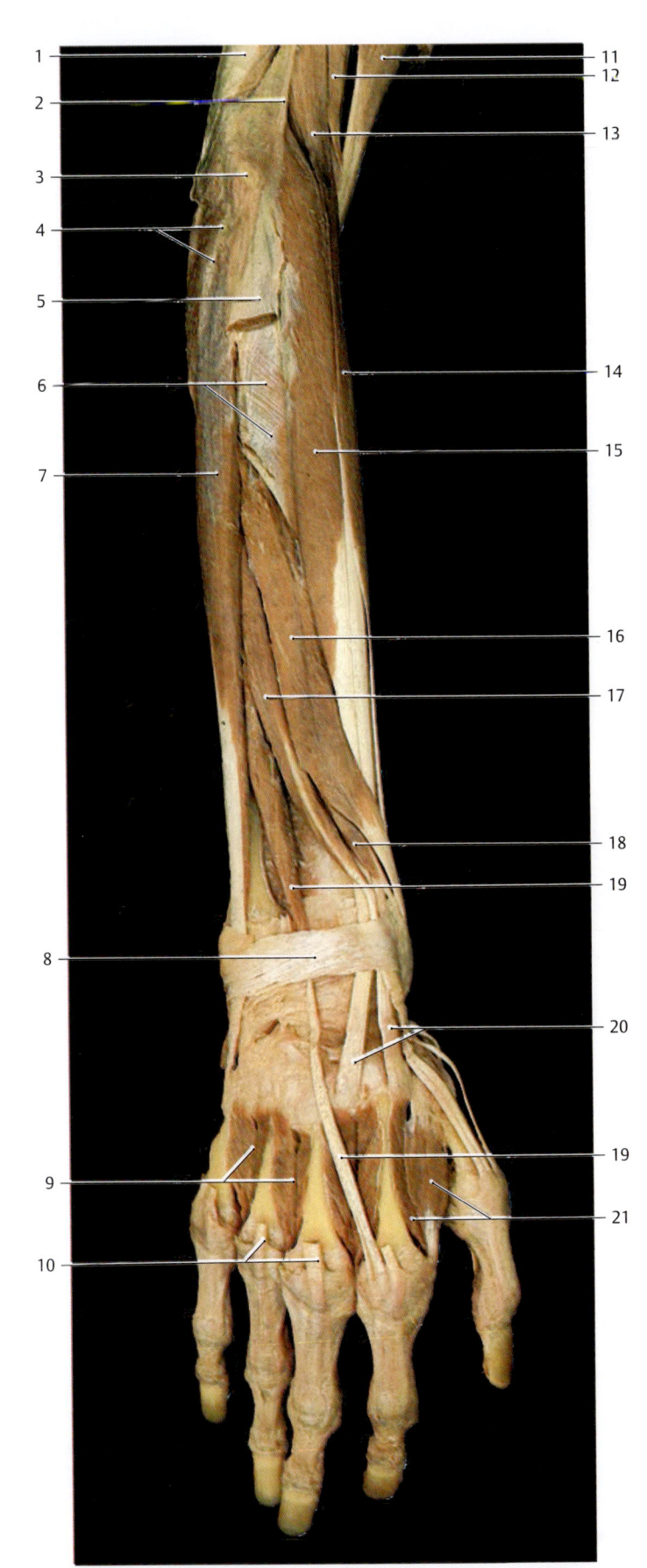

Fig. 3.64 **Músculos extensores do antebraço e mão,** camada profunda (lado direito, aspecto posterior).

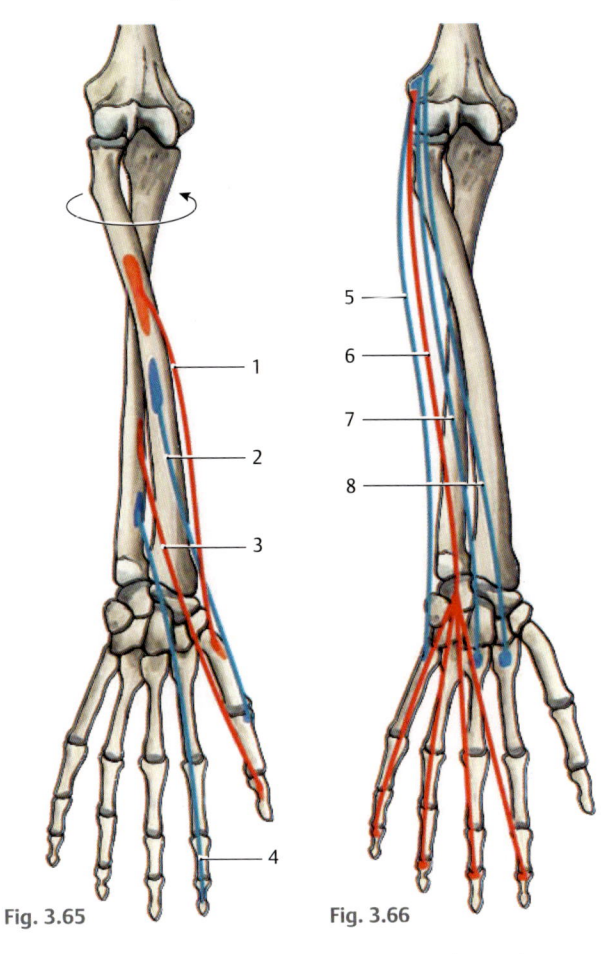

Fig. 3.65

Fig. 3.66

Figs. 3.65 e 3.66 **Posição e curso dos extensores do antebraço e da mão** (aspecto posterior).

EXTENSORES DO POLEGAR
1. Músculo abdutor longo do polegar (vermelho)
2. Músculo extensor curto do polegar (azul)
3. Músculo extensor longo do polegar (vermelho)
4. Músculo extensor do indicador (azul)

EXTENSORES DOS DEDOS E DA MÃO
5. Músculo extensor ulnar do carpo (azul)
6. Músculo extensor dos dedos (vermelho)
7. Músculo extensor curto radial do carpo (azul)
8. Músculo extensor longo radial do carpo (azul)

3 Membro Superior | Músculos e Tendões da Mão

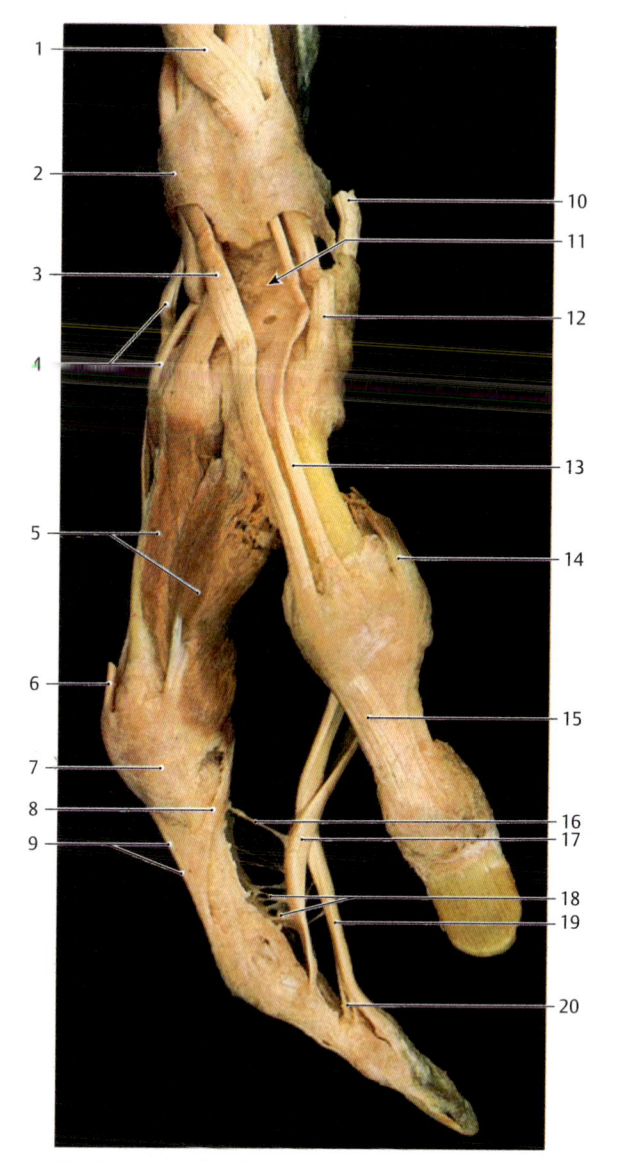

Fig. 3.67 Músculos do polegar e do dedo indicador (aspecto medial). São mostrados os tendões dos músculos extensores do polegar e a inserção dos tendões flexores do dedo indicador.

Fig. 3.68 Músculos da mão (lado direito, aspecto palmar). Os tendões dos músculos flexores e partes dos músculos do polegar foram removidos. O túnel do carpo foi aberto.

1. Tendões dos músculos extensor curto do polegar e abdutor longo do polegar
2. Retináculo dos extensores
3. Tendão do músculo extensor longo do polegar
4. Tendões dos músculos extensores longo e curto radiais do carpo
5. Primeiro músculo interósseo dorsal
6. Tendão do músculo extensor dos dedos para o dedo indicador
7. Localização da articulação metacarpofalângica
8. Tendão do músculo lumbrical
9. Expansão do extensor do dedo indicador
10. Tendão do músculo flexor radial do carpo (cortado)
11. Tabaqueira anatômica
12. Tendão do músculo abdutor longo do polegar
13. Tendão do músculo extensor curto do polegar
14. Tendão do músculo abdutor curto do polegar
15. Expansão do extensor do extensor do polegar
16. Vínculo longo
17. Tendões do músculo flexor superficial dos dedos sendo dividido para dar passagem aos tendões profundos
18. Vínculos dos tendões flexores
19. Tendão do músculo flexor profundo dos dedos
20. Vínculo curto
21. Eminência radial do carpo (borda cortada do retináculo flexor)
22. Músculo oponente do polegar
23. Cabeça profunda do músculo flexor curto do polegar
24. Músculo abdutor curto do polegar (cortado)
25. Cabeça superficial do músculo flexor curto do polegar (cortado)
26. Cabeça oblíqua do músculo adutor do polegar
27. Cabeça transversa do músculo adutor do polegar
28. Tendão do músculo flexor longo do polegar (cortado)
29. Músculos lumbricais (cortados)
30. Primeiro músculo interósseo dorsal
31. Posição do túnel do carpo
32. Tendão do músculo flexor ulnar do carpo
33. Localização do osso pisiforme
34. Gancho do osso hamato
35. Músculo abdutor do dedo mínimo
36. Músculo flexor curto do dedo mínimo
37. Músculo oponente do dedo mínimo
38. Segundo músculo interósseo palmar
39. Terceiro músculo interósseo palmar
40. Quarto músculo interósseo dorsal
41. Terceiro músculo interósseo dorsal
42. Tendão do músculo flexor profundo dos dedos (cortado)
43. Tendões do músculo flexor superficial dos dedos (cortado)
44. Bainhas fibrosas do flexor

Músculos e Tendões da Mão | 3 Membro Superior

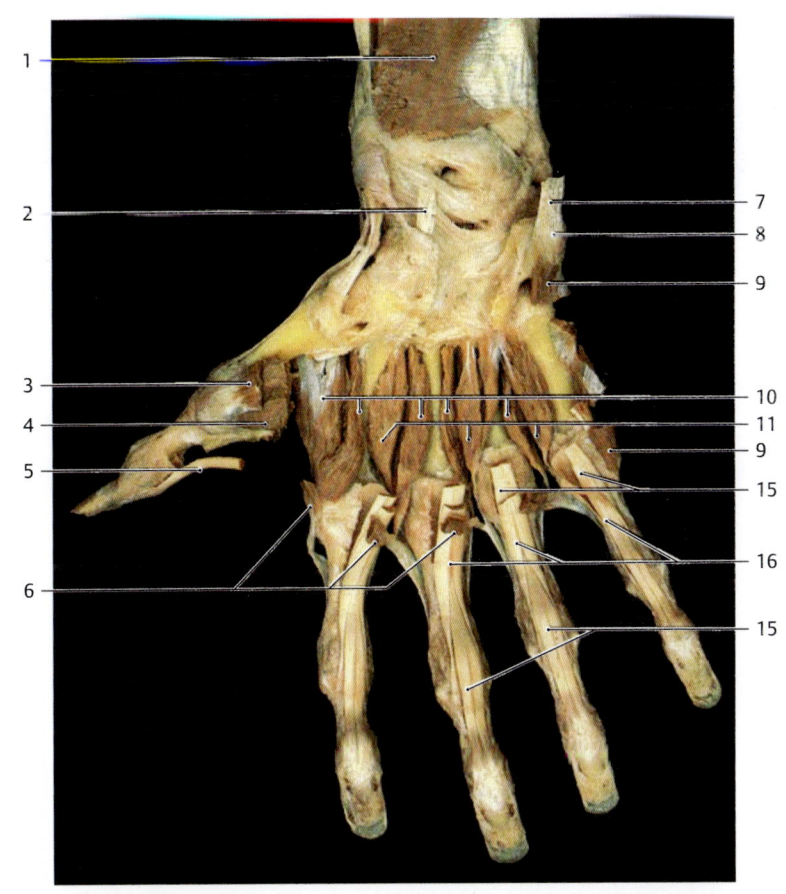

Fig. 3.69 **Músculos da mão,** camada profunda (lado direito, aspecto palmar). Os músculos tênar e hipotênar foram removidos para mostrar os músculos interósseos.

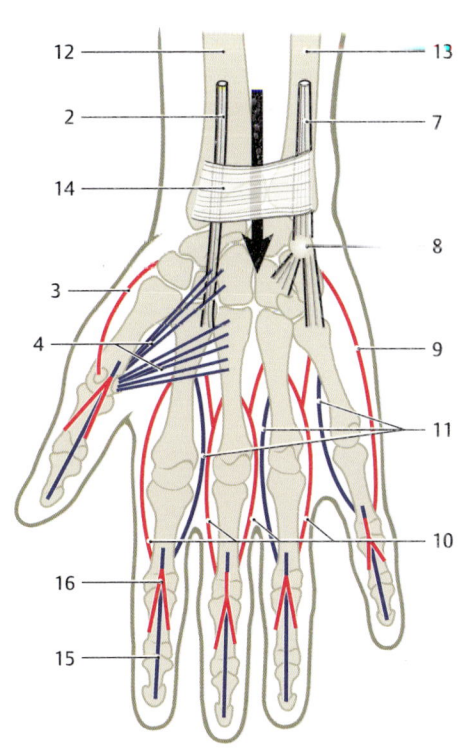

Fig. 3.70 **Ações dos músculos Interósseos** em abdução e adução dos dedos (aspecto palmar da mão direita).
Seta = túnel do carpo.
Vermelho = abdução (músculos interósseos dorsais, abdutor do dedo mínimo e abdutor curto do polegar).
Azul = adução (músculos interósseos palmares, músculo adutor do polegar).

1 Músculo pronador quadrado
2 Tendão do músculo flexor radial do carpo
3 Músculo abdutor curto do polegar (dividido)
4 Músculo adutor do polegar (dividido)
5 Tendão do músculo flexor longo do polegar
6 Músculos lumbricais (cortados)
7 Tendão do músculo flexor ulnar do carpo
8 Osso pisiforme
9 Músculo abdutor do dedo mínimo (dividido)
10 Músculos interósseos dorsais
11 Músculos interósseos palmares
12 Rádio
13 Ulna
14 Retináculo dos flexores
15 Tendões do músculo flexor profundo dos dedos
16 Tendões do músculo flexor superficial dos dedos
17 Aponeurose palmar
18 Articulação carpometacarpal
19 Terceiro osso metacarpal
20 Articulação metacarpofalângica
21 Cabeça da terceira falange proximal
22 Articulação interfalângica proximal
23 Falange média
24 Falange distal
25 Aponeurose dos extensores

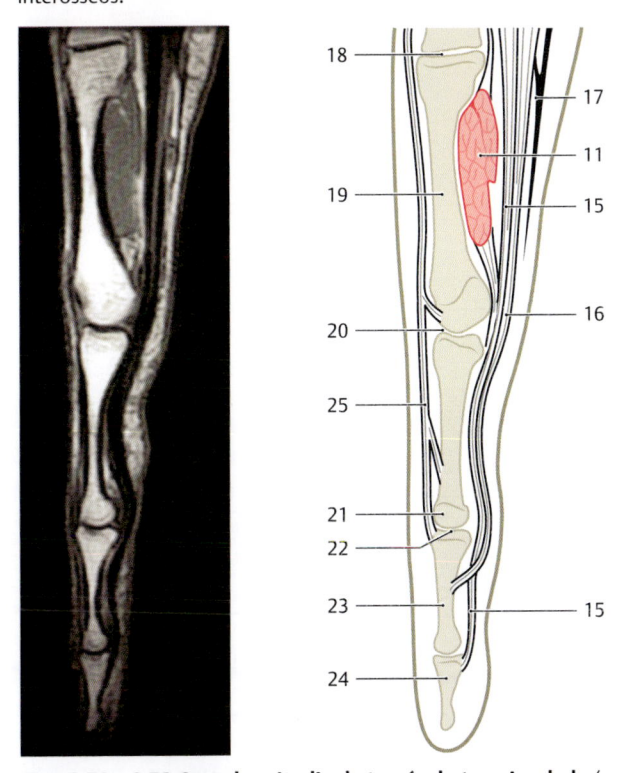

Figs. 3.71 e 3.72 **Corte longitudinal através do terceiro dedo** (varredura de IRM e esquemática, respectivamente). (Heuck A *et al*. MRT-Atlas des muskuloskelettalen Systems, Stuttgart, Germany: Schattauer, 2009.)

109

3 Membro Superior | Artérias

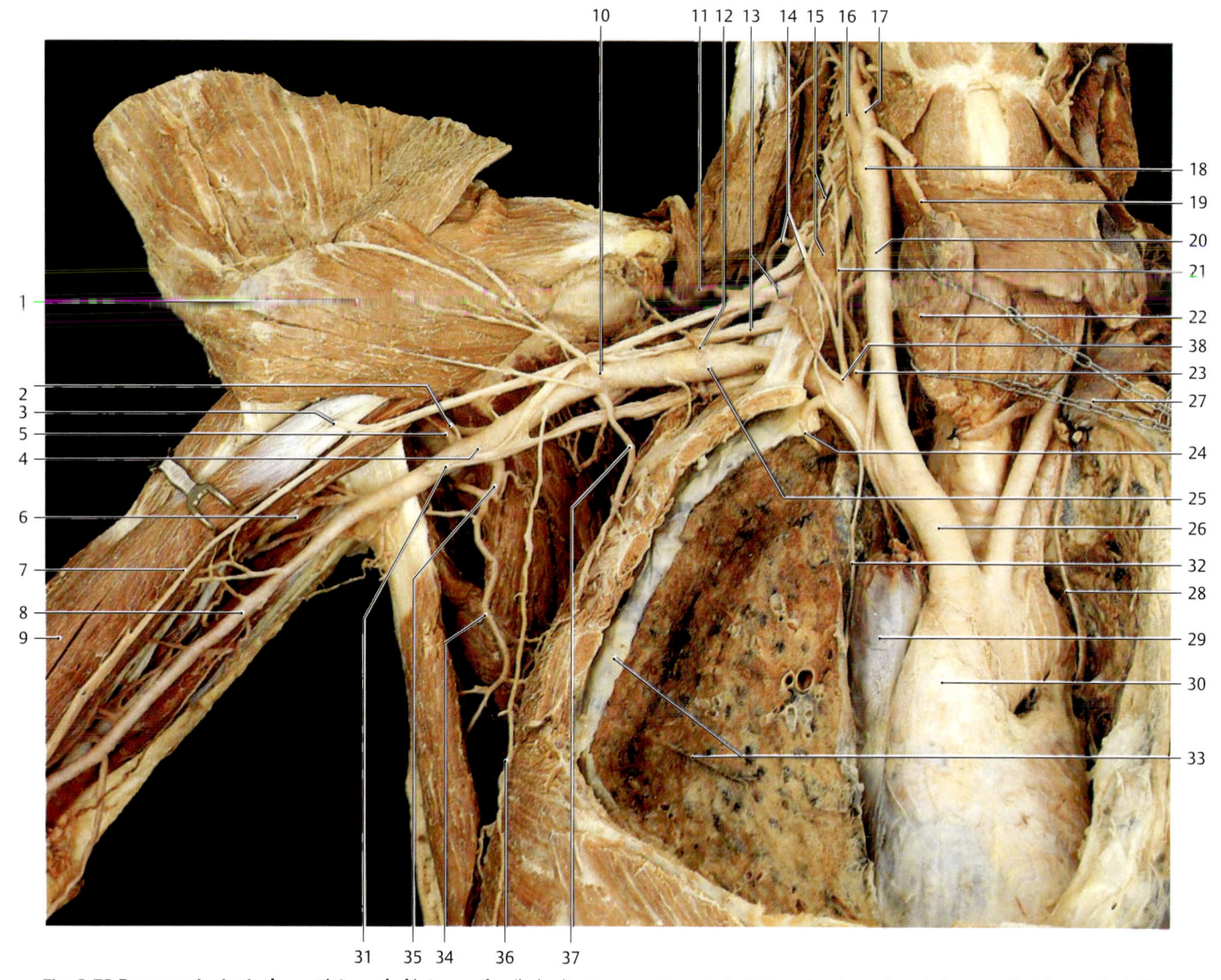

Fig. 3.73 Ramos principais das artérias subclávia e axilar (lado direito, aspecto anterior). Os músculos peitorais foram refletidos, a clavícula e a parede anterior do tórax removidas e o pulmão direito dividido. O pulmão esquerdo com a pleura e a glândula tireoide foram refletidos lateralmente para mostrar o arco aórtico e a artéria carótida comum com suas ramificações.

1 Músculo peitoral menor (refletido)
2 Artéria circunflexa anterior do úmero
3 Nervo musculocutâneo (dividido)
4 Artéria axilar
5 Artéria circunflexa posterior do úmero
6 Artéria braquial profunda
7 Nervo mediano (var.)
8 Artéria braquial
9 Músculo bíceps braquial
10 Artéria toracoacromial
11 Artéria supraescapular
12 Artéria escapular descendente
13 Plexo braquial (tronco médio)
14 Artéria cervical transversa
15 Músculo escaleno anterior e nervo frênico
16 Artéria carótida interna direita
17 Artéria carótida externa direita
18 Seio da carótida
19 Artéria tireóidea superior
20 Artéria carótida comum direita
21 Artéria cervical ascendente
22 Glândula tireóidea
23 Artéria tireóidea inferior
24 Artéria torácica interna
25 Artéria subclávia direita
26 Tronco braquiocefálico
27 Veia braquiocefálica esquerda (dividida)
28 Nervo vago esquerdo
29 Veia cava superior (dividida)
30 Aorta ascendente
31 Nervo mediano (dividido)
32 Nervo frênico
33 Pulmão direito (dividido) e pleura pulmonar
34 Artéria toracodorsal
35 Artéria subescapular
36 Ramos mamários laterais (var.)
37 Artéria torácica lateral
38 Tronco tireocervical
39 Artéria intercostal suprema
40 Artéria colateral ulnar superior
41 Artéria colateral ulnar inferior
42 Artéria colateral média
43 Artéria colateral radial
44 Artéria recorrente radial
45 Artéria radial
46 Artérias interósseas anterior e posterior
47 Artéria principal do polegar
48 Arco palmar profundo
49 Artérias digitais palmares comuns
50 Artéria ulnar recorrente
51 Artéria interóssea recorrente
52 Artéria interóssea comum
53 Artéria ulnar
54 Arco palmar superficial
55 Nervo mediano e artéria braquial
56 Músculo bíceps braquial
57 Nervo ulnar
58 Músculo flexor longo do polegar
59 Artérias digitais palmares próprias
60 Artéria interóssea anterior
61 Músculo flexor ulnar do carpo
62 Ramo palmar superficial de artéria radial

Artérias | 3 Membro Superior

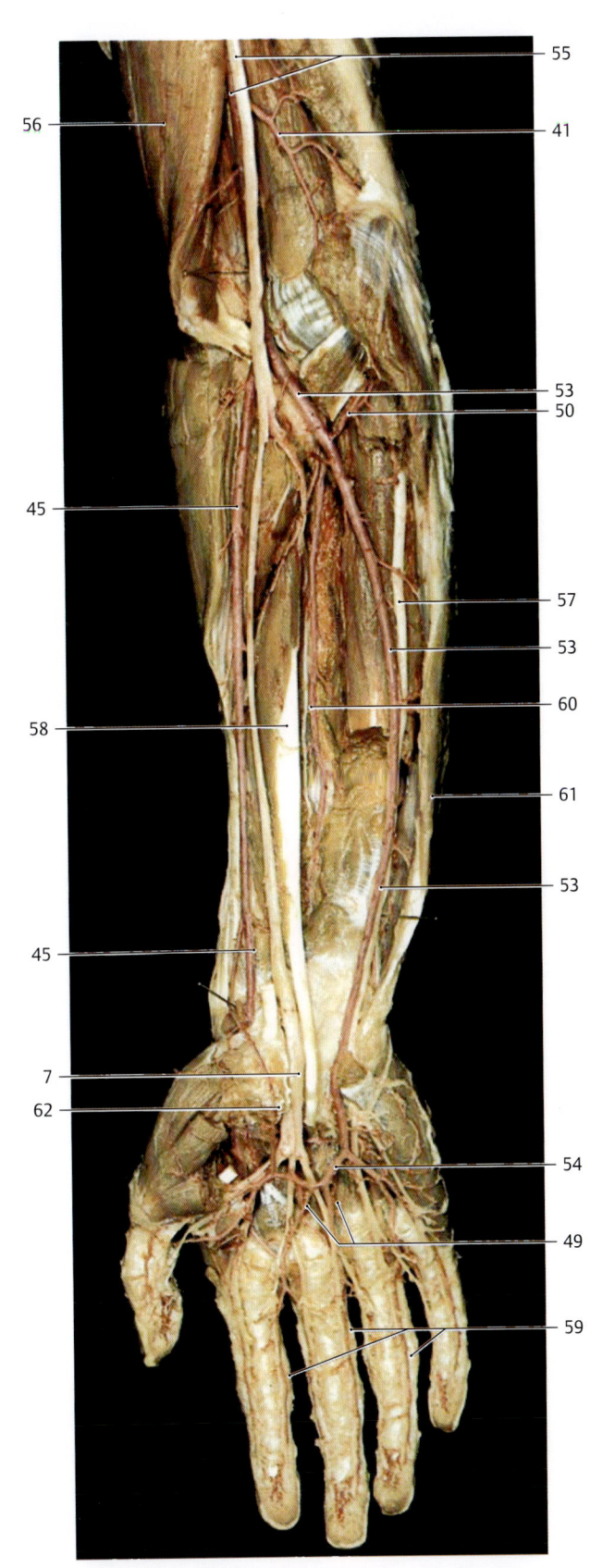

Fig. 3.74 Principais artérias do antebraço e da mão (lado direito, aspecto anterior). Os músculos flexores superficiais foram removidos, o túnel do carpo aberto e o retináculo dos flexores cortado. As artérias foram preenchidas com resina colorida.

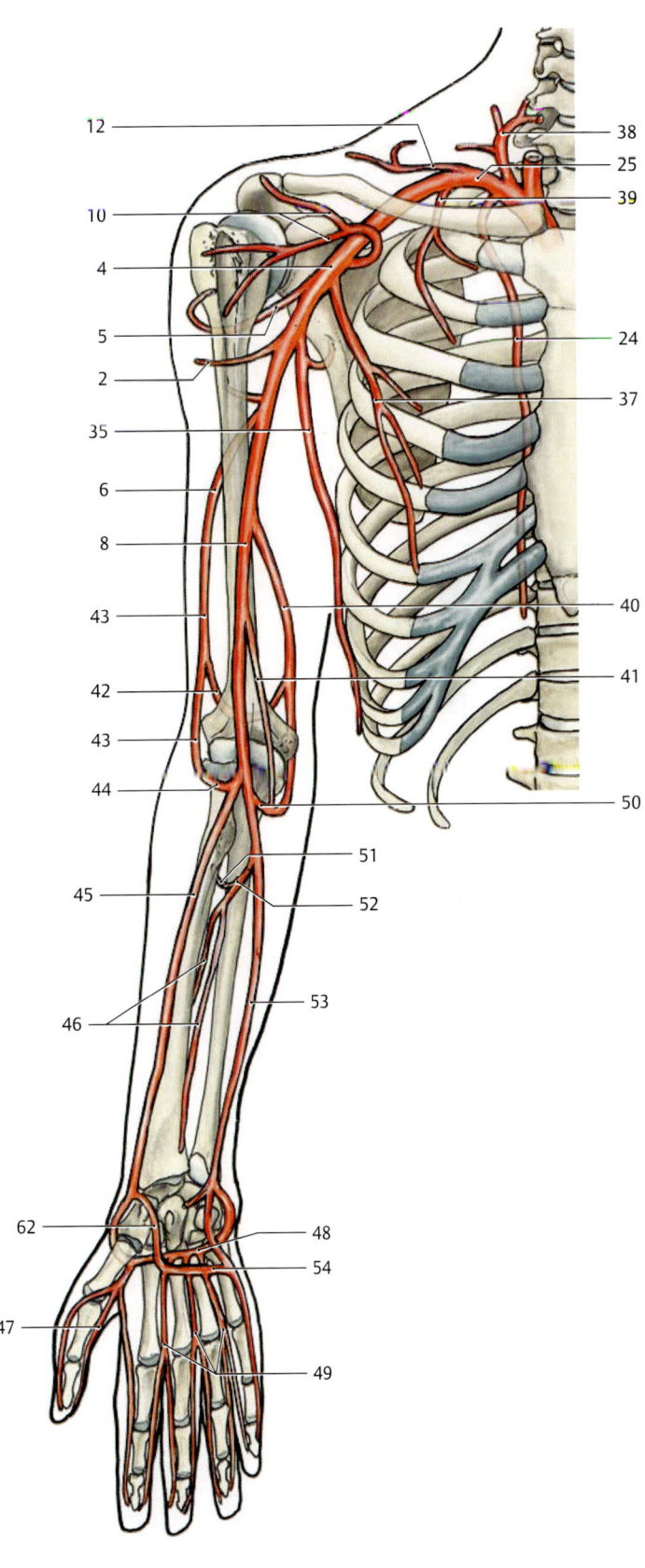

Fig. 3.75 Principais artérias do membro superior (lado direito). São mostrados: ramos da artéria subclávia direita, a artéria axilar e a artéria braquial.

111

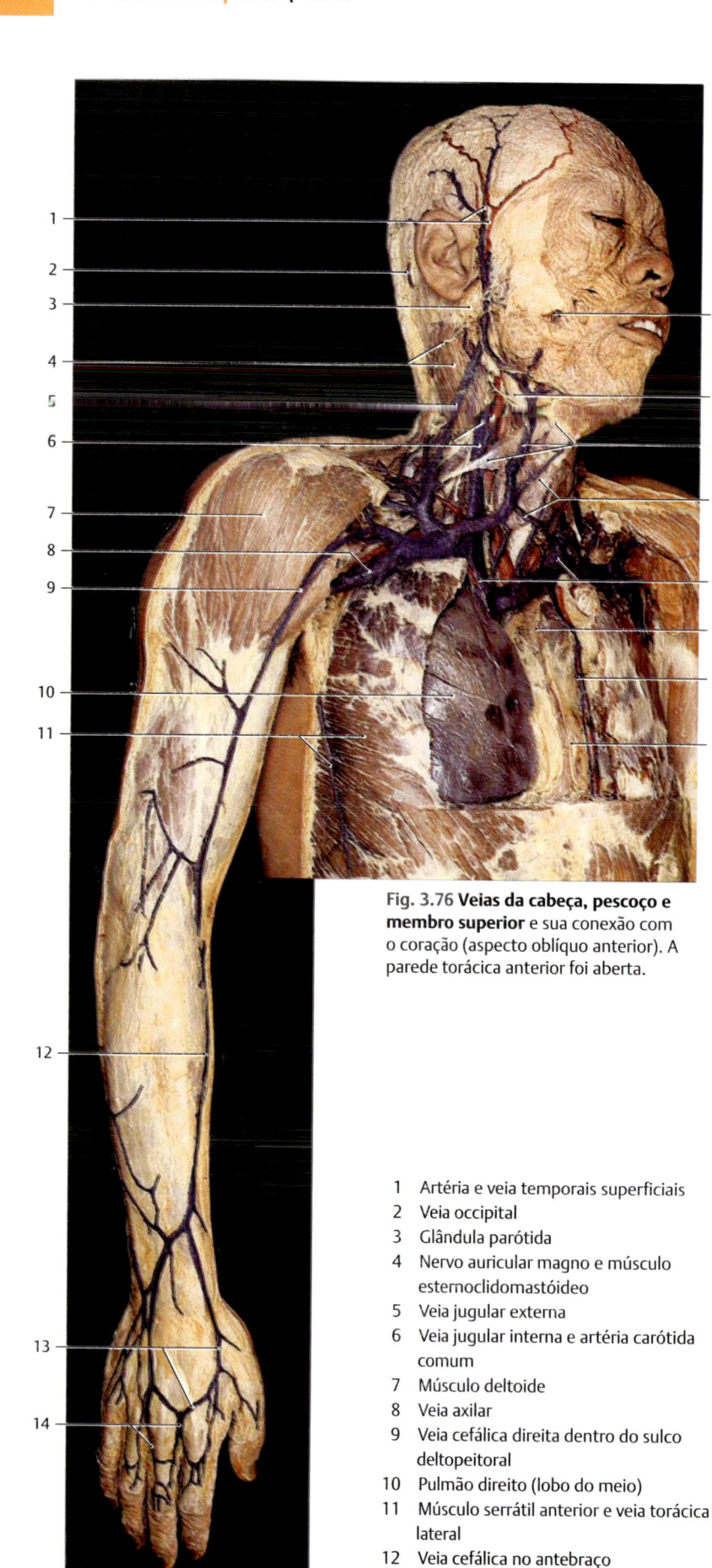

Fig. 3.76 Veias da cabeça, pescoço e membro superior e sua conexão com o coração (aspecto oblíquo anterior). A parede torácica anterior foi aberta.

Fig. 3.77 Principais veias do tronco do membro superior (lado direito).

1. Artéria e veia temporais superficiais
2. Veia occipital
3. Glândula parótida
4. Nervo auricular magno e músculo esternoclidomastóideo
5. Veia jugular externa
6. Veia jugular interna e artéria carótida comum
7. Músculo deltoide
8. Veia axilar
9. Veia cefálica direita dentro do sulco deltopeitoral
10. Pulmão direito (lobo do meio)
11. Músculo serrátil anterior e veia torácica lateral
12. Veia cefálica no antebraço
13. Rede venosa no dorso da mão
14. Veias metacarpais dorsais
15. Artéria e veia faciais
16. Glândula submandibular
17. Veia jugular anterior, osso hioide e músculo omo-hióideo
18. Arco venoso jugular e glândula da tireoide
19. Veias braquiocefálicas direita e esquerda
20. Corpo retroesternal (resíduo de glândula do timo)
21. Artéria e veia torácicas internas
22. Coração com pericárdio
23. Ângulo venoso direito
24. Veia braquial
25. Veia basílica
26. Veia cubital mediana
27. Veias digitais

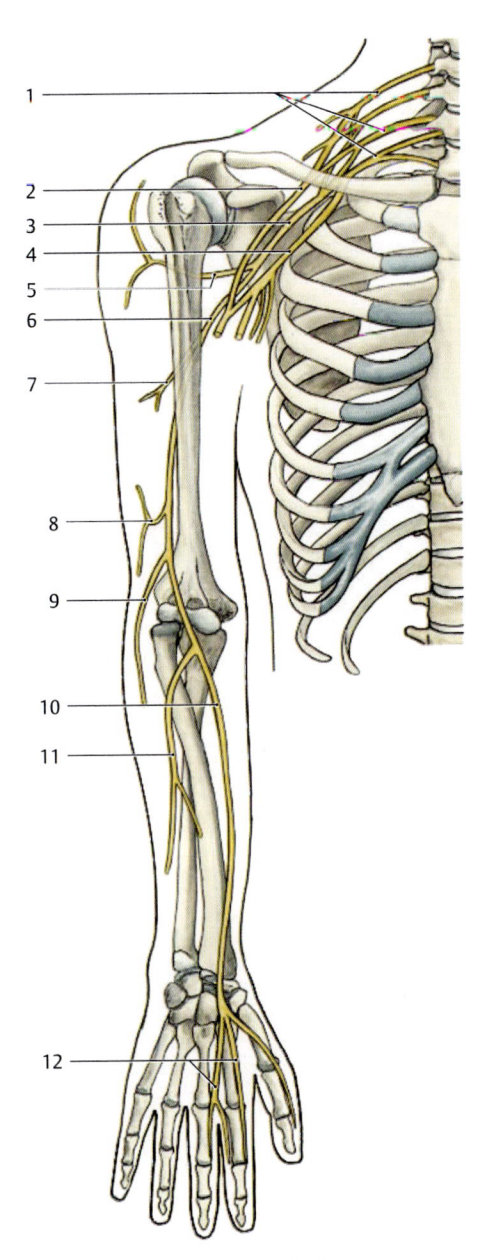

Fig. 3.78 **Ramos principais dos nervos radiais e axilares** (lado direito).

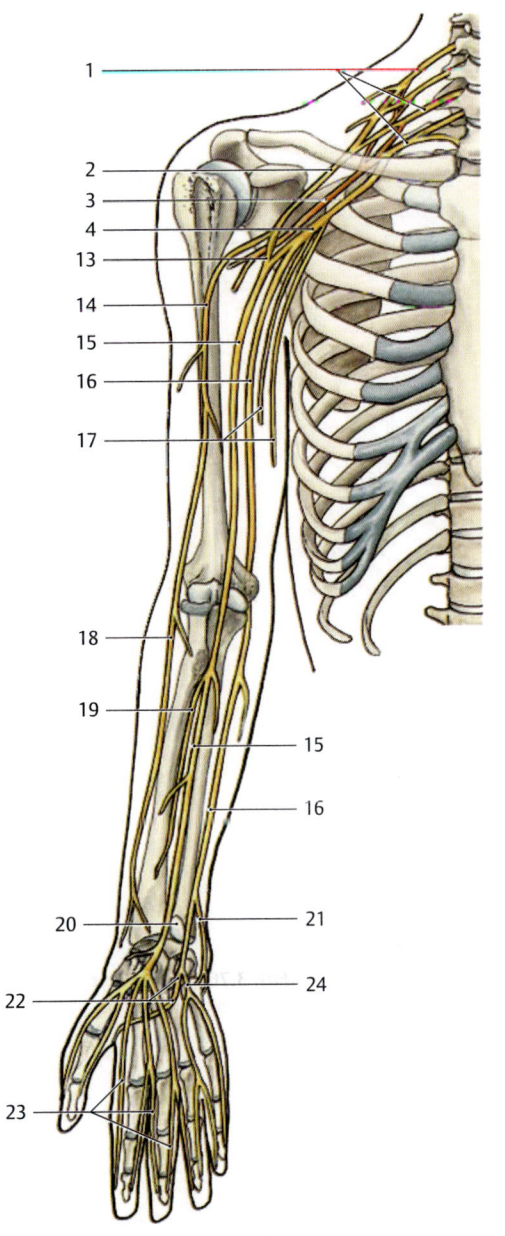

Fig. 3.79 **Ramos principais dos nervos musculocutâneos, medianos e ulnares** (lado direito). O tronco posterior do plexo braquial é indicado em laranja.

1. Plexo braquial
2. Cordão lateral do plexo braquial
3. Cordão posterior do plexo braquial
4. Cordão medial do plexo braquial
5. Nervo axilar
6. Nervo radial
7. Nervo cutâneo posterior do braço
8. Nervo cutâneo lateral inferior do braço
9. Nervo cutâneo posterior do antebraço
10. Ramo superficial do nervo radial
11. Ramo profundo do nervo radial
12. Nervos digitais dorsais
13. Raízes do nervo mediano
14. Nervo musculocutâneo
15. Nervo mediano
16. Nervo ulnar
17. Nervos cutâneos mediais do braço e antebraço
18. Nervo cutâneo lateral do antebraço
19. Nervo interósseo anterior
20. Ramo palmar do nervo mediano
21. Ramo dorsal do nervo ulnar
22. Ramo profundo do nervo ulnar
23. Nervos palmares digitais comuns do nervo mediano
24. Ramo superficial do nervo ulnar

Fig. 3.80 Nervos cutâneos do membro superior (lado direito, aspecto anterior).

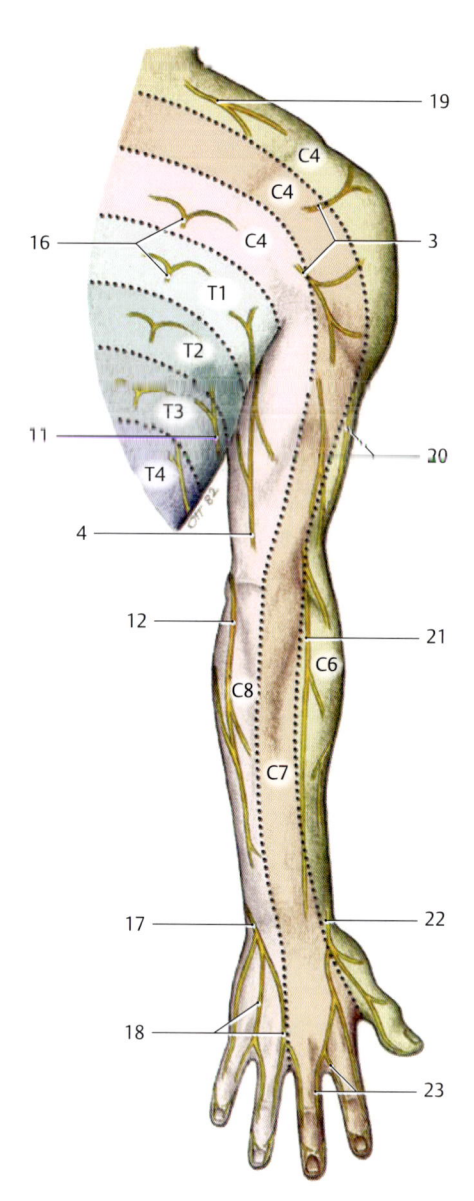

Fig. 3.81 Nervos cutâneos do membro superior (lado direito, aspecto posterior).

1. Nervo supraclavicular medial
2. Nervo supraclavicular intermediário
3. Nervo cutâneo lateral superior do braço
4. Ramos terminais dos nervos intercostobraquiais
5. Nervo cutâneo lateral inferior do braço
6. Nervo cutâneo lateral do antebraço
7. Ramo terminal do ramo superficial do nervo radial
8. Nervo digital palmar do polegar (ramo do nervo mediano)
9. Ramos palmares digitais de nervo mediano
10. Ramos cutâneos anteriores de nervos intercostais
11. Ramos cutâneos laterais dos nervos intercostais
12. Nervo cutâneo medial do antebraço
13. Ramo cutâneo palmar de nervo ulnar
14. Ramo palmar do nervo mediano
15. Ramos palmares digitais de nervo ulnar
16. Ramos cutâneos dos ramos dorsais dos nervos espinais
17. Ramo dorsal do nervo ulnar
18. Nervos digitais dorsais
19. Nervo supraclavicular posterior
20. Nervo cutâneo posterior do braço (a partir do nervo radial)
21. Nervo cutâneo posterior do antebraço (a partir do nervo radial)
22. Ramo superficial (do nervo radial)
23. Ramos digitais dorsais (do nervo radial)

Anatomia da Superfície e Veias Cutâneas: Aspecto Posterior | 3 Membro Superior

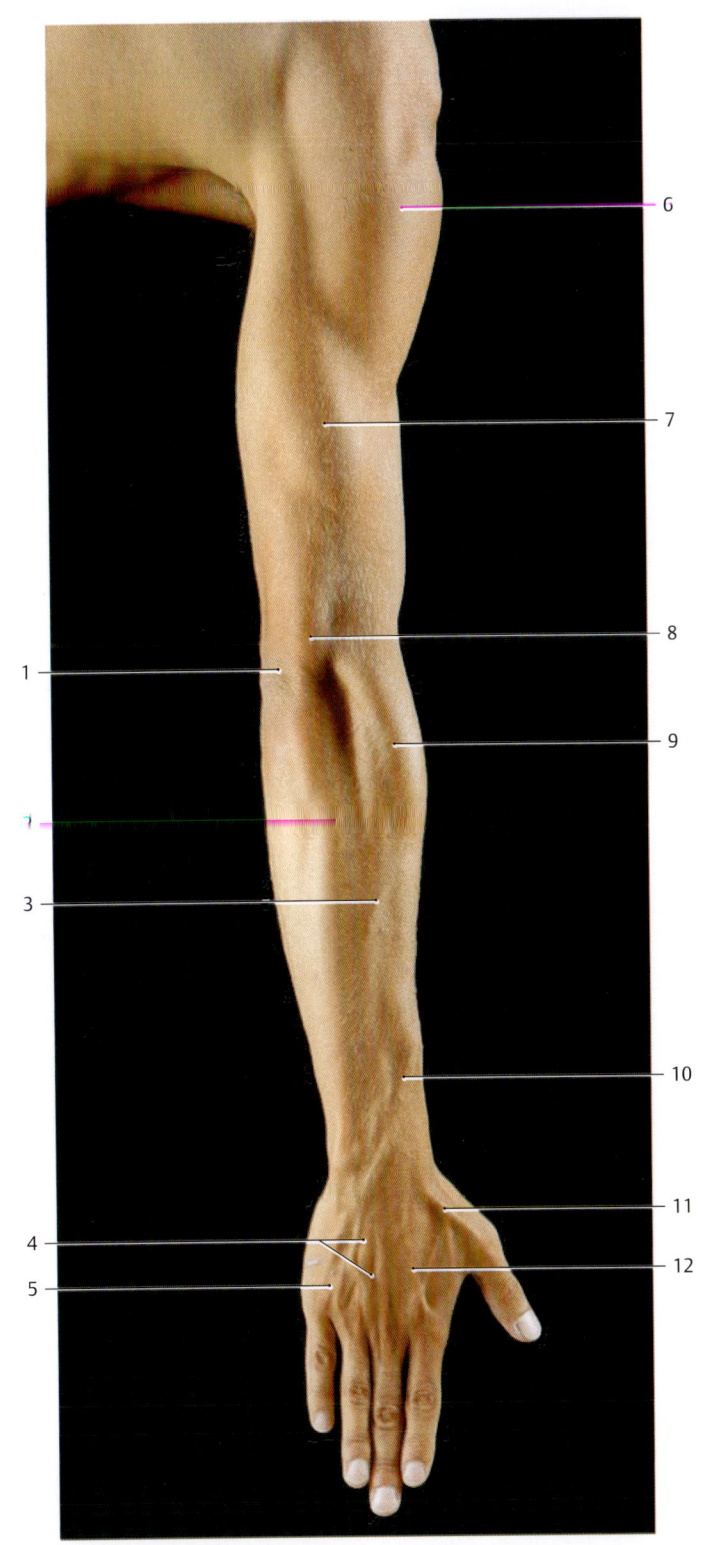

Fig. 3.82 Anatomia da superfície do membro superior (lado direito, aspecto posterior).

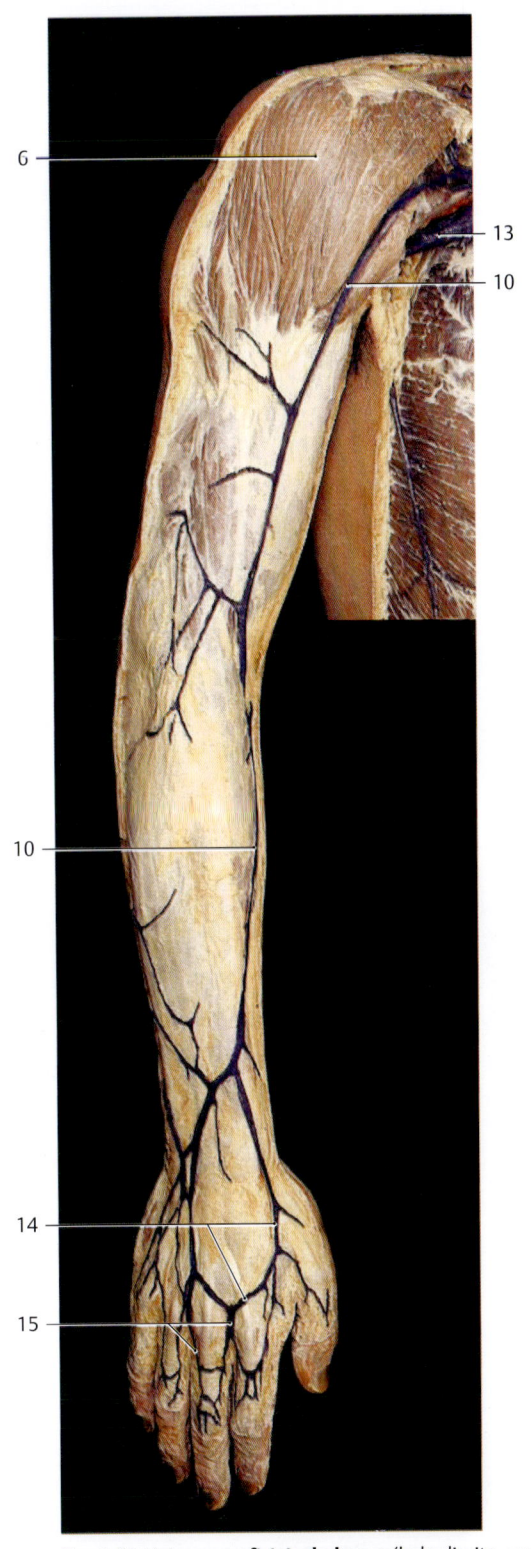

Fig. 3.83 Veias superficiais do braço (lado direito, aspecto posterior). Foi injetada gelatina azul nas veias.

1 Olécrano
2 Músculos extensores do antebraço
3 Veia cefálica acessória
4 Tendões do músculo extensor dos dedos
5 Rede venosa dorsal da mão (ulnar)
6 Músculo deltoide
7 Músculo tríceps braquial
8 Epicôndilo lateral do úmero
9 Músculo braquiorradial
10 Veia cefálica
11 Tendão do músculo abdutor longo do polegar
12 Tendão do músculo extensor do indicador
13 Veia axilar
14 Rede venosa dorsal da mão (radial)
15 Veias metacárpicas dorsais

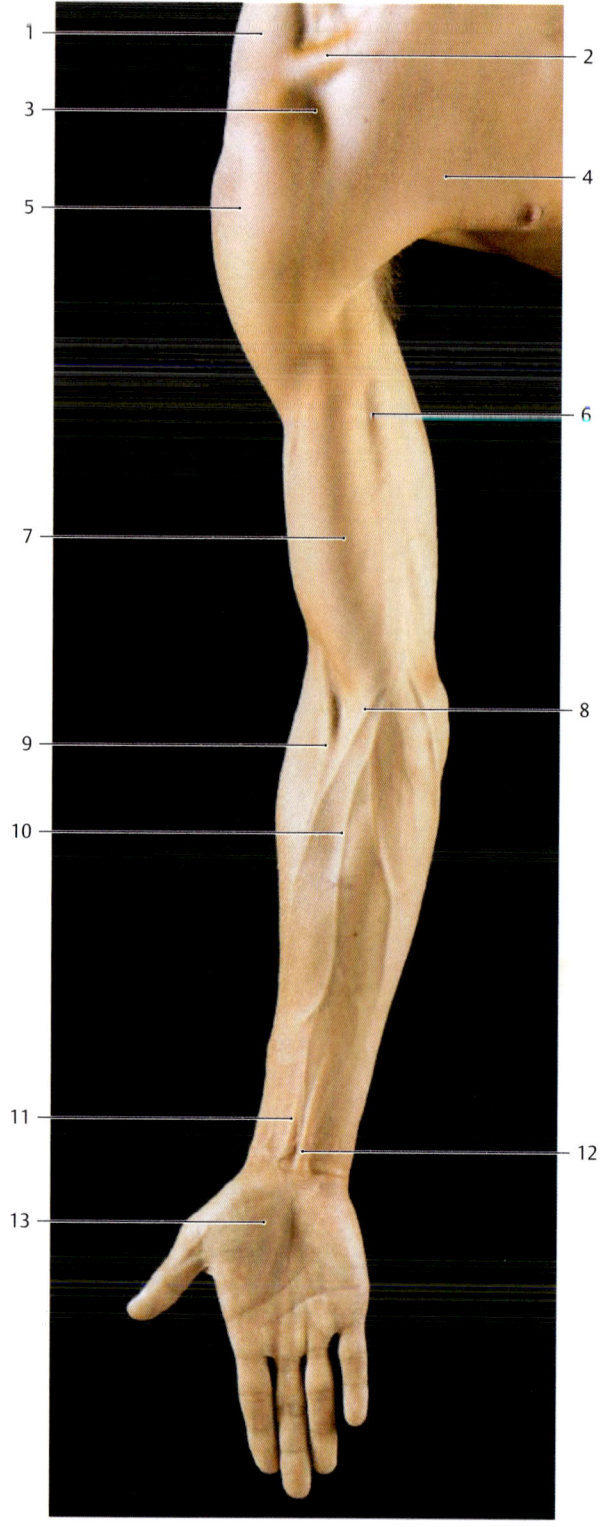

3 Membro Superior | Anatomia da Superfície e Veias Cutâneas: Aspecto Anterior

Fig. 3.84 Anatomia da superfície do membro superior (lado direito, aspecto anterior).

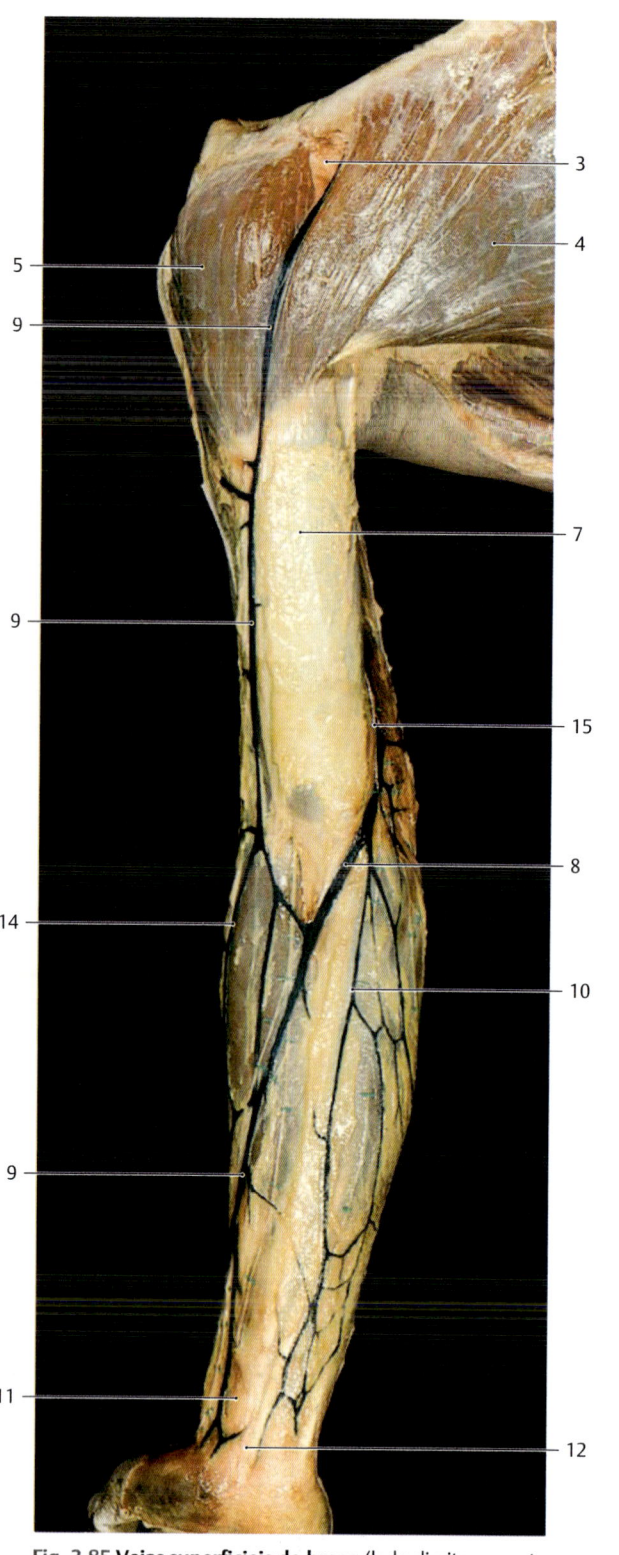

Fig. 3.85 Veias superficiais do braço (lado direito, aspecto anterior). Foi injetada gelatina azul nas veias.

1. Músculo trapézio
2. Clavícula
3. Triângulo deltopeitoral
4. Músculo peitoral maior
5. Músculo deltoide
6. Veia braquial
7. Músculo bíceps braquial
8. Veia cubital mediana
9. Veia cefálica
10. Veia mediana do antebraço
11. Tendão do flexor radial do carpo
12. Tendão do músculo palmar longo
13. Localização do músculo adutor do polegar
14. Veia cefálica acessória
15. Veia basílica

Regiões Posteriores do Ombro e do Terço Proximal do Braço: Camada Superficial | 3 Membro Superior

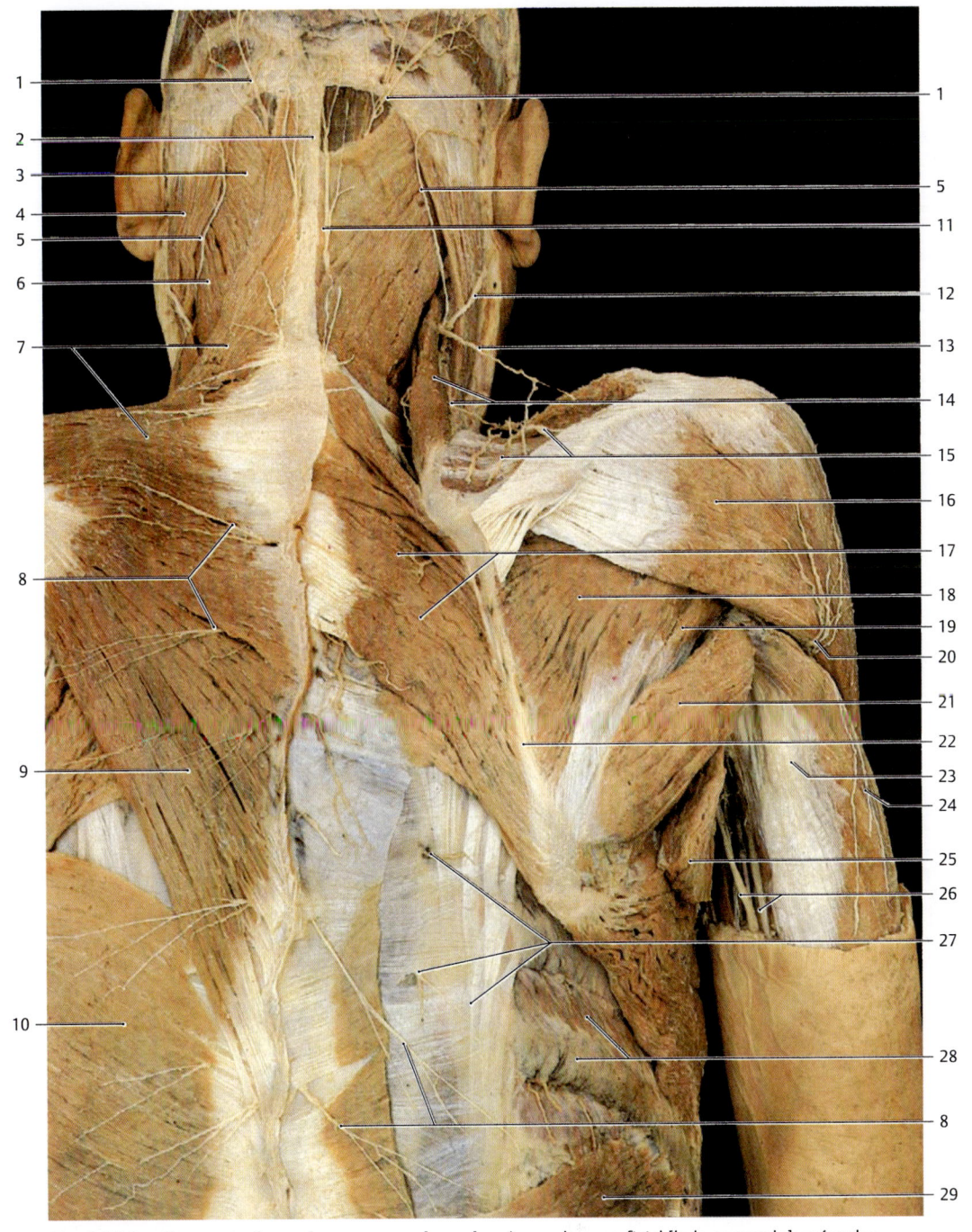

Fig. 3.86 Regiões posteriores do pescoço e do ombro (camada superficial [lado esquerdo]; músculos trapézio e latíssimo do dorso removidos [lado direito]). Dissecção dos ramos dorsais dos nervos espinais.

1. Nervo occipital maior
2. Ligamento da nuca
3. Músculo esplênio da cabeça
4. Músculo esternoclidomastóideo
5. Músculo occipital menor
6. Músculo esplênio do pescoço
7. Fibras descendente e transversa do músculo trapézio
8. Ramos cutâneos mediais dos ramos dorsais dos nervos espinais
9. Fibras ascendentes do músculo trapézio
10. Músculo latíssimo do dorso
11. Ramo cutâneo do nervo occipital terceiro
12. Nervo auricular magno
13. Nervo acessório (CN XI)
14. Nervo supraclavicular posterior e músculo levantador da escápula
15. Ramos da artéria supraescapular
16. Músculo deltoide
17. Músculo romboide maior
18. Músculo infraespinal
19. Músculo redondo menor
20. Nervo cutâneo lateral superior do braço (ramo do nervo paxilar)
21. Músculo redondo maior
22. Margem medial da escápula
23. Cabeça longa do músculo tríceps
24. Nervo cutâneo posterior do braço (ramo do nervo radial)
25. Músculo latíssimo do dorso (dividido)
26. Nervo ulnar e artéria braquial
27. Ramos cutâneos laterais dos ramos dorsais dos nervos espinais e músculo torácico iliocostal
28. Músculo intercostal externo e sétima costela
29. Músculo serrátil posterior inferior

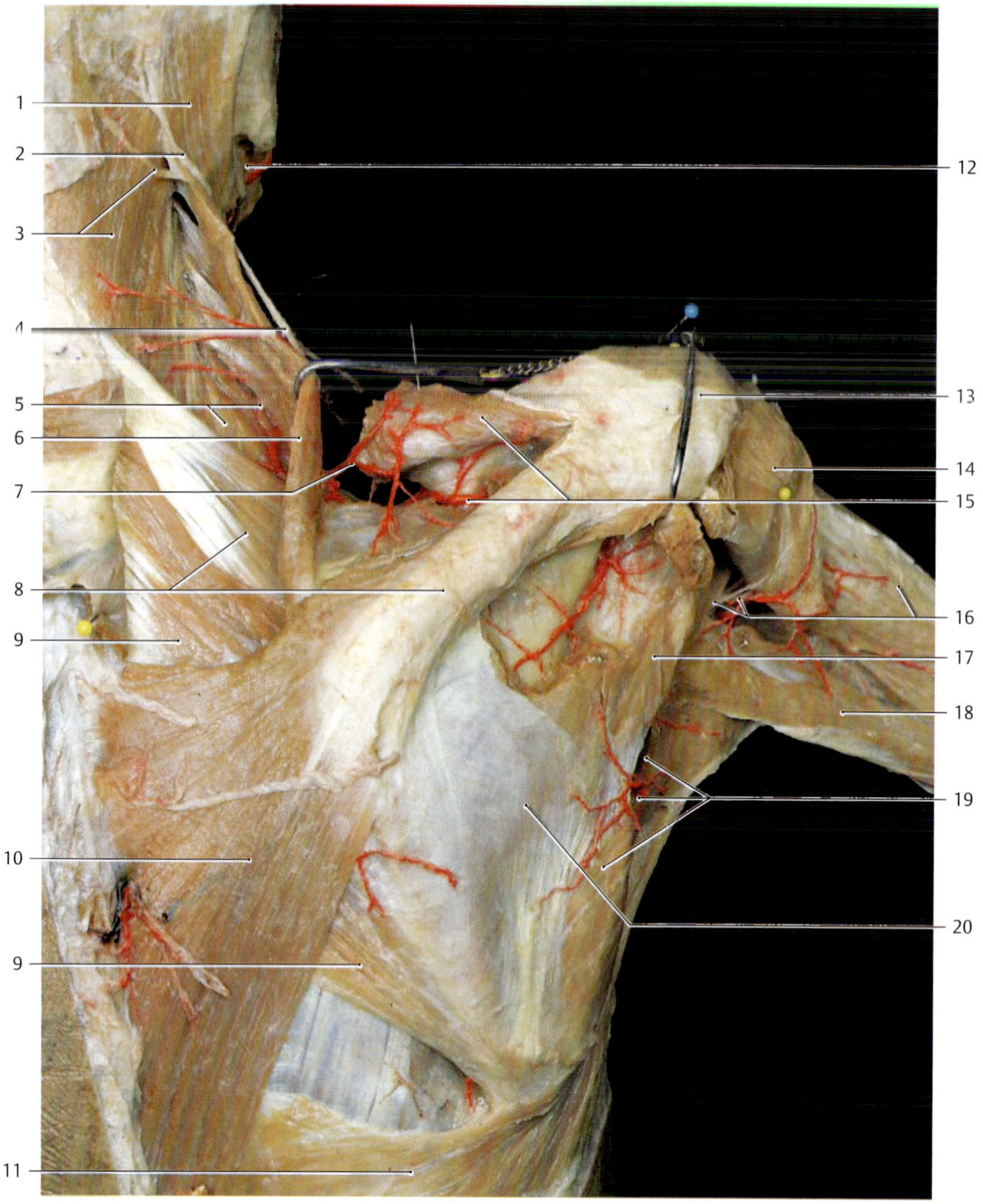

Fig. 3.87 Região posterior do ombro, camada profunda. As artérias da região escapular foram injetadas com gelatina vermelha. Os músculos trapézio, deltoide e infraespinal foram parcialmente removidos ou refletidos.

1. Músculo esternoclidomastóideo
2. Nervo occipital menor
3. Músculo esplênio da cabeça e nervo occipital terceiro
4. Nervo acessório (NC XI)
5. Músculo esplênio do pescoço e artéria cervical transversa (ramo profundo)
6. Músculo levantador da escápula
7. Artéria cervical transversa (ramo superficial)
8. Espinha da escápula e músculo serrátil superior posterior
9. Músculo romboide maior
10. Músculo trapézio
11. Músculo latíssimo do dorso
12. Artéria facial
13. Acrômio
14. Músculo deltoide
15. Artéria supraescapular e músculo supraespinhal (refletido)
16. Nervo axilar, artéria circunflexa posterior do úmero e cabeça lateral do músculo tríceps braquial
17. Músculo redondo menor
18. Cabeça longa do músculo tríceps braquial
19. Artéria circunflexa escapular e músculo redondo maior
20. Músculo infraespinal com fáscia

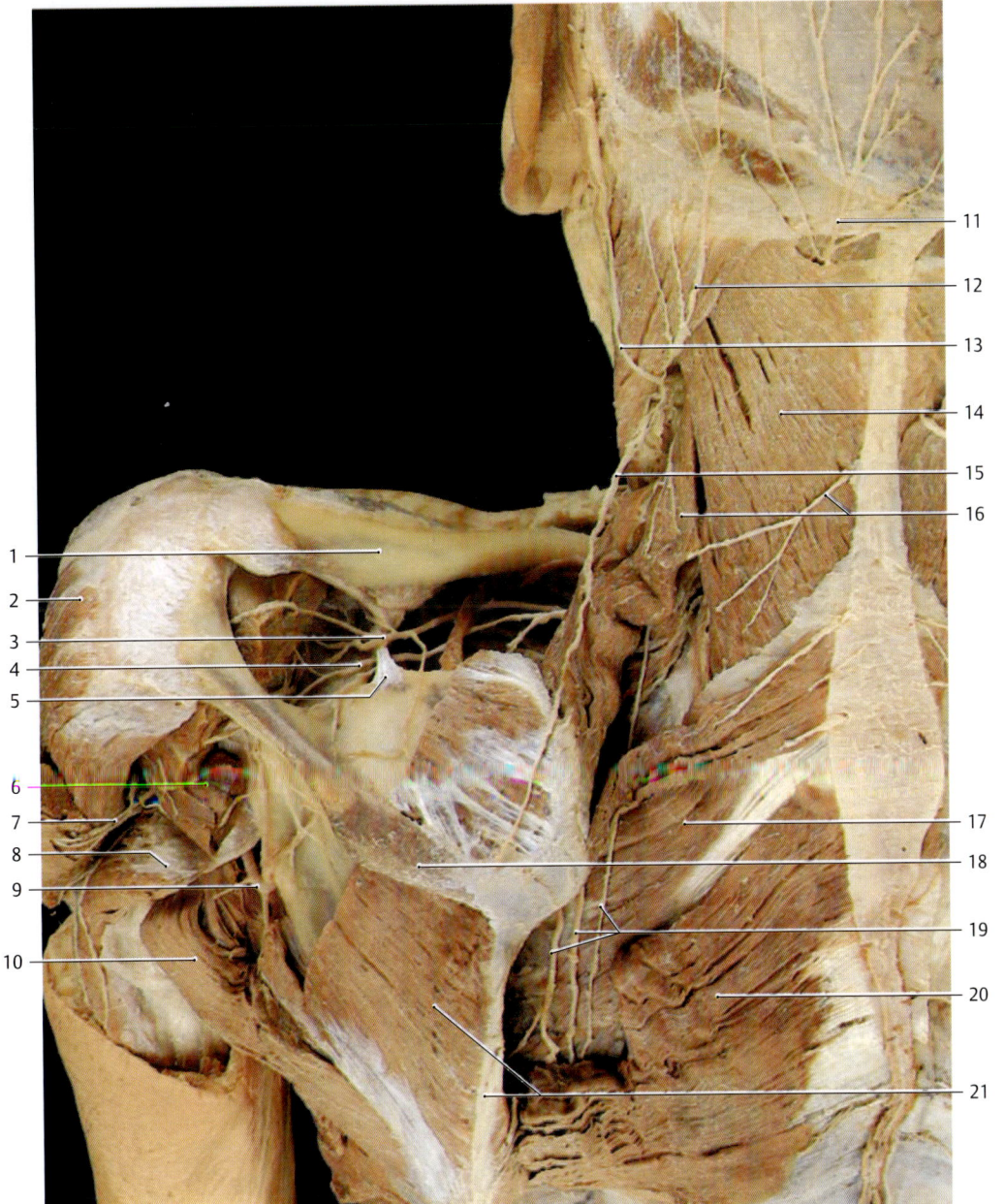

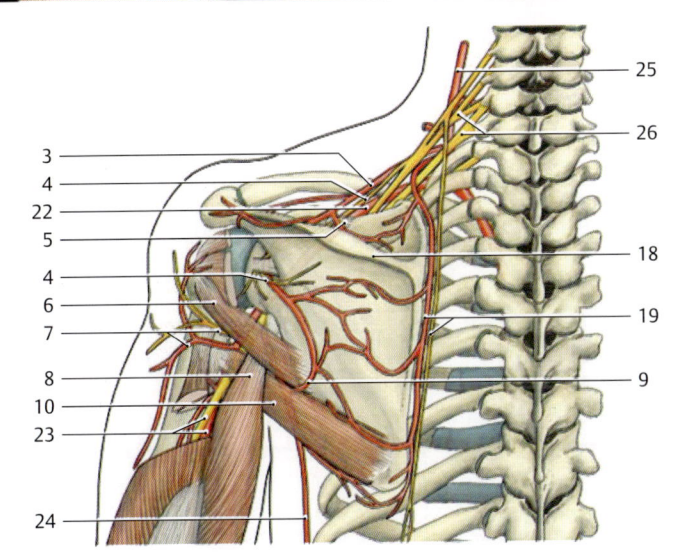

Regiões Posteriores do Ombro e do Terço Proximal do Braço: Camada mais Profunda | 3 Membro Superior

1 Clavícula
2 Músculo deltoide
3 Artéria supraescapular
4 Nervo supraescapular
5 Ligamento escapular transverso superior
6 Músculo redondo menor
7 Nervo axilar e artéria circunflexa posterior do úmero
8 Cabeça longa do músculo tríceps
9 Artéria circunflexa escapular
10 Músculo redondo maior
11 Nervo occipital maior
12 Nervo occipital menor
13 Nervo auricular magno
14 Músculo esplênio da cabeça
15 Nervo acessório (NC XI)
16 Nervo occipital terceiro e músculo levantador da escápula
17 Músculo serrátil superior posterior
18 Espinha da escápula
19 Artéria escapular descendente e nervo escapular dorsal
20 Músculo romboide maior
21 Músculo infraespinal e margem medial da escápula
22 Artéria axilar
23 Nervo radial e artéria braquial
24 Artéria toracodorsal
25 Tronco tireocervical
26 Plexo braquial

Fig. 3.88 **Região posterior do ombro,** camada mais profunda. Os músculos romboide e escapular foram fenestrados; a parte posterior do músculo deltoide foi refletida.

Fig. 3.89 **Circulação colateral do ombro** (aspecto posterior). Anastomose das artérias supraescapular e circunflexa escapular.

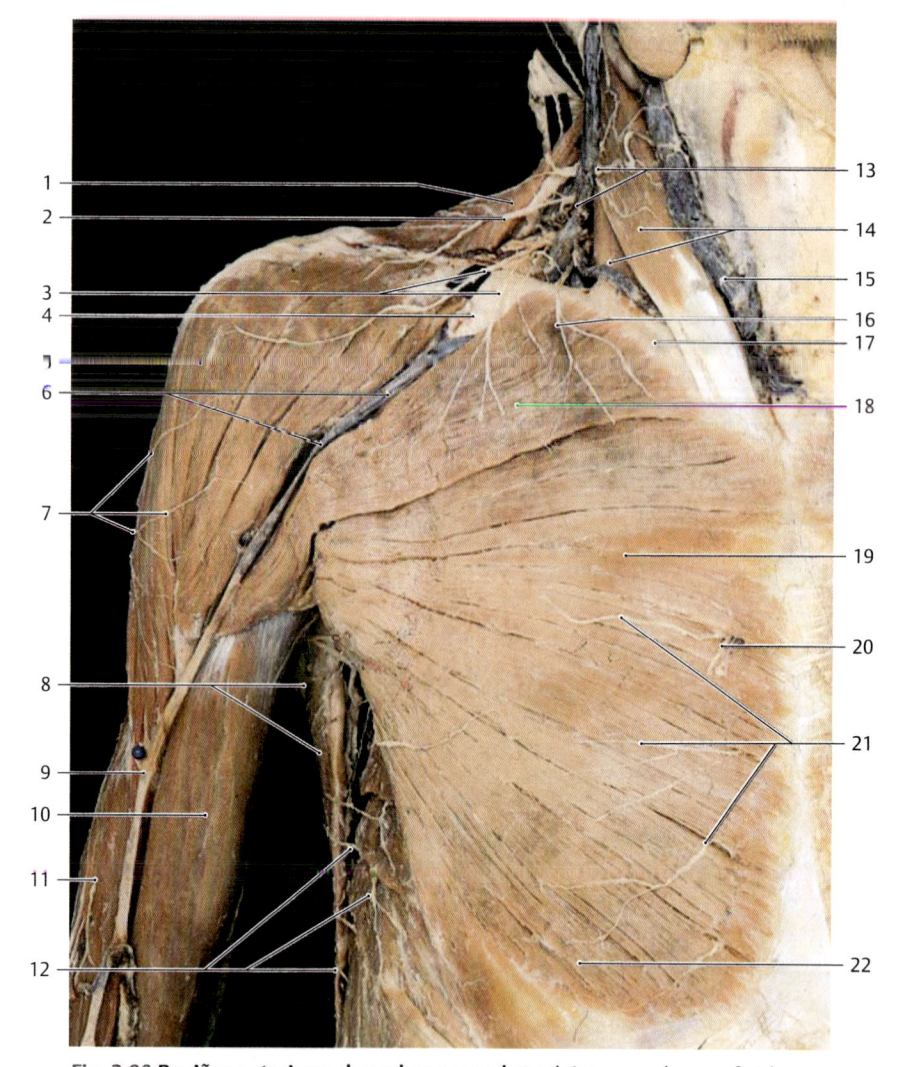

3 Membro Superior | Regiões Anteriores do Ombro e do Terço Proximal do Braço: Camada Superficial

1. Músculo trapézio
2. Nervo supraclavicular posterior
3. Nervo supraclavicular médio
4. Triângulo deltopeitoral
5. Músculo deltoide
6. Veia cefálica dentro do sulco deltopeitoral
7. Nervo cutâneo lateral superior do braço (ramo do nervo axilar)
8. Músculo latíssimo do dorso
9. Veia cefálica
10. Músculo bíceps braquial
11. Músculo tríceps braquial
12. Ramos cutâneos laterais de nervos intercostais
13. Nervo cervical transverso e veia jugular externa
14. Músculo esternoclidomastóideo
15. Veia jugular anterior
16. Nervo supraclavicular posterior
17. Clavícula
18. Parte clavicular do músculo peitoral maior
19. Parte esternocostal do músculo peitoral maior
20. Ramo perfurante da artéria torácica interna
21. Ramos cutâneos anteriores dos nervos intercostais
22. Parte abdominal do músculo peitoral maior
23. Músculo esternoclidomastóideo, ramo cervical do nervo facial e veia jugular anterior
24. Veia jugular externa e nervo cervical transverso (ramo inferior)
25. Articulação esternoclavicular (aberta) com disco articular
26. Músculo peitoral maior
27. Músculo omo-hióideo e veia jugular externa
28. Arco venoso jugular e músculo esterno-hioide
29. Articulação esternoclavicular (não aberta)

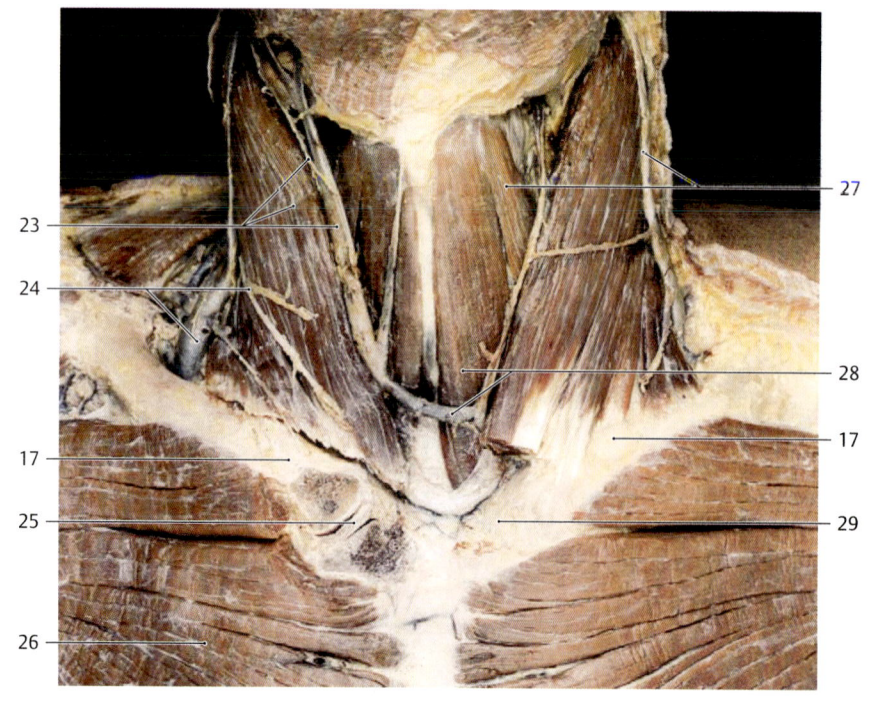

Fig. 3.90 Regiões anteriores de ombro e parede torácica, camada superficial. Dissecção dos nervos e veias cutâneos.

Fig. 3.91 Regiões anteriores de parede torácica e pescoço. A articulação esternoclavicular é mostrada. Do lado direito, a articulação foi aberta por um corte coronal. Observar o disco articular.

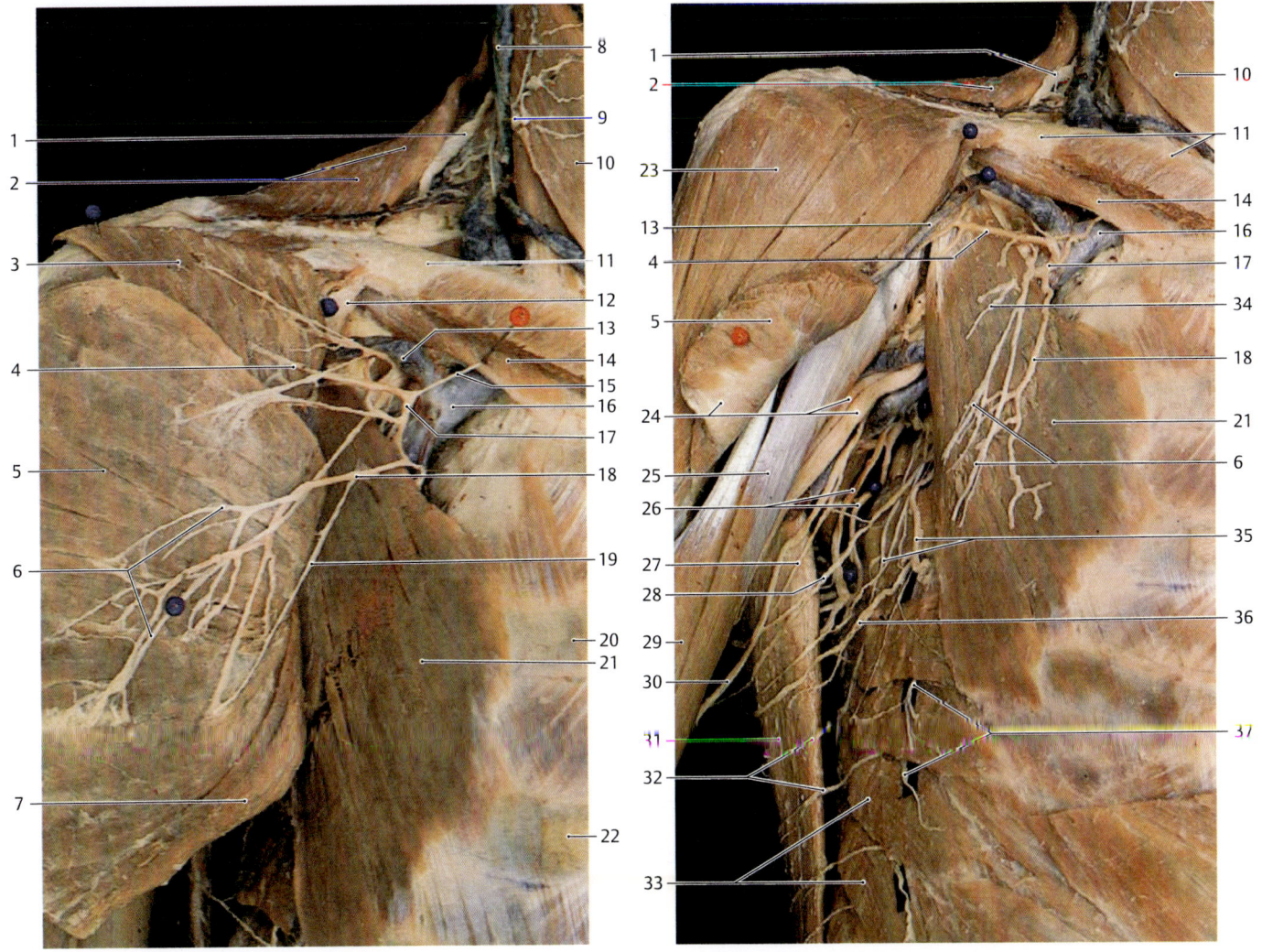

Fig. 3.92 Trígono deltopeitoral e região infraclavicular (aspecto anterior). O músculo peitoral maior foi cortado e refletido.

Fig. 3.93 Regiões anteriores de ombro e parede torácica com região axilar, camada profunda. O músculo peitoral maior foi cortado e parcialmente removido.

1. Nervo acessório
2. Músculo trapézio
3. Músculo peitoral maior (parte clavicular)
4. Ramo acromial da artéria toracoacromial
5. Músculo peitoral maior
6. Nervos peitorais laterais
7. Parte abdominal do músculo peitoral maior
8. Veia jugular externa
9. Ramos cutâneos do plexo cervical
10. Músculo esternoclidomastóideo
11. Clavícula
12. Fáscia clavipeitoral
13. Veia cefálica
14. Músculo subclávio
15. Ramo clavicular da artéria toracoacromial
16. Veia subclávia
17. Artéria toracoacromial
18. Ramo peitoral da artéria toracoacromial
19. Nervo peitoral medial
20. Segunda costela
21. Músculo peitoral menor
22. Terceira costela
23. Músculo deltoide
24. Músculo peitoral maior (refletido), artéria braquial e nervo mediano
25. Cabeça curta do músculo bíceps braquial
26. Artéria e nervo toracodorsais
27. Nervo cutâneo medial do braço
28. Nervo intercostobraquial (T2)
29. Cabeça longa do músculo bíceps braquial
30. Nervo cutâneo medial do antebraço
31. Músculo latíssimo do dorso
32. Ramos cutâneos laterais dos nervos intercostais (ramos posteriores)
33. Músculo serrátil anterior
34. Nervo peitoral medial
35. Nervo torácico longo e artéria torácica lateral
36. Nervo intercostobraquial (T3)
37. Ramos cutâneos laterais dos nervos intercostais (ramos anteriores)

3 Membro Superior | Aspectos Posteriores do Terço Proximal do Braço: Camada Superficial

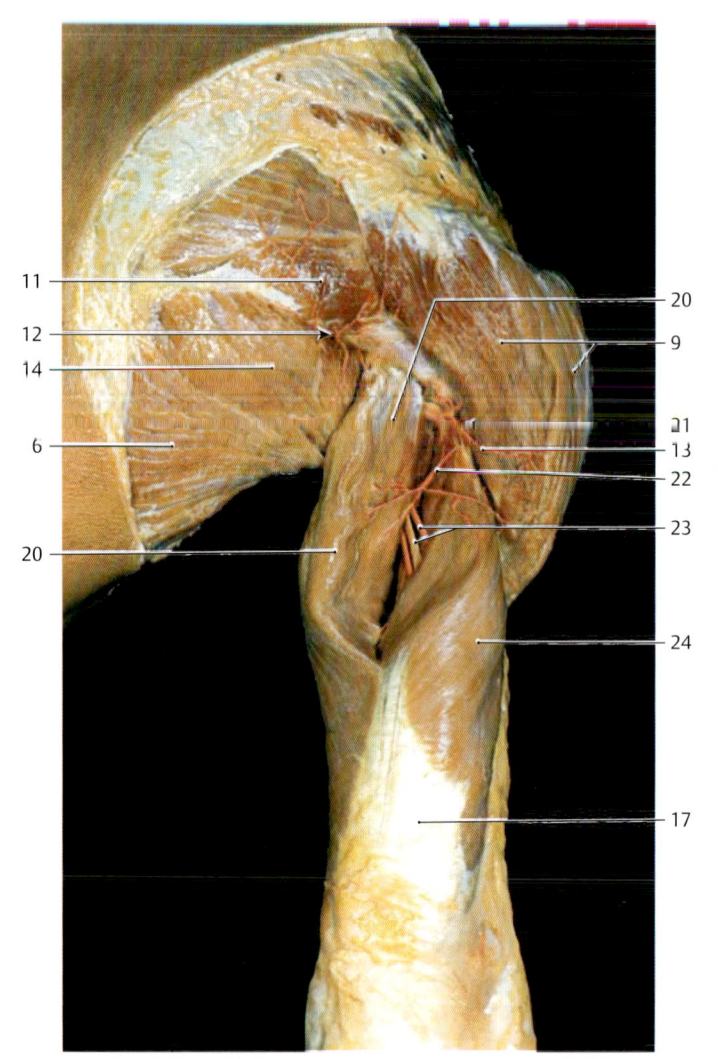

Fig. 3.94 Ombro e braço (aspecto posterior). Dissecção dos espaços quadrangular e triangular da região axilar.

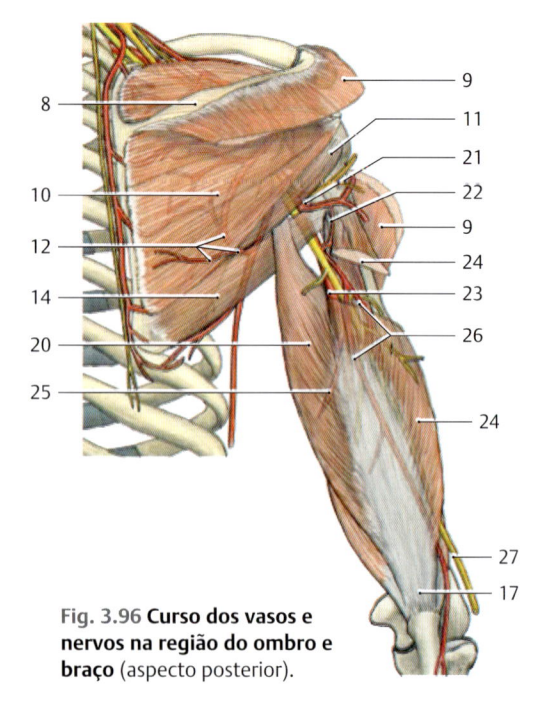

Fig. 3.95 Região do ombro e braço, camada superficial (aspecto posterior). Observar o arranjo segmentar dos nervos cutâneos das costas.

Fig. 3.96 Curso dos vasos e nervos na região do ombro e braço (aspecto posterior).

1. Músculo trapézio
2. Ramos dorsais das artéria e veia intercostais posteriores (ramos cutâneos mediais)
3. Ramos mediais dos ramos dorsais dos nervos espinais
4. Músculo romboide maior
5. Ramos laterais dos ramos dorsais dos nervos espinais
6. Músculo latíssimo do dorso
7. Nervos supraclaviculares posteriores
8. Espinha da escápula
9. Músculo deltoide
10. Músculo infraespinal
11. Músculo redondo menor
12. Espaço triangular com artéria e veia circunflexas escapulares
13. Nervo cutâneo lateral superior do braço com artéria
14. Músculo redondo maior
15. Ramos terminais do nervo intercostobraquial
16. Nervo cutâneo medial do braço
17. Tendão do músculo tríceps braquial
18. Ramos cutâneos laterais dos nervos intercostais
19. Nervo cutâneo medial do antebraço
20. Cabeça longa do músculo tríceps braquial
21. Espaço quadrangular com nervo axilar e artéria circunflexa posterior do úmero
22. Anastomose entre artéria braquial profunda e artéria circunflexa posterior do úmero
23. Curso dos nervo radial e artéria braquial profunda
24. Cabeça lateral do músculo tríceps braquial
25. Artéria colateral medial
26. Artéria colateral radial
27. Nervo radial

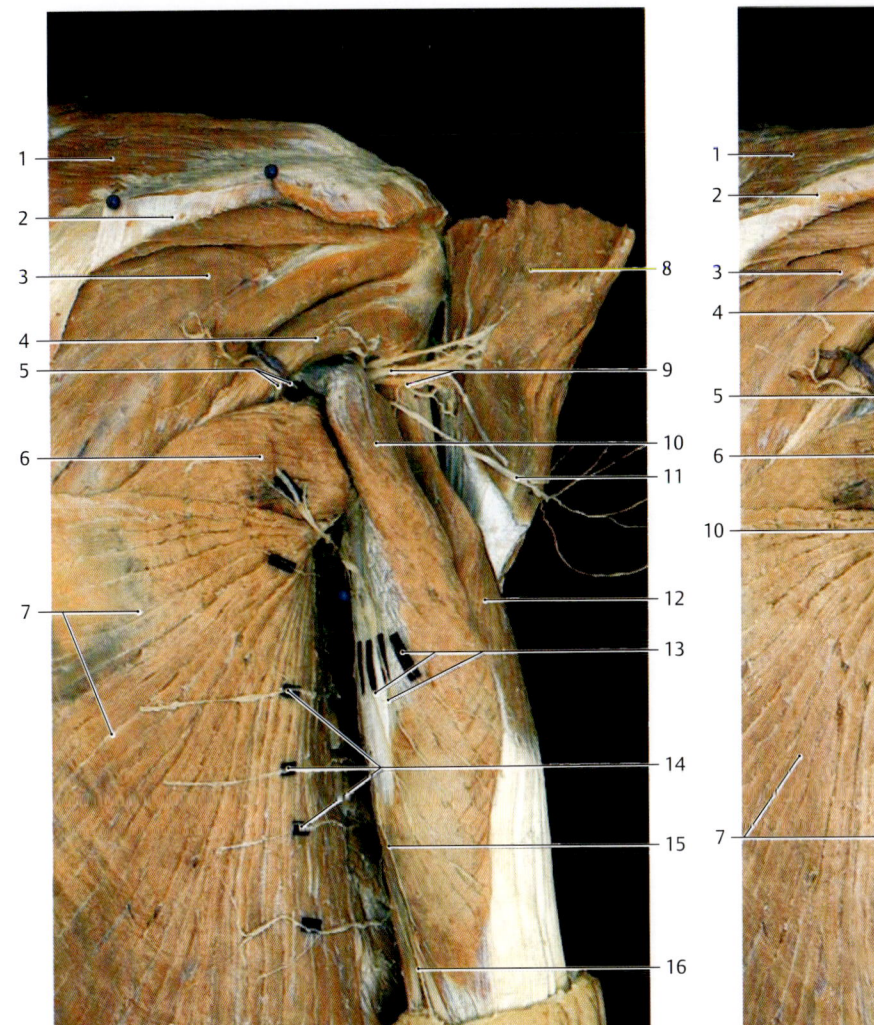

Fig. 3.97 Região do ombro e braço, camada profunda (aspecto posterior). Parte do músculo deltoide foi cortada e refletida para mostrar os espaços quadrangular e triangular da região axilar.

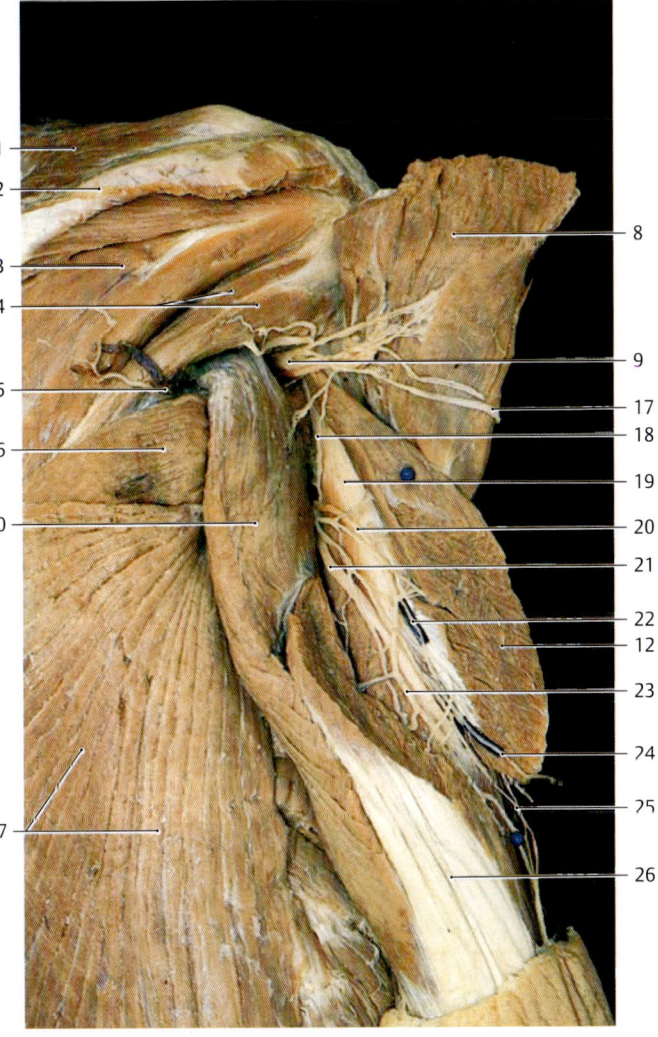

Fig. 3.98 Região do ombro e braço, camada profunda (aspecto posterior). A cabeça lateral do músculo tríceps braquial foi cortada para mostrar o nervo radial e vasos acompanhantes.

1. Músculo trapézio
2. Espinha da escápula
3. Músculo infraespinal
4. Músculo redondo menor
5. Espaço triangular contendo artéria e veia circunflexas escapulares
6. Músculo redondo maior
7. Músculo latíssimo do dorso
8. Músculo deltoide (cortado e refletido)
9. Espaço quadrangular contendo nervo axilar e artéria e veia circunflexas posteriores do úmero
10. Cabeça longa do músculo tríceps braquial
11. Ramo cutâneo do nervo axilar
12. Cabeça lateral do músculo tríceps braquial
13. Ramos terminais do nervo intercostobraquial
14. Ramos cutâneos laterais dos nervos intercostais
15. Nervo cutâneo medial do braço
16. Nervo cutâneo medial do antebraço
17. Nervo cutâneo lateral superior do braço
18. Anastomose entre artéria braquial profunda e artéria circunflexa posterior do úmero
19. Úmero
20. Artéria braquial profunda
21. Nervo radial
22. Artéria colateral radial
23. Artéria colateral média
24. Nervo cutâneo lateral inferior do braço
25. Nervo cutâneo posterior do antebraço
26. Tendão do músculo tríceps braquial

3 Membro Superior | Região Axilar: Aspecto Inferior

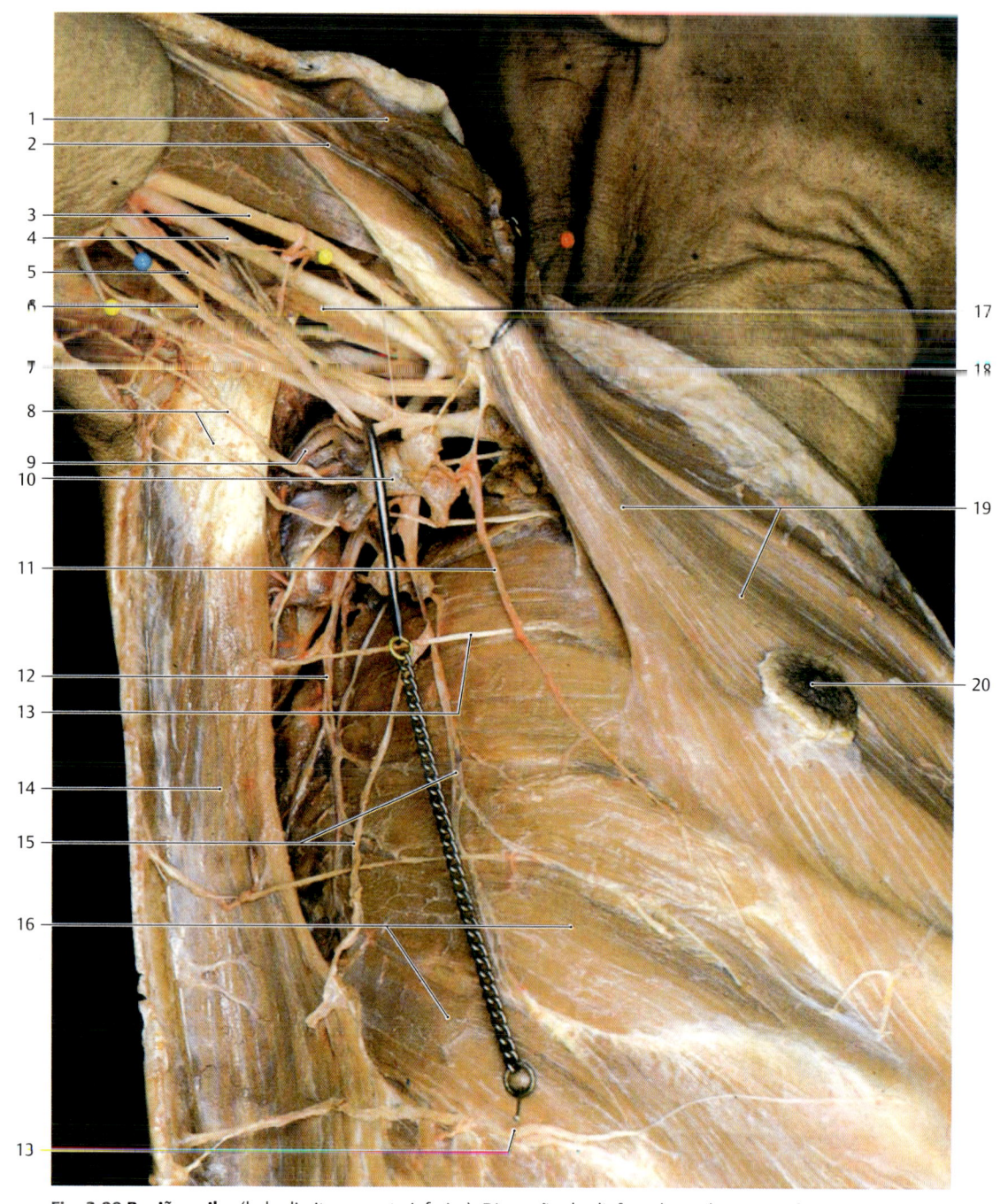

Fig. 3.99 **Região axilar** (lado direito, aspecto inferior). Dissecção dos linfonodos axilares superficiais e vasos linfáticos. O músculo peitoral maior foi levemente elevado.

1. Músculo deltoide
2. Veia cefálica
3. Nervo mediano
4. Artéria braquial
5. Nervos cutâneos mediais do braço e do antebraço
6. Nervo ulnar
7. Veia basílica
8. Nervos intercostobraquiais
9. Artéria circunflexa escapular
10. Linfonodos axilares superficiais
11. Artéria torácica lateral
12. Artéria toracodorsal
13. Ramo cutâneo lateral do nervo intercostal
14. Músculo latíssimo do dorso
15. Veia toracoepigástrica
16. Músculo serrátil anterior
17. Nervo musculocutâneo
18. Nervo radial
19. Músculo peitoral maior
20. Mamilo

Região Axilar: Aspecto Anterior | 3 Membro Superior

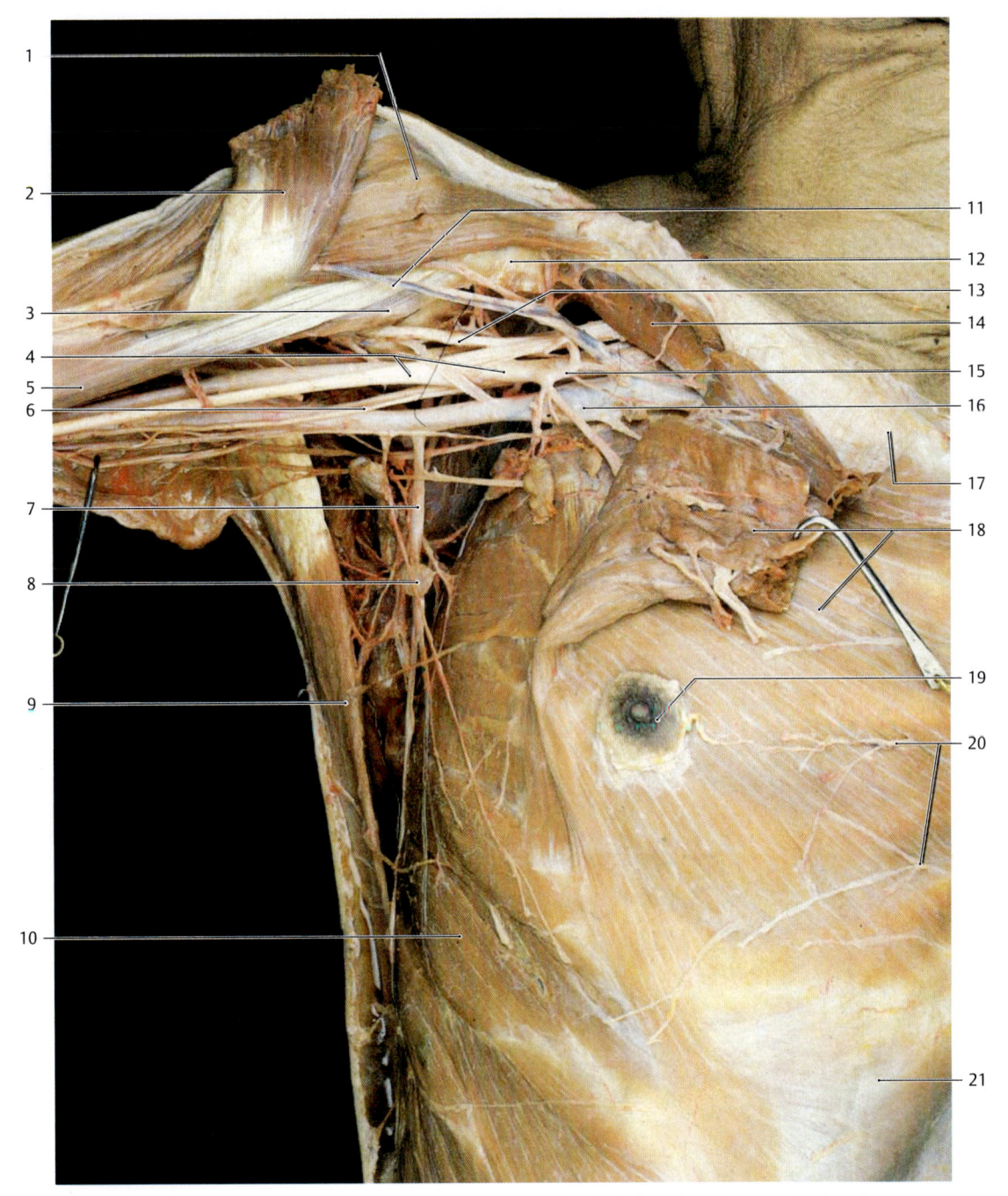

Fig. 3.100 **Região axilar** (lado direito, aspecto anterior). Dissecção dos linfonodos axilares profundos. Os músculos peitorais maior e menor foram divididos e refletidos. A cintura escapular e o braço foram elevados e refletidos.

1 Músculo deltoide
2 Inserção do músculo peitoral maior
3 Músculo coracobraquial
4 Raízes do nervo mediano e artéria axilar
5 Cabeça curta do músculo bíceps braquial
6 Nervo ulnar e nervo cutâneo medial do antebraço
7 Veia toracoepigástrica
8 Linfonodos axilares profundos
9 Músculo latíssimo do dorso
10 Músculo serrátil anterior
11 Veia cefálica
12 Inserção do músculo peitoral menor (processo coracoide)
13 Nervo musculocutâneo
14 Músculo subclávio
15 Artéria toracoacromial
16 Veia axilar
17 Clavícula
18 Músculos peitorais maior e menor (refletidos)
19 Mamilo
20 Ramos cutâneos anteriores de nervos intercostais
21 Camada anterior da bainha do reto

3 Membro Superior | Região Axilar: Aspecto Anterior

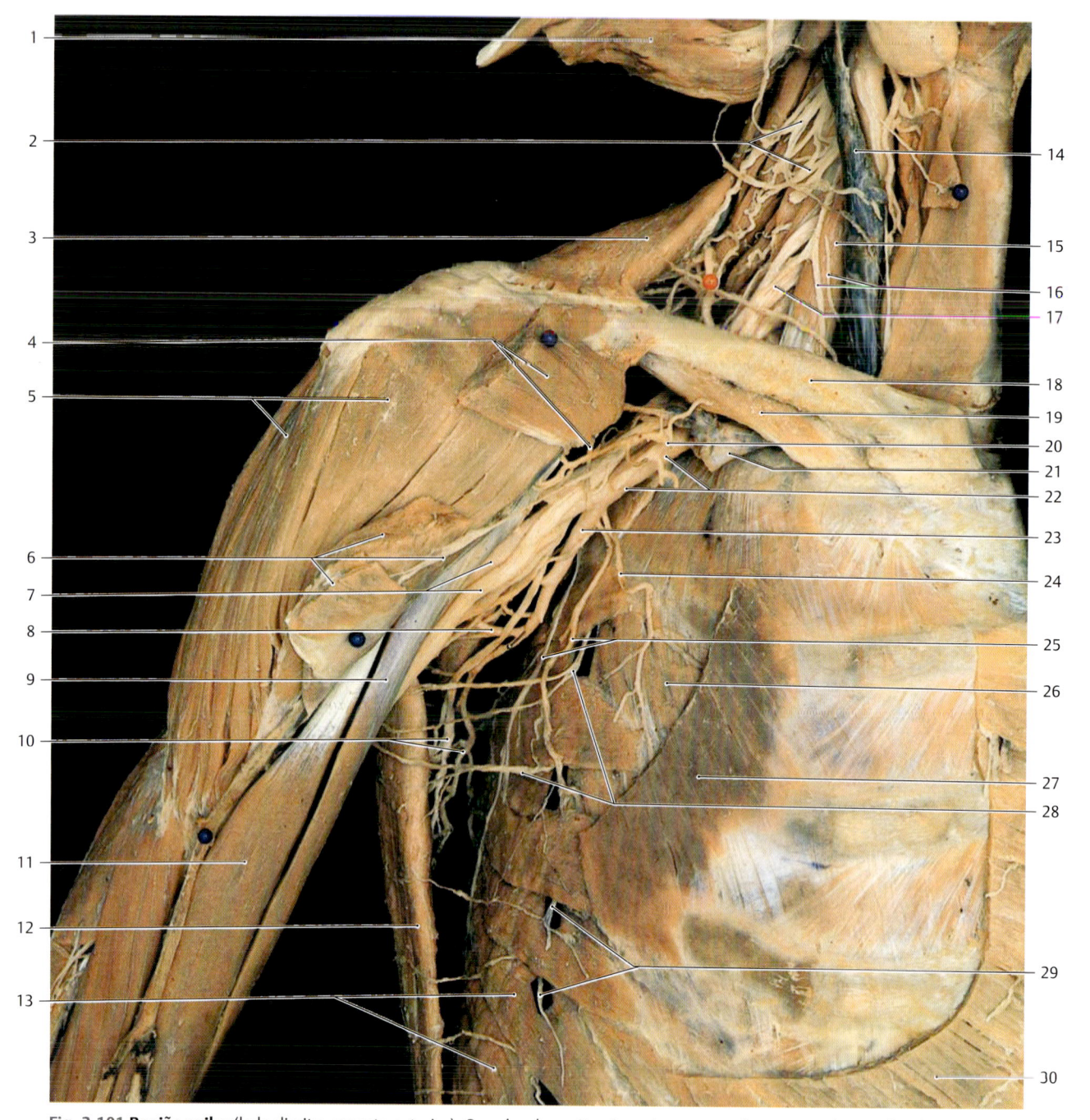

Fig. 3.101 **Região axilar** (lado direito, aspecto anterior). Os músculos peitorais maior e menor foram cortados e refletidos para mostrar os vasos e nervos da axila.

1. Músculo esternoclidomastóideo (cortado e refletido)
2. Plexo cervical
3. Músculo trapézio
4. Músculo peitoral menor e nervo peitoral medial
5. Músculo deltoide
6. Músculo peitoral maior e nervo peitoral lateral
7. Nervo mediano e artéria braquial
8. Artéria circunflexa escapular
9. Cabeça curta do músculo bíceps braquial
10. Artéria e nervo toracodorsais
11. Cabeça longa do músculo bíceps braquial
12. Músculo latíssimo do dorso
13. Músculo serrátil anterior
14. Veia jugular interna
15. Músculo escaleno anterior
16. Nervo frênico e artéria cervical ascendente
17. Plexo braquial (aos níveis dos troncos)
18. Clavícula
19. Músculo subclávio
20. Artéria toracoacromial
21. Veia subclávia (cortada)
22. Artéria axilar
23. Artéria subescapular
24. Artéria torácica superior
25. Artéria torácica lateral e nervo torácico longo
26. Músculo intercostal externo
27. Inserção do músculo peitoral menor
28. Nervos intercostobraquiais
29. Ramos cutâneos laterais dos nervos intercostais
30. Inserção do músculo peitoral maior

126

Plexo Braquial | 3 Membro Superior

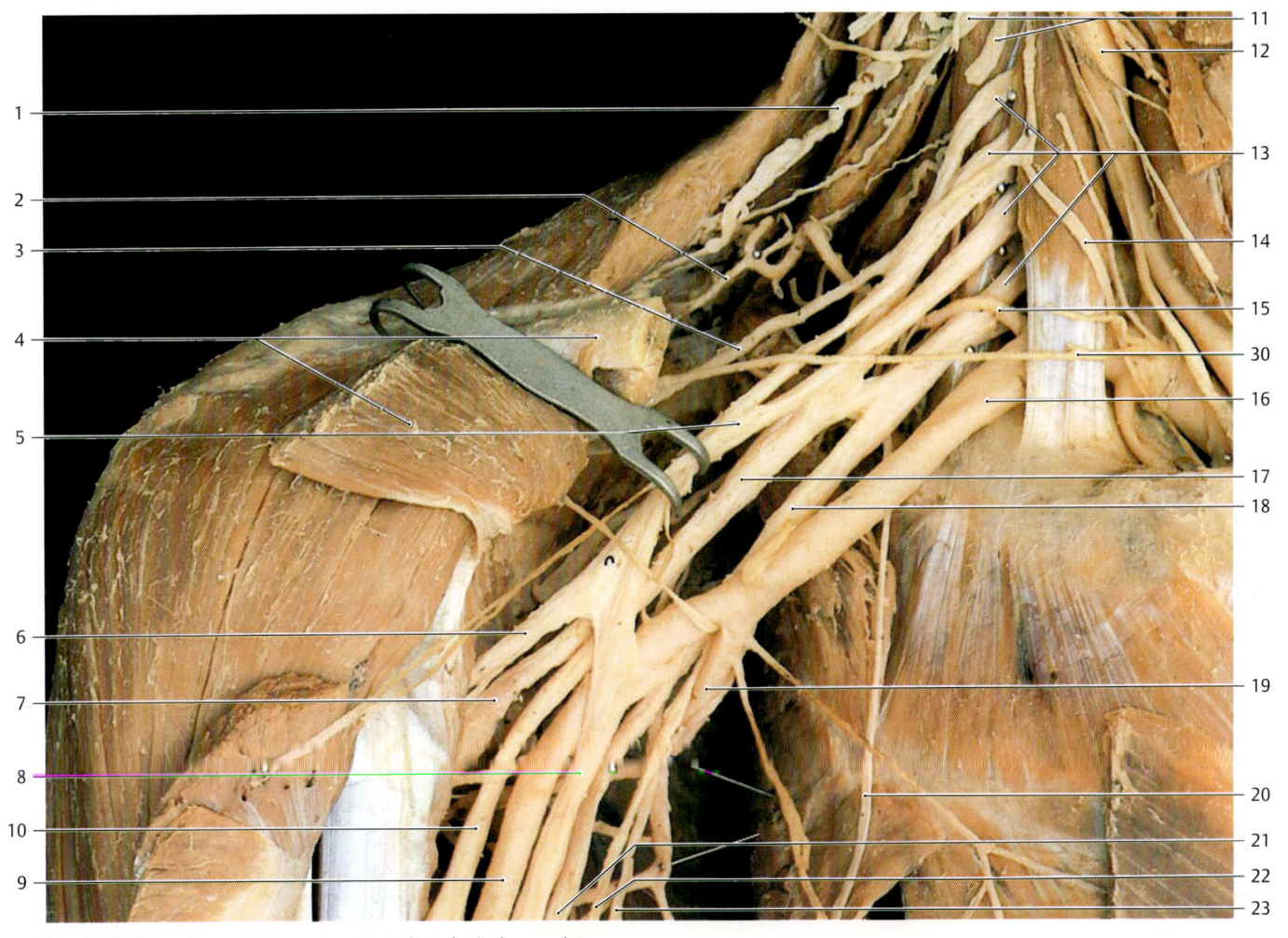

Fig. 3.102 Plexo braquial (aspecto anterior). A clavícula e os dois músculos peitorais foram parcialmente removidos.

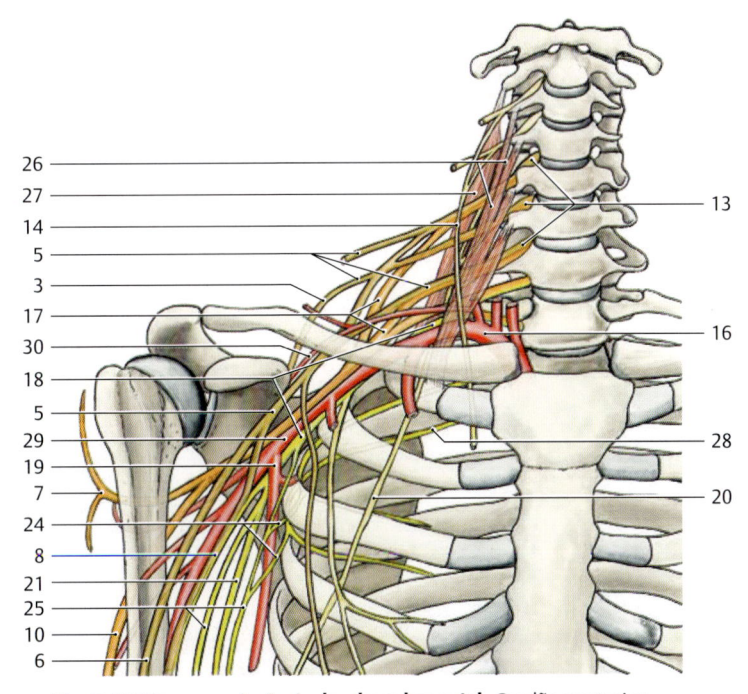

Fig. 3.103 Ramos principais do plexo braquial. Cordão posterior em laranja, cordão lateral em ocre e cordão medial em amarelo-claro.

1. Nervo acessório
2. Artéria dorsal da escápula
3. Nervo supraescapular
4. Clavícula e músculo peitoral menor
5. Cordão lateral do plexo braquial
6. Nervo musculocutâneo
7. Nervo axilar
8. Nervo mediano
9. Artéria braquial
10. Nervo radial
11. Plexo cervical
12. Artéria carótida comum
13. Raízes do plexo braquial (C5-T1)
14. Nervo frênico
15. Artéria cervical transversa
16. Artéria subclávia
17. Cordão posterior do plexo braquial
18. Cordão medial do plexo braquial
19. Artéria subescapular
20. Nervo torácico longo
21. Nervo ulnar
22. Nervo cutâneo medial do antebraço
23. Nervo toracodorsal
24. Nervos intercostobraquiais
25. Nervos cutâneos mediais do braço e do antebraço
26. Músculo escaleno anterior
27. Músculo escaleno médio
28. Nervo intercostal (T3)
29. Artéria axilar
30. Artéria supraescapular

127

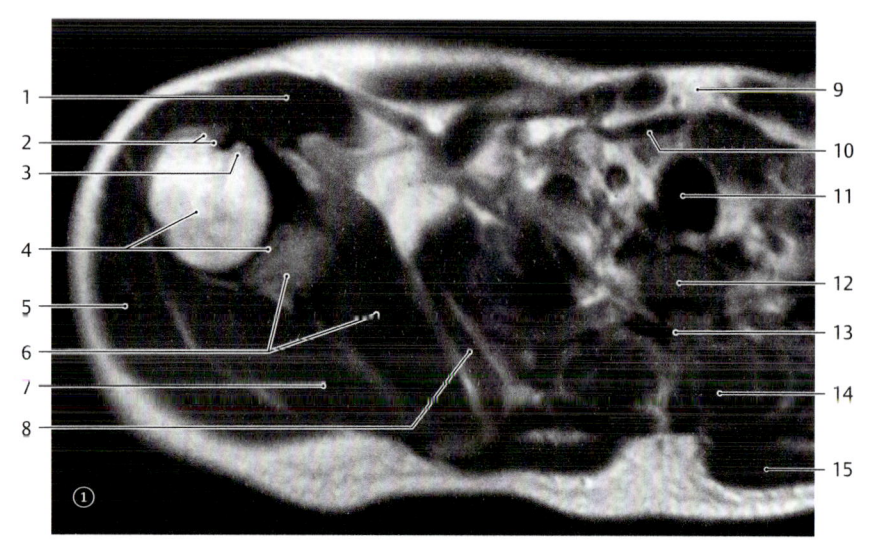

3 Membro Superior | Cortes através do Ombro e do Terço Proximal do Braço

Fig. 3.104 Corte horizontal através da articulação do ombro direito. Corte 1 (aspecto inferior, varredura de IRM). (Heuck A *et al.* MRT-Atlas des muskuloskelettalen Systems. Stuttgart, Germany: Schattauer, 2009.)

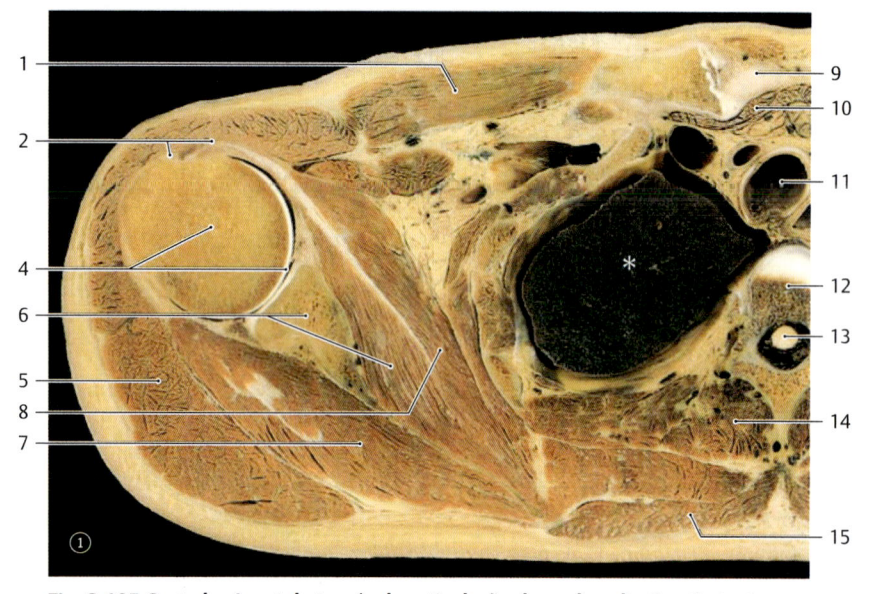

Fig. 3.105 Corte horizontal através da articulação do ombro direito. Corte 1 (aspecto inferior). * = Lobo superior do pulmão.

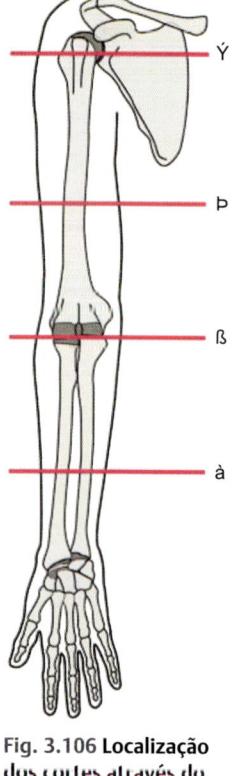

Fig. 3.106 Localização dos cortes através do membro superior.

1. Músculo peitoral maior
2. Tubérculo maior e tendão do músculo bíceps
3. Tubérculo menor
4. Cabeça do úmero e cavidade articular da articulação do ombro
5. Músculo deltoide
6. Escápula
7. Músculo infraespinal
8. Músculo serrátil anterior
9. Esterno
10. Músculos infra-hióideos
11. Traqueia
12. Corpo da vértebra torácica
13. Canal vertebral e cordão espinal
14. Músculos profundos das costas
15. Músculo trapézio
16. Músculo braquial
17. Nervo radial e artéria braquial profunda
18. Músculo tríceps braquial
19. Veia cefálica
20. Músculo bíceps braquial
21. Nervo musculocutâneo
22. Nervo ulnar
23. Nervo mediano
24. Artéria e veia braquiais
25. Diáfise do úmero
26. Músculo braquiorradial
27. Nervo radial
28. Olécrano e cavidade articular da articulação do cotovelo
29. Veia basílica
30. Úmero
31. Músculo pronador redondo
32. Músculos extensores do antebraço
33. Ramo profundo do nervo radial
34. Artéria e nervo interósseos anteriores
35. Membrana interóssea
36. Ulna
37. Rádio
38. Ramo superficial da artéria radial
39. Músculo flexor longo do polegar
40. Músculos flexores superficiais dos dedos e músculos profundos
41. Nervo, artéria e veia ulnares
42. Músculo flexor ulnar do carpo
43. Artéria radial

Cortes através do Antebraço e da Mão | 3 Membro Superior

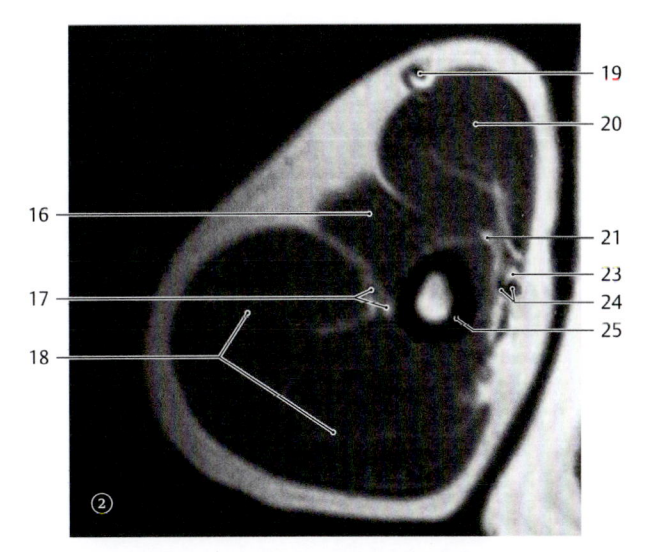

Fig. 3.107 Corte axial através do meio do braço direito. Corte 2 (aspecto inferior, varredura de IRM). (Cortesia do Prof. Uder, Instituto de Radiologia, University Hospital Erlangen, Alemanha.)

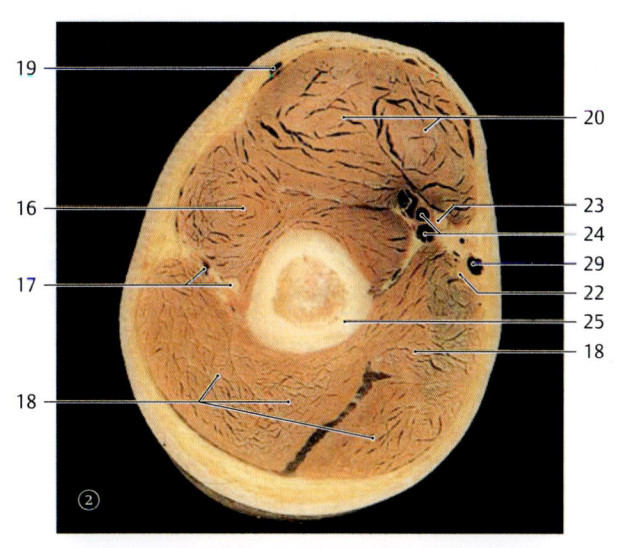

Fig. 3.108 Corte axial através do meio do braço direito. Corte 2 (aspecto inferior).

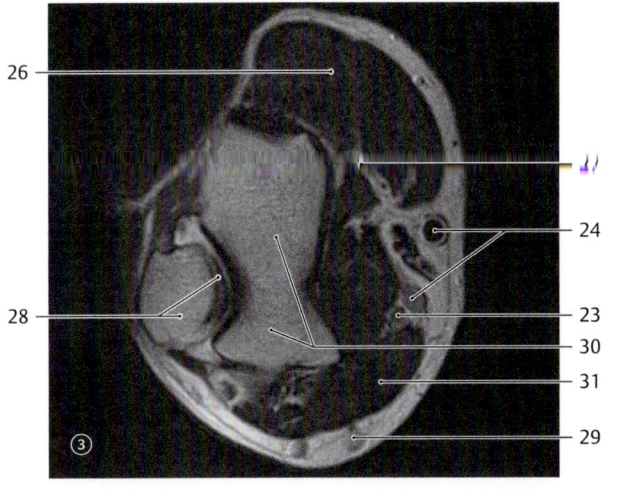

Fig. 3.109 Corte axial através da articulação do cotovelo direito. Corte 3 (aspecto inferior, varredura de IRM). (Cortesia do Prof. Uder, Instituto de Radiologia, University Hospital Erlangen, Alemanha.)

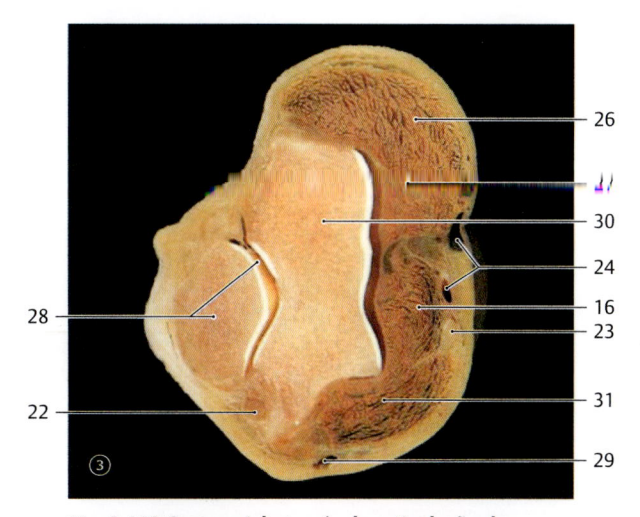

Fig. 3.110 Corte axial através da articulação do cotovelo direito. Corte 3 (aspecto inferior).

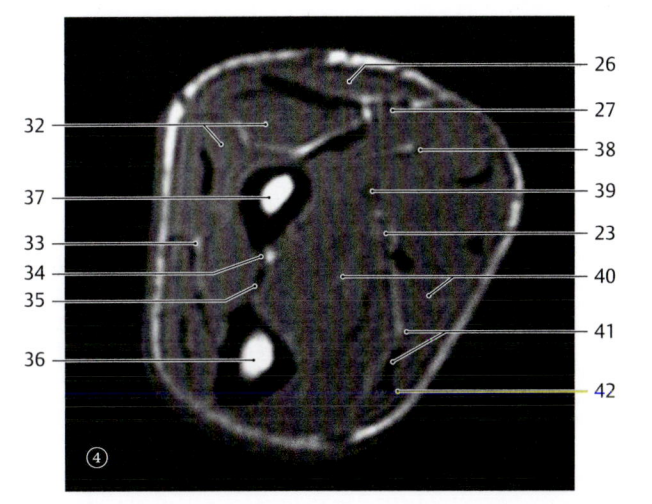

Fig. 3.111 Corte axial através do meio do antebraço direito. Corte 4 (aspecto inferior, varredura de IRM). (Cortesia do Prof. Uder, Instituto de Radiologia, University Hospital Erlangen, Alemanha.)

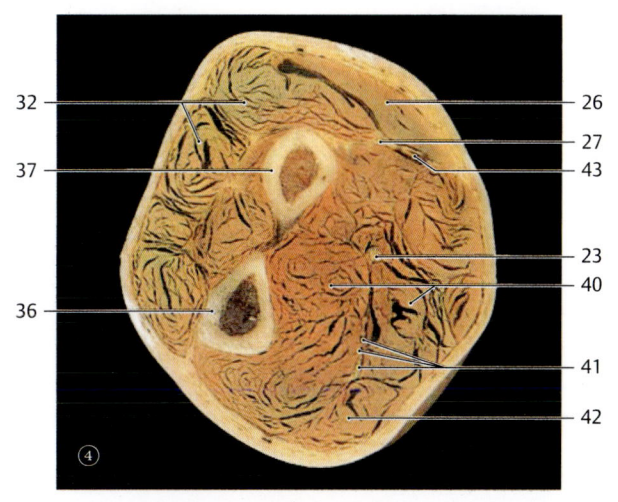

Fig. 3.112 Corte axial através do meio do antebraço direito. Corte 4 (aspecto inferior).

129

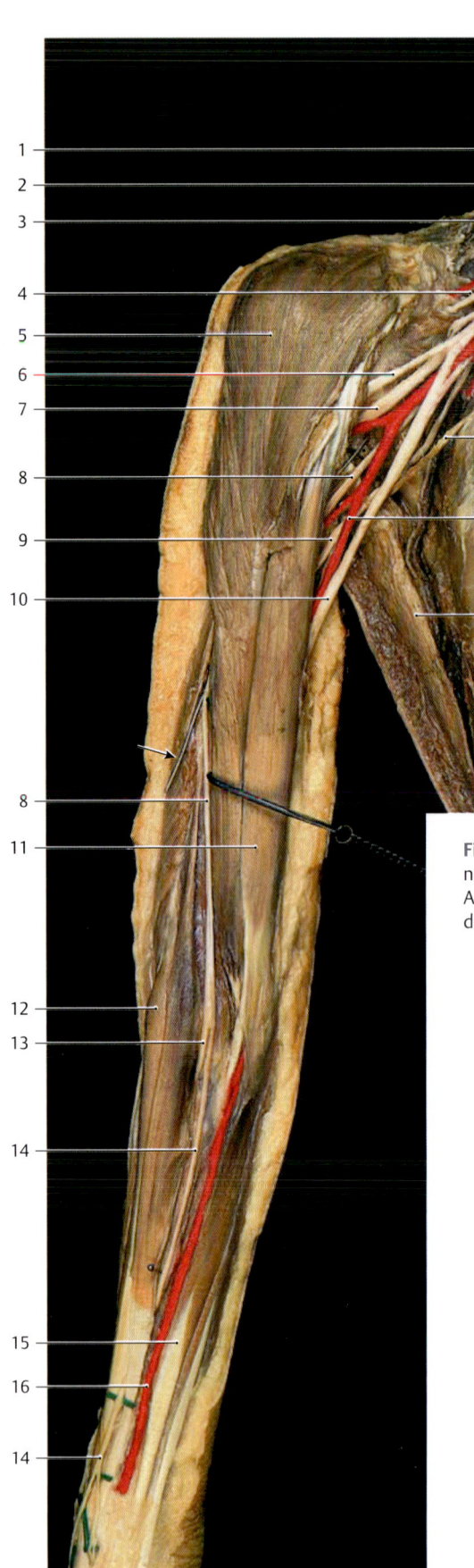

3 Membro Superior | Terço Proximal do Braço: Sistema Neurovascular, Anatomia Regional

Fig. 3.113 Pescoço e braço com dissecção dos nervos e artérias (lado direito, aspecto anterior). As artérias foram coloridas em vermelho. O curso do nervo radial foi indicado por um pino (seta).

1 Artéria cervical ascendente
2 Artéria vertebral
3 Artéria cervical transversa
4 Artéria e nervo supraescapulares
5 Músculo deltoide
6 Nervo musculocutâneo
7 Nervo axilar
8 Nervo radial
9 Nervo ulnar
10 Nervo mediano
11 Músculo bíceps braquial
12 Músculo braquiorradial
13 Ramo profundo do nervo radial
14 Ramo superficial de nervo radial
15 Músculo flexor radial do carpo
16 Artéria radial
17 Artéria carótida comum
18 Tronco braquiocefálico
19 Artéria subclávia
20 Plexo braquial
21 Artéria axilar
22 Nervo intercostobraquial
23 Artéria braquial
24 Músculo latíssimo do dorso

Fig. 3.114 Braço com dissecção dos nervos e vasos (lado direito, aspecto anterior). A cintura escapular foi levemente refletida.

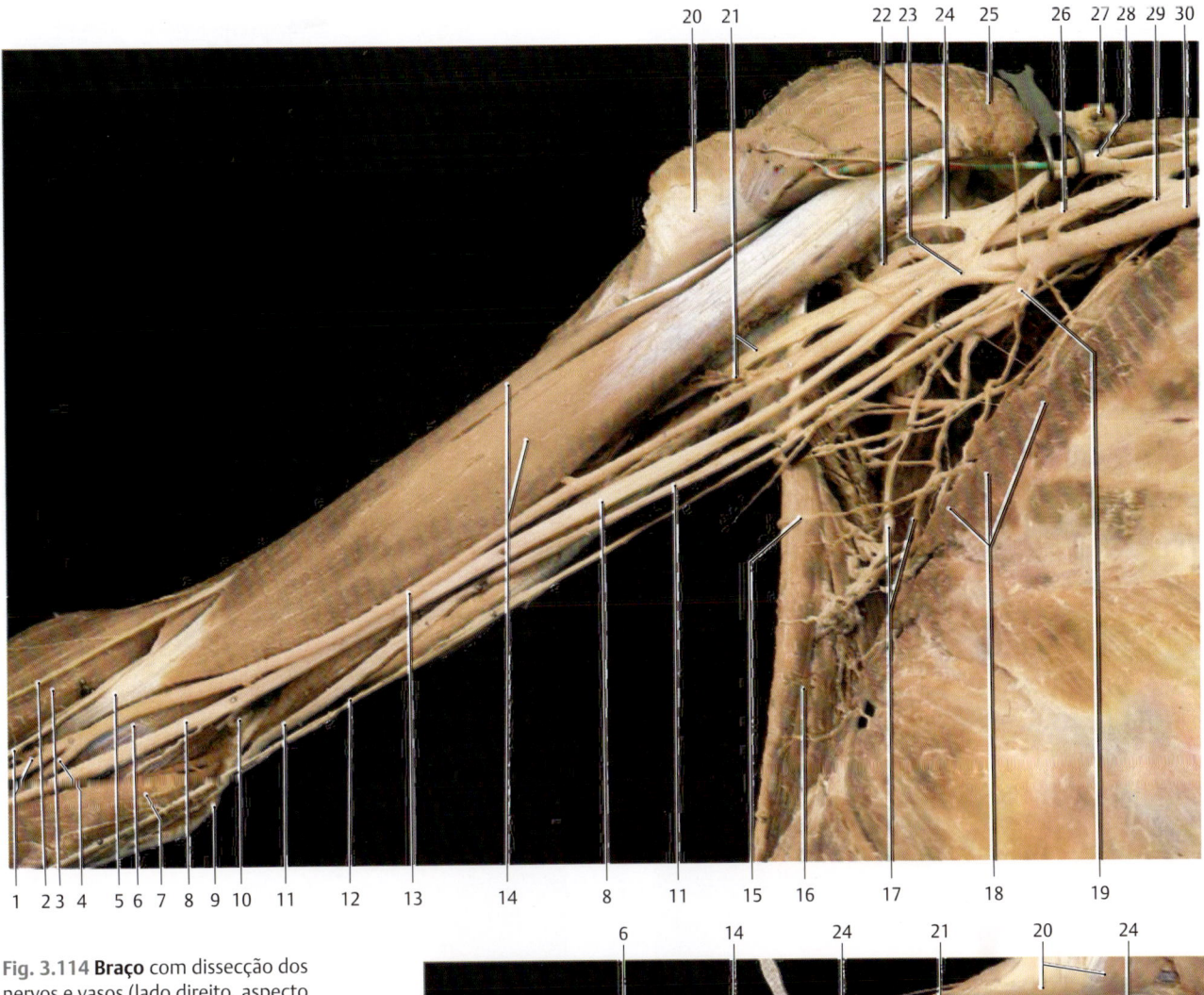

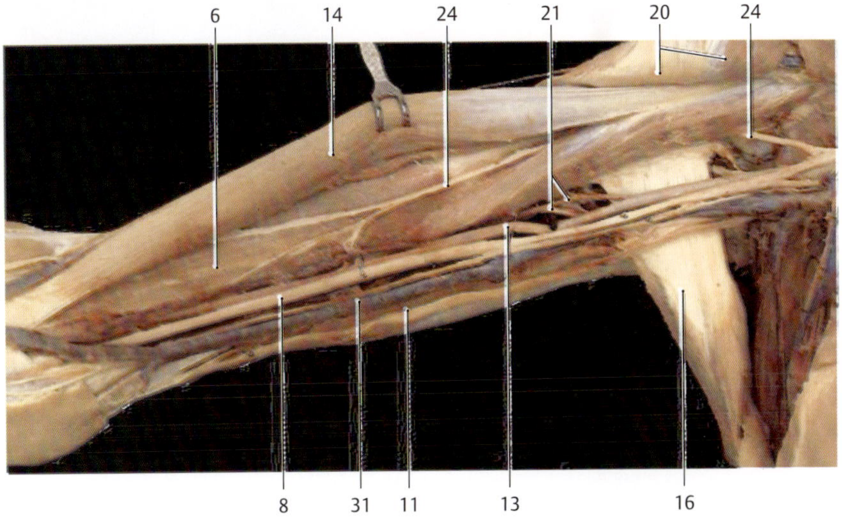

Fig. 3.115 Braço com dissecção de nervos e vasos, camada mais profunda (lado direito, aspecto anteroinferior). O músculo bíceps braquial foi refletido.

1	Artéria radial e ramo superficial do nervo radial	10	Artéria colateral ulnar inferior	20	Músculo peitoral maior (refletido) e nervo peitoral lateral
2	Nervo cutâneo lateral do antebraço	11	Nervo ulnar		
		12	Nervo cutâneo medial do antebraço	21	Nervo radial e artéria braquial profunda
3	Músculo braquiorradial	13	Artéria braquial	22	Nervo axilar
4	Artéria ulnar	14	Músculo bíceps braquial	23	Raízes do nervo mediano com artéria axilar
5	Tendão do músculo bíceps braquial	15	Nervo intercostobraquial (T3)		
6	Músculo braquial	16	Músculo latíssimo do dorso	24	Nervo musculocutâneo
7	Músculo pronador redondo	17	Nervo e artéria toracodorsais	25	Músculo peitoral menor (refletido) e nervo peitoral medial
8	Nervo mediano	18	Músculo serrátil anterior		
9	Epicôndilo medial do úmero	19	Artéria subescapular		
				26	Cordão posterior do plexo braquial
				27	Clavícula (cortado)
				28	Cordão lateral do plexo braquial
				29	Cordão medial do plexo braquial
				30	Artéria subclávia
				31	Veia braquial

3 Membro Superior | Região Cubital: Camada Superficial

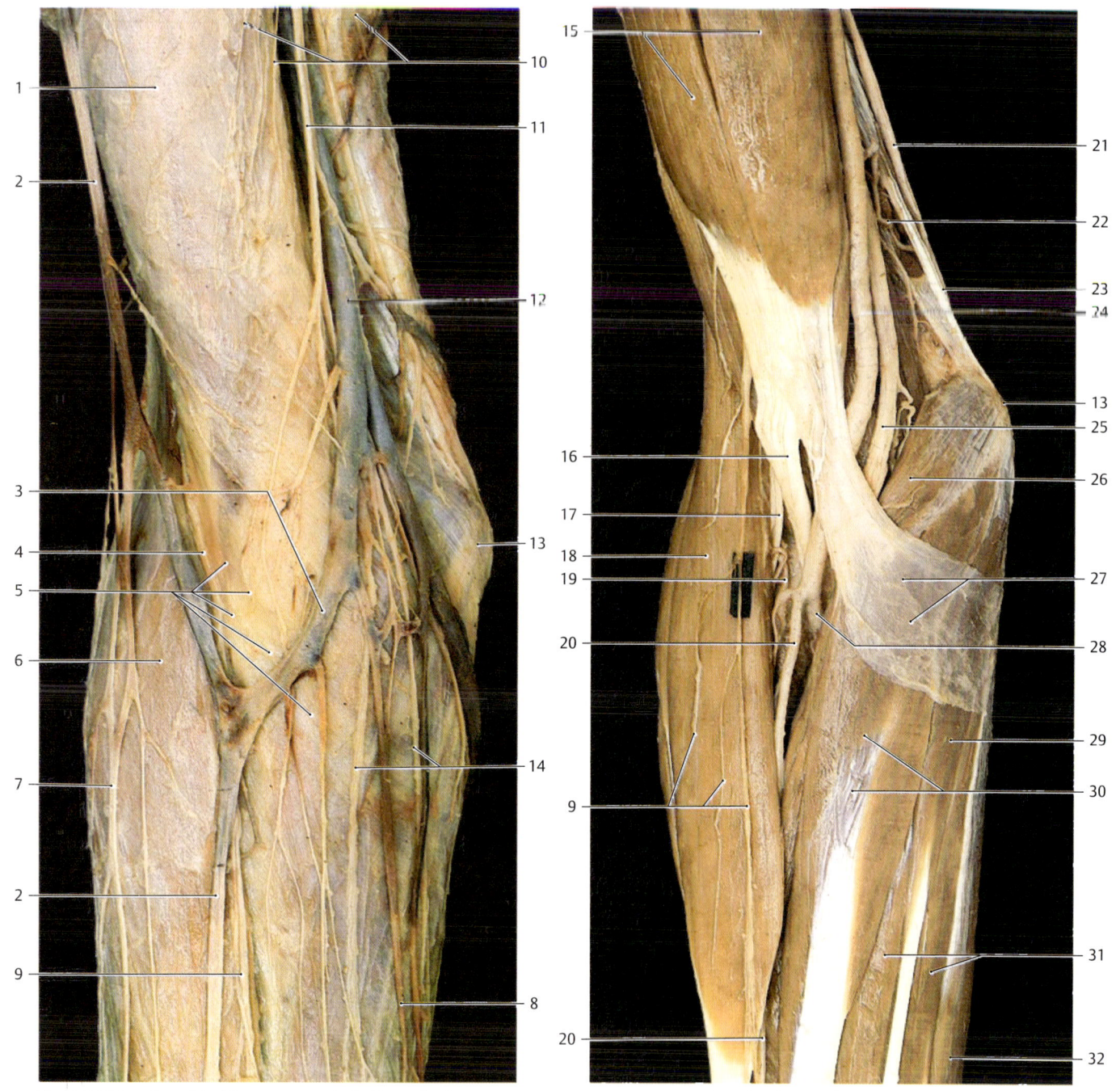

Fig. 3.116 Região cubital (aspecto anterior). Dissecção de nervos e veias cutâneos.

Fig. 3.117 Região cubital, camada superficial (aspecto anterior). As fáscias dos músculos foram removidas.

1. Músculo bíceps braquial com fáscia
2. Veia cefálica
3. Veia cubital mediana
4. Nervo cutâneo lateral do antebraço
5. Tendão e aponeurose de músculo bíceps braquial (cobertos pela fáscia antebraquial)
6. Músculo braquiorradial com fáscia
7. Veia cefálica acessória
8. Veia mediana do antebraço
9. Ramos de nervo cutâneo lateral do antebraço
10. Ramos terminais de nervo cutâneo medial do braço
11. Nervo cutâneo medial do antebraço
12. Veia basílica
13. Epicôndilo medial do úmero
14. Ramos terminais de nervo cutâneo medial do antebraço
15. Músculo bíceps braquial
16. Tendão do músculo bíceps braquial
17. Nervo radial
18. Músculo braquiorradial
19. Artéria radial recorrente
20. Artéria radial
21. Nervo ulnar
22. Artéria colateral ulnar superior
23. Septo intermuscular medial
24. Artéria braquial
25. Nervo mediano
26. Músculo pronador redondo
27. Aponeurose bicipital
28. Artéria ulnar
29. Músculo palmar longo
30. Músculo flexor radial do carpo
31. Músculo flexor superficial do dedo
32. Músculo flexor ulnar do carpo

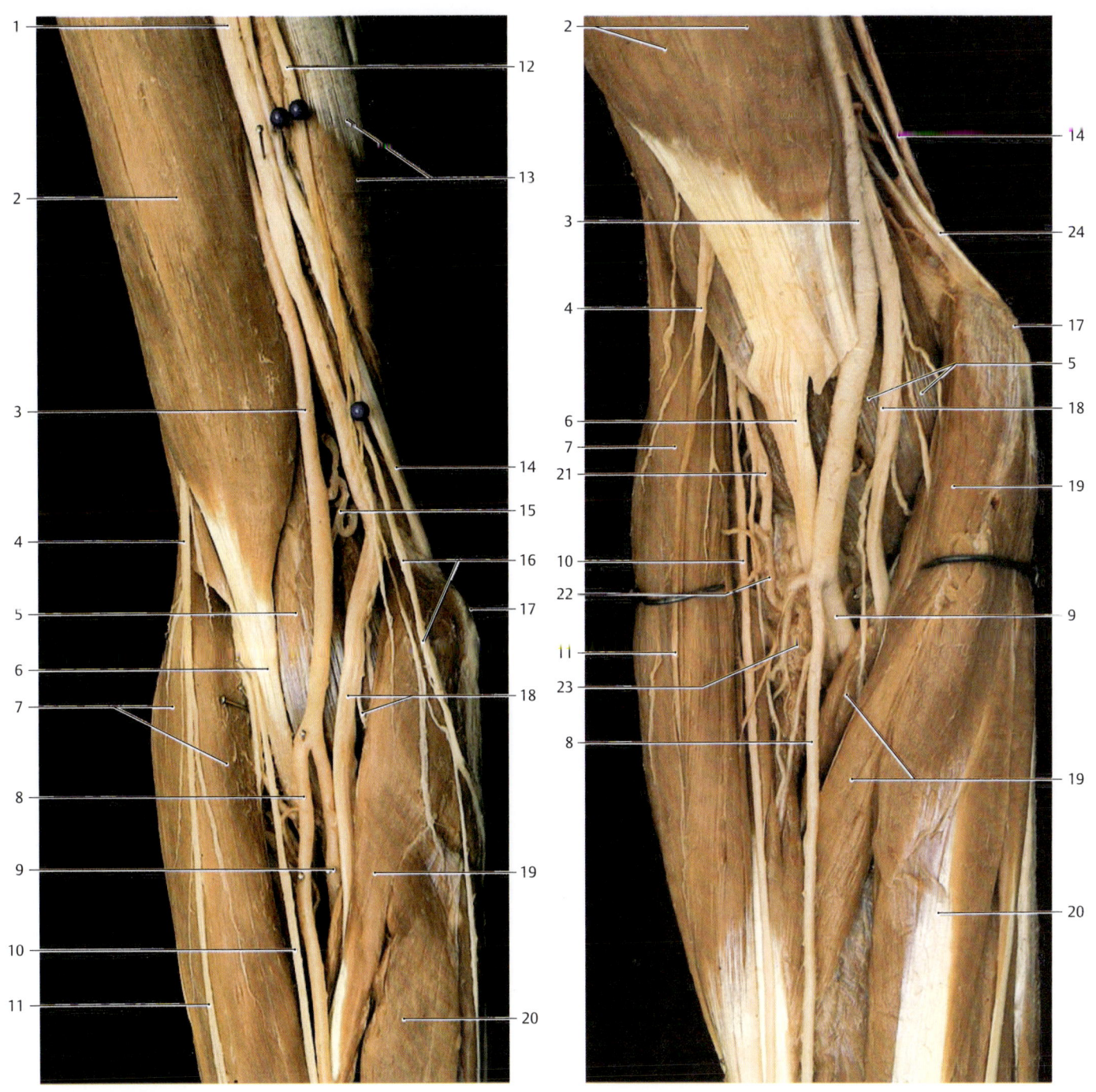

Fig. 3.118 Região cubital, camada média (aspecto anterior). A aponeurose bicipital foi removida.

Fig. 3.119 Região cubital, camada média (aspecto anterior). Os músculos pronador redondo e braquiorradial foram levemente refletidos.

1. Nervo mediano
2. Músculo bíceps braquial
3. Artéria braquial
4. Nervo cutâneo lateral do antebraço (ramo terminal do nervo musculocutâneo)
5. Músculo braquial
6. Tendão do músculo bíceps braquial
7. Músculo braquiorradial
8. Artéria radial
9. Artéria ulnar
10. Ramo superficial de nervo radial
11. Nervo cutâneo lateral do antebraço
12. Nervo cutâneo medial do antebraço
13. Músculo tríceps braquial
14. Nervo ulnar
15. Artéria colateral ulnar inferior
16. Ramo anterior de nervo cutâneo medial do antebraço
17. Epicôndilo medial do úmero
18. Nervo mediano com ramos para o músculo pronador redondo
19. Músculo pronador redondo
20. Músculo flexor radial do carpo
21. Ramo profundo do nervo radial
22. Artéria radial recorrente
23. Músculo supinador
24. Septo intermuscular medial do braço

3 Membro Superior | Região Cubital: Camada mais Profunda

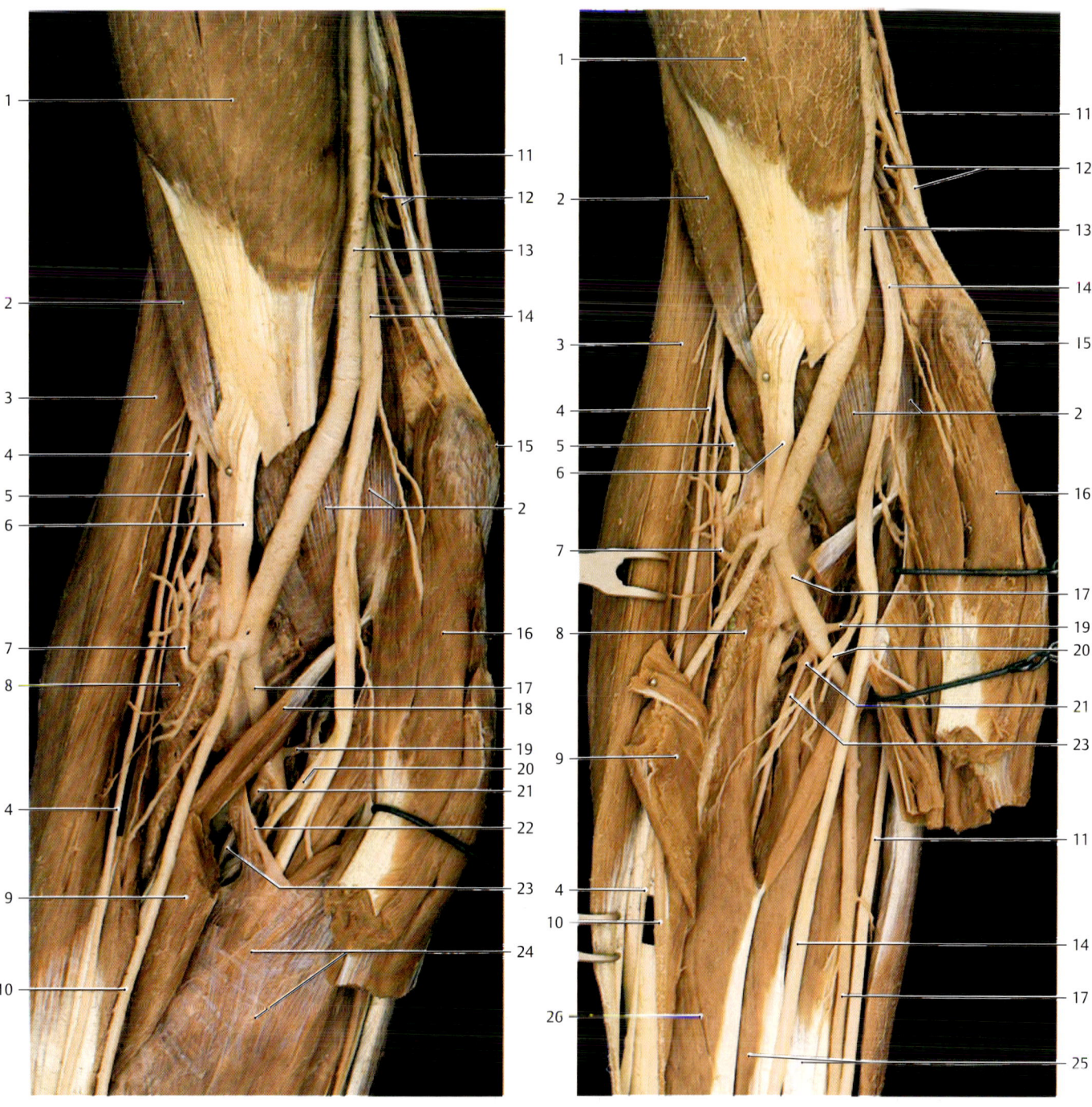

Fig. 3.120 Região cubital, camada profunda (aspecto anterior). Os músculos pronador redondo e flexor ulnar do carpo foram cortados e refletidos.

Fig. 3.121 Região cubital, camada mais profunda (aspecto anterior). O músculo flexor superficial dos dedos e a cabeça ulnar do músculo pronador redondo foram cortados e refletidos.

1. Músculo bíceps braquial
2. Músculo braquial
3. Músculo braquiorradial
4. Ramo superficial de nervo radial
5. Ramo profundo de nervo radial
6. Tendão do músculo bíceps braquial
7. Artéria radial recorrente
8. Músculo supinador
9. Inserção de músculo pronador redondo
10. Artéria radial
11. Nervo ulnar
12. Septo intermuscular medial do braço e artéria colateral ulnar superior
13. Artéria braquial
14. Nervo mediano
15. Epicôndilo medial do úmero
16. Cabeça umeral do músculo pronador redondo
17. Artéria ulnar
18. Cabeça ulnar do músculo pronador redondo
19. Artéria ulnar recorrente
20. Nervo interósseo anterior
21. Artéria interóssea comum
22. Arco tendíneo de músculo flexor superficial dos dedos (cabeça radial)
23. Artéria interóssea anterior
24. Músculo flexor superficial dos dedos
25. Músculo flexor profundo dos dedos
26. Músculo flexor longo do polegar

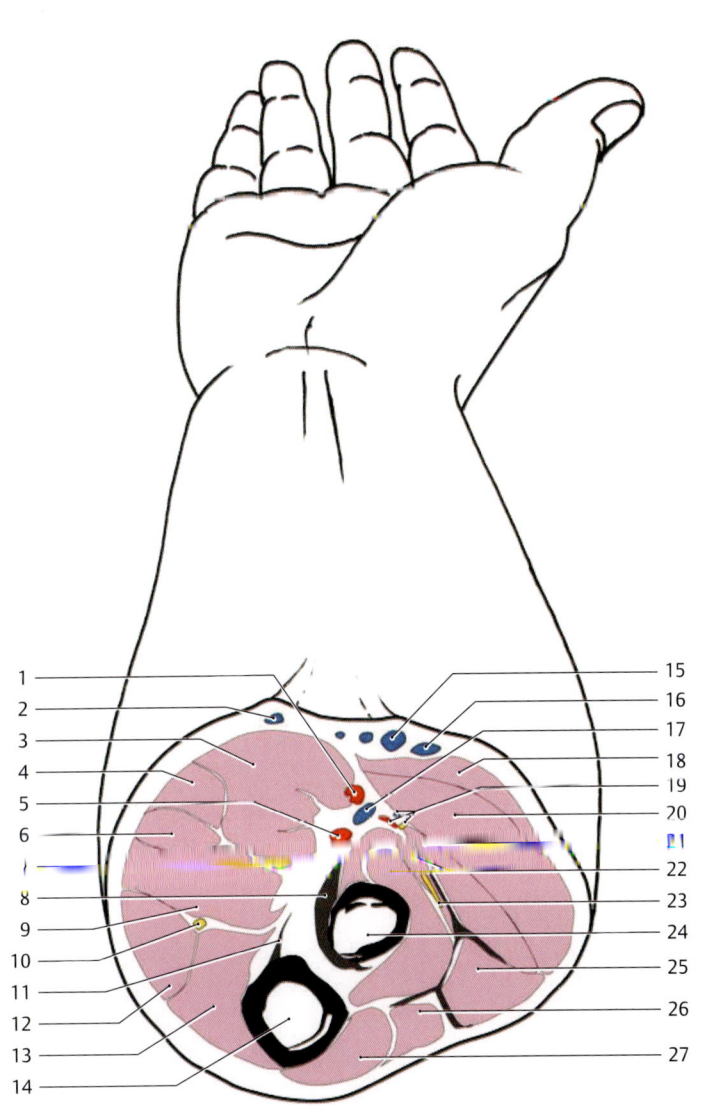

Cortes através da Região Cubital | 3 Membro Superior

1. Artéria radial
2. Veia basílica
3. Músculo pronador redondo
4. Músculo flexor radial do carpo
5. Artéria ulnar
6. Músculo palmar longo
7. Nervo mediano
8. Tendão do músculo bíceps braquial
9. Músculo flexor superficial dos dedos
10. Nervo ulnar
11. Tendão do músculo braquial
12. Músculo flexor ulnar do carpo
13. Músculo flexor profundo dos dedos
14. Ulna
15. Veia cubital mediana
16. Veia cefálica do antebraço
17. Veia radial
18. Músculo braquiorradial
19. Ramo superficial de nervo radial, artéria e veia radiais
20. Músculo extensor longo radial do carpo
21. Músculo extensor curto radial do carpo
22. Músculo supinador
23. Ramo profundo do nervo radial
24. Rádio
25. Músculo extensor dos dedos
26. Músculo extensor ulnar do carpo
27. Músculo ancôneo

Fig. 3.122 Corte axial através do antebraço em sentido distal à articulação do cotovelo revelando a disposição dos músculos, nervos e vasos (comparar com a varredura de IRM a seguir).

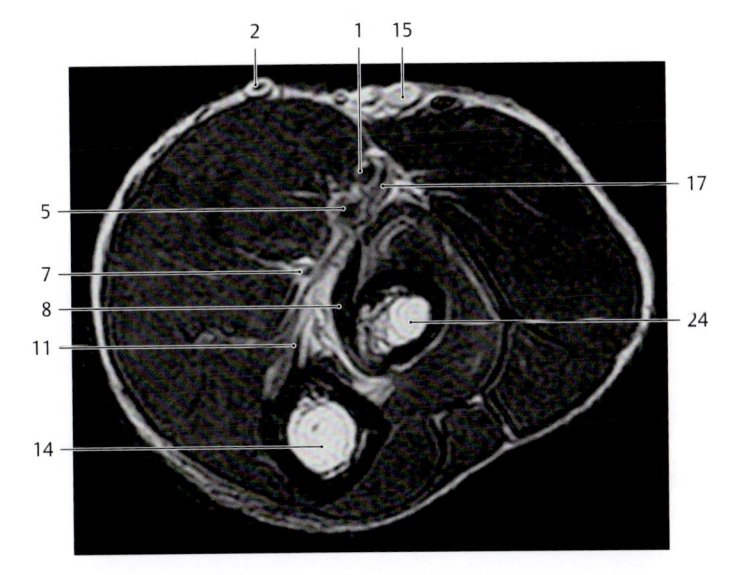

Fig. 3.123 Corte axial através do antebraço em sentido distal à articulação do cotovelo (varredura de IRM: para detalhes consultar desenho esquemático anterior). (Heuck A *et al*. MRT-Atlas des muskuloskelettalen Systems. Stuttgart, Germany: Schattauer, 2009.)

3 Membro Superior | Regiões Posteriores do Antebraço e da Mão: Camada Superficial

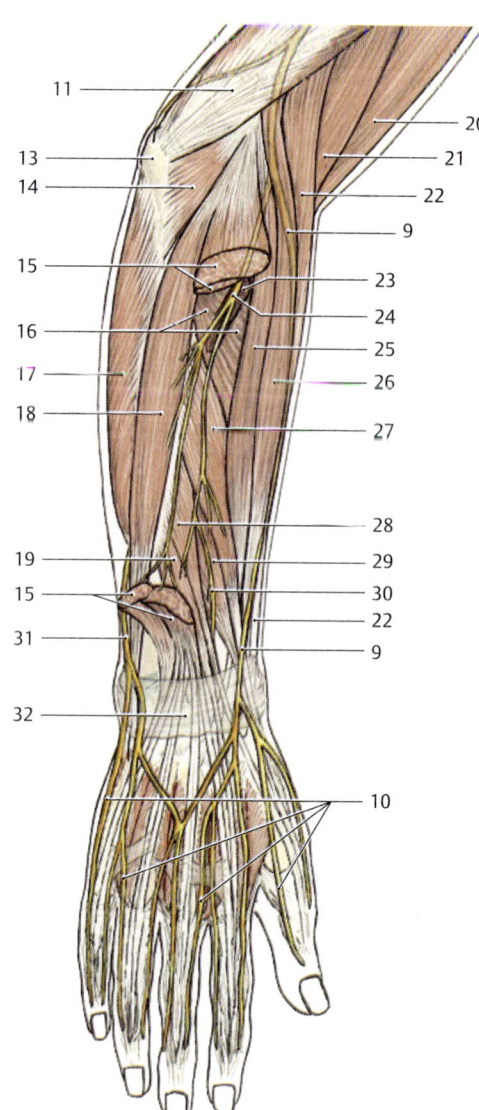

Fig. 3.125 Curso dos nervos para o antebraço e mão (aspecto posterior). Amarelo = nervos radial e ulnar.

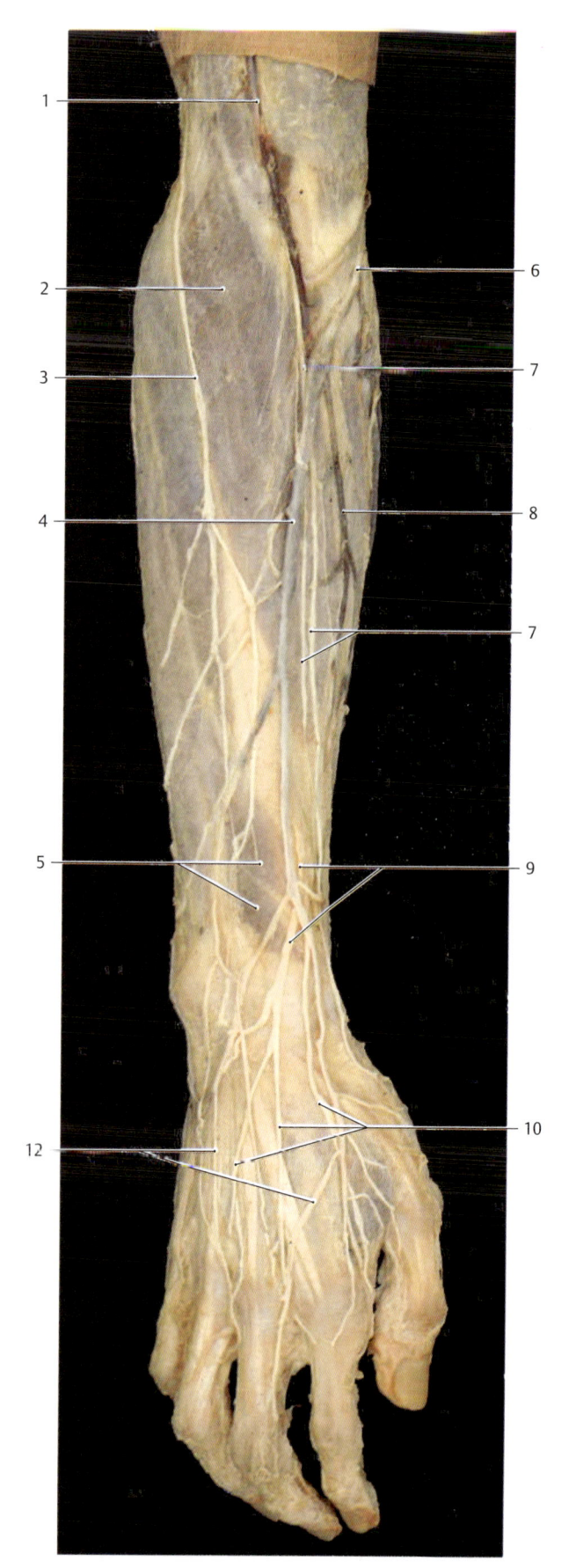

Fig. 3.124 Regiões posteriores do antebraço e da mão com veias superficiais e nervos cutâneos (lado direito).

1. Veia cefálica
2. Músculo braquiorradial coberto pela fáscia
3. Nervo cutâneo posterior do antebraço (ramo de nervo radial)
4. Veia cefálica do antebraço
5. Músculos extensores longo e curto do polegar cobertos por suas fáscias
6. Veia cubital mediana
7. Nervos cutâneos laterais do antebraço (ramo do nervo musculocutâneo)
8. Veia intermédia do antebraço
9. Ramo superficial de nervo radial
10. Ramos digitais dorsais de nervo radial
11. Músculo tríceps braquial
12. Rede venosa dorsal da mão
13. Olécrano
14. Músculo ancôneo
15. Músculos extensor dos dedos e extensor do dedo mínimo
16. Músculo supinador
17. Músculo flexor ulnar do carpo
18. Músculo extensor ulnar do carpo
19. Músculo extensor do indicador
20. Músculo bíceps braquial
21. Músculo braquial
22. Músculo braquiorradial
23. Canal supinador
24. Ramo profundo do nervo radial
25. Músculo extensor curto radial do carpo
26. Músculo extensor longo radial do carpo
27. Músculo abdutor longo do polegar
28. Músculo extensor longo do polegar
29. Músculo extensor curto do polegar
30. Nervo interósseo posterior
31. Nervo ulnar
32. Retináculo dos extensores

Regiões Posteriores do Antebraço: Camadas Superficial e Profunda | 3 Membro Superior

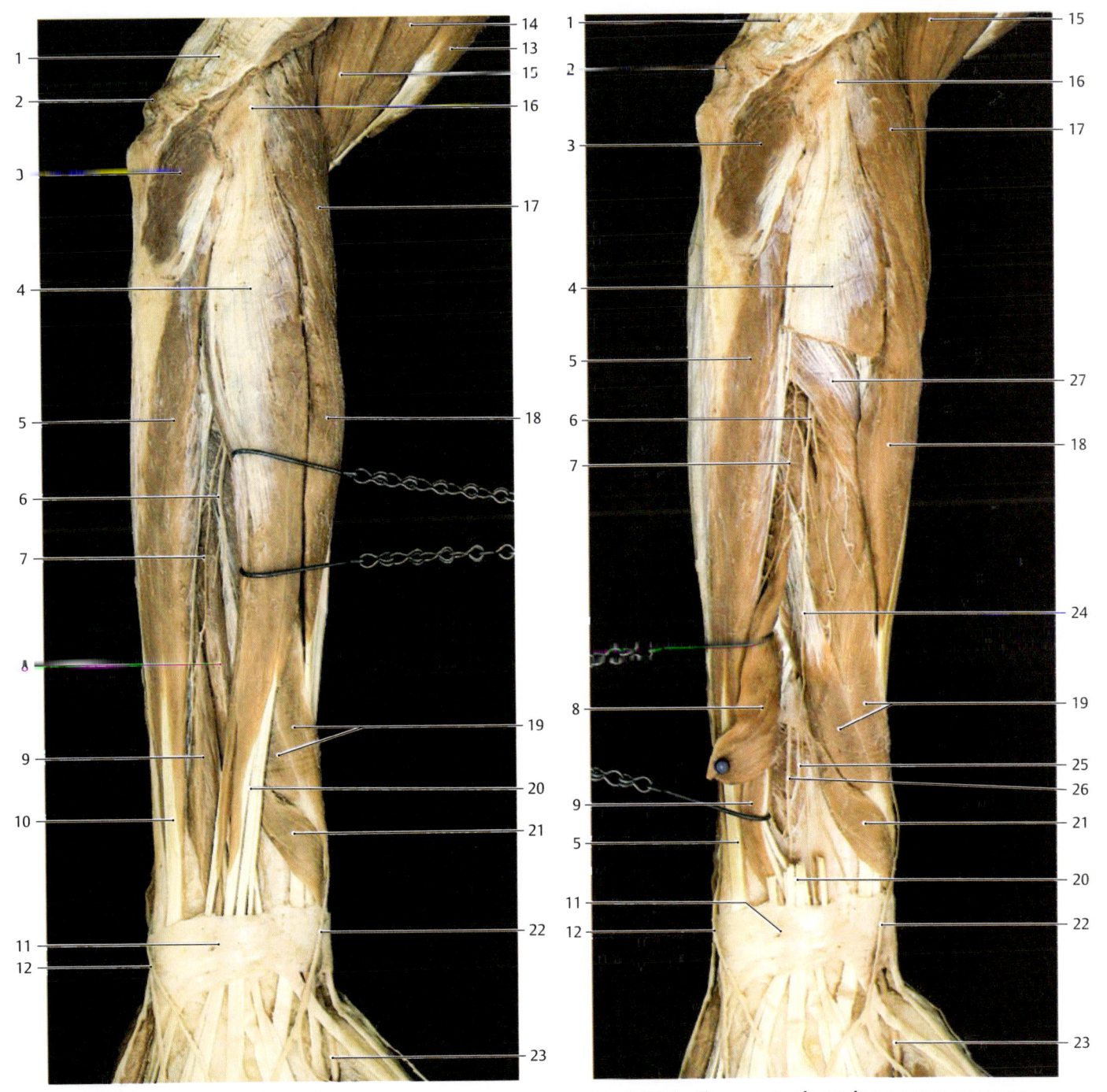

Fig. 3.126 Região posterior do antebraço com vasos e nervos, camada superficial (lado direito).

Fig. 3.127 Região posterior do antebraço com vasos e nervos, camada profunda (lado direito).

1. Tendão do músculo tríceps braquial
2. Olécrano
3. Músculo ancôneo
4. Músculo extensor dos dedos
5. Músculo extensor ulnar do carpo
6. Ramo profundo de nervo radial
7. Artéria interóssea posterior
8. Músculo extensor longo do polegar
9. Músculo extensor do indicador
10. Tendão do músculo extensor ulnar do carpo
11. Retináculo dos extensores
12. Ramo dorsal do nervo ulnar
13. Músculo bíceps braquial
14. Músculo braquial
15. Músculo braquiorradial
16. Epicôndilo lateral do úmero
17. Músculo extensor longo radial do carpo
18. Músculo extensor curto radial do carpo
19. Músculo abdutor longo do polegar
20. Tendões do músculo extensor dos dedos
21. Músculo extensor curto do polegar
22. Ramo superficial de nervo radial
23. Artéria radial
24. Nervo interósseo posterior
25. Ramo interósseo posterior de nervo radial
26. Ramo posterior de artéria interóssea anterior
27. Músculo supinador

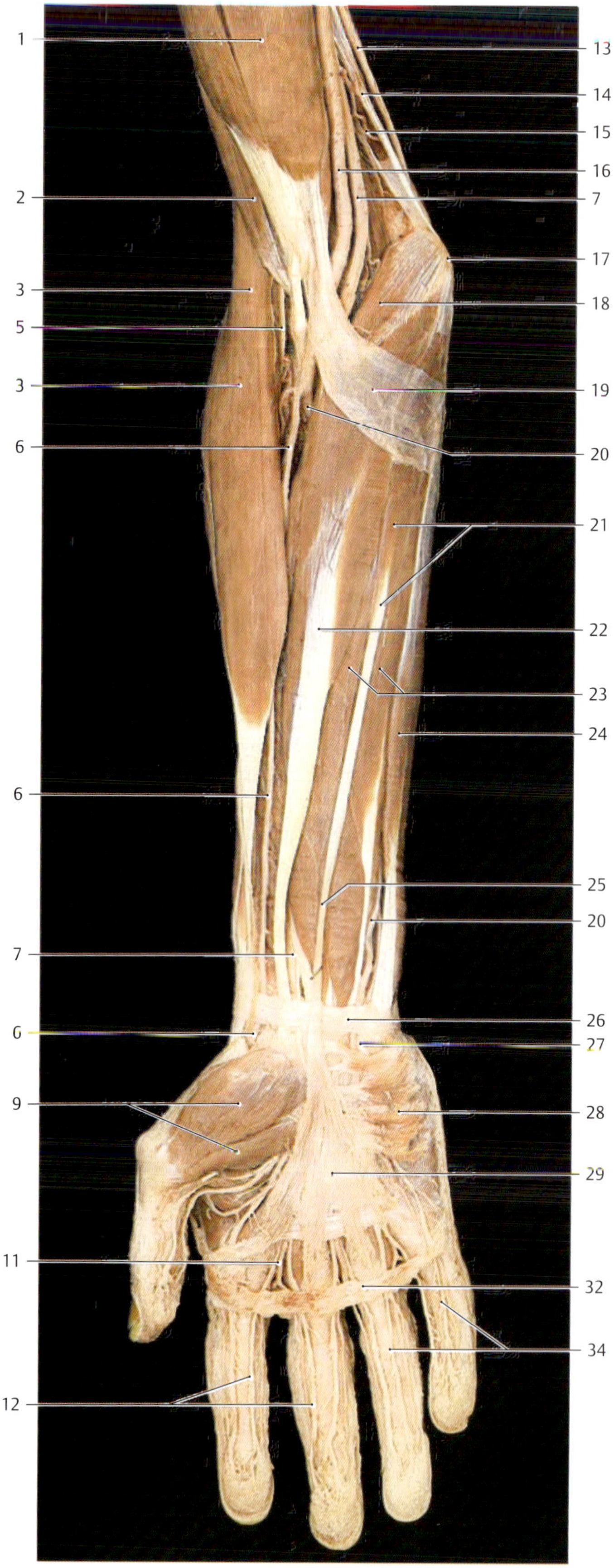

3 Membro Superior | Regiões Anteriores do Antebraço e da Mão: Camada Superficial

Fig. 3.128 Regiões anteriores do antebraço e da mão, com vasos e nervos, camada superficial (lado direito).

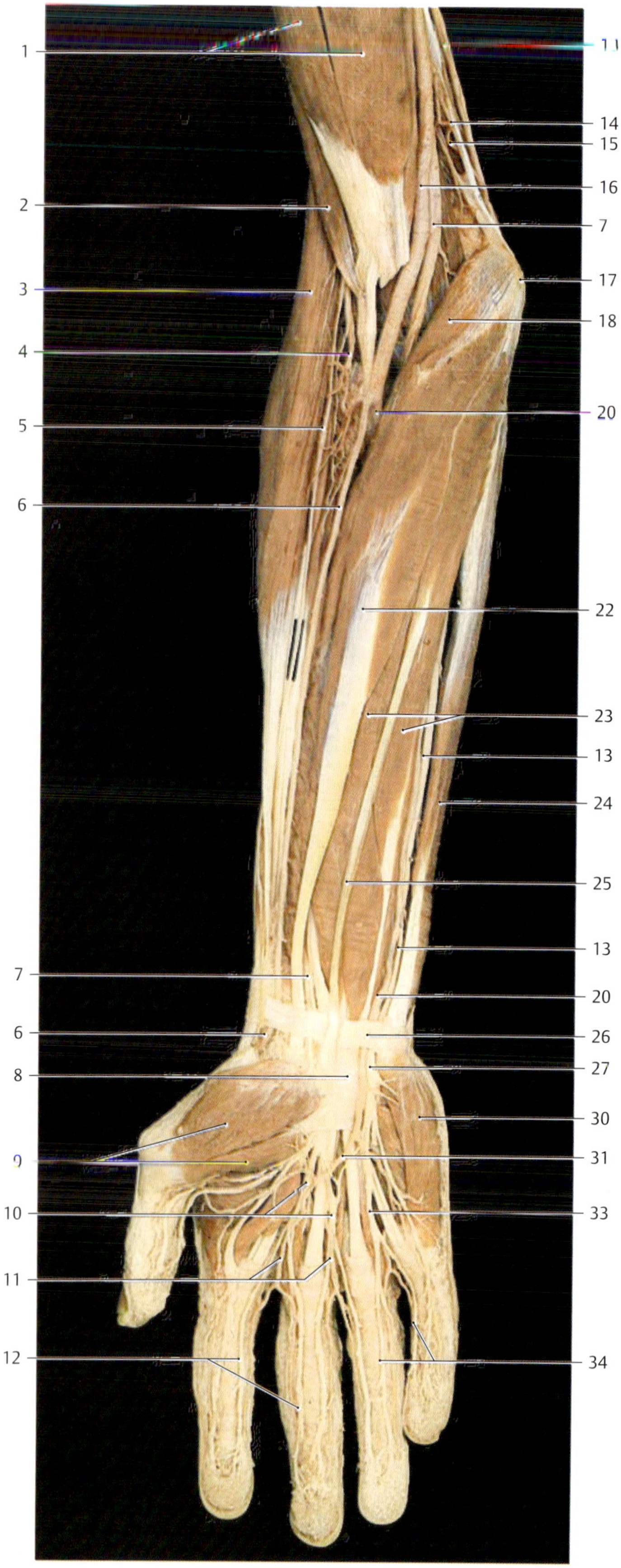

Fig. 3.129 Regiões anteriores do antebraço e da mão, com vasos e nervos, camada superficial (lado direito). A aponeurose palmar da mão e a aponeurose bicipital foram removidas.

Regiões Anteriores do Antebraço e da Mão: Camada Profunda | 3 Membro Superior

1. Músculo bíceps braquial
2. Músculo braquial
3. Músculo braquiorradial
4. Ramo profundo do nervo radial
5. Ramo superficial do nervo radial
6. Artéria radial
7. Nervo mediano
8. Retináculo dos flexores
9. Músculos tênares
10. Nervos palmares digitais comuns do nervo mediano
11. Artérias palmares digitais comuns
12. Nervos palmares digitais próprios do nervo mediano
13. Nervo ulnar
14. Septo intermuscular medial do braço
15. Artéria colateral ulnar superior
16. Artéria braquial
17. Epicôndilo medial do úmero
18. Músculo pronador redondo
19. Aponeurose bicipital
20. Artéria ulnar
21. Músculo palmar longo
22. Músculo flexor radial do carpo
23. Músculo flexor superficial dos dedos
24. Músculo flexor ulnar do carpo
25. Tendão do músculo palmar longo
26. Resíduo de fáscia antebraquial (ligamento palmar)
27. Ramo superficial de nervo ulnar
28. Músculo palmar curto
29. Aponeurose palmar
30. Músculos hipotênares
31. Arco palmar superficial
32. Ligamento transverso superficial do metacarpo
33. Ramo digital palmar comum do nervo ulnar
34. Ramos palmares digitais próprios do nervo ulnar
35. Artéria interóssea anterior e nervo
36. Músculo flexor profundo dos dedos
37. Artérias palmares digitais comuns
38. Ramo palmar de nervo mediano
39. Músculo flexor longo do polegar
40. Ramo palmar cutâneo do nervo ulnar

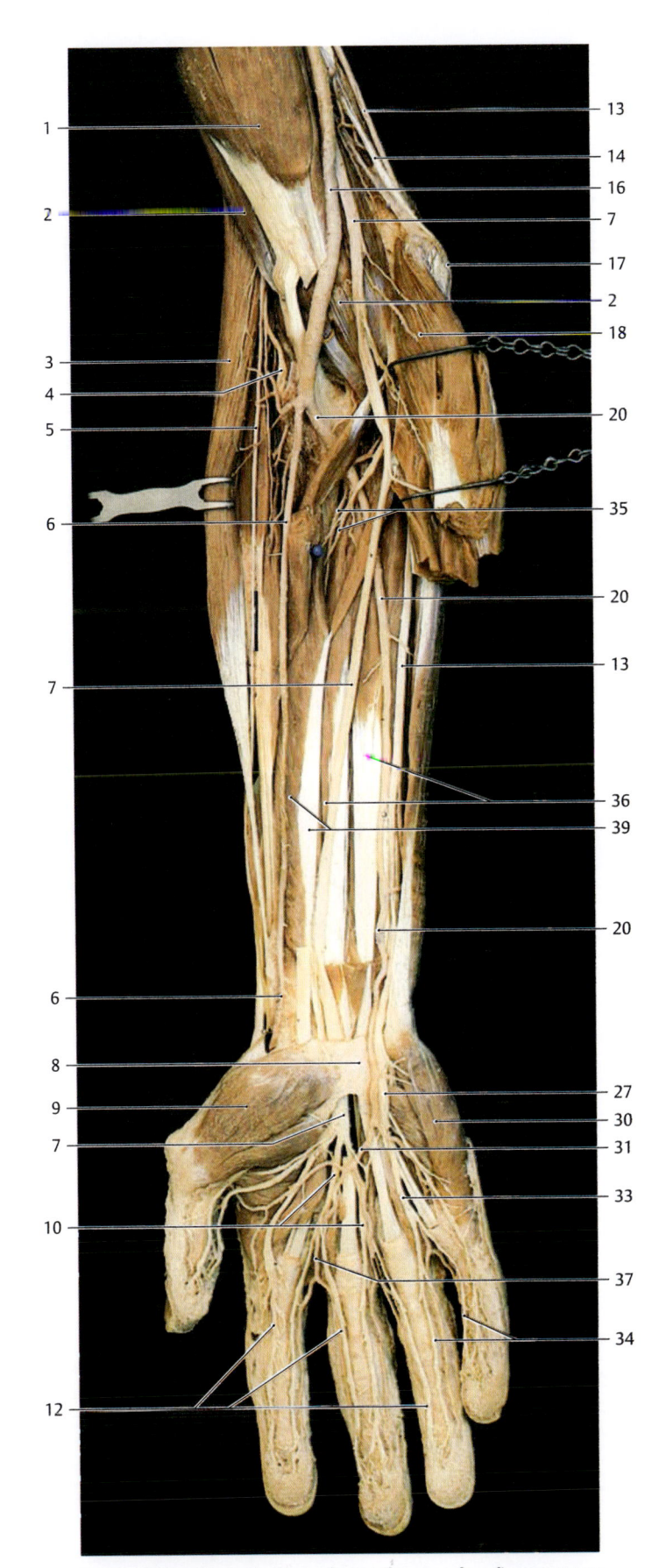

Fig. 3.130 Regiões anteriores do antebraço e da mão com vasos e nervos, camada profunda (lado direito). A camada superficial dos músculos flexores foi removida.

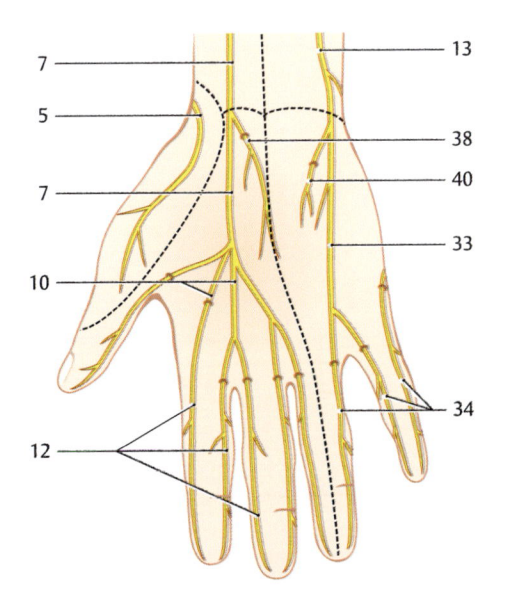

Fig. 3.131 Padrão de inervação da mão (aspecto palmar). 3 ½ dígitos por nervo mediano; 1 ½ dígitos por nervo ulnar.

139

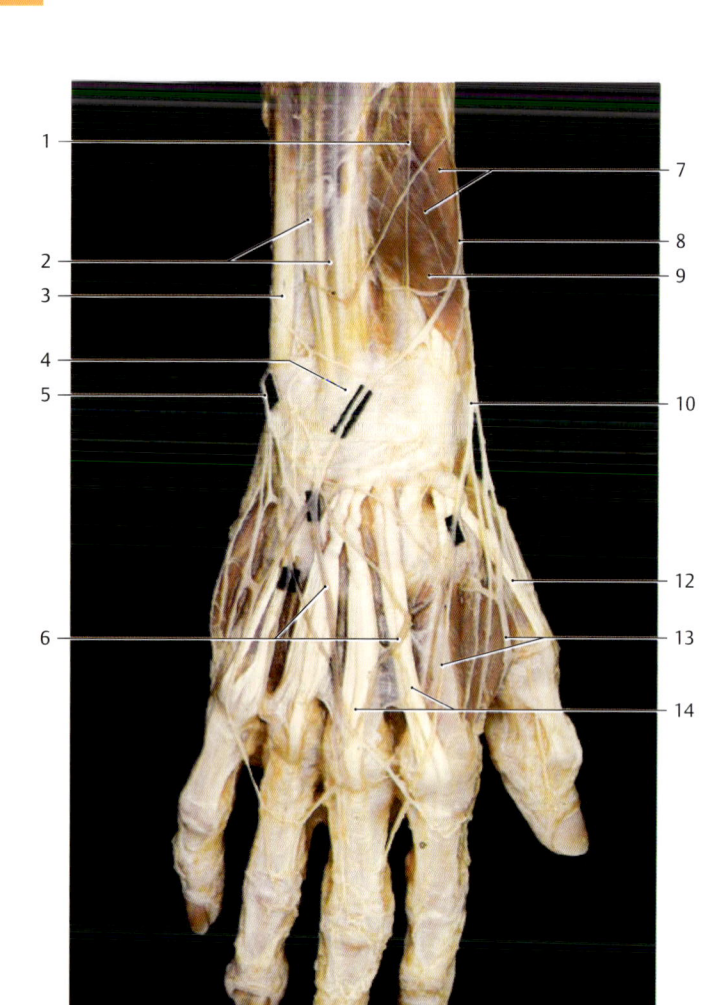

3 Membro Superior | Dorso da Mão: Camadas Superficial e Profunda

Fig. 3.132 Dorso da mão direita, camada superficial. Nervos e veias cutâneos são retrados.

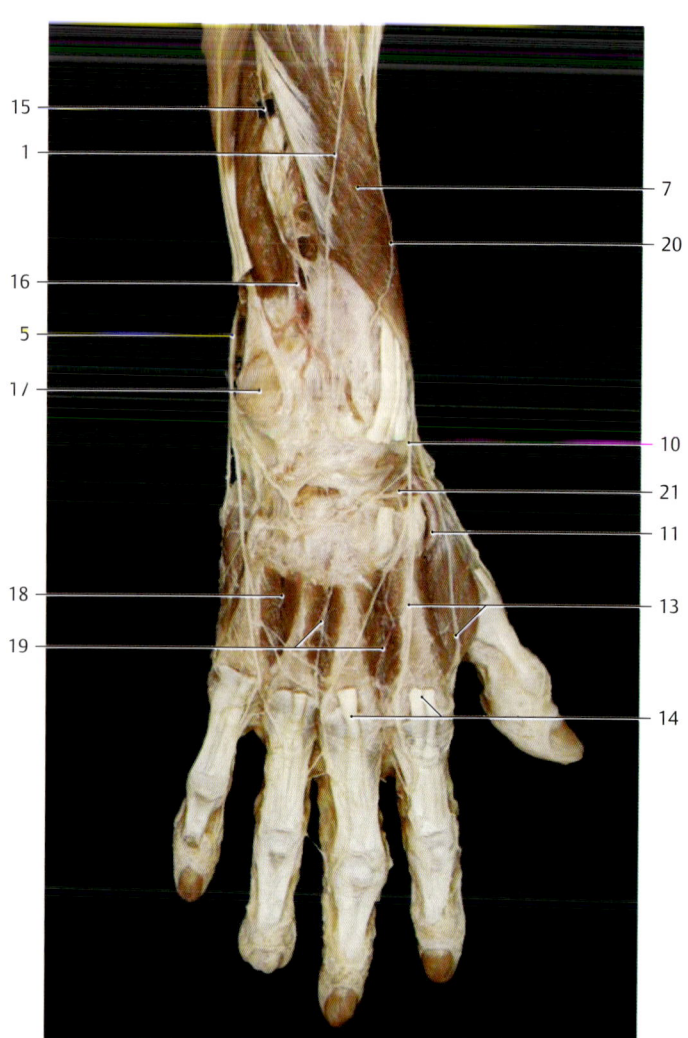

Fig. 3.133 Dorso da mão direita, camada mais profunda. O músculo extensor dos dedos foi parcialmente removido.

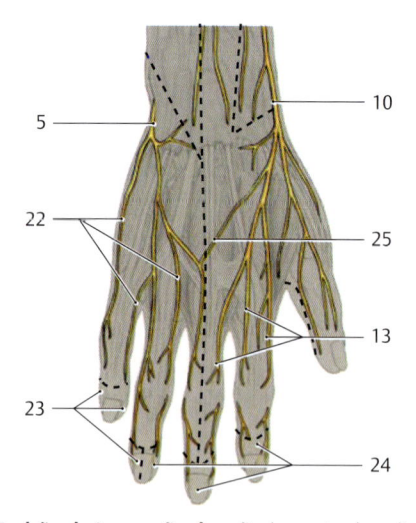

Fig. 3.134 Padrão de inervação da mão (aspecto dorsal). 2 ½ dedos são inervados pelo nervo radial; 2 ½ dedos pelo nervo ulnar. Observar que os ramos terminais para as superfícies dorsais das falanges distais são derivados dos nervos palmares digitais. A distribuição cutânea varia: com frequência, 3 ½ dedos são inervados pelo nervo radial e 1 ½ dedos pelo nervo ulnar.

1. Nervo cutâneo posterior do antebraço (ramo do nervo radial)
2. Músculo extensor dos dedos
3. Tendão do músculo extensor ulnar do carpo
4. Retináculo dos extensores
5. Nervo ulnar
6. Rede venosa dorsal da mão
7. Músculo abdutor curto do polegar
8. Veia cefálica
9. Músculo extensor curto do polegar
10. Ramo superficial de nervo radial
11. Artéria radial
12. Tendão do músculo extensor longo do polegar
13. Ramos digitais dorsais do nervo radial
14. Tendões do músculo extensor dos dedos com conexões intertendíneas
15. Nervo interósseo posterior (ramo do nervo radial profundo)
16. Artéria interóssea posterior
17. Processo estiloide do ulna
18. Músculo interósseo dorsal
19. Ramo carpal dorsal de artéria radial
20. Nervo cutâneo lateral do antebraço (ramo do nervo musculocutâneo)
21. Artéria metacárpica dorsal
22. Ramos digitais dorsais do nervo ulnar
23. Regiões supridas pelos nervos palmares digitais (nervo ulnar)
24. Regiões supridas pelos nervos palmares digitais (nervo mediano)
25. Ramo comunicante com nervo ulnar

Dorso da Mão: Camadas Superficial e Profunda | 3 Membro Superior

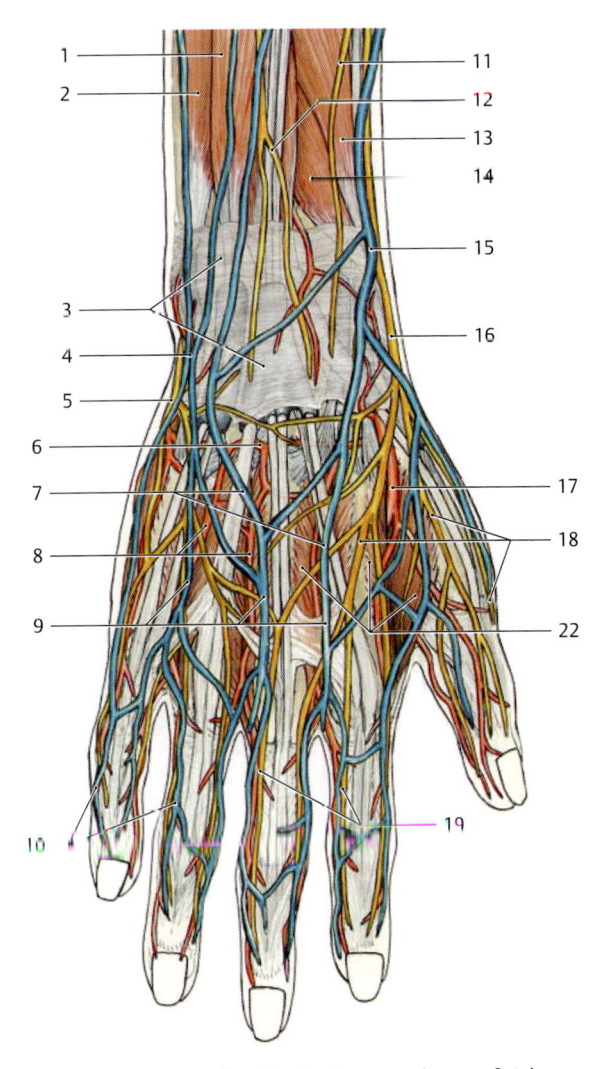

Fig. 3.135 Dorso da mão direita, camada superficial. São retradas as veias, nervos e artérias cutâneas. A fáscia dorsal da mão foi removida.

1. Músculo extensor do dedo mínimo
2. Músculo extensor ulnar do carpo
3. Retináculo dos extensores
4. Veia basílica
5. Ramo dorsal do nervo ulnar
6. Ramo carpal dorsal de artéria ulnar
7. Rede venosa dorsal da mão
8. Artérias metacárpicas dorsais
9. Veias metacárpicas dorsais
10. Veias digitais dorsais
11. Nervo cutâneo lateral do antebraço
12. Nervo cutâneo posterior do antebraço
13. Músculo abdutor longo do polegar
14. Músculo abdutor curto do polegar
15. Veia cefálica
16. Ramo superficial do nervo radial
17. Artéria radial
18. Ramos digitais dorsais do nervo radial
19. Nervos digitais dorsais para os dedos
20. Osso hamato
21. Osso capitato
22. Músculos interósseos dorsais
23. Ligamento colateral
24. Falanges proximais II-V
25. Falanges médias II-V
26. Falanges distais IV e V
27. Osso trapezoide
28. Ossos metacarpais II-IV
29. Músculo oponente do polegar
30. Segunda articulação metacarpofalângica
31. Artéria digital palmar própria

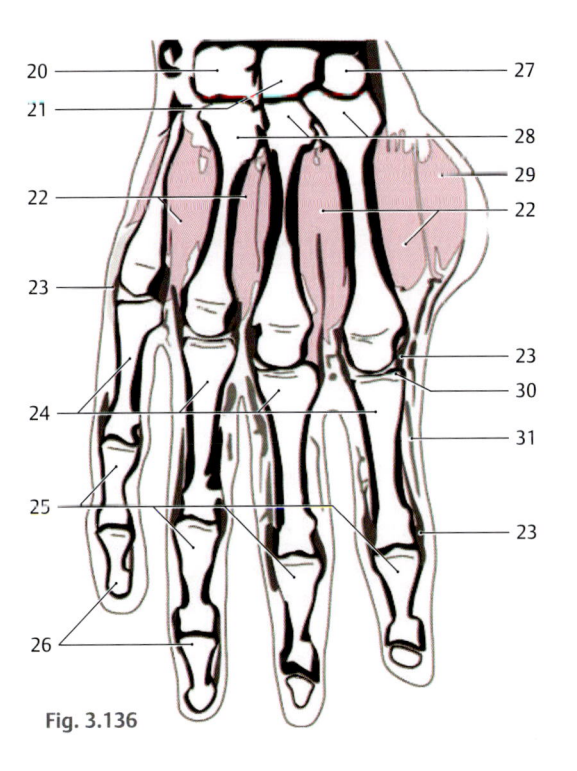

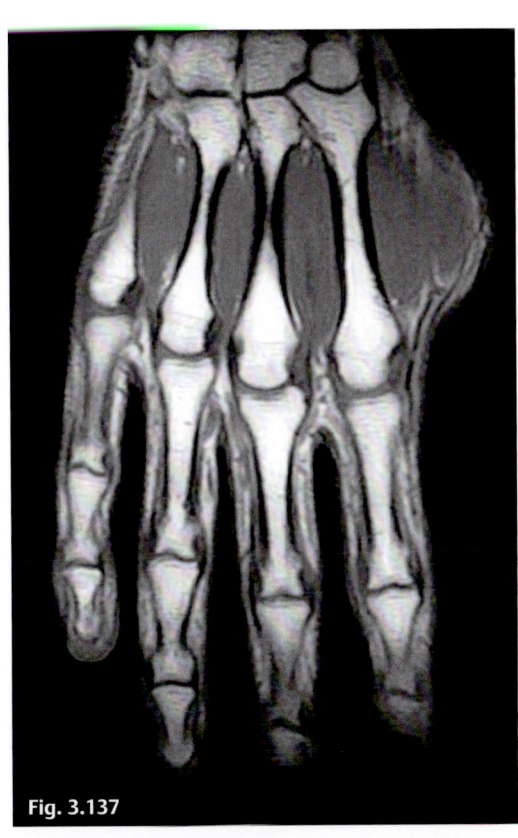

Figs. 3.136 e 3.137 Corte coronal através da mão direita (aspecto dorsal: esquemático e varredura de IRM, respectivamente). (Heuck A et al. MRT-Atlas des muskuloskelettalen Systems, Stuttgart, Germany: Schattauer, 2009.)

141

3 Membro Superior | Punho e Palma: Camada Superficial

1. Ramo superficial de nervo radial
2. Tendão do músculo flexor radial do carpo
3. Artéria radial
4. Nervo mediano
5. Tendão do músculo flexor superficial dos dedos
6. Tendão do músculo abdutor longo do polegar
7. Tendão do músculo extensor curto do polegar
8. Ramo palmar superficial de artéria radial
9. Músculo abdutor curto do polegar
10. Cabeça superficial de músculo flexor curto do polegar
11. Ramos terminais de ramo superficial de nervo radial
12. Nervos palmares digitais comuns (nervo médio)
13. Artérias palmares digitais próprias do polegar
14. Nervos palmares digitais próprios (nervo mediano)
15. Tendão do músculo flexor ulnar do carpo
16. Artéria ulnar
17. Posição de osso pisiforme
18. Ramo superficial de nervo ulnar
19. Retináculo dos flexores
20. Ramo profundo de nervo ulnar
21. Músculo abdutor de dedo mínimo
22. Nervo digital palmar comum (nervo ulnar)
23. Arco palmar superficial
24. Tendões de músculos flexores dos dedos
25. Artérias palmares digitais comuns
26. Nervos palmares digitais (nervo ulnar)
27. Artérias palmares digitais próprias
28. Túnel do carpo
29. Bainhas fibrosas para os tendões dos músculos flexores dos dedos
30. Arco palmar profundo
31. Artéria principal do polegar
32. Ramo palmar de nervo mediano
33. Artéria digital palmar comum
34. Nervo ulnar
35. Rede capilar dos dedos
36. Ramo dorsal de nervo ulnar

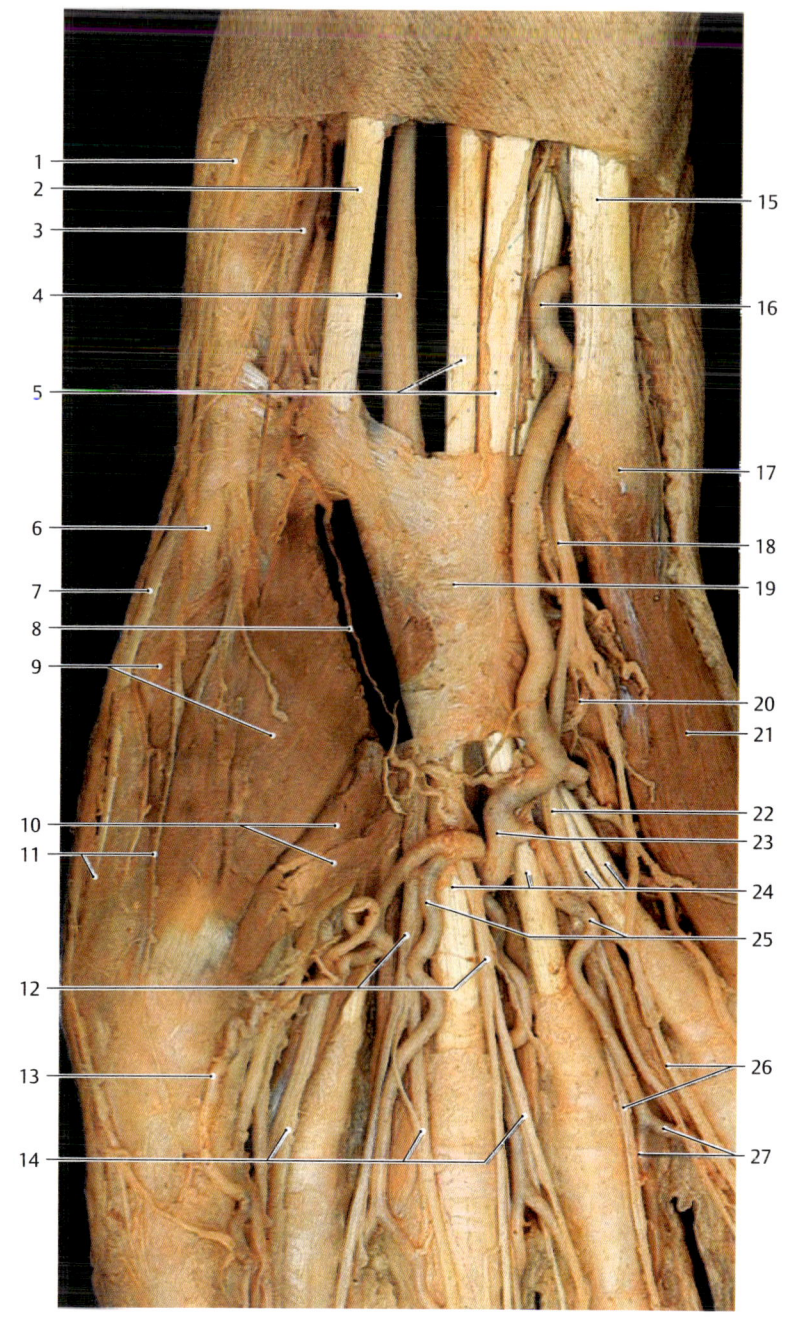

Fig. 3.138 Região anterior do punho e palma da mão direita, camada superficial. Dissecção do arco palmar superficial.

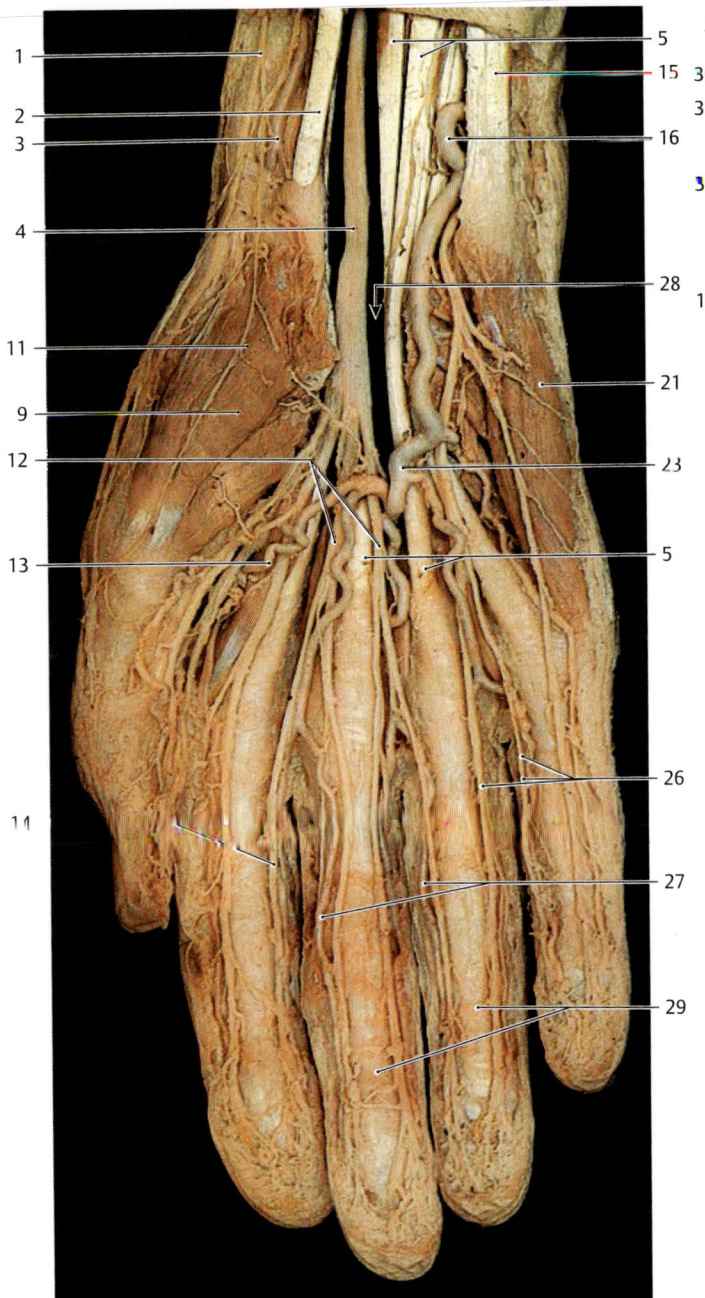

Punho e Palma: Camada Profunda | 3 Membro Superior

Fig. 3.139 **Palma da mão direita,** camada mais profunda. O retináculo dos flexores foi removido.

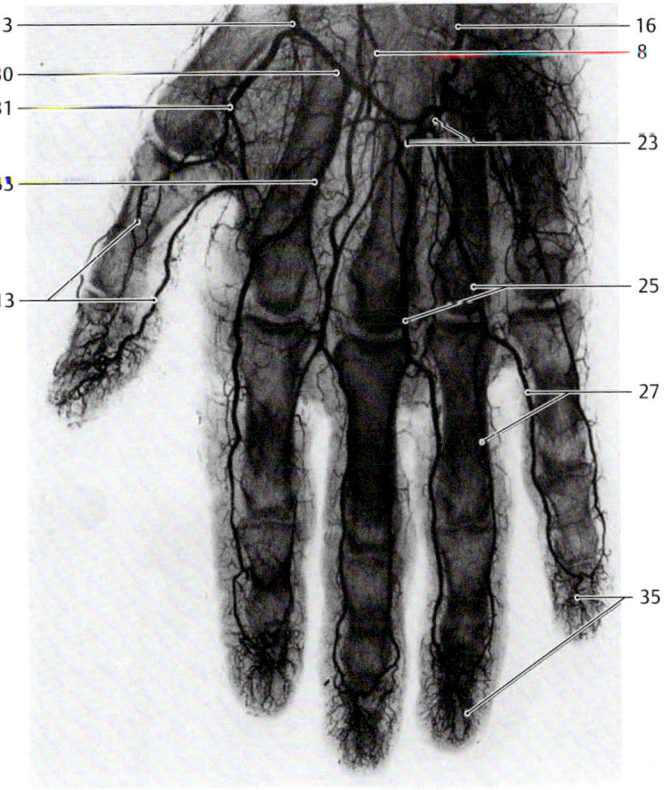

Fig. 3.140 **Arteriografia da mão direita** (aspecto palmar).

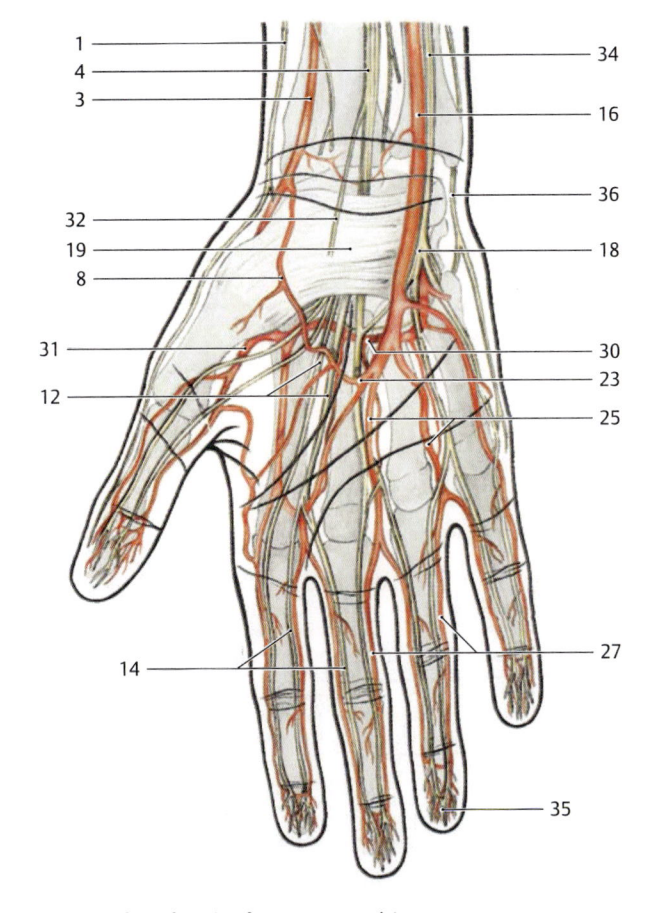

Fig. 3.141 **Palma da mão direita** com artérias e nervos.

143

3 Membro Superior | Palma: Camada Superficial

Fig. 3.142 Palma da mão direita, camada superficial. Dissecção de vasos e nervos.

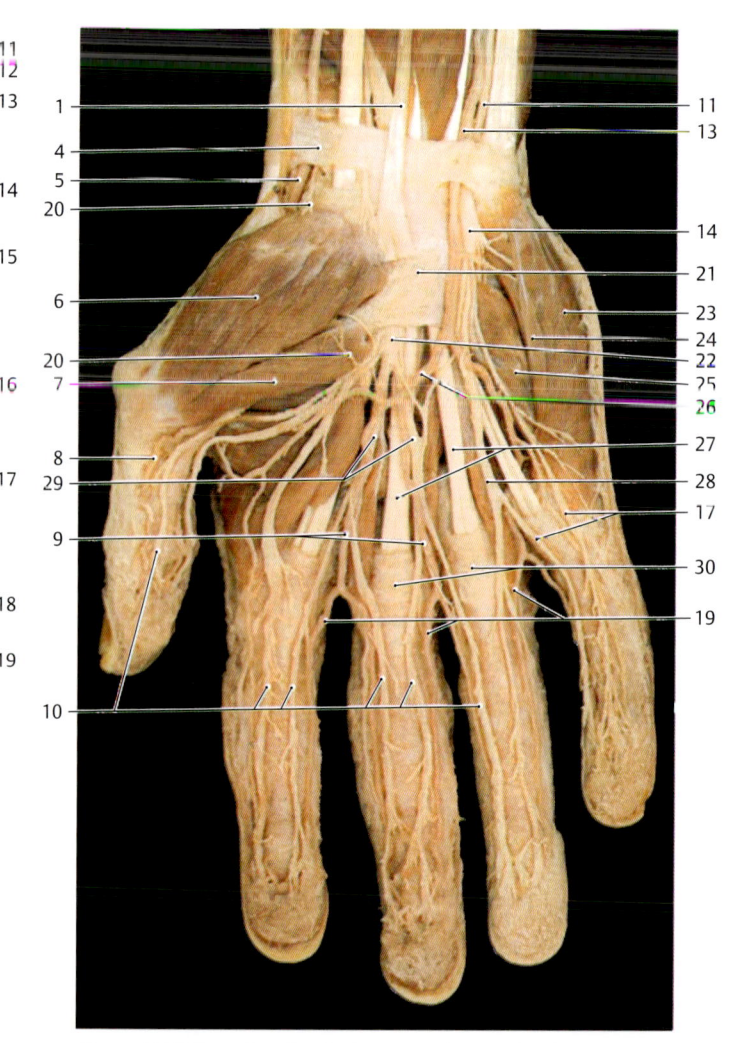

Fig. 3.143 Palma da mão direita, camada superficial. Dissecção de vasos e nervos. A aponeurose palmar foi removida para mostrar o arco palmar superficial.

1. Tendão do músculo palmar longo
2. Artéria radial
3. Tendão do músculo flexor radial do carpo e nervo mediano
4. Parte distal de fáscia antebraquial
5. Artéria radial passando dentro da tabaqueira anatômica
6. Músculo abdutor curto do polegar
7. Cabeça superficial de músculo flexor curto do polegar
8. Artéria digital palmar do polegar
9. Artérias digitais palmares comuns
10. Nervos digitais palmares próprios (nervo mediano)
11. Nervo ulnar
12. Tendão do músculo flexor ulnar do carpo
13. Artéria ulnar
14. Ramo superficial do nervo ulnar
15. Músculo palmar curto
16. Aponeurose palmar
17. Nervos digitais palmares (nervo ulnar)
18. Ligamento metacarpal transverso superficial
19. Artérias digitais palmares próprias
20. Ramo palmar superficial de artéria radial (contribuindo para o arco palmar superficial)
21. Retináculo dos flexores
22. Nervo mediano
23. Músculo abdutor do dedo mínimo
24. Músculo flexor curto do dedo mínimo
25. Músculo oponente do dedo mínimo
26. Arco palmar superficial
27. Tendões do músculo flexor superficial dos dedos
28. Ramo digital palmar comum do nervo ulnar
29. Ramos digitais palmares comuns do nervo mediano
30. Bainhas fibrosas de tendões dos músculos flexores

Palma: Camada Profunda | 3 Membro Superior

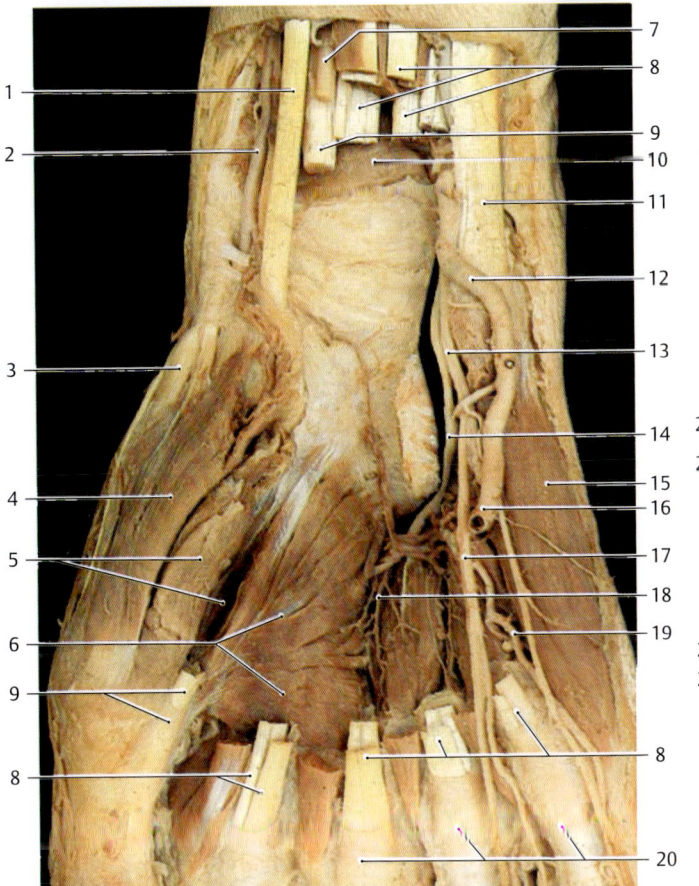

Fig. 3.144 **Região anterior do punho e palma da mão direita**, camada profunda. O túnel do carpo foi aberto, os tendões dos músculos flexores foram removidos e o arco palmar superficial foi cortado.

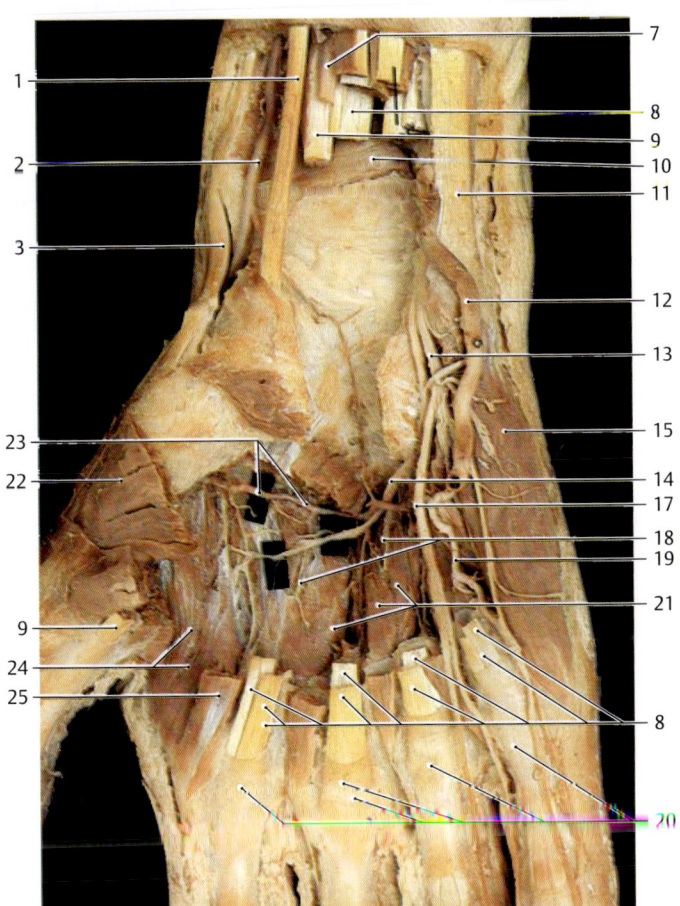

Fig. 3.145 **Região anterior do punho e palma da mão direita**, camada profunda. Dissecção do arco palmar profundo.

1. Tendão do músculo flexor radial do carpo
2. Artéria radial
3. Tendão do músculo abdutor longo do polegar
4. Músculo abdutor curto do polegar
5. Cabeças superficial e profunda do músculo flexor curto do polegar
6. Cabeças oblíqua e transversa do músculo adutor do polegar
7. Nervo mediano
8. Tendões dos músculos flexores superficial e profundo dos dedos
9. Tendão do músculo flexor longo do polegar
10. Músculo pronador quadrado
11. Tendão do músculo flexor ulnar do carpo
12. Artéria ulnar
13. Ramo superficial do nervo ulnar
14. Ramo profundo do nervo ulnar
15. Músculo abdutor do dedo mínimo
16. Arco palmar superficial (extremidade cortada)
17. Nervo digital palmar comum (nervo ulnar)
18. Artérias metacárpicas palmares do arco palmar profundo
19. Artéria digital palmar do quinto dedo
20. Bainhas fibrosas dos tendões dos músculos flexores
21. Músculos interósseos palmares
22. Músculo oponente do polegar (cortado)
23. Arco palmar profundo
24. Primeiro músculo interósseo dorsal
25. Primeiro músculo lumbrical

145

3 Membro Superior | Cortes através da Mão

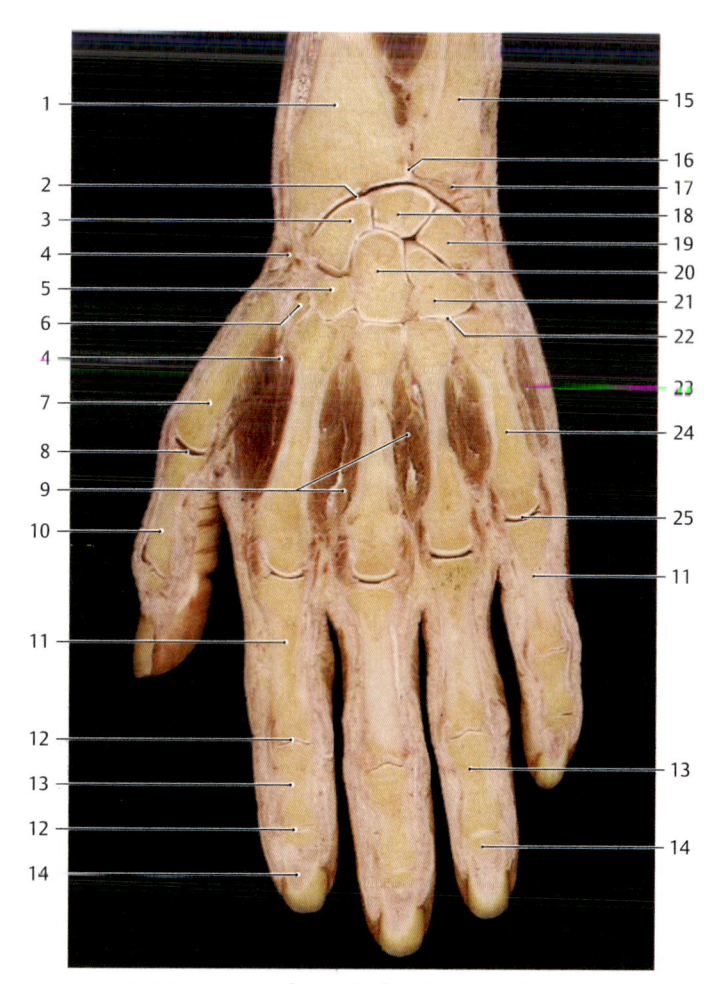

Fig. 3.146 Corte coronal através da mão esquerda, na região dos músculos interósseos (aspecto dorsal).

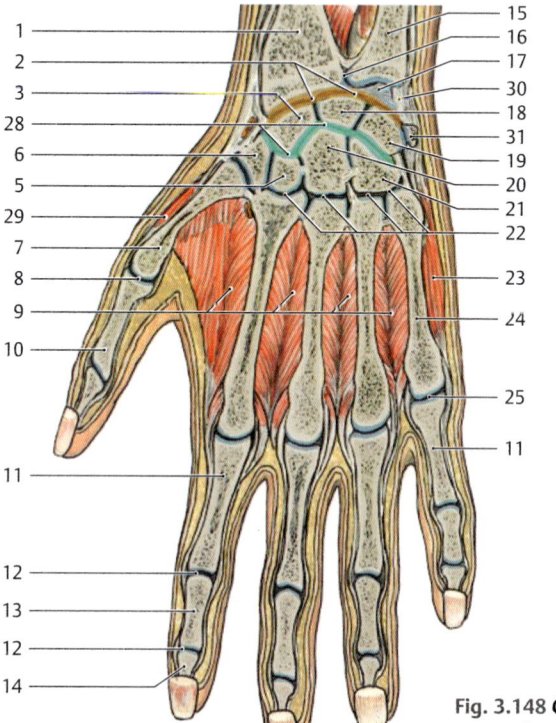

Fig. 3.147 Corte coronal através da mão esquerda, na região dos músculos interósseos (aspecto dorsal, varredura de IRM). (Heuck A. et al. MRT-Atlas des muskuloskelettalen Systems. Stuttgart, Germany: Schattauer, 2009.)

1. Rádio
2. Articulação radiocarpal
3. Osso escafoide (navicular)
4. Artéria radial
5. Osso trapezoide
6. Osso trapézio
7. Primeiro osso metacarpal
8. Articulação metacarpofalângica do polegar
9. Músculos interósseos
10. Falange proximal do polegar
11. Falange proximal dos dedos
12. Articulações interfalângicas
13. Falange média
14. Falange distal
15. Ulna
16. Articulação radioulnar distal
17. Disco articular
18. Osso semilunar
19. Osso tríquetro
20. Osso capitato
21. Osso hamato
22. Articulações carpometacárpicas
23. Músculo abdutor do dedo mínimo
24. Quinto osso metacarpal
25. Articulação metacarpofalângica
26. Músculo adutor do polegar
27. Artérias digitais palmares próprias
28. Articulação metacárpica
29. Músculo oponente do polegar
30. Ligamento colateral ulnar
31. Osso pisiforme

Fig. 3.148 Corte coronal através da mão esquerda na região dos músculos interósseos (aspecto dorsal).

Cortes através da Mão | 3 Membro Superior

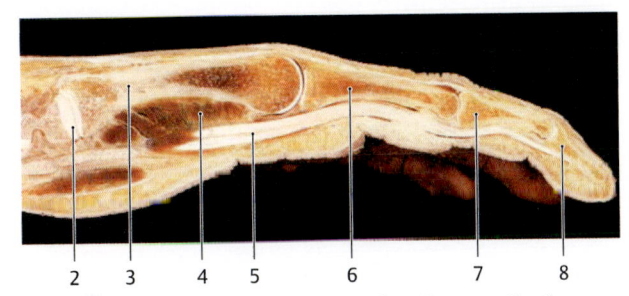

Fig. 3.149 Corte longitudinal através da mão na região do terceiro dedo.

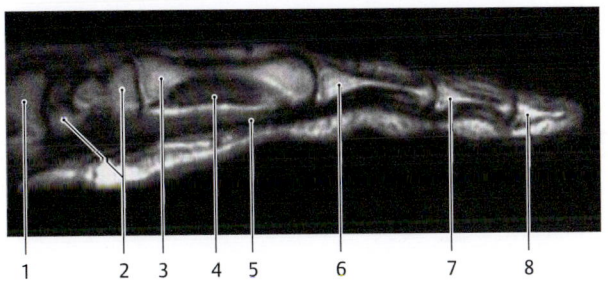

Fig. 3.150 Corte longitudinal através da mão na região do terceiro dedo (varredura de IRM). (Heuck A *et al*. MRT-Atlas des muskuloskelettalen Systems. Stuttgart. Germany: Schattauer, 2009.)

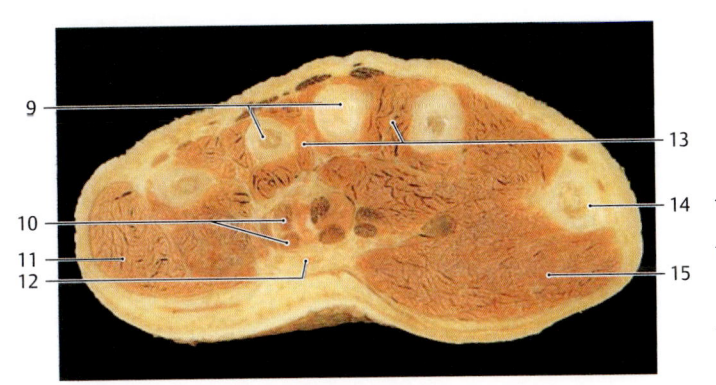

Fig. 3.151 Corte axial através da mão direita na região do metacarpo (aspecto inferior).

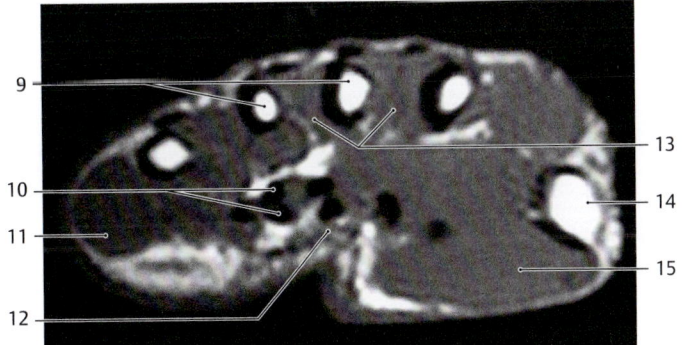

Fig. 3.152 Corte axial através da mão direita na região do metacarpo (aspecto inferior, varredura de IRM). (Cortesia do Prof. Uder, Instituto de Radiologia, University Hospital Erlangen, Alemanha.)

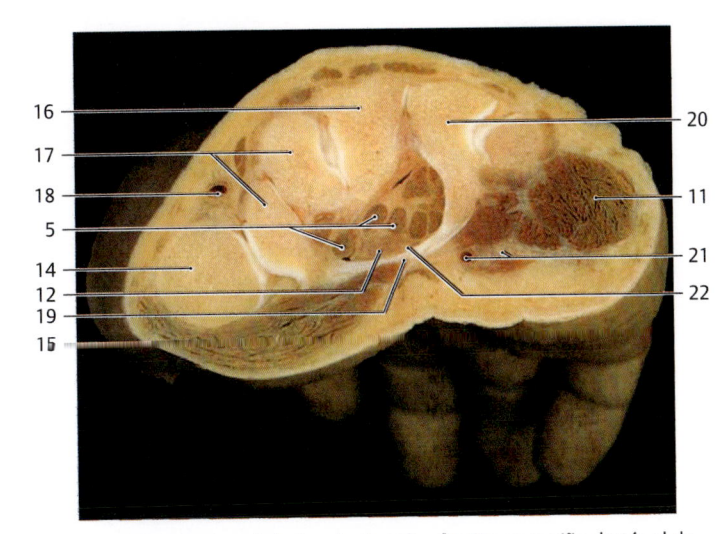

Fig. 3.153 Corte axial através da mão direita na região do túnel do carpo (aspecto proximal).

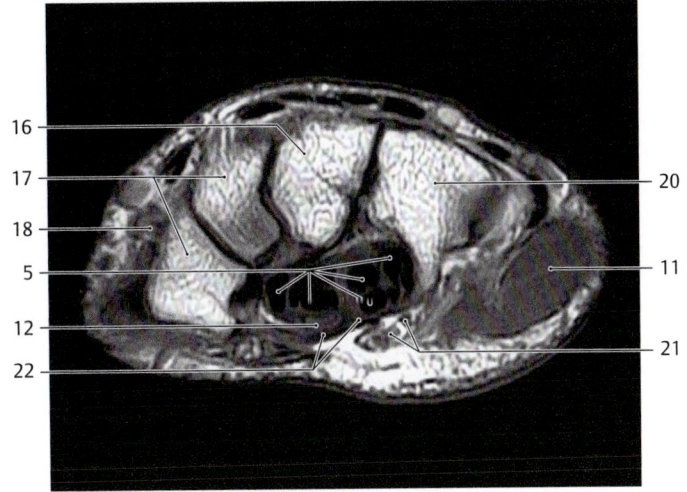

Fig. 3.154 Corte axial através da mão direita na região do túnel do carpo (aspecto proximal, varredura de IRM). (Heuck A *et al*. MRT-Atlas des muskuloskelettalen Systems, Stuttgart, Germany: Schattauer, 2009.)

1. Rádio
2. Ossos carpais
3. Osso metacarpal
4. Músculos interósseos
5. Tendões dos músculos flexores profundo (superior) e superficial (inferior) dos dedos
6. Falange proximal
7. Falange média
8. Falange distal
9. Terceiro e quarto ossos metacarpais
10. Túnel do carpo com tendões de músculos flexores dos dedos
11. Músculos hipotênares
12. Nervo mediano
13. Músculos interósseos
14. Primeiro osso metacarpal
15. Músculos tênares
16. Osso capitato
17. Trapézio e ossos trapezoides
18. Artéria radial
19. Retináculo dos flexores
20. Osso hamato
21. Artéria e nervo ulnares
22. Túnel do carpo

4 Membro Inferior
Anatomia Geral e Sistema Musculosquelético

Cintura Pélvica e Membro Inferior 149
Pelve Feminina e Masculina:
    Aspecto Superior 151
    Aspecto Anterior 152
    Aspecto Posterior 153
Sacro e Diâmetros da Pelve 154
Osso do Quadril e Cóccix 155
Articulação do Quadril: Ossos 156
Fêmur 157
Tíbia e Fíbula 158
Articulação do Joelho: Ossos 159
Pé: Ossos 160
Pelve e Articulação do Quadril: Ligamentos 162
Articulação do Joelho: Ligamentos 164
Cortes através das Articulações do Tornozelo 167
Pé: Ligamentos 168
Músculos da Coxa:
    Músculos Anteriores 170
    Músculos Posteriores (Músculos Glúteos) 172
    Músculos Flexores 173
Músculos da Perna: Músculos Flexores 175
Músculos da Perna e do Pé:
    Aspectos Medial e Posterior 176
    Aspecto Lateral 177
    Músculos Flexores Profundos 178
    Músculos Extensores 180
Sola do Pé: Músculos e Tendões 181
Artérias 184
Veias 186
Nervos 188
Nervos: Plexo Lombossacral 189
Anatomia de Superfície e Regional:
    Aspecto Posterior 190
    Aspecto Anterior 191
Região Anterior da Coxa:
    Camada Superficial 192
    Camada mais Profunda 194
Região Glútea:
    Camada Superficial 196
    Camada Profunda 197
Região Posterior da Coxa:
    Camada Superficial 198
    Camadas Profunda e mais Profunda 199
Cortes através da Pelve e da Coxa 200
Cortes através da Coxa e da Perna 201
Joelho e Fossa Poplítea:
    Camada Superficial 202
    Camada mais Profunda 203
    Camadas Profunda e muito Profunda 204
Regiões Crurais Posterior e Medial:
    Camada Superficial 205
    Camadas Superficial e Média 206
    Camada Profunda 207
Regiões Crurais Anterior e Medial e Dorso do Pé:
    Camada Superficial 208
Região Crural Lateral e Pé:
    Camada Superficial 209
    Camada Profunda 210
Cortes através do Pé e da Articulação do Tornozelo ... 211
Dorso do Pé:
    Camada Superficial 212
    Camadas Superficial e Profunda 213
Sola do Pé:
    Camadas Superficial e Média 214
    Camada Média 215
    Camada Profunda 216
Cortes através da Sola do Pé 217
Cortes através da Articulação do Tornozelo e do Pé ... 218

Cintura Pélvica e Membro Inferior | 4 Membro Inferior

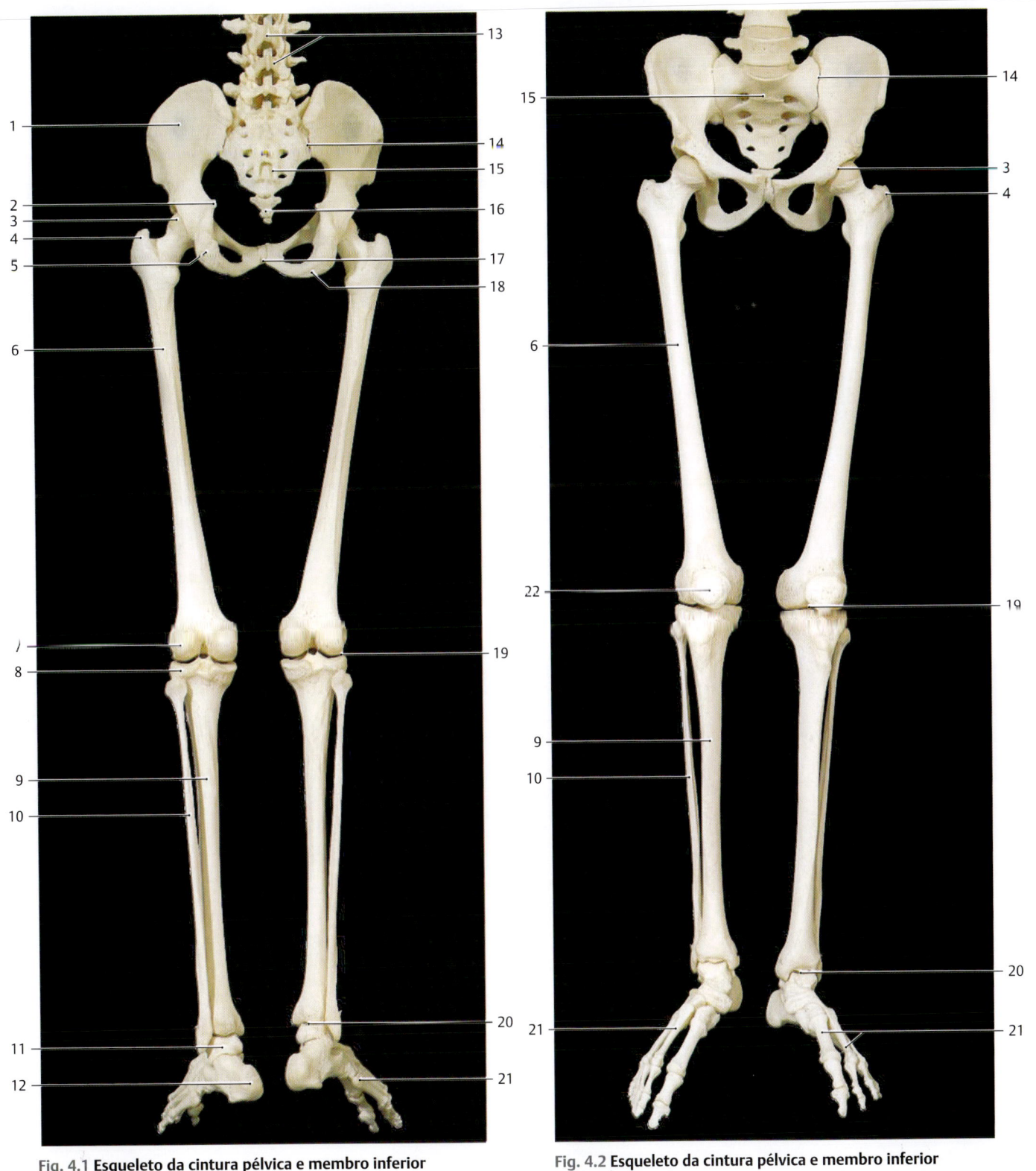

Fig. 4.1 Esqueleto da cintura pélvica e membro inferior (aspecto posterior).

Fig. 4.2 Esqueleto da cintura pélvica e membro inferior (aspecto anterior).

1	Ílio	7	Côndilo lateral do fêmur
2	Espinha isquiática	8	Côndilo lateral da tíbia
3	Articulação do quadril	9	Tíbia
4	Trocanter maior	10	Fíbula
5	Tuberosidade isquiática	11	Tálus
6	Fêmur	12	Calcâneo
13	Vértebras lombares	19	Articulação do joelho
14	Articulação sacroilíaca	20	Articulação do tornozelo
15	Sacro	21	Ossos metatársicos
16	Cóccix	22	Patela
17	Sínfise púbica		
18	Tuberosidade isquiática		

149

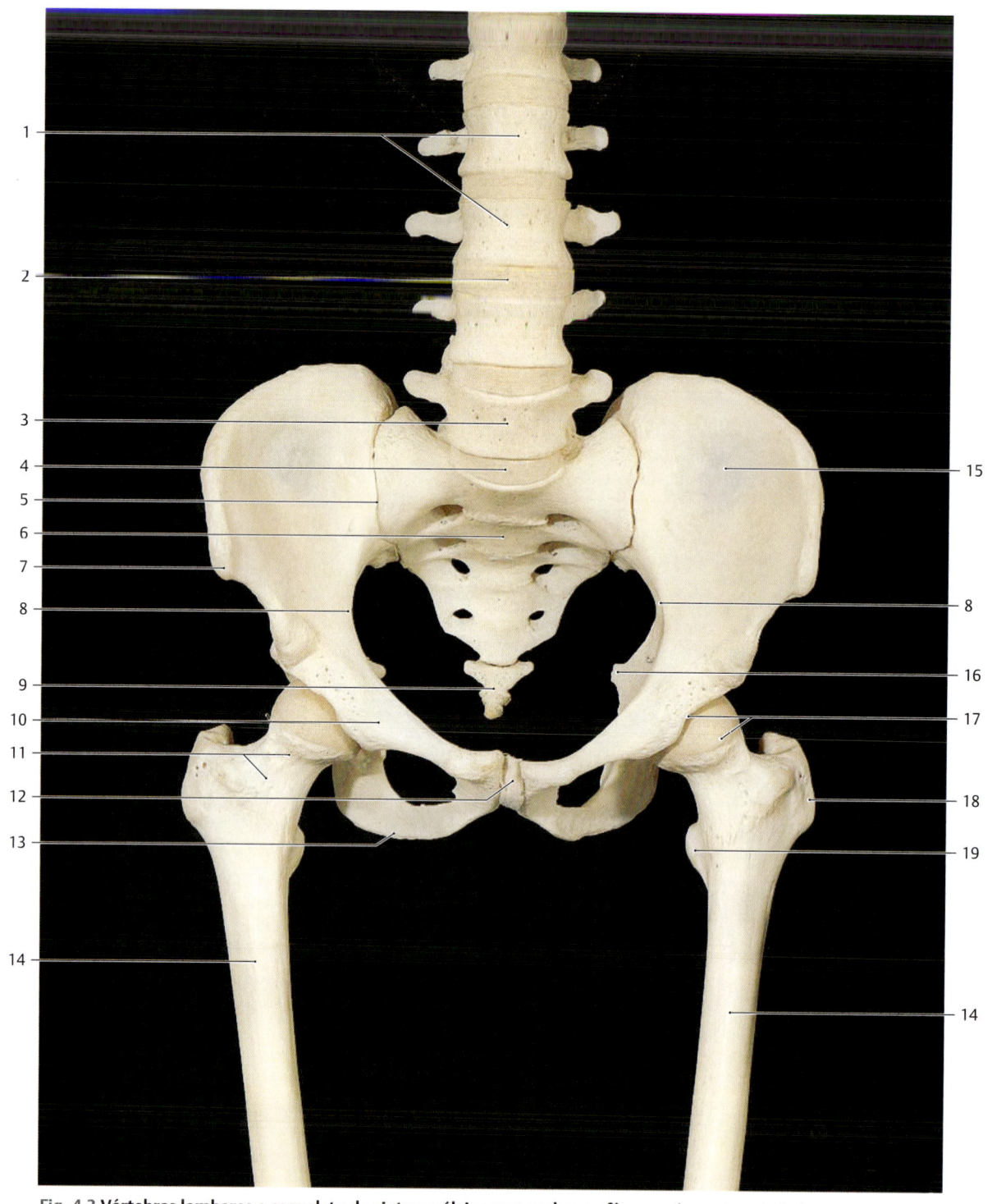

Fig. 4.3 Vértebras lombares e esqueleto de cintura pélvica com ambos os fêmures (aspecto anterior).

1. Segunda e terceira vértebras lombares
2. Disco intervertebral
3. Quinta vértebra lombar
4. Disco intervertebral entre a quinta vértebra lombar e o sacro
5. Articulação sacroilíaca
6. Sacro
7. Espinha ilíaca superior anterior
8. Linha terminal
9. Cóccix
10. Púbis
11. Colo do fêmur
12. Sínfise púbica
13. Tuberosidade isquiática
14. Fêmur
15. Fossa ilíaca
16. Espinha isquiática
17. Cabeça do fêmur (e localização da articulação do quadril)
18. Trocanter maior
19. Trocanter menor

Pelve Feminina e Masculina: Aspecto Superior | 4 Membro Inferior

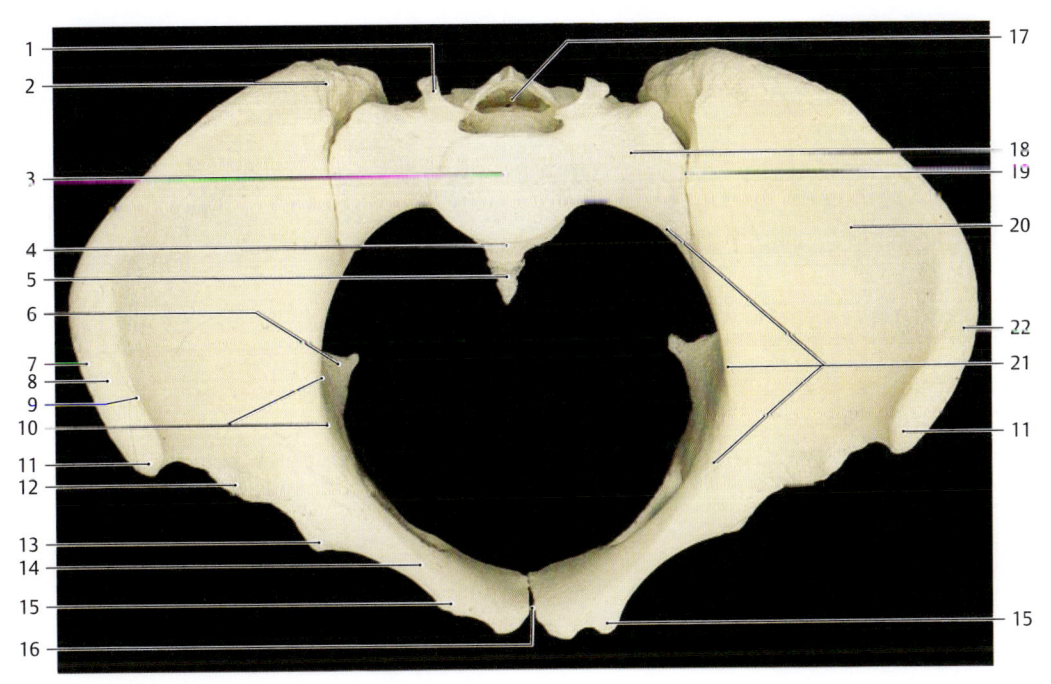

Fig. 4.4 **Pelve feminina** (aspecto superior). Observar as diferenças entre pelve masculina e feminina, predominantemente na forma e nas dimensões do sacro, as aberturas superior e inferior e as asas do ílio.

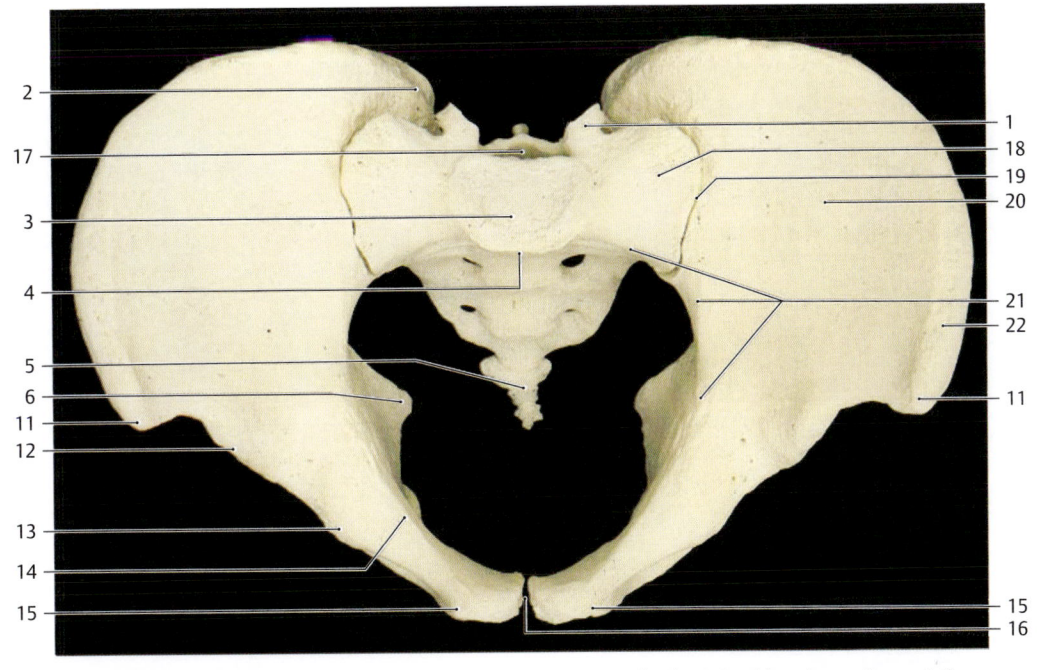

Fig. 4.5 **Pelve masculina** (aspecto superior). Comparar com a pelve feminina (descrita na Figura 4.4).

1 Processo articular superior do sacro
2 Espinha ilíaca superior posterior
3 Base do sacro
4 Promontório da base do sacro
5 Cóccix
6 Espinha isquiática
7 Lábio externo ⎫
8 Linha intermediária ⎬ da crista ilíaca
9 Lábio interno ⎭
10 Linha arqueada
11 Espinha ilíaca superior anterior
12 Espinha ilíaca inferior anterior
13 Eminência iliopúbica
14 Pente púbico
15 Tubérculo púbico
16 Sínfise púbica
17 Canal sacral
18 Asa do sacro
19 Posição da articulação sacroilíaca
20 Fossa ilíaca
21 Linha terminal
22 Crista ilíaca

4 Membro Inferior | Pelve Feminina e Masculina: Aspecto Anterior

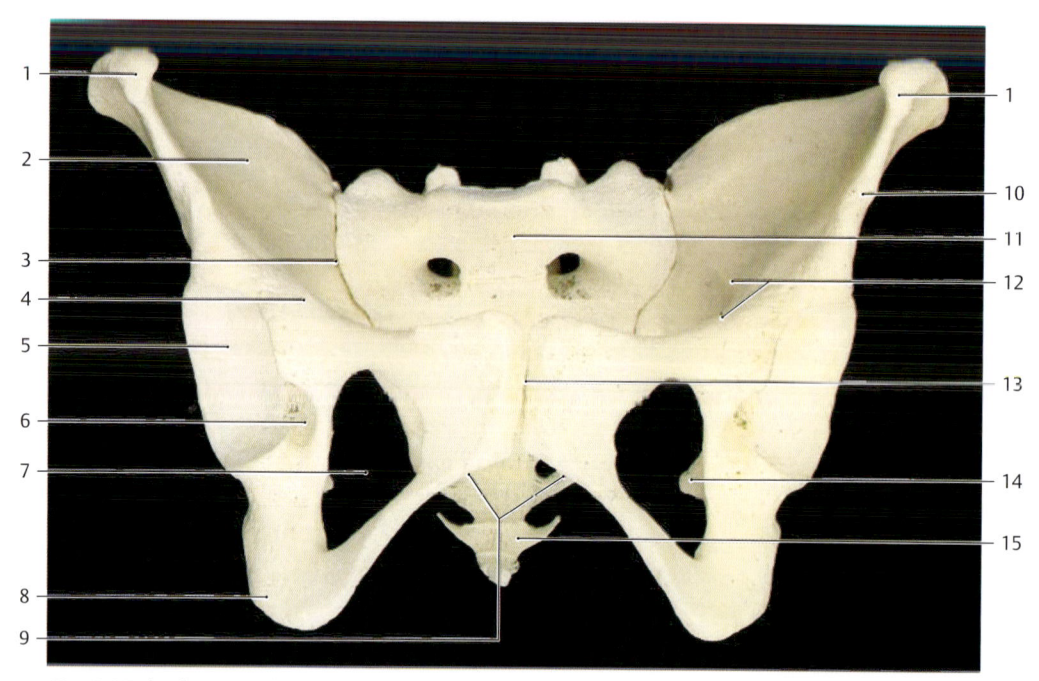

Fig. 4.6 **Pelve feminina** (aspecto anterior). Observar as diferenças entre a forma e as dimensões da pelve masculina e feminina. O arco púbico feminino é mais amplo que o masculino. O forame obturador na pelve feminina é triangular, enquanto no homem essa estrutura é ovoide.

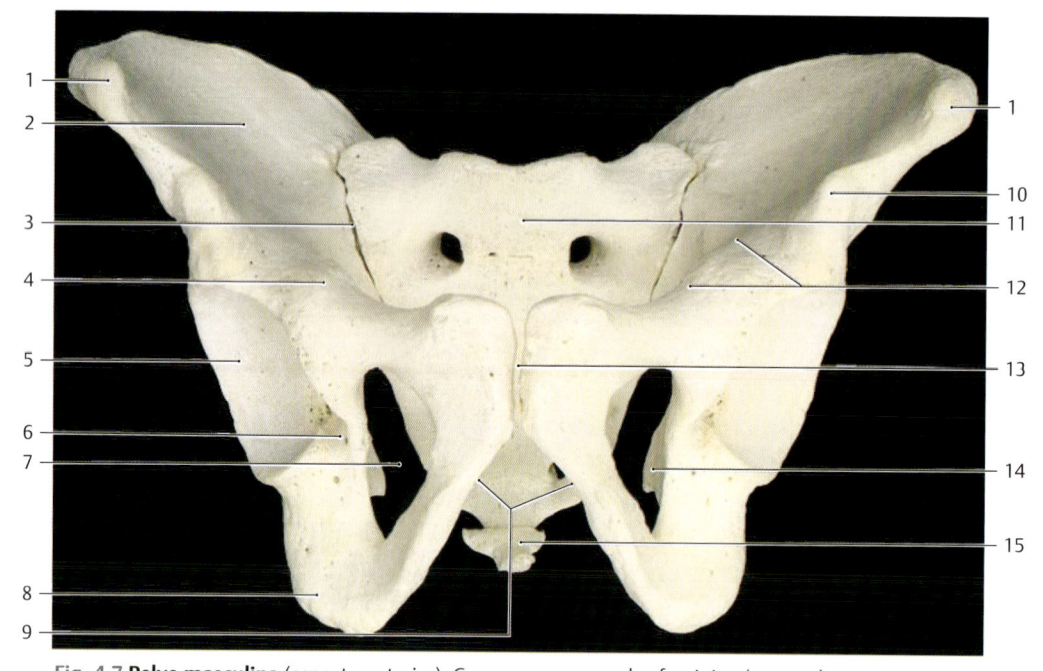

Fig. 4.7 **Pelve masculina** (aspecto anterior). Comparar com a pelve feminina (retratada na Figura 4.6).

1. Espinha ilíaca superior anterior
2. Fossa ilíaca
3. Posição da articulação sacroilíaca
4. Eminência iliopúbica
5. Superfície semilunar do acetábulo
6. Incisura acetabular
7. Forame obturador
8. Tuberosidade isquiática
9. Arco púbico
10. Espinha ilíaca inferior anterior
11. Sacro
12. Linha terminal (na margem da abertura superior)
13. Sínfise púbica
14. Espinha isquiática
15. Cóccix

Pelve Feminina e Masculina: Aspecto Posterior | 4 Membro Inferior

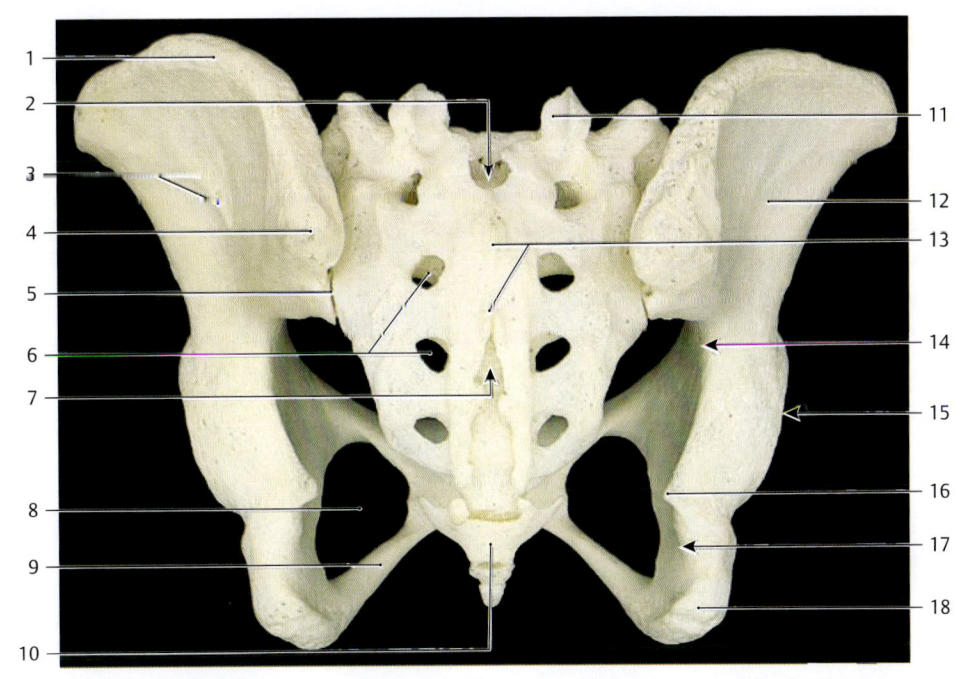

Fig. 4.8 Pelve feminina (aspecto posterior). Observar as diferenças entre a pelve feminina e masculina, especialmente com respeito à abertura inferior, à forma do sacro, às duas incisuras ciáticas e ao arco púbico.

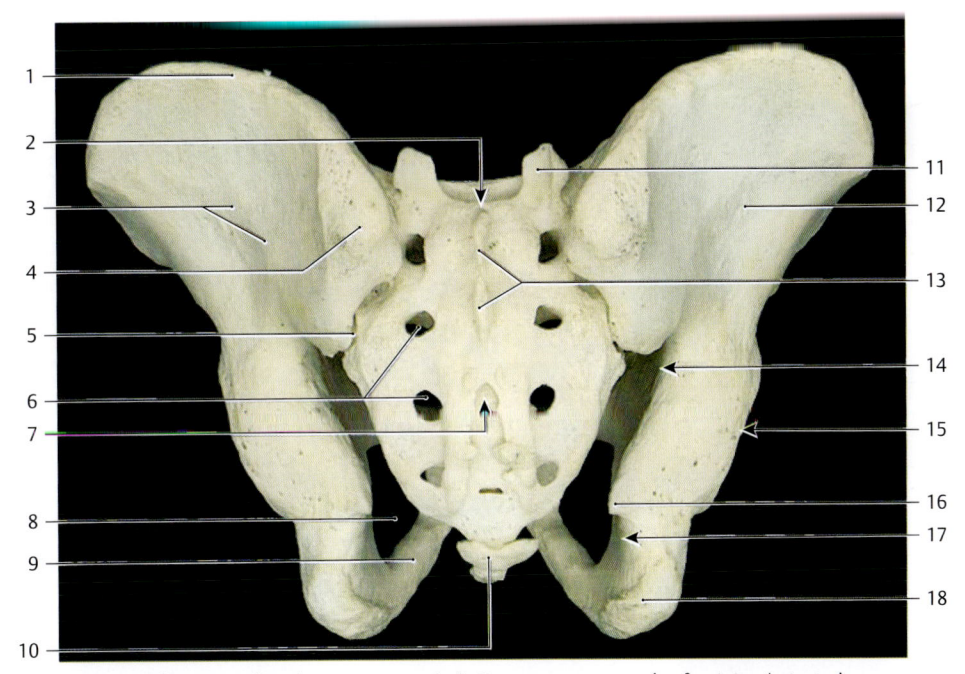

Fig. 4.9 Pelve masculina (aspecto posterior). Comparar com a pelve feminina (retratada na Figura 4.8).

1 Crista ilíaca
2 Canal sacral
3 Linha glútea posterior
4 Espinha ilíaca superior posterior
5 Posição da articulação sacroilíaca
6 Forames sacrais dorsais
7 Hiato sacral
8 Forame obturador
9 Ramo do ísquio
10 Cóccix
11 Processo articular superior do sacro
12 Superfície glútea do ílio
13 Crista sacral mediana
14 Incisura ciática maior
15 Posição do acetábulo
16 Espinha isquiática
17 Incisura ciática menor
18 Tuberosidade isquiática

153

4 Membro Inferior | Sacro e Diâmetros da Pelve

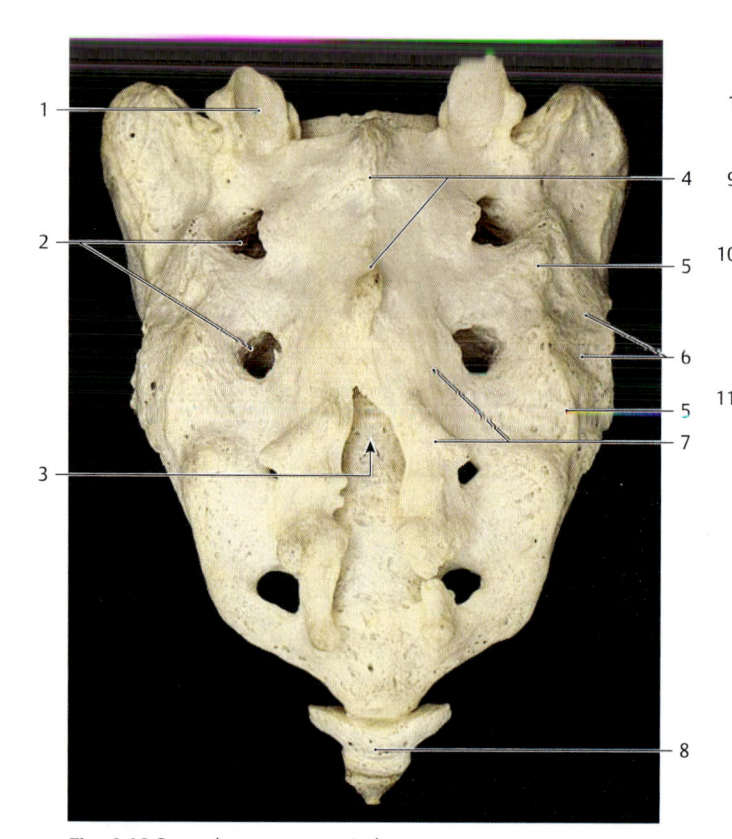

Fig. 4.10 Sacro (aspecto posterior).

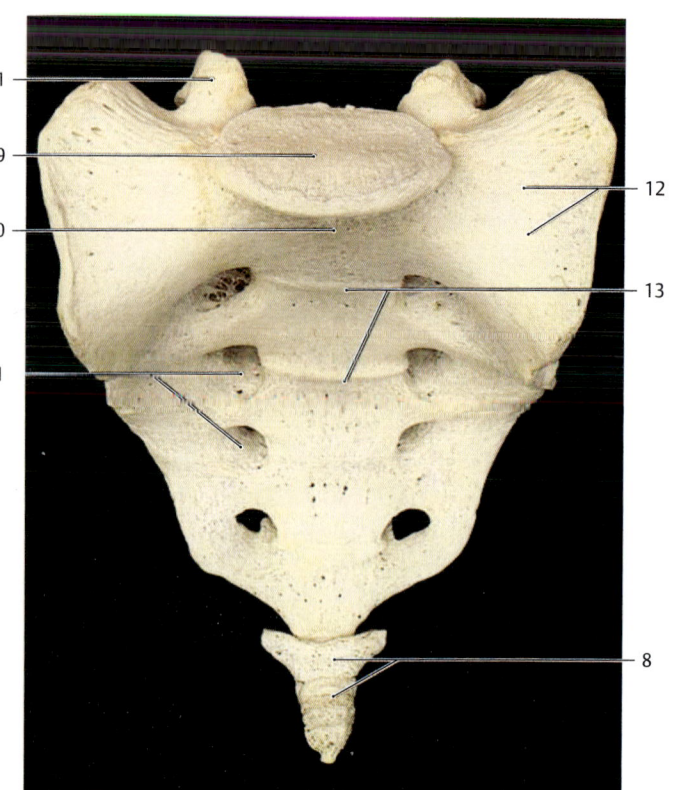

Fig. 4.11 Sacro (aspecto anterior).

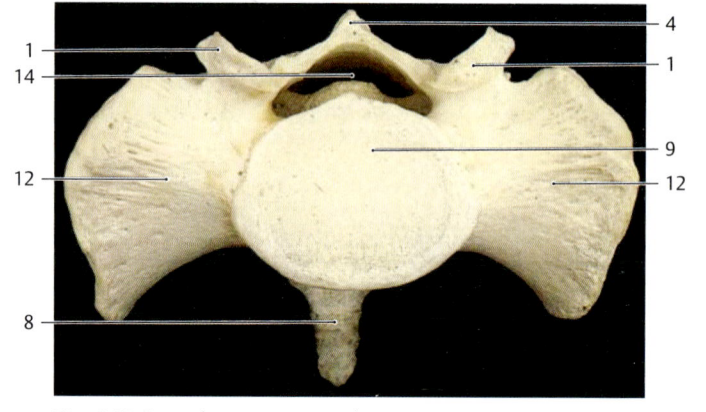

Fig. 4.12 Sacro (aspecto superior).

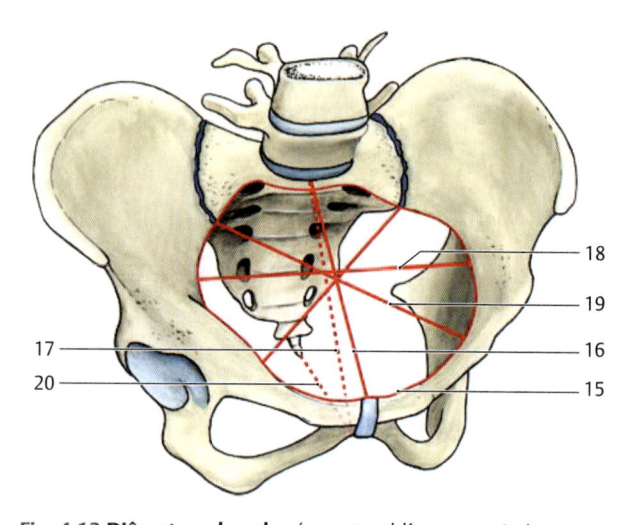

Fig. 4.13 Diâmetros da pelve (aspecto oblíquo superior).

1. Processo articular superior do sacro
2. Forames sacrais posteriores
3. Hiato sacral
4. Crista sacral mediana
5. Crista sacral lateral
6. Tuberosidade sacral
7. Crista sacral intermediária
8. Cóccix
9. Base do sacro
10. Promontório sacral
11. Forames sacrais anteriores
12. Parte lateral do sacro (asa)
13. Linha transversa do sacro
14. Canal sacral
15. Linha terminal
16. Conjugado verdadeiro
17. Conjugado diagonal
18. Diâmetro transverso
19. Diâmetro oblíquo
20. Abertura ou saída pélvica inferior

A cintura pélvica está firmemente ligada à coluna vertebral na articulação sacroilíaca. Portanto, o corpo pode ser mantido em pé mais facilmente mesmo se apenas um membro for usado para suporte (como no caminhar). A mobilidade do membro inferior é mais limitada que a do membro superior.

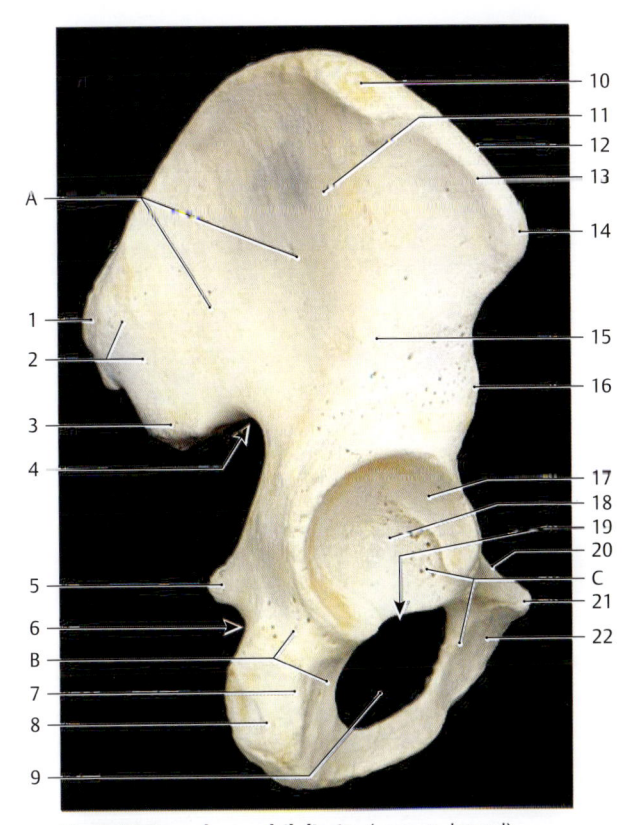

Osso do Quadril e Cóccix | 4 Membro Inferior

Fig. 4.14 **Osso do quadril direito** (aspecto lateral).

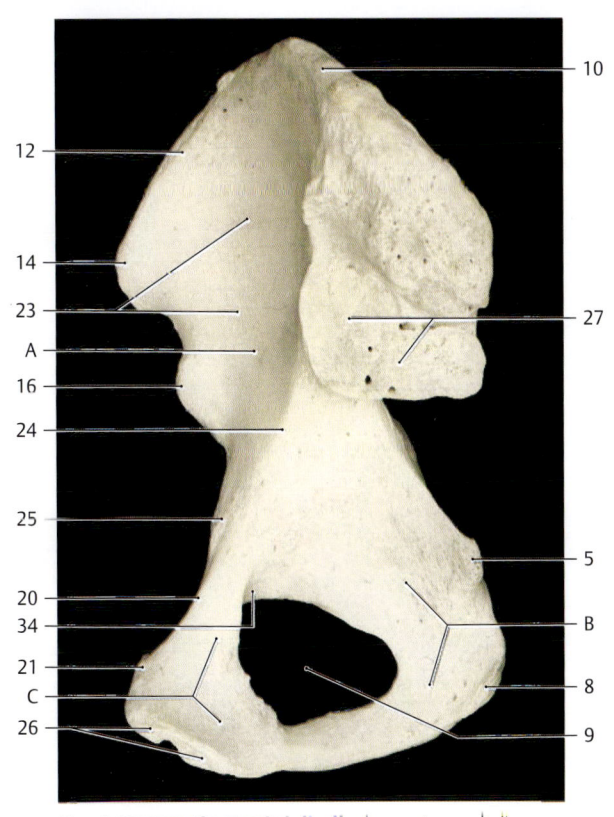

Fig. 4.15 **Osso do quadril direito** (aspecto medial).

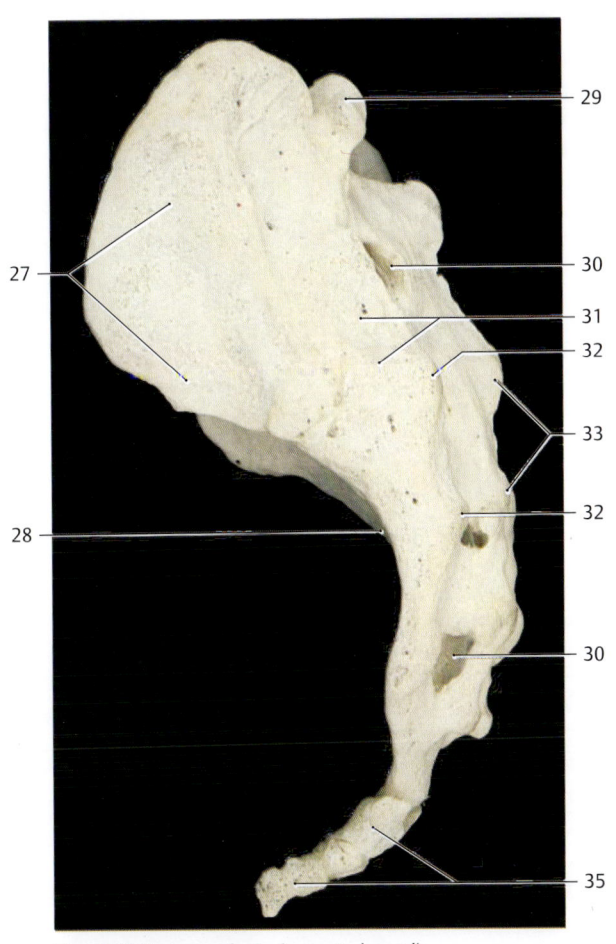

Fig. 4.16 **Sacro e cóccix** (aspecto lateral).

A = Ílio
B = Ísquio
C = Púbis

1. Espinha ilíaca superior posterior
2. Linha glútea posterior
3. Espinha ilíaca inferior posterior
4. Incisura ciática maior
5. Espinha isquiática
6. Incisura ciática menor
7. Corpo do ísquio
8. Tuberosidade isquiática
9. Forame obturador
10. Crista ilíaca
11. Linha glútea anterior
12. Lábio interno da crista ilíaca
13. Lábio externo da crista ilíaca
14. Espinha ilíaca superior anterior
15. Linha glútea inferior
16. Espinha ilíaca inferior anterior
17. Superfície semilunar do acetábulo
18. Fossa acetabular
19. Incisura acetabular
20. Pente púbico
21. Tubérculo púbico
22. Corpo do púbis
23. Fossa ilíaca
24. Linha arqueada
25. Eminência iliopúbica
26. Superfície sinfisial do púbis
27. Superfície auricular
28. Superfície pélvica do sacro
29. Processo articular superior do sacro
30. Forames sacrais dorsais
31. Tuberosidade sacral
32. Crista sacral lateral
33. Crista sacral mediana
34. Sulco do obturador
35. Cóccix

155

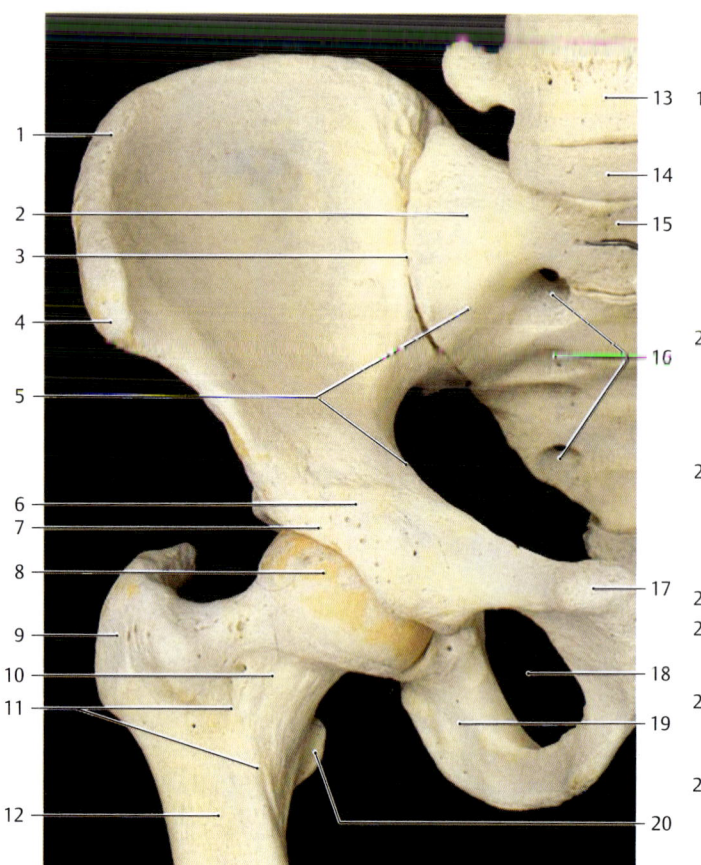

4 Membro Inferior | Articulação do Quadril: Ossos

Fig. 4.17 Ossos da articulação do quadril direito (aspecto anterior).

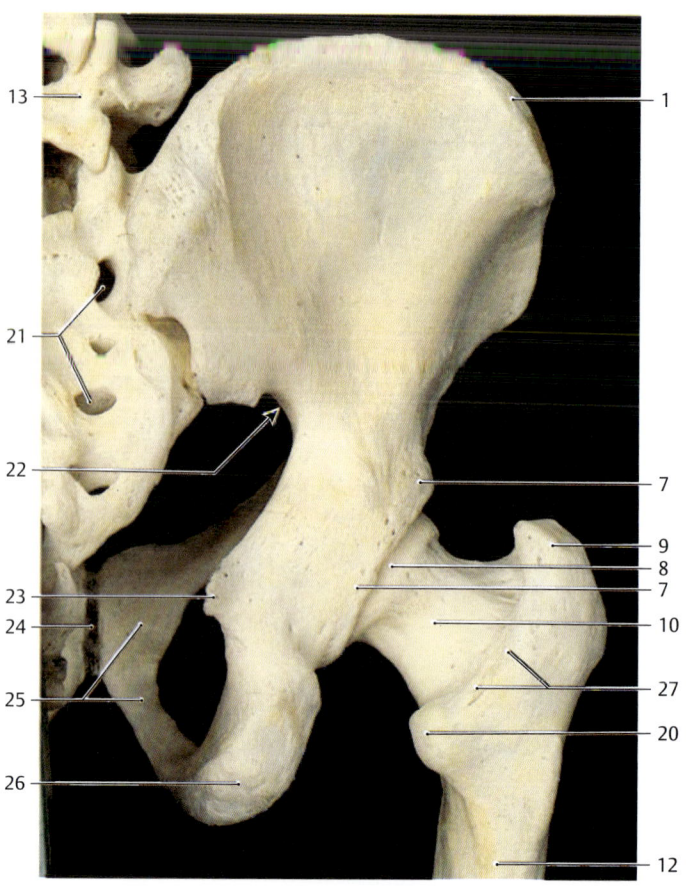

Fig. 4.18 Ossos da articulação do quadril direito (aspecto posterior).

1. Crista ilíaca
2. Parte lateral do sacro (asa)
3. Posição da articulação sacroilíaca
4. Espinha ilíaca superior anterior
5. Linha terminal
6. Eminência iliopúbica
7. Margem óssea do acetábulo
8. Cabeça do fêmur
9. Trocanter maior
10. Colo do fêmur
11. Linha intertrocantérica
12. Diáfise do fêmur
13. Quinta vértebra lombar
14. Disco intervertebral entre a quinta vértebra lombar e o sacro (imitação)
15. Promontório sacral
16. Forames sacrais anteriores
17. Tubérculo púbico
18. Forame obturador
19. Ramo do ísquio
20. Trocanter menor
21. Forames sacrais posteriores
22. Incisura ciática maior
23. Espinha isquiática
24. Sínfise púbica
25. Púbis
26. Tuberosidade isquiática
27. Crista intertrocantérica
28. Superfície sinfisial

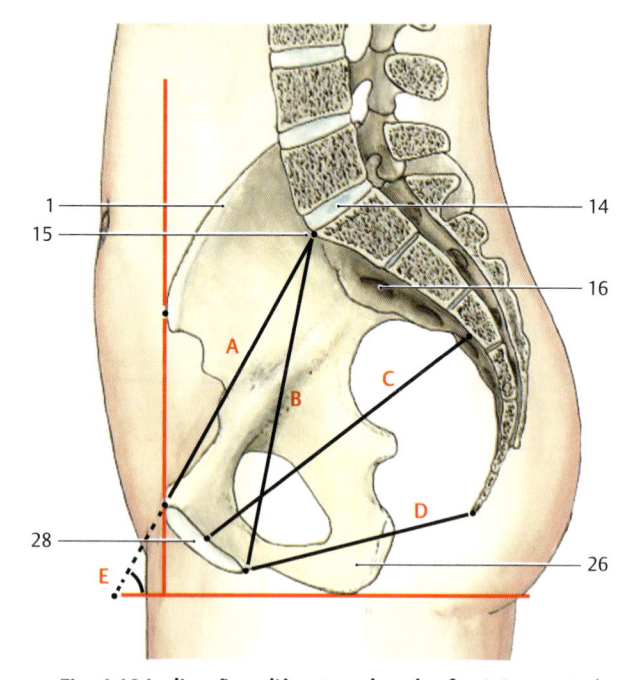

Fig. 4.19 Inclinação e diâmetros da pelve feminina, metade direita (aspecto medial).

Diâmetros da pelve

A = Conjugado verdadeiro (11-11,5 cm) (*conjugata vera*)
B = Conjugado diagonal (12,5-13 cm)
C = O maior diâmetro da pelve
D = Abertura pélvica inferior
E = Inclinação pélvica (60°)

Fêmur | 4 Membro Inferior

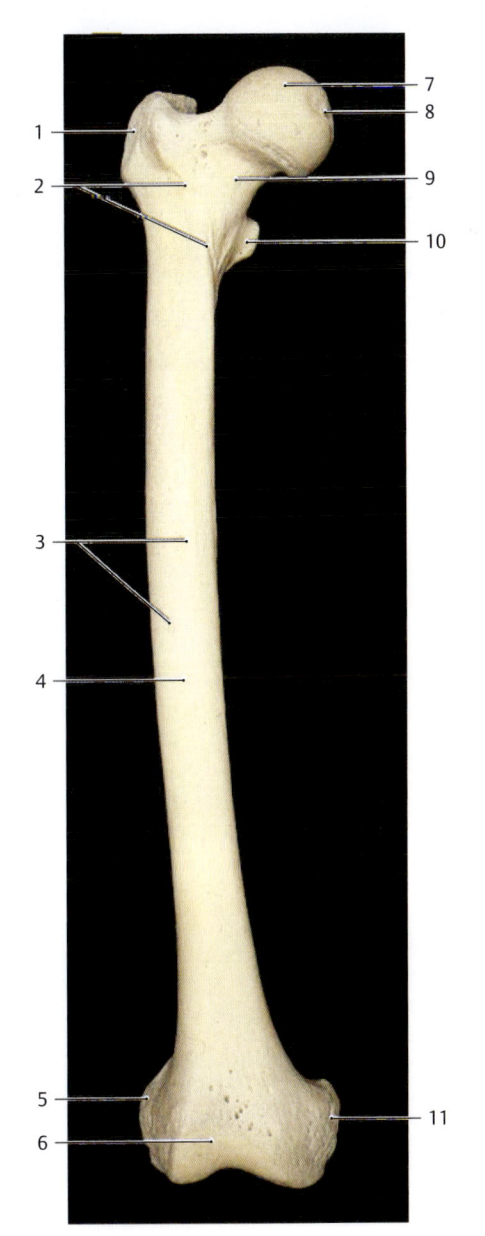

Fig. 4.20 Fêmur direito (aspecto anterior).

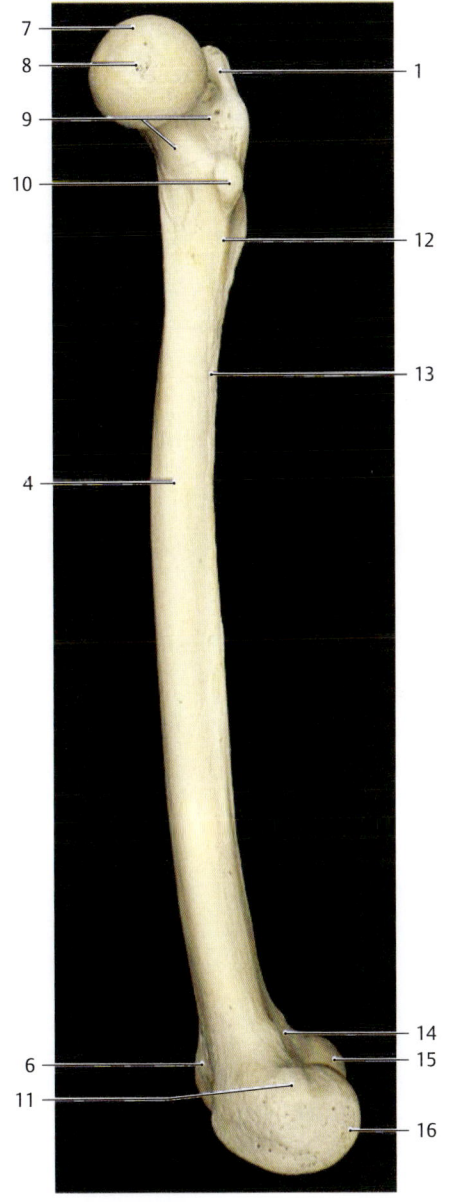

Fig. 4.21 Fêmur direito (aspecto medial).

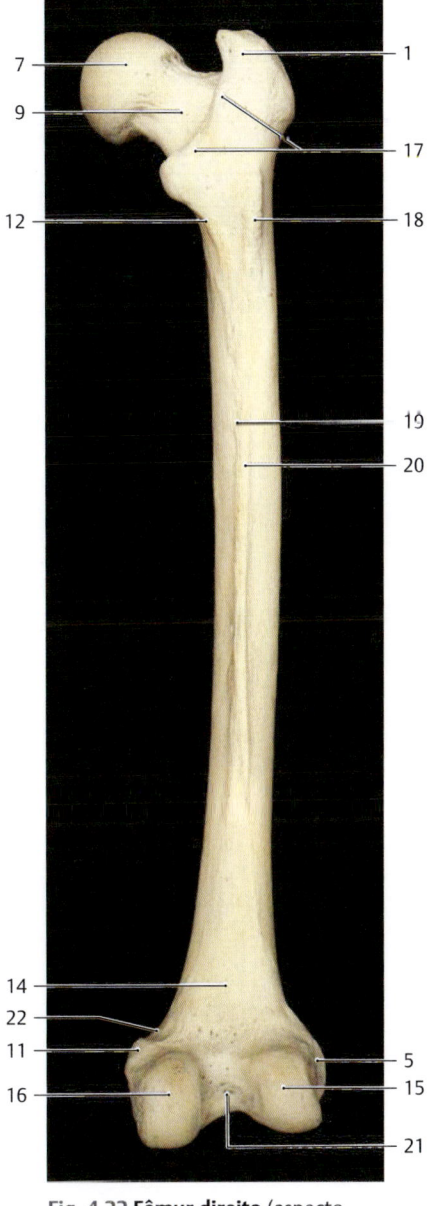

Fig. 4.22 Fêmur direito (aspecto posterior).

1 Trocanter maior
2 Linha intertrocantérica
3 Forames nutrientes
4 Diáfise do fêmur (haste)
5 Epicôndilo lateral
6 Superfície patelar
7 Cabeça
8 Fóvea da cabeça
9 Colo
10 Trocanter menor
11 Epicôndilo medial
12 Linha pectínea
13 Linha áspera
14 Superfície poplítea
15 Côndilo lateral
16 Côndilo medial
17 Crista intertrocantérica
18 Terceiro trocanter
19 Lábio medial ⎫ da linha
20 Lábio lateral ⎭ áspera
21 Fossa intercondilar
22 Tubérculo adutor

4 Membro Inferior | Tíbia e Fíbula

1 Côndilo lateral da tíbia
2 Posição da articulação tibiofibular
3 Cabeça da fíbula
4 Borda interóssea da tíbia
5 Diáfise da fíbula
6 Borda interóssea da fíbula
7 Superfície lateral da tíbia
8 Posição da sindesmose tibiofibular
9 Maléolo lateral
10 Côndilo medial da tíbia
11 Tuberosidade da tíbia
12 Diáfise da tíbia (haste)
13 Margem anterior da tíbia
14 Maléolo medial
15 Superfície articular inferior da tíbia
16 Eminência intercondilar
17 Linha do músculo sóleo
18 Borda medial da tíbia
19 Superfície posterior da tíbia
20 Sulco maleolar da tíbia
21 Superfície maleolar articular da fíbula
22 Ápice da cabeça da fíbula
23 Superfície posterior da fíbula
24 Borda posterior da fíbula
25 Tubérculo intercondilar lateral
26 Área intercondilar posterior
27 Área intercondilar anterior
28 Tubérculo intercondilar lateral

Fig. 4.23 Ossos da perna. Tíbia e fíbula direitas (aspecto anterior).

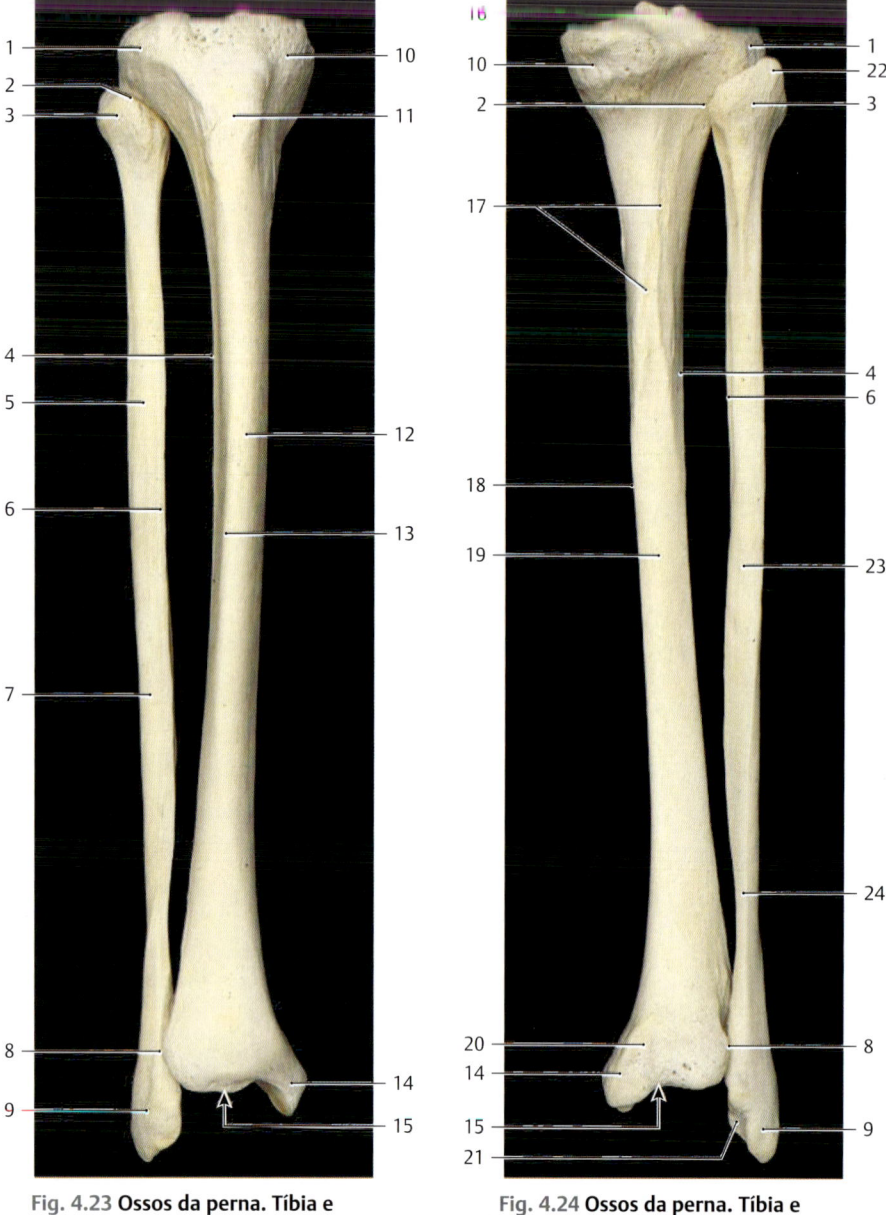

Fig. 4.24 Ossos da perna. Tíbia e fíbula direitas (aspecto posterior).

Fig. 4.25 Extremidade superior da tíbia direita com fíbula (de cima), margem anterior da tíbia acima. Superfície articular superior da tíbia.

Articulação do Joelho: Ossos | 4 Membro Inferior

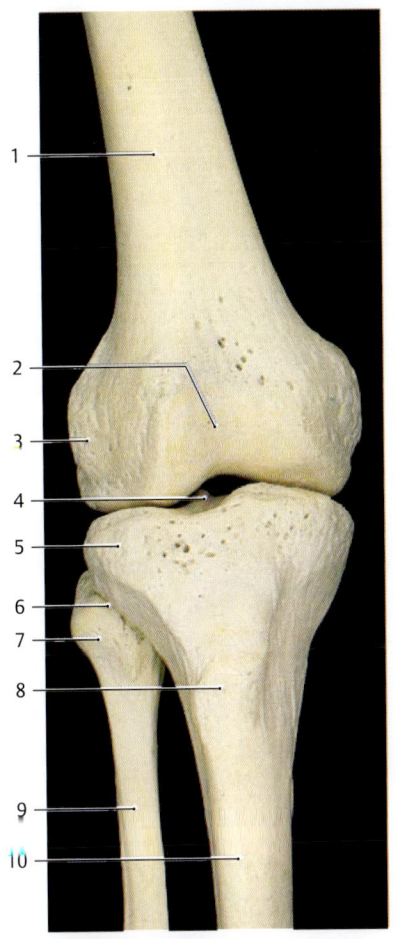

Fig. 4.26 Ossos da articulação do joelho direito (aspecto anterior).

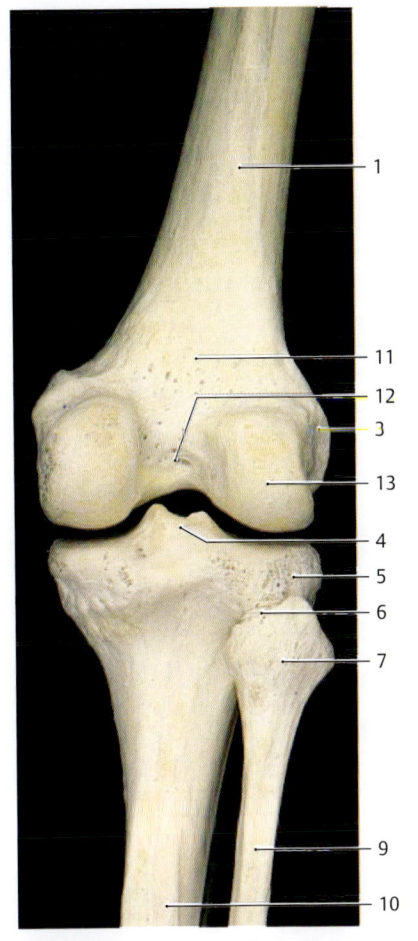

Fig. 4.27 Ossos da articulação do joelho direito (aspecto posterior).

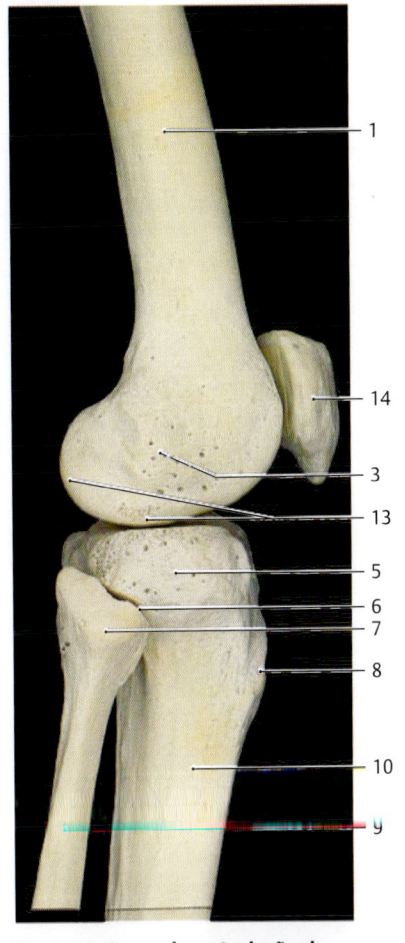

Fig. 4.28 Ossos da articulação do joelho direito (aspecto lateral).

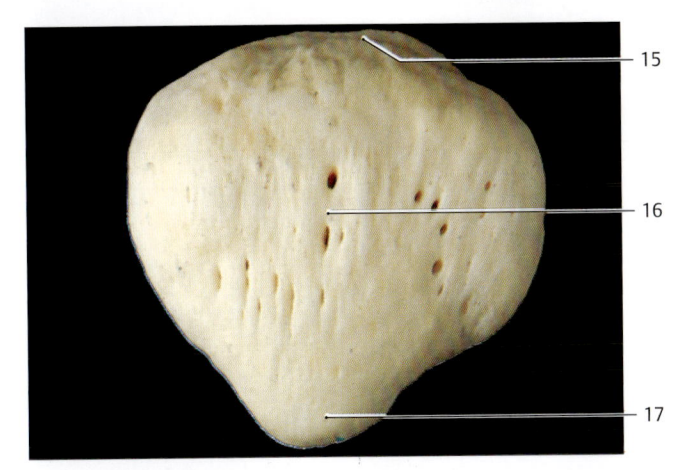

Fig. 4.29 Patela direita (aspecto anterior).

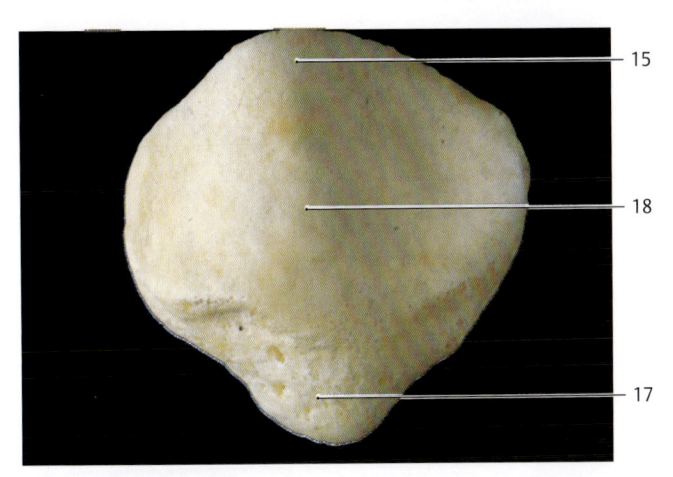

Fig. 4.30 Patela direita (aspecto posterior).

1 Fêmur
2 Superfície patelar do fêmur
3 Epicôndilo lateral do fêmur
4 Eminência intercondilar da tíbia
5 Côndilo lateral da tíbia
6 Posição da articulação tibiofibular
7 Cabeça da fíbula
8 Tuberosidade da tíbia
9 Fíbula
10 Diáfise da tíbia
11 Superfície poplítea do fêmur
12 Fossa intercondilar do fêmur
13 Côndilo lateral do fêmur
14 Patela
15 Base da patela
16 Superfície anterior da patela
17 Ápice da patela
18 Superfície articular da patela

159

4 Membro Inferior | Pé: Ossos

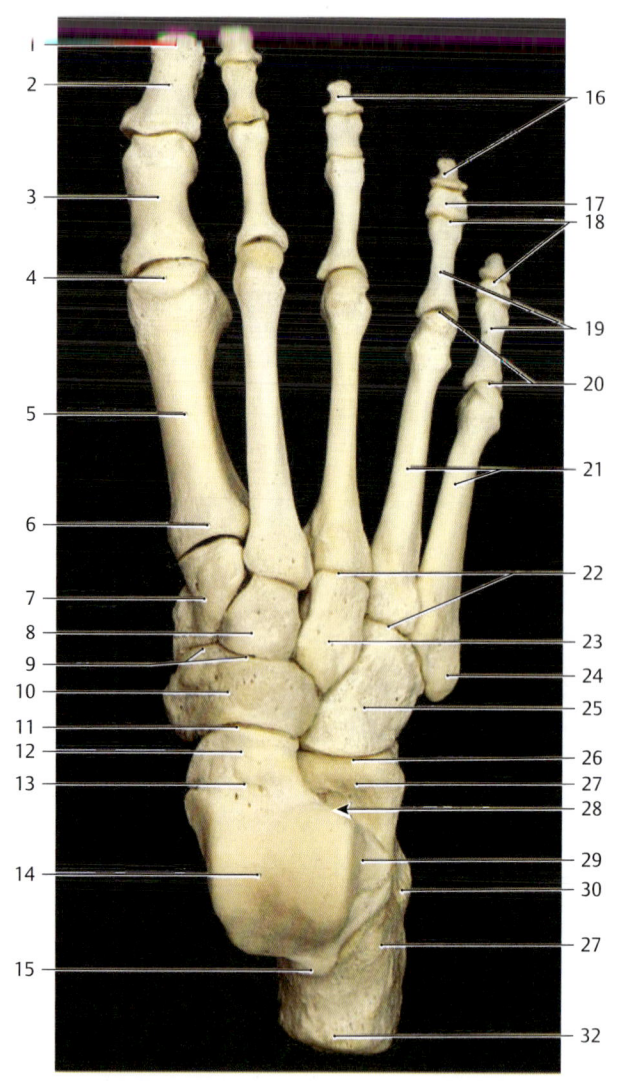

Fig. 4.31 **Ossos do pé direito** (aspecto dorsal).

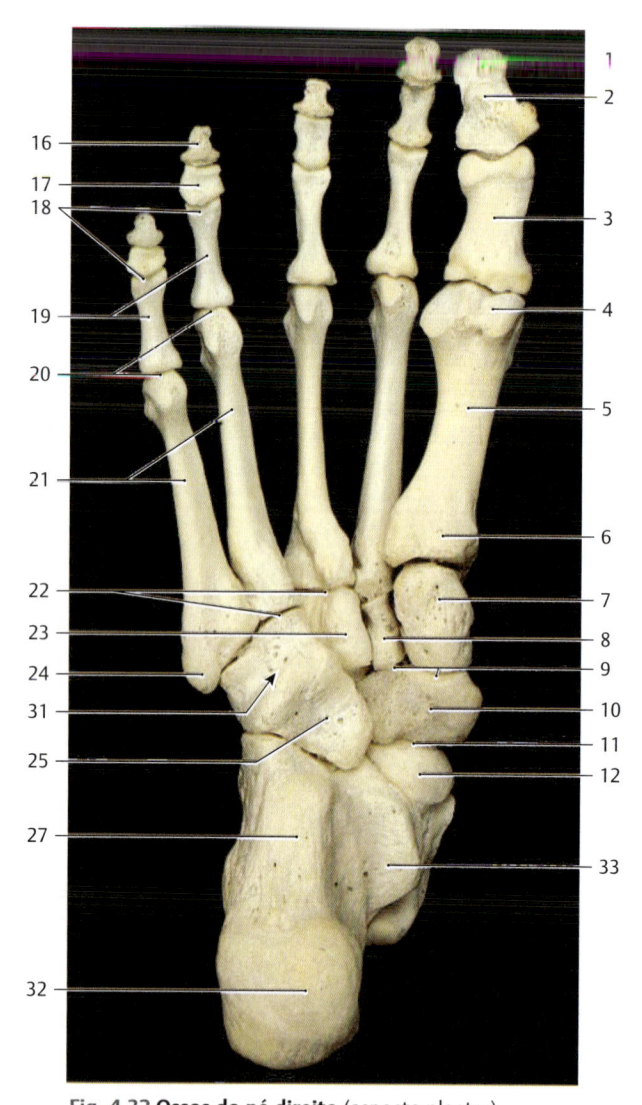

Fig. 4.32 **Ossos do pé direito** (aspecto plantar).

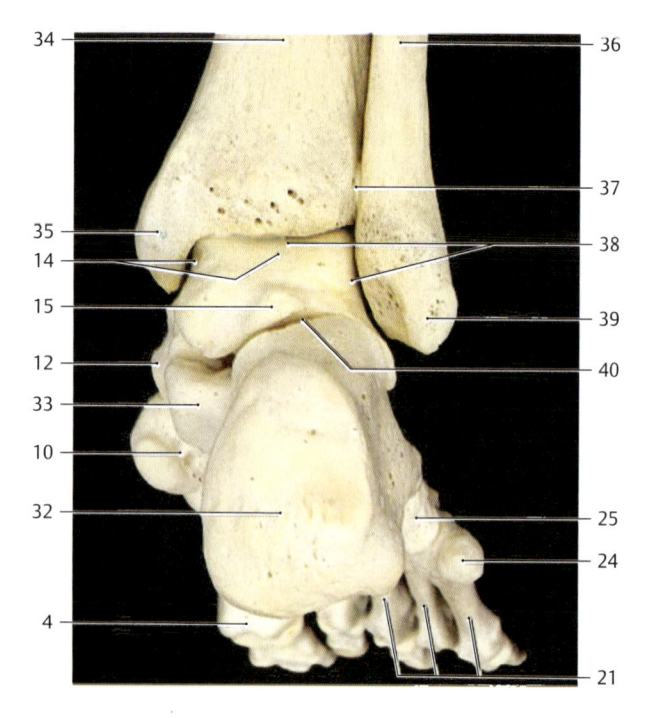

Fig. 4.33 **Ossos do pé direito** junto com tíbia e fíbula (aspecto posterior).

1. Tuberosidade da falange distal do hálux
2. Falange distal do hálux
3. Falange proximal do hálux
4. Cabeça do primeiro osso metatarsal
5. Primeiro osso metatarsal
6. Base do primeiro osso metatarsal
7. Osso cuneiforme medial
8. Osso cuneiforme intermediário
9. Posição da articulação cuneonavicular
10. Osso navicular
11. Posição da articulação talocalcaneonavicular
12. Cabeça do tálus
13. Colo do tálus
14. Tróclea do tálus
15. Processo posterior do tálus
16. Falanges distais
17. Falange média
18. Posição das articulações interfalângicas
19. Falanges proximais
20. Posição das articulações metatarsofalângicas
21. Ossos metatarsais

Pé: Ossos | 4 Membro Inferior

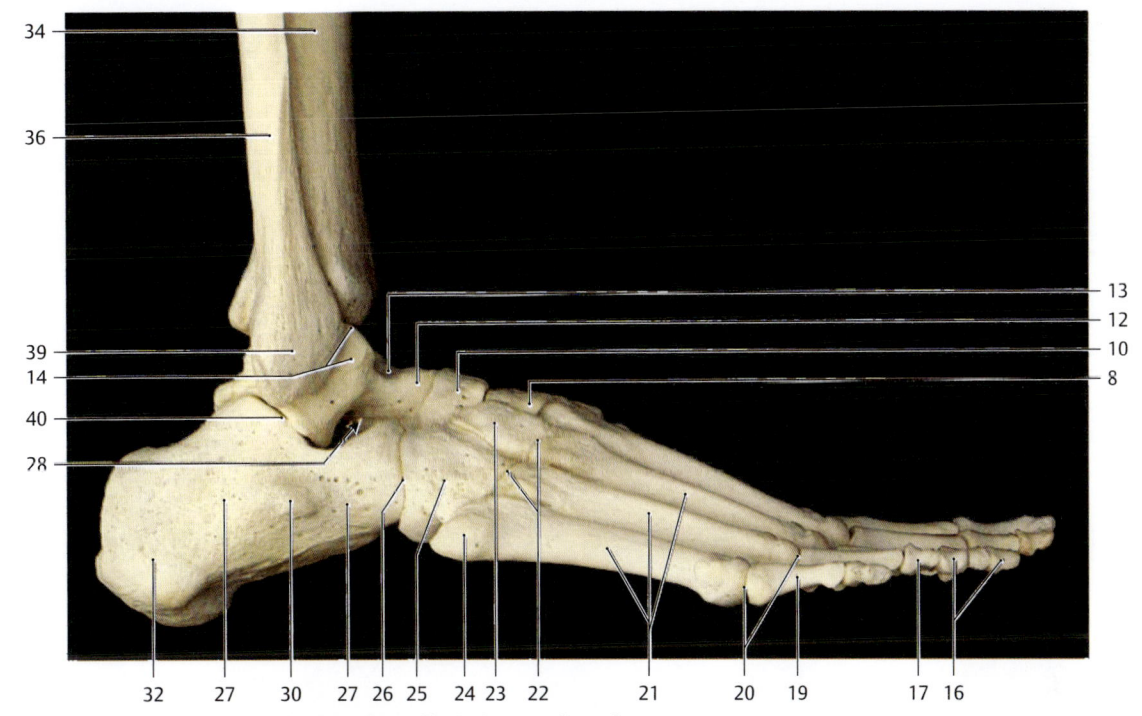

Fig. 4.34 **Ossos do pé direito, tíbia e fíbula** (aspecto lateral).

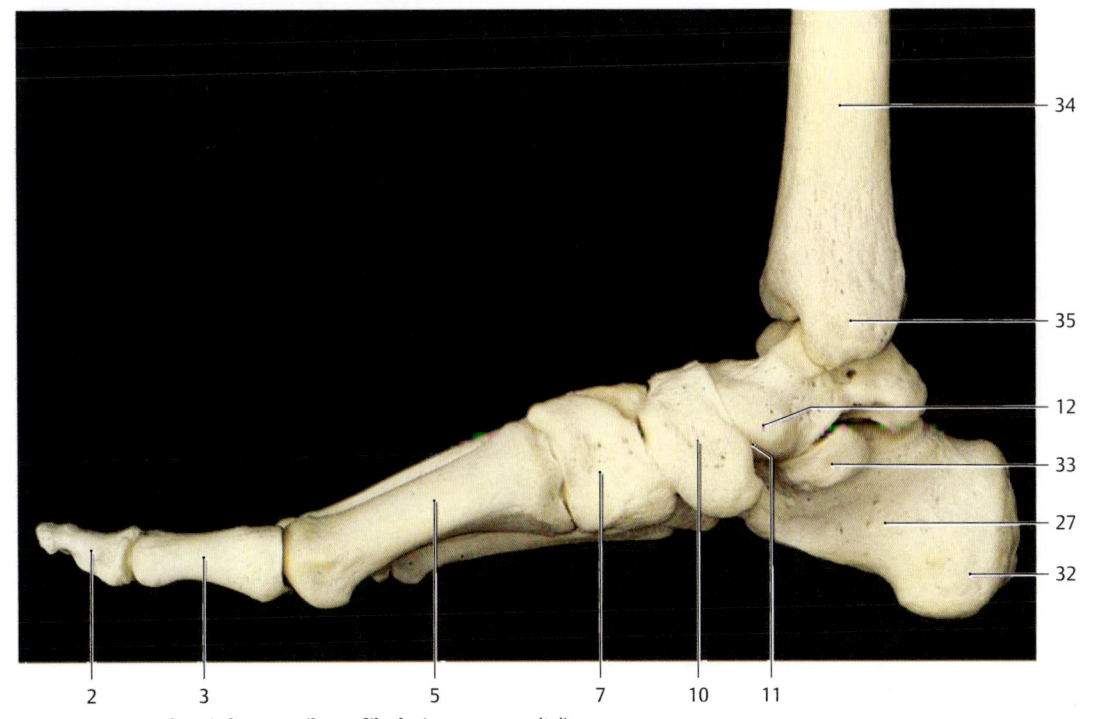

Fig. 4.35 **Ossos do pé direito, tíbia e fíbula** (aspecto medial).

22	Posição das articulações tarsometatarsais	29	Superfície maleolar lateral do tálus	35	Maléolo medial
23	Osso cuneiforme lateral	30	Tróclea fibular do calcâneo	36	Fíbula
24	Tuberosidade do quinto osso metatarsal	31	Sulco para o tendão do músculo fibular longo	37	Posição da sindesmose tibiofibular
25	Osso cuboide			38	Posição da articulação do tornozelo
26	Posição da articulação calcaneocuboide	32	Tuberosidade do calcâneo	39	Maléolo lateral
27	Calcâneo	33	Sustentáculo do tálus	40	Posição da articulação subtalar
28	Seio tarsal	34	Tíbia		

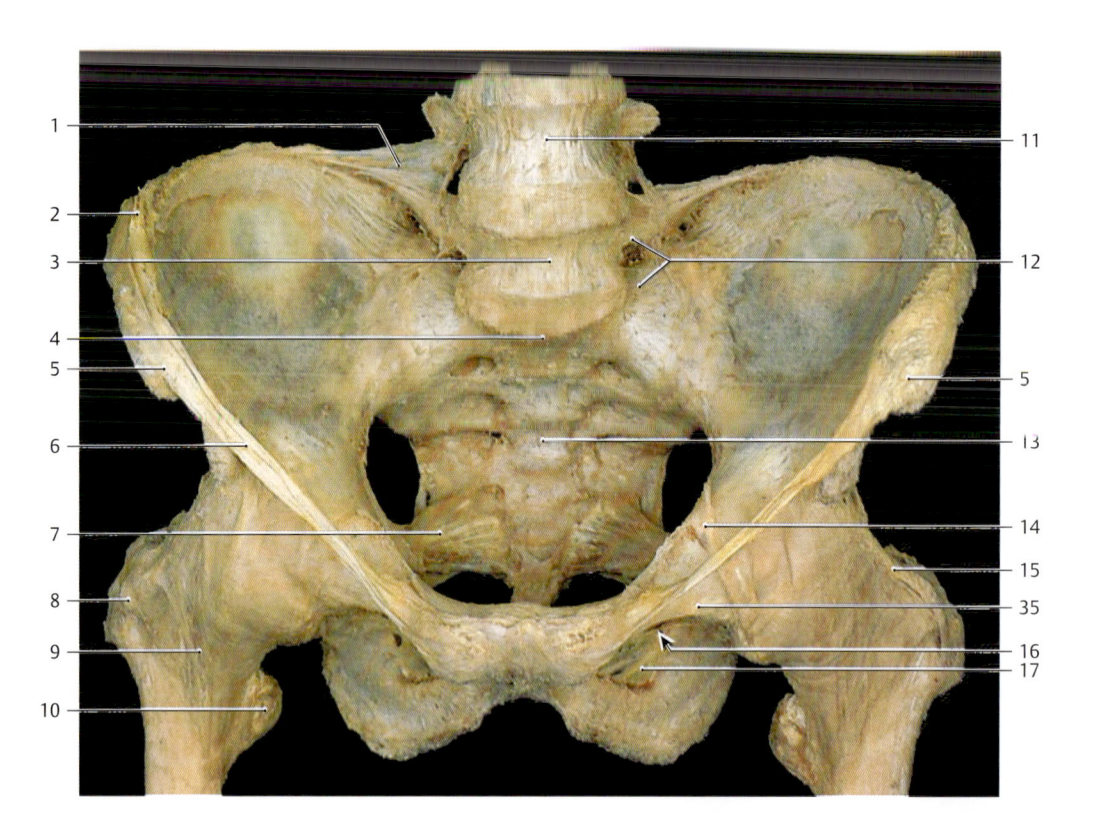

4 Membro Inferior | Pelve e Articulação do Quadril: Ligamentos

Fig. 4.36 Ligamentos da pelve e da articulação do quadril (aspecto anterior).

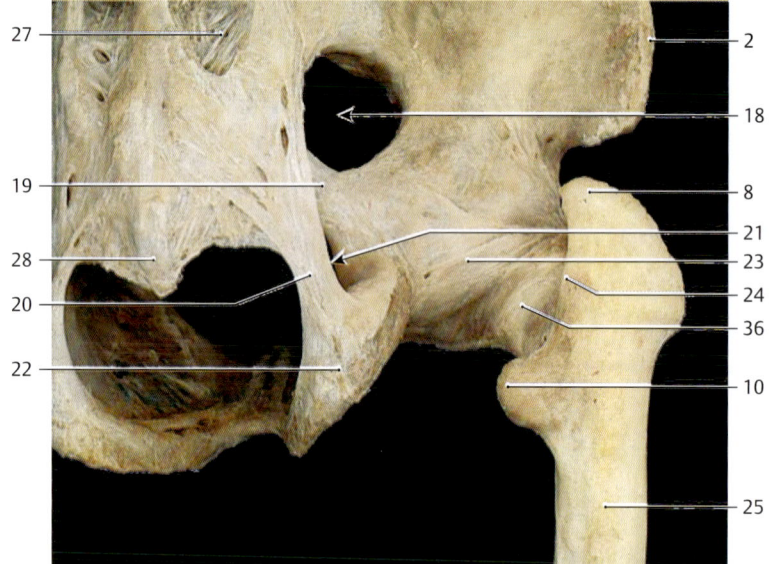

Fig. 4.37 Ligamentos da pelve e da articulação do quadril (aspecto posterior direito).

Fig. 4.38 Corte coronal através da articulação do quadril direito (aspecto anterior).

1. Ligamento iliolombar
2. Crista ilíaca
3. Quinta vértebra lombar
4. Promontório sacral
5. Espinha ilíaca superior anterior
6. Ligamento inguinal
7. Ligamento sacroespinal
8. Trocanter maior
9. Ligamento iliofemoral (faixa vertical)
10. Trocanter menor
11. Quarta vértebra lombar
12. Ligamentos iliolombar e sacroilíaco ventral
13. Sacro
14. Arco iliopectíneo
15. Ligamento iliofemoral (faixa horizontal)
16. Canal do obturador
17. Membrana do obturador
18. Forame ciático maior
19. Ligamento sacroespinal
20. Ligamento sacrotuberal
21. Forame ciático menor
22. Tuberosidade isquiática
23. Ligamento isquiofemoral
24. Crista intertrocantérica
25. Fêmur
26. Cápsula articular da articulação do quadril
27. Ligamentos sacroilíacos dorsais
28. Cóccix com ligamento sacrococcígeo dorsal superficial
29. Cabeça do fêmur
30. Cartilagem articular da cabeça do fêmur
31. Cavidade articular da articulação do quadril
32. Lábio acetabular
33. Osso esponjoso
34. Ligamento da cabeça do fêmur
35. Ligamento pubofemoral
36. Zona orbicular

Pelve e Articulação do Quadril: Ligamentos | 4 Membro Inferior

Fig. 4.39 Articulação do quadril direito, aberta (aspecto lateral anterior). O ligamento da cabeça do fêmur foi dividido e o fêmur foi refletido posteriormente.

1. Fêmur
2. Trocanter menor
3. Colo do fêmur
4. Cabeça do fêmur
5. Fóvea da cabeça com borda cortada do ligamento da cabeça
6. Superfície semilunar do acetábulo
7. Lábio acetabular
8. Fossa acetabular
9. Ligamento acetabular transverso
10. Ligamento inguinal
11. Arco iliopectíneo
12. Sínfise púbica
13. Púbis
14. Canal do obturador
15. Ligamento da cabeça do fêmur
16. Membrana do obturador
17. Ísquio
18. Ligamento longitudinal anterior (nível da quinta vértebra lombar)
19. Promontório sacral
20. Ligamento iliolombar
21. Crista ilíaca
22. Espinha ilíaca superior anterior
23. Ligamento iliofemoral (faixa horizontal)
24. Ligamento iliofemoral (faixa vertical)
25. Trocanter maior
26. Ligamento pubofemoral
27. Espinha ilíaca inferior anterior
28. Ligamentos sacroilíacos ventrais
29. Ligamento sacroespinal
30. Ligamento sacrotuberal
31. Linha intertrocantérica
32. Ligamento isquiofemoral
33. Zona orbicular

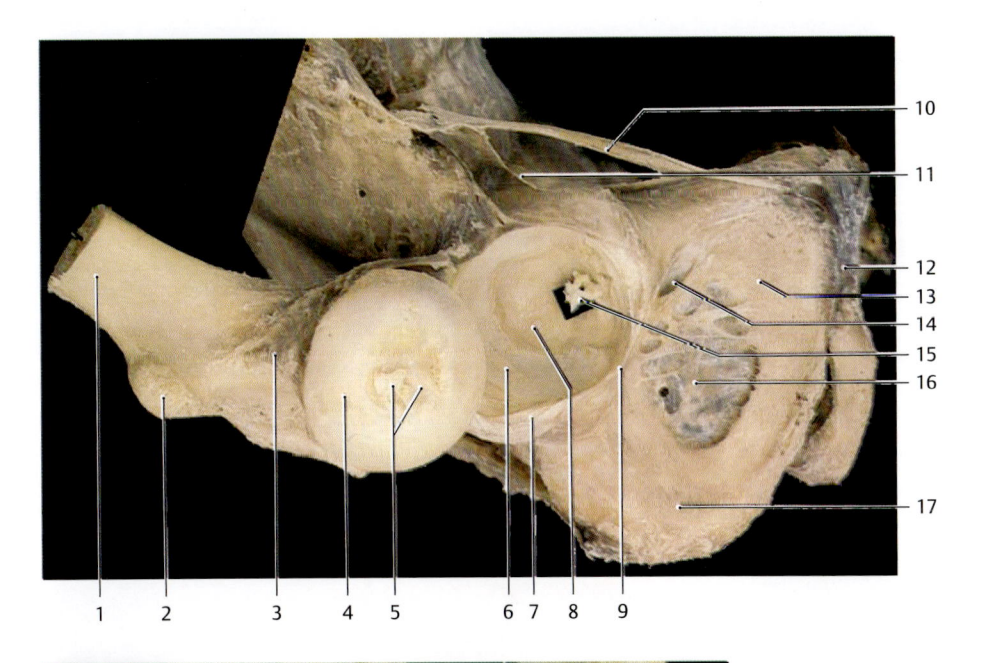

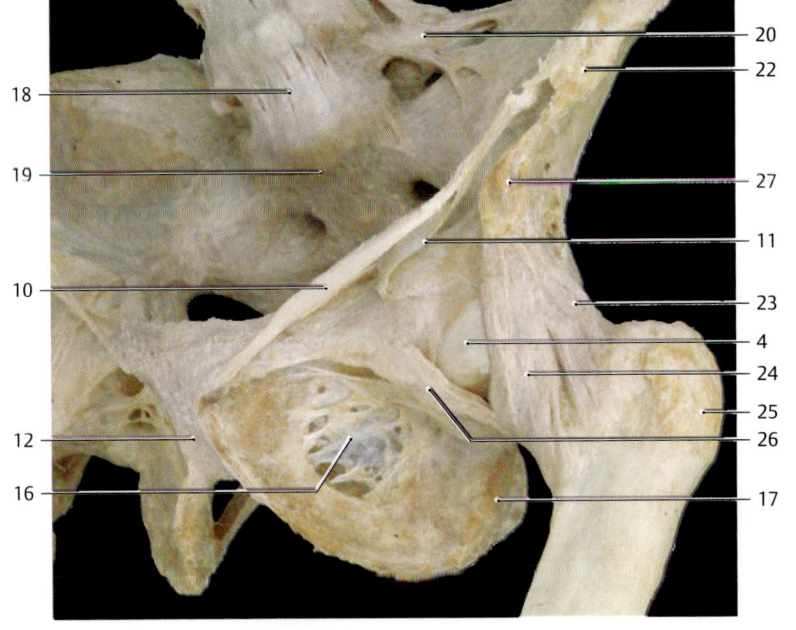

Fig. 4.40 Ligamentos da pelve e da articulação do quadril (aspecto anterolateral).

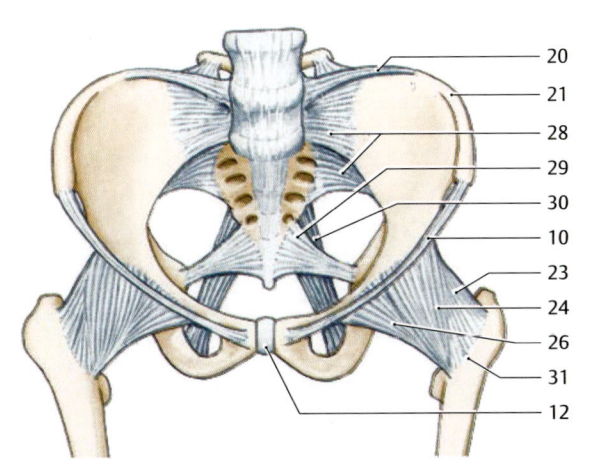

Fig. 4.41 Ligamentos da pelve e da articulação do quadril (aspecto anterior).

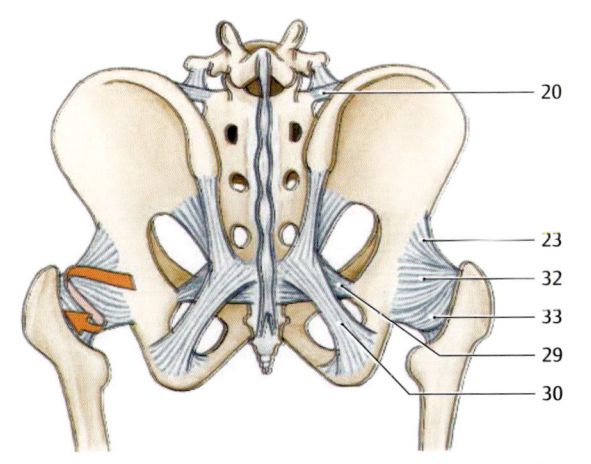

Fig. 4.42 Ligamentos da pelve e da articulação do quadril (aspecto posterior).

163

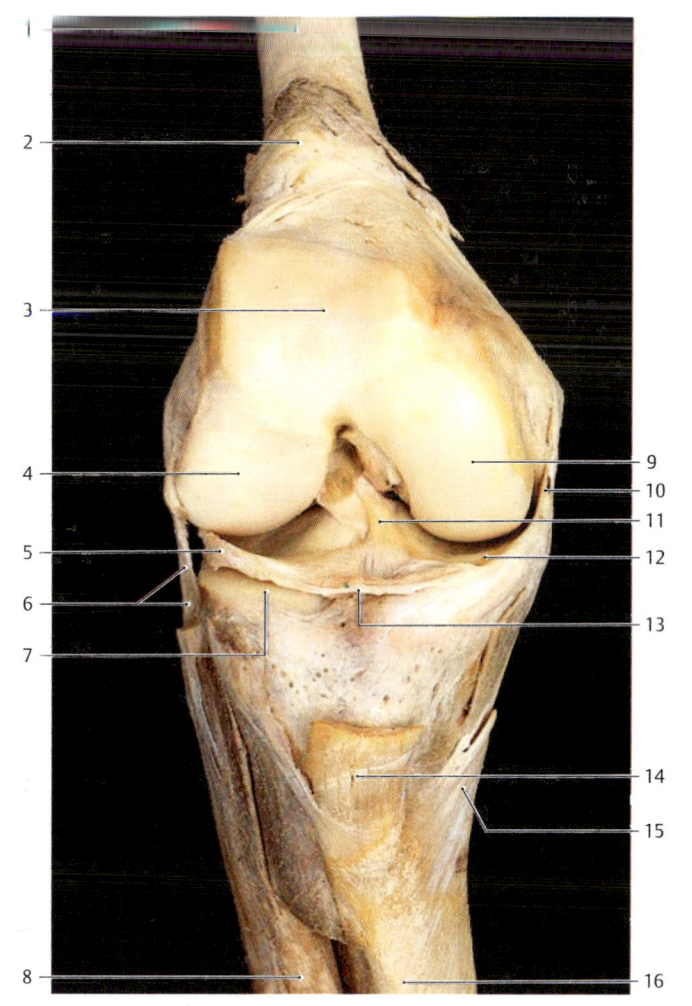

4 Membro Inferior | Articulação do Joelho: Ligamentos

Fig. 4.43 Articulação do joelho direito com ligamentos (aspecto anterior). A patela e a cápsula articular foram removidas e o fêmur levemente flexionado.

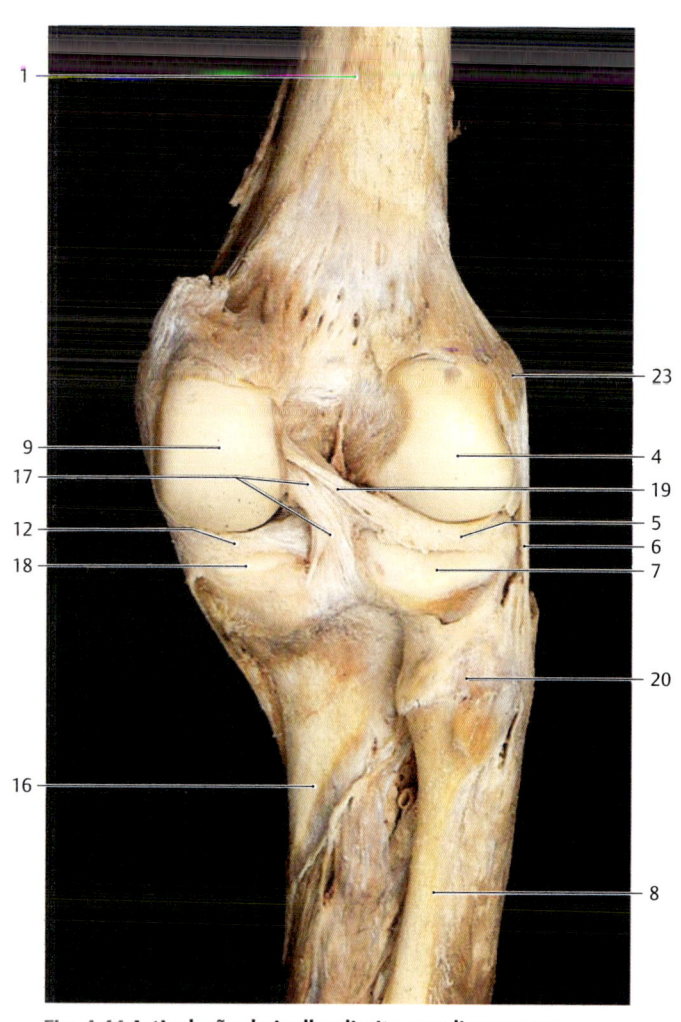

Fig. 4.44 Articulação do joelho direito com ligamentos (aspecto posterior). A articulação está estendida e a cápsula articular foi removida.

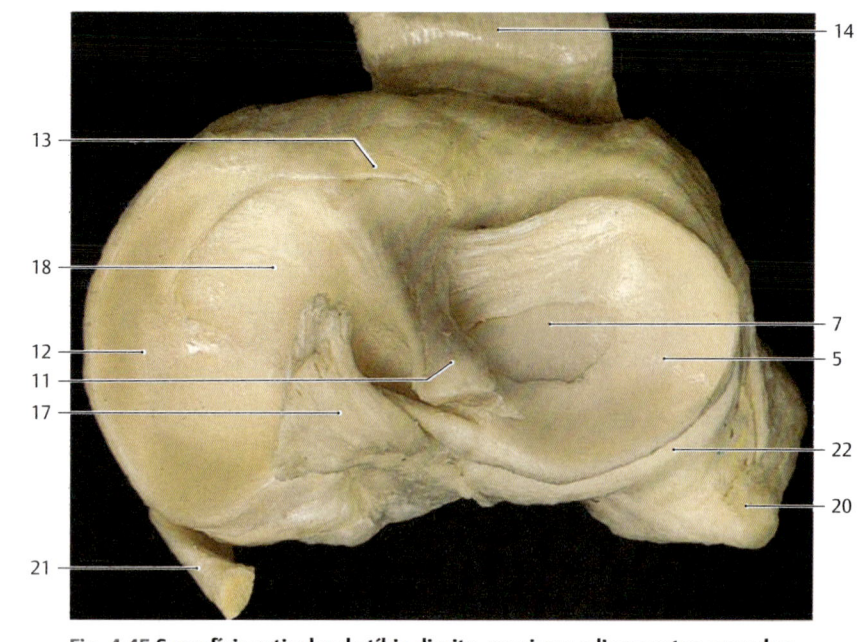

Fig. 4.45 Superfície articular da tíbia direita, meniscos e ligamentos cruzados (aspecto superior). Margem anterior da tíbia acima.

1. Fêmur
2. Cápsula articular com bursa suprapatelar
3. Superfície patelar
4. Côndilo lateral do fêmur
5. Menisco lateral da articulação do joelho
6. Ligamento colateral fibular
7. Côndilo lateral da tíbia (superfície articular superior)
8. Fíbula
9. Côndilo medial do fêmur
10. Ligamento colateral tibial
11. Ligamento cruzado anterior
12. Menisco medial da articulação do joelho
13. Ligamento transverso do joelho
14. Ligamento patelar
15. Tendão comum dos músculos sartório, semitendíneo e grácil
16. Tíbia
17. Ligamento cruzado posterior
18. Côndilo medial da tíbia (superfície articular superior)
19. Ligamento meniscofemoral posterior
20. Cabeça da fíbula
21. Tendão do músculo semimembranáceo
22. Anexo posterior de cápsula articular da articulação do joelho
23. Epicôndilo lateral do fêmur

Articulação do Joelho: Ligamentos | 4 Membro Inferior

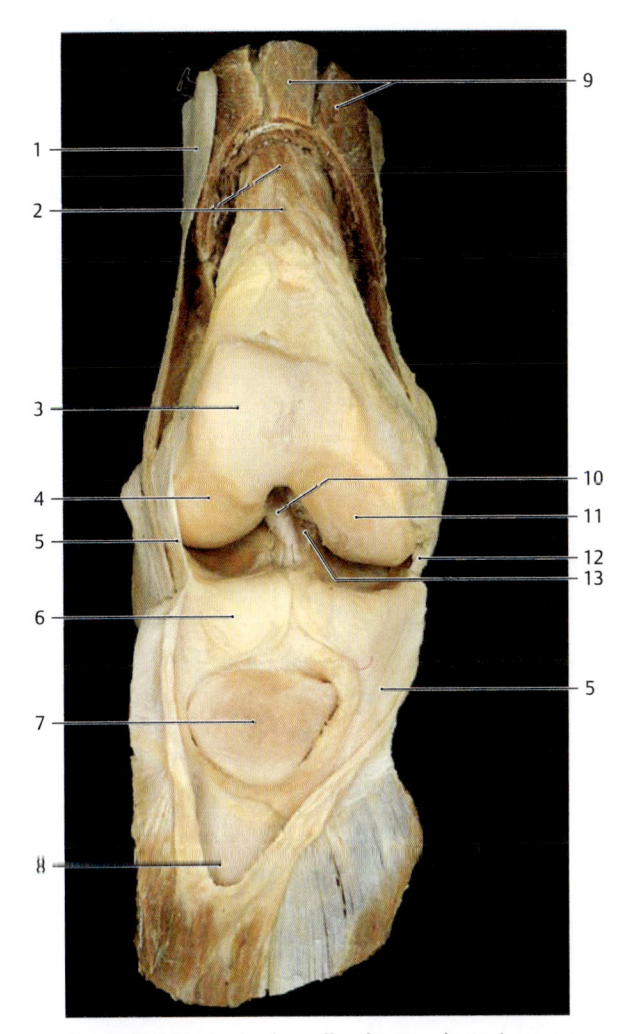

Fig. 4.46 **Articulação do joelho direito,** aberta (aspecto anterior). O ligamento patelar e a patela foram refletidos.

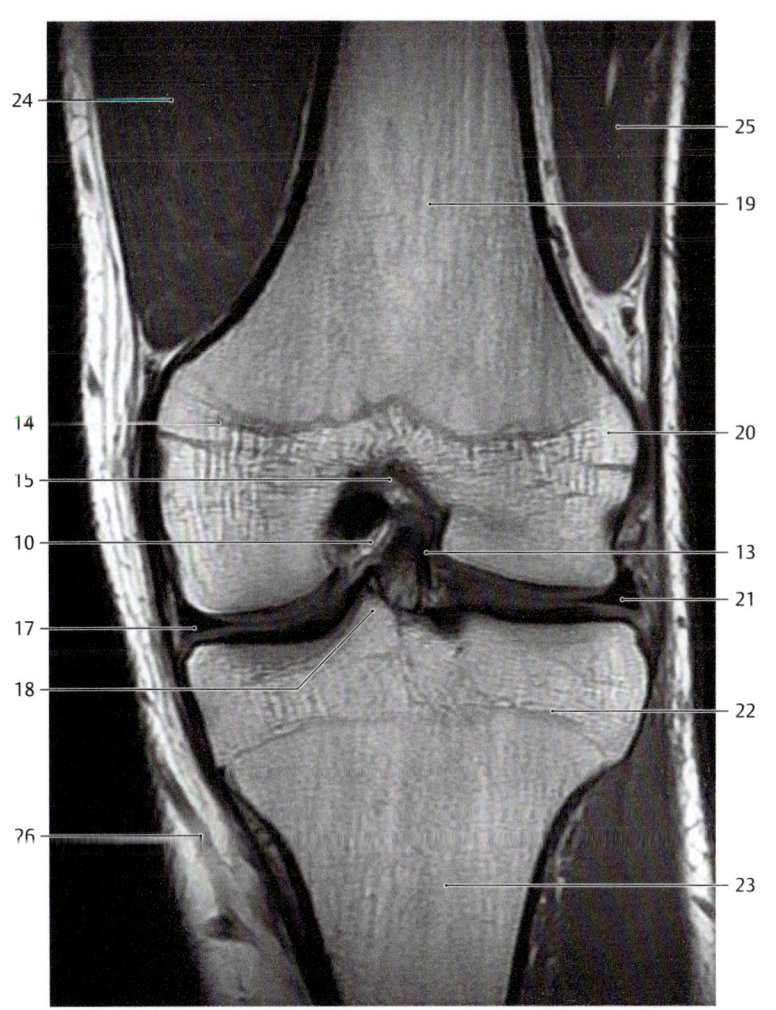

Fig. 4.47 **Corte coronal através da articulação do joelho** (varredura de IRM). (Heuck A *et al.* MRT-Atlas des muskuloskelettalen Systems. Stuttgart, Germany; Schattauer, 2009).

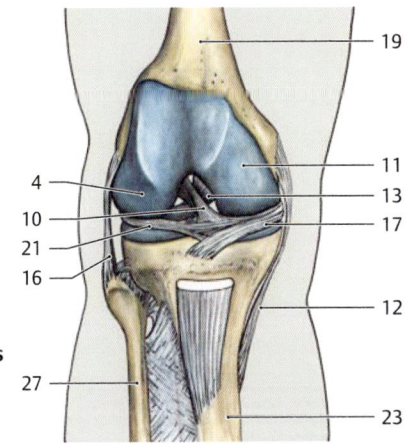

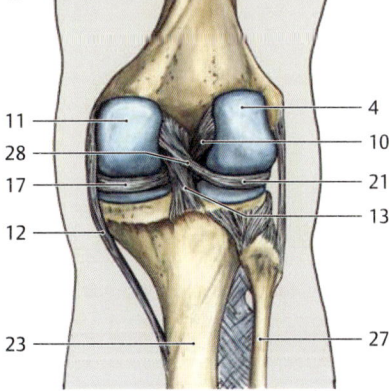

Fig. 4.48 **Ligamentos da articulação do joelho direito** (aspecto anterior).

Fig. 4.49 **Ligamentos da articulação do joelho direito** (aspecto posterior).

1	Trato iliotibial	9	Músculo quadríceps do fêmur	17	Menisco medial
2	Músculo articular do joelho	10	Ligamento cruzado anterior	18	Tubérculo intercondilar medial
3	Superfície patelar	11	Côndilo medial do fêmur	19	Fêmur
4	Côndilo lateral do fêmur	12	Ligamento colateral tibial	20	Epicôndilo lateral do fêmur
5	Cápsula articular	13	Ligamento cruzado posterior	21	Menisco lateral
6	Coxim de gordura infrapatelar	14	Epicôndilo medial do fêmur	22	Linha epifisária da fíbula
7	Patela (superfície articular)	15	Fossa intercondilar do fêmur	23	Tíbia
8	Bursa suprapatelar	16	Ligamento colateral fibular	24	Músculo vasto medial
				25	Músculo vasto lateral
				26	Veia safena magna
				27	Fíbula
				28	Ligamento meniscofemoral posterior

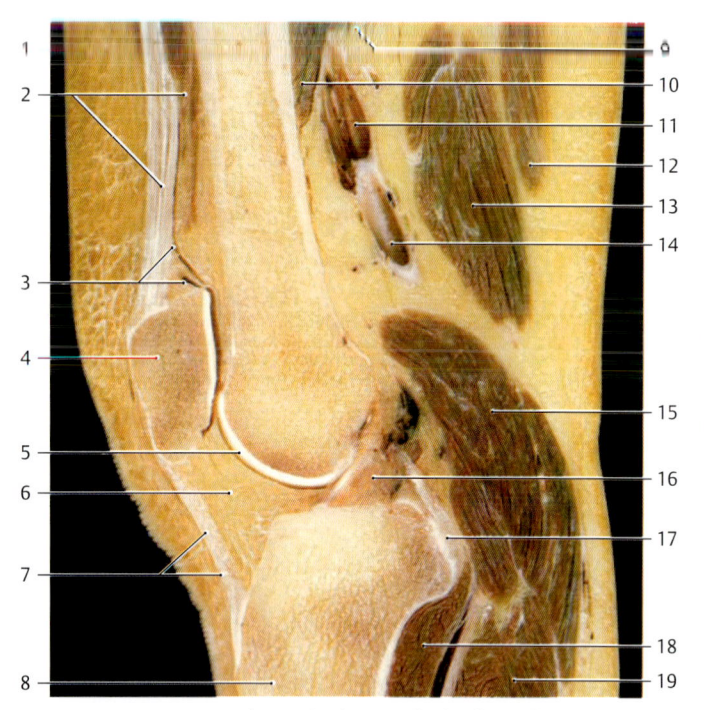

4 Membro Inferior | Articulação do Joelho: Ligamentos

Fig. 4.50 Corte sagital através da articulação do joelho (aspecto lateral). Superfície anterior à esquerda.

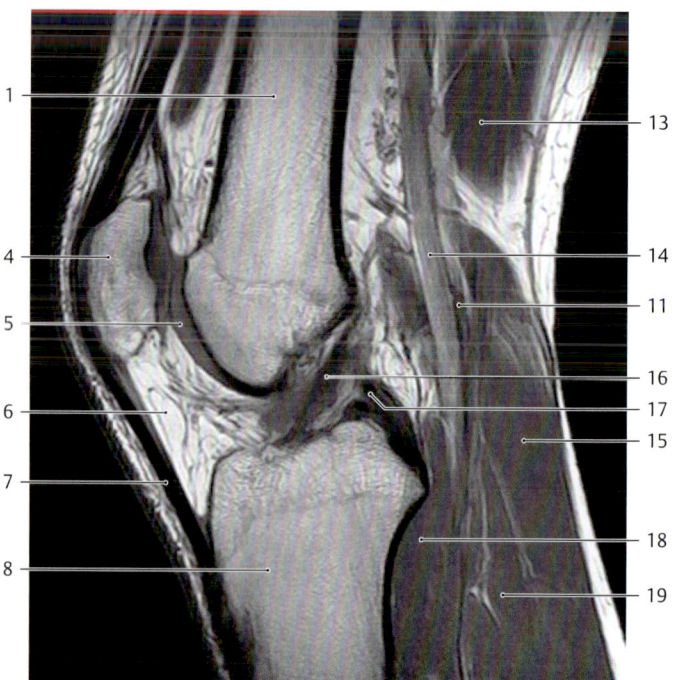

Fig. 4.51 Corte sagital através da articulação do joelho (varredura de IRM). (Heuck A *et al.* MRT-Atlas des muskuloskelletalen Sytstems. Stuttgart, Germany: Schattauer, 2009).

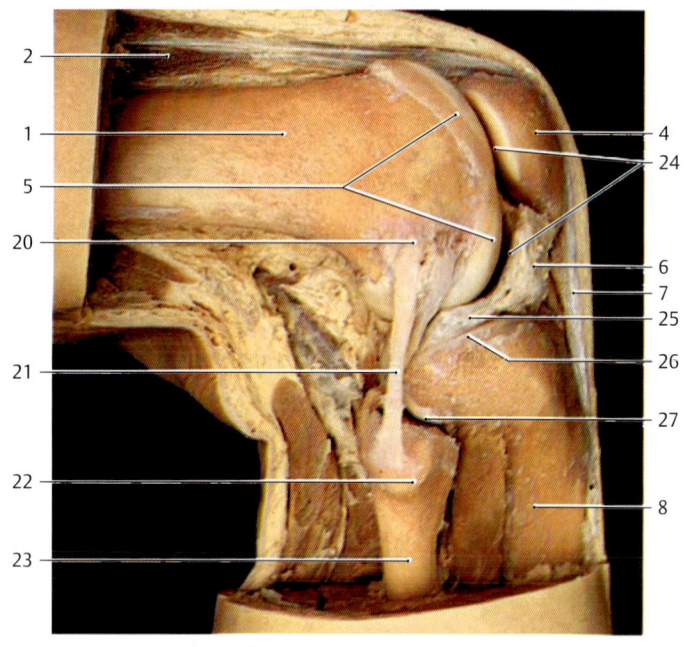

Fig. 4.52 Articulação do joelho direito e articulação tibiofibular com ligamentos (aspecto lateral). Observar a posição do menisco lateral.

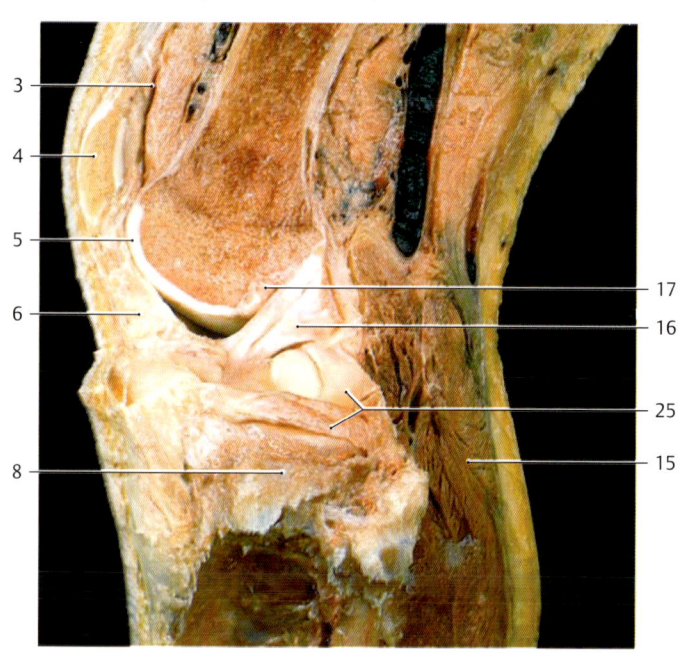

Fig. 4.53 Articulação do joelho esquerdo com ligamento cruzado anterior (aspecto lateral).

1. Fêmur
2. Músculo quadríceps do fêmur
3. Bursa suprapatelar e cavidade articular
4. Patela
5. Cartilagem articular do fêmur
6. Coxim de gordura infrapatelar
7. Ligamento patelar
8. Tíbia
9. Nervo tibial
10. Músculo adutor magno
11. Veia poplítea
12. Músculo semitendíneo
13. Músculo semimembranáceo
14. Artéria poplítea
15. Músculo gastrocnêmio
16. Ligamento cruzado anterior
17. Ligamento cruzado posterior
18. Músculo poplíteo
19. Músculo sóleo
20. Epicôndilo lateral do fêmur
21. Ligamento colateral fibular
22. Cabeça da fíbula
23. Fíbula
24. Cavidade articular da articulação do joelho
25. Menisco lateral da articulação do joelho
26. Côndilo lateral da tíbia
27. Articulação tibiofibular

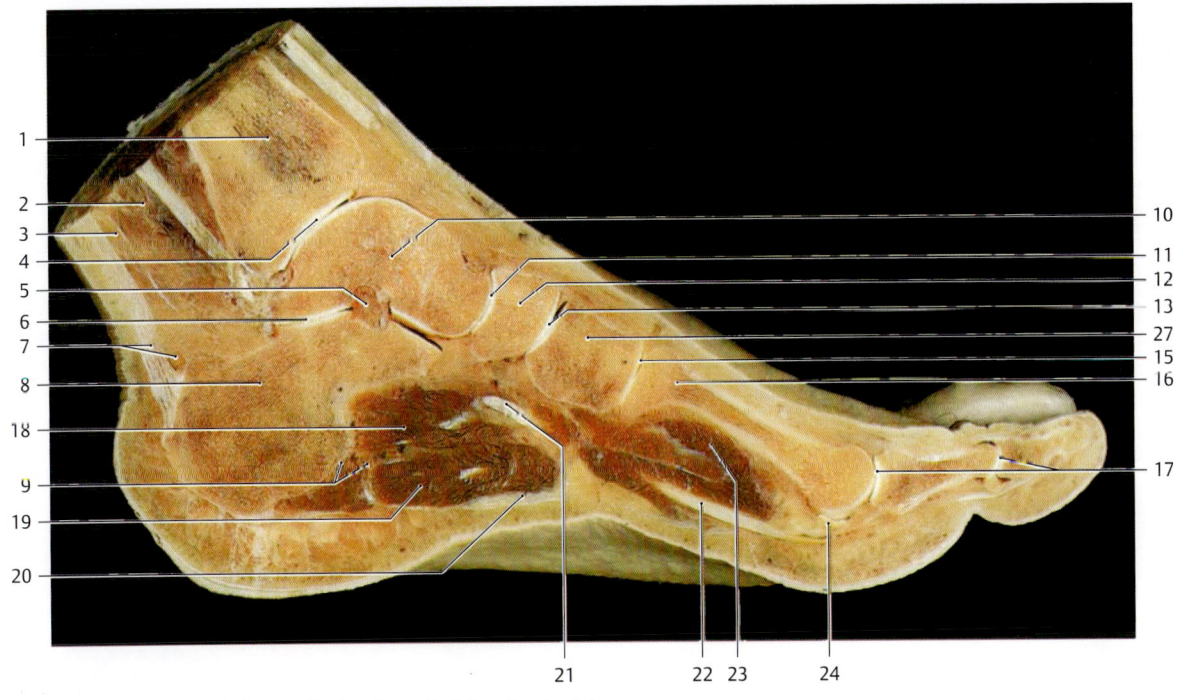

Cortes através das Articulações do Tornozelo | 4 Membro Inferior

Fig. 4.54 Corte sagital através do pé ao nível da primeira falange.

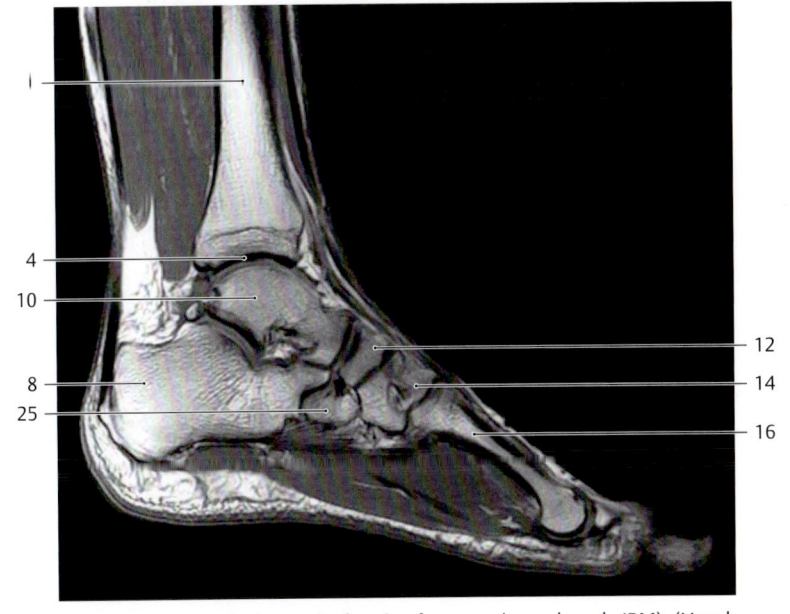

Fig. 4.55 Corte sagital através do pé e da perna (varredura de IRM). (Heuck A et al. MRT-Atlas des muskuloskelettalen Systems. Stuttgart, Germany: Schattauer, 2009).

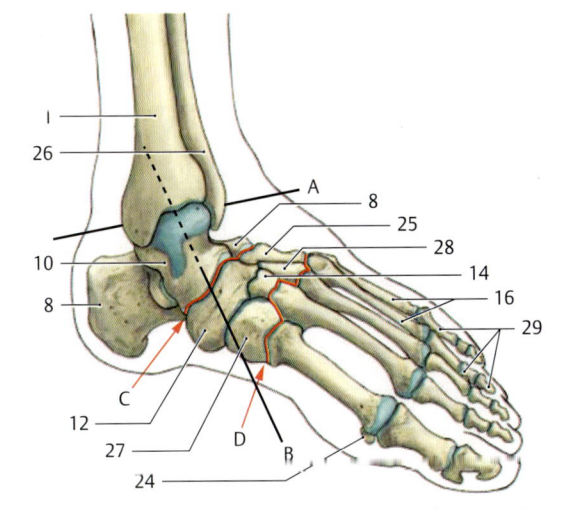

Fig. 4.56 Esqueleto do pé esquerdo. As articulações estão indicadas em azul. Linhas vermelhas = eixo das articulações.

A = Articulação talocrural
B = Articulação talocalcaneonavicular
C = Articulação transversa do tarso (linha da articulação de Chopart)
D = Articulações tarsometatarsais (linha da articulação de Lisfranc)

1. Tíbia
2. Músculos flexores profundos da perna
3. Músculos flexores superficiais da perna
4. Articulação do tornozelo
5. Ligamento talocalcâneo interósseo
6. Articulação subtalar
7. Tendão do calcâneo ou de Aquiles e bursa
8. Calcâneo
9. Vasos e nervos do pé
10. Tálus
11. Articulação talocalcaneonavicular
12. Osso navicular
13. Articulação cuneonavicular
14. Osso cuneiforme intermediário
15. Primeira articulação tarsometatarsal
16. Ossos metatarsais
17. Articulações metatarsofalângica e interfalângica
18. Músculo quadrado plantar com tendões flexores
19. Músculo flexor curto dos dedos
20. Aponeurose plantar
21. Tendão do músculo tibial posterior
22. Tendão do músculo flexor longo do hálux
23. Músculo flexor curto do hálux
24. Osso sesamoide
25. Osso cuboide
26. Fíbula
27. Osso cuneiforme medial
28. Osso cuneiforme lateral
29. Falanges

4 Membro Inferior | Pé: Ligamentos

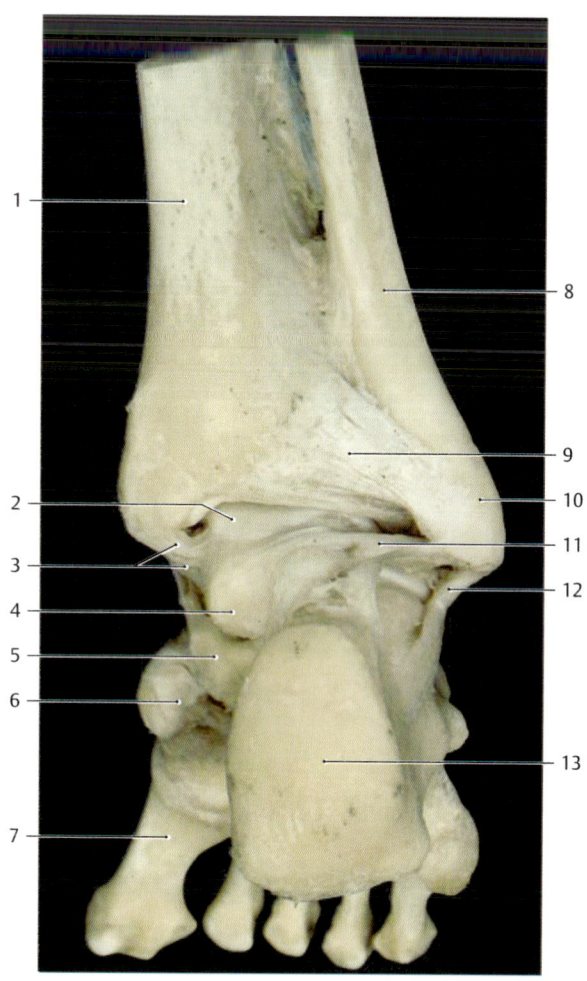

Fig. 4.57 Ligamentos da articulação do tornozelo do pé direito (aspecto dorsal).

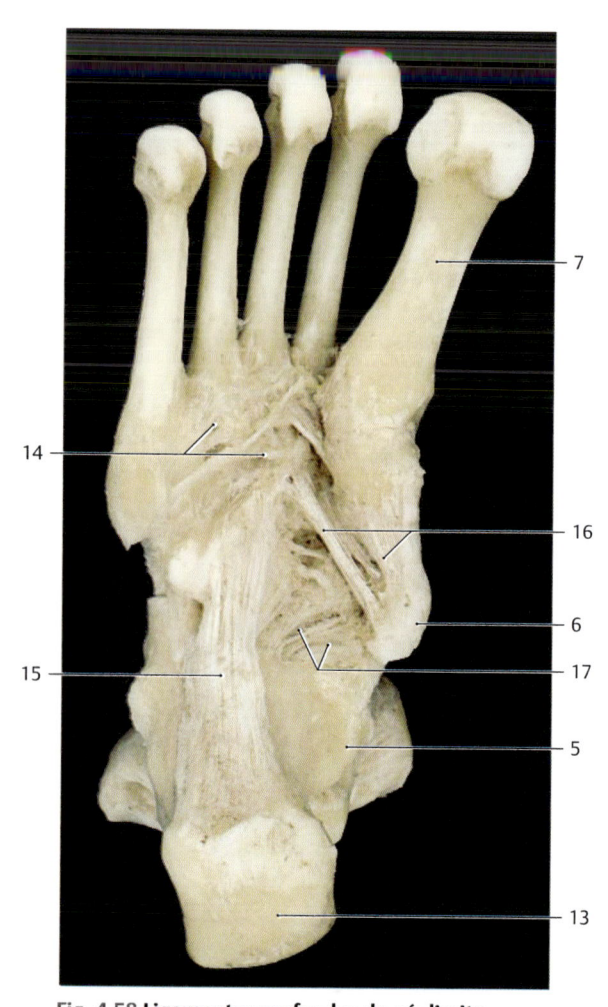

Fig. 4.58 Ligamentos profundos do pé direito (aspecto plantar). Os dedos foram removidos.

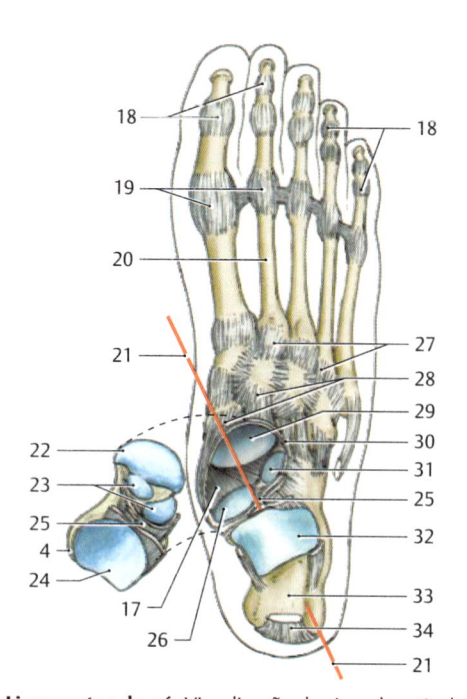

Fig. 4.59 Ligamentos do pé. Visualização de cima da articulação talocalcaneonavicular. O tálus foi girado para mostrar as superfícies articulares da articulação.

1. Tíbia
2. Tróclea do tálus
3. Ligamento medial ou deltoide do tornozelo (parte tibiotalar posterior)
4. Tálus
5. Sustentáculo do tálus
6. Osso navicular
7. Primeiro osso metatarsal
8. Fíbula
9. Ligamento tibiofibular posterior
10. Maléolo lateral
11. Ligamento talofibular posterior
12. Ligamento calcaneofibular
13. Tuberosidade do calcâneo
14. Ligamentos tarsometatarsais plantares
15. Ligamento plantar longo
16. Ligamentos cuneonaviculares plantares
17. Ligamento calcaneonavicular plantar
18. Cápsulas articulares de articulações interfalângicas
19. Cápsulas articulares de articulações metatarsofalângicas
20. Segundo osso metatarsal
21. Eixo para inversão e eversão do pé
22. Superfície articular navicular ⎫
23. Superfícies calcâneas anterior e média ⎬ do tálus
24. Superfície calcânea posterior ⎭
25. Ligamento talocalcâneo interósseo
26. Superfície articular talar média do calcâneo
27. Ligamentos tarsometatarsais dorsais
28. Ligamento talonavicular
29. Superfície articular de osso navicular
30. Ligamento bifurcado
31. Superfície articular talar anterior ⎫
32. Superfície articular talar posterior ⎬ do calcâneo
33. Calcâneo ⎭
34. Tendão do calcâneo ou de Aquiles e bursa

168

Pé: Ligamentos | 4 Membro Inferior

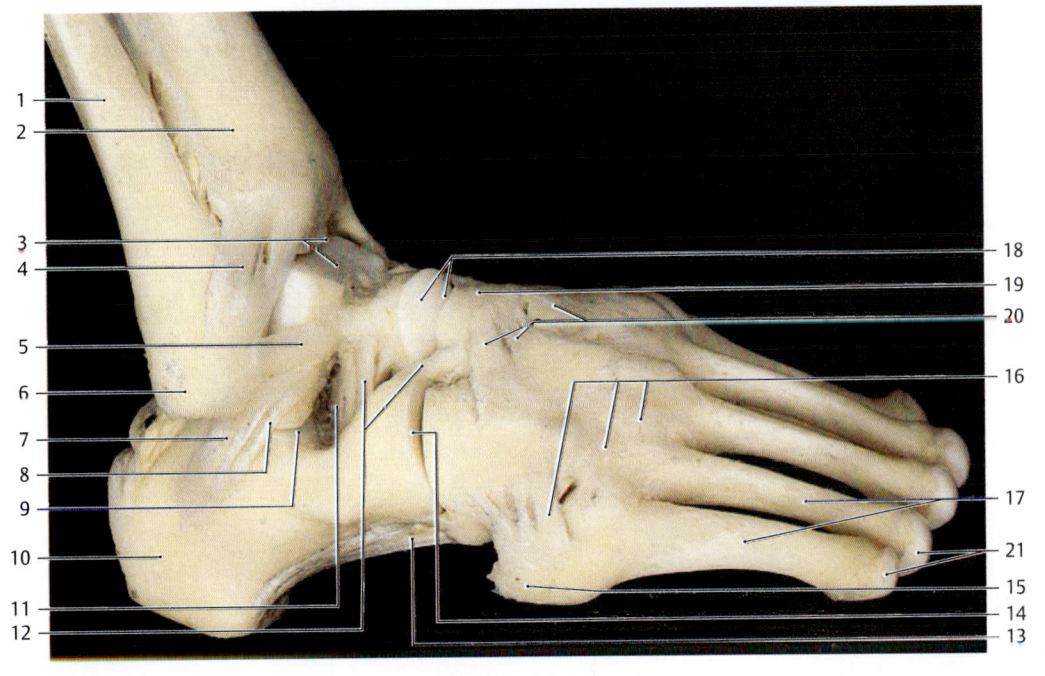

Fig. 4.60 **Ligamentos do pé direito** (aspecto lateral).

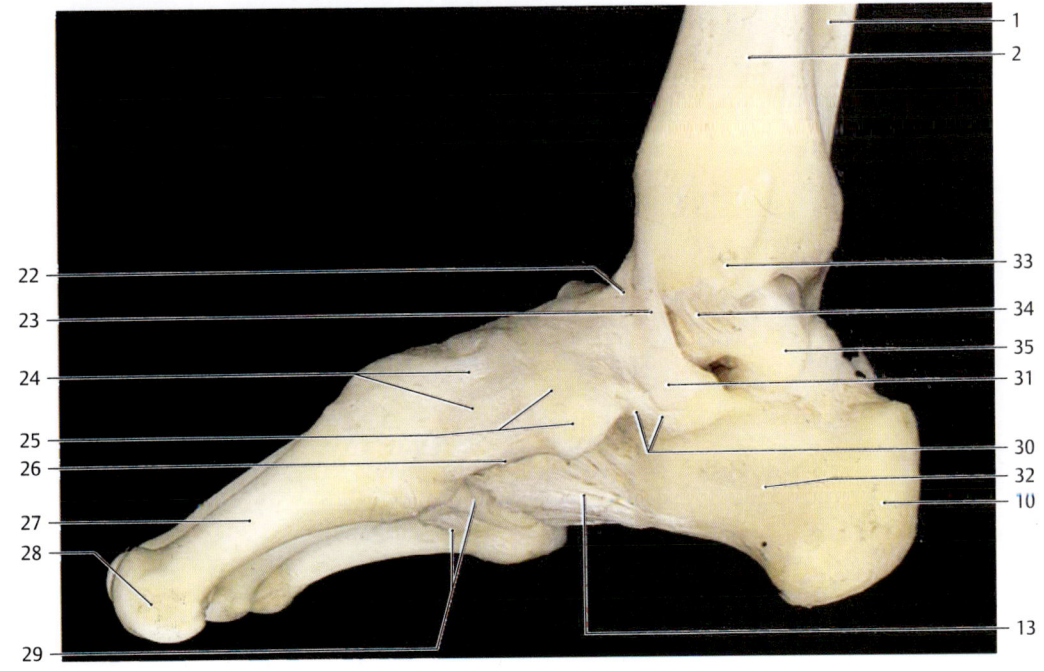

Fig. 4.61 **Ligamentos do pé direito** (aspecto medial).

1 Fíbula
2 Tíbia
3 Tróclea do tálus e articulação do tornozelo
4 Ligamento tibiofibular anterior
5 Ligamento talofibular anterior
6 Maléolo lateral
7 Ligamento calcaneofibular
8 Ligamento talocalcâneo lateral
9 Articulação subtalar
10 Tuberosidade do calcâneo
11 Ligamento talocalcâneo interósseo
12 Ligamento bifurcado
13 Ligamento plantar longo
14 Articulação calcaneocuboide
15 Tuberosidade do quinto osso do metatarso
16 Ligamentos tarsometatarsais dorsais
17 Ossos metatarsais
18 Cabeça do tálus e articulação talocalcaneonavicular
19 Osso navicular
20 Ligamentos cuneonaviculares dorsais
21 Cabeças de ossos metatarsais
22 Ligamento medial ou deltoide do tornozelo (parte tibionavicular)
23 Ligamento medial ou deltoide do tornozelo (parte tibiocalcânea)
24 Ligamentos cuneonaviculares dorsais
25 Osso navicular
26 Ligamento cuneonavicular plantar
27 Primeiro osso metatarsal
28 Cabeça do primeiro osso metatarsal
29 Ligamentos tarsometatarsais plantares
30 Ligamento calcaneonavicular plantar
31 Sustentáculo do tálus
32 Calcâneo
33 Maléolo medial
34 Ligamento medial ou deltoide do tornozelo (parte tibiotalar posterior)
35 Tálus

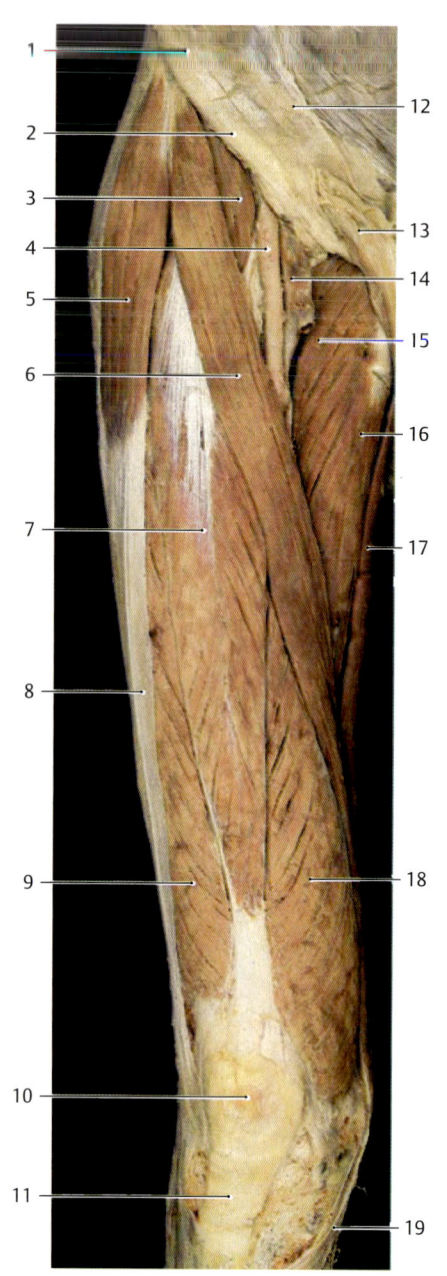

4 Membro Inferior | Músculos da Coxa: Músculos Anteriores

Fig. 4.62 Músculos extensor e adutor da coxa (lado direito, aspecto anterior).

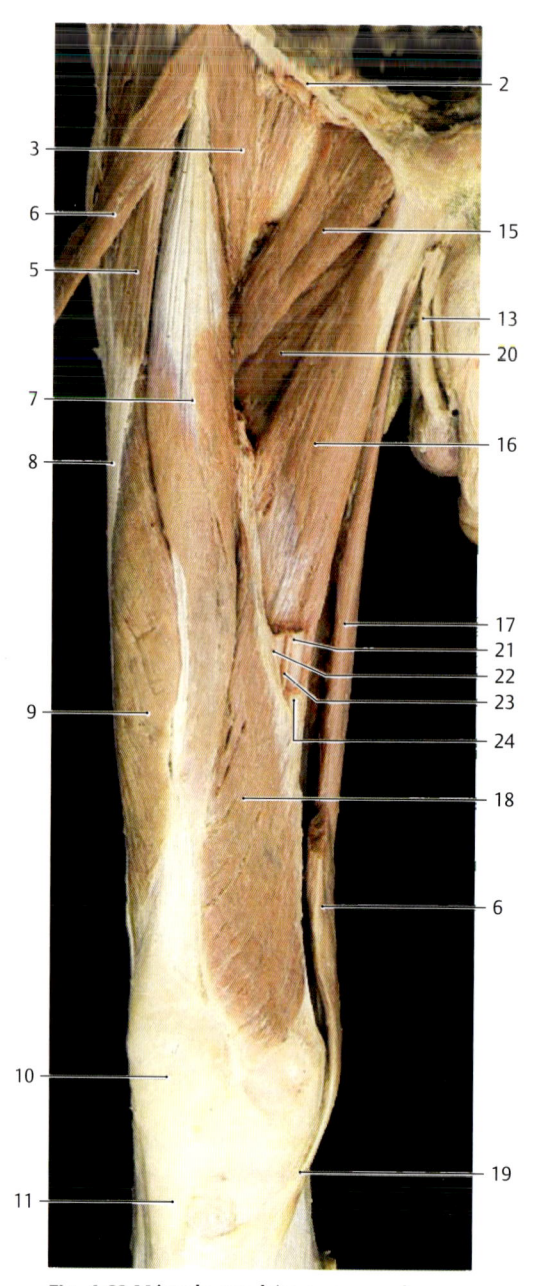

Fig. 4.63 Músculo quadríceps e camada superficial dos músculos adutores da coxa (lado direito, aspecto anterior). O músculo sartório foi dividido.

Fig. 4.64 Curso dos músculos extensores da coxa e músculos inserindo-se com o tendão comum na tíbia (aspecto anterior).

1. Espinha ilíaca superior anterior
2. Ligamento inguinal
3. Músculo iliopsoas
4. Artéria femoral
5. Músculo tensor da fáscia lata
6. Músculo sartório
7. Músculo reto femoral
8. Trato iliotibial
9. Músculo vasto lateral
10. Patela
11. Ligamento patelar
12. Aponeurose do músculo oblíquo externo do abdome
13. Cordão espermático
14. Veia femoral
15. Músculo pectíneo
16. Músculo adutor longo
17. Músculo grácil
18. Músculo vasto medial
19. Tendão comum dos músculos: sartório grácil e semitendíneo (pes anserinus)
20. Músculo adutor curto
21. Artéria femoral ⎫ penetrando o
22. Veia femoral ⎬ canal adutor
23. Nervo safeno ⎭
24. Membrana vastoadutora
25. Músculo vasto intermédio
26. Músculo articular do joelho
27. Músculo semitendíneo

Músculos da Coxa: Músculos Anteriores | 4 Membro Inferior

Fig. 4.65 Curso dos músculos adutores da coxa (aspecto anterior).

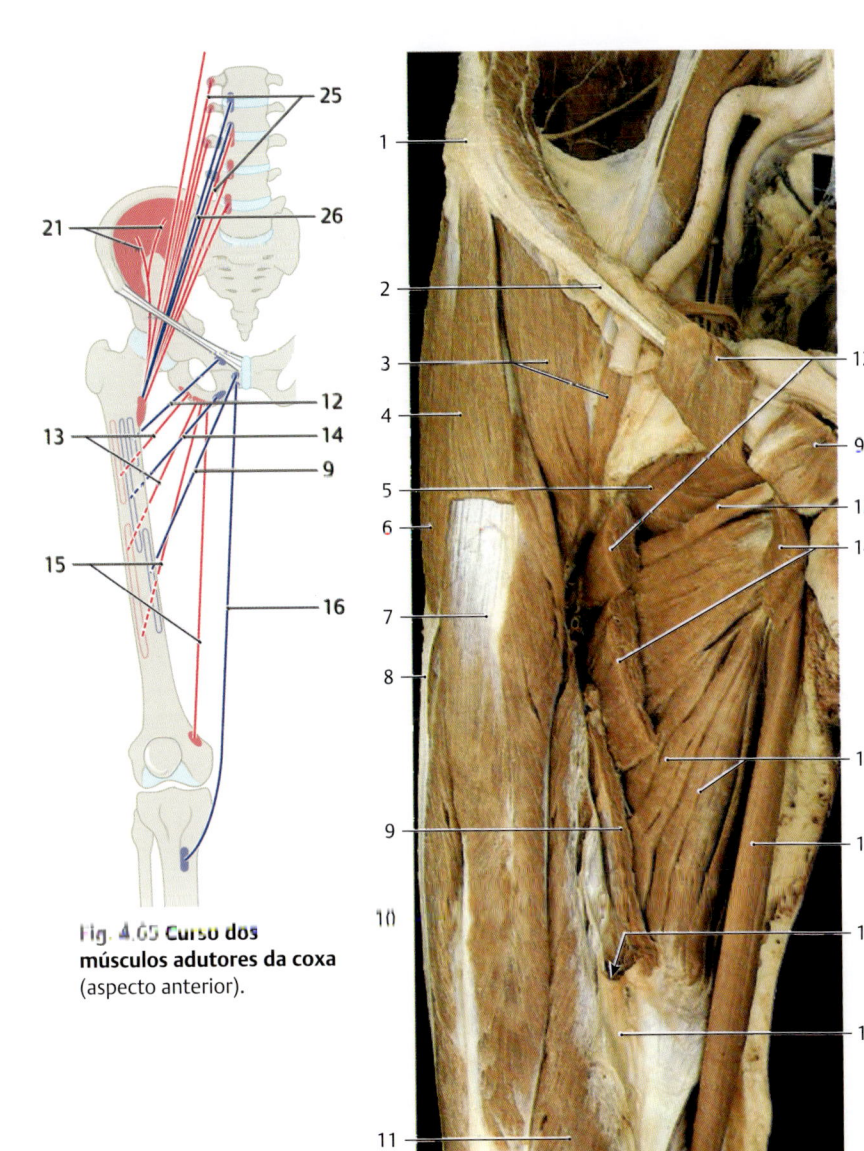

Fig. 4.66 Músculo adutor magno e camada profunda de músculos adutores da coxa (lado direito, aspecto anterior). Os músculos pectíneo, adutor longo e curto foram divididos.

Fig. 4.67 Músculo iliopsoas e camada muito profunda de músculos adutores da coxa (lado direito, aspecto anterior). Os músculos pectíneo, adutor longo e curto foram divididos. Obs.: Os músculos ilíaco, psoas menor e psoas maior formam, coletivamente, o músculo iliopsoas.

1. Espinha ilíaca superior anterior
2. Ligamento inguinal
3. Músculo iliopsoas
4. Músculo sartório
5. Músculo obturador externo
6. Músculo tensor da fáscia lata
7. Músculo reto femoral
8. Trato iliotibial
9. Músculo adutor longo (dividido)
10. Músculo vasto lateral
11. Músculo vasto medial
12. Músculo pectíneo (dividido)
13. Músculo adutor mínimo
14. Músculo adutor curto (cortado)
15. Músculo adutor magno
16. Músculo grácil
17. Canal adutor
18. Membrana vastoadutora
19. Diafragma
20. Músculo quadrado lombar
21. Músculo ilíaco
22. Músculo vasto intermédio
23. Hiato aórtico
24. Décima segunda costela
25. Músculo psoas menor
26. Músculo psoas maior
27. Arco iliopectíneo

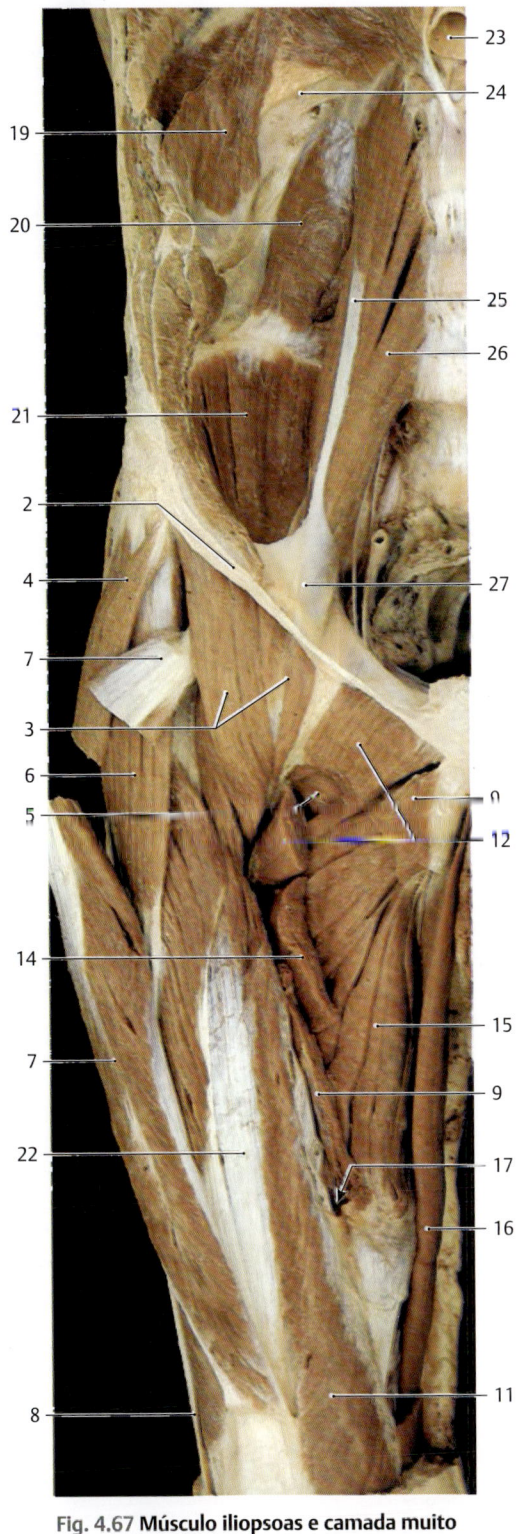

171

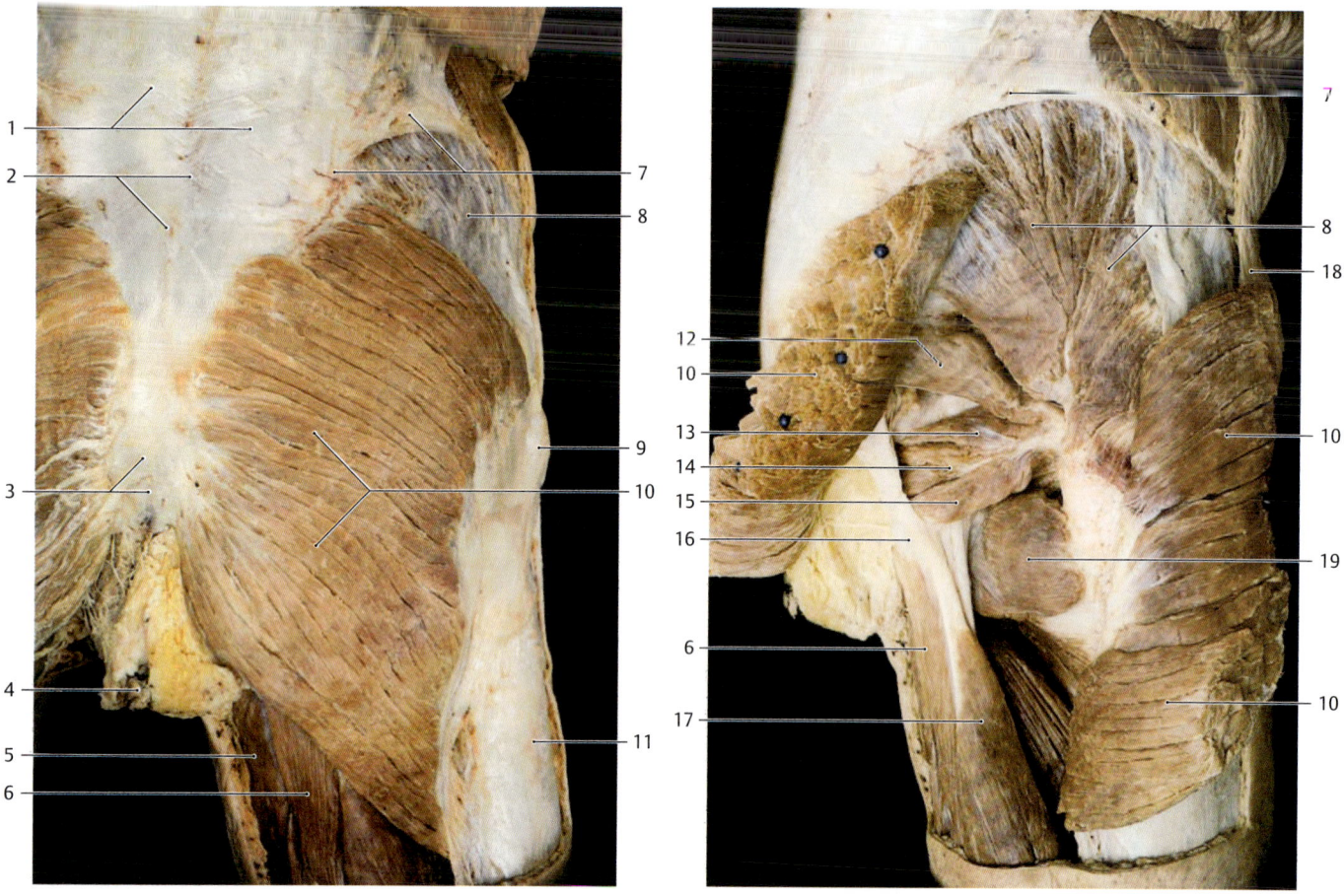

4 Membro Inferior | Músculos da Coxa: Músculos Posteriores (Músculos Glúteos)

Fig. 4.68 Músculos glúteos, camada superficial (lado direito, aspecto posterior).

Fig. 4.69 Músculos glúteos, camada mais profunda (lado direito, aspecto posterior).

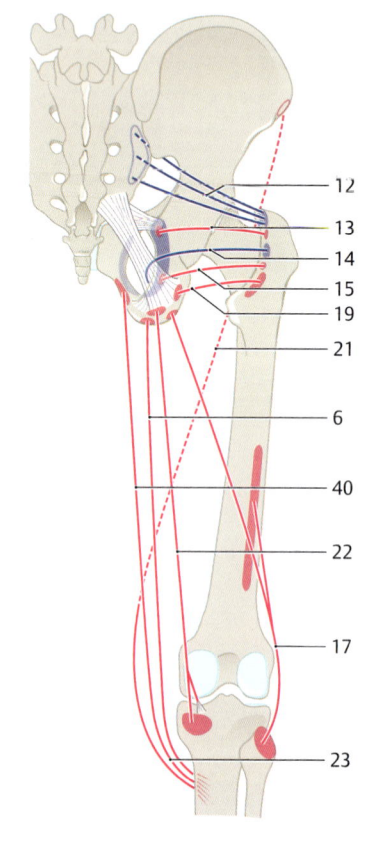

Fig. 4.70 Curso dos músculos glúteo (camada mais profunda) **e isquiocrural** (aspecto posterior). O músculo sartório é indicado pela linha pontilhada.

Fig. 4.71 Curso dos músculos glúteos (aspecto posterior).

Músculos da Coxa: Músculos Flexores | 4 Membro Inferior

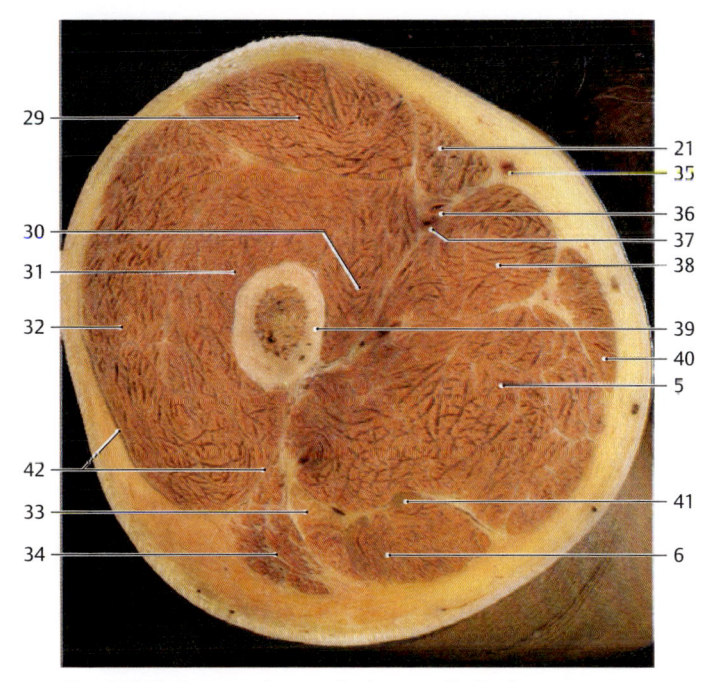

Fig. 4.73 Corte cruzado através da coxa direita (aspecto inferior). Lado anterior no topo.

1 Fáscia toracolombar
2 Processos espinhosos de vértebras lombares
3 Cóccix
4 Ânus
5 Músculo adutor magno
6 Músculo semitendíneo
7 Crista ilíaca
8 Músculo glúteo médio
9 Trocanter maior
10 Músculo glúteo máximo
11 Trato iliotibial
12 Músculo piriforme
13 Músculo gêmeo superior
14 Músculo obturador interno
15 Músculo gêmeo inferior
16 Tuberosidade isquiática
17 Músculo bíceps femoral
18 Músculo tensor da fáscia lata
19 Músculo quadrado do fêmur
20 Músculo glúteo mínimo
21 Músculo sartório
22 Músculo semimembranáceo
23 Tendão do músculo grácil
24 Nervo tibial
25 Cabeça medial do músculo gastrocnêmio
26 Nervo fibular comum
27 Tendão do músculo bíceps femoral
28 Cabeça lateral do músculo gastrocnêmio
29 Músculo reto femoral
30 Músculo vasto medial
31 Músculo vasto intermédio
32 Músculo vasto lateral
33 Nervo ciático
34 Músculo glúteo máximo (inserção)
35 Veia safena magna
36 Artéria femoral
37 Veia femoral
38 Músculo adutor longo
39 Fêmur
40 Músculo grácil
41 Septo entre músculos semitendíneo e semimembranáceo
42 Septo intermuscular lateral

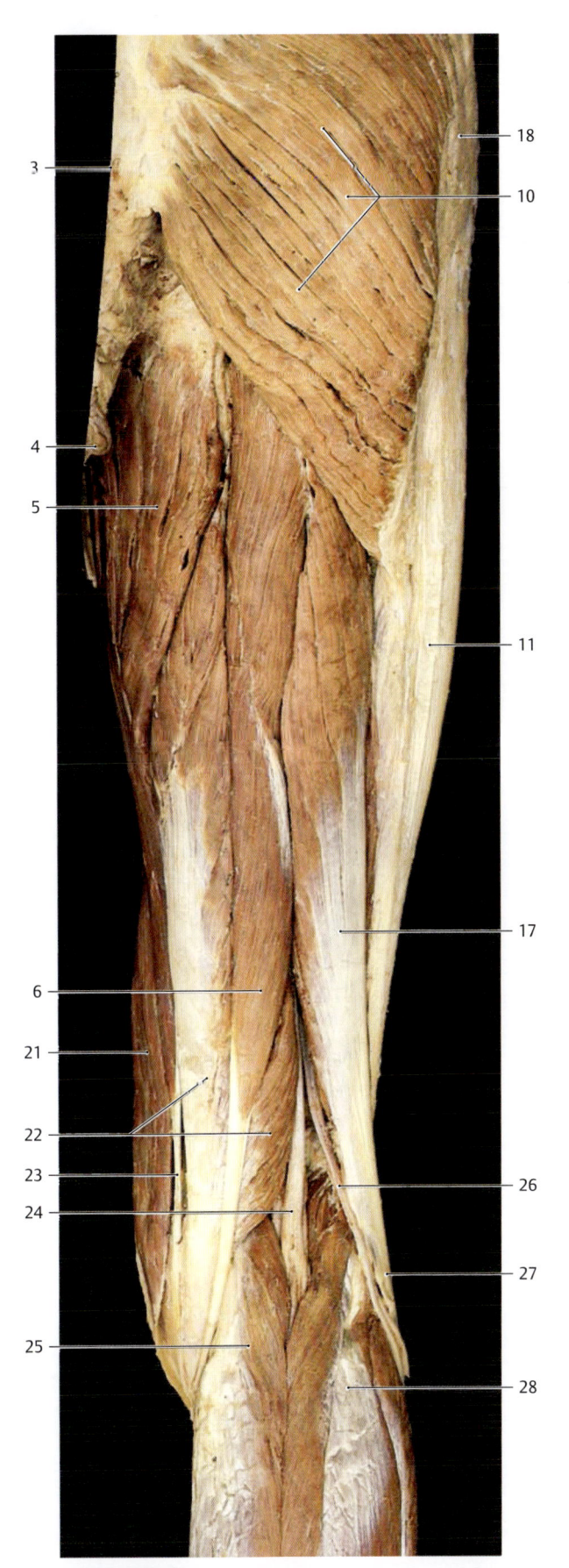

Fig. 4.72 Músculos flexores da coxa, camada superficial (lado direito, aspecto posterior).

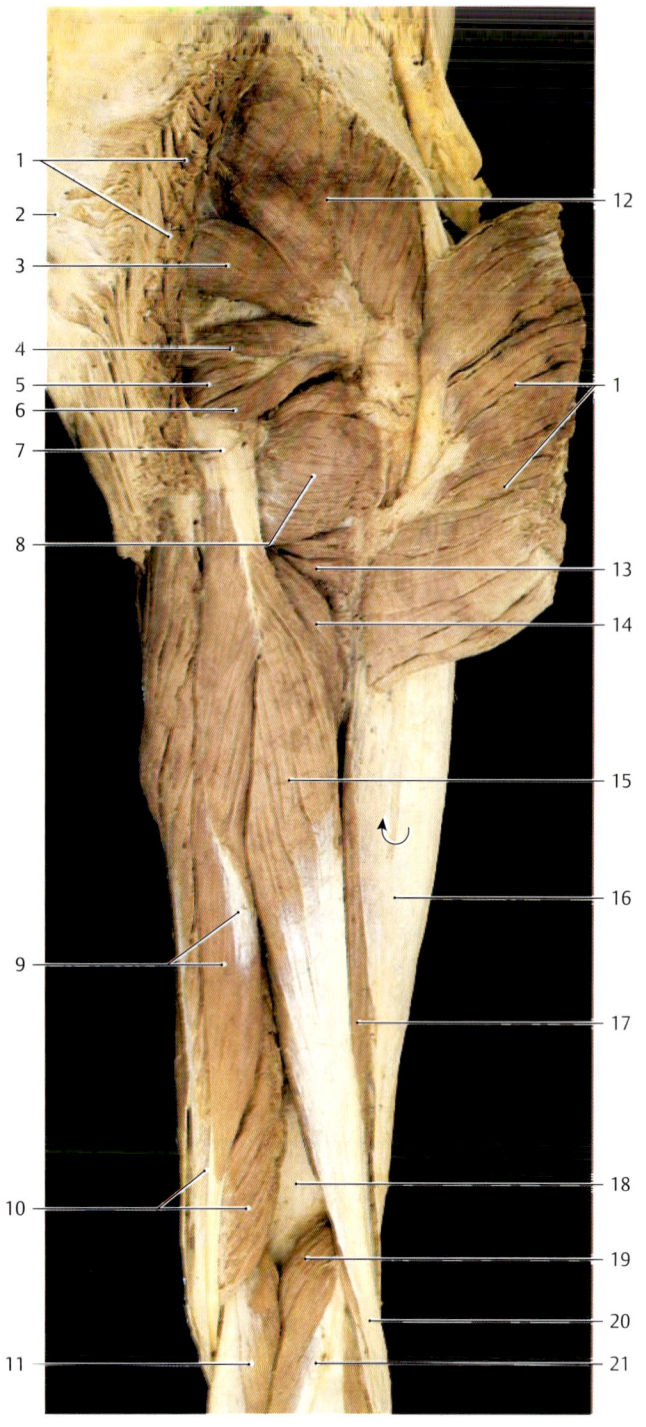

4 Membro Inferior | Músculos da Coxa: Músculos Flexores

Fig. 4.74 Músculos flexores da coxa (lado direito, aspecto posterior). O músculo glúteo máximo foi cortado e refletido. Seta = entrada para o septo muscular.

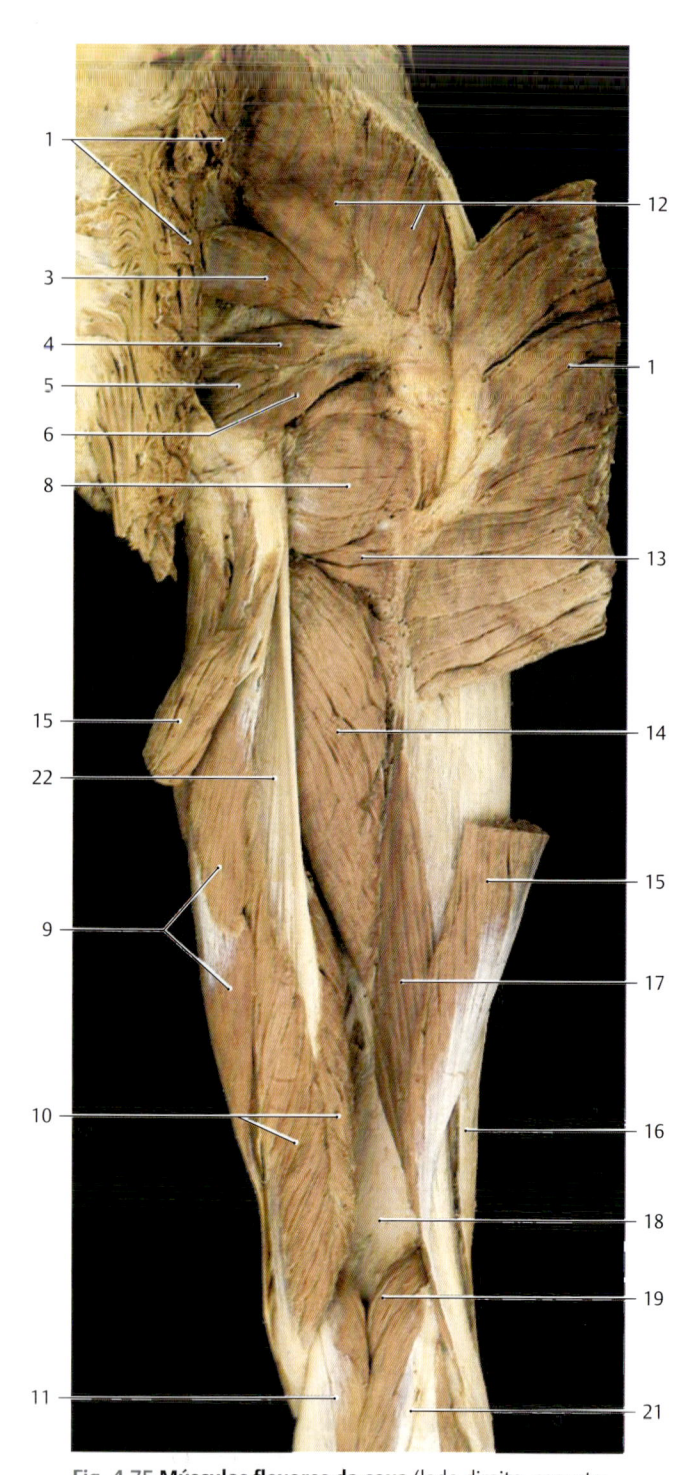

Fig. 4.75 Músculos flexores da coxa (lado direito, aspecto posterior). O músculo glúteo máximo e a cabeça longa do músculo bíceps femoral foram divididos e deslocados.

1. Músculo glúteo máximo (dividido)
2. Posição do cóccix
3. Músculo piriforme
4. Músculo gêmeo superior
5. Músculo obturador interno
6. Músculo gêmeo inferior
7. Tuberosidade isquiática
8. Músculo quadrado do fêmur
9. Músculo semitendíneo com tendão intermediário
10. Músculo semimembranáceo
11. Cabeça medial do músculo gastrocnêmio
12. Músculo glúteo médio
13. Músculo adutor mínimo
14. Músculo adutor magno
15. Cabeça longa do músculo bíceps femoral
16. Trato iliotibial
17. Cabeça curta do músculo bíceps femoral
18. Superfície poplítea do fêmur
19. Músculo plantar
20. Tendão do músculo bíceps femoral
21. Cabeça lateral do músculo gastrocnêmio
22. Tendão do músculo semimembranáceo

Músculos da Perna: Músculos Flexores | 4 Membro Inferior

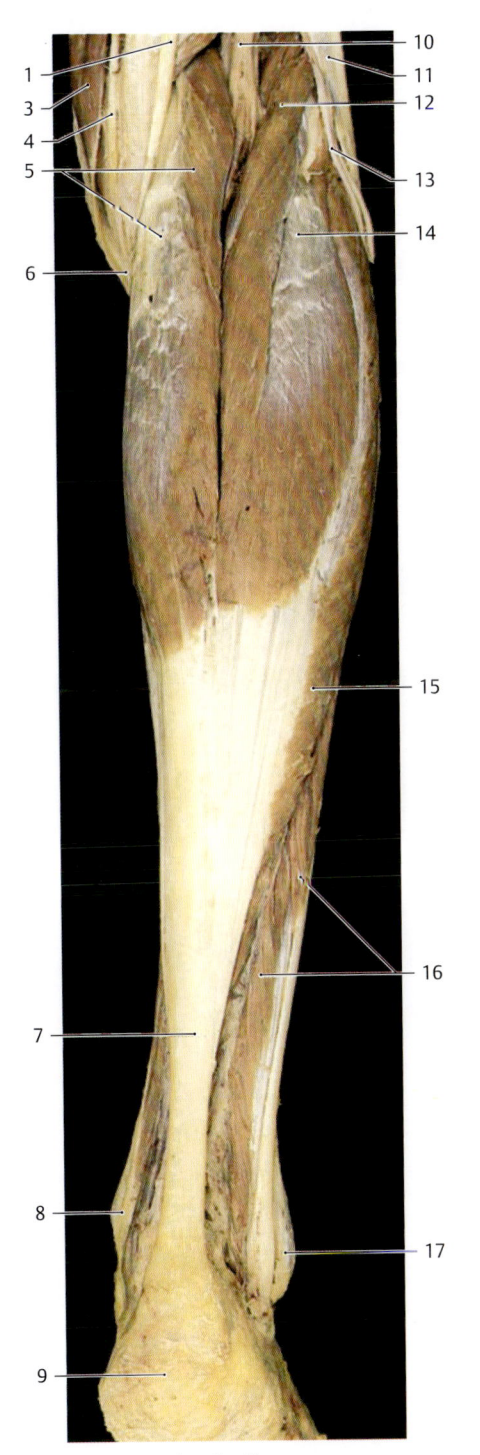

Fig. 4.76 Músculos flexores da perna (lado direito, aspecto posterior).

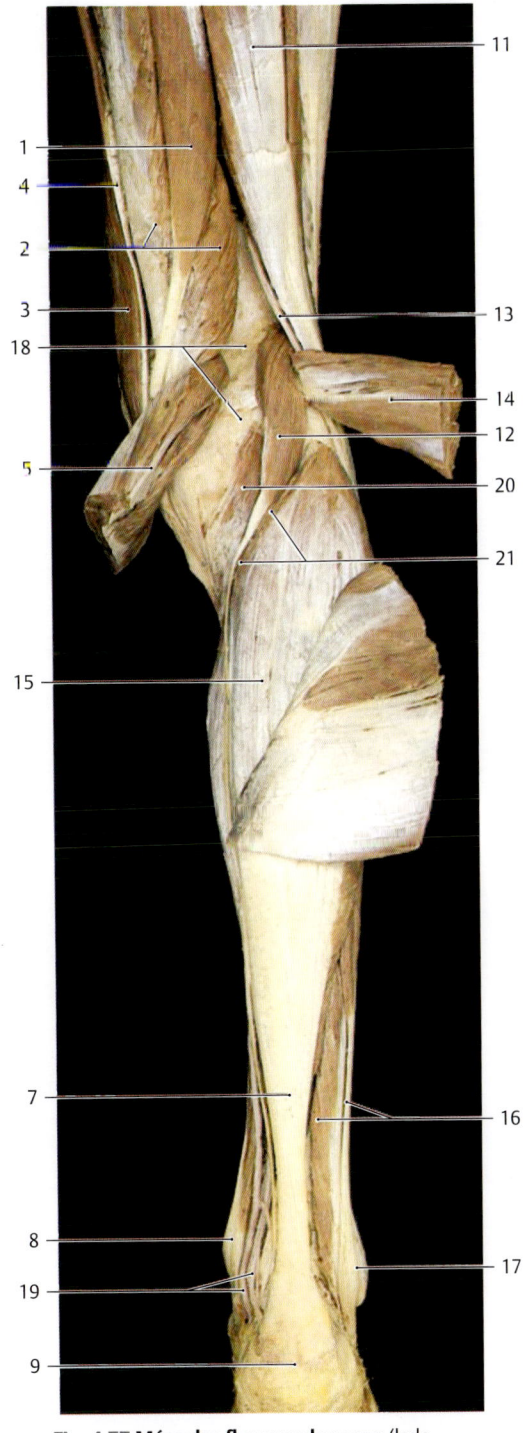

Fig. 4.77 Músculos flexores da perna (lado direito, aspecto posterior). Ambas as cabeças do músculo gastrocnêmio foram cortadas e refletidas.

Fig. 4.78 Curso dos músculos flexores da perna (aspecto posterior).

1 Músculo semitendíneo
2 Músculo semimembranáceo
3 Músculo sartório
4 Tendão do músculo grácil
5 Cabeça medial do músculo gastrocnêmio
6 Tendão comum dos músculos: grácil, sartório e semitendíneo (*pes anserinus*)
7 Tendão do calcâneo ou de Aquiles
8 Maléolo medial
9 Tuberosidade do calcâneo
10 Nervo tibial
11 Músculo bíceps femoral
12 Músculo plantar
13 Nervo fibular comum
14 Cabeça lateral do músculo gastrocnêmio
15 Músculo sóleo
16 Músculos fibulares longo e curto
17 Maléolo lateral
18 Fossa poplítea
19 Nervo tibial e artéria tibial posterior
20 Músculo poplíteo
21 Arco tendíneo do músculo sóleo
22 Fêmur
23 Fíbula
24 Tíbia

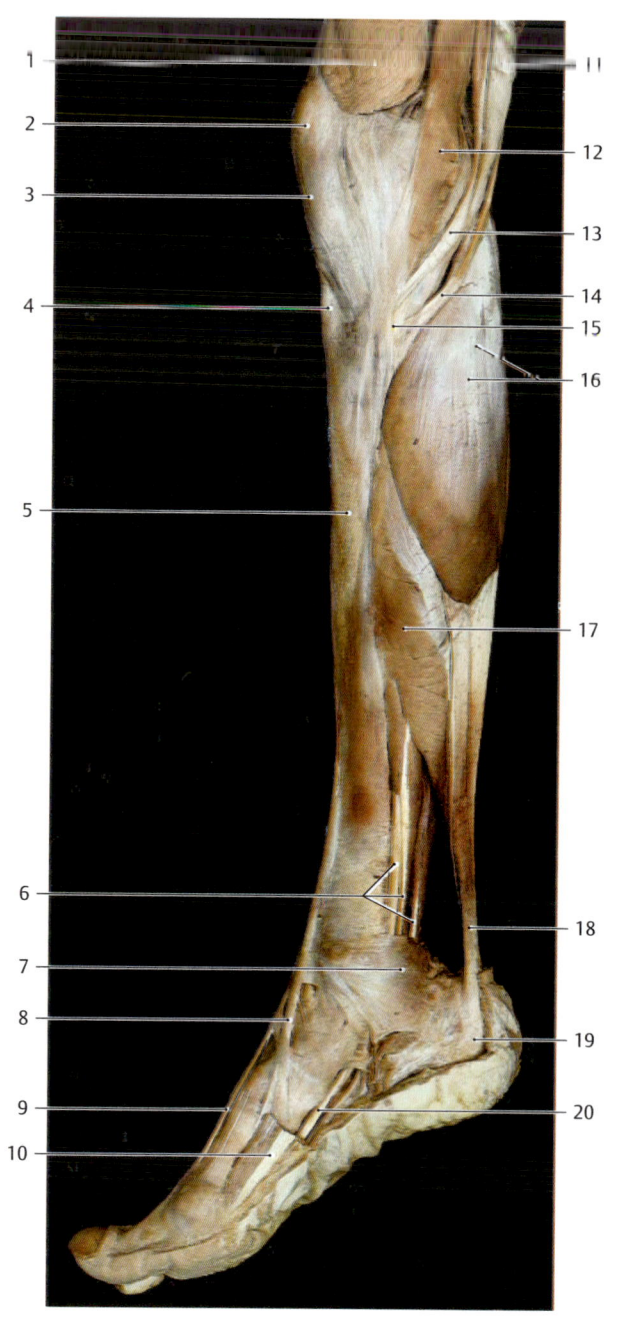

4 Membro Inferior | Músculos da Perna e do Pé: Aspectos Medial e Posterior

Fig. 4.79 Músculos da perna e do pé (lado direito, aspecto medial).

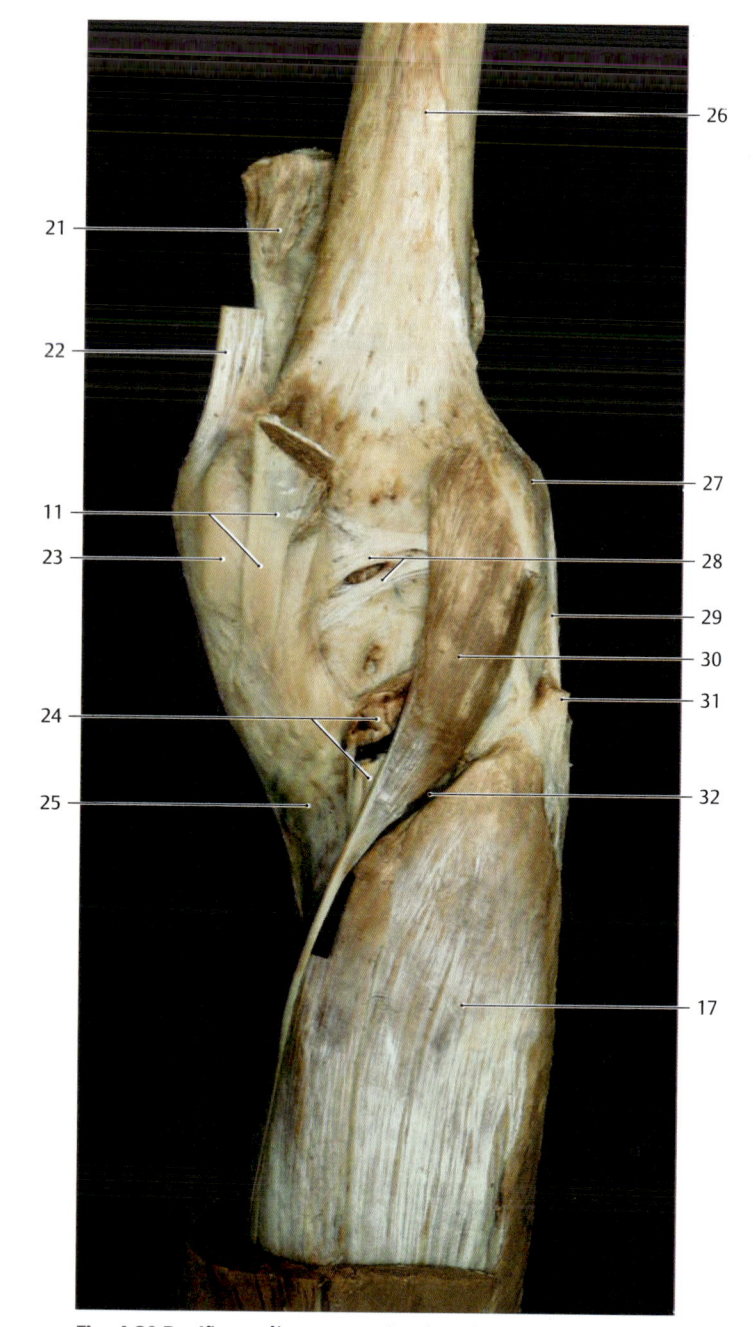

Fig. 4.80 Região poplítea com músculos plantar e sóleo (lado direito, aspecto posterior). Observar a inserção do tendão do músculo semimembranáceo.

1. Músculo vasto medial
2. Patela
3. Ligamento patelar
4. Tuberosidade tibial
5. Tíbia
6. Tendões dos músculos flexores profundos (do anterior para o posterior: [1] músculo tibial posterior; [2] músculo flexor longo dos dedos; [3] músculo flexor longo do hálux)
7. Retináculo dos músculos flexores
8. Tendão do músculo tibial anterior
9. Tendão do músculo extensor longo do hálux
10. Músculo abdutor do hálux
11. Tendão do músculo semimembranáceo
12. Músculo sartório
13. Tendão do músculo grácil
14. Tendão do músculo semitendíneo
15. Tendão comum dos músculos grácil, semitendíneo e sartório (pes anserinus)
16. Cabeça medial do músculo gastrocnêmio
17. Músculo sóleo
18. Tendão do calcâneo ou de Aquiles
19. Músculo calcâneo
20. Tendão do músculo flexor longo do hálux
21. Músculo quadríceps do fêmur (dividido)
22. Tendão do músculo adutor magno (dividido)
23. Côndilo medial do fêmur
24. Artéria e veia poplíteas e nervo tibial
25. Tíbia
26. Fêmur
27. Epicôndilo lateral do fêmur
28. Ligamento poplíteo oblíquo
29. Ligamento colateral lateral (fibular)
30. Músculo plantar
31. Tendão do músculo bíceps femoral (divididos)
32. Arco tendíneo do músculo sóleo

Músculos da Perna e do Pé: Aspecto Lateral | 4 Membro Inferior

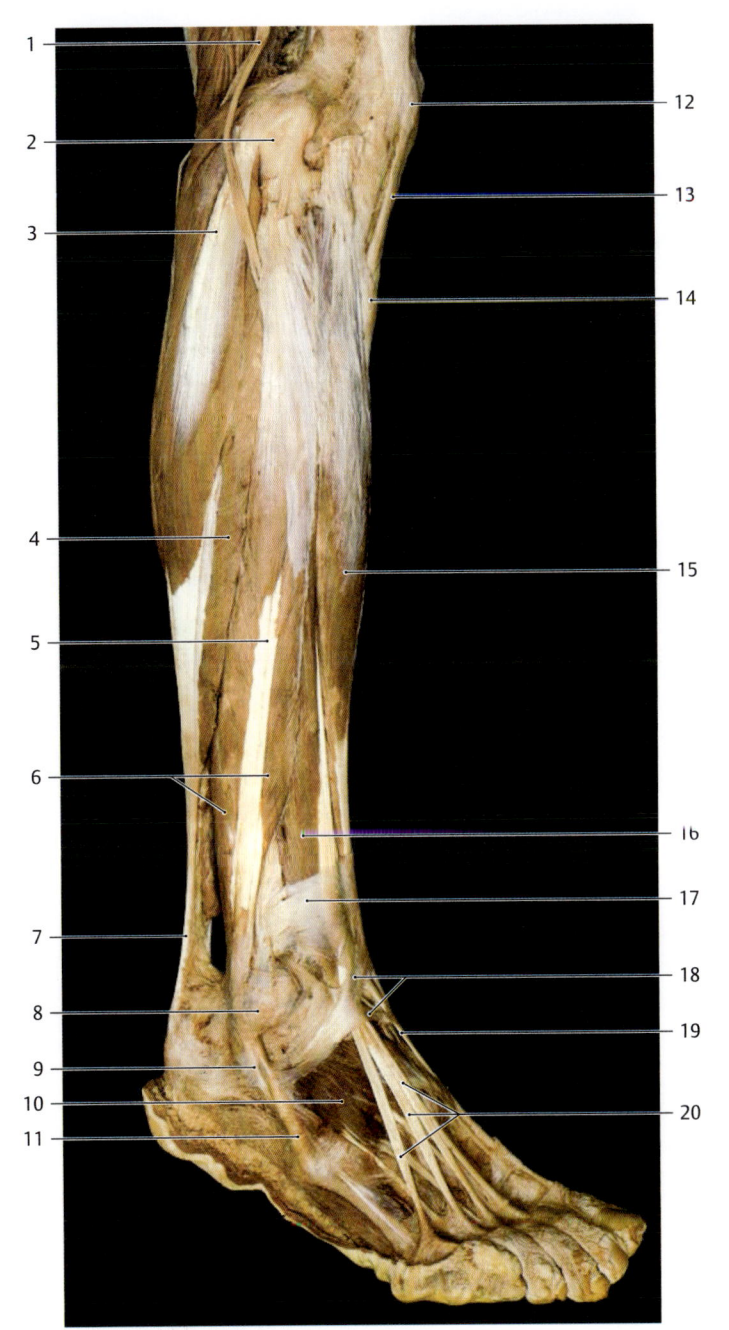

Fig. 4.81 Músculos da perna e do pé (lado direito, aspecto lateral).

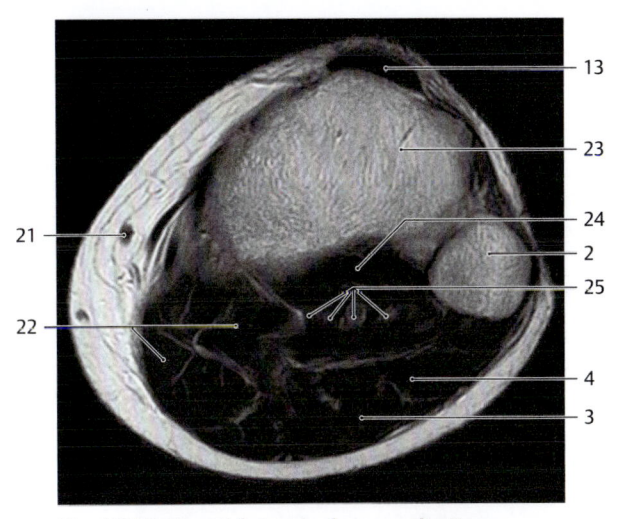

Fig. 4.82 Corte axial através da perna direita distal à articulação do joelho (varredura de IRM: ver correspondência na Figura. 4.83). (Heuck A *et al.* MRT-Atlas des muskuloskelettalen Systems, Stuttgart, Germany: Schattauer, 2009.)

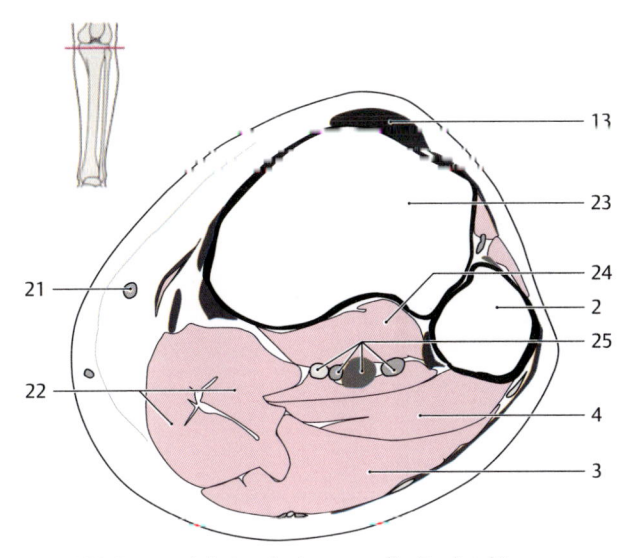

Fig. 4.83 Corte axial através da perna direita distal à articulação do joelho (esquema da Figura 4.82 acima). (Heuck A *et al.* MRT-Atlas des muskuloskelettalen Systems, Stuttgart, Germany: Schattauer, 2009.)

1. Nervo fibular comum
2. Cabeça da fíbula
3. Cabeça lateral do músculo gastrocnêmio
4. Músculo sóleo
5. Músculo fibular longo
6. Músculo fibular curto
7. Tendão do calcâneo ou de Aquiles
8. Músculo do maléolo lateral
9. Tendão do músculo fibular longo
10. Músculo extensor curto dos dedos
11. Tendão do músculo fibular curto
12. Patela
13. Ligamento patelar
14. Tuberosidade da tíbia
15. Músculo tibial anterior
16. Músculo extensor longo dos dedos
17. Retináculo superior dos músculos extensores
18. Retináculo inferior dos músculos extensores
19. Tendão do músculo extensor longo do hálux
20. Tendões do músculo extensor longo dos dedos
21. Veia safena magna
22. Cabeça medial do músculo gastrocnêmio
23. Tíbia
24. Músculo poplíteo
25. Nervo tibial, artéria poplítea a veias

4 Membro Inferior | Músculos da Perna e do Pé: Músculos Flexores Profundos

1 Côndilo medial do fêmur
2 Músculo poplíteo
3 Músculo flexor longo dos dedos
4 Cruzamento de tendões na perna
5 Tendão do músculo tibial posterior
6 Tendão do músculo flexor longo dos dedos
7 Maléolo medial
8 Côndilo lateral do fêmur
9 Cabeça da fíbula
10 Músculo tibial posterior
11 Músculo flexor longo do hálux
12 Músculo fibular longo
13 Músculo fibular curto
14 Tendão do músculo flexor longo do hálux
15 Tendão do calcâneo ou de Aquiles (dividido)
16 Maléolo lateral

A = Cruzamento de tendões na perna
B = Cruzamento de tendões na sola do pé

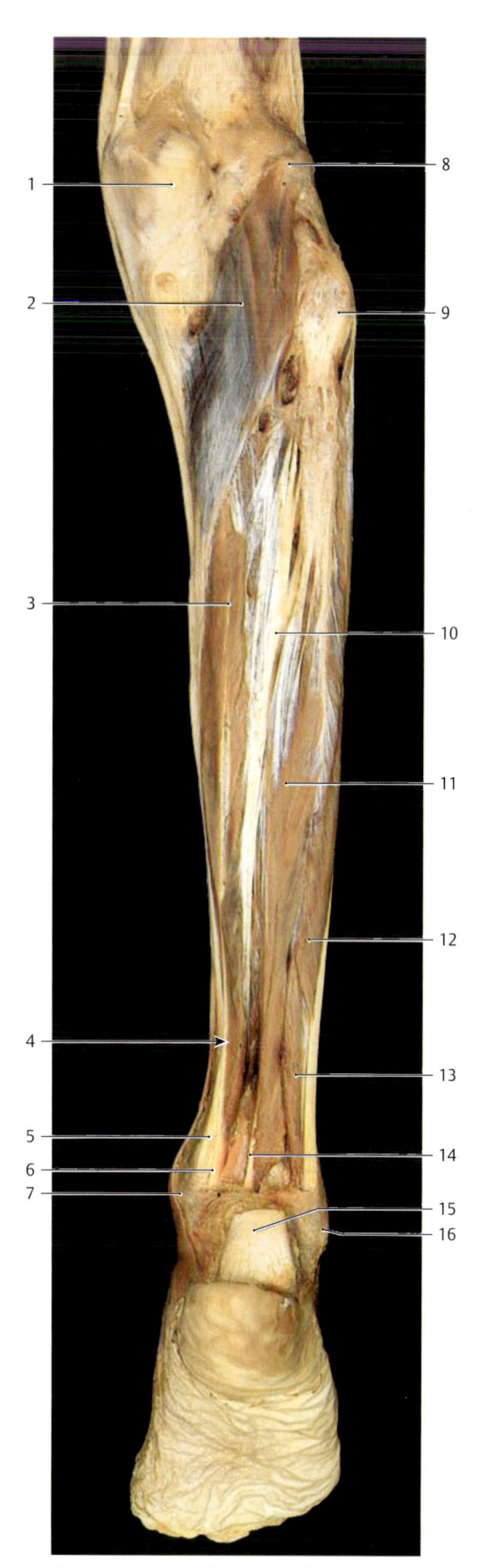

Fig. 4.84 Músculos flexores profundos da perna e do pé (lado direito, aspecto posterior).

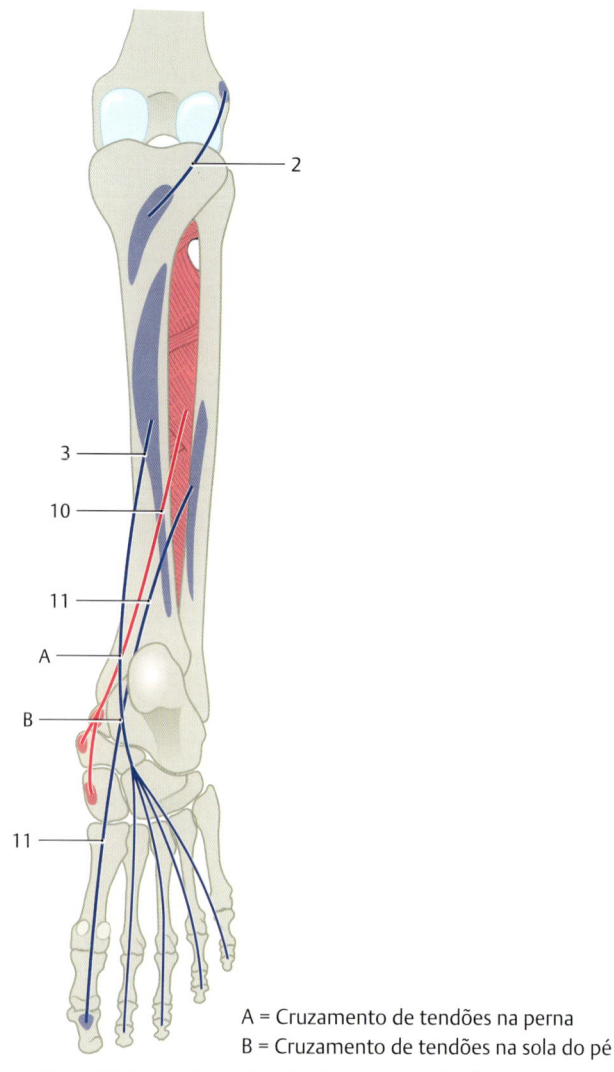

Fig. 4.85 Curso dos músculos flexores profundos da perna (aspecto posterior).

Músculos da Perna e do Pé: Músculos Flexores Profundos | 4 Membro Inferior

1. Côndilo medial do fêmur
2. Tíbia
3. Músculo flexor longo dos dedos
4. Cruzamento de tendões na perna
5. Tendão do músculo tibial posterior
6. Músculo abdutor do hálux
7. Tendão do músculo flexor longo do hálux
8. Côndilo lateral do fêmur
9. Cabeça da fíbula
10. Músculo tibial posterior
11. Tendão do músculo flexor longo dos dedos
12. Retináculo dos músculos flexores
13. Tendão do calcâneo ou de Aquiles
14. Tuberosidade do calcâneo
15. Cruzamento de tendões na sola do pé
16. Músculo quadrado plantar
17. Tendões do músculo flexor longo dos dedos
18. Tendão do músculo tibial anterior
19. Área de inserção do músculo tibial anterior
20. Músculos lumbricais
21. Músculo flexor longo do hálux
22. Músculo tibial anterior
23. Músculo extensor longo do hálux
24. Maléolo lateral da fíbula
25. Tróclea do tálus

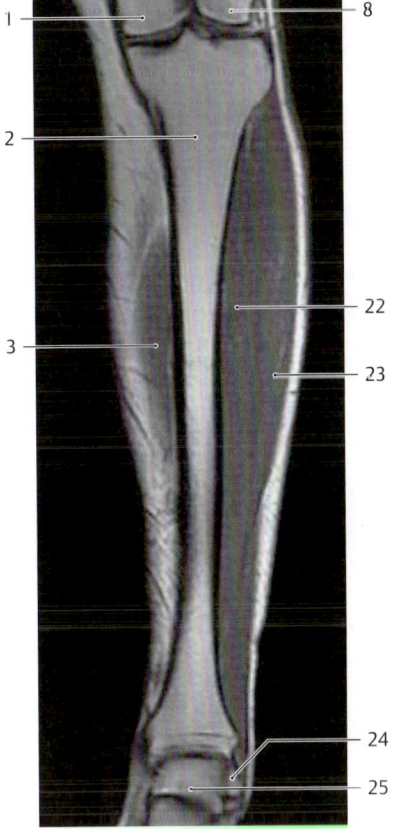

Fig. 4.87 Corte coronal através da perna (varredura de IRM). (Heuck A *et al.* MRT-Atlas des muskuloskelettalen Systems. Stuttgart, Germany: Schattauer, 2009.)

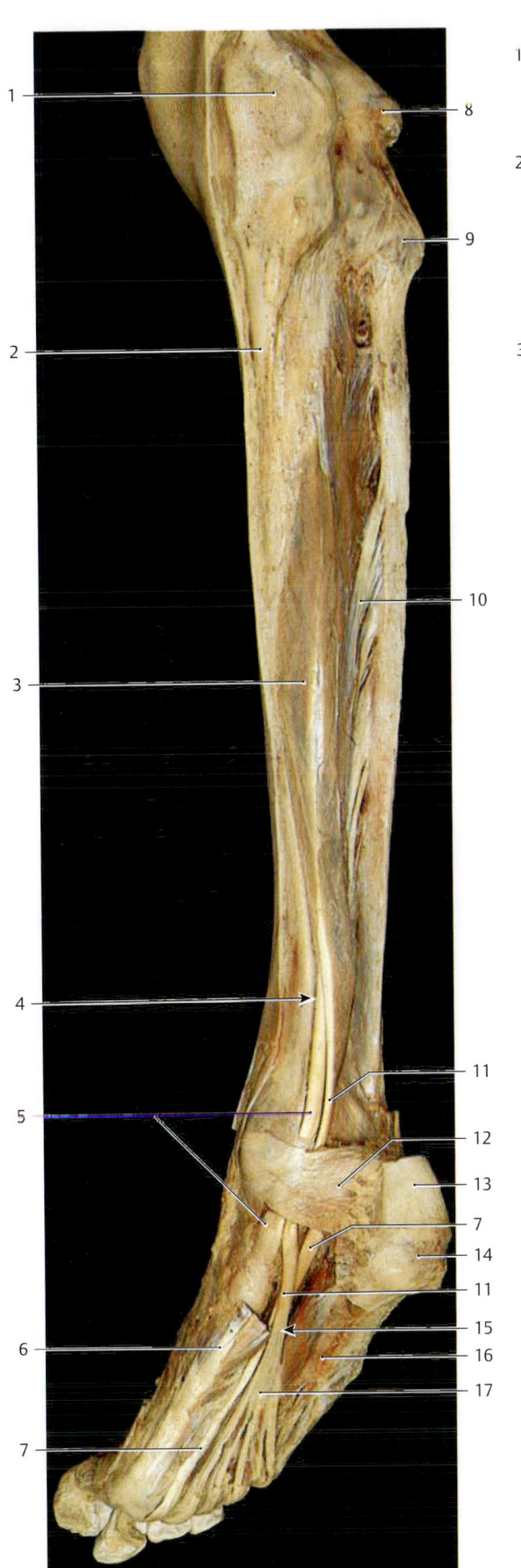

Fig. 4.86 Músculos flexores profundos da perna e do pé (lado direito, aspecto oblíquo medial posterior). Os músculos flexores curto dos dedos e longo do hálux foram removidos.

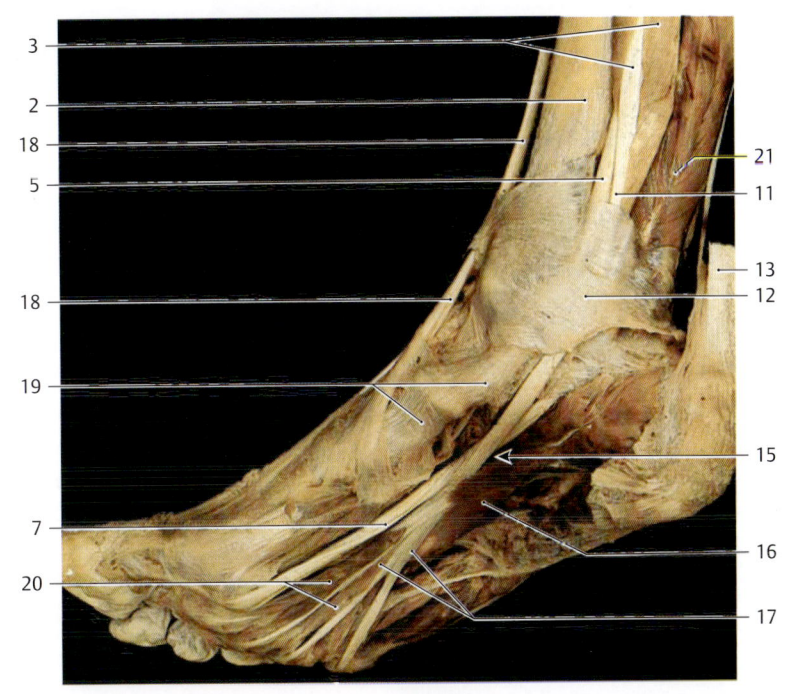

Fig. 4.88 Sola do pé direito com tendões dos músculos flexores longos (aspectos oblíquo medial e inferior).

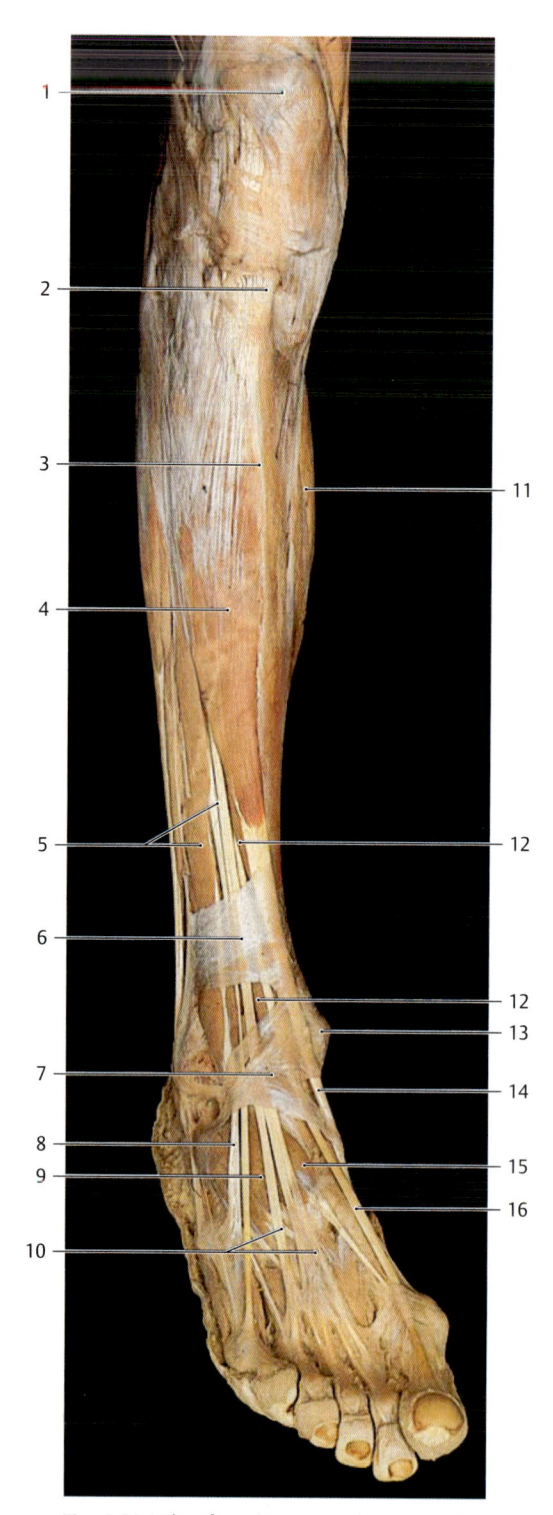

4 Membro Inferior | Músculos da Perna e do Pé: Músculos Extensores

Fig. 4.89 Músculos extensores da perna e do pé (lado direito, aspecto anterolateral oblíquo).

Fig. 4.90 Músculos extensores da perna e do pé (lado direito, aspecto anterior). Parte do músculo tibial anterior foi removida.

1. Patela
2. Ligamento patelar
3. Margem anterior da tíbia
4. Músculo tibial anterior
5. Músculo extensor longo dos dedos
6. Retináculo superior dos músculos extensores
7. Retináculo inferior dos músculos extensores
8. Tendão do músculo terceiro fibular
9. Músculo extensor curto dos dedos
10. Tendões do músculo extensor longo dos dedos
11. Músculo sóleo
12. Músculo extensor longo do hálux
13. Maléolo medial
14. Tendão do músculo tibial anterior
15. Músculo extensor curto do hálux
16. Tendão do músculo extensor longo do hálux
17. Tendão comum dos músculos: grácil, semitendíneo e sartório (*pes anserinus*)
18. Tíbia

Sola do Pé: Músculos e Tendões | 4 Membro Inferior

Fig. 4.91 Curso dos músculos extensores da perna (aspecto anterior).

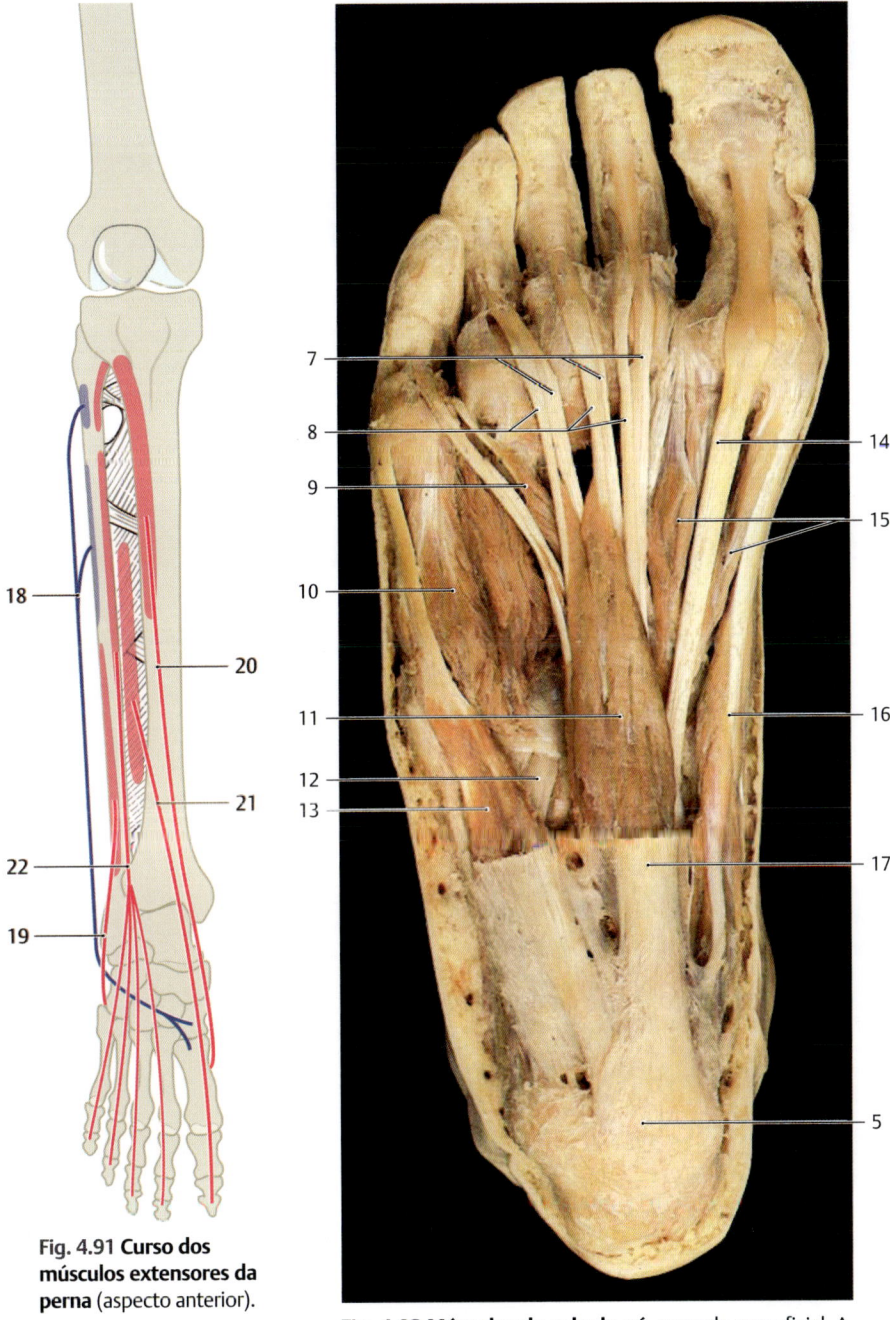

Fig. 4.92 Músculos da sola do pé, camada superficial. A aponeurose plantar e as fáscias dos músculos superficiais foram removidas.

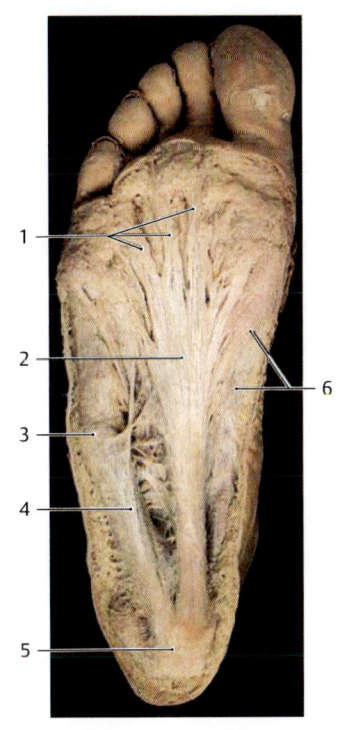

Fig. 4.93 Sola do pé com aponeurose plantar.

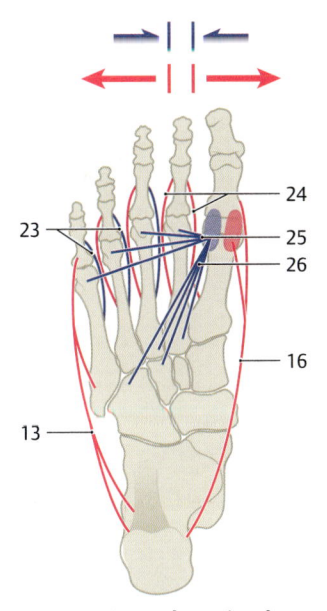

Fig. 4.94 Curso dos músculos abdutor e adutor do pé (aspecto plantar). Setas vermelhas = abdução; setas azuis = adução.

1. Faixas longitudinais de aponeurose plantar
2. Aponeurose plantar
3. Posição da tuberosidade do quinto osso metatarsal
4. Músculos do quinto dedo com fáscia
5. Tuberosidade do calcâneo
6. Músculos do hálux com fáscia
7. Tendões do músculo flexor longo dos dedos
8. Tendões do músculo flexor curto dos dedos
9. Músculo lumbrical
10. Músculo flexor curto do dedo mínimo
11. Músculo flexor curto dos dedos
12. Tendão do músculo fibular longo
13. Músculo abdutor do dedo mínimo
14. Tendão do músculo flexor longo do hálux
15. Músculo flexor curto do hálux
16. Músculo abdutor do hálux
17. Aponeurose plantar (cortada)
18. Músculo fibular longo
19. Músculo fibular curto
20. Músculo tibial anterior
21. Músculo extensor longo do hálux
22. Músculo extensor longo dos dedos
23. Músculos interósseos plantares (azul)
24. Músculos interósseos dorsais (vermelho)
25. Cabeça transversa do músculo adutor do hálux (azul)
26. Cabeça oblíqua do músculo adutor do hálux (azul)

181

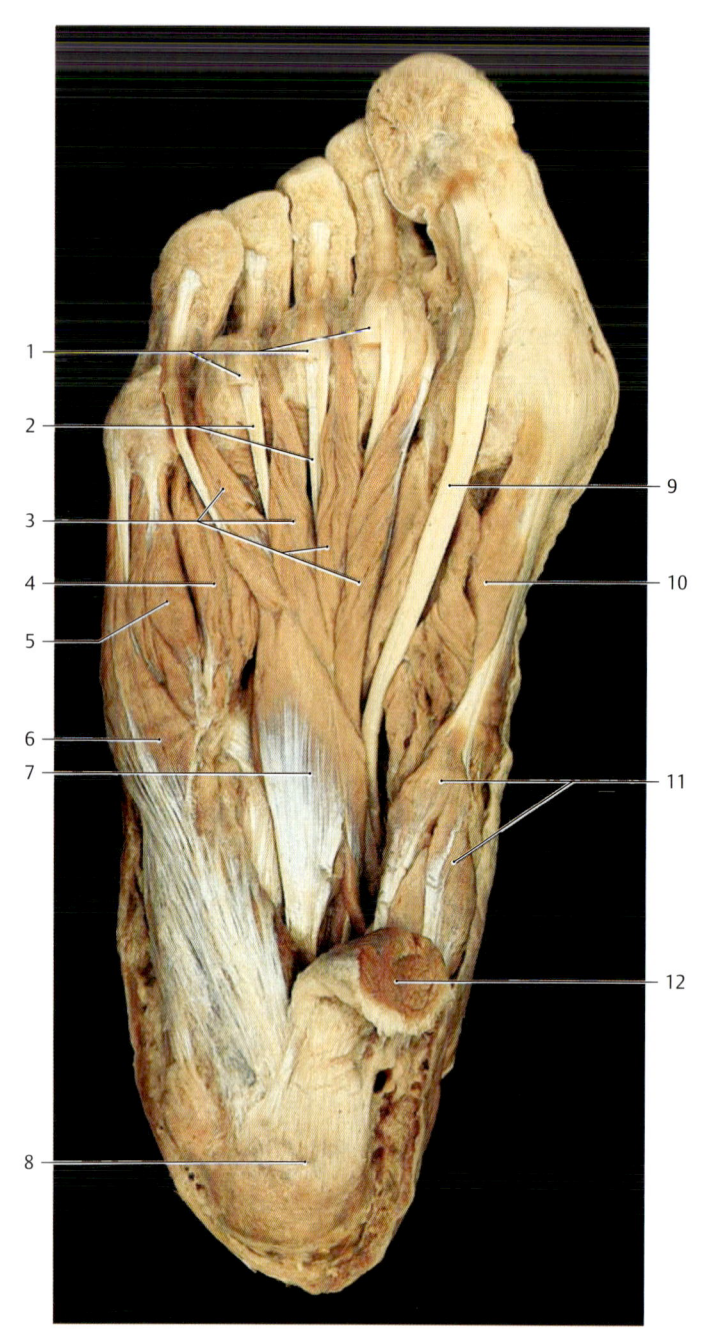

4 Membro Inferior | Músculos da Perna e do Pé: Músculos Extensores

Fig. 4.95 Músculos da sola do pé, camada média. O músculo flexor curto dos dedos foi dividido.

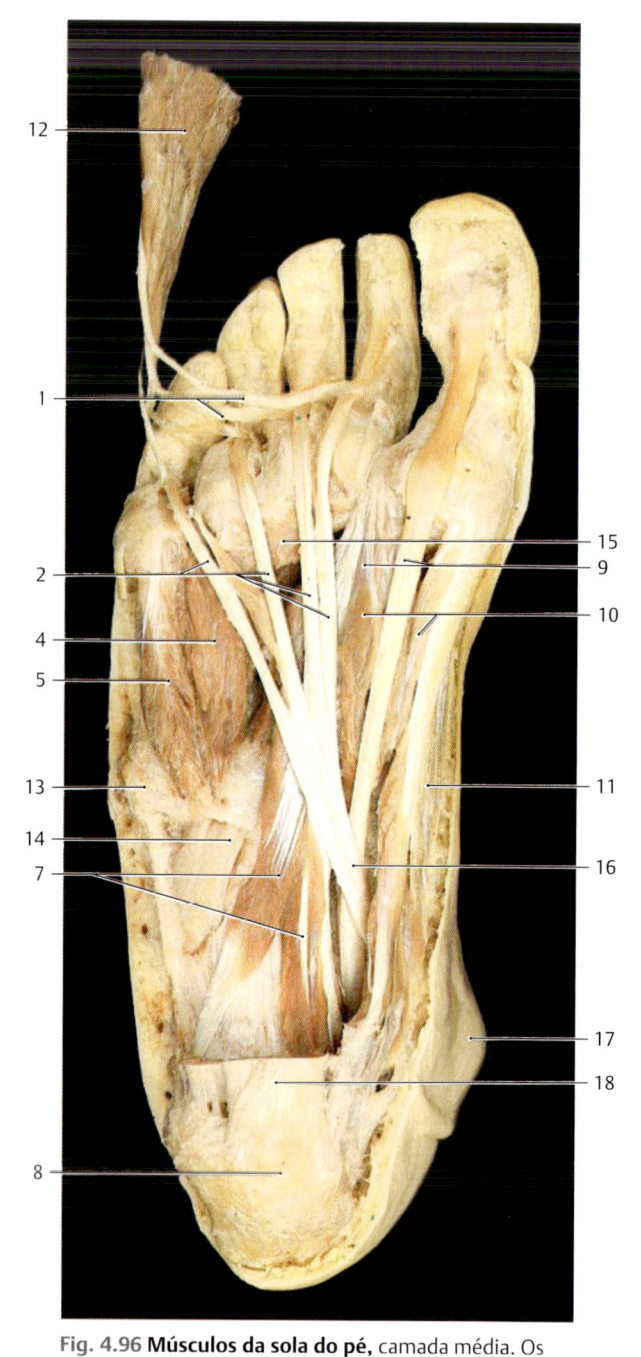

Fig. 4.96 Músculos da sola do pé, camada média. Os tendões dos músculos flexores e o cruzamento dos tendões são mostrados. O músculo flexor curto dos dedos foi dividido e refletido.

1. Tendões do músculo flexor curto dos dedos
2. Tendões do músculo flexor longo dos dedos
3. Músculos lumbricais
4. Músculos interósseos
5. Músculo flexor curto do dedo mínimo
6. Músculo abdutor do dedo mínimo
7. Músculo quadrado plantar
8. Tuberosidade do calcâneo
9. Tendão do músculo flexor longo do hálux
10. Músculo flexor curto do hálux
11. Músculo abdutor do hálux
12. Músculo flexor curto dos dedos (dividido)
13. Tuberosidade do quinto osso metatarsal
14. Tendão do músculo fibular longo
15. Cabeça transversa do músculo adutor do hálux
16. Cruzamento de tendões na sola do pé
17. Maléolo medial
18. Aponeurose plantar (dividida)

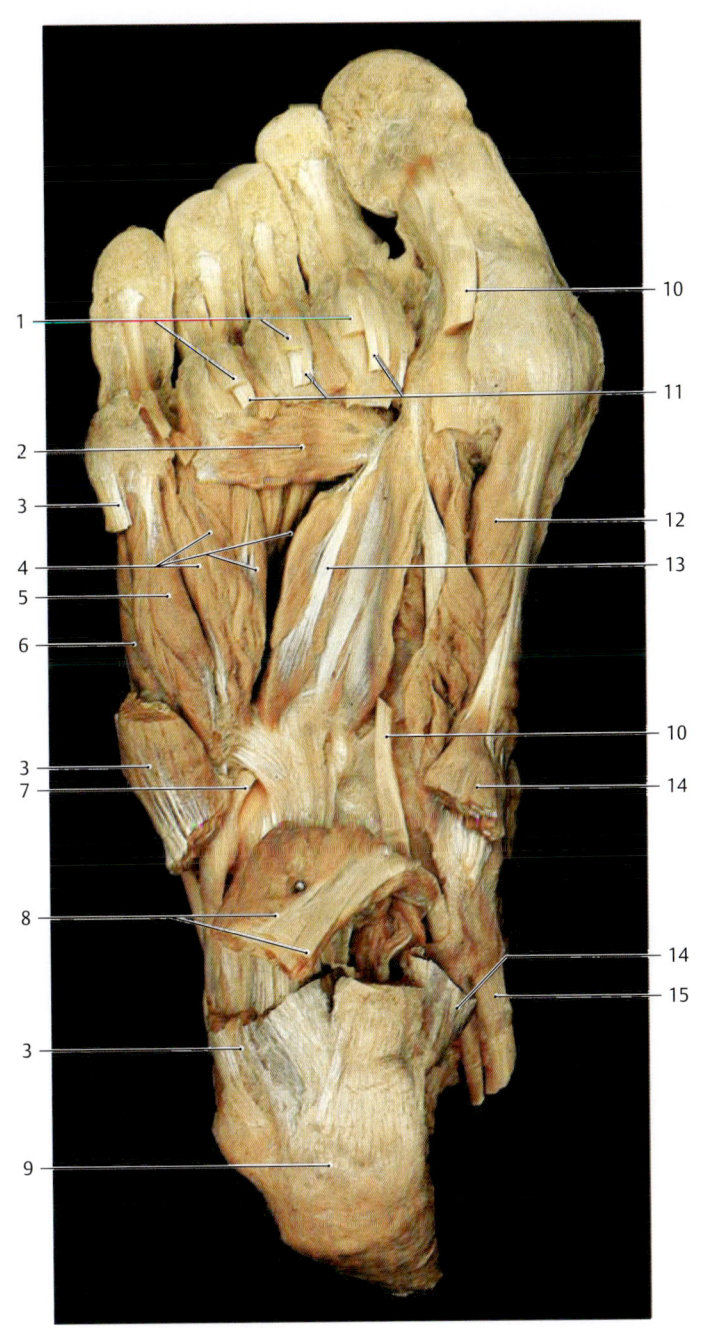

Músculos da Perna e do Pé: Músculos Extensores | 4 Membro Inferior

Fig. 4.97 Músculos da sola do pé, camada profunda. O músculo flexor curto dos dedos foi removido e os músculos quadrado plantar, abdutor do hálux e do dedo mínimo foram divididos.

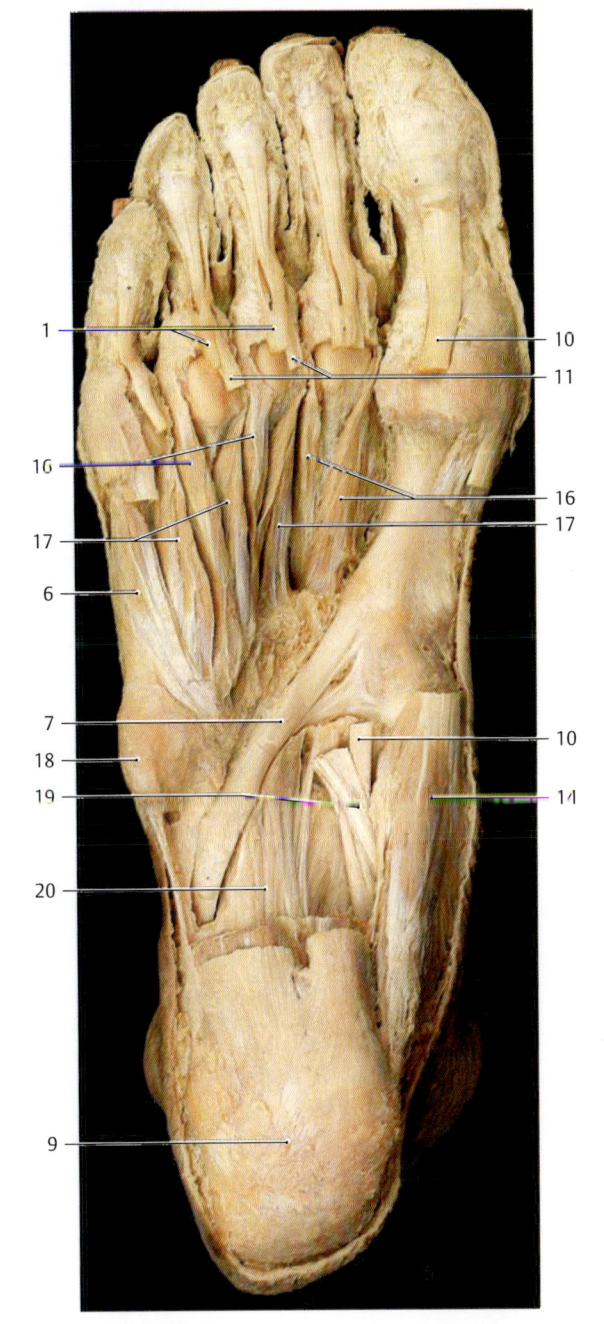

Fig. 4.98 Músculos da sola do pé, camada muito profunda. Os músculos interósseos e o canal para o tendão do músculo fibular longo são mostrados.

1. Tendões do músculo flexor curto dos dedos
2. Cabeça transversa do músculo adutor do hálux
3. Músculo abdutor do dedo mínimo
4. Músculos interósseos
5. Músculo flexor curto do dedo mínimo
6. Músculo oponente do dedo mínimo
7. Tendão do músculo fibular longo
8. Músculo quadrado plantar com tendão do músculo flexor longo dos dedos
9. Tuberosidade do calcâneo
10. Tendão do músculo flexor longo do hálux (dividido)
11. Tendões do músculo flexor longo dos dedos
12. Músculo flexor curto do hálux
13. Cabeça oblíqua do músculo adutor do hálux
14. Músculo abdutor do hálux (cortado)
15. Tendão do músculo tibial posterior
16. Músculos interósseos dorsais
17. Músculos interósseos plantares
18. Tuberosidade com quinto osso metatarsal
19. Tendão do músculo flexor longo dos dedos (cruzamento dos tendões planares)
20. Ligamento plantar longo

4 Membro Inferior | Artérias

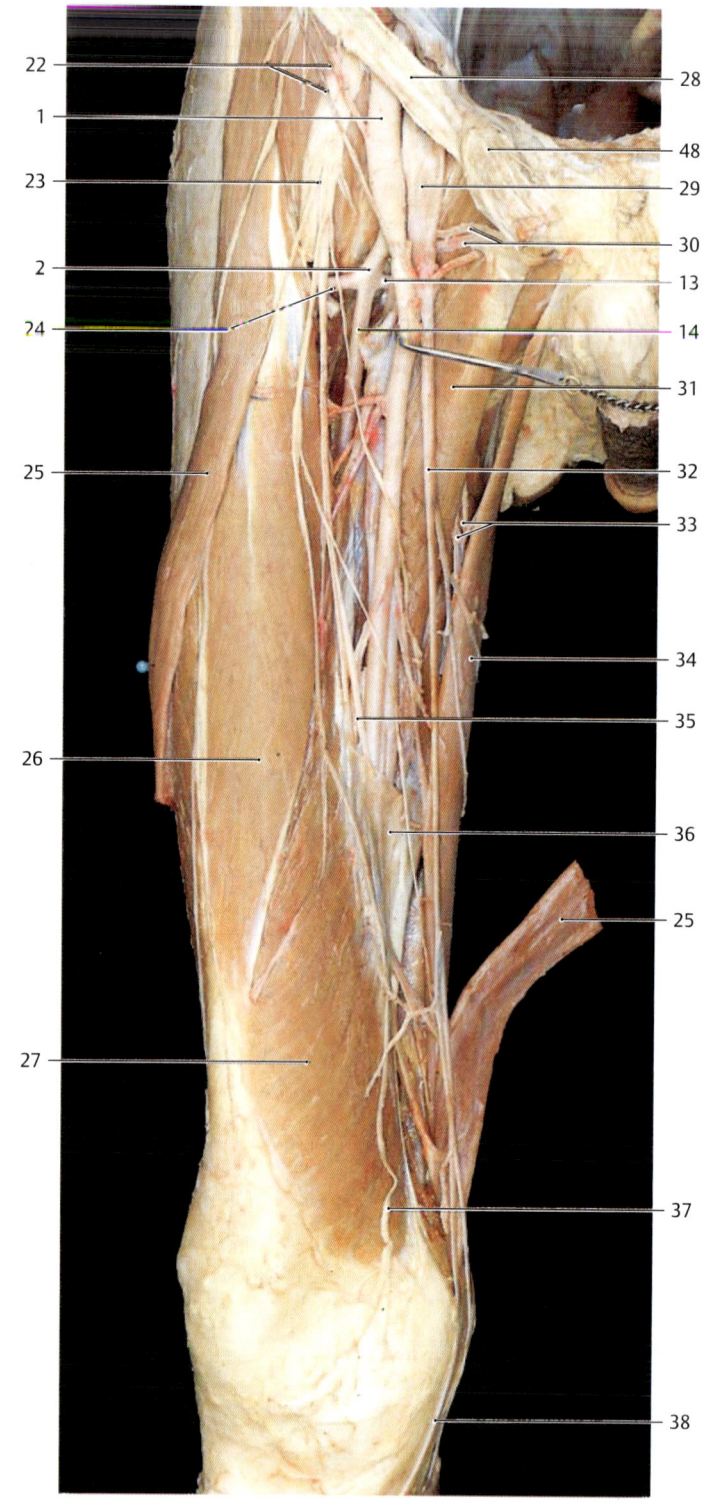

Fig. 4.99 Principais artérias e nervos da coxa (lado direito, aspecto anterior). O músculo sartório foi dividido e refletido. A veia femoral foi parcialmente removida para mostrar a artéria femoral profunda. Observar que os vasos penetram o canal adutor para atingir a fossa poplítea.

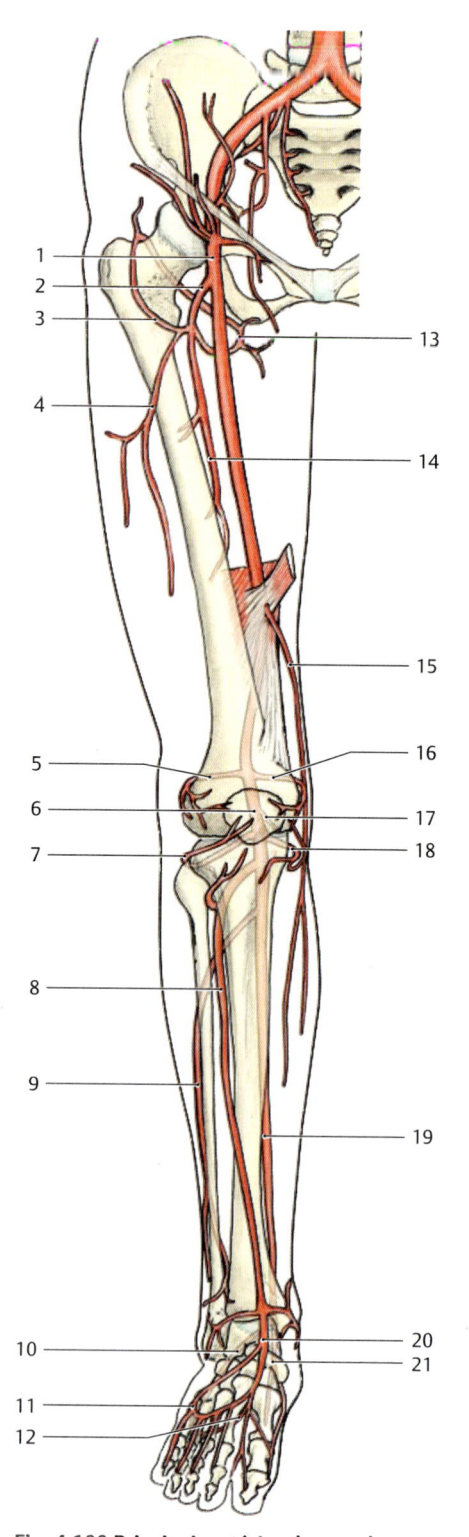

Fig. 4.100 Principais artérias do membro inferior (aspecto anterior).

184

1 Artéria femoral
2 Artéria profunda da coxa
3 Ramo ascendente de artéria circunflexa femoral lateral
4 Ramo descendente de artéria circunflexa femoral lateral
5 Artéria superior lateral do joelho
6 Artéria poplítea
7 Artéria inferior lateral do joelho
8 Artéria tibial anterior
9 Artéria fibular
10 Artéria plantar lateral
11 Artéria arqueada com artérias metatarsais dorsais
12 Arco plantar com artérias metatarsais plantares
13 Artéria circunflexa femoral medial
14 Artéria profunda da coxa com artérias perfurantes
15 Artéria descendente do joelho
16 Artéria superior medial do joelho
17 Artéria média do joelho
18 Artéria inferior medial do joelho
19 Artéria tibial posterior
20 Artéria dorsal do pé
21 Artéria plantar medial
22 Artérias circunflexas ilíacas superficial e profunda
23 Nervo femoral
24 Artéria circunflexa femoral lateral
25 Músculo sartório (cortado e refletido)
26 Músculo reto femoral
27 Músculo vasto medial
28 Ligamento inguinal
29 Veia femoral
30 Artéria e veia pudendas externas
31 Músculo adutor longo
32 Veia safena magna
33 Artéria e nervo do obturador
34 Músculo grácil
35 Nervo safeno
36 Membrana vastoadutora
37 Ramo cutâneo anterior de nervo femoral
38 Ramo infrapatelar de nervo safeno
39 Veia poplítea
40 Nervo tibial
41 Cabeça medial do músculo gastrocnêmio
42 Músculo bíceps femoral
43 Nervo fibular comum
44 Cabeça lateral do músculo gastrocnêmio
45 Músculo plantar
46 Músculo sóleo
47 Músculo flexor longo do hálux
48 Cordão espermático

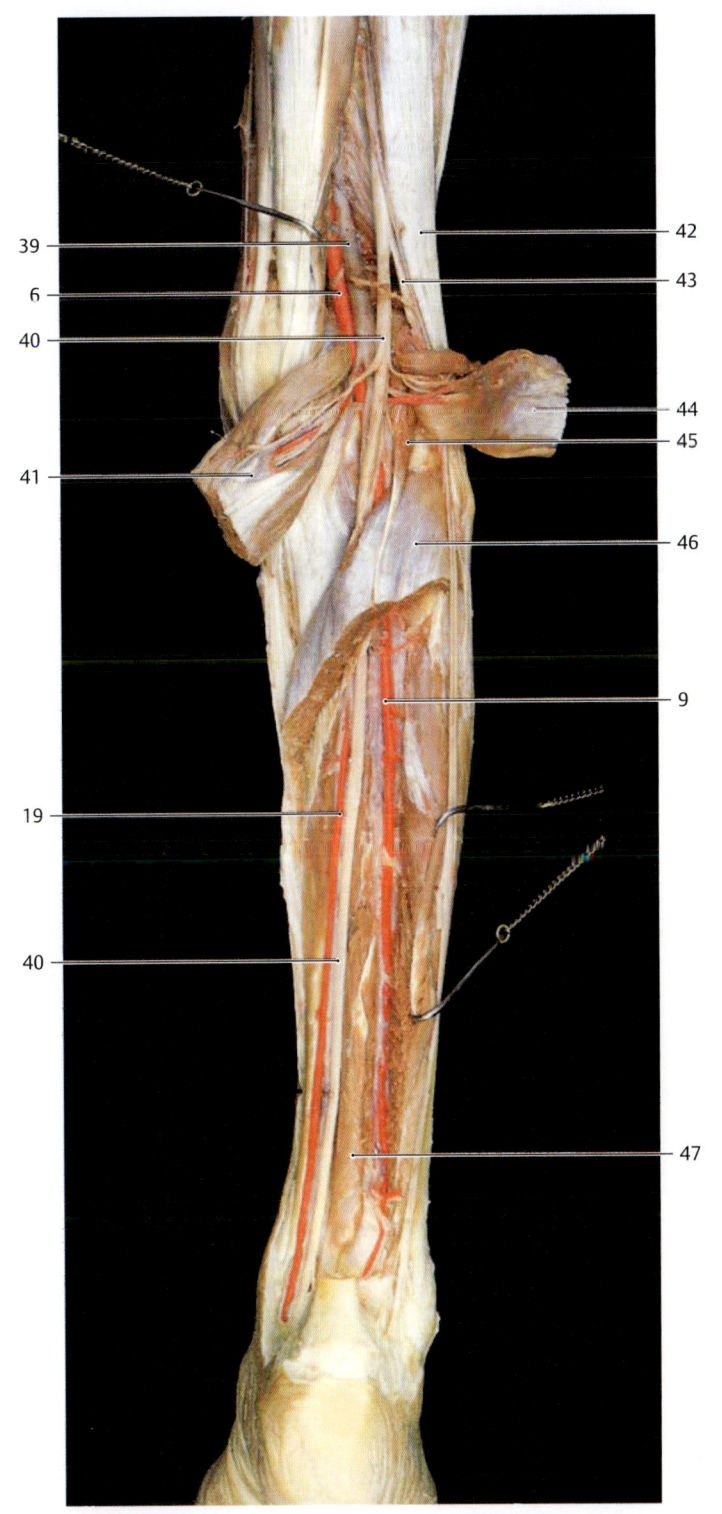

Fig. 4.101 **Artérias da perna** (lado direito, aspecto posterior).

4 Membro Inferior | Veias

1. Veia epigástrica superficial
2. Veia circunflexa ilíaca superficial
3. Veia femoral
4. Veia safena parva
5. Veia ilíaca externa
6. Veia pudenda externa
7. Veia safena magna
8. Arco venoso dorsal do pé
9. Abertura da safena com veia femoral
10. Patela
11. Pênis
12. Anastomoses entre veias safenas magna e parva
13. Maléolo medial
14. Nervo safeno
15. Artéria e veias tibiais posteriores
16. Nervo tibial
17. Nervo cutâneo dorsal medial
18. Veia tibial posterior
19. Fossa poplítea
20. Veias perfurantes
21. Maléolo lateral
22. Camada superficial da fáscia crural
23. Veias perfurantes I-III (de Cockett)
24. Tíbia
25. Veias digitais dorsais do pé
26. Arco venoso dorsal do pé
27. Veias metatarsais dorsais
28. Artéria e veia tibiais anteriores
29. Fíbula
30. Artéria e veia fibulares
31. Camada profunda da fáscia crural

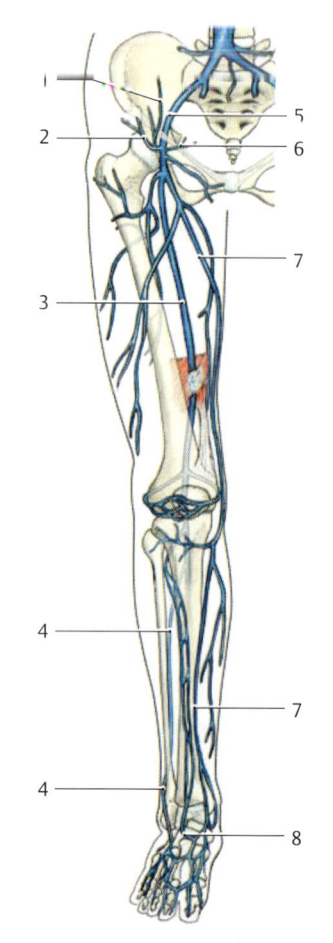

Fig. 4.103 Principais veias do membro inferior (aspecto anterior).

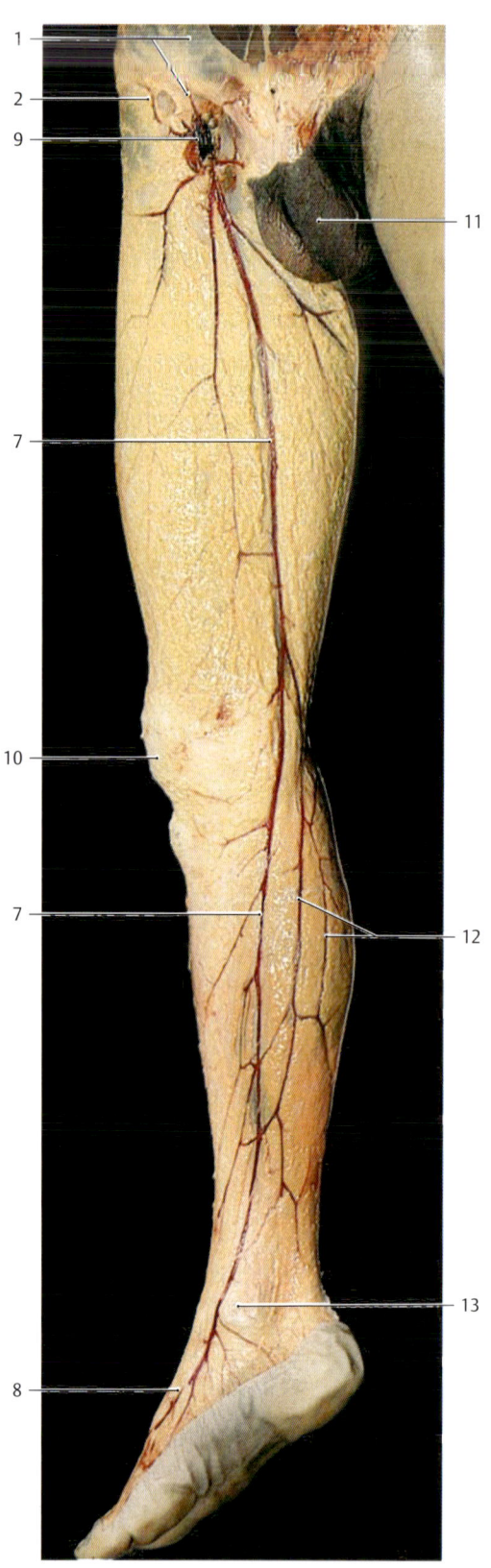

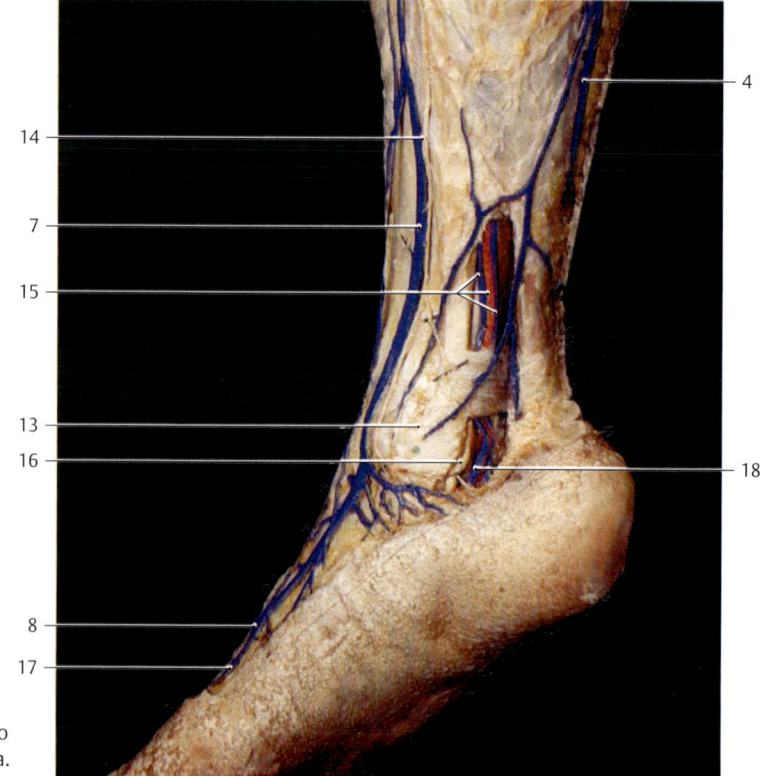

Fig. 4.102 Veias superficiais do membro inferior (lado direito, aspecto médio-anterior). As veias foram injetadas com solução vermelha.

Fig. 4.104 Região maleolar medial do pé direito. Dissecção do nervo tibial, dos vasos tibiais posteriores e da veia safena magna. As veias foram injetadas com resina azul.

Veias | 4 Membro Inferior

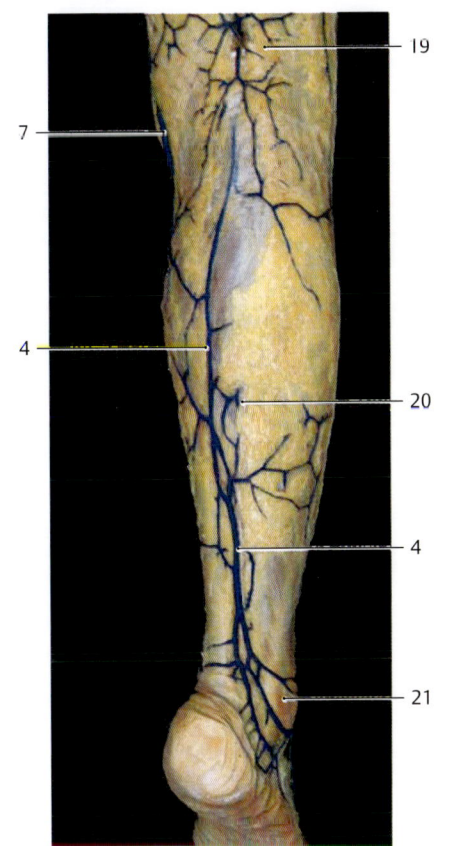

Fig. 4.105 **Veias superficiais da perna** (lado direito, aspecto posterior). As veias foram injetadas com resina azul.

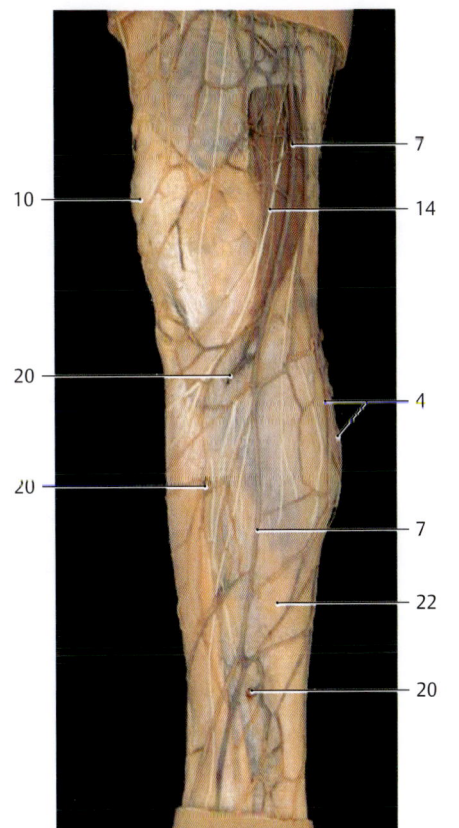

Fig. 4.106 **Veias superficiais da perna** (lado esquerdo, aspecto medial). As veias perfurantes de Cockett foram dissecadas.

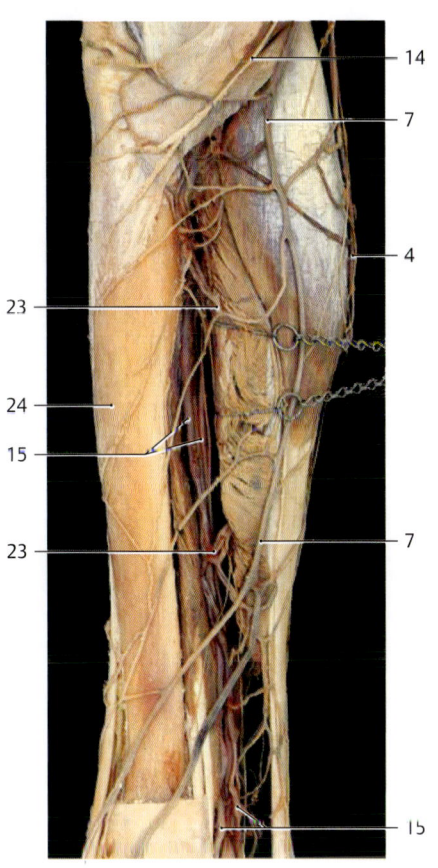

Fig. 4.107 **Veias da perna** (lado esquerdo, aspecto medial). As anastomoses entre veias superficiais e mais profundas foram dissecadas.

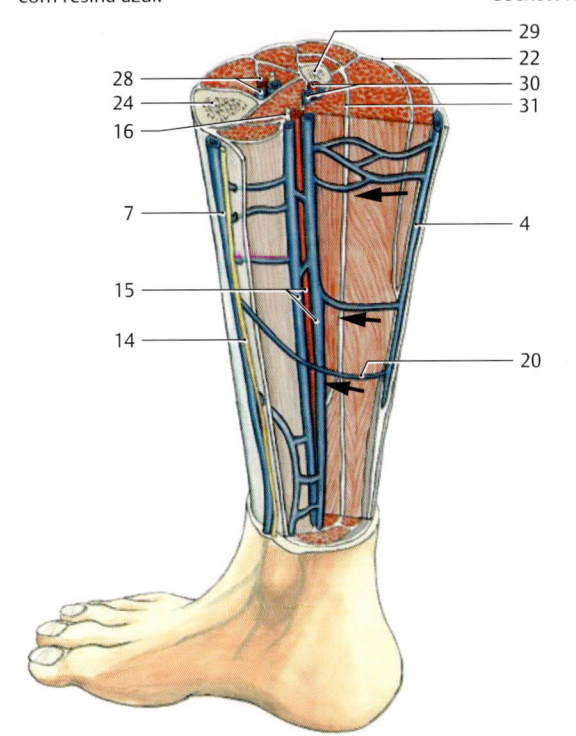

Fig. 4.108 **Anastomoses entre as veias superficiais e mais profundas da perna.** Setas = direções do fluxo sanguíneo.

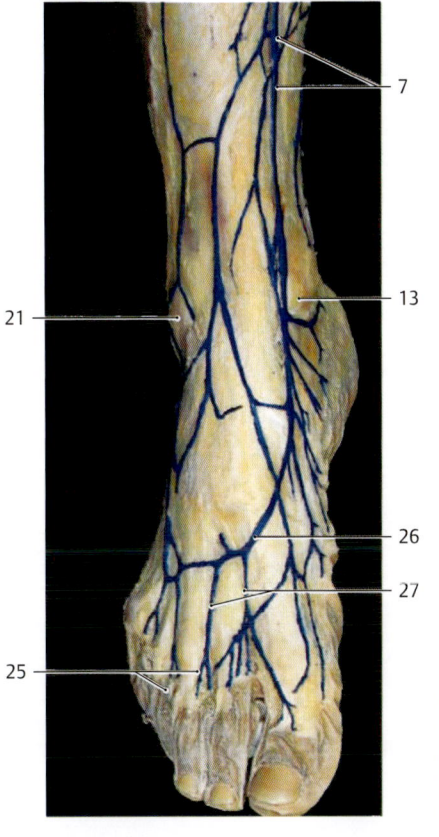

Fig. 4.109 **Veias superficiais do dorso do pé direito.** As veias foram injetadas com resina azul.

187

4 Membro Inferior | Nervos

1 Nervo subcostal
2 Nervo ílio-hipogástrico
3 Nervo ilioinguinal
4 Nervo cutâneo femoral lateral
5 Nervo genitofemoral
6 Nervo pudendo
7 Nervo femoral
8 Nervo obturador
9 Nervo ciático
10 Plexo lombar (L1-L4) ⎫
11 Plexo sacral (L4-S4) ⎬ do plexo lombossacral
12 Plexo "pudendo" (S2-S4) ⎭
13 Nervos clúnios inferiores
14 Nervo cutâneo femoral posterior
15 Nervo fibular comum
16 Nervo tibial
17 Nervo cutâneo sural lateral
18 Nervos plantares medial e lateral
19 Nervo safeno
20 Ramo infrapatelar de nervo safeno
21 Nervo fibular profundo
22 Nervo fibular superficial
23 Ramo cutâneo anterior do nervo ílio-hipogástrico
24 Ramo cutâneo lateral do nervo ílio-hipogástrico
25 Ramo femoral do nervo genitofemoral
26 Ramos cutâneos laterais de nervos intercostais
27 Ramos cutâneos anteriores de nervos intercostais
28 Ramo genital de nervo genitofemoral
29 Nervos escrotais anteriores

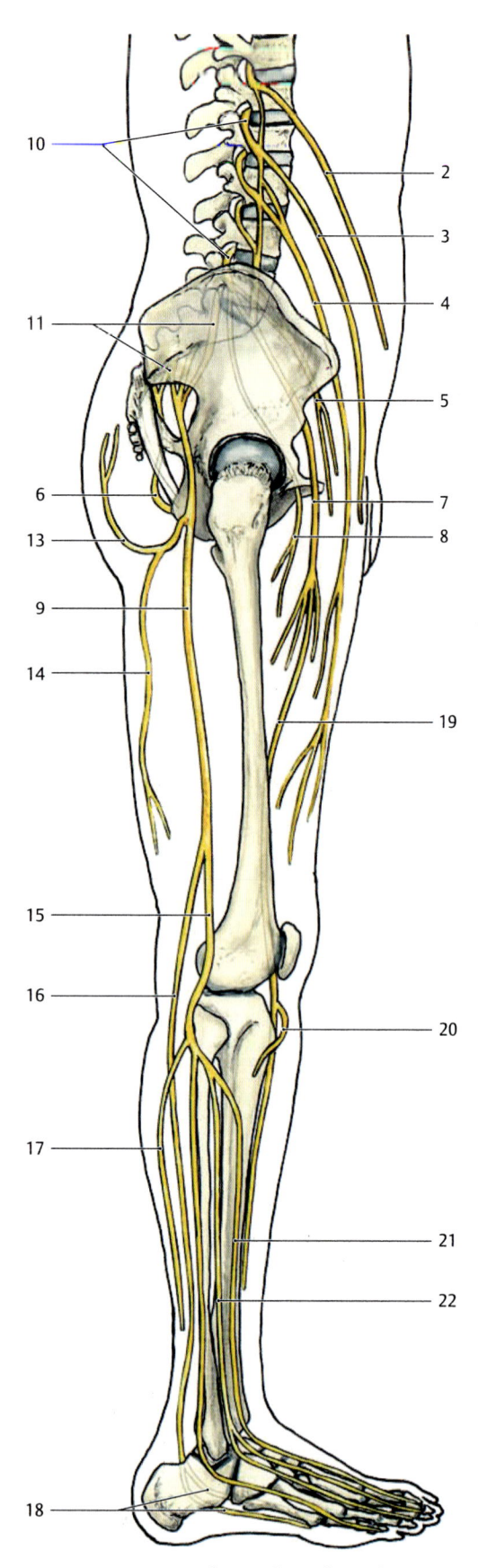

Fig. 4.110 Nervos do membro inferior (aspecto lateral).

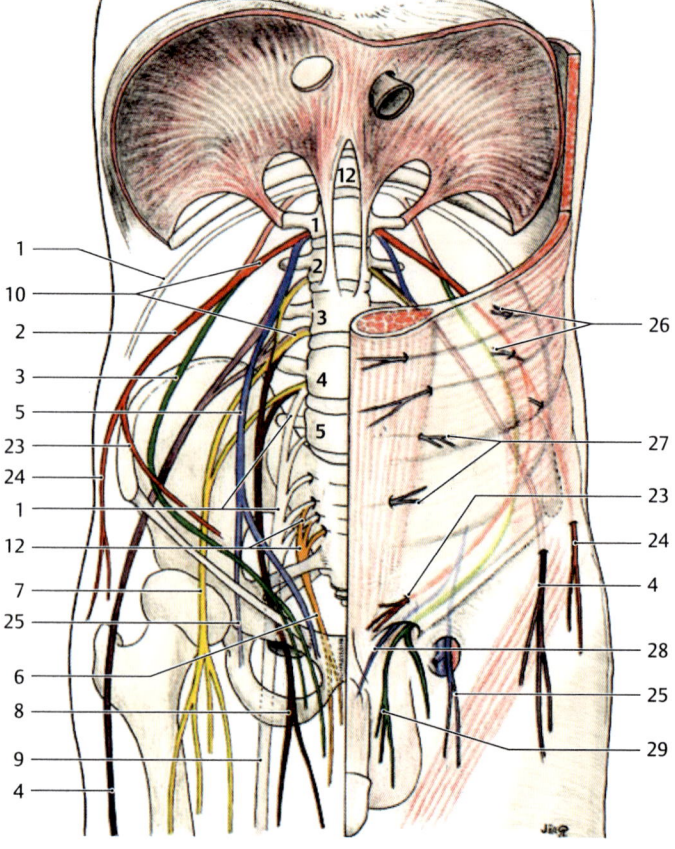

Fig. 4.111 Ramos principais do plexo lombossacral (aspecto anterior).

1 Músculo transverso do abdome
2 Nervo ílio-hipogástrico
3 Nervo ilioinguinal
4 Nervo femoral
5 Nervo cutâneo femoral lateral
6 Nervo obturador
7 Músculo obturador interno
8 Púbis (borda cortada)
9 Músculo levantador do ânus (remanescente)
10 Nervo dorsal do pênis
11 Nervos escrotais posteriores do nervo pudendo
12 Músculo adutor longo
13 Músculo grácil
14 Corpo da quarta vértebra lombar
15 Cauda equina
16 Disco intervertebral
17 Promontório sacral
18 Tronco simpático
19 Sacro
20 Tronco lombossacral
21 Plexo sacral
22 Cóccix
23 Ligamento sacroespinal
24 Nervo pudendo
25 Nervos inferiores do reto
26 Nervos perineais de nervo pudendo
27 Tecido adiposo subcutâneo de região glútea

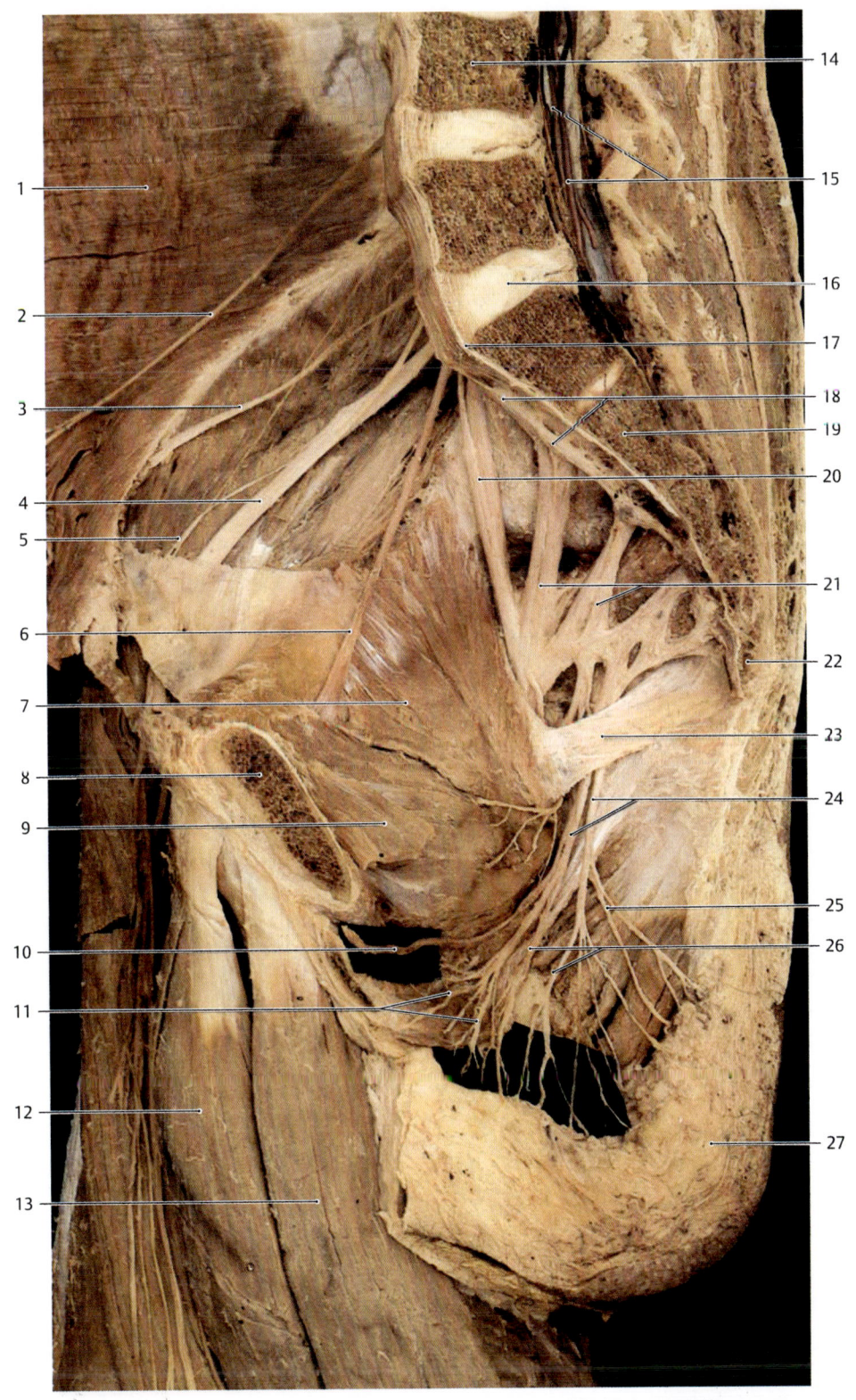

Fig. 4.112 **Plexo lombossacral** *in situ* (lado direito, aspecto medial). Os órgãos pélvicos com o peritônio e parte do músculo levantador do ânus foram removidos.

4 Membro Inferior | Anatomia de Superfície e Regional: Aspecto Posterior

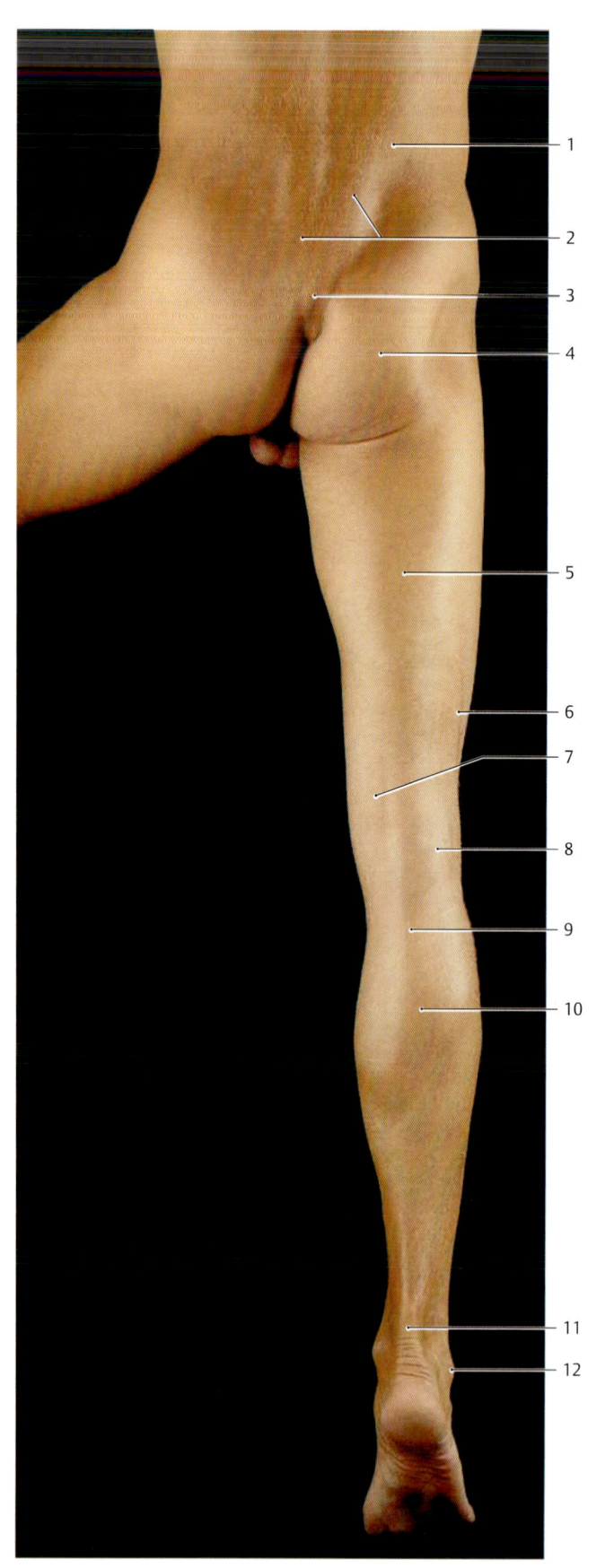

Fig. 4.113 Anatomia de superfície do membro inferior (lado direito, aspecto posterior). Os músculos glúteos estão contraídos.

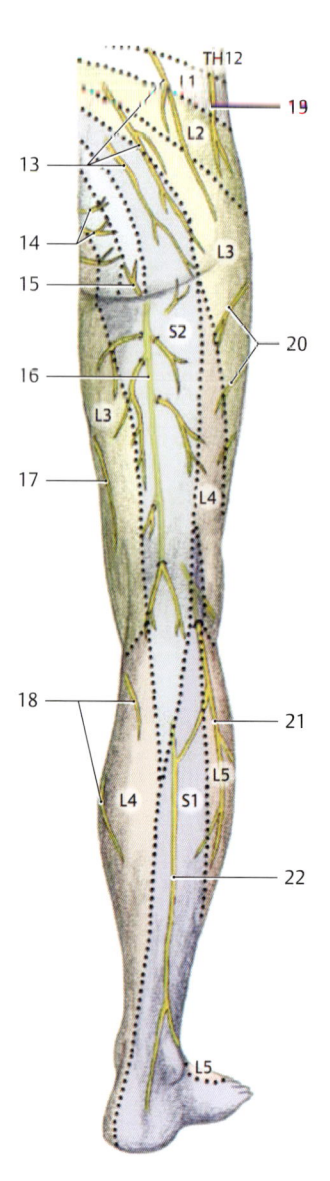

Fig. 4.114 Nervos cutâneos do membro inferior (aspecto posterior). Linhas pontilhadas = borda de segmentos.

1. Crista ilíaca
2. Sacro
3. Cóccix
4. Músculo glúteo máximo
5. Músculos isquiocrurais
6. Trato iliotibial
7. Tendão do músculo semimembranáceo
8. Tendão do músculo bíceps femoral
9. Fossa poplítea
10. Músculo tríceps sural
11. Tendão do calcâneo ou de Aquiles
12. Maléolo lateral
13. Nervos clúnios superiores
14. Nervos clúnios médios
15. Nervos clúnios inferiores
16. Nervo cutâneo femoral posterior
17. Nervo obturador
18. Nervo safeno
19. Nervo ílio-hipogástrico
20. Nervos cutâneos femorais laterais
21. Nervo fibular comum
22. Nervo sural

Anatomia de Superfície e Regional: Aspecto Anterior | 4 Membro Inferior

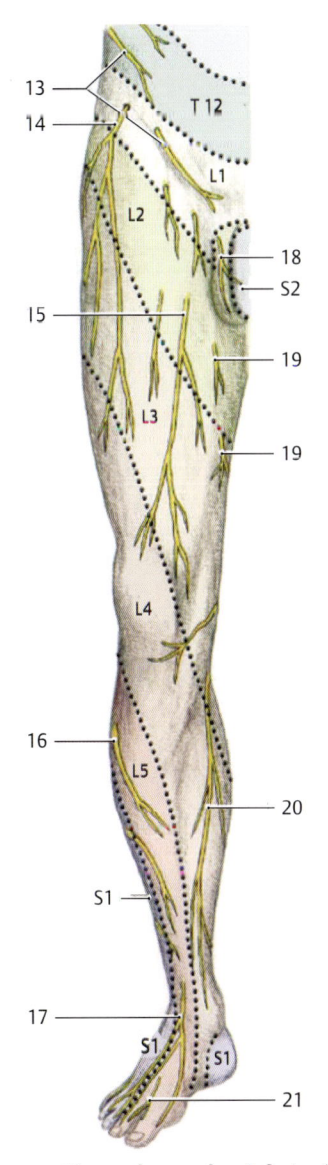

Fig. 4.116 Nervos cutâneos do membro inferior (aspecto anterior). Linhas pontilhadas: borda de segmentos.

1. Crista ilíaca
2. Espinha ilíaca superior anterior
3. Músculo tensor da fáscia lata
4. Músculo quadríceps do fêmur
5. Trato iliotibial
6. Tendão do músculo bíceps femoral
7. Patela
8. Ligamento patelar
9. Tíbia
10. Tendão do músculo tibial anterior
11. Maléolo lateral
12. Arco venoso dorsal do pé
13. Nervo ílio-hipogástrico
14. Nervo cutâneo femoral lateral
15. Nervo femoral
16. Nervo fibular comum
17. Nervo fibular superficial
18. Nervo ilioinguinal
19. Nervo obturador
20. Nervo safeno
21. Nervo fibular profundo

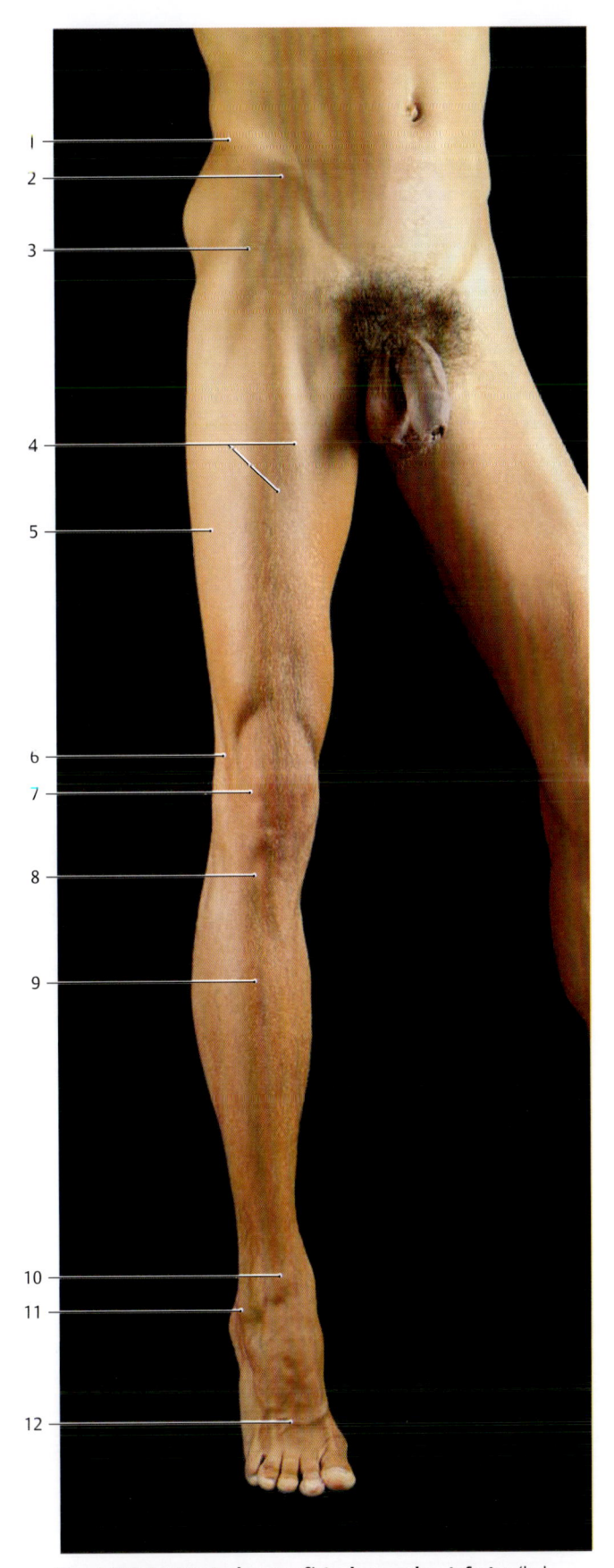

Fig. 4.115 Anatomia de superfície do membro inferior (lado direito, aspecto anterior).

4 Membro Inferior | Região Anterior da Coxa: Camada Superficial

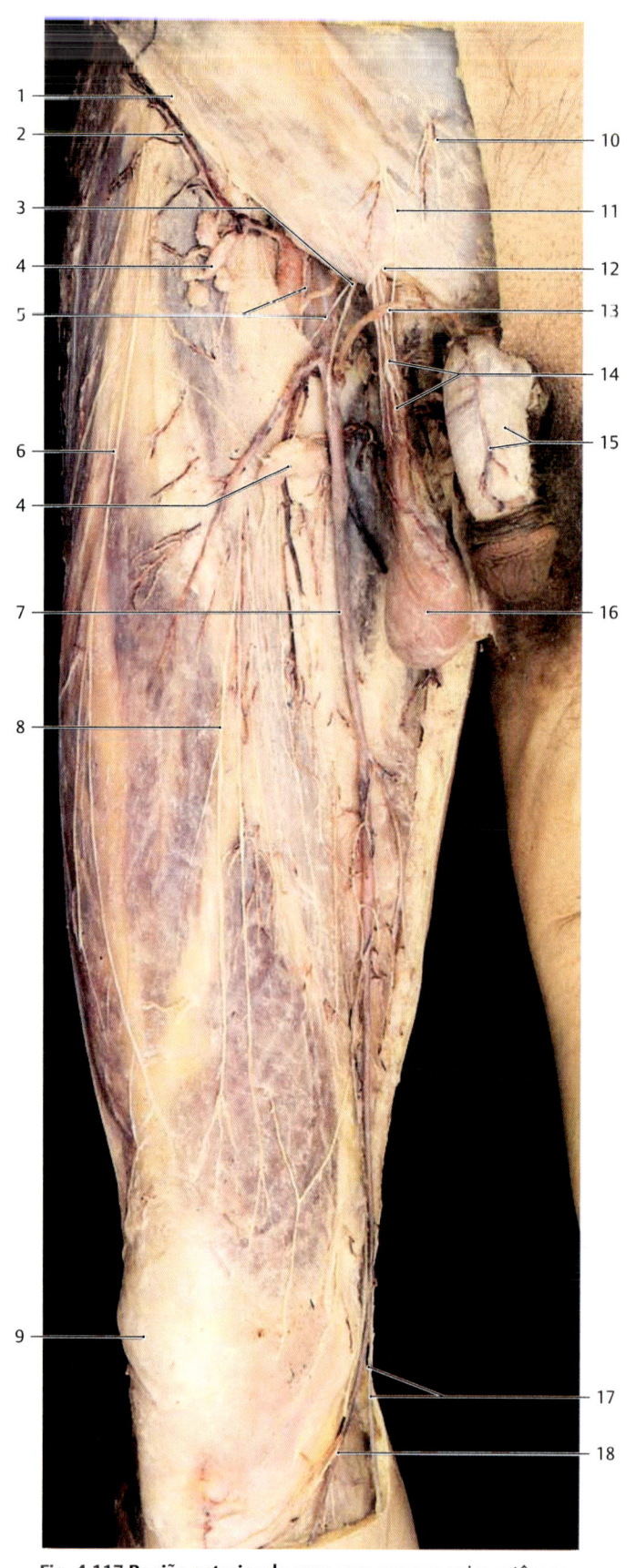

Fig. 4.117 **Região anterior da coxa** com nervos e veias cutâneos (lado direito).

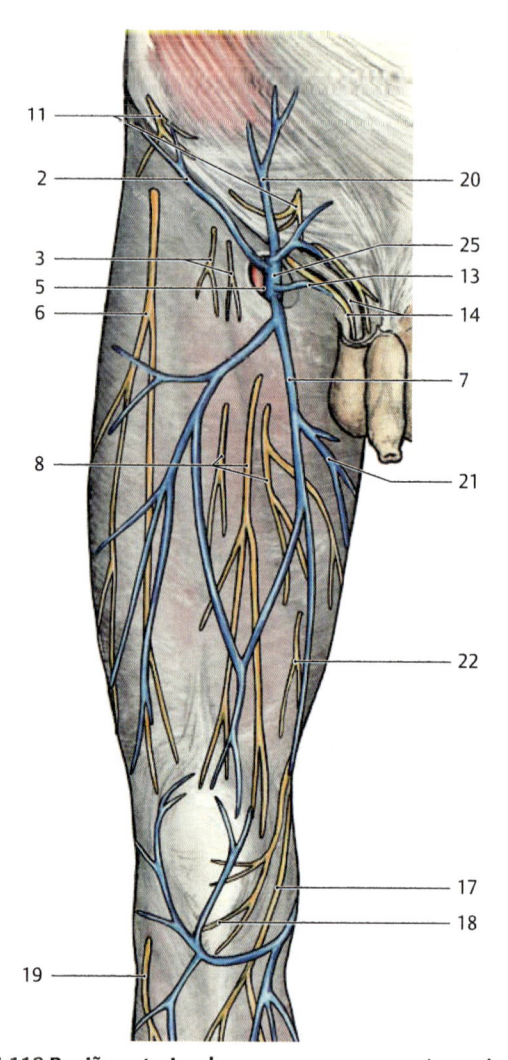

Fig. 4.118 **Região anterior da coxa** com nervos e veias cutâneos (lado direito: ver dissecção correspondente na Figura 4.117).

192

Região Anterior da Coxa: Camada Superficial | 4 Membro Inferior

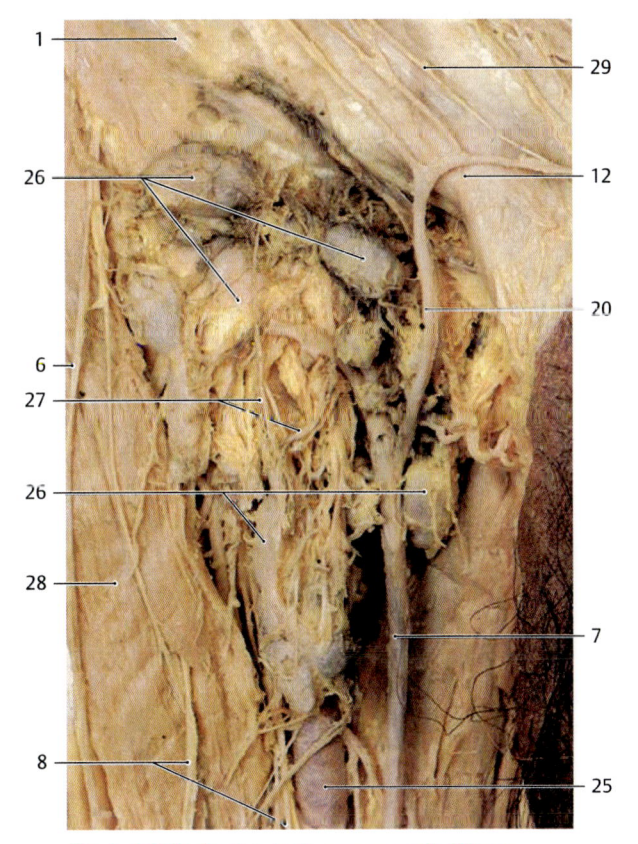

Fig. 4.120 Nodos inguinais com vasos linfáticos (aspecto anterior).

1. Ligamento inguinal
2. Veia circunflexa ilíaca superficial
3. Ramo femoral de nervo genitofemoral
4. Linfonodos inguinais superficiais
5. Abertura da safena com artéria e veia femorais
6. Nervo cutâneo femoral lateral
7. Veia safena magna
8. Ramos cutâneos anteriores de nervo femoral
9. Patela
10. Ramos terminais de nervo subcostal
11. Ramos terminais de nervo ílio-hipogástrico
12. Anel inguinal superficial
13. Veia pudenda externa
14. Cordão espermático com ramo genital de nervo genitofemoral
15. Pênis com veia dorsal superficial do pênis
16. Testículo e suas coberturas
17. Nervo safeno
18. Ramo infrapatelar de nervo safeno
19. Nervo cutâneo sural lateral
20. Veia epigástrica superficial
21. Veia safena acessória
22. Ramo cutâneo de nervo obturador
23. Nervo femoral
24. Artéria femoral
25. Veia femoral
26. Linfonodos inguinais superficial e inferior (aumentados)
27. Vasos linfáticos
28. Músculo sartório
29. Nervo ílio-hipogástrico

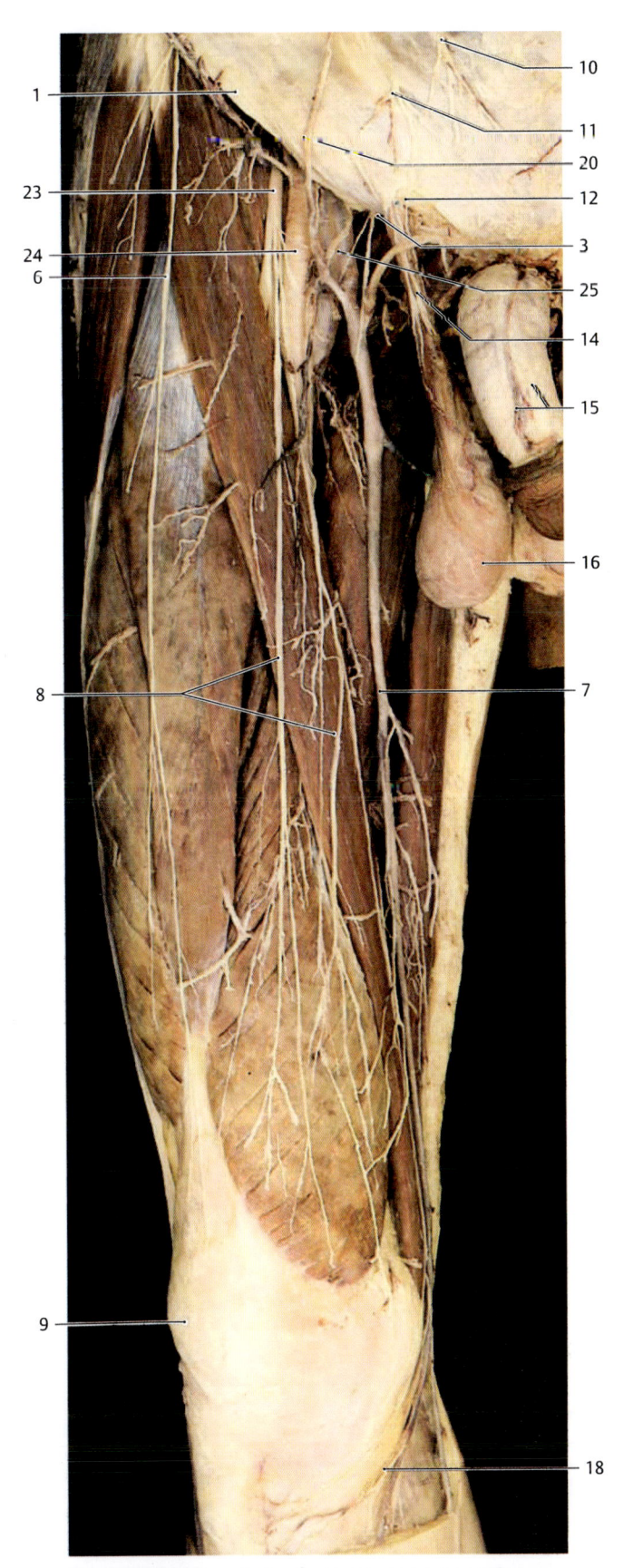

Fig. 4.119 Região anterior da coxa com nervos e veias cutâneos (lado direito). A fáscia lata e as fáscias dos músculos da coxa foram removidas.

4 Membro Inferior | Região Anterior da Coxa: Camada mais Profunda

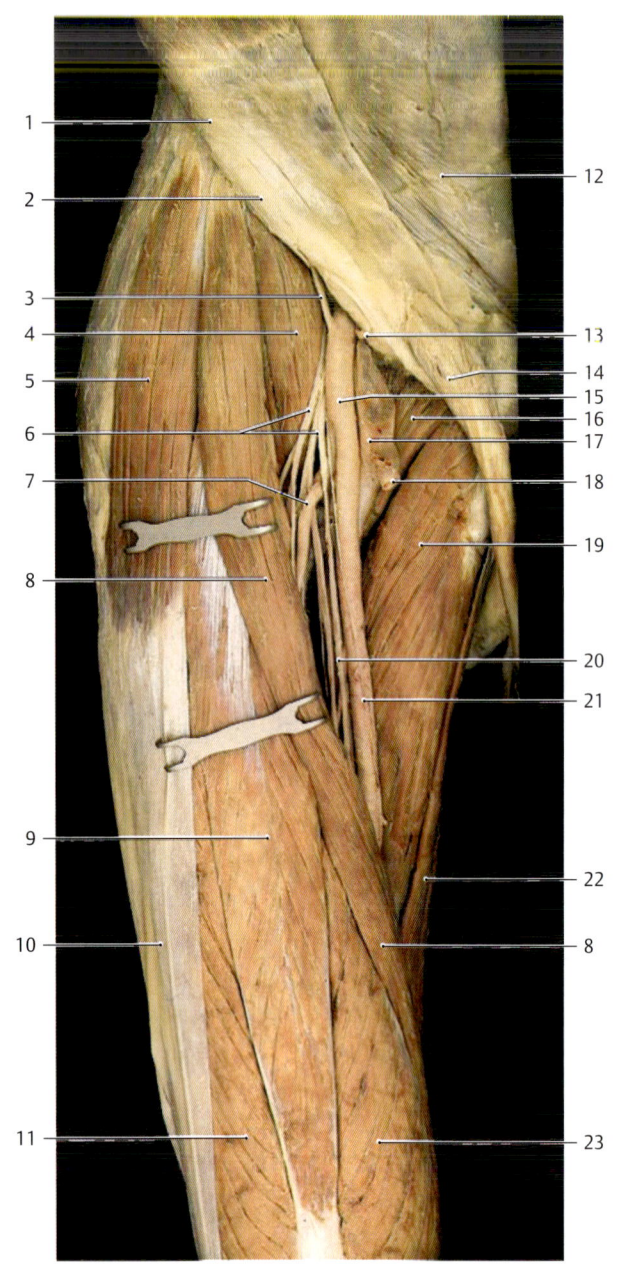

Fig. 4.121 Região anterior da coxa (lado direito, aspecto anterior). A fáscia lata foi removida e o músculo sartório foi levemente refletido.

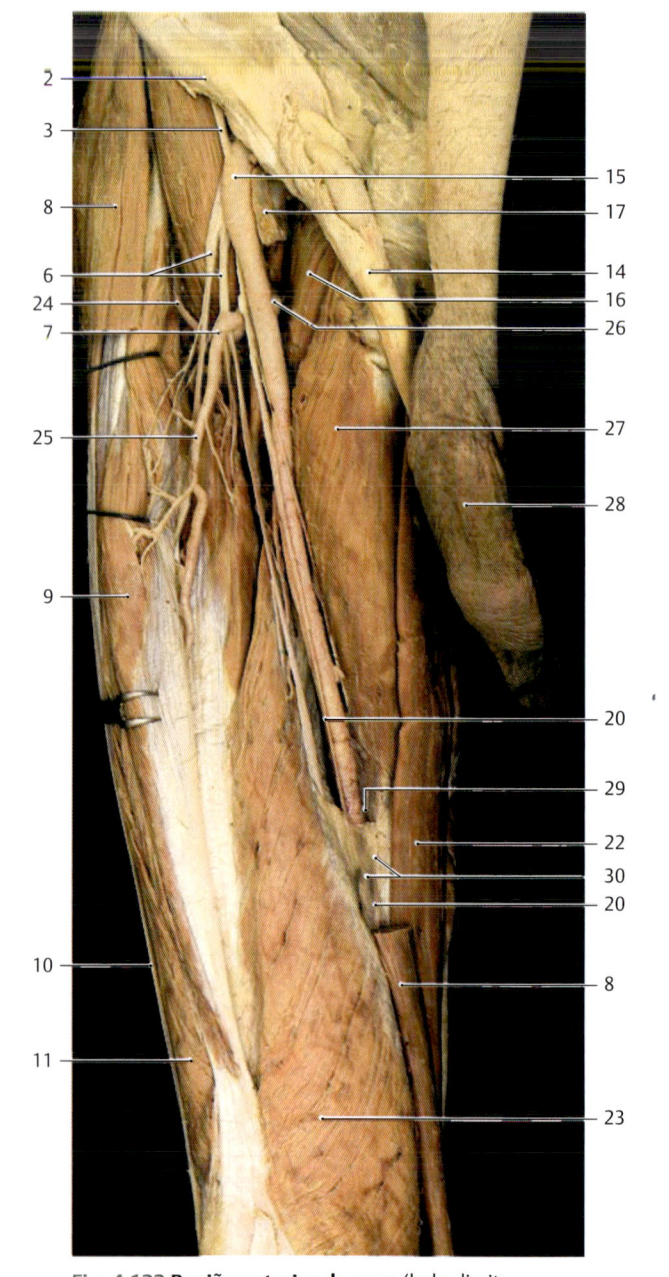

Fig. 4.122 Região anterior da coxa (lado direito, aspecto anterior). A fáscia lata foi removida e o músculo sartório foi dividido.

1. Espinha ilíaca superior anterior
2. Ligamento inguinal
3. Artéria circunflexa ilíaca profunda
4. Músculo iliopsoas
5. Músculo tensor da fáscia lata
6. Nervo femoral
7. Artéria circunflexa femoral lateral
8. Músculo sartório
9. Músculo reto femoral
10. Trato iliotibial
11. Músculo vasto lateral
12. Bainha anterior do músculo reto do abdome
13. Artéria epigástrica inferior
14. Cordão espermático
15. Artéria femoral
16. Músculo pectíneo
17. Veia femoral
18. Veia safena magna (dividida)
19. Músculo adutor longo
20. Nervo safeno
21. Ramo muscular de nervo femoral
22. Músculo grácil
23. Músculo vasto medial
24. Ramo ascendente de artéria circunflexa femoral lateral
25. Ramo descendente de artéria circunflexa femoral lateral
26. Artéria circunflexa femoral medial
27. Músculo adutor longo
28. Pênis
29. Entrada para canal adutor
30. Membrana vastoadutora da fáscia de fáscia embaixo do músculo sartório

Região Anterior da Coxa: Camada mais Profunda | 4 Membro Inferior

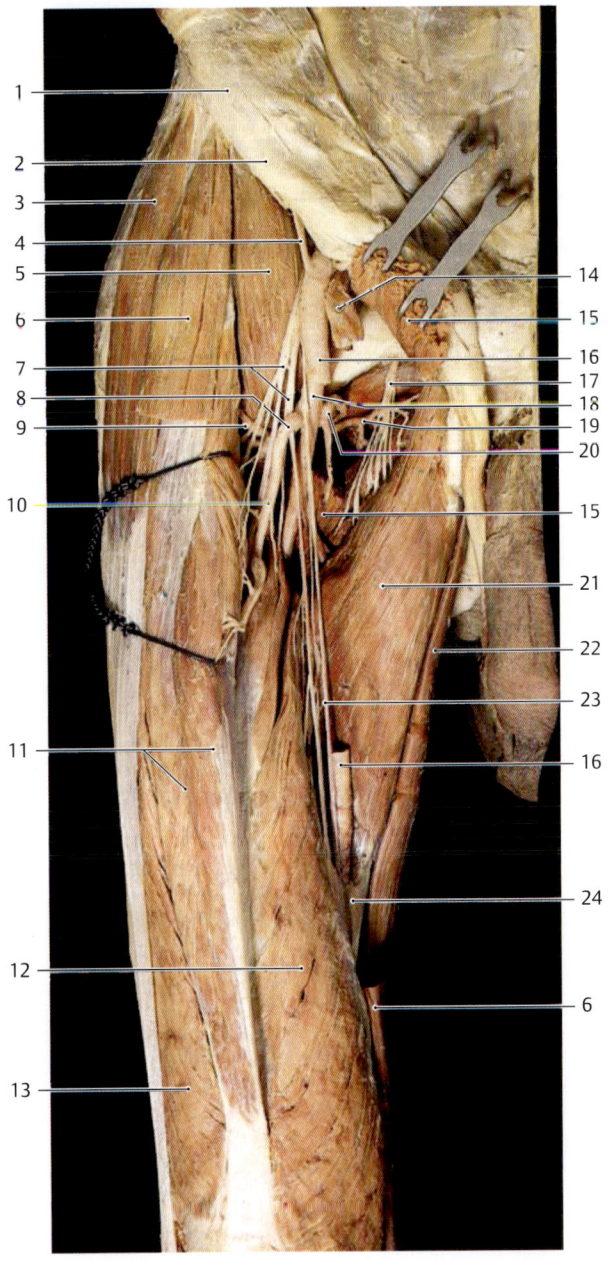

Fig. 4.123 Região anterior da coxa (lado direito, aspecto anterior). A fáscia lata foi removida. Os músculos sartório e pectíneo e a artéria femoral foram cortados para mostrar a artéria femoral profunda com seus ramos. O músculo reto femoral foi levemente refletido.

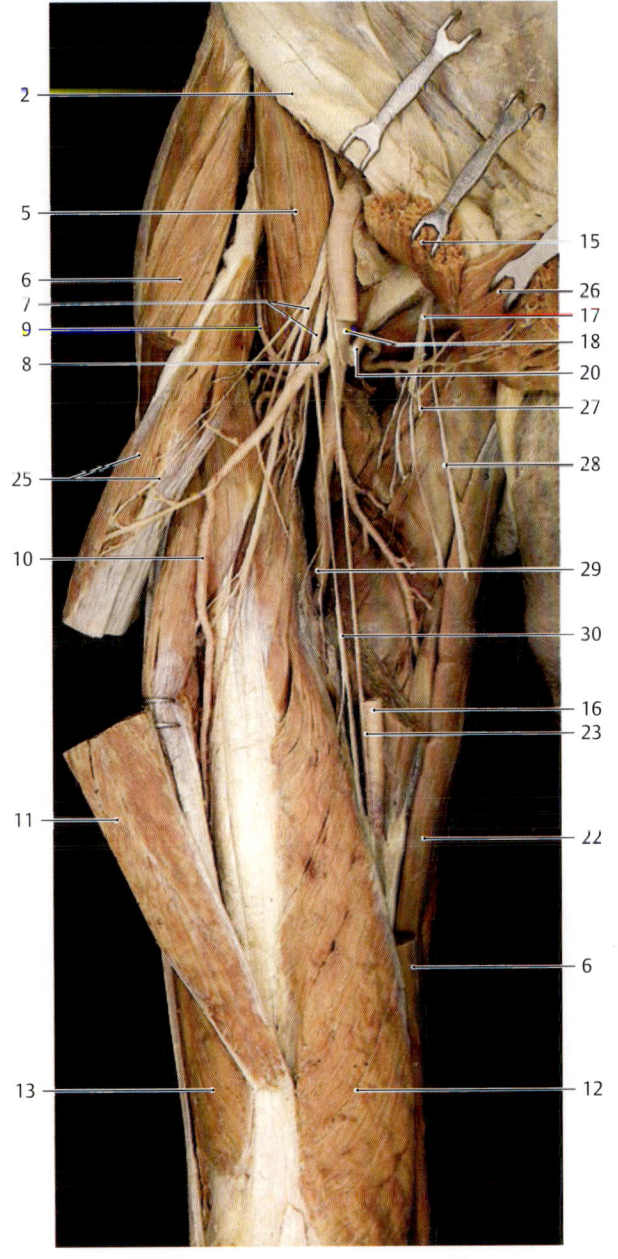

Fig. 4.124 Região anterior da coxa (lado direito, aspecto anterior). Os músculos sartório, pectíneo, adutor longo e reto femoral foram divididos e refletidos. A maior parte da artéria femoral foi removida.

1 Espinha ilíaca superior anterior
2 Ligamento inguinal
3 Músculo tensor da fáscia lata
4 Artéria circunflexa ilíaca profunda
5 Músculo iliopsoas
6 Músculo sartório (cortado)
7 Nervo femoral
8 Artéria circunflexa femoral lateral
9 Ramo ascendente de artéria circunflexa femoral lateral
10 Ramo descendente de artéria circunflexa femoral lateral
11 Músculo reto femoral
12 Músculo vasto medial
13 Músculo vasto lateral
14 Veia femoral
15 Músculo pectíneo (cortado)
16 Artéria femoral (cortada)
17 Nervo obturador
18 Artéria profunda da coxa
19 Ramo ascendente da artéria circunflexa femoral medial
20 Artéria circunflexa femoral medial
21 Músculo adutor longo
22 Músculo grácil
23 Nervo safeno
24 Parte distal de membrana vastoadutora
25 Músculo reto femoral com ramos musculares de nervo femoral
26 Músculo adutor longo (dividido)
27 Ramo posterior de nervo obturador
28 Ramo anterior de nervo obturador
29 Ponto onde ramos de artéria perfurante saem da artéria profunda da coxa
30 Ramo muscular de nervo femoral para músculo vasto medial

195

4 Membro Inferior | Região Glútea: Camada Superficial

1 Crista ilíaca
2 Músculo glúteo máximo
3 Nervos clúnios médios
4 Nervos anococcígeos
5 Ramo perineal de nervo cutâneo femoral posterior
6 Músculo adutor magno
7 Nervos clúnios superiores
8 Posição do trocanter maior
9 Nervos clúnios inferiores
10 Músculo semitendíneo
11 Nervo cutâneo femoral posterior
12 Cabeça longa do músculo bíceps femoral

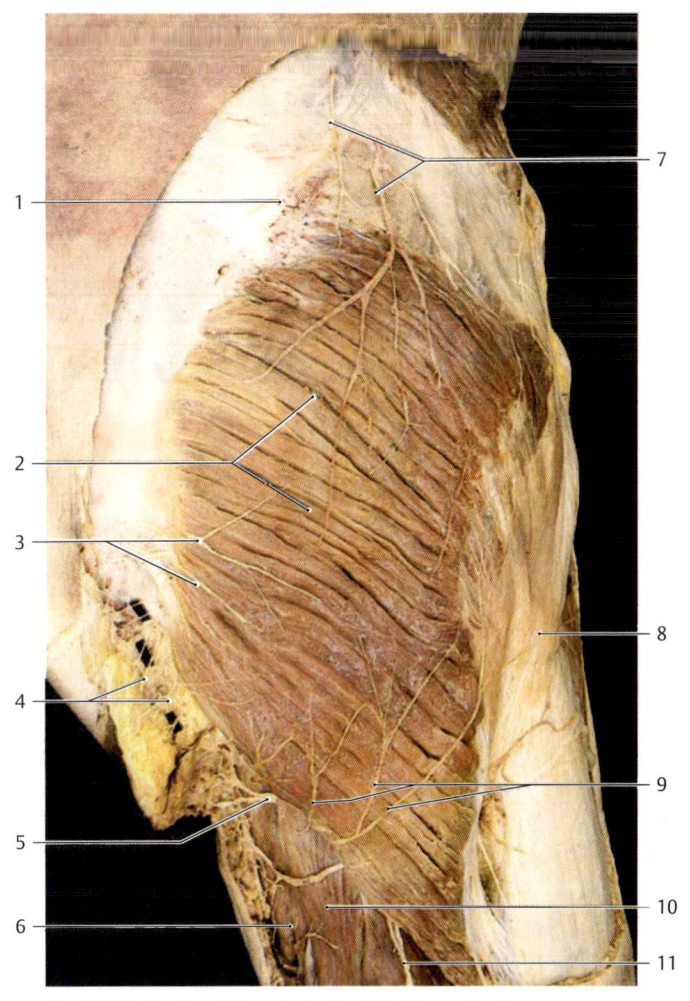

Fig. 4.125 **Região glútea** (lado direito). Dissecção dos nervos cutâneos.

LINHAS VERMELHAS

1 **Linha espinotuberal**
(o forame infrapiriforme está situado no meio dessa linha)
2 **Linha da espinotrocantérica**
(o forame suprapiriforme está localizado no terço superior)
3 **Linha da túbero-trocantérica**
(o nervo isquiático pode ser encontrado entre os terços médio e posterior)

OUTRAS ESTRUTURAS

4 Espinha ilíaca superior posterior
5 Crista ilíaca
6 Trocanter maior
7 Tuberosidade isquiática
8 Sacro

A Forame suprapiriforme (do forame ciático maior)	B Forame infrapiriforme (de forame ciático maior)	C Forame ciático menor
• Artéria, veia e nervo glúteos superiores	• Nervo ciático • Artéria, veia e nervo glúteos inferiores • Nervo cutâneo femoral posterior • Artéria e veia pudendas internas • Nervo pudendo • Nervo obturador interno • Nervo para o músculo quadrado do fêmur	• Nervo pudendo • Artéria e veia pudendas internas • Nervo obturador interno

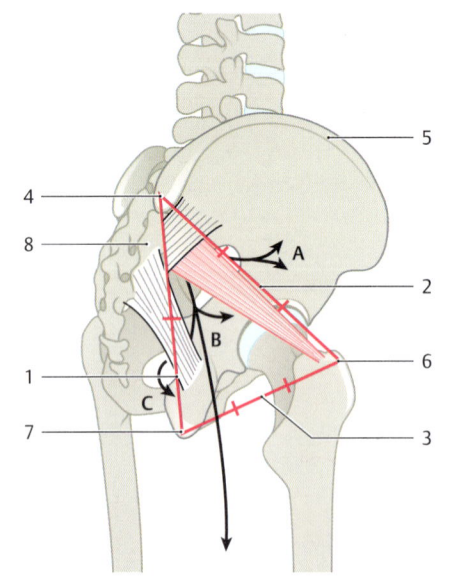

Fig. 4.126 **Localização dos forames ciáticos** (A, B, C) **em relação aos ossos na região glútea** (aspecto posterolateral).

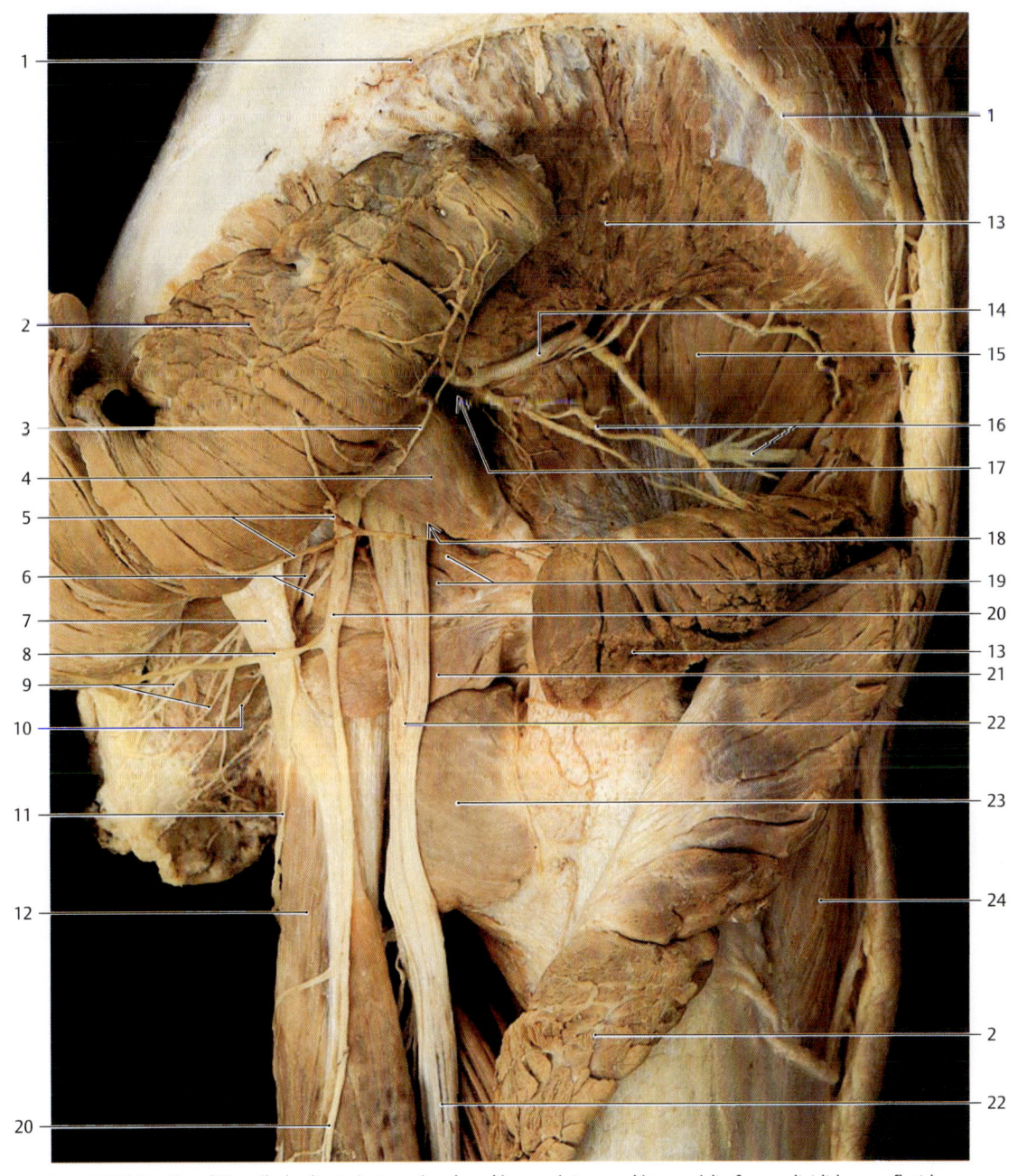

Região Glútea: Camada Profunda | 4 Membro Inferior

Fig. 4.127 Região glútea (lado direito). Os músculos glúteo máximo e glúteo médio foram divididos e refletidos. Observar a posição dos forames superior e inferior ao músculo piriforme e ao forame ciático menor.

1. Crista ilíaca
2. Músculo glúteo máximo (cortado)
3. Nervo glúteo inferior
4. Músculo piriforme
5. Ramos musculares de artéria inferior glútea
6. Nervo pudendo e artéria pudenda dentro do forame ciático menor (entrada para o canal pudendo)
7. Ligamento sacrotuberal
8. Nervo clúnio inferior
9. Nervos inferiores do reto
10. Artérias inferiores do reto
11. Nervo cutâneo perfurante do nervo cutâneo femoral posterior
12. Cabeça longa do músculo bíceps femoral
13. Músculo glúteo médio (cortado)
14. Ramo profundo da artéria glútea superior
15. Músculo glúteo mínimo
16. Nervo glúteo superior
17. Forame suprapiriforme do forame ciático maior
18. Forame infrapiriforme do forame ciático maior
19. Músculos obturador interno e gêmeo superior
20. Nervo cutâneo femoral posterior
21. Músculo gêmeo inferior
22. Nervo ciático
23. Músculo quadrado do fêmur
24. Músculo tensor da fáscia lata

4 Membro Inferior | Região Posterior da Coxa: Camada Superficial

1 Nervos clúnios médios
2 Ramo perineal de nervo cutâneo femoral posterior
3 Nervo cutâneo femoral posterior
4 Músculo semimembranáceo
5 Músculo semitendíneo
6 Nervo tibial
7 Nervo cutâneo sural medial
8 Veia safena parva
9 Cabeça medial do músculo gastrocnêmio
10 Músculo glúteo máximo
11 Nervos clúnios inferiores
12 Veias cutâneas
13 Cabeça longa do músculo bíceps femoral
14 Trato iliotibial
15 Cabeça curta do músculo bíceps femoral
16 Fossa poplítea
17 Nervo cutâneo sural lateral
18 Cabeça lateral do músculo gastrocnêmio
19 Nervo fibular comum
20 Tendão do músculo bíceps femoral
21 Nervo glúteo inferior
22 Ligamento sacrotuberal
23 Ramos retais inferiores de nervo pudendo
24 Ânus
25 Músculo glúteo médio
26 Músculo piriforme
27 Nervo ciático
28 Artéria glútea inferior
29 Músculo glúteo máximo (cortado)
30 Músculo quadrado do fêmur
31 Nervo ciático dividindo-se em seus dois ramos (o nervo fibular comum e o nervo tibial)
32 Ramos musculares do nervo ciático para os músculos isquiocrurais
33 Artéria poplítea
34 Veia poplítea
35 Veia safena parva (cortada)
36 Cabeça longa do músculo bíceps femoral (cortada)
37 Nervo fibular superficial

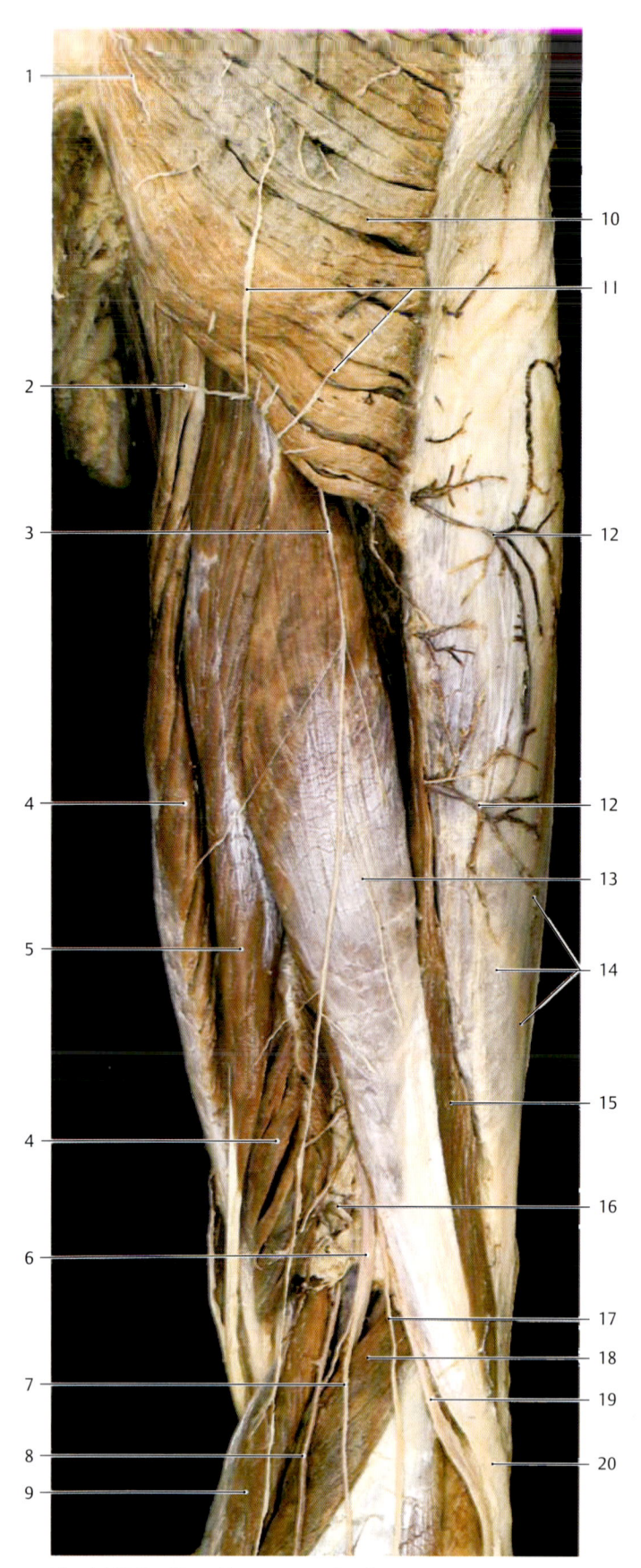

Fig. 4.128 Regiões glútea e posterior da coxa com nervos cutâneos (lado direito). A fáscia lata e as fáscias dos músculos foram removidas.

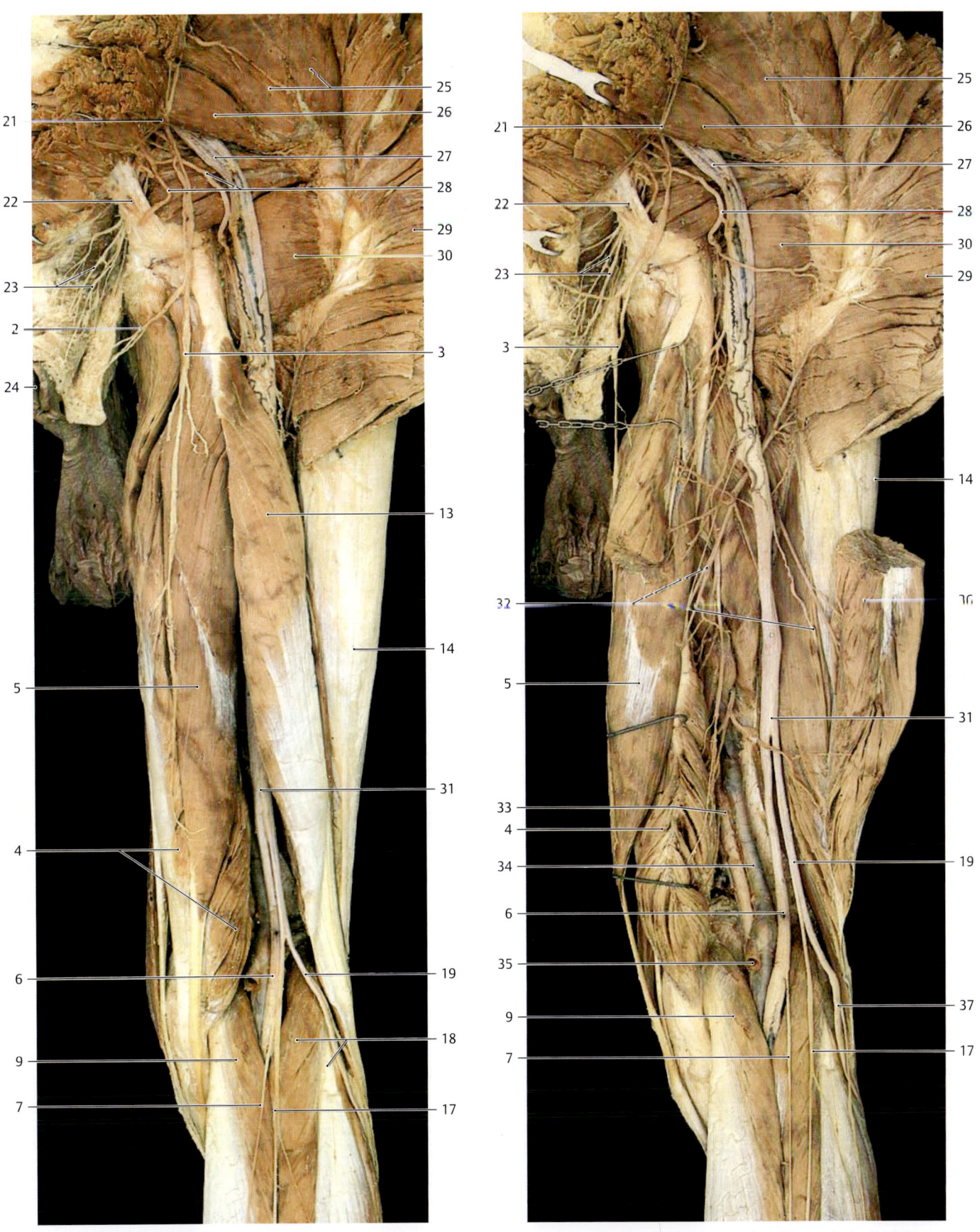

Região Posterior da Coxa: Camadas Profunda e mais Profunda | 4 Membro Inferior

Fig. 4.129 Regiões glútea e posterior da coxa (lado direito).
O músculo glúteo máximo foi dividido e refletido.

Fig. 4.130 Regiões glútea e posterior da coxa (lado direito).
O músculo glúteo máximo e a cabeça longa do músculo bíceps femoral foram divididos e refletidos.

199

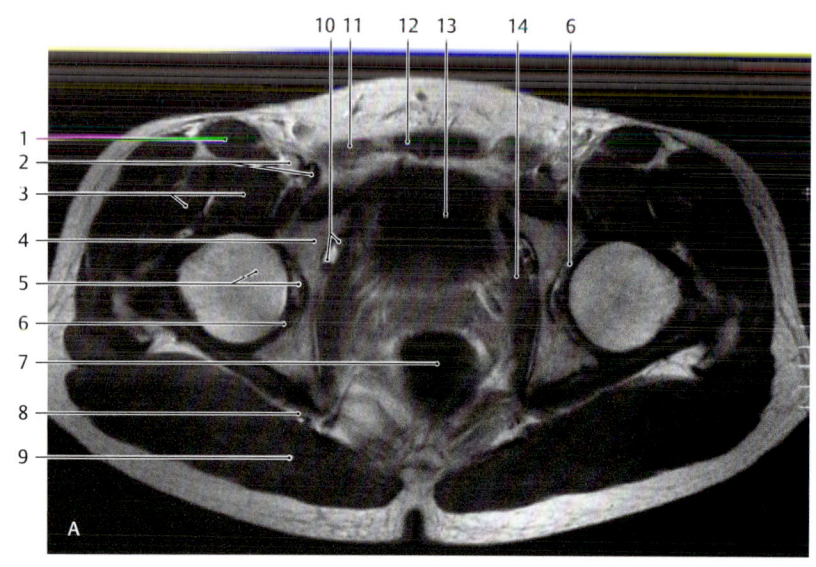

4 Membro Inferior | Cortes através da Pelve e da Coxa

Fig. 4.131 Corte axial através da pelve ao nível das articulações do quadril. Corte A (aspecto inferior, varredura de IRM). (Cortesia do Prof. Uder, Instituto de Radiologia, University Hospital Erlangen, Alemanha).

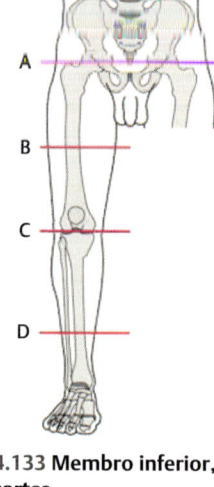

Fig. 4.133 Membro inferior, localização dos cortes.

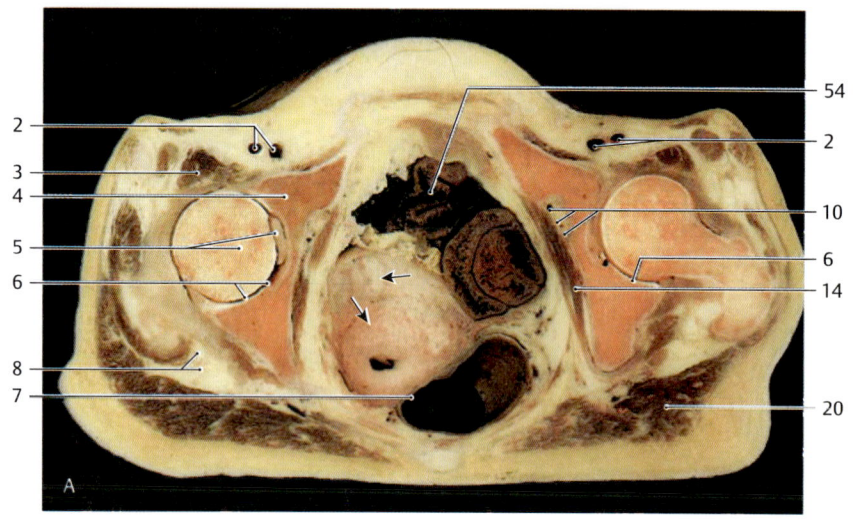

Fig. 4.132 Corte axial através da pelve ao nível das articulações do quadril em uma mulher. Corte A (aspecto inferior). Setas = útero (miométrio com mioma).

1 Músculo sartório
2 Artéria e veia femorais
3 Músculo iliopsoas
4 Púbis
5 Cabeça do fêmur com ligamento de cabeça do fêmur
6 Cavidade articular
7 Reto
8 Nervo ciático e artéria acompanhante
9 Músculo glúteo máximo
10 Artéria, veia e nervo do obturador
11 Músculo reto do abdome
12 Músculo piramidal
13 Bexiga urinária
14 Músculo obturador interno
15 Músculo reto femoral
16 Músculos vasto intermédio e vasto lateral do músculo quadríceps femoral
17 Fêmur
18 Artéria perfurante
19 Nervo ciático
20 Músculo glúteo máximo (inserção)
21 Músculo vasto medial
22 Músculo sartório
23 Artéria e veia femorais
24 Veia safena magna
25 Músculo grácil
26 Músculos adutores
27 Músculo bíceps femoral
28 Ligamento patelar
29 Côndilo lateral do fêmur
30 Ligamento cruzado posterior
31 Nervo tibial
32 Artéria e veia poplíteas
33 Cabeça lateral do músculo gastrocnêmio
34 Côndilo medial do fêmur
35 Cabeça medial de músculo gastrocnêmio
36 Músculo tibial anterior
37 Tíbia
38 Nervo fibular profundo, artéria tibial anterior e veia
39 Superfície patelar
40 Músculos fibulares longo e curto
41 Fíbula
42 Músculo sóleo
43 Músculo flexor longo dos dedos
44 Músculo tibial posterior
45 Artéria e veia tibiais posteriores e nervo tibial
46 Artéria fibular
47 Veia safena parva e nervo sural
48 Músculo extensor longo do hálux
49 Músculo extensor longo dos dedos
50 Músculo semimembranáceo
51 Músculo semitendíneo
52 Ligamento cruzado anterior
53 Músculo plantar
54 Intestino delgado

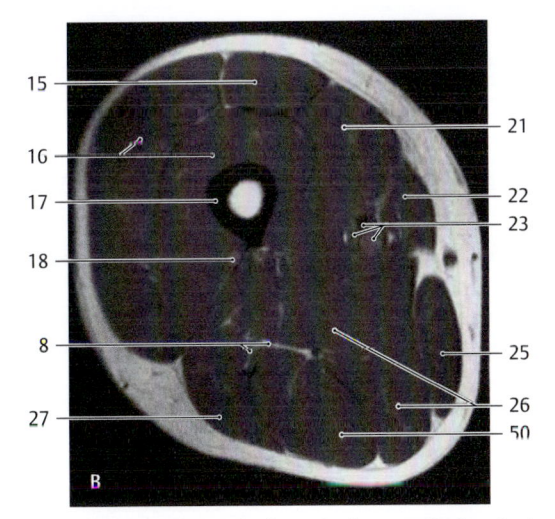

Cortes através da Coxa e da Perna | 4 Membro Inferior

Fig. 4.134 Corte axial através do meio da coxa direita. Corte B (aspecto inferior, varredura de IRM). (Cortesia do Prof. Uder, Instituto de Radiologia, University Hospital Erlangen, Alemanha).

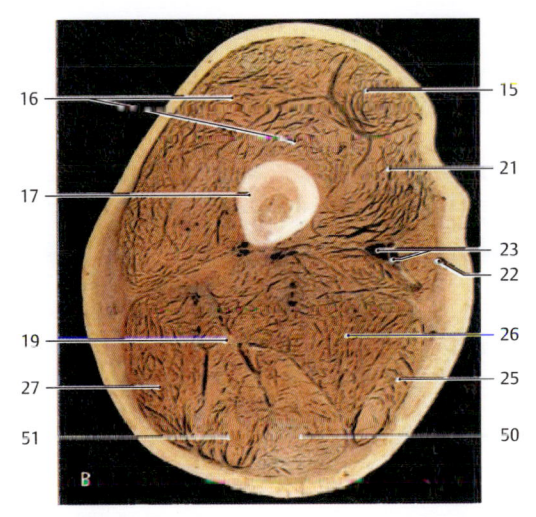

Fig. 4.135 Corte axial através do meio da coxa direita. Corte B (aspecto inferior).

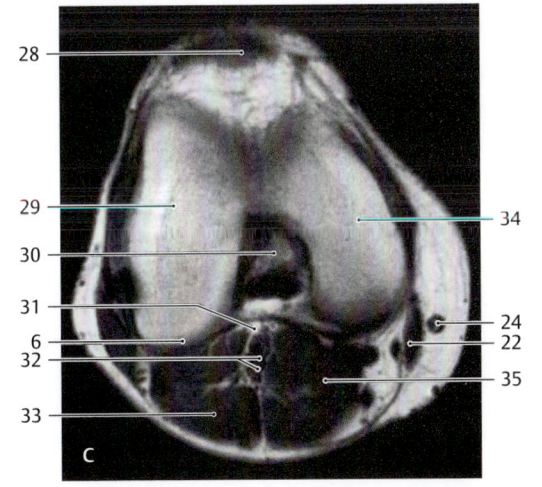

Fig. 4.136 Corte axial através da articulação do joelho direito. Corte C (aspecto inferior, varredura de IRM). (Cortesia do Prof. Uder, Instituto de Radiologia, University Hospital Erlangen, Alemanha).

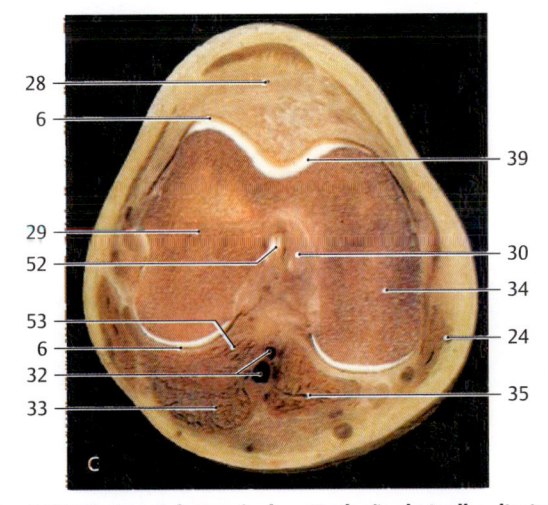

Fig. 4.137 Corte axial através da articulação do joelho direito. Corte C (aspecto inferior).

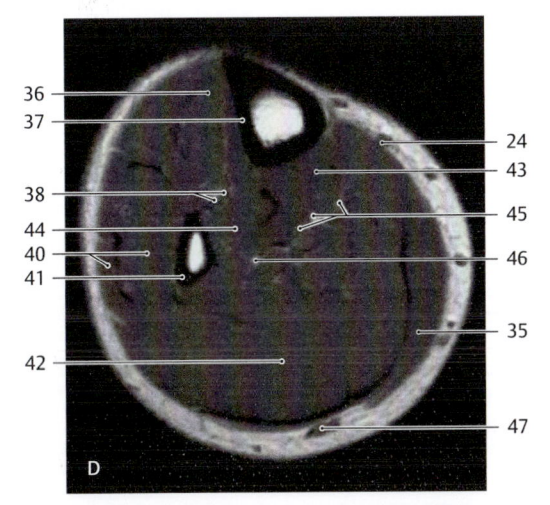

Fig. 4.138 Corte axial através do meio da perna direita. Corte D (aspecto inferior, varredura de IRM). (Cortesia do Prof. Uder, Instituto de Radiologia, University Hospital Erlangen, Alemanha).

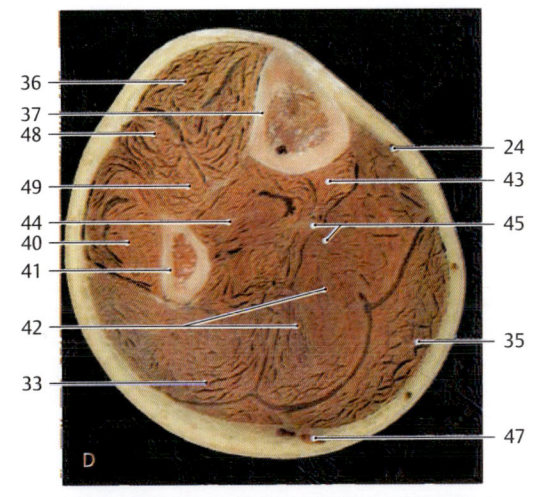

Fig. 4.139 Corte axial através da metade da perna direita. Corte D (aspecto inferior).

201

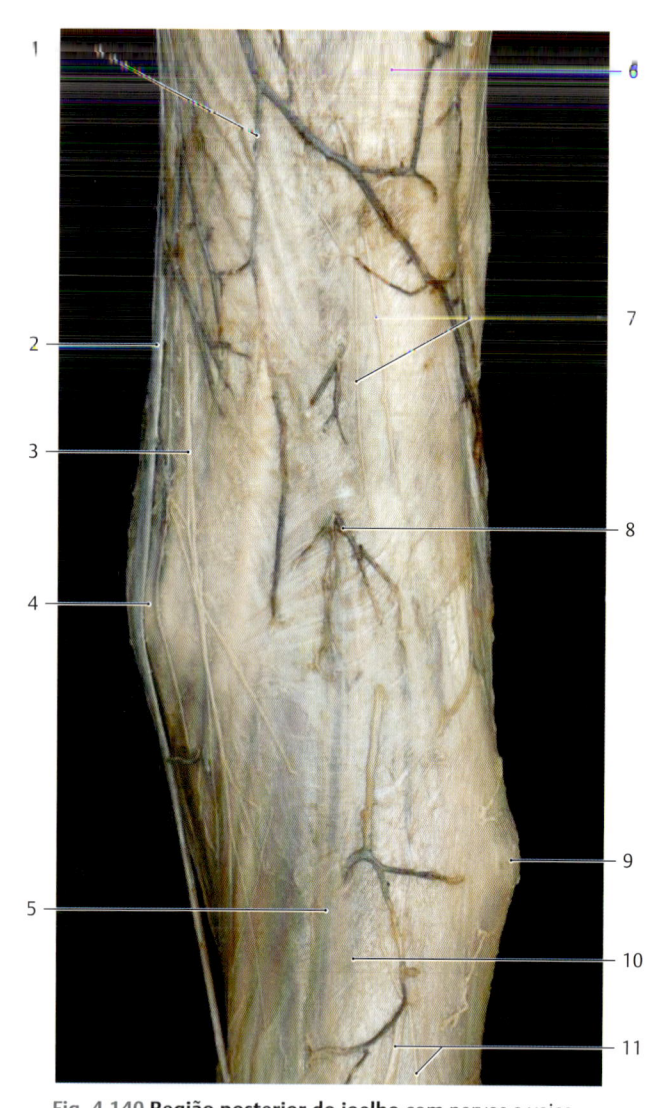

Fig. 4.140 Região posterior do joelho com nervos e veias cutâneos (lado direito).

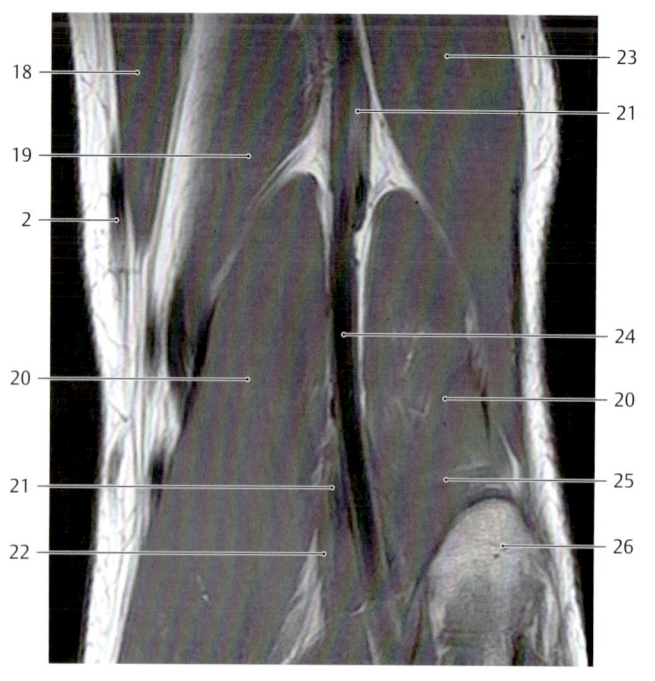

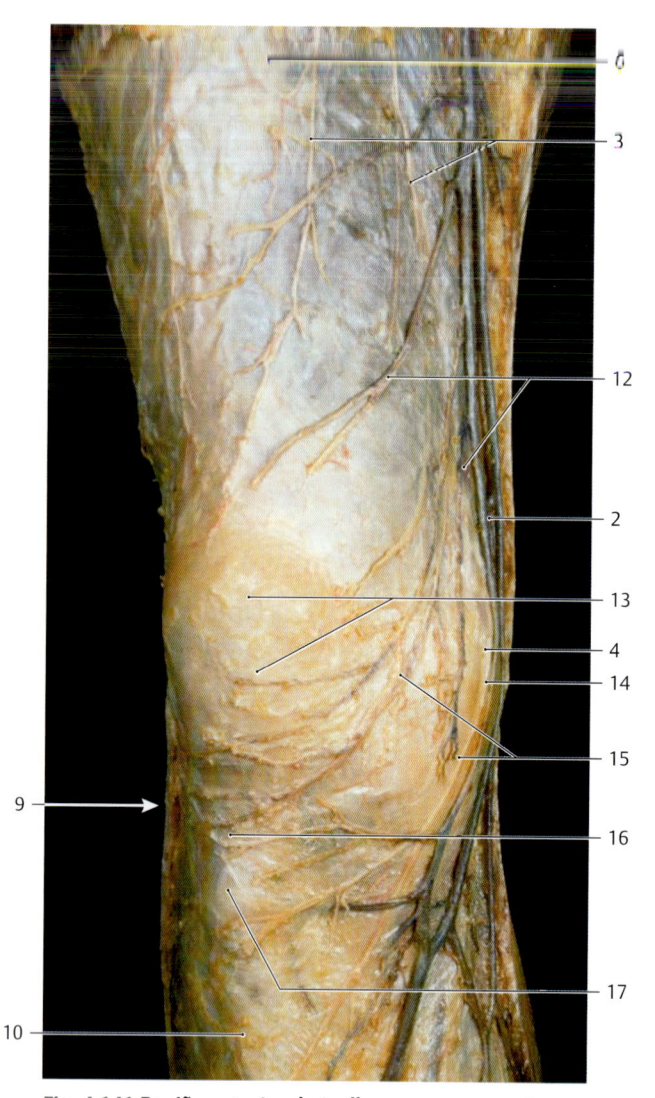

Fig. 4.141 Região anterior do joelho com nervos e veias cutâneos (lado direito).

1. Veias cutâneas (tributárias da veia safena magna)
2. Veia safena magna
3. Ramos cutâneos do nervo femoral
4. Posição do côndilo medial do fêmur
5. Posição da veia safena parva
6. Fáscia lata
7. Ramos terminais de nervo cutâneo femoral posterior
8. Veias cutâneas de fossa poplítea
9. Posição da cabeça da fíbula
10. Camada superficial de fáscia crural
11. Nervo cutâneo sural lateral
12. Rede venosa ao redor do joelho
13. Patela
14. Nervo safeno
15. Ramo infrapatelar do nervo safeno
16. Ligamento patelar
17. Posição da tuberosidade tibial
18. Músculo sartório
19. Músculo semimembranáceo
20. Músculo gastrocnêmio
21. Veia poplítea
22. Nervo tibial
23. Músculo bíceps femoral
24. Artéria poplítea
25. Artéria inferior lateral do joelho
26. Fíbula

Fig. 4.142 Corte coronal através da fossa poplítea (varredura de IRM). (Heuck A *et al*. MRT-Atlas des muskuloskelettalen Systems. Stuttgart, Germany: Schattauer, 2009).

Joelho e Fossa Poplítea: Camada mais Profunda | 4 Membro Inferior

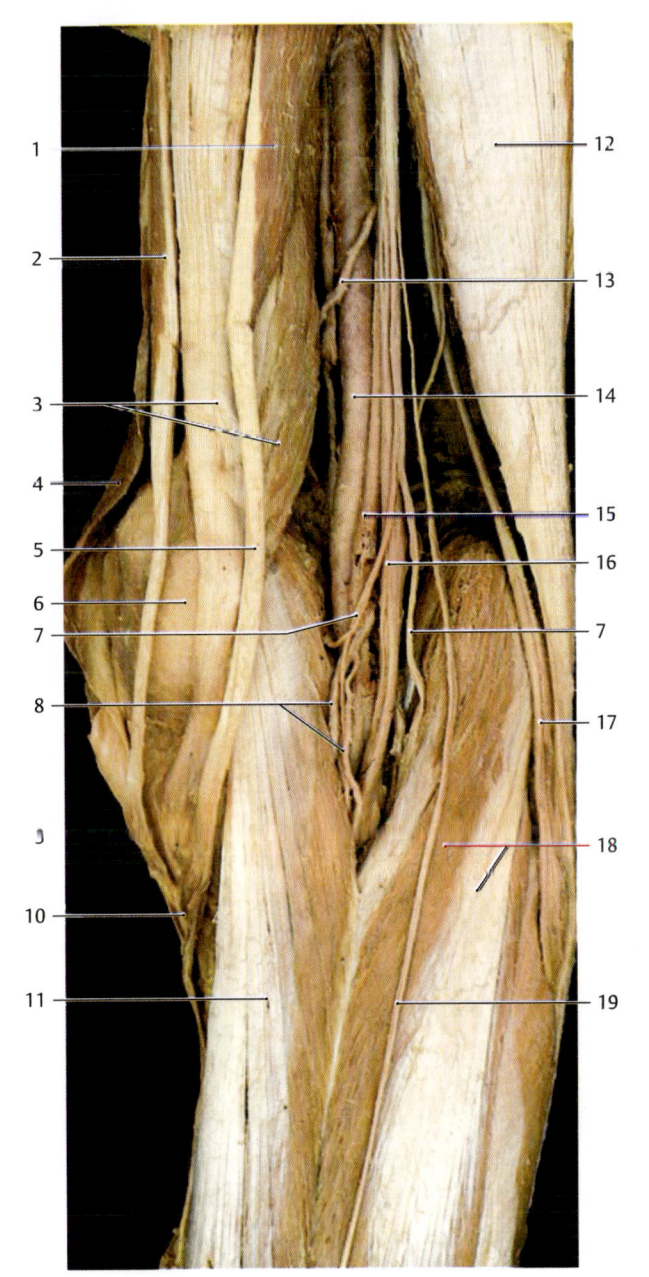

Fig. 4.143 **Fossa poplítea,** camada média (lado direito). O músculo gastrocnêmio foi dividido e refletido.

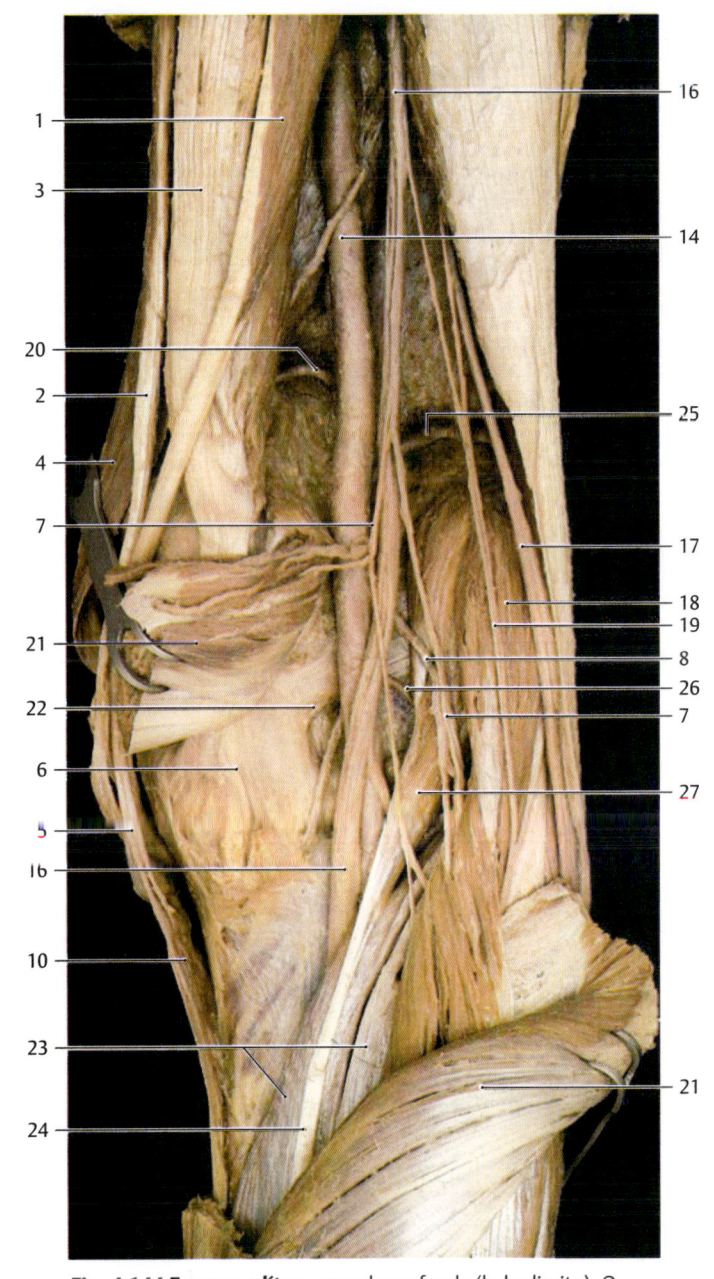

Fig. 4.144 **Fossa poplítea,** camada profunda (lado direito). Os músculos gastrocnêmio e sóleo foram divididos e refletidos.

1 Músculo semitendíneo
2 Músculo grácil
3 Músculo semimembranáceo
4 Músculo sartório
5 Tendão do músculo semitendíneo
6 Posição do côndilo medial do fêmur
7 Ramos musculares do nervo tibial
8 Artérias e veias surais
9 Tendão do músculo semimembranáceo
10 Tendão comum dos músculos grácil, semitendíneo e sartório (pes anserinus)
11 Cabeça medial do músculo gastrocnêmio
12 Músculo bíceps femoral
13 Ramo muscular de artéria poplítea
14 Artéria poplítea
15 Veia poplítea
16 Nervo tibial
17 Nervo fibular comum
18 Cabeça lateral do músculo gastrocnêmio
19 Nervo cutâneo sural medial
20 Artéria superior medial do joelho
21 Cabeça medial do músculo gastrocnêmio (cortado e refletido)
22 Artéria inferior medial do joelho
23 Músculo sóleo
24 Tendão do músculo plantar
25 Artéria superior lateral do joelho
26 Artéria inferior lateral do joelho
27 Músculo plantar

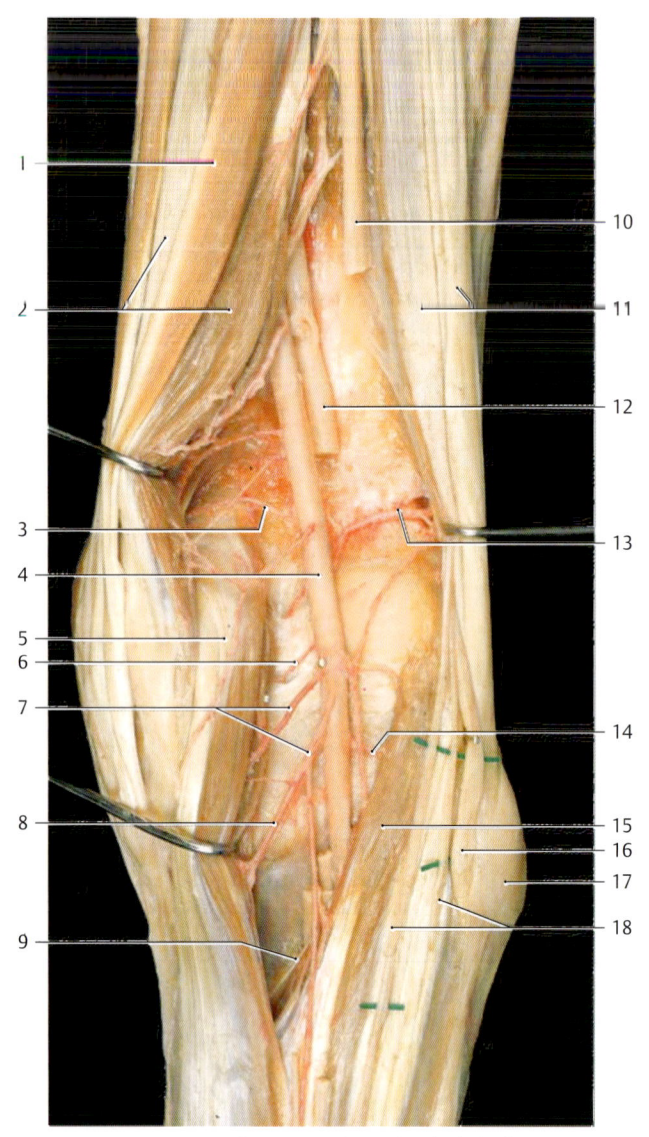

4 Membro Inferior | Joelho e Fossa Poplítea: Camadas Profunda e muito Profunda

Fig. 4.145 Fossa poplítea, camada profunda (lado direito). Os músculos foram refletidos para mostrar as artérias do joelho.

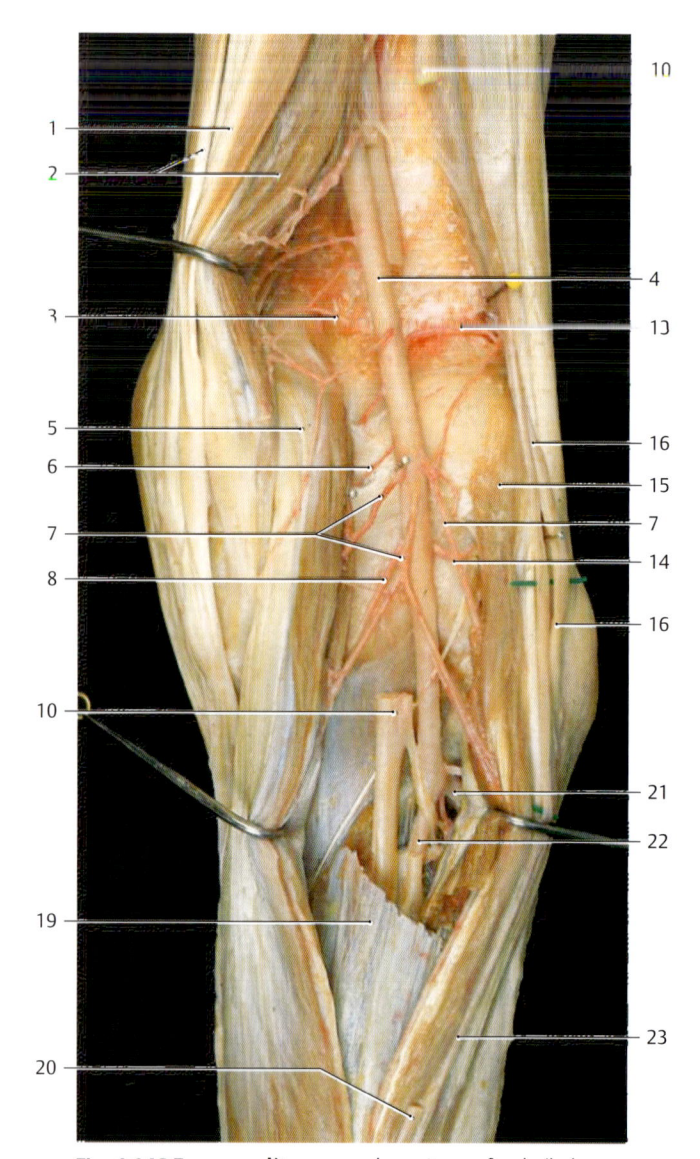

Fig. 4.146 Fossa poplítea, camada muito profunda (lado direito). O nervo tibial e a veia poplítea foram parcialmente removidos e uma porção do músculo sóleo foi cortada para exibir a artéria tibial anterior.

1 Músculo semitendíneo
2 Músculo semimembranáceo
3 Artéria genicular superior medial
4 Artéria poplítea
5 Cabeça medial do músculo gastrocnêmio
6 Artéria genicular média
7 Ramos musculares de artéria poplítea
8 Artéria genicular medial inferior
9 Tendão do músculo plantar
10 Nervo tibial (cortado)
11 Músculo bíceps femoral
12 Veia poplítea (cortada)
13 Artéria genicular lateral superior
14 Artéria genicular lateral inferior
15 Cabeça lateral do músculo gastrocnêmio
16 Nervo fibular comum
17 Cabeça da fíbula
18 Nervos cutâneos surais laterais
19 Músculo sóleo
20 Nervo cutâneo sural medial
21 Artéria tibial anterior
22 Artéria tibial posterior
23 Nervo cutâneo sural lateral

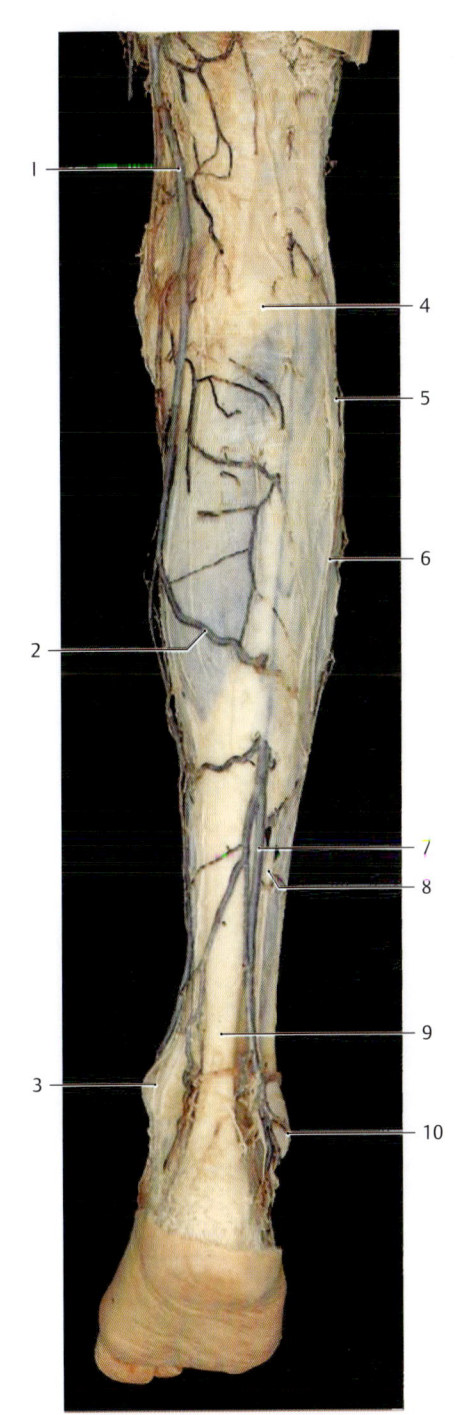

Regiões Crurais Posterior e Medial: Camada Superficial | 4 Membro Inferior

Fig. 4.147 Região crural posterior e fossa poplítea com veias e nervos cutâneos (lado direito).

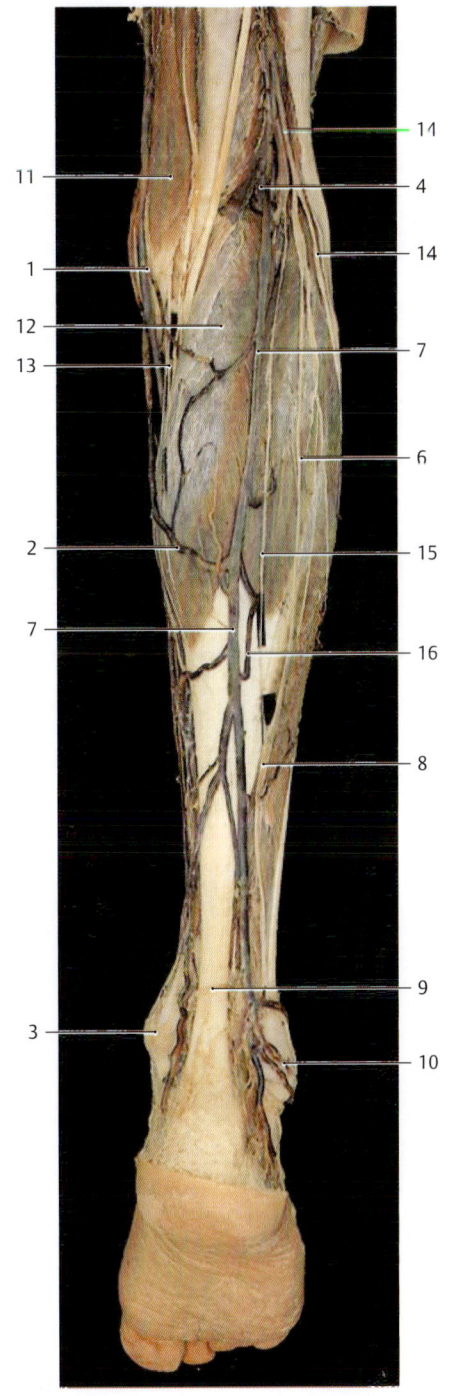

Fig. 4.148 Região crural posterior e fossa poplítea com veias e nervos cutâneos (lado direito). A camada superficial da fáscia crural foi removida.

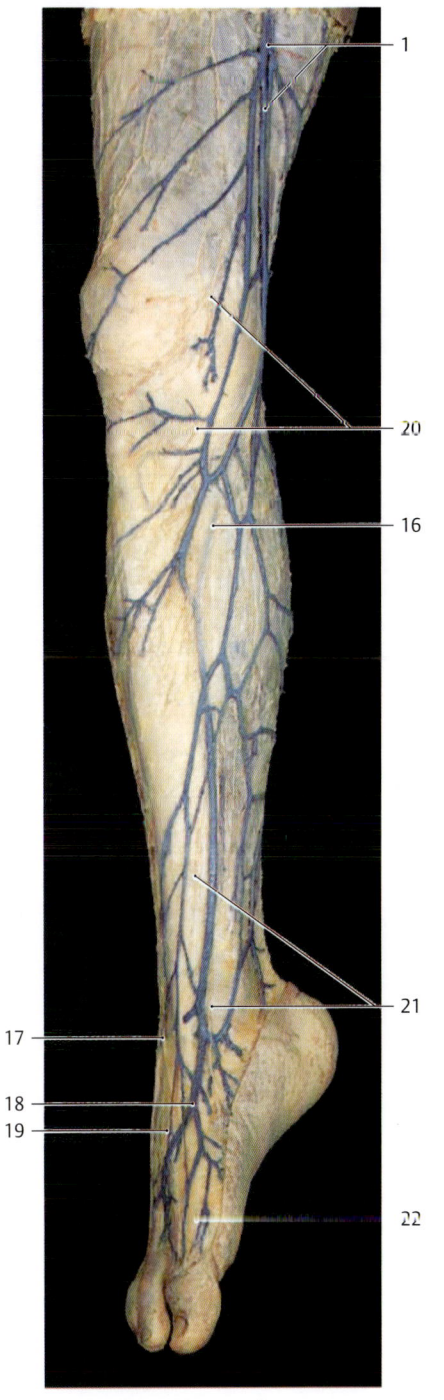

Fig. 4.149 Região crural anteromedial com veias e nervos cutâneos (lado direito).

1 Veia safena magna
2 Anastomose entre as veias safenas parva e magna
3 Maléolo medial
4 Fossa poplítea
5 Posição da cabeça da fíbula
6 Nervo cutâneo sural lateral
7 Veia safena parva
8 Nervo sural
9 Tendão do calcâneo ou de Aquiles
10 Maléolo lateral
11 Músculo semitendíneo
12 Cabeça medial do músculo gastrocnêmio
13 Nervo safeno
14 Nervo fibular comum
15 Nervo cutâneo sural medial
16 Veias perfurantes
17 Nervo fibular superficial
18 Arco venoso dorsal do pé
19 Nervo cutâneo dorsal intermediário
20 Ramos infrapatelares de nervo safeno
21 Ramos terminais de nervo safeno
22 Nervo cutâneo dorsal medial

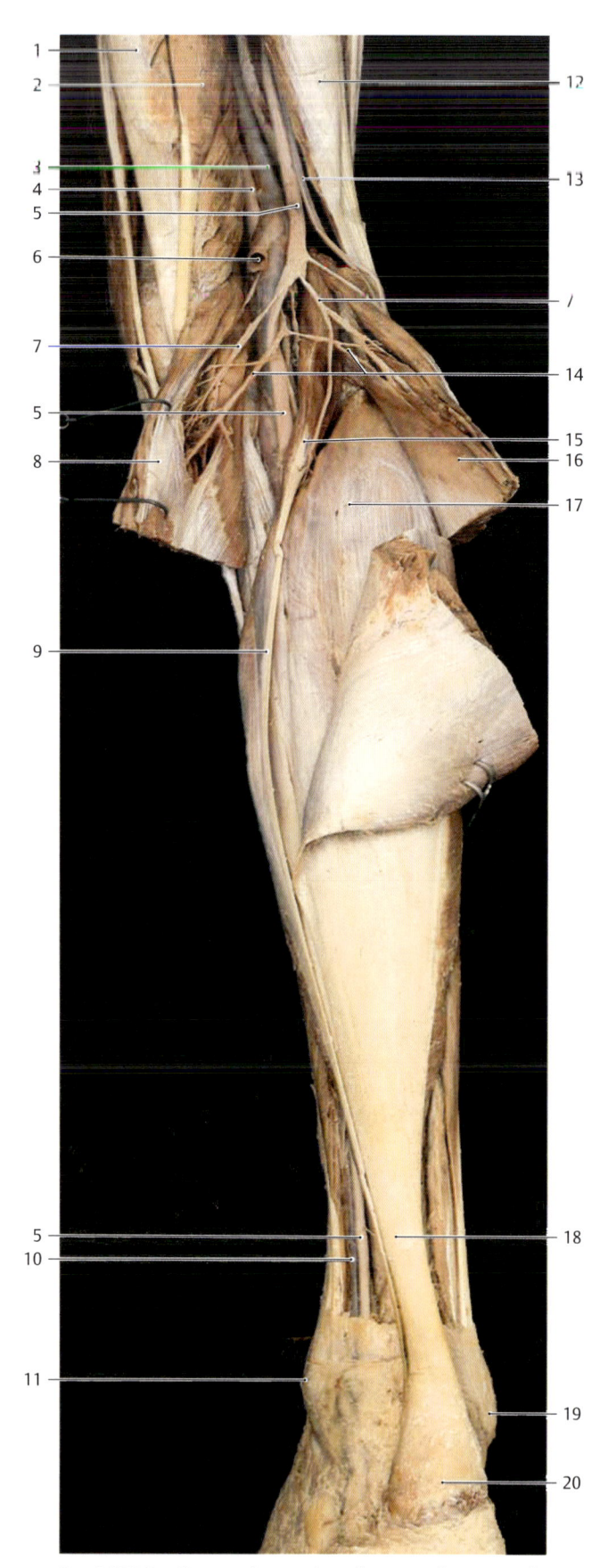

4 Membro Inferior | Regiões Crurais Posterior e Medial: Camadas Superficial e Média

Fig. 4.150 **Região crural posterior e fossa poplítea,** camada superficial (lado direito). As veias e nervos cutâneos foram removidos.

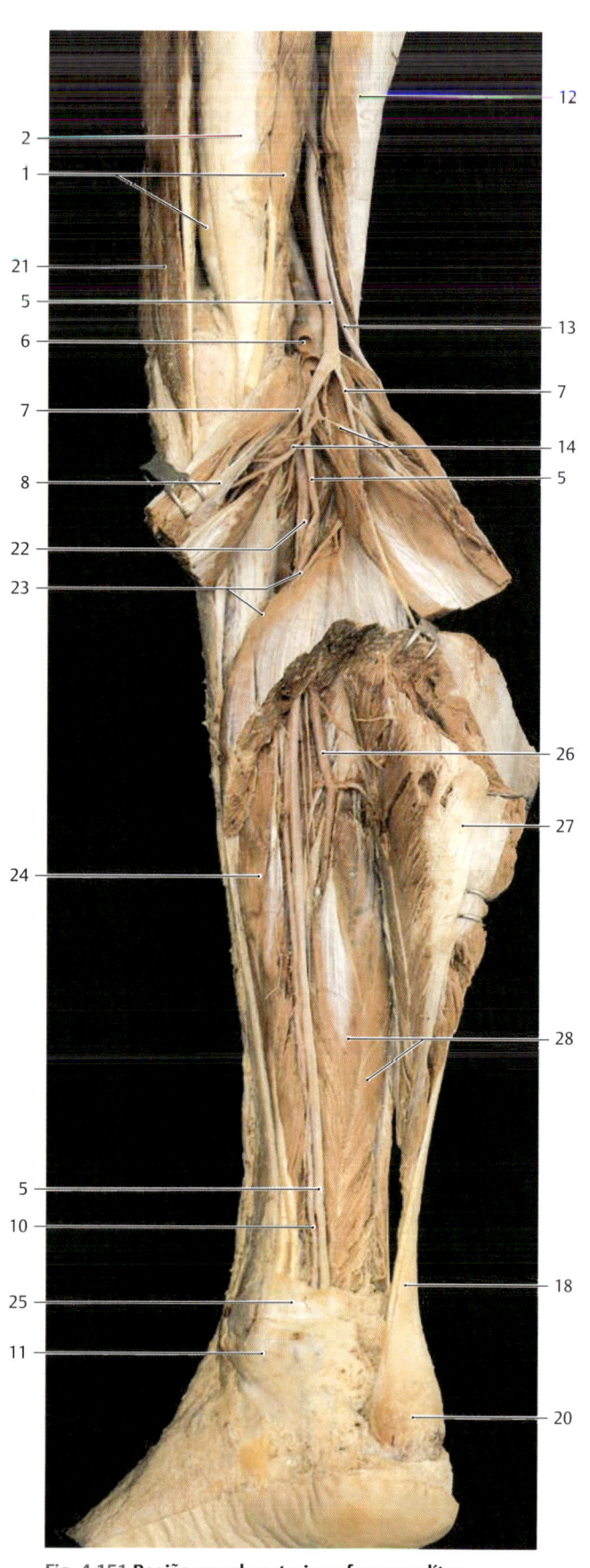

Fig. 4.151 **Região crural posterior e fossa poplítea,** camada média (lado direito). A cabeça medial do músculo gastrocnêmio foi dividida e refletida.

206

Regiões Crurais Posterior e Medial: Camada Profunda | 4 Membro Inferior

1 Músculo semimembranáceo
2 Músculo semitendíneo
3 Veia poplítea
4 Artéria poplítea
5 Nervo tibial
6 Veia safena parva (cortada)
7 Ramo muscular do nervo tibial
8 Cabeça medial do músculo gastrocnêmio
9 Tendão do músculo plantar
10 Artéria tibial posterior
11 Maléolo medial
12 Músculo bíceps femoral
13 Nervo fibular comum
14 Artérias surais
15 Músculo plantar
16 Cabeça lateral do músculo gastrocnêmio
17 Músculo sóleo
18 Tendão do calcâneo ou de Aquiles
19 Maléolo lateral
20 Tuberosidade do calcâneo
21 Músculo sartório
22 Artéria poplítea
23 Arco tendíneo do músculo sóleo
24 Músculo flexor longo dos dedos
25 Retináculo dos músculos flexores
26 Artéria fibular
27 Músculo tríceps sural (cortado)
28 Músculo flexor longo do hálux
29 Artéria tibial anterior
30 Ramos musculares do nervo tibial
31 Músculo tibial posterior
32 Ramo comunicante da artéria fibular
33 Tendão do músculo tibial anterior
34 Tíbia
35 Tendão do músculo extensor longo do hálux
36 Tendões do músculo extensor longo dos dedos
37 Artéria tibial anterior
38 Fíbula
39 Tendões dos músculos fibulares longo e curto

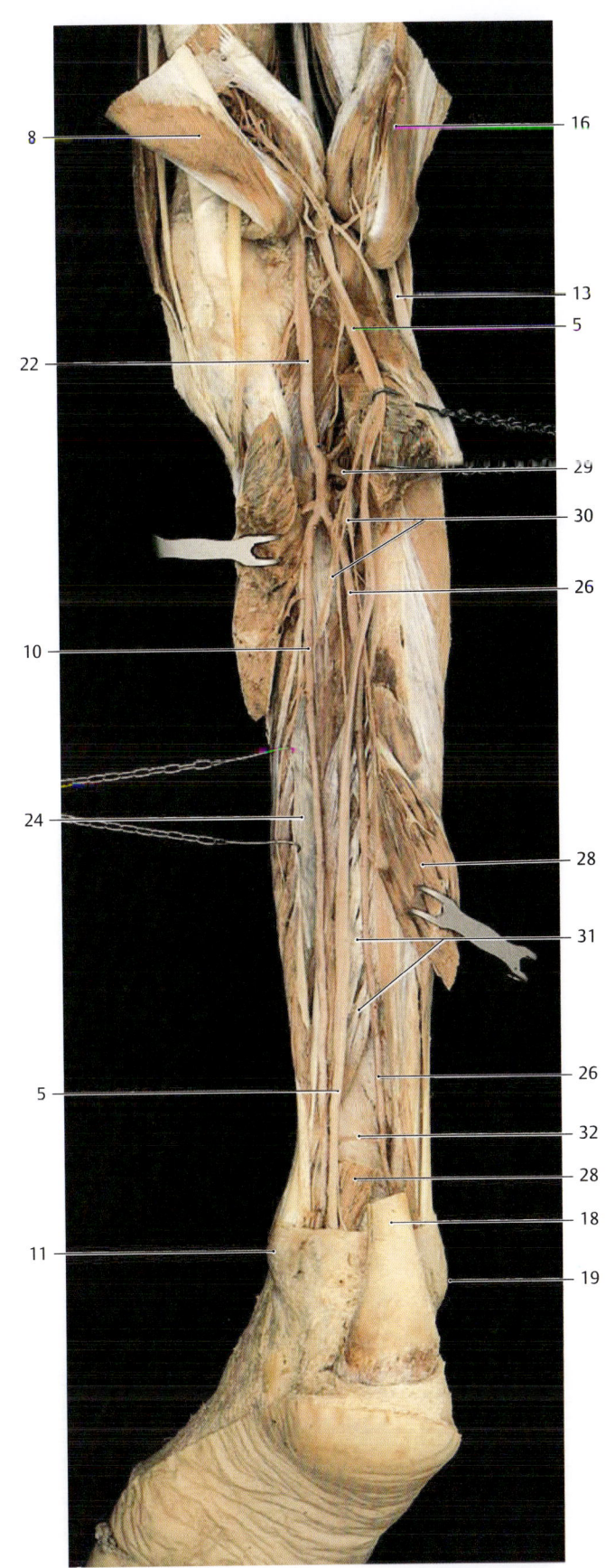

Fig. 4.152 **Região crural posterior e fossa poplítea,** camada profunda (lado direito). Os músculos tríceps surais (gastrocnêmio e sóleo) e o flexor longo do hálux foram cortados e refletidos.

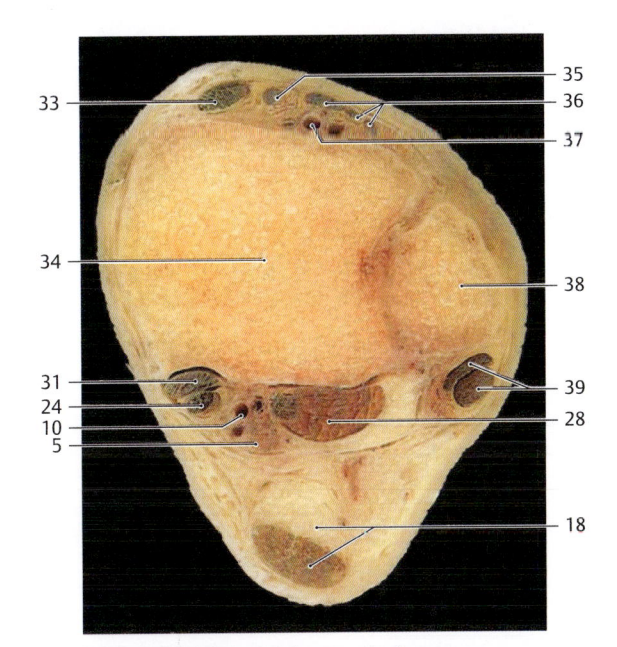

Fig. 4.153 **Corte cruzado através da perna,** superior aos maléolos (aspecto inferior).

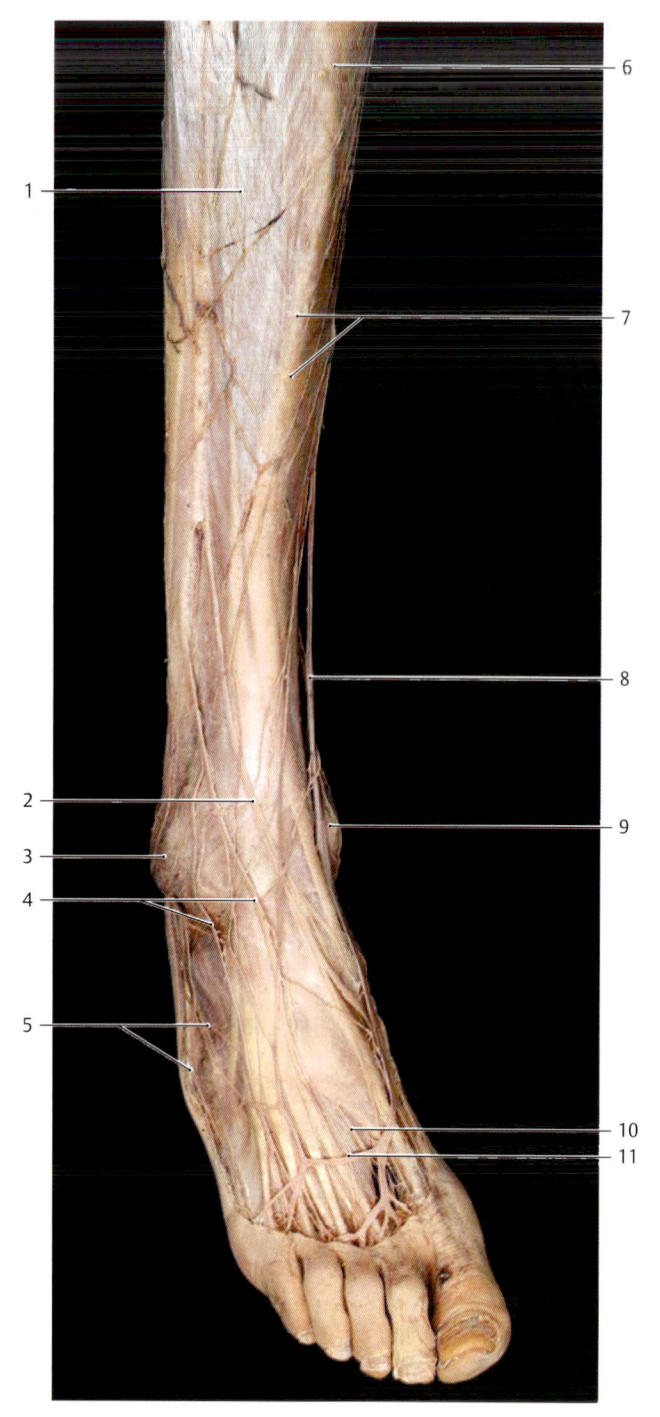

4 Membro Inferior | Regiões Crurais Anterior e Medial e Dorso do Pé: Camada Superficial

Fig. 4.154 **Região crural anterior e dorso do pé** com nervos e veias cutâneos (lado direito).

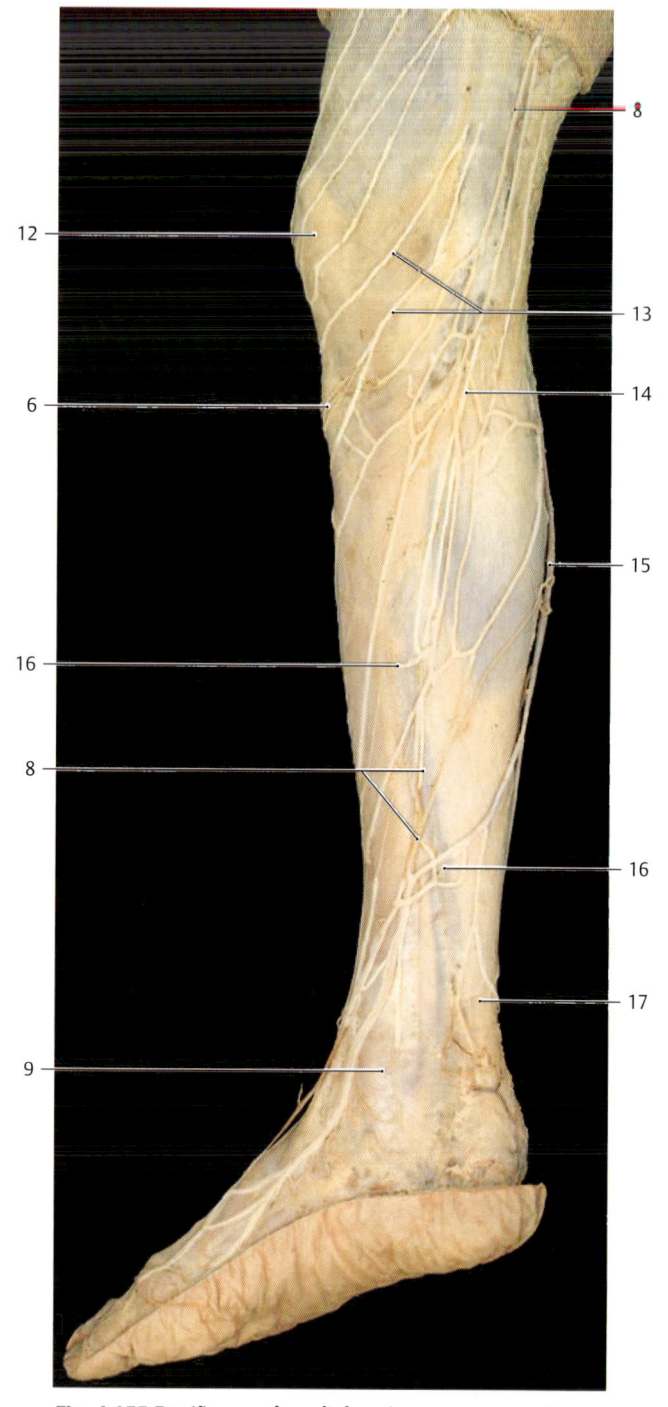

Fig. 4.155 **Região crural medial e pé** com nervos e veias cutâneos (lado direito).

1 Fáscia crural superficial
2 Ramo cutâneo dorsal medial de nervo fibular superficial
3 Maléolo lateral
4 Ramo cutâneo dorsal intermediário de nervo fibular superficial
5 Ramo cutâneo dorsal lateral de nervo sural
6 Posição de tuberosidade tibial
7 Margem anterior da tíbia
8 Veia safena magna
9 Maléolo medial
10 Nervo fibular profundo
11 Arco venoso dorsal do pé
12 Posição da patela
13 Ramos infrapatelares de nervo safeno
14 Nervo safeno
15 Veia safena parva
16 Veia perfurante
17 Tendão do calcâneo ou de Aquiles

Região Crural Lateral e Pé: Camada Superficial | 4 Membro Inferior

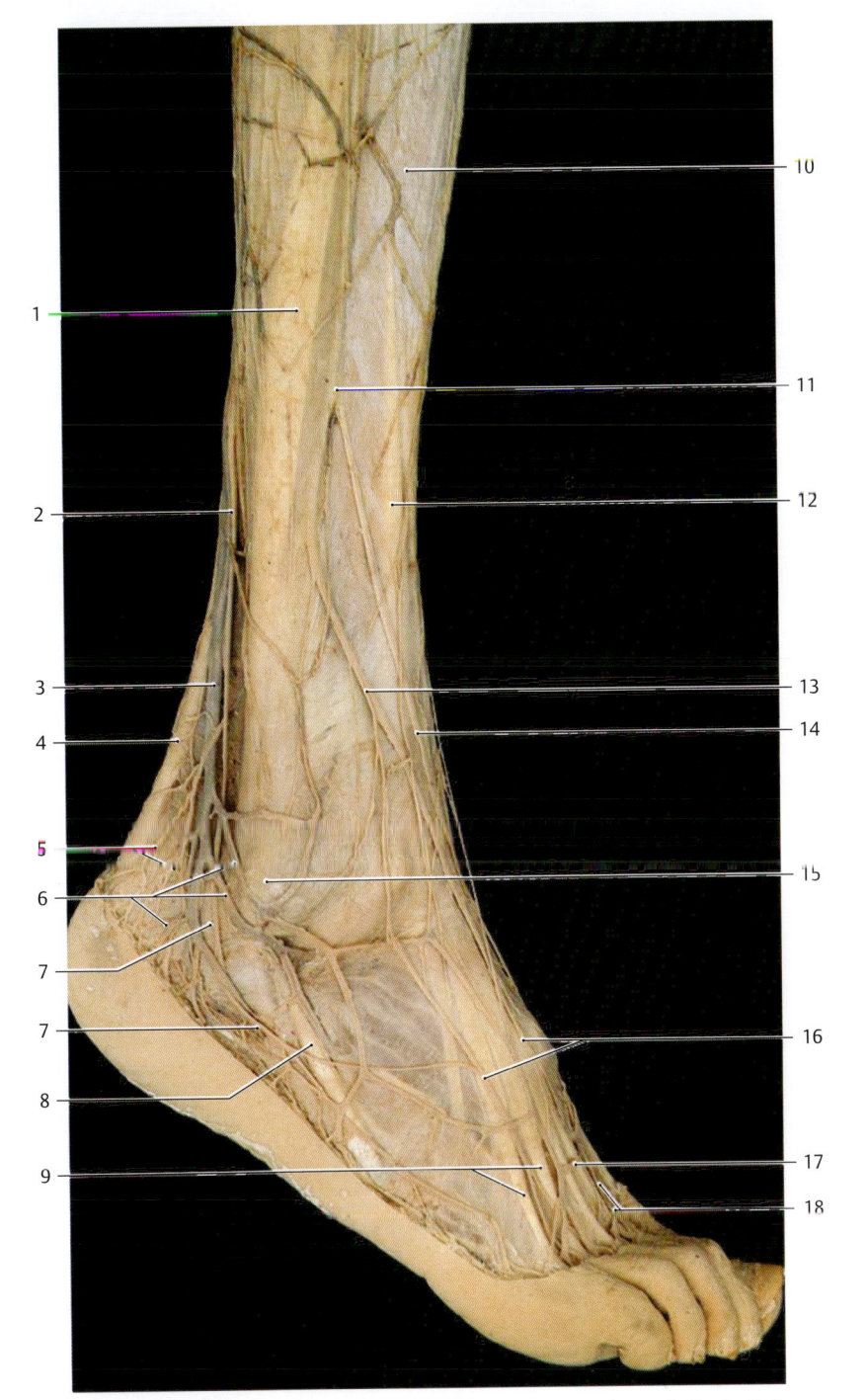

Fig. 4.156 **Região crural lateral e pé** com nervos e veias cutâneos (lado direito).

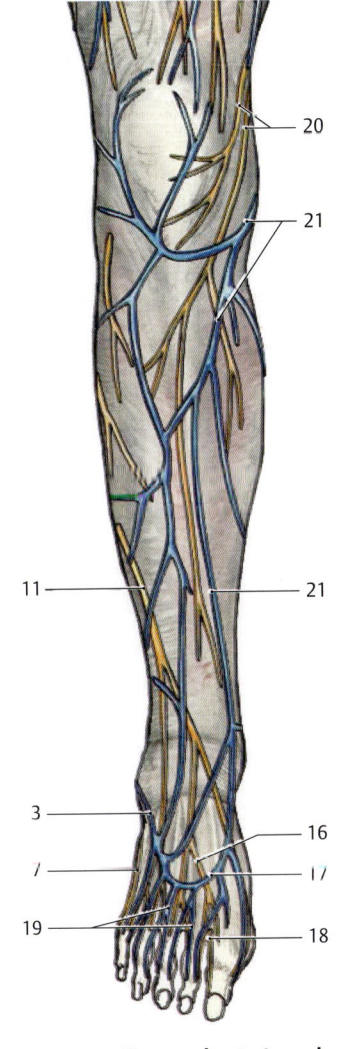

Fig. 4.157 **Região crural anterior e dorso do pé** com nervos e veias cutâneos.

1. Posição da fíbula
2. Nervo sural
3. Veia safena parva
4. Tendão do calcâneo ou de Aquiles
5. Ramos calcâneos laterais de nervo sural
6. Plexo venoso de maléolo lateral
7. Ramo cutâneo dorsal lateral de nervo sural
8. Tendão do músculo fibular curto
9. Tendões do músculo extensor longo dos dedos
10. Fáscia crural
11. Nervo fibular superficial
12. Posição da tíbia
13. Ramo cutâneo dorsal intermediário de nervo fibular superficial
14. Ramo cutâneo dorsal medial de nervo fibular superficial
15. Maléolo lateral
16. Nervos digitais dorsais
17. Arco venoso dorsal do pé
18. Nervo fibular profundo
19. Veias metatarsais dorsais
20. Nervo safeno
21. Veia safena magna

4 Membro Inferior | Região Crural Lateral e Pé: Camada Profunda

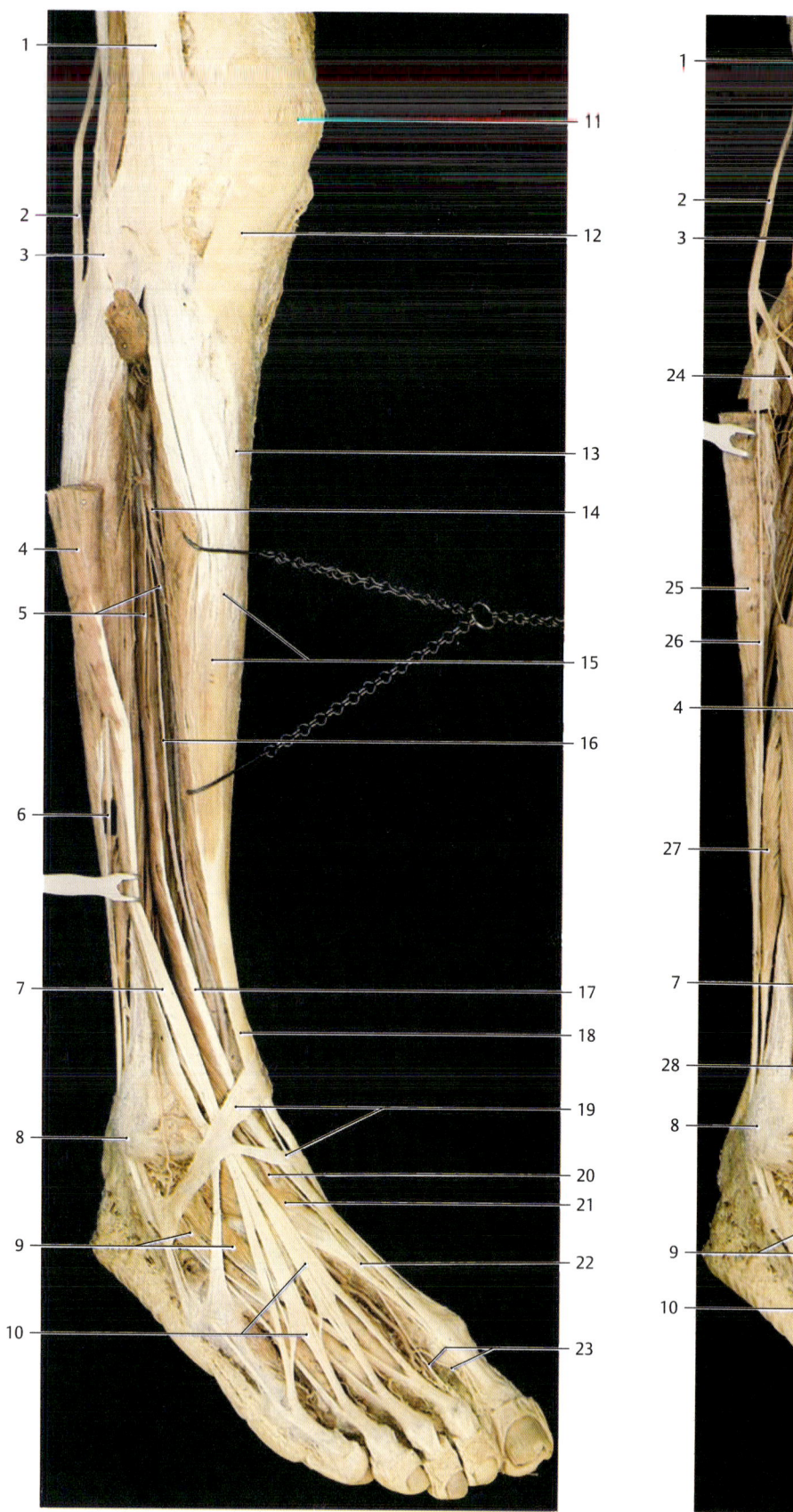

Fig. 4.158 **Região crural lateral e dorso do pé,** camada média (lado direito, aspecto anterolateral). O músculo extensor longo dos dedos foi dividido e refletido lateralmente.

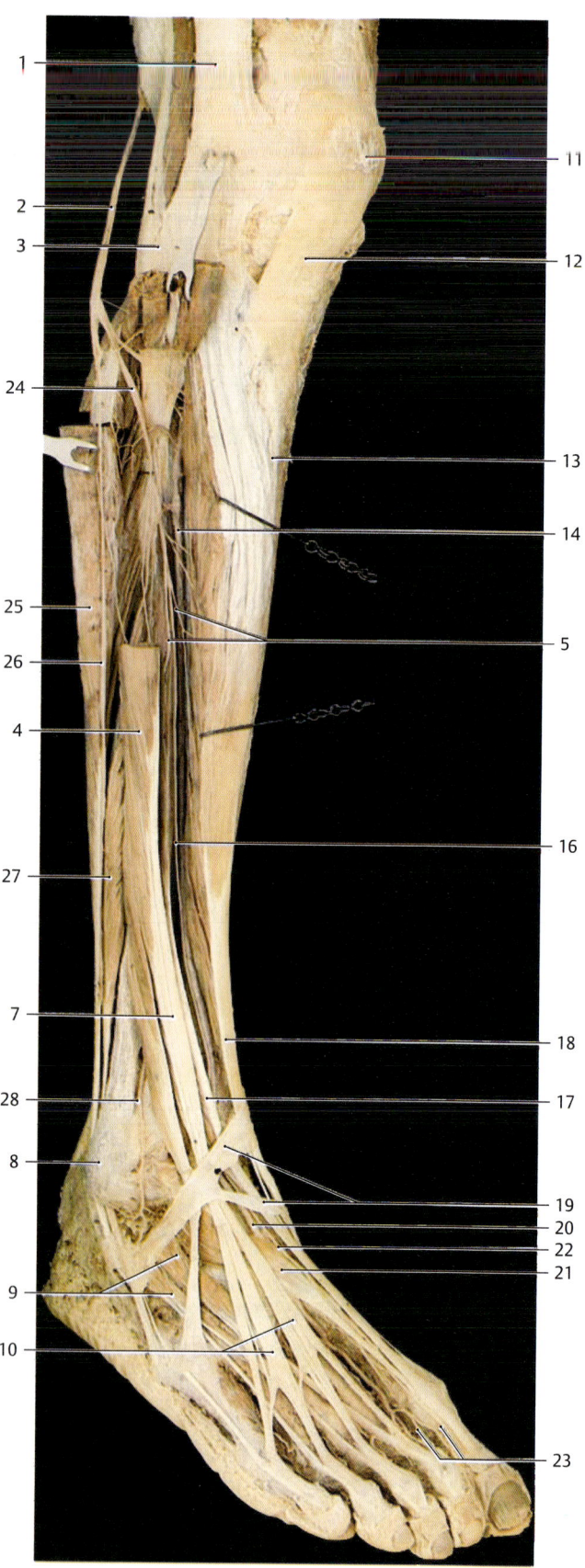

Fig. 4.159 Região crural lateral e dorso do pé, camada profunda (lado direito, aspecto anterolateral). Os músculos extensor longo dos dedos e fibular longo foram divididos ou removidos. O nervo fibular comum foi elevado para mostrar seu curso ao redor da cabeça da fíbula.

210

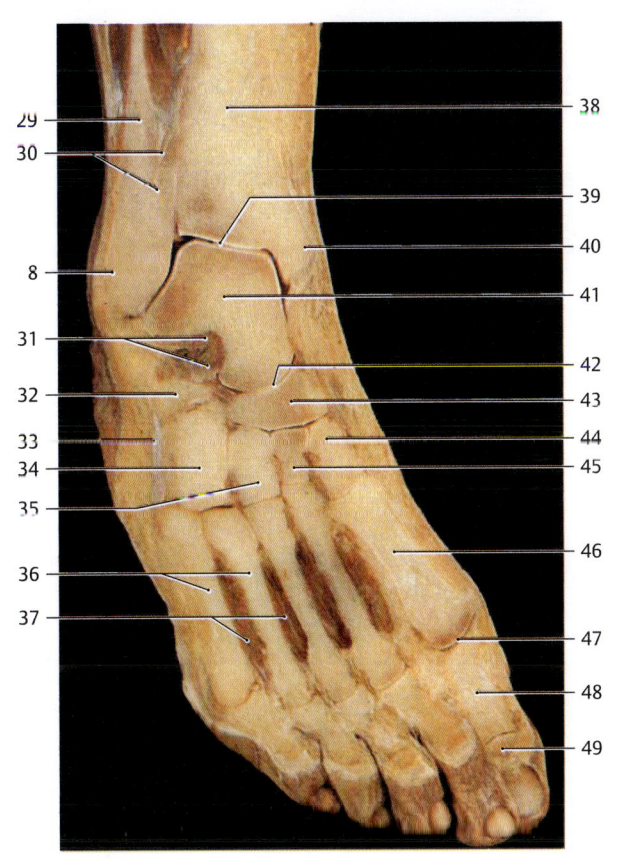

Cortes através do Pé e da Articulação do Tornozelo | 4 Membro Inferior

Fig. 4.160 Corte coronal através do pé direito e articulação do tornozelo (aspecto dorsal).

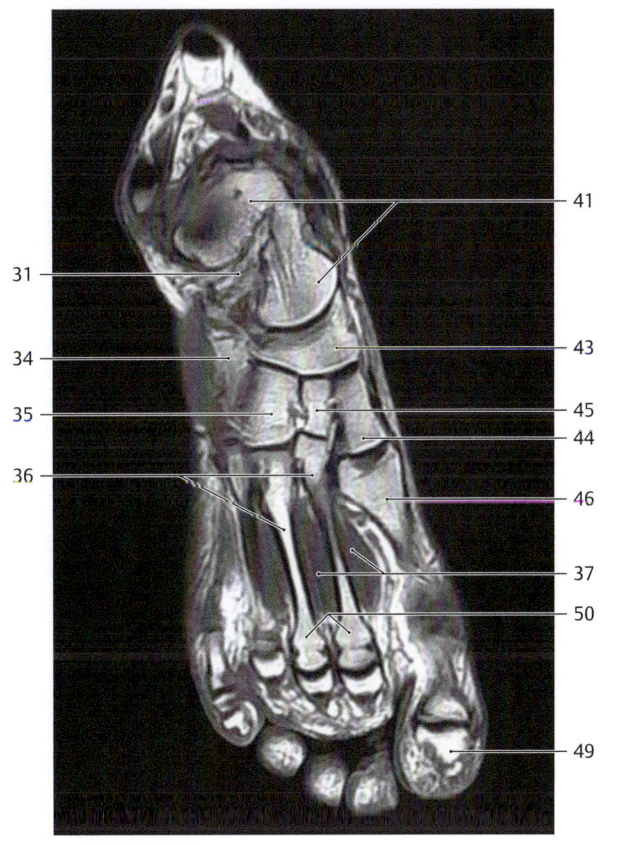

Fig. 4.161 Corte coronal através do pé direito e articulação do tornozelo (varredura de IRM). (Heuck A *et al.* MRT-Atlas des muskuloskelettalen Systems. Stuttgart, Germany: Schattauer, 2009).

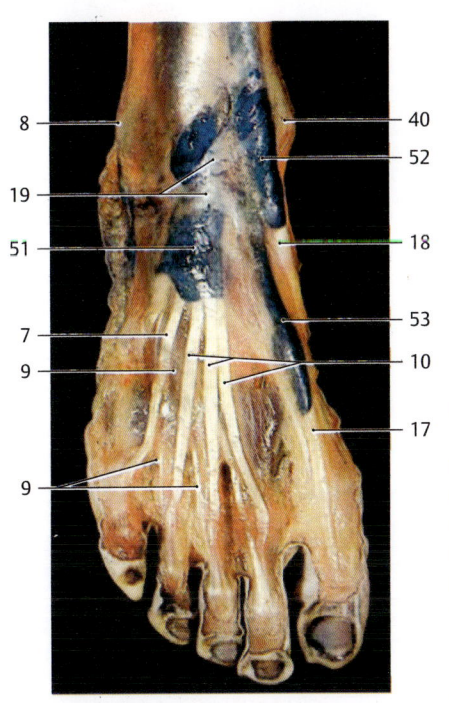

Fig. 4.162 Bainhas sinoviais de tendões extensores (aspecto dorsal). As bainhas foram injetadas com gelatina azul.

1 Trato iliotibial
2 Nervo fibular
3 Posição da cabeça da fíbula
4 Músculo extensor longo dos dedos
5 Ramos musculares de nervo fibular profundo
6 Nervo fibular superficial
7 Tendão do músculo extensor longo dos dedos
8 Maléolo lateral
9 Músculo extensor curto dos dedos com tendões
10 Tendões do músculo extensor longo dos dedos
11 Patela
12 Ligamento patelar
13 Margem anterior da tíbia
14 Artéria tibial anterior
15 Músculo tibial anterior
16 Nervo fibular profundo
17 Músculo extensor longo do hálux
18 Tendão do músculo tibial anterior
19 Retináculo inferior dos músculos extensores
20 Artéria dorsal do pé
21 Músculo extensor curto do hálux
22 Nervo fibular profundo (no dorso do pé)
23 Ramos terminais de nervo fibular profundo
24 Nervo fibular profundo
25 Músculo fibular longo (cortado) anterior
26 Nervo fibular superficial (com músculos comum fibulares refletidos lateralmente)
27 Músculo fibular curto
28 Artéria maleolar anterior lateral
29 Fíbula
30 Articulação tibiofibular distal (sindesmose)
31 Ligamento interósseo talocalcâneo
32 Calcâneo
33 Tendão do músculo fibular curto
34 Osso cuboide
35 Osso cuneiforme lateral
36 Ossos metatarsais
37 Músculos interósseos dorsais
38 Tíbia
39 Articulação do tornozelo
40 Maléolo medial
41 Tálus
42 Articulação talocalcaneonavicular
43 Osso navicular
44 Osso cuneiforme medial
45 Osso cuneiforme intermediário
46 Primeiro osso metatarsal
47 Articulação metatarsofalângica
48 Falange proximal do hálux
49 Falange distal do hálux
50 Cabeças do segundo e do terceiro ossos metatarsais
51 Bainha sinovial de tendões do músculo extensor longo dos dedos
52 Bainha sinovial de tendões músculo tibial
53 Bainha sinovial de tendão de músculo extensor longo do hálux

211

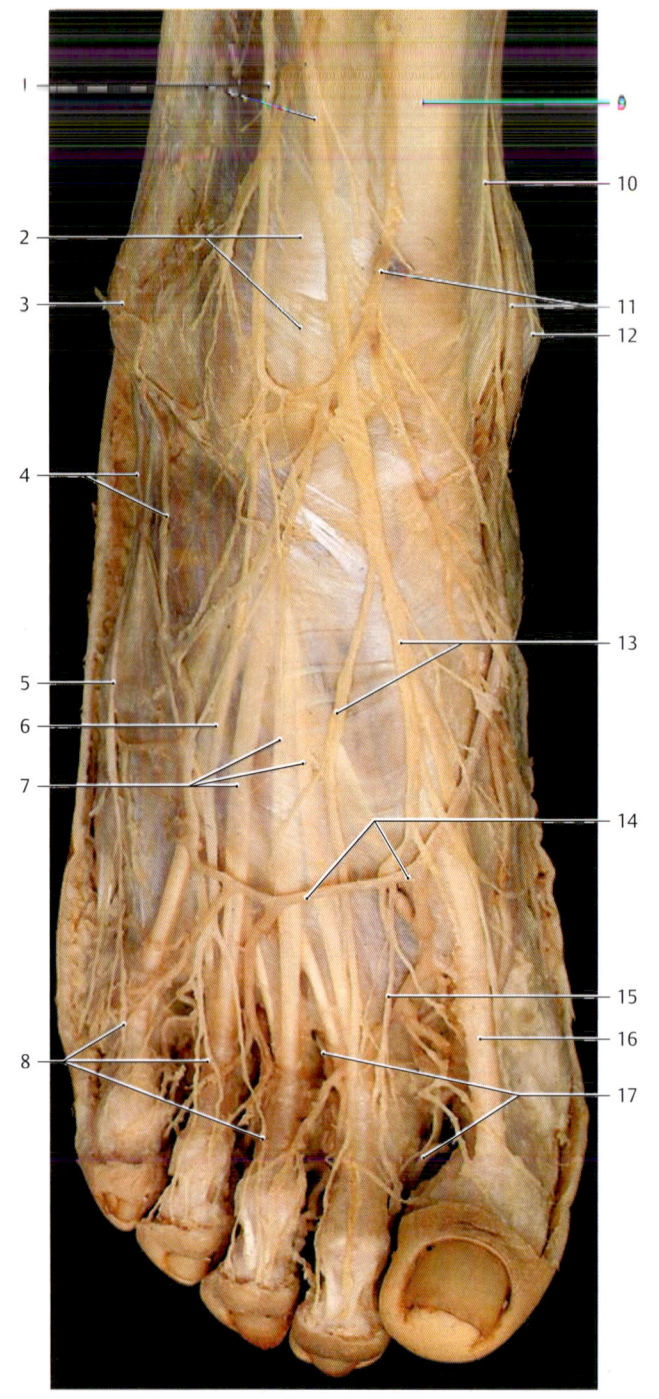

4 Membro Inferior | Dorso do Pé: Camada Superficial

Fig. 4.163 **Dorso do pé direito,** camada superficial.

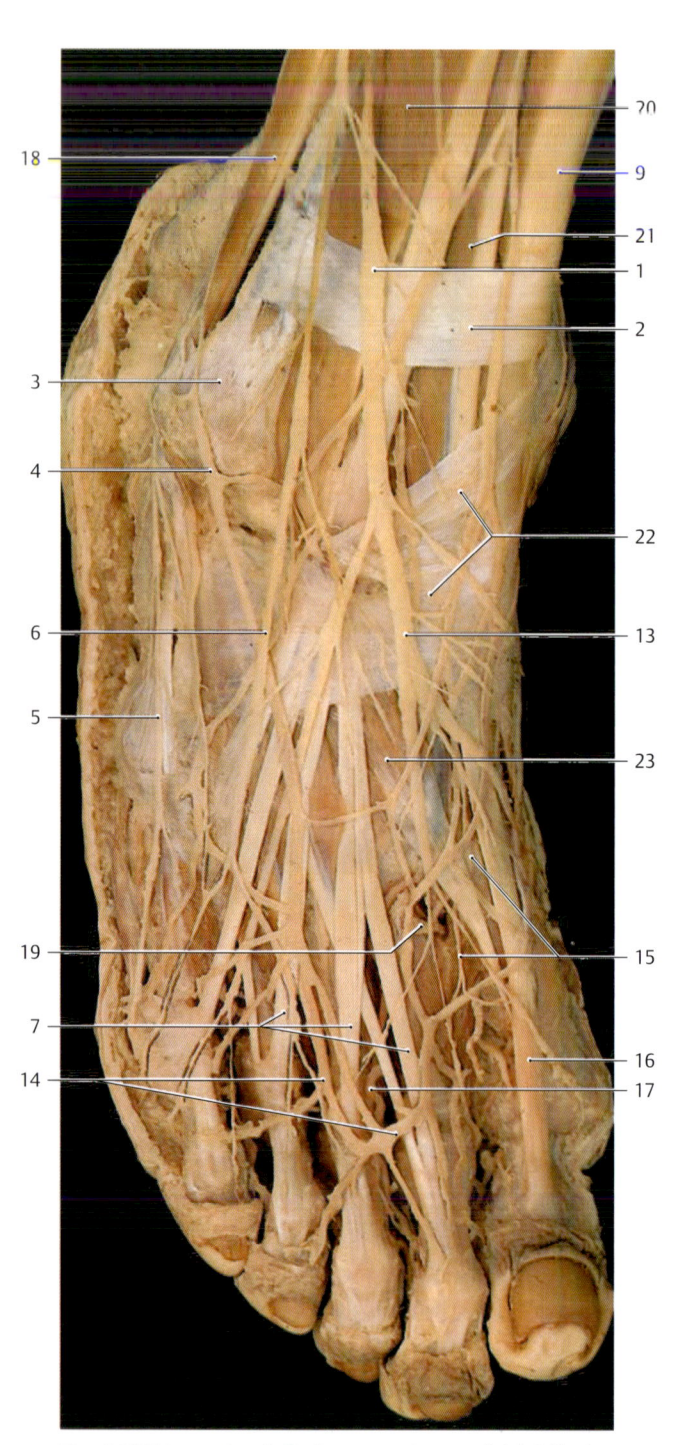

Fig. 4.164 **Dorso do pé direito,** camada superficial. A fáscia do dorso foi removida.

1. Nervo fibular superficial
2. Retináculo superior dos músculos extensores
3. Maléolo lateral
4. Rede venosa de maléolo lateral e tributárias da veia safena parva
5. Ramo cutâneo dorsal lateral de nervo sural
6. Nervo cutâneo dorsal intermediário
7. Tendões do músculo extensor longo dos dedos
8. Nervos digitais dorsais
9. Tendão do músculo tibial anterior
10. Nervo safeno
11. Rede venosa de maléolo medial e tributárias da veia safena magna
12. Maléolo medial
13. Nervos cutâneos dorsais mediais
14. Arco venoso dorsal do pé
15. Nervo digital dorsal (de nervo fibular profundo)
16. Tendão do músculo extensor longo do hálux
17. Artérias digitais dorsais
18. Músculos fibulares
19. Ramo plantar profundo da artéria dorsal do pé em anastomose com o arco plantar
20. Músculo extensor longo dos dedos
21. Músculo extensor longo do hálux
22. Retináculo inferior dos músculos extensores
23. Músculo extensor curto do hálux

Dorso do Pé: Camadas Superficial e Profunda | 4 Membro Inferior

1 Retináculo inferior dos músculos extensores
2 Maléolo lateral
3 Artéria maleolar anterior lateral
4 Tendões dos músculos fibulares
5 Tendão do músculo fibular terceiro
6 Músculo extensor curto dos dedos
7 Tendões do músculo extensor longo dos dedos
8 Artérias metatarsais dorsais
9 Maléolo medial
10 Tendão do músculo tibial anterior
11 Artéria dorsal do pé
12 Nervo fibular profundo (sobre o dorso do pé)
13 Músculo extensor curto do hálux
14 Tendão do músculo extensor longo do hálux
15 Artéria dorsal do pé com ramo plantar profundo para o arco plantar
16 Ramos terminais de nervo fibular profundo
17 Artéria tarsal lateral
18 Músculo extensor curto dos dedos (dividido)
19 Artéria arqueada
20 Músculos interósseos dorsais
21 Nervo fibular profundo

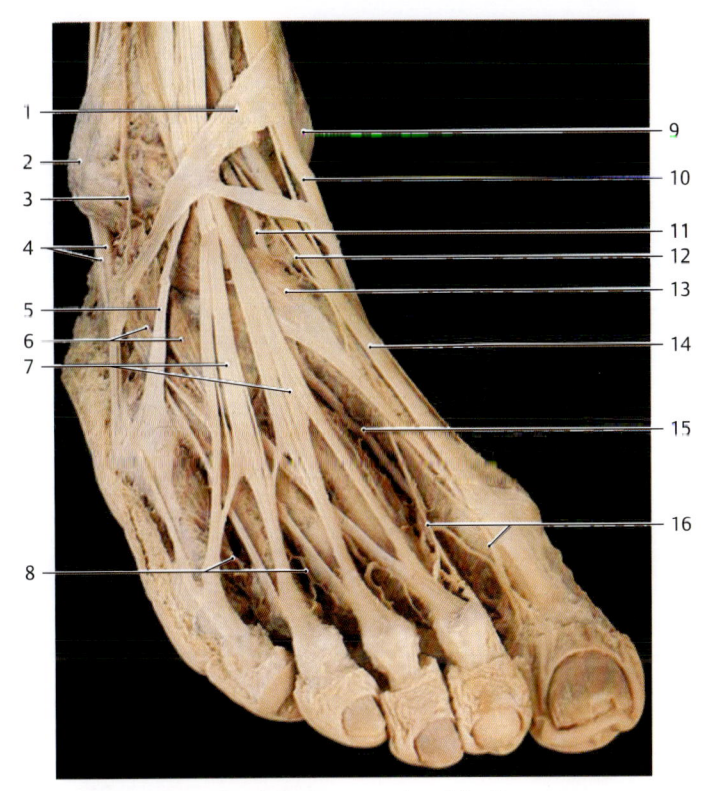

Fig. 4.165 **Dorso do pé direito,** camada média. Os nervos cutâneos foram removidos.

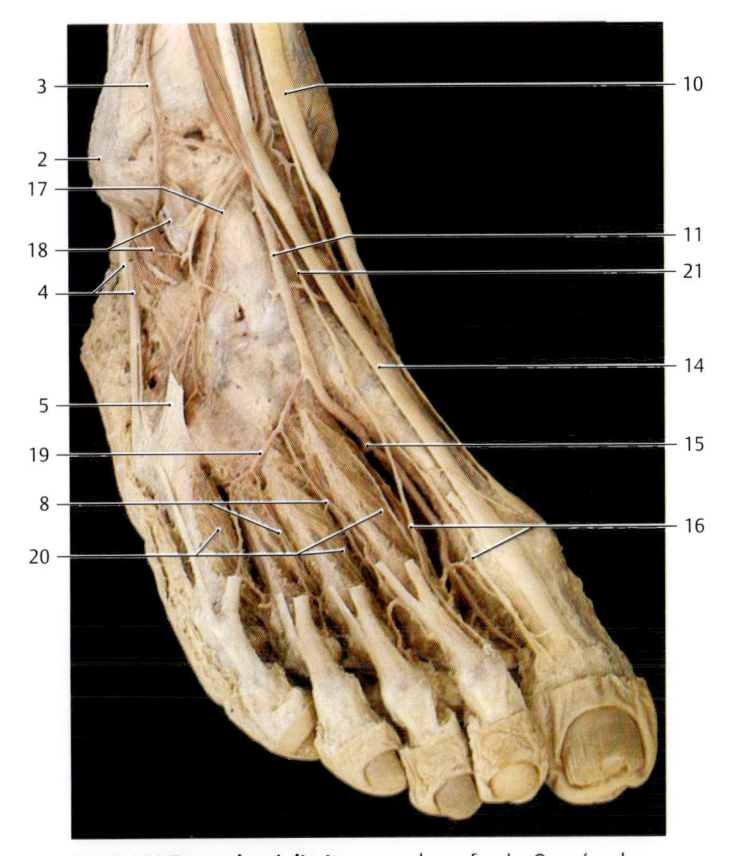

Fig. 4.166 **Dorso do pé direito,** camada profunda. Os músculos extensores curtos dos dedos e do hálux foram removidos.

213

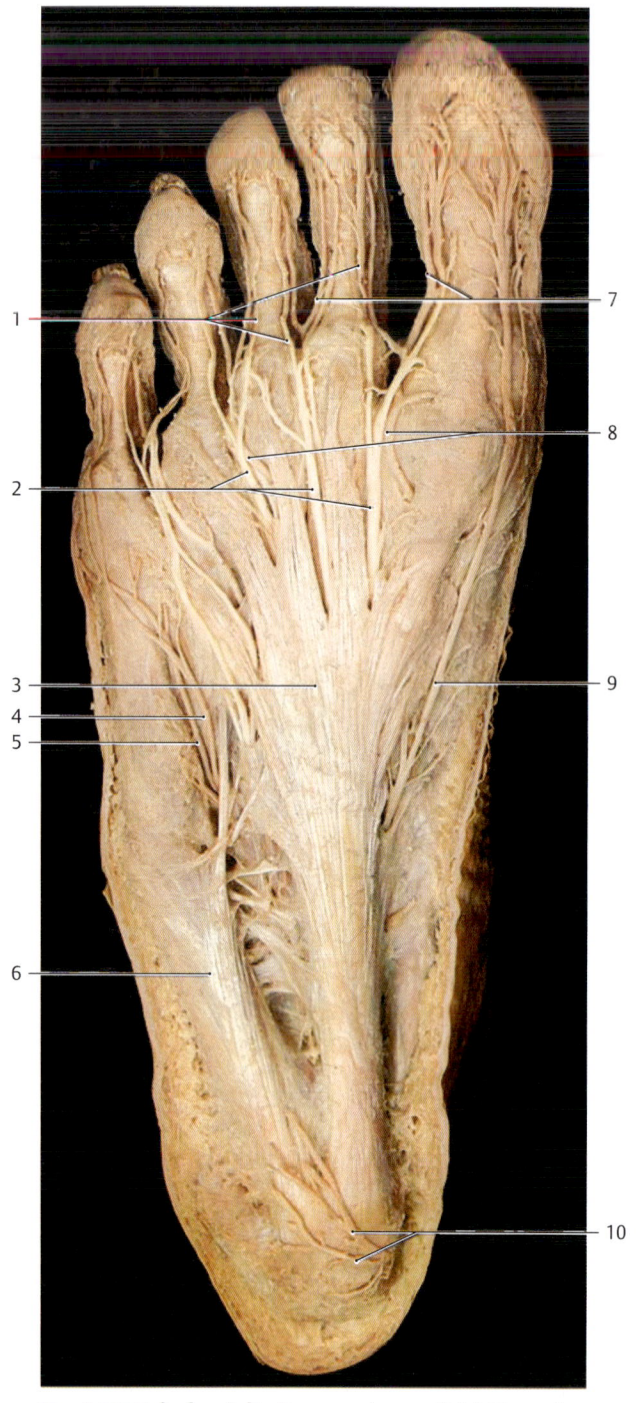

4 Membro Inferior | Sola do Pé: Camadas Superficial e Média

Fig. 4.167 Sola do pé direito, camada superficial. Dissecção de nervos e vasos cutâneos.

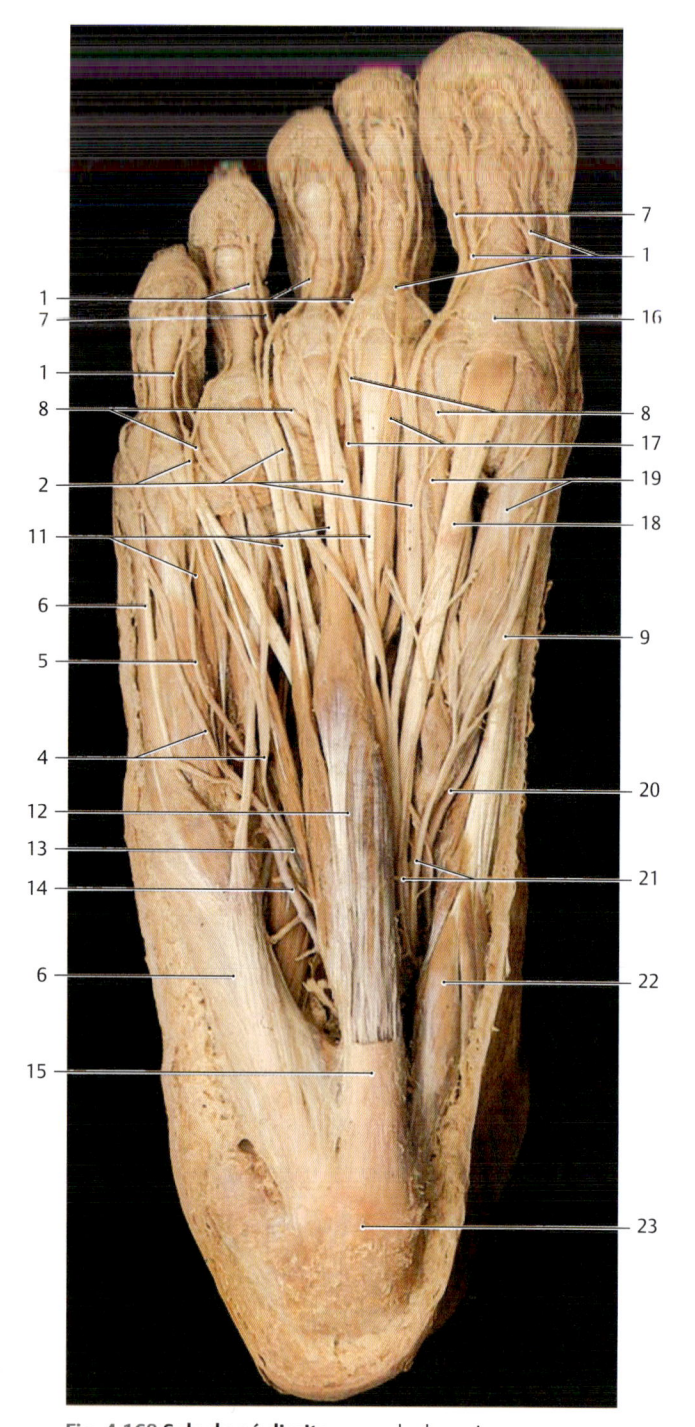

Fig. 4.168 Sola do pé direito, camada do meio. A aponeurose plantar foi removida.

1. Nervos plantares digitais próprios
2. Nervos plantares digitais comuns
3. Aponeurose plantar
4. Ramo superficial de nervo plantar lateral
5. Ramo superficial de artéria plantar lateral
6. Músculo abdutor do dedo mínimo
7. Artérias plantares digitais próprias
8. Artérias plantares digitais comuns
9. Ramo digital de nervo plantar medial para o hálux
10. Ramos calcâneos mediais
11. Tendões do músculo flexor curto dos dedos
12. Músculo flexor curto dos dedos
13. Ramo superficial de nervo plantar lateral
14. Artéria plantar lateral
15. Aponeurose plantar (remanescente)
16. Bainha fibrosa do hálux
17. Músculos lumbricais
18. Tendão do músculo flexor longo do hálux
19. Músculo flexor curto do hálux
20. Artéria plantar medial
21. Nervo plantar medial
22. Músculo abdutor do hálux
23. Tuberosidade do calcâneo

Sola do Pé: Camada Média | 4 Membro Inferior

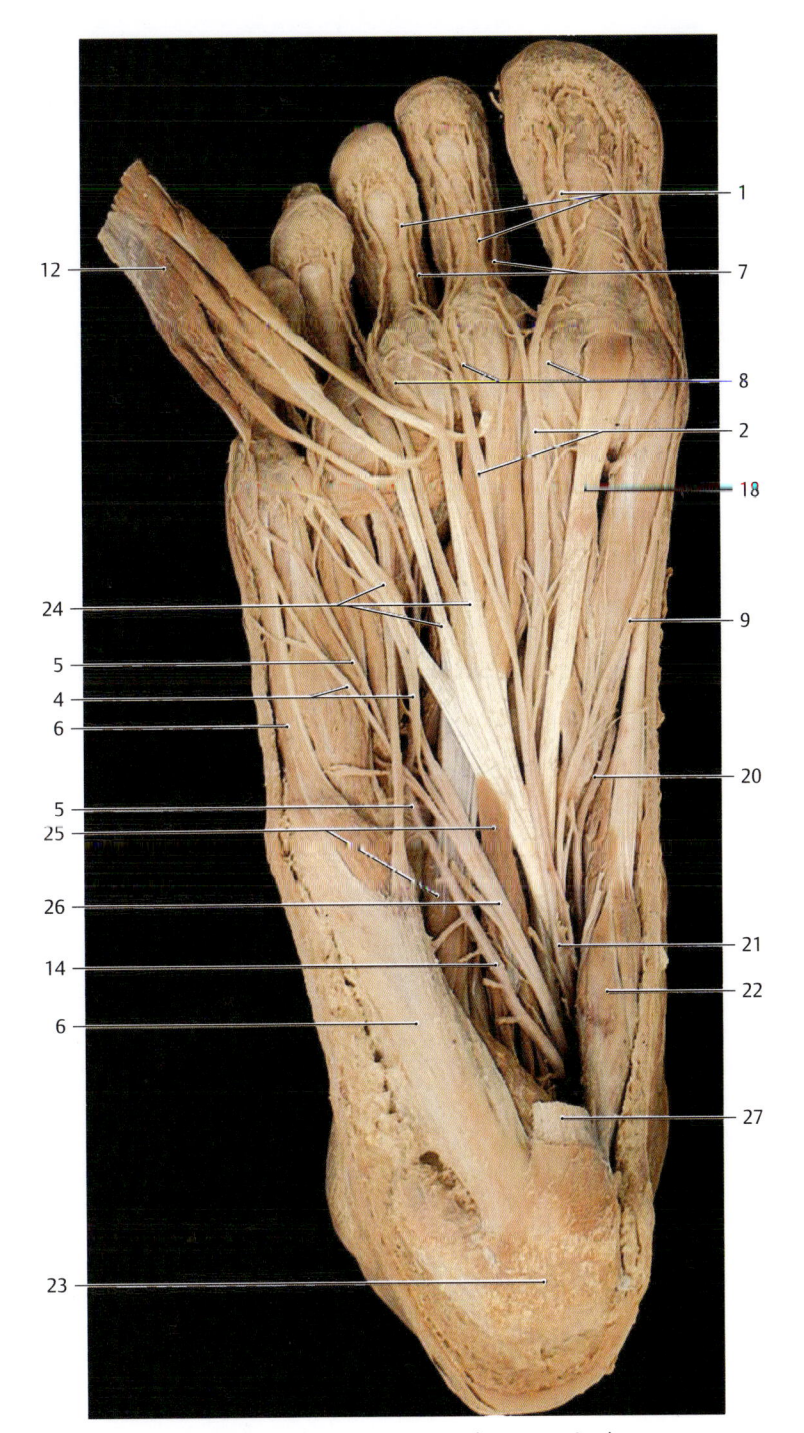

Fig. 4.169 Sola do pé direito, camada média. Dissecção de vasos e nervos. O músculo flexor curto dos dedos foi dividido e refletido em sentido anterior.

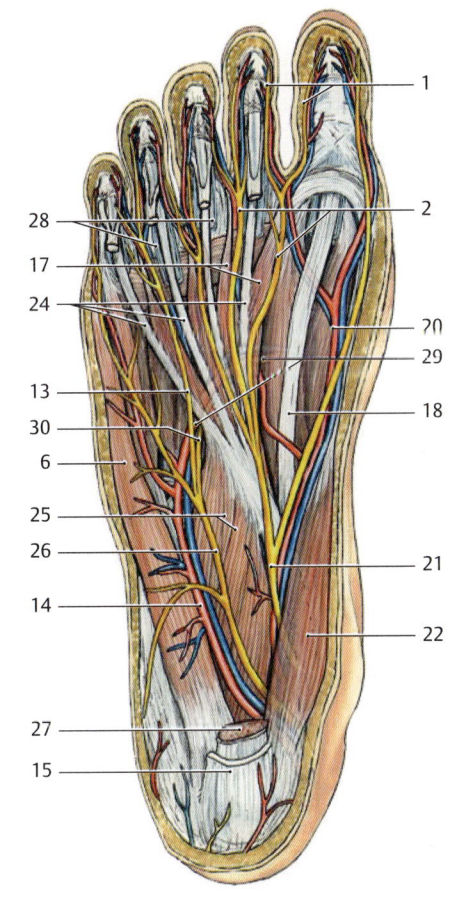

Fig. 4.170 Sola do pé direito com vasos e nervos. O músculo flexor curto dos dedos foi removido. Azul-claro = bainhas sinoviais de tendões flexores (28).

24 Tendões do músculo flexor longo dos dedos
25 Músculo quadrado plantar
26 Nervo plantar lateral
27 Músculo flexor curto dos dedos (cortado)
28 Bainhas sinoviais de tendões dos músculos flexores longo e curto dos dedos
29 Arco plantar
30 Ramo profundo de nervo plantar lateral

215

4 Membro Inferior | Sola do Pé: Camada Profunda

1. Artérias plantares digitais próprias
2. Nervos plantares digitais próprios
3. Tendões do músculo flexor curto dos dedos
4. Tendões do músculo flexor longo dos dedos
5. Ramo superficial de artéria plantar lateral
6. Ramo profundo de nervo plantar lateral
7. Ramo superficial de nervo plantar lateral
8. Nervo plantar lateral
9. Artéria plantar lateral
10. Músculo abdutor do dedo mínimo
11. Tuberosidade do calcâneo
12. Artérias plantares digitais comuns
13. Tendão do músculo flexor longo do hálux
14. Inserção das duas cabeças do músculo adutor do hálux
15. Artérias plantares metatarsais
16. Nervo plantar digital próprio medial
17. Ramo plantar profundo de artéria metatarsal dorsal (ramo perfurante)
18. Arco plantar
19. Cabeça oblíqua do músculo adutor do hálux (cortado)
20. Artéria plantar medial
21. Nervo plantar medial
22. Cruzamento de tendões na sola do pé (músculos flexores longo do hálux e longo dos dedos)
23. Músculo abdutor do hálux
24. Origem do músculo flexor curto do hálux
25. Ossos cuneiforme medial e primeiro metatarsal
26. Tendão do músculo fibular longo
27. Músculos abdutor do hálux e flexor curto do hálux
28. Artéria, veia e nervo plantares mediais
29. Quarto e quinto ossos metatarsais
30. Artéria, veia e nervo plantares laterais
31. Músculo flexor curto dos dedos
32. Aponeurose plantar

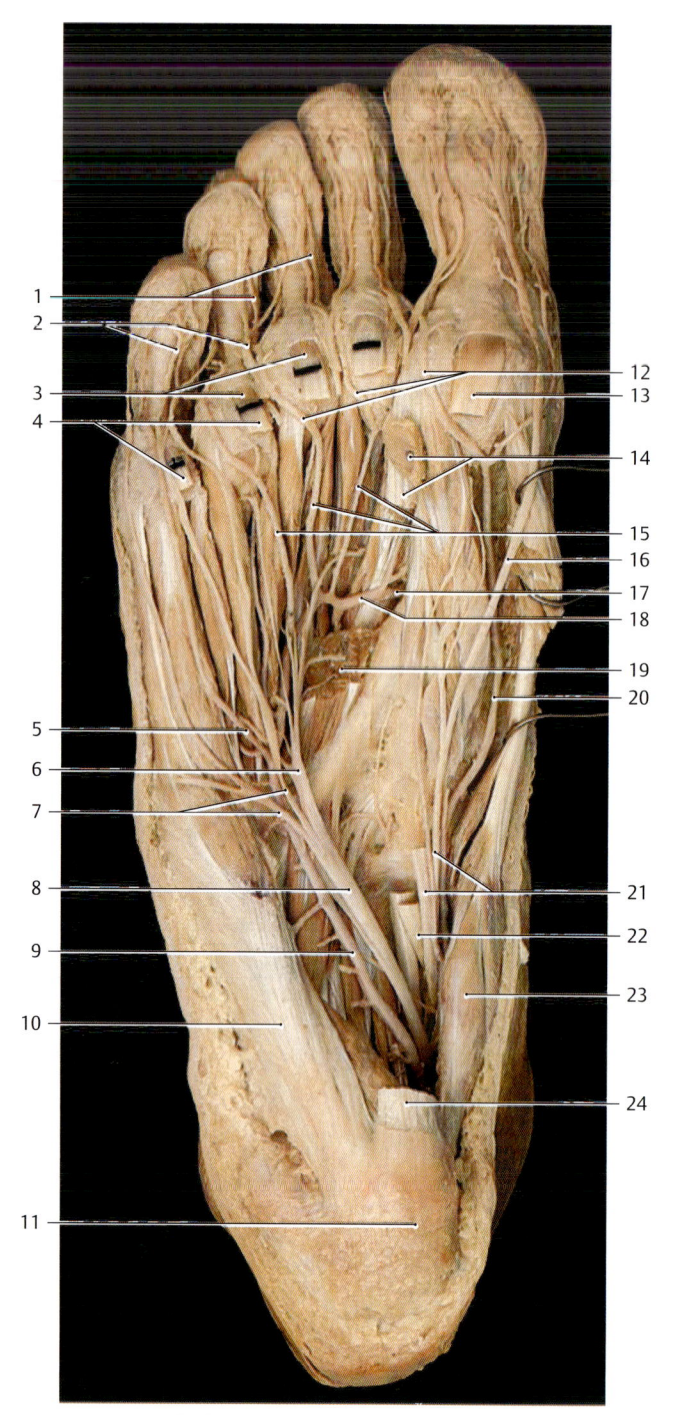

Fig. 4.171 Sola do pé direito, camada profunda. Dissecção de vasos e nervos. Músculo flexor curto dos dedos, o músculo quadrado plantar com os tendões do músculo flexor longo dos dedos e alguns ramos do nervo plantar medial foram removidos. Os músculos flexor curto do hálux e adutor do hálux foram cortados e porções removidas para mostrar o curso um pouco atípico da artéria plantar medial e os músculos profundos do pé.

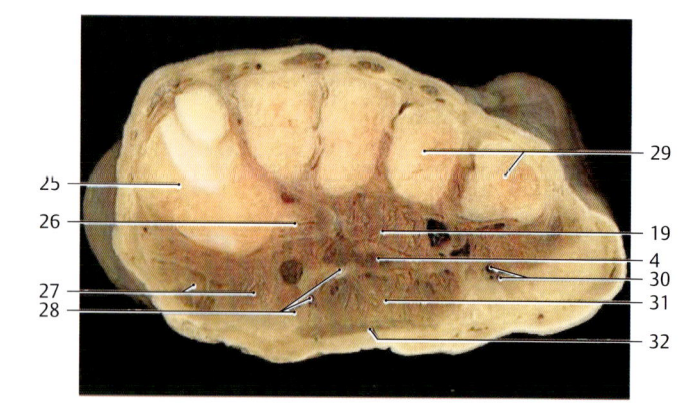

Fig. 4.172 Corte cruzado através do pé direito ao nível dos ossos metatarsais (aspecto posterior: ver cortes correspondentes na Figura 4.175).

Cortes através da Sola do Pé | 4 Membro Inferior

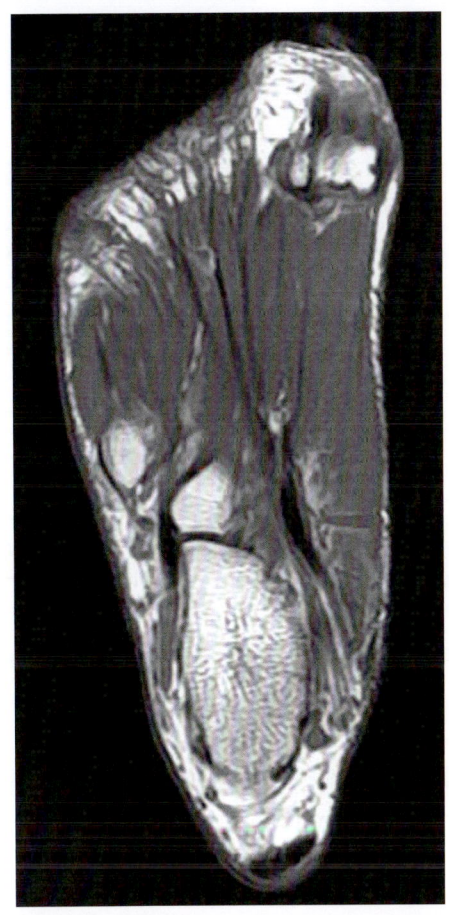

Fig. 4.173 Sola do pé direito (varredura de IRM; ver esquema correspondente na Figura 4.174). (Heuck A et al. MRT-Atlas des muskuloskelettalen Systems. Stuttgart, Germany: Schattauer, 2009).

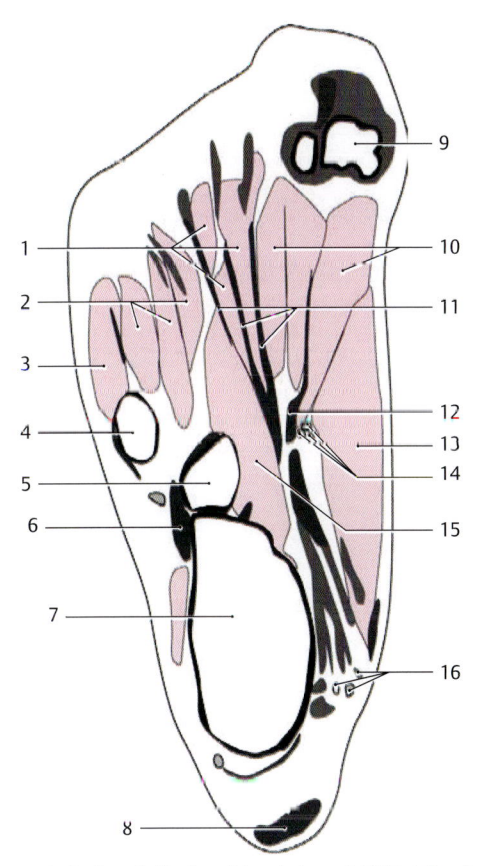

Fig. 4.174 Sola do pé direito. (Heuck A et al. MRT-Atlas des muskuloskelettalen Systems. Stuttgart, Germany: Schattauer, 2009).

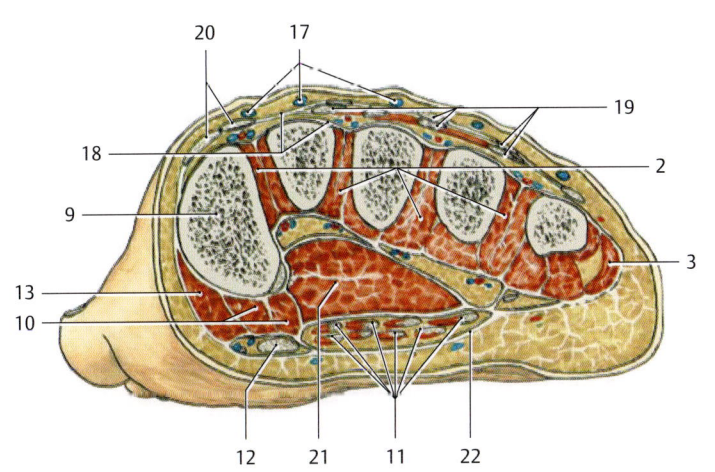

Fig. 4.175 Corte cruzado através do pé direito na região dos ossos metatarsais (aspecto posterior; ver Figura 4.172 correspondente).

1. Músculos lumbricais
2. Músculos plantares interósseos
3. Músculo abdutor do dedo mínimo
4. Tuberosidade do quinto osso metatarsal
5. Osso cuboide
6. Tendão do músculo fibular longo
7. Calcâneo
8. Tendão do calcâneo ou de Aquiles
9. Primeiro osso metatarsal
10. Músculo flexor curto do hálux
11. Tendões dos músculos flexores longo e curto dos dedos
12. Tendão do músculo flexor longo do hálux
13. Músculo abdutor do hálux
14. Artéria, veia e nervo plantares mediais
15. Músculo quadrado plantar
16. Artéria, veia e nervo plantares laterais
17. Rede venosa dorsal do pé
18. Fáscias dorsais superficial e profunda do pé
19. Tendões dos músculos extensores longo e curto dos dedos
20. Tendões dos músculos extensores longo e curto do hálux
21. Músculo adutor do hálux
22. Aponeurose plantar

217

4 Membro Inferior | Cortes através da Articulação do Tornozelo e do Pé

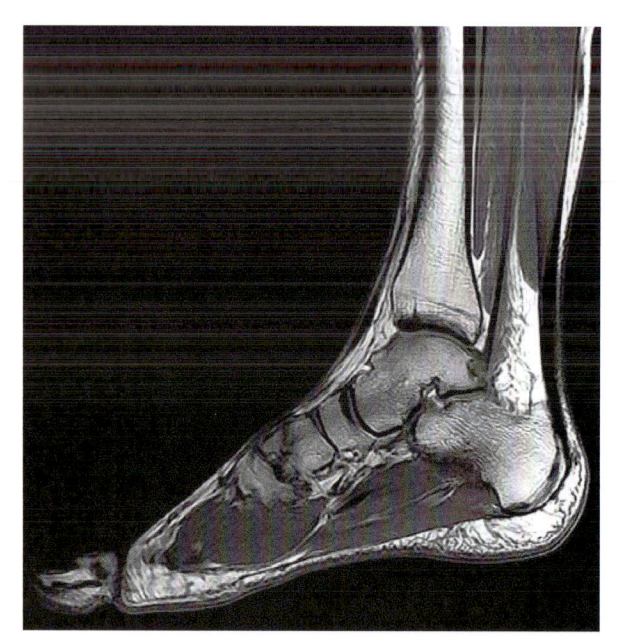

Fig. 4.176 Corte sagital através da articulação do tornozelo e do pé ao nível do primeiro dedo (varredura de IRM; ver esquema correspondente na Figura 4.177). (Heuck A *et al.* MRT-Atlas des muskuloskelettalen Systems. Stuttgart, Germany: Schattauer, 2009.)

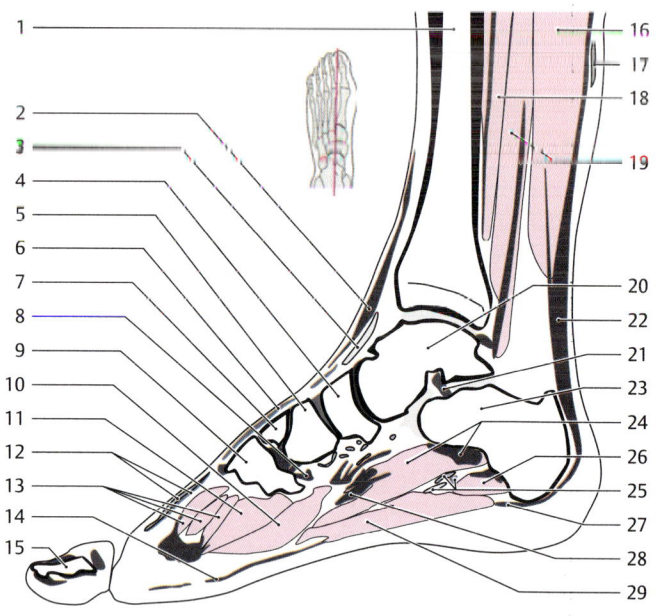

Fig. 4.177 Corte sagital através da articulação do tornozelo e do pé ao nível do primeiro dedo. (Heuck A *et al.* MRT-Atlas des muskuloskelettalen Systems. Stuttgart, Germany: Schattauer, 2009.)

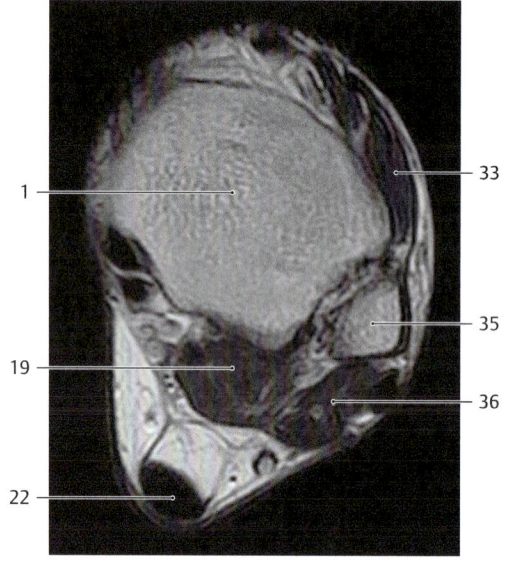

Fig. 4.178 Corte cruzado através da perna direita, superior aos maléolos (varredura de IRM). (Heuck A *et al.* MRT-Atlas des muskuloskelettalen Systems. Stuttgart, Germany: Schattauer, 2009.)

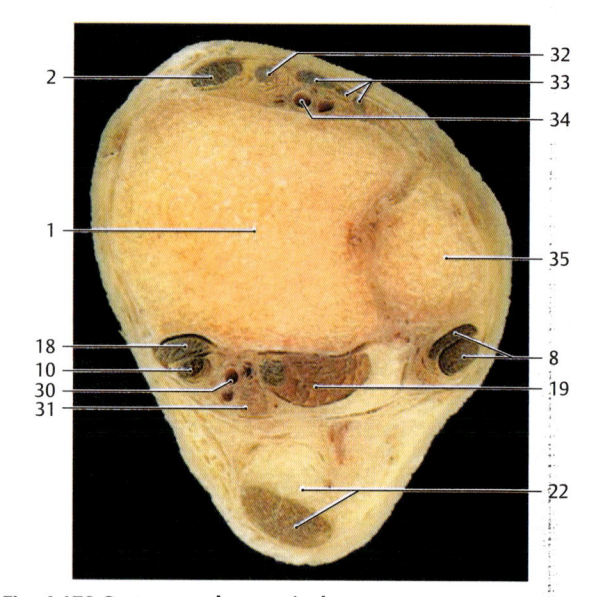

Fig. 4.179 Corte cruzado através da perna, superior aos maléolos (aspecto inferior).

1 Tíbia
2 Tendão do músculo tibial anterior
3 Nervo fibular profundo
4 Osso navicular
5 Osso cuneiforme intermediário
6 Artéria dorsal do pé
7 Osso cuneiforme medial
8 Tendão do músculo fibular longo
9 Base do primeiro osso metatarsal
10 Músculo flexor longo dos dedos
11 Músculo adutor do hálux
12 Artéria e veia metatarsais dorsais
13 Músculos interósseos
14 Aponeurose plantar
15 Falange distal
16 Músculo sóleo
17 Veia safena parva
18 Músculo tibial posterior
19 Músculo flexor longo do hálux
20 Tálus
21 Ligamento talocalcâneo interósseo
22 Tendão do calcâneo ou de Aquiles
23 Calcâneo
24 Músculo quadrado plantar
25 Artéria, veia e nervo plantares laterais
26 Músculo adutor do dedo mínimo
27 Aponeurose plantar
28 Tendão do músculo flexor longo dos dedos
29 Músculo flexor curto dos dedos
30 Artéria tibial posterior
31 Nervo tibial
32 Tendão do músculo extensor longo do hálux
33 Tendões do músculo extensor longo dos dedos
34 Artéria tibial anterior
35 Fíbula
36 Músculo fibular curto

Posição dos Órgãos Torácicos.................................... 220
Sistema Respiratório:
    Árvore Brônquica.. 222
    Projeções dos Pulmões e da Pleura 224
    Pulmões 225
    Segmentos Broncopulmonares............................. 226
Coração:
    Posição do Coração 228
    Forma e Estrutura 230
    Valvas Atrioventriculares 232
    Valvas Pulmonares e Aórticas 233
    Direção do Fluxo Sanguíneo 234
    Sistema de Condução 235
    Alterações Morfológicas durante o Ciclo Cardíaco .. 236
    Artérias e Veias Coronárias 238
    Sistema Circulatório Fetal 240
Anatomia Regional:
    Veia e Artéria Torácica Interna 242
    Mediastino Anterior e Pleura 243
    Timo 244
    Coração 246
    Pericárdio 250
    Pericárdio e Epicárdio 251
    Mediastino Posterior, Órgãos Mediastinais 253
Diafragma 260
Cortes através do Tórax 262
Glândula Mamária 266

Órgãos Internos
5 Órgãos Torácicos

5 Órgãos Torácicos | Posição dos Órgãos Torácicos

1 Traqueia
2 Aorta ascendente
3 Lobo superior do pulmão esquerdo
4 Artéria coronária direita
5 Ventrículo direito do coração
6 Margem costal
7 Fígado
8 Esterno
9 Aurícula direita do coração
10 Lobo médio do pulmão direito
11 Átrio direito do coração
12 Brônquio principal
13 Veia ázigo
14 Ventrículo esquerdo do coração e bulbo da aorta
15 Esôfago
16 Aorta descendente
17 Medula espinal

Fig. 5.1 **Órgãos torácicos *in situ*** (aspecto anterior). A parede torácica anterior foi removida.

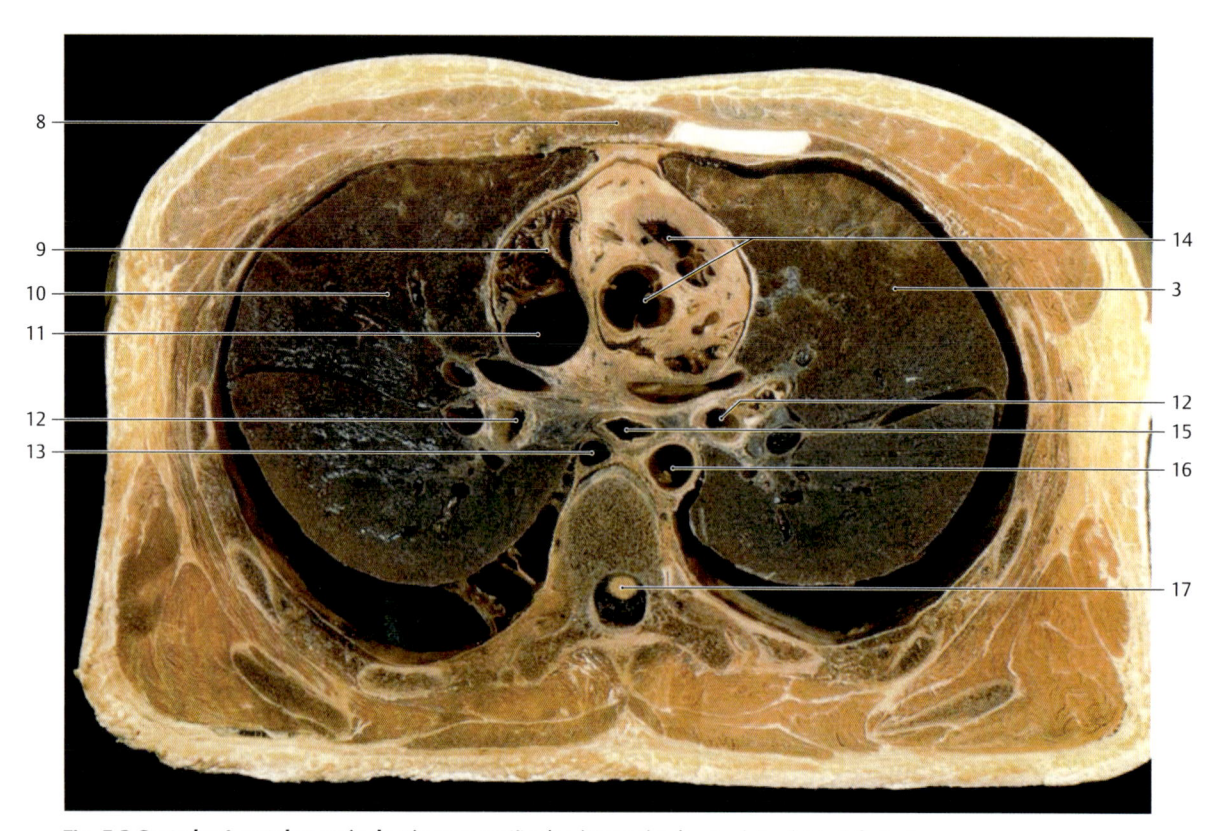

Fig. 5.2 **Corte horizontal através do tórax** na região da sétima vértebra torácica (vista inferior).

220

Posição dos Órgãos Torácicos | 5 Órgãos Torácicos

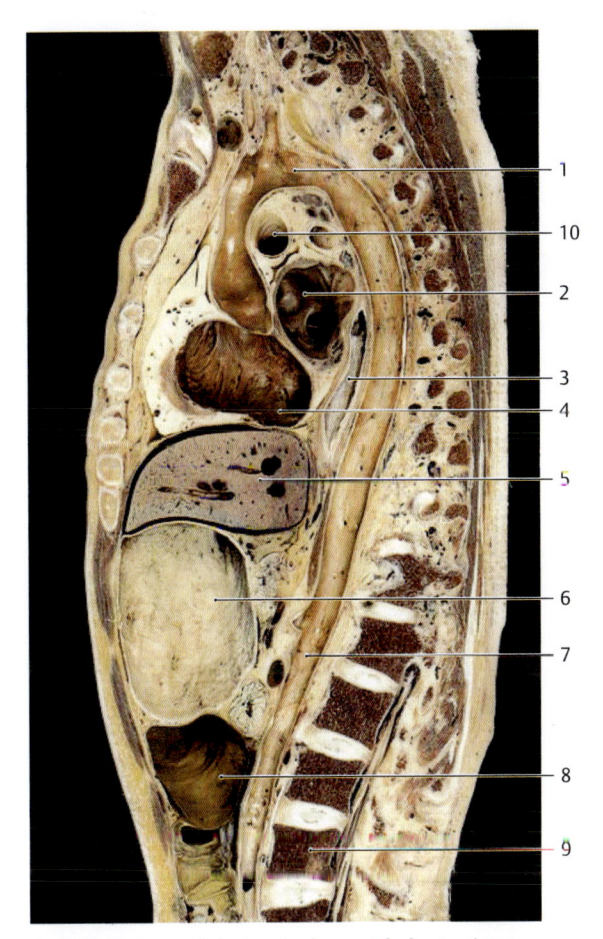

Fig. 5.3 Corte sagital através das cavidades torácica e abdominal (paraesternal).

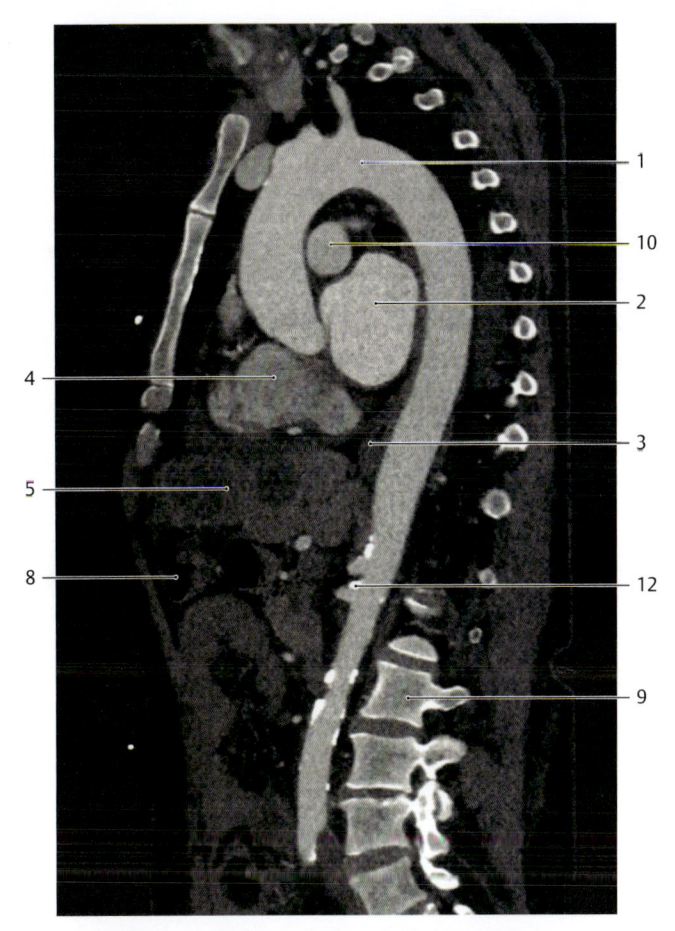

Fig. 5.4 Corte sagital através das cavidades torácica e abdominal (paraesternal, varredura de TC). (Cortesia de Prof. Uder, Institute of Radiology, University Hospital Erlangen, Alemanha).

1 Arco aórtico
2 Átrio esquerdo do coração
3 Esôfago
4 Átrio direito do coração
5 Fígado
6 Estômago
7 Aorta abdominal
8 Cólon transverso dilatado)
9 Corpo da vértebra lombar
10 Tronco pulmonar
11 Ventrículo direito do coração
12 Artéria mesentérica superior
13 Traqueia
14 Partes remanescentes do timo
15 Aorta ascendente
16 Pericárdio

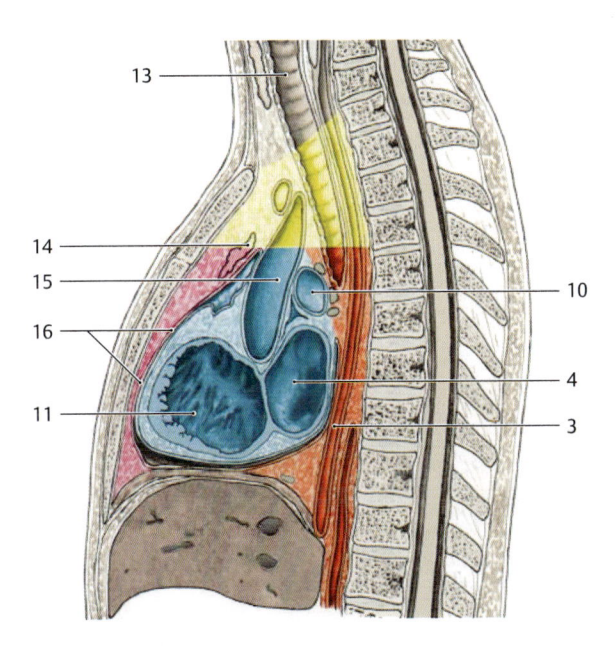

Fig. 5.5 Corte sagital através da cavidade torácica. As partes do mediastino são indicadas por cores (ver tabela correspondente à direita).

Partes do mediastino	Conteúdo
Mediastino superior (amarelo)	Traqueia, veias braquiocefálicas, timo, arco aórtico, esôfago, ducto torácico
Mediastino médio (azul)	Coração, aorta ascendente, tronco pulmonar, veias pulmonares, nervos frênicos
Mediastino posterior (laranja)	Esôfago com nervos vagos, aorta descendente, ducto torácico, troncos simpáticos
Mediastino anterior (rosa)	Vasos e nervos menores, gordura e tecido conjuntivo, timo (apenas na criança)

5 Órgãos Torácicos | Sistema Respiratório: Árvore Brônquica

1. Seio esfenoidal
2. Vista faríngea da tuba auditiva
3. Medula espinal
4. Dente do áxis
5. Orofaringe (istmo da orofaringe)
6. Epiglote
7. Entrada da laringe
8. Esôfago
9. Lobo superior do pulmão direito
10. Veia ázigo
11. Ramos da artéria pulmonar
12. Brônquio principal direito
13. Bifurcação da traqueia
14. Ramos tributários das veias pulmonares direitas
15. Lobo médio do pulmão direito
16. Lobo inferior do pulmão direito
17. Seio frontal
18. Concha nasal superior
19. Concha nasal média
20. Concha nasal inferior
21. Palato duro
22. Palato mole com úvula
23. Língua
24. Prega vocal
25. Laringe
26. Traqueia
27. Lobo superior do pulmão esquerdo
28. Artéria pulmonar esquerda
29. Brônquio principal esquerdo
30. Veias pulmonares esquerdas
31. Lobo inferior do pulmão esquerdo

Fig. 5.6 **Sistema respiratório**. Os pulmões foram fixados em expiração e virados lateralmente. A cabeça foi bissectada e virada lateralmente.

▶ **As marcações correspondem às figuras na página 223:**

1. Cavidade nasal
2. Faringe
3. Laringe (cartilagem tireóidea)
4. Traqueia
5. Lobo superior do pulmão direito
6. Bifurcação da traqueia
7. Brônquio principal direito
8. Fissura horizontal do pulmão direito
9. Lobo médio do pulmão direito
10. Fissuras oblíquas dos pulmões
11. Lobo inferior do pulmão direito
12. Clavícula
13. Lobo superior do pulmão esquerdo
14. Brônquio principal esquerdo
15. Brônquios que suprem os segmentos broncopulmonares
16. Lobo inferior do pulmão esquerdo
17. Margem costal
18. Osso hioide
19. Brônquio lobar superior direito
20. Brônquio lobar médio direito
21. Brônquio lobar inferior direito
22. Brônquio lobar superior esquerdo
23. Brônquio lobar inferior esquerdo
24. Brônquios segmentares
25. Ramos das artérias pulmonares
26. Ramos das veias pulmonares

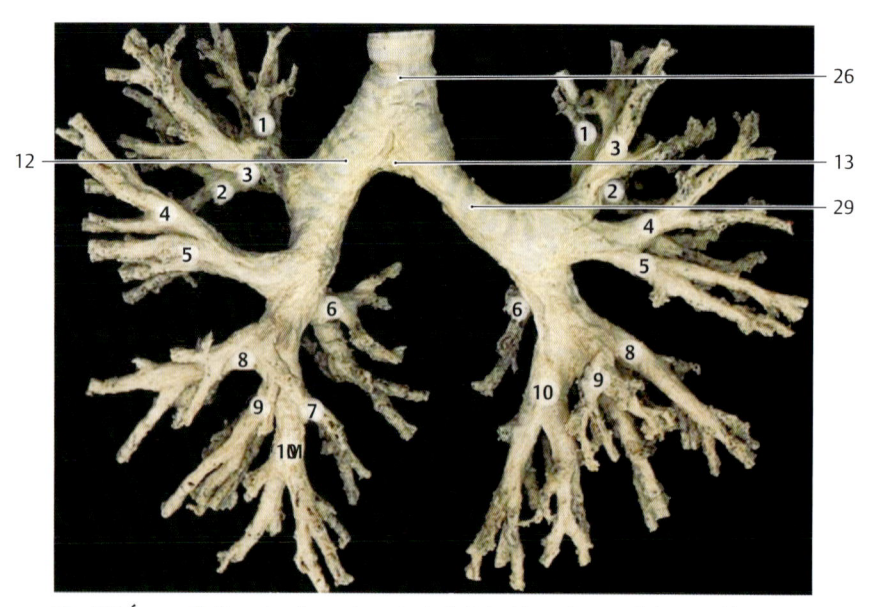

Fig. 5.7 **Árvore brônquica** (aspecto anterior). O tecido pulmonar foi removido. Os segmentos broncopulmonares estão numerados de 1–10.

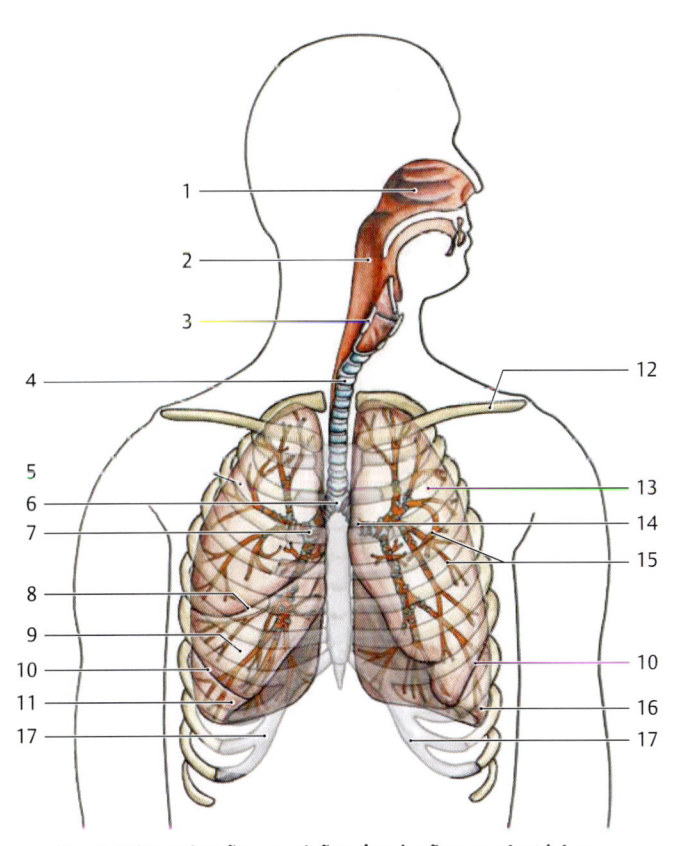

Sistema Respiratório: Árvore Brônquica | 5 Órgãos Torácicos

Fig. 5.8 **Organização e posições dos órgãos respiratórios** (aspecto anterior).

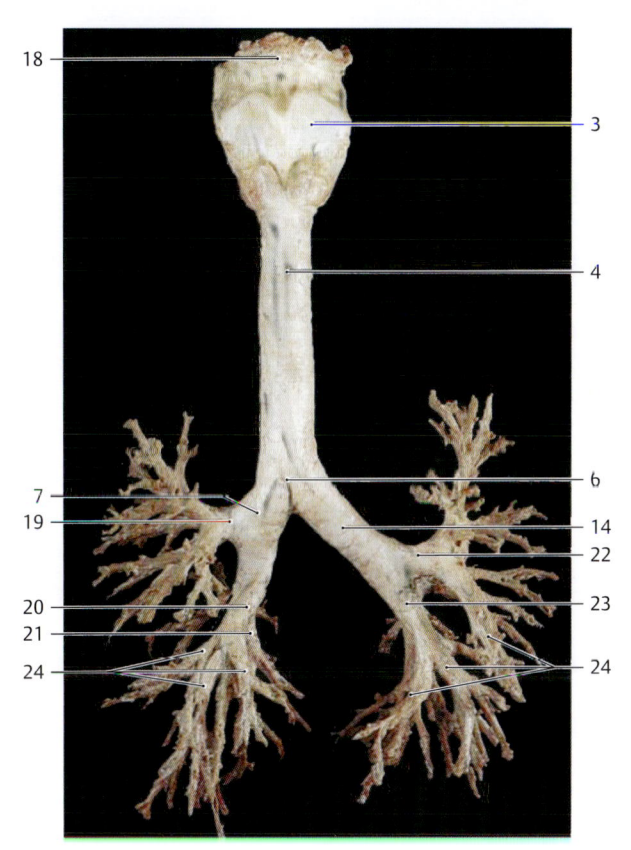

Fig. 5.9 **Laringe, traqueia e árvore brônquica** (aspecto anterior).

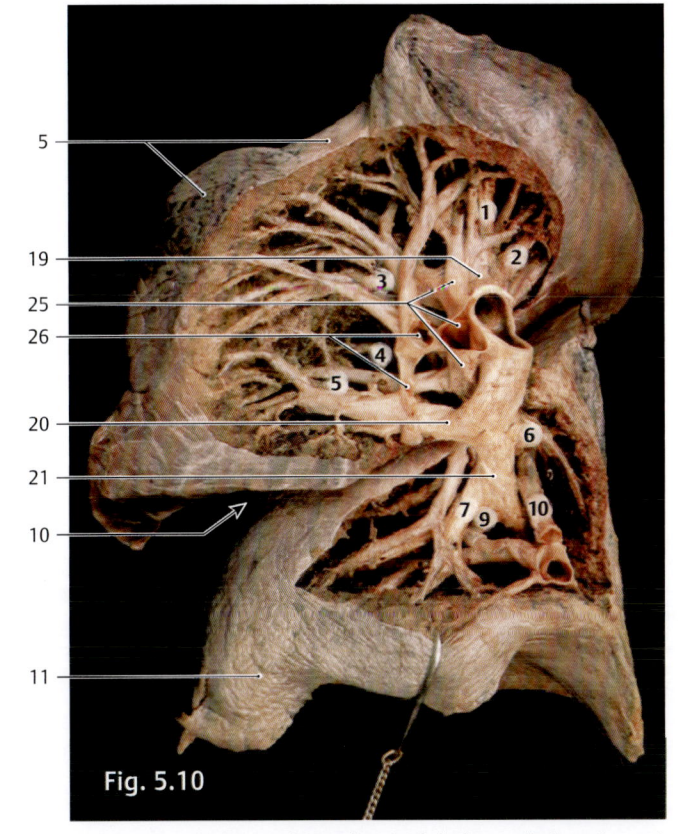

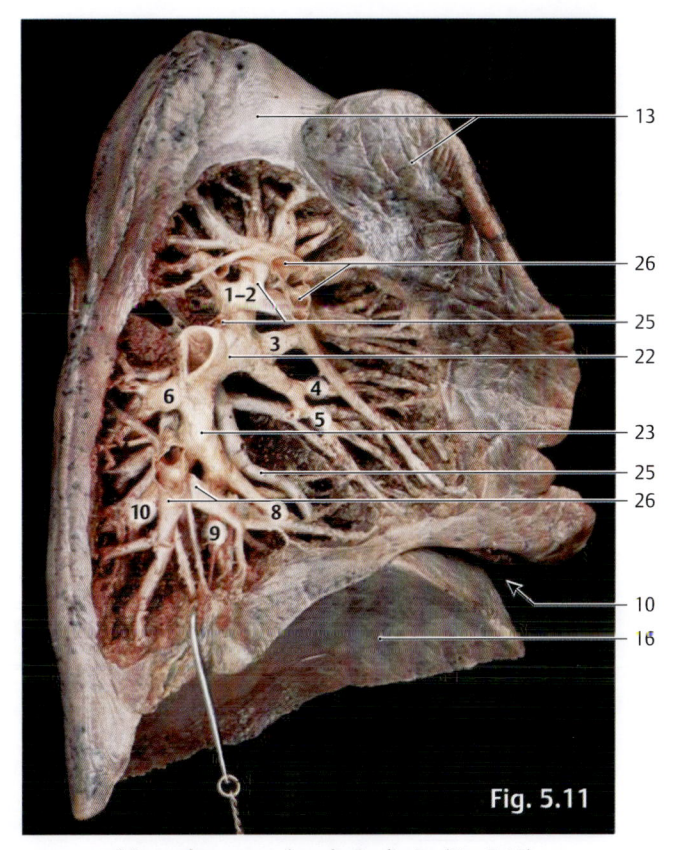

Fig. 5.10

Fig. 5.11

Fig. 5.10 e 5.11 **Dissecção mediastinal da árvore brônquica, veias pulmonares e artérias pulmonares** do pulmão direito (Fig. 5.10) e pulmão esquerdo (Fig. 5.11) (aspecto medial). Os segmentos broncopulmonares estão numerados de 1–10.

223

5 Órgãos Torácicos | Sistema Respiratório: Projeções dos Pulmões e da Pleura

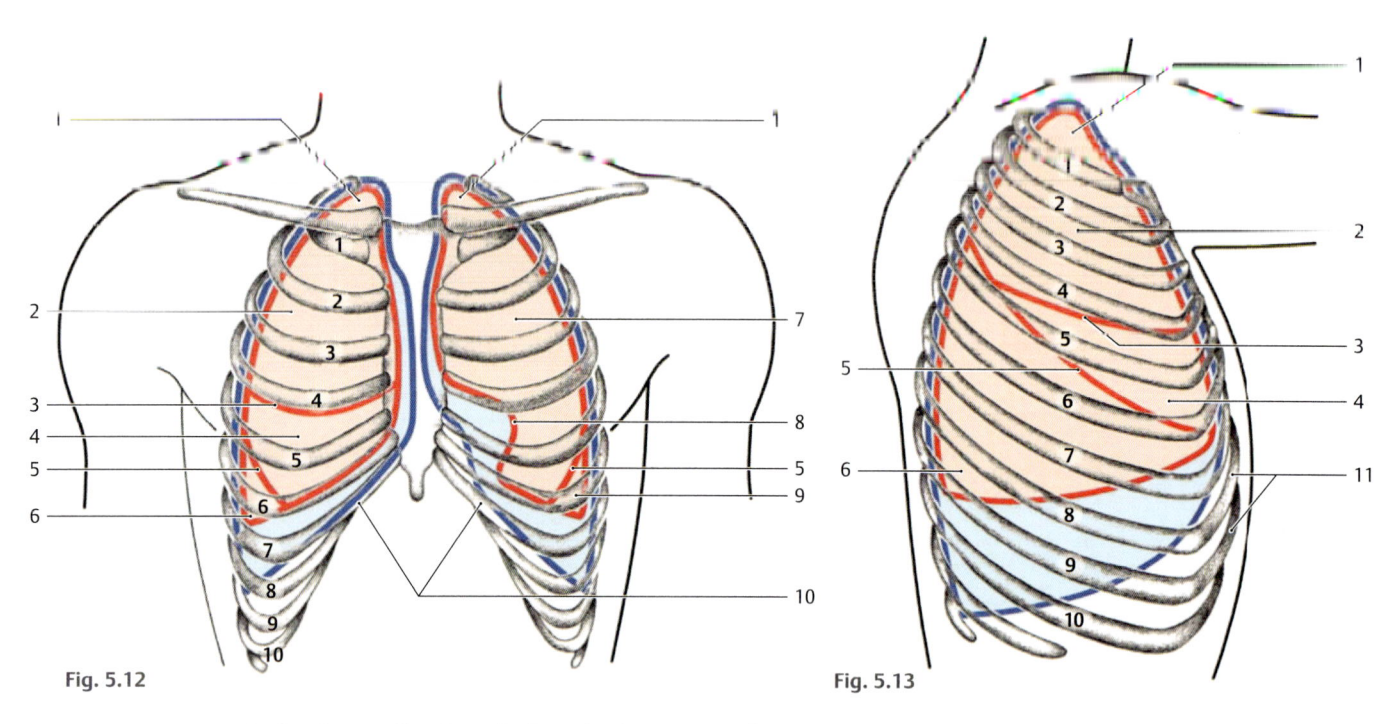

Fig. 5.12

Fig. 5.13

Figs. 5.12 e 5.13 Projeções de superfície dos pulmões e da pleura na parede torácica (aspecto anterior [Fig. 5.12] e aspecto lateral-direito [Fig. 5.13]). Vermelho = margens do pulmão; azul = margens da pleura. Os números indicam as costelas.

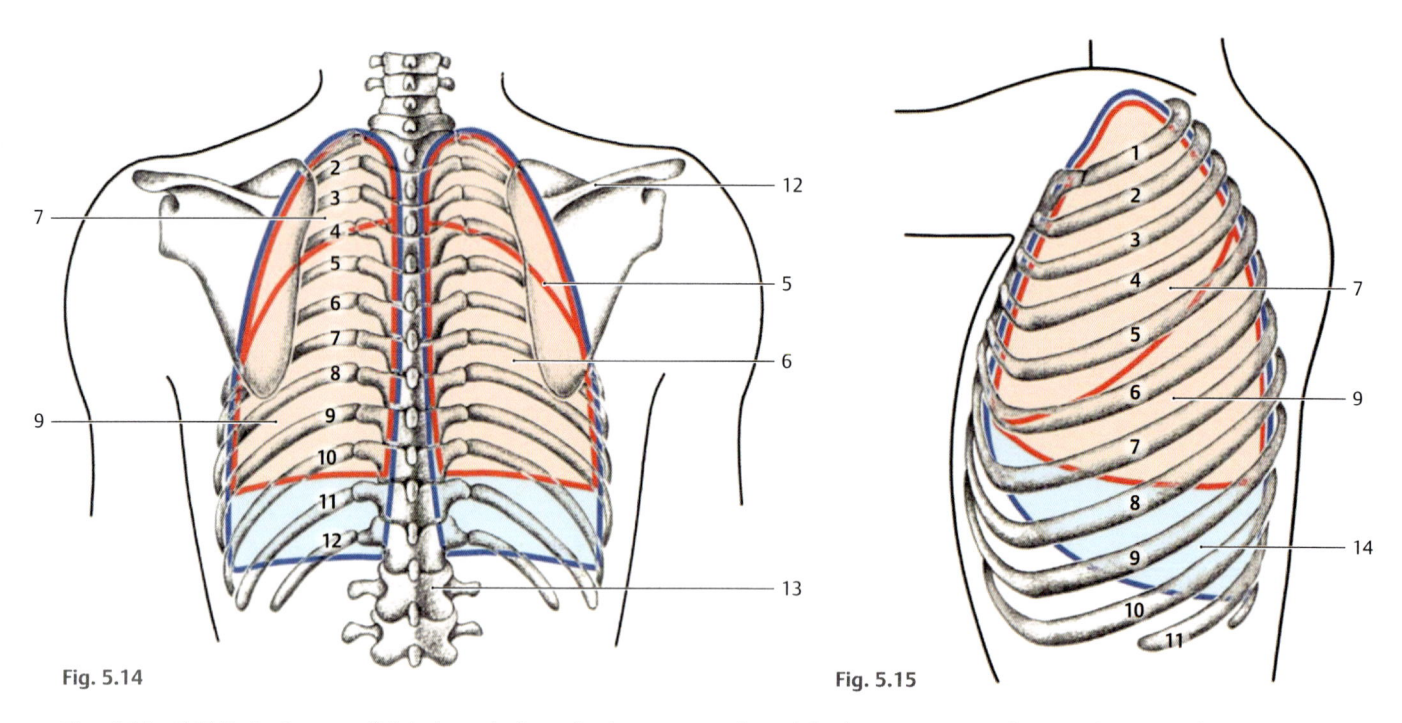

Fig. 5.14

Fig. 5.15

Figs. 5.14 e 5.15 Projeções superficiais dos pulmões e da pleura na parede torácica (aspecto posterior [Fig. 5.14] e aspecto lateral-esquerdo [Fig. 5.15]). Vermelho = margens do pulmão; azul = margens da pleura. Os números indicam as costelas.

1. Ápice do pulmão
2. Lobo superior do pulmão direito
3. Fissura horizontal do pulmão direito
4. Lobo médio do pulmão direito
5. Fissuras oblíquas dos pulmões
6. Lobo inferior do pulmão direito
7. Lobo superior do pulmão esquerdo
8. Incisura cardíaca do pulmão esquerdo
9. Lobo inferior do pulmão esquerdo
10. Ângulo infraesternal
11. Margem costal
12. Espinha da escápula
13. Primeira vértebra lombar
14. Espaço entre a borda do pulmão e a pleura (recesso costodiafragmático)

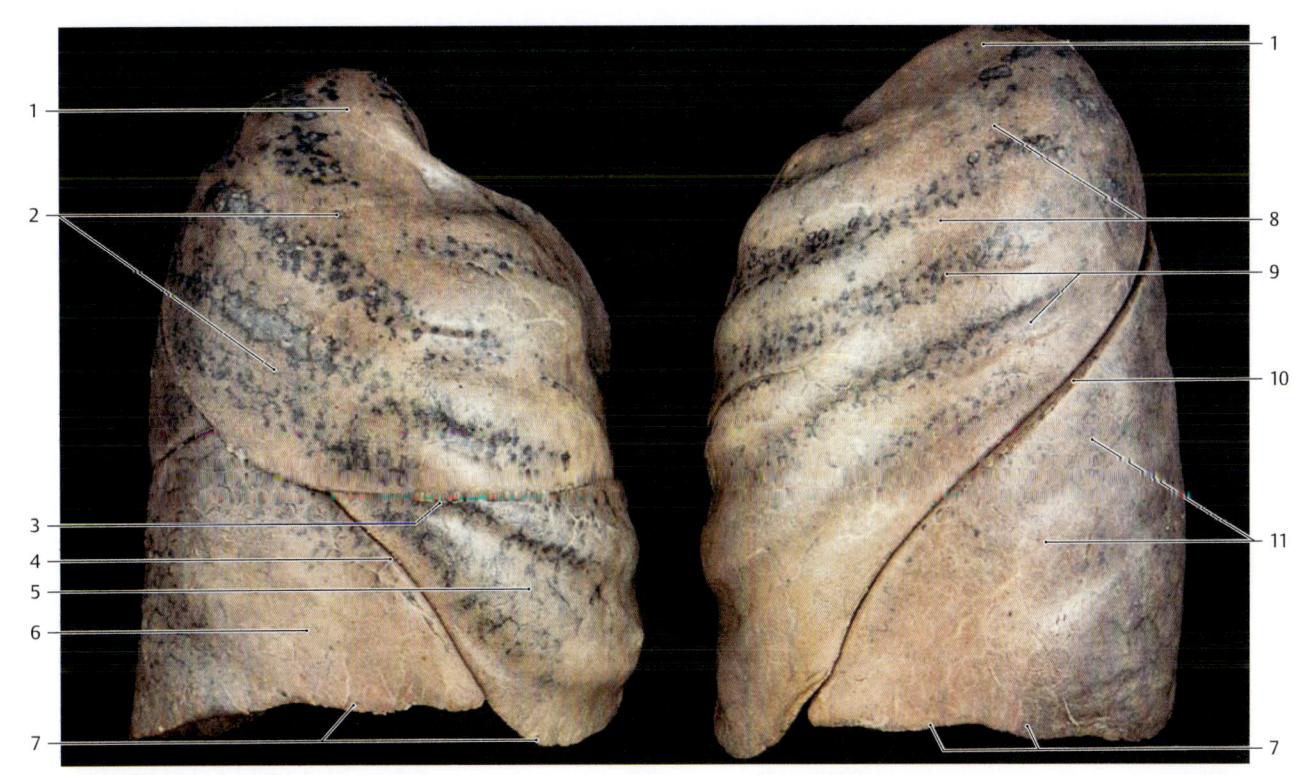

Sistema Respiratório: Pulmões | 5 Órgãos Torácicos

Fig. 5.16 **Pulmão direito** (aspecto lateral). **Pulmão esquerdo** (aspecto lateral).

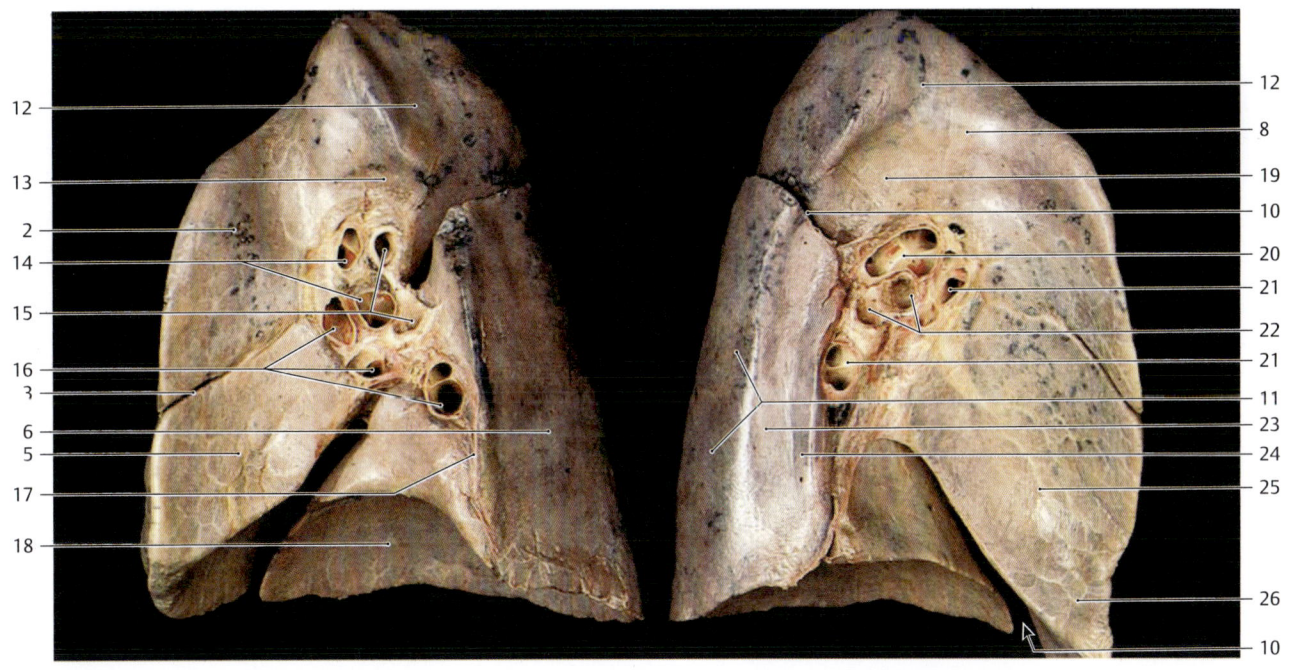

Fig. 5.17 **Pulmão direito** (aspecto medial). **Pulmão esquerdo** (aspecto medial).

1 Ápice do pulmão
2 Lobo superior do pulmão direito
3 Fissura horizontal do pulmão direito
4 Fissura oblíqua do pulmão direito
5 Lobo médio ⎫ do pulmão direito
6 Lobo inferior ⎭
7 Borda inferior
8 Lobo superior do pulmão esquerdo
9 Impressões das costelas
10 Fissura oblíqua do pulmão esquerdo
11 Lobo inferior do pulmão esquerdo
12 Sulco da artéria subclávia
13 Sulco do arco da veia ázigo
14 Ramos da artéria pulmonar direita
15 Brônquios
16 Veias pulmonares direitas
17 Ligamento pulmonar
18 Superfície diafragmática
19 Sulco do arco aórtico
20 Artéria pulmonar esquerda
21 Ramos das veias pulmonares esquerdas
22 Brônquios secundários esquerdos
23 Sulco da aorta torácica
24 Sulco do esôfago
25 Impressão cardíaca
26 Língula

225

5 Órgãos Torácicos | Sistema Respiratório: Segmentos Broncopulmonares

Fig. 5.18 **Pulmão direito** (aspecto medial).

Fig. 5.19 **Pulmão esquerdo** (aspecto medial).

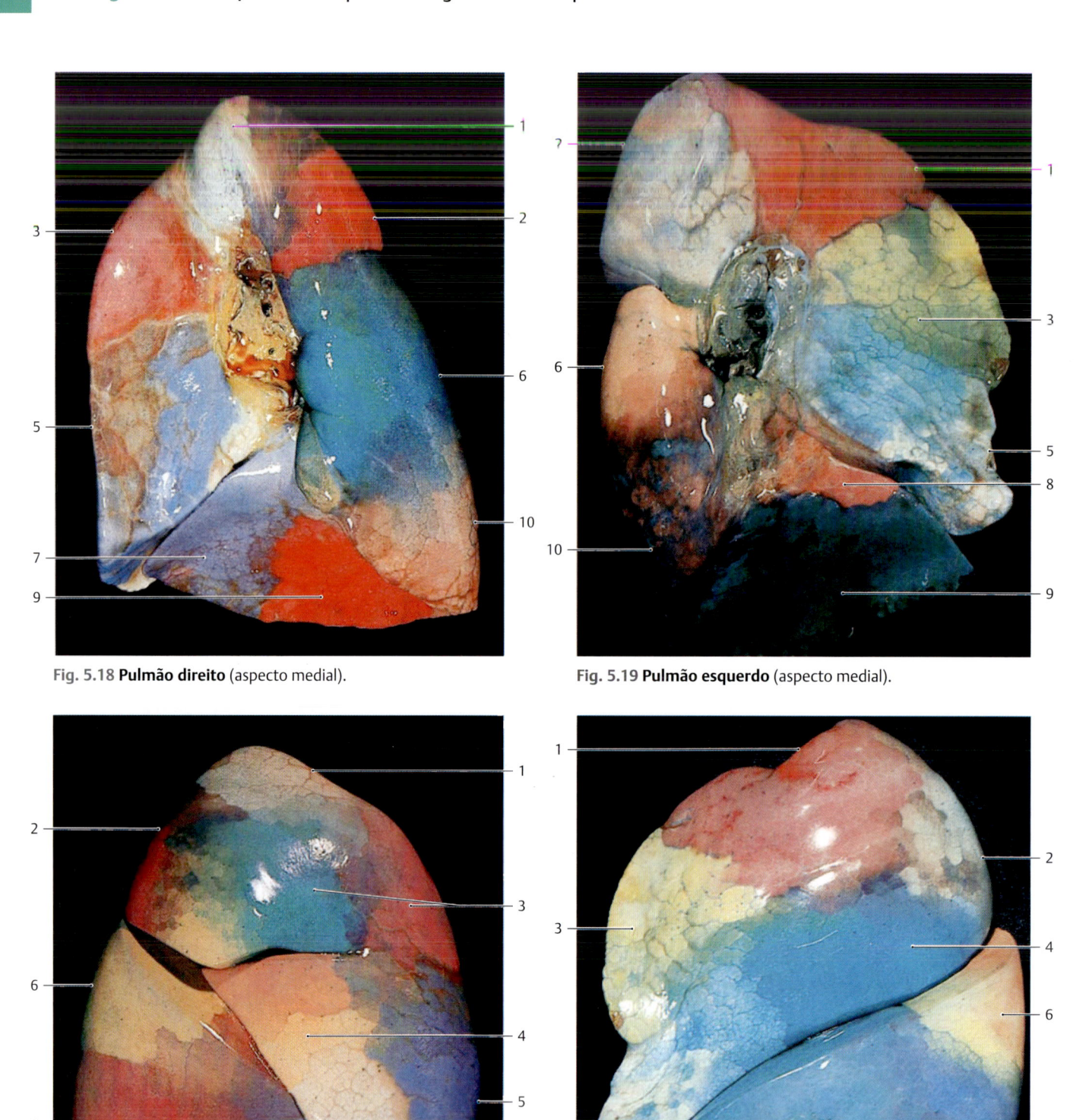

Fig. 5.20 **Pulmão direito** (aspecto lateral).

Fig. 5.21 **Pulmão esquerdo** (aspecto lateral).

Os segmentos broncopulmonares dos pulmões estão diferenciados pelas várias cores. Notar que não existe segmento no pulmão esquerdo que corresponda ao sétimo segmento do pulmão direito. (Ver o esquema correspondente na Figura 5.22 na próxima página.)

Sistema Respiratório: Segmentos Broncopulmonares | 5 Órgãos Torácicos

Fig. 5.22 Distribuição dos segmentos broncopulmonares dos pulmões e sua relação com a árvore brônquica. Os números indicam os segmentos broncopulmonares (ver as Figuras 5.18–5.21 correspondentes na página anterior).

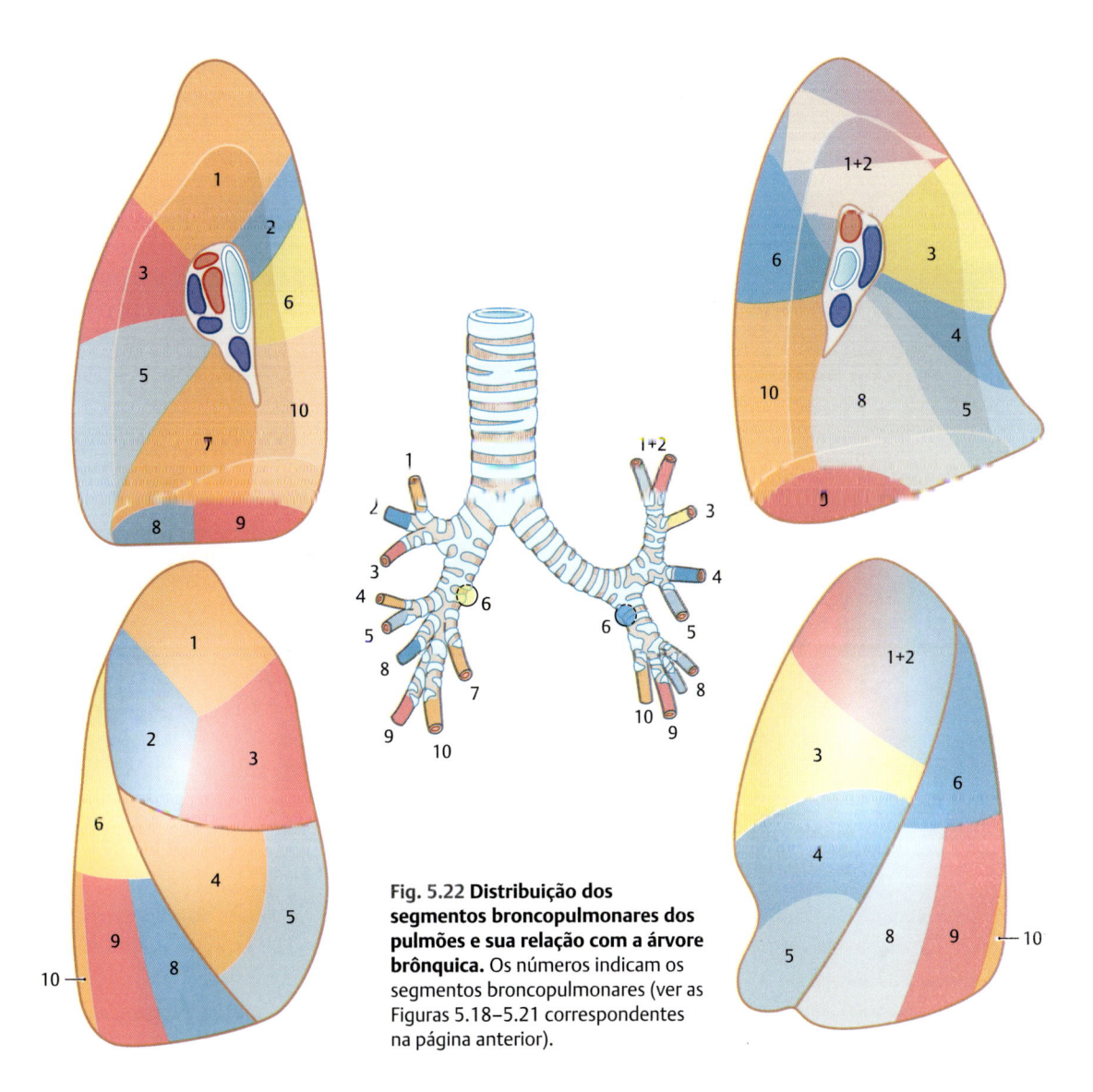

Os segmentos broncopulmonares são unidades respiratórias independentes, morfologicamente e funcionalmente distintas do tecido pulmonar. Cada segmento é cercado por tecido conjuntivo que é contínuo com a pleura visceral. Os brônquios segmentares são centralmente localizados em cada segmento e são acompanhados de perto por ramos das artérias pulmonares, enquanto os ramos tributários das veias pulmonares correm **entre** os segmentos. Assim, as veias servem dois segmentos adjacentes que, na maioria das vezes, drenam para mais de uma veia. Um segmento broncopulmonar não é, portanto, uma unidade vascular completa, mas a segmentação é o resultado de uma arquitetura específica da vascularização pulmonar.

Pulmão Direito		
1	Segmento apical	
2	Segmento posterior	Brônquio lobar superior
3	Segmento anterior	
4	Segmento lateral	Brônquio lobar médio
5	Segmento medial	
6	Segmento superior (apical)	
7	Segmento basal medial	
8	Segmento basal anterior	Brônquio lobar inferior
9	Segmento basal lateral	
10	Segmento basal posterior	

Pulmão Esquerdo			
1 + 2	Segmento apicoposterior	Divisão superior	
3	Segmento anterior		Brônquio lobar superior
4	Segmento lingular superior	Divisão inferior	
5	Segmento lingular inferior		
6	Segmento superior (apical)		
7	Ausente		
8	Segmento basal anteromedial		Brônquio lobar inferior
9	Segnto basal lateral		
10	Segmento basal posterior		

5 Órgãos Torácicos | Coração: Posição do Coração

1. Veia jugular interna
2. Artéria carótida comum
3. Tronco braquiocefálico
4. Aorta ascendente
5. Pulmão direito
6. Aurícula direita
7. Artéria coronária direita
8. Miocárdio do ventrículo direito
9. Diafragma
10. Margem costal
11. Glândula tireoide e veia jugular interna
12. Traqueia e artéria carótida esquerda comum
13. Veia braquiocefálica esquerda
14. Pulmão esquerdo
15. Pericárdio (borda do corte)
16. Tronco pulmonar
17. Artéria interventricular anterior
18. Miocárdio do ventrículo esquerdo
19. Ápice do coração

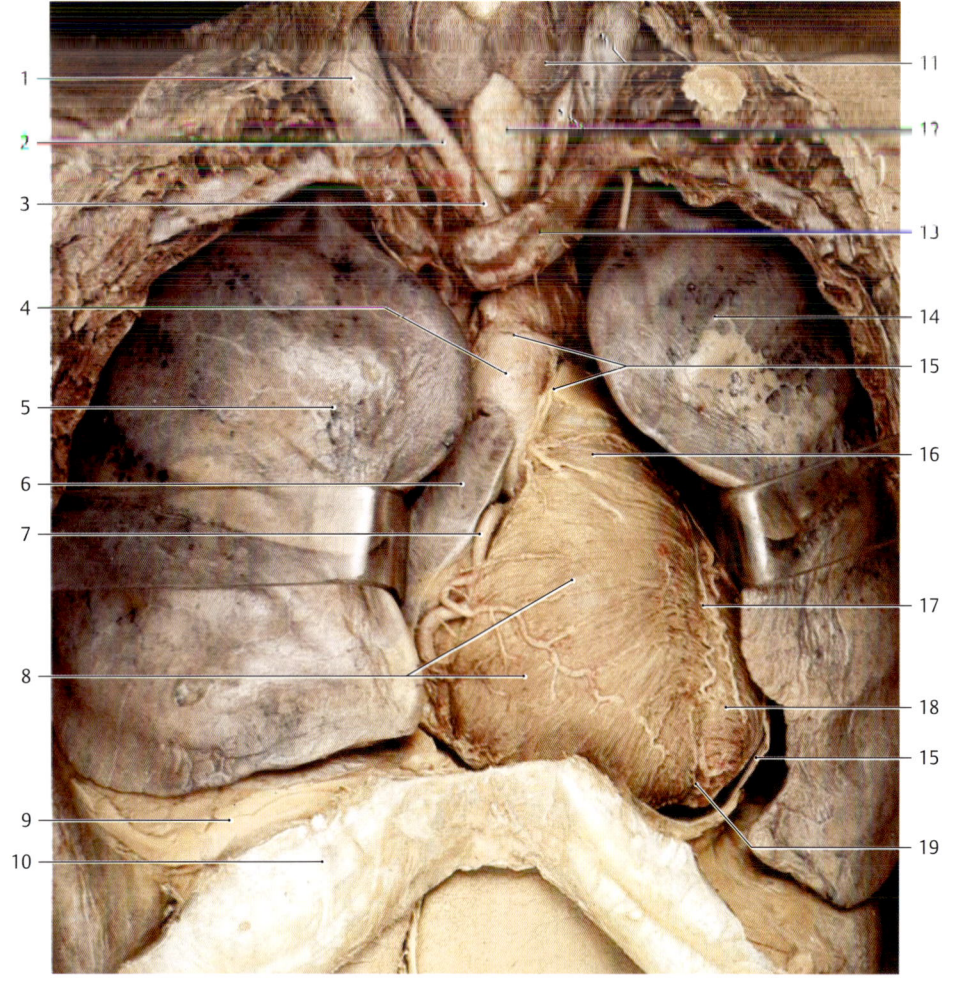

Fig. 5.23 Coração e vasos relacionados *in situ* (aspecto anterior). O miocárdio e as artérias coronárias são exibidos.

1. Veia braquiocefálica direita
2. Veia cava superior
3. Artéria pulmonar direita
4. Veias pulmonares direitas
5. Aorta ascendente
6. Átrio direito
7. Ventrículo direito
8. Veia cava inferior
9. Veia jugular interna esquerda
10. Artéria carótida comum esquerda
11. Artéria e veia axilar esquerda
12. Veia braquiocefálica esquerda
13. Tronco pulmonar
14. Átrio esquerdo
15. Ventrículo esquerdo
16. Aorta descendente

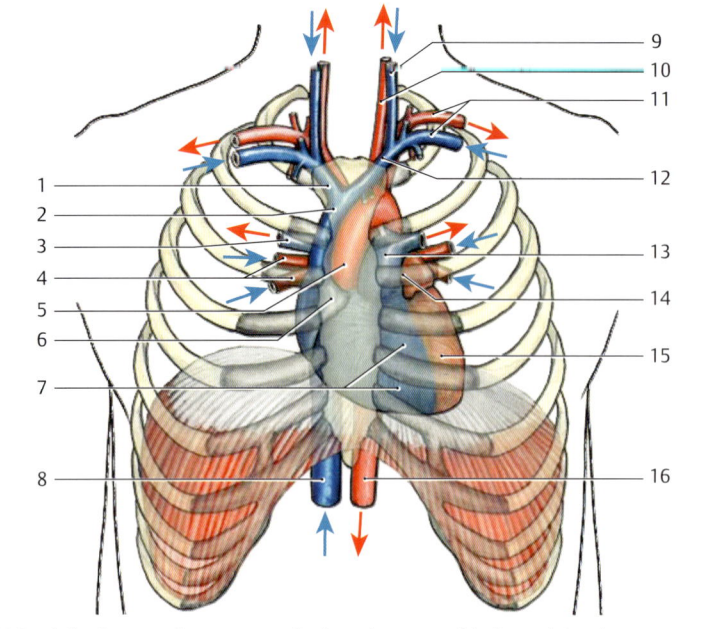

Fig. 5.24 Posição do coração e vasos relacionados na cavidade torácica (aspecto anterior). Azul = regiões do coração e vasos com fluxo de sangue venoso; vermelho = regiões do coração e vasos com fluxo de sangue arterial; setas azuis = veias; setas vermelhas = artérias.

Coração: Posição do Coração | 5 Órgãos Torácicos

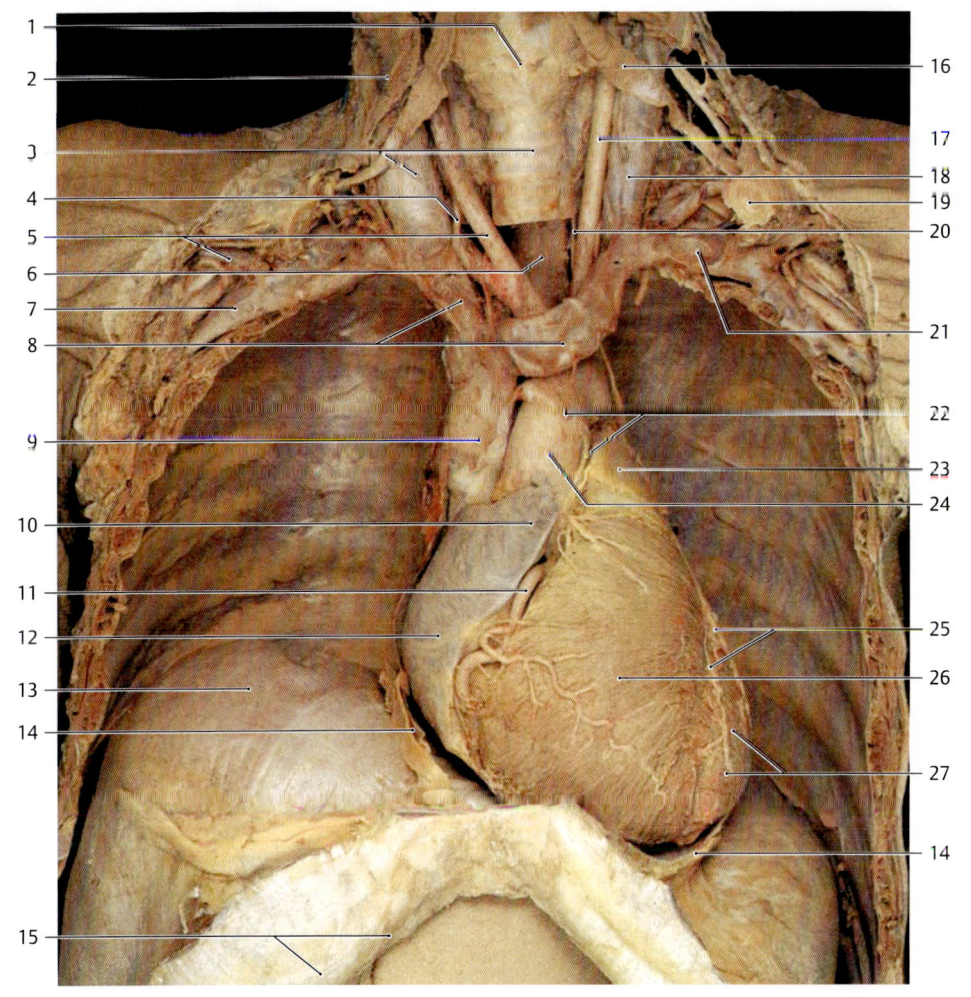

Fig. 5.25 **Coração e vasos relacionados** *in situ* (aspecto anterior). Parede torácica anterior, pericárdio e epicárdio foram removidos e a traqueia foi dividida.

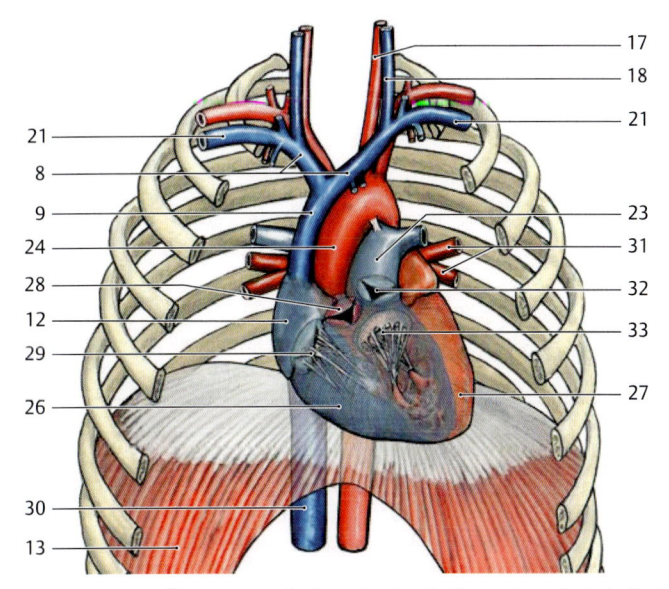

Fig. 5.26 **Coração e vasos relacionados** *in situ* (aspecto anterior). Posição das valvas.

1. Laringe (cartilagem tireóidea)
2. Músculo esternoclidomastóideo (dividido)
3. Traqueia (dividida) e veia jugular interna direita
4. Nervo vago
5. Artéria carótida comum direita e veia cefálica
6. Esôfago
7. Veia axilar direita
8. Veias braquiocefálica direita e esquerda
9. Veia cava superior
10. Aurícula direita
11. Artéria coronária direita
12. Átrio direito
13. Diafragma
14. Pericárdio (bordas do corte)
15. Margem costal
16. Músculo omo-hióideo
17. Artéria carótida comum esquerda
18. Veia jugular interna esquerda
19. Clavícula (dividida)
20. Nervo laríngeo recorrente esquerdo
21. Veia subclávia
22. Reflexão pericárdica
23. Tronco pulmonar
24. Aorta ascendente
25. Sulco interventricular anterior e ramo interventricular anterior da artéria coronária esquerda
26. Ventrículo direito
27. Ventrículo esquerdo
28. Valva aórtica
29. Tricúspide ou valva atrioventricular direita
30. Veia cava inferior
31. Veias pulmonares
32. Valva pulmonar
33. Valva atrioventricular esquerda (bicúspide ou mitral)

229

5 Órgãos Torácicos | Coração: Forma e Estrutura

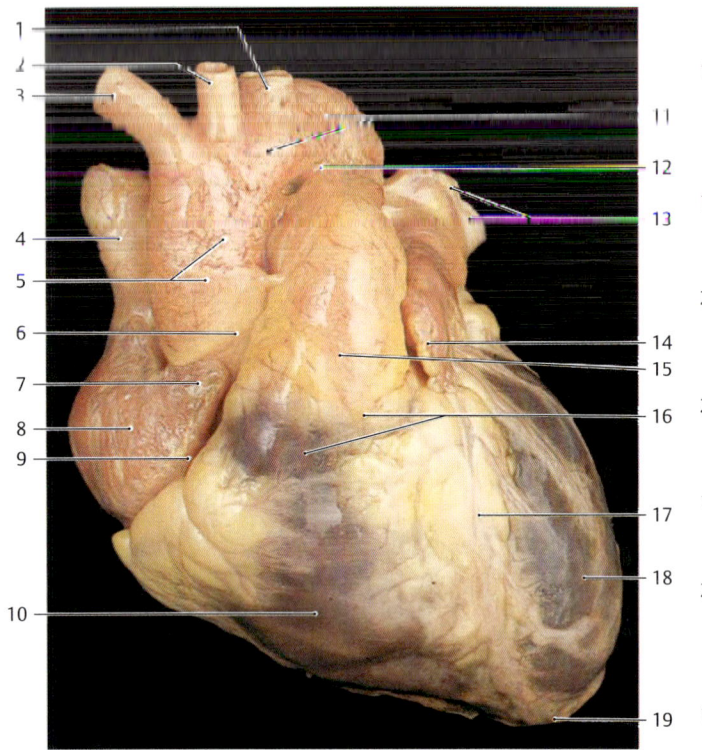

Fig. 5.27 **Coração** de mulher de 30 anos de idade (aspecto anterior).

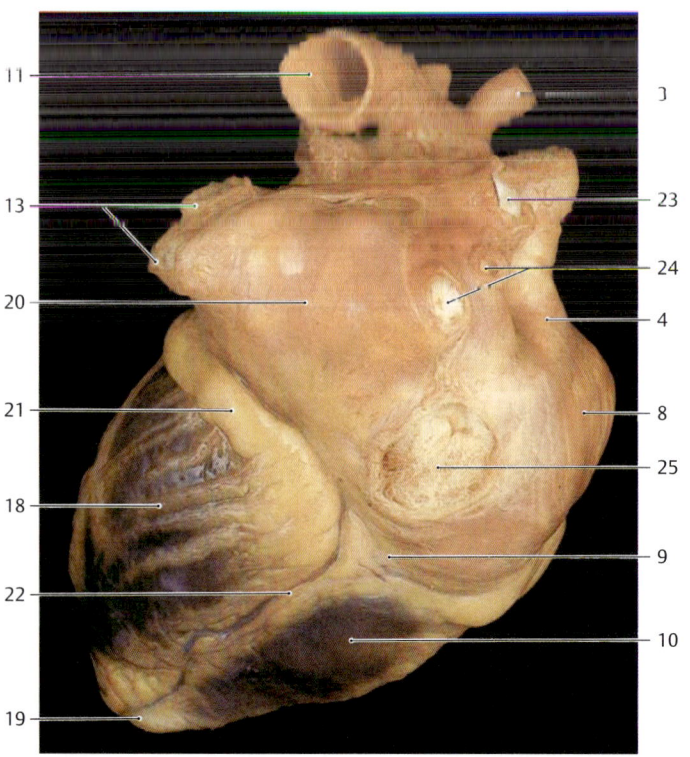

Fig. 5.28 **Coração** de mulher de 30 anos de idade (aspecto oblíquo-posterior).

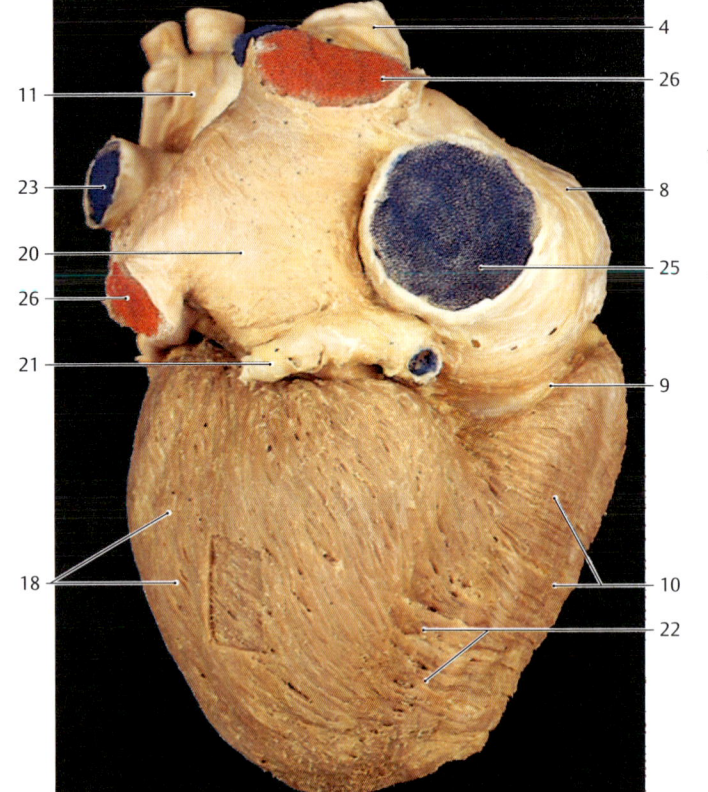

Fig. 5.29 **Coração** (aspecto posterior). O miocárdio do ventrículo esquerdo foi fenestrado para mostrar os feixes de fibras musculares da camada mais profunda com seu curso mais circular.

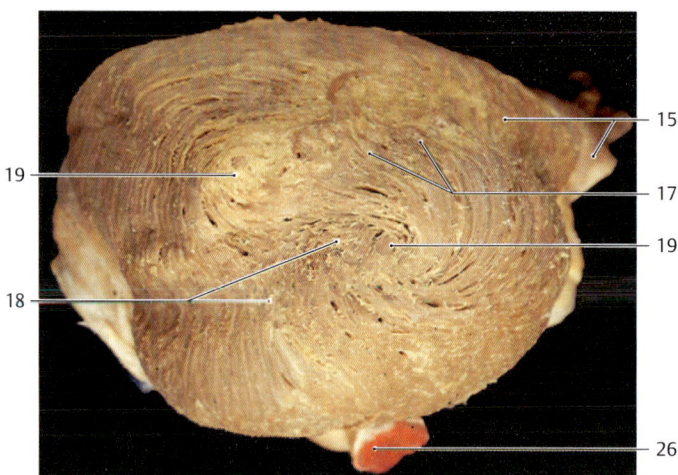

Fig. 5.30 **Vórtice das fibras musculares cardíacas** (aspecto inferior).

1. Artéria subclávia esquerda
2. Artéria carótida comum esquerda
3. Tronco braquiocefálico
4. Veia cava superior
5. Aorta ascendente
6. Bulbo da aorta
7. Aurícula direita
8. Átrio direito
9. Sulco coronário
10. Ventrículo direito
11. Arco aórtico
12. Ligamento arterial
13. Veias pulmonares esquerdas
14. Aurícula esquerda
15. Tronco pulmonar
16. Seio do tronco pulmonar
17. Sulco interventricular anterior
18. Ventrículo esquerdo
19. Ápice do coração
20. Átrio esquerdo
21. Gordura epicárdica sobrejacente ao seio coronário
22. Sulco interventricular posterior
23. Artéria pulmonar
24. Veias pulmonares direitas
25. Veia cava inferior
26. Veias pulmonares

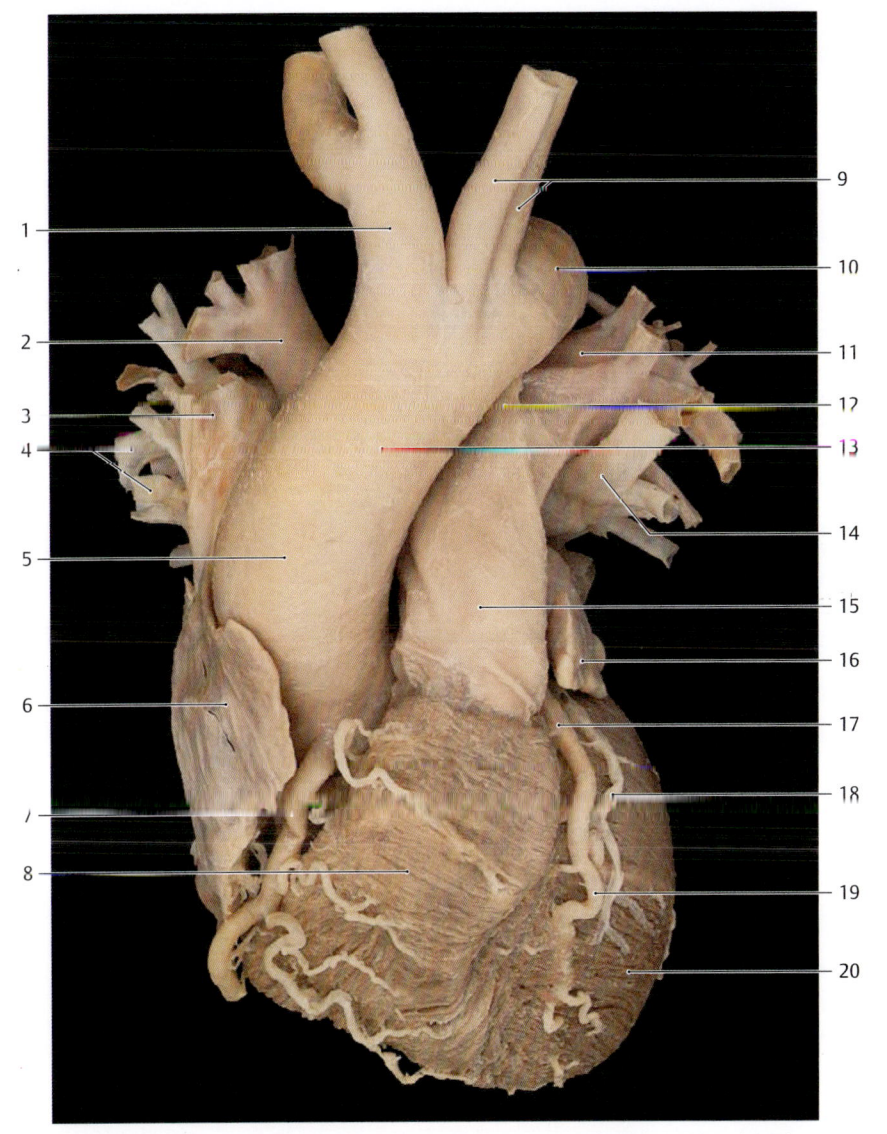

Coração: Forma e Estrutura | 5 Órgãos Torácicos

1 Tronco braquiocefálico
2 Artéria pulmonar direita
3 Veia cava superior
4 Veias pulmonares direitas
5 Aorta ascendente
6 Átrio direito
7 Artéria coronária direita
8 Ventrículo direito
9 Artéria carótida comum esquerda e artéria subclávia esquerda
10 Aorta descendente (parte torácica)
11 Ligamento arterial (remanescente do ducto arterial de Botalli)
12 Artéria pulmonar esquerda
13 Arco aórtico
14 Veias pulmonares esquerdas
15 Tronco pulmonar
16 Átrio esquerdo
17 Artéria coronária esquerda
18 Ramo diagonal da veia interventricular anterior
19 Ramo interventricular da artéria coronária esquerda
20 Ventrículo esquerdo
21 Veia braquiocefálica esquerda
22 Parede torácica
23 Fígado
24 Valva aórtica
25 Cordas tendíneas
26 Músculos papilares
27 Estômago

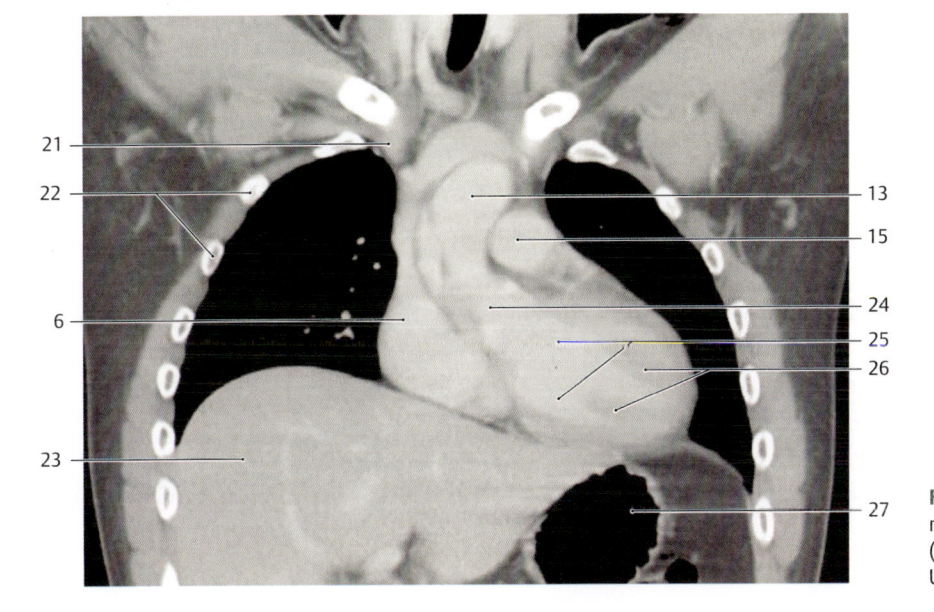

Fig. 5.31 **Coração com artérias coronárias** (aspecto anterior, fase sistólica do ciclo cardíaco).

Fig. 5.32 **Corte coronal através do tórax** no nível da aorta ascendente (varredura de TC). (Cortesia de Prof. Uder, Institute of Radiology, University Hospital Erlangen, Alemanha).

231

5 Órgãos Torácicos | Coração: Valvas Atrioventriculares

1. Veia cava superior
2. Crista terminal
3. Fossa oval
4. Abertura da veia cava inferior
5. Abertura do seio coronário
6. Aurícula direita
7. Artéria coronária direita e sulco coronário
8. Cúspide anterior da valva tricúspide
9. Cordas tendíneas
10. Músculo papilar anterior
11. Miocárdio
12. Tronco pulmonar
13. Aorta ascendente
14. Valva pulmonar
15. Cone arterial (septo interventricular)
16. Músculos papilares septais
17. Trabécula septomarginal ou banda moderadora
18. Ápice do coração
19. Aurícula esquerda
20. Valva aórtica
21. Ventrículo esquerdo
22. Veias pulmonares
23. Posição da fossa oval
24. Átrio esquerdo
25. Valva atrioventricular esquerda (bicúspide ou mitral)
26. Átrio direito
27. Pericárdio
28. Músculo papilar posterior
29. Ventrículo direito
30. Septo interventricular

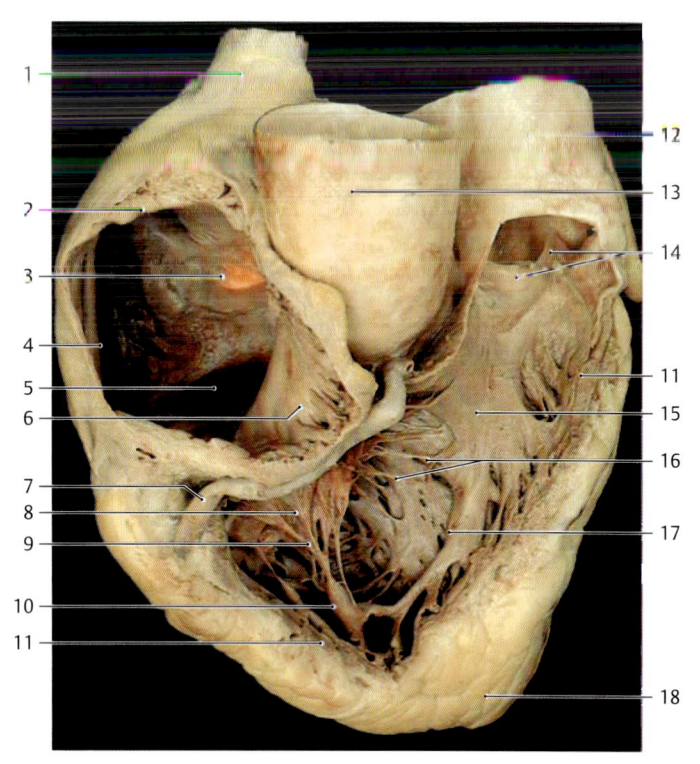

Fig. 5.33 **Coração direito** (aspecto anterior). Parede anterior do átrio e ventrículo direito removidos.

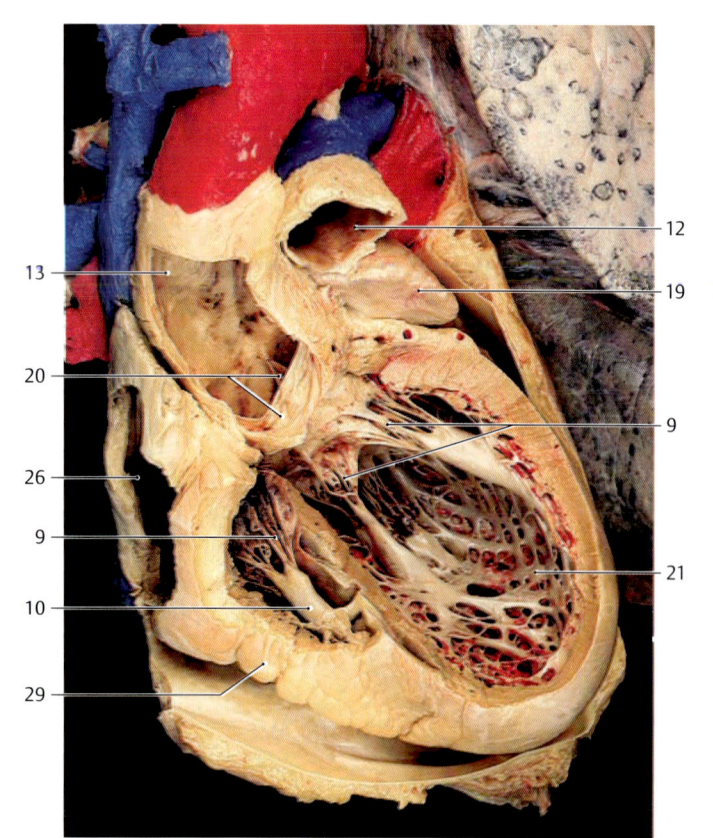

Fig. 5.34 **Coração, ventrículo esquerdo com valva mitral, músculos papilares e valva aórtica.** Porção anterior do coração removida.

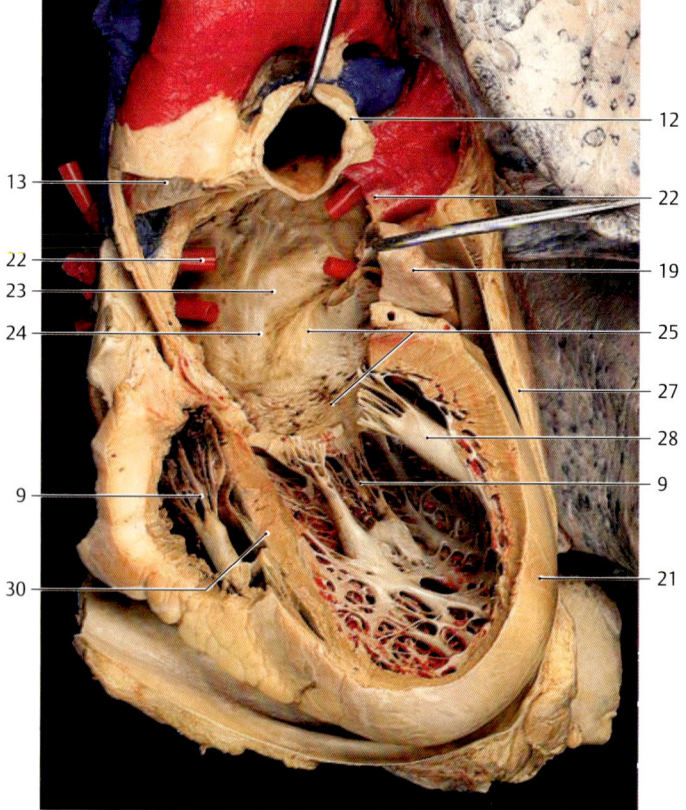

Fig. 5.35 **Coração, ventrículo esquerdo com parte posterior da valva mitral e músculos papilares.** Átrio aberto.

Coração: Valvas Pulmonares e Aórticas | 5 Órgãos Torácicos

1. Valva pulmonar
2. Seio do tronco pulmonar
3. Artéria coronária esquerda
4. Grande veia cardíaca
5. Valva atrioventricular esquerda (mitral)
6. Seio coronário
7. Valva aórtica
8. Artéria coronária direita
9. Valva atrioventricular direita (tricúspide)
10. Bulbo da aorta
11. Cúspide semilunar anterior da valva pulmonar
12. Cúspide semilunar esquerda da valva pulmonar
13. Cúspide semilunar direita da valva pulmonar
14. Cúspide semilunar esquerda da valva aórtica
15. Cúspide semilunar direita da valva aórtica
16. Cúspide semilunar posterior da valva aórtica
17. Artéria pulmonar
18. Átrio direito
19. Átrio esquerdo com veias pulmonares
20. Aorta ascendente com valva aórtica

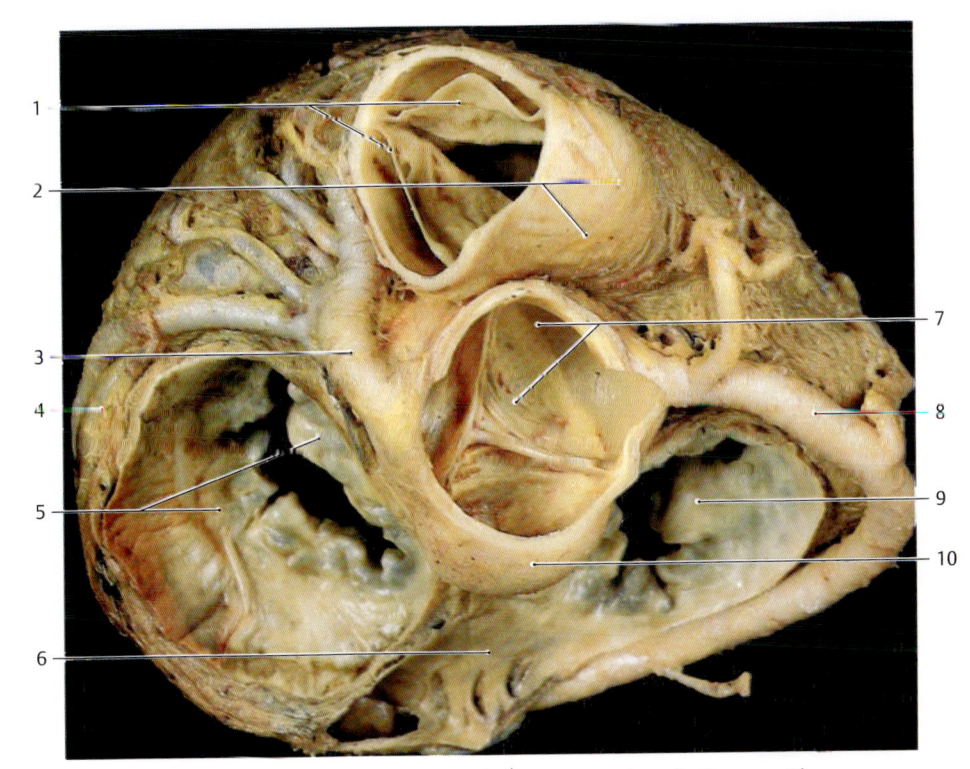

Fig. 5.36 **Valvas do coração** (aspecto superior). Átrios esquerdo e direito removidos. Dissecção de artérias coronárias. Parede anterior do coração na parte superior.

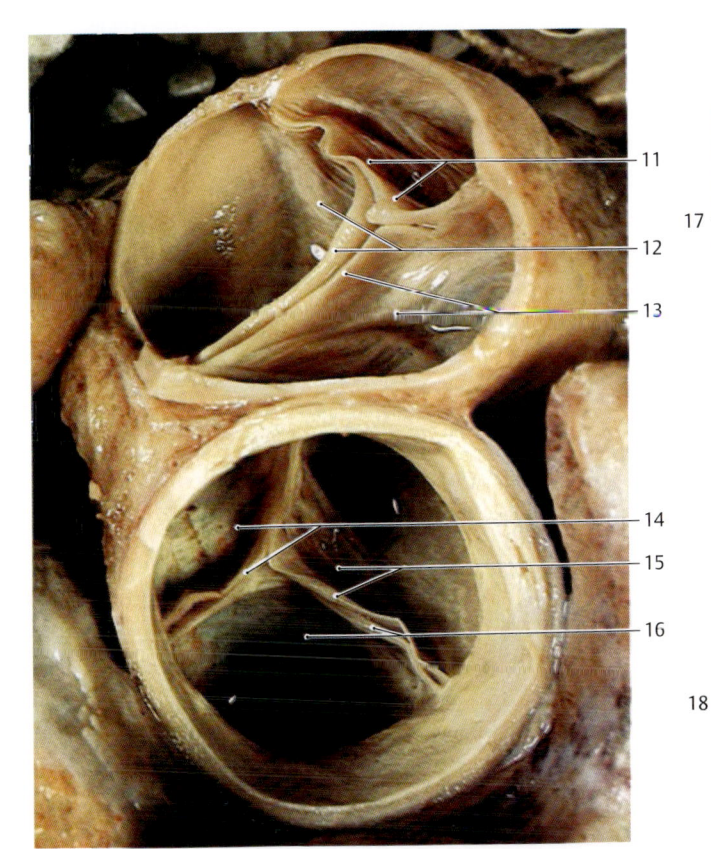

Fig. 5.37 **Valvas pulmonares e aórticas** (aspecto superior). Ambas as valvas estão fechadas. Parede anterior do coração na parte superior.

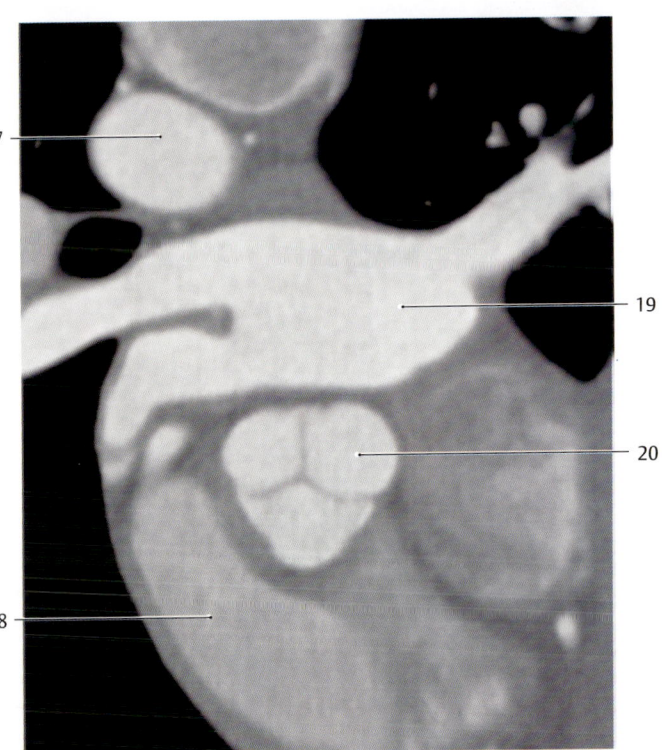

Fig. 5.38 **Corte horizontal através do coração** no nível da valva aórtica (varredura de TC). (Cortesia de Prof. Uder, Institute of Radiology, University Hospital Erlangen, Alemanha.)

5 Órgãos Torácicos | Coração: Direção do Fluxo Sanguíneo

1. Tronco braquiocefálico
2. Veia cava superior
3. Sulco terminal
4. Aurícula direita
5. Átrio direito
6. Valva aórtica
7. Cone arterial (septo interventricular)
8. Valva atrioventricular direita (tricúspide)
9. Músculo papilar anterior
10. Miocárdio de ventrículo direito
11. Artéria carótida comum esquerda
12. Artéria subclávia esquerda
13. Arco aórtico
14. Ligamento arterial (remanescente do ducto arterial)
15. Aorta torácica (aorta descendente)
16. Aorta ascendente
17. Veia pulmonar esquerda
18. Tronco pulmonar
19. Aurícula esquerda
20. Valva pulmonar
21. Músculo papilar anterior com cordas tendíneas
22. Miocárdio do ventrículo esquerdo
23. Músculo papilar posterior
24. Septo interventricular
25. Veias braquiocefálicas
26. Cordas tendíneas
27. Músculos papilares do ventrículo direito
28. Átrio esquerdo
29. Valva atrioventricular esquerda (bicúspide ou mitral) e cordas tendíneas
30. Ápice do coração
31. Artéria coronária esquerda
32. Ventrículo esquerdo

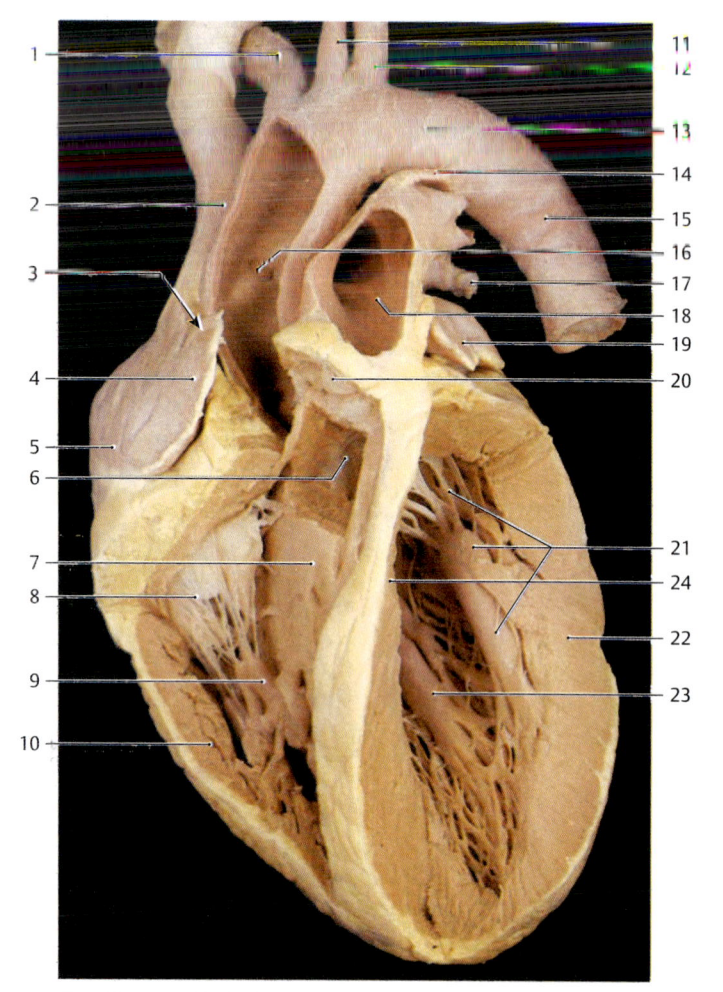

Fig. 5.39 **Coração** (aspecto anterior). Dissecção das quatro valvas.

Fig. 5.40 **Circulação dentro do coração** (aspecto anterior). Setas = direção do fluxo sanguíneo.

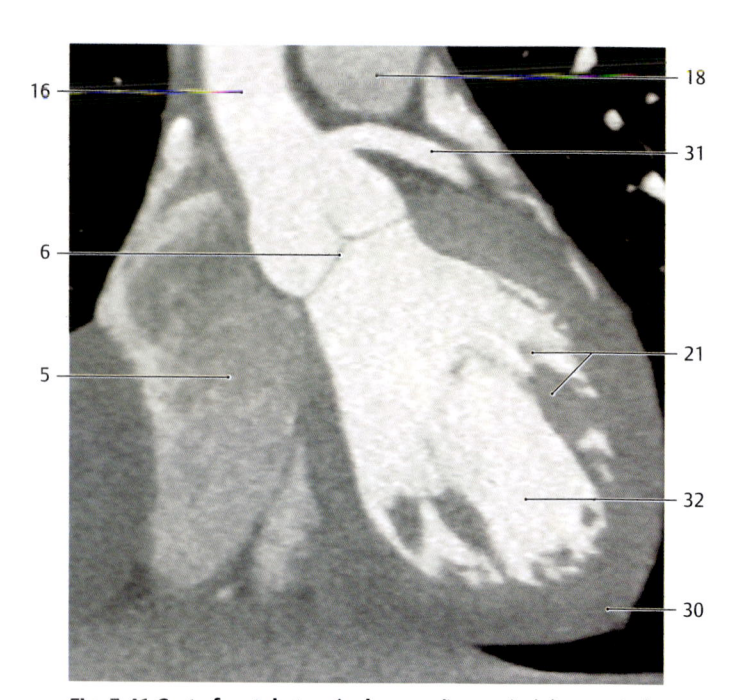

Fig. 5.41 **Corte frontal através do coração** no nível do ventrículo esquerdo e aorta ascendente (varredura de TC). (Cortesia de Prof. Uder, Institute of Radiology, University Hospital Erlangen, Alemanha.)

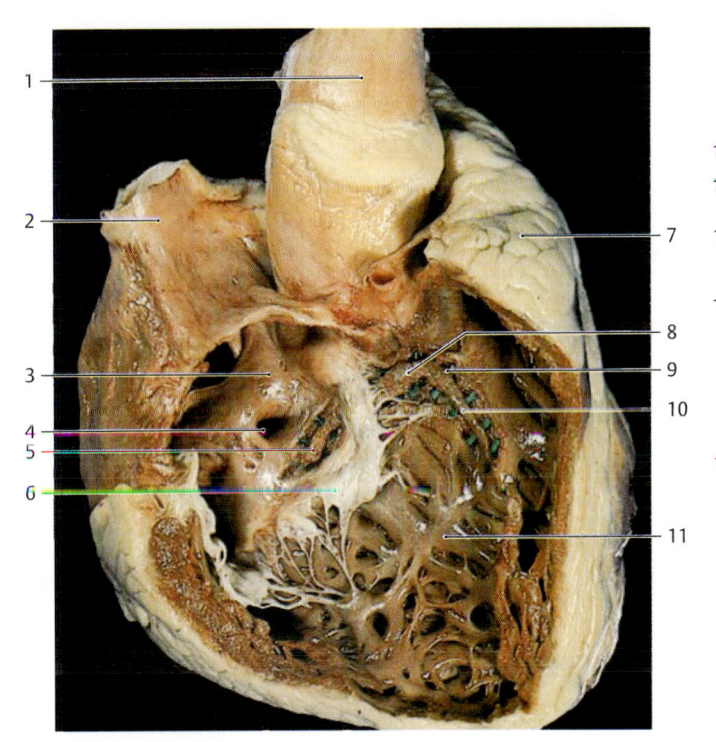

Coração: Sistema de Condução | 5 Órgãos Torácicos

Fig. 5.42 Ventrículo direito. Dissecção do nó atrioventricular, feixe atrioventricular (feixe de His) e membro direito ou ramo do feixe do sistema de condução (sondas).

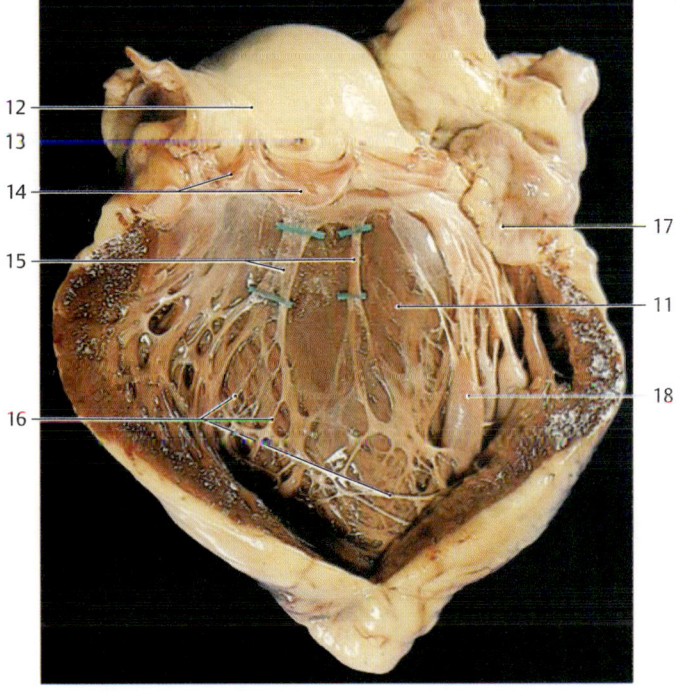

Fig. 5.43 Ventrículo esquerdo. Dissecção de membro esquerdo ou ramo do feixe do sistema de condução (sondas).

1. Aorta ascendente
2. Veia cava superior
3. Átrio direito
4. Abertura do seio coronário
5. Nó atrioventricular
6. Valva atrioventricular direita
7. Tronco pulmonar
8. Feixe atrioventricular (feixe de His)
9. Bifurcação do feixe atrioventricular
10. Ramo do feixe direito
11. Septo interventricular
12. Seio aórtico
13. Entrada da artéria coronária esquerda
14. Valva aórtica
15. Ramos do ramo esquerdo do feixe
16. Fibras de Purkinje
17. Aurícula esquerda
18. Músculos papilares anteriores
19. Sulco terminal
20. Bulbo da aorta
21. Nó sinoatrial (setas)
22. Feixes de fibras musculares do átrio direito
23. Sulco coronário (com artéria coronária direita)
24. Feixes do sistema de condução
25. Veia cava inferior
26. Músculos papilares com fibras de Purkinje
27. Átrio esquerdo
28. Ramo esquerdo do feixe

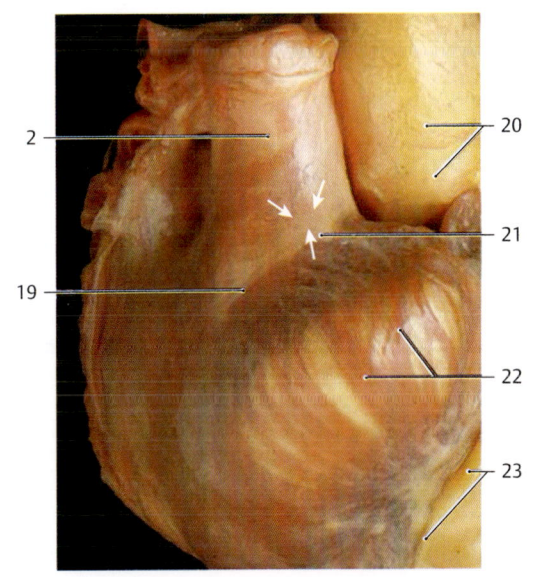

Fig. 5.44 Átrio direito. Parede anterior, mostrando a localização do nó sinoatrial (setas).

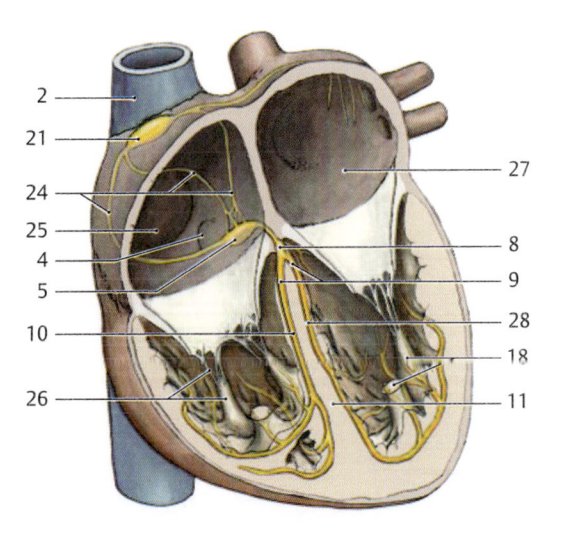

Fig. 5.45 Sistema de condução (amarelo) **do coração.**

5 Órgãos Torácicos | Coração: Alterações Morfológicas durante o Ciclo Cardíaco

1. Aorta ascendente
2. Veia cava superior
3. Aurícula direita
4. Átrio direito
5. Sulco coronário
6. Ventrículo direito
7. Tronco pulmonar
8. Aurícula esquerda
9. Sulco interventricular anterior
10. Ventrículo esquerdo
11. Artéria pulmonar direita
12. Sulco terminal com nó sinoatrial
13. Linha indicando o plano de posição das valvas
14. Miocárdio do átrio direito
15. Veia cava inferior
16. Valva do tronco pulmonar
17. Valva tricúspide direita
18. Miocárdio do ventrículo direito

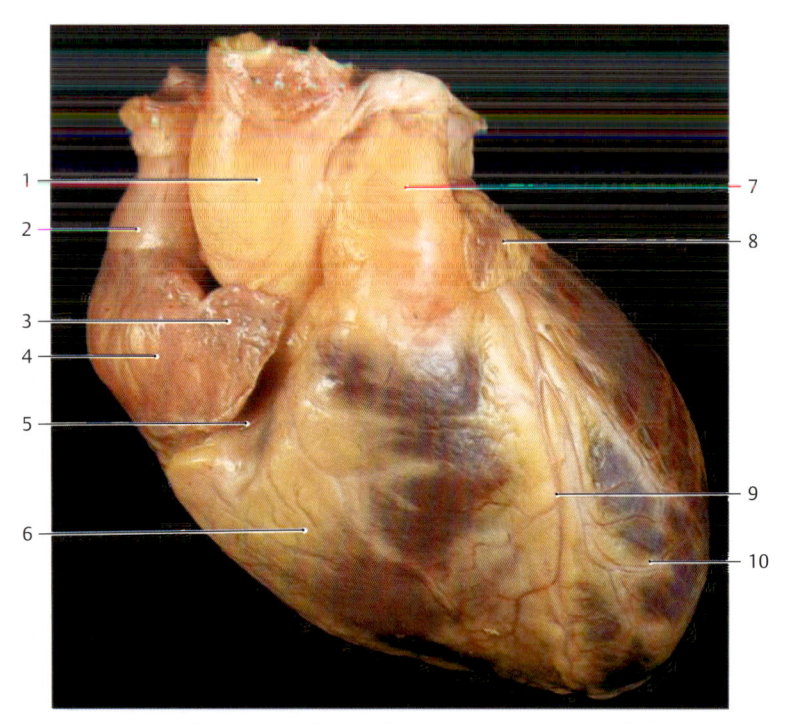

Fig. 5.46 **Coração, fixo em diástole** (aspecto anterior). Os ventrículos estão relaxados e os átrios contraídos.

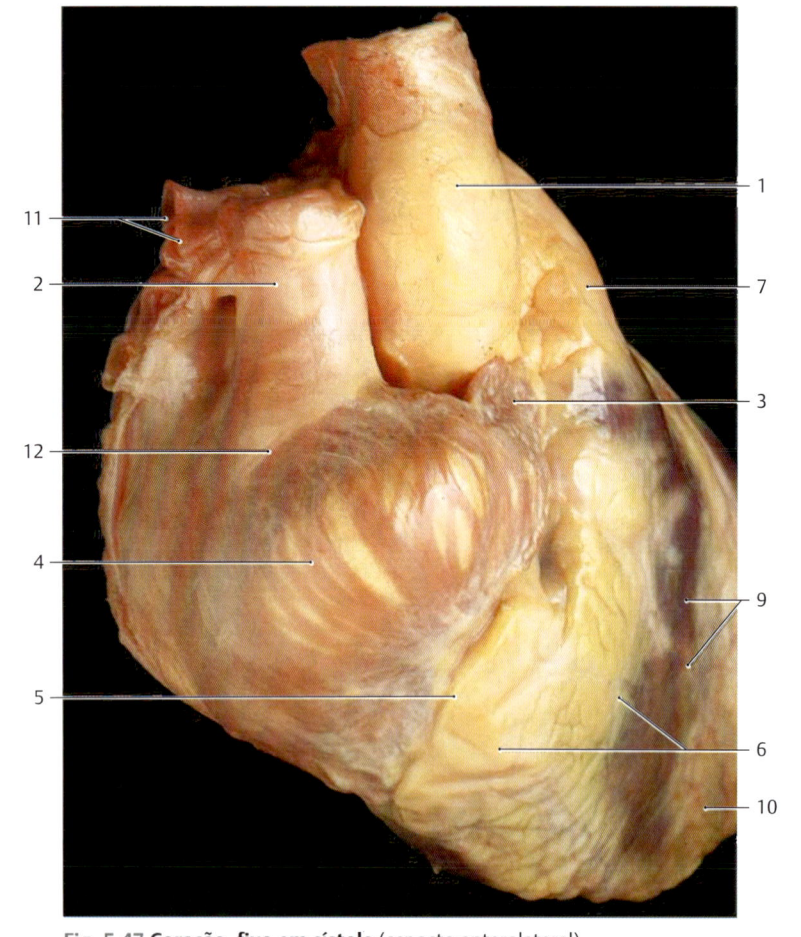

Fig. 5.47 **Coração, fixo em sístole** (aspecto anterolateral). Os ventrículos estão contraídos e os átrios dilatados.

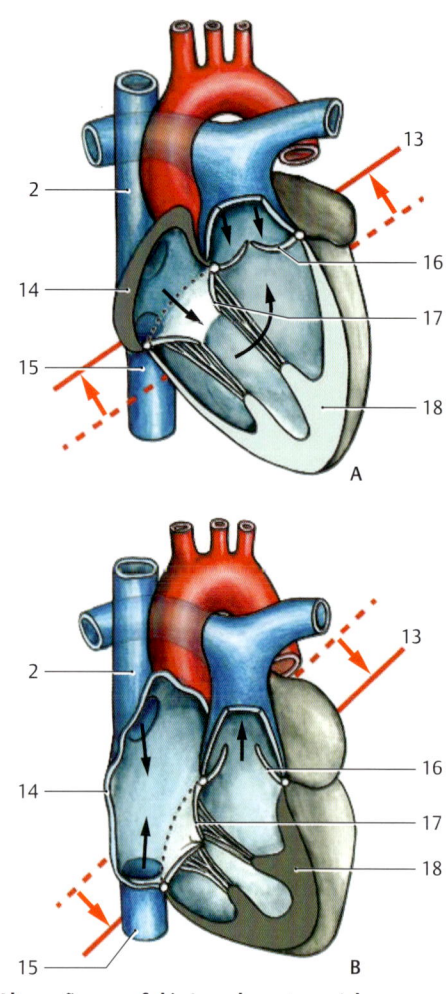

Fig. 5.48 **Alterações morfológicas durante o ciclo cardíaco.** Observe as mudanças na posição das valvas (setas vermelhas). As porções contraídas do coração estão indicadas em cinza-escuro.

A = **Diástole:** músculos dos ventrículos relaxados, valvas atrioventriculares abertas, valvas semilunares fechadas
B = **Sístole:** músculos dos ventrículos contraídos, valvas atrioventriculares fechadas, valvas semilunares abertas

Coração: Alterações Morfológicas durante o Ciclo Cardíaco | 5 Órgãos Torácicos

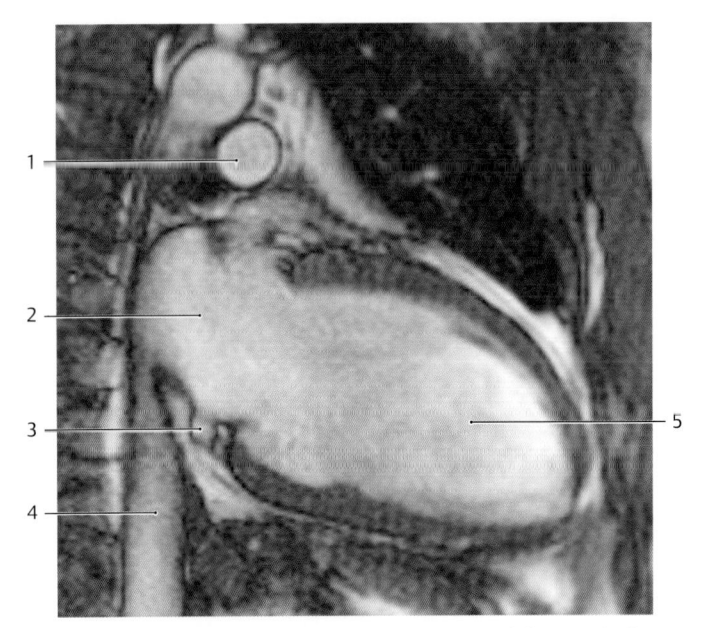

Fig. 5.49 Corte coronal através do tórax no nível do ventrículo esquerdo em dilatação (varredura de IRM). (Cortesia de Prof. Uder, Institute of Radiology, University Hospital Erlangen, Alemanha.)

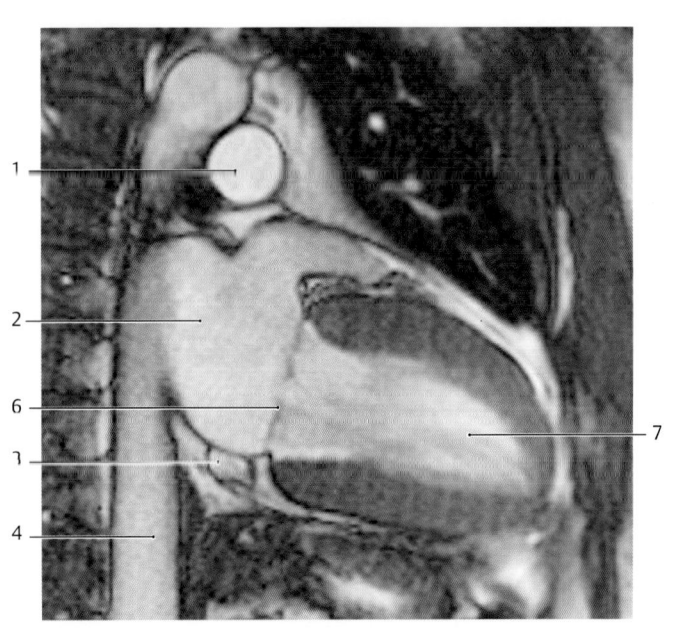

Fig. 5.50 Corte coronal através do tórax no nível do ventrículo esquerdo em contração (varredura de IRM). (Cortesia de Prof. Uder, Institute of Radiology, University Hospital Erlangen, Alemanha.)

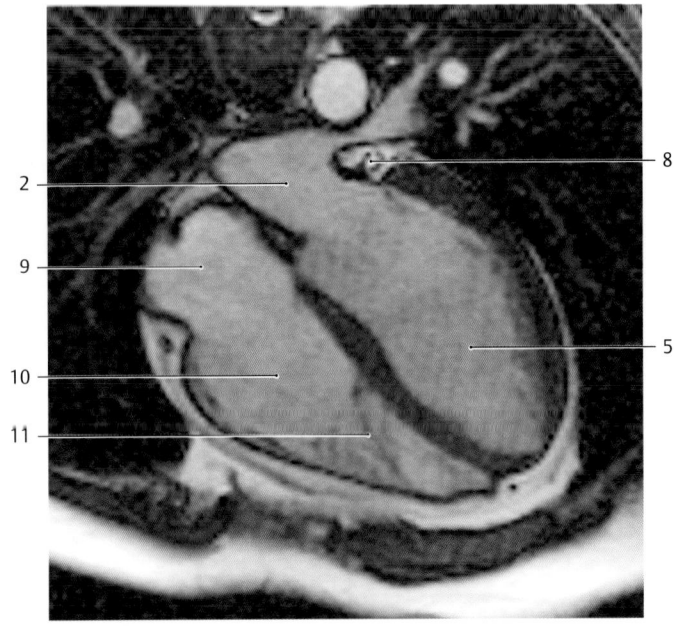

Fig. 5.51 Corte coronal através do coração humano no processo de dilatação (varredura de IRM). (Cortesia de Prof. Uder, Institute of Radiology, University Hospital Erlangen, Alemanha.)

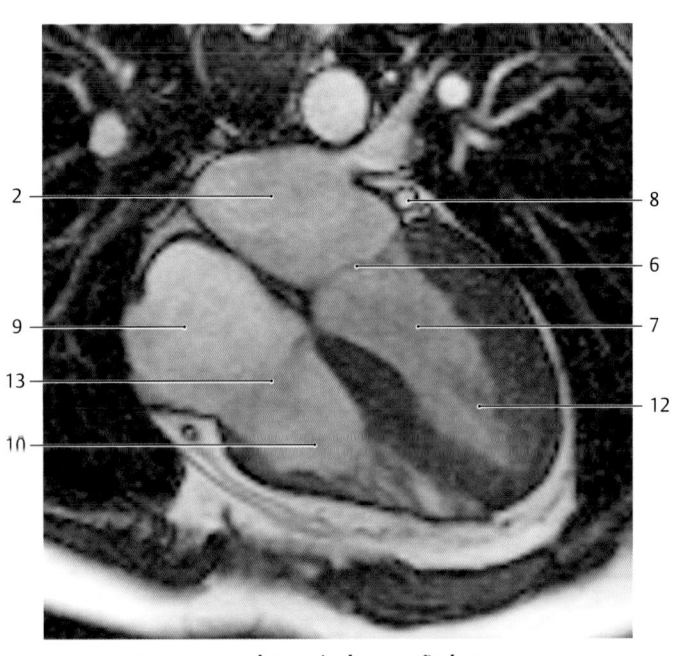

Fig. 5.52 Corte coronal através do coração humano no processo de contração (varredura de IRM). (Cortesia de Prof. Uder, Institute of Radiology, University Hospital Erlangen, Alemanha.)

1 Artéria pulmonar
2 Átrio esquerdo
3 Seio coronário
4 Veia cava inferior
5 Ventrículo esquerdo (dilatado)
6 Valva atrioventricular esquerda (mitral)
7 Ventrículo esquerdo (contraído)
8 Grande veia cardíaca (veia coronária esquerda)
9 Átrio direito
10 Ventrículo direito
11 Trabécula septomarginal
12 Músculo papilar
13 Valva atrioventricular direita (tricúspide)

5 Órgãos Torácicos | Coração: Artérias e Veias Coronárias

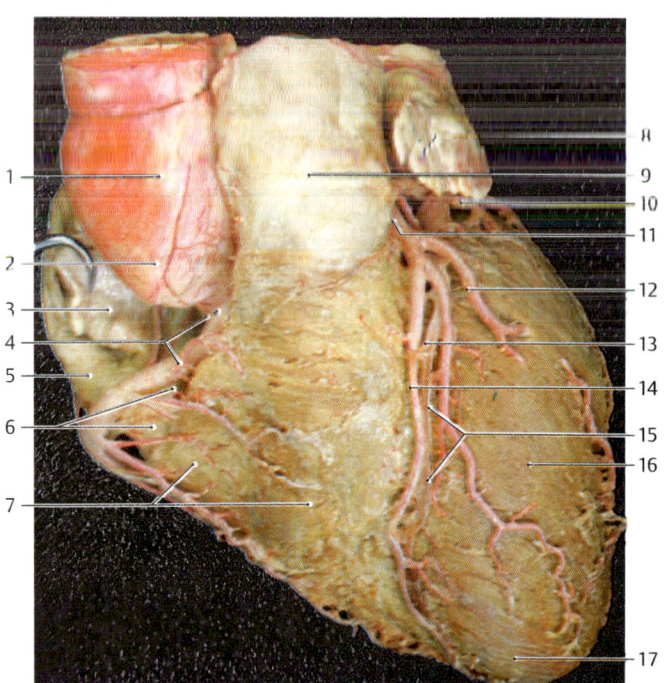

Fig. 5.53 Artérias coronárias (aspecto anterior). O epicárdio e o tecido adiposo subepicárdico foram removidos. As artérias foram injetadas com resina vermelha a partir da aorta.

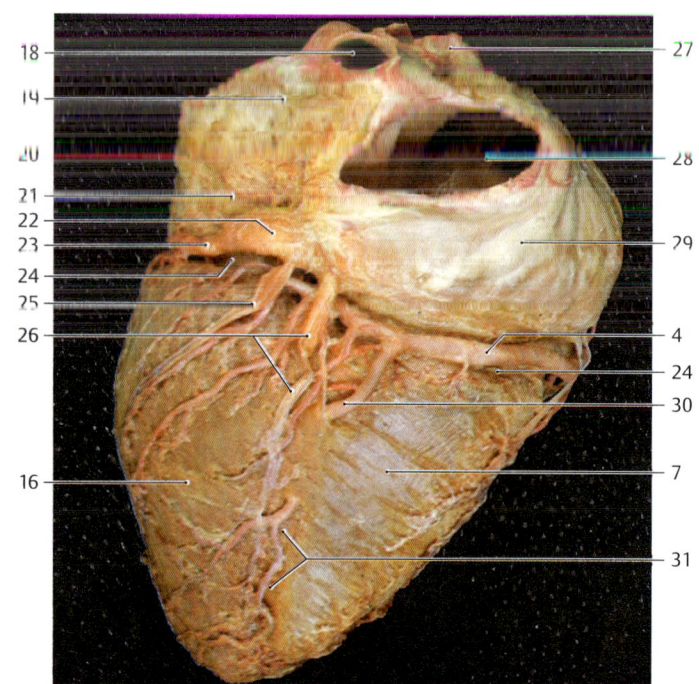

Fig. 5.54 Artéria e veias coronárias direitas do coração (aspecto posterior). O epicárdio e o tecido adiposo subepicárdico foram removidos. As artérias foram injetadas com resina vermelha.

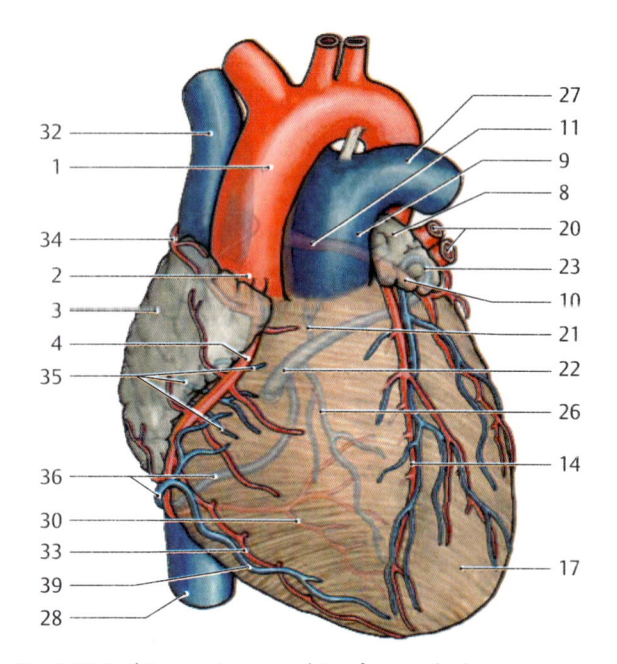

Fig. 5.55 Artérias e veias coronárias do coração (aspecto anterior).

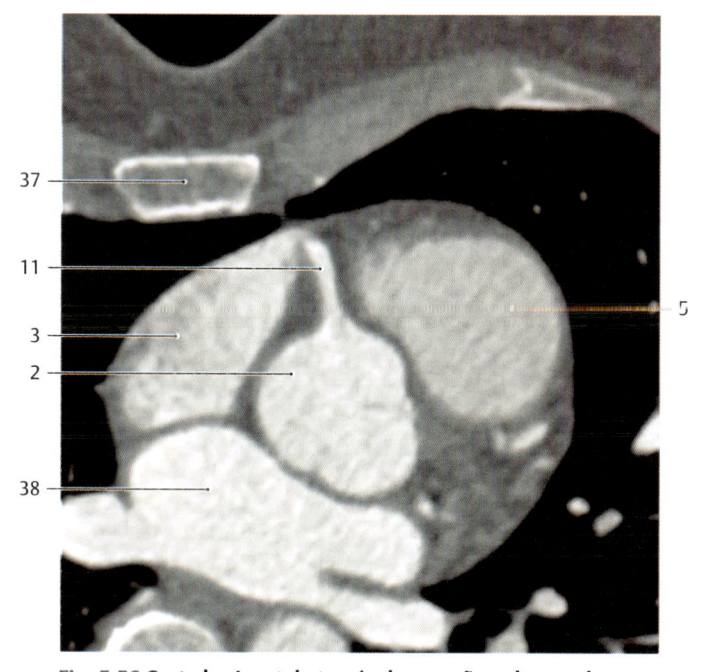

Fig. 5.56 Corte horizontal através do coração e da parede torácica no nível do bulbo aórtico (varredura de TC). (Cortesia de Prof. Uder, Institute of Radiology, University Hospital Erlangen, Alemanha).

Coração: Artérias e Veias Coronárias | 5 Órgãos Torácicos

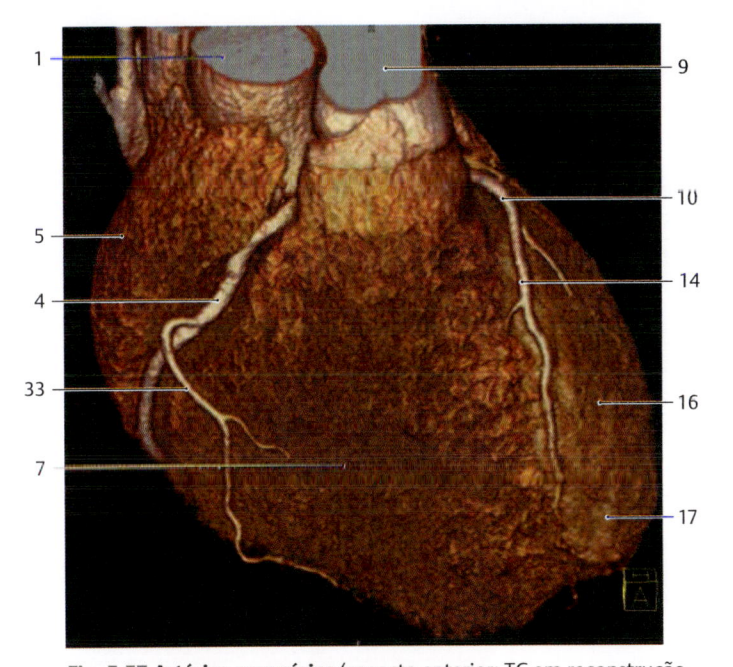

Fig. 5.57 Artérias coronárias (aspecto anterior; TC em reconstrução tridimensional). (Cortesia de Prof. Uder, Institute of Radiology, University Hospital Erlangen, Alemanha).

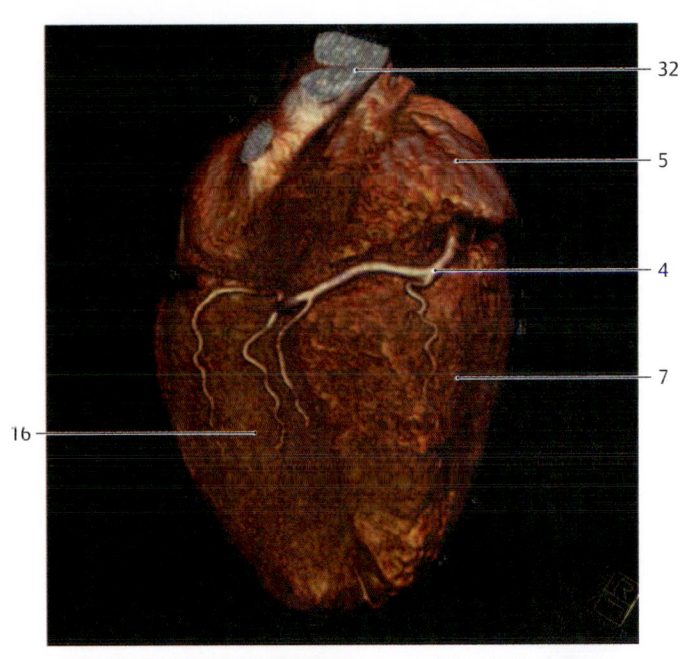

Fig. 5.58 Artérias coronárias (aspecto posterior; TC em reconstrução tridimensional). (Cortesia de Prof. Uder, Institute of Radiology, University Hospital Erlangen, Alemanha).

1 Aorta ascendente
2 Bulbo aórtico e ramo sinoatrial da artéria coronária direita
3 Aurícula direita
4 Artéria coronária direita
5 Átrio direito
6 Sulco coronário
7 Ventrículo direito
8 Aurícula esquerda
9 Tronco pulmonar
10 Ramo circunflexo da artéria coronária esquerda
11 Artéria coronária esquerda
12 Ramo diagonal da artéria coronária esquerda
13 Veia interventricular anterior
14 Artéria interventricular anterior
15 Sulco interventricular anterior
16 Ventrículo esquerdo
17 Ápice do coração
18 Veia pulmonar direita
19 Átrio esquerdo
20 Veias pulmonares esquerdas
21 Veia oblíqua do átrio esquerdo (veia de Marshall)
22 Seio coronário
23 Grande veia cardíaca
24 Sulco coronário (parte posterior)
25 Veia posterior do ventrículo esquerdo
26 Veia cardíaca média
27 Artéria pulmonar esquerda
28 Veia cava inferior
29 Átrio direito
30 Ramo interventricular posterior da artéria coronária direita
31 Sulco interventricular posterior
32 Veia cava superior
33 Ramo marginal direito da artéria coronária direita
34 Ramo do nó sinoatrial
35 Veias cardíacas mínimas
36 Pequenas veias cardíacas
37 Esterno
38 Átrio esquerdo com veias pulmonares
39 Veia marginal direita

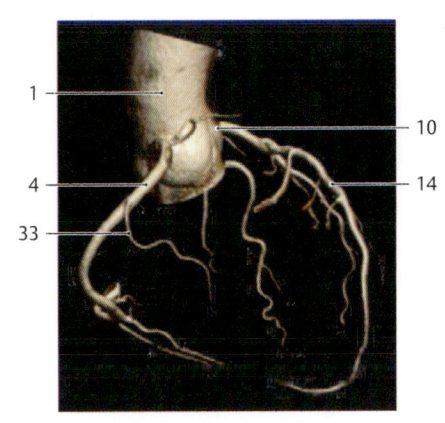

Fig. 5.59 Artérias coronárias (TC em reconstrução tridimensional). (Cortesia de Prof. Uder, Institute of Radiology, University Hospital Erlangen, Alemanha).

5 Órgãos Torácicos | Coração: Sistema Circulatório Fetal

Fig. 5.60 Coração e pulmão direito do feto (visto do lado esquerdo). O pulmão esquerdo foi removido. Observe o ducto arterial (Botalli).

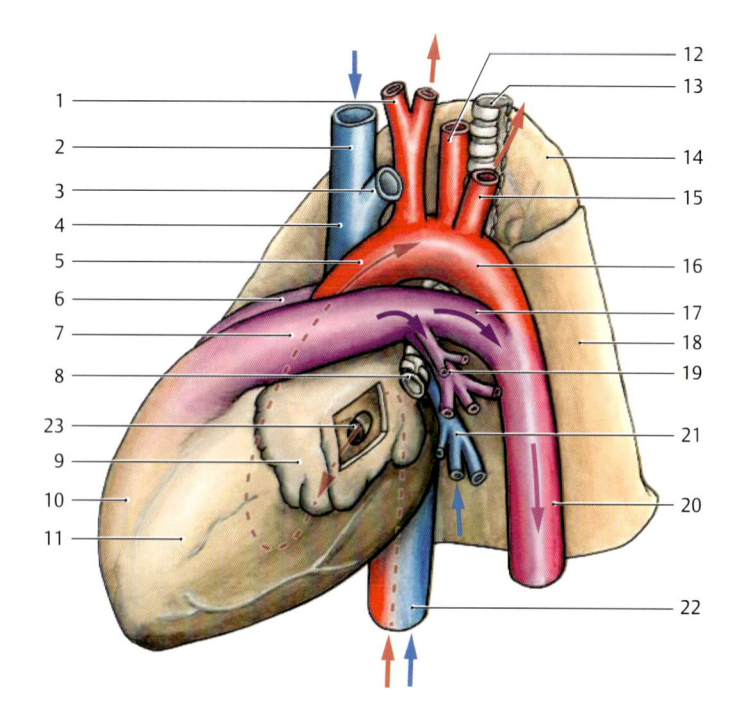

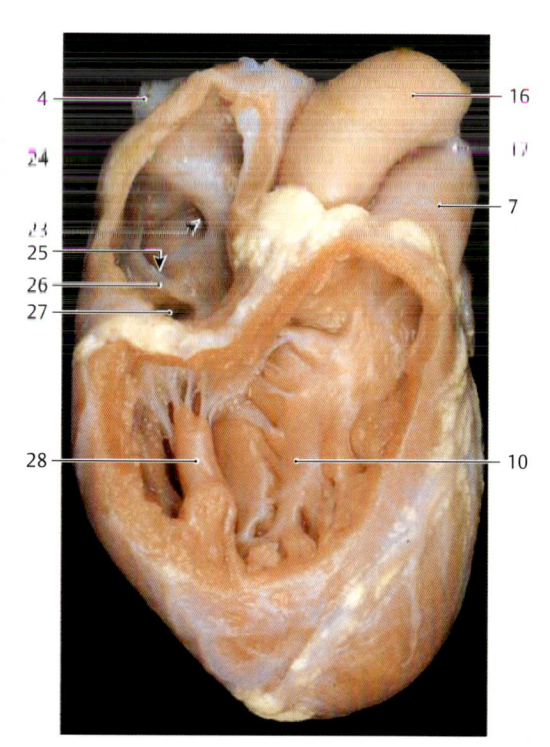

Fig. 5.61 Coração do feto (aspecto anterior). O átrio e o ventrículo direito foram abertos.

Shunts (desvios) no sistema de circulação fetal

1. Ducto venoso (de Arantius)	Entre a veia umbilical e a veia cava inferior	Derivação da circulação hepática
2. Forame oval	Entre os átrios direito e esquerdo	Derivação da circulação pulmonar
3. Ducto arterial (Botalli)	Entre o tronco pulmonar e a aorta	

1 Artéria carótida comum direita
2 Veia braquiocefálica direita
3 Veia braquiocefálica esquerda
4 Veia cava superior
5 Aorta ascendente
6 Aurícula direita
7 Tronco pulmonar
8 Brônquio primário esquerdo
9 Aurícula esquerda
10 Ventrículo direito
11 Ventrículo esquerdo
12 Artéria carótida comum esquerda
13 Traqueia
14 Lobo superior do pulmão direito
15 Artéria subclávia esquerda
16 Arco aórtico
17 Ducto arterial (Botalli)
18 Lobo inferior do pulmão direito
19 Artéria pulmonar esquerda com ramos para o pulmão esquerdo
20 Aorta descendente
21 Veias pulmonares esquerdas
22 Veia cava inferior
23 Forame oval
24 Átrio direito
25 Abertura da veia cava inferior
26 Valva da veia cava inferior (valva de Eustáquio)
27 Abertura do seio coronário
28 Músculo papilar anterior do ventrículo direito

Fig. 5.62 Coração e pulmão direito do feto (ver dissecção correspondente na Figura 5.60 acima). Direção do fluxo sanguíneo indicado por setas. Observe a mudança na oxigenação do sangue após a entrada do ducto arterial na aorta.

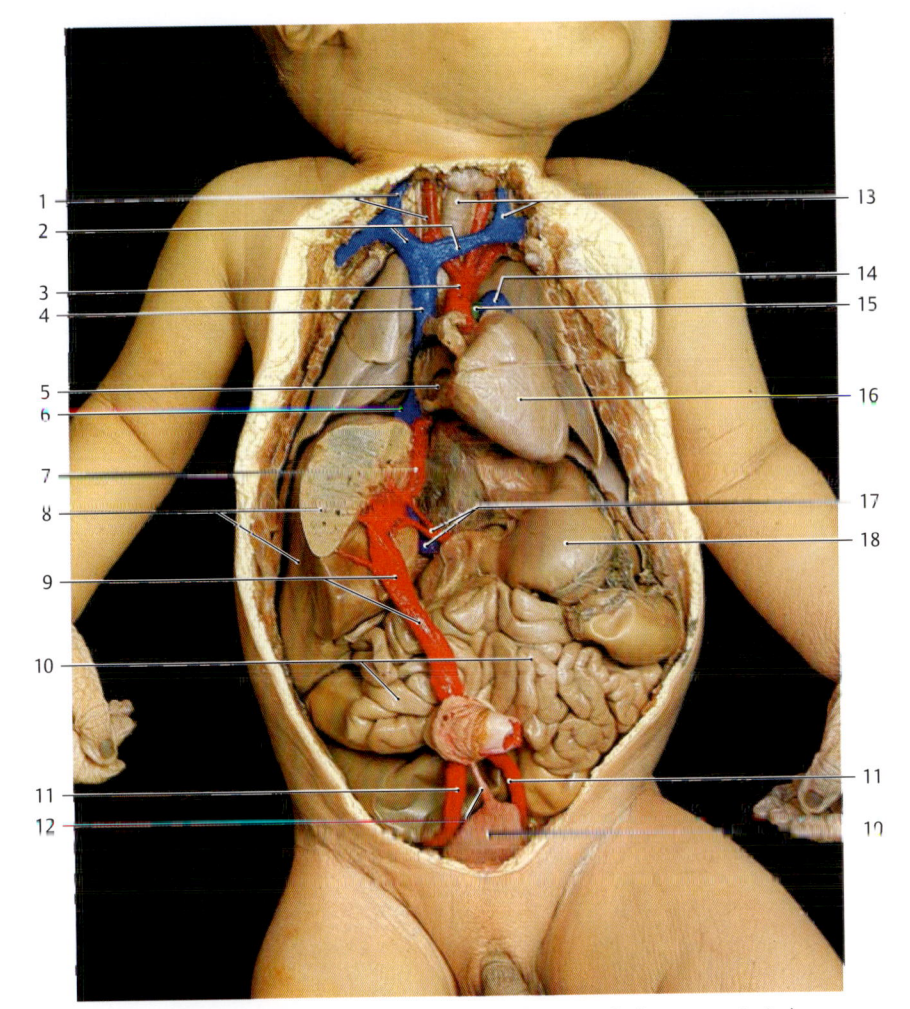

Coração: Sistema Circulatório Fetal | **5 Órgãos Torácicos**

1. Veia jugular interna e artéria carótida direita comum
2. Veias braquiocefálica direita e esquerda
3. Arco aórtico
4. Veia cava superior
5. Forame oval
6. Veia cava inferior
7. Ducto venoso
8. Fígado
9. Veia umbilical
10. Intestino delgado
11. Artéria umbilical
12. Úraco
13. Traqueia e veia jugular interna esquerda
14. Artéria pulmonar esquerda
15. Ducto arterial (Botalli)
16. Ventrículo direito
17. Artérias hepáticas (em vermelho) e veia porta (em azul)
18. Estômago
19. Bexiga urinária
20. Veia porta
21. Veias pulmonares
22. Aorta descendente
23. Placenta

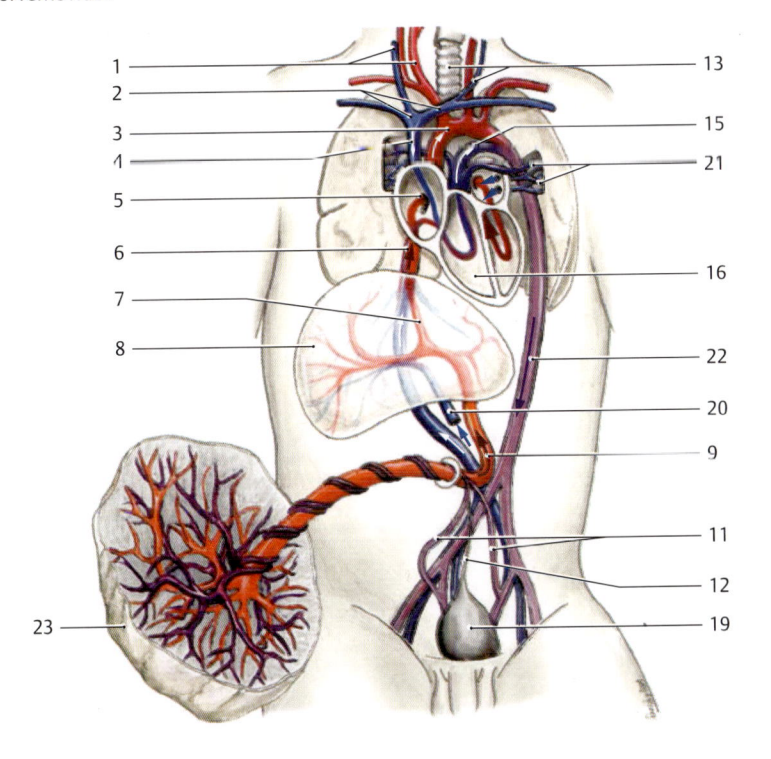

Fig. 5.63 Órgãos torácicos e abdominais no recém-nascido (aspecto anterior). O átrio direito foi aberto para mostrar o forame oval. O lobo esquerdo do fígado foi removido.

Fig. 5.64 Sistema circulatório fetal. O gradiente de oxigênio é indicado pela cor.

241

5 Órgãos Torácicos | Anatomia Regional: Veia e Artéria Torácica Interna

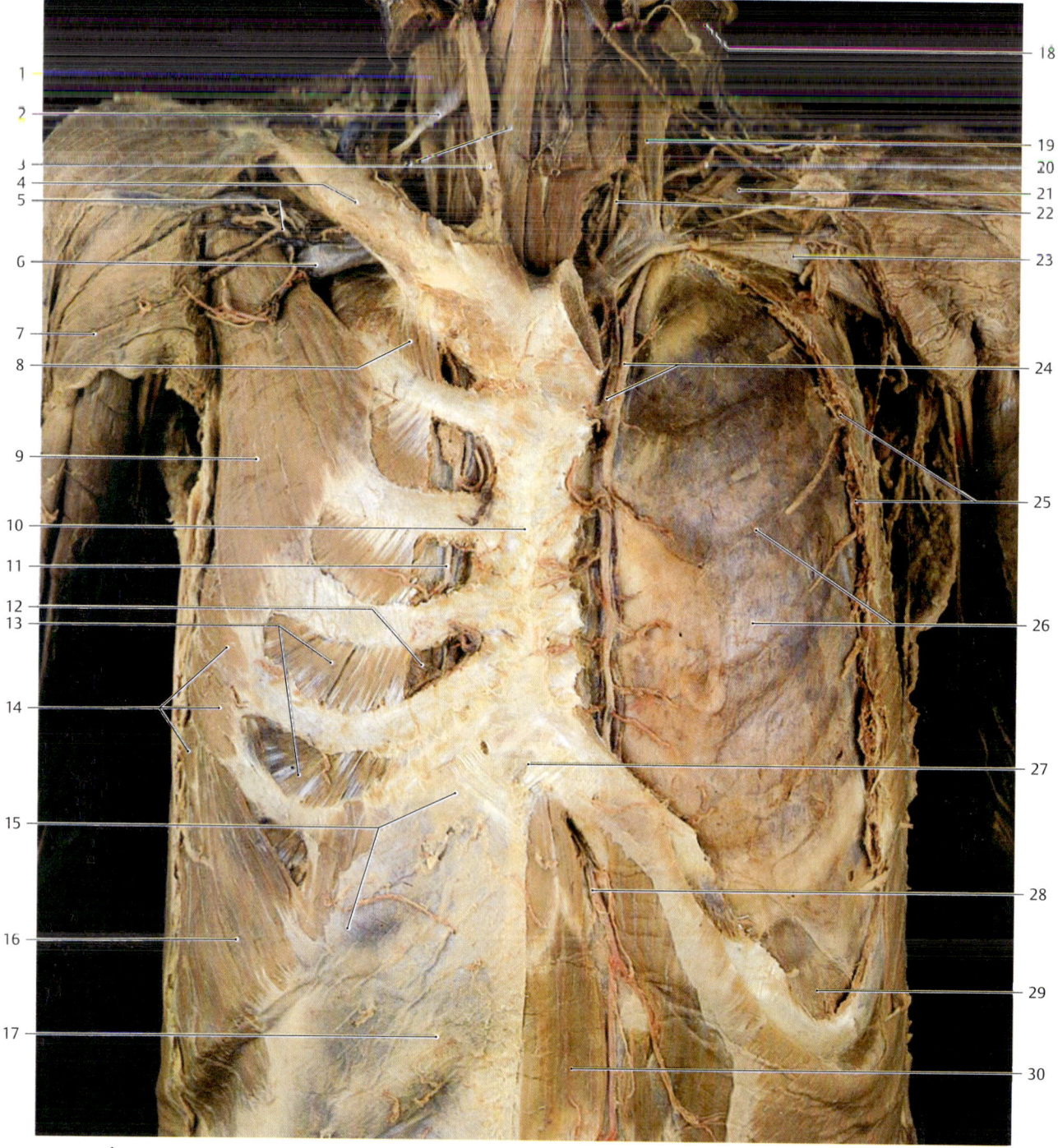

Fig. 5.65 Órgãos torácicos (aspecto anterior). A clavícula esquerda e as costelas foram parcialmente removidas e os espaços intercostais direitos foram abertos para mostrar a veia e a artéria torácica interna.

1. Veia jugular interna direita
2. Músculo omo-hióideo
3. Músculo esterno-hióideo e veia jugular externa
4. Clavícula
5. Artéria toracoacromial
6. Veia subclávia direita
7. Músculo peitoral maior
8. Músculo intercostal externo
9. Músculo peitoral menor
10. Corpo do esterno
11. Artéria e veia torácica interna direita
12. Fascículos do músculo transverso do tórax
13. Músculos intercostais internos
14. Músculo serrátil anterior
15. Margem costal
16. Músculo oblíquo abdominal externo
17. Bainha anterior do músculo reto abdominal
18. Músculo esternoclidomastóideo
19. Veia jugular interna esquerda
20. Artéria cervical transversa
21. Plexo braquial
22. Nervo vago
23. Veia axilar esquerda
24. Artéria e veia torácica interna esquerda
25. Costelas e parede torácica (corte)
26. Pleura costal
27. Processo xifoide
28. Artéria epigástrica superior
29. Diafragma
30. Músculo reto do abdome

Anatomia Regional: Mediastino Anterior e Pleura | 5 Órgãos Torácicos

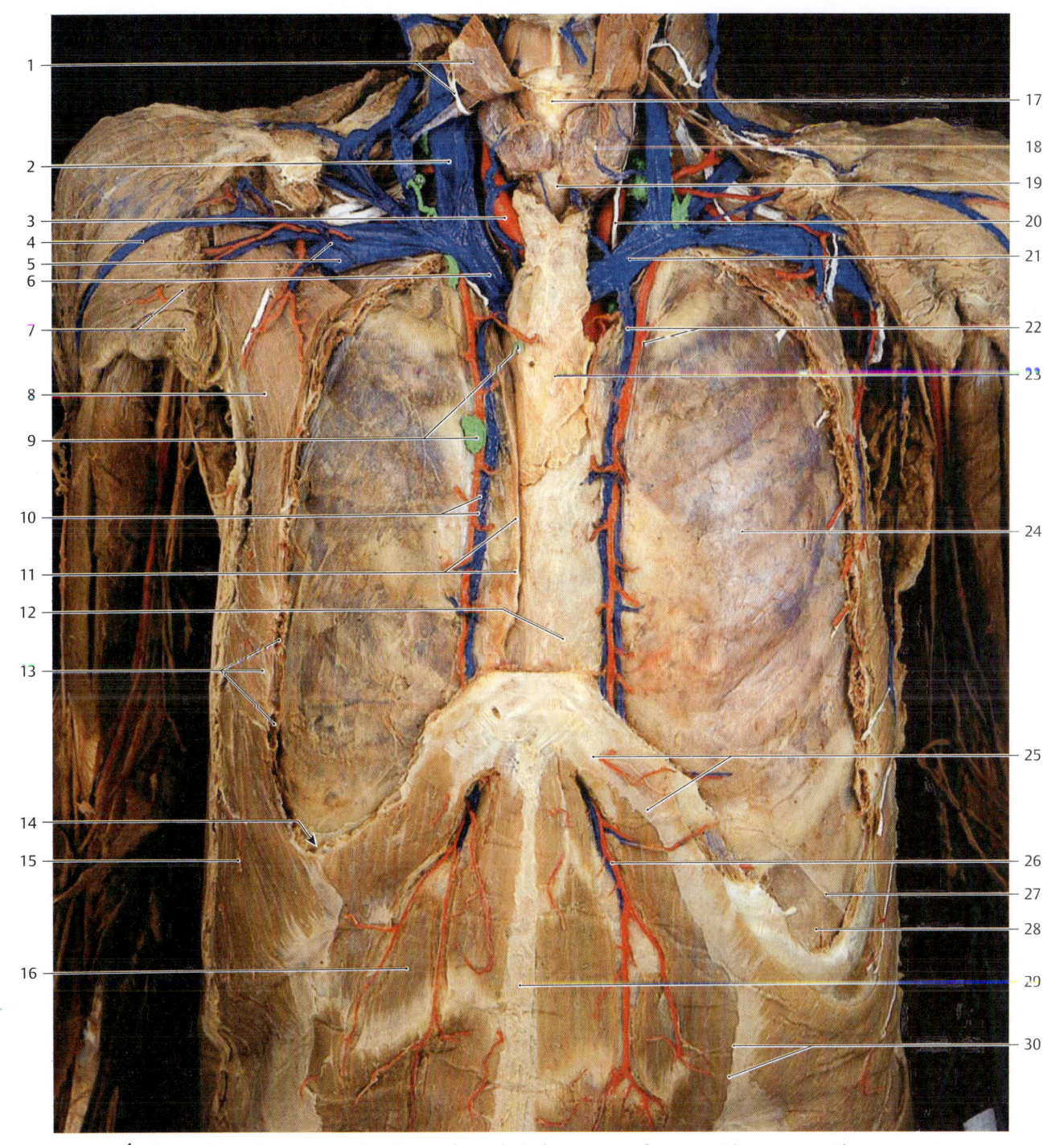

Fig. 5.66 Órgãos torácicos (aspecto anterior). As costelas, a clavícula e o esterno foram parcialmente removidos para mostrar o mediastino anterior e a pleura. Vermelho = artérias; azul = veias; verde = vasos linfáticos e linfonodos.

1. Músculo esternotireóideo e seu nervo (um ramo da alça cervical)
2. Veia jugular interna direita
3. Artéria carótida comum direita
4. Veia cefálica
5. Veia subclávia direita
6. Veia braquiocefálica direita
7. Músculo peitoral maior (dividido)
8. Músculo peitoral menor (dividido)
9. Linfonodos paraesternais
10. Artéria e veia torácica interna
11. Margem anterior da pleura costal
12. Pericárdio
13. Quinta e sexta costelas (divididas) e músculo serrátil anterior
14. Recesso costodiafragmático
15. Músculo oblíquo abdominal externo
16. Músculo reto abdominal
17. Laringe (cartilagem tireóidea)
18. Glândula tireoide
19. Traqueia
20. Nervo vago esquerdo
21. Veia braquiocefálica esquerda
22. Artéria e veia torácica interna esquerda
23. Timo
24. Pleura costal
25. Margem costal
26. Artéria epigástrica superior
27. Margem de pleura costal
28. Diafragma
29. Linha alba
30. Borda do corte da bainha anterior do músculo reto do abdome

243

5 Órgãos Torácicos | Anatomia Regional: Timo

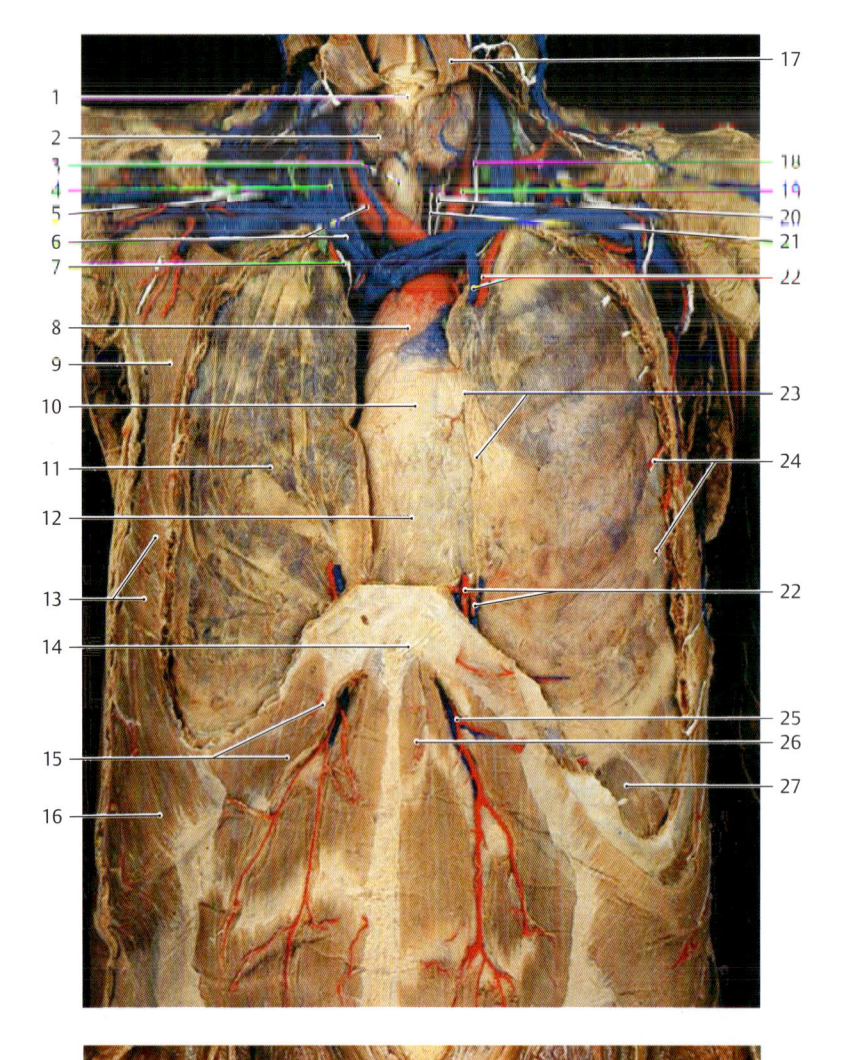

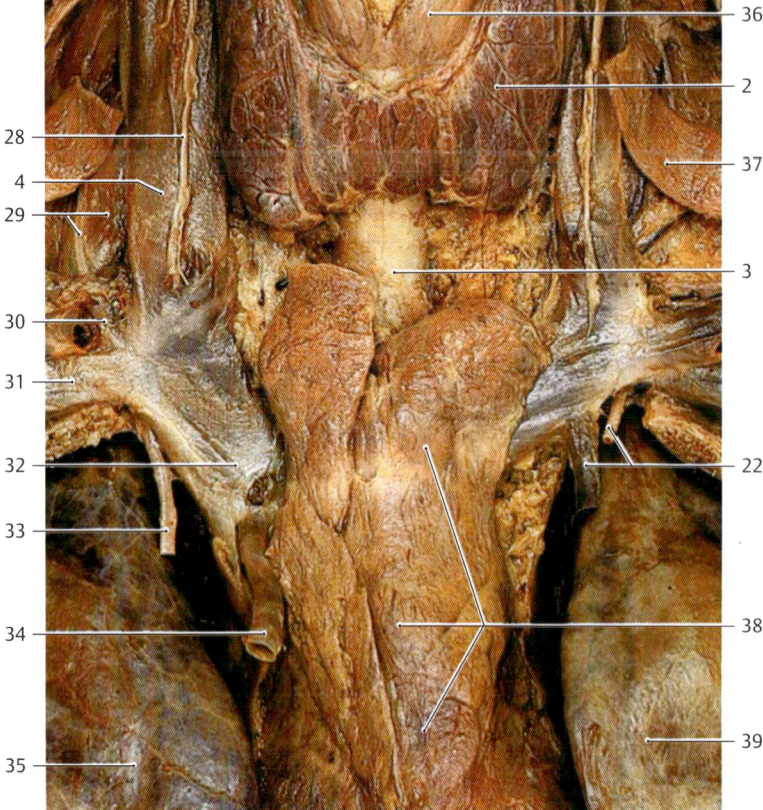

Fig. 5.67 Órgãos torácicos (aspecto anterior). Os vasos torácicos internos foram removidos e as margens anteriores da pleura e dos pulmões foram ligeiramente refletidas para exibir a parte anterior e média do mediastino, incluindo o coração e os grandes vasos. Vermelho = artérias, azul = veias; verde = vasos linfáticos e linfonodos.

1. Laringe (cartilagem tireóidea)
2. Glândula tireoide
3. Traqueia
4. Veia jugular interna
5. Plexo braquial
6. Veia braquiocefálica direita e artéria carótida comum
7. Nervo frênico direito
8. Aorta ascendente
9. Músculo peitoral menor (dividido)
10. Tronco pulmonar (coberto por pericárdio)
11. Pleura costal
12. Pericárdio e coração
13. Músculo serrátil anterior
14. Processo xifoide
15. Margem costal
16. Músculo oblíquo abdominal externo
17. Músculo esternotireóideo (dividido e refletido)
18. Nervo vago
19. Artéria carótida comum esquerda
20. Tronco simpático esquerdo
21. Nervo laríngeo recorrente esquerdo
22. Artéria e veia torácica interna esquerda (divididas)
23. Margem da pleura costal
24. Nervos e vasos intercostais
25. Artéria epigástrica superior
26. Músculo reto do abdome
27. Diafragma
28. Alça cervical
29. Nervo frênico e músculo escaleno anterior
30. Veia jugular externa (dividida)
31. Veia subclávia direita
32. Veia braquiocefálica direita
33. Artéria torácica interna (dividida)
34. Veia torácica interna (dividida)
35. Pulmão direito
36. Músculo cricotireóideo
37. Músculo omo-hióideo
38. Timo
39. Pulmão esquerdo

Fig. 5.68 Órgãos torácicos (aspecto anterior, detalhes ampliados). A posição (acima do coração) e o tamanho do timo são mostrados.

Anatomia Regional: Timo | **5 Órgãos Torácicos**

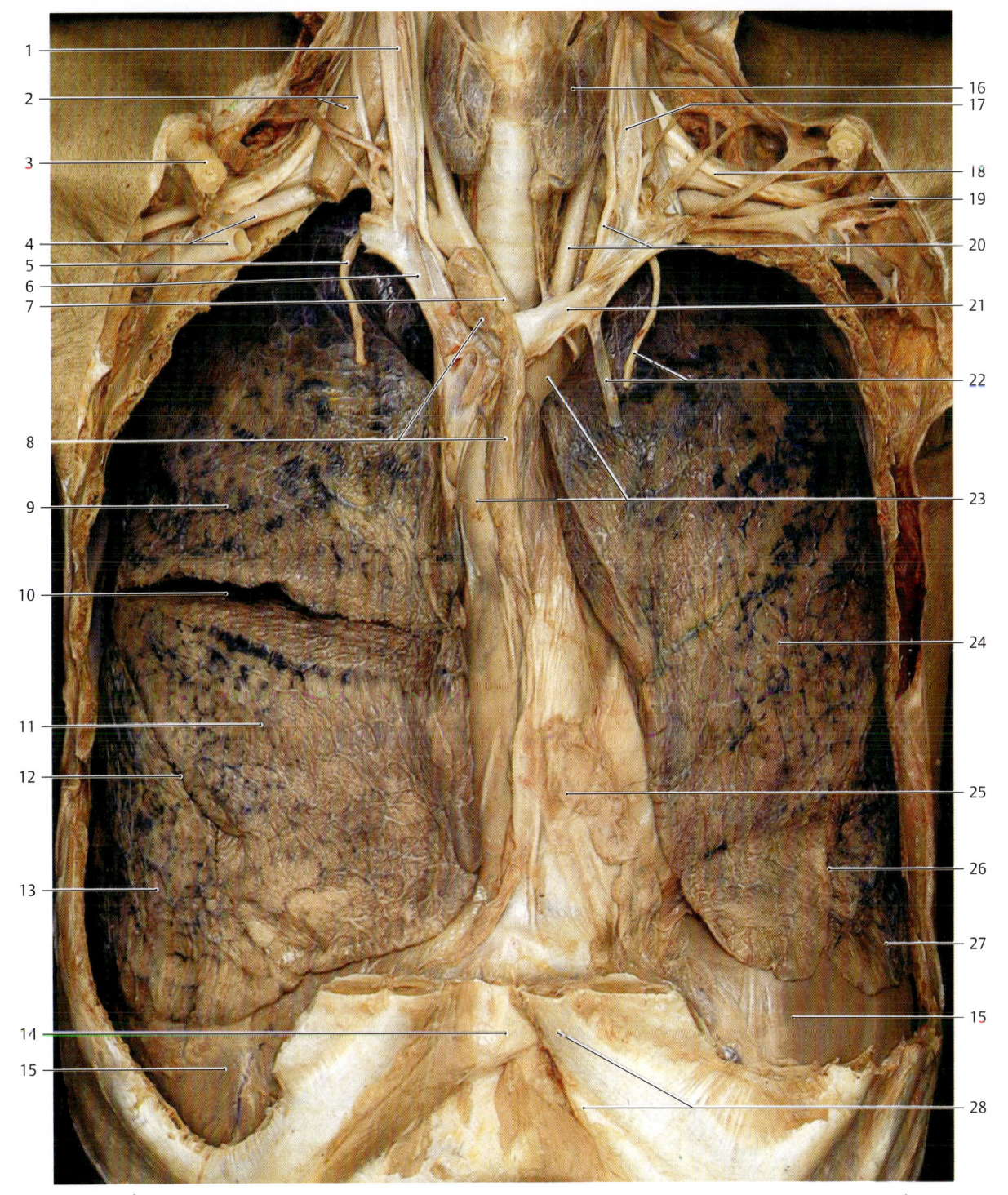

Fig. 5.69 Órgãos torácicos (aspecto anterior). A pleura foi aberta e os pulmões expostos. As partes remanescentes do timo e do pericárdio são visualizados.

1. Veia jugular interna direita
2. Nervo frênico e músculo escaleno anterior
3. Clavícula (dividida)
4. Artéria e veia subclávia direita
5. Artéria torácica interna
6. Veia braquiocefálica direita
7. Tronco braquiocefálico
8. Timo (atrófico)
9. Lobo superior do pulmão direito
10. Fissura horizontal do pulmão direito (incompleta)
11. Lobo médio do pulmão direito
12. Fissura oblíqua do pulmão direito
13. Lobo inferior do pulmão direito
14. Processo xifoide
15. Diafragma
16. Glândula tireoide
17. Veia jugular interna esquerda
18. Plexo braquial
19. Veia cefálica esquerda
20. Artéria carótida comum esquerda e nervo vago
21. Veia braquiocefálica esquerda
22. Artéria e veia torácica interna (divididas)
23. Aorta ascendente e arco aórtico
24. Lobo superior do pulmão esquerdo
25. Pericárdio
26. Fissura oblíqua do pulmão esquerdo
27. Lobo inferior do pulmão esquerdo
28. Margem costal

5 Órgãos Torácicos | Anatomia Regional: Coração

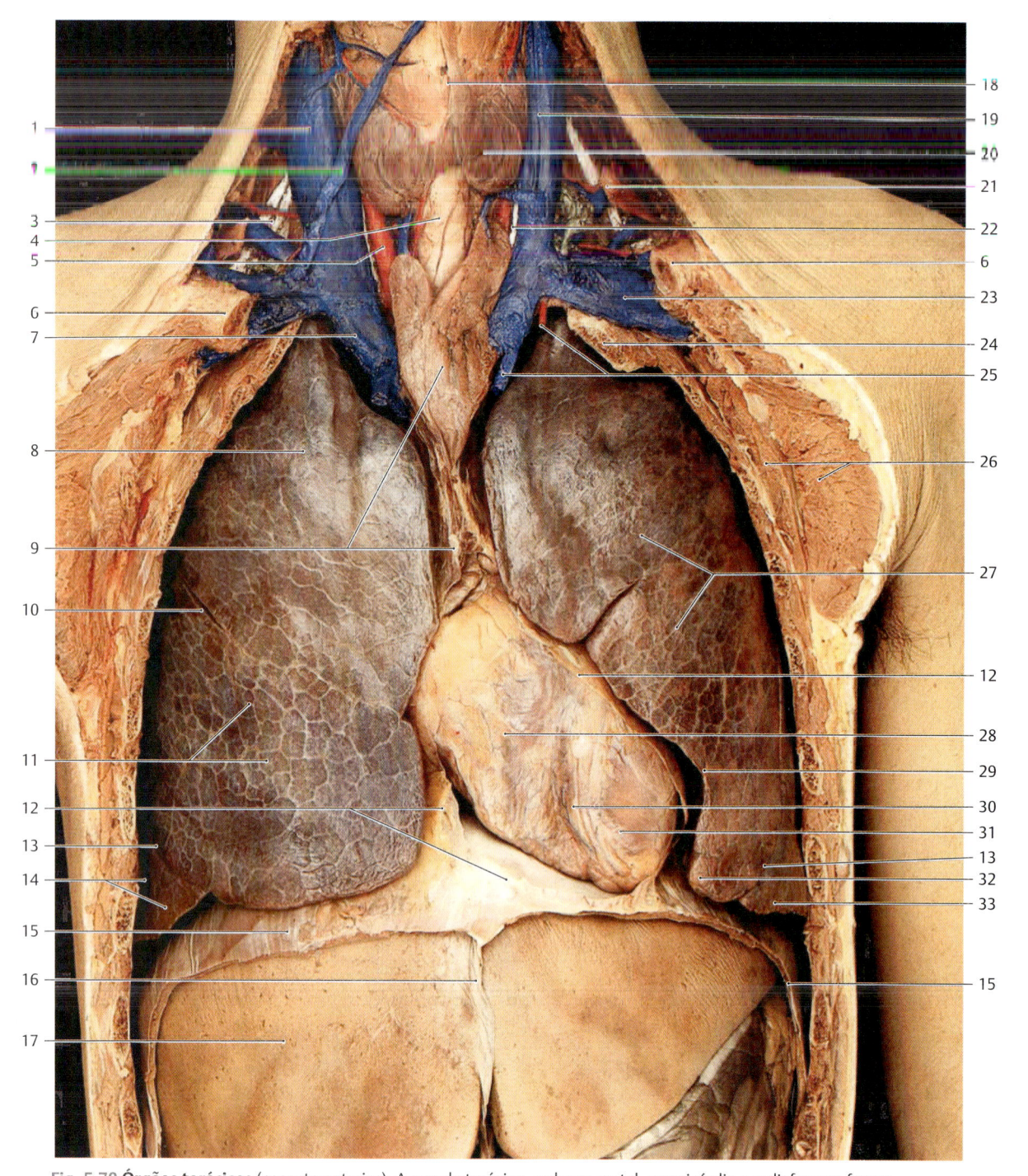

Fig. 5.70 Órgãos torácicos (aspecto anterior). A parede torácica, a pleura costal, o pericárdio e o diafragma foram parcialmente removidos. Vermelho = artérias; azul = veias.

1 Veia jugular interna
2 Veia jugular externa (deslocada medialmente)
3 Plexo braquial
4 Traqueia
5 Artéria carótida comum direita
6 Clavícula (dividida)
7 Veia braquiocefálica direita
8 Lobo superior do pulmão direito
9 Timo (atrófico)
10 Fissura horizontal do pulmão direito
11 Lobo médio do pulmão direito
12 Pericárdio (bordas do corte)
13 Fissura oblíqua do pulmão
14 Lobo inferior do pulmão direito
15 Diafragma
16 Ligamento falciforme
17 Fígado
18 Localização da laringe
19 Veia jugular interna esquerda
20 Glândula tireoide
21 Músculo omo-hióideo (dividido)
22 Nervo vago
23 Veia subclávia esquerda
24 Primeira costela (dividida)
25 Artéria e veia torácica interna
26 Músculos peitoral maior e peitoral menor (bordas do corte)
27 Lobo superior do pulmão esquerdo
28 Ventrículo direito
29 Incisura cardíaca do pulmão esquerdo
30 Sulco interventricular do coração
31 Ventrículo esquerdo
32 Língula
33 Lobo inferior do pulmão esquerdo

Anatomia Regional: Coração | 5 Órgãos Torácicos

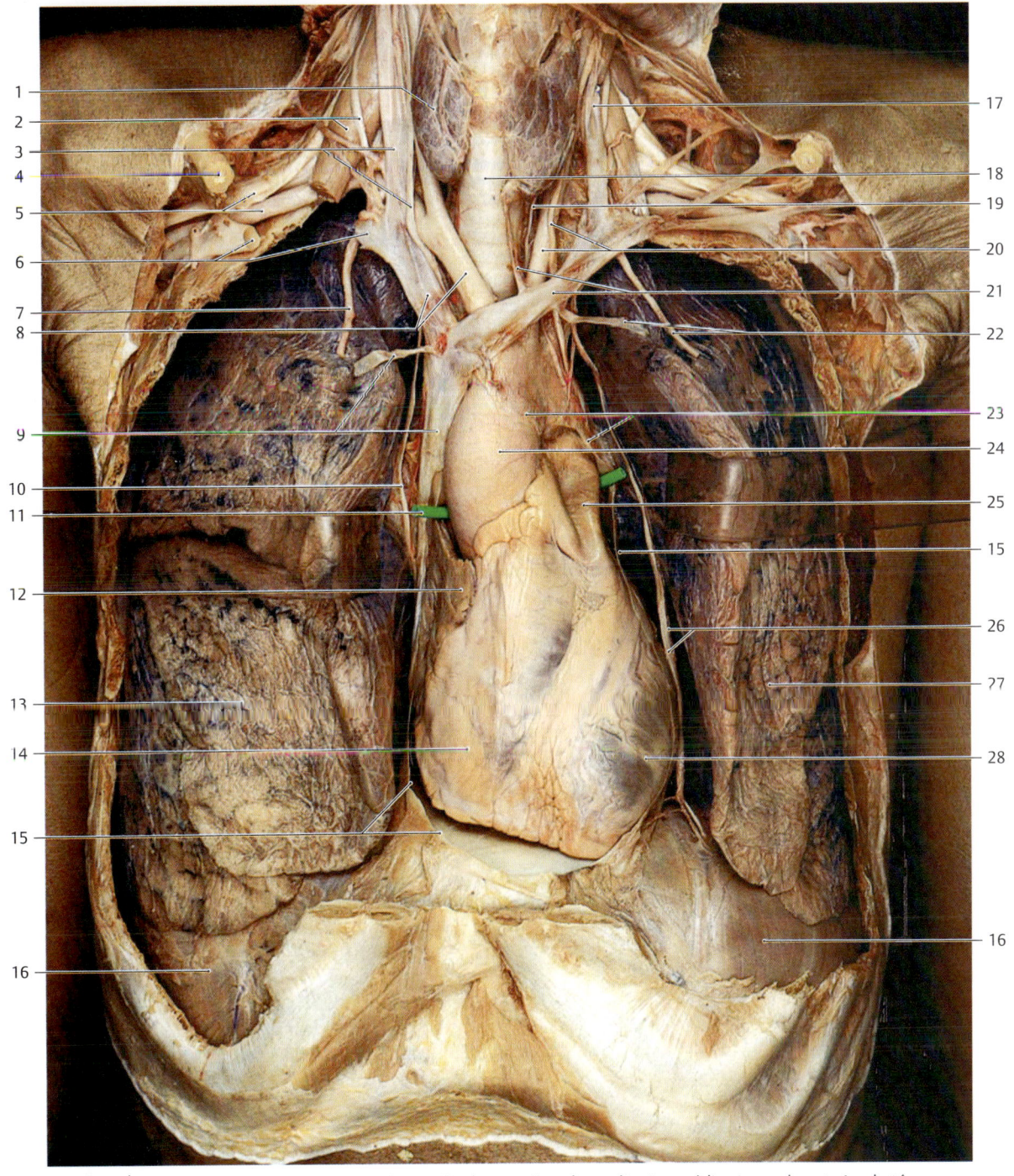

Fig. 5.71 Órgãos torácicos (aspecto anterior). Posição do coração e do mediastino médio. A parede anterior do tórax, a pleura costal e o pericárdio foram removidos e os pulmões ligeiramente refletidos.

1 Glândula tireoide
2 Nervo frênico e músculo escaleno anterior
3 Nervo vago e veia jugular interna
4 Clavícula (dividida)
5 Plexo braquial e artéria subclávia
6 Veia subclávia
7 Artéria torácica interna
8 Tronco braquiocefálico e veia braquiocefálica direita
9 Veia cava superior e veia tímica
10 Nervo frênico direito
11 Seio pericárdico transverso (sonda)
12 Aurícula direita
13 Lobo médio do pulmão direito
14 Ventrículo direito
15 Borda de corte do pericárdio
16 Diafragma
17 Veia jugular interna
18 Traqueia
19 Nervo laríngeo recorrente esquerdo
20 Artéria carótida comum esquerda e nervo vago
21 Veia braquiocefálica esquerda e veia tireóidea inferior
22 Artéria e veia torácica interna esquerda (divididas)
23 Margem superior do saco pericárdico
24 Aorta ascendente
25 Tronco pulmonar
26 Nervo frênico esquerdo e artéria e veia pericardicofrênica esquerda
27 Lobo superior do pulmão esquerdo
28 Ventrículo esquerdo

247

5 Órgãos Torácicos | Anatomia Regional: Coração

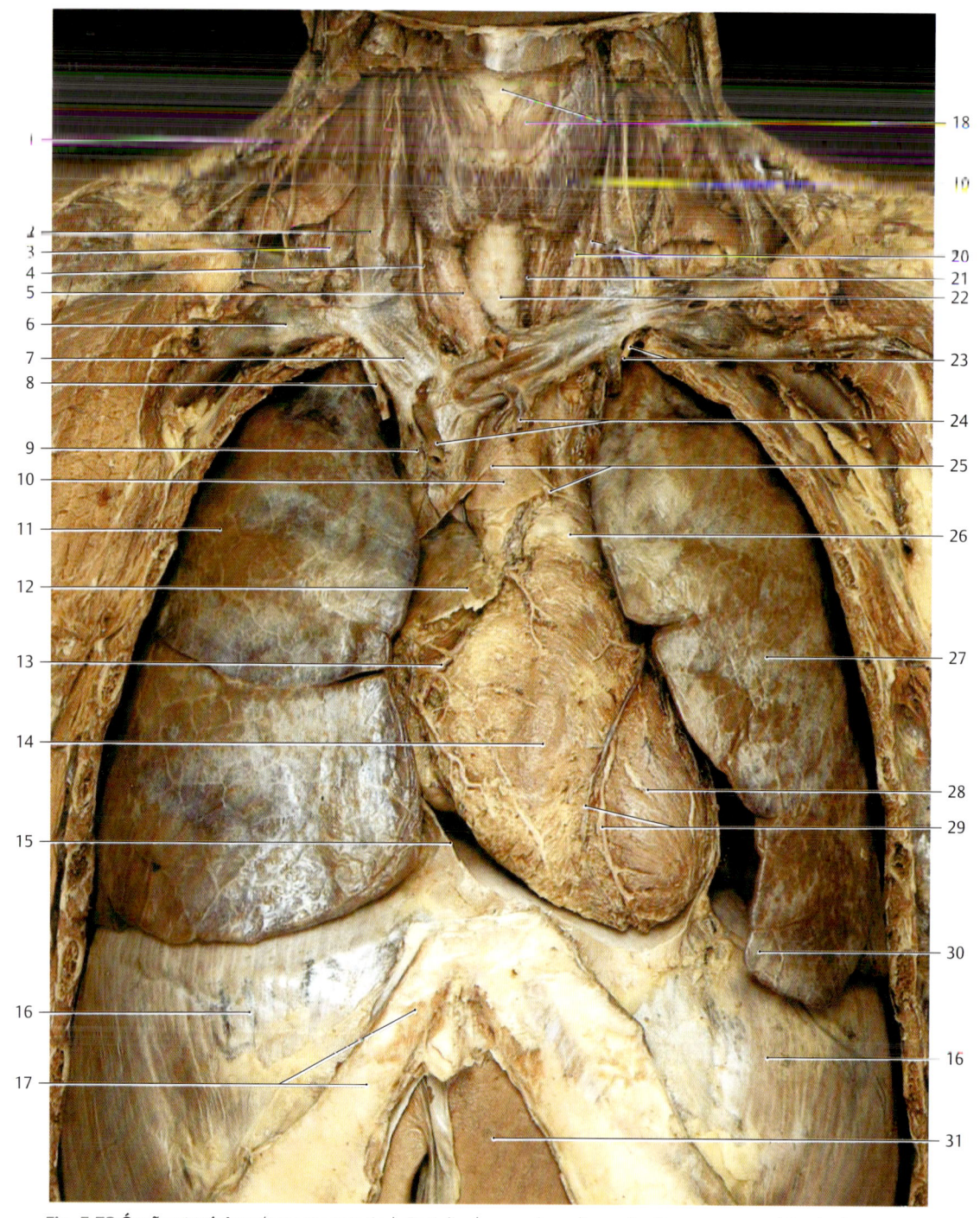

Fig. 5.72 Órgãos torácicos (aspecto anterior). Posição do coração e dissecção dos vasos coronários *in situ*. A parede anterior do tórax, pleura costal e pericárdio foram removidos.

1. Nervo supraclavicular intermediário
2. Veia jugular interna
3. Nervo frênico direito
4. Nervo vago direito
5. Artéria carótida comum direita
6. Veia subclávia direita
7. Veia braquiocefálica direita
8. Artéria torácica interna direita
9. Veia cava superior
10. Aorta ascendente
11. Pulmão direito
12. Átrio direito
13. Artéria coronária direita e pequena veia cardíaca
14. Ventrículo direito
15. Borda de corte do pericárdio
16. Diafragma
17. Margem costal
18. Laringe (músculo cricotireóideo e cartilagem tireóidea)
19. Glândula tireoide
20. Artéria carótida comum esquerda e nervo vago esquerdo
21. Nervo laríngeo recorrente esquerdo
22. Traqueia
23. Artéria e veia torácica interna esquerda (divididas)
24. Veias tímicas
25. Margem do saco pericárdico
26. Tronco pulmonar
27. Pulmão esquerdo
28. Ventrículo esquerdo
29. Artéria e veia interventricular anterior
30. Língula
31. Fígado

Anatomia Regional: Coração | 5 Órgãos Torácicos

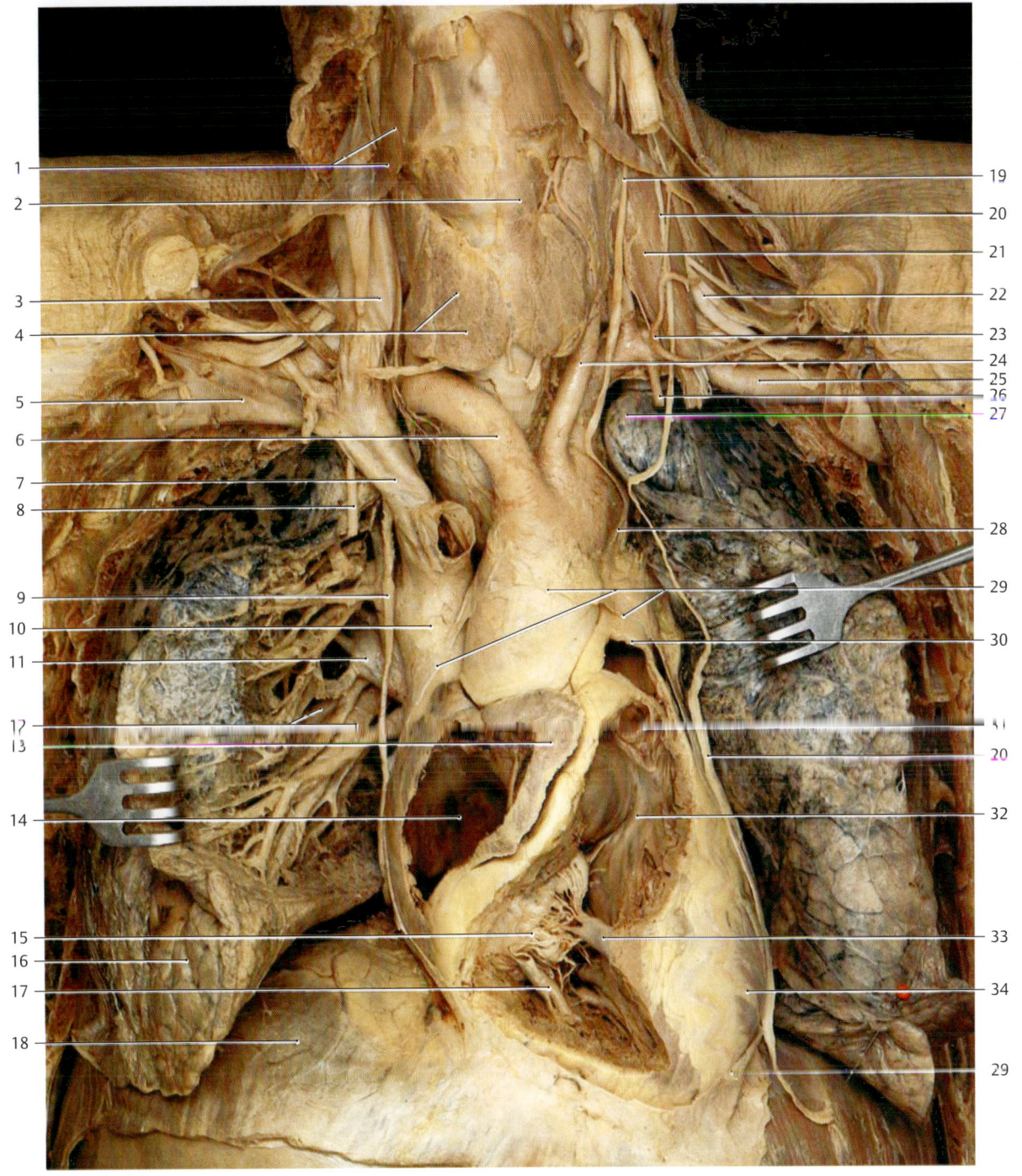

Fig. 5.73 **Órgãos torácicos** (aspecto anterior). Coração com valvas *in situ*. A parede anterior do tórax, a pleura e a porção anterior do pericárdio foram removidas. O átrio e o ventrículo direito foram abertos para mostrar as valvas atrioventricular e pulmonar direitas.

1 Músculo omo-hióideo
2 Lobo piramidal da glândula tireoide
3 Veia jugular interna
4 Glândula tireoide
5 Veia subclávia direita
6 Tronco braquiocefálico
7 Veia braquiocefálica direita
8 Artéria torácica interna direita
9 Nervo frênico direito
10 Veia cava superior
11 Veia pulmonar
12 Ramos da artéria pulmonar
13 Aurícula direita
14 Átrio direito
15 Valva atrioventricular direita (tricúspide)
16 Pulmão direito
17 Músculo papilar posterior
18 Diafragma
19 Nervo vago esquerdo
20 Nervo frênico esquerdo
21 Músculo escaleno anterior
22 Plexo braquial
23 Tronco tireocervical
24 Artéria carótida comum esquerda
25 Artéria subclávia esquerda
26 Artéria torácica interna esquerda
27 Ápice do pulmão esquerdo
28 Nervo laríngeo recorrente esquerdo
29 Borda de corte do pericárdio
30 Tronco pulmonar (fenestrado)
31 Valva pulmonar
32 Crista supraventricular
33 Músculo papilar anterior
34 Ventrículo esquerdo

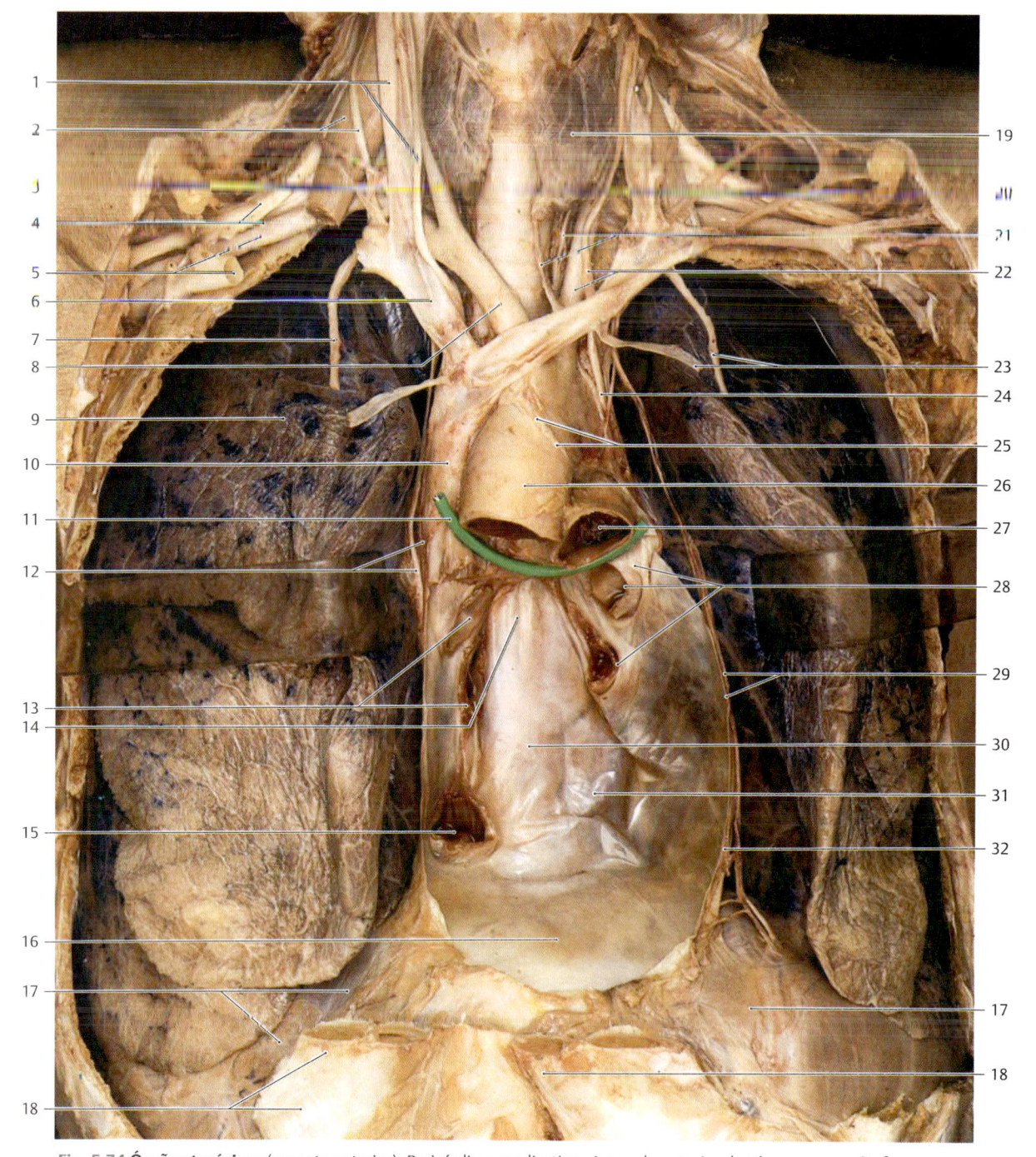

5 Órgãos Torácicos | Anatomia Regional: Pericárdio

Fig. 5.74 **Órgãos torácicos** (aspecto anterior). Pericárdio e mediastino. A parede anterior do tórax e o coração foram removidos, e os pulmões ligeiramente refletidos. Observe a sonda dentro do seio transverso do pericárdio.

1. Veia jugular interna direita e nervo vago direito
2. Nervo frênico direito e músculo escaleno anterior
3. Artéria carótida comum direita
4. Plexo braquial
5. Artéria e veia subclávia direita
6. Veia braquiocefálica direita
7. Artéria torácica interna direita (dividida)
8. Tronco braquiocefálico
9. Lobo superior do pulmão direito
10. Veia cava superior
11. Seio transverso do pericárdio (sonda)
12. Nervo frênico direito e artéria e veia pericardicofrênica direita
13. Veias pulmonares direitas
14. Seio oblíquo do pericárdio
15. Veia cava inferior
16. Porção diafragmática do pericárdio
17. Diafragma
18. Margem costal
19. Glândula tireoide
20. Traqueia
21. Nervo laríngeo recorrente esquerdo e veia tireóidea inferior
22. Artéria carótida comum esquerda e nervo vago esquerdo
23. Artéria e veia torácica interna esquerda (divididas)
24. Nervo vago no arco aórtico
25. Borda de corte do pericárdio
26. Aorta ascendente
27. Tronco pulmonar (dividido)
28. Veias pulmonares esquerdas
29. Nervo frênico esquerdo e artéria e veia pericardicofrênica esquerda
30. Contorno do esôfago abaixo do pericárdio
31. Contorno da aorta abaixo do pericárdio
32. Pericárdio (borda de corte)

Anatomia Regional: Pericárdio e Epicárdio | 5 Órgãos Torácicos

1 Veia torácica interna
2 Veia cava superior
3 Seio oblíquo do pericárdio
4 Veias pulmonares direitas
5 Esôfago
6 Ramos do nervo vago direito
7 Mesocárdio
8 Veia cava inferior
9 Lobo médio do pulmão direito
10 Diafragma
11 Lobo superior do pulmão esquerdo
12 Aorta ascendente
13 Tronco pulmonar
14 Seio transverso do pericárdio
15 Veias pulmonares esquerdas
16 Aorta descendente e nervo vago esquerdo
17 Pulmão esquerdo (adjacente ao pericárdio)
18 Pericárdio
19 Artéria subclávia esquerda
20 Nervo vago
21 Nervo laríngeo recorrente esquerdo
22 Aorta descendente
23 Artéria pulmonar
24 Átrio esquerdo
25 Ventrículo esquerdo
26 Seio coronário
27 Artéria carótida comum esquerda
28 Tronco braquiocefálico
29 Arco da veia ázigo
30 Átrio direito
31 Ventrículo direito
32 Arco aórtico

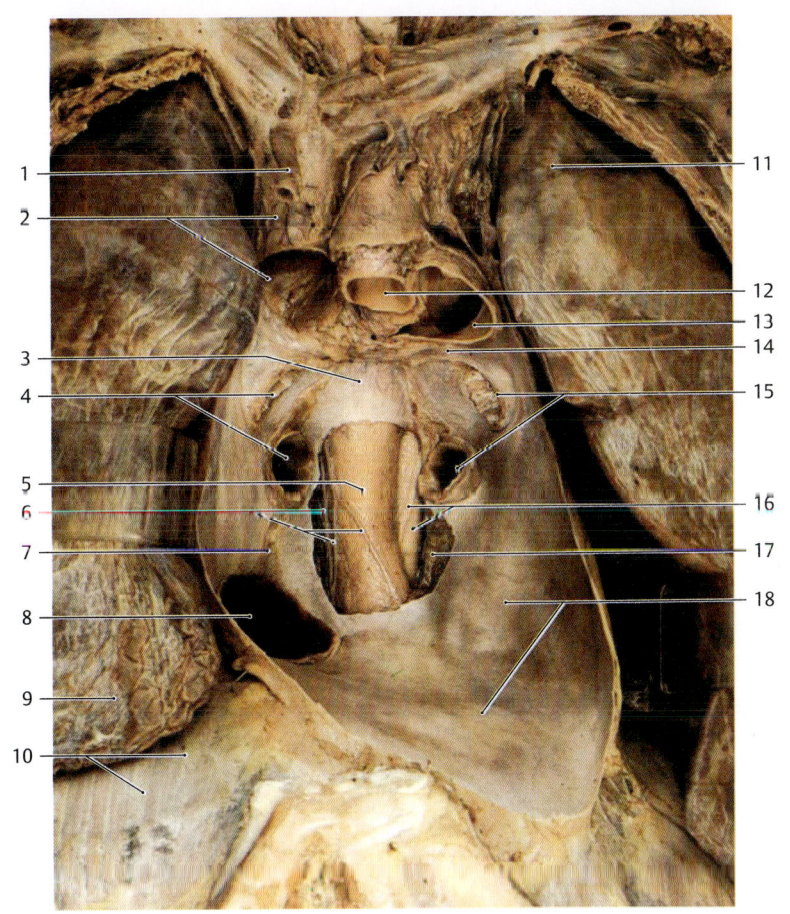

Fig. 5.75 **Saco pericárdico** (aspecto anterior). O coração foi removido e a parede posterior do pericárdio foi aberta para mostrar o esôfago adjacente e a aorta.

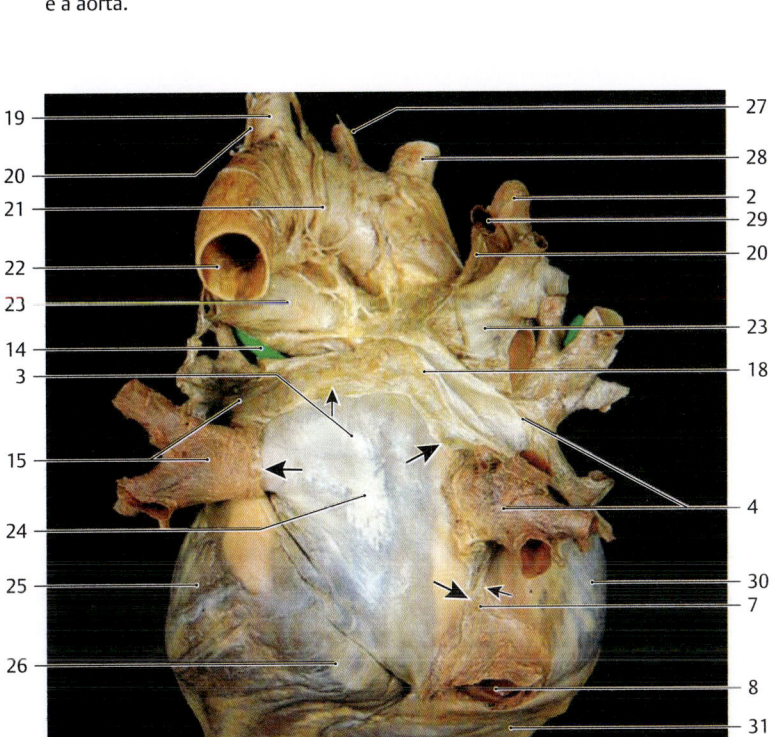

Fig. 5.76 **Coração com epicárdio** (aspecto posterior). Setas = seio oblíquo.

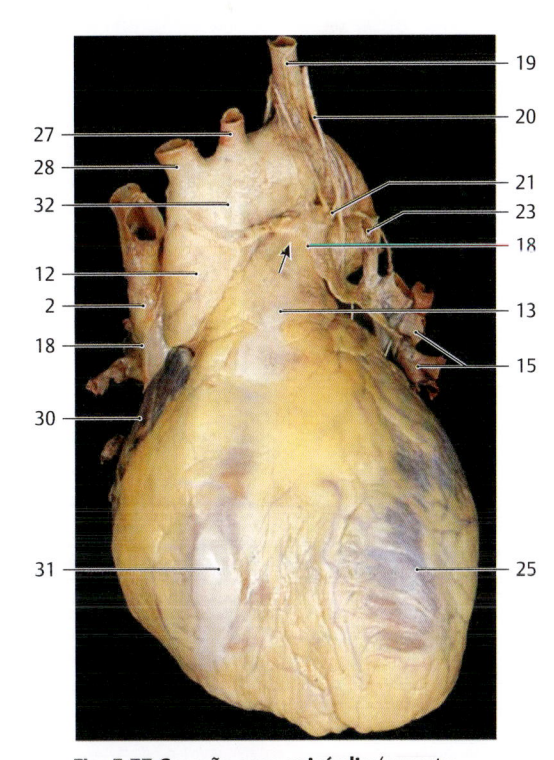

Fig. 5.77 **Coração com epicárdio** (aspecto anterior). Seta = reflexão pericárdica.

251

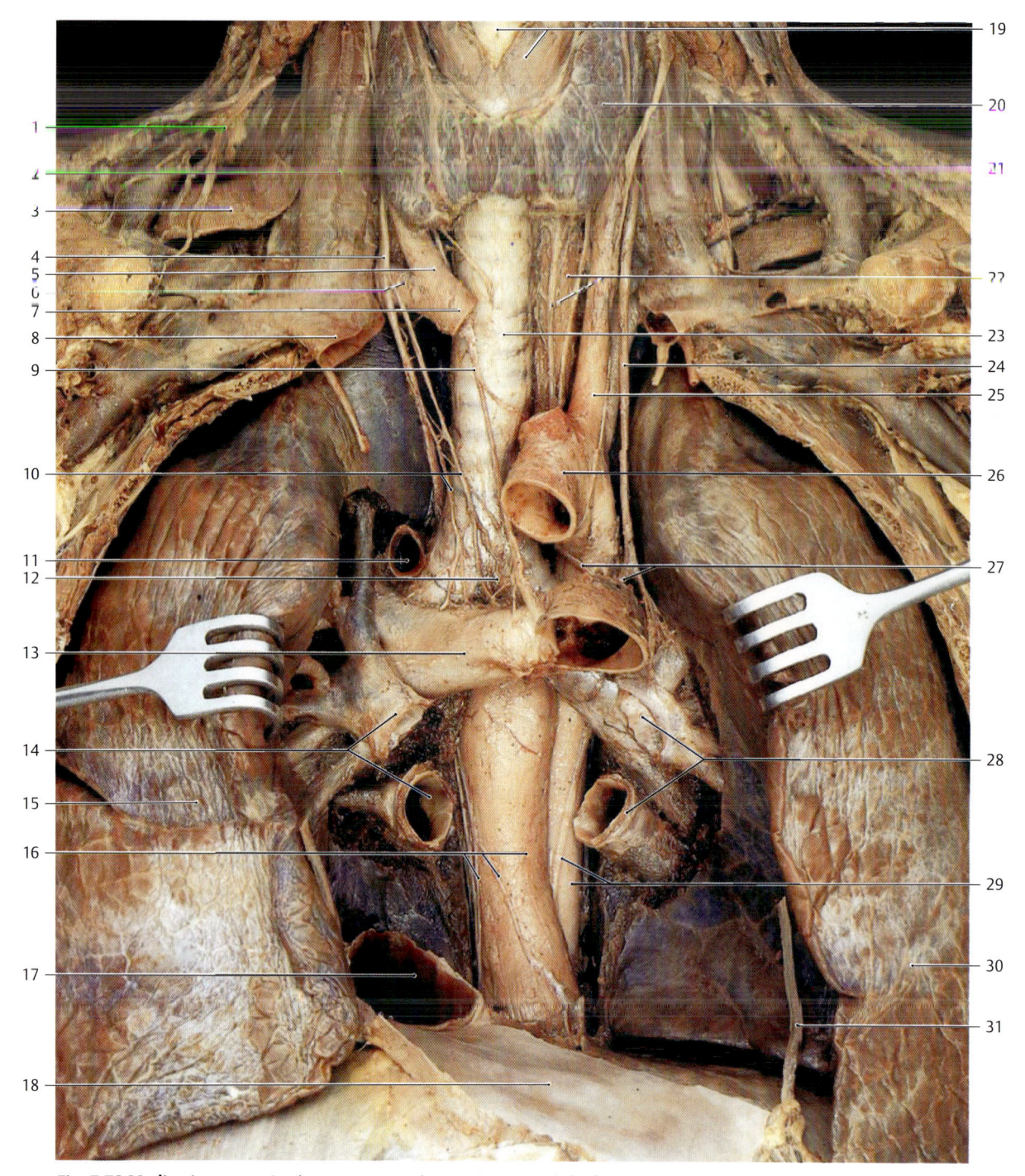

5 Órgãos Torácicos | Anatomia Regional: Pericárdio e Epicárdio

Fig. 5.78 **Mediastino posterior** (aspecto anterior). Coração e pericárdio foram removidos. Ambos os pulmões foram ligeiramente refletidos.

1. Nervos supraclaviculares
2. Veia jugular interna
3. Músculo omo-hióideo
4. Nervo vago direito
5. Artéria carótida comum direita
6. Artéria subclávia direita
7. Tronco braquiocefálico
8. Veia braquiocefálica direita
9. Ramo cardíaco cervical superior do nervo vago
10. Ramos cardíacos cervicais inferiores do nervo vago
11. Arco da veia ázigo (dividido)
12. Bifurcação da traqueia
13. Artéria pulmonar direita
14. Veias pulmonares direitas
15. Pulmão direito
16. Esôfago e ramos do nervo vago direito
17. Veia cava inferior
18. Pericárdio
19. Laringe (cartilagem tireóidea, músculo cricotireóideo)
20. Glândula tireoide
21. Veia jugular interna
22. Esôfago e nervo laríngeo recorrente esquerdo
23. Traqueia
24. Nervo vago esquerdo
25. Artéria carótida comum esquerda
26. Arco aórtico
27. Nervo laríngeo recorrente esquerdo que se ramifica a partir do nervo vago
28. Veias pulmonares esquerdas
29. Aorta torácica e nervo vago esquerdo
30. Pulmão esquerdo
31. Nervo frênico esquerdo (dividido)

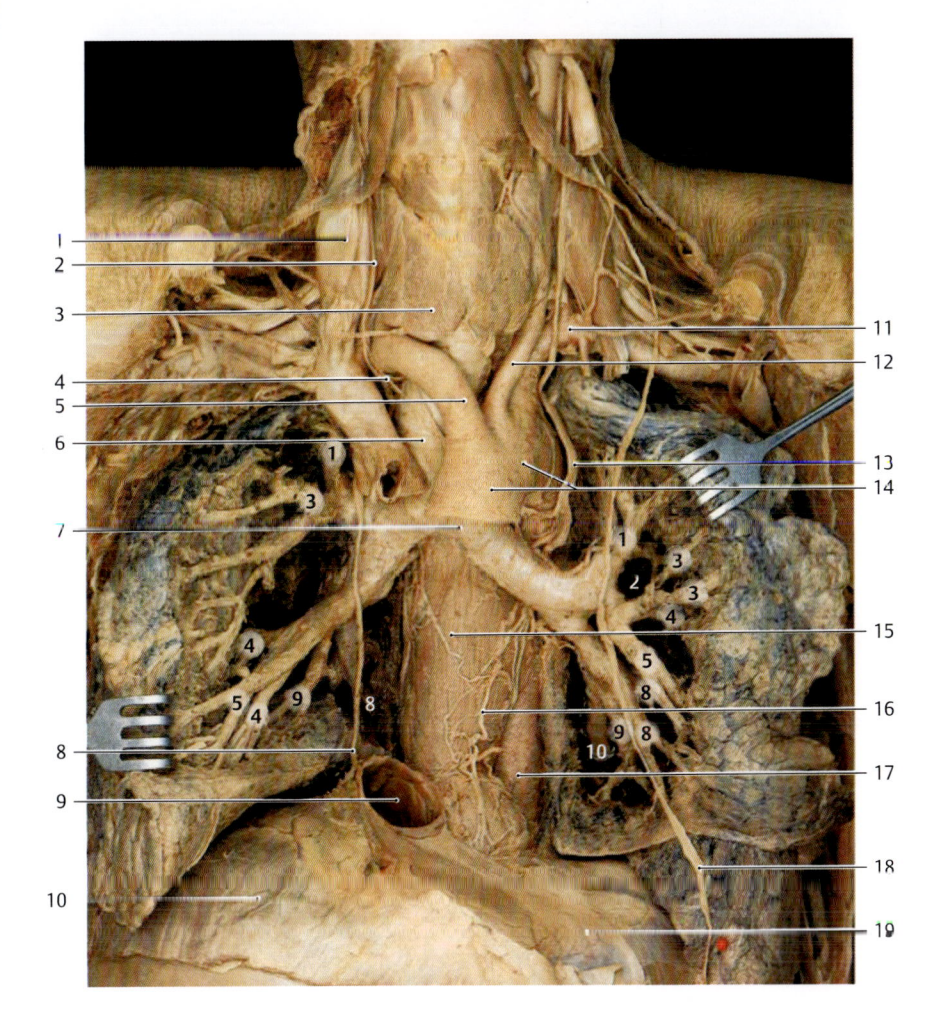

Anatomia Regional: Mediastino Posterior, Órgãos Mediastinais | 5 Órgãos Torácicos

Fig. 5.79 Árvore brônquica *in situ* (aspecto anterior). O coração e o pericárdio foram removidos. Os brônquios dos segmentos broncopulmonares foram dissecados.
1–10 = número de segmentos (comparar com as Figuras nas páginas 222, 223 e 227).

1. Veia jugular interna
2. Nervo vago direito
3. Glândula tireoide
4. Nervo laríngeo recorrente direito
5. Tronco braquiocefálico
6. Traqueia
7. Bifurcação da traqueia
8. Nervo frênico direito
9. Veia cava inferior
10. Diafragma
11. Artéria subclávia esquerda
12. Artéria carótida comum esquerda
13. Nervo vago esquerdo
14. Arco aórtico
15. Esôfago
16. Plexo esofágico
17. Aorta torácica
18. Nervo frênico esquerdo
19. Pericárdio no tendão central do diafragma
20. Veia cava superior
21. Veias pulmonares e átrio esquerdo

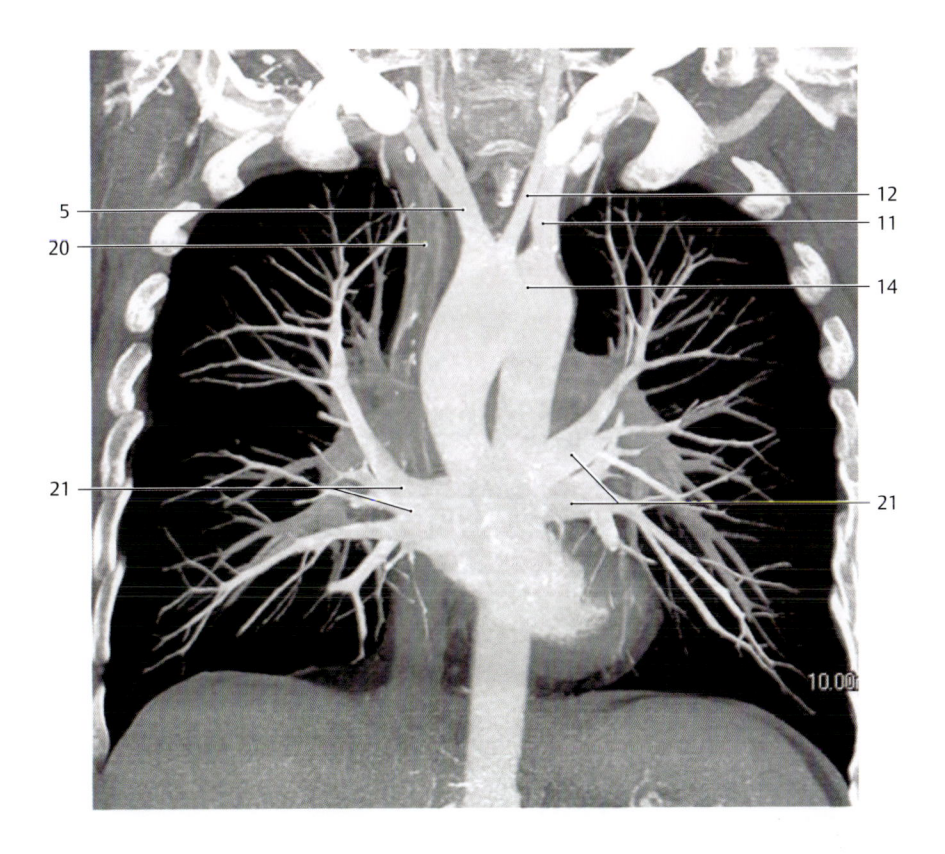

Fig. 5.80 Corte frontal através da cavidade torácica mostrando os vasos mediastinais (varredura de TC). (Cortesia de Prof. Uder, Institute of Radiology, University Hospital Erlangen, Alemanha.)

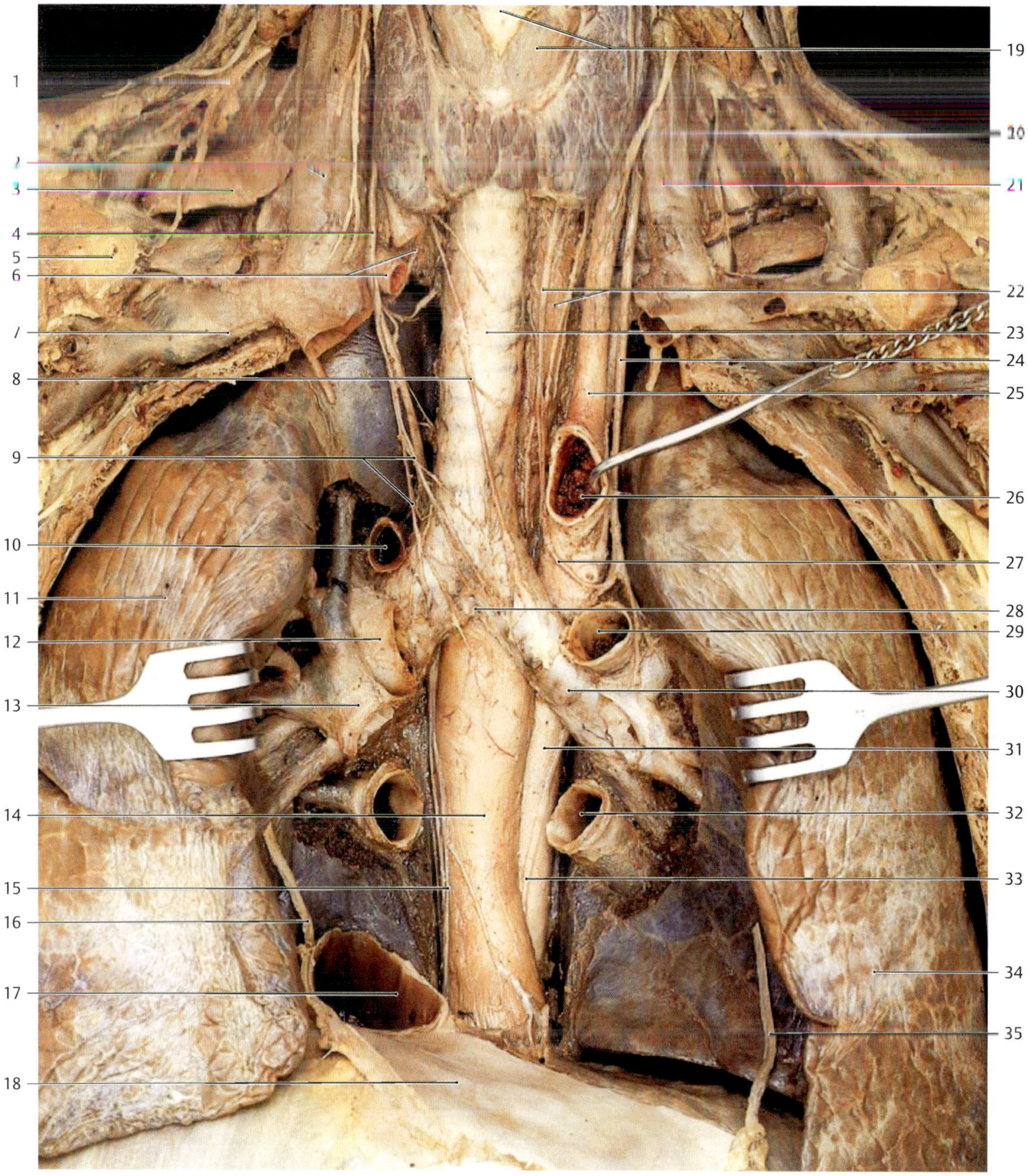

Fig. 5.81 **Mediastino posterior** (aspecto anterior). O coração com o pericárdio foi removido, e os pulmões e o arco aórtico foram ligeiramente refletidos para mostrar os nervos vagos e seus ramos.

1 Nervos supraclaviculares
2 Veia jugular interna direita com alça cervical
3 Músculo omo-hióideo
4 Nervo vago direito
5 Clavícula
6 Artéria subclávia direita e nervo laríngeo recorrente
7 Veia subclávia direita
8 Ramo cardíaco cervical superior do nervo vago
9 Ramo cardíaco cervical inferior do nervo vago
10 Arco da veia ázigo (dividido)
11 Pulmão direito
12 Artéria pulmonar direita
13 Veias pulmonares direitas
14 Esôfago
15 Plexo esofágico
16 Nervo frênico direito (dividido)
17 Veia cava inferior
18 Pericárdio cobrindo o diafragma
19 Laringe (cartilagem tireóidea e músculo cricotireóideo)
20 Glândula tireoide
21 Veia jugular interna esquerda
22 Esôfago e nervo laríngeo recorrente esquerdo
23 Traqueia
24 Nervo vago esquerdo
25 Artéria carótida comum esquerda
26 Arco aórtico
27 Nervo laríngeo recorrente esquerdo
28 Bifurcação da traqueia
29 Artéria pulmonar esquerda
30 Brônquio primário esquerdo
31 Aorta descendente
32 Veias pulmonares esquerdas
33 Ramo do nervo vago esquerdo
34 Pulmão esquerdo
35 Nervo frênico esquerdo (dividido)

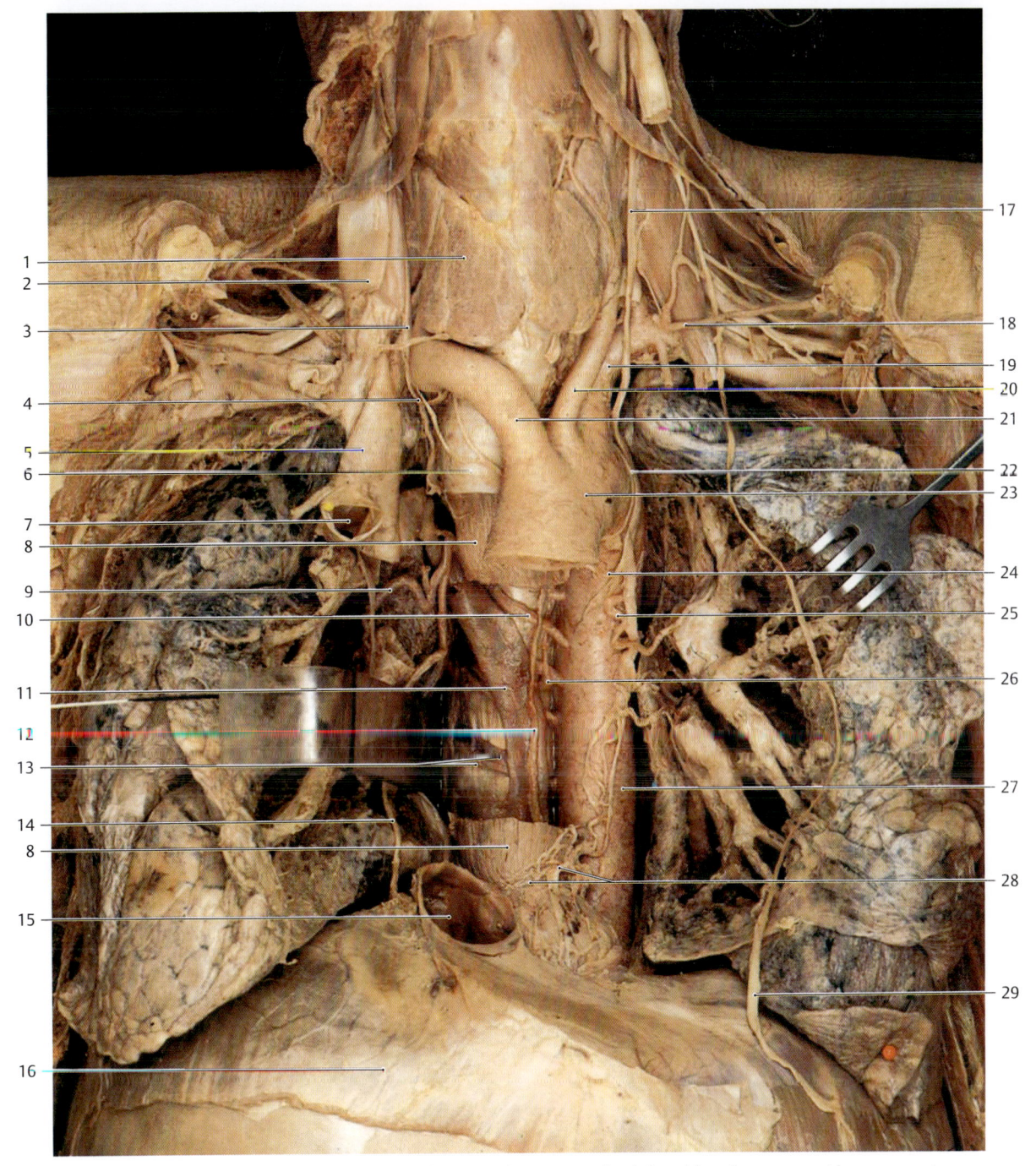

Anatomia Regional: Mediastino Posterior, Órgãos Mediastinais | 5 Órgãos Torácicos

Fig. 5.82 Mediastino posterior (aspecto anterior). O coração e a parte distal do esôfago foram removidos para mostrar os vasos e os nervos do mediastino posterior.

1 Glândula tireoide
2 Veia jugular interna direita
3 Nervo vago direito
4 Ponto onde o nervo laríngeo direito recorrente está se ramificando a partir do nervo vago
5 Veia braquiocefálica direita
6 Traqueia
7 Veia braquiocefálica esquerda (refletida)
8 Esôfago
9 Artéria brônquica direita
10 Artéria intercostal posterior
11 Veia ázigo
12 Ducto torácico
13 Artéria e veia intercostal posterior (em frente à coluna vertebral)
14 Nervo frênico direito
15 Veia cava inferior
16 Diafragma
17 Nervo vago esquerdo
18 Tronco tireocervical
19 Artéria subclávia esquerda
20 Artéria carótida comum esquerda
21 Tronco braquiocefálico
22 Nervo vago esquerdo
23 Arco aórtico
24 Nervo laríngeo recorrente esquerdo
25 Artéria brônquica esquerda
26 Linfonodo
27 Aorta torácica
28 Plexo esofágico
29 Nervo frênico esquerdo

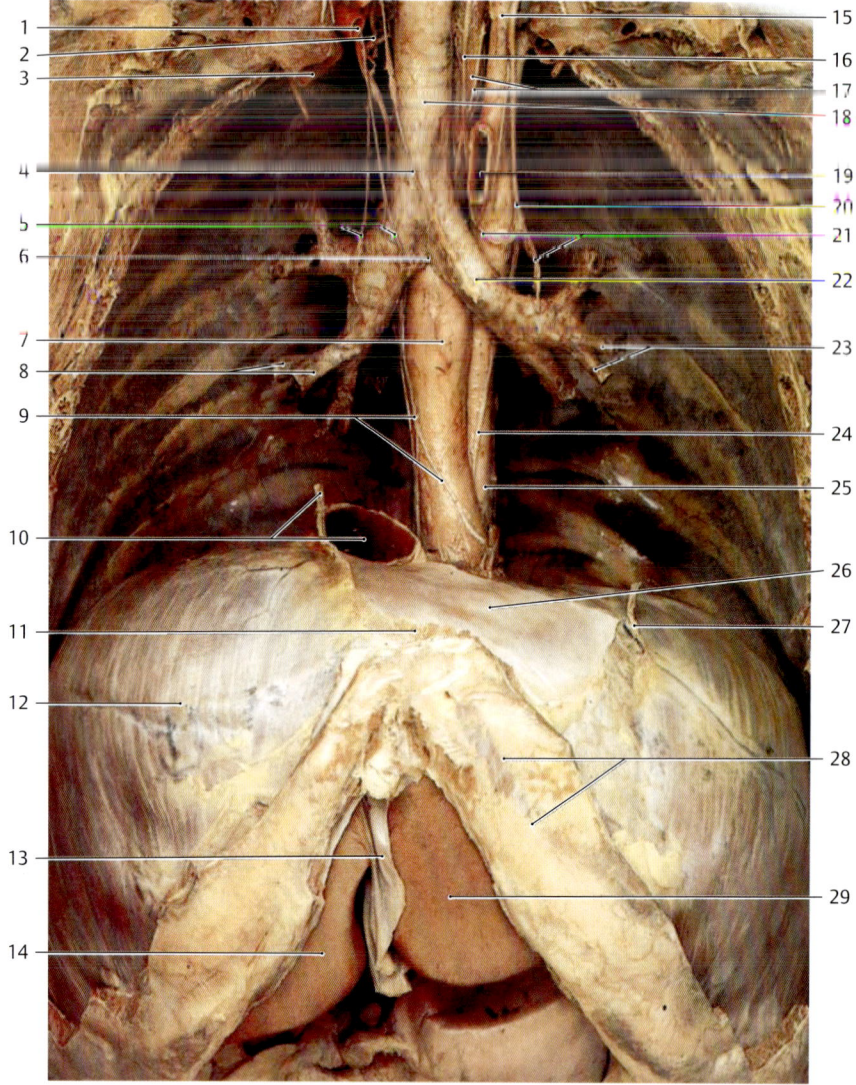

5 Órgãos Torácicos | Anatomia Regional: Mediastino Posterior, Órgãos Mediastinais

Fig. 5.83 Mediastino posterior e diafragma (aspecto anterior). O coração e os pulmões foram removidos, a margem costal permanece no lugar. Observe os diferentes cursos do nervo vago esquerdo e direito.

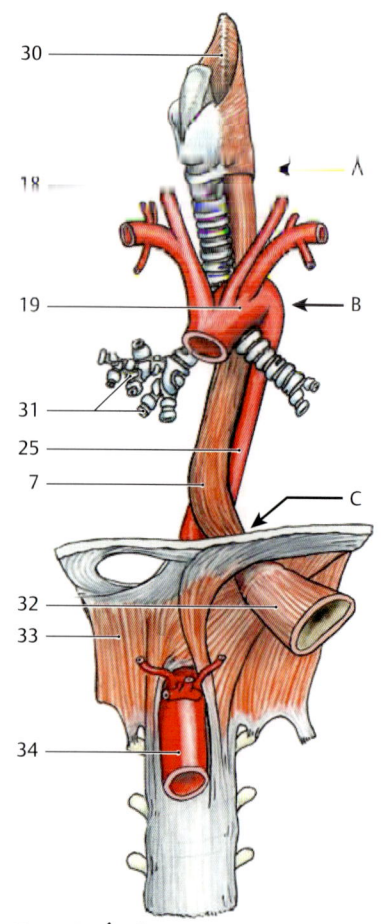

Fig. 5.84 Órgãos posteriores do mediastino com o diafragma (aspecto anterior). Três regiões em que o esôfago é estreitado são mostradas.

A = Esfíncter esofágico superior (ao nível da cartilagem cricóidea)
B = Esfíncter esofágico médio (ao nível do arco aórtico)
C = Esfíncter esofágico inferior (ao nível do diafragma)

1. Artéria subclávia direita
2. Nervo laríngeo recorrente direito
3. Veia braquiocefálica direita
4. Nervo cardíaco cervical superior
5. Nervos cardíacos cervicais inferiores e ramos pulmonares
6. Bifurcação da traqueia
7. Esôfago (parte torácica)
8. Brônquios dos segmentos laterais e mediais do lobo médio
9. Plexo esofágico e ramos do nervo vago direito
10. Veia cava inferior e nervo frênico direito (corte)
11. Parte esternal do diafragma
12. Parte costal do diafragma
13. Ligamento falciforme do fígado
14. Fígado (lobo quadrado)
15. Artéria carótida comum esquerda
16. Nervo laríngeo recorrente esquerdo
17. Ramos esofágicos do nervo vago esquerdo e esôfago
18. Traqueia
19. Arco aórtico
20. Nervo vago esquerdo
21. Nervo laríngeo recorrente esquerdo com nervo cardíaco inferior
22. Brônquio primário esquerdo
23. Brônquios lingulares superiores e inferiores
24. Plexo esofágico do nervo vago esquerdo
25. Aorta descendente
26. Tendão central do diafragma coberto com pericárdio
27. Nervo frênico esquerdo (dividido)
28. Margem costal
29. Fígado (lobo esquerdo)
30. Faringe
31. Brônquios secundários
32. Esôfago (parte abdominal)
33. Diafragma
34. Aorta abdominal

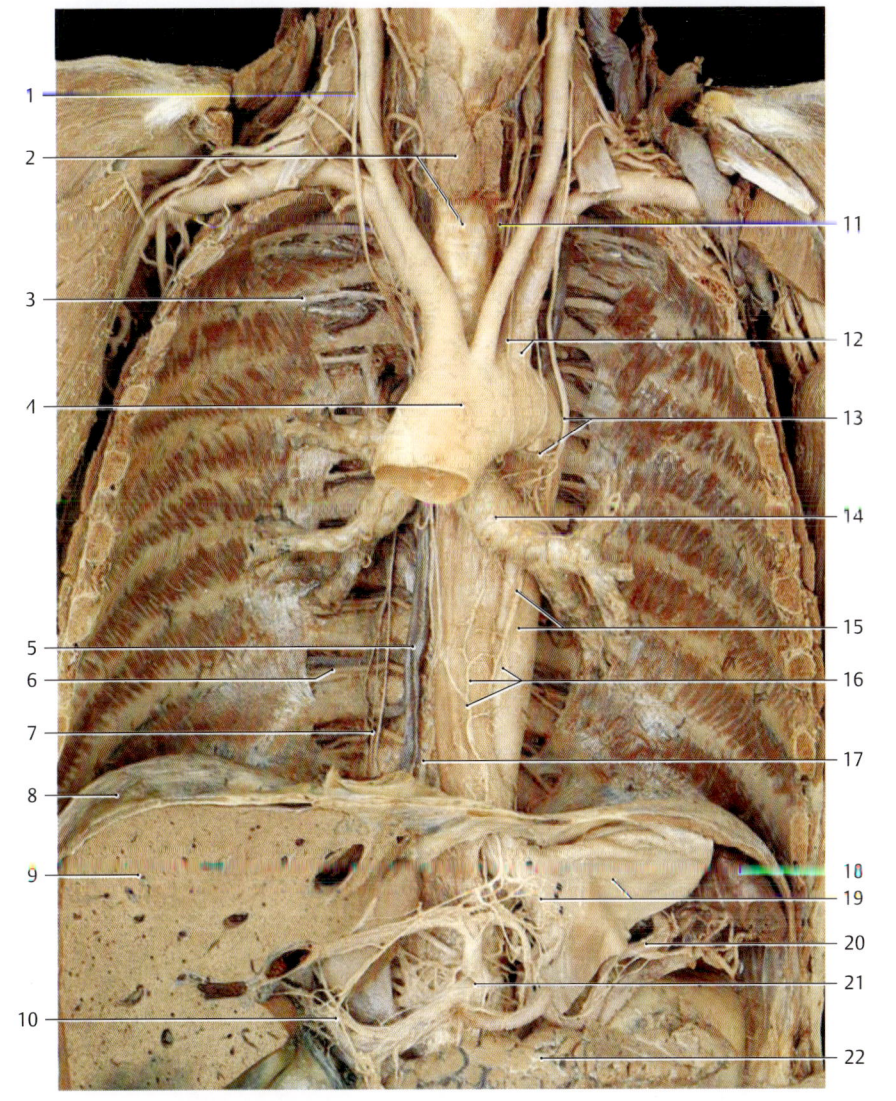

Anatomia Regional: Mediastino Posterior, Órgãos Mediastinais | 5 Órgãos Torácicos

Fig. 5.85 **Mediastino posterior** (aspecto anterior). Dissecção da aorta torácica e do esôfago com ramos do nervo vago.

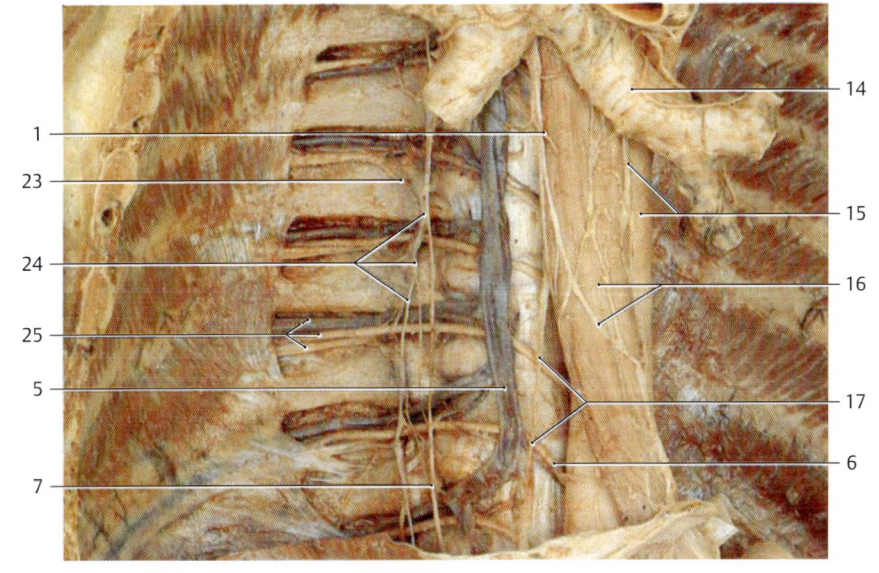

Fig. 5.86 **Segmento inferior do mediastino posterior** (aspecto anterior).

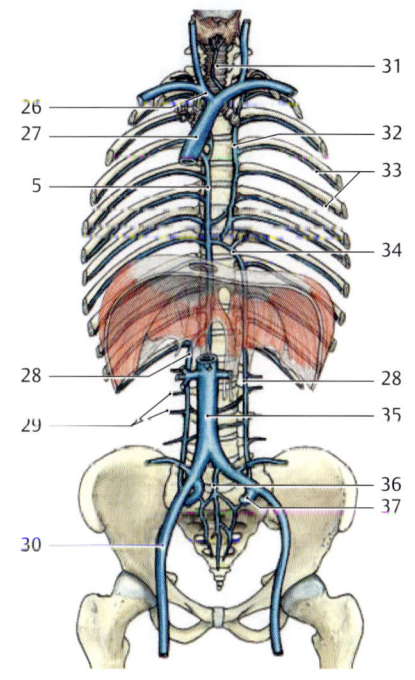

Fig. 5.87 **Veias da parede posterior do tórax e cavidades abdominais** (aspecto anterior).

1. Nervo vago direito
2. Glândula tireoide e traqueia
3. Nervo intercostal
4. Arco aórtico
5. Veia ázigo
6. Artéria intercostal posterior
7. Nervo esplâncnico maior
8. Diafragma
9. Fígado
10. Artéria hepática própria e plexo hepático
11. Nervo laríngeo recorrente esquerdo
12. Nervos cardíacos cervicais inferiores
13. Nervo vago esquerdo e nervo laríngeo recorrente esquerdo
14. Brônquio primário esquerdo
15. Aorta torácica e nervo vago esquerdo
16. Esôfago e plexo esofágico
17. Ducto torácico
18. Baço
19. Plexo gástrico anterior e estômago (divididos)
20. Artéria esplênica e plexo esplênico
21. Tronco celíaco e plexo celíaco
22. Pâncreas
23. Ramo comunicante
24. Tronco simpático e gânglio simpático
25. Veia e artéria intercostal posterior e nervo intercostal
26. Veia braquiocefálica direita
27. Veia cava superior
28. Veia lombar ascendente
29. Veias lombares
30. Veia ilíaca externa direita
31. Traqueia
32. Veia hemiázigo acessória
33. Veias intercostais posteriores
34. Veia hemiázigo
35. Veia cava inferior
36. Veia sacral média
37. Veia ilíaca interna

257

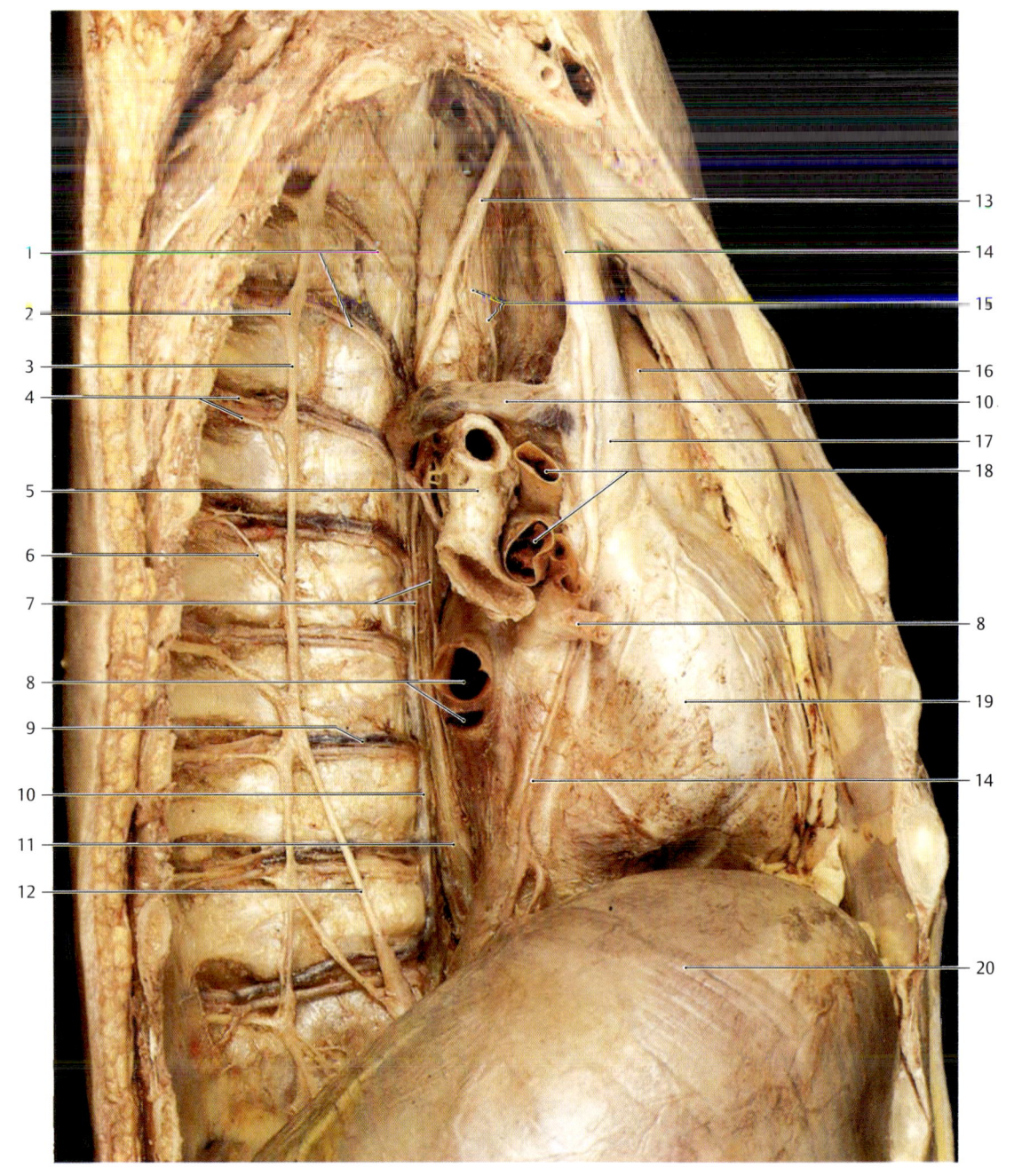

5 Órgãos Torácicos | Anatomia Regional: Mediastino Posterior, Órgãos Mediastinais

Fig. 5.88 **Mediastino posterior** (aspecto lateral direita). O pulmão direito e a pleura da metade direita do tórax foram removidos.

1 Artérias intercostais posteriores
2 Gânglio do tronco simpático
3 Tronco simpático
4 Vasos e nervos do espaço intercostal (de cima: veia e artéria intercostal posterior e nervo intercostal)
5 Brônquio primário direito
6 Ramo comunicante do tronco simpático
7 Plexo esofágico (ramos do nervo vago direito)
8 Veias pulmonares
9 Veia intercostal posterior
10 Veia ázigo
11 Esôfago
12 Nervo esplâncnico maior
13 Nervo vago direito
14 Nervo frênico direito
15 Ramos cardíacos cervicais inferiores do nervo vago
16 Arco aórtico
17 Veia cava superior
18 Artéria pulmonar direita
19 Coração com pericárdio
20 Diafragma

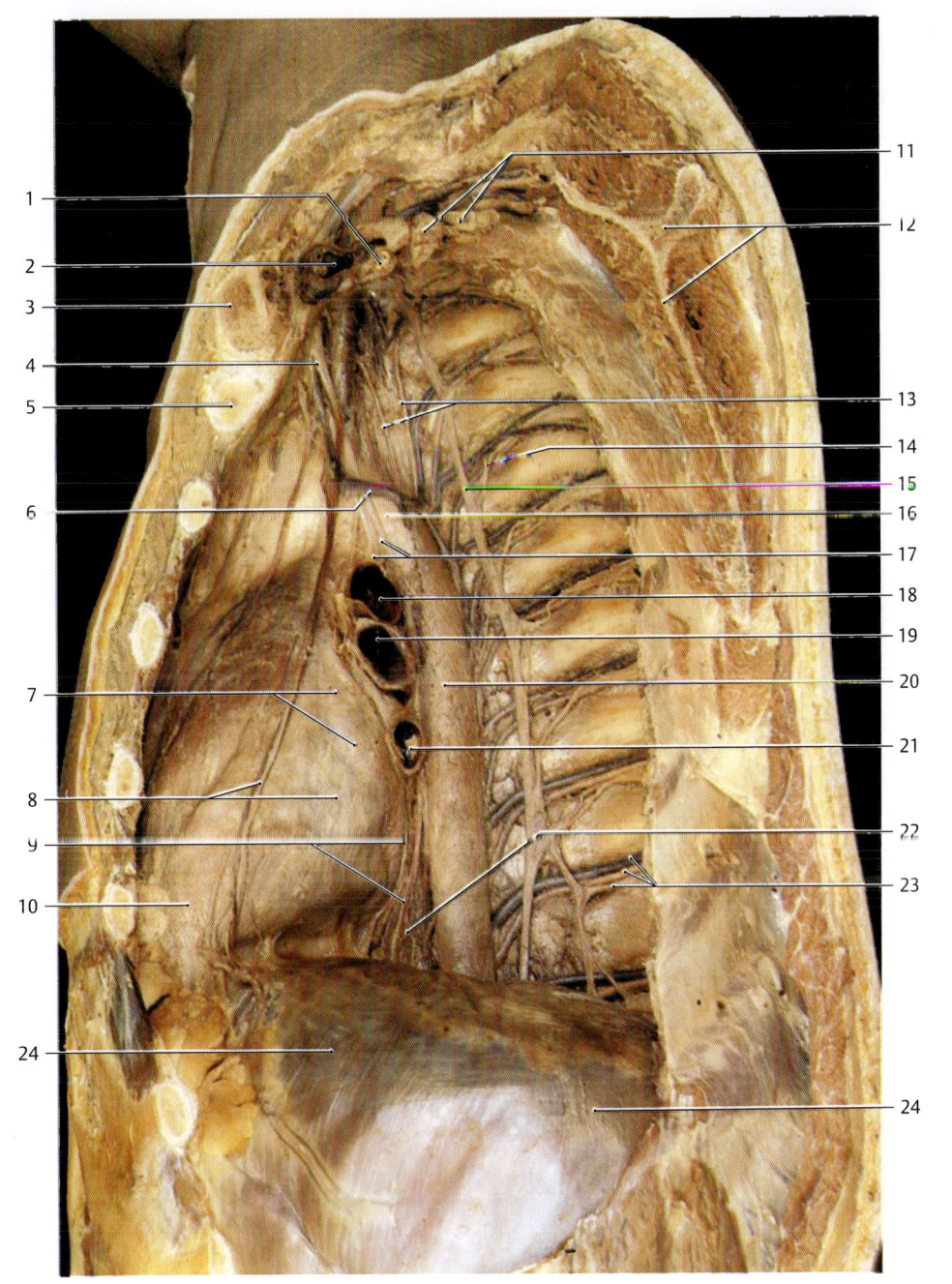

Anatomia Regional: Mediastino Posterior, Órgãos Mediastinais | 5 Órgãos Torácicos

Fig. 5.89 Mediastino posterior e superior (aspecto lateral esquerdo). O coração com o pericárdio está localizado *in situ*. Dentro do mediastino posterior, a aorta torácica descendente e o tronco simpático são mostrados.

Fig. 5.90 Ramos principais da aorta descendente (aspecto anterior).

1. Artéria subclávia
2. Veia subclávia
3. Clavícula (dividida)
4. Nervo vago esquerdo
5. Primeira costela (dividida)
6. Veia intercostal superior esquerda
7. Átrio esquerdo com pericárdio
8. Nervo frênico esquerdo e artéria e veia pericardicofrênicas
9. Plexo esofágico (ramos derivados do nervo vago esquerdo)
10. Ápice do coração com pericárdio
11. Plexo braquial
12. Escápula (dividida)
13. Artérias intercostais posteriores
14. Ramo comunicante branco do tronco simpático
15. Tronco simpático
16. Arco aórtico
17. Nervo vago esquerdo e nervo laríngeo recorrente esquerdo
18. Artéria pulmonar esquerda
19. Brônquio primário esquerdo
20. Aorta torácica
21. Veia pulmonar
22. Esôfago (parte torácica)
23. Artéria e veia intercostal posterior e nervo intercostal
24. Diafragma
25. Artéria carótida comum
26. Artéria subclávia
27. Artéria intercostal superior
28. Bifurcação da traqueia
29. Tronco celíaco
30. Artéria renal
31. Artéria mesentérica superior
32. Artéria mesentérica inferior
33. Artéria ilíaca comum

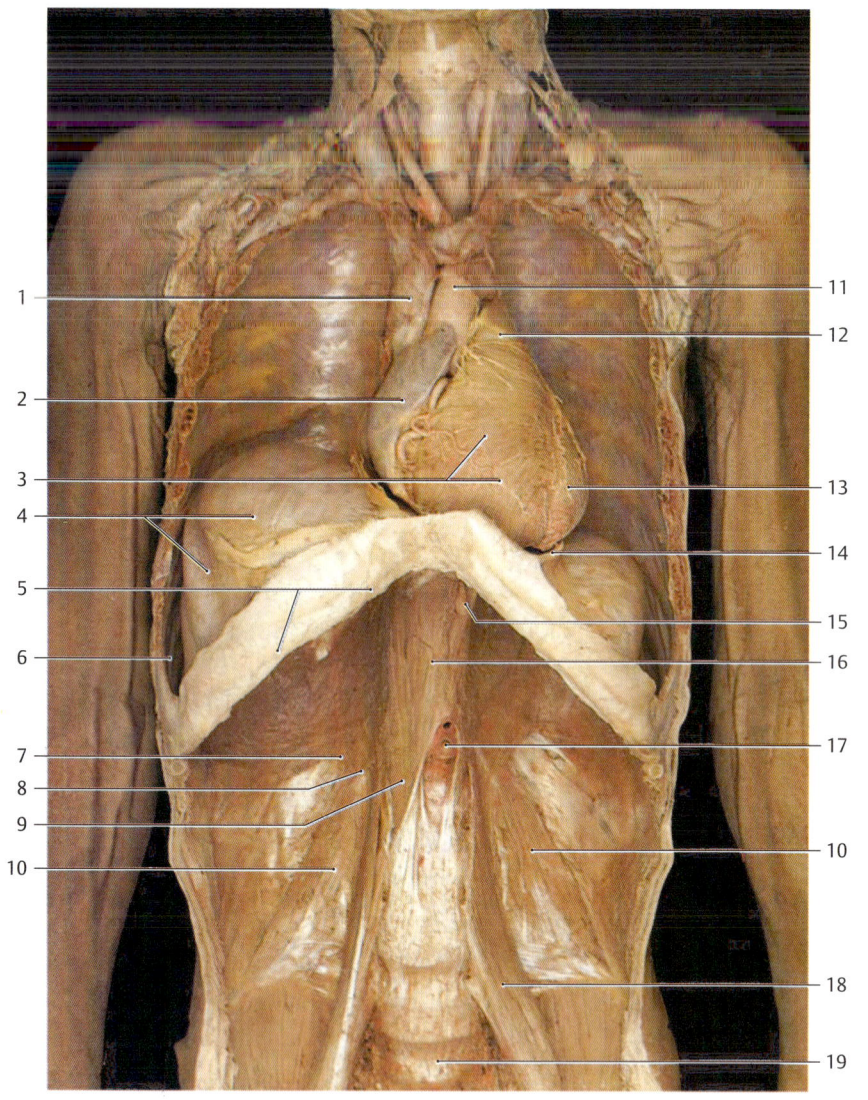

5 Órgãos Torácicos | Diafragma

1. Veia cava superior
2. Átrio direito
3. Ventrículo direito
4. Parte costal do diafragma
5. Margem costal
6. Posição do recesso costodiafragmático
7. Ligamento arqueado lateral
8. Ligamento arqueado medial
9. Ramo direito da parte lombar do diafragma
10. Músculo quadrado lombar
11. Aorta ascendente
12. Tronco pulmonar
13. Ventrículo esquerdo
14. Pericárdio e diafragma
15. Hiato esofágico e parte abdominal do esôfago (corte)
16. Parte lombar do diafragma
17. Hiato aórtico
18. Músculo psoas maior
19. Vértebras lombares

Fig. 5.91 Diafragma *in situ* (aspecto anterior). As paredes anteriores das cavidades torácica e abdominal foram removidas. A posição natural do coração acima do tendão central no diafragma é mostrada.

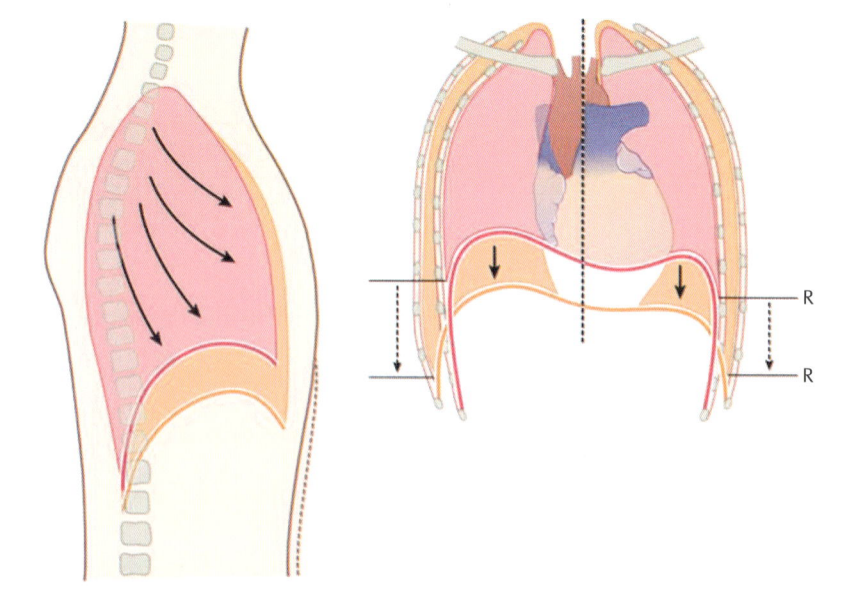

Fig. 5.92 Mudanças na posição do diafragma e da caixa torácica durante a respiração (esquerda [aspecto lateral]; direita [aspecto anterior]). Durante a inspiração, o diafragma se move para baixo e a parte inferior da caixa torácica se expande para frente e lateralmente, levando à ampliação do recesso (R) costodiafragmático (cf. setas pontilhadas).

Diafragma | 5 Órgãos Torácicos

1 Arco venoso ázigos
2 Artéria pulmonal direita
3 Veia cava superior
4 Veia pulmonar direita
5 Fossa oval
6 Veia hepática
7 Veia cava inferior
8 Crus direita da parte lombar do diafragma
9 Ligamento arqueado medial
10 Músculo psoas maior
11 Veia braquicefálica esquerda
12 Crista terminal
13 Átrio direito
14 Aurícula direita
15 Tendão central do diafragma
16 Esôfago
17 Artéria mesentérica superior e tronco celíaco
18 Aorta
19 Parte costal do diafragma
20 Margem costal
21 Músculo abdominal transverso

Fig. 5.93 Diafragma e órgãos torácicos. Corte paramediano à direita do plano médio através das cavidades torácica e abdominal superior. O plano passa pela veia cava superior e inferior logo à direita dos corpos vertebrais. Grande parte do coração permanece *in situ* à esquerda desse plano (vista do lado direito).

1 Primeira costela
2 Esôfago
3 Artéria, veia e nervo intercostais
4 Arco da veia ázigo
5 Artéria pulmonar
6 Brônquios direitos
7 Veias pulmonares
8 Músculo intercostal interno
9 Tronco simpático
10 Diafragma
11 Aorta abdominal
12 Músculo escaleno anterior
13 Veia jugular interna
14 Músculo subclávio
15 Clavícula
16 Traqueia
17 Junção entre a veia cava superior e a veia braquiocefálica esquerda
18 Aorta
19 Remanescentes do timo
20 Entrada da veia cava superior no átrio direito
21 Artéria e veia coronária direita
22 Fossa oval
23 Valva atrioventricular direita e músculo papilar anterior
24 Ventrículo direito com pericárdio
25 Veia cava inferior

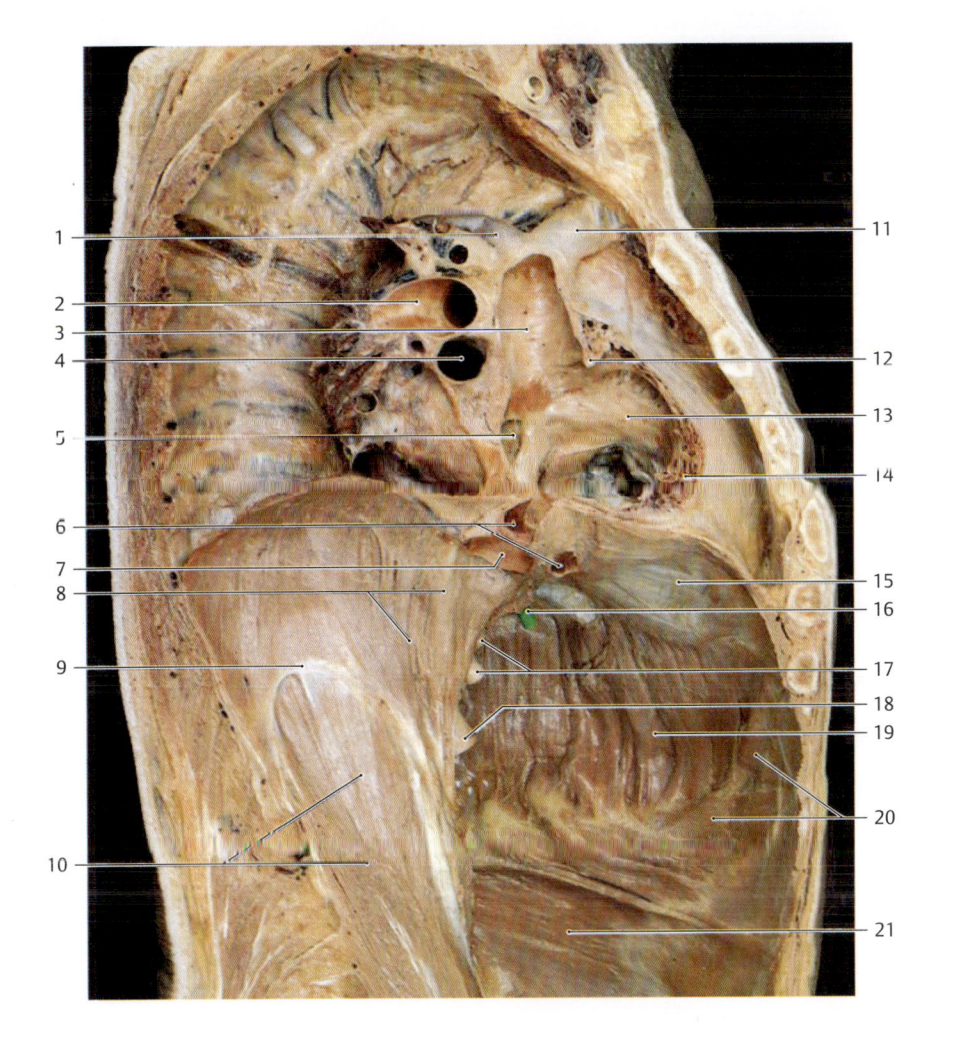

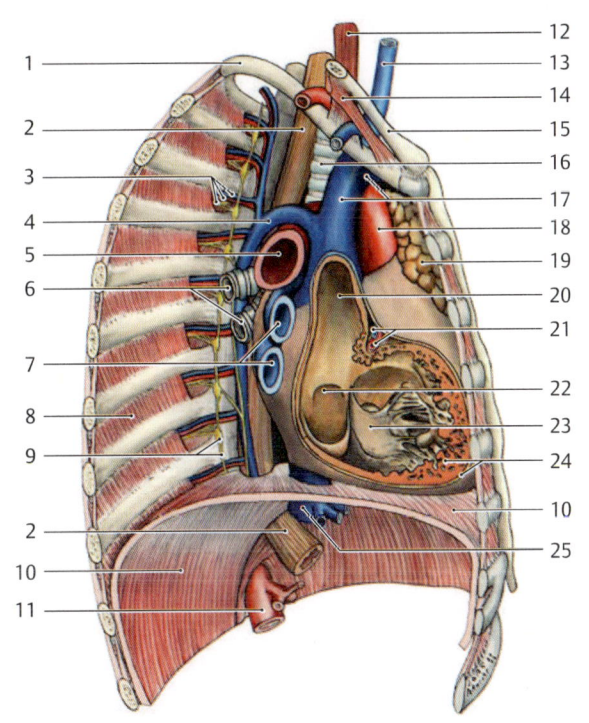

Fig. 5.94 Diafragma e órgãos torácicos (corte paramediano). O coração está parcialmente dissecado.

5 Órgãos Torácicos | Cortes através do Tórax

Fig. 5.95 Corte coronal através do tórax no nível da aorta ascendente (aspecto anterior).

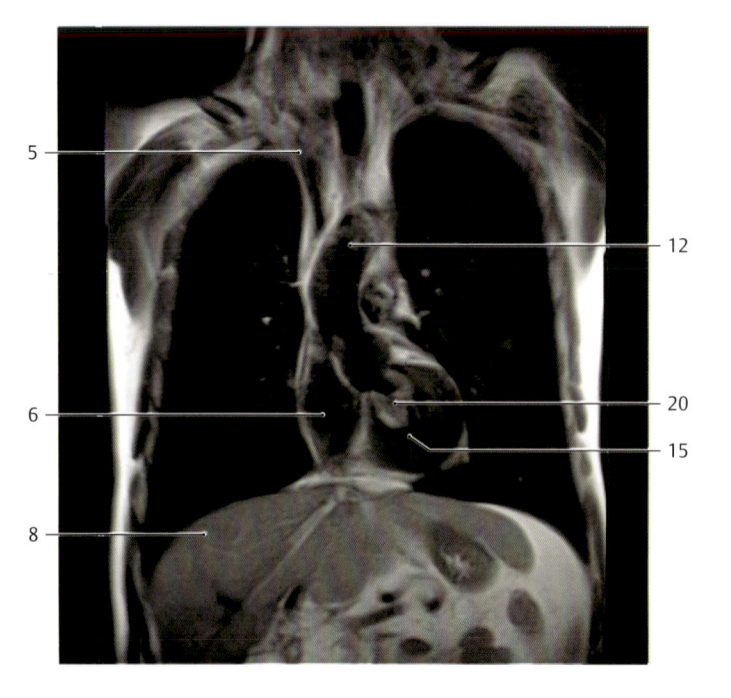

1. Clavícula
2. Veia braquiocefálica esquerda
3. Lobo superior do pulmão direito
4. Arco aórtico
5. Veia cava superior
6. Átrio direito (entrada da veia cava inferior)
7. Seio coronário
8. Fígado
9. Segunda costela
10. Lobo superior do pulmão esquerdo
11. Tronco pulmonar
12. Aorta ascendente e artéria coronária esquerda
13. Valva aórtica
14. Pericárdio
15. Miocárdio do ventrículo esquerdo
16. Lobo inferior do pulmão esquerdo
17. Diafragma
18. Flexuras do cólon
19. Estômago
20. Tronco braquiocefálico

Fig. 5.96 Corte coronal através do tórax no nível da aorta ascendente (varredura de IRM). (Cortesia de Prof. Uder, Institute of Radiology, University Hospital Erlangen, Alemanha).

Cortes através do Tórax | 5 Órgãos Torácicos

Fig. 5.97 Corte coronal através do tórax no nível da veia cava superior e inferior (aspecto anterior).

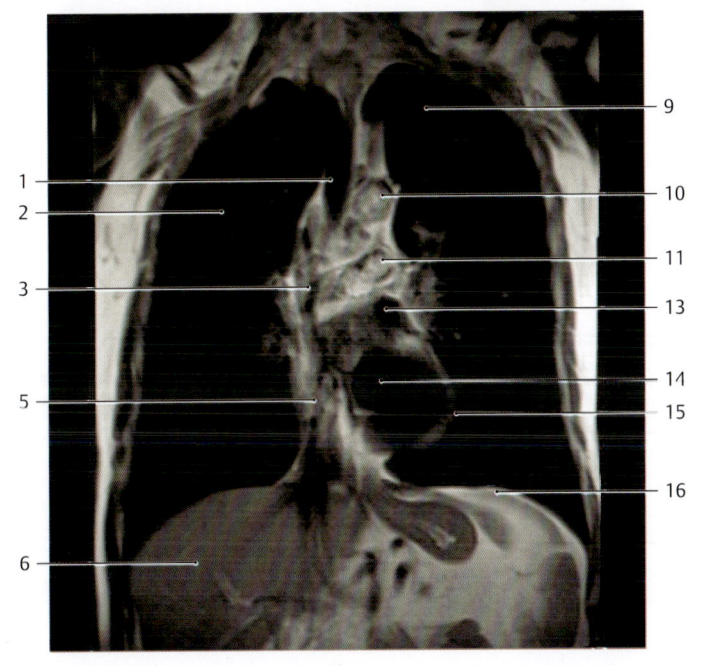

1. Traqueia
2. Lobo superior do pulmão direito
3. Veia cava superior
4. Veias pulmonares direitas
5. Veia cava inferior e átrio direito
6. Fígado
7. Artéria carótida comum esquerda
8. Veia subclávia esquerda
9. Lobo superior do pulmão esquerdo
10. Arco aórtico
11. Artéria pulmonar esquerda
12. Aurícula esquerda
13. Átrio esquerdo com orifícios das veias pulmonares
14. Ventrículo esquerdo (miocárdio)
15. Pericárdio
16. Diafragma
17. Flexura esquerda do cólon
18. Estômago

Fig. 5.98 Corte coronal através do tórax no nível da veia cava superior (varredura de IRM). (Cortesia de Prof. Uder, Institute of Radiology, University Hospital Erlangen, Alemanha).

263

5 Órgãos Torácicos | Cortes através do Tórax

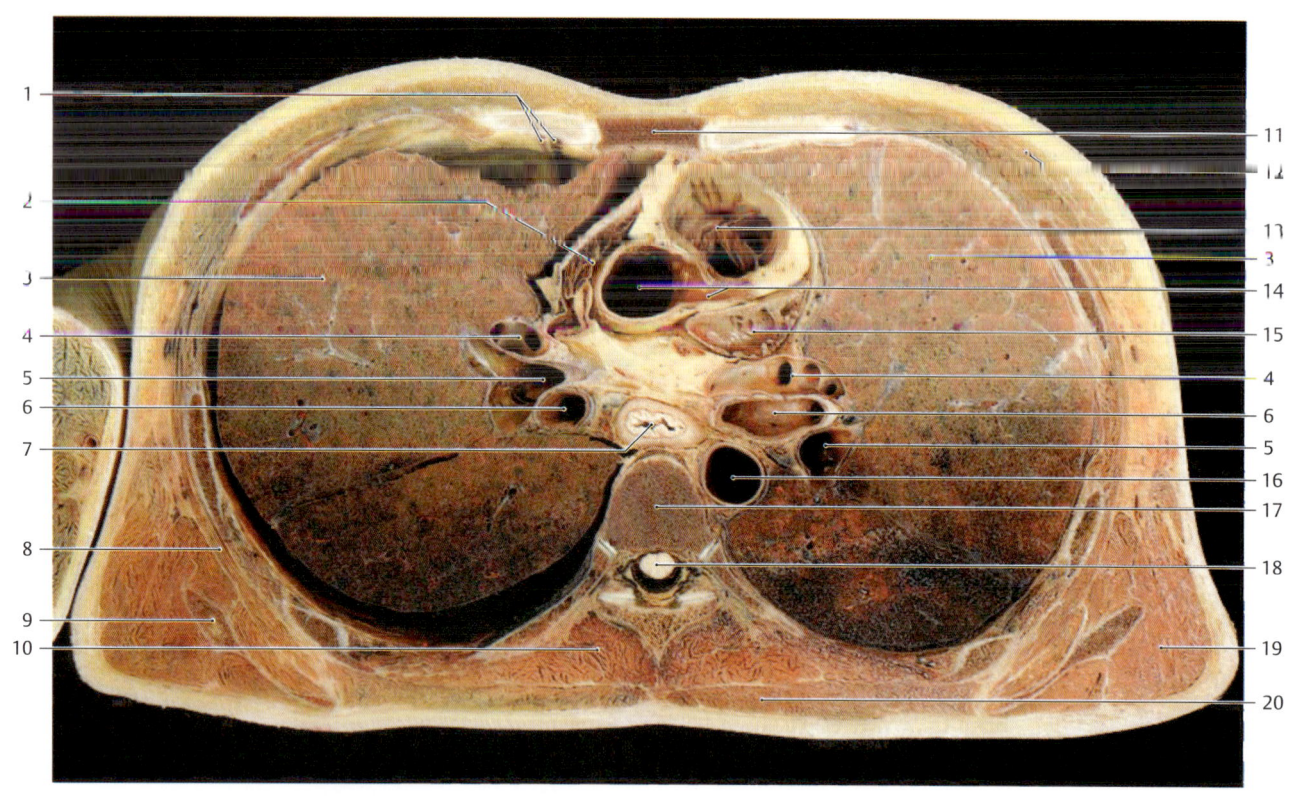

Fig. 5.99 **Corte horizontal através do tórax**. Corte 1 (vista inferior).

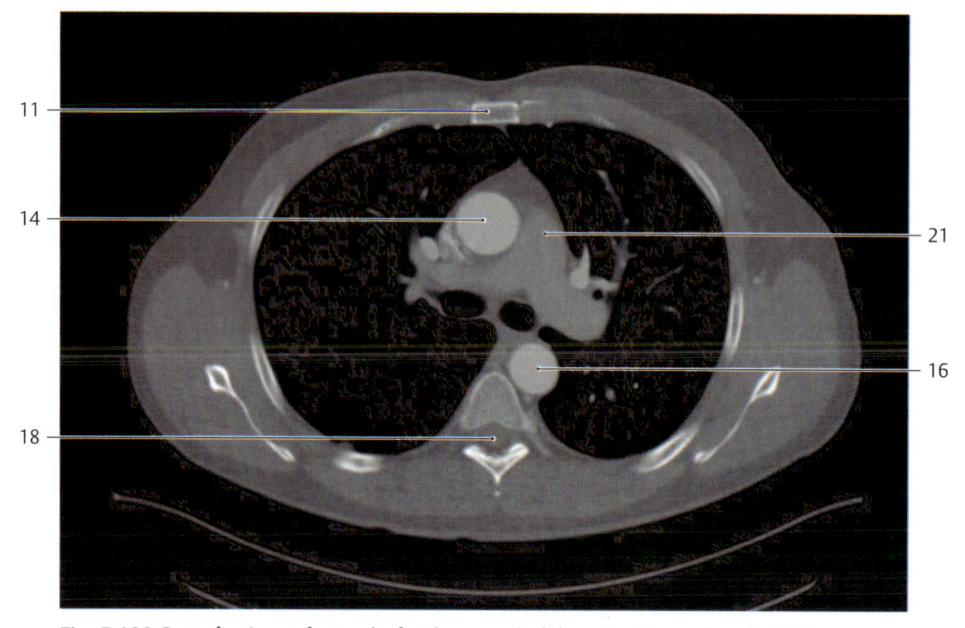

Fig. 5.100 **Corte horizontal através do tórax** no nível do corte 1 (varredura de IRM). (Cortesia de Prof. Uder, Institute of Radiology, University Hospital Erlangen, Alemanha).

1. Artéria e veia torácica interna
2. Átrio direito
3. Pulmão
4. Artéria pulmonar
5. Veia pulmonar
6. Brônquio primário
7. Esôfago
8. Músculo serrátil anterior
9. Escápula
10. Músculo eretor da espinha
11. Esterno
12. Músculo peitoral maior e músculo peitoral menor
13. Cone arterial (ventrículo direito) e valva pulmonar
14. Aorta ascendente e artéria coronária esquerda (Figura 5.99, somente)
15. Átrio esquerdo
16. Aorta descendente
17. Vértebra torácica
18. Medula espinal
19. Músculo latíssimo do dorso
20. Músculo trapézio
21. Tronco pulmonar

Cortes através do Tórax | 5 Órgãos Torácicos

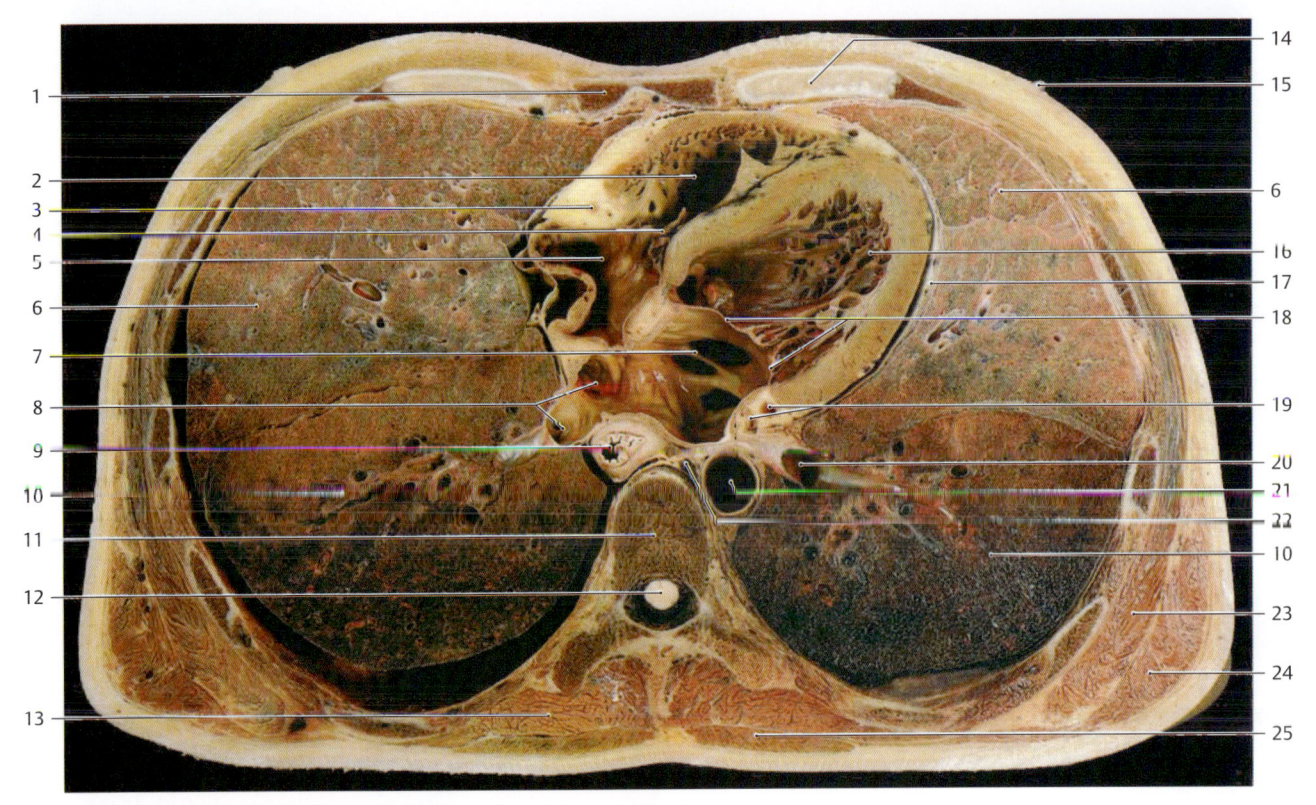

Fig. 5.101 Corte horizontal através do tórax. Corte 2 (vista inferior).

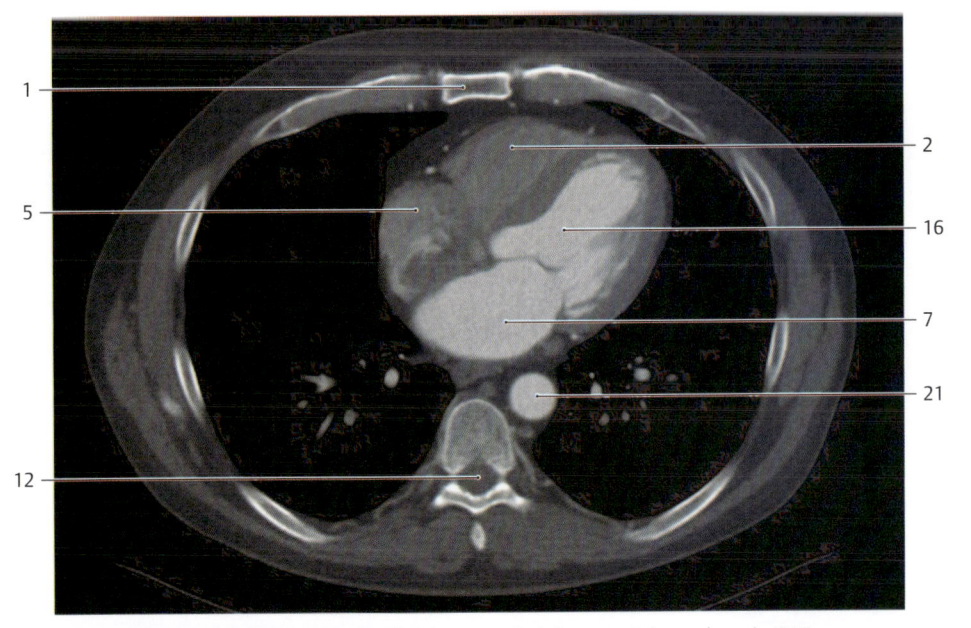

Fig. 5.102 Corte horizontal através do tórax no nível do corte 2 (varredura de IRM). (Cortesia de Prof. Uder, Institute of Radiology, University Hospital Erlangen, Alemanha).

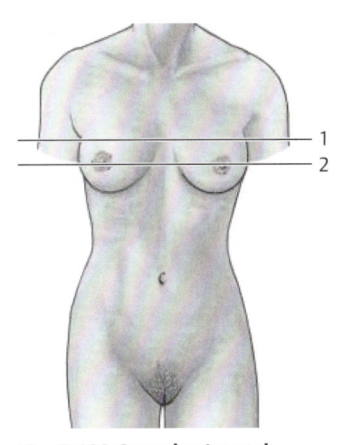

Fig. 5.103 Corte horizontal através do tórax. Os níveis dos cortes são indicados.

1 Esterno
2 Ventrículo direito
3 Artéria coronária direita
4 Valva atrioventricular direita
5 Átrio direito
6 Lobo superior do pulmão
7 Átrio esquerdo
8 Veias pulmonares
9 Esôfago
10 Lobo inferior do pulmão
11 Vértebra torácica
12 Medula espinal
13 Músculo eretor da espinha
14 Cartilagem costal
15 Mamilo
16 Ventrículo esquerdo
17 Pericárdio
18 Valva atrioventricular esquerda
19 Artéria coronária esquerda e seio coronário
20 Veia pulmonar
21 Aorta descendente
22 Veia hemiázigo acessória
23 Músculo serrátil anterior
24 Músculo latíssimo do dorso
25 Músculo trapézio

265

5 Órgãos Torácicos | Glândula Mamária

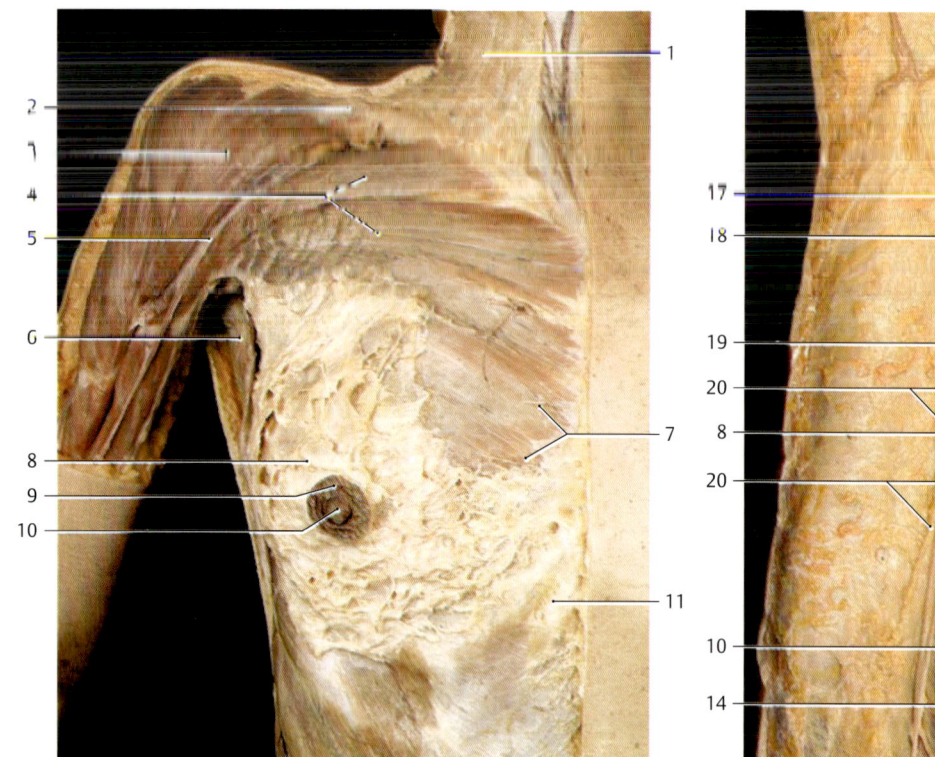

Fig. 5.104 **Dissecção da glândula mamária** (aspecto anterior).

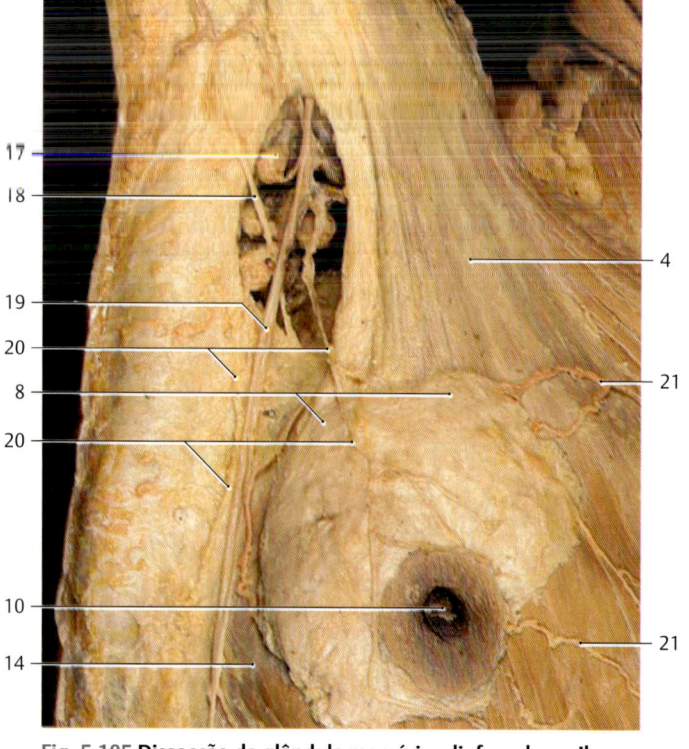

Fig. 5.105 **Dissecção da glândula mamária e linfonodos axilares.**

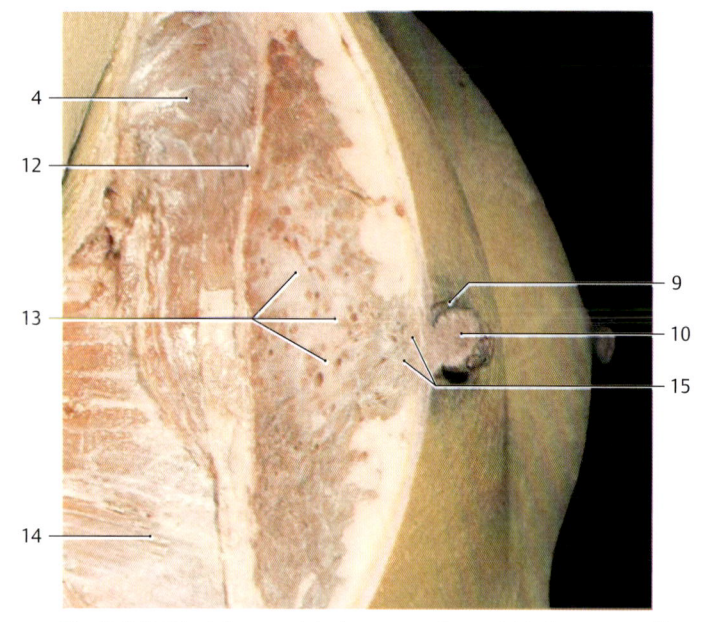

Fig. 5.106 **Glândula mamária** de uma mulher grávida (corte sagital).

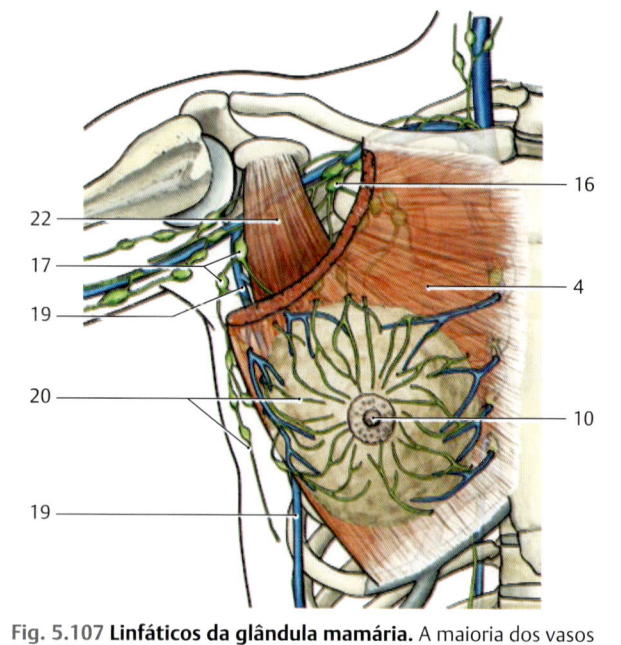

Fig. 5.107 **Linfáticos da glândula mamária.** A maioria dos vasos linfáticos drena para os linfonodos axilares.

1. Músculo platisma
2. Clavícula
3. Músculo deltoide
4. Músculo peitoral maior
5. Sulco deltopeitoral e veia cefálica
6. Músculo latíssimo do dorso
7. Ramos mamários mediais dos nervos intercostais
8. Tecido mamário
9. Aréola
10. Mamilo (papila)
11. Margem costal
12. Fáscia peitoral
13. Glândula mamária
14. Músculo serrátil anterior (inserção)
15. Seio lactífero
16. Linfonodos apicais
17. Linfonodos axilares
18. Nervo intercostobraquial
19. Veia torácica lateral
20. Vasos linfáticos
21. Ramos mediais das artérias intercostais
22. Músculo peitoral menor

Posição dos Órgãos Abdominais	268
Parede Abdominal Anterior	269
Estômago	270
Pâncreas e Ductos Biliares	272
Fígado	275
Baço	277
Vasos e Nervos	278
Vasos	279
Sistema Venoso Portal	281
Artéria e Veia Mesentérica	282
Vasos dos Órgãos Retroperitoneais	283
Anatomia Regional:	
Órgãos Abdominais	284
Cólon, Ceco e Apêndice Vermiforme	285
Mesentério, Flexura Duodenojejunal e Valva Ileocecal	286
Órgãos Abdominais Superiores	287
Órgãos Abdominais Inferiores	294
Raiz do Mesentério e Recessos Peritoneais	296
Cortes através da Cavidade Abdominal	298

6 Órgãos Abdominais
Órgãos Internos

6 Órgãos Abdominais | Posição dos Órgãos Abdominais

1 Fígado (lobo esquerdo)
2 Estômago
3 Cólon transverso
4 Intestino delgado
5 Ceco com apêndice vermiforme
6 Músculo reto do abdome
7 Intestino delgado e peritônio
8 Costela (corte)
9 Ducto biliar, duodeno e pâncreas
10 Veia cava inferior
11 Corpo da segunda vértebra lombar (L2)
12 Rim direito
13 Cauda equina e dura-máter
14 Linha alba
15 Ligamento falciforme
16 Estômago e piloro
17 Artéria e veia mesentérica superior
18 Aorta abdominal
19 Pâncreas adjacente à bolsa omental
20 Artéria e veia renal esquerda
21 Rim esquerdo
22 Músculo psoas maior
23 Músculos profundos das costas

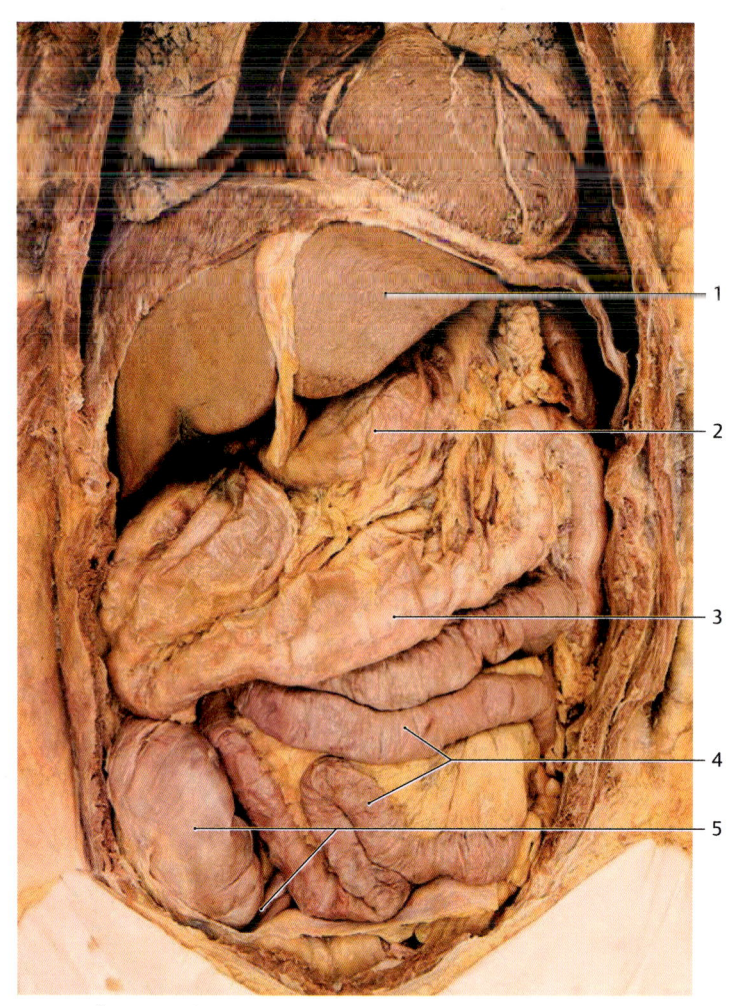

Fig. 6.1 **Órgãos abdominais** *in situ* (aspecto anterior). O omento maior foi parcialmente removido ou refletido.

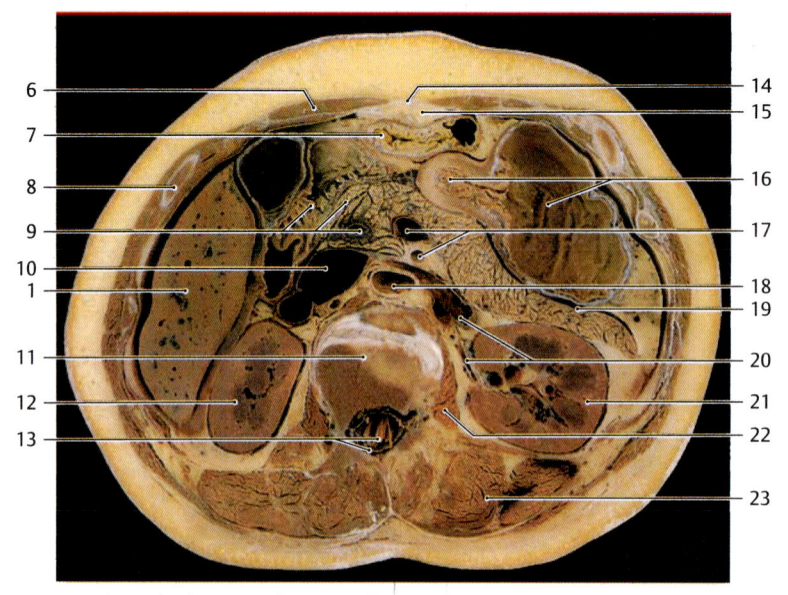

Fig. 6.2 **Corte horizontal através da cavidade abdominal** no nível da segunda vértebra lombar (vista inferior).

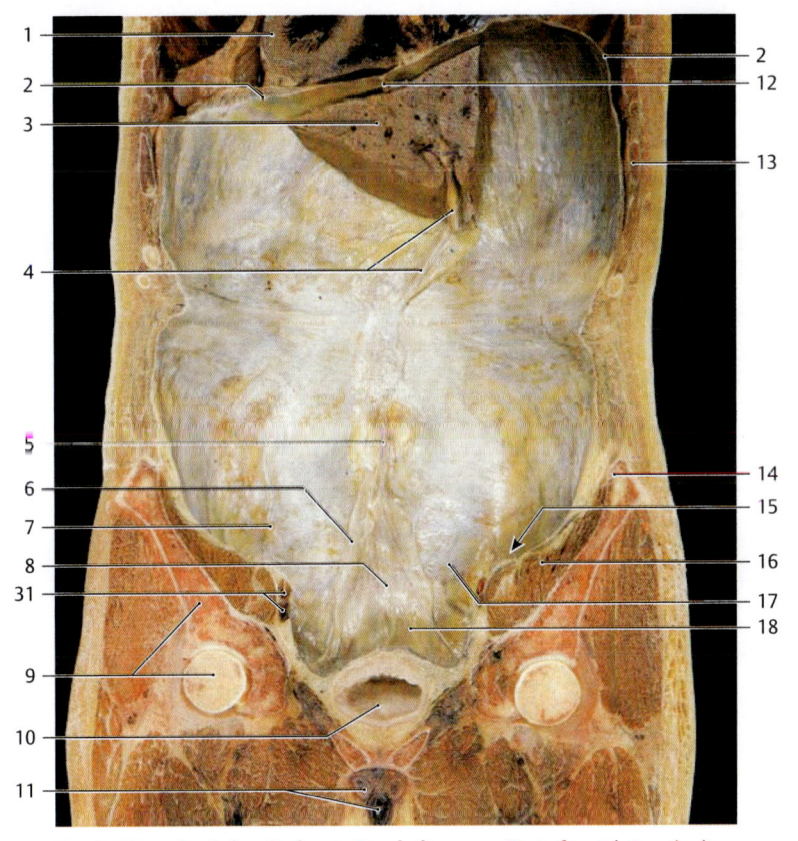

Parede Abdominal Anterior | 6 Órgãos Abdominais

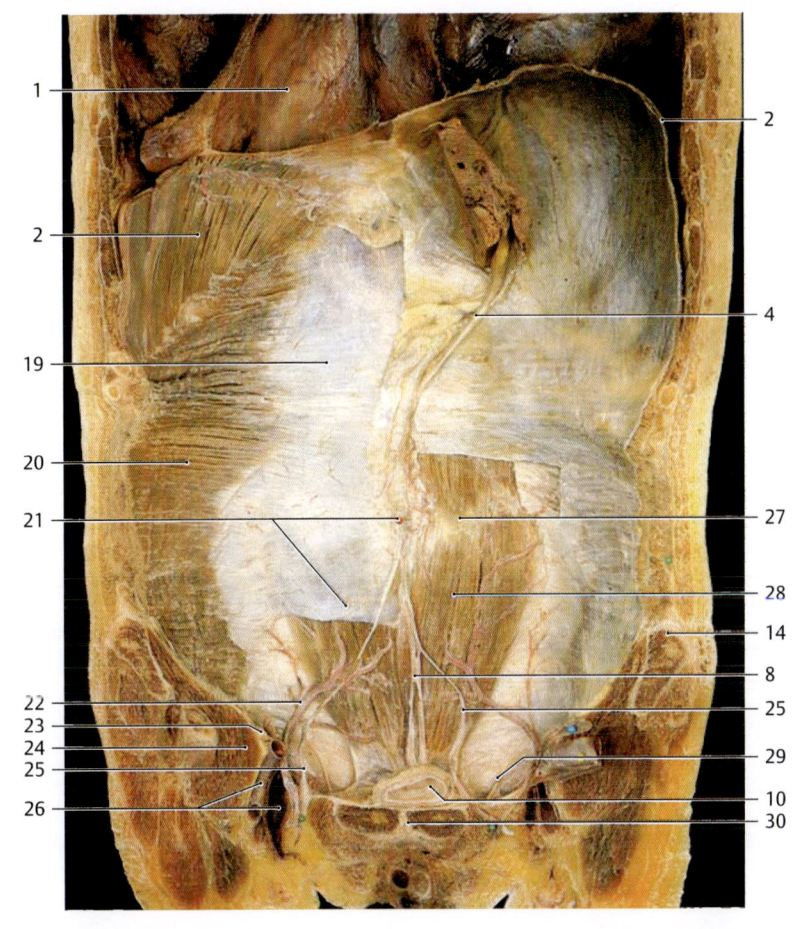

1 Ventrículo esquerdo com pericárdio
2 Diafragma
3 Remanescente do fígado
4 Ligamento redondo (margem livre do ligamento falciforme)
5 Local do umbigo
6 Prega umbilical medial (contendo a artéria umbilical obliterada)
7 Prega umbilical lateral (contendo artéria e veia epigástrica inferior)
8 Prega umbilical mediana (contendo remanescente do úraco)
9 Cabeça do fêmur e osso pélvico
10 Bexiga urinária
11 Raiz do pênis
12 Ligamento falciforme do fígado
13 Costela (dividida)
14 Crista ilíaca (dividida)
15 Sítio do anel inguinal profundo e fossa inguinal lateral
16 Músculo iliopsoas (dividido)
17 Fossa inguinal medial
18 Fossa supravesical
19 Camada posterior da bainha do reto
20 Músculos transversos do abdome
21 Umbigo e linha arqueada
22 Artéria epigástrica inferior
23 Nervo femoral
24 Músculo iliopsoas
25 Remanescente da artéria umbilical
26 Artéria e veia femoral
27 Intersecção tendinosa do músculo reto do abdome
28 Músculo reto do abdome
29 Ligamento interfoveolar
30 Sínfise púbica (dividida)
31 Artéria e veia ilíaca externa

Fig. 6.3 **Parede abdominal anterior do homem.** Corte frontal através da cavidade pélvica e articulações do quadril (aspecto interno).

Fig. 6.4 **Parede abdominal anterior do homem** (aspecto interno). O peritônio e partes da camada posterior da bainha do reto foram removidos. Dissecção das artérias e veias epigástricas inferiores.

6 Órgãos Abdominais | Estômago

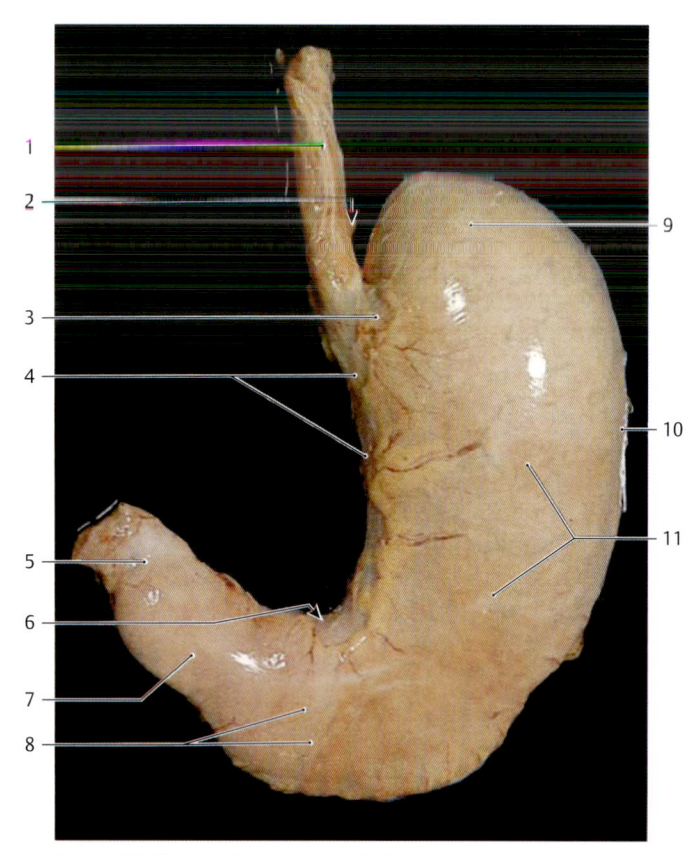

Fig. 6.5 **Estômago** (aspecto anterior).

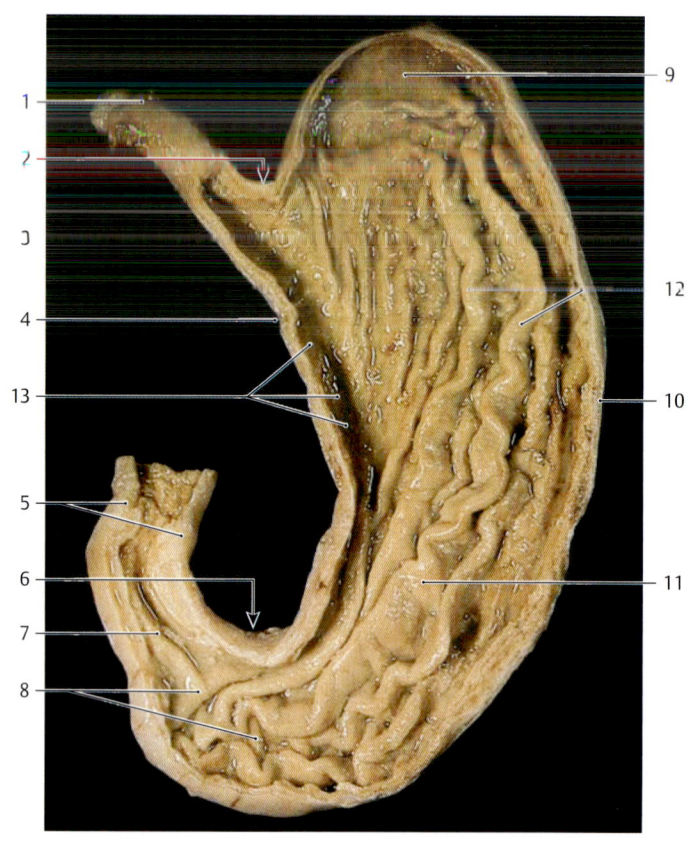

Fig. 6.6 **Mucosa da parede posterior do estômago** (aspecto anterior).

1. Esôfago
2. Incisura cárdica
3. Parte cárdica do estômago
4. Curvatura menor do estômago
5. Esfíncter pilórico
6. Incisura angular
7. Canal pilórico
8. Antro pilórico
9. Fundo do estômago
10. Curvatura maior do estômago
11. Corpo do estômago
12. Pregas da membrana mucosa (rugas ou pregas gástricas)
13. Canal gástrico
14. Ventrículo direito do coração
15. Diafragma (borda de corte)
16. Parte abdominal do esôfago
17. Fígado
18. Parte cárdica do estômago (borda de corte)
19. Posição do canal pilórico
20. Corpo do estômago
21. Cólon transverso
22. Intestino delgado
23. Pulmão (borda de corte)
24. Fundo do estômago (corte)
25. Parte lombar do diafragma (borda de corte)
26. Glândula suprarrenal
27. Veia esplênica
28. Pâncreas
29. Artéria e veia mesentérica superior
30. Disco intervertebral

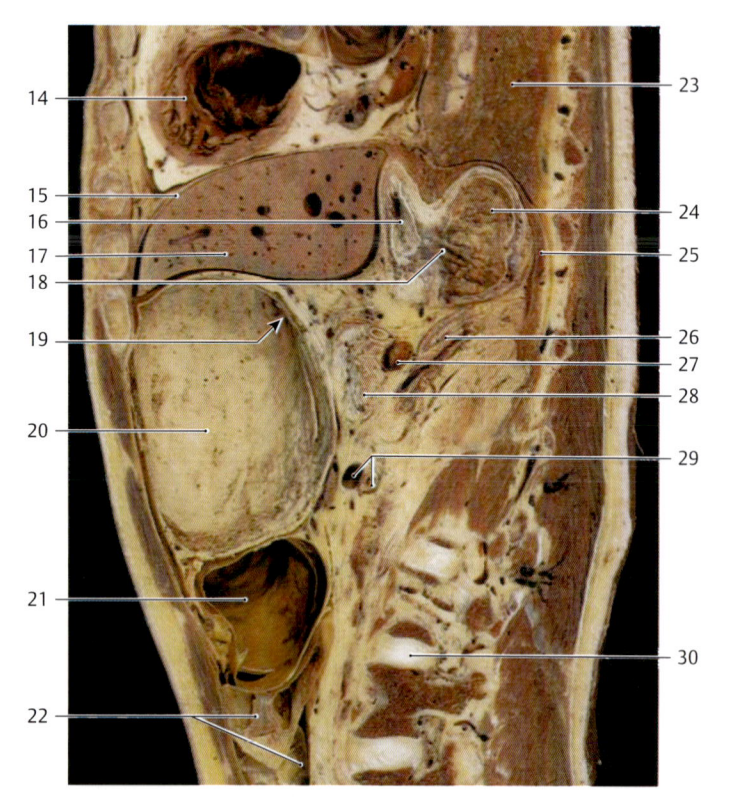

Fig. 6.7 **Posição do estômago** (corte parassagital através da parte superior da cavidade abdominal esquerda 3,5 cm lateral ao plano mediano).

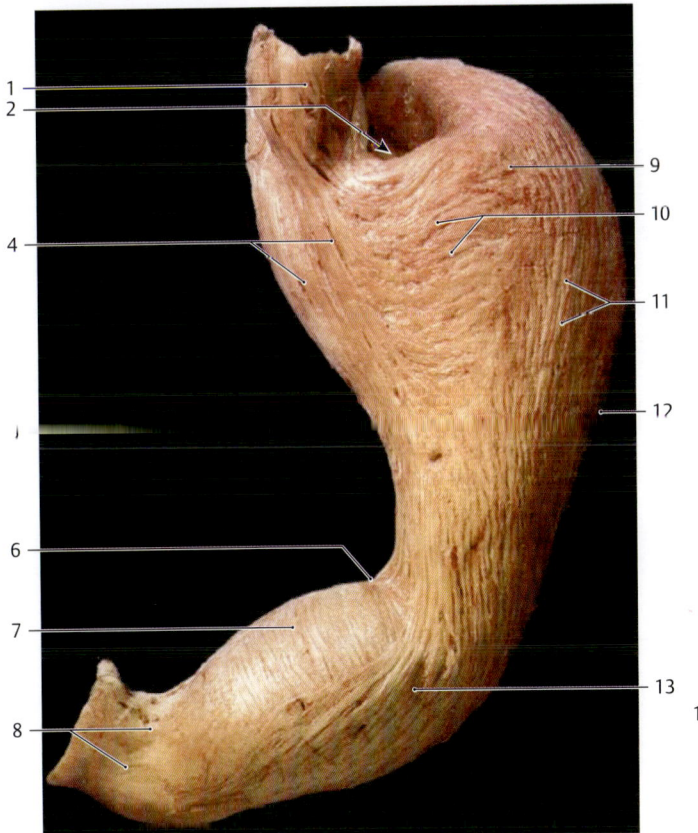

Fig. 6.8 **Revestimento muscular do estômago,** camada externa (aspecto anterior).

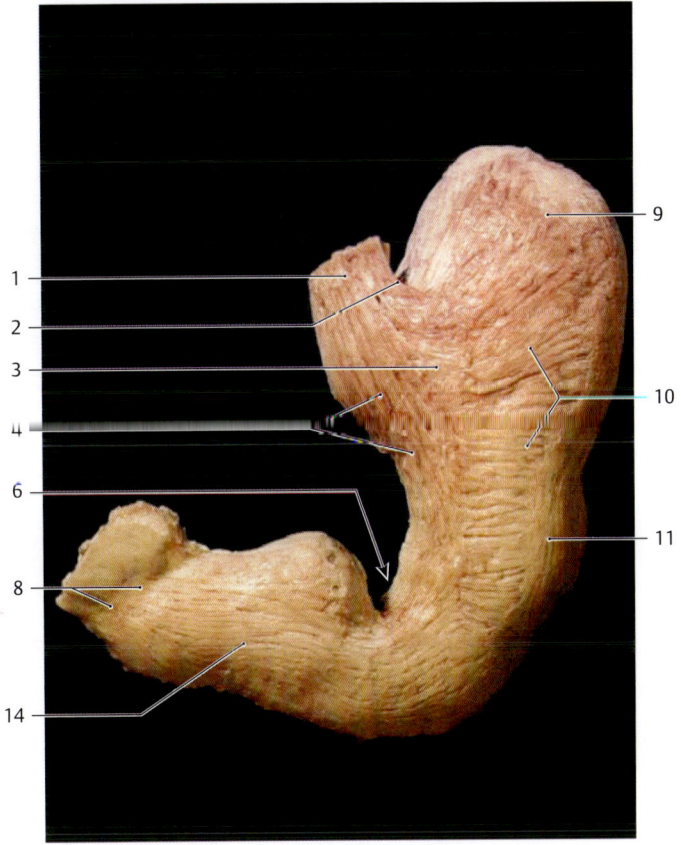

Fig. 6.9 **Revestimento muscular do estômago,** camada média (aspecto anterior).

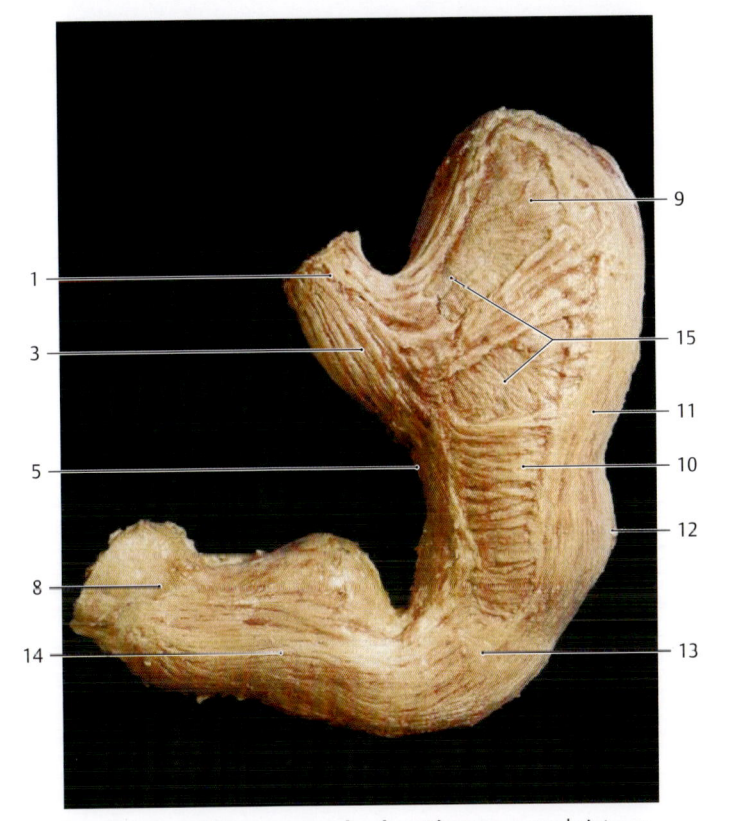

Fig. 6.10 **Revestimento muscular do estômago,** camada interna (aspecto anterior).

1 Esôfago (parte abdominal)
2 Incisura cárdica
3 Parte cárdica do estômago
4 Camada muscular longitudinal da curvatura menor do estômago
5 Curvatura menor
6 Incisura angular
7 Camada muscular circular da parte pilórica do estômago
8 Músculo do esfíncter pilórico
9 Fundo do estômago
10 Camada muscular circular do fundo do estômago
11 Camada muscular longitudinal da curvatura maior do estômago
12 Curvatura maior do estômago
13 Camada muscular longitudinal (transição do corpo para a parte pilórica do estômago)
14 Parte pilórica do estômago
15 Fibras do músculo oblíquo

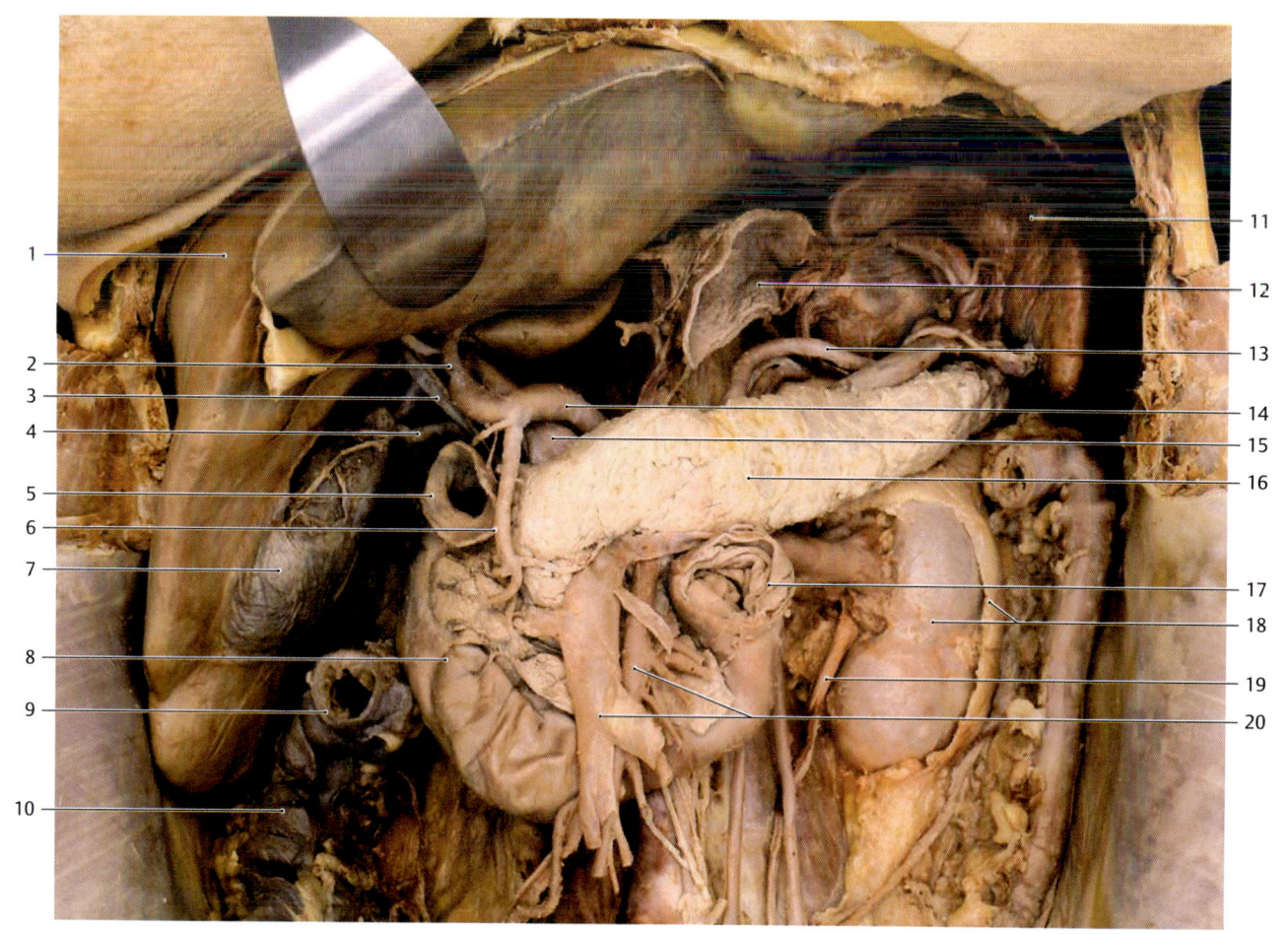

6 Órgãos Abdominais | Pâncreas e Ductos Biliares

Fig. 6.11 Região abdominal superior com pâncreas, duodeno, baço e rim esquerdo (aspecto anterior). O estômago e o cólon transverso foram removidos e o fígado elevado; a veia mesentérica superior está levemente aumentada.

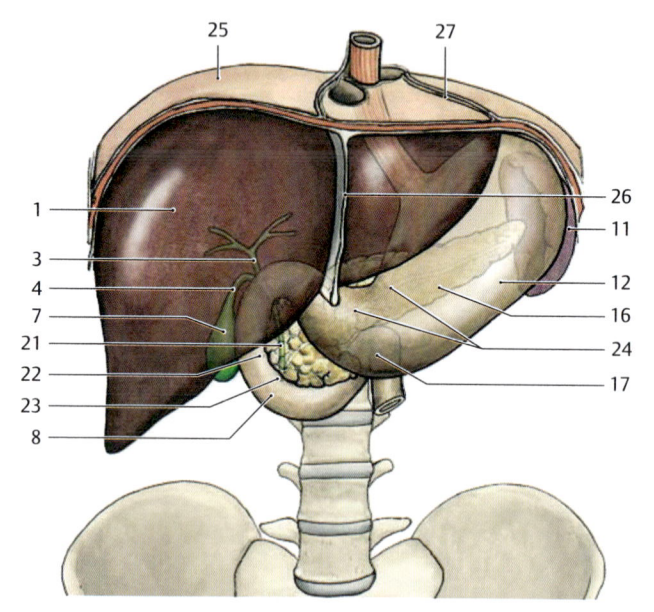

Fig. 6.12 Pâncreas, duodeno, fígado e ductos biliares extra-hepáticos (aspecto anterior). O fígado é mostrado aqui como sendo ligeiramente transparente. Morfologicamente, o fígado pode ser dividido em quatro lobos: os lobos esquerdo e direito e os lobos quadrado e caudado (veja as figuras adicionais na página 276). O ligamento falciforme separa o lobo esquerdo menor do lobo direito maior.

1 Fígado
2 Artéria hepática propriamente dita
3 Ducto hepático
4 Ducto cístico
5 Piloro
6 Artéria gastroduodenal
7 Vesícula biliar
8 Duodeno
9 Flexura cólica direita
10 Cólon ascendente
11 Baço
12 Estômago
13 Artéria esplênica
14 Artéria hepática comum
15 Veia porta
16 Pâncreas
17 Flexura duodenojejunal
18 Rim (com cápsula adiposa)
19 Ureter
20 Artéria e veia mesentérica superior
21 Ducto biliar comum
22 Papila duodenal menor
23 Papila duodenal maior
24 Ducto pancreático
25 Peritônio
26 Ligamento falciforme ⎤ do fígado
27 Ligamento coronário ⎦

Pâncreas e Ductos Biliares | 6 Órgãos Abdominais

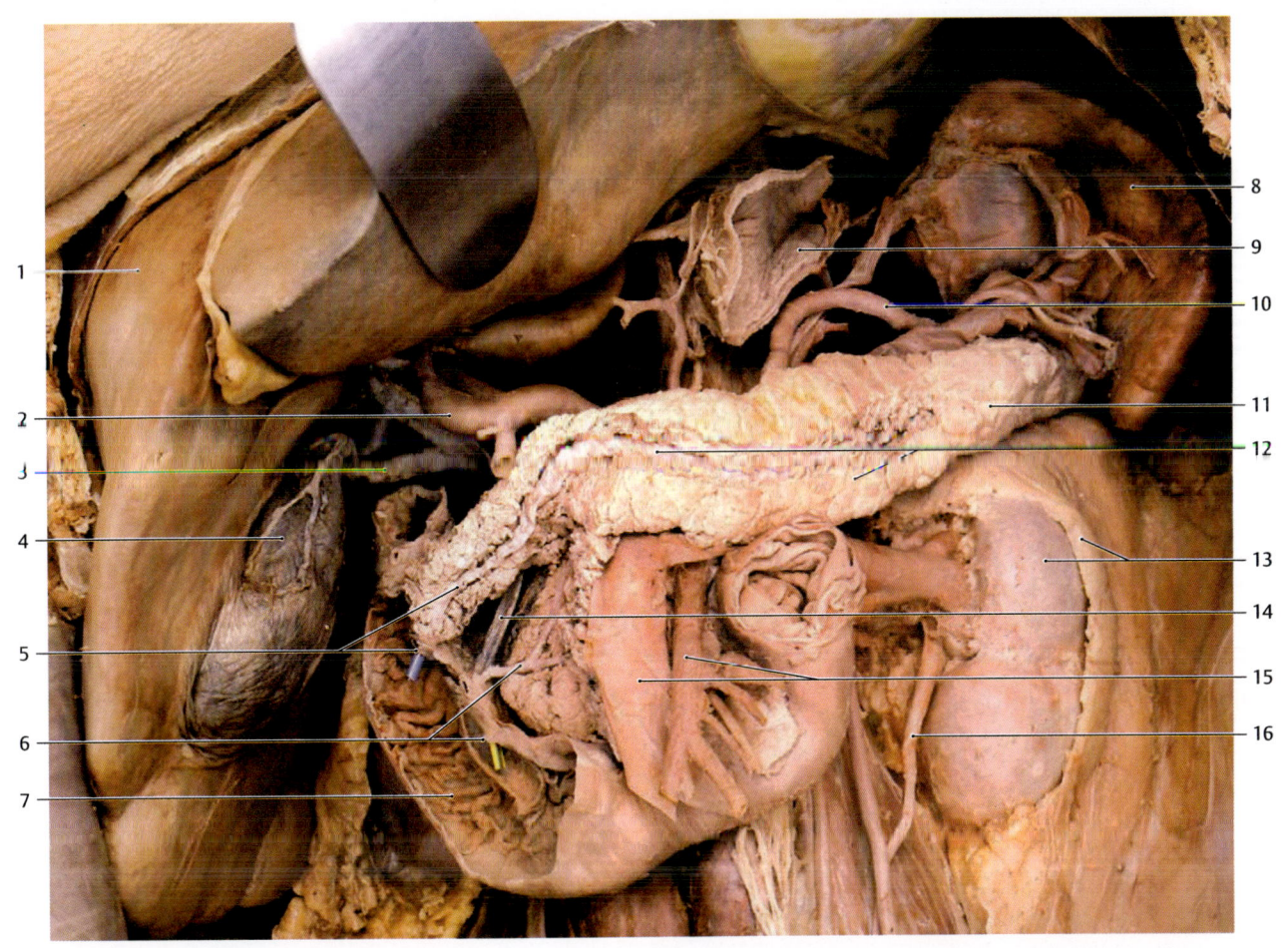

Fig. 6.13 Região abdominal superior com pâncreas, duodeno, baço e rim esquerdo (aspecto anterior). O estômago e o cólon transverso foram removidos e o duodeno fenestrado. O fígado foi elevado para mostrar os ductos biliares extra-hepáticos. Neste caso, o ducto pancreático acessório representa o ducto excretor principal do pâncreas.

1 Fígado
2 Artéria hepática propriamente dita
3 Ducto cístico
4 Vesícula biliar
5 Papila duodenal menor e ducto pancreático acessório
6 Papila duodenal maior e ducto pancreático
7 Duodeno (fenestrado)
8 Baço
9 Estômago
10 Artéria esplênica
11 Cauda do pâncreas
12 Pâncreas (ducto pancreático e corpo do pâncreas)
13 Rim (com cápsula adiposa na Figura 6.13)
14 Ducto biliar comum
15 Artéria e veia mesentérica superior
16 Ureter
17 Glândula suprarrenal
18 Aorta com tronco celíaco
19 Veia mesentérica inferior

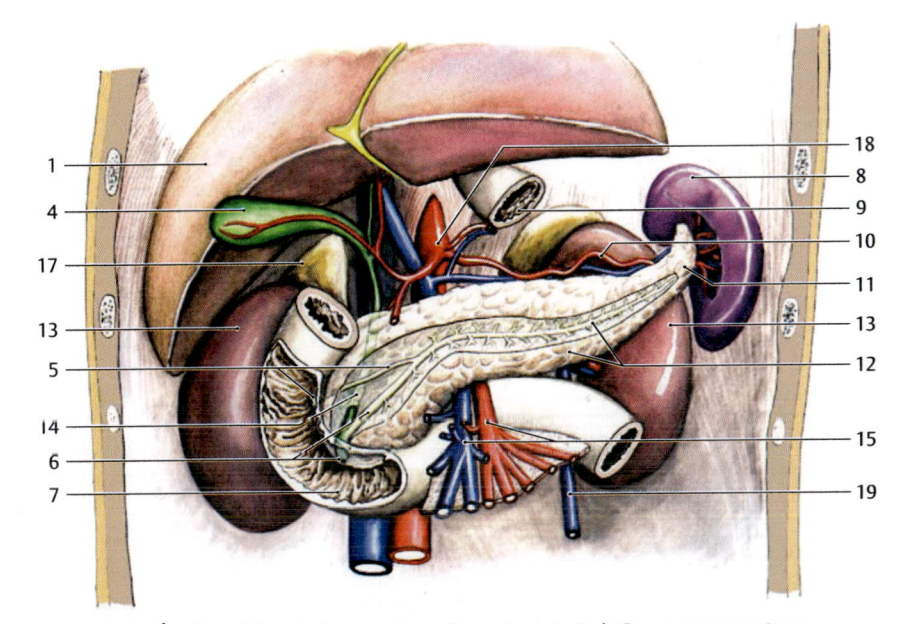

Fig. 6.14 Órgãos abdominais superiores (aspecto anterior). O esquema mostra a situação mais comum dos ductos pancreáticos.

273

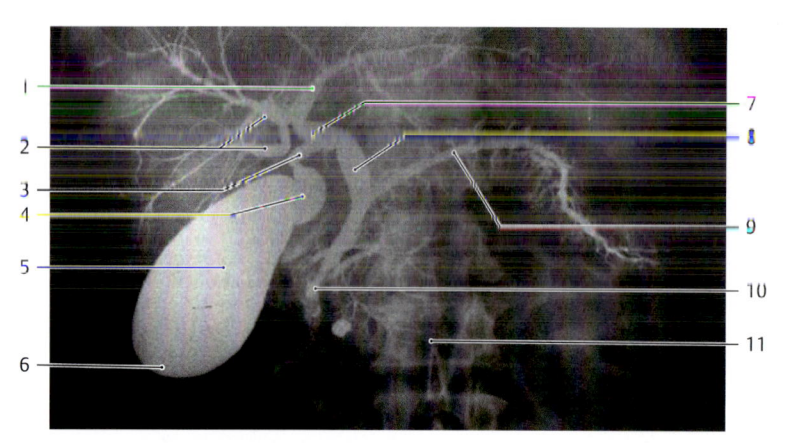

6 Órgãos Abdominais | Pâncreas e Ductos Biliares

Fig. 6.15 Ductos biliares, vesícula biliar e ducto pancreático (direção anteroposterior, radiografia). (Cortesia de Prof. Uder, Institute of Radiology, University Hospital Erlangen, Alemanha).

1. Ducto hepático esquerdo
2. Ducto hepático direito
3. Ducto cístico
4. Colo da vesícula biliar
5. Corpo da vesícula biliar
6. Fundo da vesícula biliar
7. Ducto hepático comum
8. Ducto biliar comum
9. Ducto pancreático
10. Papila duodenal maior
11. Segunda vértebra lombar
12. Pregas da membrana mucosa da vesícula biliar
13. Revestimento muscular da vesícula biliar
14. Colo da vesícula biliar (aberto)
15. Ducto cístico com prega em espiral
16. Papila duodenal menor
17. Ducto pancreático acessório
18. Processo uncinado
19. Prega circular do duodeno (valvas ou pregas de *Kerckring*)
20. Cabeça do pâncreas
21. Corpo do pâncreas
22. Cauda do pâncreas
23. Parte descendente do duodeno
24. Incisura do pâncreas

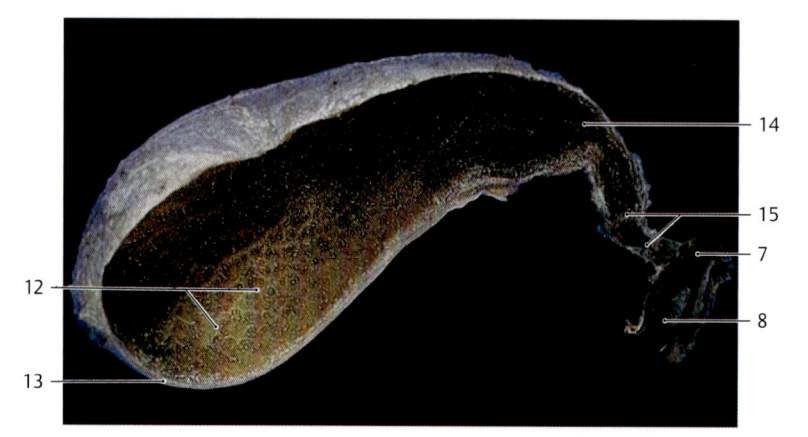

Fig. 6.16 Vesícula biliar e ducto cístico isolados (aspecto anterior). A vesícula biliar foi aberta para exibir a membrana mucosa.

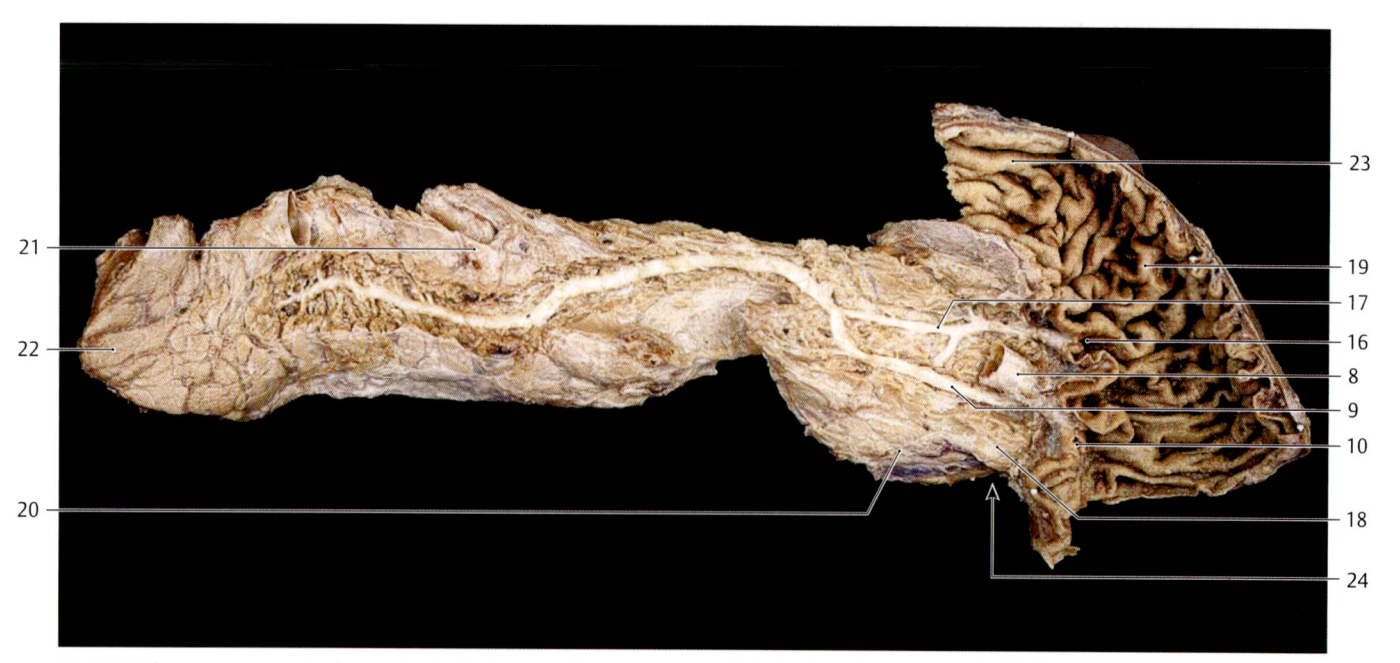

Fig. 6.17 Pâncreas com parte descendente do duodeno (aspecto posterior). O duodeno foi aberto para exibir as papilas duodenais. O ducto pancreático foi dissecado e o ducto biliar comum foi dividido. O esfíncter de *Oddi* é mostrado.

Fígado | 6 Órgãos Abdominais

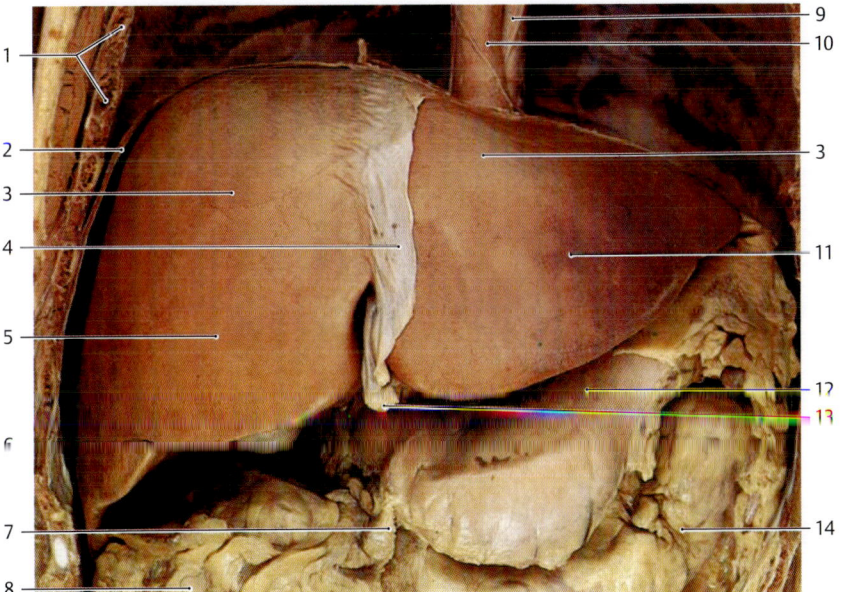

Fig. 6.18 Fígado in situ (aspecto anterior). Parte do diafragma foi removida.

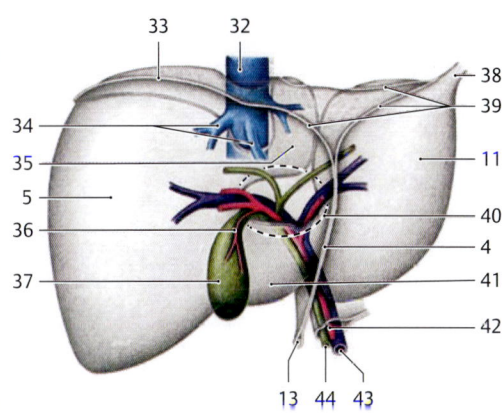

Fig. 6.19 Fígado e margens das pregas peritoneais (aspecto anterior). O fígado é mostrado como sendo transparente.

1 Costelas (bordas de corte)
2 Diafragma
3 Superfície diafragmática do fígado
4 Ligamento falciforme do fígado
5 Lobo direito do fígado
6 Fundo da vesícula biliar
7 Ligamento gastrocólico
8 Omento maior
9 Aorta
10 Esôfago
11 Lobo esquerdo do fígado
12 Estômago
13 Ligamento redondo do fígado
14 Cólon transverso
15 Átrio direito do coração
16 Tendão central e porção esternal do diafragma
17 Fígado (borda de corte)
18 Entrada para o duodeno (piloro)
19 Estômago
20 Duodeno
21 Cólon transverso (dividido, dilatado)
22 Intestino delgado
23 Aorta torácica (dividida longitudinalmente)
24 Esôfago (dividido longitudinalmente)
25 Hiato esofágico do diafragma
26 Bolsa omental
27 Artéria esplênica
28 Pâncreas
29 Veia renal esquerda
30 Disco intervertebral
31 Aorta abdominal (dividida longitudinalmente)
32 Veia cava inferior
33 Peritônio (bordas de corte)
34 Veias hepáticas
35 Lobo caudado do fígado
36 Artéria cística
37 Fundo da vesícula biliar
38 Apêndice fibroso (ligamento triangular esquerdo)
39 Ligamento coronário do fígado
40 Sistema porta hepático
41 Lobo quadrado do fígado
42 Artéria hepática propriamente dita ⎤
43 Veia porta   ⎬ Tríade portal
44 Ducto biliar comum   ⎦

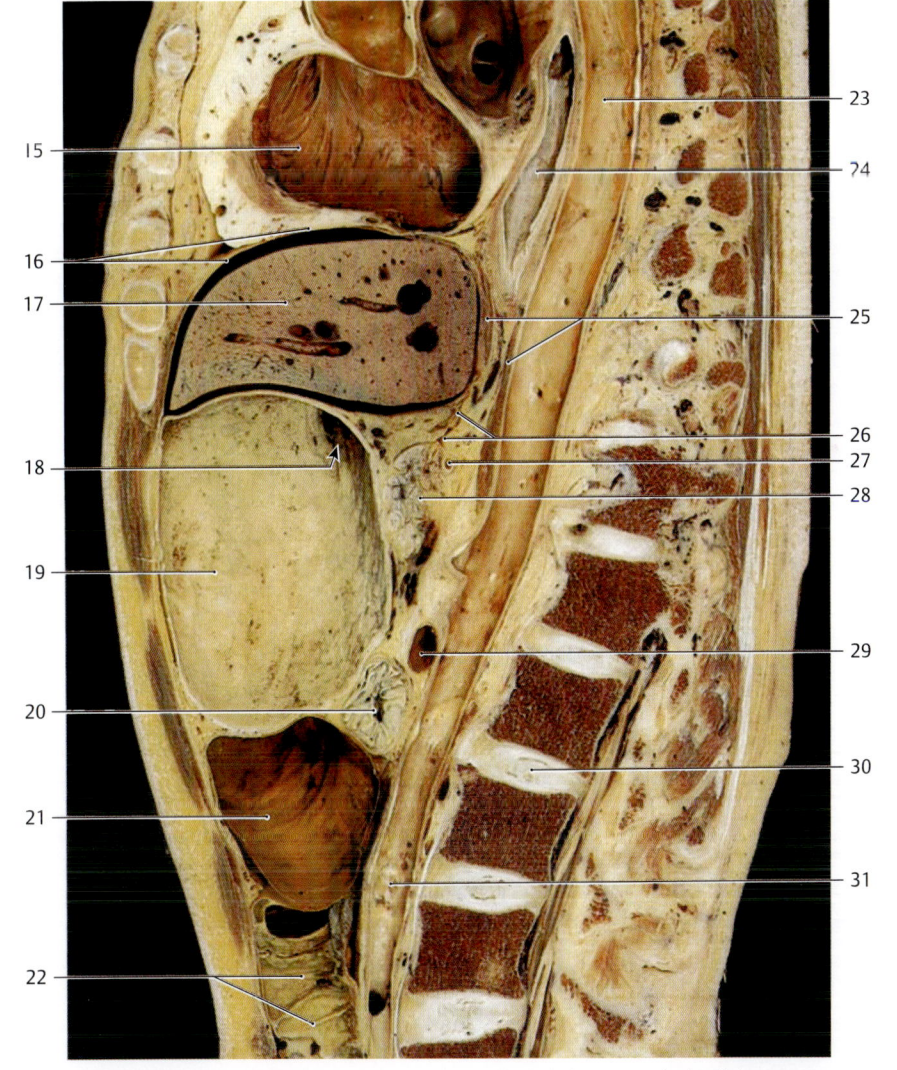

Fig. 6.20 Fígado in situ (corte parassagital através do lado esquerdo do abdome 2 cm lateral ao plano mediano).

6 Órgãos Abdominais | Fígado

1 Fundo da vesícula biliar	17 Lobo caudado do fígado
2 Peritônio (bordas de corte)	18 Ligamento venoso
3 Artéria cística	19 Ligamento da veia cava inferior
4 Ducto cístico	20 Apêndice fibroso (ligamento triangular esquerdo)
5 Lobo direito do fígado	
6 Veia cava inferior	
7 Área nua do fígado	21 Ligamento coronário do fígado
8 Incisura para o ligamento redondo e ligamento falciforme	22 Veias hepáticas
	23 Sistema porta hepático
9 Ligamento redondo	24 Artérias hepáticas
10 Ligamento falciforme do fígado	
11 Lobo quadrado do fígado	
12 Ducto hepático comum	
13 Lobo esquerdo do fígado	
14 Artéria hepática propriamente dita	⎫
15 Ducto biliar comum	⎬ Tríade portal
16 Veia porta	⎭

Fig. 6.21 Fígado (aspecto inferior). Dissecção do sistema porta hepático. A vesícula biliar está parcialmente colapsada. Margem ventral do fígado acima.

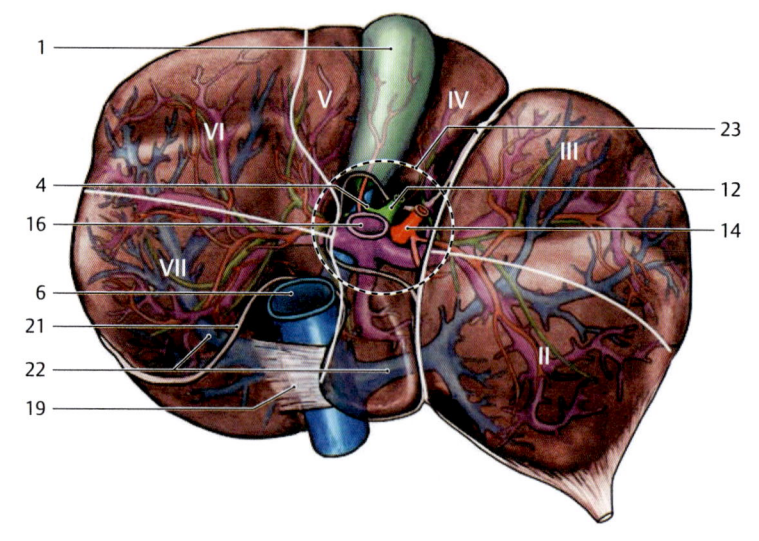

Fig. 6.22 Segmentação do fígado (aspecto inferior). Segmentos do fígado indicados por numerais romanos.

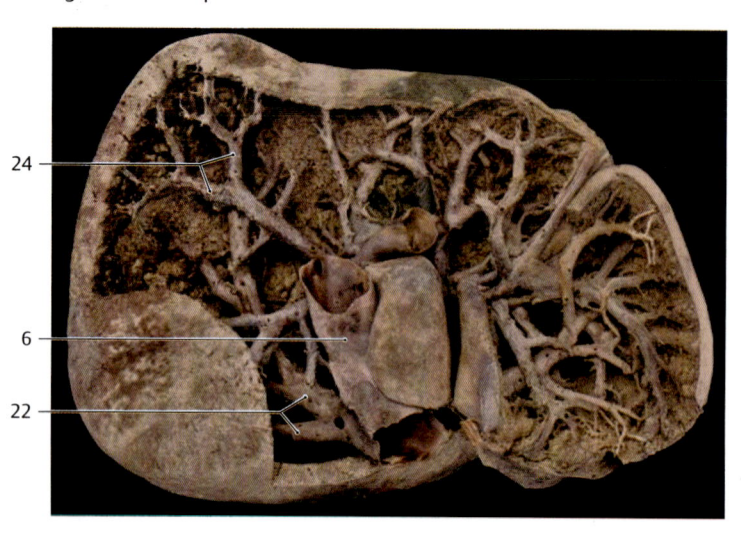

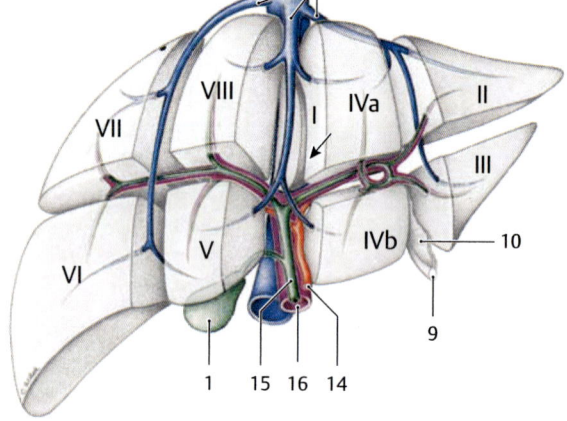

Fig. 6.23 Segmentação do fígado (aspecto anterior). Segmentos do fígado indicados por numerais romanos.

Na cirurgia visceral, os oito segmentos funcionais do fígado são de grande relevância clínica, pois permitem a ressecção de segmentos individuais. A segmentação do fígado não é visível em sua superfície. Cada um dos oito segmentos funcionais é suprido por um ramo da tríade portal (artéria hepática propriamente dita, ducto biliar comum e veia porta).

Fig. 6.24 Segmentação do fígado (aspecto inferior). Dissecção das artérias e veias hepáticas.

Baço | 6 Órgãos Abdominais

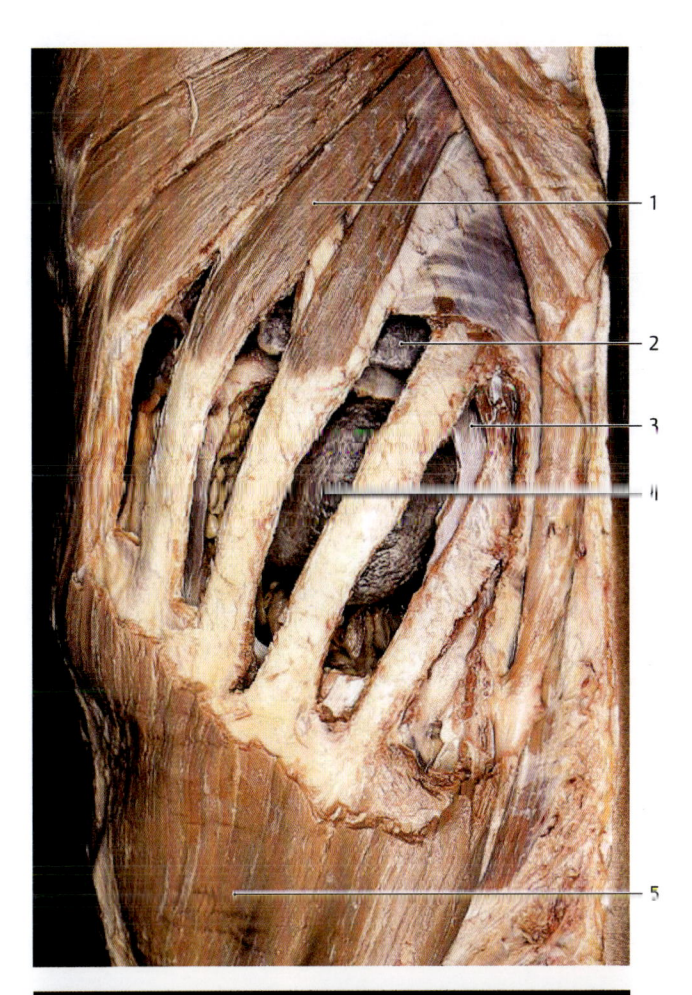

Fig. 6.25 Baço *in situ* (aspecto lateral esquerdo). Os espaços intercostais e o diafragma foram fenestrados.

1 Músculo serrátil anterior
2 Pulmão esquerdo
3 Diafragma
4 Baço
5 Músculo oblíquo externo do abdome
6 Ligamento gastroesplênico
7 Artéria esplênica
8 Cauda do pâncreas
9 Margem superior do baço
10 Margem anterior do baço
11 Margem do pulmão
12 Área do fígado
13 Área do estômago
14 Décima costela
15 Décima primeira costela
16 Décima segunda costela

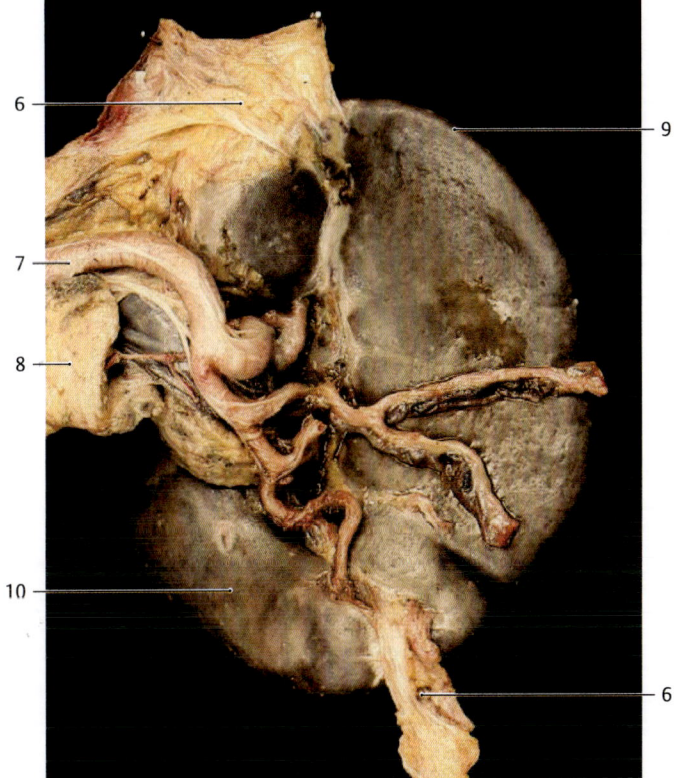

Fig. 6.26 Baço (superfície visceral). O hilo do baço com vasos, nervos e ligamentos.

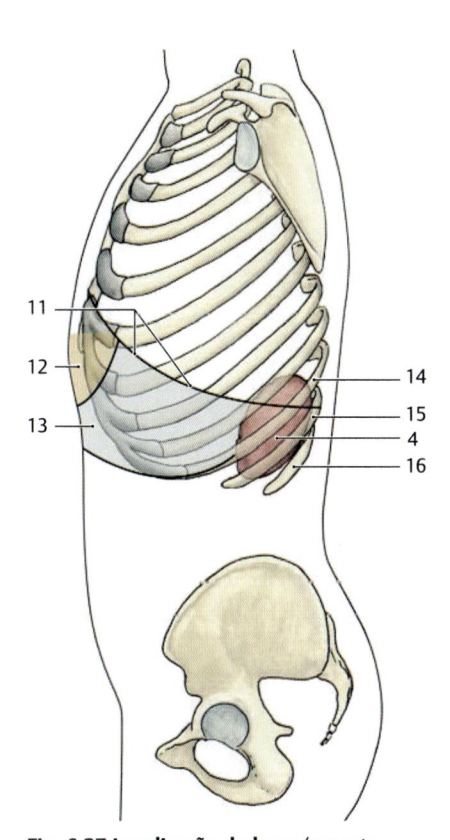

Fig. 6.27 Localização do baço (aspecto lateral esquerda).

6 Órgãos Abdominais | Vasos e Nervos

1 Omento maior
2 Artéria cólica média
3 Artéria cólica direita
4 Duodeno
5 Cólon ascendente
6 Íleo
7 Cólon transverso
8 Plexo celíaco
9 Flexura duodenojejunal
10 Veia mesentérica superior
11 Artéria mesentérica superior
12 Jejuno
13 Artérias jejunais
14 Artérias ileais
15 Fígado
16 Tronco celíaco e aorta abdominal
17 Vesícula biliar
18 Pâncreas
19 Artéria ileocólica
20 Estômago
21 Baço
22 Flexura cólica esquerda
23 Artéria apendicular
24 Apêndice vermiforme
25 Gânglio espinal
26 Gânglio simpático
27 Artéria e veia intercostal
28 Nervo intercostal
29 Nervos esplâncnicos
30 Tronco simpático
31 Ramos comunicantes
32 Tronco vagal direito
33 Tronco vagal esquerdo
34 Diafragma
35 Esôfago
36 Tronco celíaco com plexo celíaco
37 Plexo renal
38 Plexo mesentérico
39 Aorta torácica

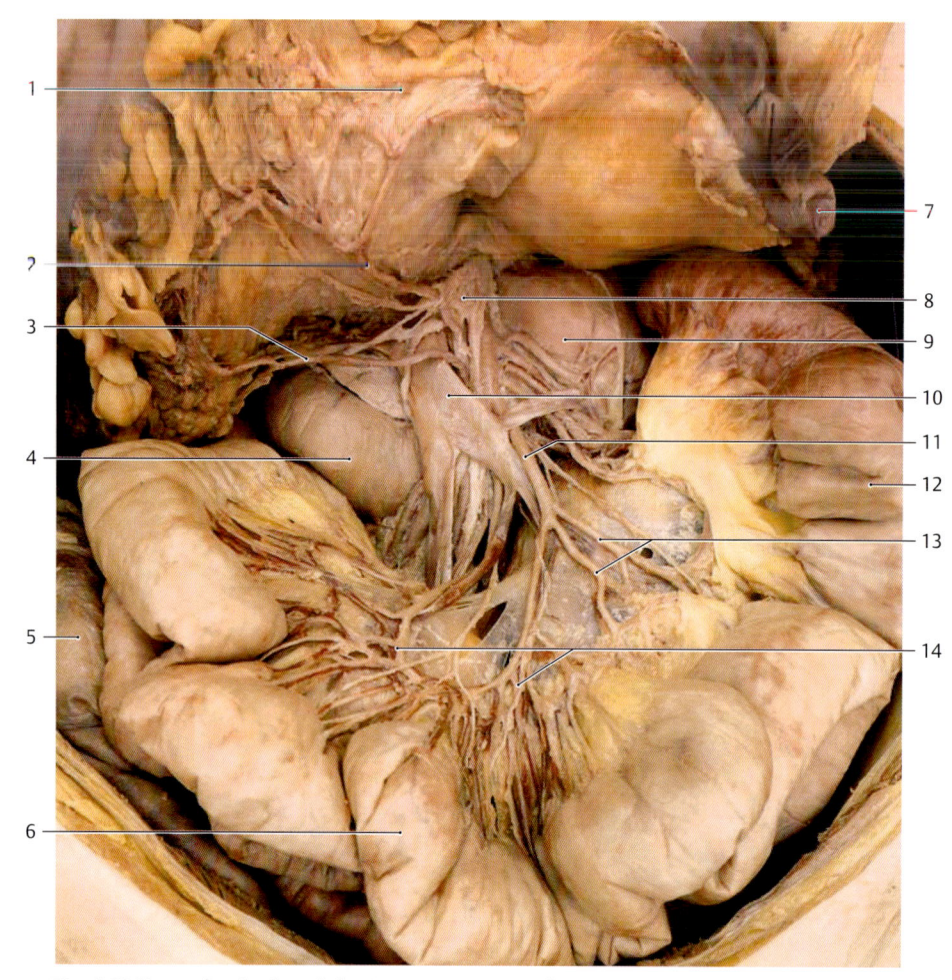

Fig. 6.28 **Vasos dos órgãos abdominais superiores e do intestino delgado** (aspecto anterior). Dissecção da artéria e veia mesentérica superior. O omento maior e o cólon transverso estão refletidos.

Fig. 6.29 **Artérias dos órgãos abdominais superiores e do intestino delgado** (aspecto anterior). Principais ramos da artéria mesentérica superior.

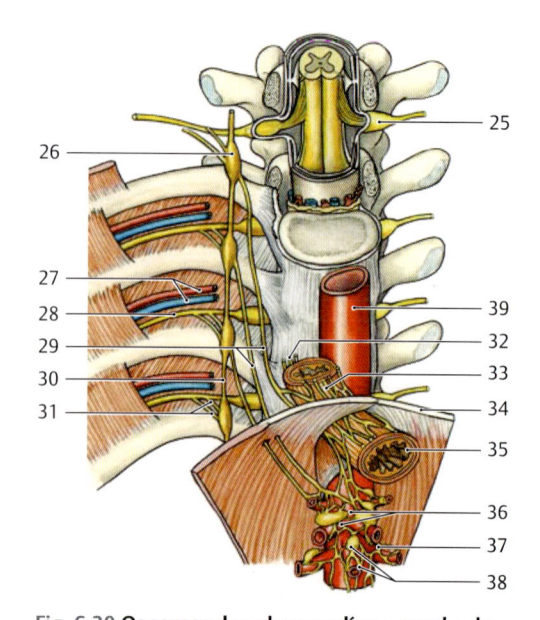

Fig. 6.30 **Os ramos dos plexos celíaco, renal e do nervo mesentérico superior** correm com os vasos para os órgãos que eles inervam.

Vasos | 6 Órgãos Abdominais

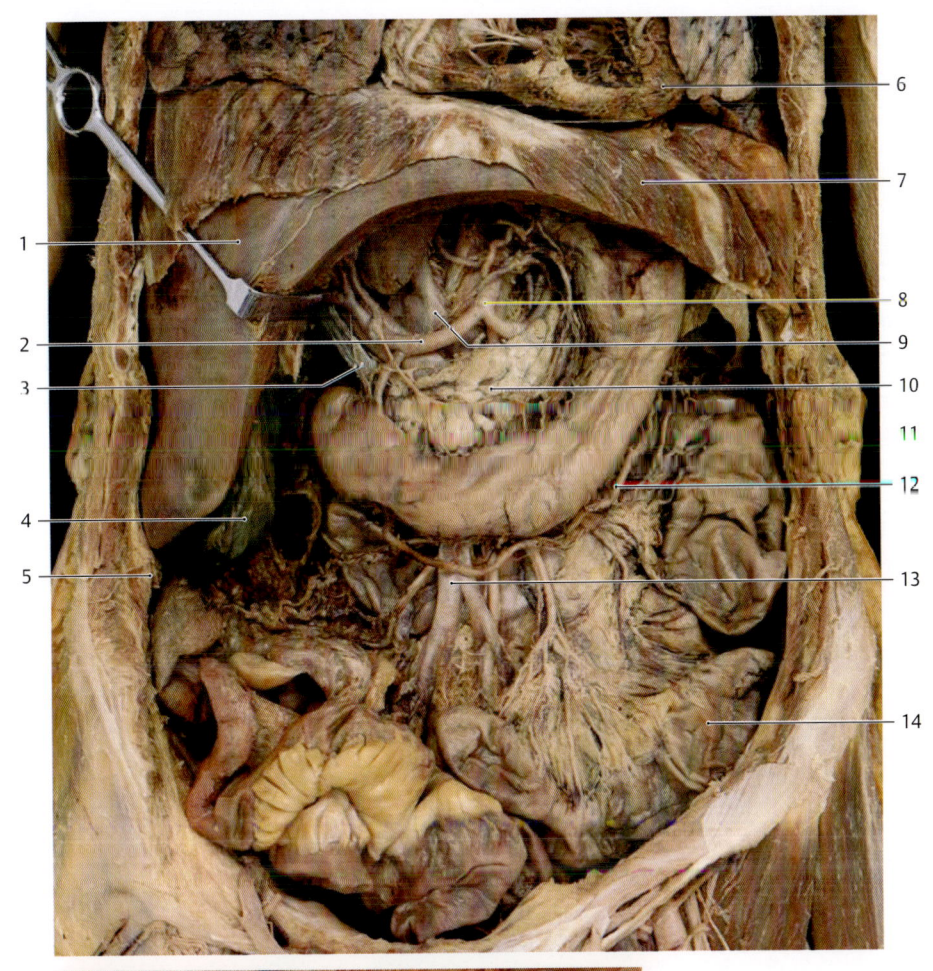

Fig. 6.31 Vasos dos órgãos abdominais superiores e do intestino delgado (aspecto anterior). Dissecção da veia mesentérica superior. O fígado foi dissecado e elevado.

1. Fígado
2. Artéria hepática comum
3. Ducto hepático
4. Vesícula biliar
5. Papila duodenal maior
6. Ápice do coração
7. Diafragma
8. Tronco celíaco
9. Veia cava inferior
10. Pâncreas
11. Estômago
12. Artéria gastro-omental (gastroepiploica)
13. Veia mesentérica superior
14. Intestino delgado
15. Veia jejunal
16. Artéria mesentérica superior
17. Vasos linfáticos intestinais
18. Plexo mesentérico superior
19. Ramos da artéria mesentérica superior

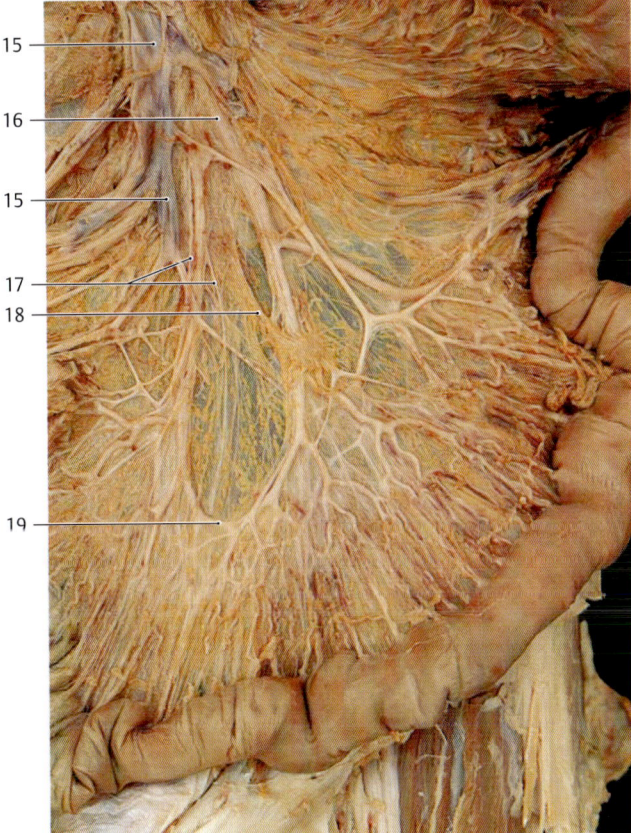

Fig. 6.32 Vasos sanguíneos e linfáticos do intestino delgado (aspecto anterior). Observe o arco arterial da artéria mesentérica adjacente ao intestino delgado.

279

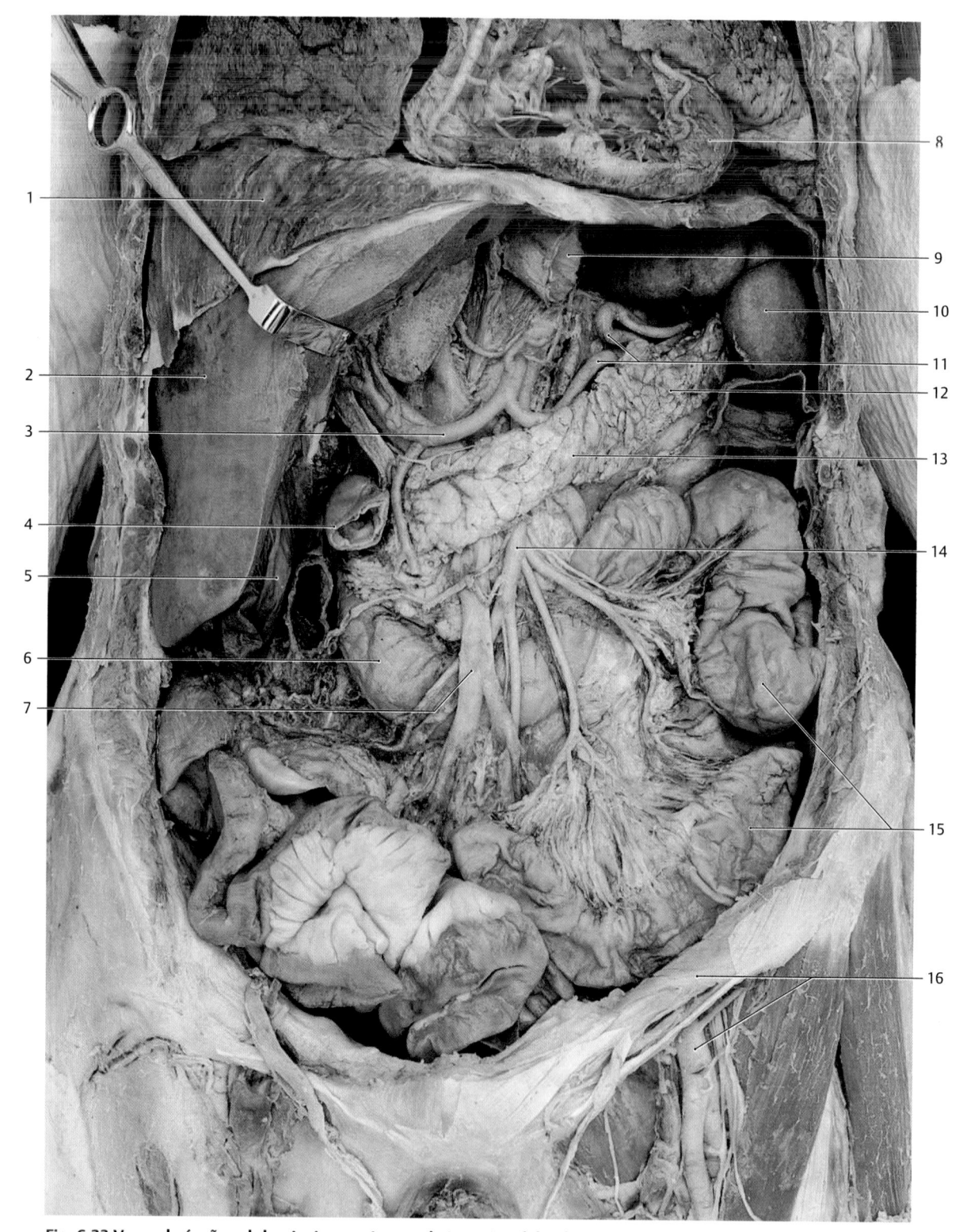

Fig. 6.33 Vasos de órgãos abdominais superiores e do intestino delgado (aspecto anterior). O estômago e o omento maior foram removidos. O fígado está elevado.

1 Diafragma
2 Fígado
3 Artéria hepática comum
4 Duodeno
5 Vesícula biliar
6 Flexura duodenal inferior
7 Veia mesentérica superior
8 Ápice do coração
9 Esôfago (parte abdominal)
10 Baço
11 Artéria esplênica
12 Cauda do pâncreas
13 Pâncreas
14 Artéria mesentérica superior
15 Intestino delgado
16 Ligamento inguinal e artéria femoral

Sistema Venoso Portal | 6 Órgãos Abdominais

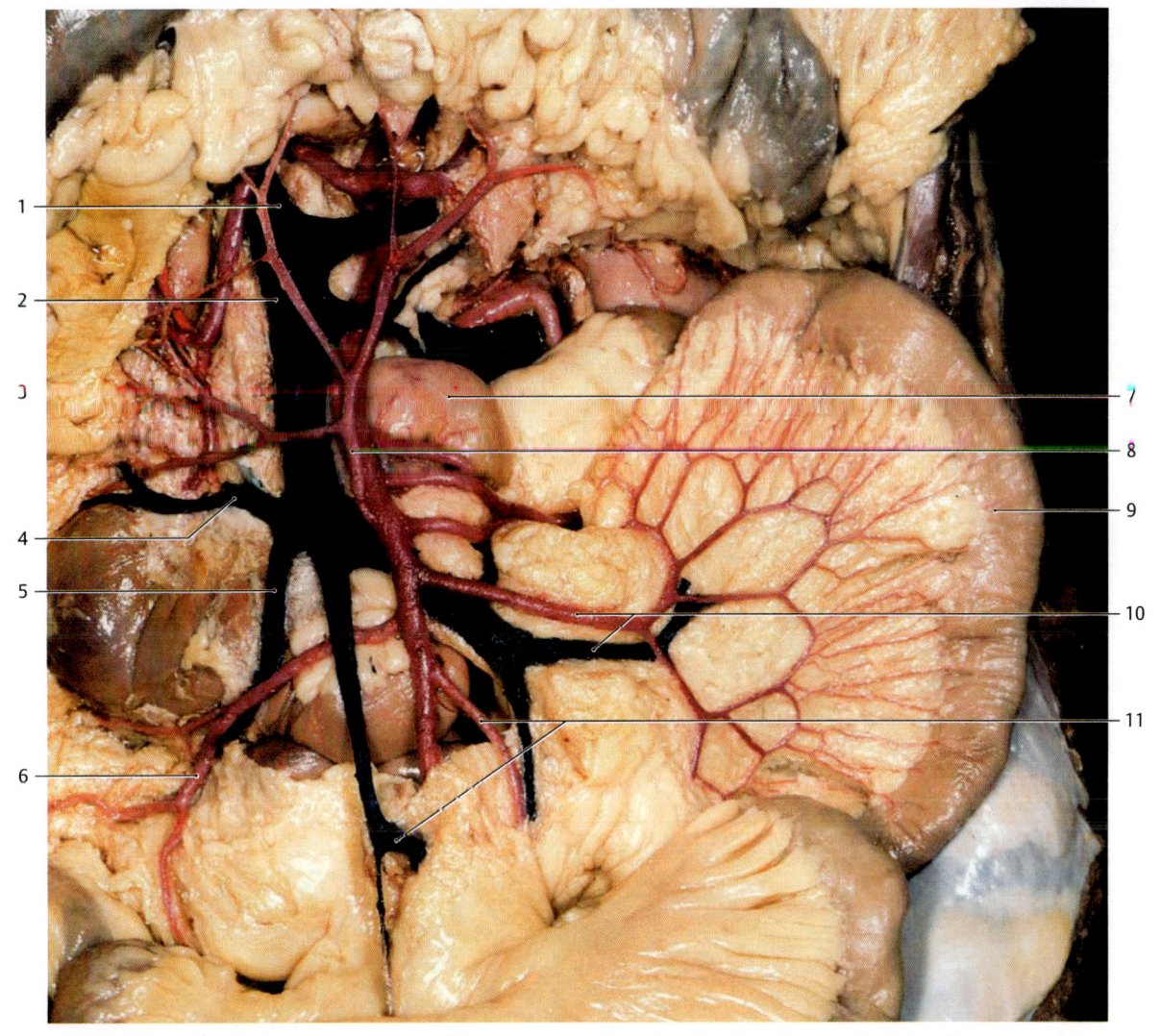

Fig. 6.34 **Dissecção do sistema venoso portal** (aspecto anterior). Azul = tributários da veia porta; vermelho = ramos da artéria mesentérica superior.

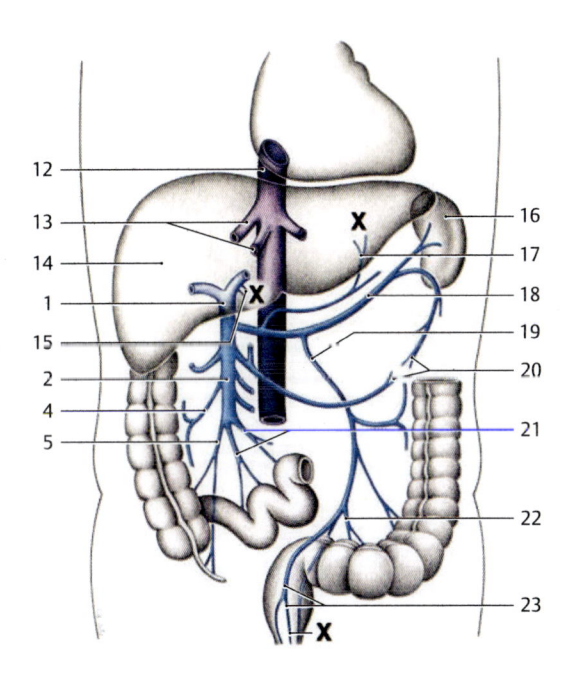

1	Veia porta	14	Fígado
2	Veia mesentérica superior	15	Veias paraumbilicais (localizadas dentro do ligamento redondo do fígado)
3	Artéria mesentérica superior		
4	Veia cólica direita		
5	Veia ileocólica	16	Baço
6	Artéria ileocólica	17	Veia gástrica esquerda com ramos esofágicos
7	Flexura duodenojejunal		
8	Artéria cólica média	18	Veia esplênica
9	Jejuno	19	Veia mesentérica inferior
10	Artérias e veias jejunais	20	Veias gastro-omentais
11	Artérias e veias ileais	21	Veias ileais
12	Veia cava inferior	22	Veias sigmóideas
13	Veias hepáticas	23	Veia retal superior

Fig. 6.35 **Principais tributários da veia porta** (aspecto anterior). Azul = tributários da veia porta; violeta = veia cava inferior; X = sítios de anastomoses porto-cava.

6 Órgãos Abdominais | Artéria e Veia Mesentérica

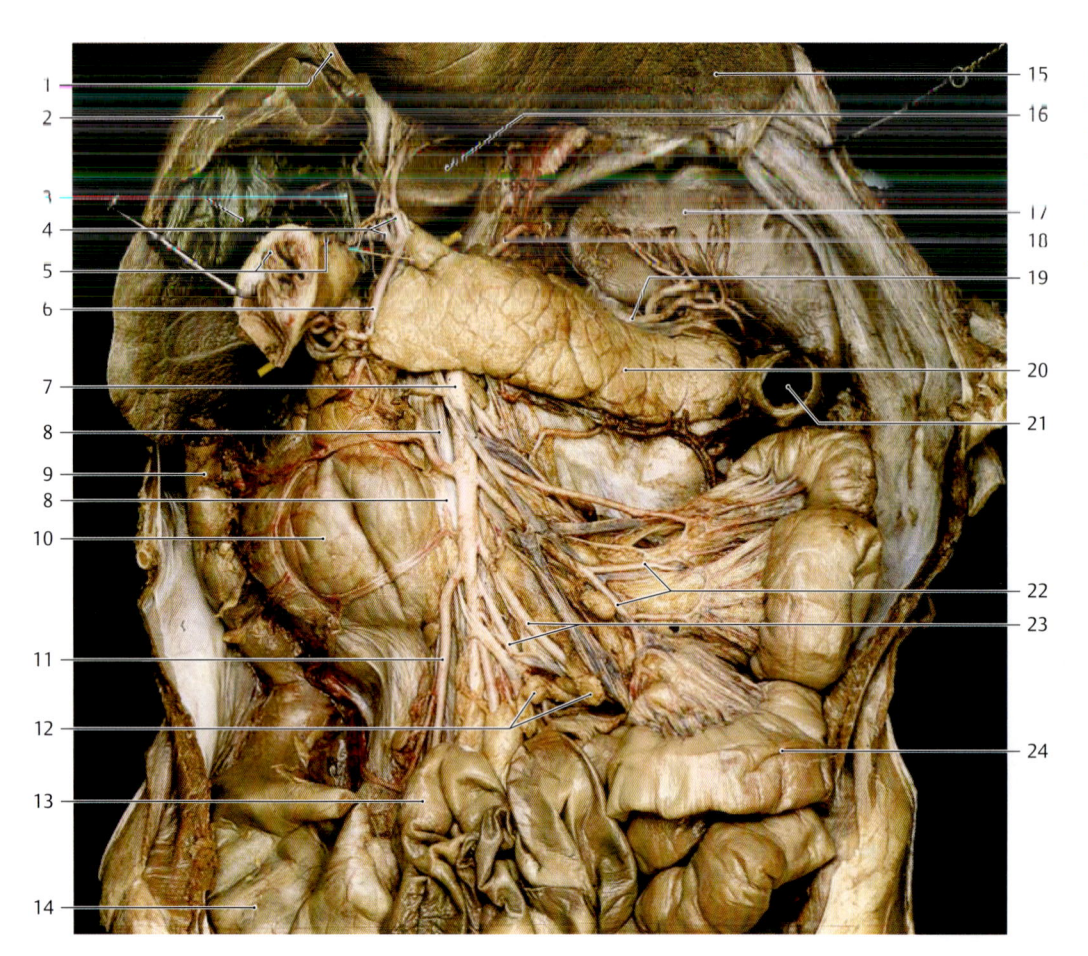

Fig. 6.36 **Artéria e veia mesentérica superior em relação ao pâncreas e duodeno** (aspecto anterior). O estômago e o cólon transverso foram removidos e o fígado elevado. Observe a localização do baço. Uma sonda amarela foi inserida através do forame omental.

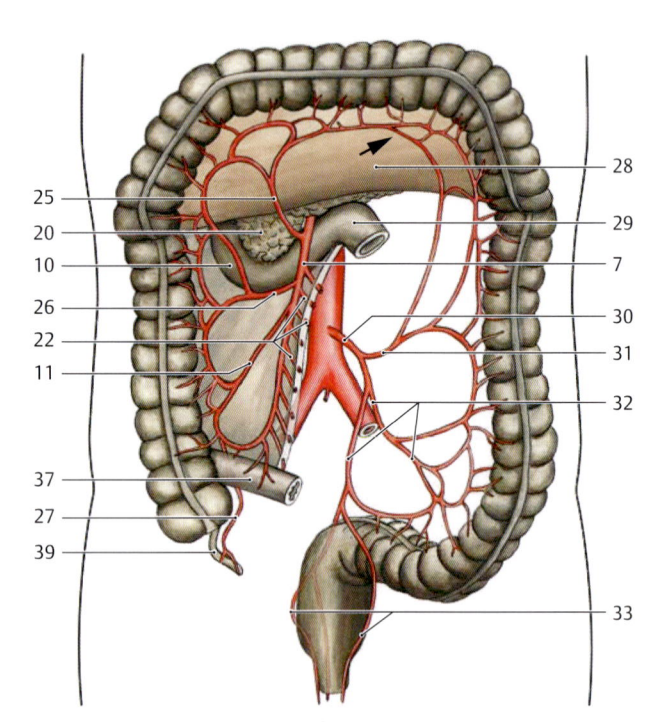

Fig. 6.37 **Ramos principais das artérias mesentéricas superior e inferior** (aspecto anterior). Seta = Anastomose de *Riolan*.

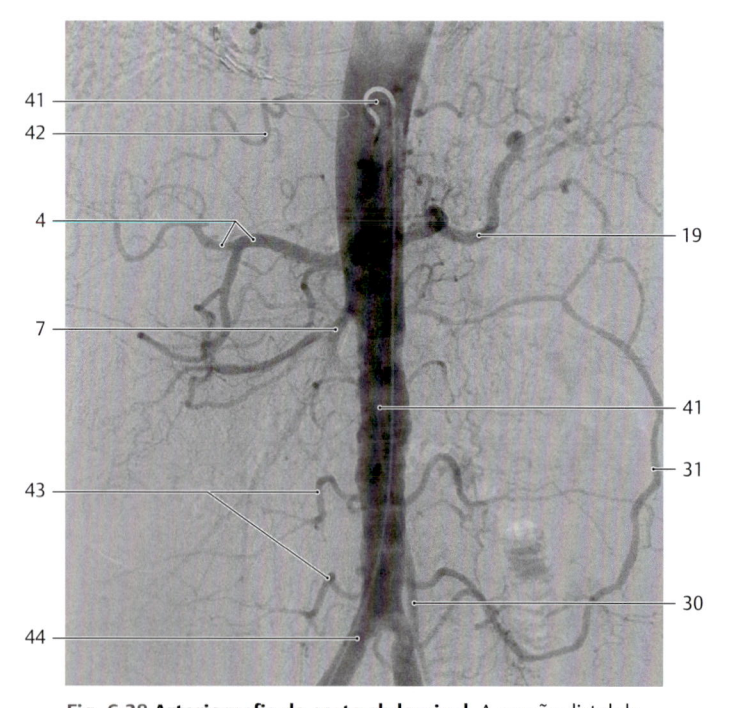

Fig. 6.38 **Arteriografia da aorta abdominal**. A porção distal da aorta revela mudanças escleróticas. (Cortesia de Dr. Wieners, Department of Radiology, Charité Universitätsmedizin Berlin, Alemanha).

Vasos dos Órgãos Retroperitoneais | 6 Órgãos Abdominais

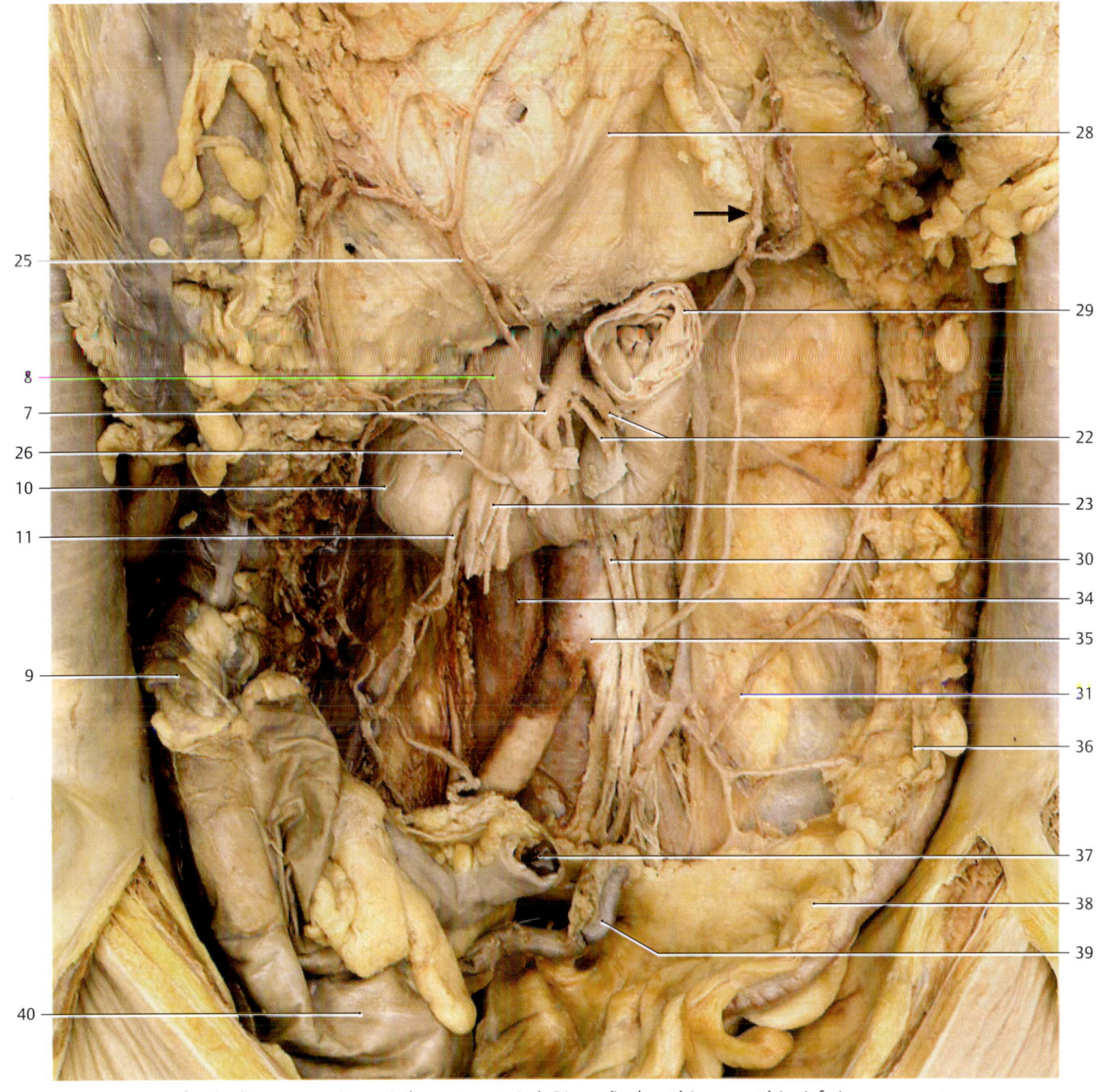

Fig. 6.39 Vasos dos órgãos retroperitoneais (aspecto anterior). Dissecção da artéria mesentérica inferior e sua anastomose com a artéria cólica média (seta = anastomose de *Riolan*). O omento maior e o cólon transverso foram refletidos e o intestino parcialmente removido. O apêndice vermiforme, normalmente localizado retrocecalmente, foi recolocado anteriormente. A artéria ilíaca comum direita está parcialmente obstruída por um trombo sanguíneo.

1 Ligamento redondo do fígado	10 Duodeno	22 Artérias jejunais	34 Veia cava inferior
2 Fígado	11 Artéria ileocólica	23 Artérias ileais	35 Aorta abdominal
3 Vesícula biliar e ducto biliar comum	12 Linfonodos	24 Jejuno	36 Cólon descendente
4 Artéria hepática propriamente dita e veia porta	13 Íleo	25 Artéria cólica média	37 Íleo
5 Artéria gástrica direita e piloro	14 Ceco	26 Artéria cólica direita	38 Cólon sigmoide
6 Artéria gastroduodenal	15 Lobo esquerdo do fígado	27 Artéria apendicular	39 Apêndice vermiforme
7 Artéria mesentérica superior	16 Lobo caudado do fígado	28 Mesocólon transverso	40 Ceco
8 Veia mesentérica superior	17 Baço	29 Flexura duodenojejunal	41 Aorta abdominal
9 Cólon ascendente	18 Artéria gástrica esquerda	30 Artéria mesentérica inferior	42 Artéria suprarrenal superior
	19 Artéria esplênica	31 Artéria cólica esquerda	43 Artérias lombares
	20 Pâncreas	32 Artérias sigmóideas	44 Artéria ilíaca comum
	21 Flexura cólica esquerda (corte)	33 Artérias retais superiores	

6 Órgãos Abdominais | Anatomia Regional: Órgãos Abdominais

1 Lobo médio do pulmão direito
2 Processo xifoide
3 Margem costal
4 Ligamento falciforme do fígado
5 Lobo quadrado do fígado
6 Omento maior
7 Lobo superior do pulmão esquerdo
8 Coração
9 Diafragma
10 Lobo esquerdo do fígado
11 Ligamento redondo
12 Estômago
13 Ligamento gastrocólico
14 Cólon transverso
15 Tênias do cólon
16 Apêndices epiploicos
17 Ceco
18 Tênias do cólon
19 Íleo
20 Mesocólon transverso
21 Jejuno
22 Cólon sigmoide
23 Posição da raiz do mesentério
24 Apêndice vermiforme
25 Flexura duodenojejunal
26 Mesentério

Fig. 6.40 Órgãos abdominais (aspecto anterior). As paredes anteriores do tórax e do abdome foram removidas.

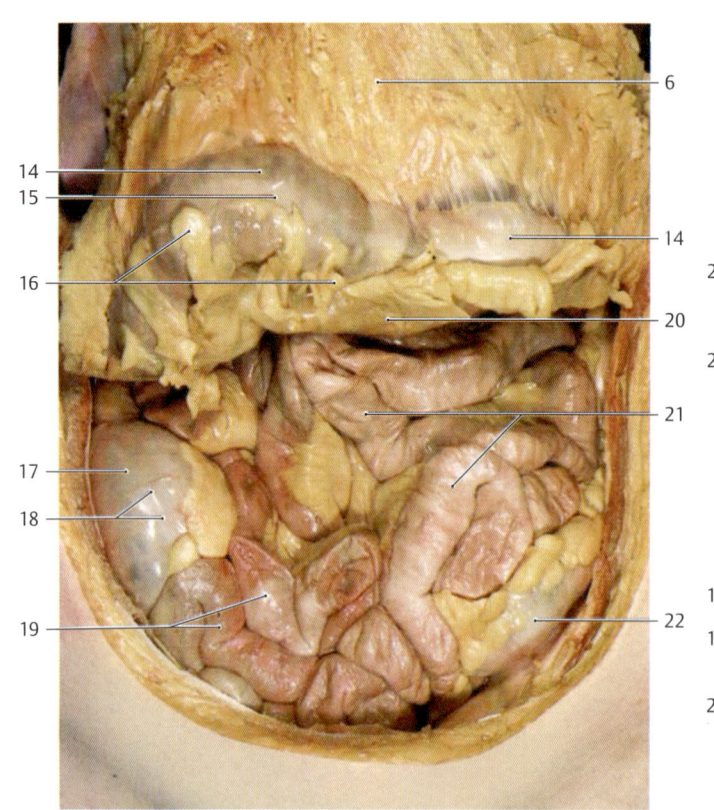

Fig. 6.41 Órgãos abdominais (aspecto anterior). O omento maior, que é fixado ao cólon transverso, foi elevado.

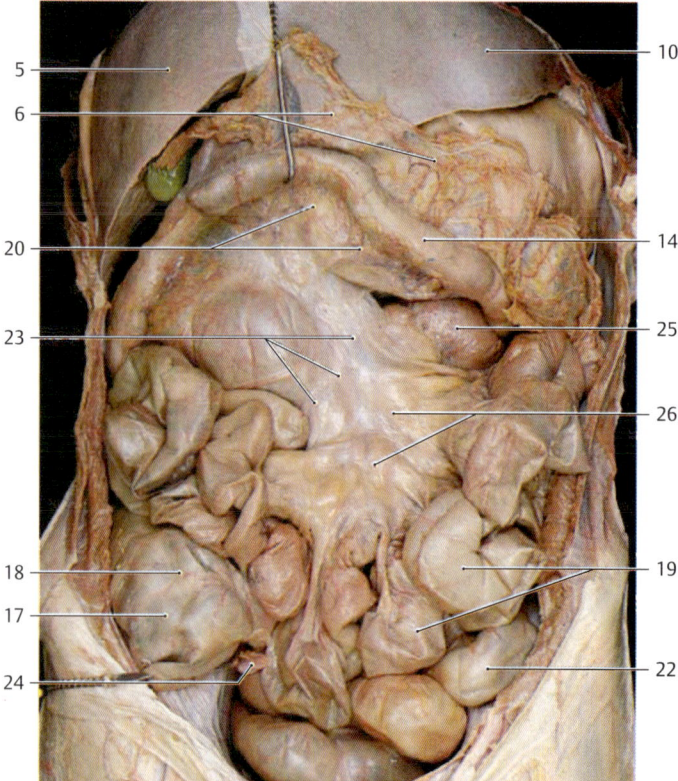

Fig. 6.42 Órgãos abdominais (aspecto anterior). O cólon transverso foi refletido.

Anatomia Regional: Cólon, Ceco e Apêndice Vermiforme | 6 Órgãos Abdominais

1 Diafragma
2 Margem costal
3 Cólon transverso
4 Cólon ascendente com haustra (saculação)
5 Tênia livre do ceco
6 Íleo
7 Ceco
8 Ligamento falciforme do fígado
9 Fígado
10 Estômago
11 Ligamento gastrocólico
12 Jejuno
13 Cólon sigmoide
14 Valva ileocecal
15 Óstio ileal
16 Frênulo de abertura ileal
17 Óstio do apêndice vermiforme (sonda na Figura 6.44)
18 Artéria ileocólica
19 Íleo terminal
20 Artéria apendicular
21 Apêndice vermiforme
22 Mesoapêndice
23 Mesentério

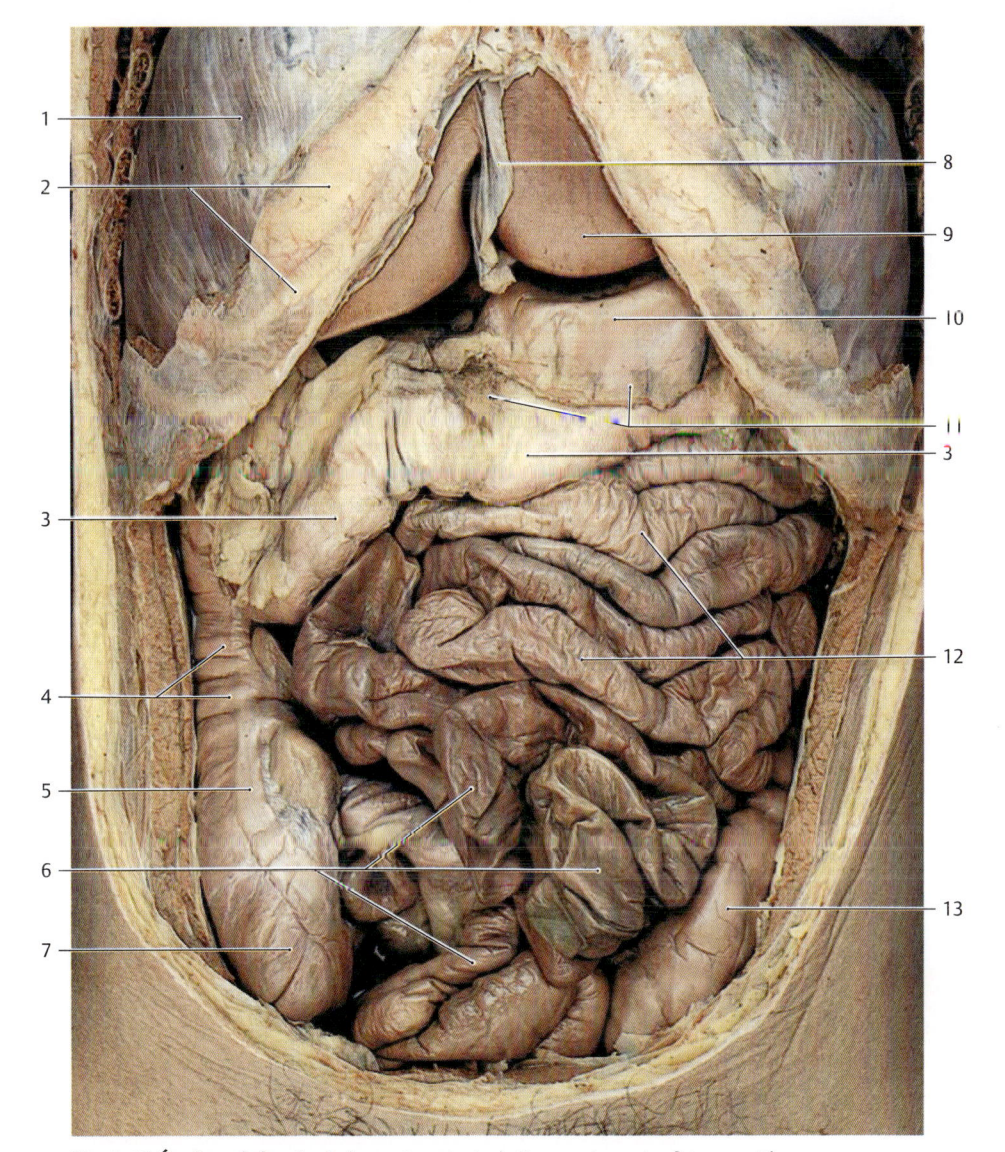

Fig. 6.43 Órgãos abdominais (aspecto anterior). O omento maior foi removido.

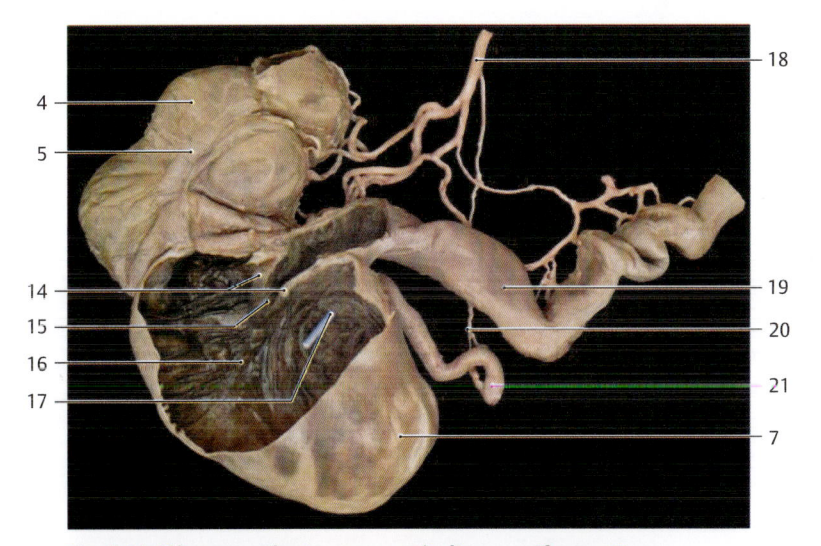

a = retrocecal
b = paracólica
c = retroileal
d = pré-ileal
e = subcecal

Fig. 6.44 Cólon ascendente, ceco e apêndice vermiforme. O ceco foi aberto. Observe a sonda na entrada do apêndice vermiforme.

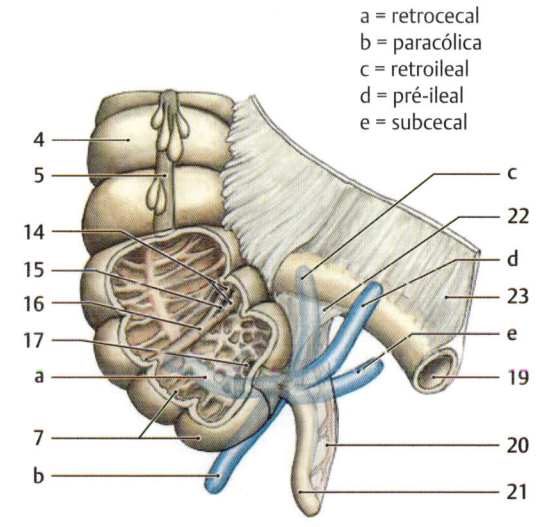

Fig. 6.45 Variações na posição do apêndice vermiforme. O ceco foi aberto para mostrar a abertura ileal.

285

6 Órgãos Abdominais | Anatomia Regional: Mesentério, Flexura Duodenojejunal e Valva Ileocecal

1. Pulmão
2. Diafragma
3. Ligamento falciforme do fígado
4. Jejuno
5. Prega ileocecal
6. Mesoapêndice
7. Apêndice vermiforme
8. Íleo terminal
9. Ceco
10. Saco pericárdico
11. Processo xifoide
12. Margem costal
13. Fígado
14. Estômago
15. Cólon transverso
16. Flexura duodenojejunal
17. Prega duodenal inferior
18. Mesentério
19. Posição do rim esquerdo
20. Cólon descendente
21. Posição da artéria ilíaca comum esquerda
22. Promontório sacral
23. Mesocólon sigmoide
24. Cólon sigmoide
25. Reto
26. Início do jejuno
27. Peritônio da parede abdominal posterior
28. Mesocólon transverso
29. Prega duodenal superior
30. Recesso duodenal superior
31. Recesso retroduodenal
32. Tênia livre do cólon ascendente
33. Valva ileocecal
34. Frênulo da valva ileocecal
35. Orifício do apêndice vermiforme (sonda)
36. Artéria ileocólica
37. Apêndice vermiforme com artéria apendicular
38. Cólon ascendente

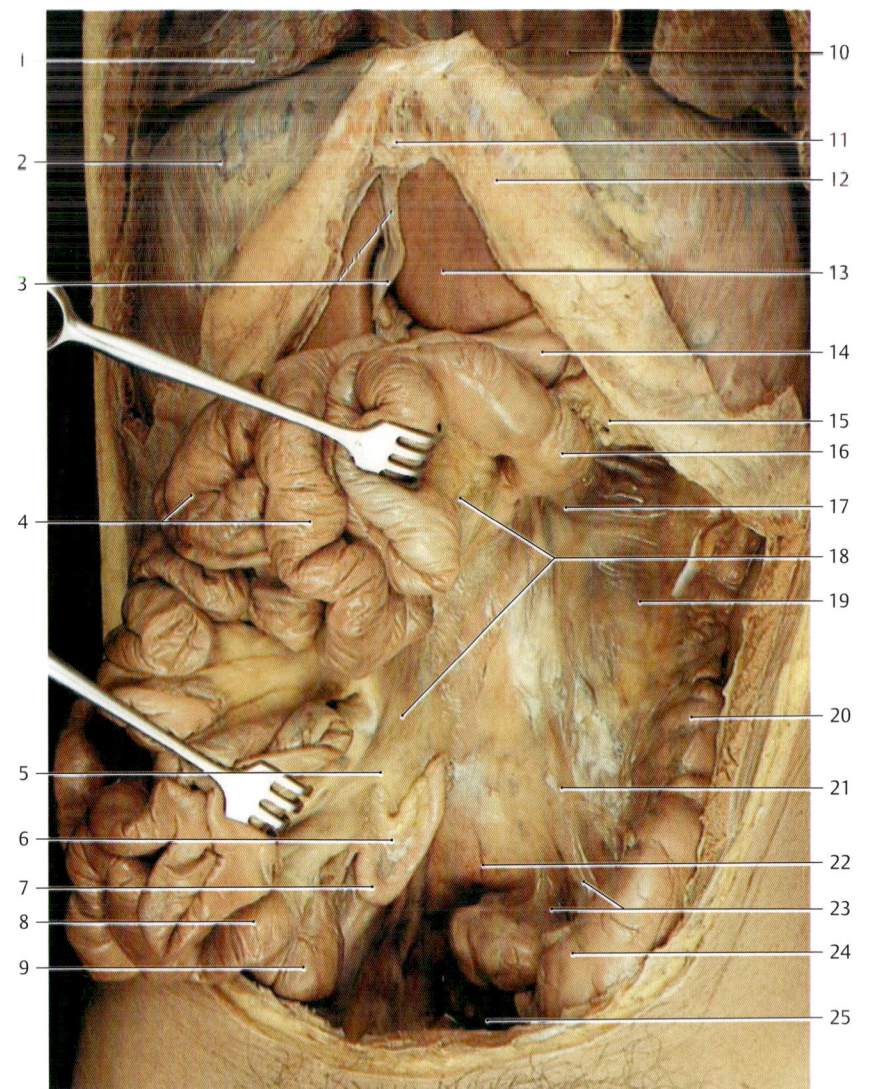

Fig. 6.46 **Órgãos abdominais com mesentérios** (aspecto anterior). O intestino delgado foi refletido lateralmente para demonstrar o mesentério.

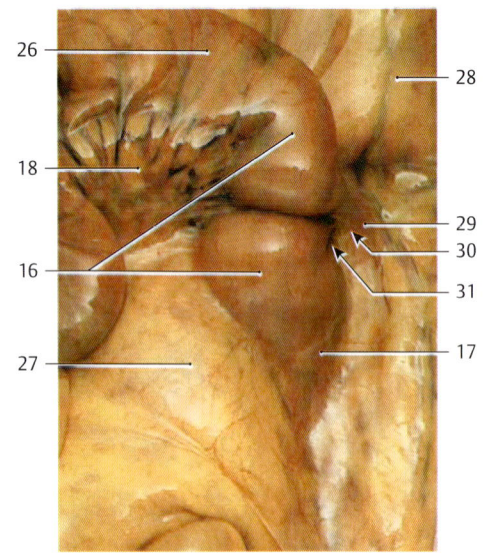

Fig. 6.47 **Flexura duodenojejunal** (detalhe).

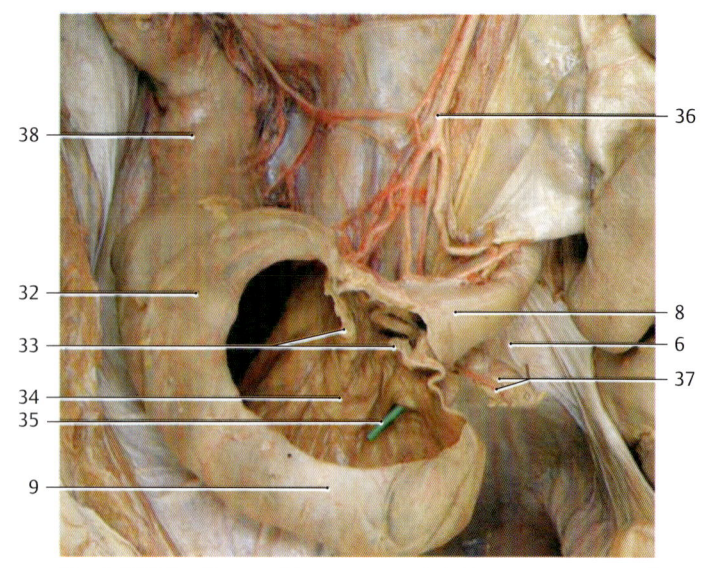

Fig. 6.48 **Valva ileocecal** (aspecto anterior). Ceco e parte terminal do íleo foram abertos.

Anatomia Regional: Órgãos Abdominais Superiores | 6 Órgãos Abdominais

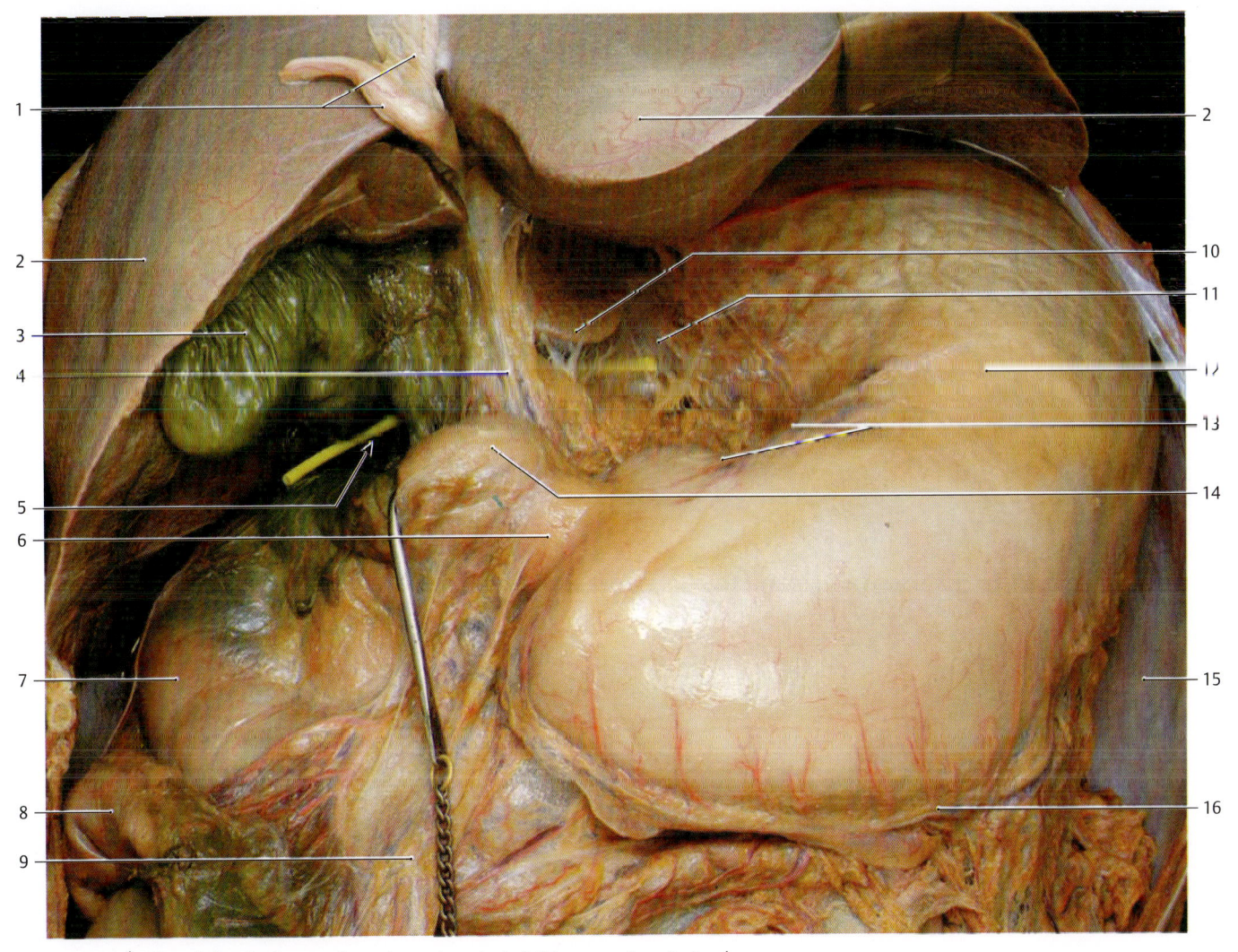

Fig. 6.49 Órgãos abdominais superiores (aspecto anterior). Tórax e parte anterior do diafragma foram removidos e o fígado elevado para exibir o **omento menor**. Uma sonda foi inserida no forame epiploico e bolsa omental.

1. Ligamento falciforme e ligamento redondo do fígado
2. Fígado
3. Vesícula biliar (fundo)
4. Ligamento hepatoduodenal
5. Forame epiploico (sonda)
6. Piloro
7. Parte descendente do duodeno
8. Flexura cólica direita
9. Ligamento gastrocólico
10. Lobo caudado do fígado (atrás do omento menor)
11. Omento menor
12. Estômago
13. Curvatura menor do estômago
14. Parte superior do duodeno
15. Diafragma
16. Curvatura maior do estômago com vasos gastro-omentais
17. Décima segunda vértebra torácica
18. Rim direito
19. Glândula suprarrenal direita
20. Veia cava inferior
21. Ligamento falciforme do fígado
22. Aorta abdominal
23. Baço
24. Ligamento esplenorrenal
25. Ligamento gastroesplênico
26. Pâncreas
27. Bolsa omental (*omental bursa*)

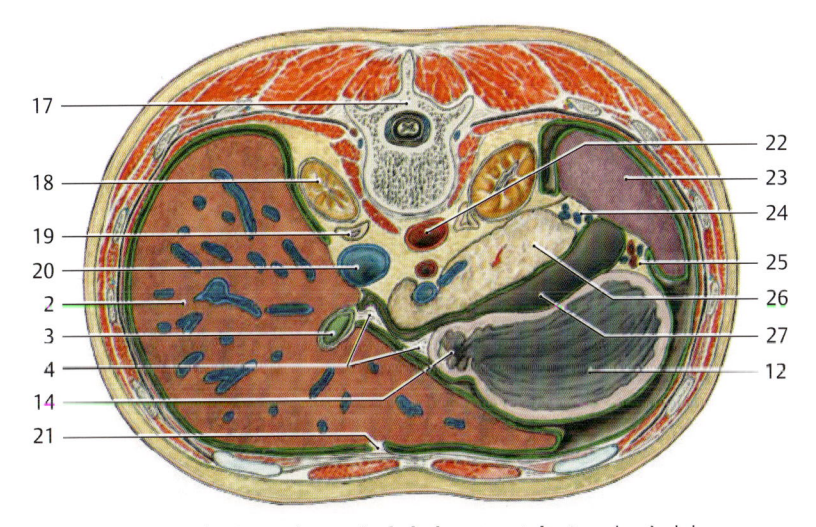

Fig. 6.50 Corte horizontal através da bolsa omental acima do nível do forame epiploico (aspecto superior).

6 Órgãos Abdominais | Anatomia Regional: Órgãos Abdominais Superiores

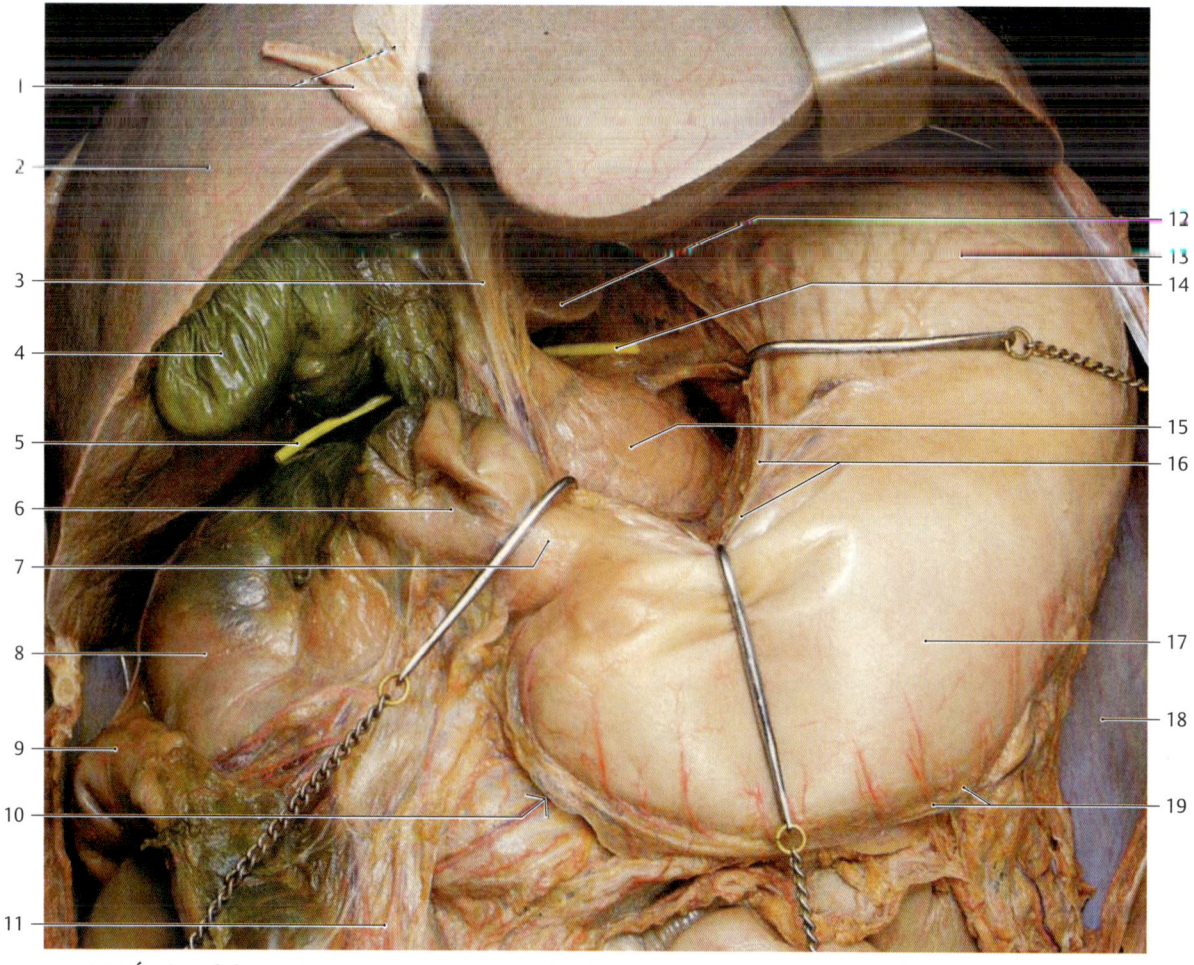

Fig. 6.51 **Órgãos abdominais superiores** (aspecto anterior). **Bolsa omental.** O omento menor foi parcialmente removido e o fígado e estômago foram ligeiramente refletidos.

1 Ligamento falciforme e ligamento redondo do fígado
2 Fígado
3 Ligamento hepatoduodenal
4 Vesícula biliar
5 Sonda dentro do forame epiploico
6 Parte superior do duodeno
7 Piloro
8 Parte descendente do duodeno
9 Flexura cólica direita
10 Ligamento gastrocólico
11 Omento maior
12 Lobo caudado do fígado
13 Fundo do estômago
14 Sonda no nível do vestíbulo da bolsa omental (através do forame epiploico)
15 Cabeça do pâncreas
16 Curvatura menor do estômago
17 Corpo do estômago
18 Diafragma
19 Curvatura maior com vasos gastro-omentais
20 Cabeça do pâncreas e prega gastropancreática
21 Baço
22 Cauda do pâncreas
23 Flexura cólica esquerda
24 Raiz do mesocólon transverso
25 Mesocólon transverso
26 Ligamento gastrocólico (borda de corte)
27 Cólon transverso
28 Umbigo
29 Intestino delgado
30 Omento menor
31 Bolsa omental
32 Duodeno
33 Mesentério
34 Cólon sigmoide

Anatomia Regional: Órgãos Abdominais Superiores | 6 Órgãos Abdominais

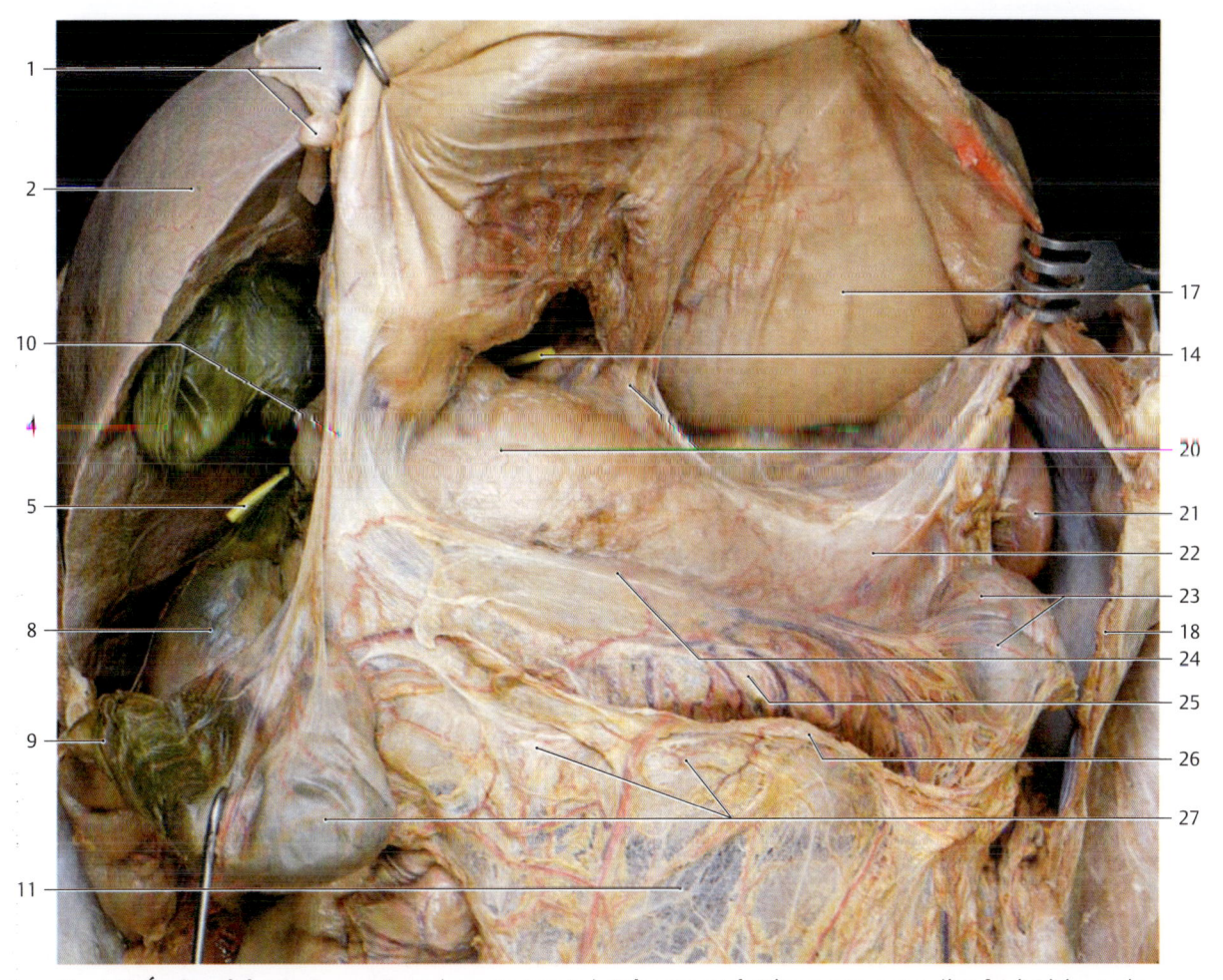

Fig. 6.52 Órgãos abdominais superiores (aspecto anterior). **Bolsa omental.** O ligamento gastrocólico foi dividido e todo o estômago elevado para exibir a parede posterior da bolsa omental.

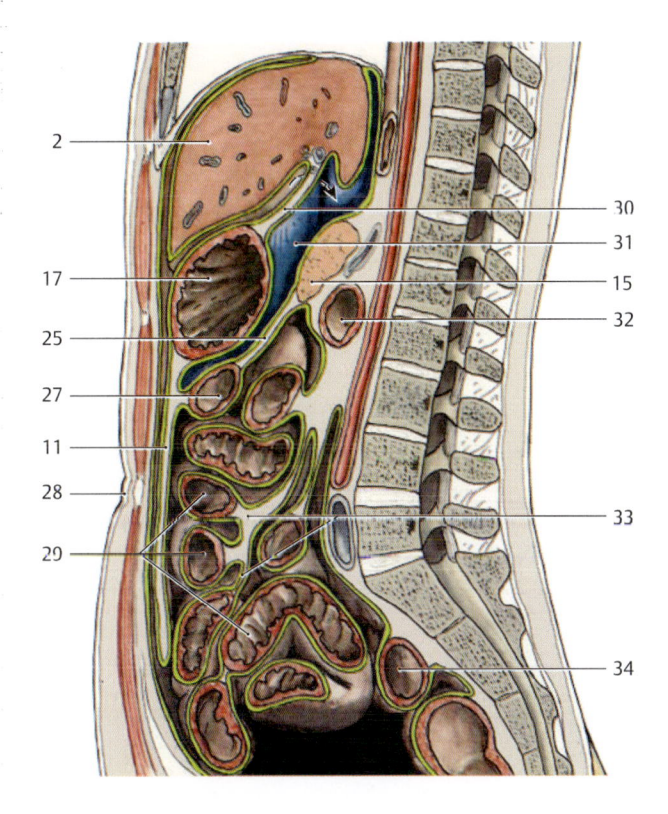

Fig. 6.53 Corte sagital mediano através da cavidade abdominal, demonstrando o local da bolsa omental. Azul = bolsa omental (*omental bursa*); verde = peritônio; seta = entrada para a bolsa omental (forame epiploico).

289

6 Órgãos Abdominais | Anatomia Regional: Órgãos Abdominais Superiores

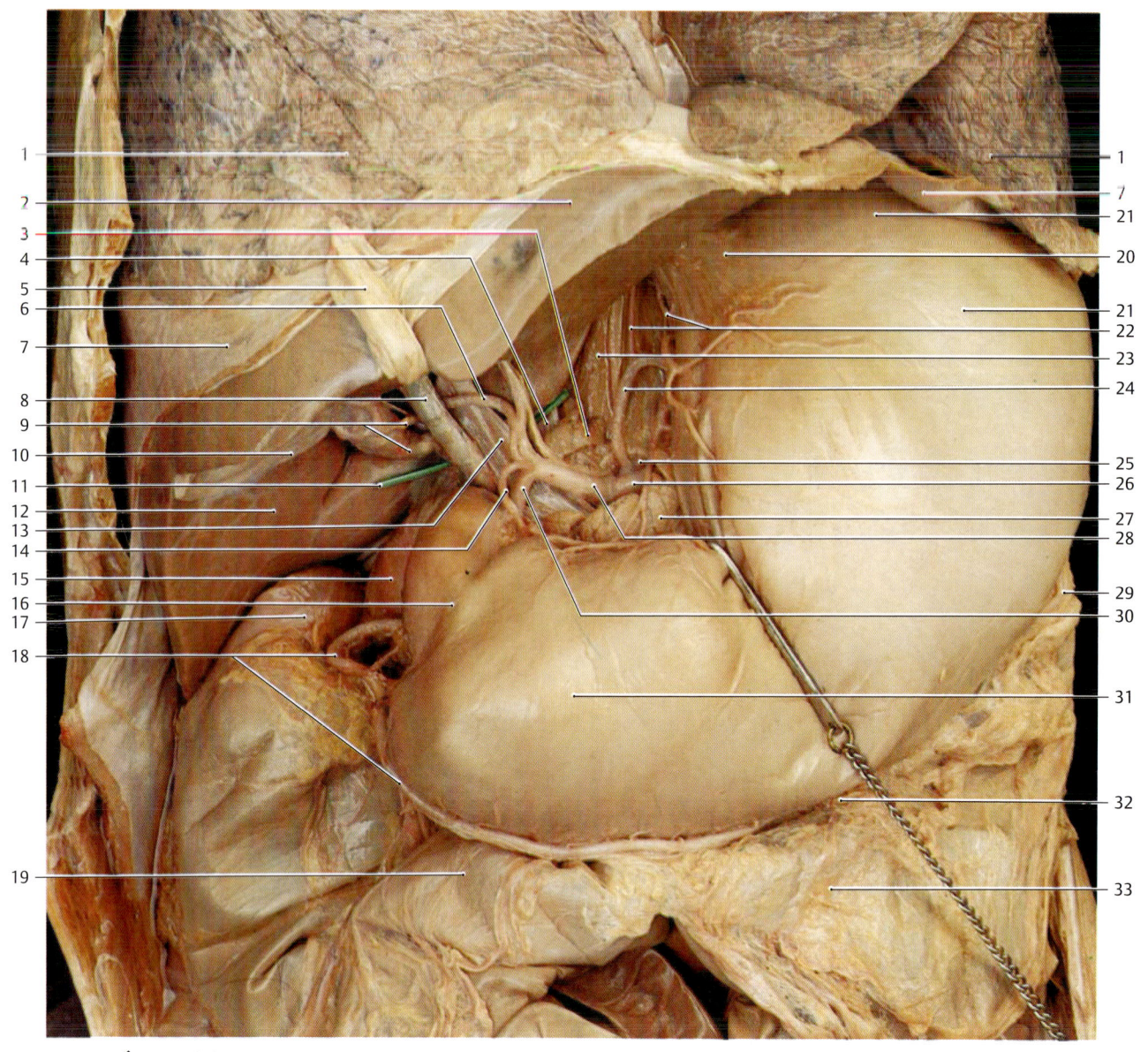

Fig. 6.54 **Órgãos abdominais superiores** (aspecto anterior). **Tronco celíaco.** O omento menor foi removido e a curvatura menor do estômago refletida para exibir os ramos do tronco celíaco. A sonda está situada dentro do forame epiploico.

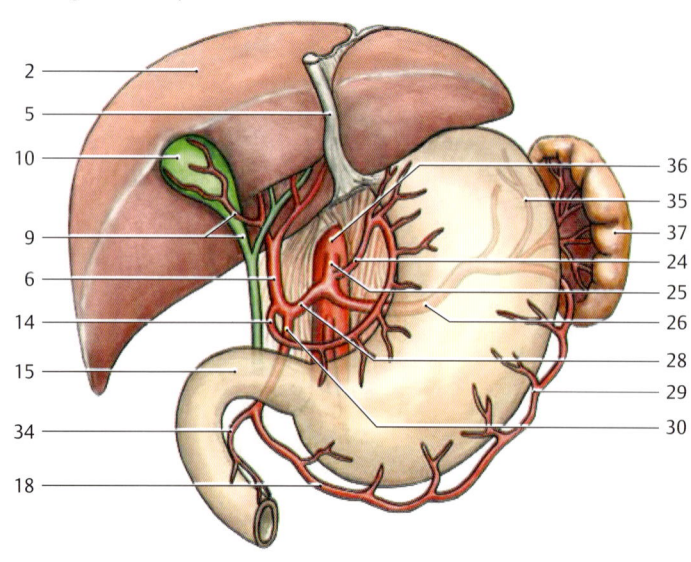

Fig. 6.55 Artérias dos órgãos abdominais superiores e ramos do tronco celíaco.

290

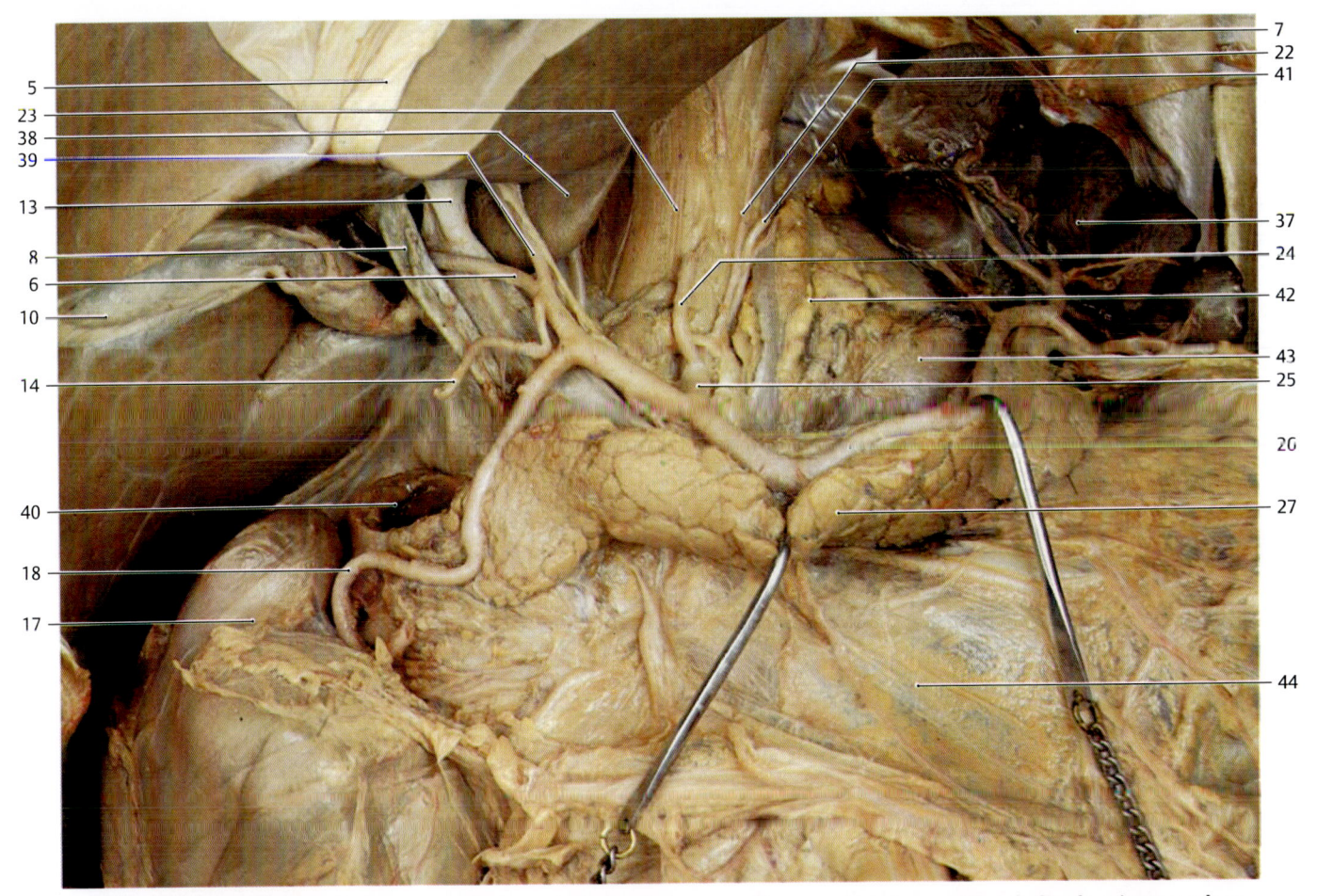

Fig. 6.56 Órgãos abdominais superiores (aspecto anterior). **Ramos do tronco celíaco; suprimento sanguíneo do fígado, pâncreas e baço.** O estômago, parte superior do duodeno e o gânglio celíaco foram removidos para revelar o aspecto anterior da parede posterior da bolsa omental e os vasos e ductos do ligamento hepatoduodenal. O pâncreas foi ligeiramente refletido anteriormente.

1 Pulmão	17 Flexura cólica direita	30 Artéria gastroduodenal
2 Fígado (superfície visceral)	18 Artéria gastro-omental direita (gastroepiploica)	31 Parte pilórica do estômago
3 Linfonodo	19 Cólon transverso	32 Curvatura maior do estômago
4 Veia cava inferior	20 Parte abdominal do esôfago (parte cárdica do estômago)	33 Ligamento gastrocólico
5 Ligamento redondo (refletido)	21 Fundo do estômago	34 Artéria supraduodenal
6 Ramo direito da artéria hepática propriamente dita	22 Ramos esofágicos da artéria gástrica esquerda	35 Artérias gástricas curtas
7 Diafragma	23 Parte lombar do diafragma	36 Aorta
8 Ducto hepático comum (dilatado)	24 Artéria gástrica esquerda	37 Baço
9 Ducto e artéria cística	25 Tronco celíaco	38 Lobo caudado do fígado
10 Vesícula biliar	26 Artéria esplênica	39 Ramo esquerdo da artéria hepática propriamente dita
11 Sonda dentro do forame epiploico	27 Pâncreas	40 Parte descendente do duodeno (corte)
12 Lobo direito do fígado	28 Artéria hepática comum	41 Artéria frênica inferior esquerda
13 Veia porta	29 Artéria gastro-omental (gastroepiploica) esquerda	42 Glândula suprarrenal
14 Artéria gástrica direita		43 Rim
15 Duodeno		44 Mesocólon transverso
16 Piloro		

6 Órgãos Abdominais | Anatomia Regional: Órgãos Abdominais Superiores

1. Estômago (parte pilórica) e piloro
2. Artéria gastro-omental direita (gastroepiploica)
3. Fundo da vesícula biliar
4. Fígado (lobo direito)
5. Cabeça do pâncreas
6. Artéria e veia mesentérica superior
7. Duodeno
8. Artéria cólica média
9. Cólon transverso
10. Curvatura maior do estômago (remanescentes do ligamento gastrocólico)
11. Corpo do estômago
12. Corpo do pâncreas
13. Artéria gastro-omental esquerda (gastroepiploica)
14. Artéria esplênica
15. Baço
16. Cauda do pâncreas
17. Flexura cólica esquerda
18. Jejuno
19. Artéria cística
20. Artéria hepática propriamente dita
21. Tronco celíaco
22. Artéria gástrica direita
23. Artéria hepática comum
24. Artéria gastroduodenal
25. Artéria mesentérica superior
26. Artéria pancreaticoduodenal posterior superior
27. Artéria pancreaticoduodenal anterior superior
28. Artérias gástricas curtas
29. Artéria gástrica esquerda
30. Ramo pancreático posterior da artéria esplênica
31. Artéria pancreaticoduodenal inferior
32. Artérias jejunais

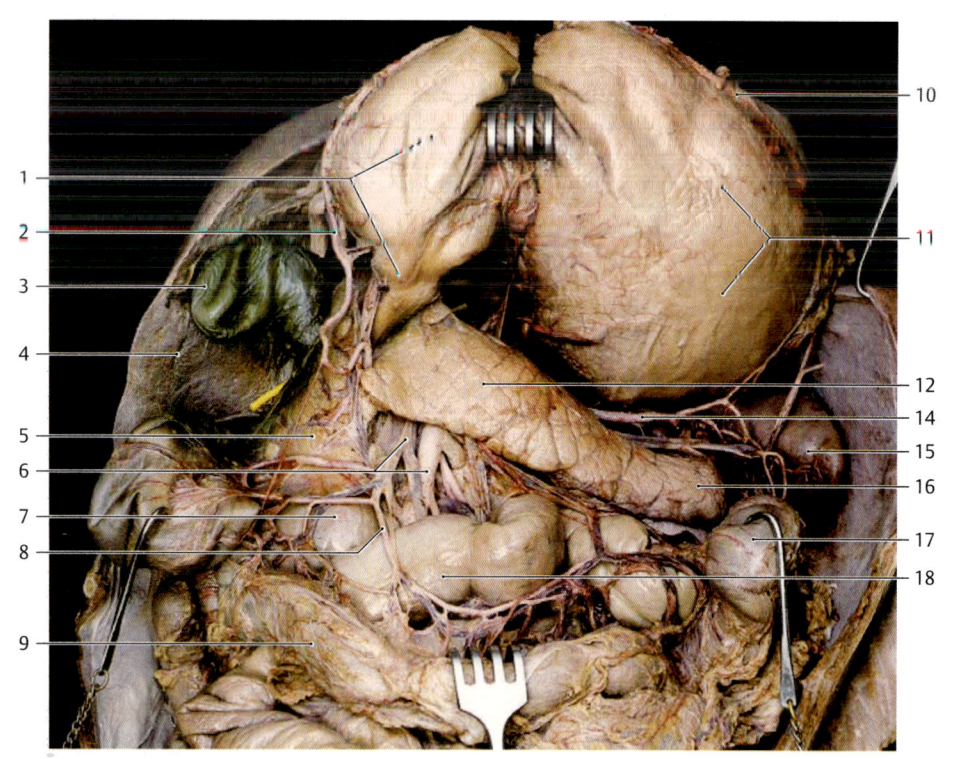

Fig. 6.57 Parede abdominal posterior com pâncreas e ductos biliares extra-hepáticos *in situ* (aspecto anterior). O ligamento gastrocólico foi dividido e o cólon transverso e o estômago recolocados para exibir o pâncreas e os vasos mesentéricos superiores.

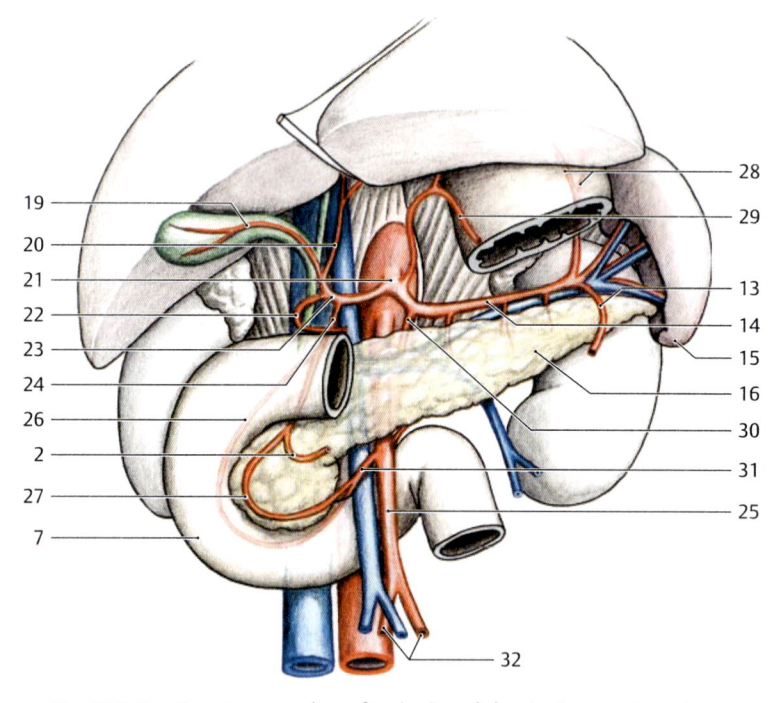

Fig. 6.58 Suprimento sanguíneo dos órgãos abdominais superiores (ver Figura 6.59 correspondente na página a seguir). Observe a ramificação do tronco celíaco.

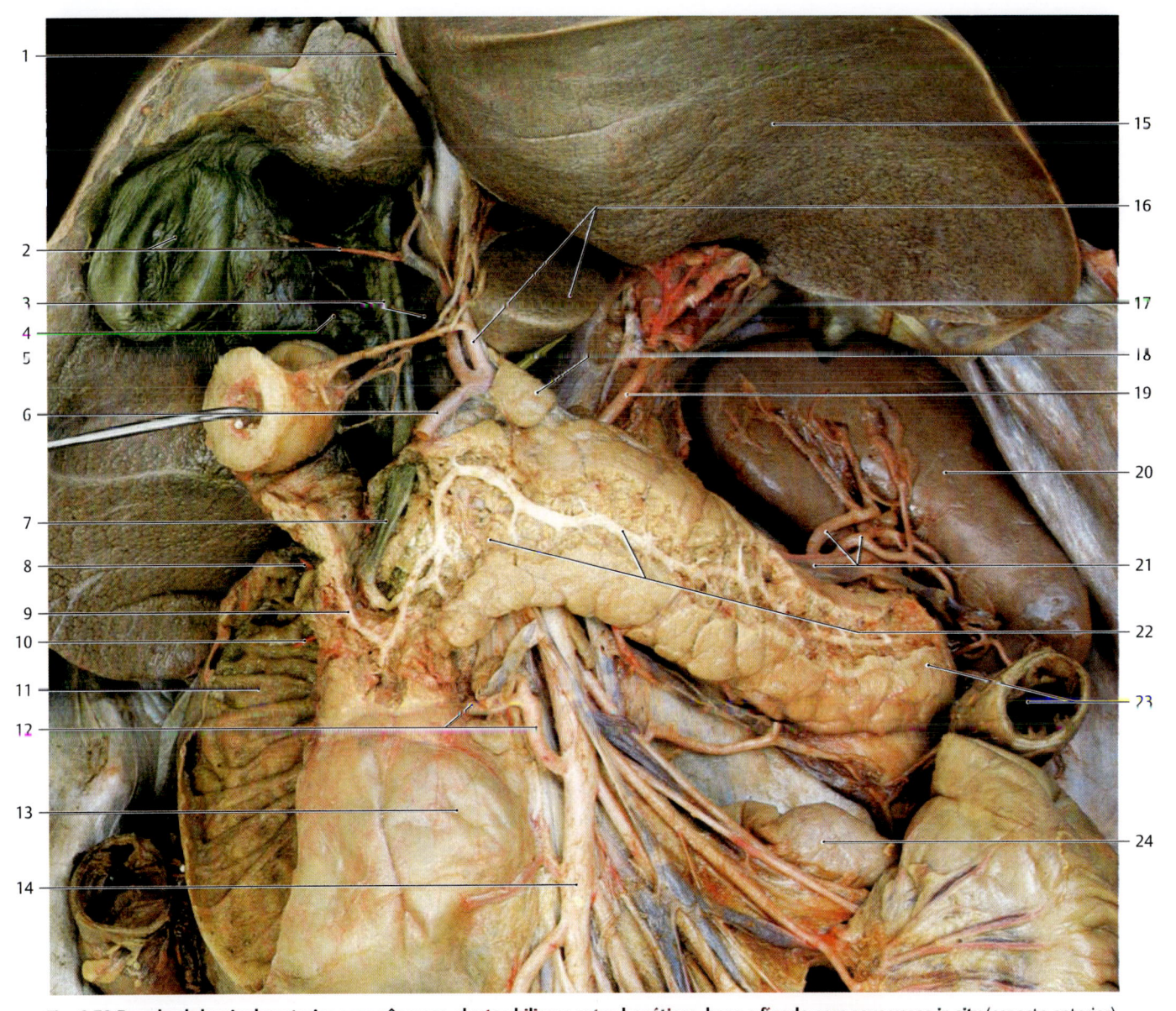

Fig. 6.59 Parede abdominal posterior com pâncreas, ductos biliares extra-hepáticos, baço e fígado com seus vasos *in situ* (aspecto anterior). O estômago foi removido, o fígado elevado e a parte descendente do duodeno fenestrada para exibir as aberturas dos ductos pancreáticos. Os ductos pancreáticos foram dissecados. Observe a localização da artéria e veia mesentérica superior entre o duodeno e o pâncreas.

1 Ligamento redondo do fígado
2 Vesícula biliar e artéria cística
3 Ducto hepático comum e veia porta
4 Ducto cístico
5 Artéria gástrica direita (piloro com parte superior do duodeno, cortado e refletido)
6 Artéria gastroduodenal
7 Ducto biliar comum
8 Sonda dentro da papila duodenal menor
9 Ducto pancreático acessório
10 Sonda dentro da papila duodenal maior
11 Parte descendente do duodeno (aberta)
12 Artéria cólica média e artéria pancreaticoduodenal inferior
13 Parte horizontal do duodeno (distendida)
14 Artéria mesentérica superior
15 Fígado (lobo esquerdo)
16 Lobo caudado do fígado e artéria hepática propriamente dita
17 Parte abdominal do esôfago (corte)
18 Sonda em forame epiploico e linfonodo
19 Artéria gástrica esquerda
20 Baço
21 Veia esplênica e ramos da artéria esplênica
22 Ducto pancreático principal e cabeça do pâncreas
23 Flexura cólica esquerda e cauda do pâncreas
24 Flexura duodenojejunal

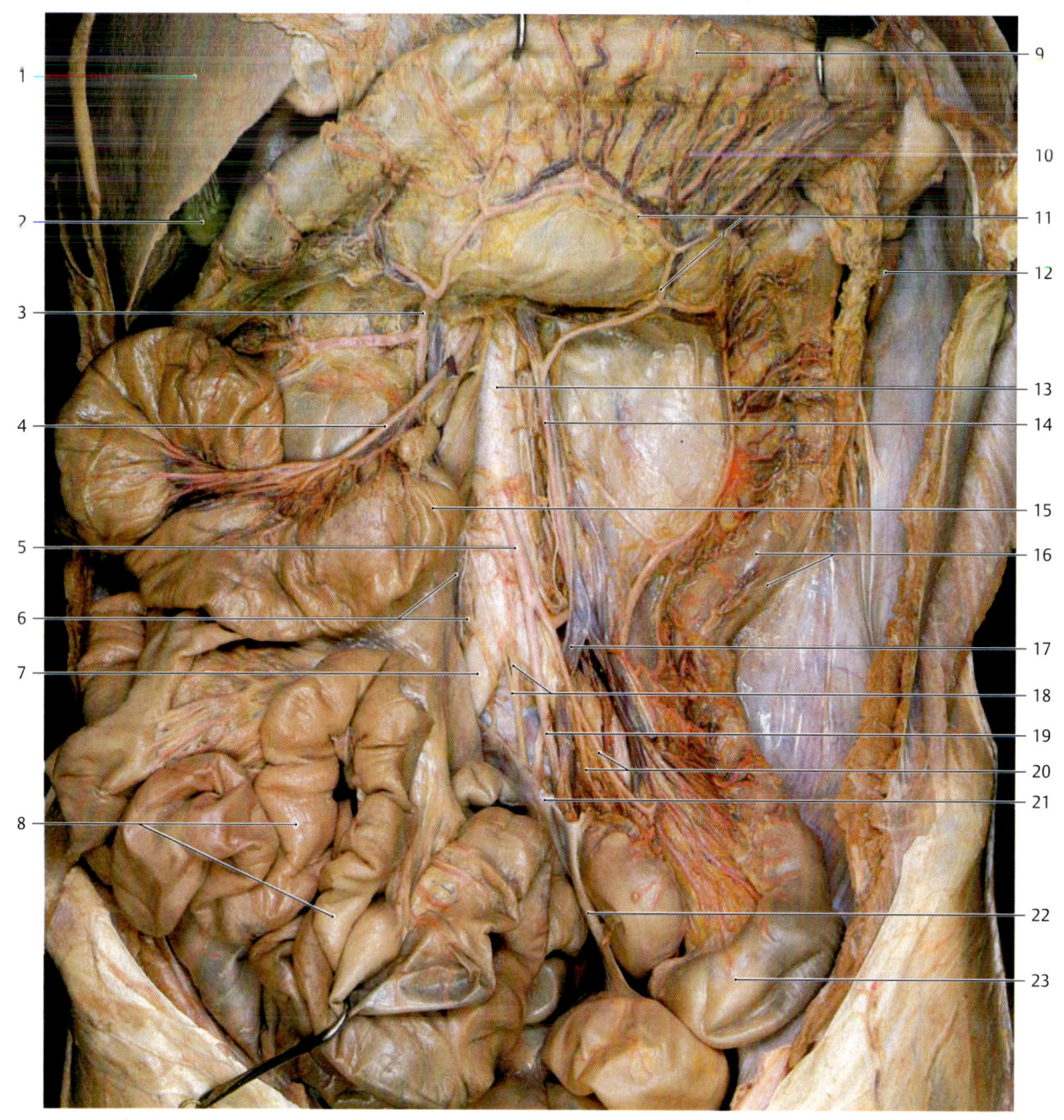

Fig. 6.60 Órgãos abdominais inferiores (aspecto anterior). **Artéria mesentérica inferior e plexo autônomo.** O cólon transverso com o mesocólon foi elevado e o intestino delgado refletido.

1. Fígado
2. Vesícula biliar
3. Artéria cólica média
4. Artéria jejunal
5. Artéria mesentérica inferior
6. Nervos e gânglios simpáticos
7. Artéria ilíaca comum direita
8. Intestino delgado (íleo)
9. Cólon transverso (refletido)
10. Mesocólon transverso
11. Anastomose entre a artéria cólica média e artéria cólica esquerda
12. Baço
13. Aorta abdominal
14. Artéria cólica esquerda
15. Flexura duodenojejunal
16. Cólon descendente (tênia livre do cólon)
17. Veia mesentérica inferior
18. Plexo hipogástrico superior
19. Artéria retal superior
20. Artérias sigmóideas
21. Peritônio (borda de corte)
22. Mesocólon sigmoide
23. Cólon sigmoide

Anatomia Regional: Órgãos Abdominais Inferiores | 6 Órgãos Abdominais

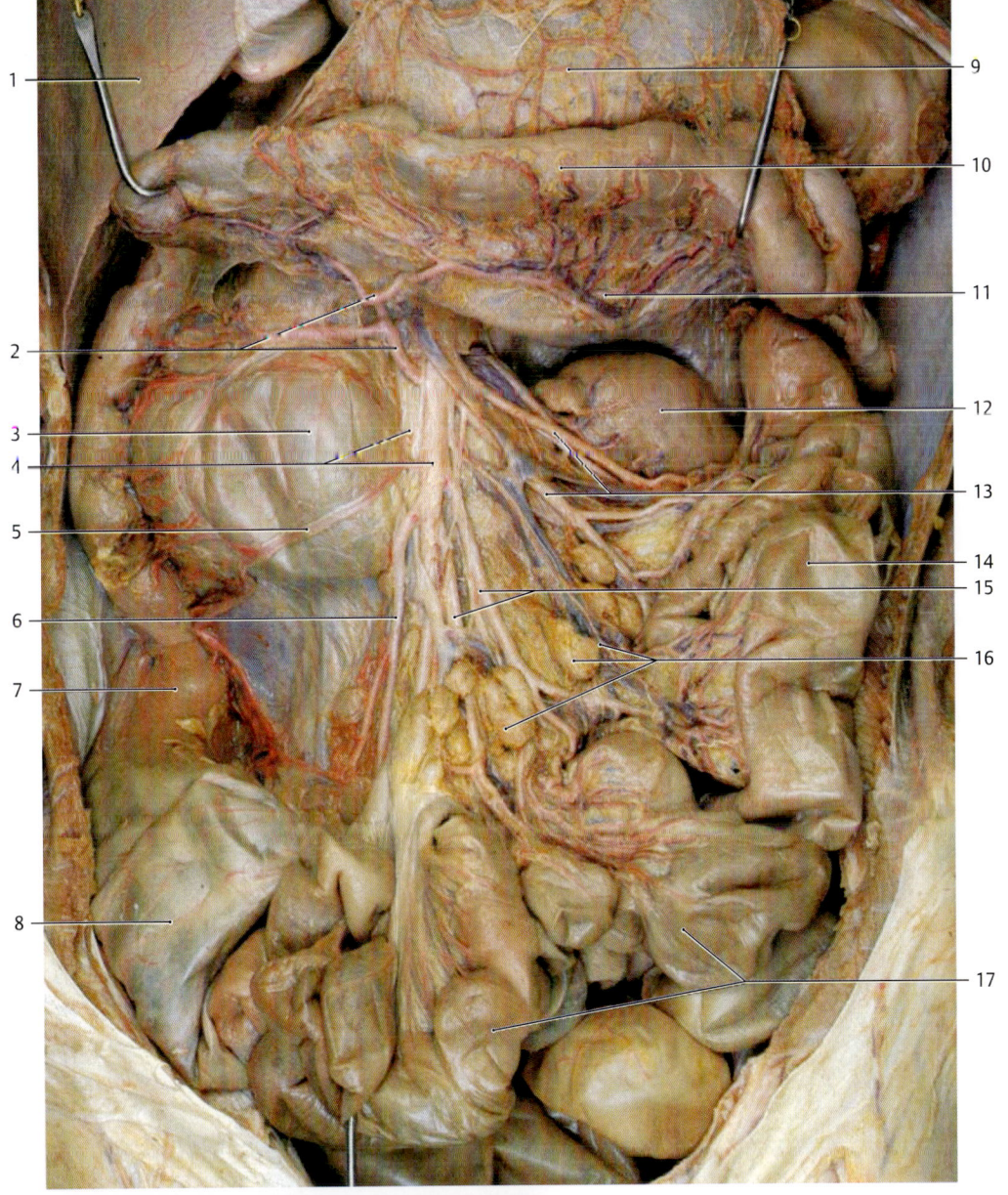

Fig. 6.61 Órgãos abdominais inferiores (aspecto anterior). **Artéria mesentérica superior e linfonodos mesentéricos.** O cólon transverso foi refletido.

1. Fígado
2. Artéria cólica média
3. Parte horizontal do duodeno (estendida)
4. Artéria e veia mesentérica superior
5. Artéria cólica direita
6. Artéria ileocólica
7. Cólon ascendente
8. Ceco
9. Omento maior (refletido)
10. Cólon transverso
11. Mesocólon transverso
12. Flexura duodenojejunal
13. Artérias jejunais
14. Jejuno
15. Artérias ileais
16. Linfonodos mesentéricos e vasos linfáticos
17. Íleo
18. Estômago
19. Cabeça do pâncreas
20. Veia porta
21. Cólon descendente

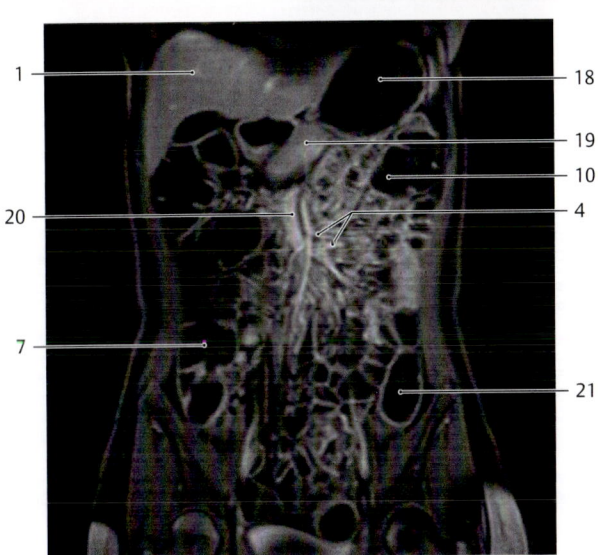

Fig. 6.62 Corte frontal através da cavidade abdominal no nível da raiz do mesentério (IRM, técnica de *Sellink*). (Cortesia de Prof. Uder, Institute of Radiology, University Hospital Erlangen, Alemanha).

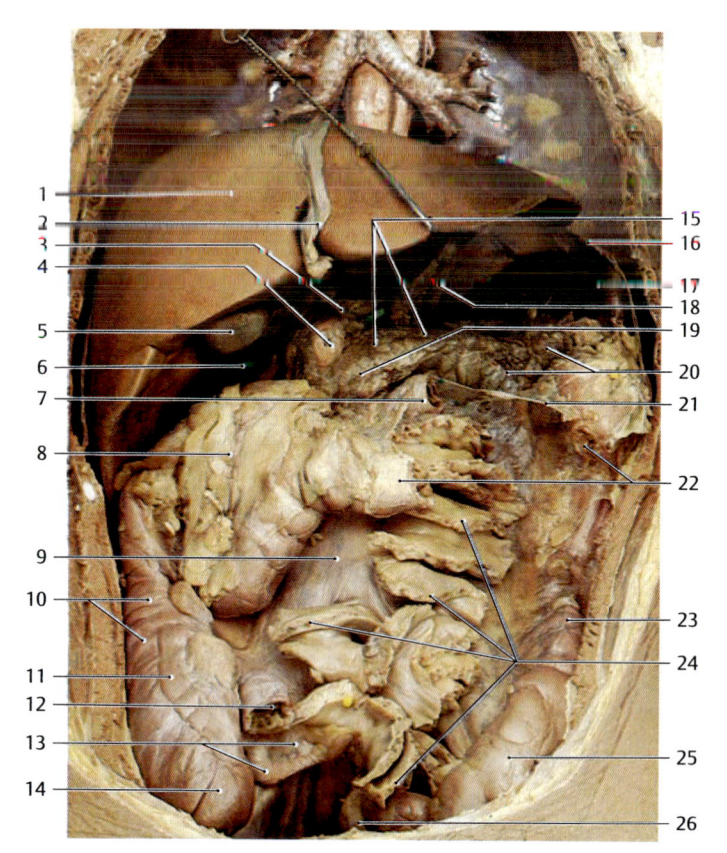

6 Órgãos Abdominais | Raiz do Mesentério e Recessos Peritoneais

1 Fígado
2 Ligamento falciforme
3 Ligamento hepatoduodenal
4 Piloro (dividido)
5 Vesícula biliar
6 Sonda dentro do forame epiploico
7 Flexura duodenojejunal (dividida)
8 Omento maior
9 Raiz do mesentério
10 Cólon ascendente
11 Tênia livre do colo
12 Extremidade do íleo (dividida)
13 Apêndice vermiforme com mesoapêndice
14 Ceco
15 Pâncreas e sítio da bolsa omental
16 Diafragma
17 Baço
18 Cárdia (parte do estômago, dividida)
19 Cabeça do pâncreas
20 Corpo e cauda do pâncreas
21 Mesocólon transverso
22 Cólon transverso (dividido)
23 Cólon descendente
24 Borda de corte do mesentério
25 Cólon sigmoide
26 Reto
27 Fixação da área nua do fígado
28 Veia cava inferior
29 Rim
30 Fixação da flexura cólica direita
31 Raiz do mesocólon transverso
32 Junção entre as partes descendente e horizontal do duodeno
33 Superfície nua para o cólon ascendente
34 Recesso ileocecal
35 Recesso retrocecal
36 Raiz do mesoapêndice
37 Recesso superior ⎫
38 Istmo (abertura) ⎬ Da bolsa omental
39 Recesso esplênico ⎭ (omental bursa)
40 Recesso duodenal superior
41 Recesso duodenal inferior
42 Superfície nua para o cólon descendente
43 Recessos paracólicos
44 Raiz do mesentério
45 Raiz do mesosigmoide
46 Recesso intersigmoide
47 Veias hepáticas
48 Flexura duodenojejunal
49 Fixação da flexura cólica esquerda
50 Esôfago

Fig. 6.63 Cavidade abdominal após a remoção do estômago, jejuno, íleo e parte do cólon transverso. O fígado foi ligeiramente elevado.

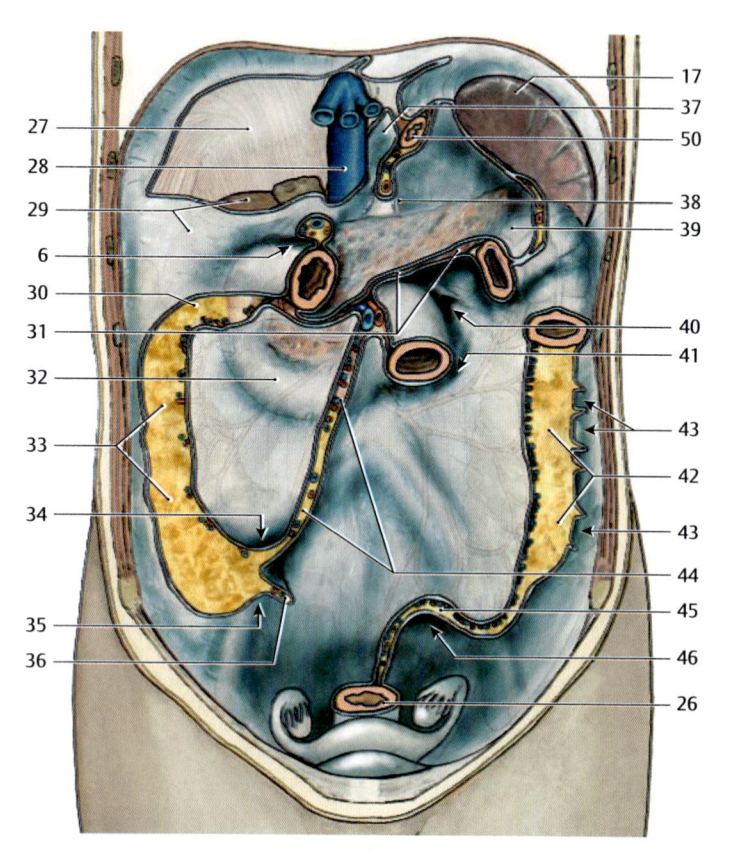

Fig. 6.64 Reflexões peritoneais dos órgãos e a posição da raiz do mesentério, e recessos peritoneais na parede posterior do abdome.
Setas = posição dos recessos peritoneais.

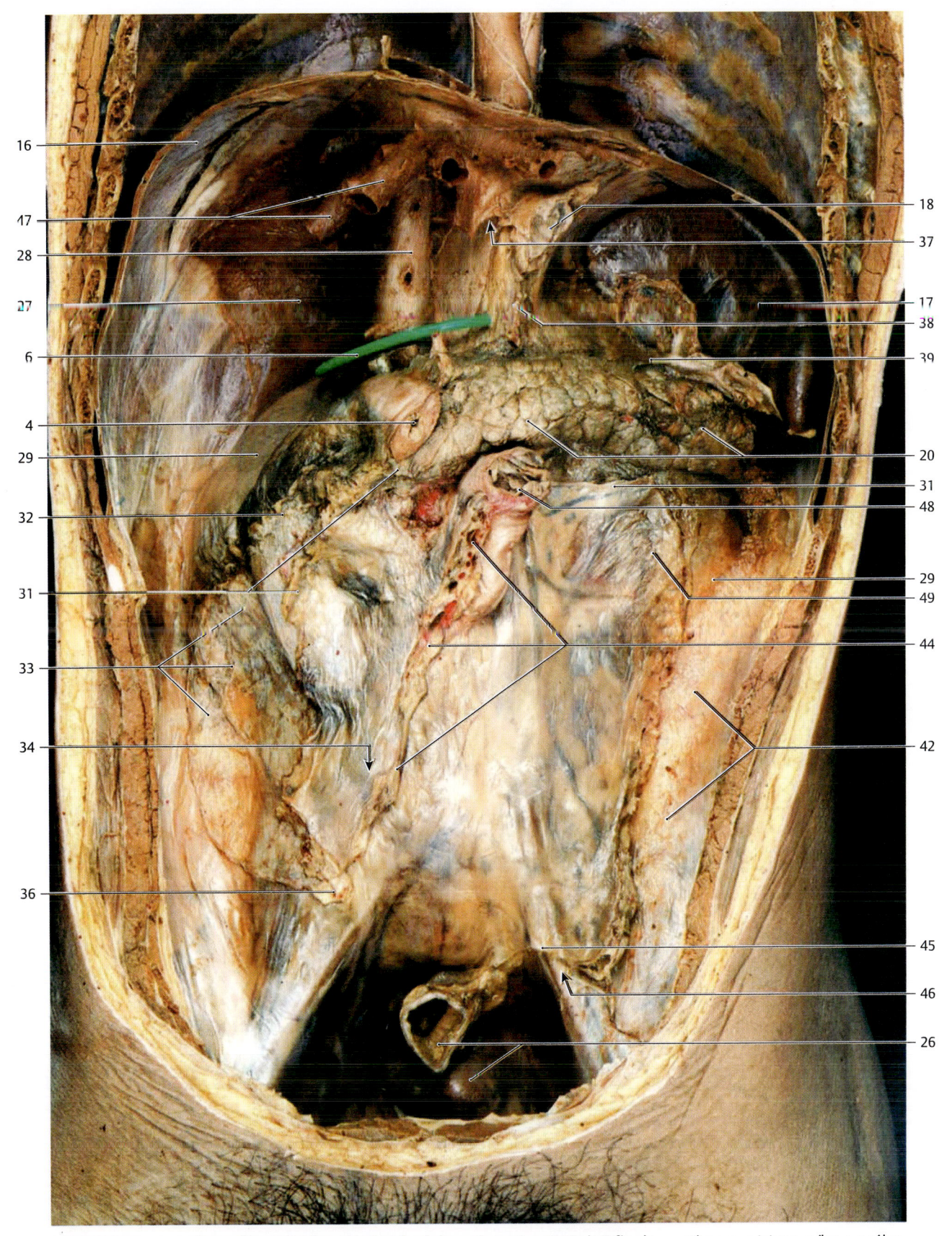

Fig. 6.65 **Recessos peritoneais na parede posterior do abdome** (aspecto anterior). O fígado, o estômago, o jejuno, o íleo e o cólon foram removidos. O duodeno, o pâncreas e o baço foram deixados no local. Setas = posição dos recessos peritoneais.

6 Órgãos Abdominais | Cortes através da Cavidade Abdominal

Fig. 6.66 Corte horizontal através da cavidade abdominal. Corte 1 (vista inferior).

1. Músculo reto do abdome
2. Ligamento falciforme
3. Fígado (lobo direito)
4. Veia cava inferior
5. Diafragma
6. Disco intervertebral
7. Fígado (lobo esquerdo)
8. Costela
9. Fígado (lobo caudado)
10. Aorta abdominal (descendente)
11. Estômago
12. Baço
13. Medula espinal
14. Músculo eretor da espinha
15. Músculo reto do abdome
16. Músculo oblíquo abdominal externo
17. Cólon transverso
18. Cabeça do pâncreas
19. Papila duodenal maior
20. Duodeno
21. Glândula suprarrenal e ureter
22. Rim
23. Corpo da vértebra
24. Ligamento redondo do fígado
25. Intestino delgado
26. Artéria e veia mesentérica superior
27. Músculo psoas maior
28. Cólon descendente
29. Músculo quadrado lombar
30. Cauda equina
31. Valva ileocecal

Fig. 6.67 Corte horizontal através da cavidade abdominal em nível da papila duodenal maior. Corte 2 (vista inferior).

32. Ceco
33. Artéria e veia ilíaca comum
34. Músculo glúteo médio
35. Canal vertebral e dura-máter
36. Músculo ilíaco
37. Íleo
38. Veia renal direita
39. Artérias ilíacas comuns
40. Processo espinhoso
41. Músculo oblíquo abdominal interno
42. Músculo transverso do abdome

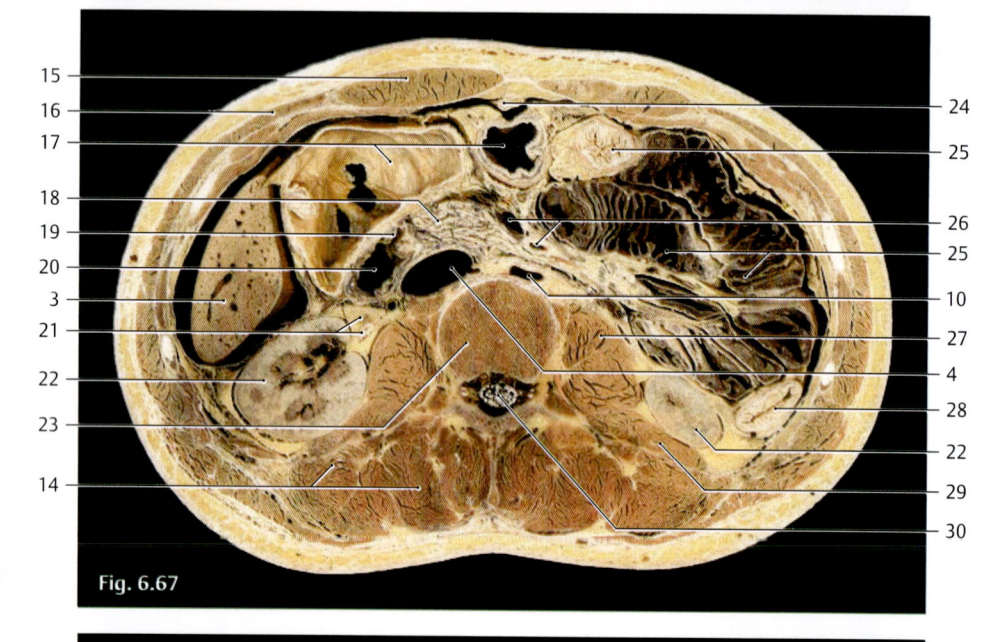

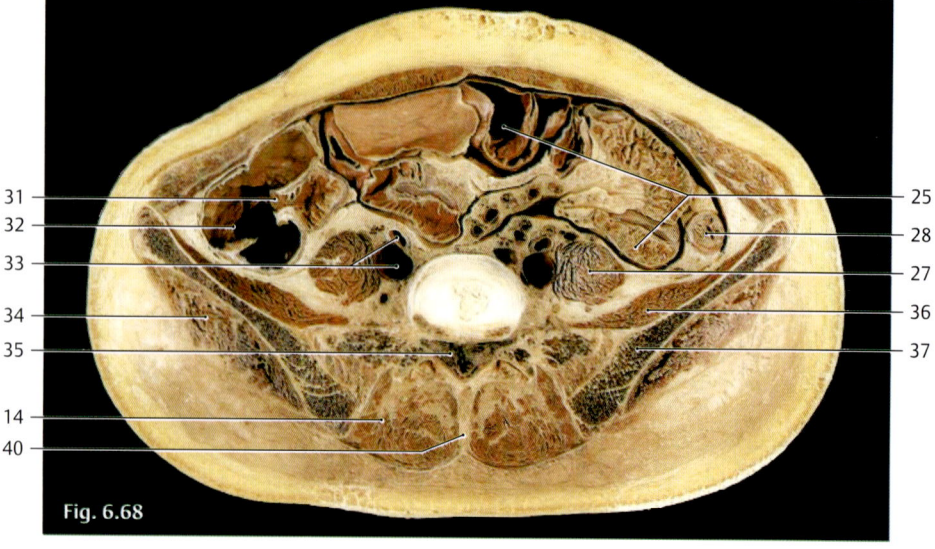

Fig. 6.68 Corte horizontal através da cavidade abdominal. Corte 3 (vista inferior).

Cortes através da Cavidade Abdominal | 6 Órgãos Abdominais

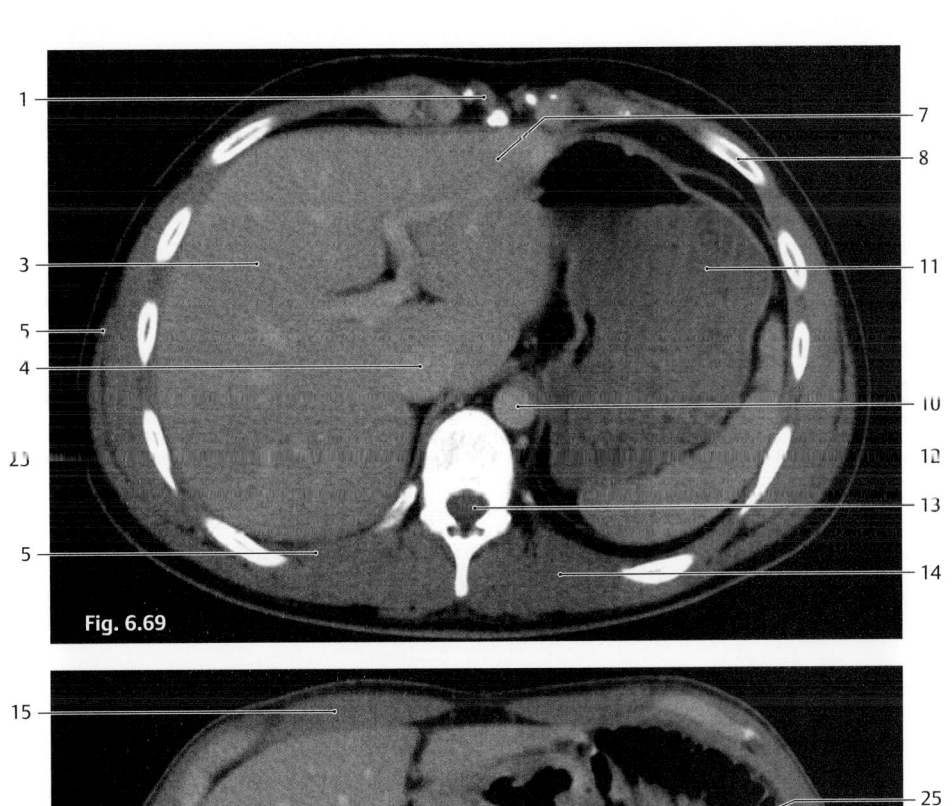

Fig. 6.69 **Corte horizontal através da cavidade abdominal** no nível do corte 1 (exame de TC). (Cortesia de Prof. Uder, Institute of Radiology, University Hospital Erlangen, Alemanha).

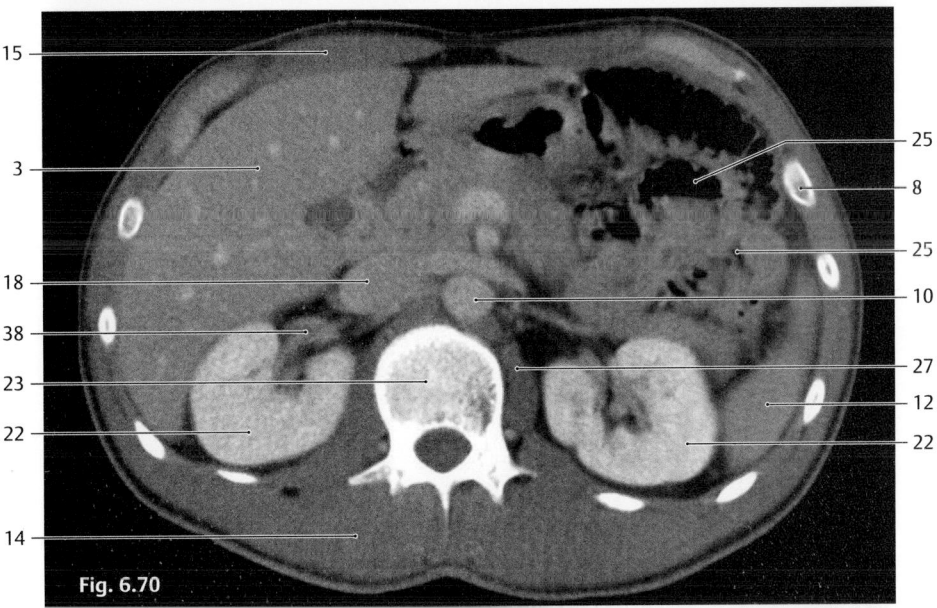

Fig. 6.72 **Corte horizontal através da cavidade abdominal.** Os níveis dos cortes são indicados.

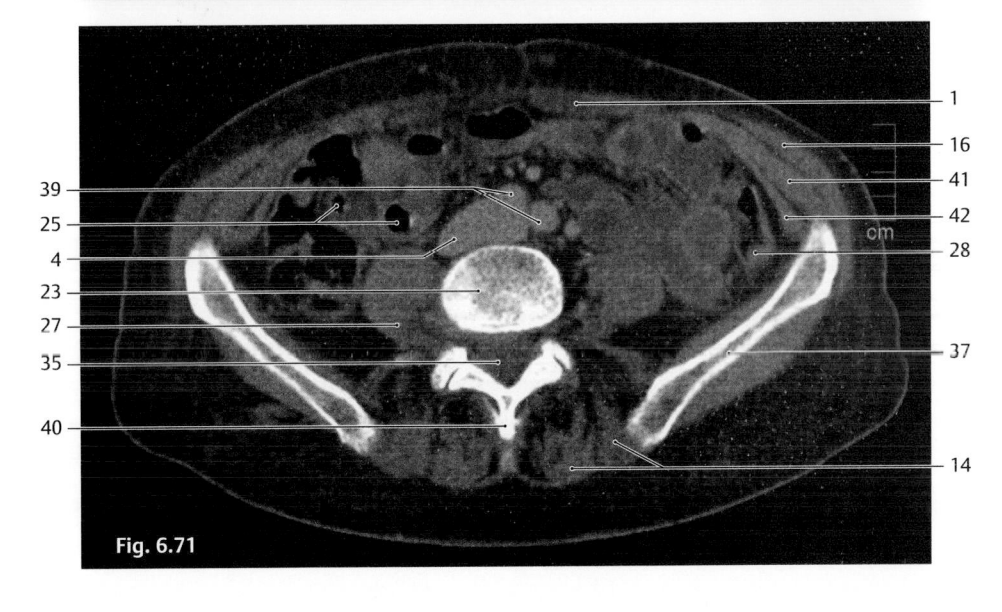

Fig. 6.70 **Corte horizontal através da cavidade abdominal** no nível do corte 2 (exame de TC). (Cortesia de Prof. Uder, Institute of Radiology, University Hospital Erlangen, Alemanha).

Fig. 6.71 **Corte horizontal através da cavidade abdominal** no nível do corte 3 (exame de TC). (Cortesia de Prof. Uder, Institute of Radiology, University Hospital Erlangen, Alemanha).

299

6 Órgãos Abdominais | Cortes através da Cavidade Abdominal

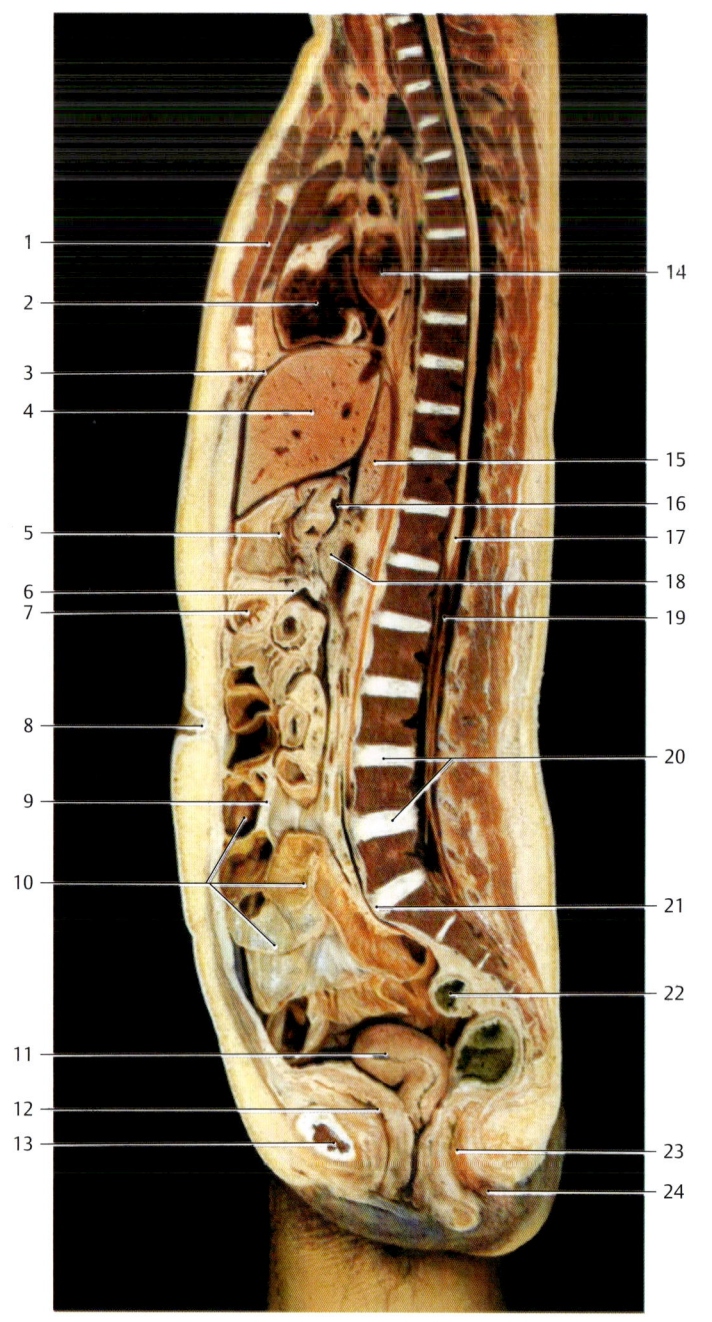

Fig. 6.73 **Corte sagital mediano através do tronco feminino.**

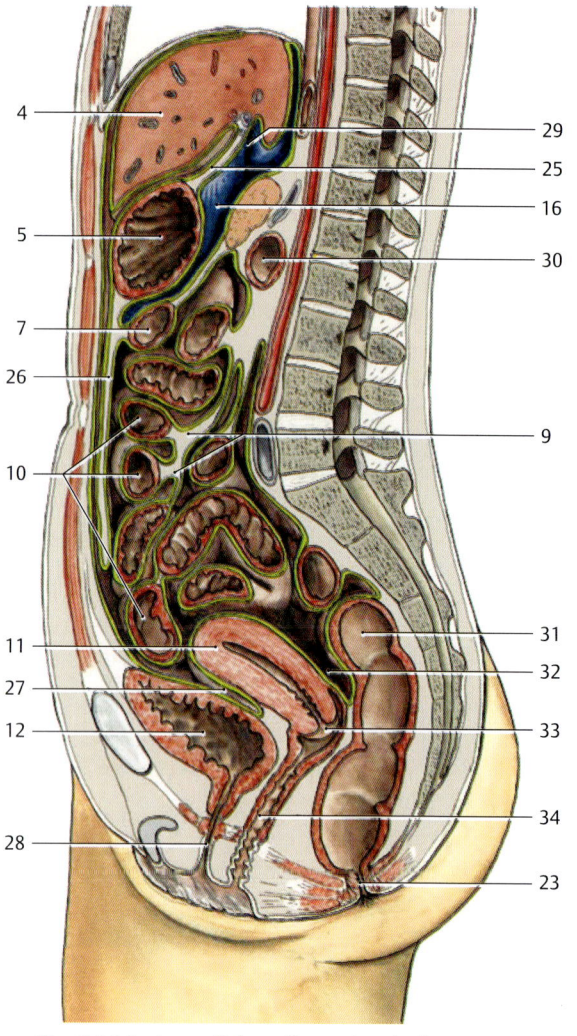

Fig. 6.74 **Corte sagital mediano através do tronco feminino.** Azul = bolsa omental (omental bursa); verde = peritônio.

1 Esterno
2 Ventrículo direito do coração
3 Diafragma
4 Fígado
5 Estômago
6 Mesocólon transverso
7 Cólon transverso
8 Umbigo
9 Mesentério
10 Intestino delgado
11 Útero
12 Bexiga urinária
13 Sínfise púbica
14 Átrio esquerdo do coração
15 Lobo caudado do fígado
16 Bolsa omental (*omental bursa*)
17 Cone medular
18 Pâncreas
19 Cauda equina
20 Discos intervertebrais (coluna vertebral lombar)
21 Promontório sacral
22 Cólon sigmoide
23 Canal anal
24 Ânus
25 Omento menor
26 Omento maior
27 Bolsa vesicouterina
28 Uretra
29 Forame epiploico (omental)
30 Duodeno
31 Reto
32 Bolsa retouterina
33 Parte vaginal do colo uterino
34 Vagina

7 Órgãos Retroperitoneais

Posição dos Órgãos Retroperitoneais 302
Estrutura e Segmentos do Rim 304
Rins:
    Artérias e Veias 305
    Artérias 306
    Sistema Urinário 307
Região Retroperitoneal:
    Vasos Linfáticos e Linfonodos 310
    Vasos e Nervos 312
    Sistema Nervoso Autônomo 314
Sistema Urogenital Masculino:
    Posição dos Órgãos 316
    Bexiga Urinária e Órgãos Relacionados 318
    Pênis 320
    Testículo e Epidídimo 321
    Glândulas Acessórias dos Órgãos Genitais 322
    Vasos 324
    Vasos e Nervos 327
Órgãos Genitais Externos Masculinos:
    Camada Superficial 328
    Camada Profunda 329
Músculos do Assoalho Pélvico 330
Regiões Urogenital e Anal no Homem:
    Camada Superficial 331
    Camada mais Profunda 332
    Camada muito Profunda 333
Sistema Urogenital Feminino:
    Posição dos Órgãos 334
    Útero e Órgãos Relacionados 336
    Artérias e Vasos Linfáticos 338
Órgãos Genitais Internos Femininos 339
Órgãos Genitais Externos Femininos e
    Região Inguinal 341
Cortes através da Cavidade Pélvica Feminina 342
Regiões Urogenital e Anal na Mulher:
    Camada Superficial 344
    Camada mais Profunda 346
Órgãos Genitais Femininos: Trajeto do
    Nervo Pudendo, Artéria e Veia Pudenda 348

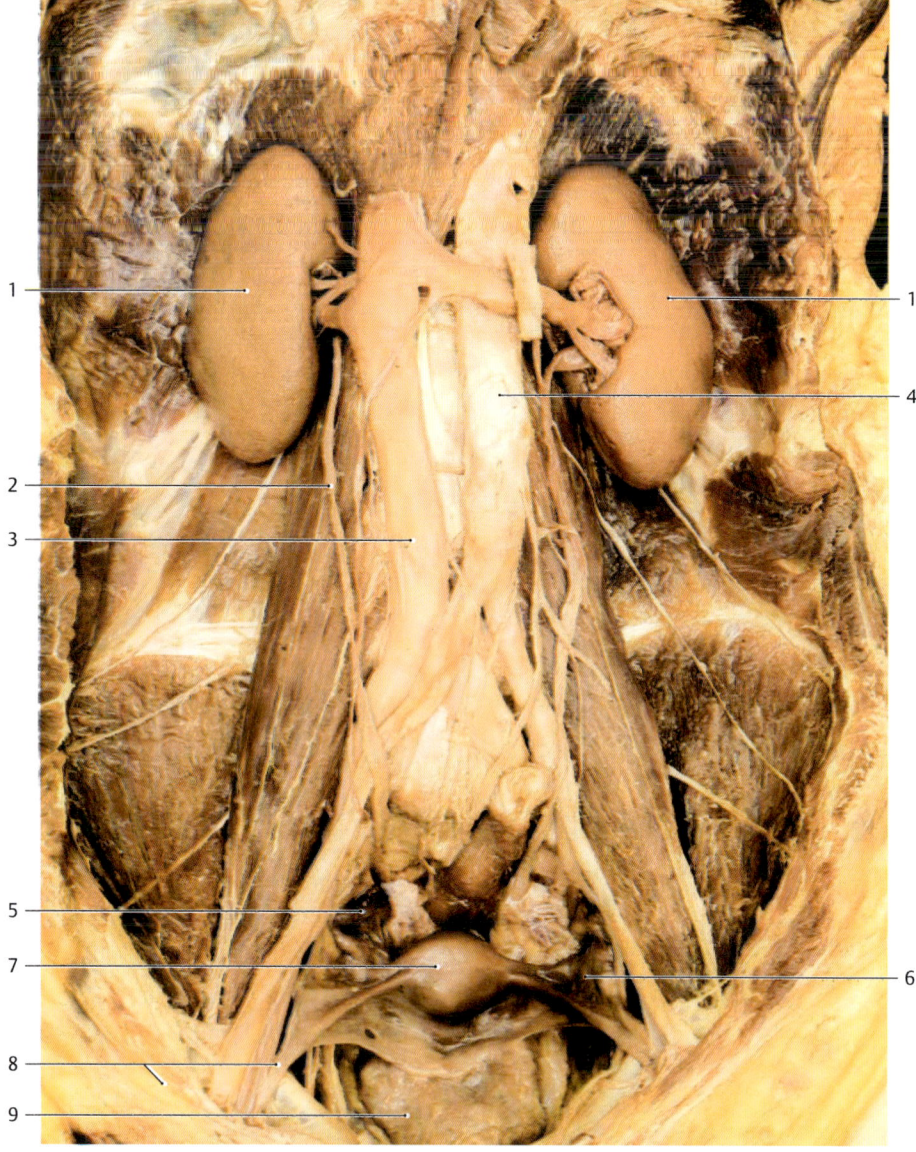

7 Órgãos Retroperitoneais | Posição dos Órgãos Retroperitoneais

Fig. 7.1 Órgãos retroperitoneais da mulher *in situ* (aspecto anterior). Vista da pelve feminina mostrando o útero com ligamentos uterinos, ovário e bexiga urinária.

1. Rim
2. Ureter
3. Veia cava inferior
4. Aorta abdominal
5. Ovário
6. Tuba uterina
7. Útero
8. Ligamento redondo do útero e canal inguinal
9. Bexiga urinária

1. Antro pilórico
2. Artéria gastroduodenal
3. Parte descendente do duodeno
4. Vestíbulo da bolsa omental (*omental bursa*)
5. Veia cava inferior e fígado
6. Corpo da primeira vértebra lombar
7. Cauda equina
8. Rim direito
9. Músculo latíssimo do dorso
10. Músculo iliocostal
11. Músculo reto do abdome
12. Estômago
13. Bolsa omental (*omental bursa*)
14. Veia esplênica
15. Artéria mesentérica superior
16. Pâncreas
17. Aorta e artéria renal esquerda
18. Cólon transverso
19. Artéria e veia renal
20. Baço
21. Rim esquerdo
22. Músculo psoas maior
23. Músculo multífido

Fig. 7.2 Corte horizontal através da cavidade abdominal no nível da primeira vértebra lombar (vista inferior).

302

Posição dos Órgãos Retroperitoneais | 7 Órgãos Retroperitoneais

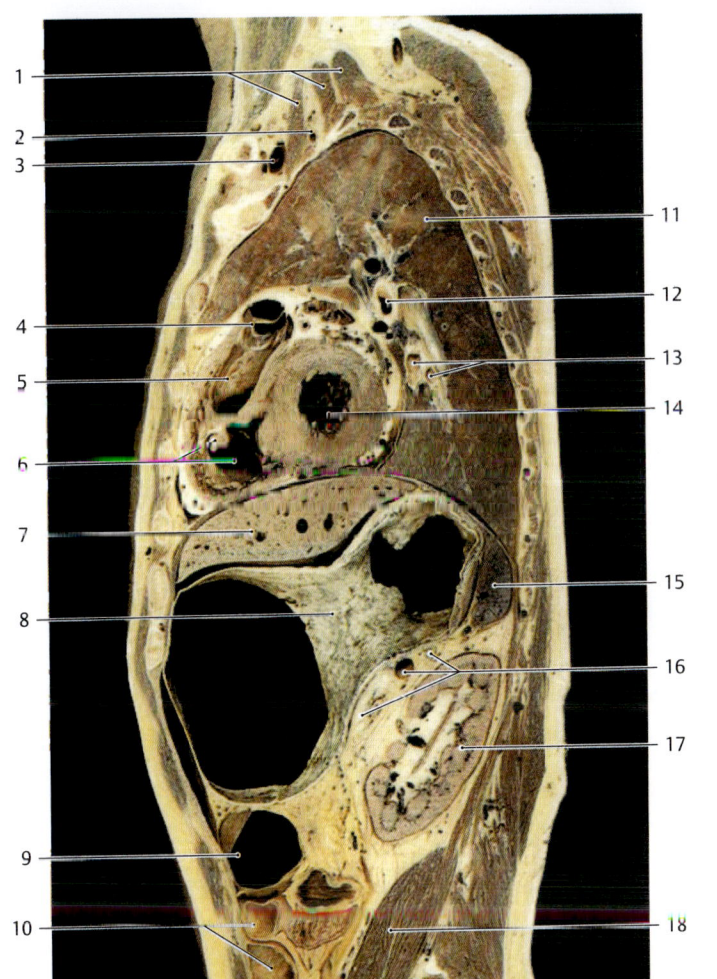

Fig. 7.3 Corte parassagital através das cavidades torácica e abdominal no nível do rim esquerdo 5,5 cm à esquerda em relação ao plano mediano.

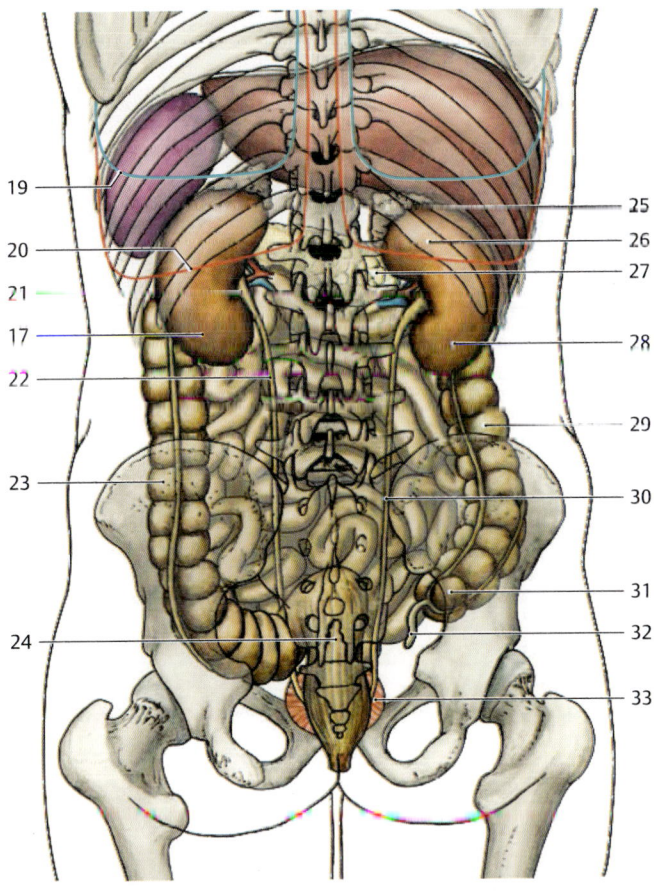

Fig. 7.4 Posições dos órgãos urinários (aspecto posterior). Observar que a parte superior do rim atinge o nível da margem da pleura e do pulmão.

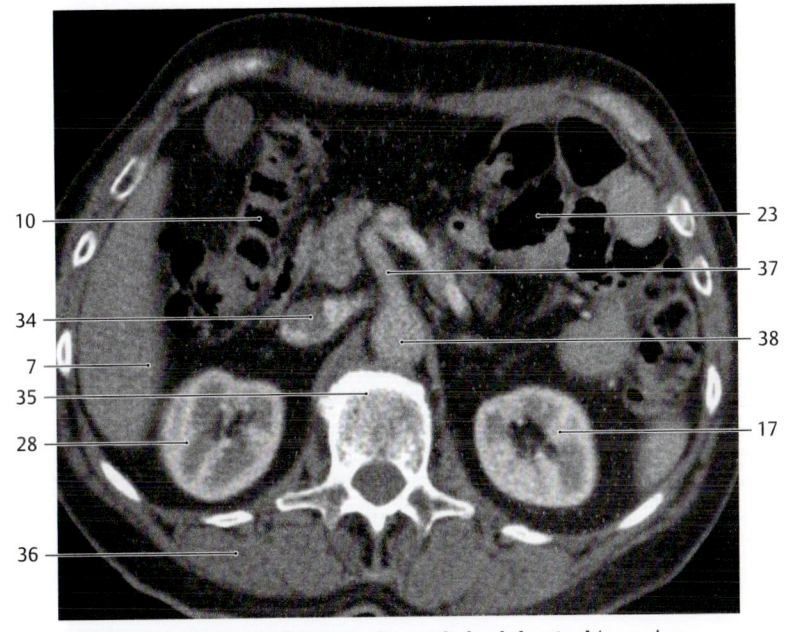

Fig. 7.5 Corte horizontal através da cavidade abdominal (varredura de TC). (Cortesia de Prof. Uder, Institute of Radiology, University Hospital Erlangen, Alemanha).

1. Músculos escaleno anterior, médio e posterior
2. Artéria subclávia esquerda
3. Veia subclávia esquerda
4. Valva pulmonar
5. Cone arterial
6. Ventrículo direito do coração
7. Fígado
8. Estômago
9. Cólon transverso
10. Intestino delgado
11. Pulmão esquerdo
12. Brônquio principal esquerdo
13. Ramos da veia pulmonar
14. Ventrículo esquerdo do coração
15. Baço
16. Artéria e veia esplênicas e pâncreas
17. Rim esquerdo
18. Músculo psoas maior
19. Margem do pulmão
20. Margem da pleura
21. Pelve renal
22. Ureter esquerdo
23. Cólon descendente
24. Reto
25. Glândula suprarrenal
26. Décima segunda costela
27. Pâncreas
28. Rim direito
29. Cólon ascendente
30. Ureter direito
31. Ceco
32. Apêndice vermiforme
33. Bexiga urinária
34. Veia cava inferior
35. Corpo da vértebra lombar (L1)
36. Músculo iliocostal
37. Artéria mesentérica superior
38. Aorta abdominal

303

7 Órgãos Retroperitoneais | Estrutura e Segmentos do Rim

Fig. 7.6 Corte coronal através do rim direito e glândula suprarrenal (aspecto posterior). A pelve renal foi aberta e o tecido adiposo removido para exibir os vasos renais.

1. Veia renal
2. Artéria renal
3. Pelve renal
4. Parte abdominal do ureter
5. Cálice renal maior
6. Área cribriforme da papila renal
7. Córtex da glândula suprarrenal
8. Medula da glândula suprarrenal
9. Córtex do rim
10. Medula do rim
11. Papila renal
12. Cálice renal menor
13. Seio renal
14. Coluna renal
15. Cápsula fibrosa do rim

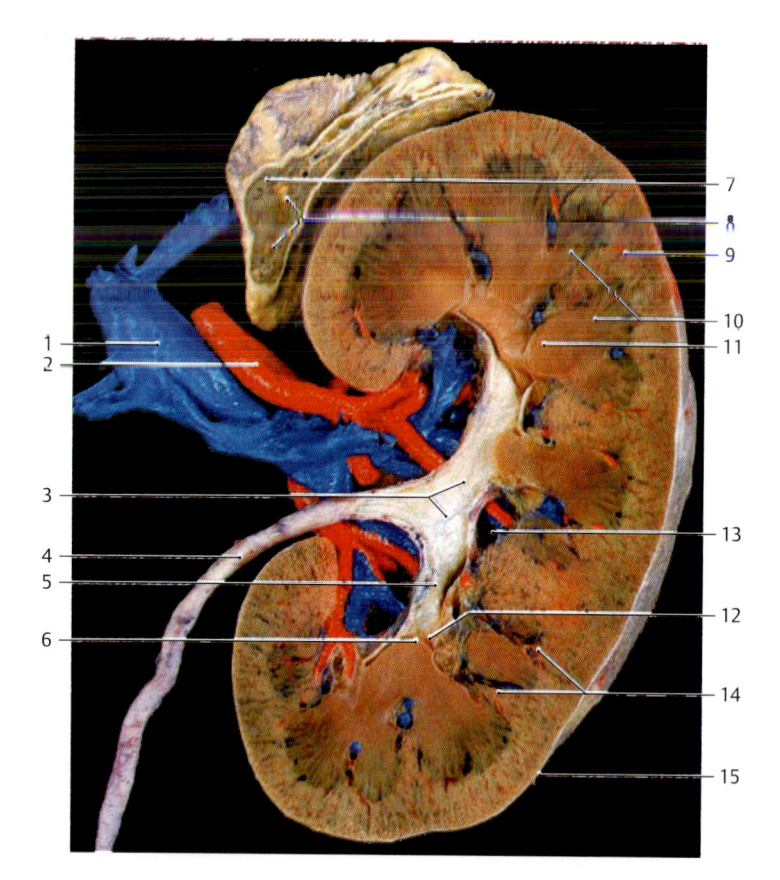

Fig. 7.7 Rim direito (aspecto posterior). Corte coronal parcial para expor o aspecto interno do rim.

Cada rim pode ser dividido em cinco segmentos, que são supridos por artérias interlobares individuais conhecidas como artérias terminais. Portanto, a obstrução leva a infartos que marcam claramente as bordas do segmento. Existem quatro segmentos na superfície anterior do rim e apenas três na superfície posterior (1, 4 e 5).

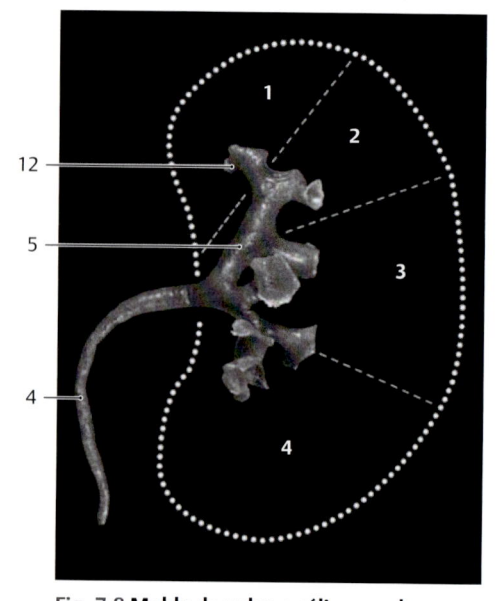

Fig. 7.8 Molde da pelve e cálice renal.
1–4 = Segmentos renais na superfície anterior.

Rins: Artérias e Veias | 7 Órgãos Retroperitoneais

1 Diafragma
2 Veias hepáticas
3 Veia cava inferior
4 Artéria hepática comum
5 Glândula suprarrenal
6 Tronco celíaco
7 Veia renal direita
8 Rim
9 Aorta abdominal
10 Nervo subcostal
11 Nervo ílio-hipogástrico
12 Tendão central do diafragma
13 Artéria frênica inferior
14 Parte cárdica do estômago
15 Baço
16 Artéria esplênica
17 Artéria renal superior
18 Artéria mesentérica superior
19 Músculo psoas maior
20 Artéria mesentérica inferior
21 Ureter
22 Glomérulo
23 Arteríola aferente do glomérulo
24 Glomérulos
25 Artéria cortical radiada
26 Artéria subcortical ou arqueada
27 Veia subcortical ou arqueada
28 Veia interlobular
29 Artéria interlobular
30 Vasos da cápsula renal
31 Arteríola eferente do glomérulo
32 Vasos retos da medula renal
33 Artérias espirais da pelve renal

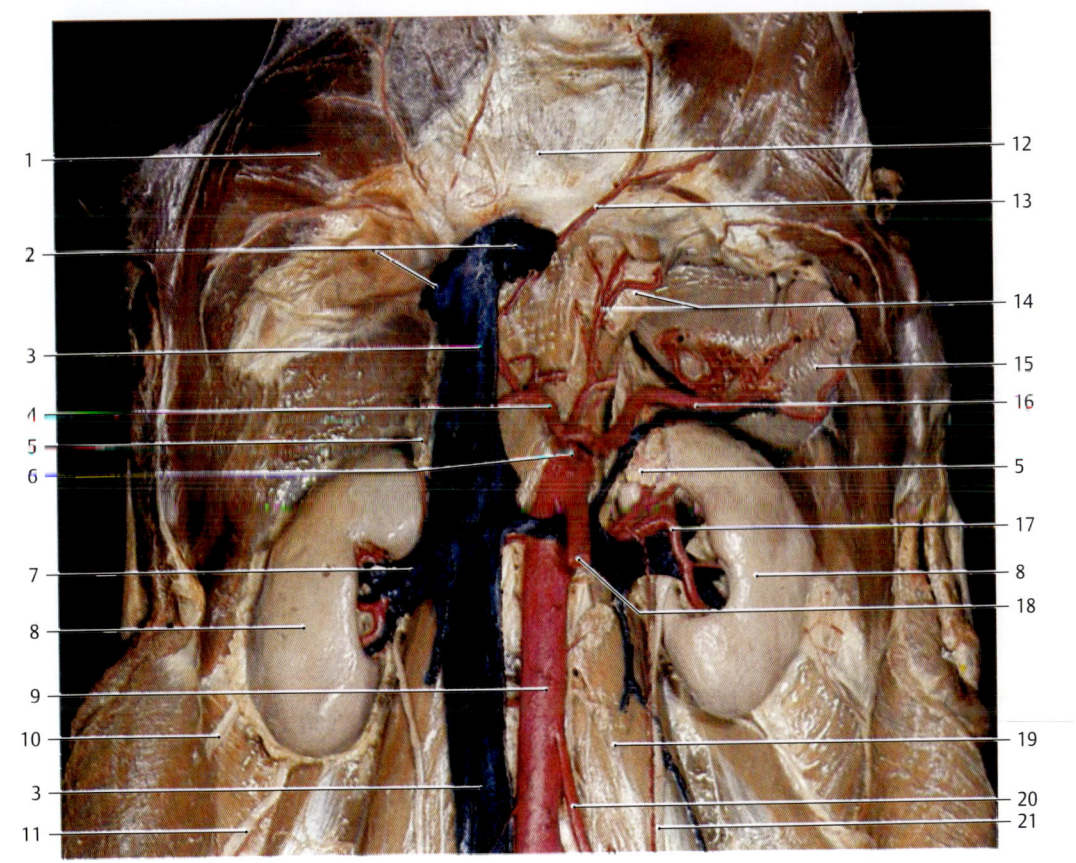

Fig. 7.9 Órgãos retroperitoneais, rins e glândulas suprarrenais *in situ* (aspecto anterior).
Vermelho = artérias; azul = veias.

Fig. 7.10 Arquitetura do sistema vascular do rim.

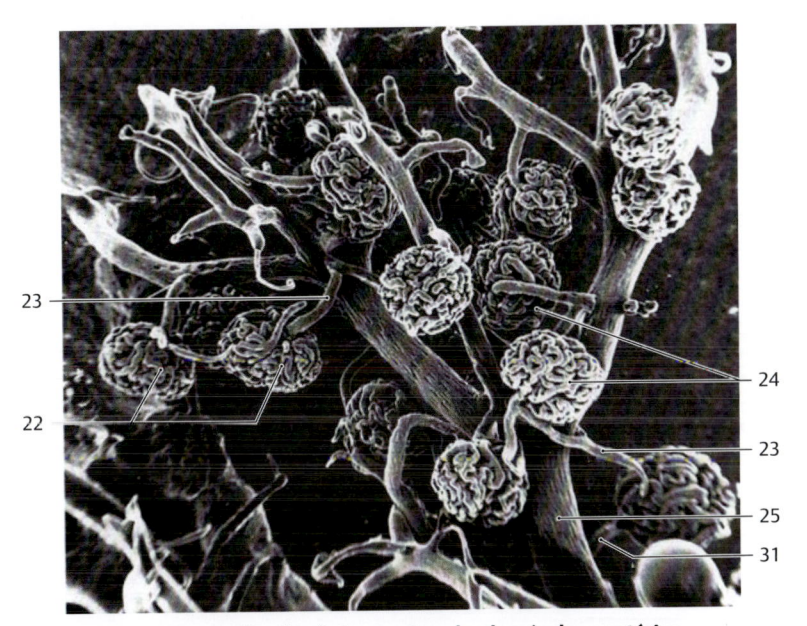

Fig. 7.11 Micrografia eletrônica mostrando glomérulos e artérias associadas (×210).

305

7 Órgãos Retroperitoneais | Rins: Artérias

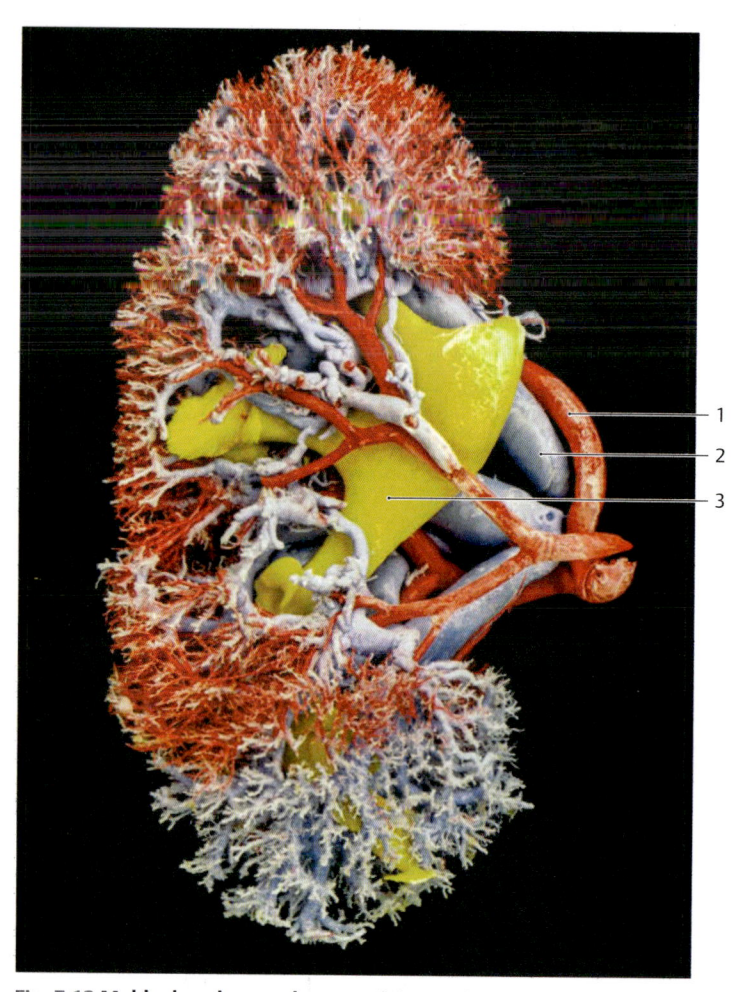

Fig. 7.12 **Molde da pelve renal com artérias e veias.**

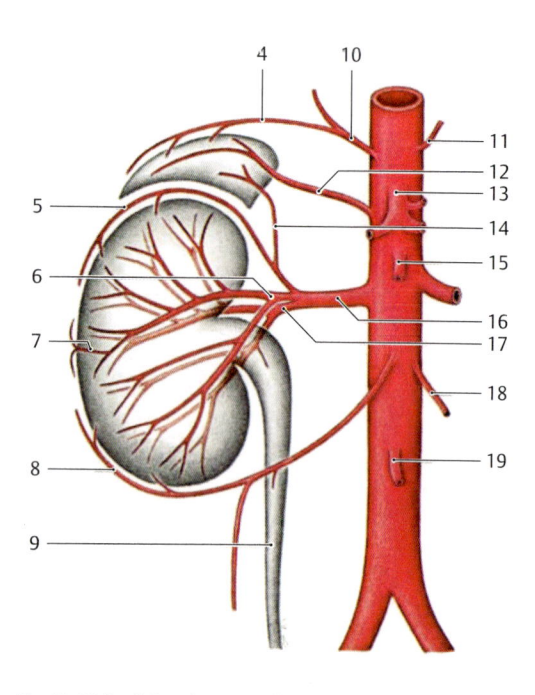

Fig. 7.13 **Artérias do rim e da glândula suprarrenal.**

1 Ramos da artéria renal
2 Ramos da veia renal
3 Pelve renal
4 Artéria suprarrenal superior
5 Artéria capsular superior
6 Ramo anterior da artéria renal
7 Artéria perfurante
8 Artéria capsular inferior
9 Ureter
10 Artéria frênica inferior direita
11 Artéria frênica inferior esquerda
12 Artéria suprarrenal média
13 Tronco celíaco
14 Artéria suprarrenal inferior
15 Artéria mesentérica superior
16 Artéria renal
17 Ramo posterior da artéria renal
18 Artéria testicular (ou ovariana) esquerda
19 Artéria mesentérica inferior
20 Polo superior do rim
21 Artéria segmentar anterior superior da artéria renal
22 Artéria segmentar anterior da artéria renal
23 Polo inferior do rim
24 Aorta abdominal (com cateter)
25 Artéria ilíaca comum

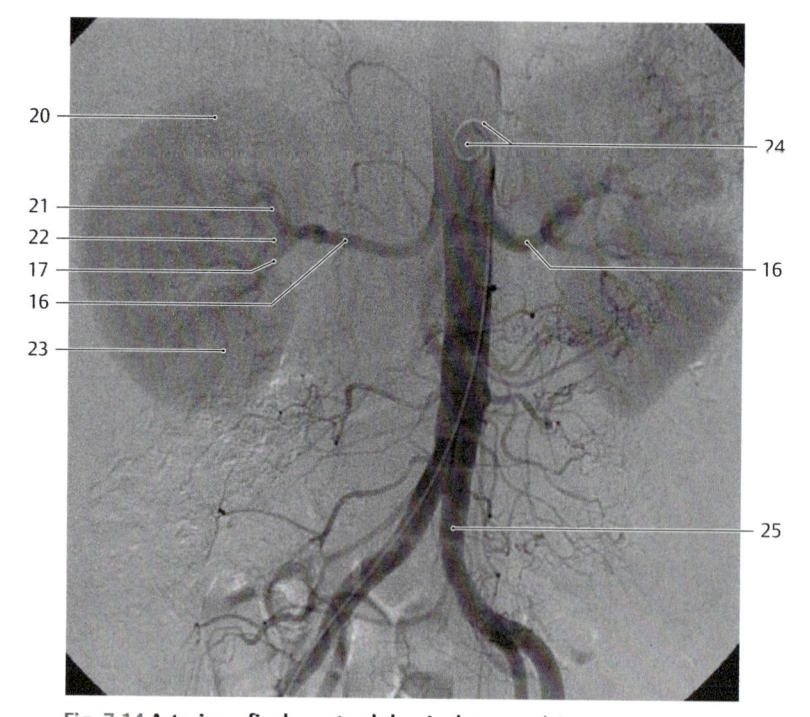

Fig. 7.14 **Arteriografia da aorta abdominal com artérias renais e vasos renais**. (Cortesia de Dr. Wieners, Department of Radiology, Charité Universitätsmedizin Berlin, Alemaha).

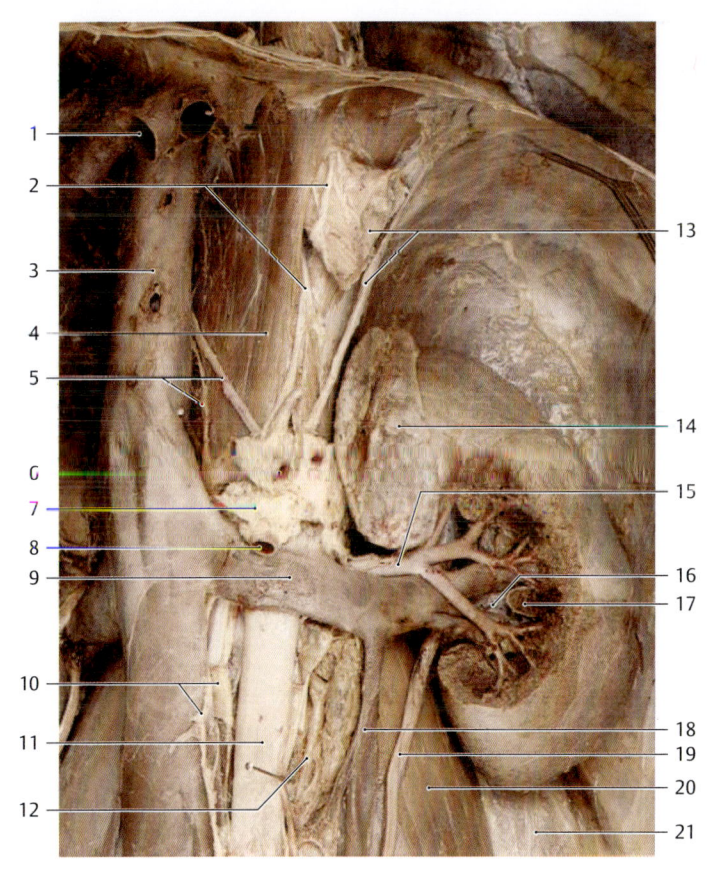

Rins: Sistema Urinário | 7 Órgãos Retroperitoneais

Fig. 7.15 **Rim esquerdo e glândula suprarrenal *in situ*.** A camada cortical anterior do rim foi removida para exibir a pelve e papilas renais.

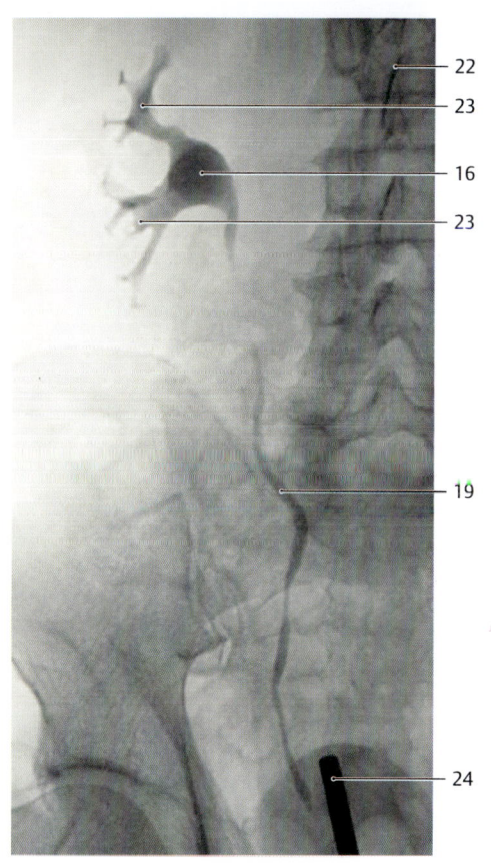

Fig. 7.16 **Pelve renal com cálices e ureter** (injeção retrógrada, Raios X). (Cortesia de Prof. Herrlinger, Fürth, Alemanha).

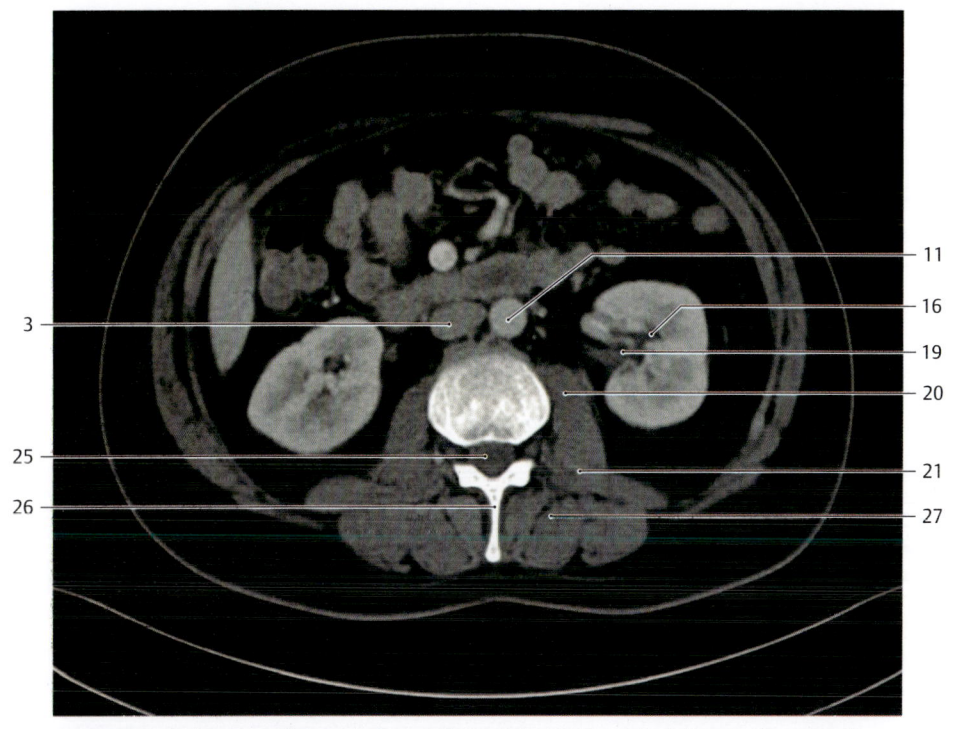

Fig. 7.17 **Corte horizontal através da cavidade abdominal no nível da primeira vértebra lombar** (varredura de TC). Corte da pelve renal e ureter. (Cortesia de Prof. Uder, Institute of Radiology, University Hospital Erlangen, Alemanha).

1 Veia hepática
2 Tronco vagal anterior e posterior
3 Veia cava inferior
4 Parte lombar do diafragma
5 Nervos esplâncnicos maior e menor no lado direito
6 Tronco celíaco
7 Gânglio e plexo celíaco
8 Artéria mesentérica superior
9 Veia renal esquerda
10 Tronco e gânglio simpático direito
11 Aorta abdominal
12 Tronco simpático esquerdo
13 Esôfago (corte) e nervo esplâncnico maior esquerdo
14 Glândula suprarrenal esquerda
15 Artéria renal esquerda
16 Pelve renal
17 Papila renal com cálice menor
18 Veia testicular esquerda
19 Ureter
20 Músculo psoas maior
21 Músculo quadrado lombar
22 Vértebra lombar (L2)
23 Cálice renal
24 Cateter
25 Medula espinal
26 Processo espinhoso da vértebra lombar
27 Músculo eretor da espinha

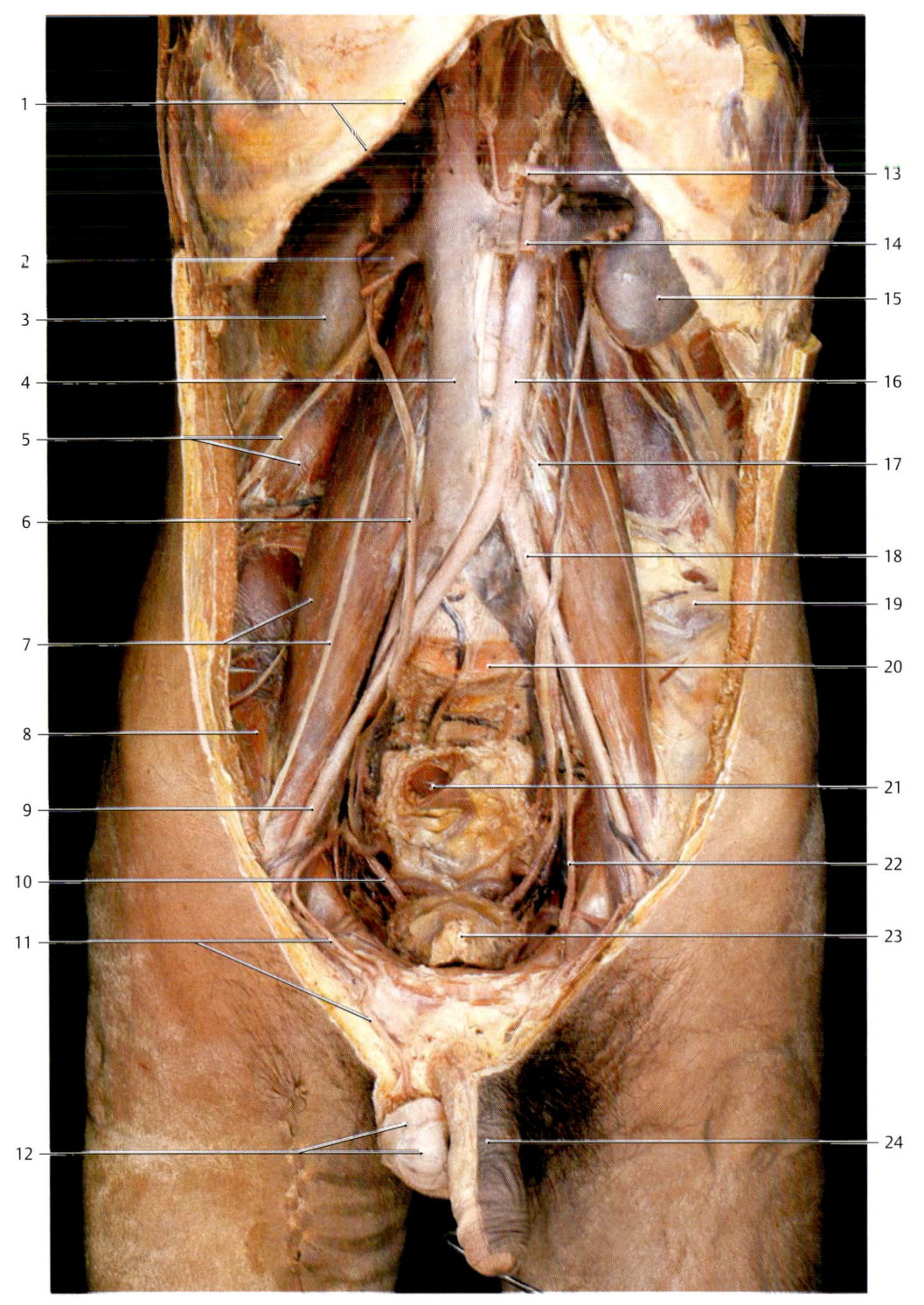

7 Órgãos Retroperitoneais | Rins: Sistema Urinário

Fig. 7.18 **Sistema urinário no homem** (aspecto anterior). O peritônio foi removido.

1. Arco costal
2. Veia renal direita
3. Rim direito
4. Veia cava inferior
5. Nervo ílio-hipogástrico e músculo quadrado lombar
6. Ureter (parte abdominal)
7. Músculo psoas maior e nervo genitofemoral
8. Músculo ilíaco
9. Artéria ilíaca externa
10. Ureter (parte pélvica)
11. Ducto deferente
12. Testículo e epidídimo
13. Tronco celíaco
14. Artéria mesentérica superior
15. Rim esquerdo
16. Aorta abdominal
17. Artéria mesentérica inferior
18. Artéria ilíaca comum
19. Crista ilíaca
20. Promontório sacral
21. Reto (corte)
22. Ligamento umbilical medial
23. Bexiga urinária
24. Pênis

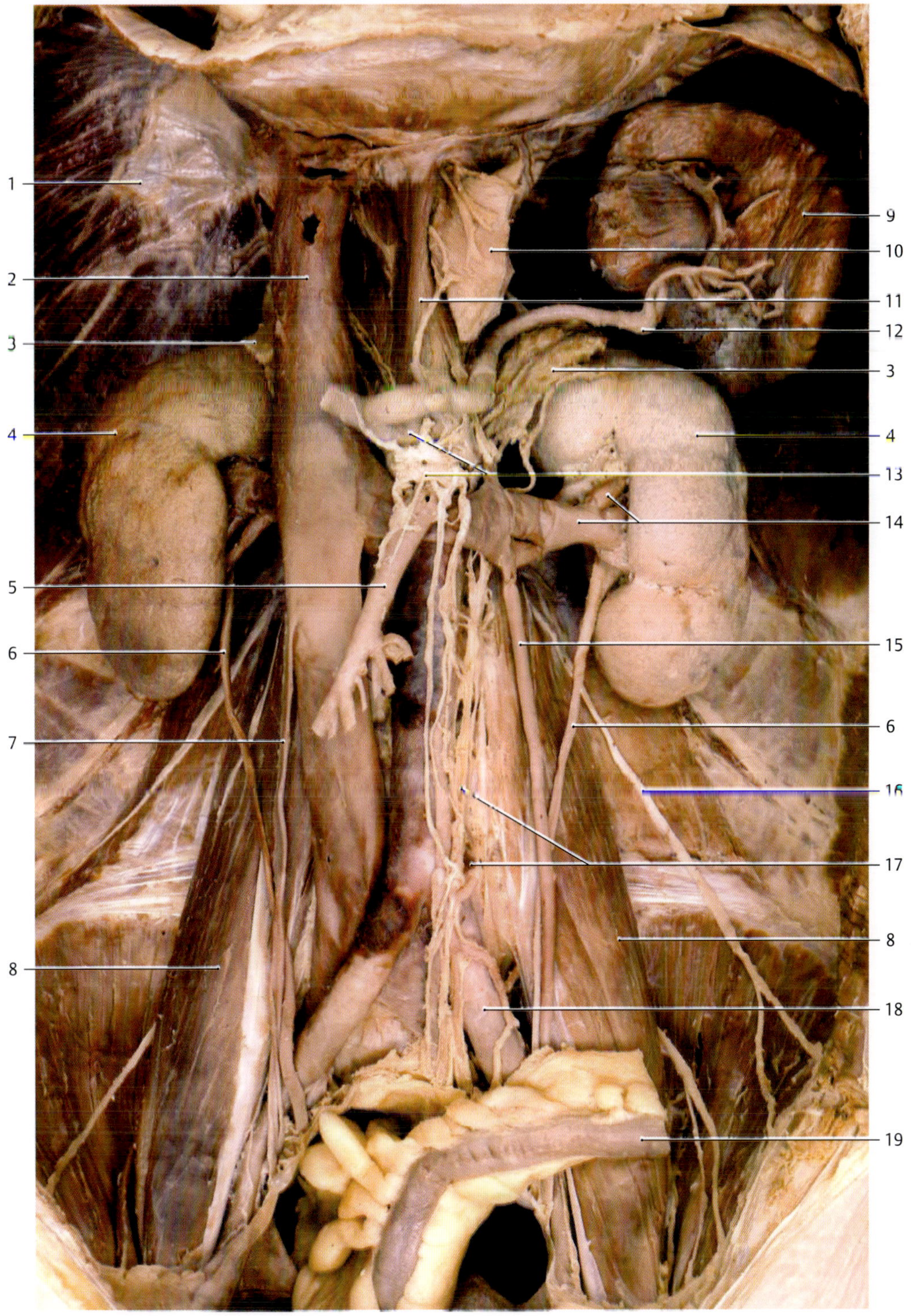

Rins: Sistema Urinário | 7 Órgãos Retroperitoneais

Fig. 7.19 **Sistema urinário no homem** (aspecto anterior). O peritônio foi removido. Observar e o plexo e os gânglios autônomos na aorta abdominal.

1 Diafragma
2 Veia cava inferior
3 Glândula suprarrenal
4 Rim
5 Artéria mesentérica superior
6 Ureter
7 Veia espermática direita
8 Músculo psoas maior
9 Baço
10 Parte cárdica do estômago
11 Aorta abdominal
12 Artéria esplênica
13 Tronco celíaco e gânglio celíaco
14 Artéria e veia renal
15 Veia espermática esquerda
16 Nervo ilioinguinal
17 Plexo e gânglio hipogástrico superior
18 Artéria ilíaca comum esquerda
19 Cólon sigmoide

309

7 Órgãos Retroperitoneais | Região Retroperitoneal: Vasos Linfáticos e Linfonodos

1. Veia jugular interna
2. Artéria carótida comum direita e nervo vago direito
3. Linfonodo júgulo-omo-hióideo
4. Ducto linfático direito
5. Tronco subclávio
6. Veia subclávia direita
7. Tronco broncomediastinal
8. Veia ázigos
9. Diafragma
10. Rim direito
11. Tronco lombar direito
12. Ureter direito
13. Linfonodos ilíacos comuns
14. Artéria ilíaca interna direita
15. Linfonodos ilíacos externos
16. Artéria ilíaca externa direita
17. Artéria carótida comum esquerda e nervo vago esquerdo
18. Veia jugular interna
19. Linfonodos cervicais profundos
20. Ducto torácico entrando no ângulo jugular esquerdo
21. Veia subclávia esquerda
22. Veia braquiocefálica esquerda
23. Ducto torácico
24. Linfonodos mediastinais
25. Aorta torácica
26. Glândula suprarrenal esquerda
27. Artéria renal esquerda
28. Rim esquerdo
29. Cisterna do quilo
30. Linfonodos lombares
31. Aorta abdominal
32. Ureter esquerdo
33. Linfonodos sacrais
34. Reto (corte de borda)
35. Arco aórtico
36. Veia cava superior
37. Veia intercostal
38. Tronco jugular esquerdo
39. Artéria subclávia esquerda
40. Músculo quadrado lombar
41. Músculo psoas maior
42. Linfonodos parotídeos
43. Linfonodos axilares

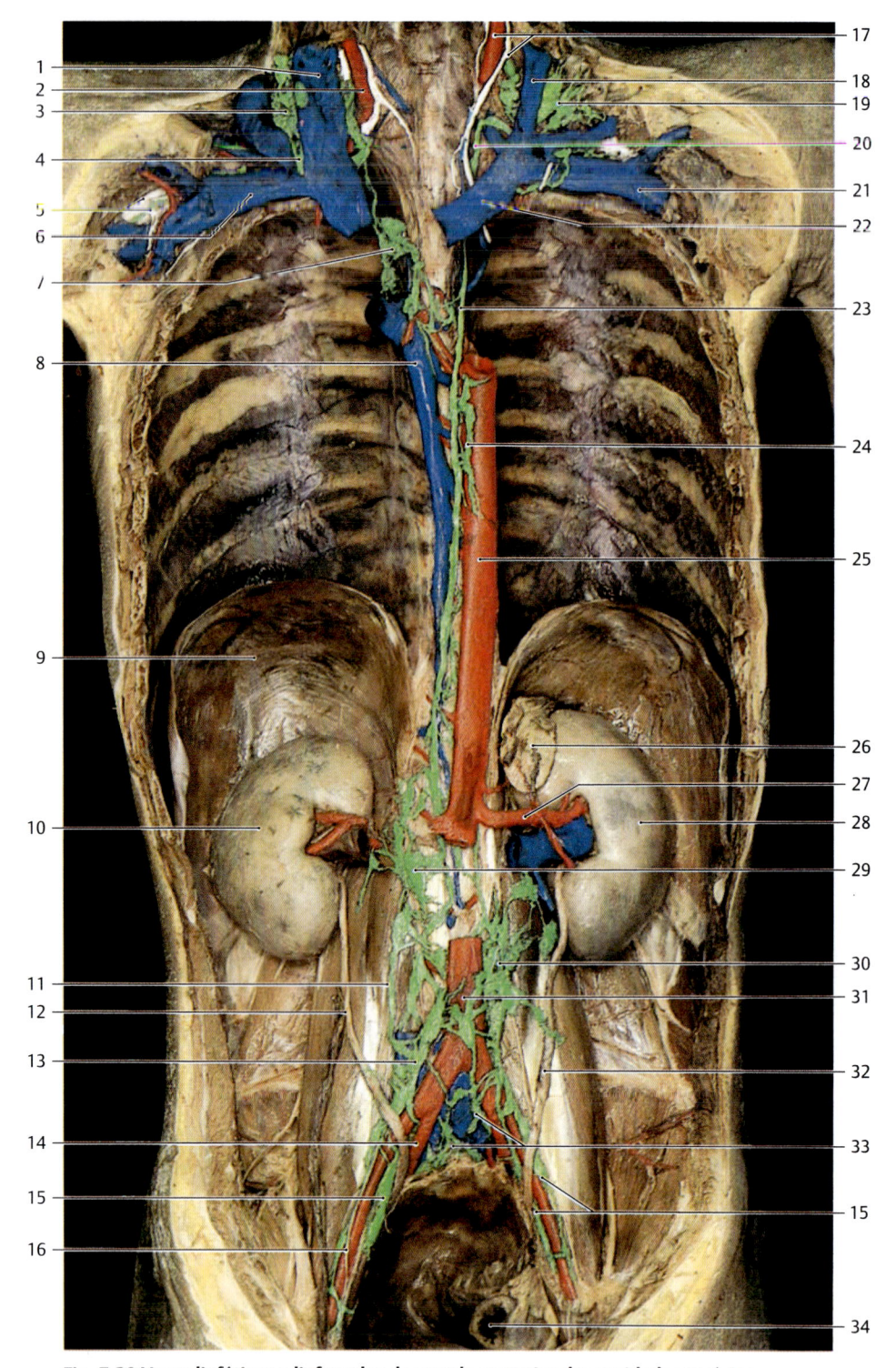

Fig. 7.20 **Vasos linfáticos e linfonodos da parede posterior das cavidades torácica e abdominal** (aspecto anterior). Verde = vasos linfáticos e linfonodos; azul = veias; vermelho = artérias; branco = nervos.

Região Retroperitoneal: Vasos Linfáticos e Linfonodos | 7 Órgãos Retroperitoneais

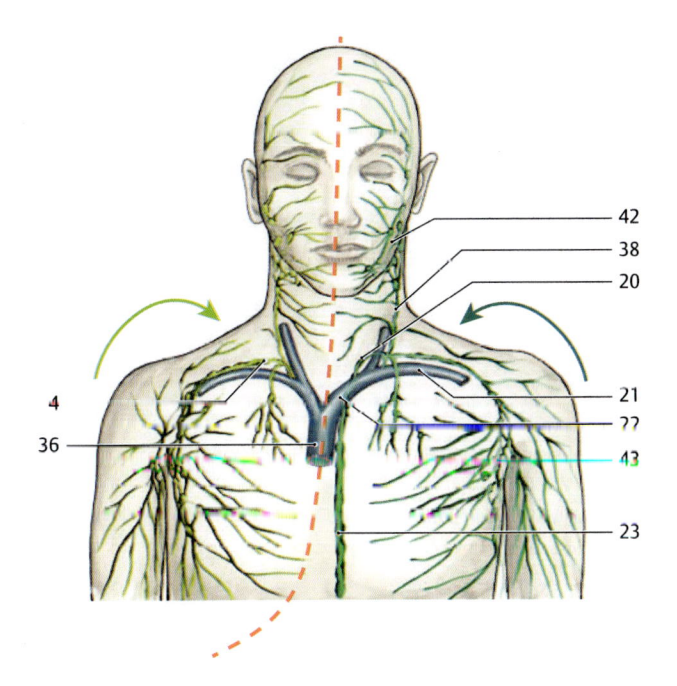

Fig. 7.21 Vasos linfáticos e linfonodos da parte superior do corpo. A linfa do braço direito, do lado direito da cabeça e do pescoço e da mama direita passa para o ângulo venoso direito (entre a veia jugular interna e a veia subclávia). A linfa de todas as outras regiões atravessa o ducto torácico para o ângulo venoso esquerdo. Linha vermelha pontilhada = borda entre as áreas de irrigação das partes direita e esquerda do corpo.

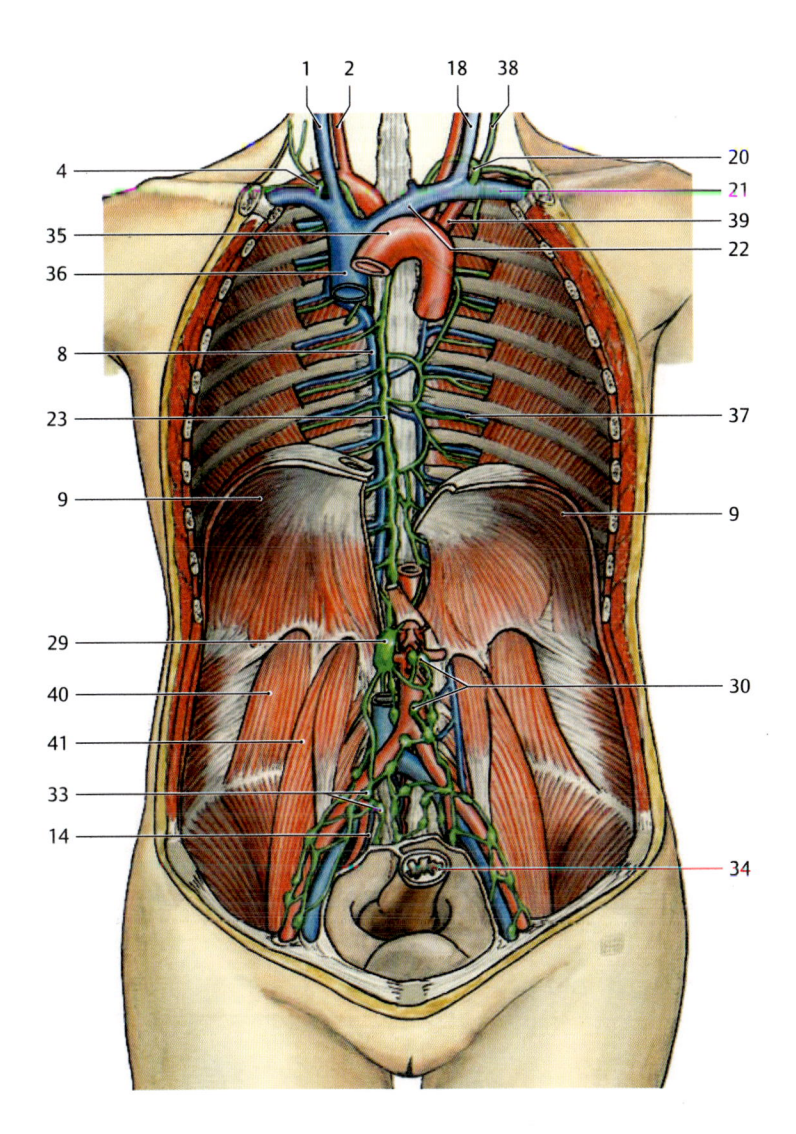

Fig. 7.22 Vasos linfáticos e linfonodos da parede posterior das cavidades torácica e abdominal (aspecto anterior). Observar o trajeto do ducto torácico da cisterna do quilo para o ângulo venoso esquerdo. Os vasos linfáticos dos espaços intercostais comunicam-se, principalmente, com o ducto torácico.

7 Órgãos Retroperitoneais | Região Retroperitoneal: Vasos e Nervos

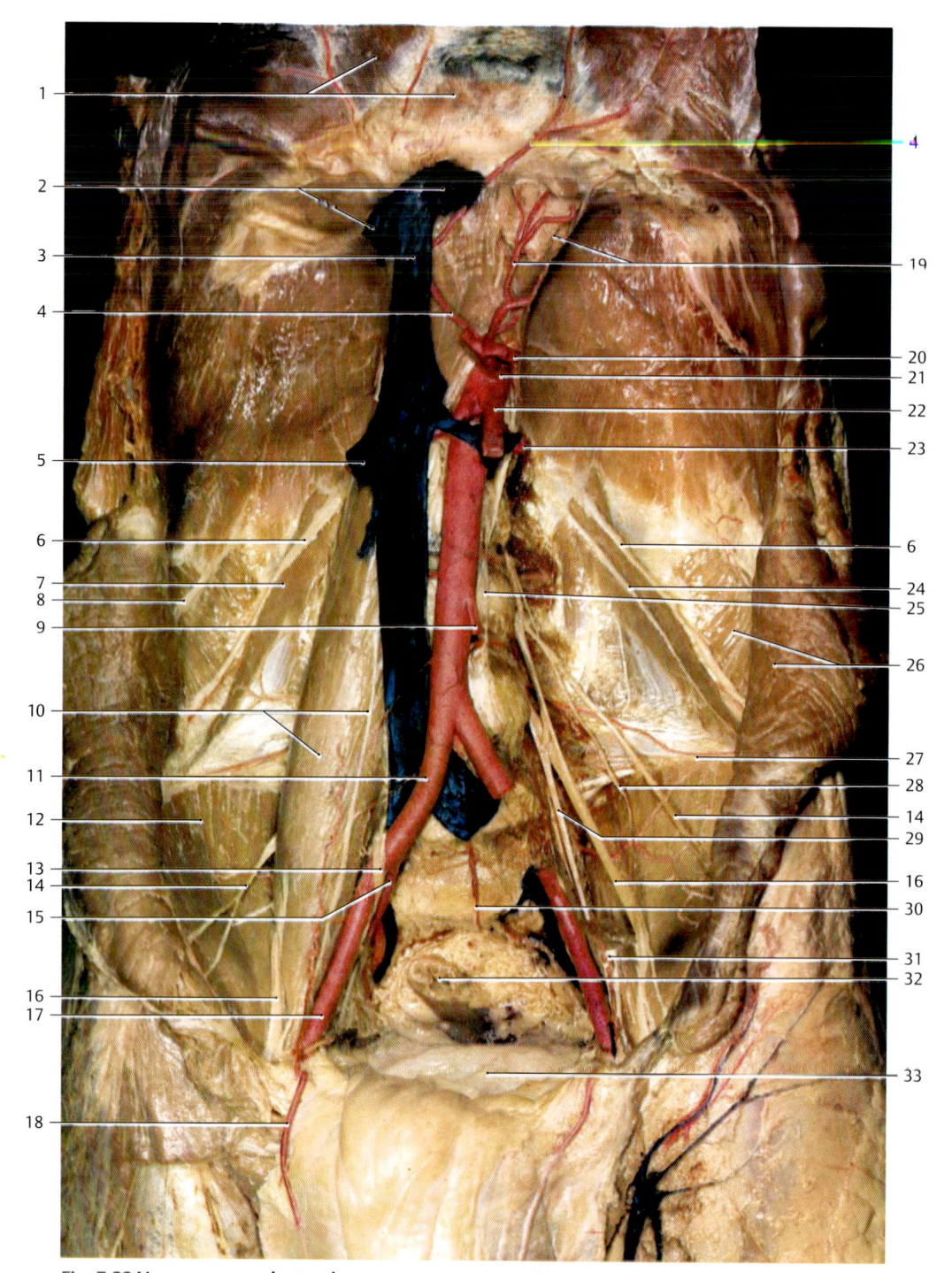

Fig. 7.23 Vasos e nervos dentro do espaço retroperitoneal (aspecto anterior). Parte do músculo psoas maior esquerdo foi removida para exibir o plexo lombar. Vermelho = artérias; azul = veias.

1. Diafragma
2. Veias hepáticas
3. Veia cava inferior
4. Artéria frênica inferior
5. Veia renal direita
6. Nervo ílio-hipogástrico
7. Músculo quadrado lombar
8. Nervo subcostal
9. Artéria mesentérica inferior
10. Nervo genitofemoral direito e músculo psoas maior
11. Artéria ilíaca comum
12. Músculo ilíaco
13. Ureter direito (dividido)
14. Nervo cutâneo femoral lateral
15. Artéria ilíaca interna
16. Nervo femoral
17. Artéria ilíaca externa
18. Artéria epigástrica inferior
19. Parte cárdica do estômago e ramos esofágicos da artéria gástrica esquerda
20. Artéria esplênica
21. Tronco celíaco
22. Artéria mesentérica superior
23. Artéria renal esquerda
24. Nervo ilioinguinal
25. Tronco simpático
26. Músculo transverso do abdome
27. Crista ilíaca
28. Nervo genitofemoral esquerdo
29. Nervo obturador esquerdo
30. Artéria sacral mediana
31. Músculo psoas maior (dividido) com artéria nutridora
32. Reto (corte)
33. Bexiga urinária

Região Retroperitoneal: Vasos e Nervos | 7 Órgãos Retroperitoneais

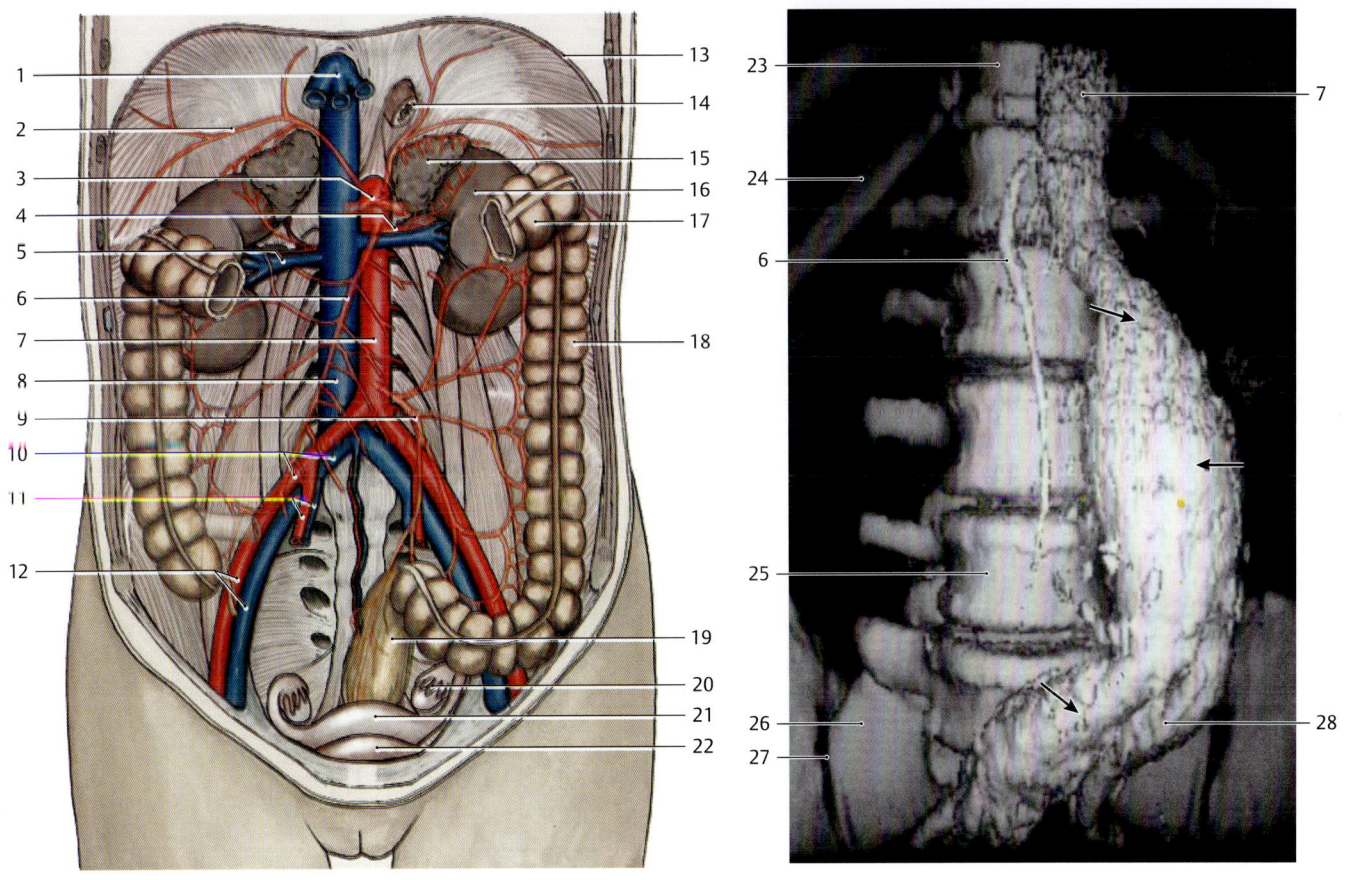

Fig. 7.24 Vasos da região retroperitoneal e o trajeto das artérias mesentéricas superior e inferior, que suprem as partes ascendente e descendente do cólon.

Fig. 7.25 Aorta abdominal mostrando um aneurisma infrarrenal (reconstrução 3-D). Setas = envolvimento de ambas as artérias ilíacas. (Cortesia de Prof. Rupprecht, Neumarkt, Alemanha).

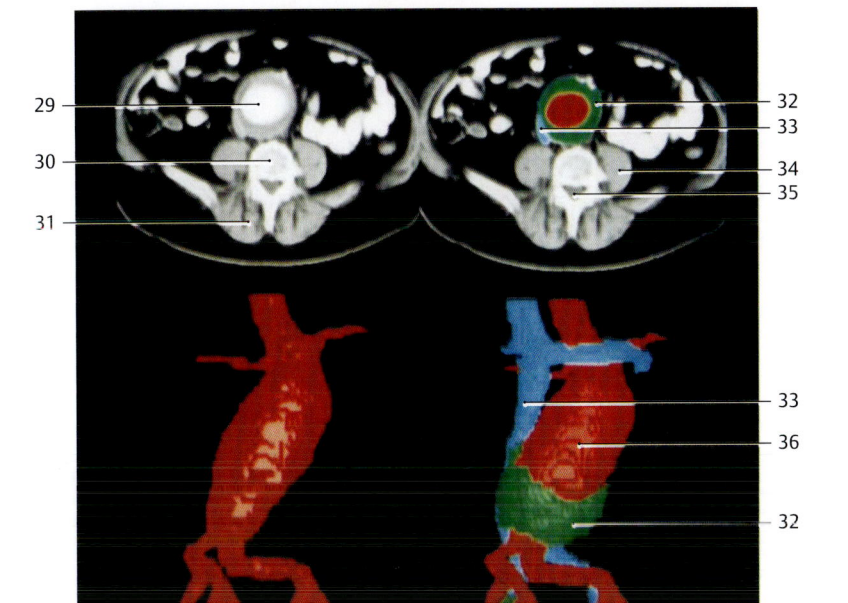

Fig. 7.26 Aorta abdominal com aneurisma, após injeção do meio de contraste. Acima = cortes horizontais através da cavidade abdominal mostrando diferentes concentrações dos meios de contraste dentro da aorta e do aneurisma; abaixo = reconstrução 3-D do aneurisma; vermelho = aorta; verde = áreas trombóticas; azul = veia cava inferior (parcialmente comprimida). (Cortesia de Prof. Rupprecht, Neumarkt, Alemanha).

1. Veias hepáticas
2. Artéria frênica inferior
3. Tronco celíaco
4. Artéria renal esquerda
5. Veia renal direita
6. Artéria mesentérica superior
7. Aorta (parte abdominal)
8. Veia cava inferior
9. Artéria mesentérica inferior
10. Artéria e veia ilíaca comum
11. Artéria e veia ilíaca interna
12. Artéria e veia ilíaca externa
13. Diafragma
14. Esôfago
15. Glândula suprarrenal
16. Rim
17. Cólon transverso
18. Cólon descendente
19. Reto
20. Ovário com infundíbulo da tuba uterina
21. Útero
22. Bexiga urinária
23. Décima segunda vértebra torácica (T12)
24. Décima segunda costela (costela XII)
25. Quarta vértebra lombar (L4)
26. Sacro
27. Articulação sacroilíaca
28. Artéria ilíaca comum esquerda (incluída no aneurisma)
29. Aorta com aneurisma
30. Corpo da vértebra lombar
31. Músculo eretor da espinha
32. Parte trombótica do aneurisma (verde)
33. Veia cava inferior (comprimida, azul)
34. Músculo iliopsoas
35. Canal vertebral
36. Aneurisma da aorta (vermelho)

313

7 Órgãos Retroperitoneais | Região Retroperitoneal: Sistema Nervoso Autônomo

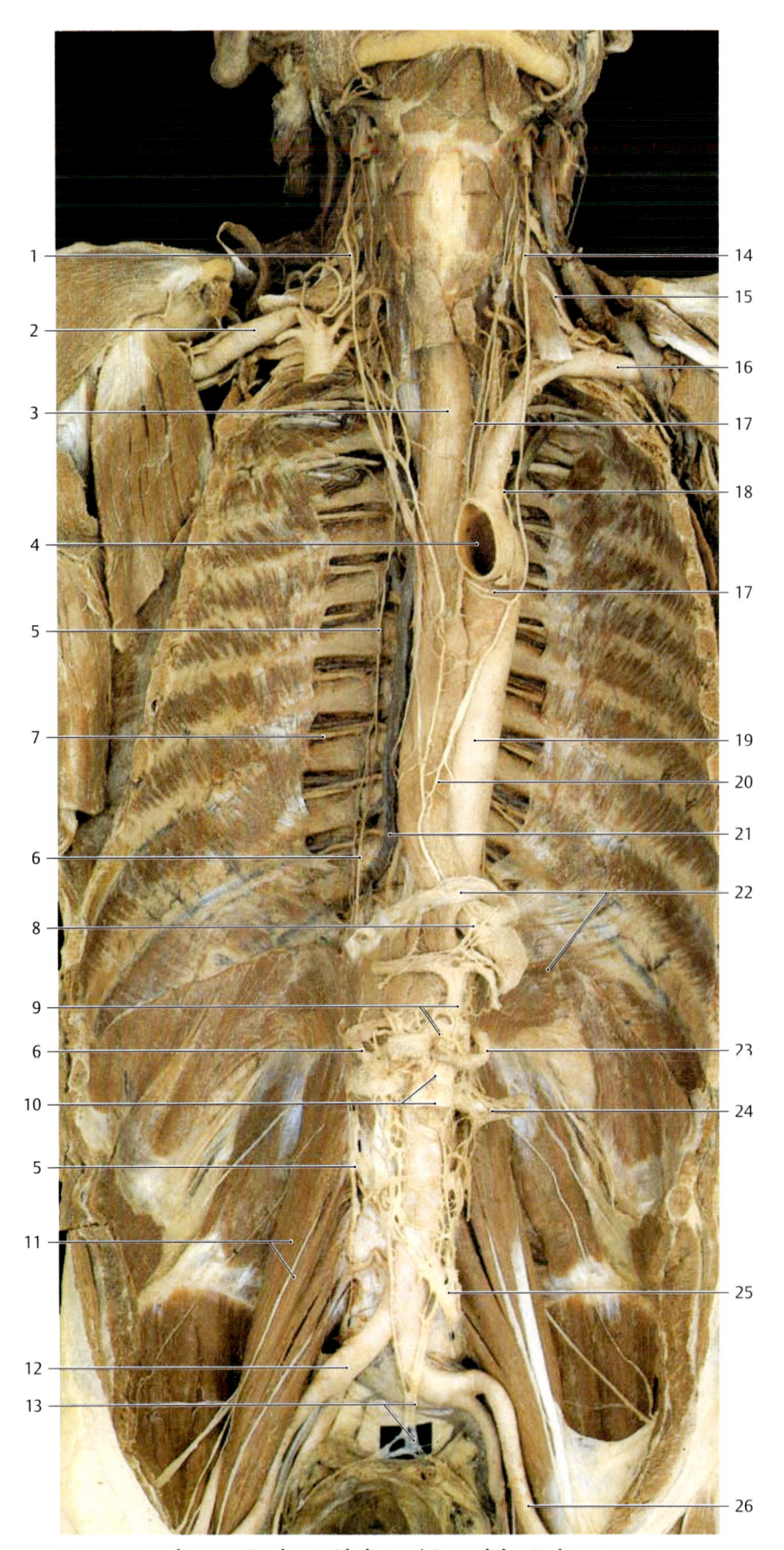

Fig. 7.27 Parede posterior das cavidades torácica e abdominal com tronco simpático, nervo vago e gânglios autônomos (aspecto anterior). Os órgãos torácico e abdominal foram removidos, exceto o esôfago e a aorta.

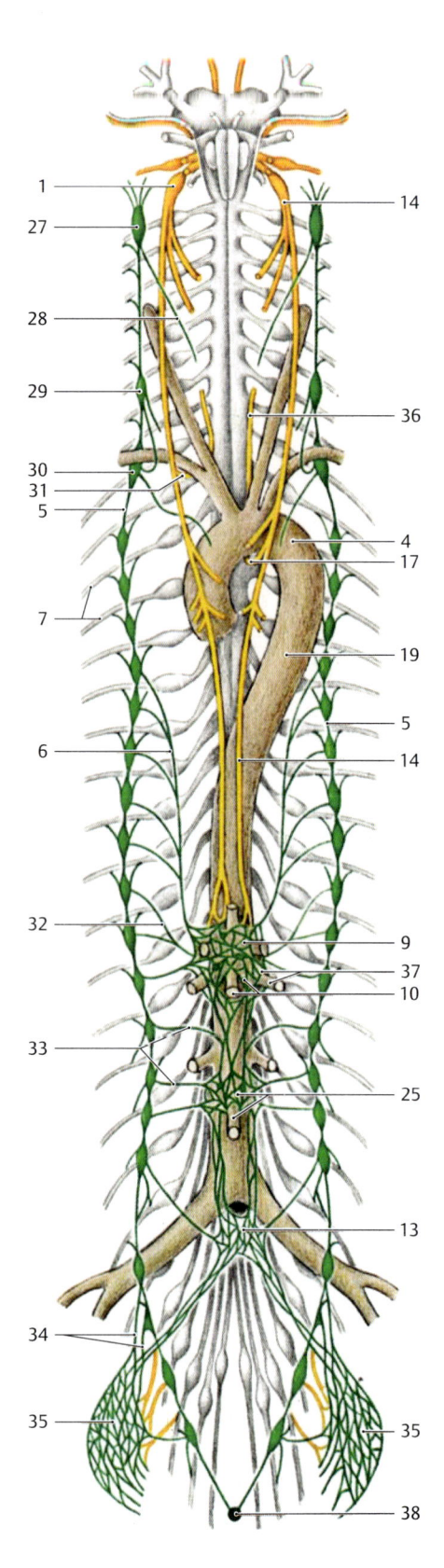

Fig. 7.28 Organização do sistema nervoso autônomo. Amarelo = nervos parassimpáticos; verde = nervos simpáticos.

314

Região Retroperitoneal: Sistema Nervoso Autônomo | 7 Órgãos Retroperitoneais

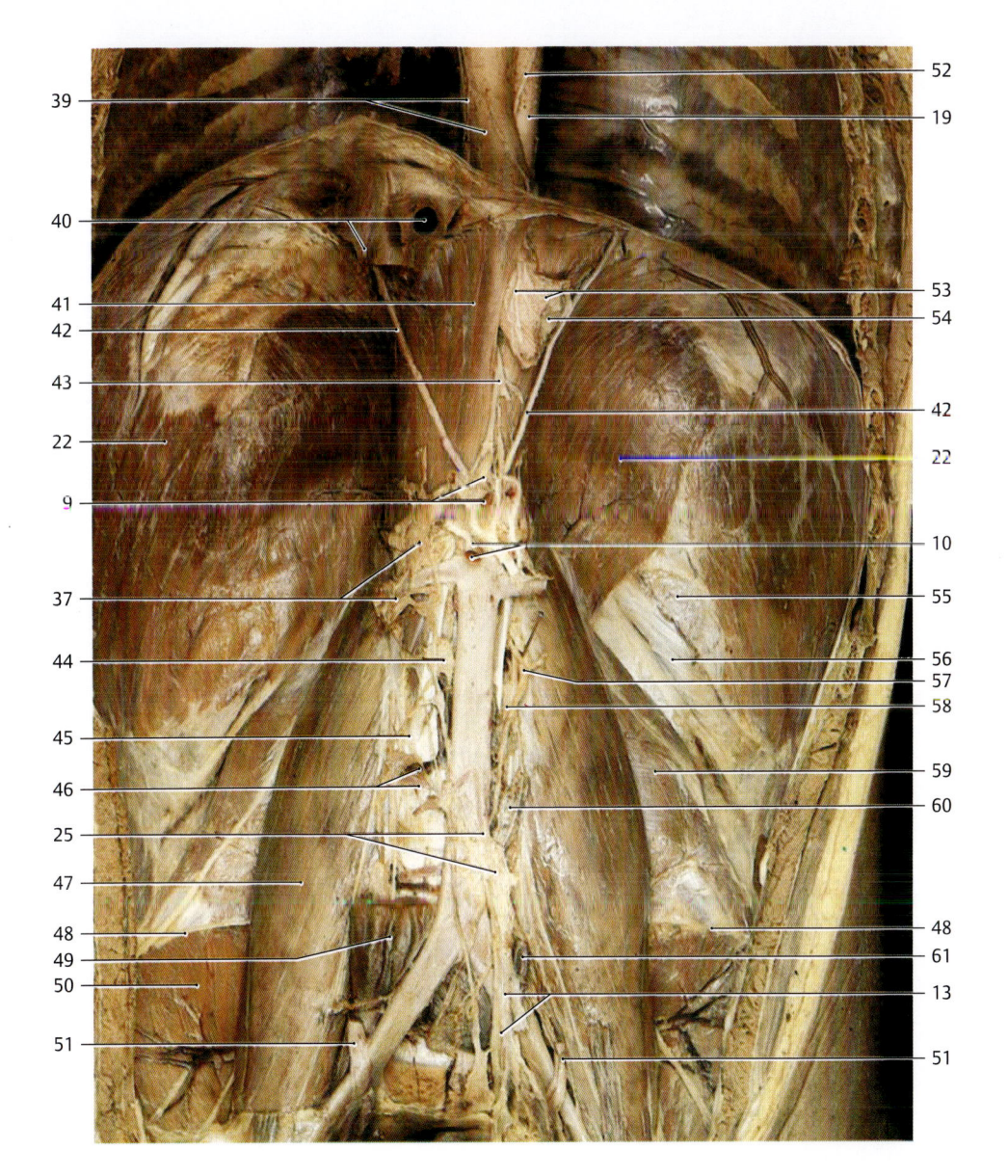

Fig. 7.29 Gânglios e plexo do sistema nervoso autônomo dentro do espaço retroperitoneal (aspecto anterior). Os rins e a veia cava inferior com seus tributários foram removidos.

1	Nervo vago direito
2	Artéria subclávia direita
3	Esôfago
4	Arco aórtico
5	Tronco simpático
6	Nervo esplâncnico maior
7	Nervo intercostal
8	Parte abdominal do esôfago e tronco vagal
9	Tronco celíaco com gânglio celíaco
10	Artéria e gânglio mesentérico superior
11	Músculo psoas maior e nervo genitofemoral
12	Artéria ilíaca comum
13	Plexo e gânglio hipogástrico superior
14	Nervo vago esquerdo
15	Plexo braquial
16	Artéria subclávia esquerda
17	Nervo laríngeo recorrente esquerdo
18	Nervo cardíaco cervical inferior
19	Aorta torácica
20	Plexo esofágico
21	Veia ázigos
22	Diafragma
23	Artéria esplênica
24	Plexo e artéria renal esquerda
25	Gânglio e artéria mesentérica inferior
26	Artéria ilíaca externa esquerda
27	Gânglio cervical superior do tronco simpático
28	Ramo cardíaco superior do tronco simpático
29	Gânglio cervical médio do tronco simpático
30	Gânglio cervical inferior do tronco simpático
31	Nervo laríngeo recorrente direito
32	Nervo esplâncnico menor
33	Nervos esplâncnicos lombares
34	Nervos esplâncnicos sacrais
35	Plexo e gânglio hipogástrico inferior
36	Nervo laríngeo recorrente esquerdo
37	Plexo aorticorrenal e artéria renal
38	Gânglio ímpar
39	Esôfago com ramos do nervo vago
40	Veias hepáticas
41	Ramo direito do diafragma
42	Artéria frênica inferior
43	Nervo vago direito entrando no gânglio celíaco
44	Tronco linfático lombar direito
45	Parte lombar do tronco simpático direito
46	Artéria e veia lombar
47	Músculo psoas maior
48	Crista ilíaca
49	Veia cava inferior
50	Músculo ilíaco
51	Ureter
52	Nervo vago esquerdo formando o plexo esofágico
53	Nervo vago esquerdo formando o plexo gástrico
54	Esôfago continuando na parte cárdica do estômago
55	Triângulo lombocostal
56	Posição da décima segunda costela
57	Tronco linfático lombar esquerdo
58	Gânglio do tronco simpático
59	Músculo quadrado lombar
60	Parte lombar do tronco simpático esquerdo
61	Vasos linfáticos ilíacos

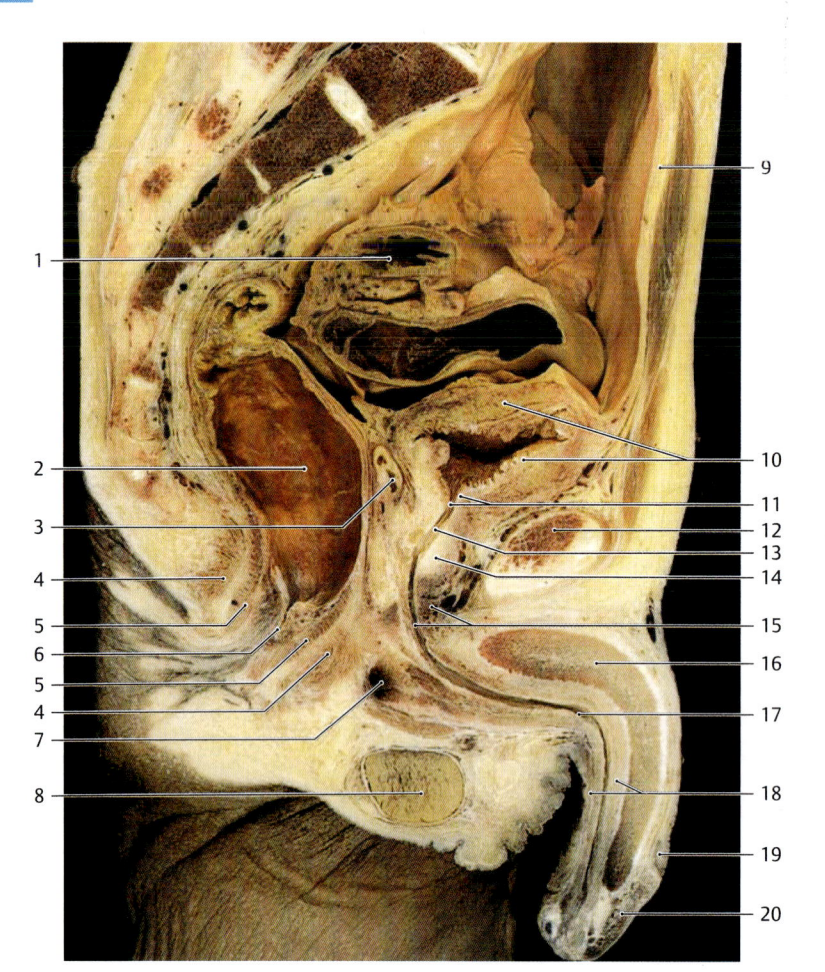

7 Órgãos Retroperitoneais | Sistema Urogenital Masculino: Posição dos Órgãos

Fig. 7.30 Sistema urogenital masculino (corte sagital mediano através da cavidade pélvica).

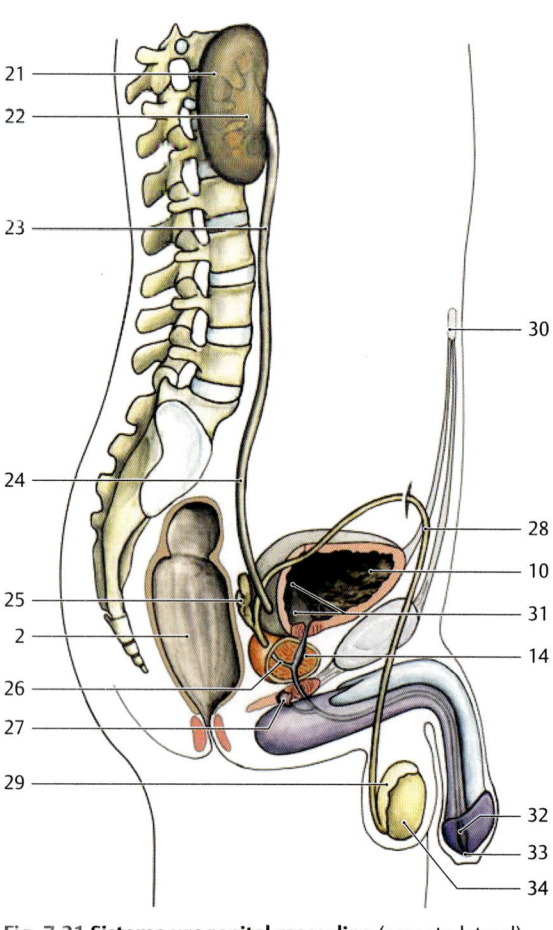

Fig. 7.31 Sistema urogenital masculino (aspecto lateral).

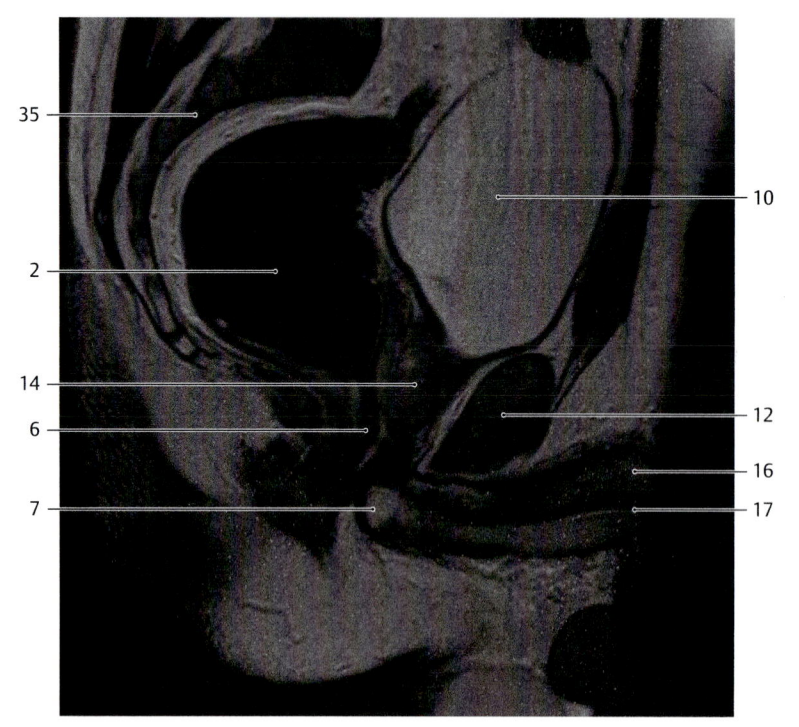

Fig. 7.32 Corte sagital mediano através da cavidade pélvica no homem (varredura de IRM). (Cortesia de Prof. Uder, Institute of Radiology, University Hospital Erlangen, Alemanha).

1. Cólon sigmoide
2. Ampola retal
3. Ampola do ducto deferente
4. Músculo esfíncter anal externo
5. Músculo esfíncter anal interno
6. Canal anal
7. Bulbo do pênis
8. Testículo (superfície de corte)
9. Ligamento umbilical mediano
10. Bexiga urinária
11. Óstio e esfíncter internos da uretra
12. Sínfise púbica
13. Parte prostática da uretra
14. Próstata
15. Parte membranosa da uretra e esfíncter externo da uretra
16. Corpo cavernoso do pênis
17. Uretra esponjosa
18. Corpo esponjoso do pênis
19. Prepúcio
20. Glande do pênis
21. Rim
22. Pelve renal
23. Parte abdominal do ureter
24. Parte pélvica do ureter
25. Vesícula seminal
26. Ducto ejaculatório
27. Glândula bulbouretral (Glândula de *Cowper*)
28. Ducto deferente
29. Epidídimo
30. Umbigo
31. Trígono da bexiga urinária e óstio uretérico
32. Fossa navicular da uretra
33. Óstio externo da uretra
34. Testículo
35. Sacro

Sistema Urogenital Masculino: Posição dos Órgãos | 7 Órgãos Retroperitoneais

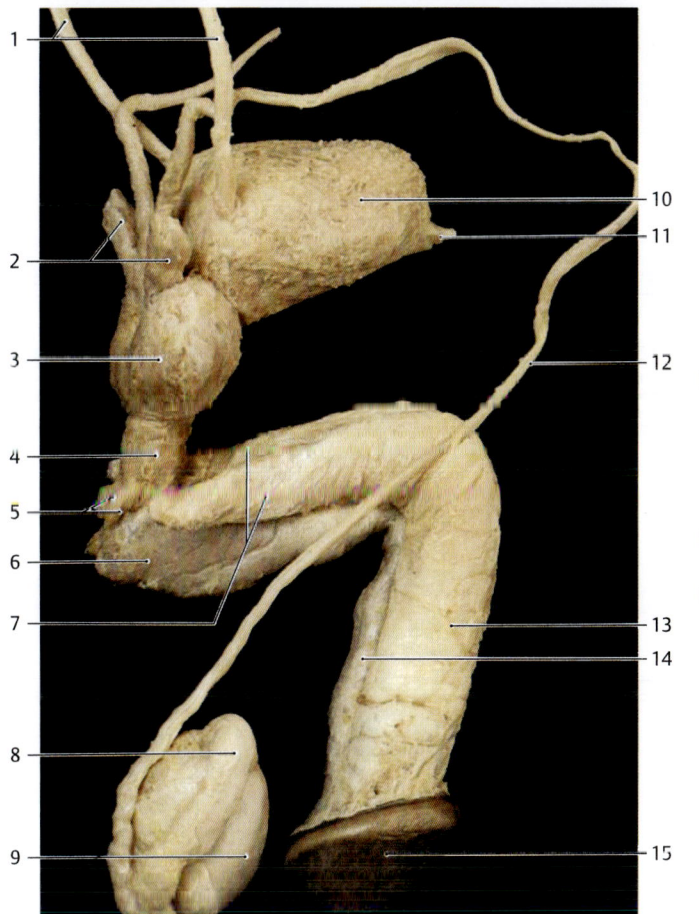

Fig. 7.33 Órgãos genitais masculinos, isolados (aspecto lateral direito).

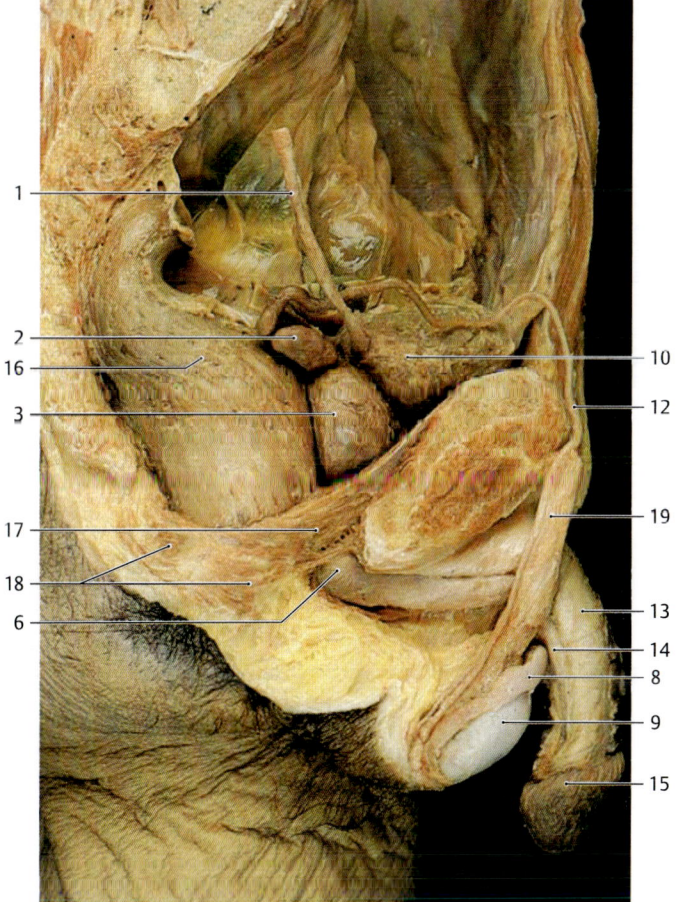

Fig. 7.34 Órgãos genitais masculinos *in situ* (aspecto lateral direito).

1. Ureter
2. Vesícula seminal
3. Próstata
4. Diafragma urogenital e parte membranosa da uretra
5. Glândula bulbouretral (Glândula de *Cowper*)
6. Bulbo do pênis
7. Ramos esquerdo e direito do pênis
8. Epidídimo
9. Testículo
10. Bexiga urinária
11. Ápice da bexiga urinária
12. Ducto deferente
13. Corpo cavernoso do pênis
14. Corpo esponjoso do pênis
15. Glande do pênis
16. Ampola do reto
17. Músculo levantador do ânus
18. Canal anal e músculo esfíncter externo do ânus
19. Cordão espermático (corte)
20. Promontório sacral
21. Cólon sigmoide
22. Peritônio (corte de borda)
23. Bolsa retovesical
24. Ducto ejaculatório
25. Prega umbilical lateral
26. Prega umbilical medial
27. Anel inguinal profundo e ducto deferente
28. Sínfise púbica
29. Parte prostática da uretra
30. Uretra esponjosa

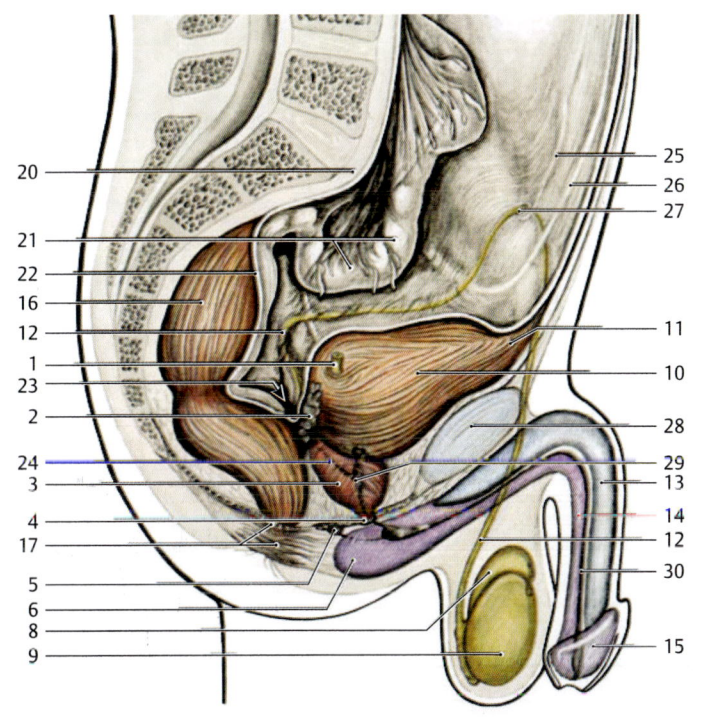

Fig. 7.35 Posições dos órgãos genitais masculinos (aspecto lateral direito).

7 Órgãos Retroperitoneais | Sistema Urogenital Masculino: Bexiga Urinária e Órgãos Relacionados

1 Ureter
2 Ducto deferente
3 Prega interuretérica
4 Óstio do ureter
5 Vesícula seminal
6 Trígono da bexiga urinária
7 Uretra prostática com colículo seminal e crista uretral
8 Músculo transverso profundo do períneo
9 Uretra membranosa
10 Uretra esponjosa
11 Membrana mucosa da bexiga urinária
12 Óstio interno da uretra e úvula da bexiga urinária
13 Próstata
14 Utrículo prostático
15 Corpo cavernoso direito e esquerdo do pênis
16 Ducto ejaculatório
17 Músculo esfíncter da uretra
18 Músculo esfíncter da bexiga urinária
19 Glândula bulbouretral (glândula de Cowper)
20 Ramo do pênis
21 Óstios das glândulas bulbouretrais
22 Glande do pênis
23 Óstios do ureter

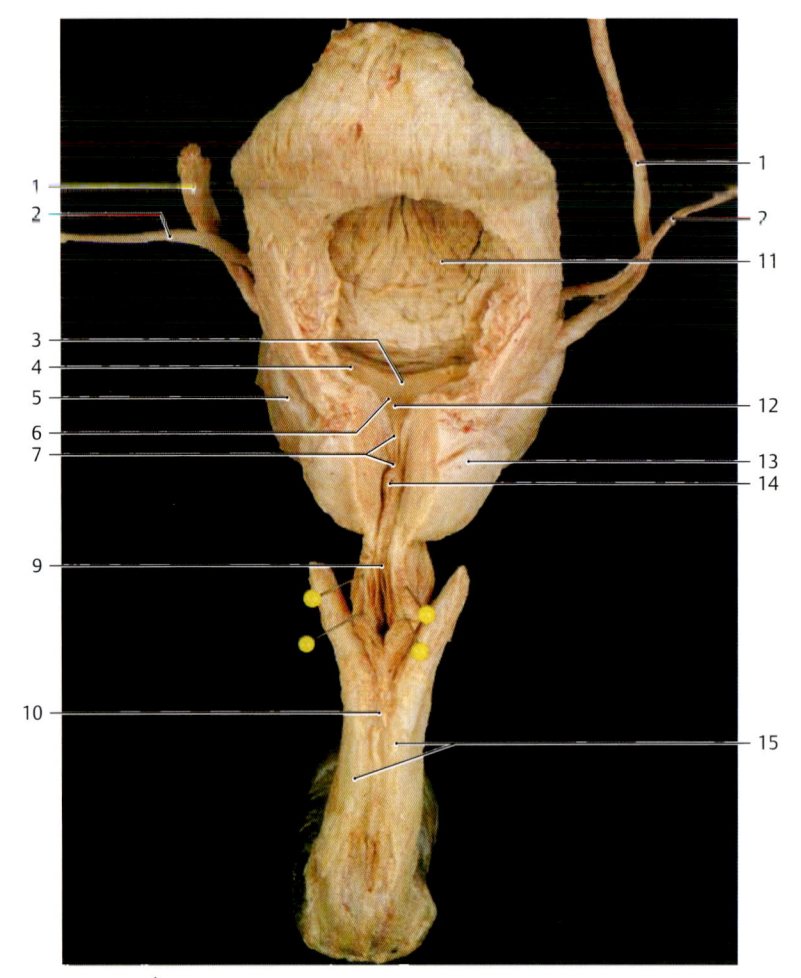

Fig. 7.36 Órgãos genitais masculinos e bexiga urinária, isolados (aspecto anterior). A bexiga urinária, próstata e uretra foram abertas e a bexiga urinária contraída.

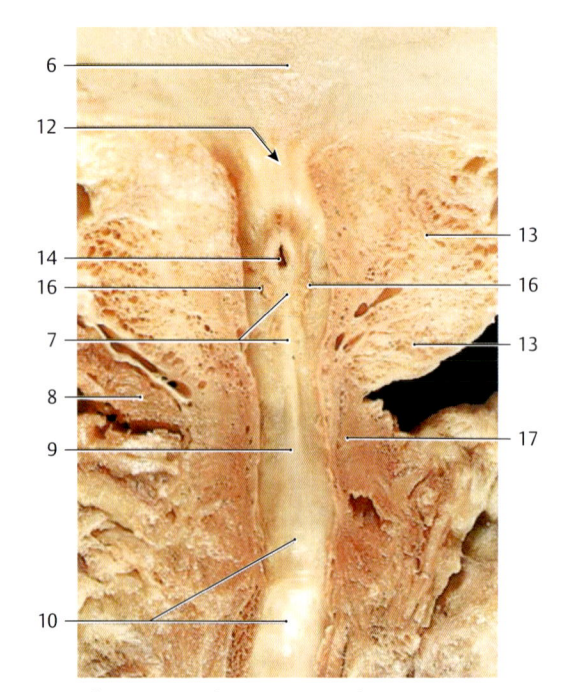

Fig. 7.37 Metade posterior da uretra masculina e próstata em continuidade com o colo da bexiga urinária (aspecto anterior).

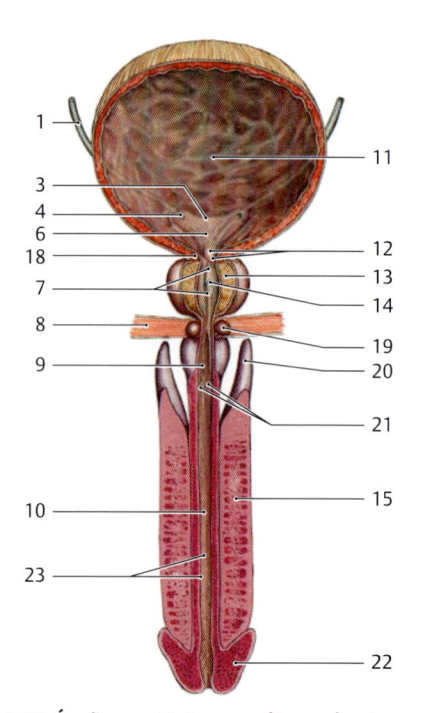

Fig. 7.38 Órgãos genitais masculinos e bexiga urinária (aspecto anterior). A bexiga urinária, uretra e pênis foram dissecados.

Sistema Urogenital Masculino: Bexiga Urinária e Órgãos Relacionados | 7 Órgãos Retroperitoneais

1 Ápice da bexiga urinária com o úraco
2 Bexiga urinária
3 Ureter
4 Ducto deferente
5 Ampola do ducto deferente
6 Vesícula seminal
7 Próstata
8 Glândula bulbouretral (glândula de Cowper)
9 Bulbo do pênis
10 Ramo do pênis
11 Corpo esponjoso do pênis
12 Corpo cavernoso do pênis
13 Testículo e epidídimo com revestimentos
14 Glande do pênis
15 Fundo da bexiga urinária
16 Cabeça do epidídimo
17 Testículo
18 Membrana mucosa da bexiga
19 Trígono da bexiga
20 Óstio do ureter
21 Óstio interno da uretra
22 Colículo seminal
23 Próstata
24 Uretra prostática
25 Uretra membranosa
26 Uretra esponjosa (peniana)
27 Pele do pênis
28 Veia dorsal profunda do pênis (não pareada)
29 Artéria dorsal do pênis (pareada)
30 Túnica albugínea dos corpos cavernosos
31 Septo do pênis
32 Artéria profunda do pênis
33 Túnica albugínea do corpo esponjoso
34 Fáscia profunda do pênis

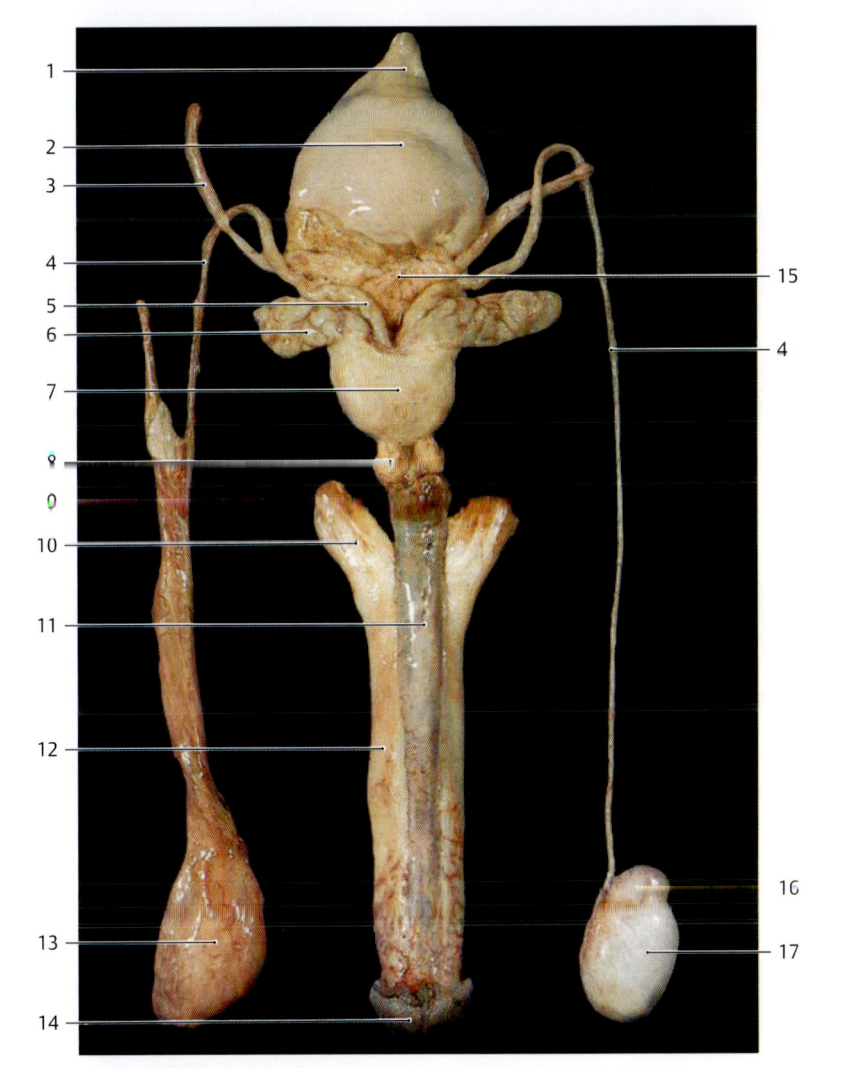

Fig. 7.39 **Órgãos genitais masculinos e bexiga urinária, isolados** (aspecto posterior).

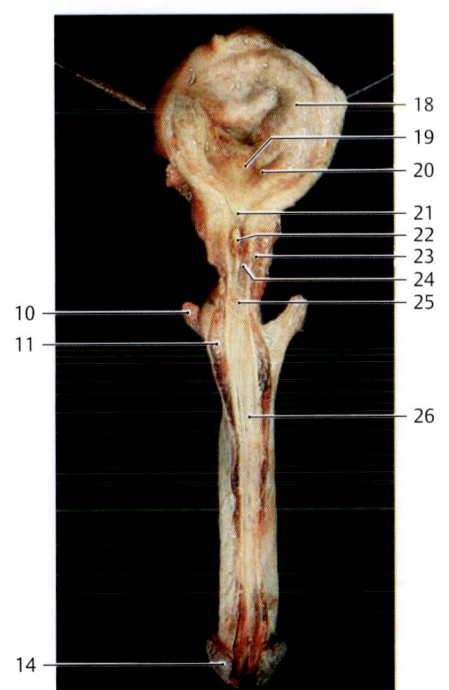

Fig. 7.40 **Bexiga urinária, uretra e pênis** (aspecto anterior, aberto longitudinalmente).

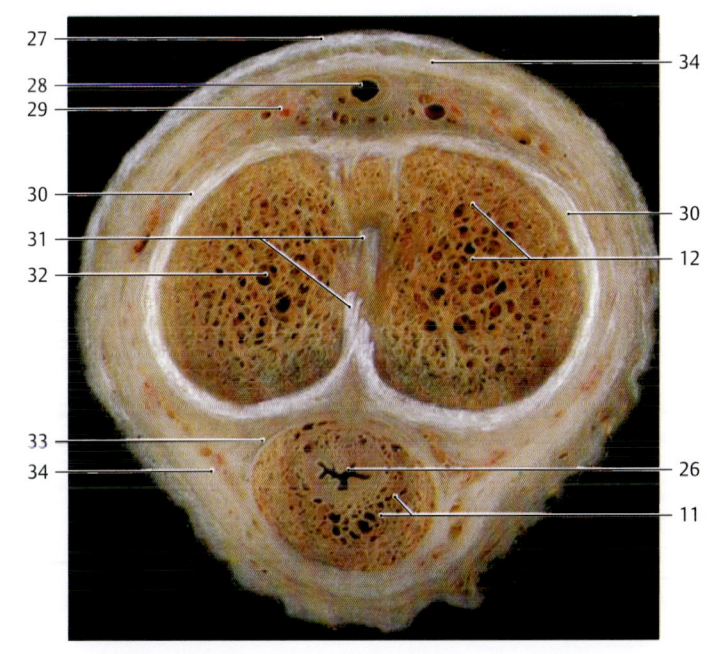

Fig. 7.41 **Corte transversal através do pênis** (aspecto inferior).

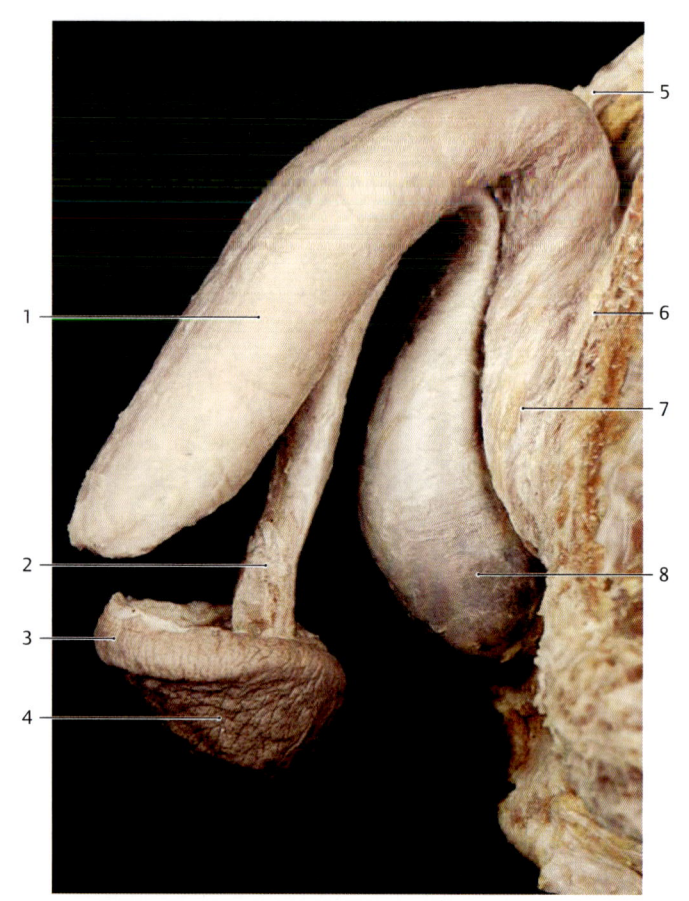

7 Órgãos Retroperitoneais | Sistema Urogenital Masculino: Pênis

Fig. 7.42 Órgãos genitais externos masculinos (aspecto oblíquo lateral). O corpo esponjoso do pênis com a glande foi isolado e refletido.

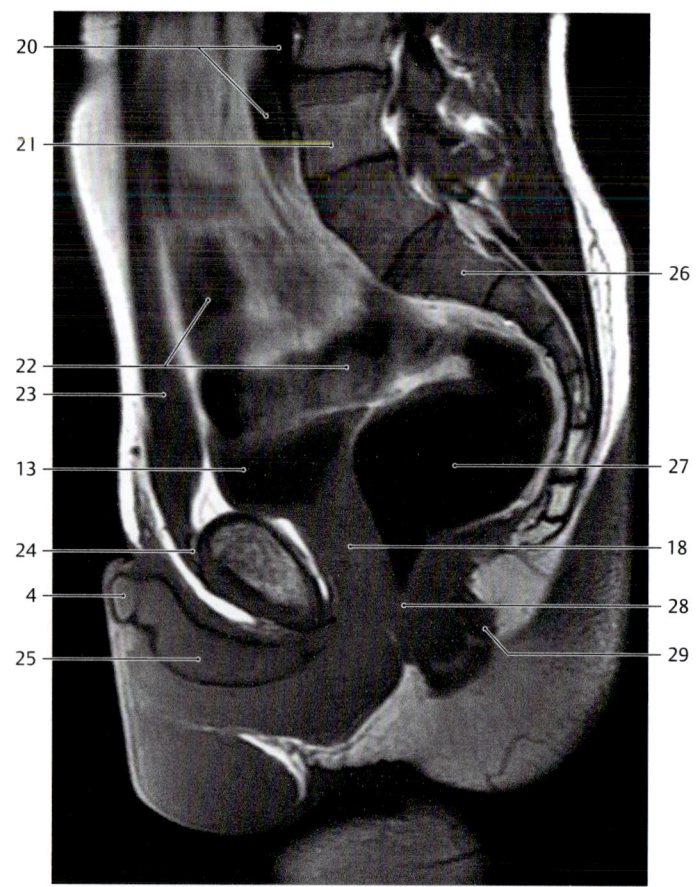

Fig. 7.43 Corte sagital através da cavidade pélvica com os órgãos genitais masculinos (varredura de IRM). (Heuck A et al. MRT-Atlas des muskulosketellaten Systems. Stuttgart, Germany: Schattauer, 2009).

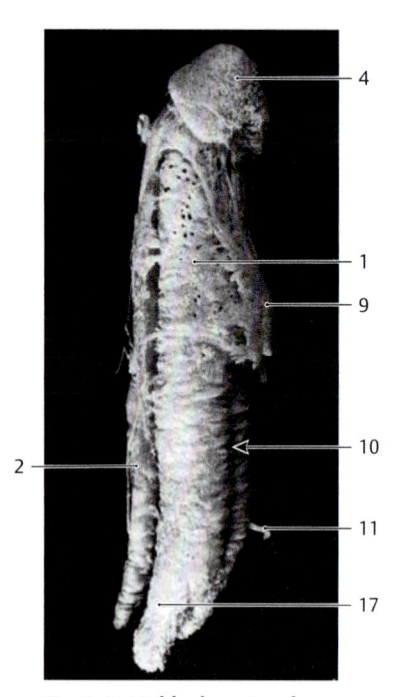

Fig. 7.44 Molde de resina de um pênis ereto.

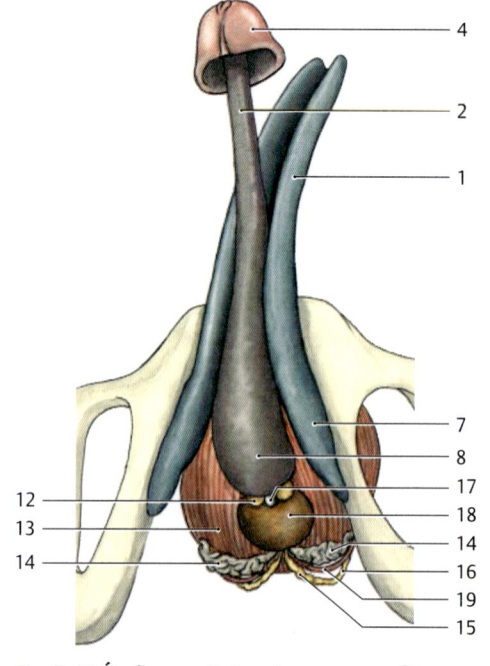

Fig. 7.45 Órgãos genitais externos masculinos e glândulas acessórias.

1. Corpo cavernoso do pênis
2. Corpo esponjoso do pênis
3. Coroa da glande do pênis
4. Glande do pênis
5. Ligamento suspensor do pênis
6. Púbis (ramo púbico inferior, dissecado)
7. Ramo do pênis
8. Bulbo do pênis
9. Veia dorsal do pênis
10. Septo pectiniforme
11. Artéria dorsal do pênis
12. Glândula bulbouretral (glândula de Cowper)
13. Bexiga urinária
14. Vesícula seminal
15. Ampola do ducto deferente
16. Ducto deferente
17. Uretra membranosa
18. Próstata
19. Ureter
20. Artéria e veia ilíaca comum
21. Corpo da quinta vértebra lombar
22. Alças intestinais
23. Músculo reto do abdome
24. Sínfise púbica
25. Raiz do pênis
26. Sacro
27. Ampola do reto
28. Canal anal
29. Músculo esfíncter externo do ânus

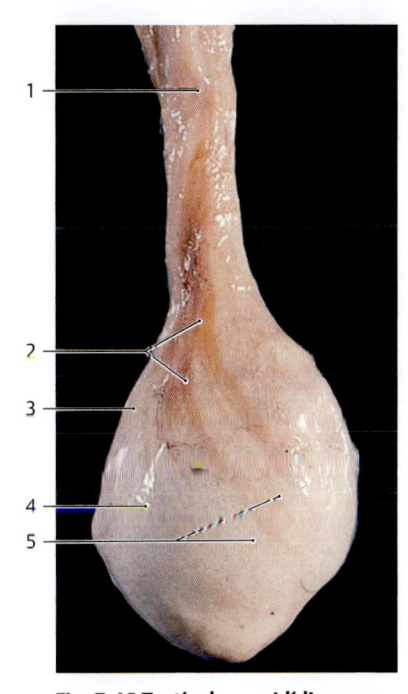

Sistema Urogenital Masculino: Testículo e Epidídimo | 7 Órgãos Retroperitoneais

Fig. 7.46 Testículo e epidídimo com camadas de revestimento (aspecto lateral).

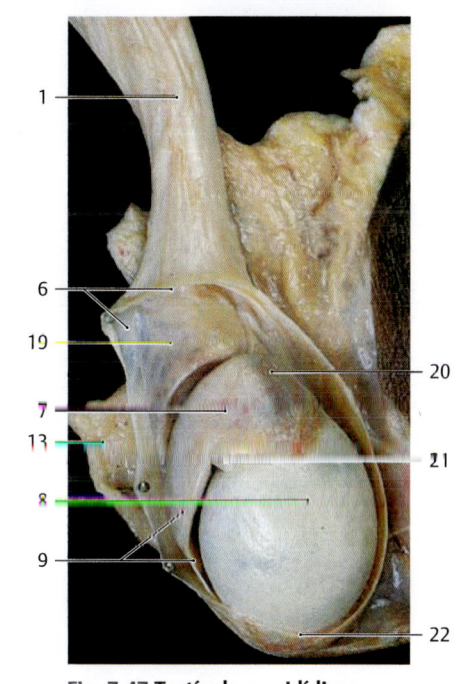

Fig. 7.47 Testículo e epidídimo (aspecto lateral). A túnica vaginal foi aberta.

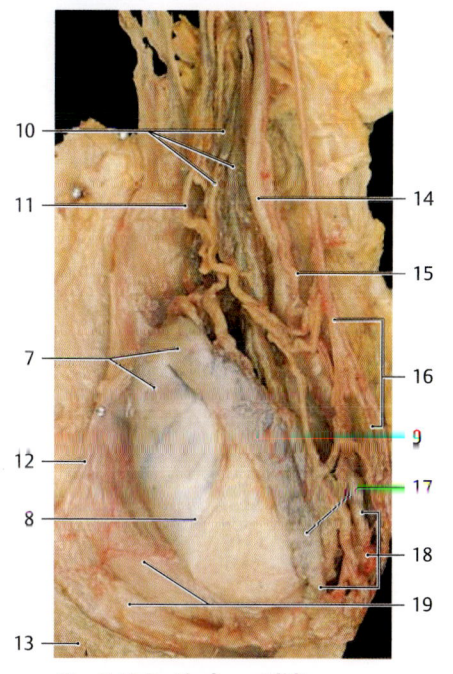

Fig. 7.48 Testículo, epidídimo e cordão espermático (lado esquerdo, aspecto posterolateral). Dissecção do cordão espermático e ducto deferente.

1. Cordão espermático coberto com a fáscia cremastérica
2. Músculo cremaster
3. Posição do epidídimo
4. Fáscia espermática interna
5. Posição do testículo
6. Fáscia espermática interna com camadas de revestimento adjacente do testículo (superfície do corte)
7. Cabeça do epidídimo
8. Testículo com túnica vaginal (camada visceral)
9. Corpo do epidídimo
10. Plexo venoso pampiniforme (veias anteriores)
11. Artéria testicular
12. Túnica vaginal (camada parietal, borda de corte)
13. Pele e músculo dartos (refletidos)
14. Ducto deferente
15. Artéria do ducto deferente
16. Veias posteriores do plexo pampiniforme
17. Cauda do epidídimo
18. Transição do ducto epidimal para o ducto deferente e plexo venoso
19. Camada parietal da túnica vaginal
20. Apêndice do epidídimo
21. Apêndice do testículo
22. Gubernáculo testicular

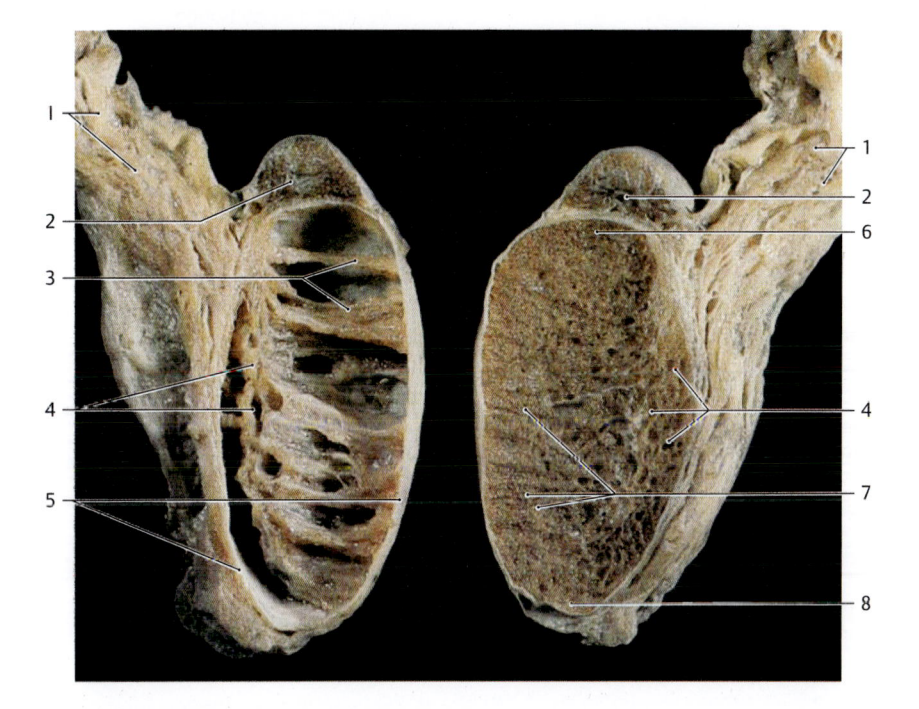

1. Cordão espermático (superfície do corte)
2. Cabeça do epidídimo (superfície do corte)
3. Septos do testículo
4. Mediastino do testículo
5. Túnica albugínea
6. Polo superior do testículo
7. Túbulos seminíferos enrolados
8. Polo inferior do testículo

Fig. 7.49 Corte longitudinal através do testículo e epidídimo. A imagem à esquerda mostra o septo testicular após a remoção dos túbulos seminíferos.

7 Órgãos Retroperitoneais | Sistema Urogenital Masculino: Glândulas Acessórias dos Órgãos Genitais

1 Ureter
2 Ducto deferente
3 Vesícula seminal
4 Ampola do ducto deferente
5 Ducto ejaculatório (porção proximal)
6 Próstata
7 Uretra membranosa
8 Glândula bulbouretral (Glândula de *Cowper*)
9 Bulbo do pênis
10 Pênis
11 Glande do pênis
12 Bexiga urinária
13 Músculo levantador do ânus
14 Músculo obturador interno
15 Osso pélvico (borda do corte)
16 Ligamento puboprostático
17 Corpo esponjoso do pênis
18 Cabeça do epidídimo
19 Início do ducto deferente
20 Testículo
21 Cauda do epidídimo
22 Corpo cavernoso do pênis
23 Cordão espermático
24 Músculos pectíneo e adutor
25 Púbis
26 Parte prostática da uretra (colículo seminal)
27 Reto
28 Nervo ciático
29 Veia safena magna
30 Músculo sartório
31 Artéria e veia femoral
32 Músculo reto femoral
33 Músculo tensor da fáscia lata
34 Músculo pectíneo
35 Músculo iliopsoas
36 Músculo vasto lateral
37 Músculo obturador externo
38 Fêmur
39 Tuberosidade do ísquio
40 Músculo glúteo máximo

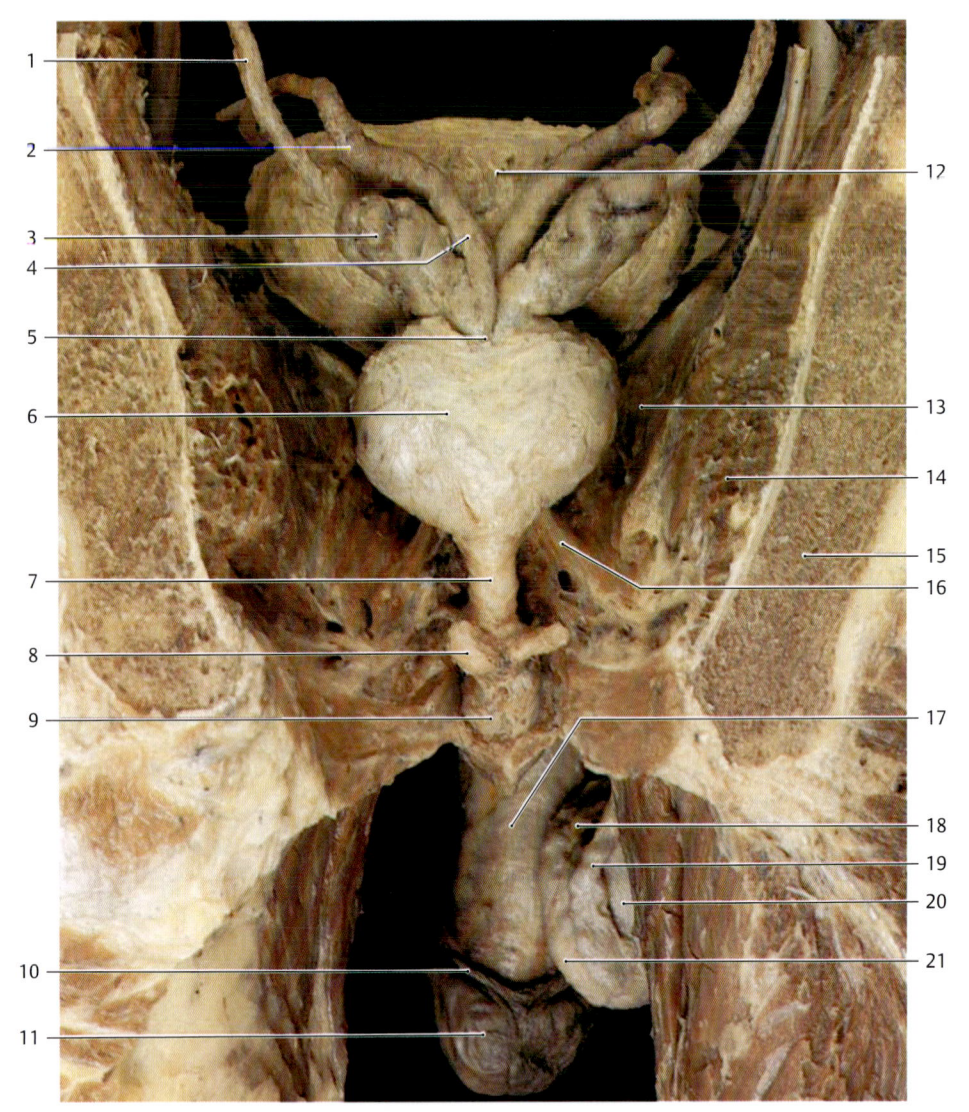

Fig. 7.50 Glândulas acessórias dos órgãos genitais masculinos. Corte coronal através da cavidade pélvica. Aspecto posterior da bexiga urinária, próstata e vesículas seminais.

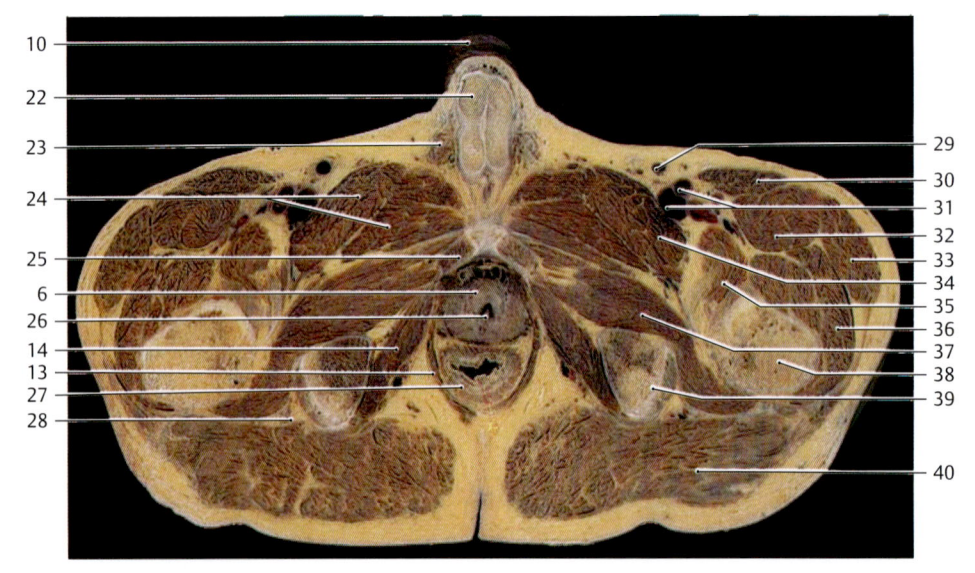

Fig. 7.51 Corte horizontal através da cavidade pélvica no homem no nível da próstata.

Sistema Urogenital Masculino: Glândulas Acessórias dos Órgãos Genitais | 7 Órgãos Retroperitoneais

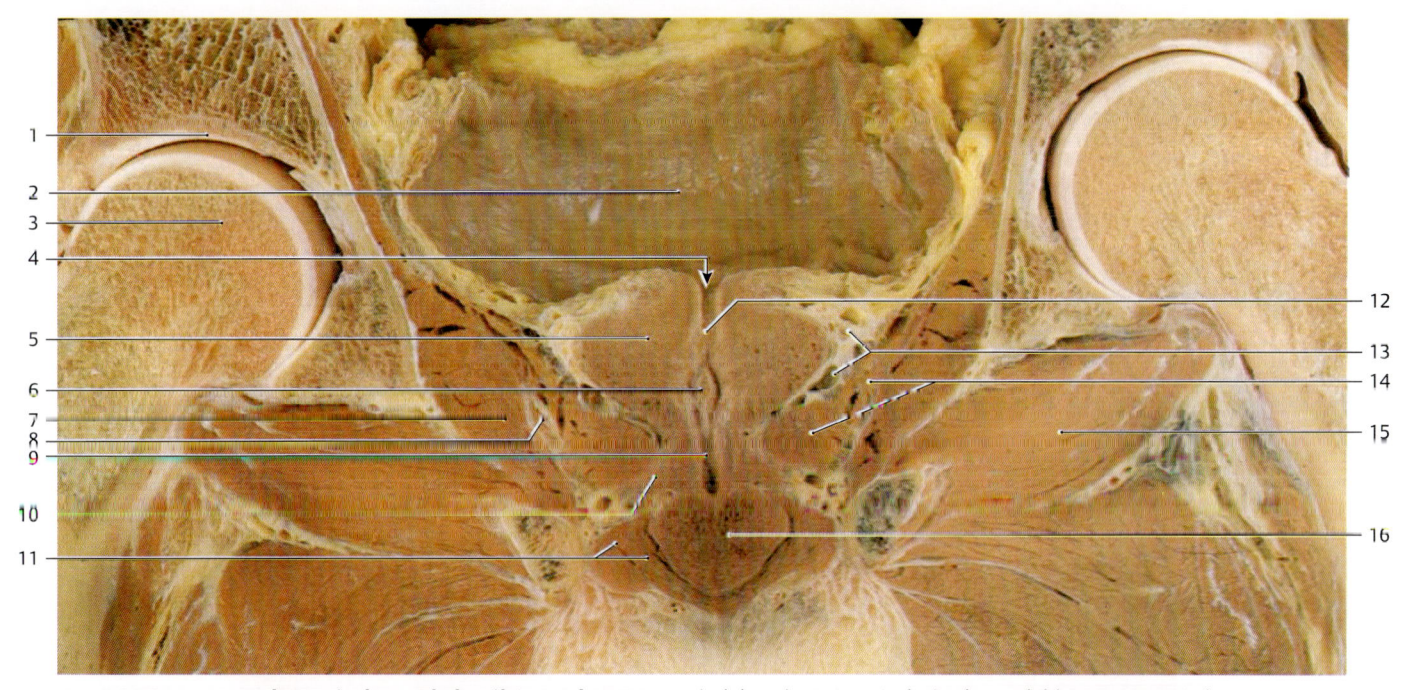

Fig. 7.52 **Corte coronal através da cavidade pélvica no homem** no nível da próstata e articulação do quadril (aspecto anterior).

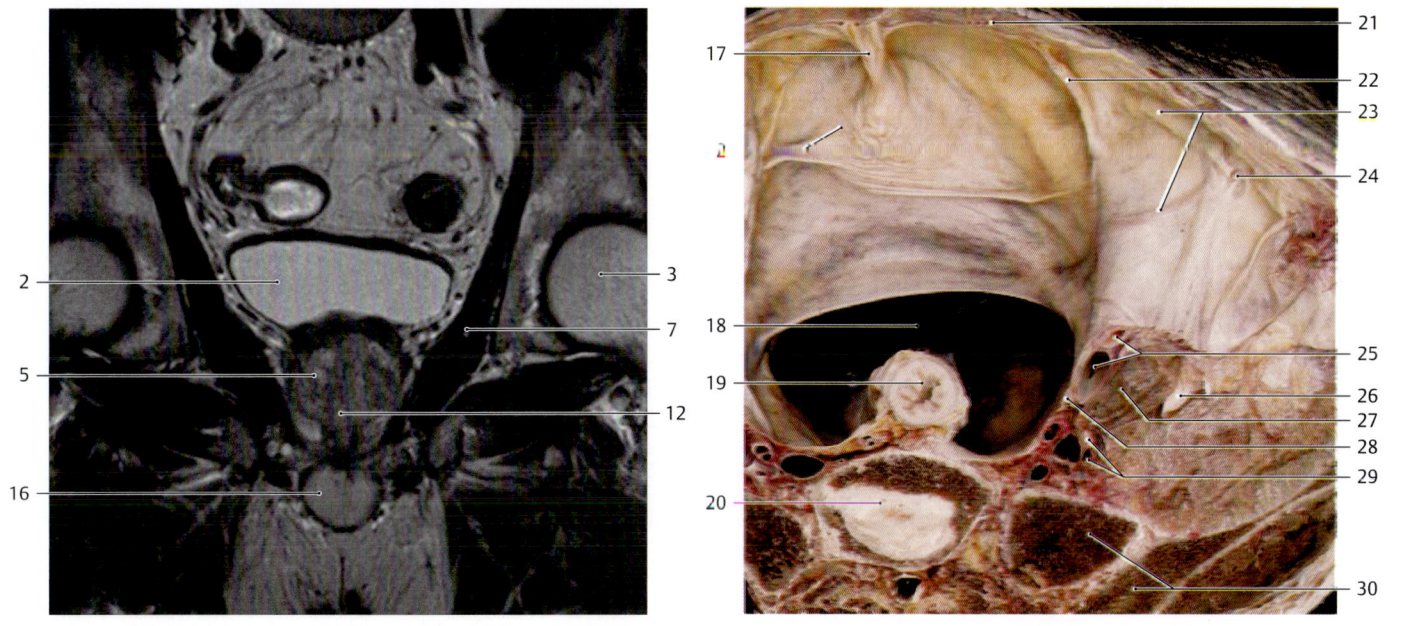

Fig. 7.53 **Corte coronal através da cavidade pélvica no homem** (varredura de IRM). (Cortesia de Prof. Uder, Institute of Radiology, University Hospital Erlangen, Alemanha).

Fig. 7.54 **Cavidade pélvica no homem** (vista superior).

1 Acetábulo da articulação do quadril
2 Bexiga urinária
3 Cabeça do fêmur
4 Óstio interno da uretra
5 Próstata
6 Colículo seminal
7 Músculo obturador interno
8 Fossa isquiorretal
9 Uretra membranosa
10 Músculo transverso profundo do períneo
11 Ramo do pênis e músculo isquiocavernoso
12 Parte prostática da uretra
13 Plexo prostático
14 Músculo levantador do ânus
15 Músculo obturador externo
16 Bulbo do pênis
17 Prega umbilical mediana com remanescente do úraco
18 Bolsa retovesical
19 Reto
20 Sacro
21 Artéria epigástrica inferior
22 Prega umbilical medial com remanescente da artéria umbilical
23 Anel inguinal profundo e ducto deferente
24 Artéria circunflexa ilíaca profunda
25 Artéria e veia ilíaca externa
26 Nervo femoral
27 Músculo iliopsoas
28 Ureter
29 Nervo obturador e artéria ilíaca interna
30 Ílio e sacro

323

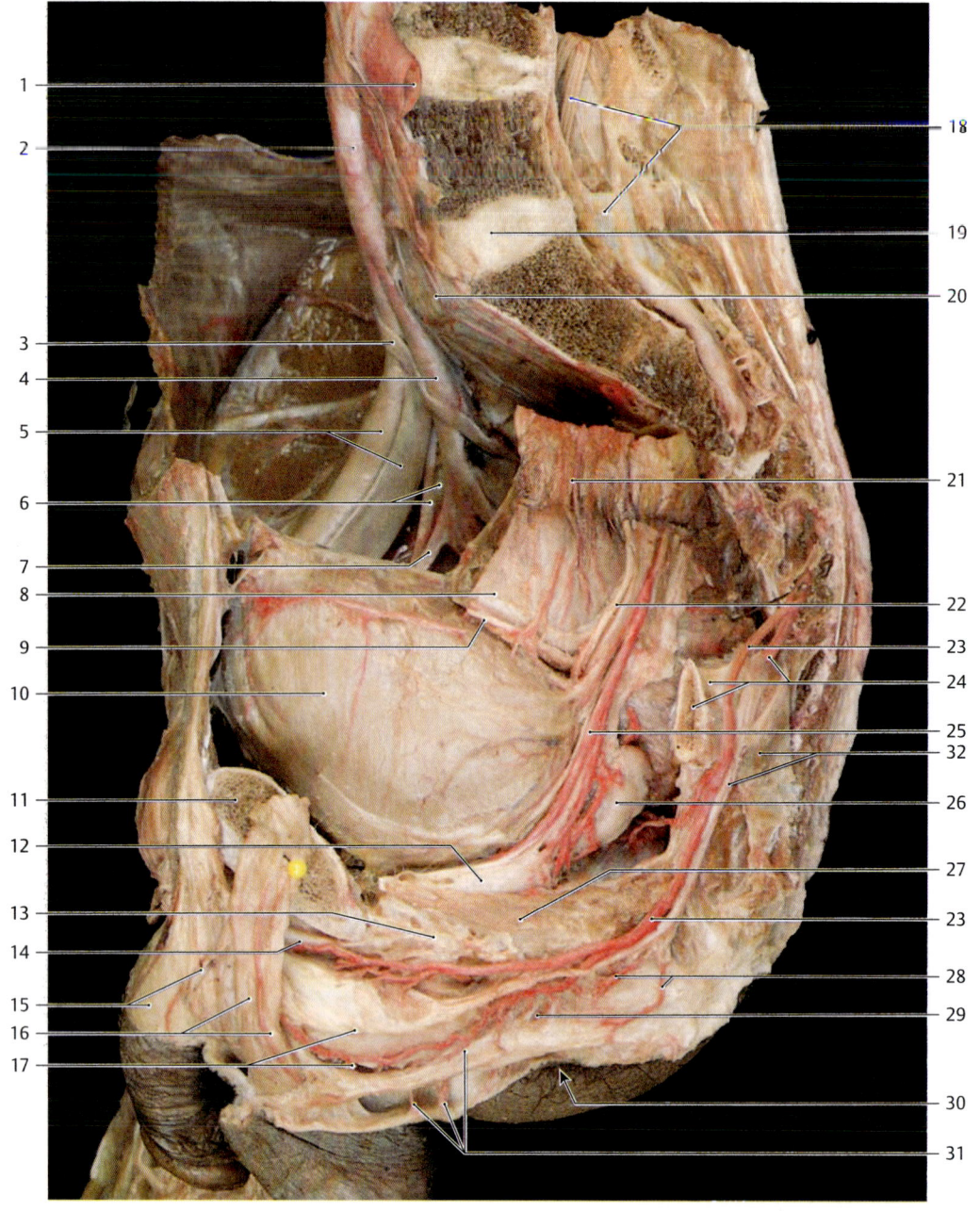

7 Órgãos Retroperitoneais | Sistema Urogenital Masculino: Vasos

Fig. 7.55 Vasos da cavidade pélvica no homem (metade direita, corte parassagital). As artérias foram injetadas com resina vermelha. A camada parietal do peritônio foi removida. A bexiga urinária está preenchida em grande medida.

1. Artéria ilíaca comum esquerda
2. Artéria ilíaca comum direita
3. Ureter direito
4. Artéria ilíaca interna direita
5. Artéria e veia ilíaca externa direita
6. Artéria e nervo obturador direito
7. Artéria umbilical
8. Artéria vesical superior e sigmoide
9. Ducto deferente esquerdo
10. Bexiga urinária
11. Púbis (corte)
12. Próstata
13. Plexo venoso vesicoprostático
14. Veia dorsal profunda do pênis e artéria dorsal do pênis
15. Pênis e veia dorsal superficial
16. Cordão espermático e artéria testicular
17. Bulbo do pênis e artéria profunda do pênis
18. Cauda equina e dura-máter (divididas)
19. Disco intervertebral entre a quinta vértebra lombar e o sacro
20. Promontório sacral
21. Mesossigmoide
22. Ureter esquerdo
23. Artéria pudenda interna esquerda
24. Espinha isquiática (corte), ligamento sacroespinal e artéria glútea inferior
25. Artéria vesical inferior esquerda
26. Vesícula seminal
27. Músculo levantador do ânus
28. Ramos da artéria retal inferior
29. Artéria perineal
30. Ânus
31. Ramos escrotais posteriores
32. Nervo pudendo e ligamento sacrotuberal

Sistema Urogenital Masculino: Vasos | 7 Órgãos Retroperitoneais

1 Ureter
2 Artéria ilíaca comum
3 Artéria ilíaca externa
4 Artéria umbilical
5 Ducto deferente
6 Ligamento umbilical medial
7 Ramos da artéria vesical superior
8 Bexiga urinária
9 Próstata
10 Diafragma urogenital
11 Artéria profunda do pênis
12 Artéria dorsal do pênis
13 Pênis
14 Corpo cavernoso do pênis
15 Testículo e epidídimo
16 Artéria ilíaca interna
17 Artéria iliolombar
18 Artéria sacral lateral
19 Artéria glútea superior
20 Artéria obturadora
21 Plexo sacral
22 Artéria glútea inferior
23 Artéria pudenda interna
24 Artéria vesical inferior
25 Artéria retal média
26 Músculo levantador do ânus
27 Reto
28 Artéria retal inferior
29 Parte esponjosa do pênis
30 Uretra (parte esponjosa)
31 Artéria ilíaca externa
32 Artéria do bulbo do pênis
33 Septo do pênis

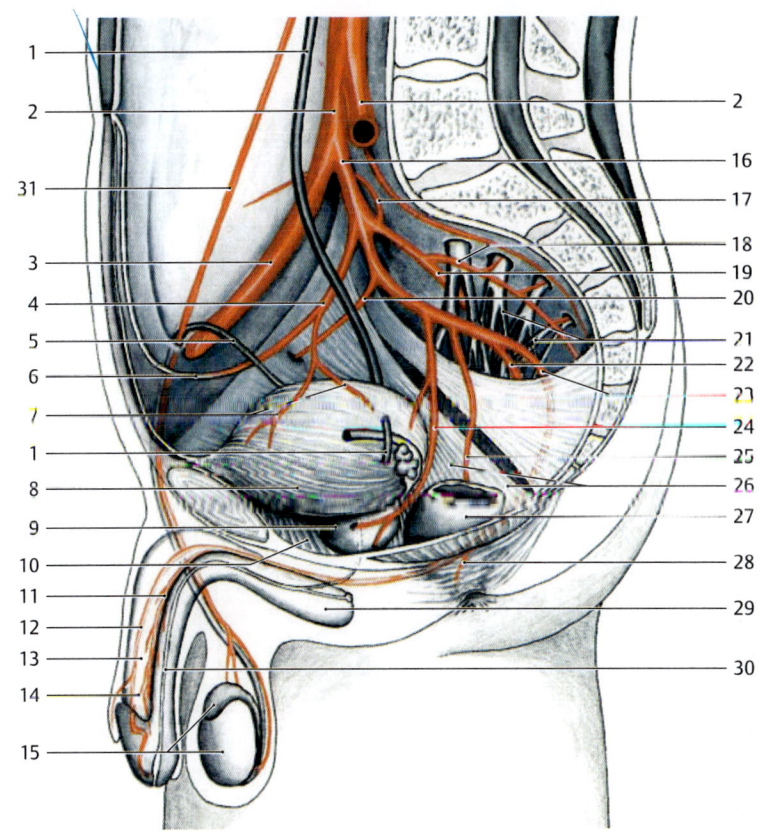

Fig. 7.56 **Ramos principais da artéria ilíaca interna no homem** (aspecto lateral).

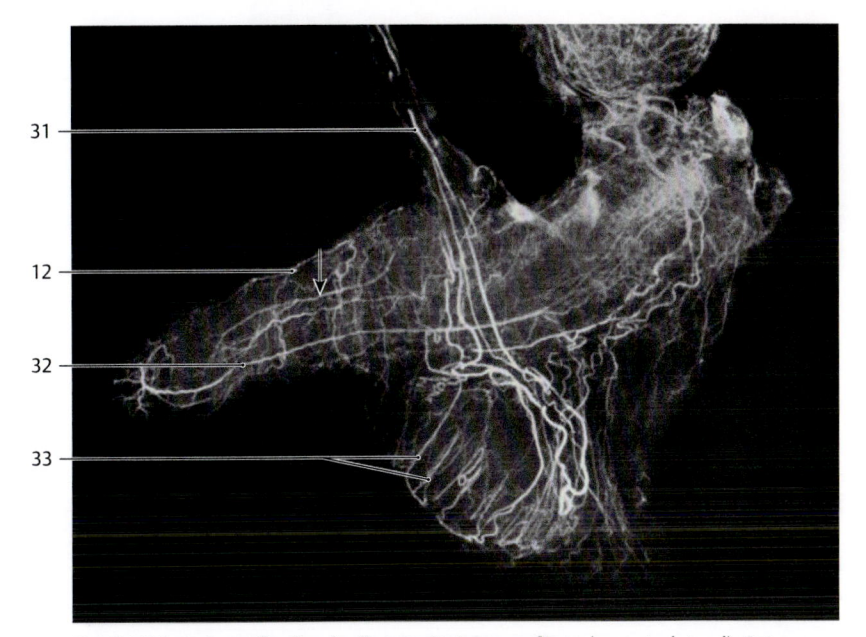

Fig. 7.57 **Arteriografia dos órgãos genitais masculinos** (aspecto lateral). Seta = artéria helicina.

325

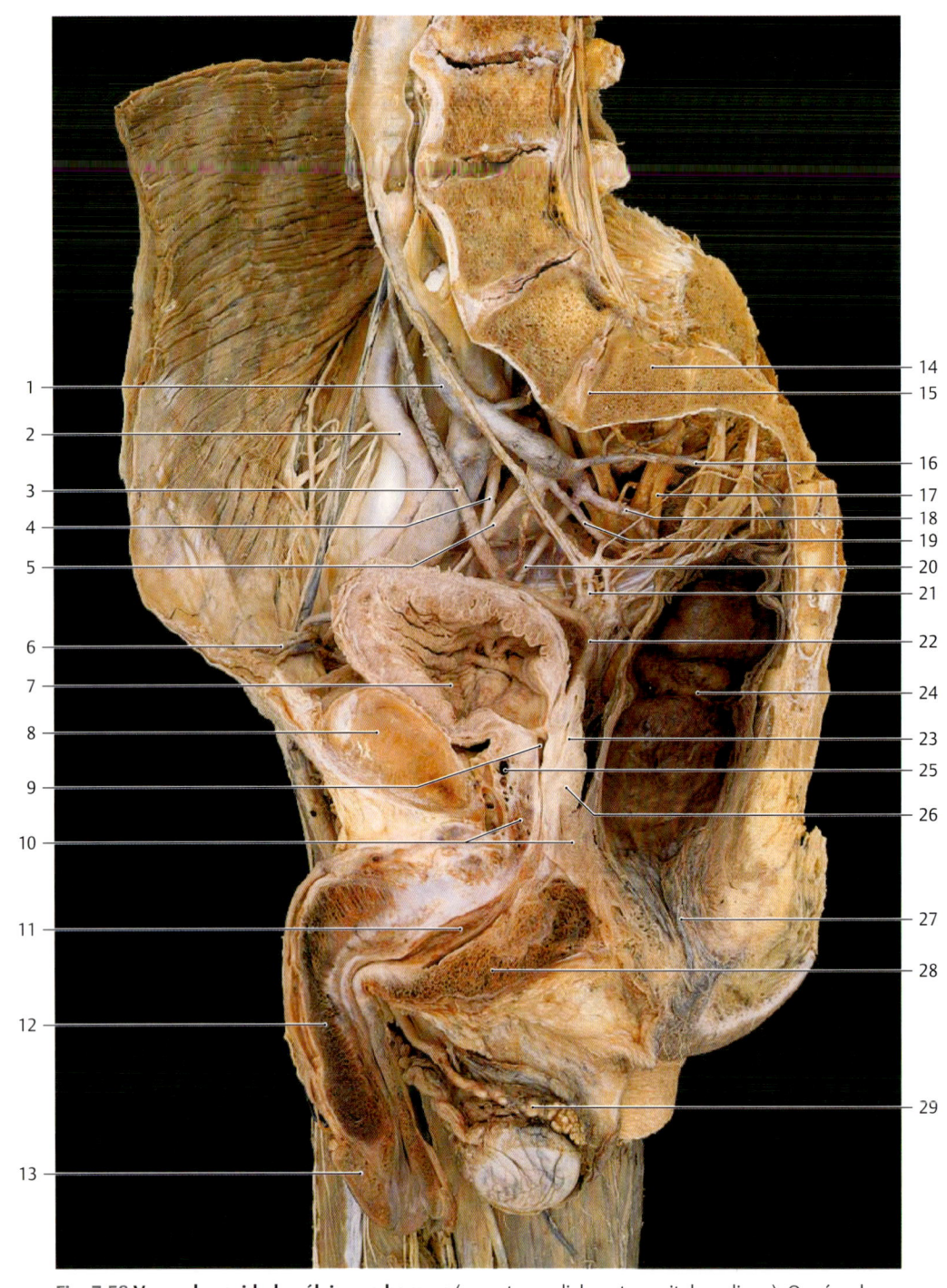

7 Órgãos Retroperitoneais | Sistema Urogenital Masculino: Vasos

Fig. 7.58 **Vasos da cavidade pélvica no homem** (aspecto medial, corte sagital mediano). O músculo glúteo máximo foi removido.

1 Artéria ilíaca interna
2 Artéria ilíaca externa
3 Ureter
4 Nervo obturador
5 Artéria umbilical
6 Anel inguinal profundo
7 Bexiga urinária
8 Sínfise
9 Parte prostática da uretra
10 Músculo esfíncter da uretra
11 Uretra (parte esponjosa)
12 Corpo cavernoso do pênis
13 Glande do pênis
14 Sacro
15 Promontório
16 Artéria sacral lateral
17 Plexo sacral
18 Artéria glútea inferior
19 Artéria pudenda interna
20 Artéria obturadora
21 Plexo hipogástrico inferior
22 Ducto deferente
23 Vesícula seminal
24 Reto
25 Plexo venoso prostático
26 Próstata
27 Canal anal
28 Parte esponjosa do pênis
29 Plexo pampiniforme

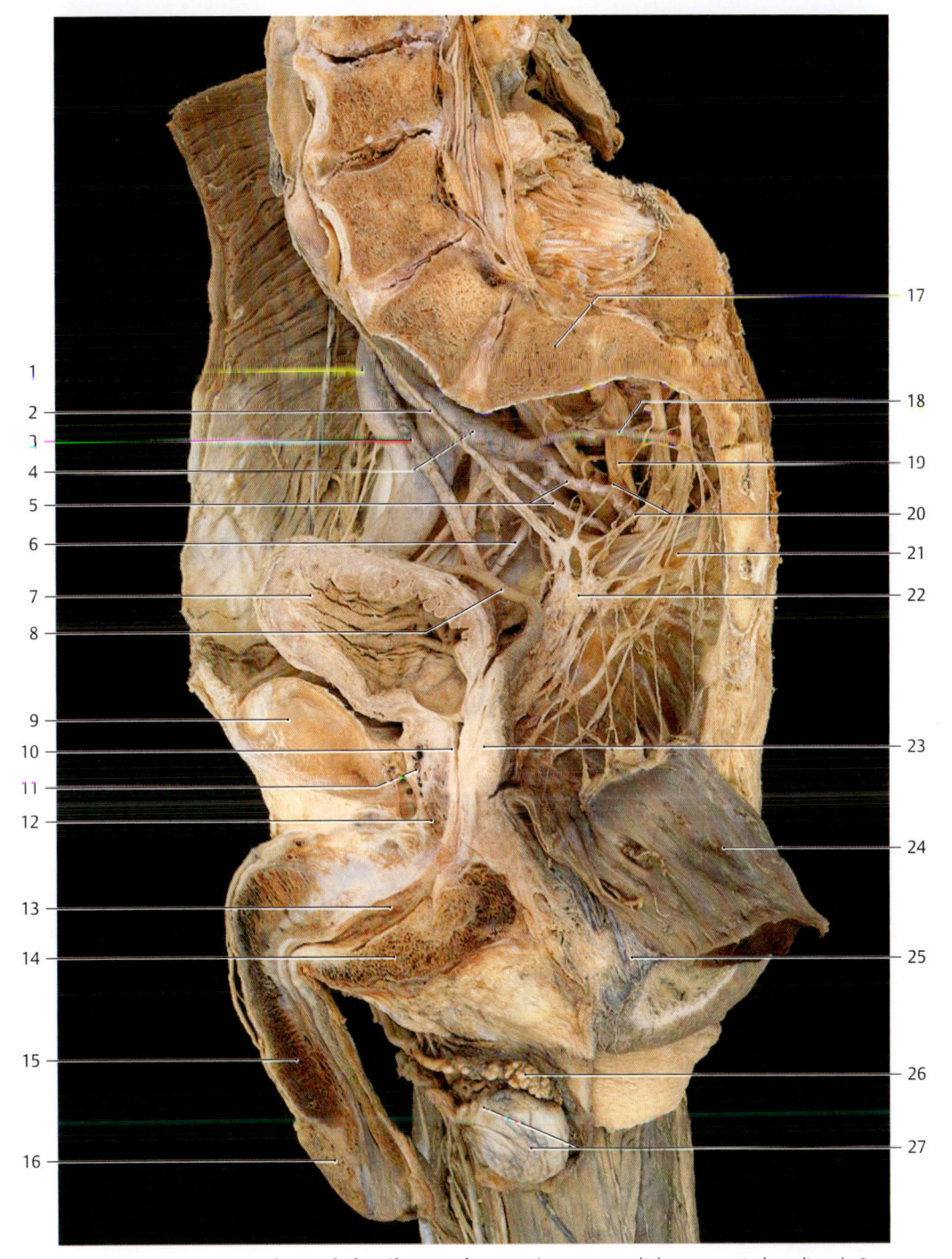

Sistema Urogenital Masculino: Vasos e Nervos | 7 Órgãos Retroperitoneais

Fig. 7.59 Vasos e nervos da cavidade pélvica no homem (aspecto medial, corte sagital mediano). O reto foi refletido para exibir o plexo hipogástrico inferior. O músculo glúteo máximo foi removido.

1. Artéria ilíaca externa
2. Nervo hipogástrico direito
3. Ureter
4. Artéria ilíaca interna
5. Artéria glútea inferior e artéria pudenda interna
6. Artéria obturadora
7. Bexiga urinária
8. Ducto deferente
9. Sínfise púbica
10. Parte prostática da uretra
11. Plexo venoso prostático
12. Músculo esfíncter da uretra
13. Parte esponjosa da uretra
14. Corpo esponjoso do pênis
15. Corpo cavernoso do pênis
16. Glande do pênis
17. Sacro
18. Artéria sacral lateral
19. Plexo sacral
20. Nervos esplâncnicos pélvicos (nervos erigentes)
21. Músculo levantador do ânus
22. Plexo hipogástrico inferior (plexo pélvico)
23. Próstata
24. Reto (refletido)
25. Canal anal e músculo esfíncter externo do ânus
26. Plexo pampiniforme contínuo com a veia testicular
27. Testículo e epidídimo

7 Órgãos Retroperitoneais | Órgãos Genitais Externos Masculinos: Camada Superficial

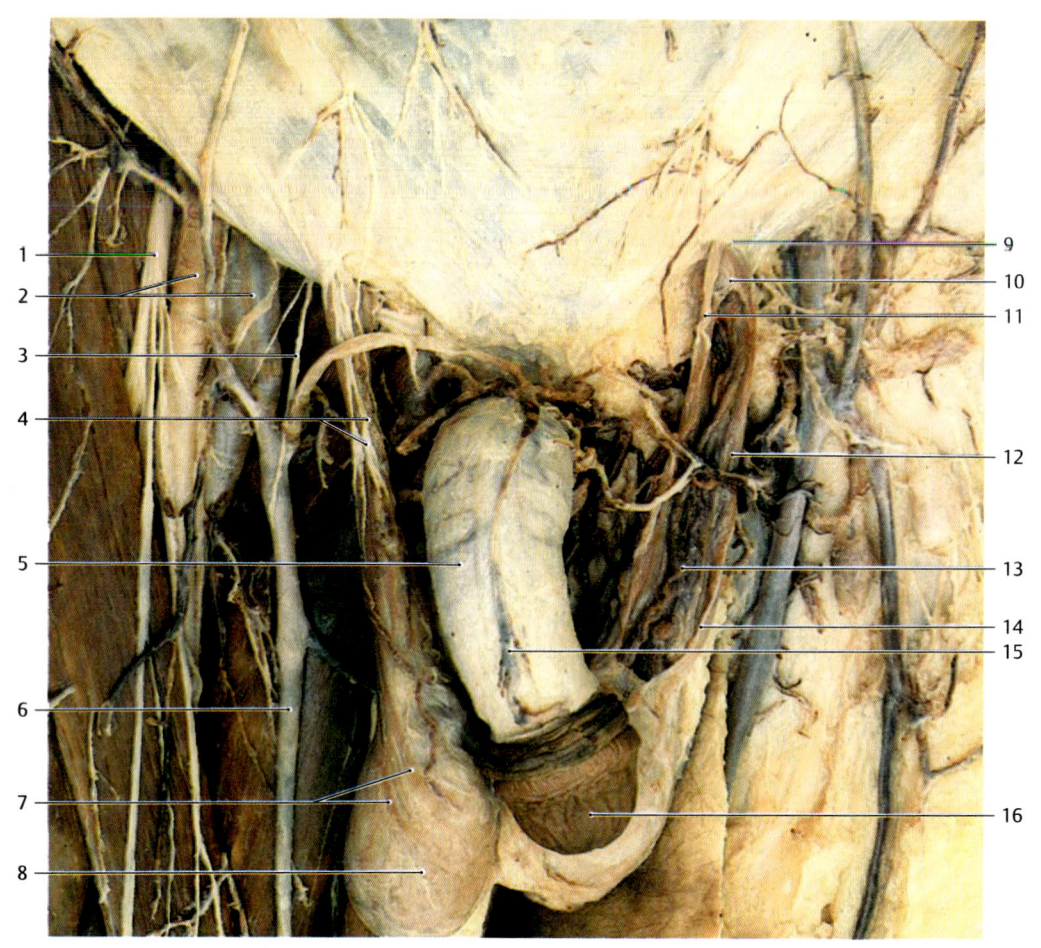

Fig. 7.60 **Órgãos genitais externos masculinos com pênis, testículo e cordão espermático,** camada superficial (aspecto anterior).

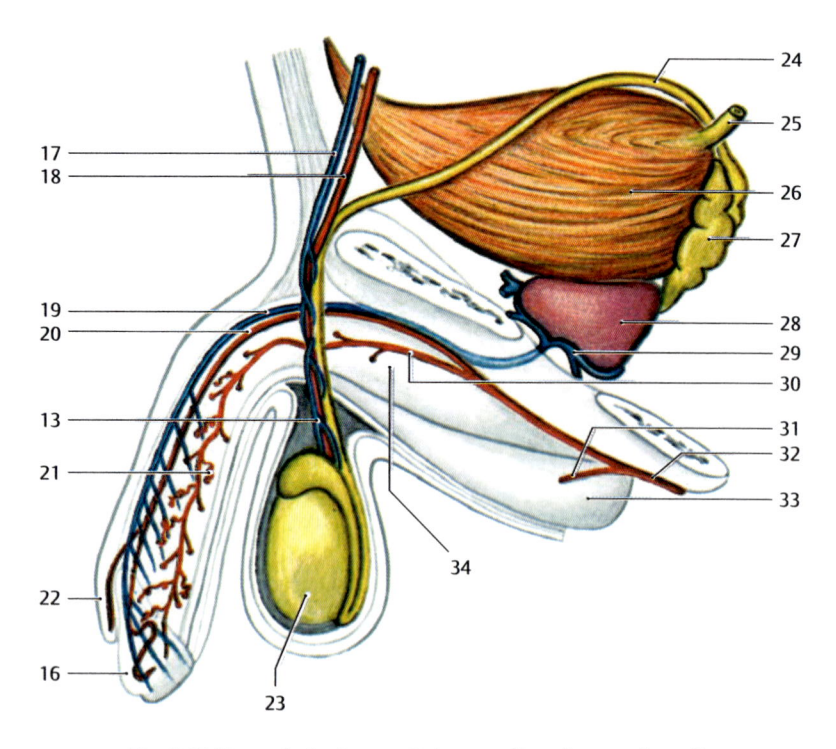

Fig. 7.61 **Vasos de órgãos genitais masculinos** (aspecto lateral).

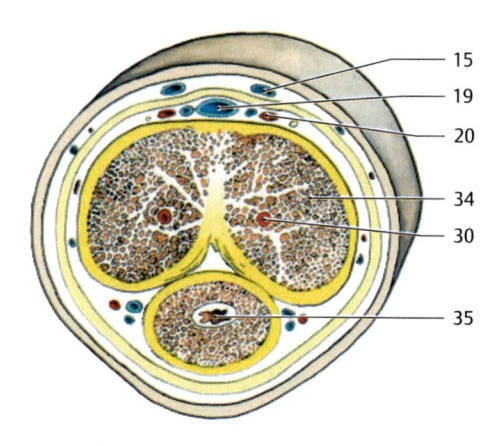

Fig. 7.62 **Vasos de órgãos genitais masculinos** (corte transversal do pênis).

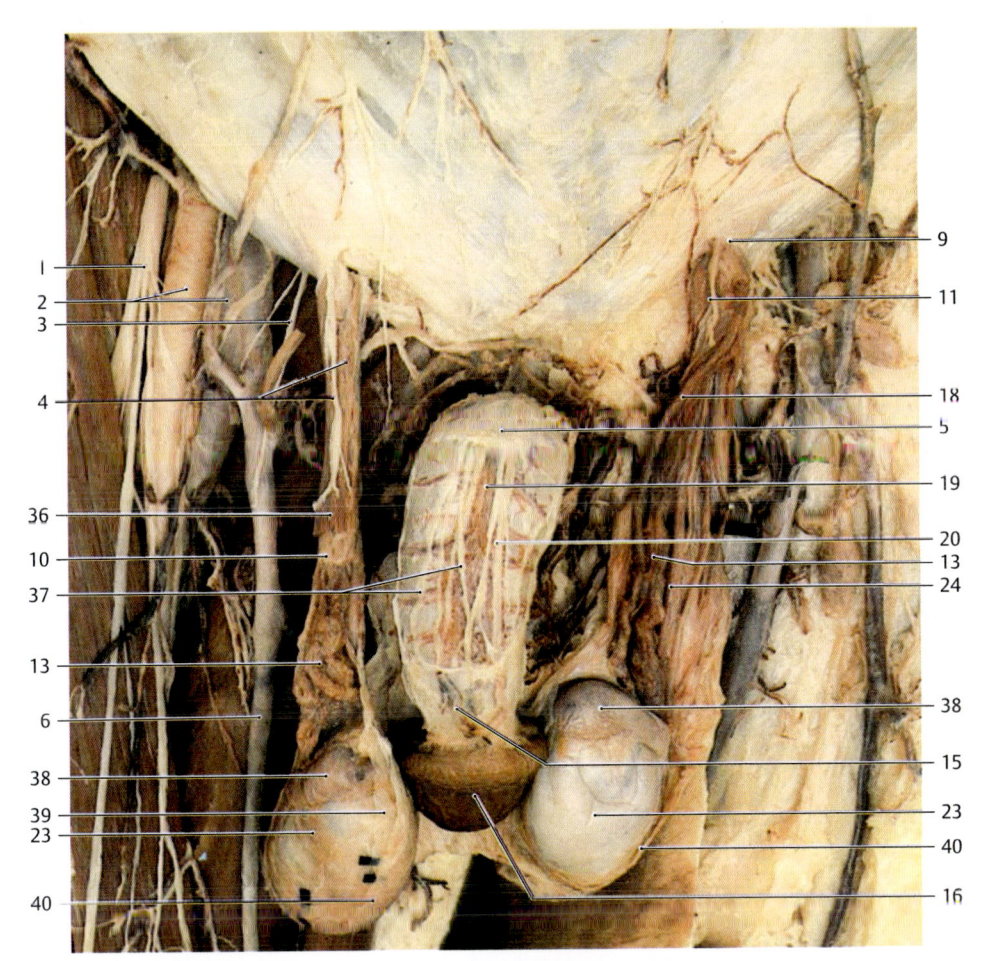

Órgãos Genitais Externos Masculinos: Camada Profunda | 7 Órgãos Retroperitoneais

Fig. 7.63 Órgãos genitais externos masculinos com pênis, testículo e cordão espermático, camada mais profunda (aspecto anterior). A fáscia profunda do pênis foi aberta para exibir os nervos e vasos dorsais.

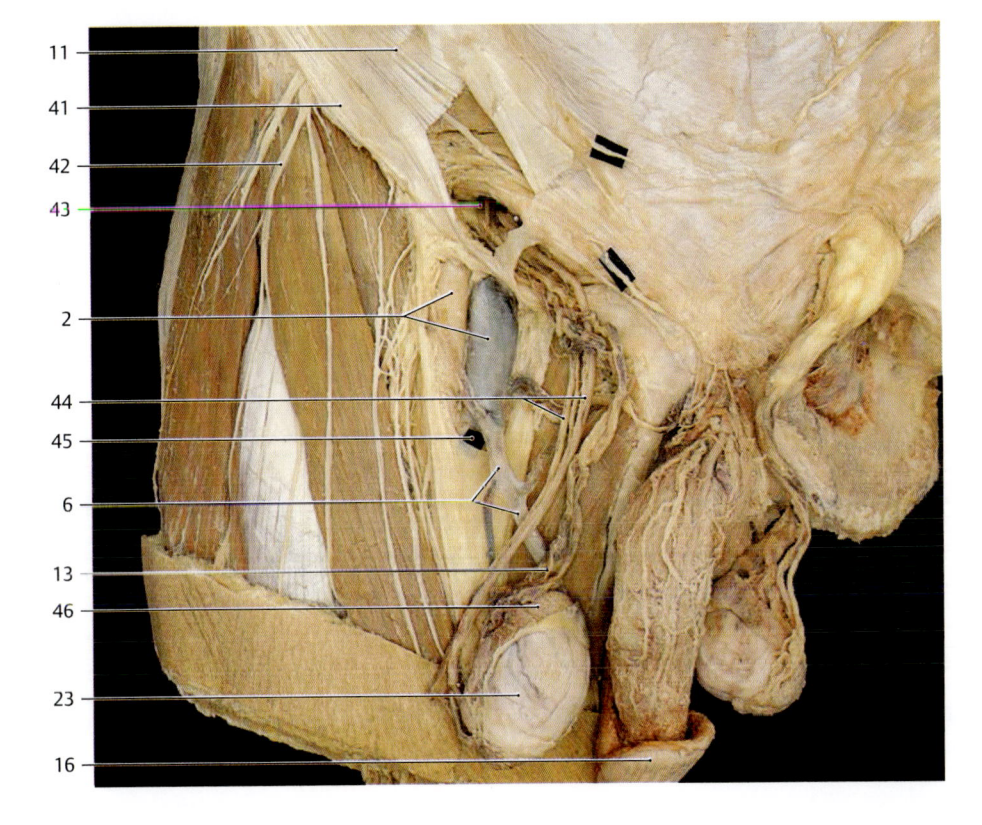

Fig. 7.64 Órgãos genitais externos masculinos e região inguinal (aspecto anterior). Dissecção do canal inguinal, ducto deferente e artéria testicular.

1. Nervo femoral
2. Artéria e veia femoral
3. Ramo femoral do nervo genitofemoral
4. Cordão espermático com ramo genital do nervo genitofemoral
5. Pênis com fáscia profunda
6. Veia safena magna
7. Músculo cremaster
8. Testículo com músculo cremaster
9. Anel Inguinal superficial
10. Fáscia espermática interna (borda do corte)
11. Nervo ilioinguinal
12. Cordão espermático esquerdo
13. Plexo venoso pampiniforme
14. Fáscia espermática externa
15. Veia dorsal superficial do pênis
16. Glande do pênis
17. Veia testicular
18. Artéria testicular
19. Veia dorsal profunda do pênis
20. Artéria dorsal do pênis
21. Artérias helicinas
22. Prepúcio
23. Testículo com túnica albugínea
24. Ducto deferente
25. Ureter
26. Bexiga urinária
27. Vesícula seminal
28. Próstata
29. Plexo venoso vesicoprostático
30. Artéria profunda do pênis
31. Artéria do bulbo do pênis
32. Artéria pudenda interna
33. Corpo esponjoso do pênis
34. Corpo cavernoso do pênis
35. Uretra
36. Fáscia cremastérica com músculo cremaster
37. Nervo dorsal do pênis
38. Epidídimo
39. Túnica vaginal (camada visceral)
40. Túnica vaginal (camada parietal)
41. Ligamento inguinal
42. Nervo cutâneo femoral
43. Anel inguinal profundo
44. Ducto deferente e artéria testicular
45. Hiato safeno
46. Epidídimo

7 Órgãos Retroperitoneais | Músculos do Assoalho Pélvico

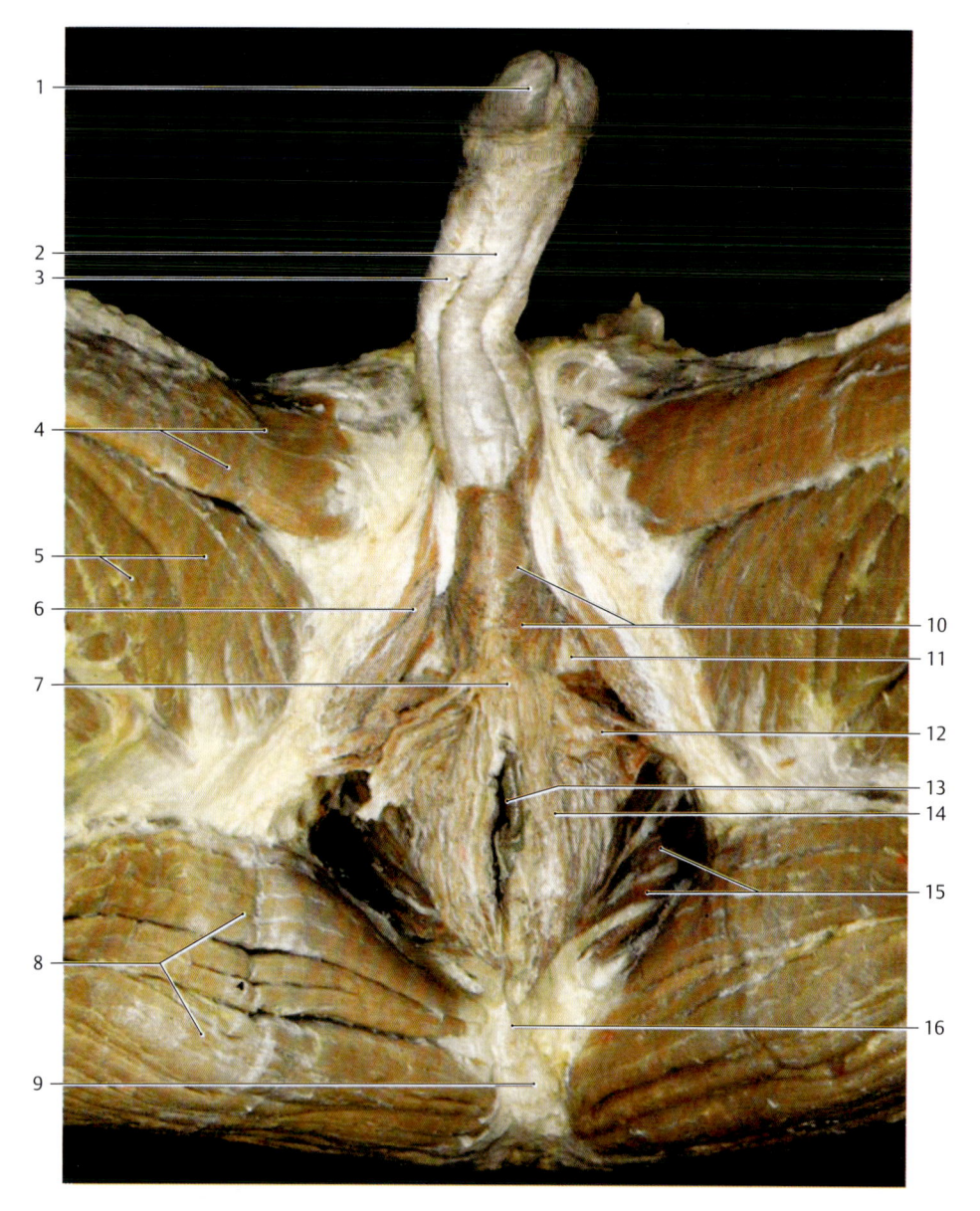

Fig. 7.65 Diafragma urogenital e órgãos genitais externos no homem com músculos do assoalho pélvico (vista inferior)

1. Glande do pênis
2. Corpo esponjoso do pênis
3. Corpo cavernoso do pênis
4. Músculo grácil
5. Músculos adutores
6. Músculo isquiocavernoso que se estende sobre o ramo do pênis
7. Tendão central do períneo
8. Músculo glúteo máximo
9. Cóccix
10. Músculo bulboesponjoso
11. Músculo transverso profundo do períneo coberto pela fáscia inferior do diafragma urogenital
12. Músculo transverso superficial do períneo
13. Ânus
14. Músculo esfíncter externo do ânus
15. Músculo levantador do ânus
16. Ligamento anococcígeo
17. Testículo
18. Uretra
19. Veia dorsal profunda do pênis
20. Artéria dorsal do pênis
21. Músculo transverso profundo do períneo
22. Músculo obturador interno
23. Ligamento sacrotuberal

Fig. 7.66 Regiões urogenital e anal no homem (vista inferior). Músculos dos diafragmas urogenital e pélvico.

Regiões Urogenital e Anal no Homem: Camada Superficial | **7 Órgãos Retroperitoneais**

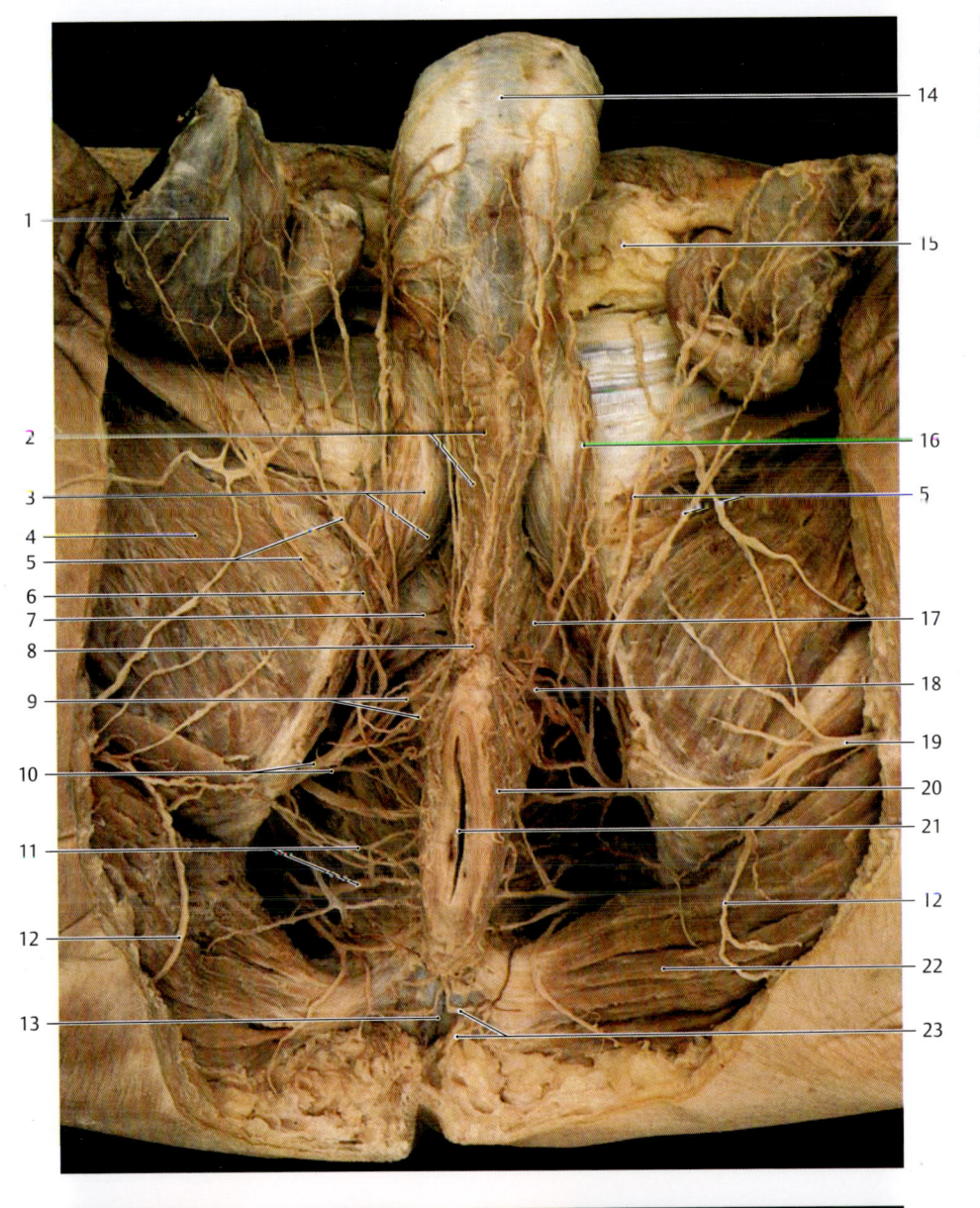

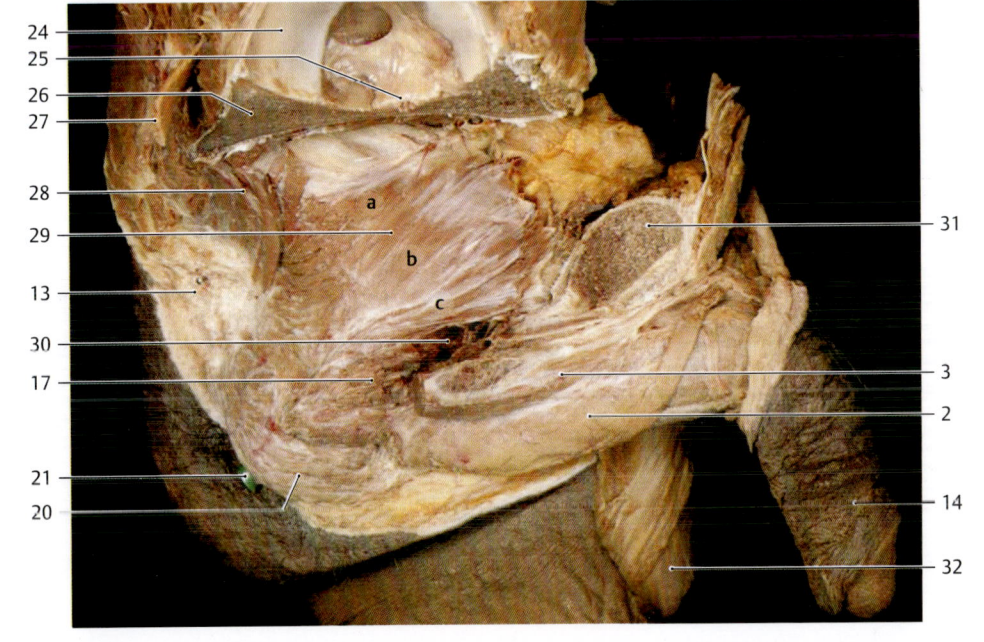

Fig. 7.67 Diafragma urogenital e órgãos genitais externos no homem com vasos e nervos (vista inferior). Os testículos foram refletidos lateralmente.

1. Testículo direito (refletido lateralmente e para cima)
2. Músculo bulboesponjoso
3. Músculo isquiocavernoso
4. Músculo adutor magno
5. Nervos escrotais posteriores e artérias perineais superficiais
6. Artéria e veia escrotal posterior
7. Artéria direita do bulbo do pênis
8. Tendão central do períneo
9. Ramos perineais do nervo pudendo
10. Nervo pudendo e artéria pudenda interna
11. Artérias e nervos retais inferiores
12. Nervos cluneais inferiores
13. Cóccix (localização)
14. Pênis
15. Testículo esquerdo (refletido lateralmente)
16. Artéria escrotal posterior esquerda
17. Músculo transverso profundo do períneo
18. Artéria esquerda do bulbo do pênis
19. Ramo do nervo cutâneo femoral posterior
20. Músculo esfíncter externo do ânus
21. Ânus
22. Músculo glúteo máximo
23. Nervos anococcígeos
24. Acetábulo (fêmur removido)
25. Ligamento da cabeça femoral
26. Corpo do ísquio (corte)
27. Nervo ciático
28. Músculo coccígeo
29. Músculo levantador do ânus
    (a) Músculo iliococcígeo
    (b) Músculo pubococcígeo
    (c) Músculo puborretal
30. Plexo venoso prostático
31. Púbis
32. Testículo

Fig. 7.68 Diafragma pélvico e órgãos genitais externos no homem (aspecto lateral). A metade direita da pelve, incluindo o músculo obturador interno e o fêmur, foi removida para exibir a metade direita do músculo levantador do ânus.

331

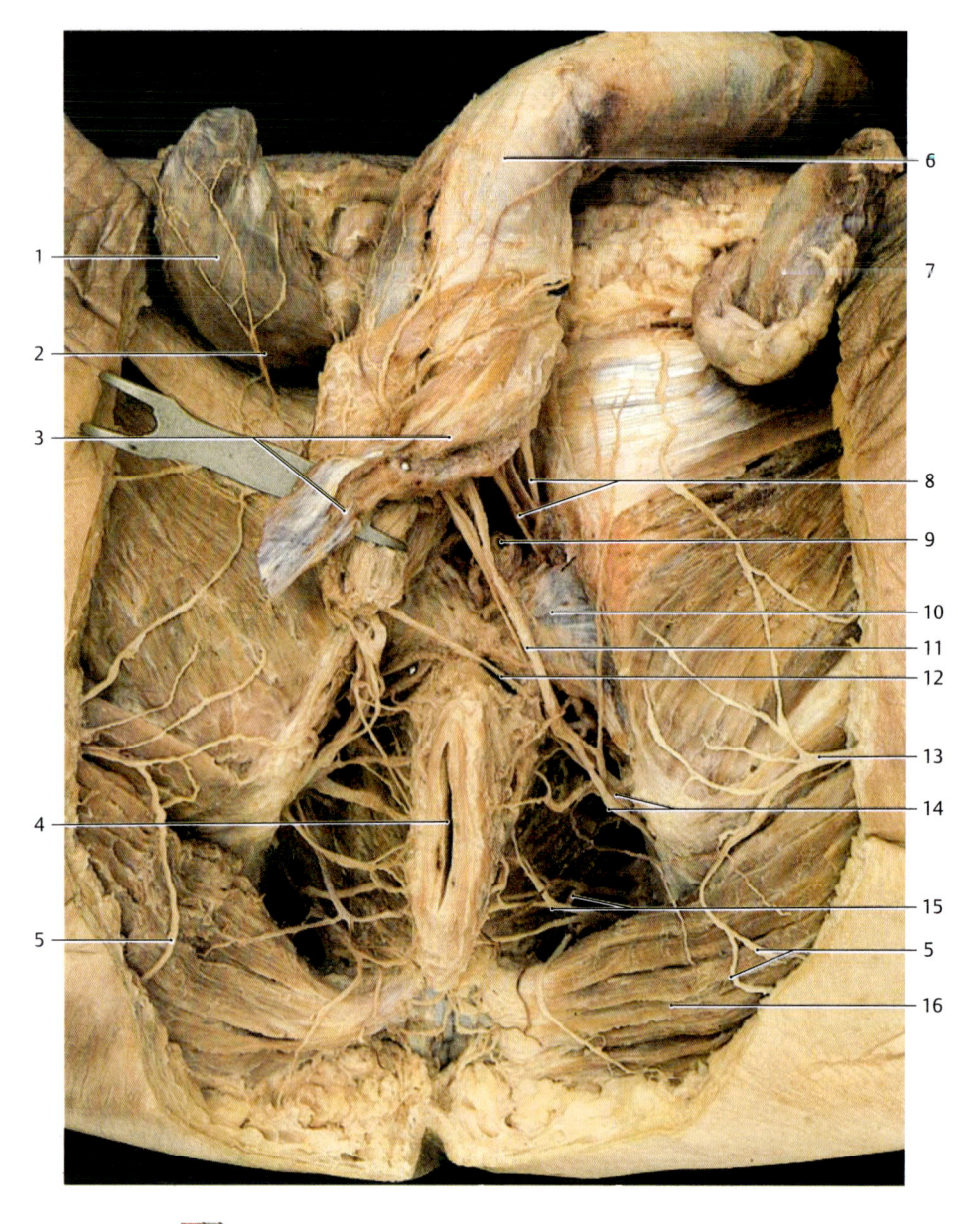

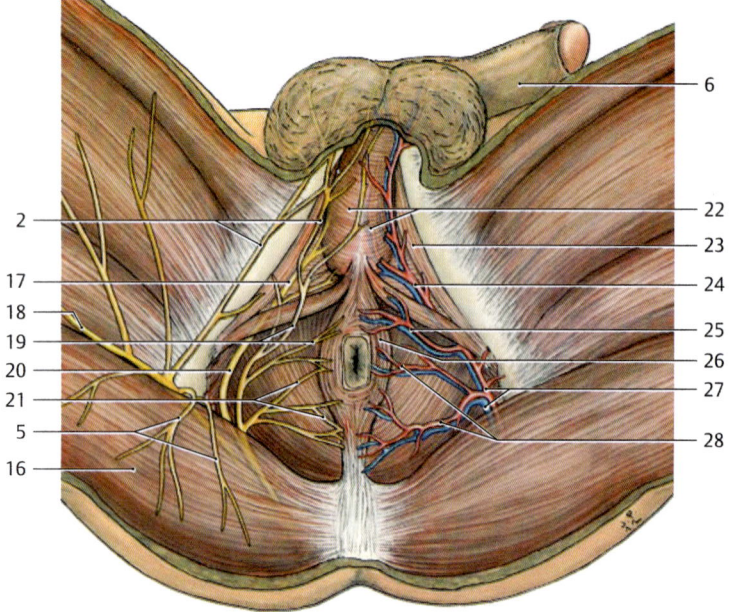

7 Órgãos Retroperitoneais | Regiões Urogenital e Anal no Homem: Camada mais Profunda

Fig. 7.69 Diafragma urogenital e órgãos genitais externos no homem (vista inferior). O ramo esquerdo do pênis foi isolado e refletido lateralmente juntamente com o bulbo do pênis. A uretra foi cortada.

1 Testículo direito (refletido)
2 Nervos escrotais posteriores
3 Ramo esquerdo do pênis com o músculo isquiocavernoso
4 Ânus
5 Nervos cluneais inferiores
6 Pênis
7 Testículo esquerdo (refletido)
8 Nervo e artéria dorsal do pênis
9 Uretra
10 Músculo transverso profundo do períneo
11 Ramos perineais do nervo pudendo
12 Artéria do bulbo do pênis (refletida)
13 Ramo do nervo cutâneo femoral posterior
14 Artéria pudenda interna e nervo pudendo
15 Artérias e nervos retais inferiores
16 Músculo glúteo máximo
17 Nervo dorsal do pênis
18 Nervo cutâneo femoral posterior
19 Ramos perineais e anais do nervo pudendo
20 Nervo pudendo
21 Nervos retais inferiores
22 Músculo bulboesponjoso
23 Músculo isquiocavernoso
24 Artéria dorsal do pênis
25 Artéria perineal
26 Músculo esfíncter externo do ânus
27 Artéria e veia pudenda interna
28 Artérias retais inferiores

Fig. 7.70 Regiões urogenital e anal no homem (vista inferior). Lado direito = nervos; lado esquerdo = artérias e veias.

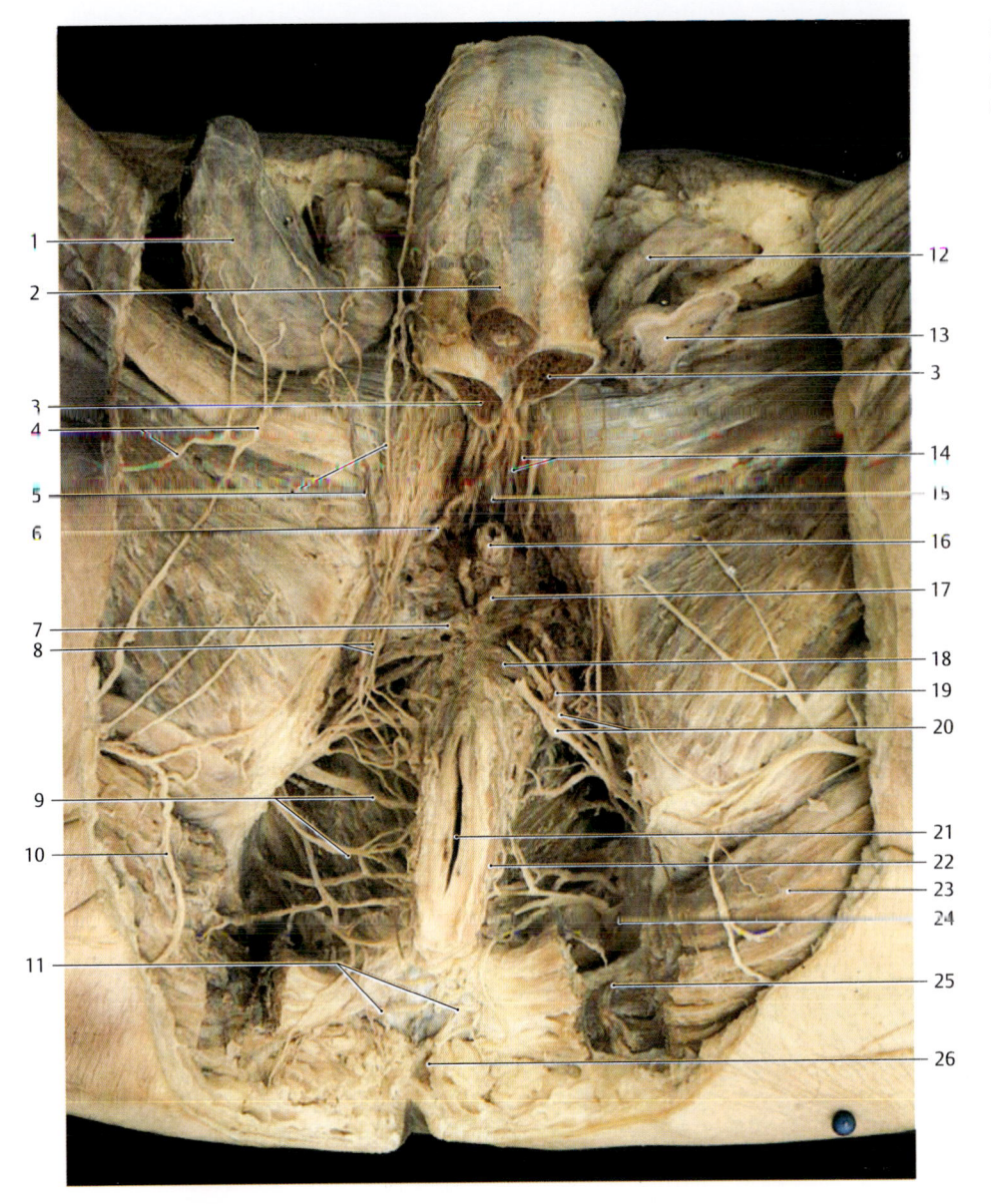

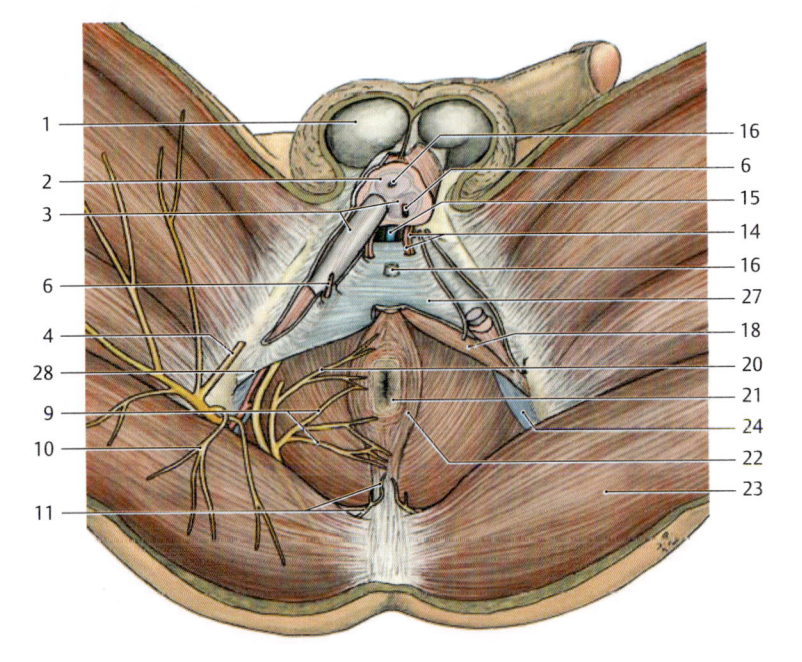

Fig. 7.71 Diafragma urogenital e órgãos genitais externos no homem (vista inferior). Dissecção do diafragma urogenital. A raiz do pênis foi cortada.

1. Testículo direito (refletido)
2. Corpo esponjoso do pênis
3. Corpo cavernoso do pênis
4. Ramo perineal do nervo cutâneo femoral posterior
5. Artérias e nervos escrotais posteriores
6. Artéria profunda do pênis
7. Músculo transverso profundo do períneo
8. Nervos perineais direitos
9. Nervos retais inferiores
10. Nervo cluneal inferior
11. Nervos anococcígeos
12. Cordão espermático esquerdo
13. Testículo esquerdo (superfície do corte)
14. Artéria e nervo dorsal do pênis
15. Veia dorsal profunda do pênis
16. Uretra (corte)
17. Artéria do bulbo do pênis
18. Músculo transverso superficial do períneo
19. Artéria esquerda do bulbo do pênis
20. Ramo perineal do nervo pudendo
21. Ânus
22. Músculo esfíncter externo do ânus
23. Músculo glúteo máximo
24. Fáscia obturatória com canal de Alcock para o nervo pudendo e artéria e veia pudenda interna
25. Ligamento sacrotuberal
26. Cóccix
27. Diafragma urogenital com membrana perineal
28. Fáscia perineal (fáscia de revestimento superficial do períneo)

Fig. 7.72 Regiões urogenital e anal no homem (vista inferior). Músculos dos diafragmas urogenital e pélvico. No lado esquerdo, a fáscia que cobre o músculo isquiocavernoso e o corpo cavernoso do pênis foi removida. Azul claro = fáscia e membrana do períneo.

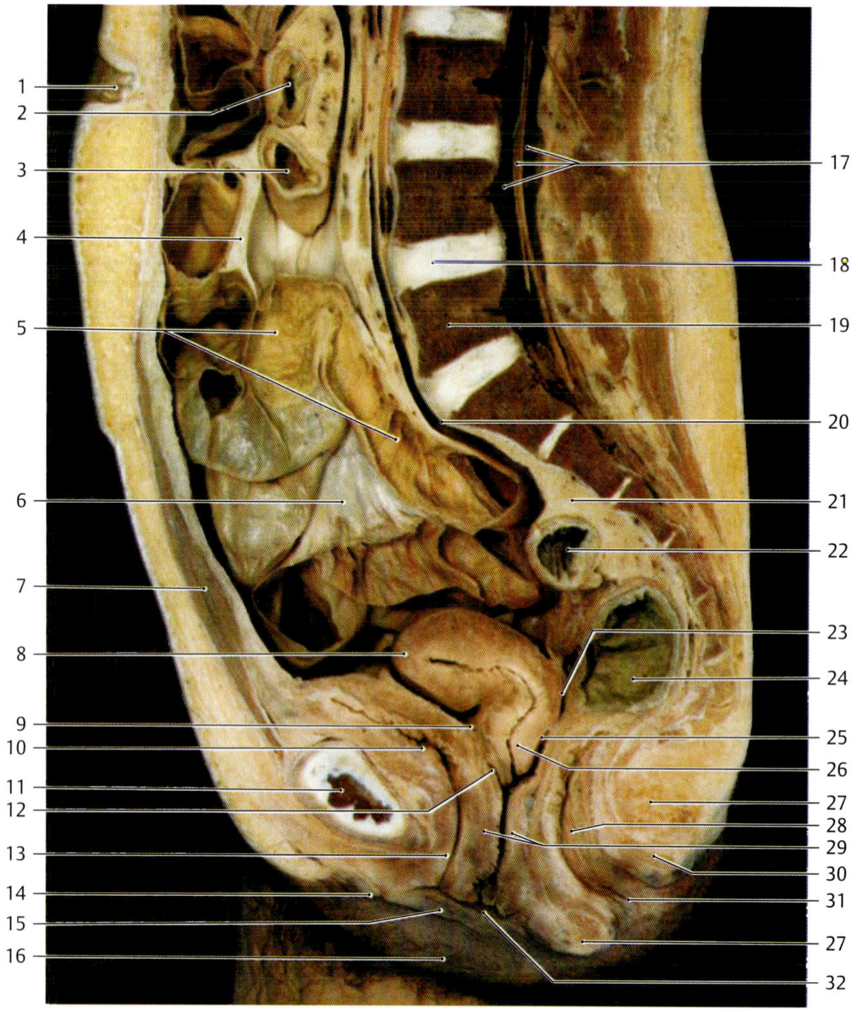

7 Órgãos Retroperitoneais | Sistema Urogenital Feminino: Posição dos Órgãos

1. Umbigo
2. Duodeno
3. Parte ascendente do duodeno
4. Raiz do mesentério
5. Intestino delgado
6. Mesentério
7. Músculo reto do abdome
8. Útero
9. Bolsa vesicouterina
10. Bexiga urinária (colapsada)
11. Sínfise púbica
12. Fórnice anterior da vagina
13. Uretra
14. Clitóris
15. Lábio menor
16. Lábio maior
17. Canal vertebral com cauda equina
18. Disco intervertebral
19. Corpo da quinta vértebra lombar (L5)
20. Promontório sacral
21. Mesossigmoide
22. Cólon sigmoide
23. Bolsa retouterina (de *Douglas*)
24. Ampola do reto
25. Fórnice posterior da vagina
26. Colo do útero
27. Músculo esfíncter externo do ânus
28. Canal anal
29. Vagina
30. Músculos esfíncter interno do ânus
31. Ânus
32. Hímen
33. Aorta abdominal
34. Disco intervertebral, promontório
35. Sacro
36. Reto

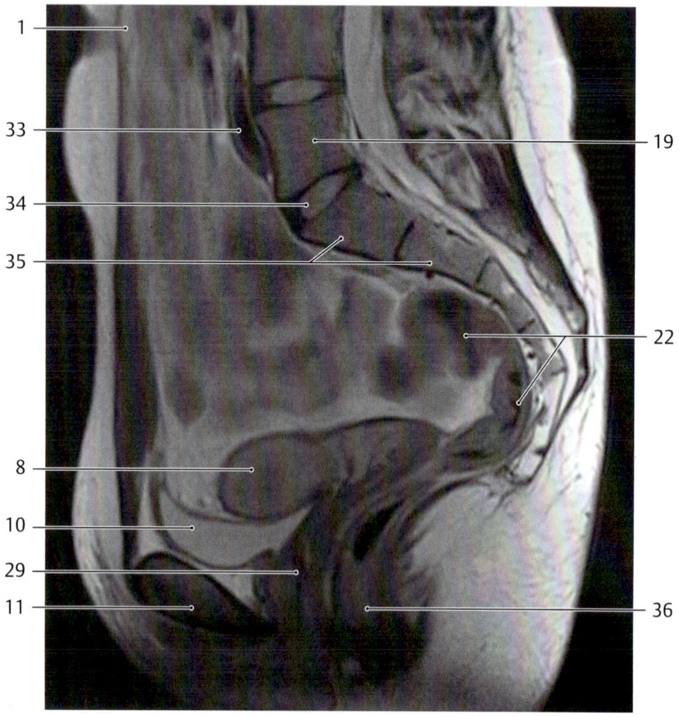

Fig. 7.73 Sistema urogenital feminino (corte sagital mediano através da cavidade pélvica). A bexiga urinária está vazia; a posição e a forma do útero são normais.

Fig. 7.74 Corte sagital através da cavidade pélvica de uma jovem mulher. O útero revela extrema anteflexão (varredura de IRM). (Cortesia de Prof. Uder, Institute of Radiology, University Hospital Erlangen, Alemanha).

Sistema Urogenital Feminino: Posição dos Órgãos | 7 Órgãos Retroperitoneais

1. Revestimento muscular da bexiga urinária
2. Pregas da membrana mucosa da bexiga urinária
3. Óstio ureteral direito
4. Prega interuretérica
5. Óstio interno da uretra
6. Plexo venoso vesicouterino
7. Uretra
8. Púbis (borda do corte)
9. Óstio externo da uretra
10. Vestíbulo da vagina
11. Óstio ureteral esquerdo
12. Trígono da bexiga
13. Músculo obturador interno
14. Músculo levantador do ânus
15. Bulbo do vestíbulo
16. Lábio menor esquerdo
17. Umbigo
18. Cólon sigmoide
19. Prega umbilical mediana com úraco
20. Infundíbulo da tuba uterina
21. Fímbrias da tuba uterina
22. Ovário
23. Tuba uterina (istmo)
24. Útero
25. Ligamento redondo do útero
26. Bolsa vesicouterina
27. Bexiga urinária
28. Vagina
29. Sínfise púbica
30. Clitóris
31. Corpo da quinta vértebra lombar (L5)
32. Promontório sacral
33. Ureter direito
34. Peritônio (borda do corte)
35. Ureter esquerdo
36. Bolsa retouterina (de *Douglas*)
37. Ampola retal
38. Rim

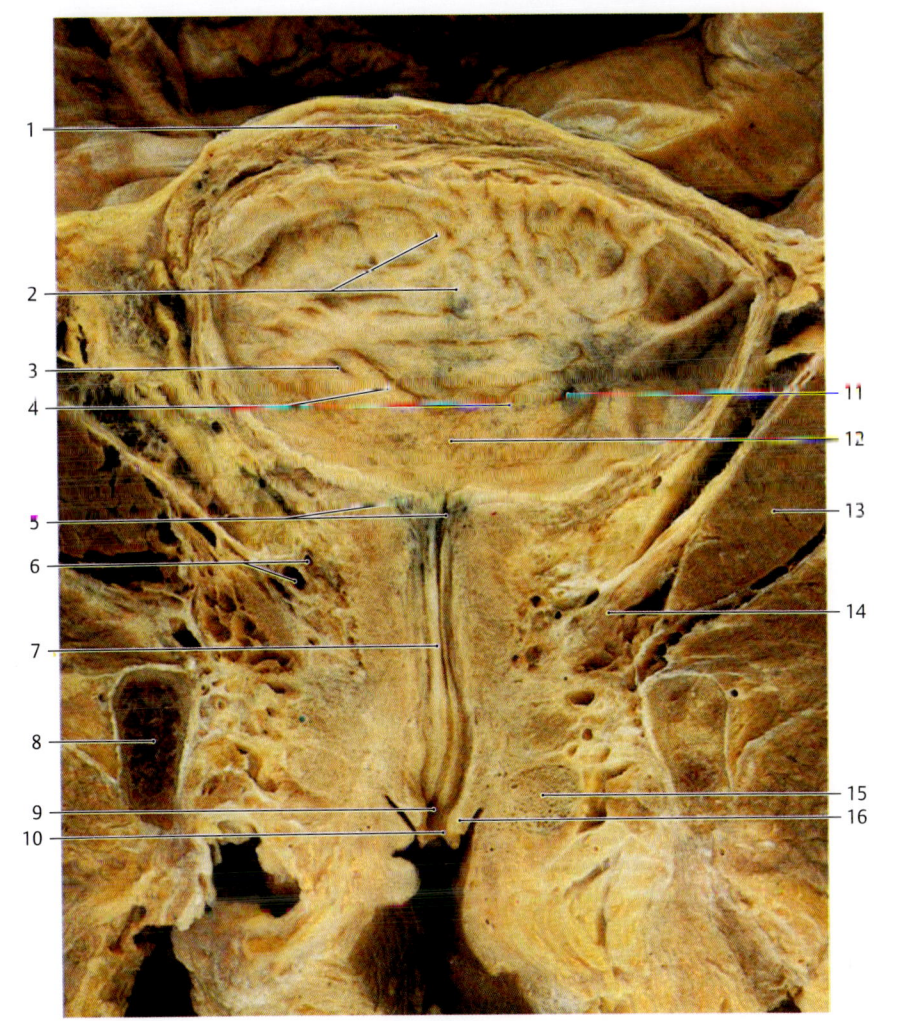

Fig. 7.75 Corte coronal através da bexiga urinária e uretra na mulher (aspecto anterior).

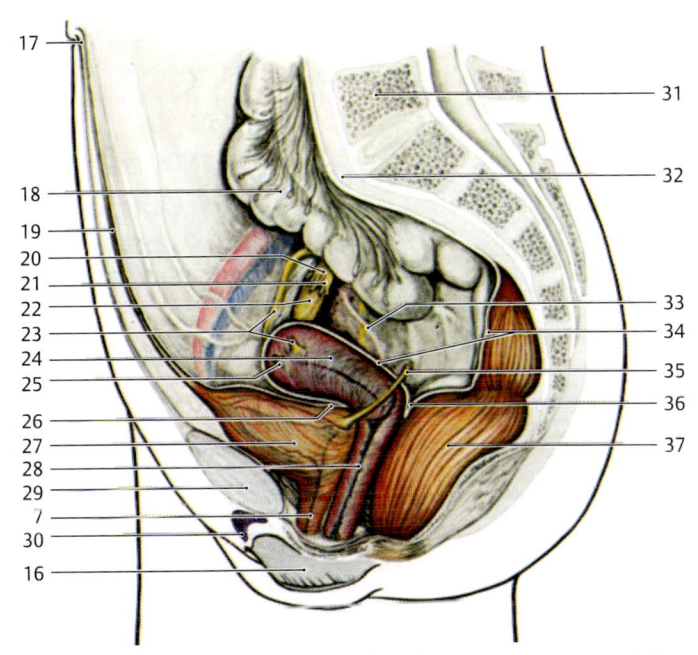

Fig. 7.76 Posição dos órgãos genitais femininos (aspecto medial).

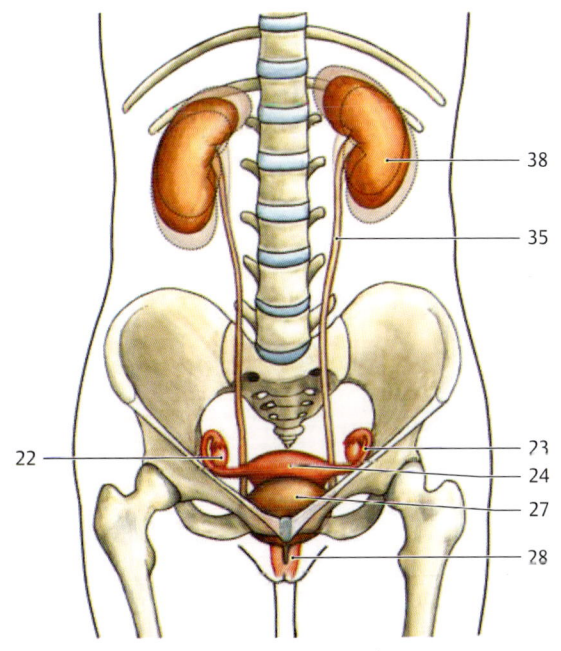

Fig. 7.77 Posição dos rins, órgãos urinários e genitais na mulher (aspecto anterior). As extensões de movimento dos rins são indicadas.

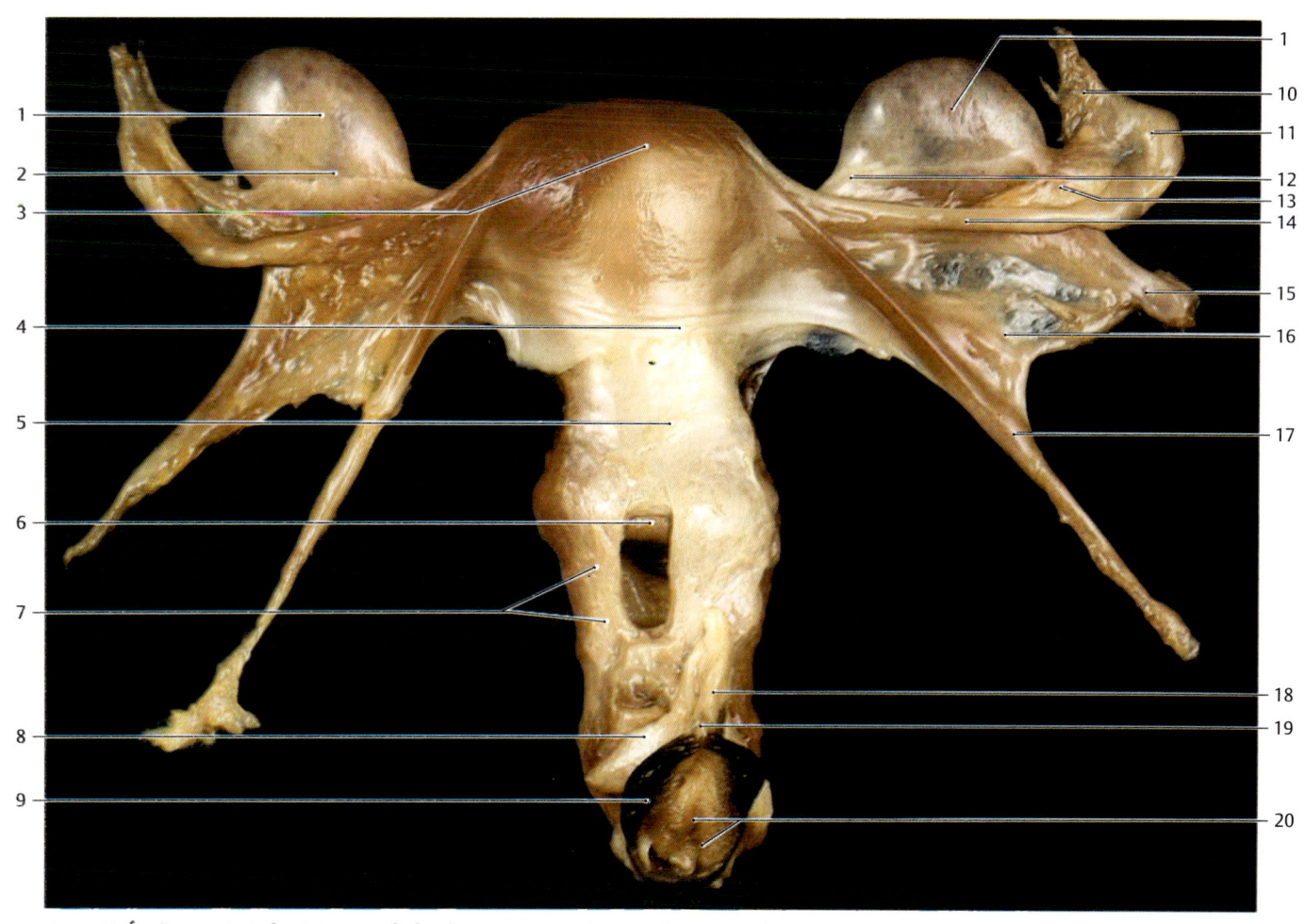

7 Órgãos Retroperitoneais | Sistema Urogenital Feminino: Útero e Órgãos Relacionados

Fig. 7.78 Órgãos genitais femininos, isolados (aspecto anterior). A parede anterior da vagina foi aberta para exibir a porção vaginal do colo uterino.

1 Ovário
2 Meso-ovário
3 Fundo do útero
4 Bolsa vesicouterina
5 Colo do útero
6 Porção vaginal do colo do útero
7 Vagina
8 Ramo do clitóris
9 Lábio menor
10 Fímbrias da tuba uterina
11 Infundíbulo da tuba uterina
12 Ligamento do ovário
13 Mesossalpinge
14 Tuba uterina
15 Ligamento suspensor do ovário (deslocado caudalmente)
16 Ligamento largo do útero
17 Ligamento redondo do útero
18 Corpo cavernoso do clitóris
19 Glande do clitóris
20 Hímen e óstio vaginal
21 Linha terminal
22 Bexiga urinária
23 Ligamento umbilical medial
24 Sínfise púbica
25 Uretra
26 Ureter
27 Promontório

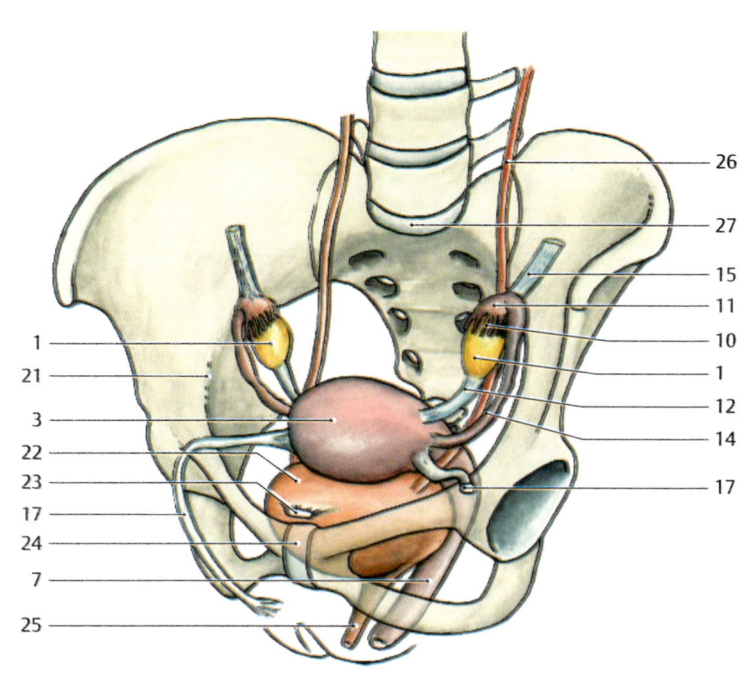

Fig. 7.79 Posição dos órgãos genitais internos femininos (aspecto oblíquo anterior).

Sistema Urogenital Feminino: Útero e Órgãos Relacionados | 7 Órgãos Retroperitoneais

1. Fundo do útero
2. Tuba uterina
3. Ligamento do ovário
4. Ovário
5. Infundíbulo da tuba uterina
6. Fímbrias da tuba uterina
7. Ureter
8. Reto
9. Ápice da bexiga urinária e ligamento umbilical mediano
10. Bexiga urinária (fenestrada com dissecção no centro)
11. Ligamento redondo do útero
12. Mesossalpinge
13. Meso-ovário
14. Bolsa retouterina (de Douglas)
15. Bolsa vesicouterina
16. Corpo do útero
17. Colo do útero
18. Porção vaginal do colo uterino
19. Vagina
20. Congestão da membrana mucosa uterina
21. Fórnice anterior da vagina

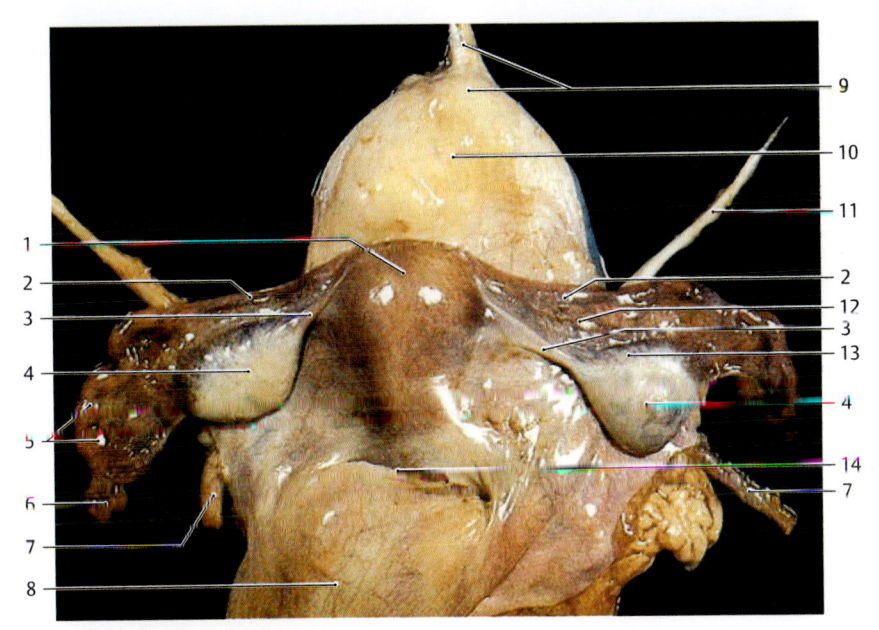

Fig. 7.80 **Órgãos genitais femininos, isolados** (aspecto superoposterior).

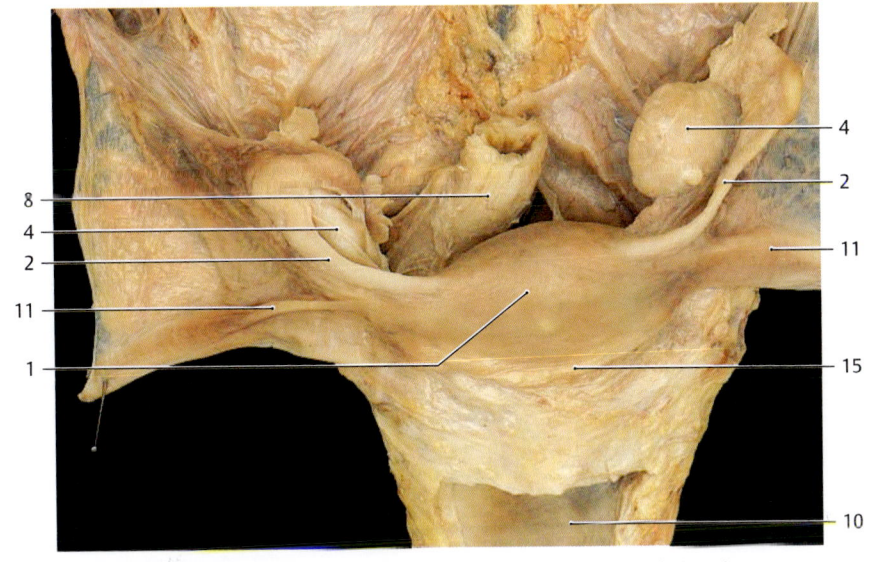

Fig. 7.81 **Útero e órgãos relacionados, isolados** (aspecto superior). O ovário esquerdo está aumentado.

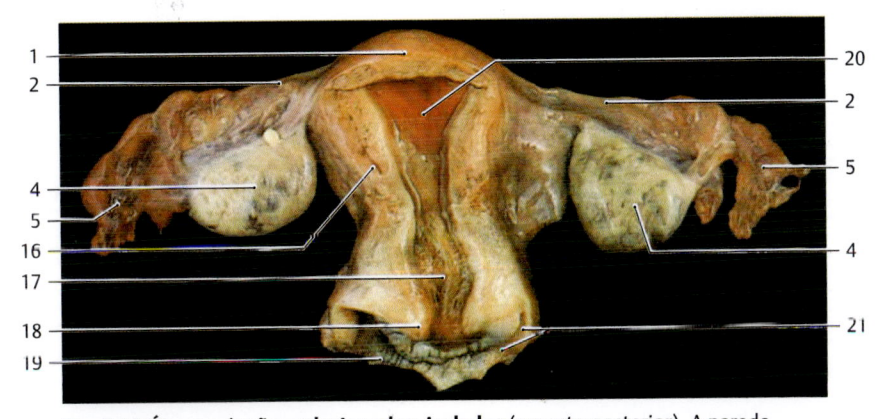

Fig. 7.82 **Útero e órgãos relacionados, isolados** (aspecto posterior). A parede posterior do útero foi aberta.

337

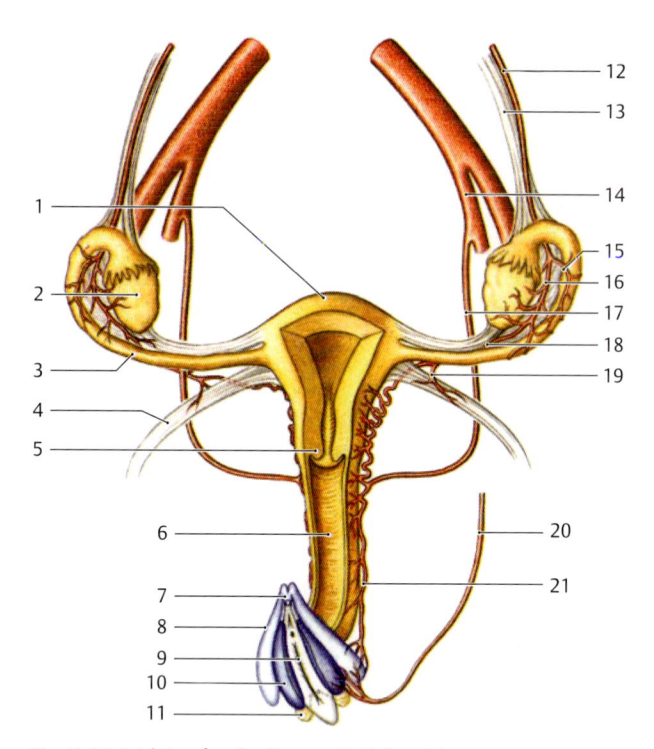

7 Órgãos Retroperitoneais | Sistema Urogenital Feminino: Artérias e Vasos Linfáticos

Fig. 7.83 Artérias dos órgãos genitais femininos.

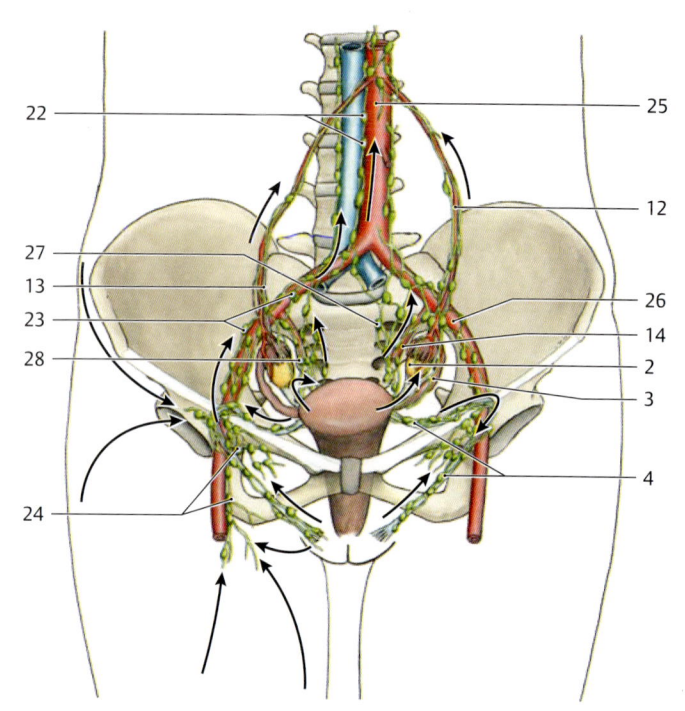

Fig. 7.84 Rotas principais de drenagem dos vasos linfáticos do útero e de órgãos relacionados (indicadas por setas).

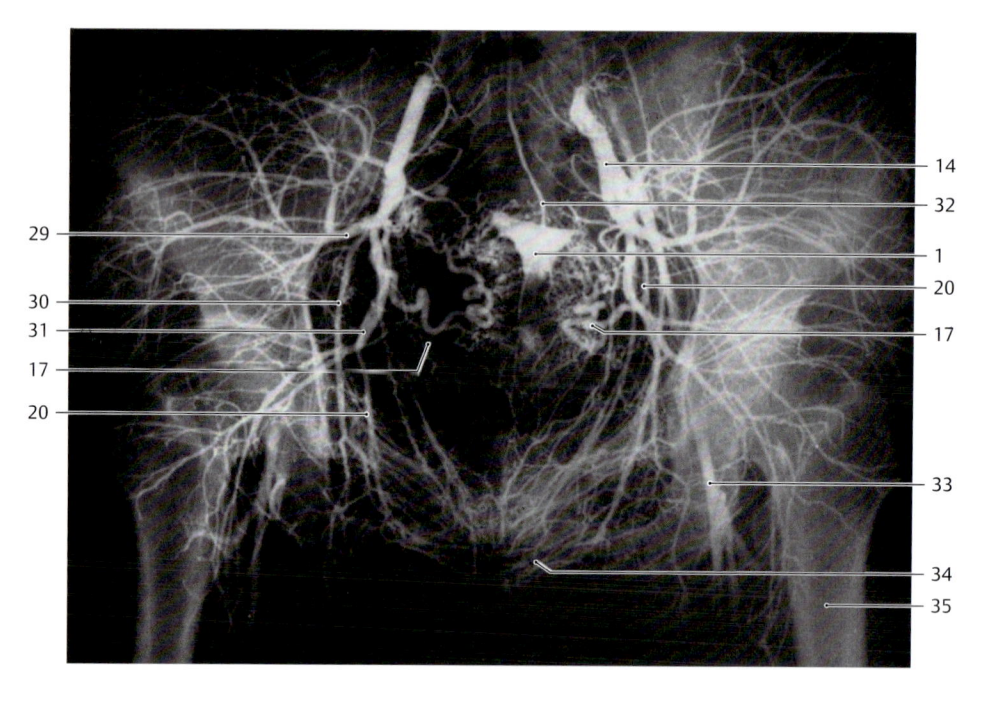

Fig. 7.85 Arteriografia dos vasos pélvicos na mulher (direção anteroposterior).

1 Útero	13 Ligamento suspensor do ovário	25 Aorta abdominal
2 Ovário	14 Artéria ilíaca interna	26 Artéria ilíaca externa
3 Tuba uterina	15 Ramo tubal da artéria ovariana	27 Linfonodos sacrais
4 Ligamento redondo do útero	16 Ramo ovariano da artéria ovariana	28 Linfonodos ilíacos internos
5 Porção vaginal do colo uterino	17 Artéria uterina	29 Artéria glútea superior
6 Vagina	18 Ramo ovariano da artéria uterina	30 Artéria obturadora
7 Clitóris	19 Artéria do ligamento redondo	31 Artéria glútea inferior
8 Corpo cavernoso do clitóris	20 Artéria pudenda interna	32 Artéria sacral média
9 Óstio da vagina	21 Artéria vaginal	33 Artéria femoral
10 Bulbo do vestíbulo	22 Linfonodos lombares	34 Vasos do lábio maior
11 Glândula vestibular maior	23 Linfonodos ilíacos externos	35 Fêmur
12 Artéria ovariana	24 Linfonodos inguinais	

Órgãos Genitais Internos Femininos | 7 Órgãos Retroperitoneais

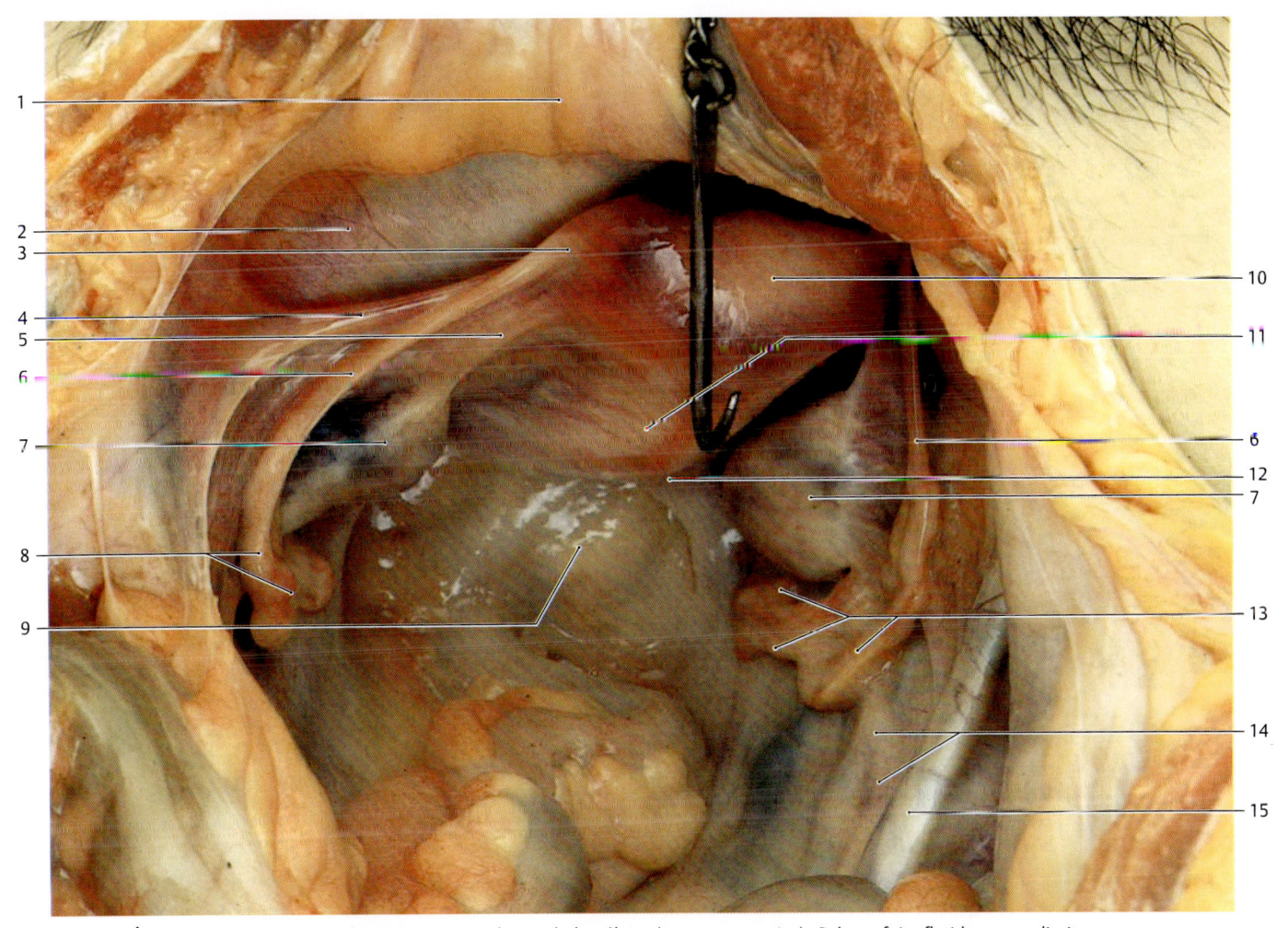

Fig. 7.86 **Órgãos genitais internos femininos.** Vista da cavidade pélvica (aspecto superior). O útero foi refletido para a direita.

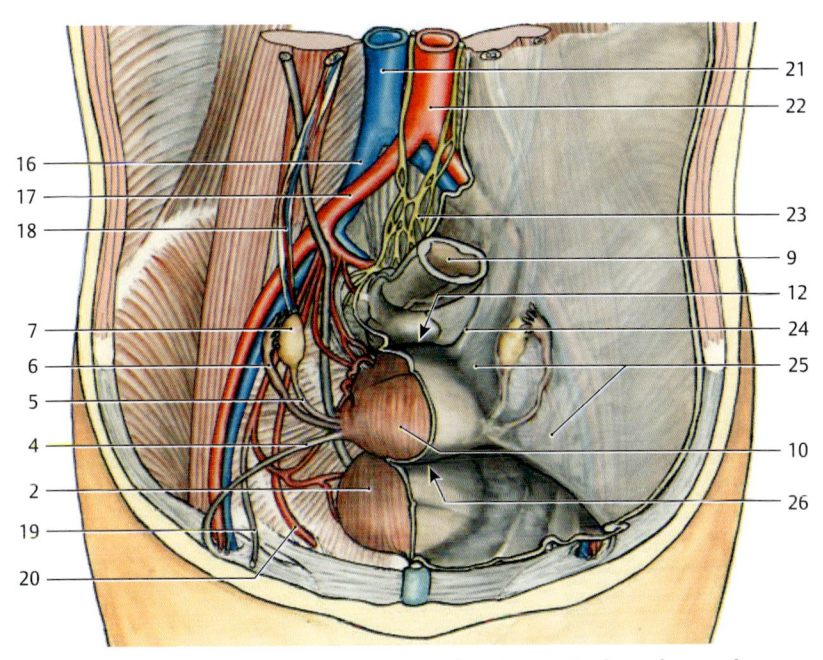

Fig. 7.87 **Cavidade pélvica na mulher mostrando o útero e órgãos relacionados** (aspecto anterossuperior). A cobertura peritoneal foi removida do lado direito. Setas = bolsas vesicouterinas e retouterinas.

1. Prega umbilical mediana com o úraco
2. Bexiga urinária
3. Inserção da tuba uterina no fundo do útero
4. Ligamento redondo do útero
5. Ligamento do ovário
6. Tuba uterina (istmo)
7. Ovário
8. Ampola da tuba uterina
9. Reto
10. Útero
11. Vagina
12. Bolsa retouterina (de *Douglas*)
13. Fímbrias da tuba uterina
14. Ligamento suspensor do ovário
15. Artéria ilíaca comum direita (coberta por peritônio)
16. Veia ilíaca comum
17. Artéria ilíaca comum
18. Artéria e veia ovariana
19. Prega umbilical
20. Artéria obturadora
21. Veia cava inferior
22. Aorta abdominal
23. Plexo hipogástrico superior
24. Prega retouterina
25. Ligamento largo do útero
26. Bolsa vesicouterina

7 Órgãos Retroperitoneais | Órgãos Genitais Internos Femininos

1. Nervo ilioinguinal
2. Ureter
3. Músculo psoas maior
4. Nervo genitofemoral
5. Veia ilíaca comum
6. Artéria ilíaca comum
7. Ovário
8. Tuba uterina
9. Peritônio
10. Ligamento redondo do útero
11. Veia cava inferior
12. Aorta abdominal
13. Plexo hipogástrico superior
14. Reto
15. Bolsa retouterina (de *Douglas*)
16. Útero
17. Bolsa vesicouterina
18. Bexiga urinária
19. Crista ilíaca
20. Sínfise púbica
21. Ampola retal
22. Músculo obturador interno
23. Promontório
24. Cólon sigmoide
25. Cabeça do fêmur
26. Uretra
27. Vagina
28. Lábio menor

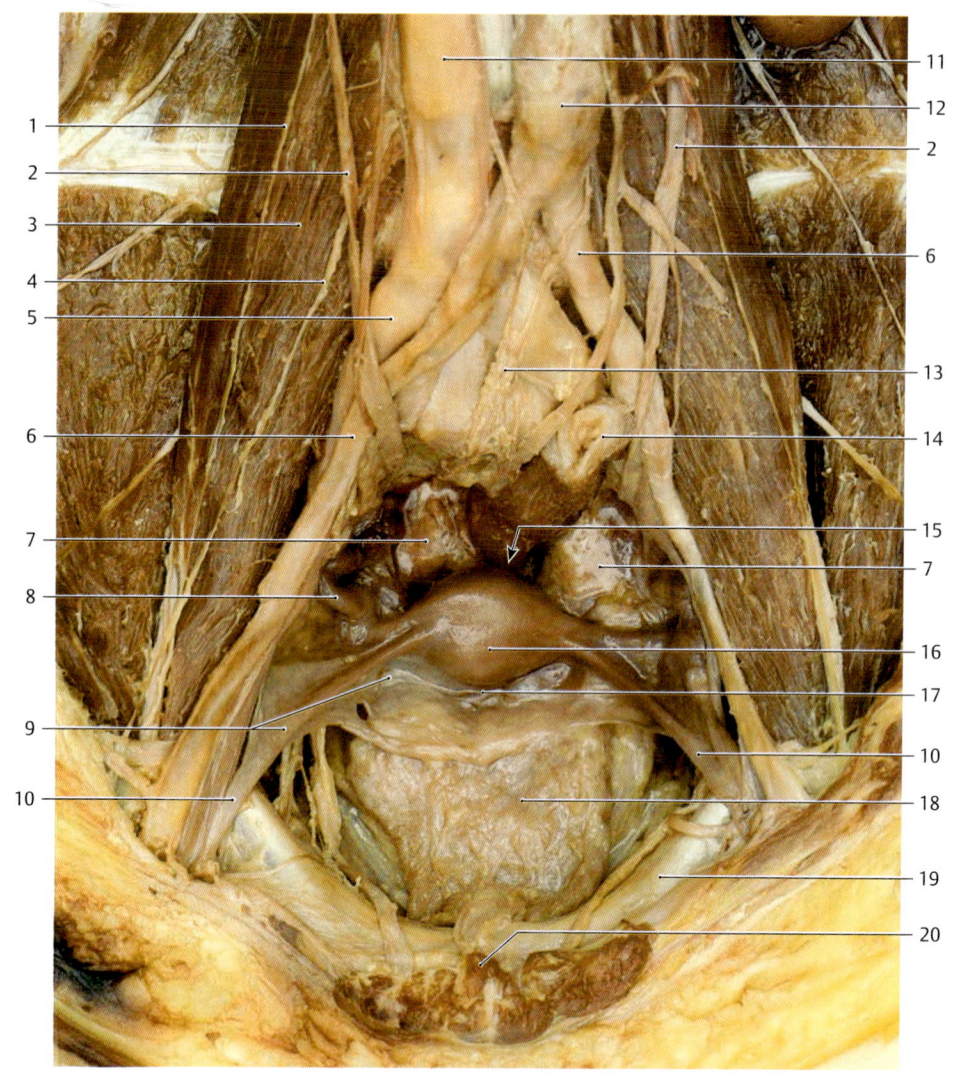

Fig. 7.88 Cavidade pélvica na mulher mostrando o útero e órgãos relacionados (aspecto superior). O peritônio foi removido em sua maior parte.

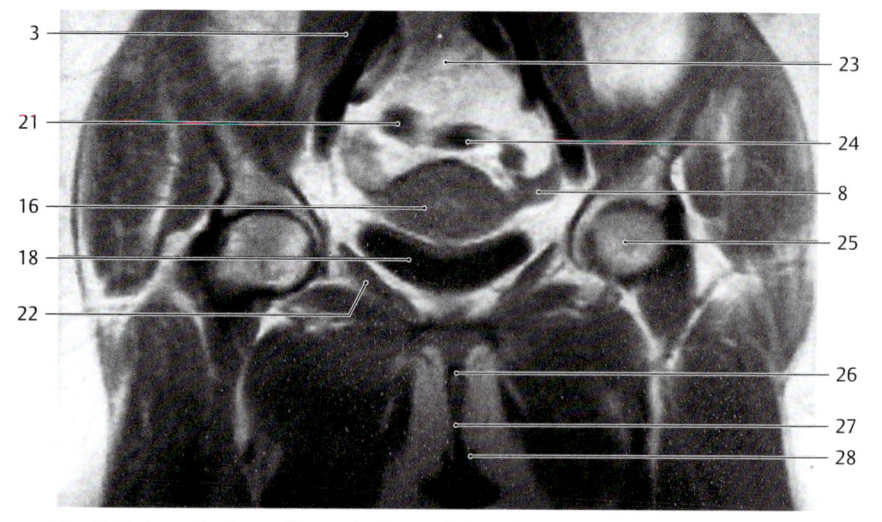

Fig. 7.89 Corte horizontal através da cavidade pélvica na mulher (varredura de IRM). (Cortesia de Prof. Uder, Institute of Radiology, University Hospital Erlangen, Alemaha).

Órgãos Genitais Externos Femininos e Região Inguinal | 7 Órgãos Retroperitoneais

1 Ramo medial do anel inguinal superficial
2 Ramo lateral do anel inguinal superficial
3 Anel inguinal superficial
4 Ligamento redondo do útero
5 Lábios externos (lábio maior)
6 Músculo reto do abdome e artéria epigástrica inferior
7 Anel inguinal profundo com nervo ilioinguinal
8 Ligamento inguinal
9 Nervo femoral
10 Artéria femoral

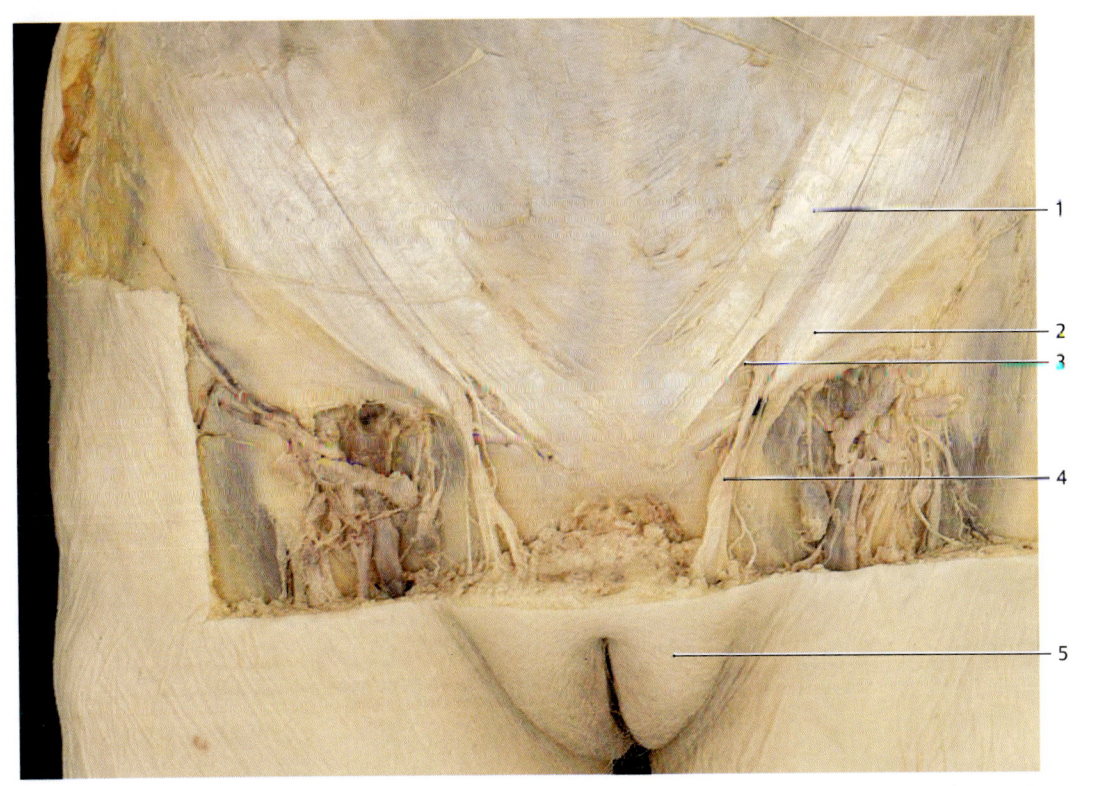

Fig. 7.90 **Região inguinal e órgãos genitais externos na mulher** (aspecto anterior). Dissecção do canal inguinal e ligamento redondo do útero de uma criança.

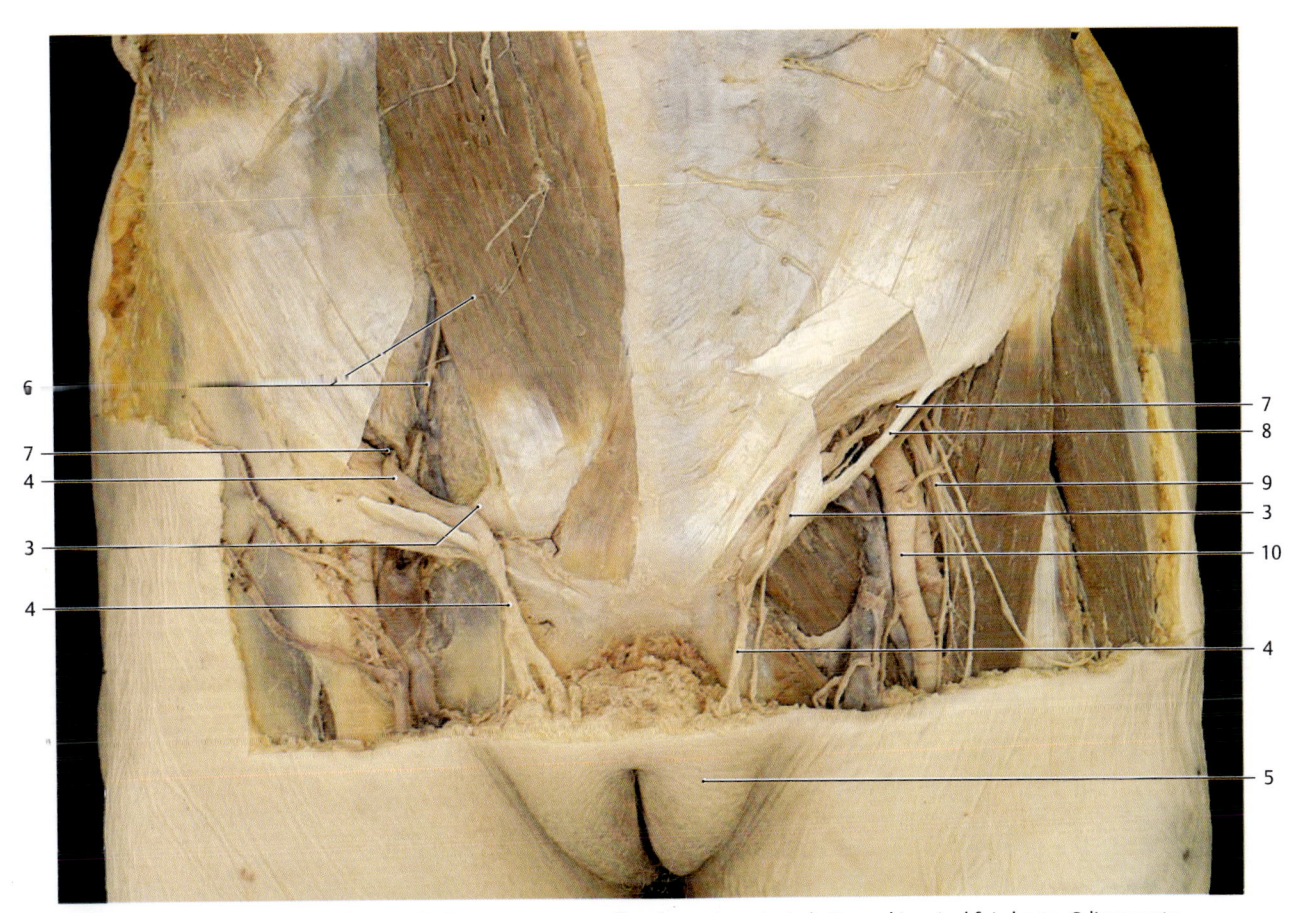

Fig. 7.91 **Região inguinal e órgãos genitais externos na mulher** (aspecto anterior). O canal inguinal foi aberto. O ligamento redondo do útero e o nervo ilioinguinal foram dissecados.

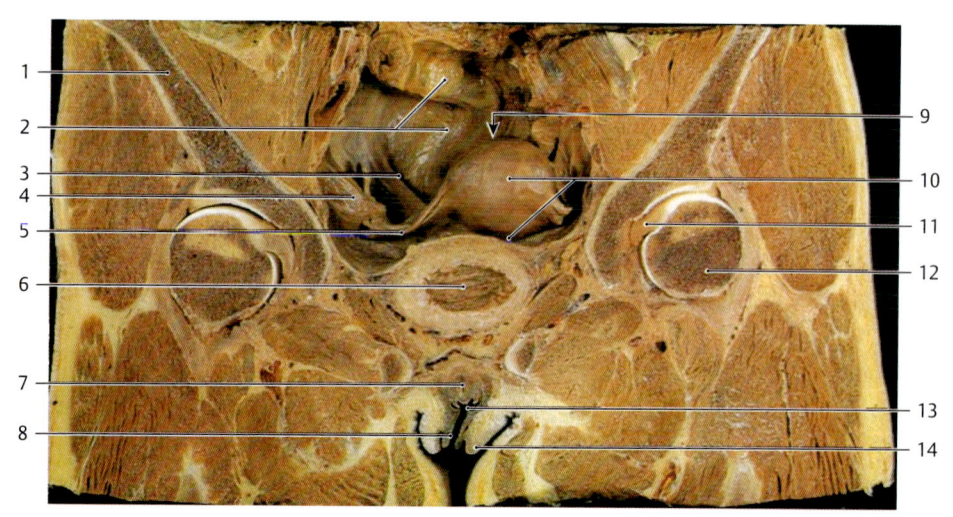

7 Órgãos Retroperitoneais | Cortes através da Cavidade Pélvica Feminina

Fig. 7.92 **Corte coronal através da cavidade pélvica da mulher** no nível das articulações do quadril.

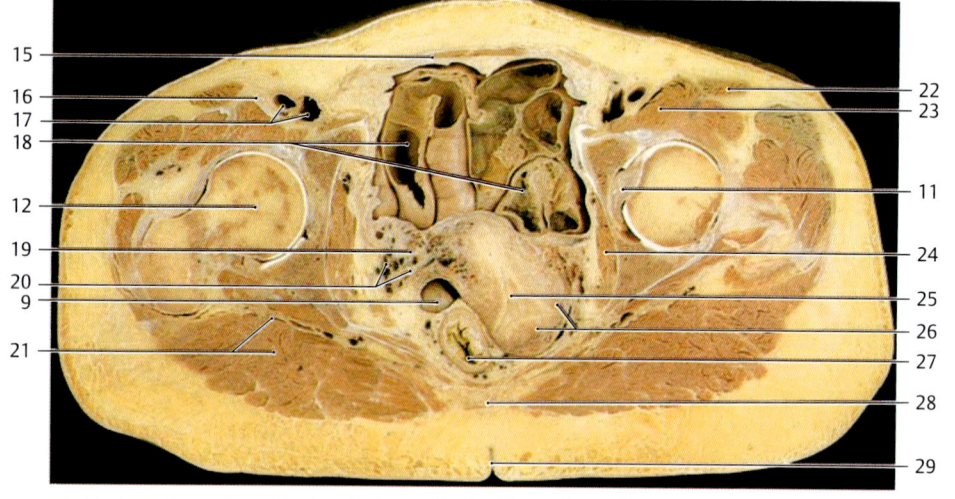

Fig. 7.93 **Corte horizontal através da cavidade pélvica da mulher** no nível do útero (aspecto inferior). O útero foi retrovertido para a esquerda.

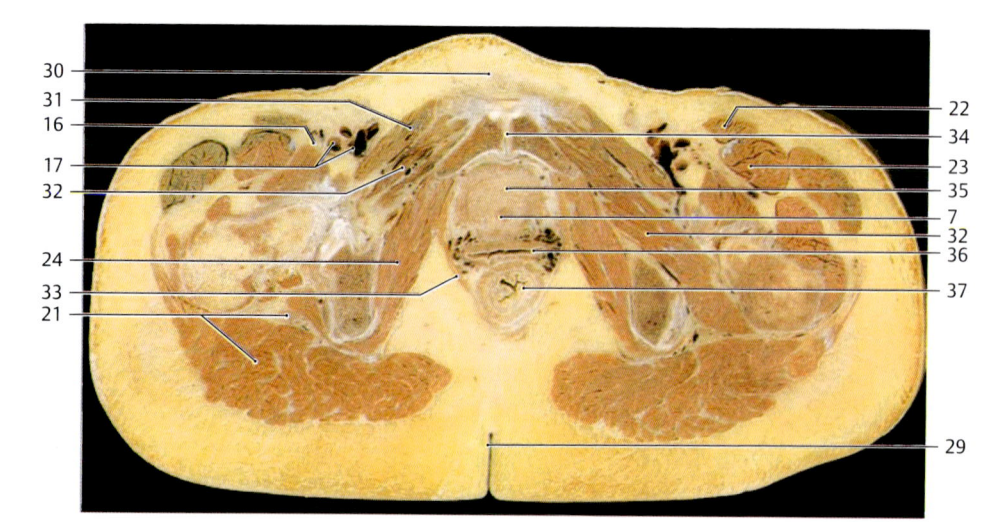

Fig. 7.94 **Corte horizontal através da cavidade pélvica da mulher** no nível do músculo esfíncter uretral e vagina (aspecto inferior).

1 Ílio
2 Reto
3 Prega retouterina
4 Ovário
5 Tuba uterina
6 Bexiga urinária
7 Uretra
8 Lábio menor
9 Bolsa retouterina
10 Útero e bolsa vesicouterina
11 Ligamento da cabeça do fêmur
12 Cabeça do fêmur
13 Vestíbulo da vagina
14 Lábio maior
15 Músculo piramidal
16 Nervo femoral
17 Artéria e veia femoral
18 Intestino delgado
19 Ligamento largo do útero
20 Plexo venoso uterino
21 Nervo ciático e músculo glúteo máximo
22 Músculo sartório
23 Músculo iliopsoas
24 Músculo obturador interno
25 Endométrio
26 Miométrio
27 Ampola retal
28 Cóccix
29 Fenda anal
30 Monte do púbis
31 Músculo pectíneo
32 Músculo obturador externo
33 Músculo levantador do ânus
34 Sínfise púbica
35 Músculo esfíncter da uretra (base da bexiga urinária)
36 Vagina
37 Reto (canal anal)

Cortes através da Cavidade Pélvica Feminina | 7 Órgãos Retroperitoneais

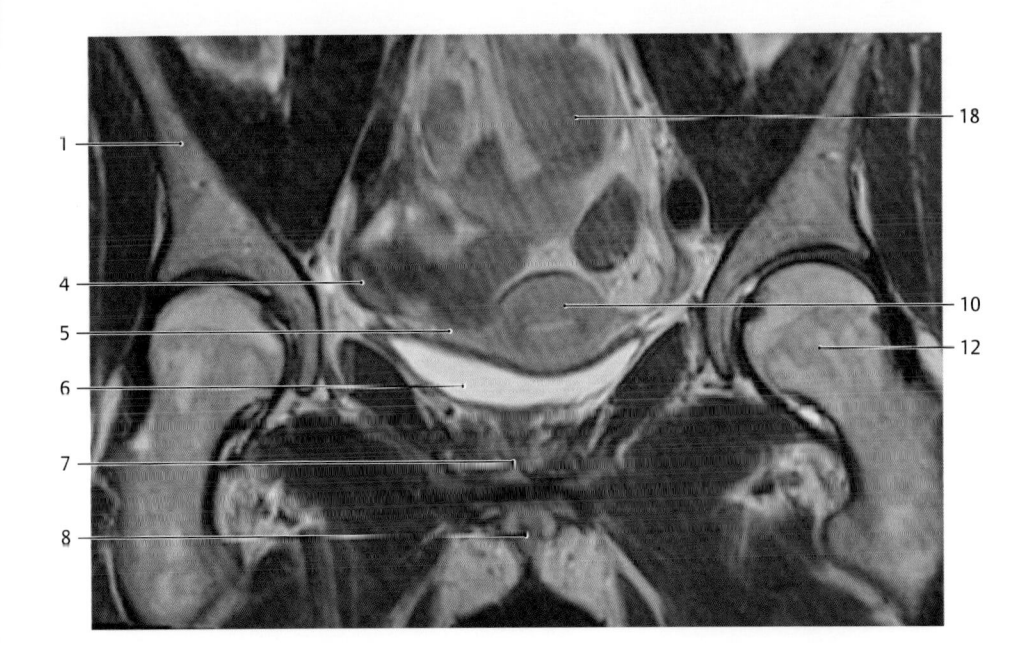

Fig. 7.95 Corte coronal através da cavidade pélvica da mulher no nível das articulações do quadril (varredura de IRM). (Cortesia de Prof. Uder, Institute of Radiology, University Hospital Erlangen, Alemanha).

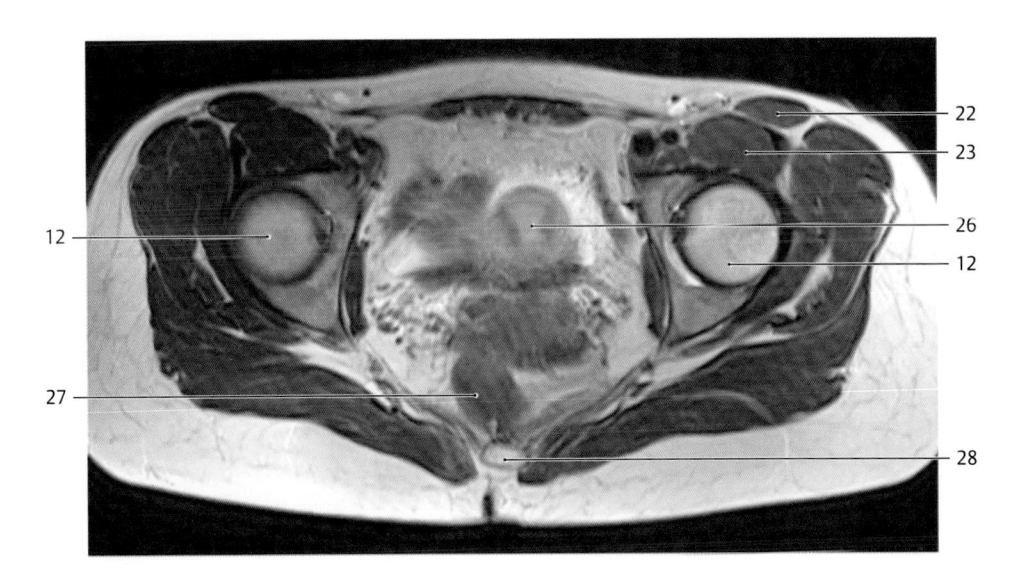

Fig. 7.96 Corte horizontal através da cavidade pélvica da mulher no nível do útero (varredura de IRM). (Cortesia de Prof. Uder, Institute of Radiology, University Hospital Erlangen, Alemanha).

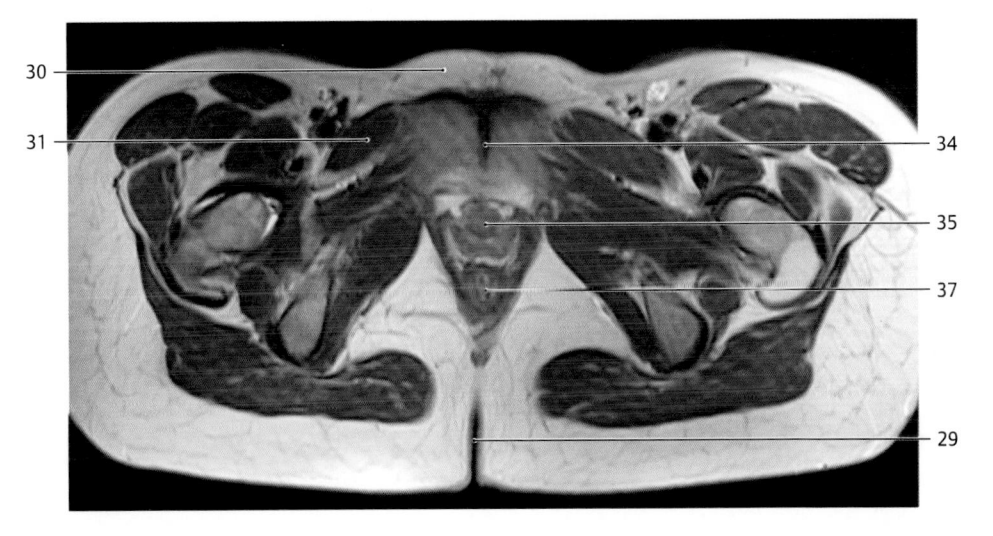

Fig. 7.97 Corte horizontal através da cavidade pélvica da mulher no nível do músculo esfíncter da uretra e vagina (varredura de IRM). (Cortesia de Prof. Uder, Instituto de Radiologia, Hospital Universitário Erlangen, Alemanha).

343

7 Órgãos Retroperitoneais | Regiões Urogenital e Anal na Mulher: Camada Superficial

1. Glande do clitóris
2. Lábio maior
3. Vestíbulo da vagina
4. Hímen
5. Comissura labial posterior
6. Prepúcio do clitóris
7. Lábio menor
8. Óstio externo da uretra
9. Óstio vaginal
10. Corpo do clitóris
11. Ramo do clitóris
12. Bulbo do vestíbulo com músculo bulboesponjoso
13. Frênulo do clitóris
14. Glândula vestibular maior
15. Ureter
16. Anexos do útero
17. Corpo cavernoso do clitóris
18. Ânus e esfíncter interno do ânus
19. Úraco
20. Bexiga urinária
21. Infundíbulo da tuba uterina
22. Ovário
23. Tuba uterina
24. Ligamento suspensor do ovário
25. Corpo do períneo
26. Esfíncter externo do ânus

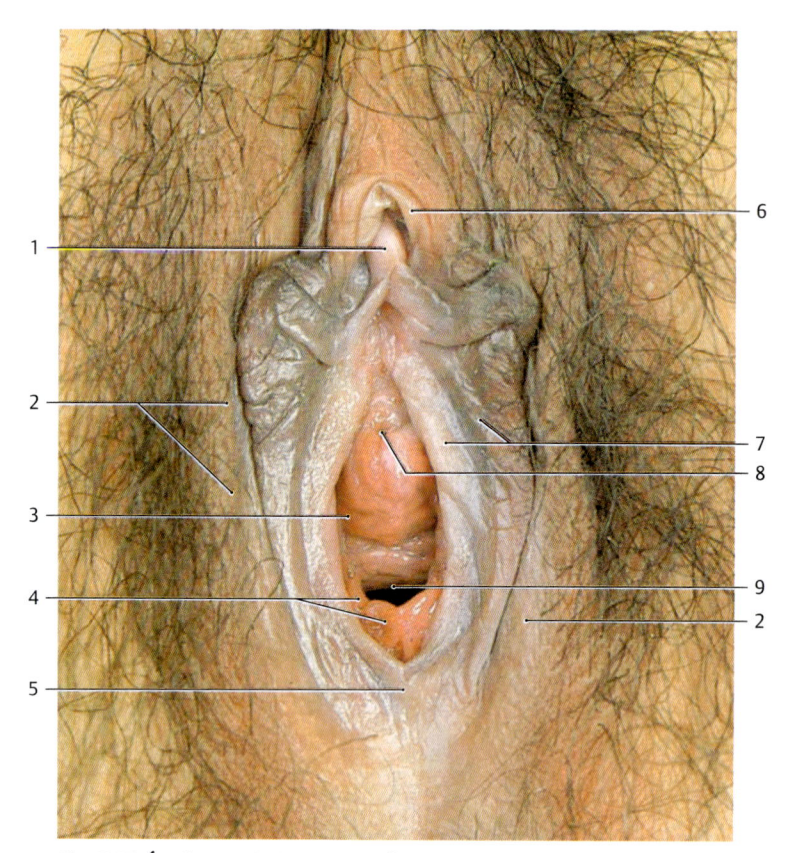

Fig. 7.98 Órgãos genitais externos femininos *in situ* (aspecto anterior). Lábios refletidos.

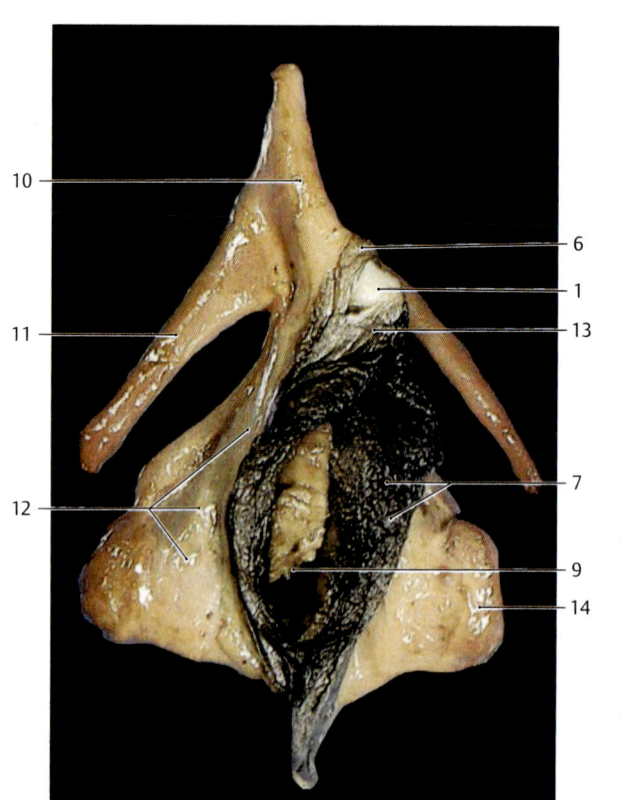

Fig. 7.99 Tecido cavernoso dos órgãos genitais externos femininos, isolados (aspecto anterior).

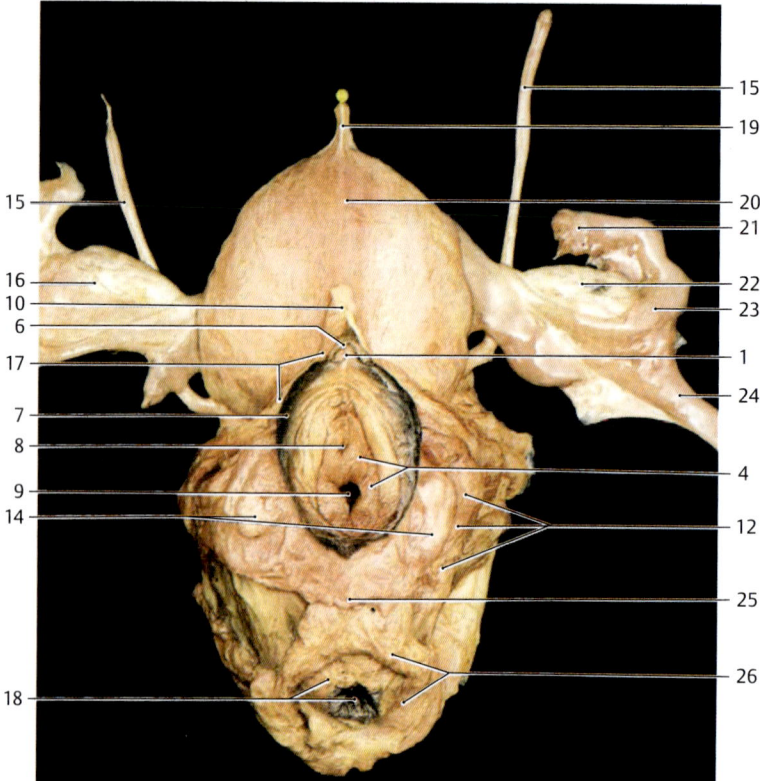

Fig. 7.100 Órgãos genitais externos femininos em relação aos órgãos genitais internos e ao sistema urinário, isolados (aspecto anterior).

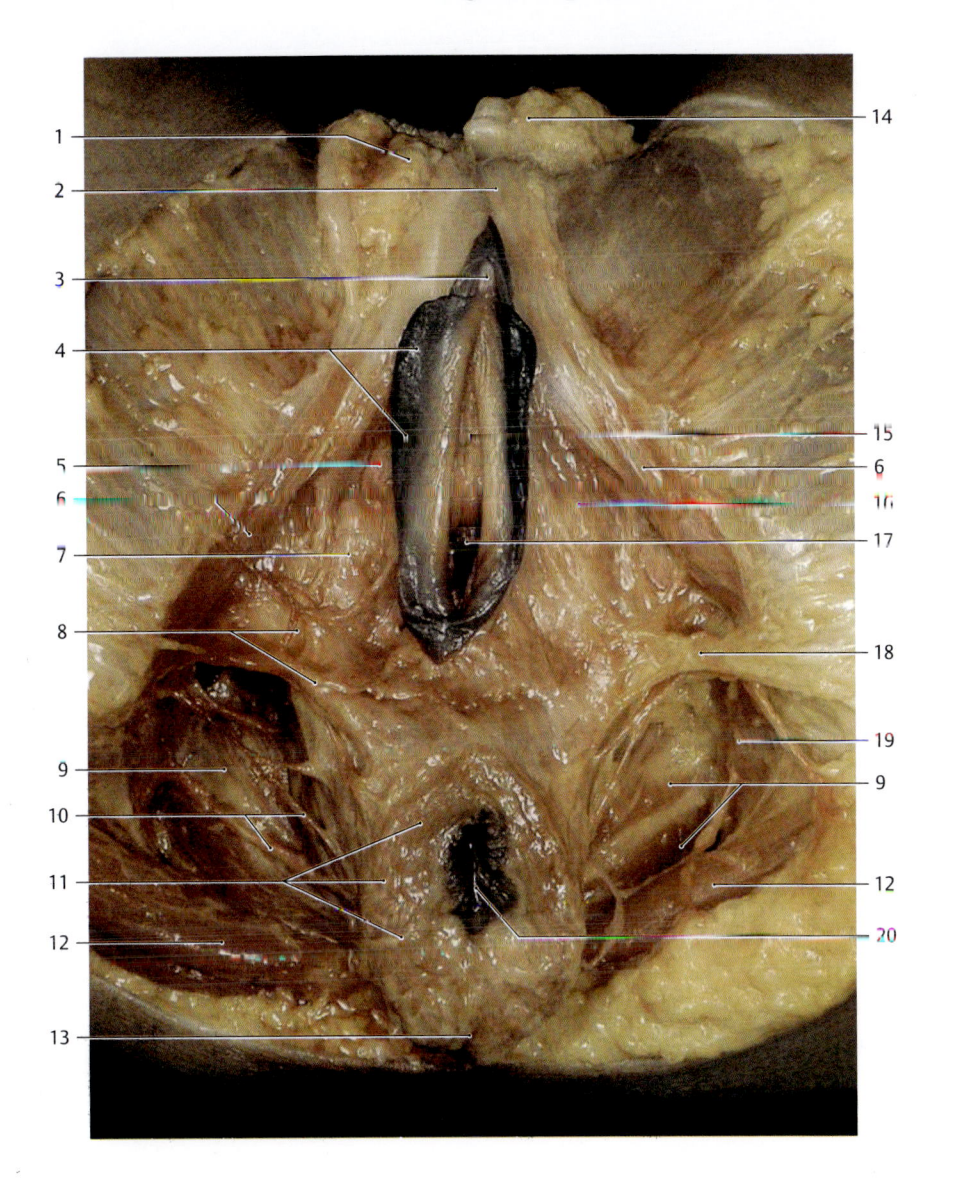

Regiões Urogenital e Anal na Mulher: Camada Superficial | 7 Órgãos Retroperitoneais

Fig. 7.101 Órgãos genitais externos e diafragma urogenital na mulher, camada superficial (aspecto inferior).

1. Tecido adiposo que envolve o ligamento redondo do útero
2. Posição da sínfise púbica
3. Clitóris
4. Lábio menor
5. Bulbo do vestíbulo
6. Músculo isquiocavernoso
7. Glândula vestibular maior
8. Ramos perineais do nervo pudendo
9. Músculo levantador do ânus
10. Nervos retais inferiores
11. Músculo esfíncter externo do ânus
12. Músculo glúteo máximo
13. Cóccix
14. Tecido adiposo do monte do púbis
15. Óstio externo da uretra
16. Diafragma urogenital com fáscia do músculo transverso profundo do períneo
17. Óstio vaginal
18. Músculo transverso superficial do períneo
19. Músculo obturador interno
20. Ânus
21. Ligamento suspensor do clitóris
22. Glande do clitóris
23. Ramo do clitóris
24. Corpo do períneo
25. Prepúcio do clitóris
26. Frênulo do clitóris
27. Comissura posterior dos lábios

Fig. 7.102 Órgãos genitais externos com o tecido cavernoso na mulher (aspecto inferior). Azul = tecido cavernoso do clitóris e bulbo do vestíbulo.

345

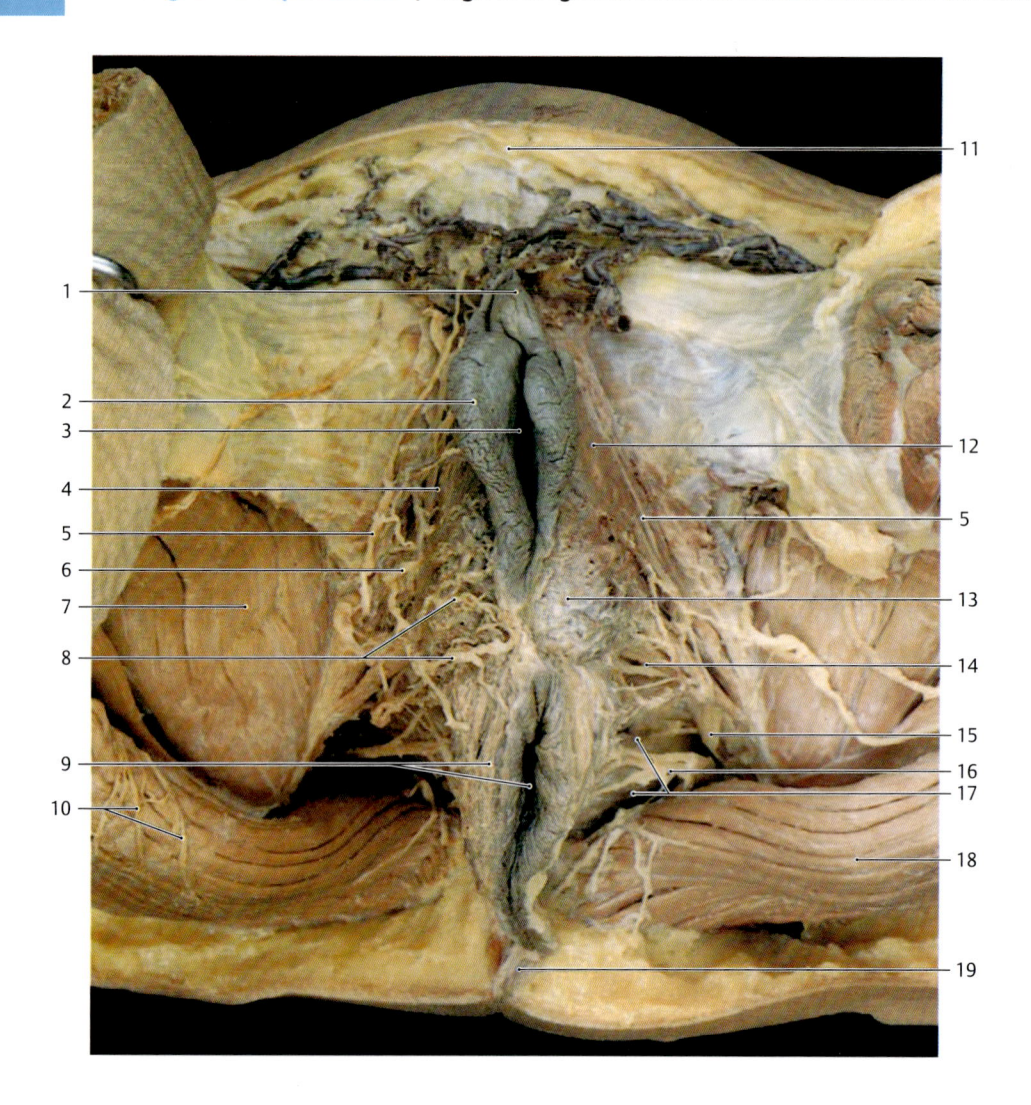

7 Órgãos Retroperitoneais | Regiões Urogenital e Anal na Mulher: Camada mais Profunda

Fig. 7.103 Órgãos genitais externos e diafragma urogenital na mulher, camada mais profunda (aspecto inferior). No lado direito, o bulbo do vestíbulo foi removido.

1. Prepúcio do clitóris
2. Lábio menor
3. Óstio vaginal
4. Músculo transverso profundo do períneo
5. Nervo dorsal do clitóris
6. Nervos labiais posteriores
7. Músculo adutor maior
8. Ramo perineal do nervo pudendo
9. Ânus e músculo esfíncter externo do ânus
10. Nervos cluneais inferiores
11. Monte do púbis
12. Ramo do clitóris com o músculo isquiocavernoso
13. Bulbo do vestíbulo
14. Músculo transverso superficial do períneo
15. Nervo pudendo e artéria pudenda interna
16. Nervos retais inferiores
17. Músculo levantador do ânus
18. Músculo glúteo máximo
19. Ligamento anococcígeo
20. Óstio externo da uretra

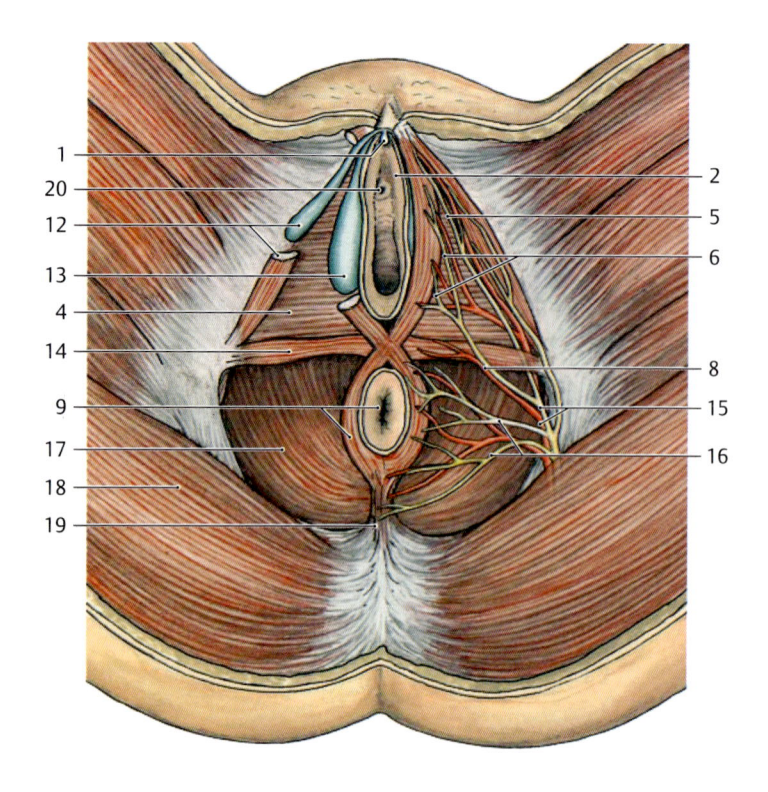

Fig. 7.104 Diafragmas urogenitais e pélvicos na mulher (aspecto inferior). Músculos, nervos e artérias foram exibidos. O bulbo do vestíbulo foi parcialmente removido.

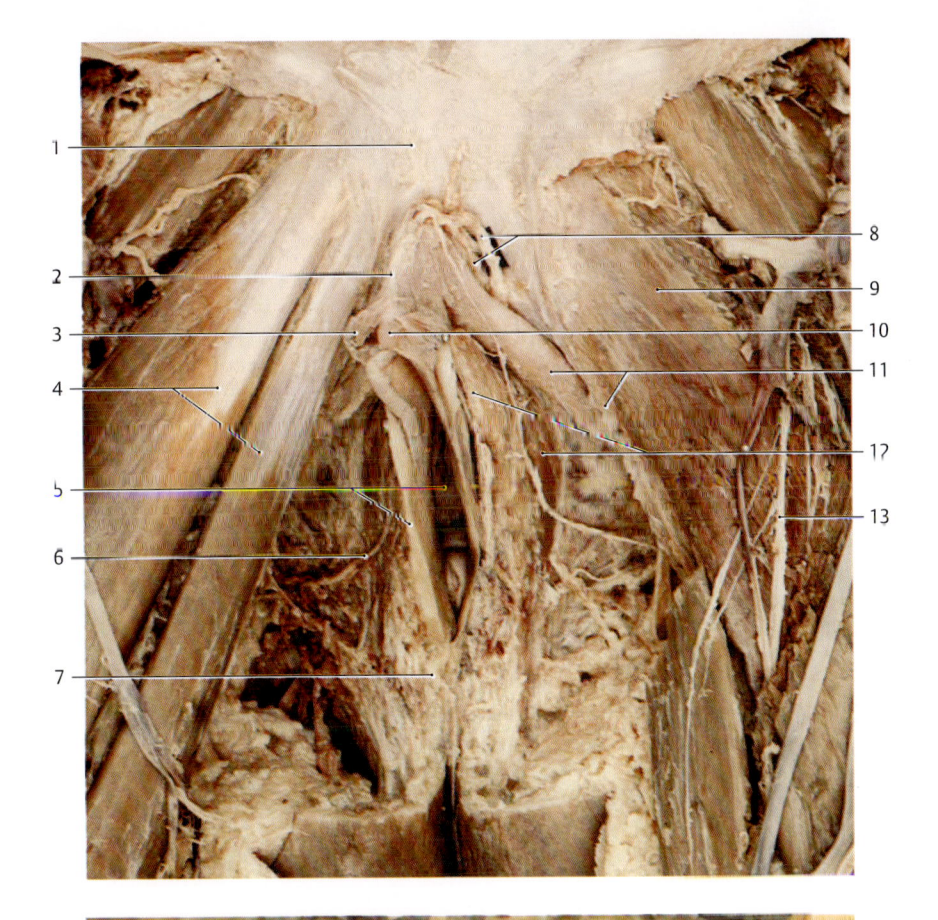

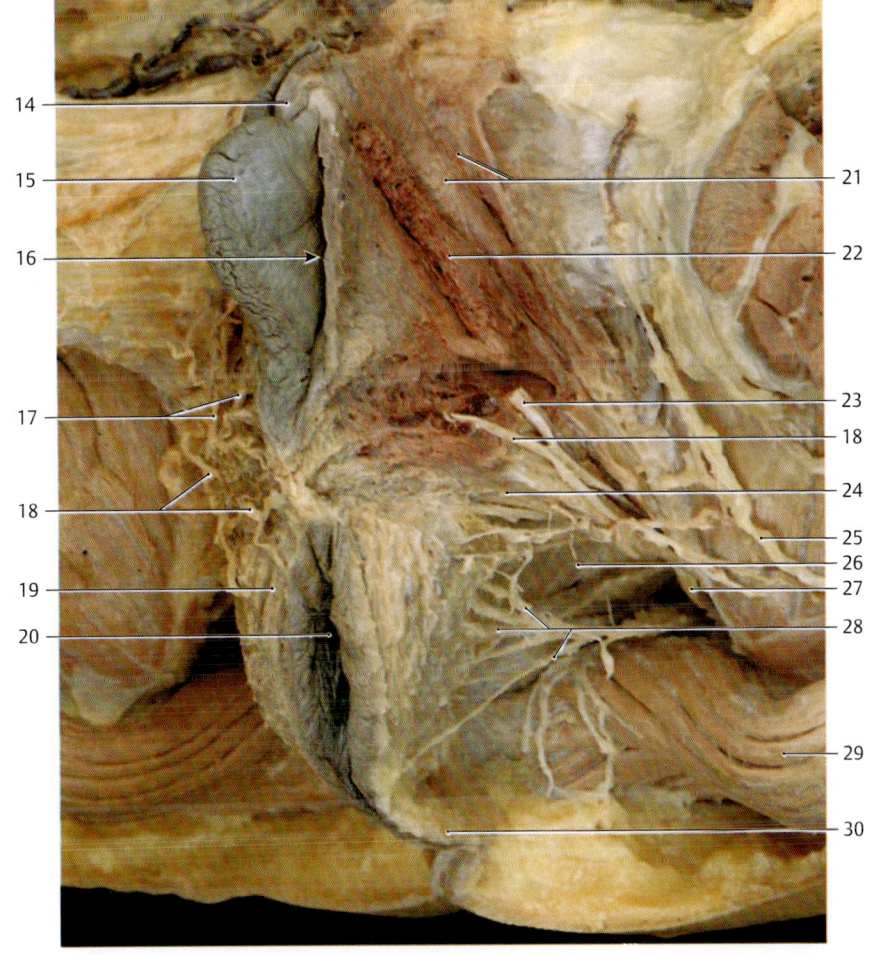

Regiões Urogenital e Anal na Mulher: Camada mais Profunda | 7 Órgãos Retroperitoneais

Fig. 7.105 Órgãos genitais externos na mulher (aspecto anterior). O clitóris foi dissecado e ligeiramente refletido para a direita. O prepúcio do clitóris foi dividido para exibir a glande.

1. Posição da sínfise púbica
2. Corpo do clitóris
3. Prepúcio do clitóris
4. Músculos adutor longo e grácil
5. Óstio externo da vagina e lábio menor
6. Nervo labial posterior
7. Corpo do períneo
8. Artéria profunda do clitóris e nervo dorsal do clitóris
9. Músculo adutor curto
10. Glande do clitóris
11. Ramo do clitóris e músculo isquiocavernoso
12. Bulbo do vestíbulo e músculo bulboesponjoso
13. Ramo anterior do nervo obturador
14. Clitóris
15. Lábio menor
16. Óstio vaginal
17. Nervos labiais posteriores
18. Ramos perineais do nervo pudendo
19. Músculo esfíncter externo do ânus
20. Ânus
21. Ramo do clitóris e músculo isquiocavernoso
22. Bulbo do vestíbulo
23. Artéria dorsal do clitóris
24. Músculo transverso superficial do períneo
25. Ramo perineal do nervo cutâneo femoral posterior
26. Músculo levantador do ânus
27. Artéria pudenda interna
28. Nervos retais inferiores
29. Músculo glúteo máximo
30. Ligamento anococcígeo

Fig. 7.106 Órgãos genitais externos e diafragma urogenital na mulher (aspecto lateroinferior). O bulbo do vestíbulo foi parcialmente removido. O lábio esquerdo menor foi cortado.

7 Órgãos Retroperitoneais | Órgãos Genitais Femininos: Trajeto do Nervo Pudendo, Artéria e Veia Pudenda

1. Forame suprapiriforme (ver tabela na pág. 196)
2. Músculo piriforme
3. Forame infrapiriforme (ver tabela na pág. 196)
3a. Nervo ciático
3b. Artéria, veia e nervo pudendo
4. Músculos gêmeos
5. Músculo obturador interno
6. Ligamento sacrotuberal
7. Músculo quadrado femoral
8. Canal pudendo (Canal de Alcock)
9. Artéria ilíaca interna
10. Artéria ilíaca externa
11. Artéria obturadora
12. Nível do forame infrapiriforme
13. Artéria e nervo pudendo
14. Artéria retal média
15. Fossa isquioanal
16. Músculo levantador do ânus
17. Ânus
18. Ligamento sacroespinal
19. Forame ciático menor
20. Artéria ilíaca externa
21. Arco tendíneo do levantador do ânus
22. Sínfise púbica
23. Plexo sacral

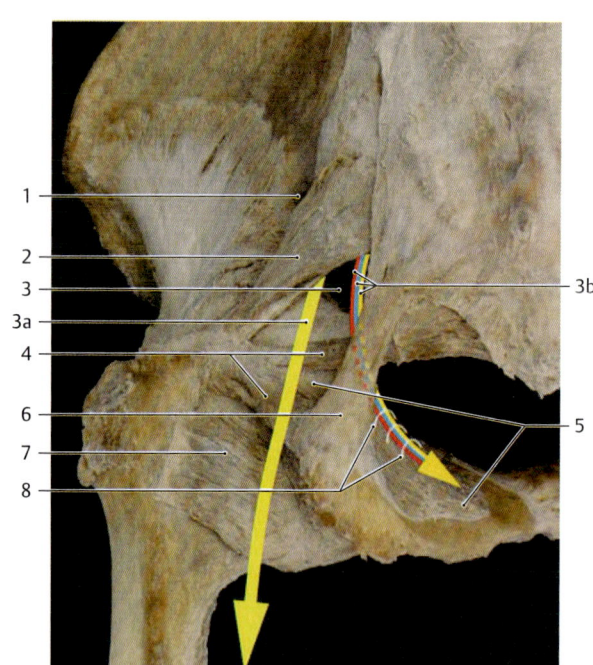

Fig. 7.107 Trajeto do nervo pudendo e artéria e veia pudenda interna (setas pequenas) na pelve menor feminina (aspecto posterior). Os vasos e nervos deixam a pelve menor através do forame infrapiriforme e curvam-se ao redor da espinha isquiática através do forame ciático menor (ver Figura 7.109) na parte anterior da pelve sobre o músculo obturador interno. Seta amarela grande = trajeto indicado do nervo ciático.

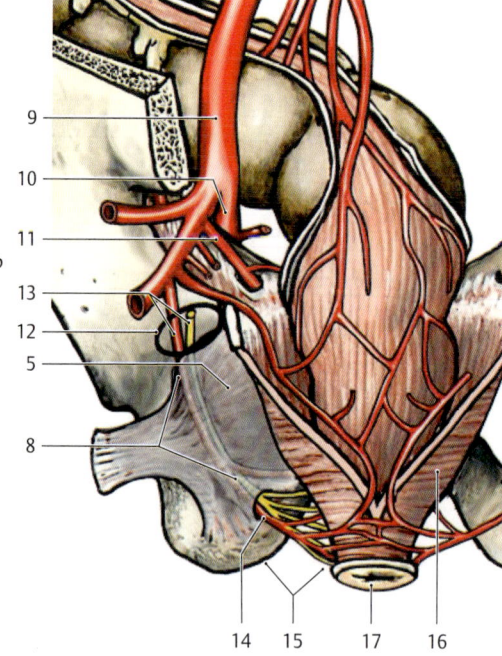

Fig. 7.108 Fossa isquioanal entre o músculo obturador interno e o músculo levantador do ânus com o nervo pudendo e a artéria pudenda interna (aspecto posterior). As veias não são mostradas. Depois de entrar na pelve menor através do forame ciático menor (ver Figura 7.107), o nervo pudendo acompanha a artéria e veia pudenda interna no canal de *Alcock*, ao longo da parede lateral da fossa isquioanal e atravessa a fossa até o ânus e os órgãos genitais externos.

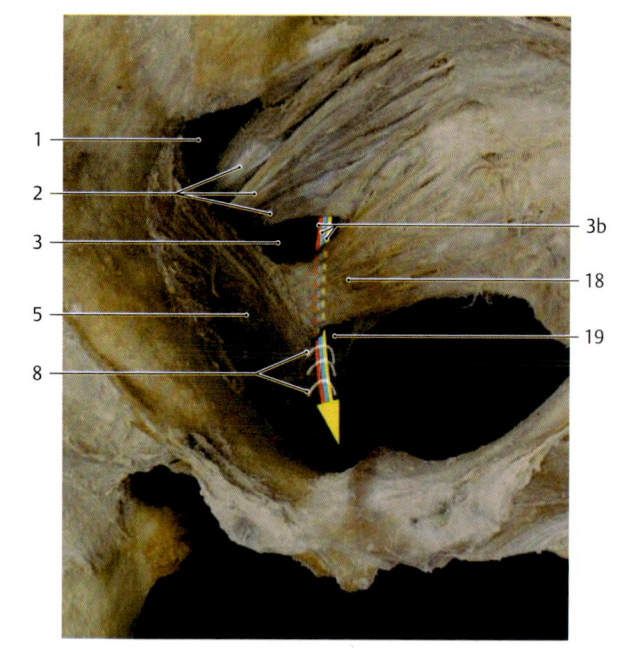

Fig. 7.109 Trajeto da artéria, veia e nervo pudendo pelo canal de Alcock (aspecto interno da Figura 7.107). Observar a passagem do nervo pudendo e dos vasos que o acompanham (setas) através do forame ciático menor no canal do Alcock dentro da fáscia obturatória (ver Figura 7.108).

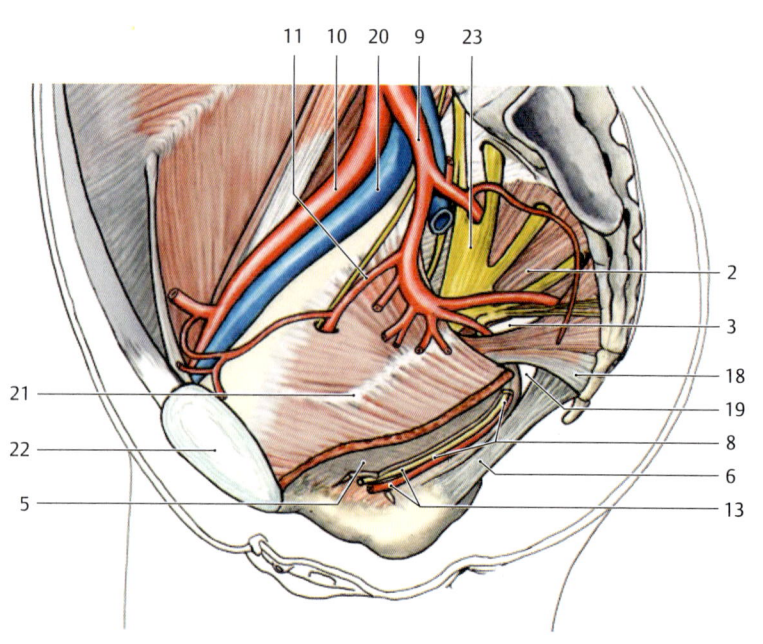

Fig. 7.110 Canal de Alcock (aspecto laterointerno). Os ramos das veias ilíacas não são mostrados. A pelve foi removida entre a sínfise púbica e a articulação sacroilíaca para mostrar o canal de Alcock.

8 Cabeça e Pescoço
Cabeça, Pescoço e Cérebro

Ossos do Crânio:
- Aspecto Lateral 350
- Aspecto Anterior 352

Esqueleto Craniano:
- Ossos Esfenoide e Occipital 354
- Osso Temporal 356
- Osso Frontal 358
- Calvária e Osso Parietal 359
- Base do Crânio (Aspecto Interno) 360
- Crânio do Recém-Nascido 363
- Base do Crânio (Aspecto Inferior) 364

Cortes através do Crânio 366

Esqueleto Facial:
- Osso Etmoide 368
- Osso Palatino e Maxila 370
- Ossos Etmoide e Palatino 373
- Maxila, Osso Zigomático e Palato Ósseo ... 375
- Fossa Pterigopalatina e Órbita 376
- Osso Nasal, Osso Lacrimal e Órbita 377
- Ossos da Cavidade Nasal 378
- Septo e Cartilagens do Nariz 379
- Maxila e Mandíbula com Dentes 380
- Dentes Decíduos e Permanentes 381
- Mandíbula 382

Articulação Temporomandibular: Ligamentos 383
Articulação Temporomandibular e Músculos da Mastigação 384
Cavidades Nasal e Oral: Visão Geral 388
Osso Hioide e Músculos da Cavidade Oral ... 389
Músculos Supra e Infra-hióideos 390
Músculos Faciais 392
Artéria Maxilar 394
Nervos Trigêmeo, Facial, Glossofaríngeo e Hipoglosso ... 395

Regiões da Cabeça:
- Região Lateral 396
- Região Retromandibular 400
- Região Infratemporal 403
- Trígono Submandibular 404

Cavidade Oral e Glândulas Salivares 405
Cortes através das Cavidades da Cabeça 406
Órgãos do Pescoço: Visão Geral 408
Cortes através da Cabeça e Pescoço 409

Músculos do Pescoço:
- Aspecto Anterior 410
- Faringe 411

Laringe:
- Cartilagens e Osso Hioide 414
- Músculos 416
- Pregas Vocais 417

Artérias 418
Artérias e Veias 420
Veias 421
Linfonodos e Vasos Linfáticos 422

Região Anterior do Pescoço:
- Camada Superficial 424
- Camada mais Profunda 425
- Camada mais Profunda e Tireoide 426

Região Anterior do Pescoço:
- Camada Profunda 428

Região Posterior do Pescoço:
- Camada Profunda 430
- Camada muito Profunda 431

Região Lateral do Pescoço:
- Camada Superficial 432
- Camada mais Profunda 433
- Camada Profunda 438

Cortes através do Pescoço 441

8 Cabeça e Pescoço | Ossos do Crânio: Aspecto Lateral

1. Sutura coronal
2. Osso frontal
3. Osso esfenoide
4. Sutura esfenofrontal
5. Osso etmoide
6. Osso nasal
7. Sutura nasomaxilar
8. Osso lacrimal
9. Sutura lacrimomaxilar
10. Sutura etmoidolacrimal
11. Osso zigomático
12. Espinha nasal anterior
13. Maxila
14. Mandíbula
15. Forame mental
16. Protuberância mental
17. Linha temporal superior
18. Linha temporal inferior
19. Osso parietal
20. Osso temporal
21. Sutura escamosa
22. Sutura lambdoide
23. Fossa temporal
24. Sutura parietomastóidea
25. Osso occipital
26. Arco zigomático
27. Sutura occipitomastóidea
28. Meato acústico externo
29. Processo mastoide
30. Porção timpânica do osso temporal
31. Processo condilar da mandíbula
32. Processo coronoide da mandíbula

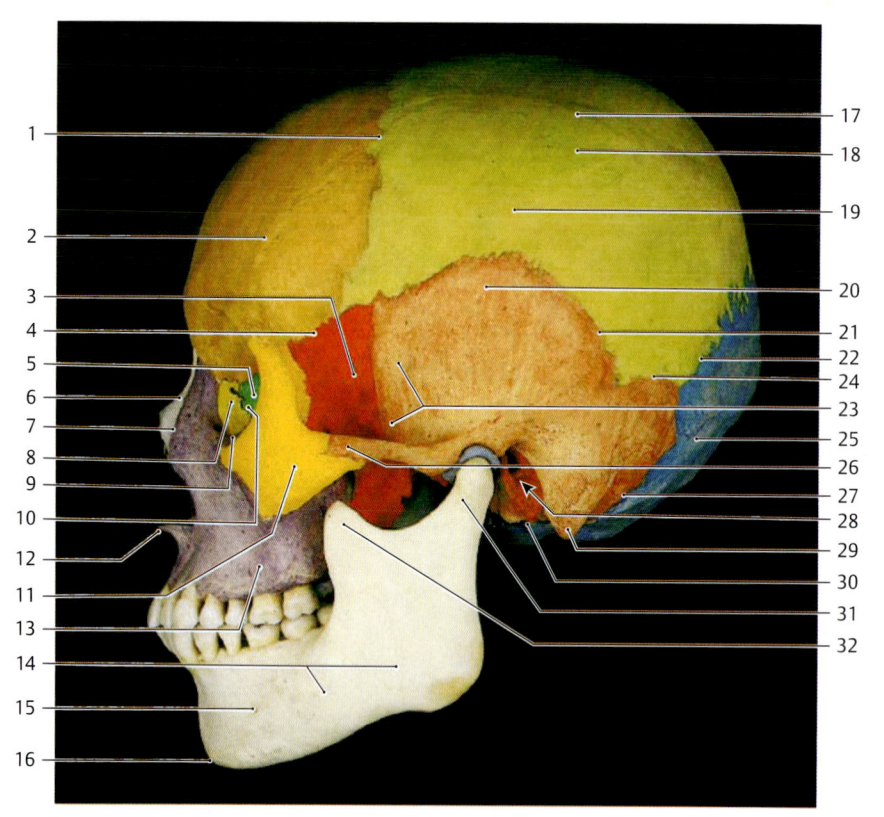

Fig. 8.1 Arquitetura geral do crânio (aspecto lateral). Os diferentes ossos são indicados por cores (ver tabela correspondente a seguir).

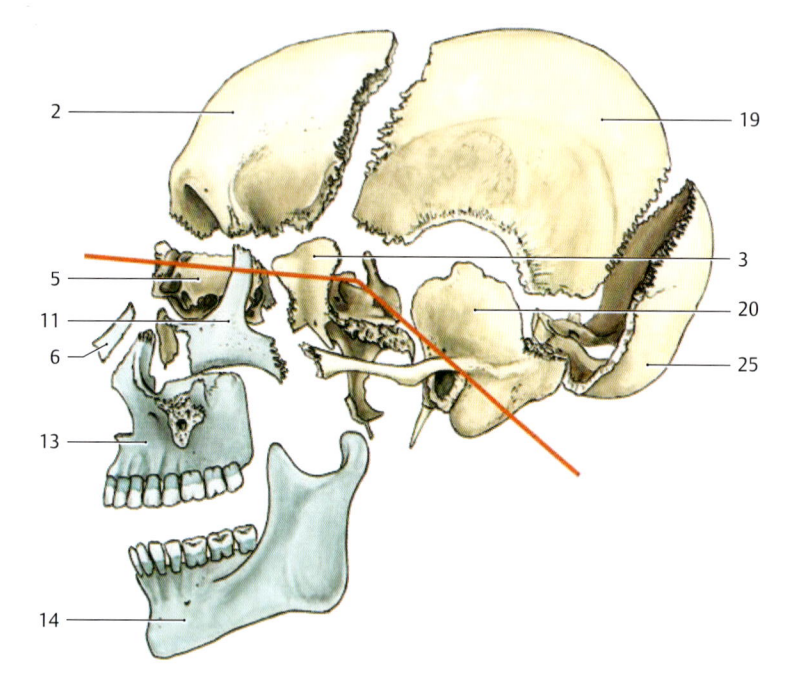

Fig. 8.2 Crânio desarticulado (Aspecto lateral). Azul = ossos faciais; linha vermelha = ângulo do clivo.

2	Osso frontal (laranja)	Ossos cranianos / Neurocrânio
19	Osso parietal (amarelo-claro)	
3	Asa maior do osso esfenoide (vermelho)	
25	Parte escamosa do osso occipital (azul)	
20	Parte escamosa do osso temporal (marrom)	
5	Osso etmoide (verde-escuro)	Base do crânio
3	Osso esfenoide (vermelho)	
	Osso temporal, excluindo-se a parte escamosa (marrom)	
30	Parte timpânica do osso temporal (marrom-escuro)	
	Osso occipital, excluindo-se a parte escamosa (azul)	
6	Osso nasal (branco)	Ossos faciais / Viscerocrânio
8	Osso lacrimal (amarelo-claro)	
	Concha nasal inferior	
	Vômer	
11	Osso zigomático (amarelo-escuro)	
	Osso palatino	
13	Maxila (violeta)	
14	Mandíbula (branco)	
Martelo / Bigorna / Estribo	No interior da parte petrosa do osso temporal	Ossículos auditivos
Hioide		

Ossos do Crânio: Aspecto Lateral | **8 Cabeça e Pescoço**

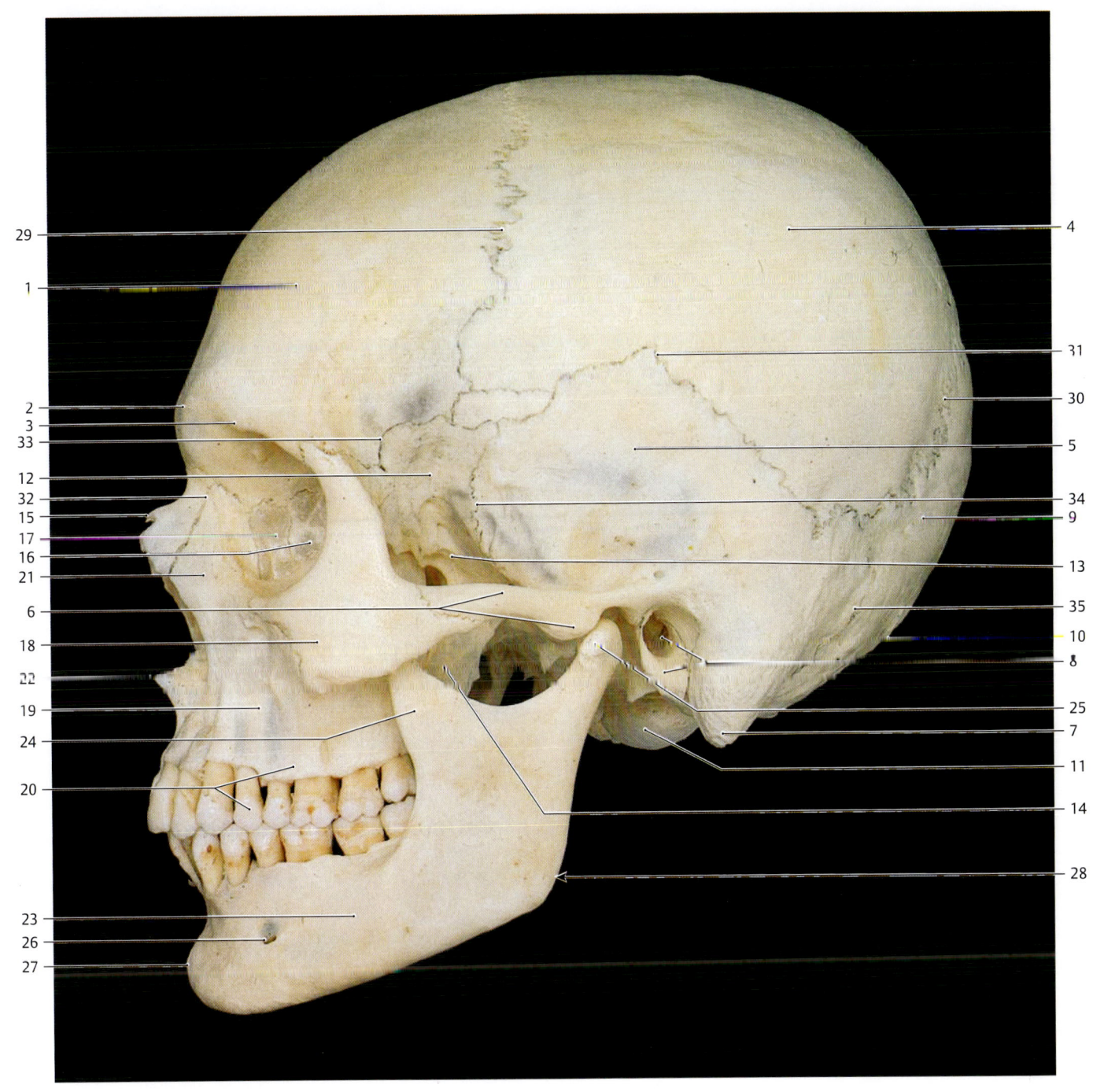

Fig. 8.3 Aspecto lateral do crânio.

1. Osso frontal
2. Glabela
3. Margem supraorbital
4. Osso parietal
5. Osso temporal (parte escamosa)
6. Processo zigomático (tubérculo articular)
7. Processo mastoide
8. Parte timpânica (placa timpânica) e meato acústico externo
9. Osso occipital (parte escamosa)
10. Protuberância occipital externa
11. Côndilo occipital
12. Osso esfenoide
13. Crista infratemporal do esfenoide
14. Processo pterigoide (placa pterigoide lateral)
15. Osso nasal
16. Osso etmoide (parte orbital)
17. Osso lacrimal
18. Osso zigomático
19. Maxila (corpo)
20. Processo alveolar e dentes
21. Processo frontal
22. Espinha nasal anterior
23. Mandíbula (corpo)
24. Processo coronoide
25. Processo condilar
26. Forame mentual
27. Protuberância mentual
28. Ângulo da mandíbula

SUTURAS

29. Sutura coronal
30. Sutura lambdoide
31. Sutura escamosa
32. Suturo nasomaxilar
33. Sutura frontoesfenoidal
34. Sutura esfenoescamosa
35. Sutura occipitomastóidea

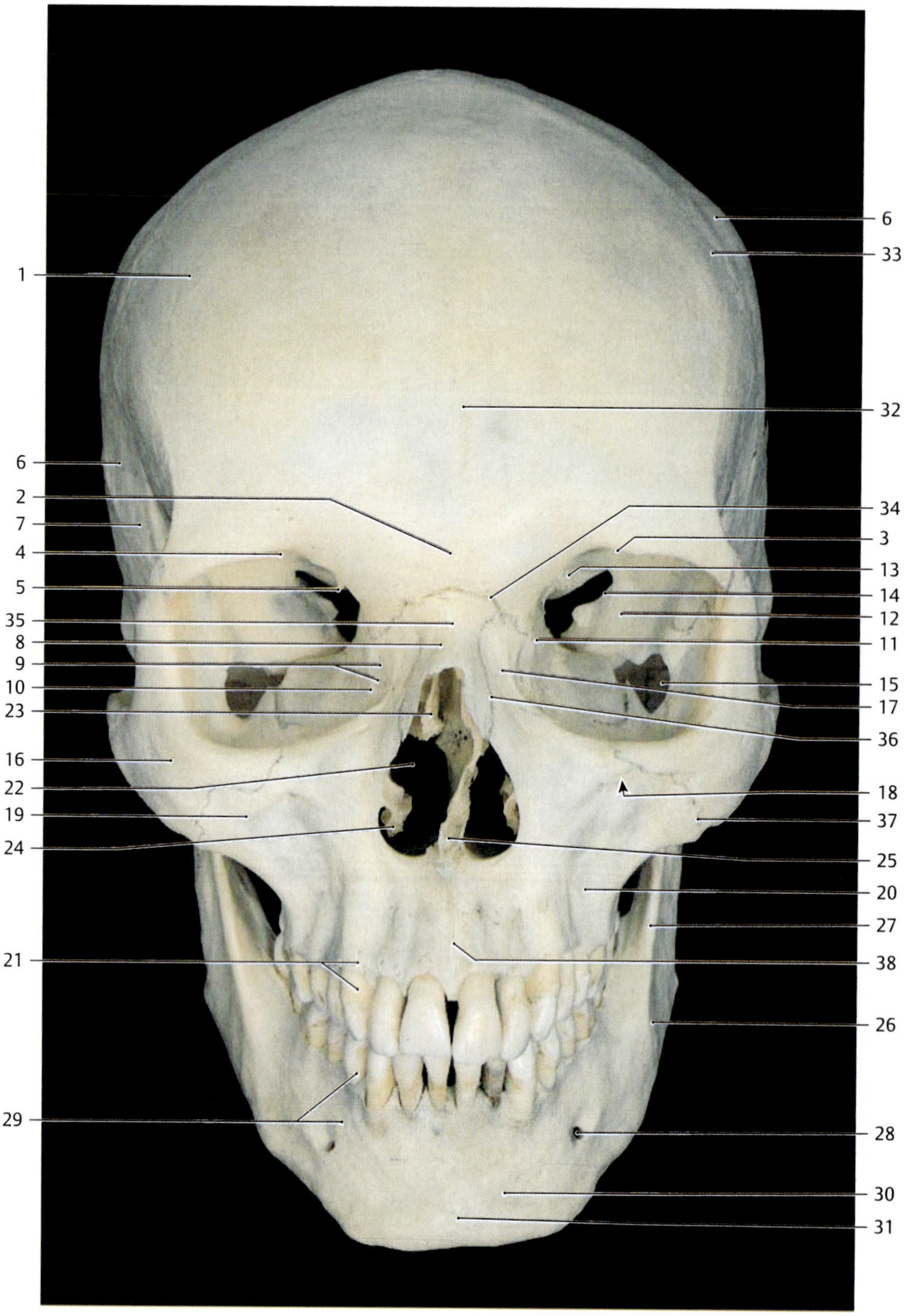

8 Cabeça e Pescoço | Ossos do Crânio: Aspecto Anterior

1 Osso frontal
2 Glabela
3 Margem supraorbital
4 Incisura supraorbital
5 Espinha troclear
6 Osso parietal
7 Osso temporal
8 Osso nasal

ÓRBITA
9 Osso lacrimal
10 Crista lacrimal posterior
11 Osso etmoide

OSSO ESFENOIDE
12 Asa maior do osso esfenoide
13 Asa menor do osso esfenoide
14 Fissura orbital superior
15 Fissura orbital inferior
16 Osso zigomático

MAXILA
17 Processo frontal
18 Forame infraorbital
19 Processo zigomático
20 Corpo da maxila
21 Processo alveolar com dentes

CAVIDADE NASAL
22 Abertura nasal anterior
23 Concha nasal média
24 Concha nasal inferior
25 Septo nasal, vômer

MANDÍBULA
26 Corpo da mandíbula
27 Ramo da mandíbula
28 Forame mentual
29 Parte alveolar com dentes
30 Base da mandíbula
31 Protuberância mentual

SUTURAS
32 Sutura frontal
33 Sutura coronal
34 Sutura frontonasal
35 Sutura internasal
36 Sutura nasomaxilar
37 Sutura zigomaticomaxilar
38 Sutura intermaxilar

Fig. 8.4 Aspecto anterior do crânio.

O crânio compreende um mosaico de numerosos ossos complicados que formam a cavidade craniana que protege o encéfalo **(neurocrânio)** e várias cavidades, como as cavidades nasal e oral, na região facial. O neurocrânio consiste em grandes placas ósseas que se desenvolvem diretamente a partir de lâminas de tecido conjuntivo circundantes **(desmocrânio)**. Os ossos da base do crânio são formados de tecido cartilaginoso **(condrocrânio)**, que ossifica secundariamente. O **esqueleto visceral** que, nos peixes, dá origem às guelras, nos vertebrados superiores transformou-se nos ossos do aparelho mastigatório e auditivo (maxila, mandíbula, ossículos auditivos e osso hioide).

Ossos do Crânio: Aspecto Anterior | 8 Cabeça e Pescoço

1. Osso frontal
2. Sutura frontonasal
3. Sutura frontomaxilar
4. Margem supraorbital
5. Sutura internasal
6. Sutura esfenofrontal
7. Canal óptico na asa menor do osso esfenoide
8. Fissura orbital superior
9. Osso lacrimal
10. Osso esfenoide (asa maior)
11. Fissura orbital inferior
12. Sutura nasomaxilar
13. Forame infraorbital
14. Maxila
15. Vômer
16. Corpo da mandíbula
17. Osso parietal
18. Osso temporal
19. Sutura esfenozigomática
20. Osso etmoide
21. Osso zigomático
22. Osso nasal
23. Sutura zigomaticomaxilar
24. Concha nasal média
25. Concha nasal inferior
26. Abertura nasal anterior
27. Forame mental
28. Ramo da mandíbula
29. Base da mandíbula
30. Protuberância mental

OSSOS

Marrom	=	osso frontal
Verde-claro	=	osso parietal
Marrom-escuro	=	osso temporal
Vermelho	=	osso esfenoide
Amarelo	=	osso zigomático
Verde-escuro	=	osso etmoide
Amarelo	=	osso lacrimal
Laranja	=	vômer
Violeta	=	maxila
Branco	=	osso nasal
Branco	=	mandíbula

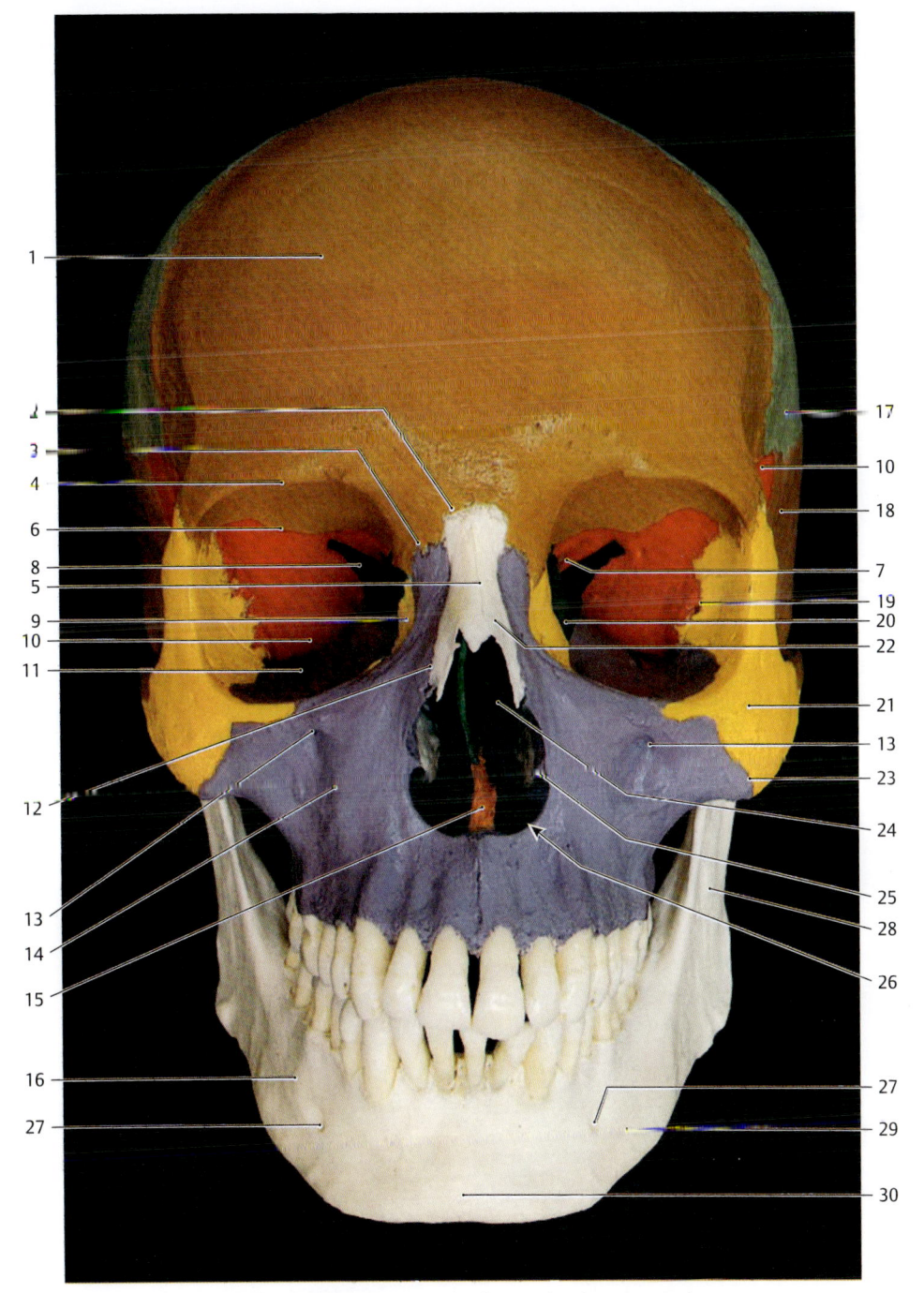

Fig. 8.5 **Aspecto anterior do crânio** (ossos individuais indicados por cores).

As figuras a seguir estão dispostas de tal modo que o padrão mosaiciforme do crânio se torne compreensível. O início se faz com os ossos da **base do crânio** (ossos esfenoide e occipital), aos quais os outros ossos são acrescentados passo a passo. O esqueleto facial é composto pelo osso etmoide, ao qual se fixam o osso palatino e a maxila, lateralmente; os pequenos ossos nasal e lacrimal preenchem os espaços restantes. As cartilagens permanecem apenas na parte externa do nariz.

8 Cabeça e Pescoço | Esqueleto Craniano: Ossos Esfenoide e Occipital

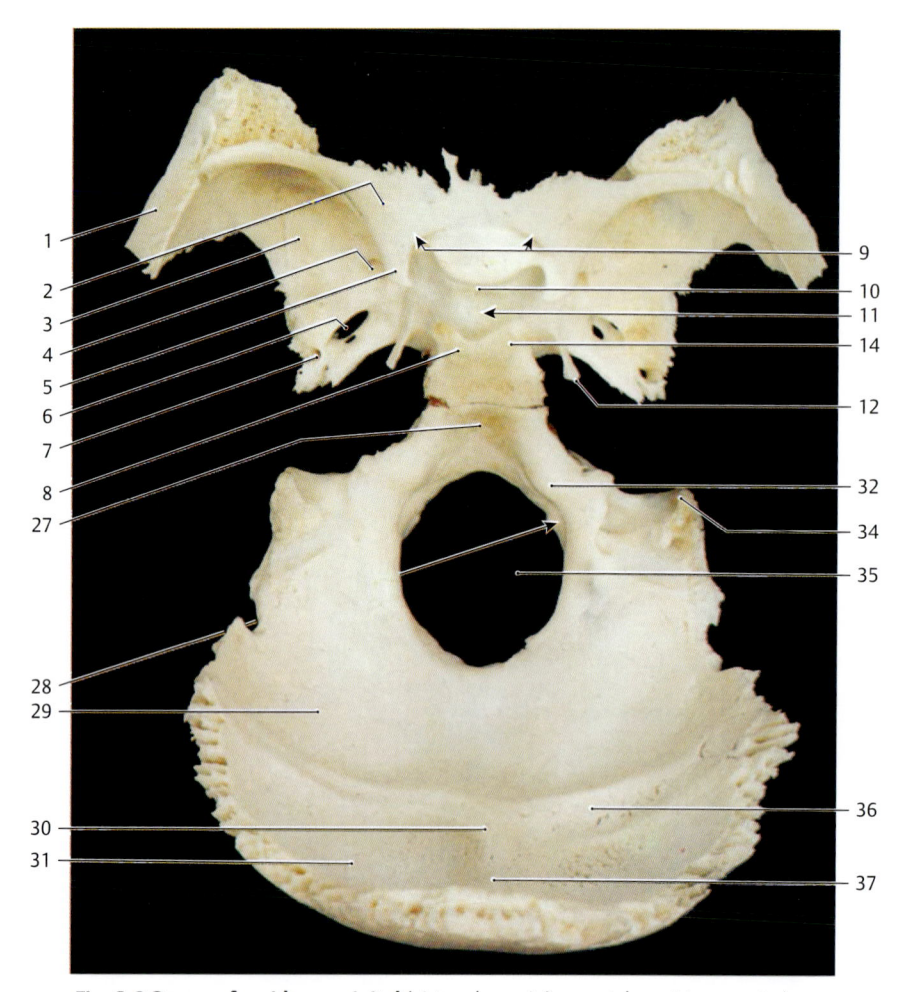

Fig. 8.6 **Ossos esfenoide e occipital** (vistos de posição cranial ou vista superior).

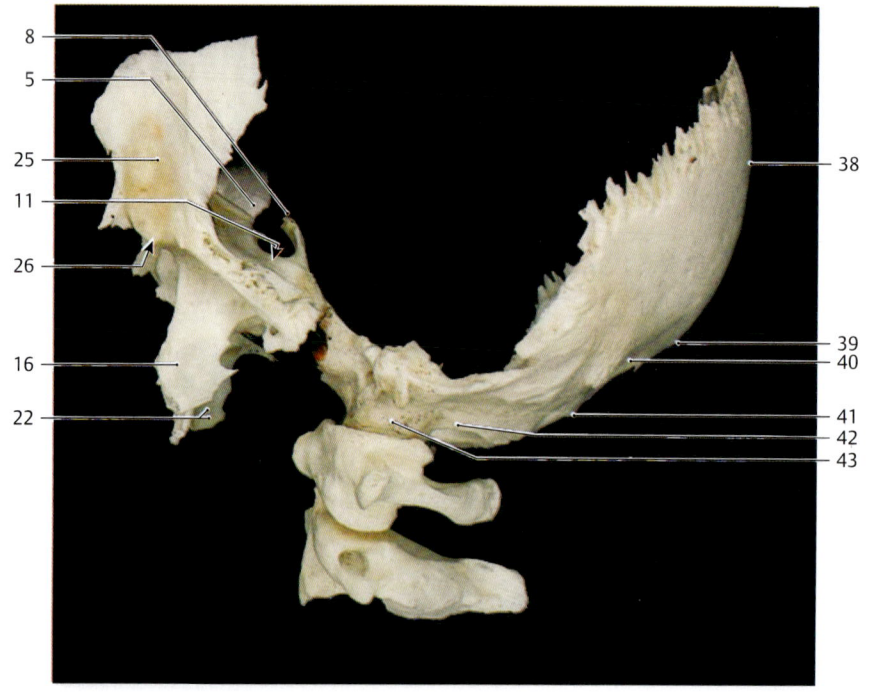

Fig. 8.7 **Ossos esfenoide e occipital** conectados ao atlas e ao áxis (primeira e segunda vértebras cervicais) (vista lateral esquerda).

354

Esqueleto Craniano: Ossos Esfenoide e Occipital | 8 Cabeça e Pescoço

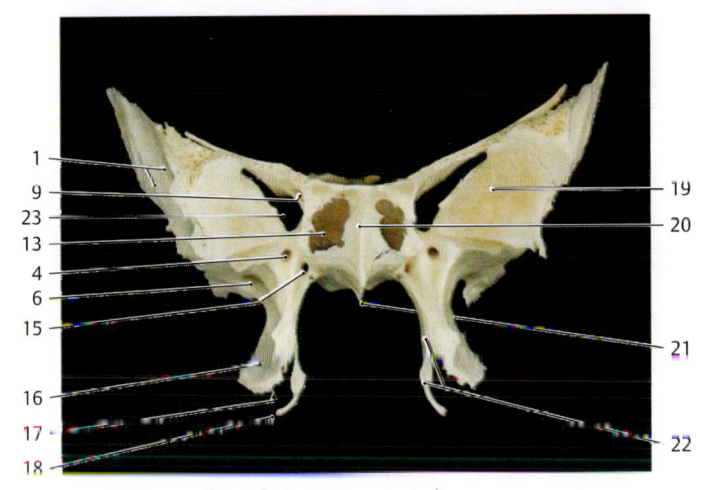

Fig. 8.8 **Osso esfenoide** (aspecto anterior).

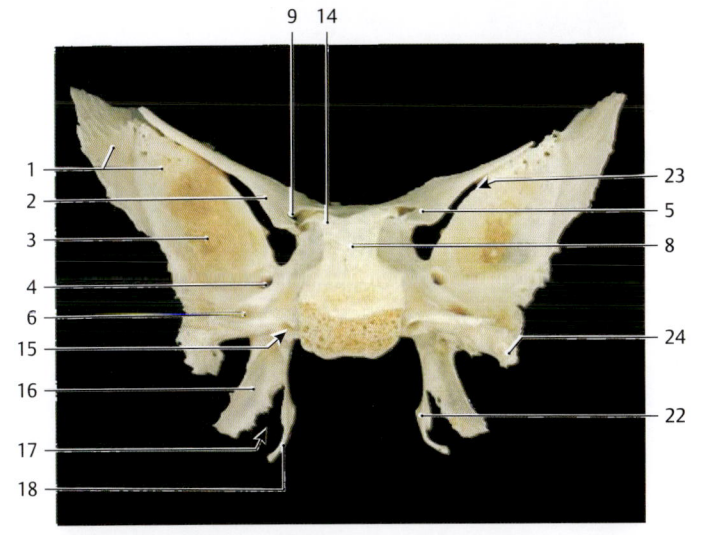

Fig. 8.9 **Osso esfenoide** (aspecto posterior).

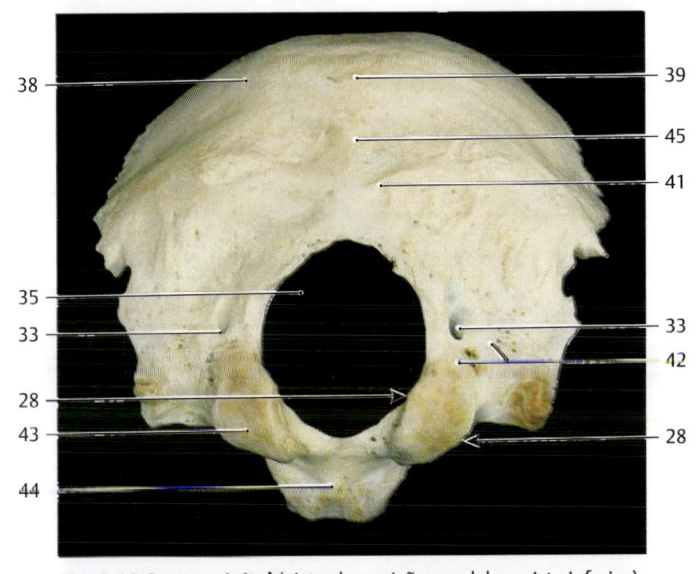

Fig. 8.10 **Osso occipital** (visto de posição caudal ou vista inferior).

OSSO ESFENOIDE
1. Asa maior
2. Asa menor
3. Superfície cerebral ou superior da asa maior
4. Forame redondo
5. Processo clinoide anterior
6. Forame oval
7. Forame espinhoso
8. Dorso da sela
9. Canal óptico
10. Sulco quiasmático
11. Fossa hipofisária (sela turca)
12. Língula
13. Abertura do seio esfenoidal
14. Processo clinoide posterior
15. Canal pterigóideo
16. Placa pterigóidea lateral do processo pterigóideo
17. Incisura pterigóidea
18. Hâmulo pterigóideo
19. Superfície orbital da asa maior
20. Crista esfenoidal
21. Rostro esfenoidal
22. Placa pterigóidea medial
23. Fissura orbital superior
24. Espinha do esfenoide
25. Superfície temporal da asa maior
26. Crista infratemporal

OSSO OCCIPITAL
27. Clivo com parte basilar do osso occipital
28. Canal do nervo hipoglosso
29. Fossa para o hemisfério cerebelar
30. Protuberância occipital interna
31. Fossa para o hemisfério cerebral
32. Tubérculo jugular
33. Canal condilar
34. Processo jugular
35. Forame magno
36. Sulco para o seio transverso
37. Sulco para o seio sagital superior
38. Parte escamosa do osso occipital
39. Protuberância occipital externa
40. Linha nucal superior
41. Linha nucal inferior
42. Fossa condilar
43. Côndilo
44. Tubérculo faríngeo
45. Crista occipital externa

8 Cabeça e Pescoço | Esqueleto Craniano: Osso Temporal

OSSO ESFENOIDE
1. Asa maior
2. Asa menor
3. Forame redondo
4. Forame oval
5. Forame espinhoso
6. Forame lacerado
7. Processo clinoide anterior
8. Fossa hipofisária (*sella turcica*)
9. Língula
10. Dorso da sela e processo clinoide posterior
11. Canal óptico
12. Rostro esfenoidal
13. Placa pterigóidea medial
14. Placa pterigóidea lateral
15. Hâmulo pterigóideo
16. Crista infratemporal
17. Corpo do osso esfenoide

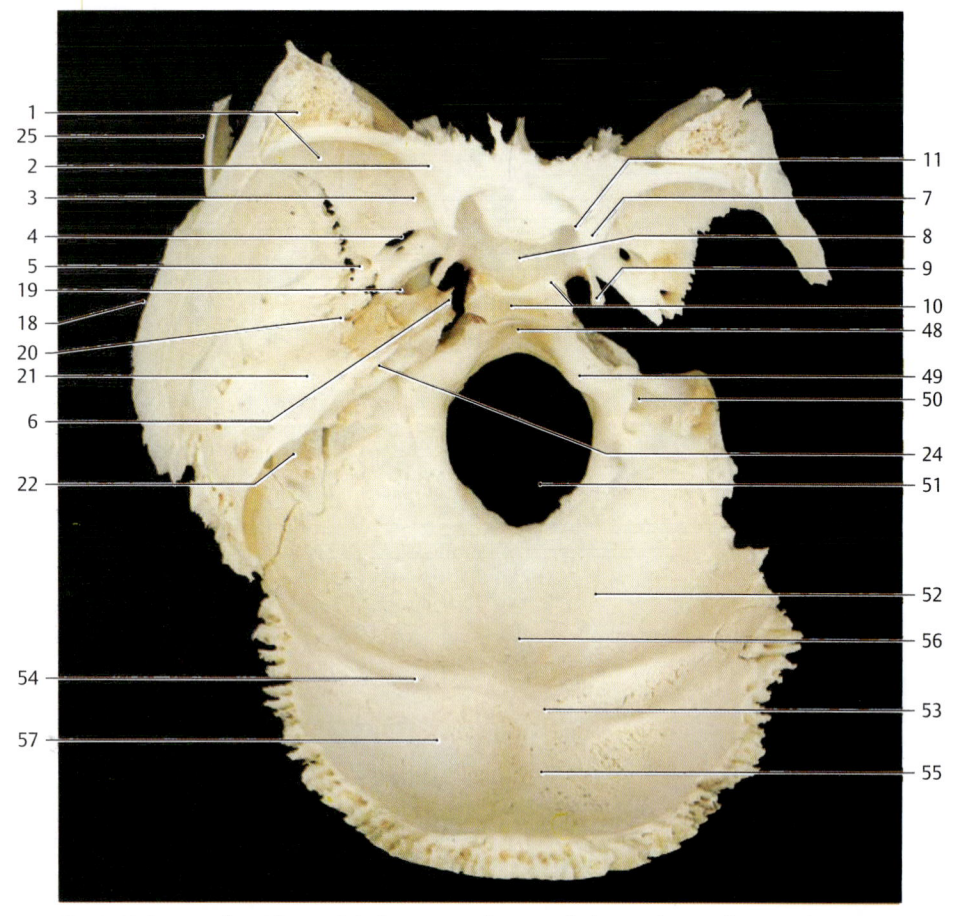

Fig. 8.11 Ossos esfenoide, occipital e temporal esquerdo (vistos da posição cranial ou vista superior). Aspecto interno da base do crânio. O osso temporal esquerdo foi acrescentado à figura precedente.

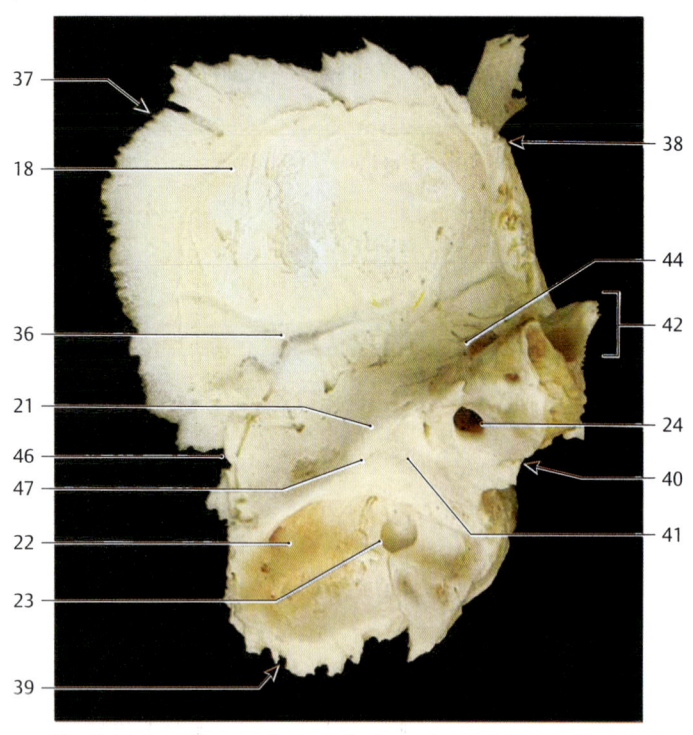

Fig. 8.12 Osso temporal esquerdo (aspecto medial).

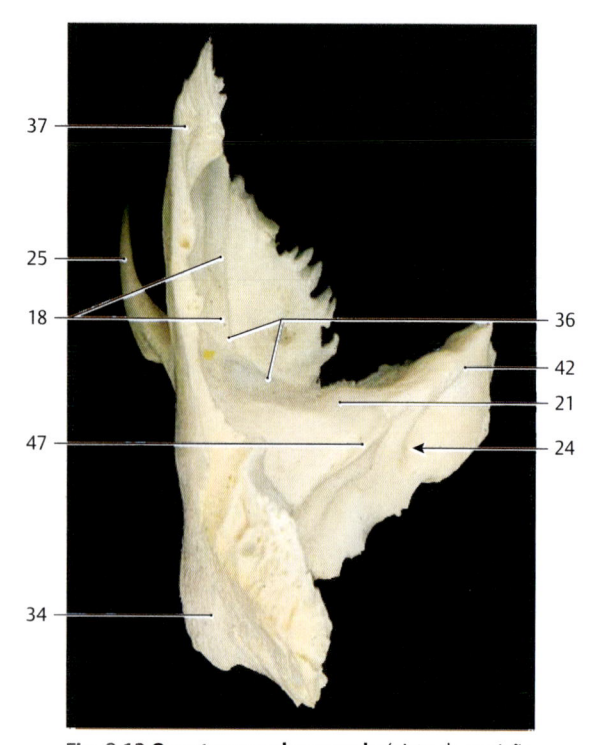

Fig. 8.13 Osso temporal esquerdo (visto da posição cranial ou vista superior).

356

Esqueleto Craniano: Osso Temporal | 8 Cabeça e Pescoço

OSSO TEMPORAL
18 Parte escamosa
19 Canal carótico ou carotídeo
20 Hiato do canal facial (para o nervo petroso maior)
21 Eminência arqueada
22 Sulco para o seio sigmóideo
23 Forame mastóideo
24 Meato acústico interno
25 Processo zigomático
26 Fossa mandibular
27 Fissura petrotimpânica
28 Canal musculotubário (parte óssea da tuba auditiva)
29 Meato acústico externo
30 Processo estilóide (remanescente apenas)
31 Forame estilomastóideo
32 Canalículo mastóideo
33 Fossa jugular
34 Processo mastóideo
35 Incisura mastóidea
36 Sulco para vasos meníngeos médios
37 Margem parietal
38 Margem esfenoidal
39 Margem occipital
40 Canalículo coclear
41 Aqueduto do vestíbulo
42 Ápice da parte petrosa
43 Parte timpânica
44 Impressão trigeminal
45 Tubérculo articular
46 Incisura parietal
47 Sulco para o seio petroso superior

OSSO OCCIPITAL
48 Clivo
49 Tubérculo jugular
50 Canal condilar
51 Forame magno
52 Parte inferior do osso occipital escamoso (fossa cerebelar)
53 Protuberância occipital interna
54 Sulco para o seio transverso
55 Sulco para o seio sagital superior
56 Crista occipital interna
57 Parte superior do osso occipital escamoso (fossa cerebral)
58 Côndilo
59 Plano nucal
60 Linha nucal superior
61 Protuberância occipital externa
62 Forame jugular
63 Linha nucal inferior
64 Tubérculo faríngeo
65 Sincondrose esfeno-occipital

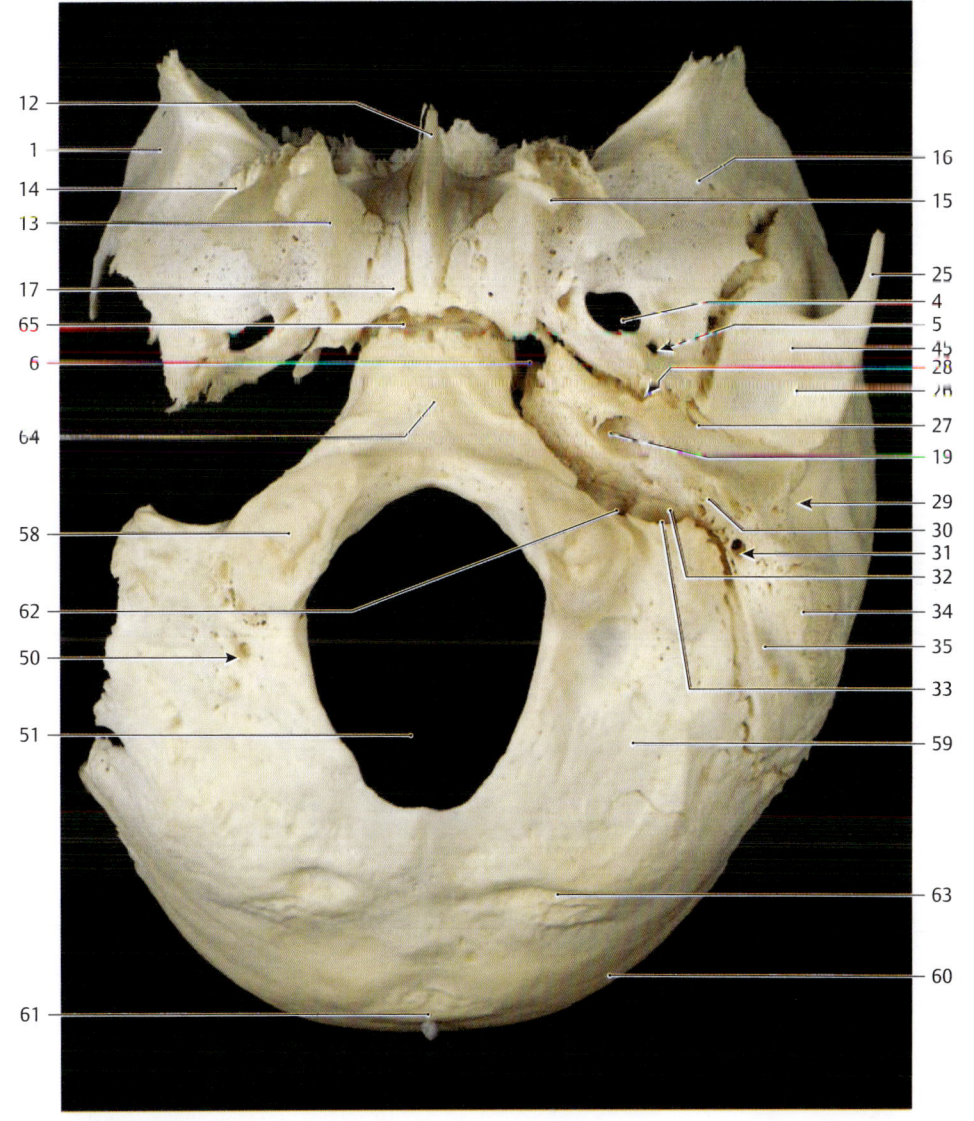

Fig. 8.14 **Ossos esfenoide, occipital e temporal esquerdo.** Base do crânio (aspecto externo).

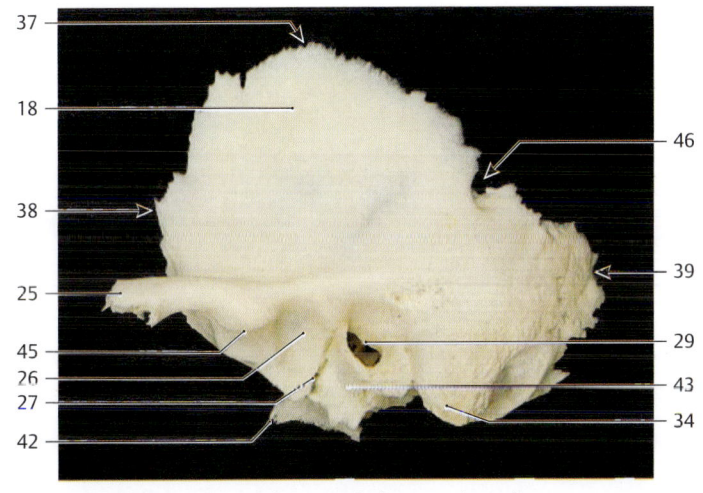

Fig. 8.15 **Osso temporal esquerdo** (aspecto lateral).

357

8 Cabeça e Pescoço | Esqueleto Craniano: Osso Frontal

Fig. 8.16 Parte de um crânio desarticulado (aspecto lateral direito). O osso frontal e a maxila estão conectados com o osso temporal pelo osso zigomático (laranja). Preto = osso esfenoide; vermelho = osso palatino; amarelo = osso lacrimal.

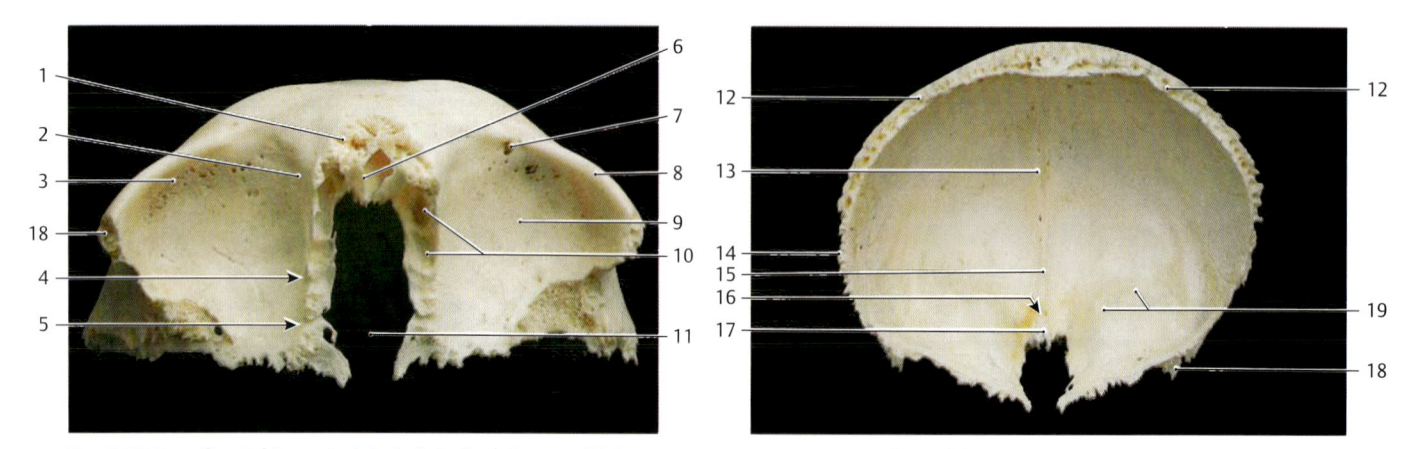

Fig. 8.17 **Osso frontal** (aspecto inferior). As fovéolas etmoidais cobrem as cavidades etmoidais do osso etmoide.

Fig. 8.18 **Osso frontal** (aspecto posterior).

OSSO FRONTAL
1. Margem nasal
2. Fossa troclear
3. Fossa para a glândula lacrimal
4. Forame etmoidal anterior
5. Forame etmoidal posterior
6. Espinha nasal
7. Incisura supraorbital
8. Margem supraorbital
9. Placa orbital
10. Tetos das células aéreas etmoidais
11. Incisura etmoidal
12. Margem parietal
13. Sulco para o seio sagital superior
14. Parte escamosa do osso frontal
15. Crista frontal
16. Forame cego
17. Espinha nasal
18. Processo zigomático do osso frontal
19. *Juga cerebralia*

OSSOS FACIAIS
20. Maxila
21. Processo frontal da maxila
22. Osso lacrimal (amarelo)
23. Osso zigomático (laranja)
24. Forame zigomaticofacial

OSSO TEMPORAL
25. Parte escamosa do osso temporal
26. Meato acústico externo
27. Processo mastoide
28. Processo estiloide
29. Fossa mandibular
30. Tubérculo articular
31. Processo zigomático

OSSO OCCIPITAL
32. Parte escamosa do osso occipital

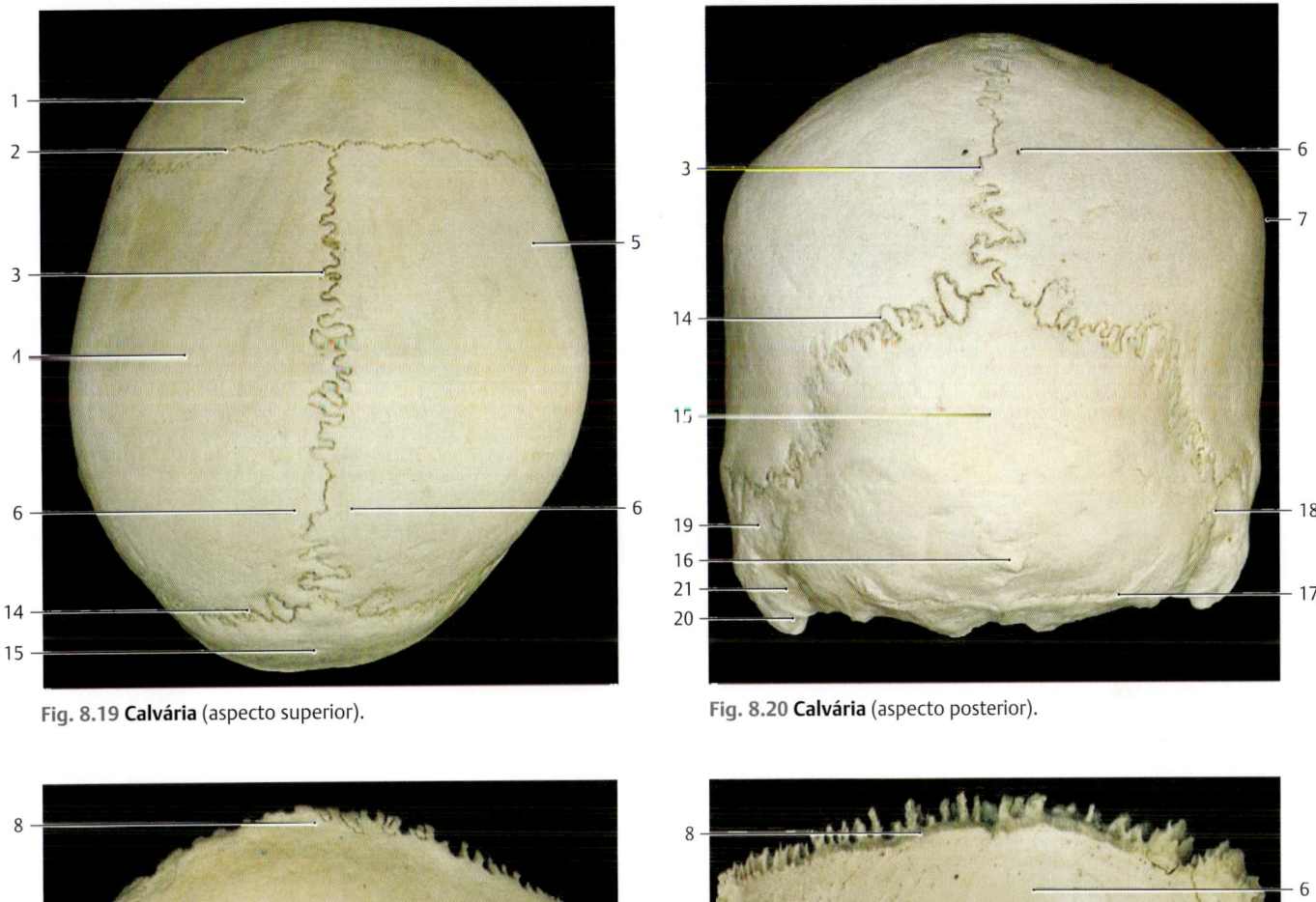

Esqueleto Craniano: Calvária e Osso Parietal | 8 Cabeça e Pescoço

Fig. 8.19 **Calvária** (aspecto superior).

Fig. 8.20 **Calvária** (aspecto posterior).

Fig. 8.21 **Osso parietal esquerdo** (aspecto externo).

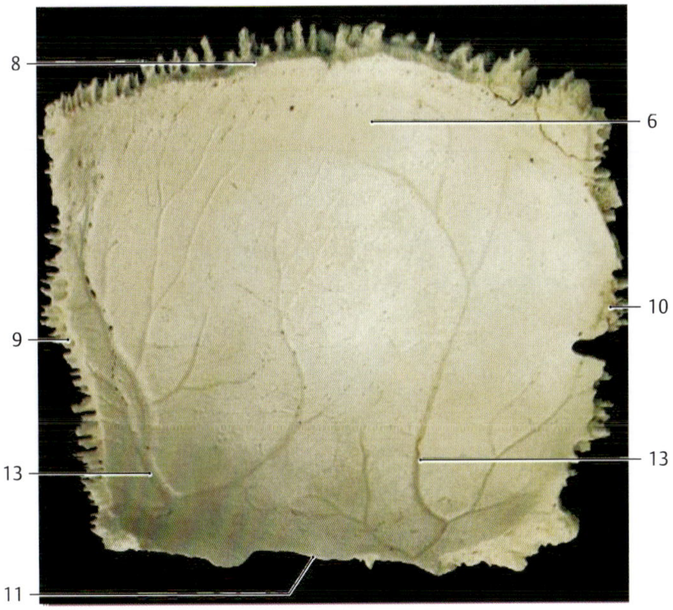

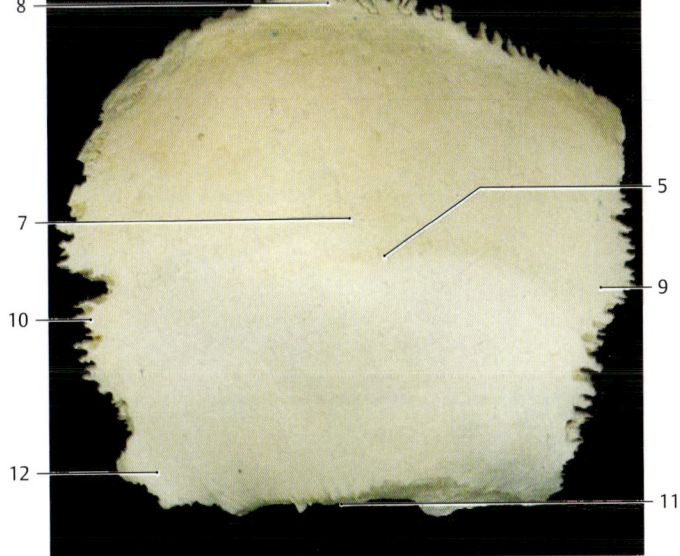

Fig. 8.22 **Osso parietal esquerdo** (aspecto interno).

1 Osso frontal
2 Sutura coronal
3 Sutura sagital
4 Osso parietal
5 Linha temporal superior
6 Forame parietal
7 Túber ou eminência parietal
8 Margem sagital
9 Margem occipital
10 Margem frontal
11 Margem escamosa
12 Ângulo esfenoidal
13 Sulco para a artéria meníngea média
14 Sutura lambdoide
15 Osso occipital
16 Protuberância occipital externa
17 Linha nucal inferior
18 Sutura occipitomastóidea
19 Osso temporal
20 Processo mastoide
21 Incisura mastóidea

359

8 Cabeça e Pescoço | Esqueleto Craniano: Base do Crânio (Aspecto Interno)

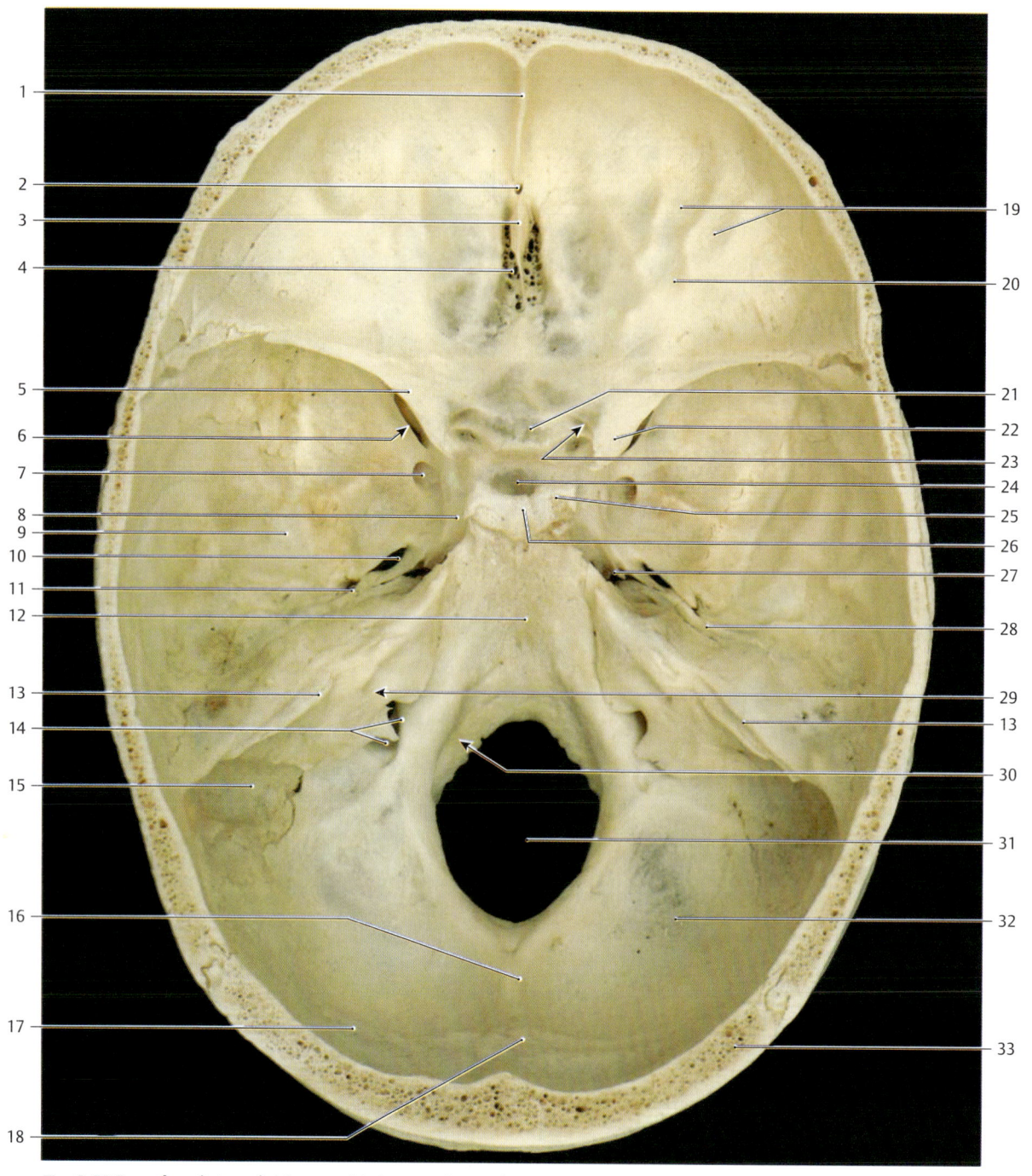

Fig. 8.23 **Base do crânio**, calvária removida (aspecto interno).

1. Crista frontal
2. Forame cego
3. Crista etmoidal
4. Placa cribriforme do osso etmoide
5. Asa menor do osso esfenoide
6. Fissura orbital superior
7. Forame redondo
8. Sulco carótico
9. Fossa craniana média
10. Forame oval
11. Forame espinhoso
12. Clivo
13. Sulco para o seio petroso superior
14. Forame jugular
15. Sulco para o seio sigmóideo
16. Crista occipital interna
17. Sulco para o seio transverso
18. Protuberância occipital interna
19. Impressões dos giros (ou *juga cerebralia*)
20. Fossa craniana anterior
21. Sulco quiasmático
22. Processo clinoide anterior
23. Canal óptico
24. Sela turca (fossa hipofisária)
25. Processo clinoide posterior
26. Dorso da sela
27. Forame lacerado
28. Sulco para o nervo petroso maior
29. Meato acústico interno
30. Canal do hipoglosso
31. Forame magno
32. Fossa craniana posterior
33. Díploe

Esqueleto Craniano: Base do Crânio (Aspecto Interno) | 8 Cabeça e Pescoço

CANAIS, FISSURAS E FORAMES DA BASE DO CRÂNIO

1. Fissura orbital superior
2. Forame redondo
3. Canal óptico
4. Forame oval
5. Forame espinhoso
6. Meato acústico interno
7. Forame jugular
8. Forame magno

OSSOS

9. Osso frontal (laranja)
10. Osso etmoide (verde escuro)
11. Osso esfenoide (vermelho)
12. Osso temporal (marrom)
13. Osso parietal (amarelo)
14. Osso occipital (azul)

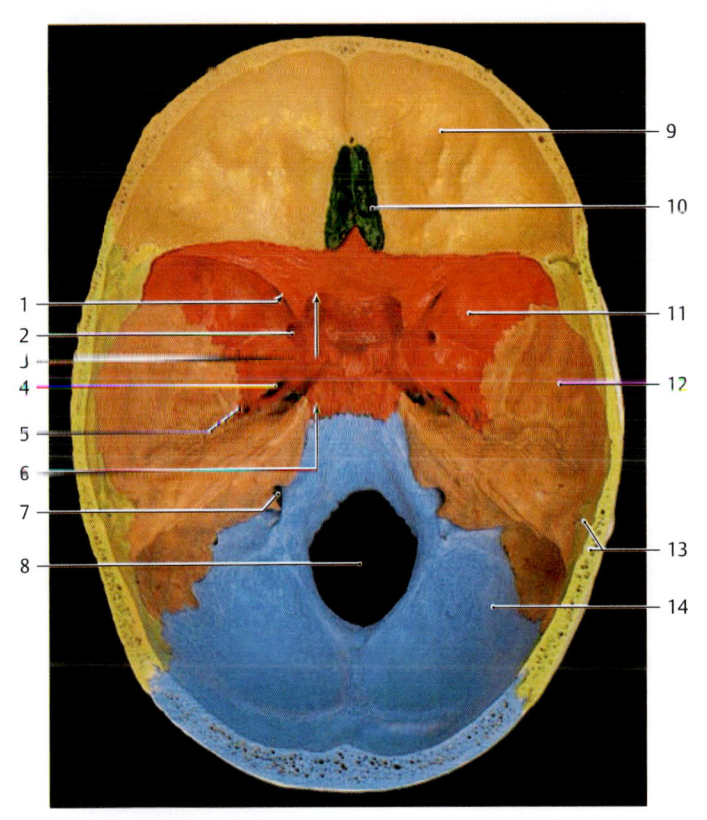

Fig. 8.24 **Base do crânio** (aspecto interno, vista superior). Os ossos individuais são indicados por cores diferentes.

1. Bulbo olfatório
2. Nervo óptico (II NC)
3. Nervo oftálmico (V_1 NC)
4. Nervo maxilar (V_2 NC)
5. Nervo mandibular (V_3 NC)
6. Nervo trigêmeo (V NC) com gânglio trigeminal
7. Nervo facial (VII NC) e nervo vestibulococlear (VIII NC)
8. Nervo glossofaríngeo (IX NC), nervo vago (X NC) e nervo acessório (XI NC)
9. Artéria meníngea anterior
10. Artéria carótida interna
11. Nervo oculomotor (III NC) e nervo troclear (IV NC)
12. Nervo abducente (VI NC)
13. Artéria meníngea média e ramo meníngeo do nervo mandibular
14. Nervos petrosos maior e menor
15. Artéria basilar
16. Artéria vertebral
17. Artéria meníngea posterior e nervo meníngeo recorrente
18. Nervo hipoglosso (XII NC)
19. Medula oblonga (bulbo)

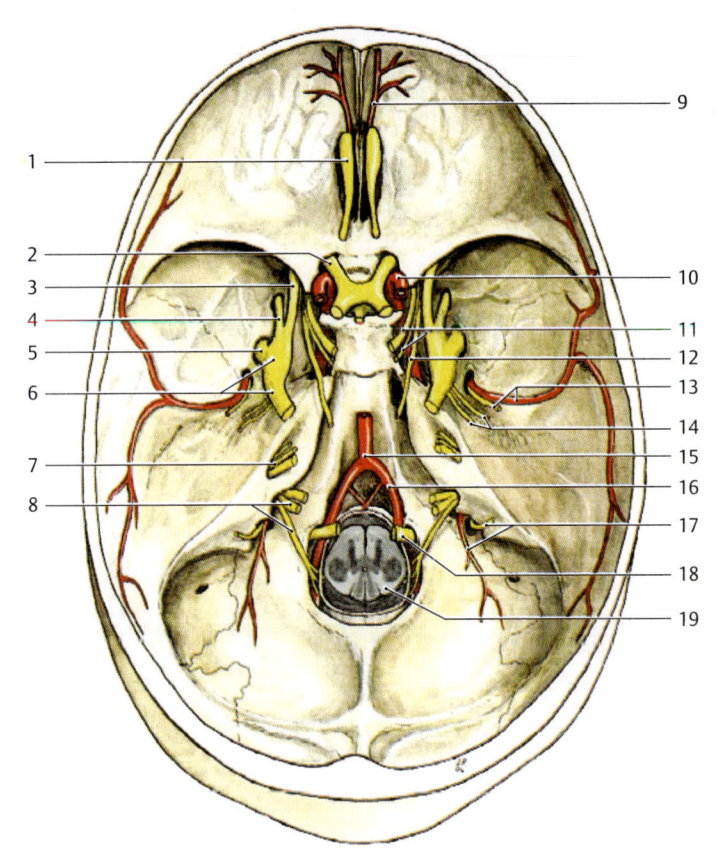

Fig. 8.25 **Base do crânio** com nervos cranianos e artérias meníngeas (aspecto interno).

8 Cabeça e Pescoço | Esqueleto Craniano: Base do Crânio (Aspecto Interno)

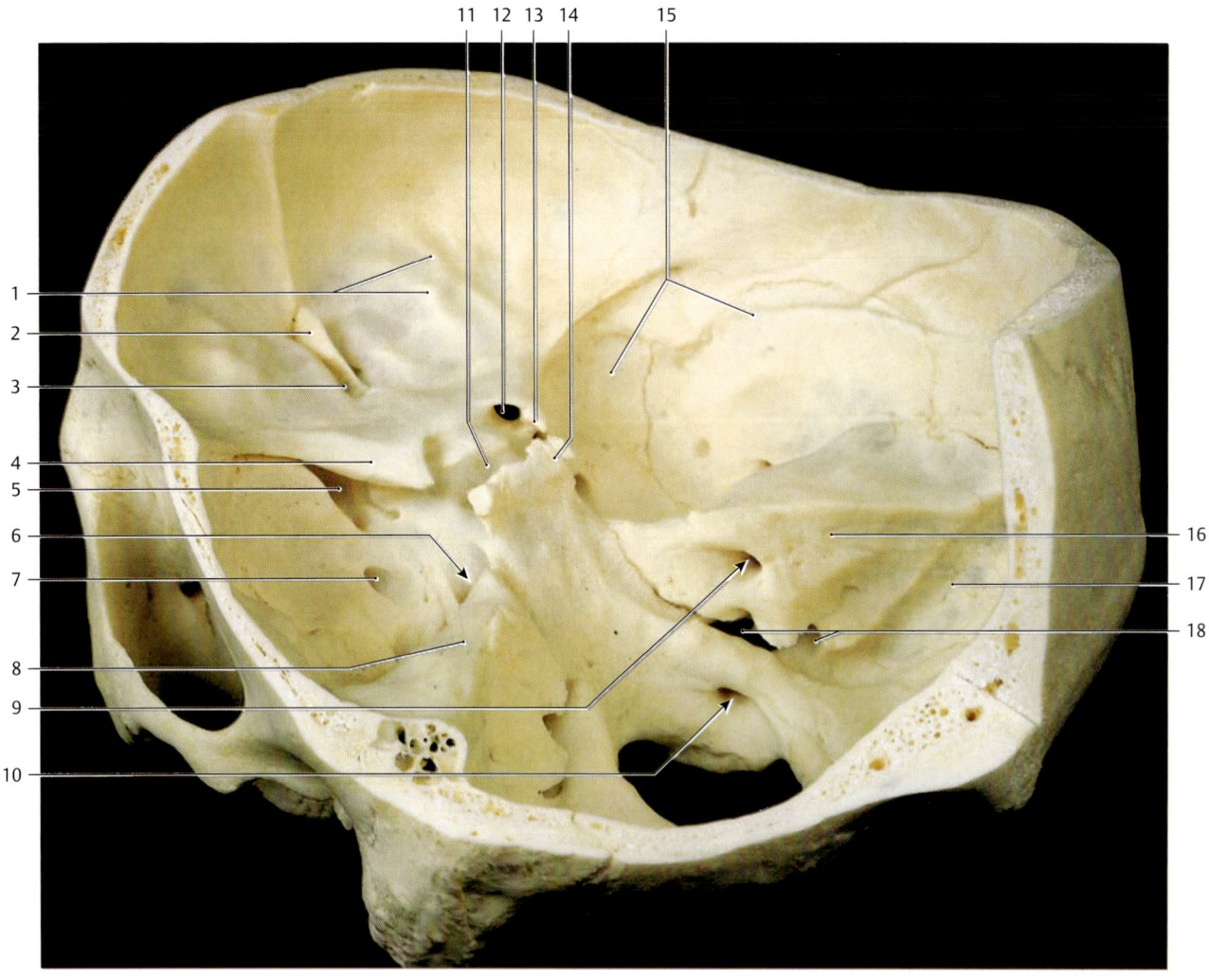

Fig. 8.26 Base do crânio (aspecto interno, vista oblíqua lateral do lado esquerdo). Ver tabela correspondente para nervos e vasos cranianos e forames relacionados.

	Nervos e vasos cranianos	Forames relacionados	Regiões relacionadas
Fossa craniana anterior	Nervos olfatórios (I NC) Artéria, veia e nervo etmoidais anteriores Artéria meníngea anterior	Lâmina cribriforme	Cavidade nasal
Fossa craniana média	Nervo óptico (II NC), artéria oftálmica	Canal óptico	Órbita
	Nervo oculomotor (III NC), nervo troclear (IV NC), nervo abducente (VI NC), nervo oftálmico (V₁ NC), veia oftálmica superior	Fissura orbital superior	Órbita
	Nervo maxilar (V₂ NC)	Forame redondo	Fossa pterigopalatina
	Nervo mandibular (V₃ NC)	Forame oval	Fossa infratemporal
	Artéria meníngea média, ramo meníngeo do nervo mandibular (V₃ NC)	Forame espinhoso	Fossa infratemporal
	Artéria carótida interna	Canal carotídeo	Seio cavernoso, base do crânio
Fossa craniana posterior	Nervo facial (VII NC), nervo vestibulococlear (VIII NC), artéria e veia do labirinto	Meato acústico interno, forame estilomastóideo, canal facial	Orelha interna, face
	Nervo glossofaríngeo (IX NC), nervo vago (X NC), nervo acessório (XI NC), veia jugular interna, artéria meníngea posterior	Forame jugular	Região parafaríngea
	Nervo hipoglosso (XII NC)	Canal do hipoglosso	Língua
	Nervo acessório (XI NC, raiz espinal), artérias vertebrais, artérias espinais anterior e posterior, medula oblonga (bulbo)	Forame magno	Base do crânio

1. Impressões dos giros (osso frontal)
2. Crista etmoidal
3. Placa cribriforme
4. Asa menor do osso esfenoide
5. Fissura orbital superior
6. Forame lacerado
7. Forame redondo
8. Impressão trigeminal
9. Meato acústico interno
10. Canal do hipoglosso
11. Fossa hipofisária (sela túrcica)
12. Canal óptico
13. Processo clinoide anterior
14. Dorso da sela (processo clinoide posterior)
15. Asa maior do osso esfenoide, sulco para a artéria meníngea média
16. Parte petrosa do osso temporal
17. Sulco para o seio sigmóideo
18. Forame jugular

Esqueleto Craniano: Crânio do Recém-Nascido | 8 Cabeça e Pescoço

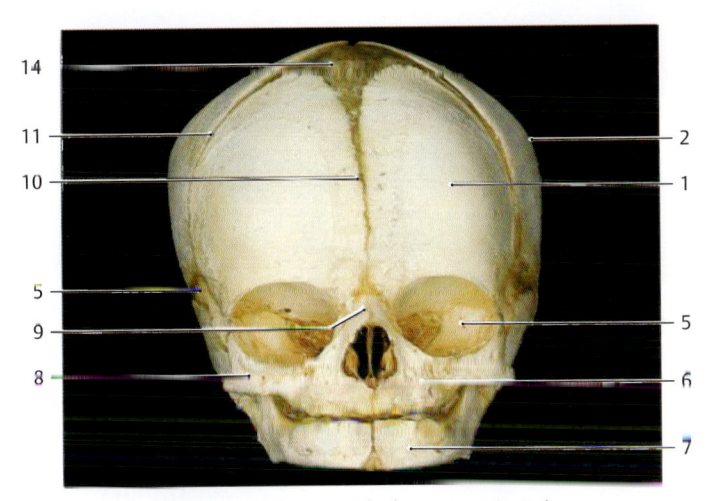

Fig. 8.27 **Crânio do recém-nascido** (aspecto anterior).

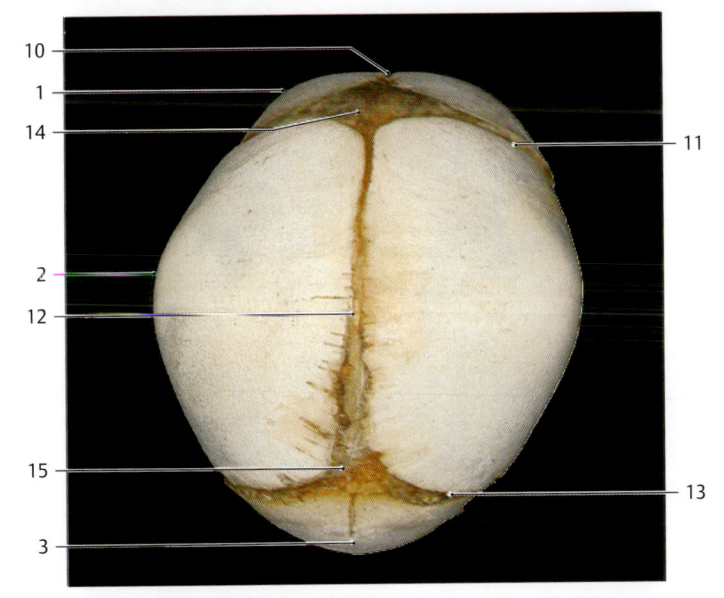

Fig. 8.28 **Crânio do recém-nascido** (aspecto superior). Calvária.

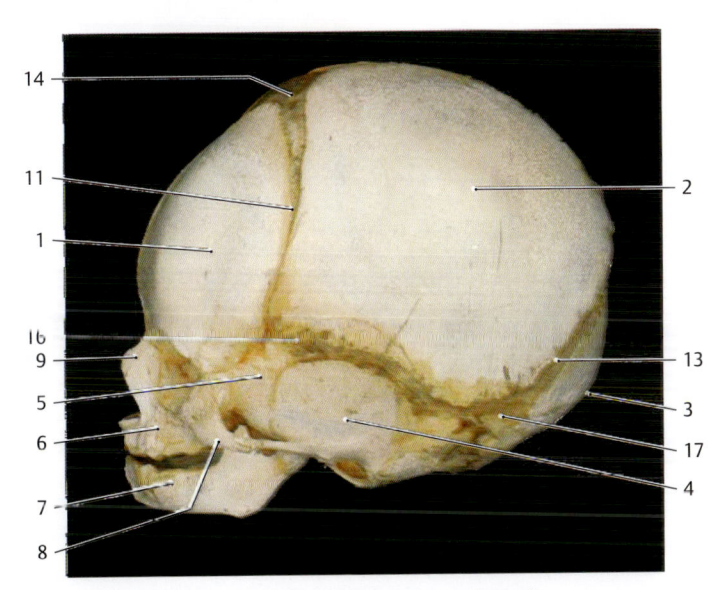

Fig. 8.29 **Crânio do recém-nascido** (aspecto lateral).

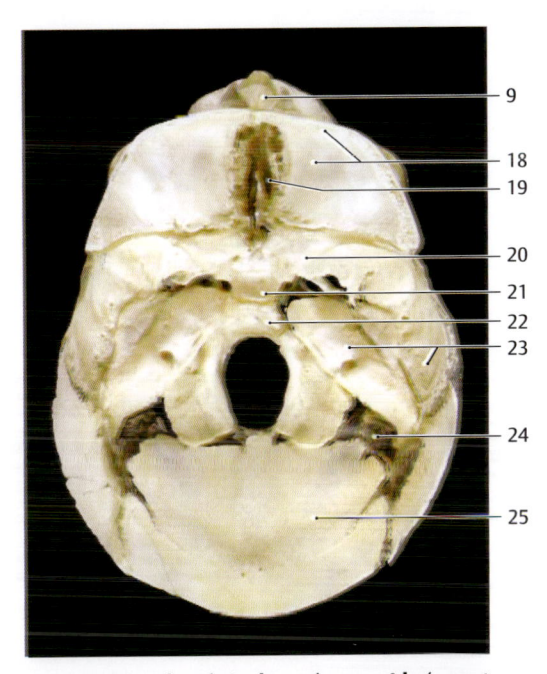

Fig. 8.30 **Base do crânio do recém-nascido** (aspecto interno).

ESQUELETO CRANIANO
1. Túber ou eminência frontal
2. Túber ou eminência parietal
3. Túber ou eminência occipital
4. Parte escamosa do osso temporal
5. Asa maior do osso esfenoide

ESQUELETO FACIAL
6. Maxila
7. Mandíbula
8. Osso zigomático
9. Osso nasal

SUTURAS E FONTANELAS
10. Sutura frontal
11. Sutura coronal
12. Sutura sagital
13. Sutura lambdoide
14. Fontanela anterior
15. Fontanela posterior
16. Fontanela esfenoidal (anterolateral)
17. Fontanela mastóidea (posterolateral)

BASE DO CRÂNIO
18. Osso frontal
19. Osso etmoide
20. Osso esfenoide
21. Fossa hipofisária (sela turca)
22. Dorso da sela
23. Osso temporal
24. Fontanela mastóidea (posterolateral)
25. Osso occipital

No recém-nascido, o esqueleto facial, diferentemente do esqueleto craniano, parece relativamente pequeno. Não se apresentam dentes. Os ossos do crânio são separados por amplas fontanelas.

363

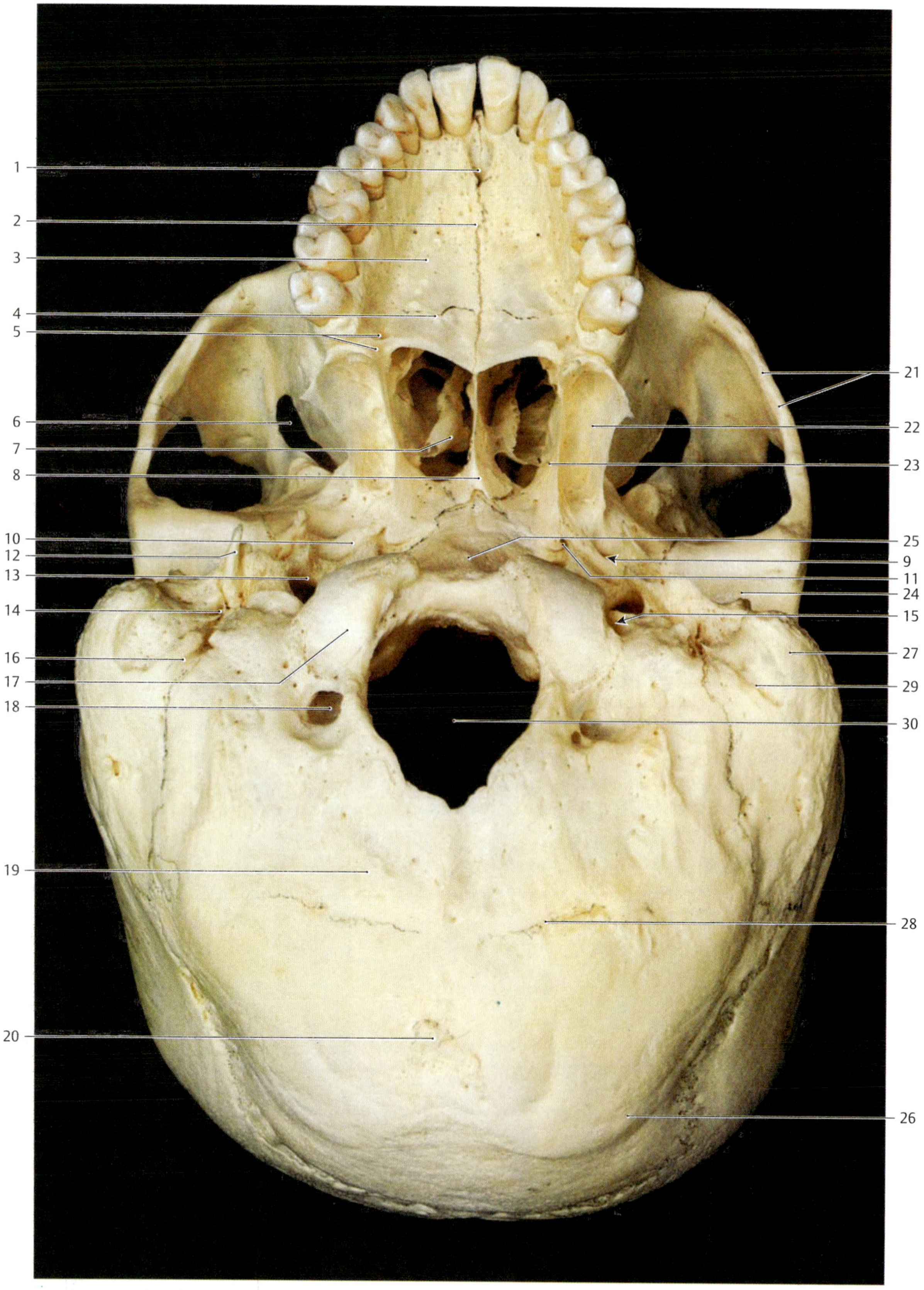

8 Cabeça e Pescoço | Esqueleto Craniano: Base do Crânio (Aspecto Inferior)

Fig. 8.31 **Base do crânio** (aspecto inferior).

Esqueleto Craniano: Base do Crânio (Aspecto Inferior) | 8 Cabeça e Pescoço

A = Canal pterigóideo
B = Forame oval
C = Artéria carótida interna no canal carótico e veia jugular interna na parte venosa do forame jugular
D = Forame estilomastóideo (nervo facial)
E = Forame jugular (nervos glossofaríngeo, vago e acessório)
F = Canal do hipoglosso (nervo hipoglosso)

1. Canal incisivo
2. Sutura palatina mediana
3. Processo palatino da maxila
4. Sutura palatomaxilar
5. Forames palatinos maior e menor
6. Fissura orbital inferior
7. Concha média (processo do osso etmoide)
8. Vômer
9. Forame oval
10. Sulco para a tuba auditiva
11. Canal pterigóideo
12. Processo estiloide
13. Canal carótico
14. Forame estilomastóideo
15. Forame jugular
16. Sulco para a artéria occipital
17. Côndilo occipital
18. Canal condilar
19. Plano nucal
20. Protuberância occipital externa
21. Arco zigomático
22. Placa pterigóidea lateral
23. Placa pterigóidea medial
24. Fossa mandibular
25. Tubérculo faríngeo
26. Linha nucal superior
27. Processo mastoide
28. Linha nucal inferior
29. Incisura mastóidea
30. Forame magno

OSSOS

31. Osso incisivo ou pré-maxila (roxo)
32. Maxila (violeta)
33. Osso palatino (branco)
34. Vômer (laranja)
35. Osso esfenoide (vermelho)
36. Osso zigomático (amarelo)
37. Osso temporal (marrom)
38. Osso occipital (azul)
39. Processo palatino da maxila
40. Vômer
41. Osso esfenoide
42. Parte petrosa do osso temporal
43. Parte basilar do osso occipital
44. Parte lateral do osso occipital
45. Parte escamosa do osso occipital
46. Mandíbula
47. Arco zigomático
48. Coana
49. Processo pterigóideo do osso esfenoide
50. Canal carótico
51. Meato acústico externo (anel timpânico)
52. Fontanela esfenoidal
53. Osso parietal
54. Fontanela mastóidea

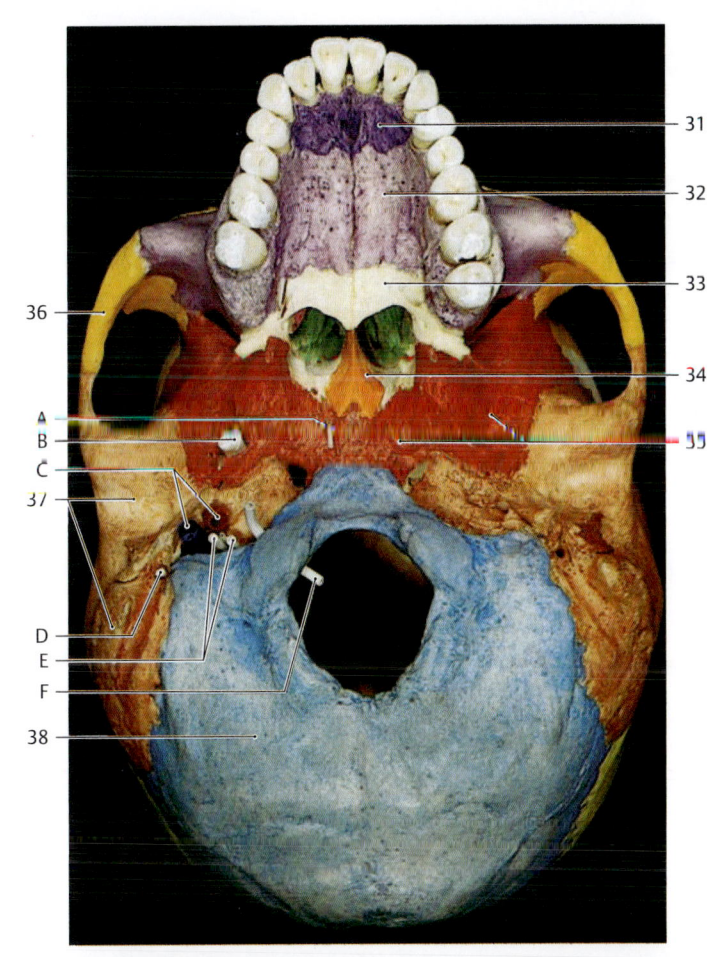

Fig. 8.32 **Base do crânio** (vista de posição caudal ou vista inferior). Os ossos individuais são indicados por diferentes cores.

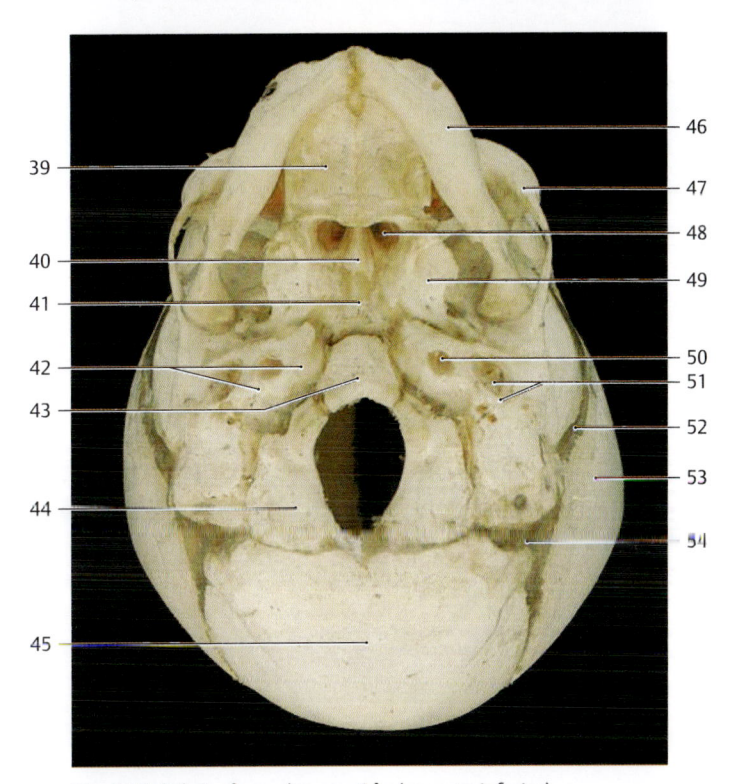

Fig. 8.33 **Crânio do recém-nascido** (aspecto inferior).

8 Cabeça e Pescoço | Cortes através do Crânio

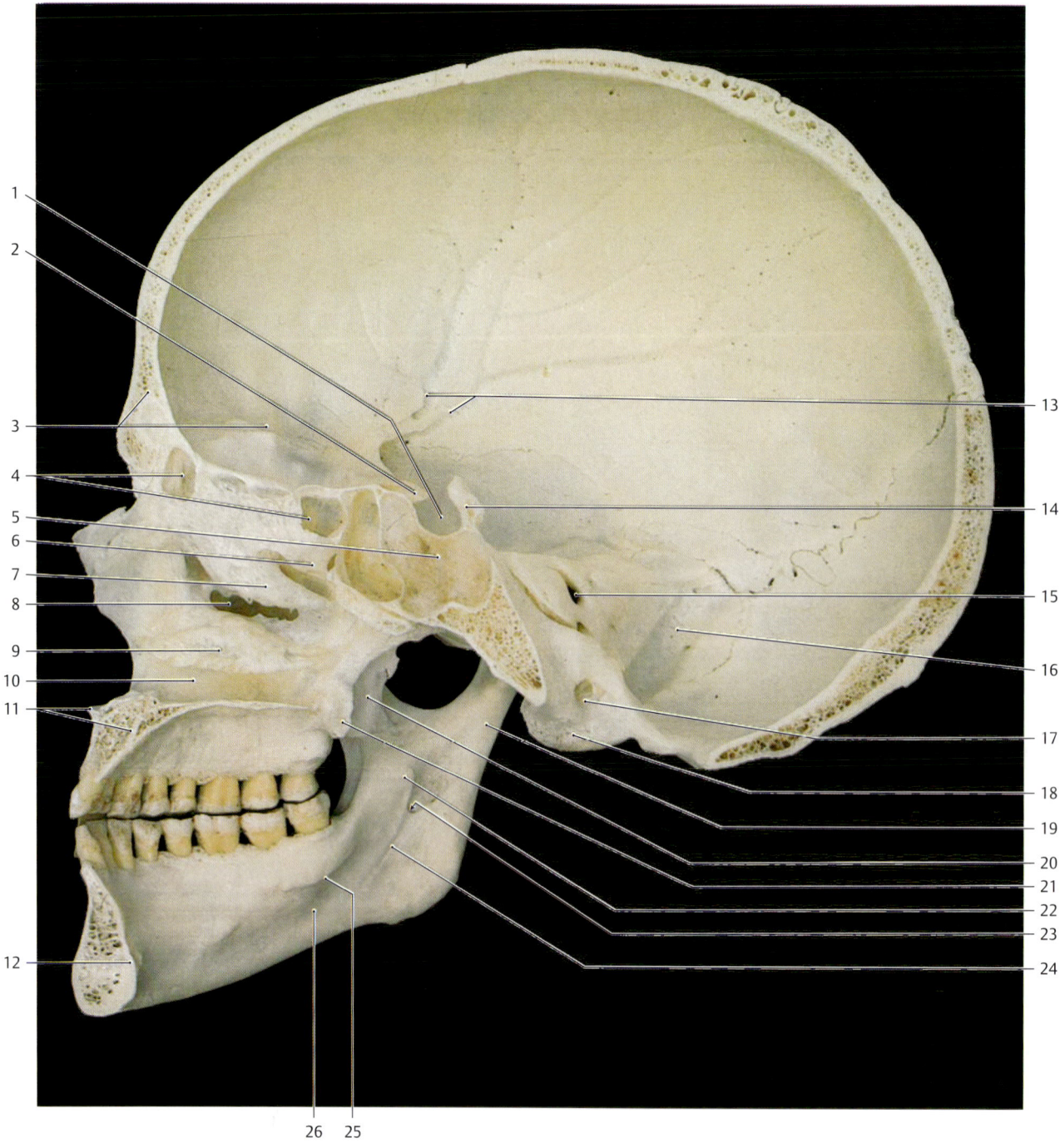

Fig. 8.34 Corte mediano através do crânio, metade direita (aspecto interno).

1. Fossa hipofisária (sela túrcica)
2. Processo clinoide anterior
3. Osso frontal
4. Células aéreas etmoidais
5. Seio esfenoidal
6. Concha superior
7. Concha média
8. Hiato maxilar
9. Concha inferior
10. Meato inferior
11. Espinha nasal anterior e maxila
12. Espinha mental ou tubérculo geniano
13. Sulco para a artéria meníngea média
14. Dorso da sela
15. Meato acústico interno
16. Sulco para seio sigmóideo
17. Canal do hipoglosso
18. Côndilo occipital
19. Processo condilar
20. Placa pterigóidea lateral do processo pterigóideo
21. Placa pterigóidea medial
22. Língula da mandíbula
23. Forame mandibular
24. Sulco milo-hióideo
25. Linha milo-hióidea
26. Fóvea submandibular

Cortes através do Crânio | **8 Cabeça e Pescoço**

1 Seio frontal
2 Osso frontal
3 Crista etmoidal
4 Osso nasal
5 Seio esfenoidal
6 Concha superior ⎤ do osso
7 Concha média ⎦ etmoide
8 Processo frontal da maxila
9 Bolha etmoidal
10 Processo uncinado
11 Hiato maxilar
12 Osso palatino
13 Forame palatino maior
14 Processo alveolar da maxila
15 Incisivo central
16 Osso zigomático
17 Osso etmoide
18 Osso lacrimal
19 Fossa pterigopalatina
20 Seio maxilar
21 Placa pterigóidea lateral
22 Placa pterigóidea medial
23 Terceiro dente molar
24 Hâmulo pterigóideo
25 Dois dentes pré-molares

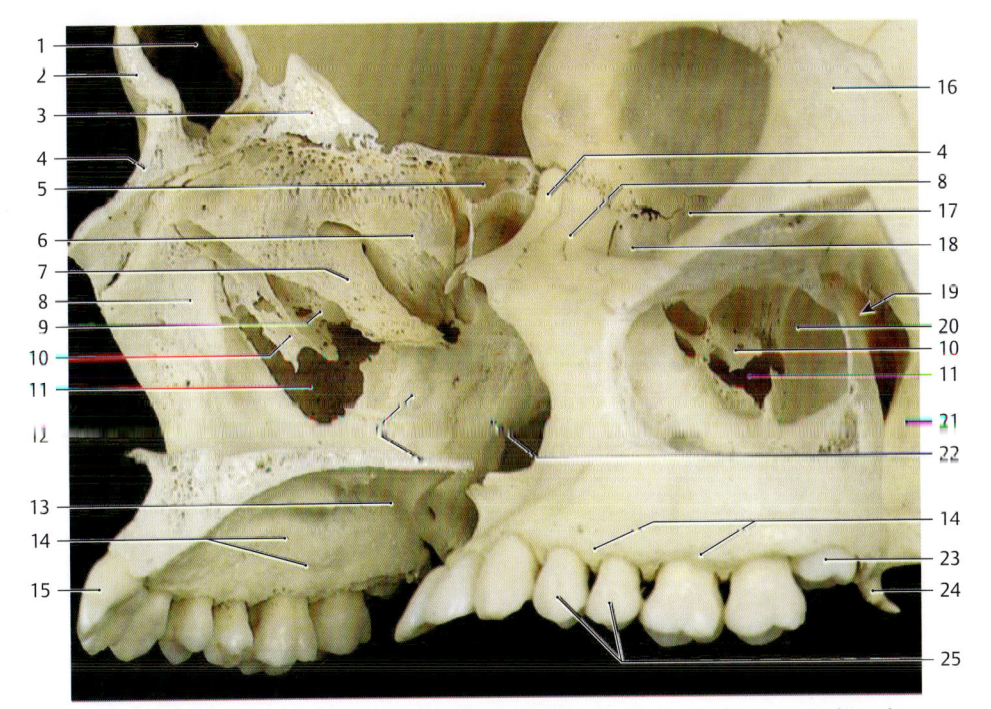

Fig. 8.35 **Parte facial do crânio (viscerocrânio)**, dividido em duas metades (aspecto lateral e medial). A concha inferior direita foi removida para mostrar o hiato maxilar. O seio maxilar esquerdo está aberto.

OSSOS

1 Osso frontal (amarelo)
2 Osso nasal (branco)
3 Osso etmoide (verde-escuro)
4 Osso lacrimal (amarelo)
5 Concha nasal inferior (rosa)
6 Osso palatino (branco)
7 Maxila (violeta)
8 Mandíbula (branco)
9 Osso parietal (verde-claro)
10 Osso temporal (marrom)
11 Osso esfenoide (vermelho)
12 Parte petrosa do osso temporal (marrom)
13 Osso occipital (azul)
14 Asa do vômer (marrom-claro)

Fig. 8.36 **Corte mediano através do crânio.** O septo nasal foi removido. Os ossos individuais são indicados por diferentes cores.

Em razão da postura ereta que o humano desenvolveu ao longo da evolução, a cavidade craniana aumentou grandemente de tamanho, enquanto o esqueleto facial diminuiu. Em decorrência, a base do crânio desenvolveu uma angulação de aproximadamente 120° entre o clivo e a placa cribriforme (ver Figura. 8.2 à página 350). A fossa hipofisária, contendo a hipófise, situa-se no ângulo formado entre esses dois planos.

OSSO ETMOIDE

1. Crista etmoidal
2. Placa cribriforme
3. Células aéreas etmoidais
4. Concha média
5. Placa perpendicular (parte do septo nasal)
6. Placa orbital

OSSO ESFENOIDE

7. Asa menor
8. Asa maior
9. Processo clinoide anterior
10. Processo clinoide posterior
11. Forame oval
12. Forame espinhoso
13. Língula do osso esfenoide
14. Clivo
15. Canal óptico
16. Tubérculo da sela
17. Forame redondo (lado direito)
18. Fossa hipofisária (sela turca)
19. Dorso da sela
20. Sulco carótico
21. Sincondrose esfeno-occipital
22. Placa pterigóidea lateral
23. Asa maior do osso esfenoide (superfície orbital)
24. Asa maior do osso esfenoide (superfície maxilar)
25. Forame redondo (lado esquerdo)
26. Fissura orbital superior
27. Crista infratemporal da asa maior

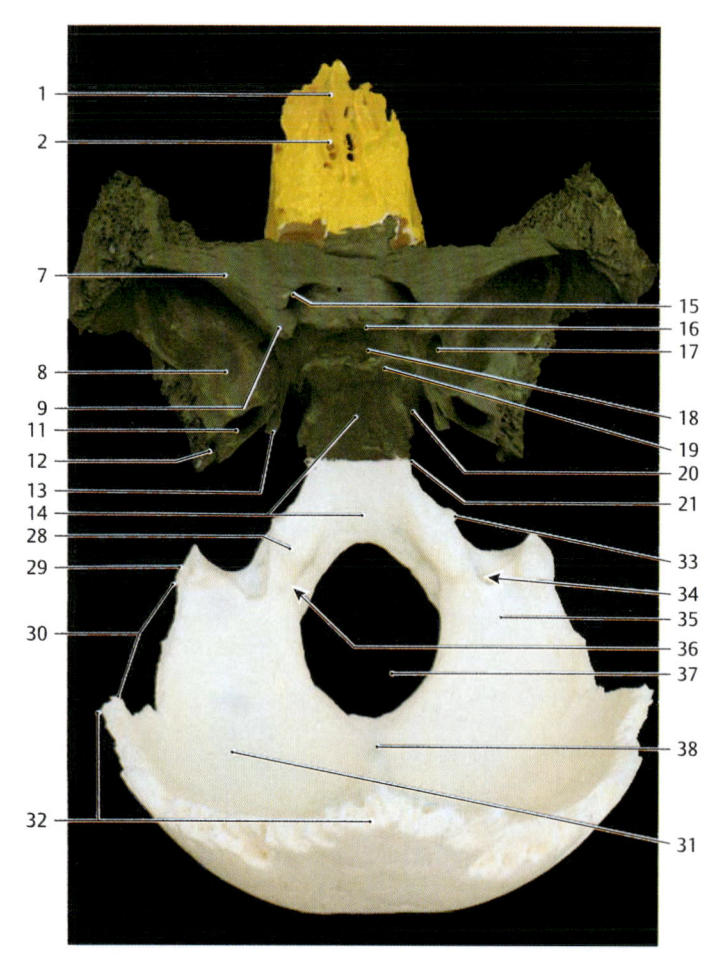

Fig. 8.37 **Parte de uma base do crânio desarticulada.** Ossos etmoide, esfenoide e occipital (vista superior). Verde = osso esfenoide; amarelo = osso etmoide.

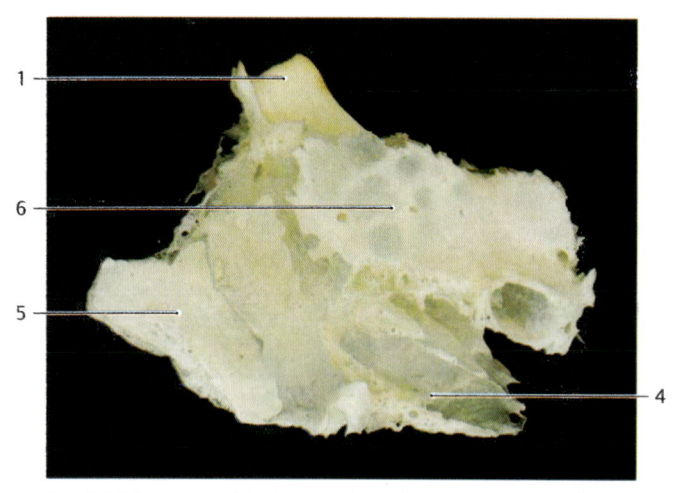

Fig. 8.38 **Osso etmoide** (aspecto lateral), parte posterior à direita.

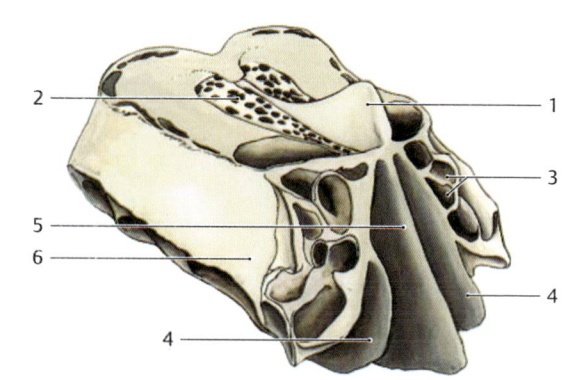

Fig. 8.39 **Osso etmoide** (aspecto anterior).

Esqueleto Facial: Osso Etmoide | **8 Cabeça e Pescoço**

OSSO OCCIPITAL
28 Tubérculo jugular
29 Processo jugular
30 Margem mastóidea
31 Fossa craniana posterior
32 Margem lambdoide
33 Processo intrajugular
34 Canal condilar
35 Parte lateral do osso occipital
36 Canal do hipoglosso
37 Forame magno
38 Crista occipital interna
39 Parte escamosa do osso occipital
40 Protuberância occipital interna

MAXILA
41 Superfície orbital
42 Sulco infraorbital
43 Tuberosidade maxilar com forames
44 Processo frontal
45 Sulco nasolacrimal
46 Margem infraorbital
47 Espinha nasal anterior
48 Processo zigomático
49 Processo alveolar

OSSO PALATINO
50 Processo orbital
51 Incisura esfenopalatina
52 Processo esfenoidal
53 Placa perpendicular
54 Placa horizontal
55 Processo piramidal

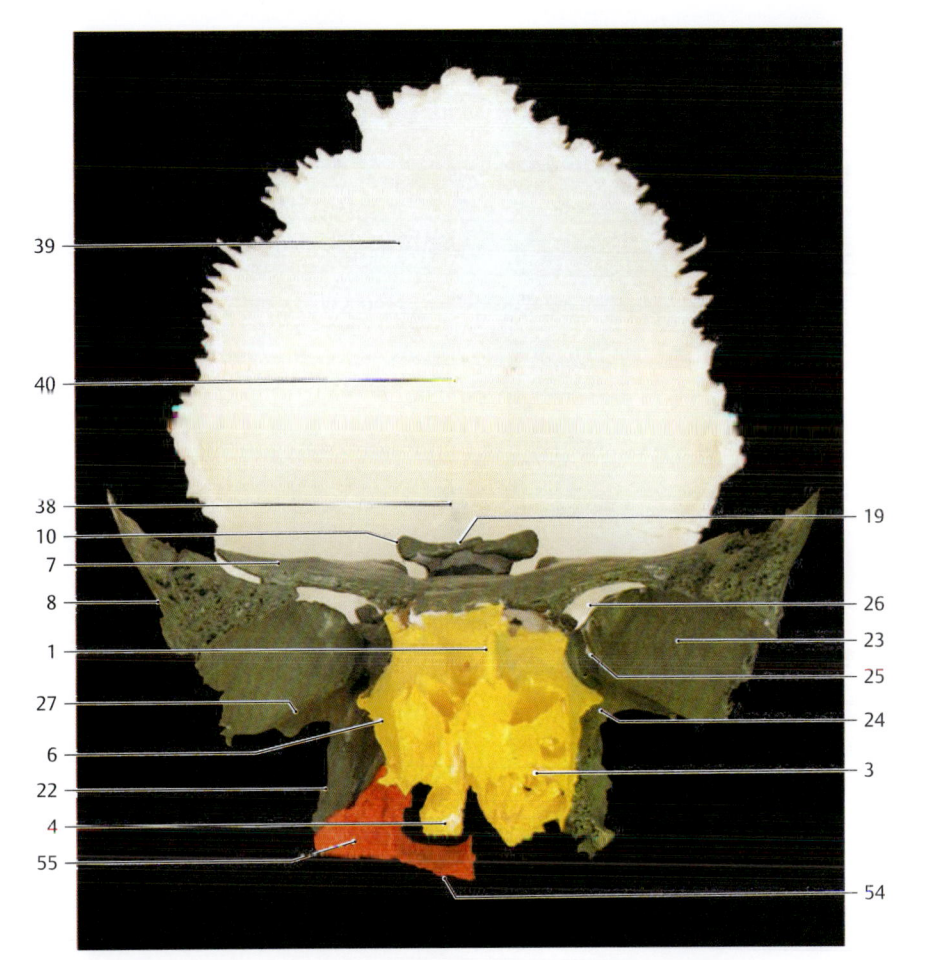

Fig. 8.40 **Parte de uma base do crânio desarticulada** (aspecto anterior). Verde = osso esfenoide; amarelo = osso etmoide; vermelho = osso palatino.

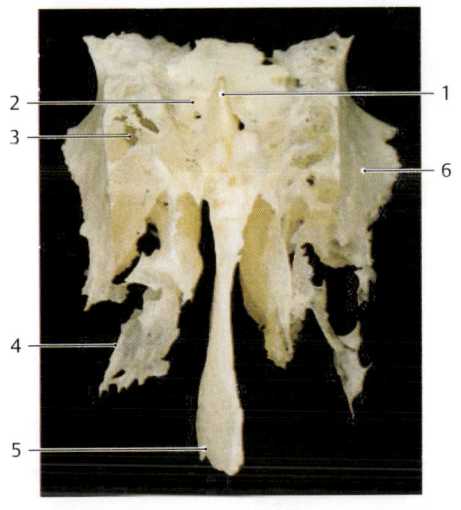

Fig. 8.41 **Osso etmoide** (aspecto anterior).

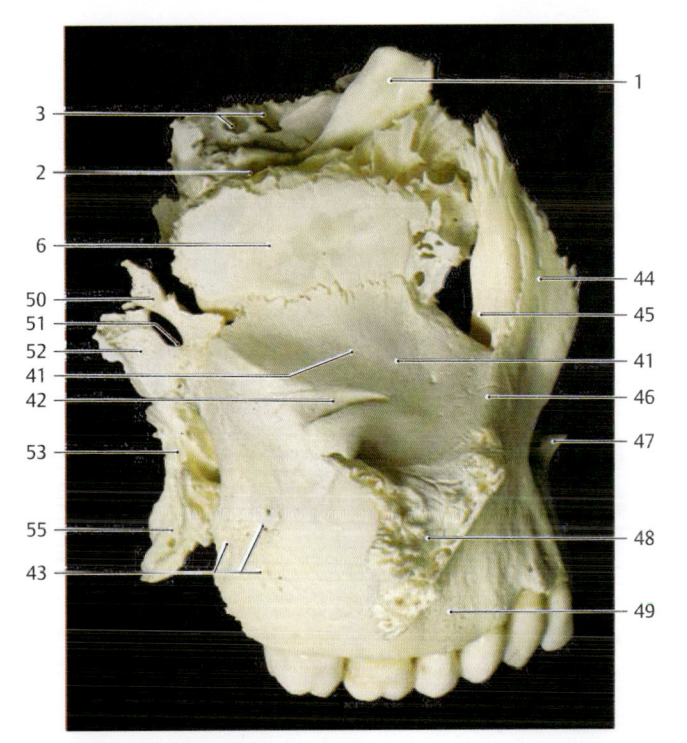

Fig. 8.42 **Ossos maxila direita, etmoide e palatino** (aspecto lateral).

369

8 Cabeça e Pescoço | Esqueleto Facial: Osso Palatino e Maxila

OSSO ETMOIDE
1. Crista etmoidal
2. Placa orbital
3. Concha média

OSSO PALATINO
4. Placa horizontal do osso palatino
5. Canal palatino maior
6. Processo piramidal
7. Processo maxilar
8. Processo orbital
9. Incisura esfenopalatina
10. Placa perpendicular do osso palatino
11. Crista conchal
12. Crista nasal
13. Processo esfenoidal

OSSO ESFENOIDE
14. Asa maior
15. Fissura orbital superior
16. Asa maior (superfície orbital)
17. Asa menor

OSSO OCCIPITAL
18. Parte escamosa do osso occipital

MAXILA
19. Tuberosidade maxilar
20. Processo frontal
21. Superfície orbital
22. Margem infraorbital
23. Sulco infraorbital
24. Processo zigomático
25. Processo alveolar

Fig. 8.43 **Parte de uma base do crânio desarticulada**, semelhante às figuras precedentes, mas com osso palatino. Verde = osso esfenoide; amarelo = osso etmoide; vermelho = osso palatino.

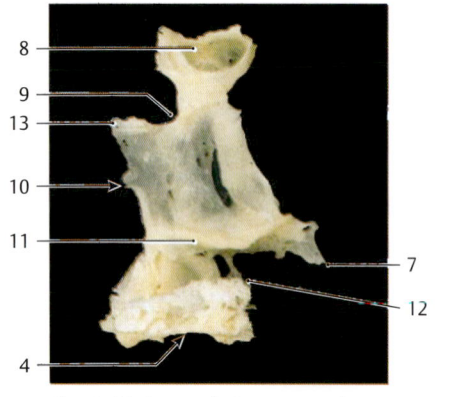

Fig. 8.44 **Osso palatino esquerdo** (aspecto medial, aspecto posterior à esquerda).

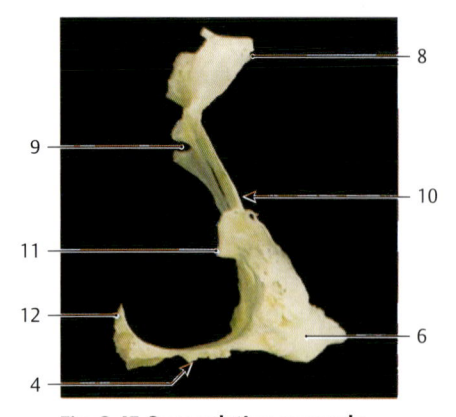

Fig. 8.45 **Osso palatino esquerdo** (aspecto anterior).

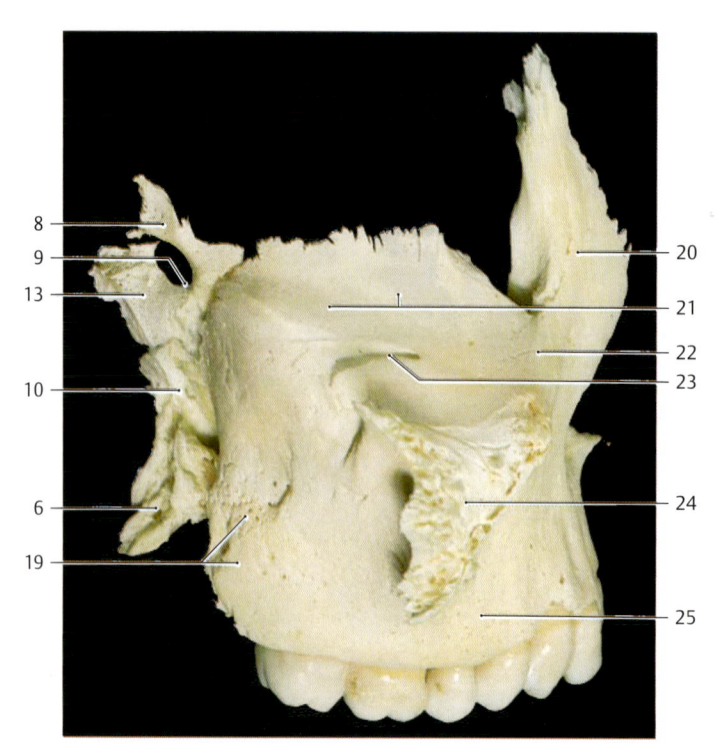

Fig. 8.46 **Maxila direita e osso palatino** (aspecto lateral).

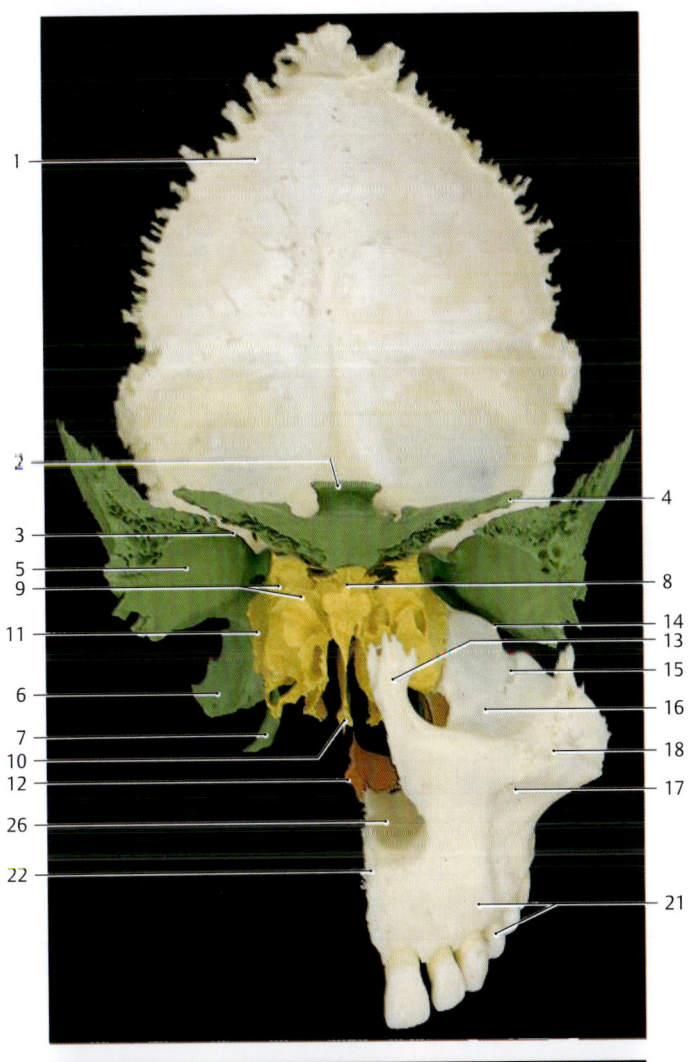

Esqueleto Facial: Osso Palatino e Maxila | 8 Cabeça e Pescoço

Fig. 8.47 Parte de uma base do crânio desarticulada (aspecto anterior). A **maxila** esquerda é acrescentada à peça precedente.

OSSO OCCIPITAL
1. Parte escamosa

OSSO ESFENOIDE
2. Dorso da sela
3. Fissura orbital superior
4. Asa menor
5. Asa maior (superfície orbital)
6. Placa pterigóidea lateral
7. Placa pterigóidea medial

OSSO ETMOIDE
8. Crista etmoidal
9. Células aéreas do etmoide
10. Placa perpendicular
11. Placa orbital

OSSO PALATINO
12. Placa horizontal (crista nasal)

MAXILA
13. Processo frontal
14. Fissura orbital inferior
15. Sulco infraorbital
16. Superfície orbital
17. Forame infraorbital
18. Processo zigomático
19. Crista lacrimal anterior
20. Fossa canina
21. Processo alveolar com dentes
22. Espinha nasal anterior
23. *Juga alveolaria* (elevações formadas pelas raízes dos dentes)
24. Sulco lacrimal
25. Tuberosidade maxilar com forames alveolares
26. Processo palatino da maxila

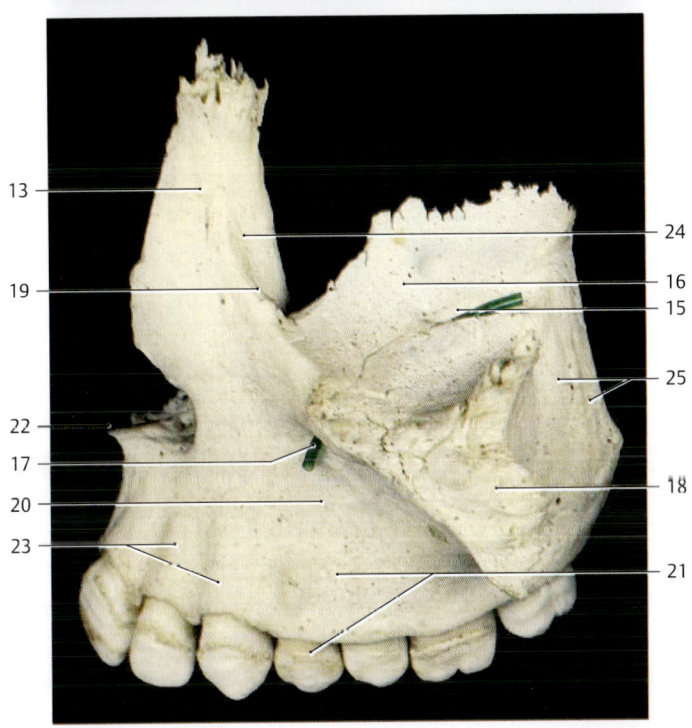

Fig. 8.48 Maxila esquerda (aspecto lateral). Sonda = canal infraorbital.

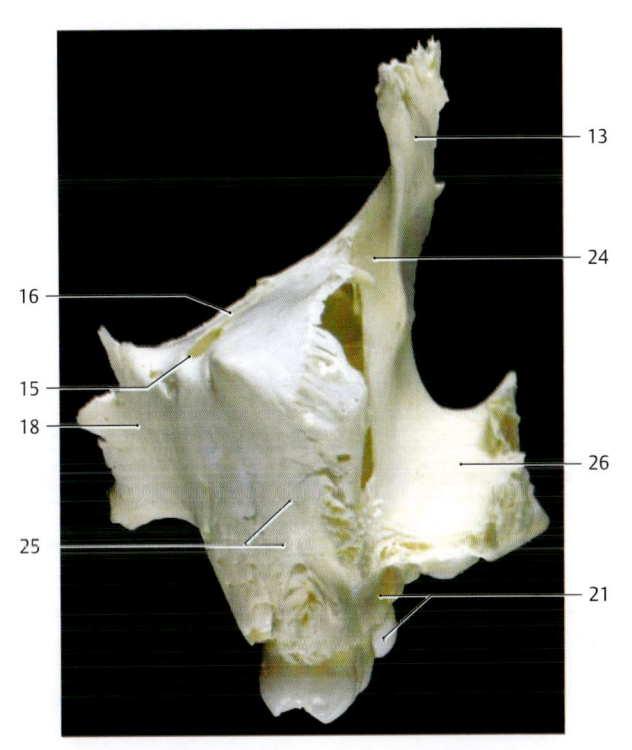

Fig. 8.49 Maxila esquerda (aspecto posterior).

371

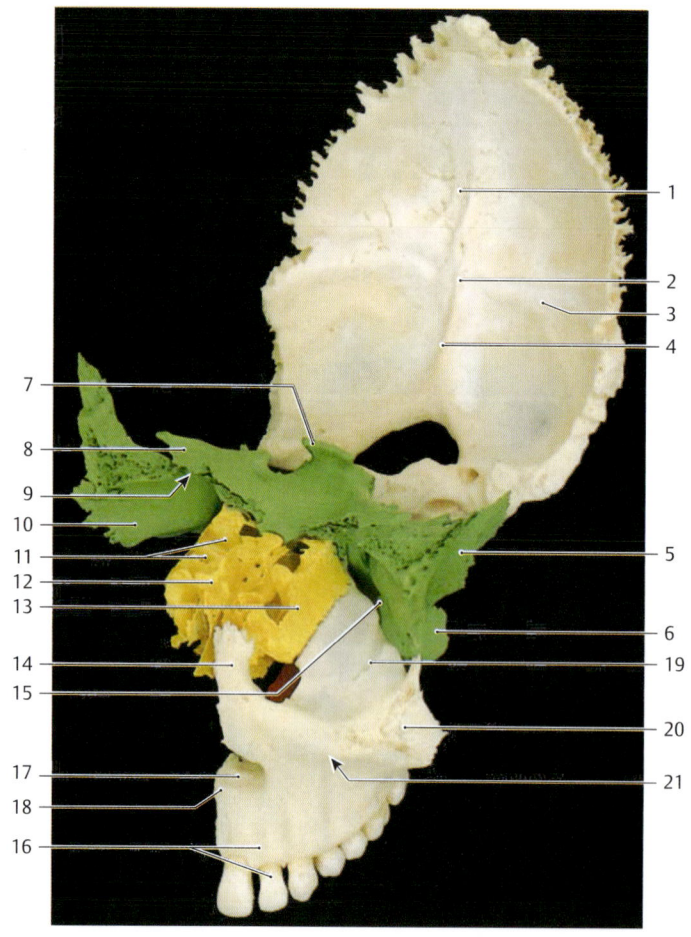

8 Cabeça e Pescoço | Esqueleto Facial: Osso Palatino e Maxila

Fig. 8.50 Parte de uma base do crânio desarticulada (aspecto anterolateral). Mosaico dos ossos faciais. Verde = osso esfenoide; amarelo = osso etmoide; vermelho = osso palatino.

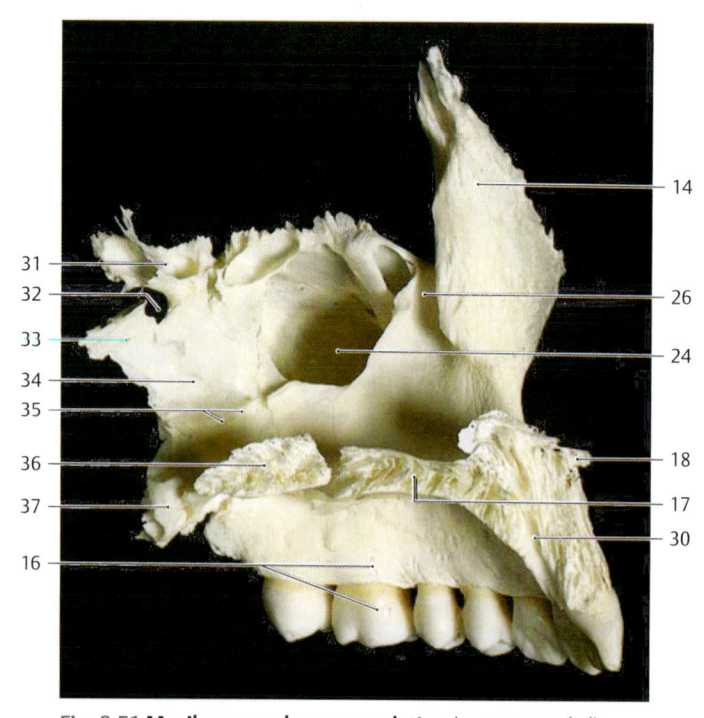

Fig. 8.51 Maxila esquerda e osso palatino (aspecto medial).

OSSO OCCIPITAL
1. Sulco para o seio sagital superior
2. Protuberância occipital interna
3. Sulco para seio transverso
4. Crista occipital interna

OSSO ESFENOIDE
5. Asa maior (superfície temporal)
6. Placa pterigóidea lateral
7. Dorso da sela
8. Asa menor
9. Fissura orbital superior
10. Asa maior (superfície orbital)

OSSO ETMOIDE
11. Células aéreas do etmoide
12. Crista etmoidal
13. Placa orbital

MAXILA
14. Processo frontal
15. Fissura orbital inferior
16. Processo alveolar com dentes
17. Processo palatino
18. Espinha nasal anterior
19. Sulco infraorbital
20. Processo zigomático
21. Localização de forame infraorbital
22. Meato nasal médio
23. Meato nasal inferior
24. Hiato maxilar (levando ao seio maxilar)
25. Terceiro molar
26. Sulco lacrimal
27. Crista conchal
28. Corpo da maxila (superfície nasal)
29. Crista nasal
30. Canal incisivo

OSSO PALATINO
31. Processo orbital
32. Incisura esfenopalatina
33. Processo esfenoidal
34. Placa perpendicular
35. Crista conchal
36. Placa horizontal
37. Processo piramidal

OSSO FRONTAL
38. Parte escamosa
39. Forame supraorbital
40. Incisura frontal
41. Espinha frontal

CONCHA NASAL INFERIOR
42. Concha nasal inferior com processo maxilar

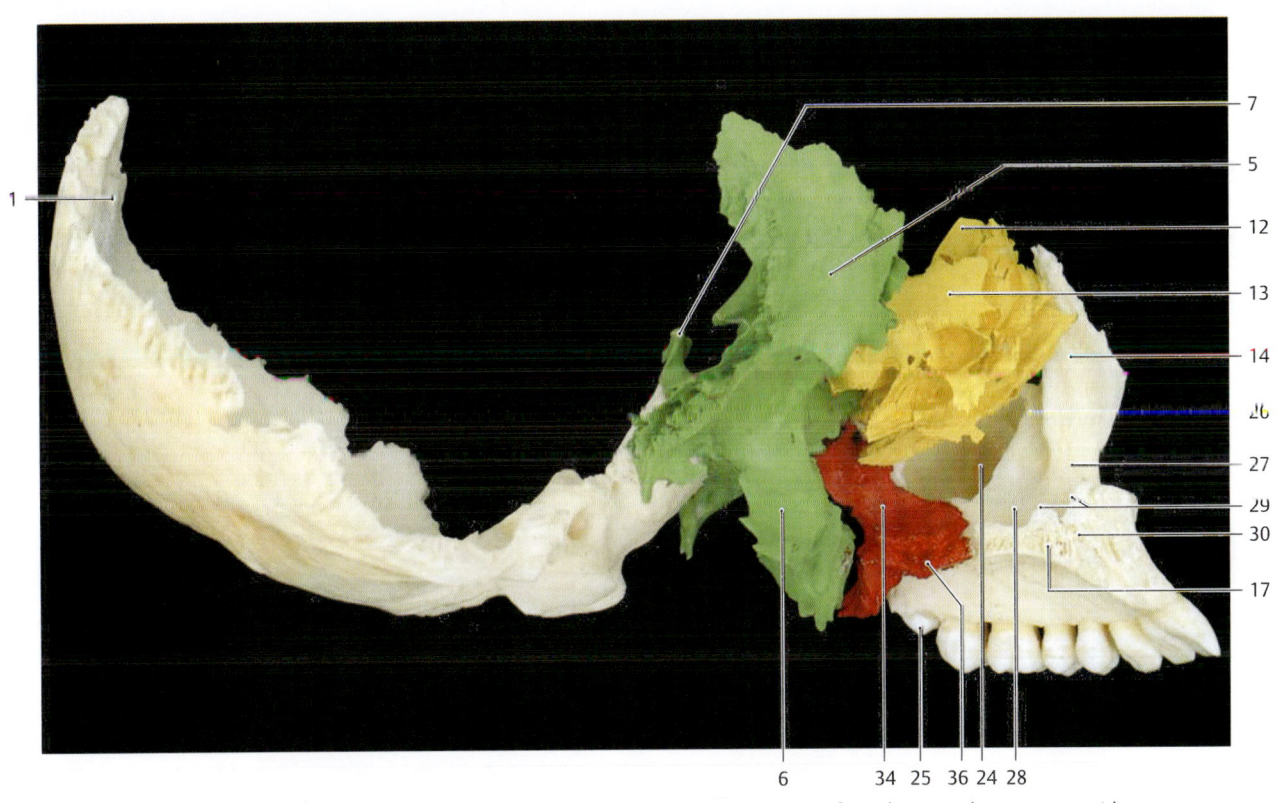

Esqueleto Facial: Ossos Etmoide e Palatino | **8 Cabeça e Pescoço**

Fig. 8.52 Parte de uma base do crânio desarticulada (aspecto medial). Verde = osso esfenoide; amarelo = osso etmoide; vermelho = osso palatino; cor natural = maxila esquerda.

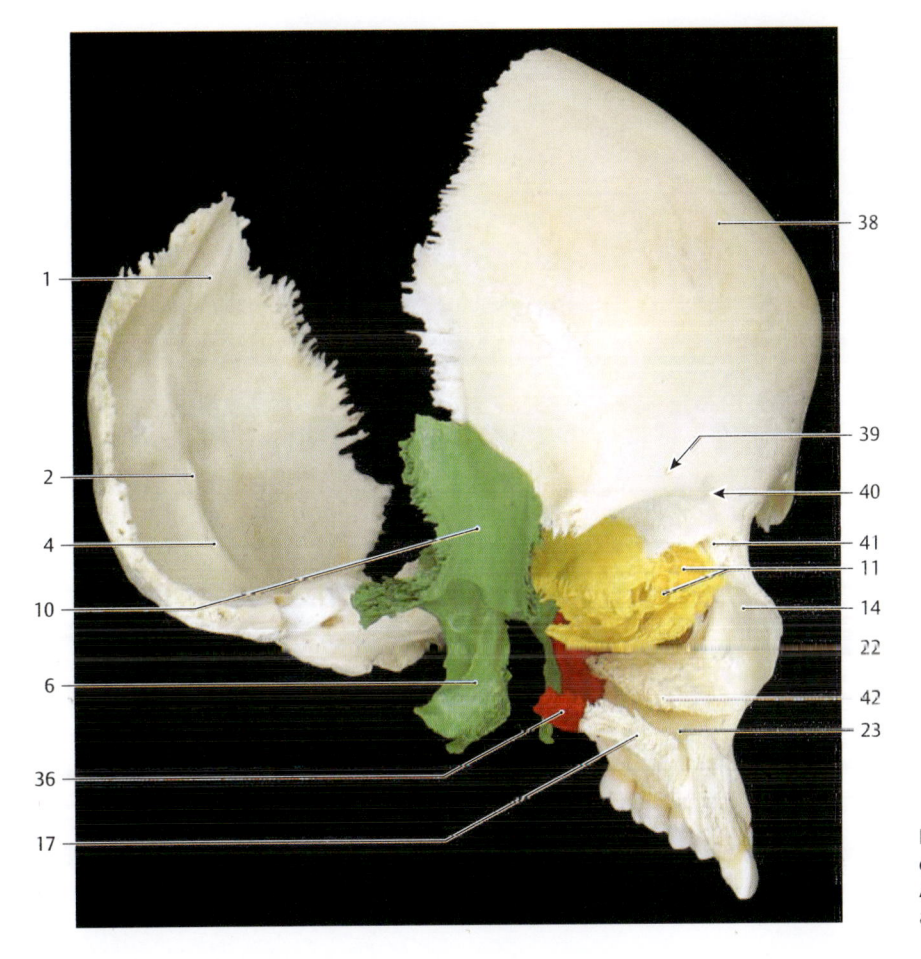

Fig. 8.53 Parte de uma base do crânio desarticulada (aspecto oblíquo lateral). A mesma peça mostrada na Figura 8.52 anterior, mas com o osso frontal.

373

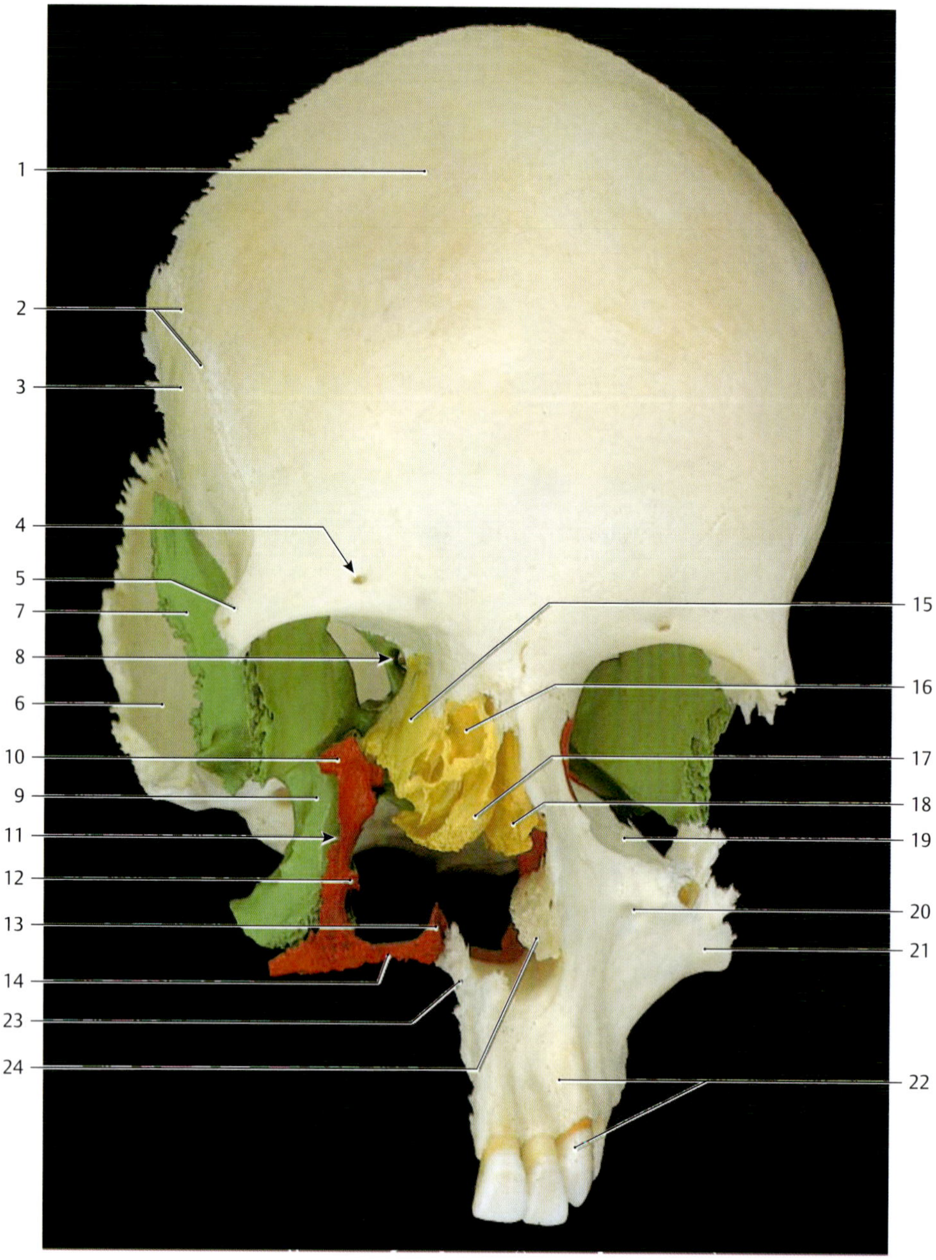

8 Cabeça e Pescoço | Esqueleto Facial: Ossos Etmoide e Palatino

Fig. 8.54 **Parte de um crânio desarticulado** mostrando a conexão do osso palatino e da maxila com os ossos etmoide e esfenoide (aspecto anterior). Vermelho = osso palatino; amarelo = osso etmoide; verde = osso esfenoide.

OSSO FRONTAL
1. Parte escamosa
2. Linha temporal inferior
3. Superfície temporal
4. Forame supraorbital
5. Processo zigomático

OSSO OCCIPITAL
6. Parte escamosa

OSSO ESFENOIDE
7. Asa maior (superfície temporal)
8. Canal óptico na asa menor
9. Placa pterigóidea lateral

OSSO PALATINO
10. Processo orbital
11. Placa perpendicular
12. Crista conchal
13. Crista nasal
14. Placa horizontal

OSSO ETMOIDE
15. Placa orbital
16. Célula aérea do etmoide
17. Concha média
18. Placa perpendicular (parte do septo nasal ósseo)

MAXILA
19. Sulco infraorbital
20. Forame infraorbital
21. Processo zigomático
22. Processo alveolar com dentes
23. Processo palatino

CONCHA NASAL INFERIOR ESQUERDA
24. Parte anterior da concha inferior

Esqueleto Facial: Maxila, Osso Zigomático e Palato Ósseo | **8 Cabeça e Pescoço**

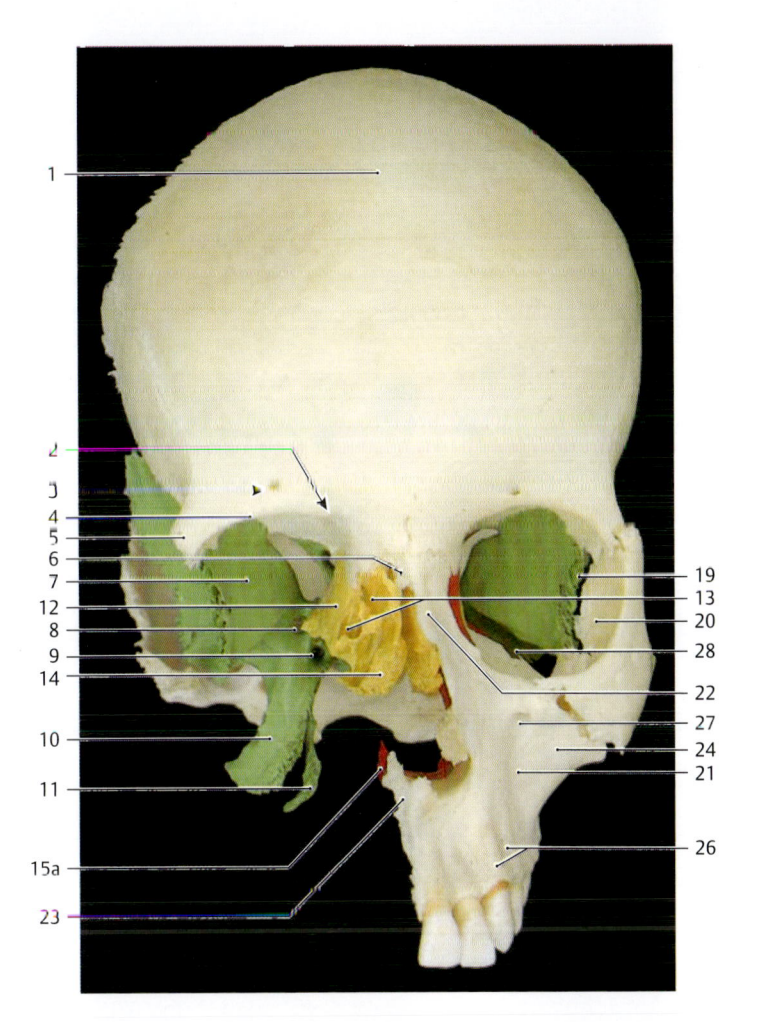

Fig. 8.55 **Parte de um crânio desarticulado** mostrando a conexão da maxila com os ossos frontal e zigomático (aspecto anterior). Amarelo = osso etmoide; vermelho = osso palatino; verde = osso esfenoide.

OSSO FRONTAL
1 Parte escamosa
2 Incisura frontal
3 Forame supraorbital
4 Margem supraorbital
5 Processo zigomático
6 Espinha frontal

OSSO ESFENOIDE
7 Asa maior (superfície orbital)
8 Forame redondo
9 Canal pterigóideo ou vidiano
10 Placa pterigóidea lateral
11 Placa pterigóidea medial

OSSO ETMOIDE
12 Placa orbital
13 Células aéreas do etmoide
14 Concha média

OSSO PALATINO
15 Placa horizontal
15a Crista nasal
16 Processo piramidal
17 Forame palatino menor
18 Forame palatino maior

OSSO ZIGOMÁTICO
19 Processo frontal
20 Superfície orbital

MAXILA
21 Fossa canina
22 Processo frontal
23 Processo palatino
24 Processo zigomático
25 Processo alveolar e dentes
26 Juga alveolaria
27 Forame infraorbital
28 Sulco infraorbital
29 Abertura nasal anterior
30 Espinha nasal anterior

OSSO INCISIVO
31 Incisivo central e osso incisivo ou pré-maxila
32 Fossa incisiva

VÔMER
33 Asa do vômer

SUTURAS E COANAS
34 Sutura palatina mediana
35 Sutura palatina transversa
36 Coanas

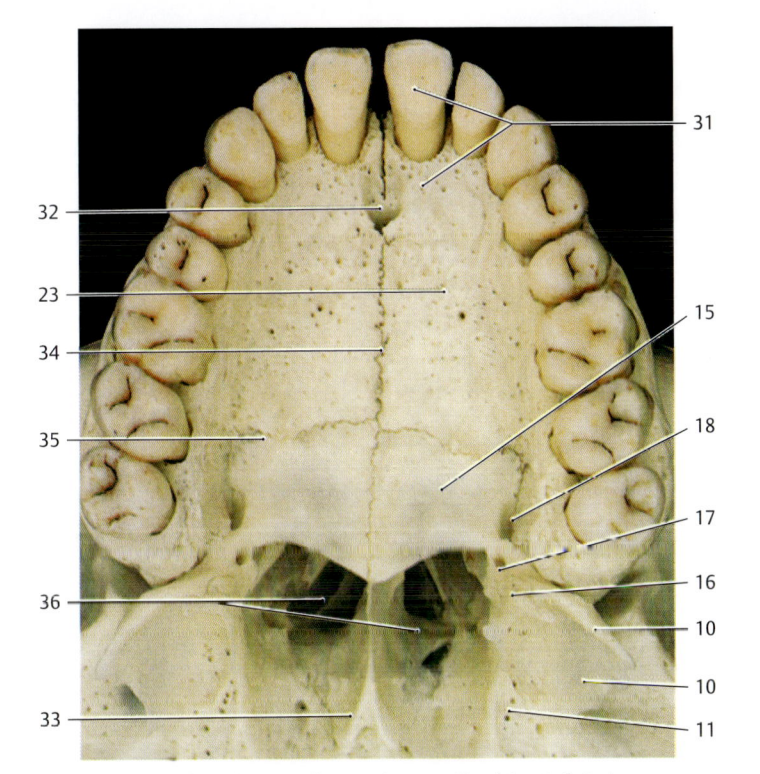

Fig. 8.56 **Palato ósseo e dentes das maxilas** (vista inferior).

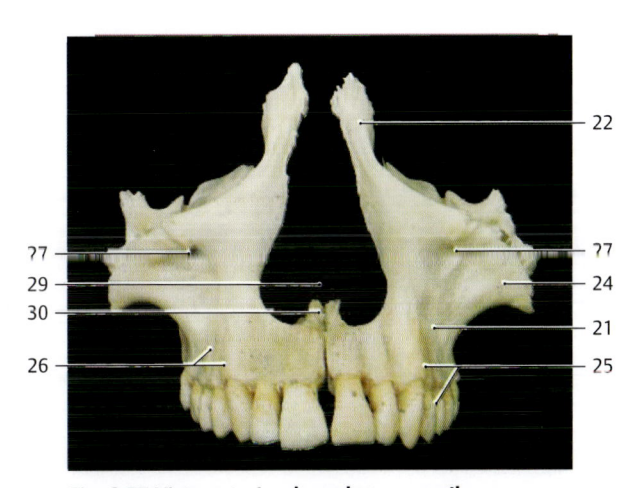

Fig. 8.57 **Vista anterior de ambas as maxilas**, formando a abertura óssea anterior do nariz.

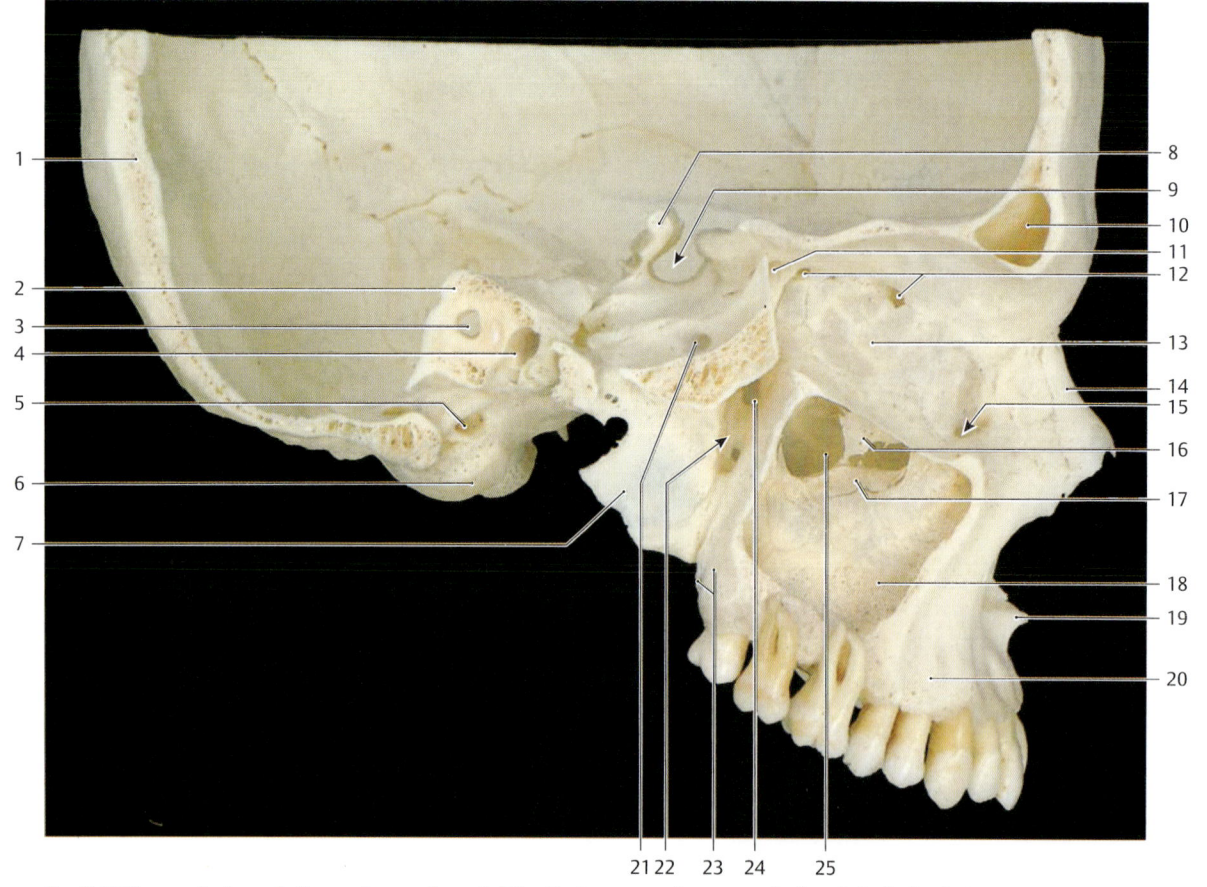

Fig. 8.58 Fossa pterigopalatina, seio maxilar e órbita. Corte paramediano através do crânio (lado direito, aspecto lateral). Os seios frontal e maxilar estão abertos.

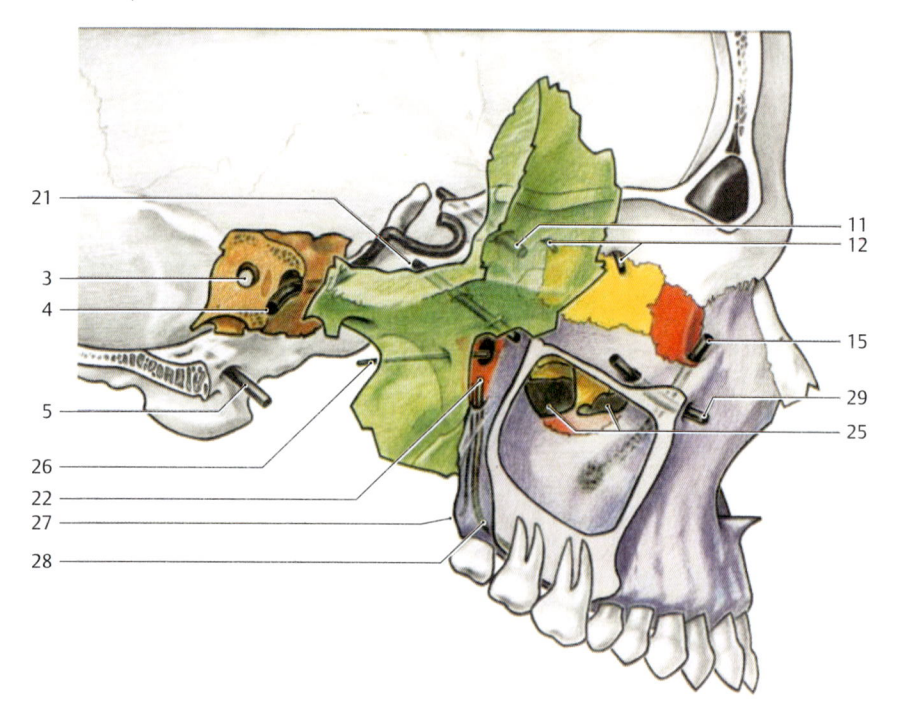

Fig. 8.59 Ilustração dos canais e forames conectados com a órbita rígida e fossa pterigopalatina (Ver Figura 8.58 correspondente). A asa maior do osso esfenoide é mostrada como transparente. Marrom = osso temporal; amarelo = osso etmoide; verde = osso esfenoide; vermelho = osso lacrimal; vermelho-claro = concha nasal inferior; violeta = maxila; vermelho = osso palatino.

1. Osso occipital
2. Osso temporal (parte petrosa)
3. Meato acústico interno
4. Canal carótico
5. Canal do hipoglosso
6. Côndilo occipital
7. Placa lateral do processo pterigoide
8. Dorso da sela turca
9. Sela turca
10. Seio frontal
11. Canal óptico
12. Forames etmoidais posterior e anterior
13. Placa orbital do osso etmoide
14. Osso nasal
15. Canal nasolacrimal
16. Processo uncinado
17. Concha nasal inferior (processo maxilar)
18. Seio maxilar
19. Espinha nasal anterior
20. Processo alveolar da maxila
21. Forame redondo
22. Fossa pterigopalatina
23. Tuberosidade da maxila com forames alveolares
24. Forame esfenopalatino
25. Hiato maxilar
26. Canal pterigóideo ou vidiano
27. Canal palatino menor
28. Canal palatino maior
29. Canal infraorbital

Esqueleto Facial: Osso Nasal, Osso Lacrimal e Órbita | **8 Cabeça e Pescoço**

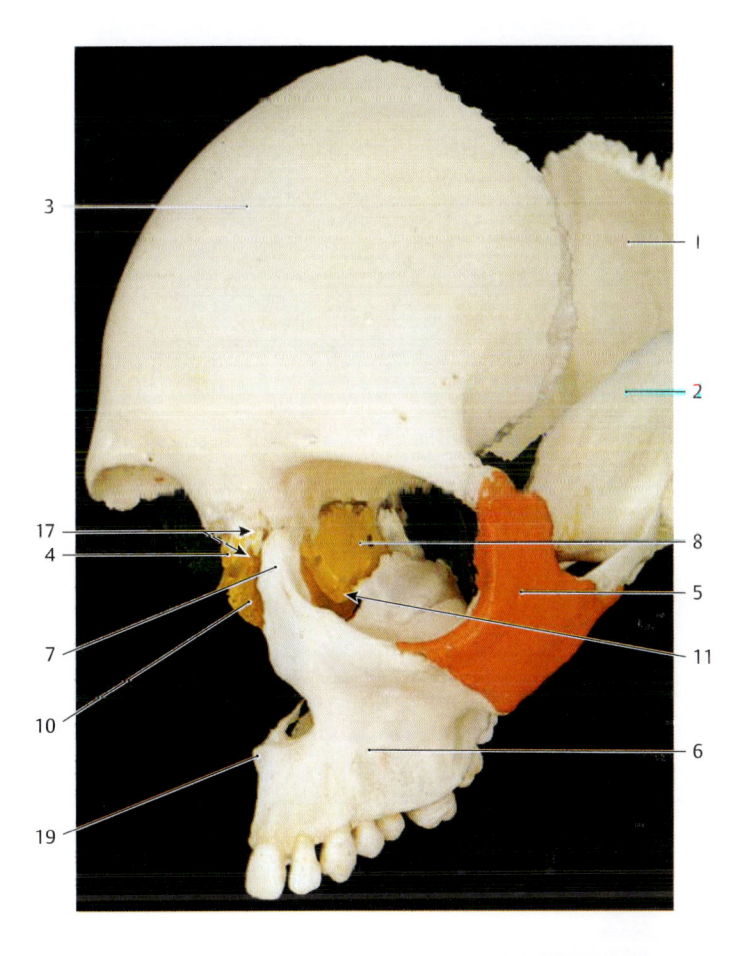

Fig. 8.60 Parte de um crânio desarticulado (aspecto anterolateral). Laranja = osso zigomático; amarelo = osso etmoide; verde-escuro = osso esfenoide; setas = localizações do osso lacrimal (11) e osso nasal (17).

1. Osso occipital
2. Osso temporal
3. Osso frontal
4. Espinha nasal do osso frontal
5. Osso zigomático
6. Maxila
7. Processo frontal da maxila
8. Osso etmoide
9. Placa orbital do osso etmoide
10. Placa perpendicular do osso etmoide
11. Local do osso lacrimal
12. Sulco lacrimal do osso lacrimal
13. Crista lacrimal posterior
14. Fossa para o saco lacrimal
15. Hâmulo lacrimal
16. Canal nasolacrimal
17. Local do osso nasal
18. Forames nasais do osso nasal
19. Espinha nasal anterior da maxila
20. Vômer
21. Asa maior do osso esfenoide
22. Forames etmoidais anterior e posterior
23. Canal óptico
24. Fissura orbital superior
25. Fissura orbital inferior
26. Sulco infraorbital
27. Forame infraorbital

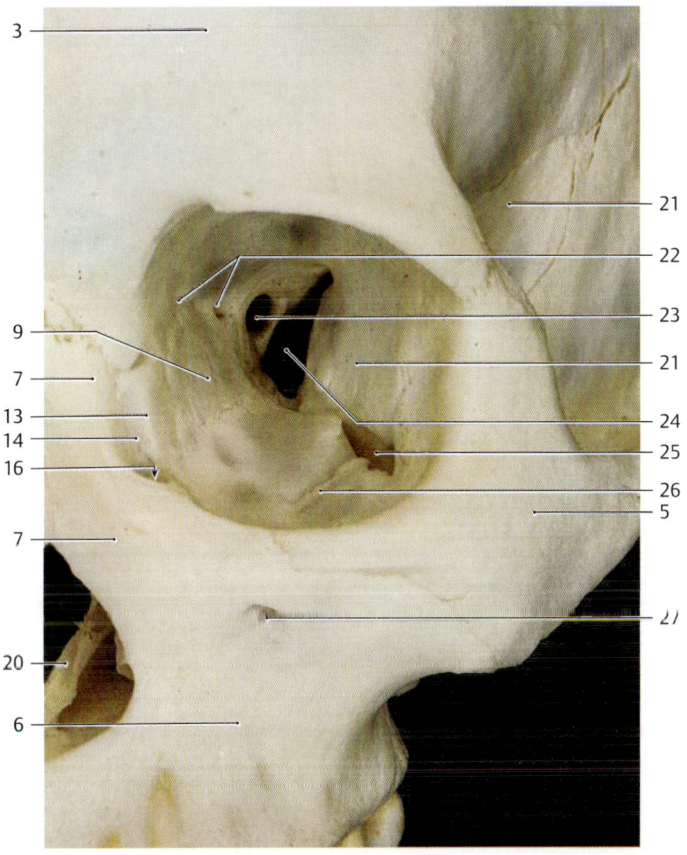

Fig. 8.61 Órbita esquerda (aspecto anterior).

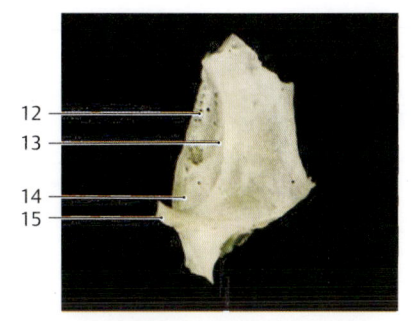

Fig. 8.62 Osso lacrimal esquerdo (aspecto anterior).

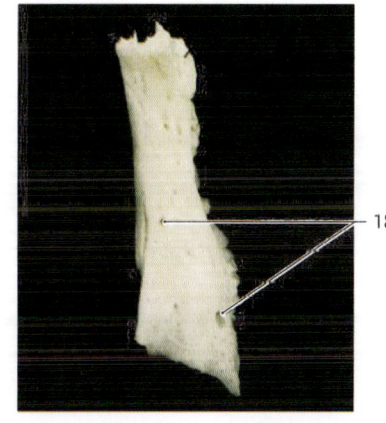

Fig. 8.63 Osso nasal esquerdo (aspecto anterior).

377

8 Cabeça e Pescoço | Esqueleto Facial: Ossos da Cavidade Nasal

1. Seio frontal
2. Células aéreas do etmoide
3. Seio esfenoidal
4. Concha nasal superior
5. Concha nasal média
6. Hiato maxilar
7. Concha nasal inferior
8. Osso palatino
9. Maxila
10. Meato inferior
11. Processo palatino da maxila

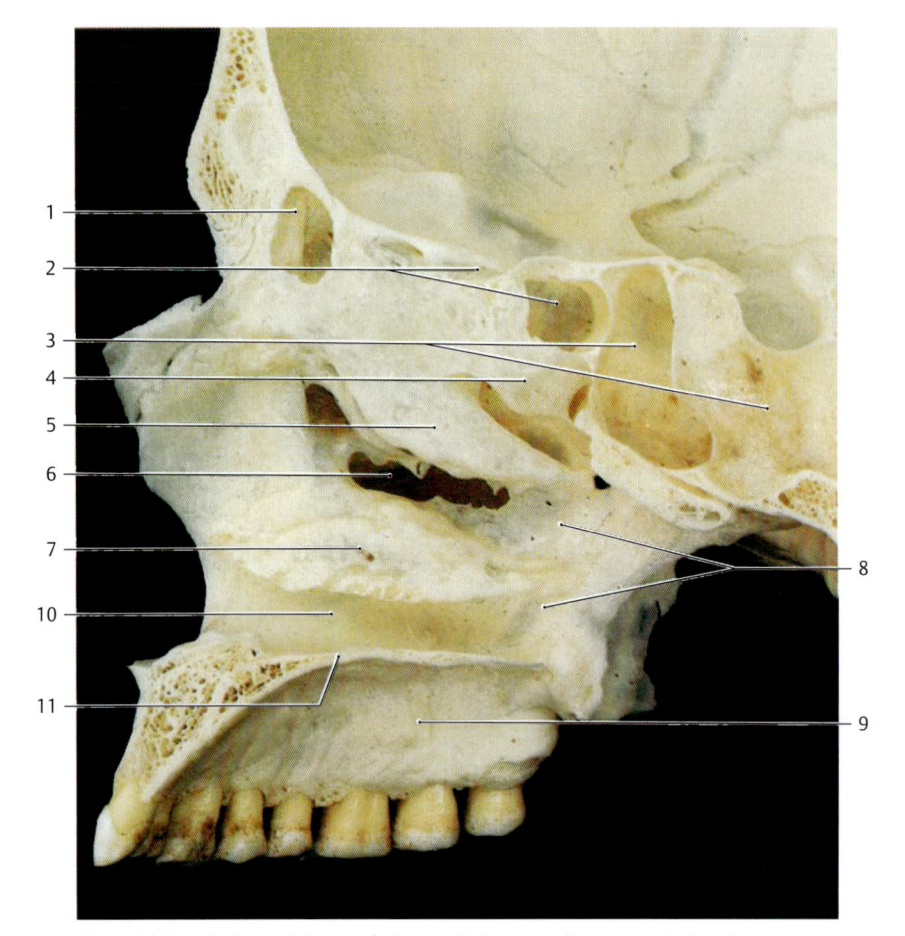

Fig. 8.64 **Parede lateral da cavidade nasal.** Corte mediano através do crânio.

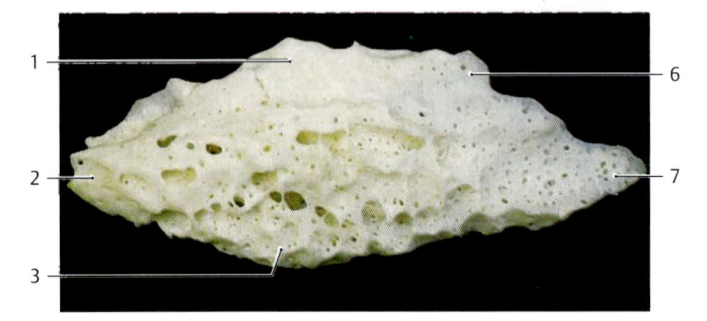

Fig. 8.65 **Concha nasal inferior direita** (aspecto medial). Parte anterior à esquerda.

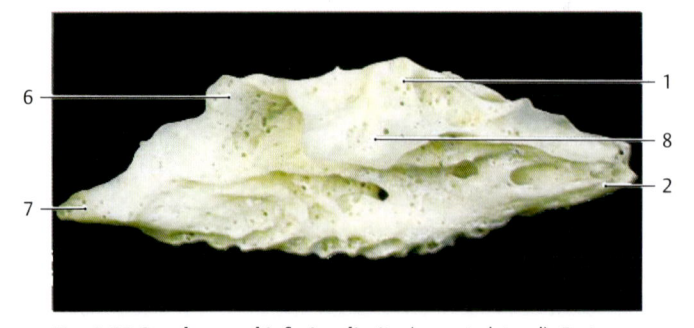

Fig. 8.66 **Concha nasal inferior direita** (aspecto lateral). Parte anterior à direita.

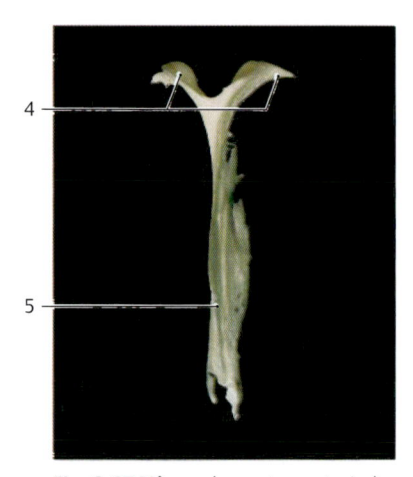

Fig. 8.67 **Vômer** (aspecto posterior).

CONCHA INFERIOR E VÔMER

1. Processo etmoidal
2. Parte anterior da concha
3. Borda inferior
4. Asa do vômer
5. Borda posterior do septo nasal
6. Processo lacrimal
7. Parte posterior da concha
8. Processo maxilar

Esqueleto Facial: Septo e Cartilagens do Nariz | **8 Cabeça e Pescoço**

1 Crista etmoidal
2 Placa cribriforme do osso etmoide
3 Placa perpendicular do osso etmoide
4 Vômer
5 Asa do vômer
6 Osso palatino (processo perpendicular)
7 Osso palatino (placa horizontal)
8 Mandíbula
9 Osso nasal
10 Seio esfenoidal
11 Fossa hipofisária (sela túrcica)
12 Sulcos para a artéria meníngea média

CARTILAGENS DO NARIZ

13 Cartilagem nasal lateral
14 Cartilagem da asa maior
15 Cartilagens da asa menor
16 Cartilagem septal
17 Localização do osso nasal

Azul	=	Osso occipital
Verde-claro	=	Osso parietal
Amarelo	=	Osso frontal
Marrom-escuro	=	Osso temporal
Vermelho	=	Osso esfenoide
Verde-escuro	=	Osso etmoide
Azul-claro	=	Osso nasal
Rosa	=	Concha inferior
Laranja	=	Vômer
Violeta	=	Maxila
Branco	=	Osso palatino
Branco	=	Mandíbula

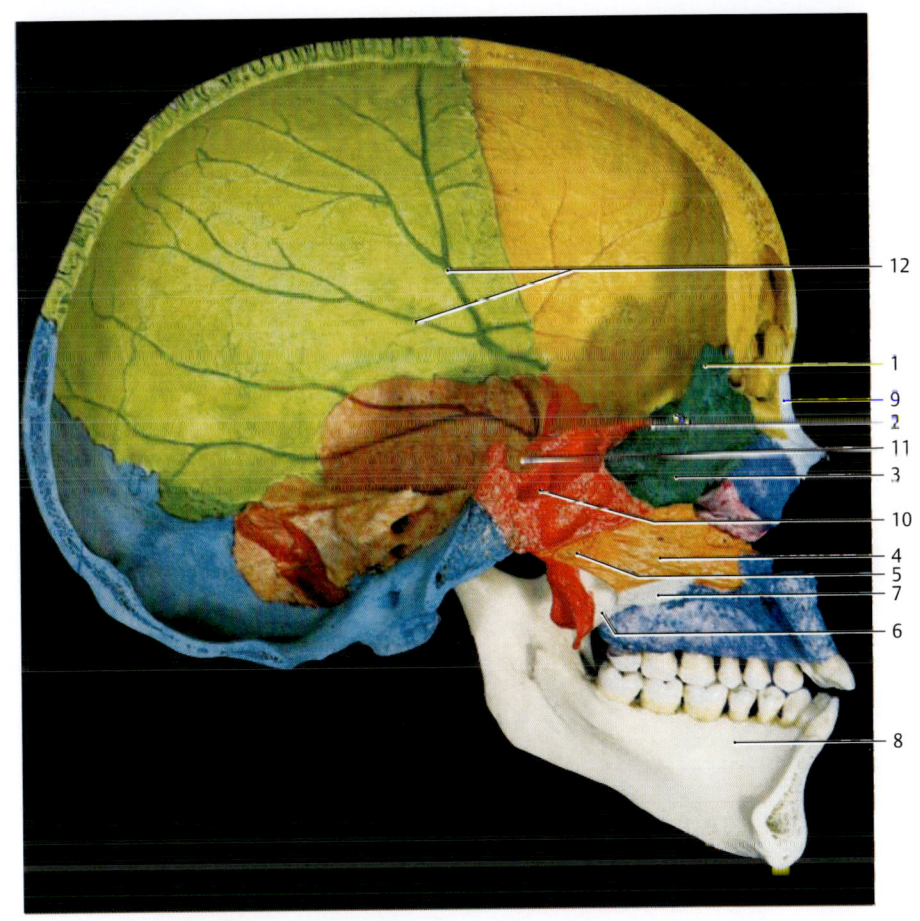

Fig. 8.68 **Corte sagital paramediano através do crânio, incluindo o septo nasal.**

Fig. 8.69 **Cartilagens do nariz** (aspecto anterior direito). Seta = narina, cercada pela asa nasal.

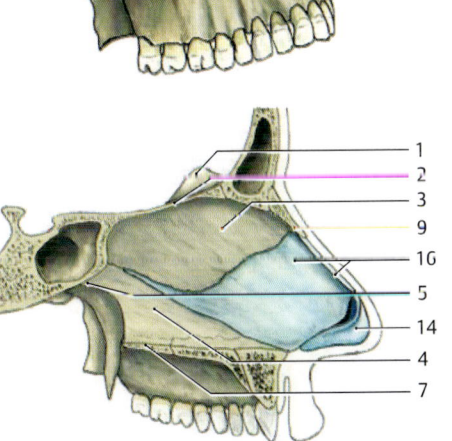

Fig. 8.70 **Forma das cartilagens do nariz.**

379

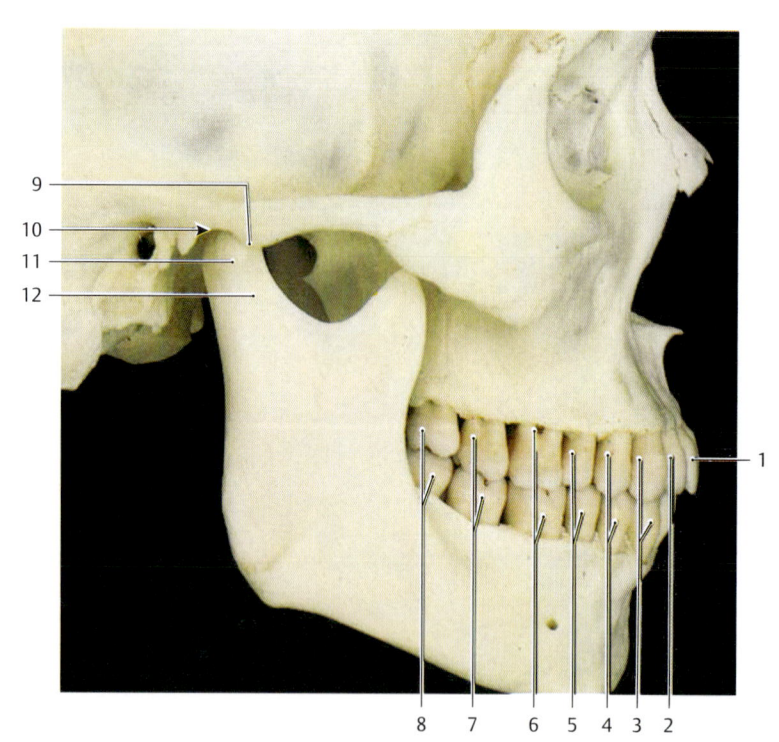

8 Cabeça e Pescoço | Esqueleto Facial: Maxila e Mandíbula com Dentes

Fig. 8.71 Posição normal dos dentes. Dentição em oclusão cêntrica (aspecto lateral).

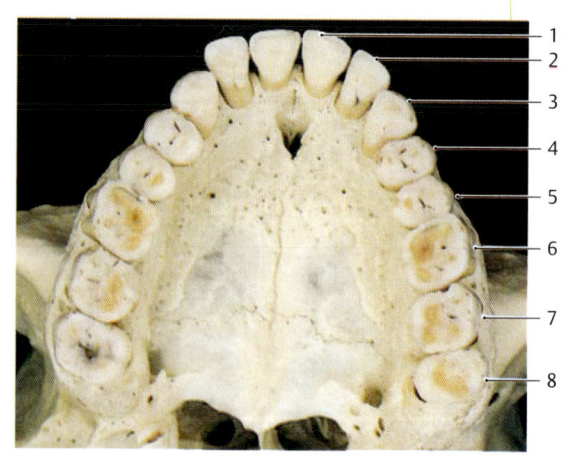

Fig. 8.72 Dentes superiores do adulto (aspecto inferior).

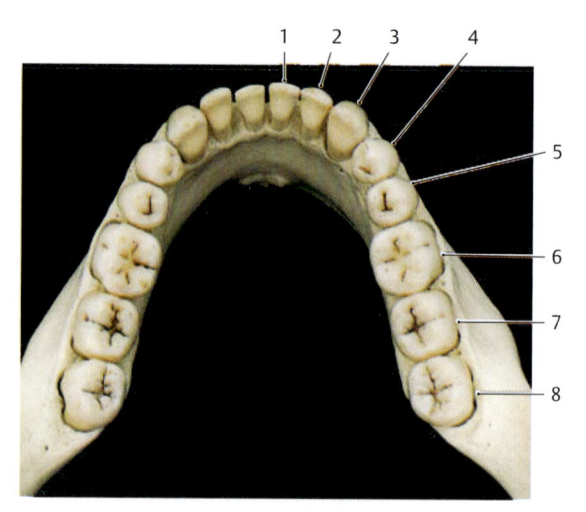

Fig. 8.73 Dentes inferiores do adulto (aspecto superior).

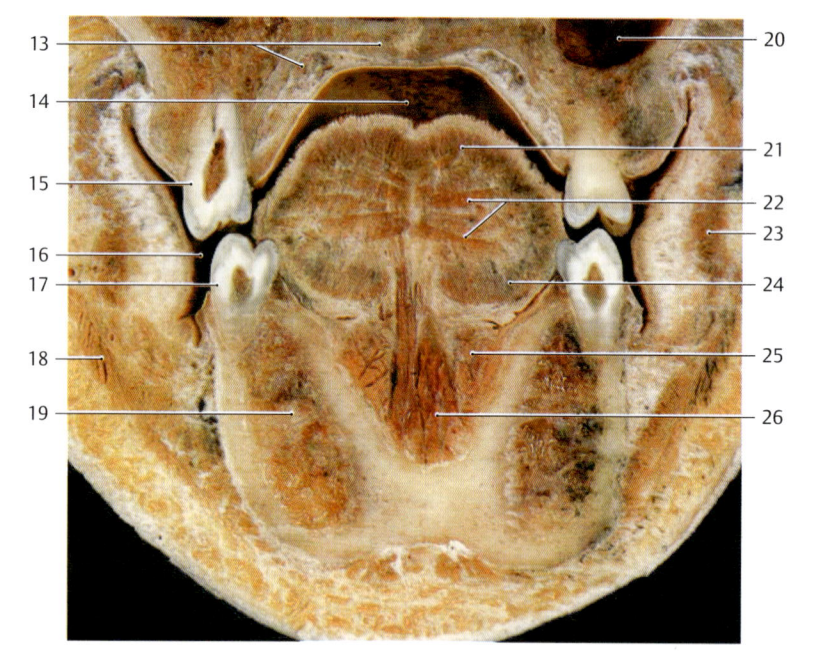

Fig. 8.74 Corte coronal através da cavidade oral (aspecto anterior).

1. Incisivo central
2. Incisivo lateral
3. Caninos
4. Primeiros pré-molares ou bicúspides
5. Segundos pré-molares ou bicúspides
6. Primeiros molares
7. Segundos molares
8. Terceiros molares
9. Tubérculo articular
10. Fossa mandibular
11. Cabeça da mandíbula
12. Processo condilar
13. Palato duro e glândulas palatinas
14. Cavidade oral
15. Molar superior
16. Vestibular oral
17. Molar inferior
18. Músculo platisma
19. Mandíbula
20. Seio maxilar
21. Músculo longitudinal superior da língua
22. Músculo transverso da língua
23. Músculo bucinador
24. Músculo longitudinal inferior da língua
25. Glândula sublingual
26. Músculo genioglosso

Esqueleto Facial: Dentes Decíduos e Permanentes | 8 Cabeça e Pescoço

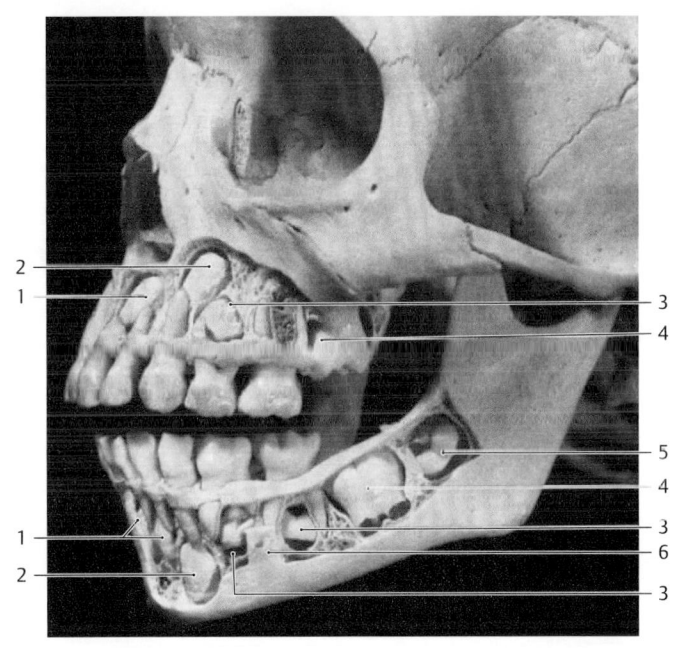

Fig. 8.76 Dentes decíduos em um crânio de criança. As coroas em desenvolvimento dos dentes permanentes são exibidas nas suas criptas na maxila e mandíbula.

1 Incisivos permanentes
2 Cúspide permanente (canino)
3 Pré-molares
4 Primeiro molar permanente
5 Segundo molar permanente
6 Forame mentual

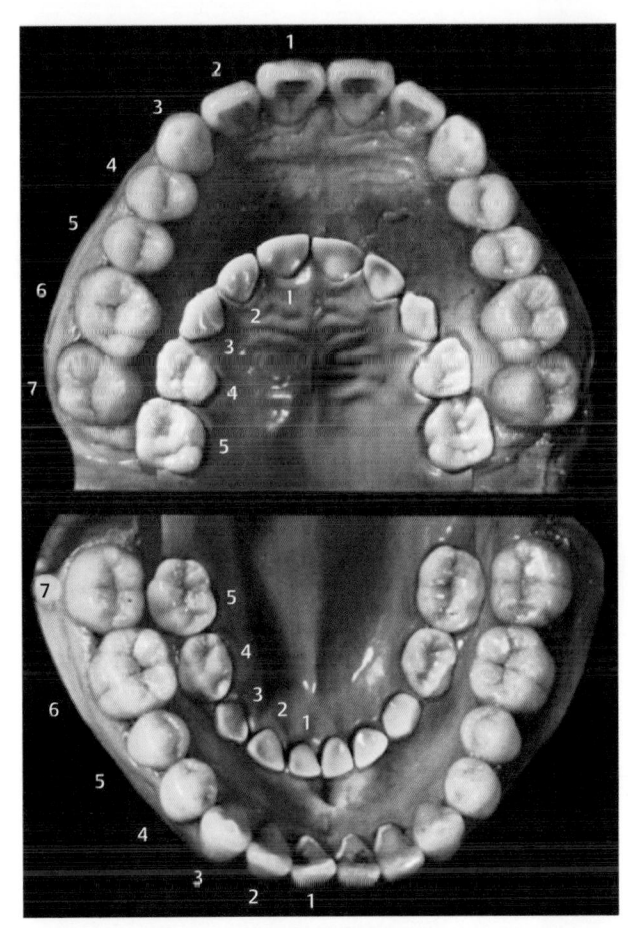

Fig. 8.75 Comparação dos dentes decíduos e permanentes. Notar que a largura do arco alveolar da mandíbula e maxila infantis que sustentam os dentes decíduos é quase a mesma que a porção comparável na mandíbula do adulto. Notar o surgimento dos terceiros molares. O número de dentes corresponde ao número da Figura 8.77 a seguir.

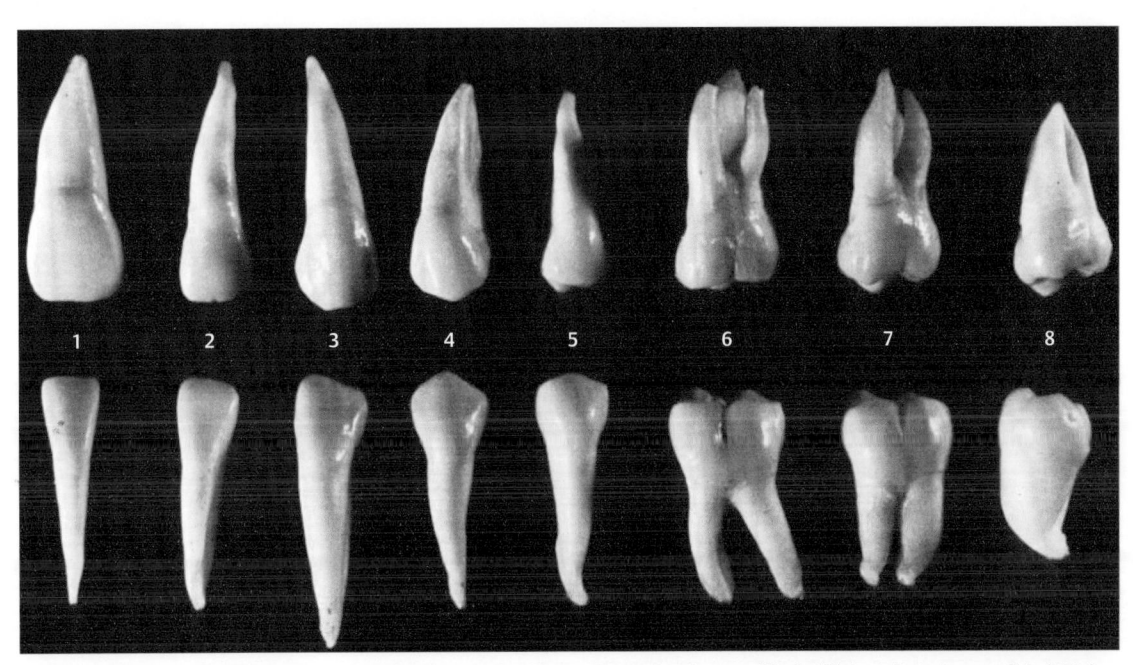

Fig. 8.77 Dentes isolados da parte alveolar da maxila (fileira superior) e da **mandíbula** (fileira inferior), superfície labial dos dentes.

381

8 Cabeça e Pescoço | Esqueleto Facial: Mandíbula

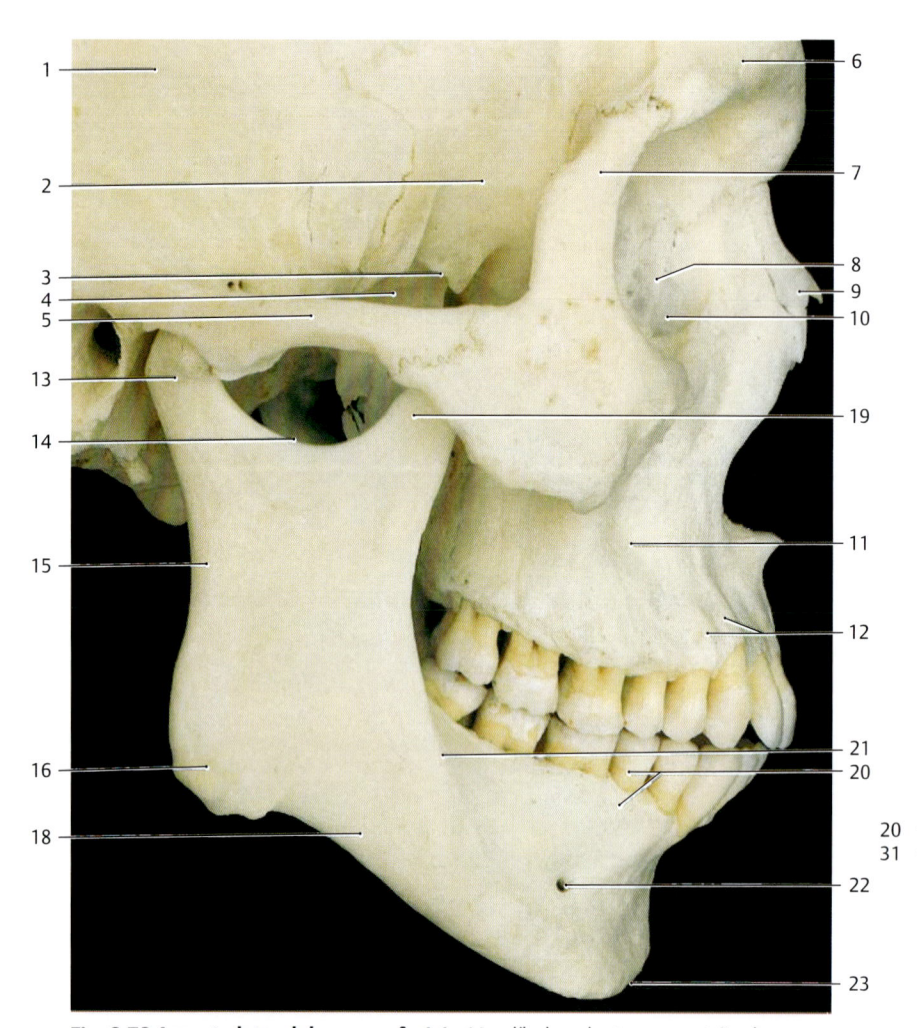

Fig. 8.78 Aspecto lateral dos ossos faciais. Mandíbula e dentes na posição de oclusão. Oclusão da maxila e da mandíbula.

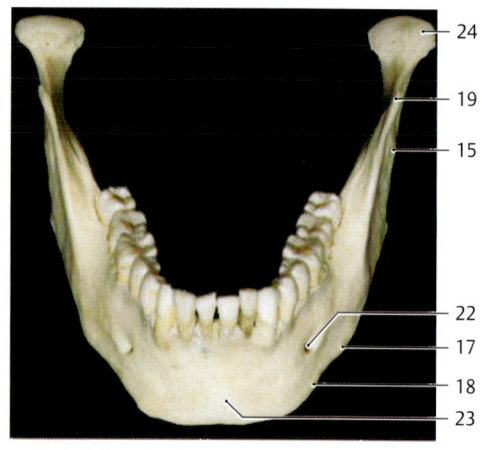

Fig. 8.79 Mandíbula do adulto (aspecto anterior).

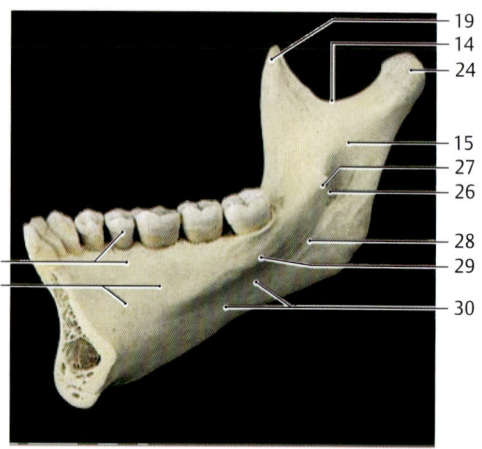

Fig. 8.80 Metade direita da mandíbula (aspecto medial).

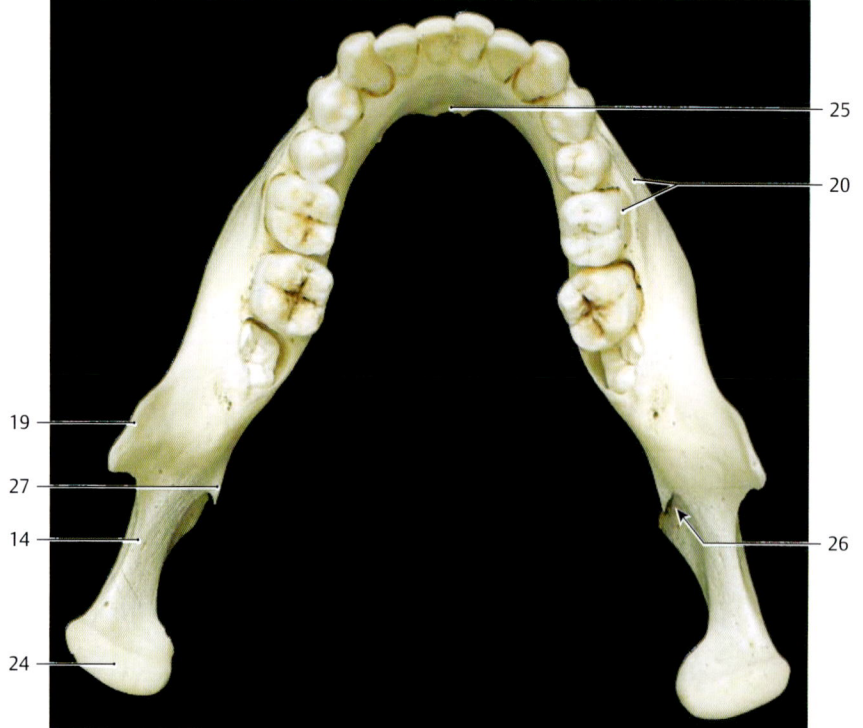

Fig. 8.81 Mandíbula do adulto (aspecto superior).

1. Osso temporal
2. Fossa temporal (asa maior do osso esfenoide)
3. Crista infratemporal
4. Fossa infratemporal
5. Arco zigomático
6. Osso frontal
7. Osso zigomático (processo frontal)
8. Osso lacrimal
9. Osso nasal
10. Sulco lacrimal
11. Maxila (fossa canina)
12. Processo alveolar da maxila

MANDÍBULA

13. Processo condilar
14. Incisura mandibular
15. Ramo da mandíbula
16. Tuberosidade do músculo masseter
17. Ângulo da mandíbula
18. Corpo da mandíbula
19. Processo coronoide
20. Processo alveolar, incluindo dentes
21. Linha oblíqua
22. Forame mentual
23. Protuberância mentual
24. Cabeça da mandíbula
25. Tubérculo geniano ou espinha mentual
26. Forame mandibular (entrada do canal mandibular)
27. Língula
28. Sulco milo-hióideo
29. Linha milo-hióidea
30. Fossa submandibular
31. Fossa sublingual

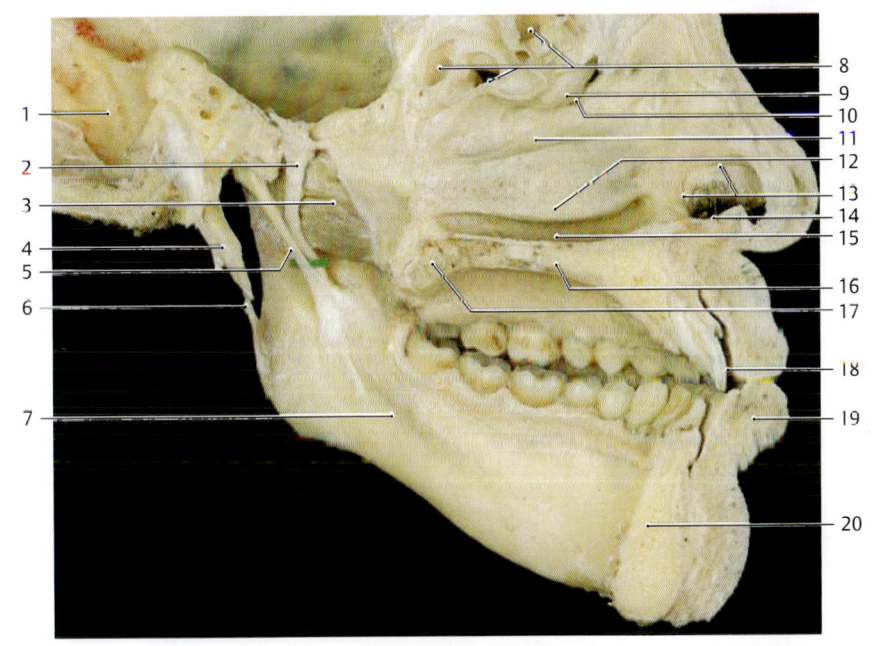

Articulação Temporomandibular: Ligamentos | 8 Cabeça e Pescoço

1 Sulco para o seio sigmóideo
2 Nervo mandibular
3 Músculo pterigóideo lateral
4 Processo estiloide
5 Ligamento esfenomandibular
6 Ligamento estilomandibular
7 Sulco milo-hióideo
8 Células aéreas do etmoide
9 Bolha etmoidal
10 Hiato semilunar
11 Meato médio
12 Concha nasal Inferior
13 Limen nasal
14 Vestíbulo com pelos
15 Meato inferior
16 Palato duro
17 Palato mole
18 Vestíbulo da cavidade oral
19 Lábio inferior
20 Mandíbula
21 Arco zigomático
22 Meato acústico externo
23 Cápsula articular
24 Ligamento lateral
25 Incisura mandibular
26 Osso zigomático
27 Processo coronoide
28 Maxila
29 Processo mastoide
30 Forame mandibular

Fig. 8.82 **Ligamentos da articulação temporomandibular.** Metade esquerda da cabeça (aspecto medial).

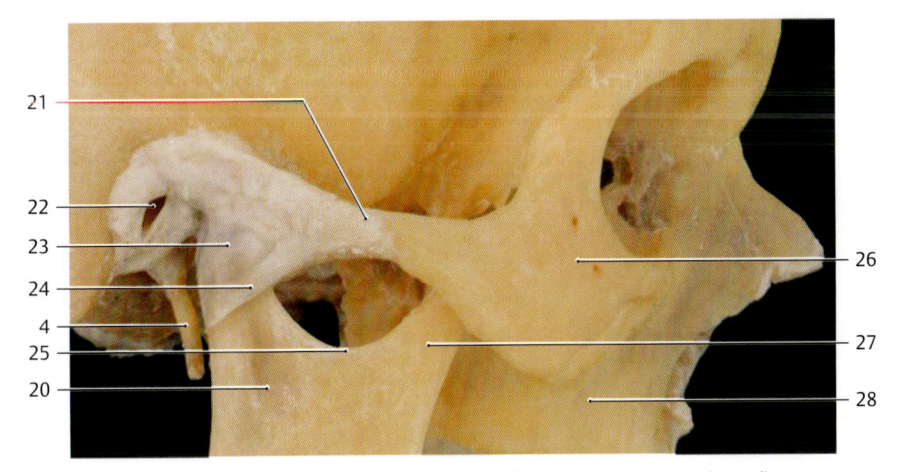

Fig. 8.83 **Articulação temporomandibular com ligamentos** (aspecto lateral).

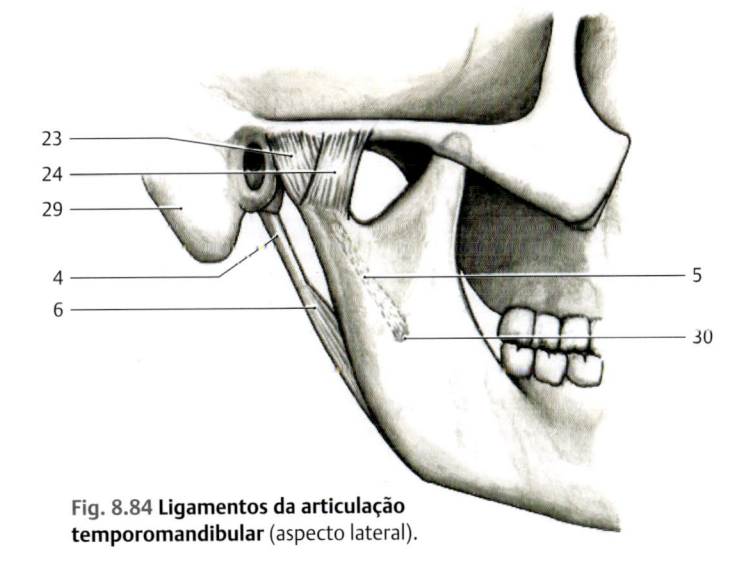

Fig. 8.84 **Ligamentos da articulação temporomandibular** (aspecto lateral).

383

8 Cabeça e Pescoço | Articulação Temporomandibular e Músculos da Mastigação

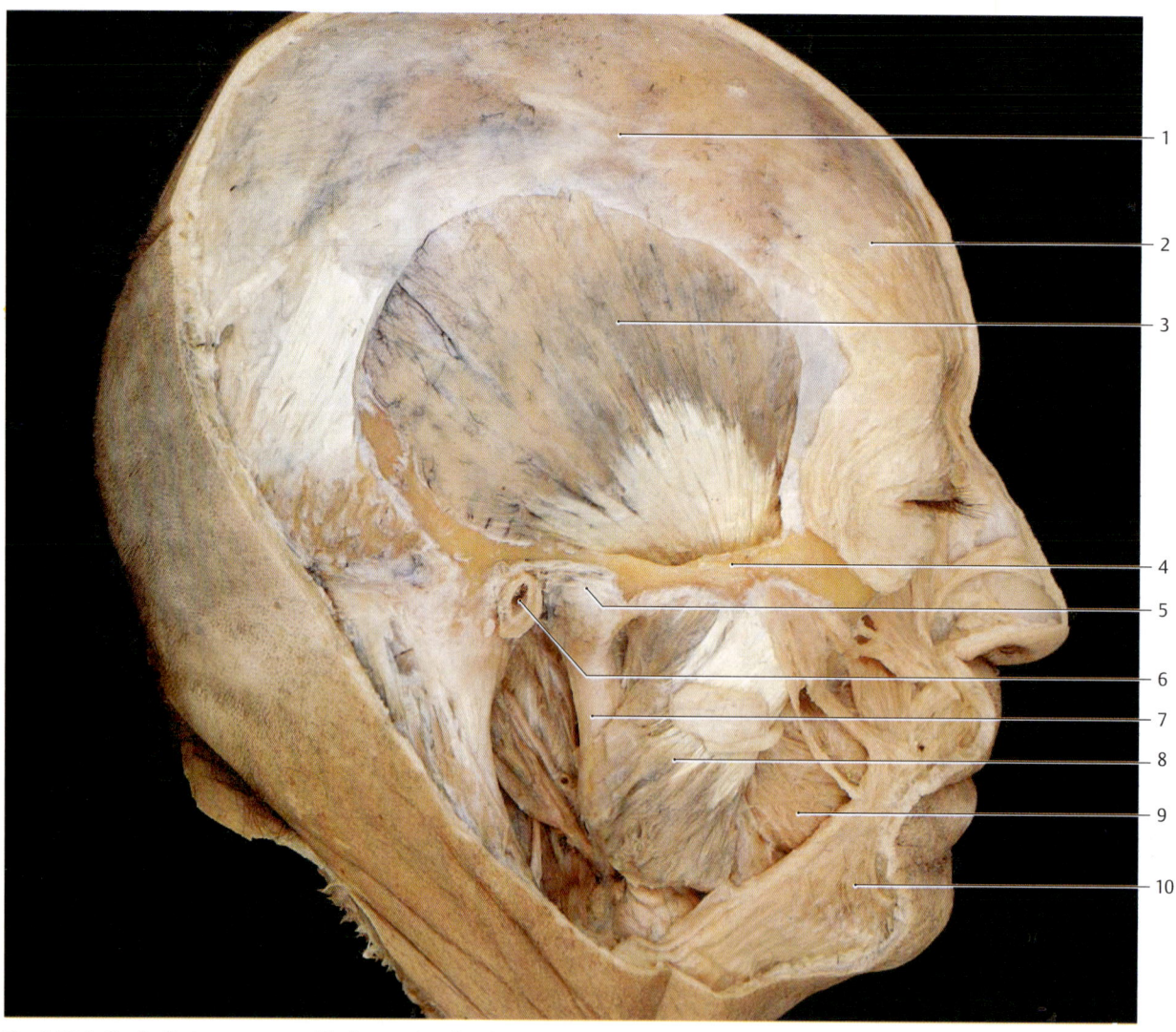

Fig. 8.85 Articulação temporomandibular e músculos da mastigação. São mostrados os músculos masseter e temporal.

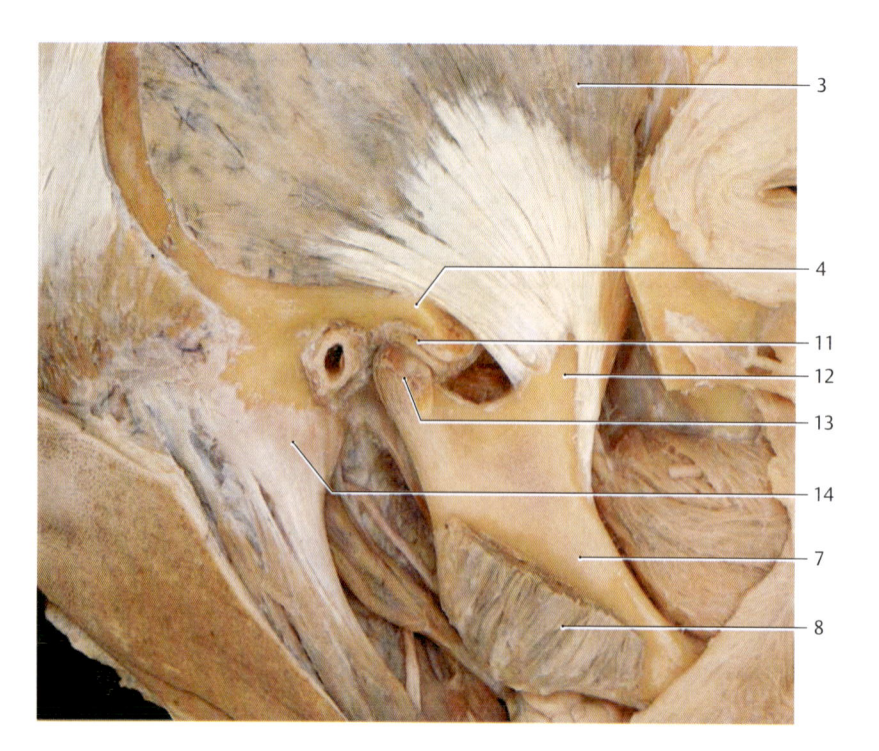

1. Aponeurose epicrânica
2. Ventre frontal do músculo occipitofrontal
3. Músculo temporal
4. Arco zigomático
5. Articulação temporomandibular
6. Meato acústico externo
7. Mandíbula
8. Músculo masseter
9. Músculo bucinador
10. Músculo platisma
11. Disco articular da articulação temporomandibular
12. Processo coronoide da mandíbula
13. Processo condilar da mandíbula
14. Processo mastoide

Fig. 8.86 Músculo temporal com inserção na mandíbula e na articulação temporomandibular. O arco zigomático e o músculo masseter foram parcialmente removidos.

Articulação Temporomandibular e Músculos da Mastigação | 8 Cabeça e Pescoço

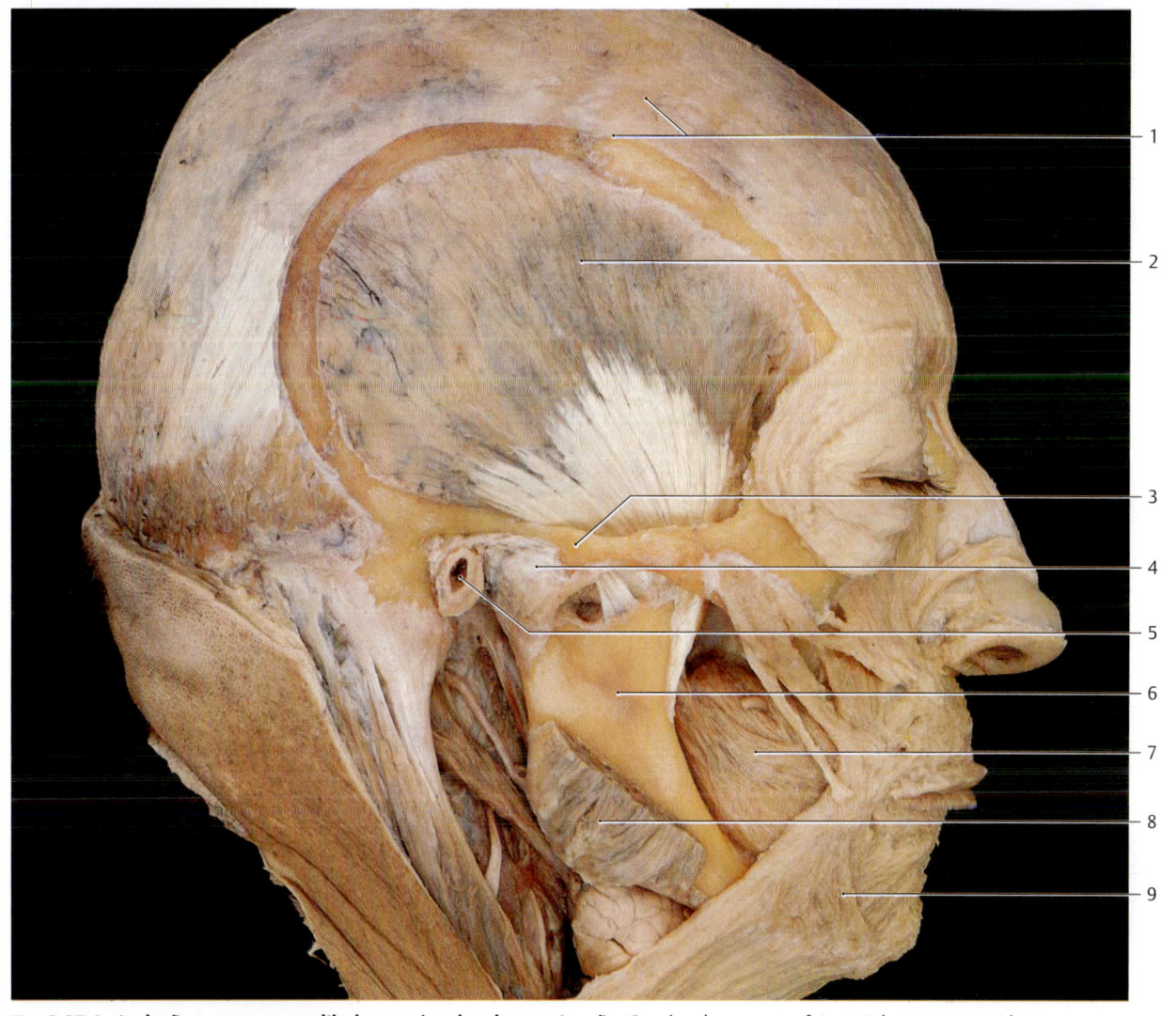

Fig. 8.87 **Articulação temporomandibular e músculos da mastigação.** O músculo masseter foi parcialmente removido.

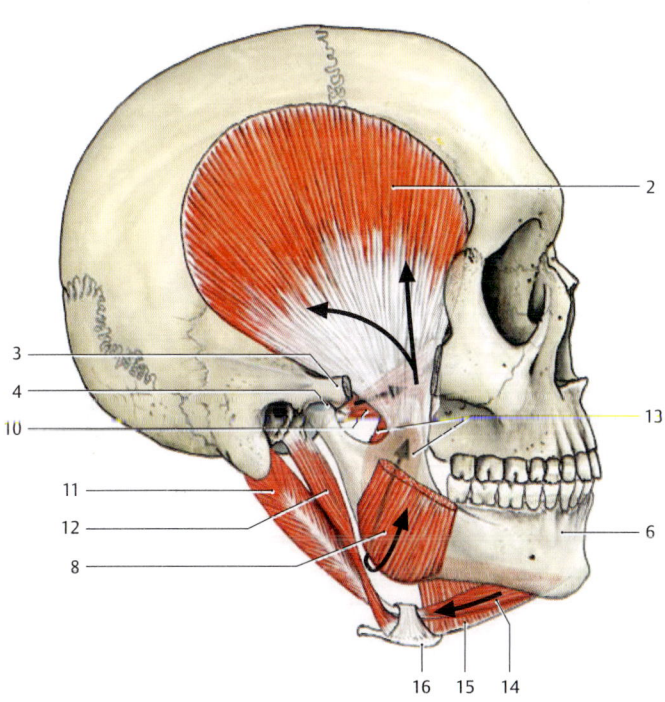

1. Aponeurose epicrânica
2. Músculo temporal
3. Arco zigomático
4. Articulação temporomandibular
5. Meato acústico externo
6. Mandíbula
7. Músculo bucinador
8. Músculo masseter (cortado)
9. Músculo platisma
10. Músculo pterigóideo lateral
11. Ventre posterior do músculo digástrico
12. Músculo estilo-hióideo
13. Músculo pterigóideo medial
14. Ventre anterior do músculo digástrico
15. Músculo milo-hióideo
16. Osso hioide

Fig. 8.88 **Efeito dos músculos da mastigação sobre a articulação temporomandibular** (setas).

385

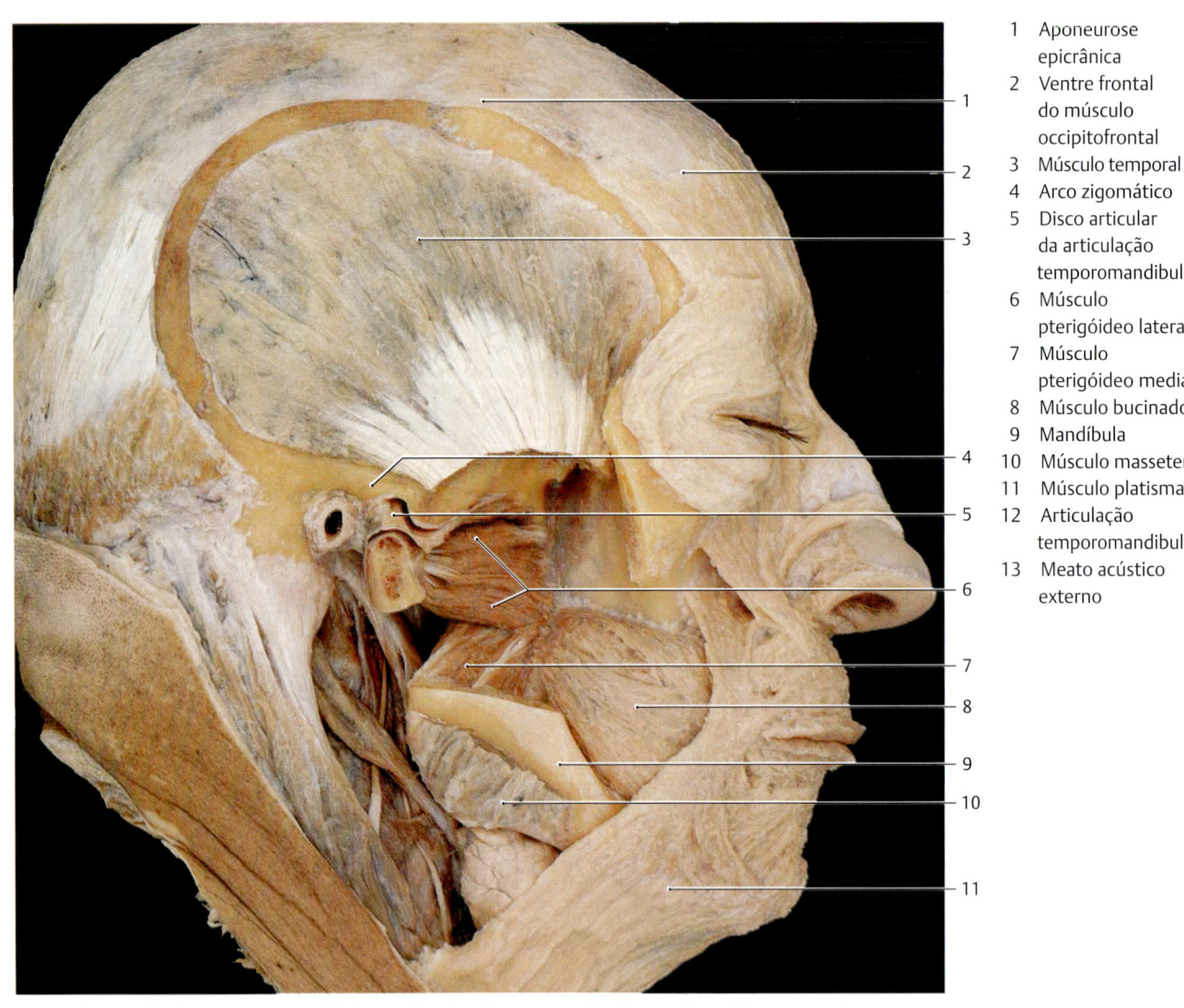

8 Cabeça e Pescoço | Articulação Temporomandibular e Músculos da Mastigação

1. Aponeurose epicrânica
2. Ventre frontal do músculo occipitofrontal
3. Músculo temporal
4. Arco zigomático
5. Disco articular da articulação temporomandibular
6. Músculo pterigóideo lateral
7. Músculo pterigóideo medial
8. Músculo bucinador
9. Mandíbula
10. Músculo masseter
11. Músculo platisma
12. Articulação temporomandibular
13. Meato acústico externo

Fig. 8.89 **Articulação temporomandibular e músculos da mastigação.** O arco zigomático e parte da mandíbula foram removidos para revelar os músculos pterigóideos medial e lateral.

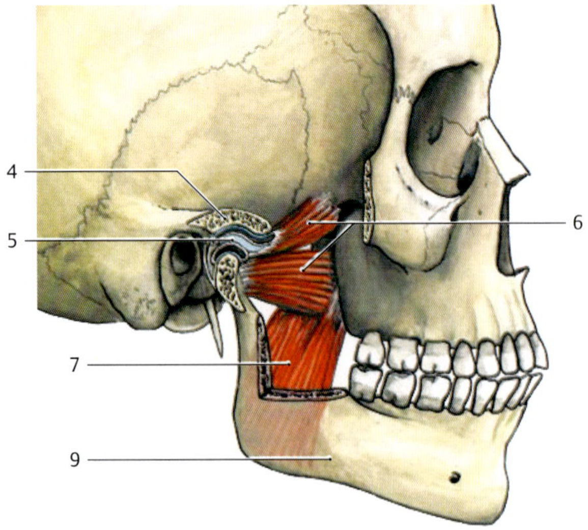

Fig. 8.90 **Músculos pterigóideos medial e lateral** e suas conexões com o disco articular da articulação temporomandibular.

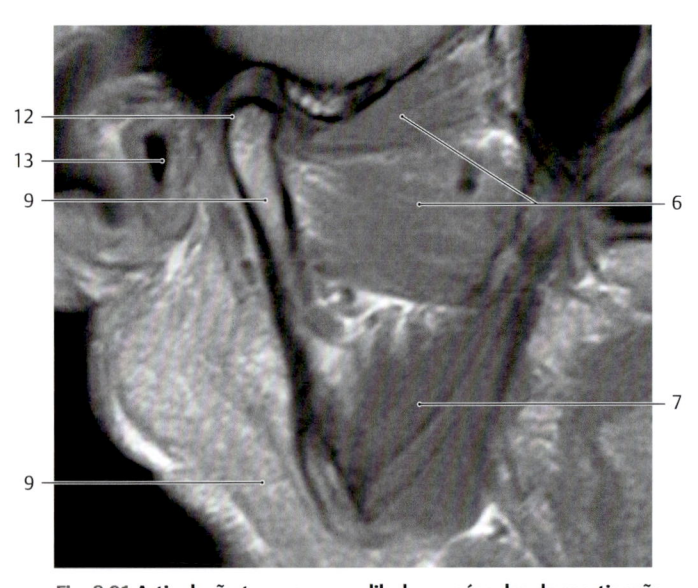

Fig. 8.91 **Articulação temporomandibular e músculos da mastigação** (corte sagital, varredura de IRM). (Cortesia do Prof. Uder, Instituto de Radiologia, Hospital Universitário de Erlangen, Alemanha).

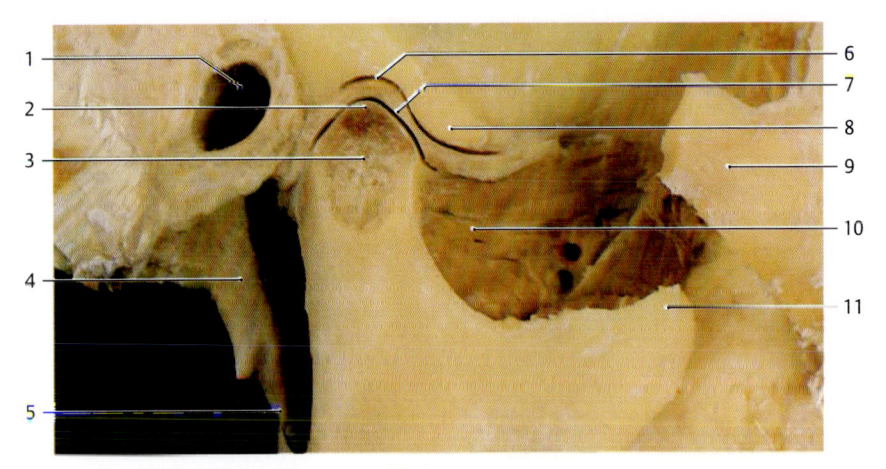

Articulação Temporomandibular e Músculos da Mastigação | 8 Cabeça e Pescoço

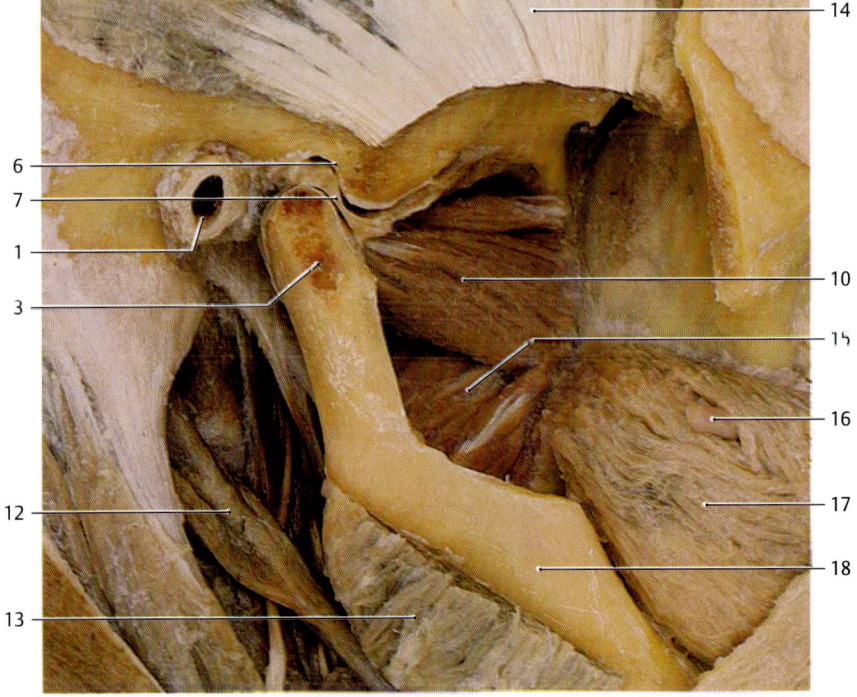

1. Meato acústico externo
2. Cartilagem articular do processo condilar
3. Processo condilar da mandíbula
4. Processo estiloide
5. Ligamento estilomandibular
6. Fossa mandibular
7. Disco articular
8. Tubérculo articular
9. Osso zigomático
10. Músculo pterigóideo lateral
11. Processo coronoide da mandíbula
12. Ventre posterior do músculo digástrico
13. Músculo masseter
14. Músculo temporal
15. Músculo pterigóideo medial
16. Ducto parotídeo
17. Músculo bucinador
18. Mandíbula
19. Forame mandibular

Fig. 8.92 Articulação temporomandibular (corte sagital).

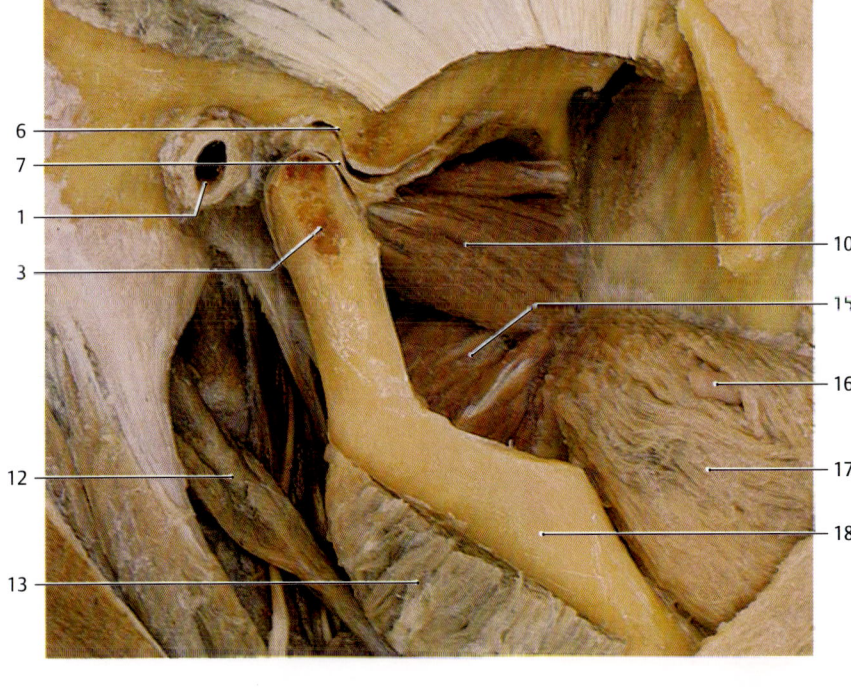

Fig. 8.93 Articulação temporomandibular. Dissecção do disco articular e músculos relacionados (aspecto lateral).

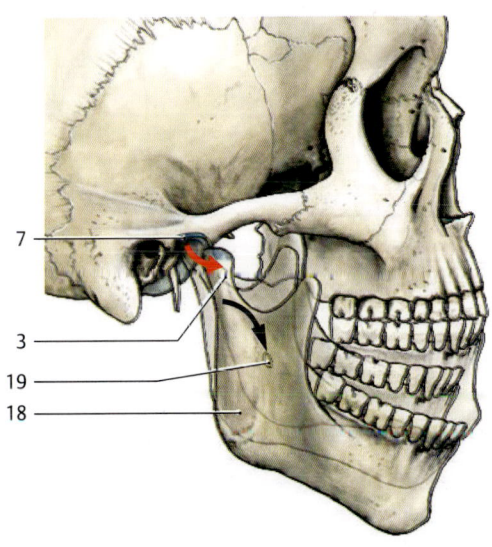

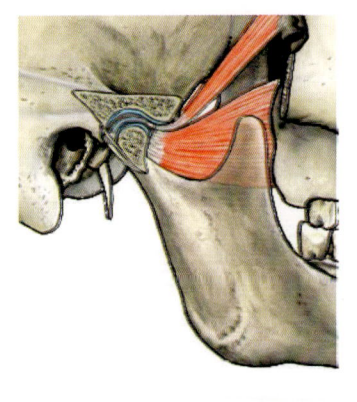

Fig. 8.94 Movimentos da articulação temporomandibular e músculos pterigóideos laterais relacionados.

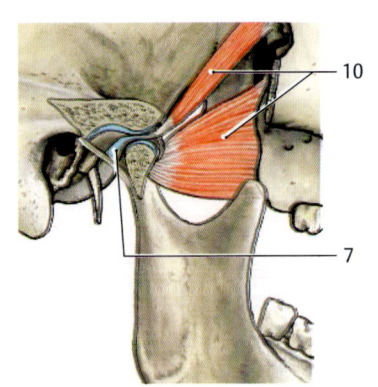

387

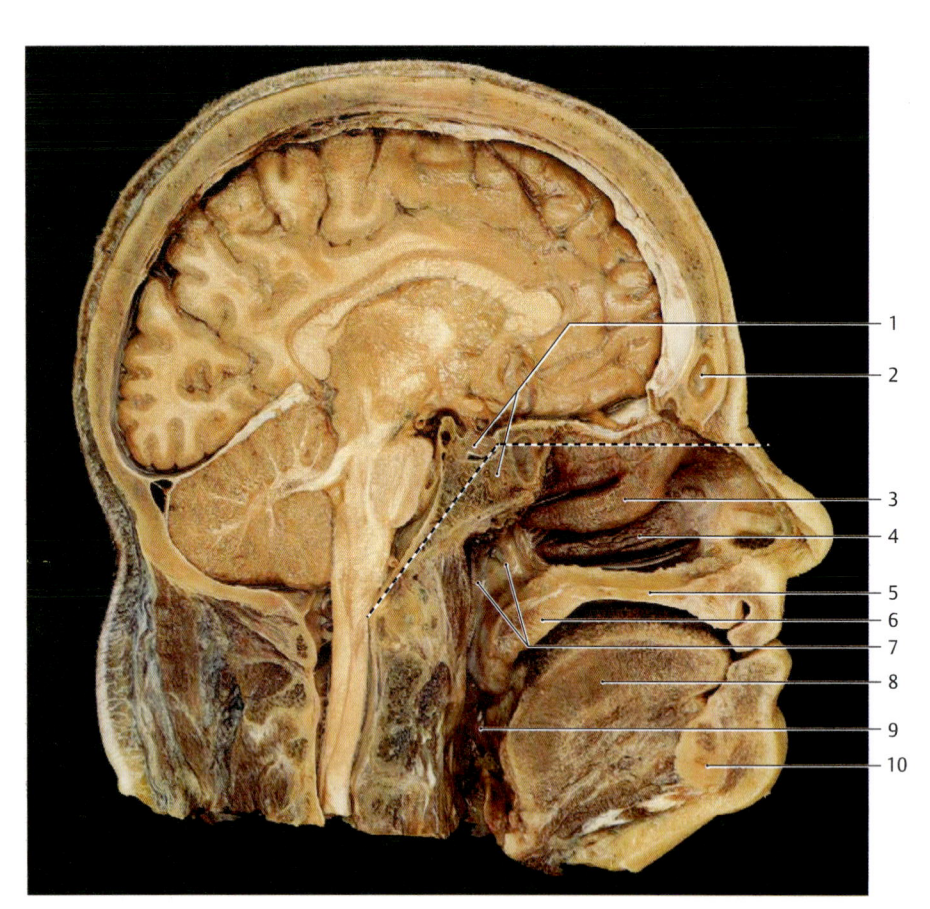

8 Cabeça e Pescoço | Cavidades Nasal e Oral: Visão Geral

Fig. 8.95 Corte sagital mediano através da cabeça. O palato separa as cavidades nasal e oral. A base do crânio forma um ângulo de aproximadamente 150° na sela túrcica (linha pontilhada).

1 Hipófise na fossa hipofisária
2 Seio frontal
3 Concha nasal média
4 Concha nasal inferior
5 Palato duro
6 Palato mole
7 Faringe com tuba auditiva
8 Língua
9 Faringe com a tonsila palatina
10 Mandíbula
11 Laringe

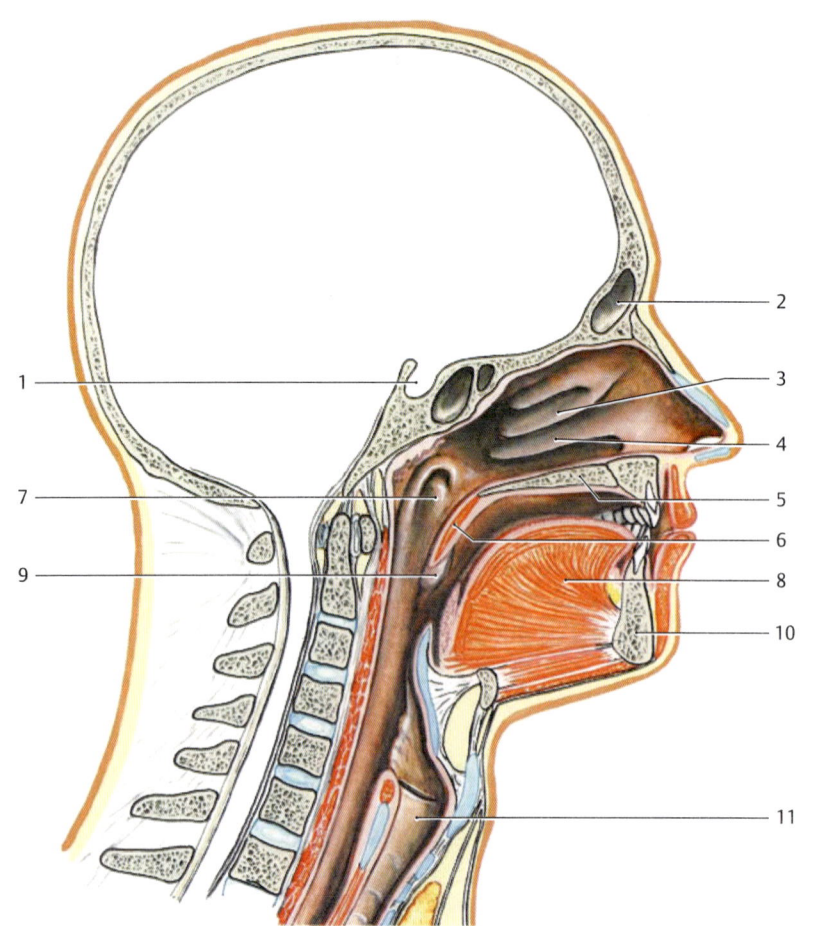

Fig. 8.96 Corte sagital mediano através da cabeça. A língua foi disposta para mostrar a conexão da cavidade oral com a faringe e a posição da tonsila palatina.

Osso Hioide e Músculos da Cavidade Oral | **8 Cabeça e Pescoço**

1 Cavidade nasal
2 Palato duro
3 Lábio superior e músculo orbicular da boca
4 Vestíbulo da cavidade oral
5 Primeiro incisivo
6 Lábio inferior e músculo orbicular da boca
7 Mandíbula
8 Músculo genioglosso
9 Músculo gênio-hióideo
10 Ventre anterior do músculo digástrico
11 Músculo milo-hióideo
12 Osso hioide
13 Parte nasal da faringe
14 Palato mole e úvula
15 Parte oral da faringe
16 Raiz da língua e tonsila lingual
17 Parte laríngea da faringe
18 Epiglote
19 Prega ariepiglótica
20 Parte laríngea da faringe contínua com o esôfago
21 Laringe

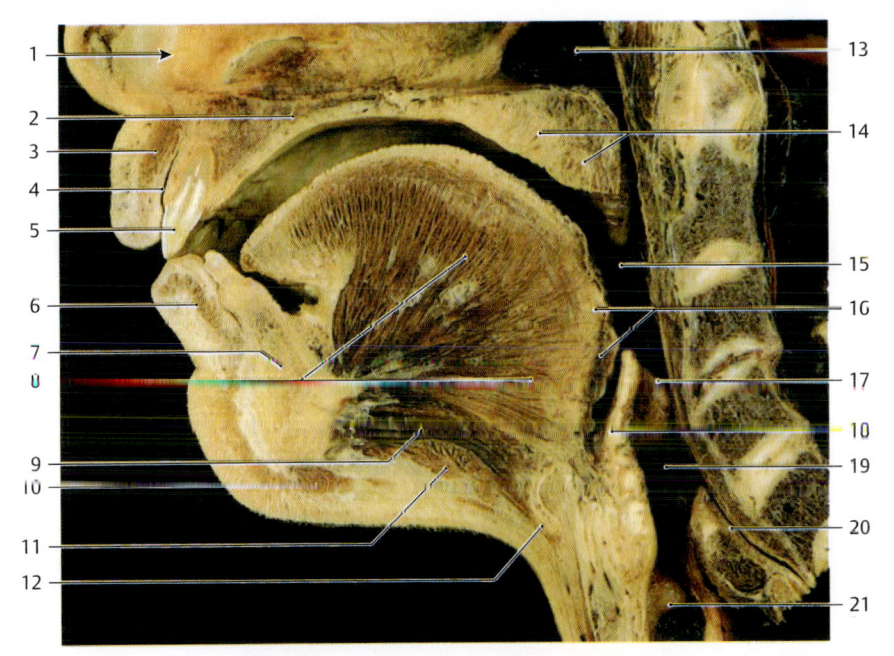

Fig. 8.97 Corte sagital mediano através da cavidade oral e faringe.

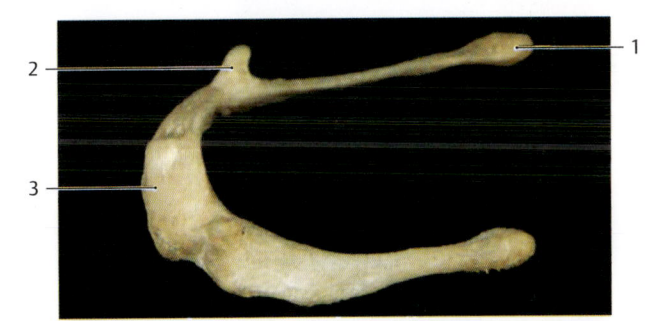

Fig. 8.98 Osso hioide (aspecto oblíquo lateral).

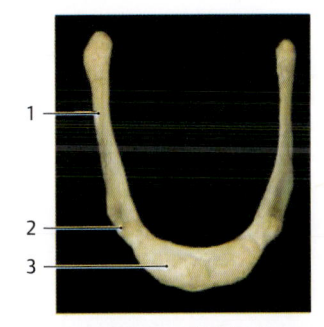

1 Corno maior ⎤
2 Corno menor ⎬ do osso hioide
3 Corpo ⎦

Fig. 8.99 Osso hioide (aspecto anterior).

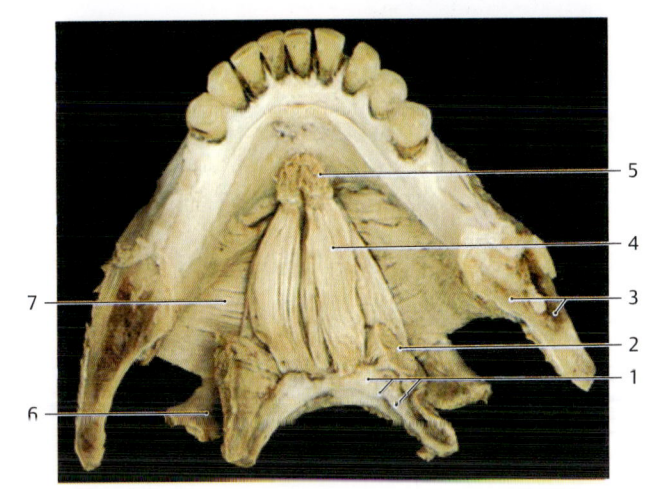

Fig. 8.100 Músculos do assoalho da cavidade oral (aspecto superior).

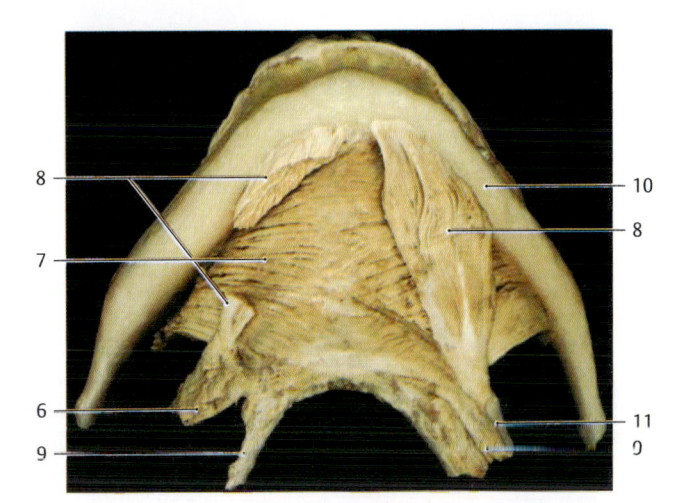

Fig. 8.101 Músculos do assoalho da cavidade oral (aspecto inferior). Corte na base.

1 Corno menor e corpo do osso hioide
2 Músculo hioglosso (seccionado)
3 Ramo da mandíbula e nervo alveolar inferior
4 Músculo gênio-hióideo
5 Músculo genioglosso (seccionado)
6 Músculo estilo-hióideo (seccionado)
7 Músculo milo-hióideo
8 Ventre anterior do músculo digástrico
9 Osso hioide
10 Mandíbula
11 Tendão intermediário do músculo digástrico

8 Cabeça e Pescoço | Músculos Supra e Infra-hióideos

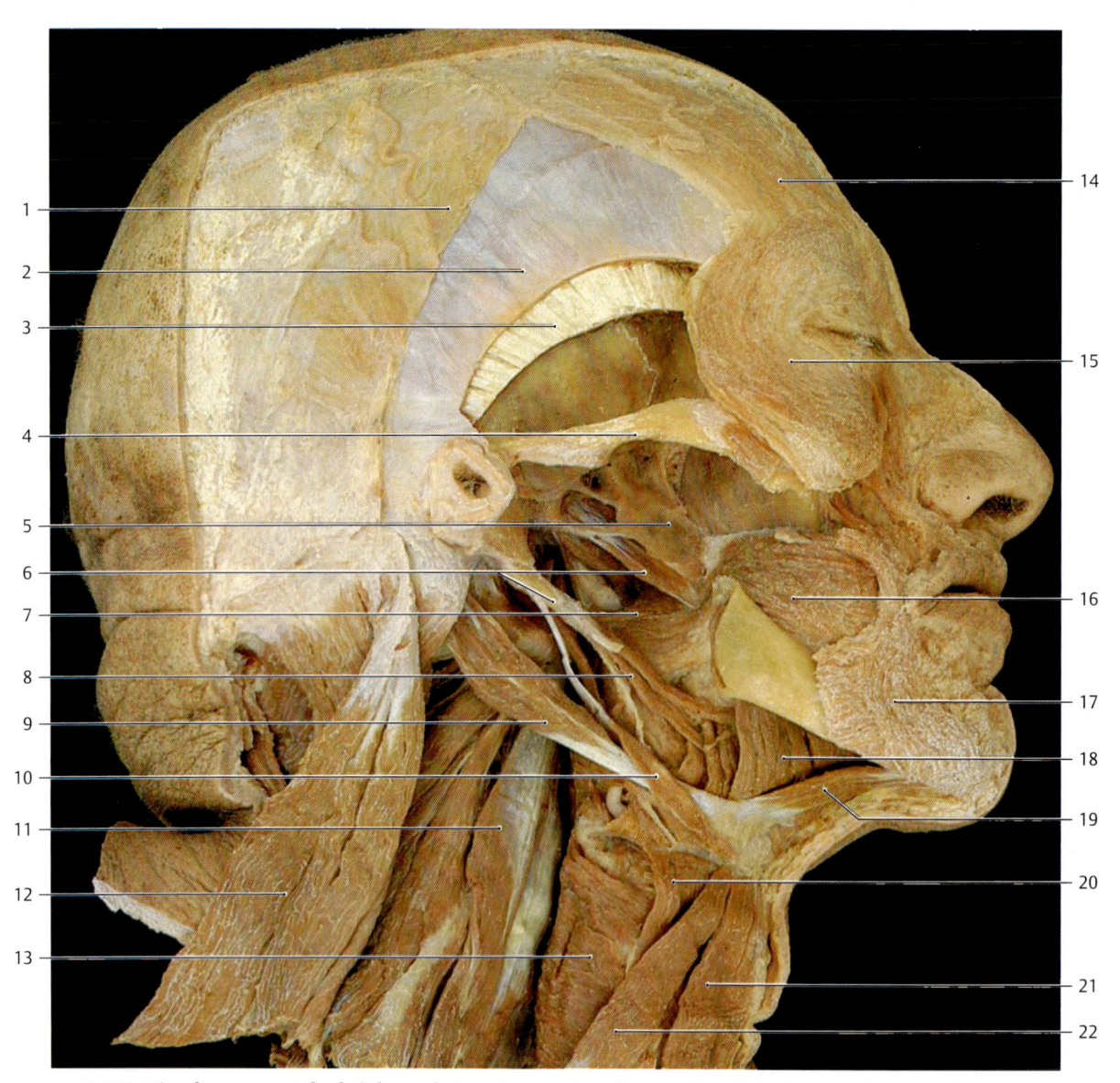

Fig. 8.102 Músculos supra e infra-hióideos e faringe (aspecto lateral). Ramo da mandíbula, músculos pterigóideos e inserção do músculo temporal removidos.

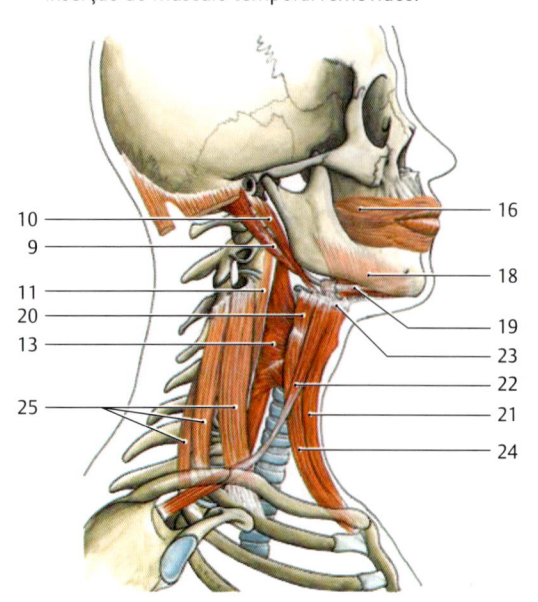

1. Aponeurose epicrânica
2. Fáscia temporal
3. Tendão do músculo temporal
4. Arco zigomático
5. Placa pterigóidea lateral
6. Músculo tensor do véu palatino (processo estiloide)
7. Músculo constritor superior da faringe
8. Músculo estiloglosso
9. Ventre posterior do músculo digástrico
10. Músculo estilo-hióideo
11. Músculo longo da cabeça
12. Músculo esternoclidomastóideo (refletido)
13. Constritor inferior da faringe
14. Ventre frontal do músculo occipitofrontal
15. Parte orbital do músculo orbicular do olho
16. Músculo bucinador
17. Músculo abaixador do ângulo da boca
18. Músculo milo-hióideo
19. Ventre anterior do músculo digástrico
20. Músculo tíreo-hióideo
21. Músculo esterno-hióideo
22. Músculo omo-hióideo
23. Osso hioide
24. Músculo esternotireóideo
25. Músculos escalenos

Fig. 8.103 Músculos supra e infra-hióideos (aspecto lateral).

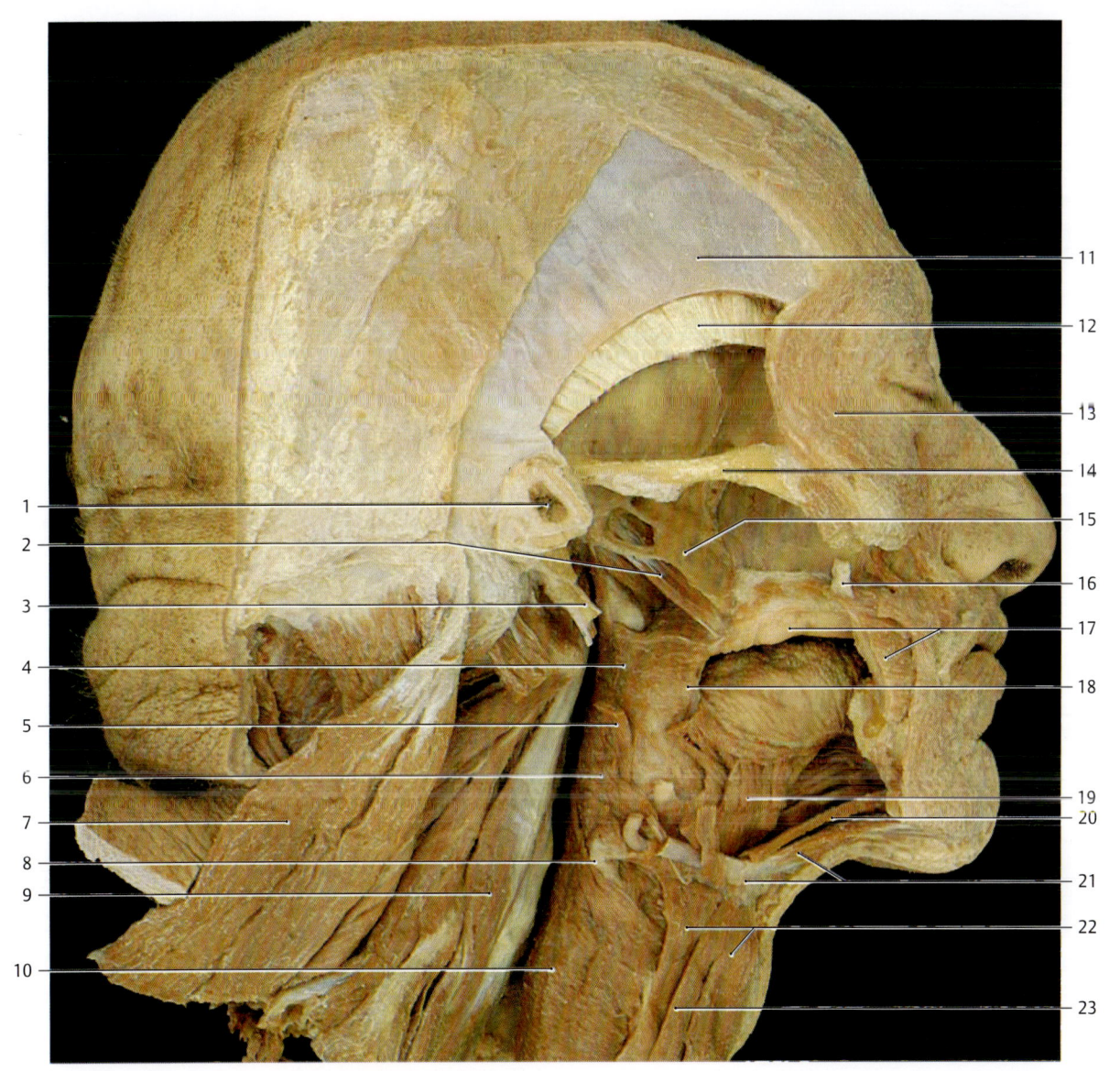

Fig. 8.104 **Músculos supra e infra-hióideos e faringe** (aspecto lateral). O músculo bucinador foi removido, e a cavidade oral, aberta.

1 Meato acústico externo
2 Músculo tensor do véu palatino
3 Processo estiloide
4 Músculo constritor superior da faringe
5 Músculo estilofaríngeo (seccionado)
6 Músculo constritor médio da faringe
7 Músculo esternoclidomastóideo
8 Corno maior do osso hioide
9 Músculo longo da cabeça
10 Músculo constritor inferior da faringe
11 Fáscia temporal
12 Tendão do músculo temporal
13 Músculo orbicular do olho
14 Arco zigomático
15 Placa pterigóidea lateral
16 Ducto parotídeo
17 Gengiva da maxila (sem dentes) e músculo bucinador (seccionado)
18 Rafe pterigomandibular
19 Músculo hioglosso
20 Músculo milo-hióideo
21 Ventre anterior do músculo digástrico (osso hioide)
22 Músculos esterno-hióideo e tíreo-hióideo
23 Músculo omo-hióideo

8 Cabeça e Pescoço | Músculos Faciais

1 Ventre frontal do músculo occipitofrontal
2 Músculo corrugador do supercílio
3 Parte palpebral do músculo orbicular do olho
4a Parte transversa do músculo nasal
4b Parte alar do músculo nasal
5 Músculo levantador do lábio superior e da asa do nariz
6 Músculo levantador do lábio superior
7 Músculo zigomático maior
8 Músculo levantador do ângulo da boca
9 Ducto parotídeo
10 Músculo orbicular da boca
11 Músculo masseter
12 Músculo abaixador do ângulo da boca
13 Músculo mentual
14 Músculo esternoclidomastóideo
15 Músculo prócero
16 Músculo abaixador do supercílio
17 Parte orbital do músculo orbicular do olho
18 Músculo zigomático menor
19 Músculo bucinador
20 Músculo risório
21 Músculo abaixador do lábio inferior
22 Músculo platisma
23 Aponeurose epicrânica
24 Músculo temporoparietal
25 Ventre occipital do músculo occipitofrontal
26 Glândula parótida com fáscia
27 Fáscia temporal
28 Músculo orbicular do olho
29 Ducto parotídeo e músculo masseter

Fig. 8.105 Músculos faciais (aspecto anterior). Lado esquerdo = camada superficial; lado direito = camada mais profunda.

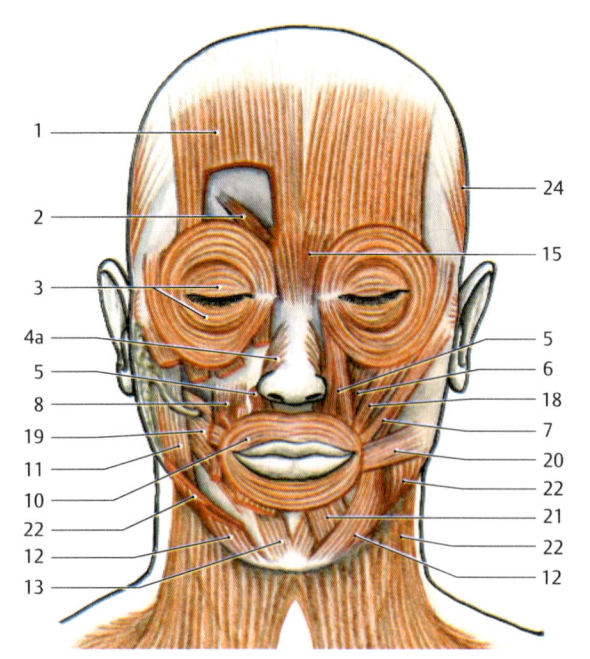

Fig. 8.106 Músculos faciais (aspecto anterior). Lado esquerdo = camada superficial; lado direito = camada mais profunda.

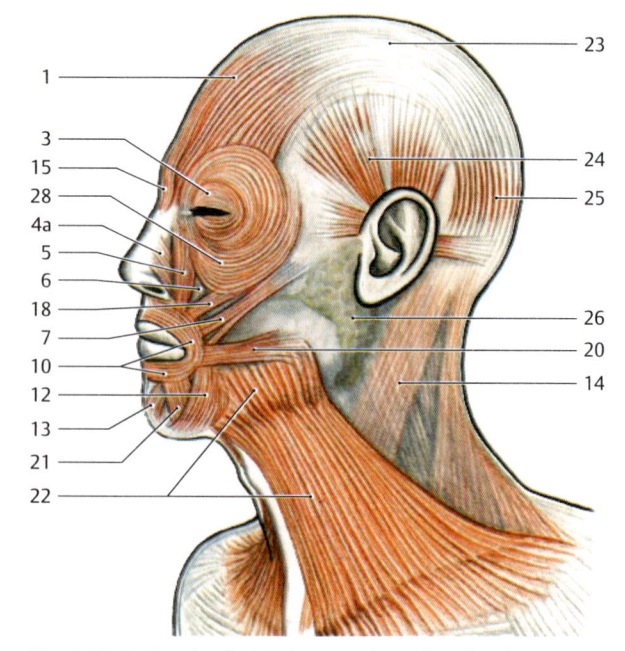

Fig. 8.107 Músculos faciais (aspecto lateral). Músculos em forma de esfíncter circundam os orifícios da cabeça. Músculos dispostos radialmente funcionam como seus antagonistas.

Músculos Faciais | **8 Cabeça e Pescoço**

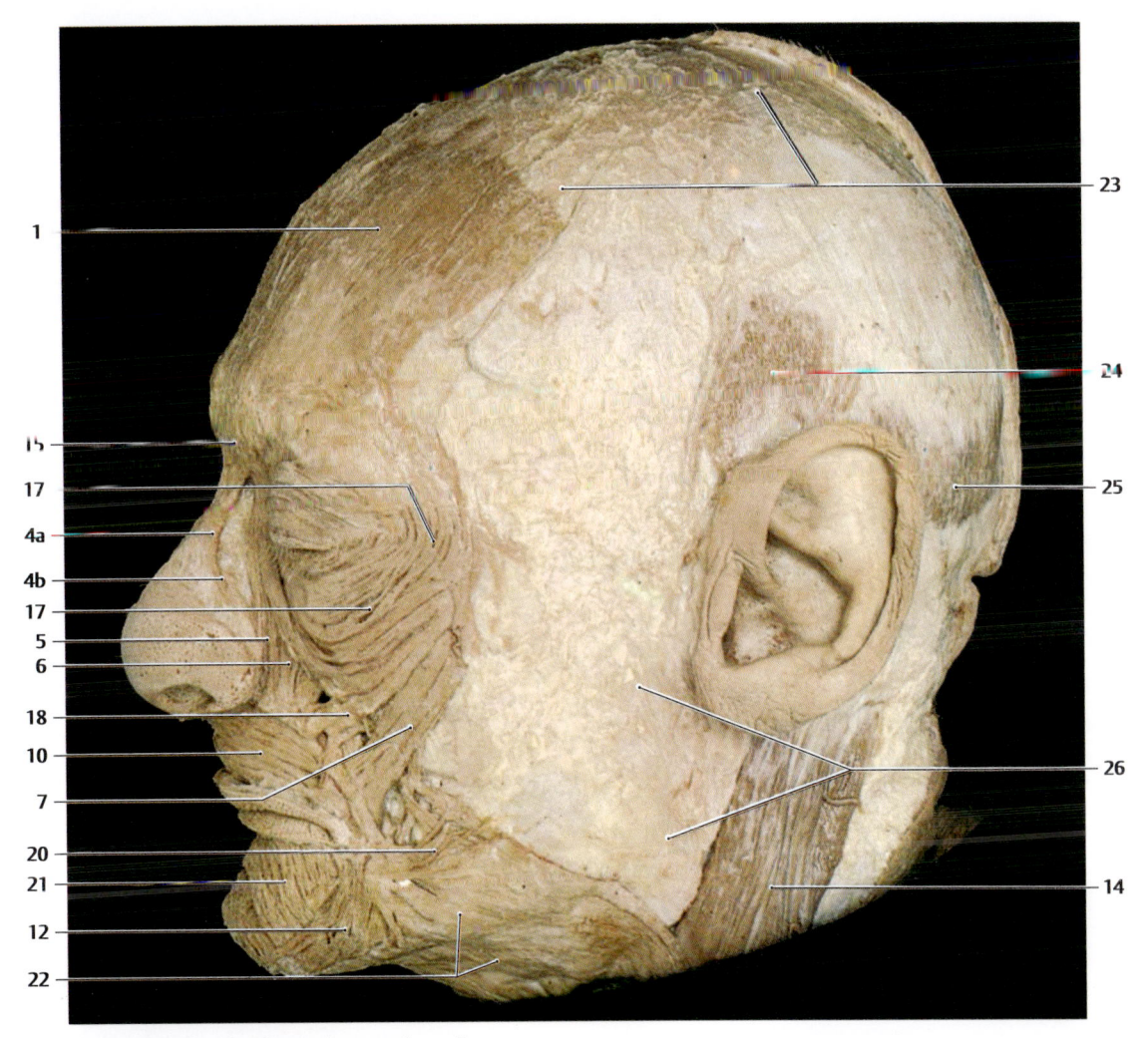

Fig. 8.108 Músculos faciais (aspecto lateral).

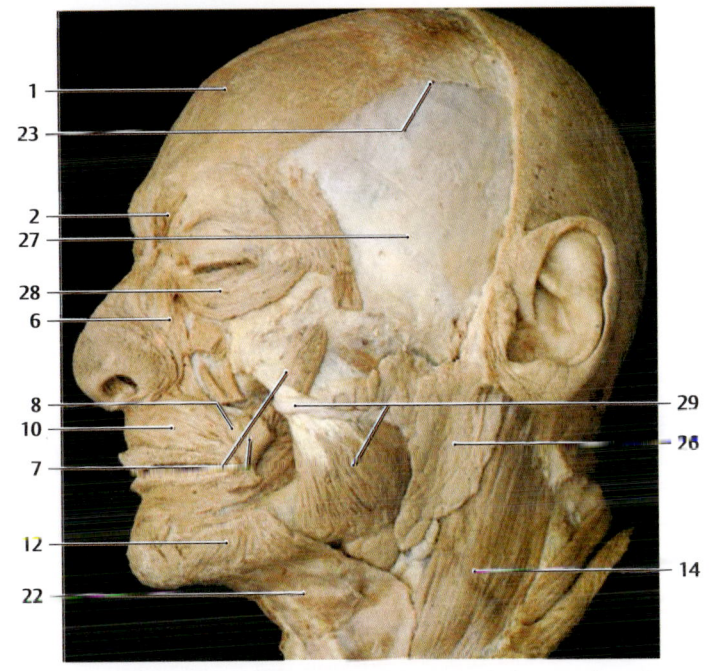

Fig. 8.109 Músculos faciais e glândula parótida (aspecto lateral).

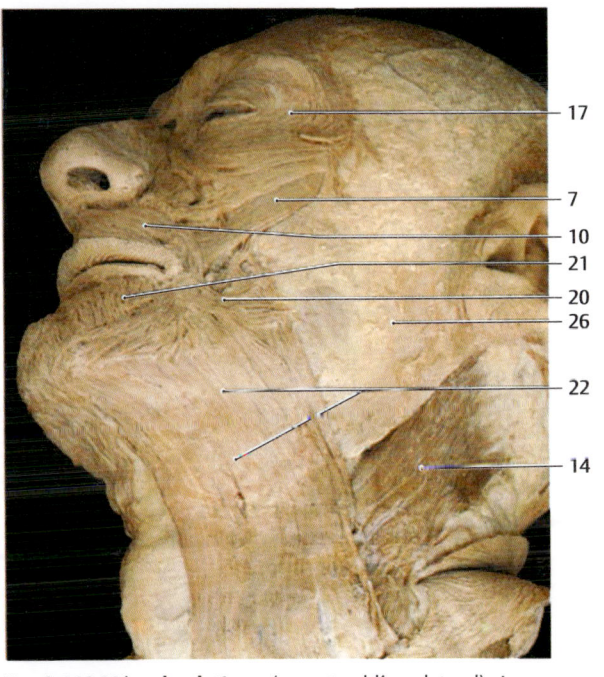

Fig. 8.110 Músculo platisma (aspecto oblíquo lateral). A lâmina superficial da fáscia cervical foi parcialmente removida.

393

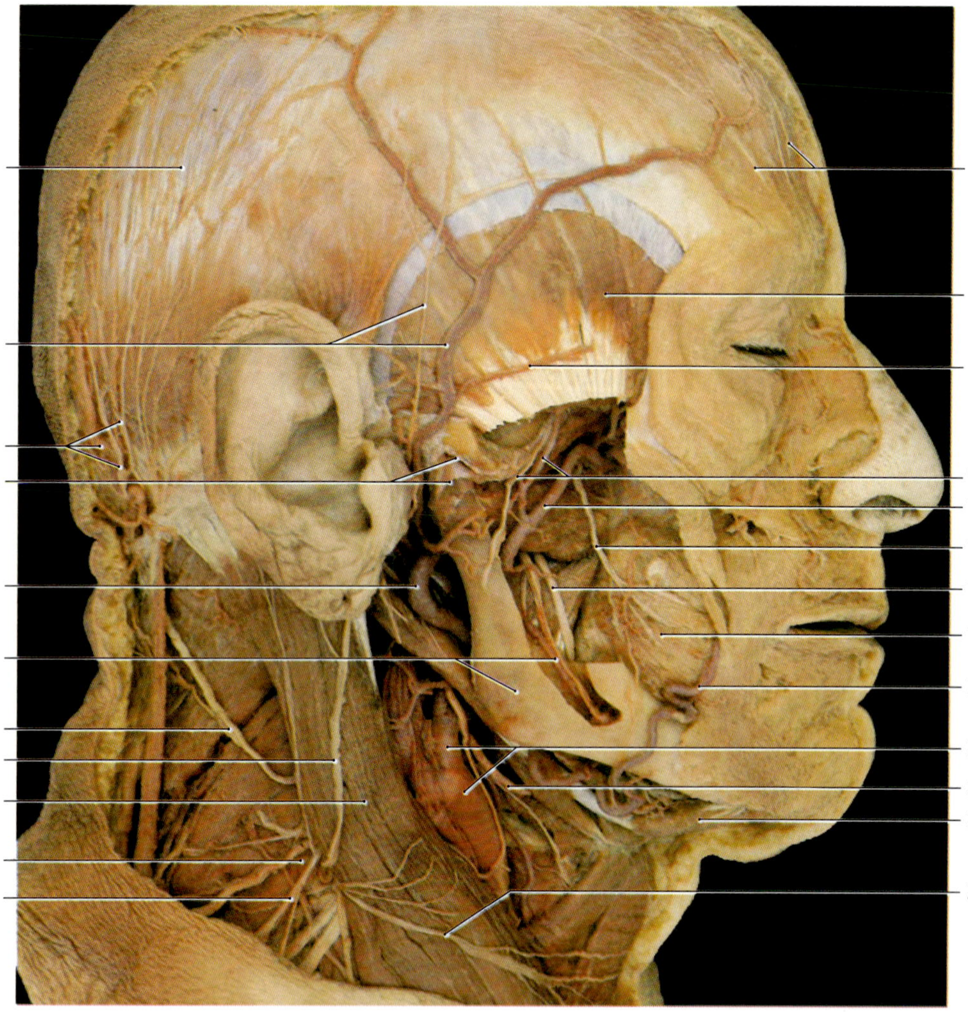

8 Cabeça e Pescoço | Artéria Maxilar

1. Aponeurose epicrânica
2. Artéria temporal superficial e nervo auriculotemporal
3. Artéria occipital e nervo occipital maior (C2)
4. Articulação temporomandibular (aberta)
5. Artéria carótida externa
6. Mandíbula e artéria e nervo mandibulares inferiores
7. Nervo acessório (var.)
8. Nervo auricular magno
9. Músculo esternoclidomastóideo
10. Ponto nervoso
11. Nervos supraclaviculares
12. Nervos supraorbitais
13. Músculo temporal
14. Artéria facial transversa
15. Nervo massetérico e ramo temporal profundo da artéria maxilar
16. Artéria maxilar
17. Nervo bucal
18. Nervo lingual
19. Músculo bucinador
20. Artéria facial
21. Artéria carótida externa e seio carótico
22. Nervo hipoglosso
23. Músculo digástrico
24. Nervos cervicais transversos

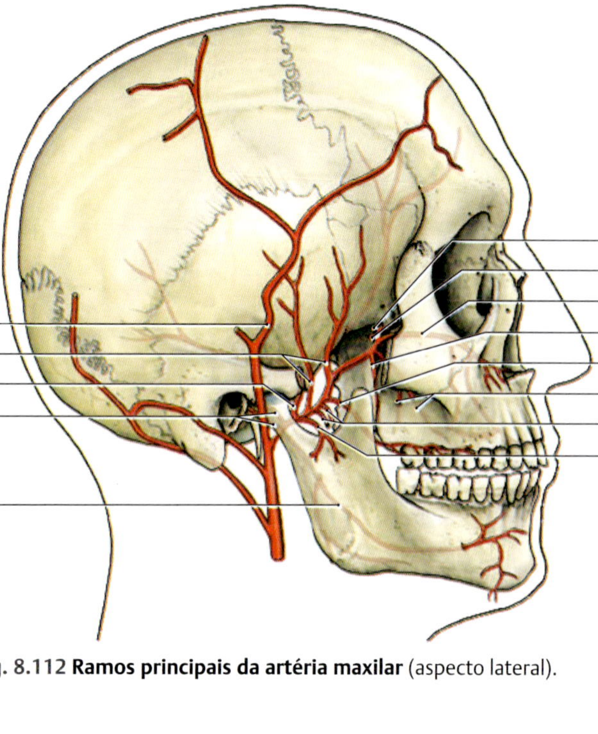

Fig. 8.111 Dissecção da artéria maxilar (aspecto lateral). O ramo mandibular foi parcialmente removido e o canal da mandíbula foi aberto.

1. Artéria temporal superficial

RAMOS DA PRIMEIRA PARTE

2. Artéria auricular profunda e artéria timpânica anterior
3. Artéria meníngea média
4. Artéria alveolar inferior

RAMOS DA SEGUNDA PARTE

5. Ramos temporais profundos
6. Ramos pterigóideos
7. Artéria massetérica
8. Artéria bucal

RAMOS DA TERCEIRA PARTE

9. Artéria alveolar superior posterior
10. Artéria infraorbital
11. Artéria esfenopalatina e ramos para a cavidade nasal
12. Artéria palatina descendente
13. Artéria do canal pterigóideo

Fig. 8.112 Ramos principais da artéria maxilar (aspecto lateral).

Nervos Trigêmeo, Facial, Glossofaríngeo e Hipoglosso | 8 Cabeça e Pescoço

NERVO TRIGÊMEO

1. Nervo oftálmico (V_1 NC)
2. Gânglio trigeminal
3. Nervo maxilar (V_2 NC)
4. Nervo mandibular (V_3 NC)
5. Nervo auriculotemporal
6. Ramos lateral e medial do nervo supraorbital
7. Nervo frontal
8. Nervo nasociliar
9. Ramo nasal externo
10. Nervo infraorbital
11. Nervo alveolar superior posterior
12. Nervos alveolares superiores anterior e médio
13. Plexo dental superior
14. Nervo palatino maior
15. Nervo lingual
16. Nervo alveolar inferior
17. Nervo mentual
18. Nervo milo-hióideo

A = Gânglio ciliar
B = Gânglio pterigopalatino
C = Gânglio submandibular
D = Gânglio ótico

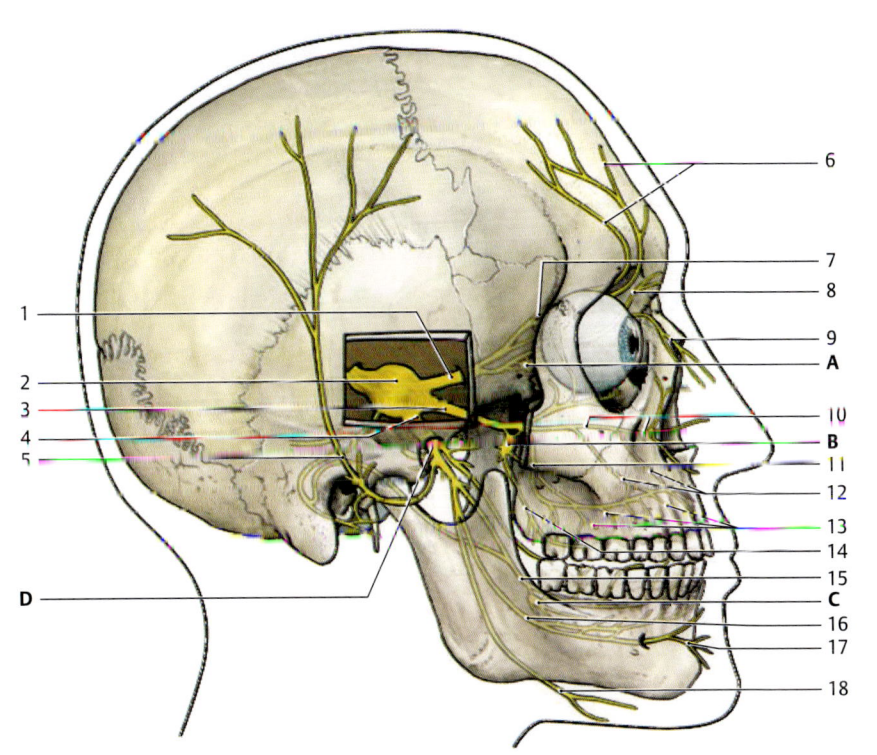

Fig. 8.113 Nervo trigêmeo (V NC) e seus ramos principais. As letras indicam a posição dos três gânglios autônomos relacionados com as três divisões principais do nervo trigêmeo.

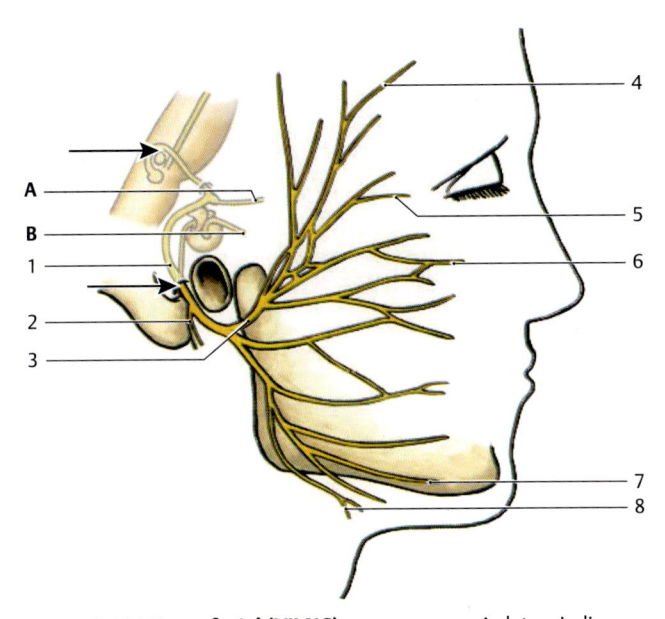

Fig. 8.114 Nervo facial (VII NC) e seus ramos. As letras indicam os ramos autônomos. Seta superior = joelho interno do nervo facial; seta inferior = forame estilomastóideo.

NERVO FACIAL (VII NC)

1. Nervo auricular posterior
2. Ramo estiloide, ramo digástrico
3. Plexo parotídeo
4. Ramo temporal
5. Ramo zigomático
6. Ramo bucal
7. Ramo mandibular marginal
8. Ramo cervical

A = Nervo petroso maior
B = Corda do tímpano

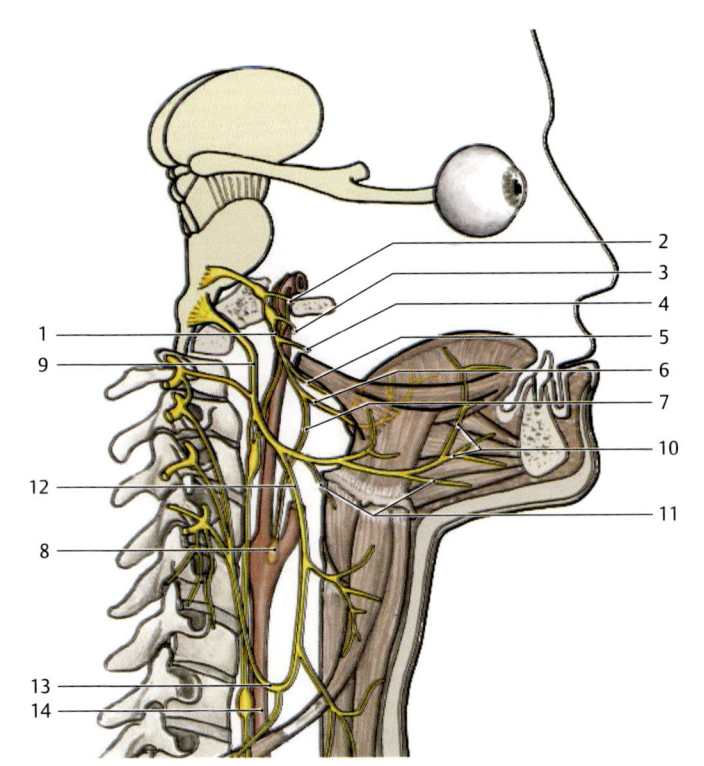

Fig. 8.115 Nervos glossofaríngeo (IX NC) e hipoglosso (XII NC) e seus ramos

1. **Nervo glossofaríngeo (IX NC)**
2. Nervo timpânico
3. Ramo estilofaríngeo
4. Ramo faríngeo
5. Ramo tonsilar
6. Ramo lingual
7. Ramo do seio carótico
8. Glomo carótico
9. **Nervo hipoglosso (XII NC)**
10. Ramo lingual
11. Ramo gênio-hióideo e tíreo-hióideo
12. Raiz superior da alça cervical
13. Alça cervical
14. Artéria carótida comum

395

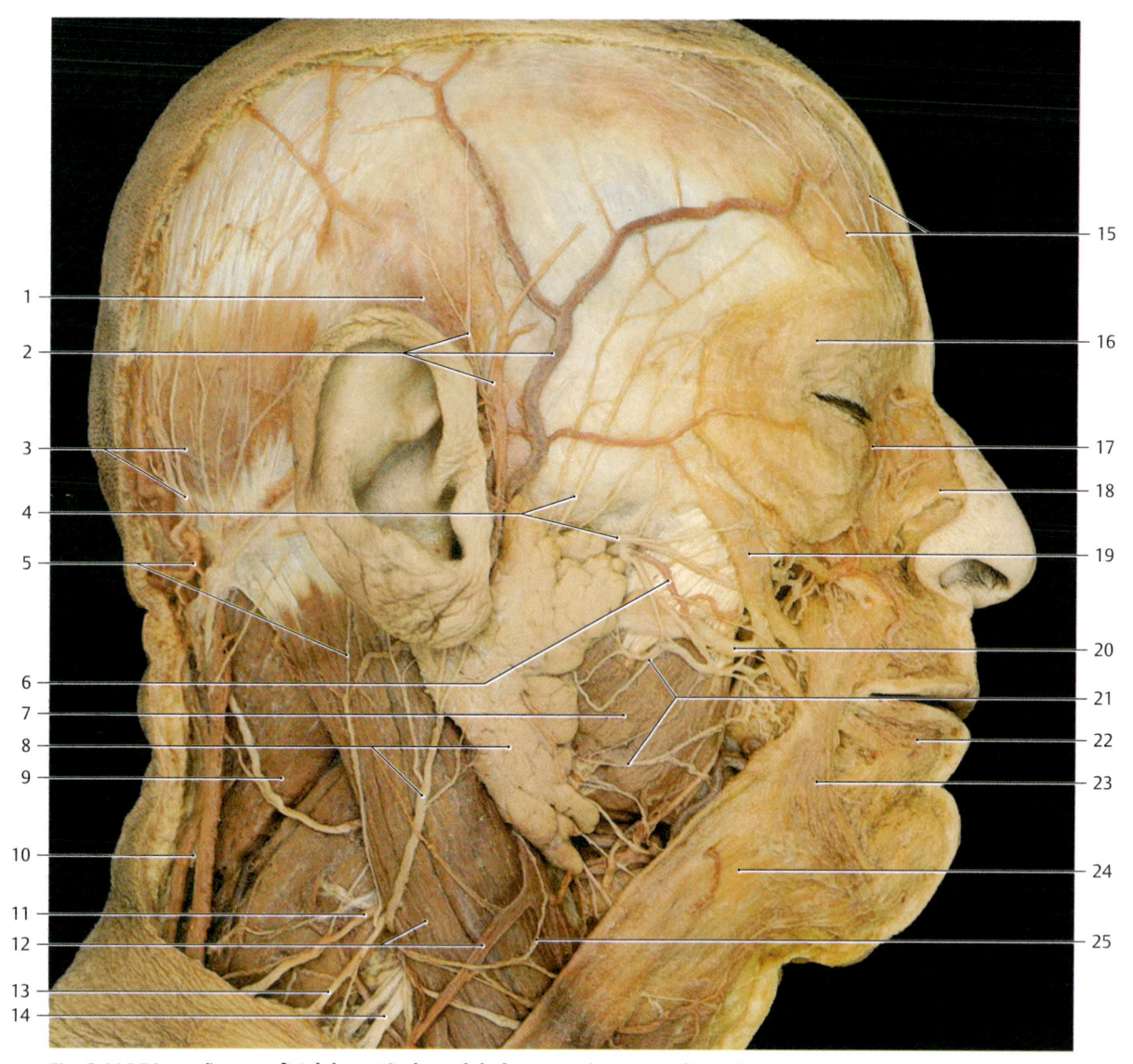

8 Cabeça e Pescoço | Regiões da Cabeça: Região Lateral

Fig. 8.116 **Dissecção superficial da região lateral da face.** Distribuição periférica do nervo facial (VII NC).

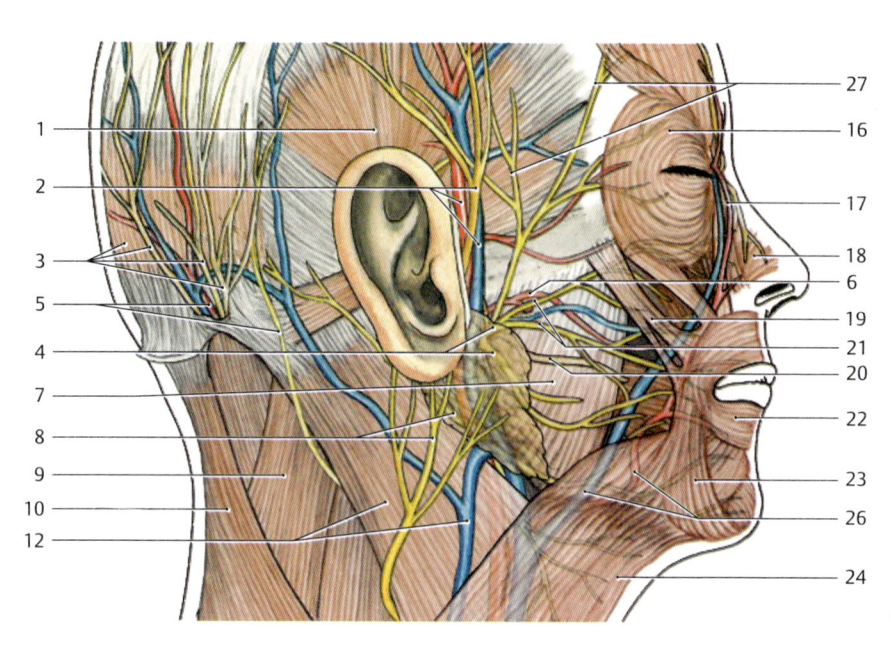

Fig. 8.117 **Região superficial da face.** Observar o plexo facial no interior da glândula parótida (aspecto lateral).

396

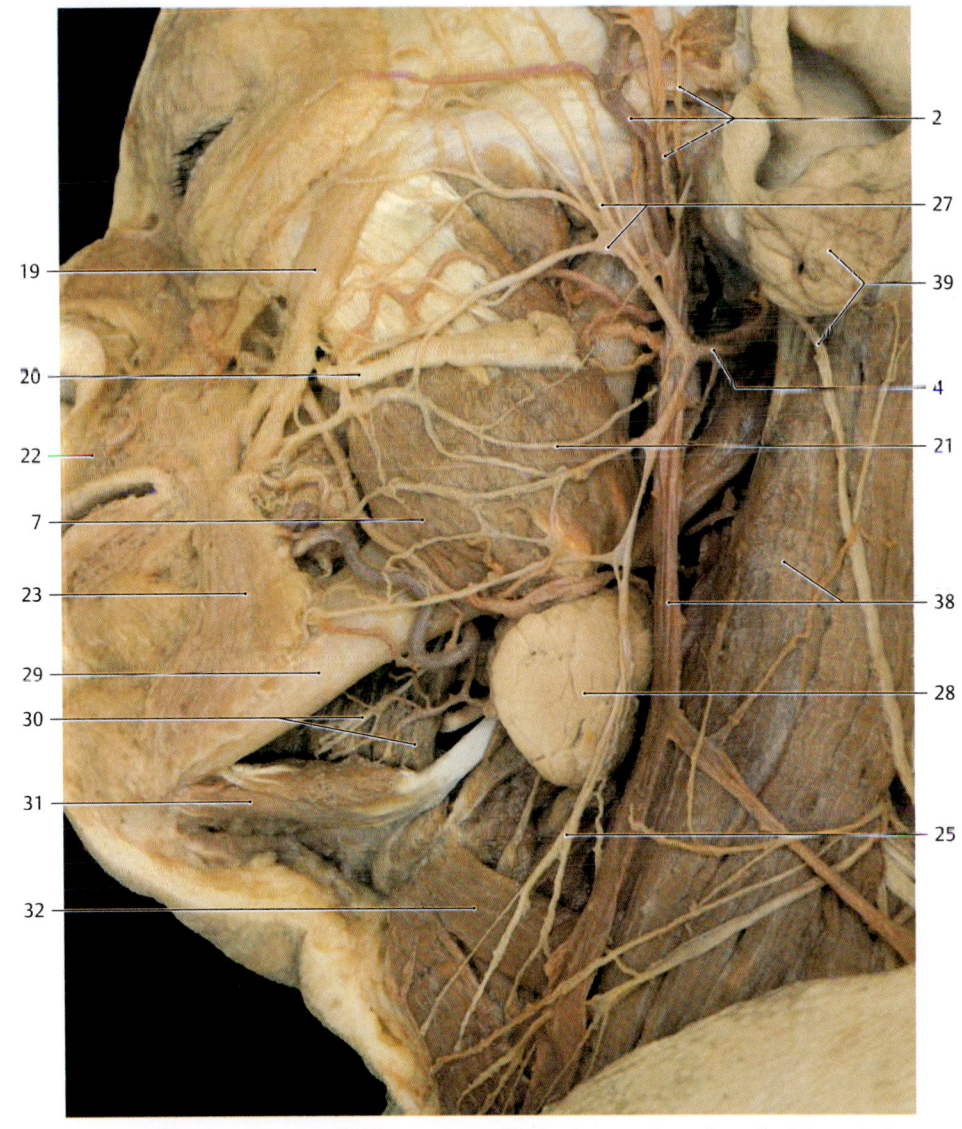

Regiões da Cabeça: Região Lateral | 8 Cabeça e Pescoço

Fig. 8.118 Regiões retromandibular e submandibular (aspecto lateral). A glândula parótida foi removida.

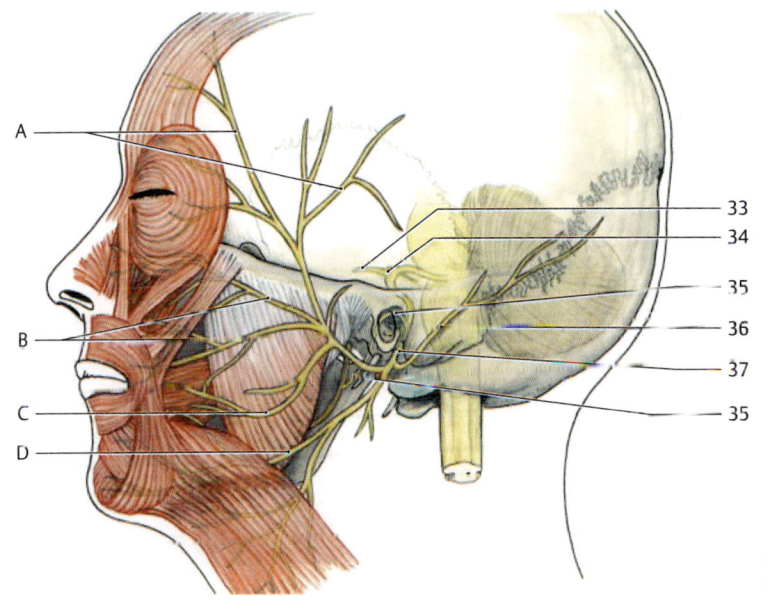

1. Músculo temporoparietal
2. Artéria e veia temporais superficiais e nervo auriculotemporal
3. Ventre occipital do músculo occipitofrontal e nervo occipital maior (C2)
4. Nervo facial (VII NC)
5. Nervo occipital menor e artéria occipital
6. Artéria facial transversa
7. Músculo masseter
8. Glândula parótida e nervo auricular magno
9. Músculo esplênio da cabeça
10. Músculo trapézio
11. Ponto nervoso, ponto de distribuição dos nervos cutâneos do plexo cervical
12. Músculo esternoclidomastóideo e veia jugular externa
13. Nervos supraclaviculares
14. Plexo braquial
15. Nervos supraorbitais
16. Músculo orbicular do olho
17. Artéria angular (ramo terminal da artéria facial)
18. Músculo nasal
19. Músculo zigomático maior
20. Ducto parotídeo
21. Ramos zigomático e bucal do nervo facial
22. Músculo orbicular da boca
23. Músculo abaixador do ângulo da boca
24. Músculo platisma
25. Ramo cervical do nervo facial (em anastomose com o nervo cervical transverso do plexo cervical)
26. Artéria e veia faciais
27. Ramos temporais do nervo facial
28. Glândula submandibular
29. Mandíbula
30. Músculo e nervo milo-hióideos
31. Ventre anterior do músculo digástrico
32. Músculo omo-hióideo
33. Nervo petroso maior
34. Gânglio geniculado
35. Corda do tímpano
36. Nervo auricular posterior
37. Forame estilomastóideo
38. Músculo esternoclidomastóideo e veia retromandibular
39. Lóbulo da aurícula e nervo auricular magno

Fig. 8.119 Ramos principais do nervo facial (aspecto lateral). A = ramos temporais; B = ramos zigomáticos; C = ramos bucais; D = ramo mandibular marginal.

397

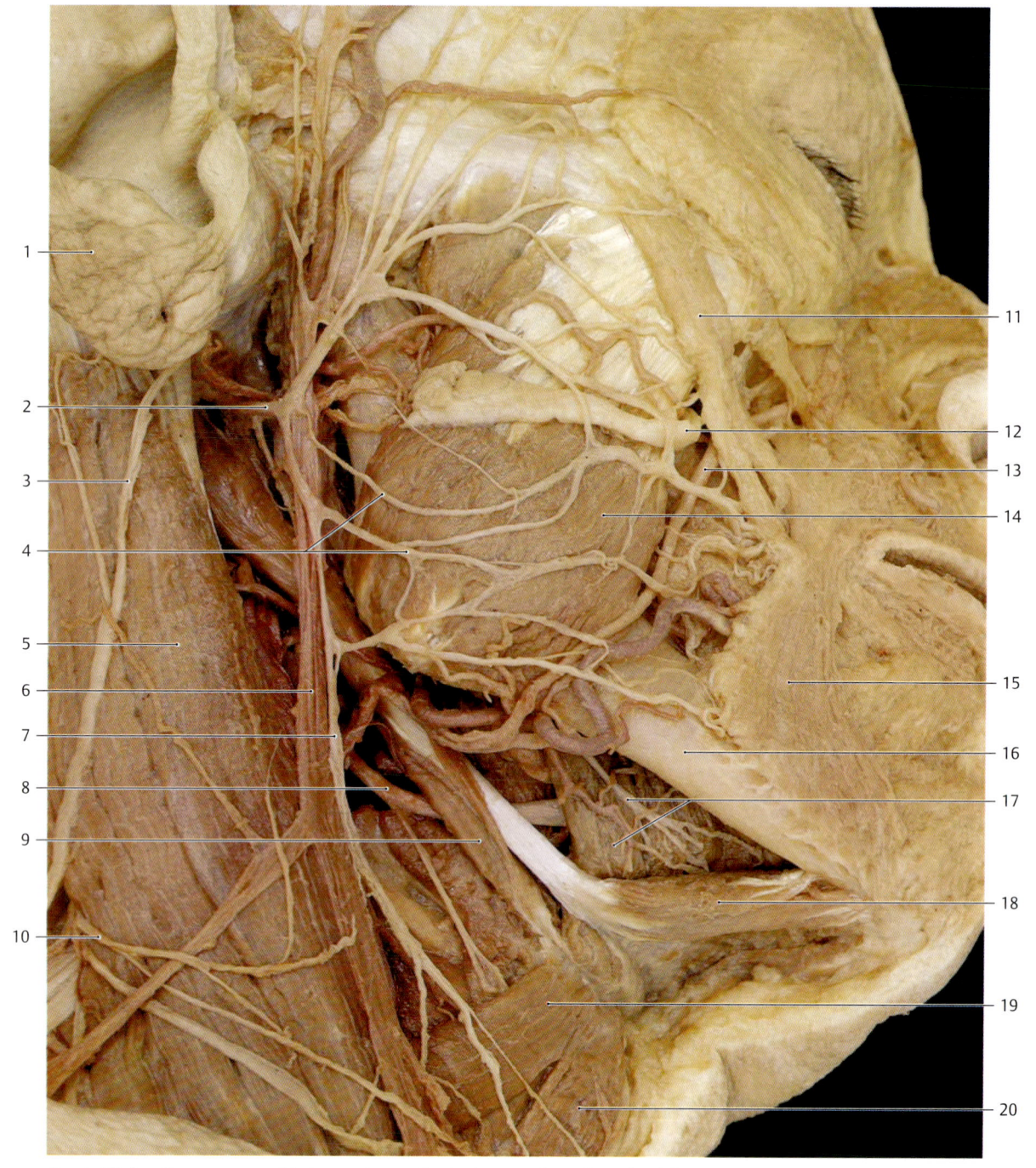

8 Cabeça e Pescoço | Regiões da Cabeça: Região Lateral

Fig. 8.120 **Regiões retromandibular e submandibular** (aspecto lateral). A glândula parótida e a glândula submandibular foram removidas. O plexo parotídeo (4) é formado por anastomose dos ramos temporal, zigomático, bucal, mandibular marginal e cervical do nervo facial, originando-se na glândula parótida.

1 Lóbulo da aurícula
2 Nervo facial (VII NC)
3 Nervo auricular magno
4 Plexo parotídeo
5 Músculo esternoclidomastóideo
6 Veia retromandibular
7 Ramo cervical do nervo facial
8 Nervo hipoglosso (XII NC)
9 Músculo estilo-hióideo
10 Nervo cervical transverso
11 Músculo zigomático maior
12 Ducto parotídeo
13 Artéria facial
14 Músculo masseter
15 Músculo abaixador do ângulo da boca
16 Mandíbula
17 Músculo e nervo milo-hióideos
18 Ventre anterior do músculo digástrico
19 Músculo omo-hióideo
20 Músculo esterno-hióideo

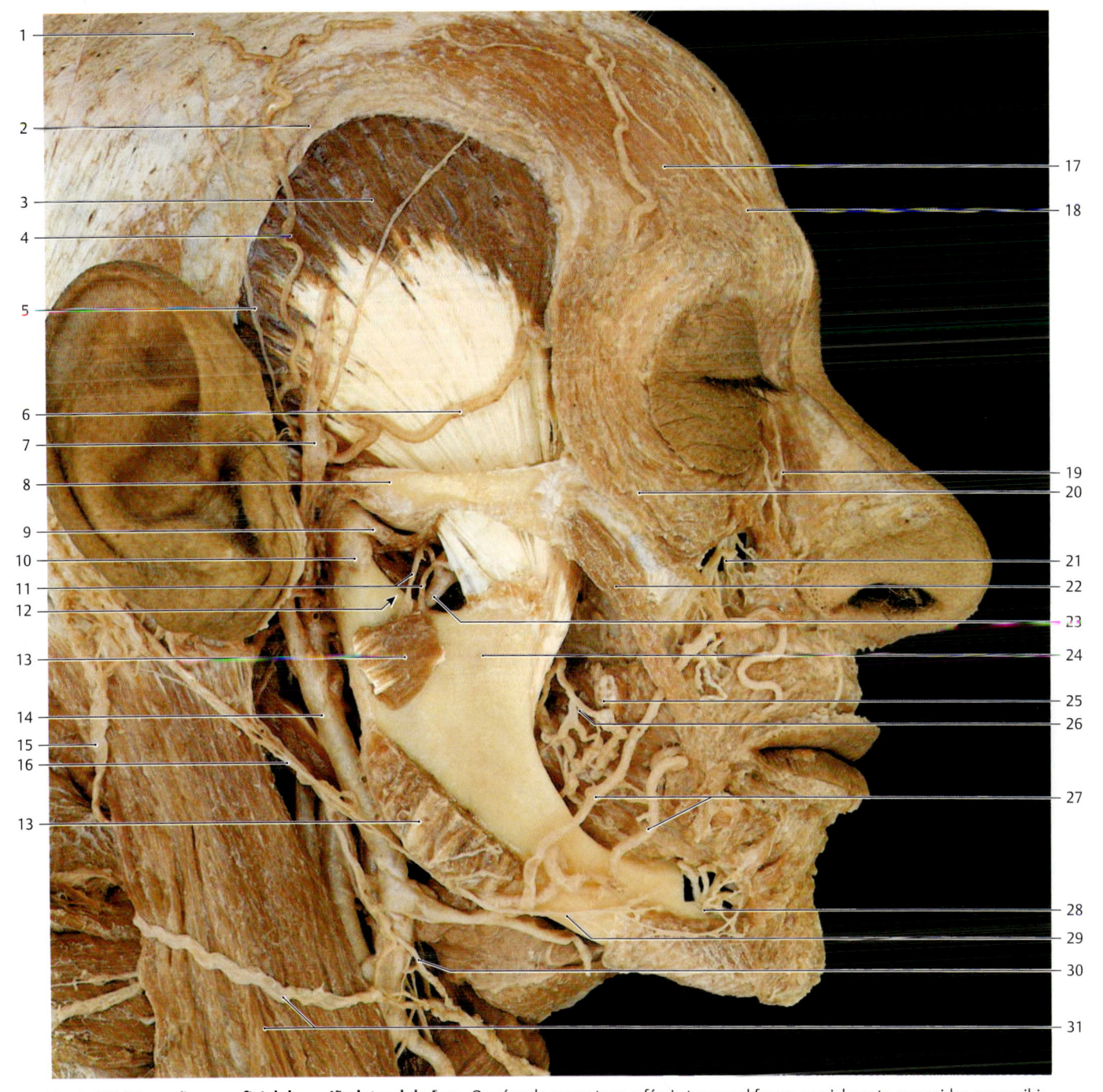

Regiões da Cabeça: Região Lateral | 8 Cabeça e Pescoço

Fig. 8.121 Dissecção superficial da região lateral da face. O músculo masseter e a fáscia temporal foram parcialmente removidos para exibir a artéria e o nervo massetéricos.

1. Aponeurose epicrânica
2. Fáscia temporal
3. Músculo temporal
4. Ramo parietal da artéria temporal superficial
5. Nervo auriculotemporal
6. Ramo frontal da artéria temporal superficial
7. Veia temporal superficial
8. Arco zigomático
9. Disco articular da articulação temporomandibular
10. Cabeça da mandíbula
11. Artéria e nervo massetéricos
12. Incisura mandibular
13. Músculo masseter (seccionado)
14. Artéria carótida externa
15. Nervo auricular magno
16. Nervo facial (refletido)
17. Ventre frontal do músculo occipitofrontal
18. Ramo medial do nervo supraorbital
19. Artéria angular
20. Músculo orbicular do olho
21. Nervo infraorbital
22. Músculo zigomático maior
23. Artéria maxilar
24. Processo coronoide
25. Ducto parotídeo (seccionado)
26. Nervo bucal
27. Artéria e veia faciais
28. Nervo mentual
29. Ramo mandibular do nervo facial
30. Ramo cervical do nervo facial
31. Nervo cervical transverso (ramo comunicante com o nervo facial) e músculo esternoclidomastóideo

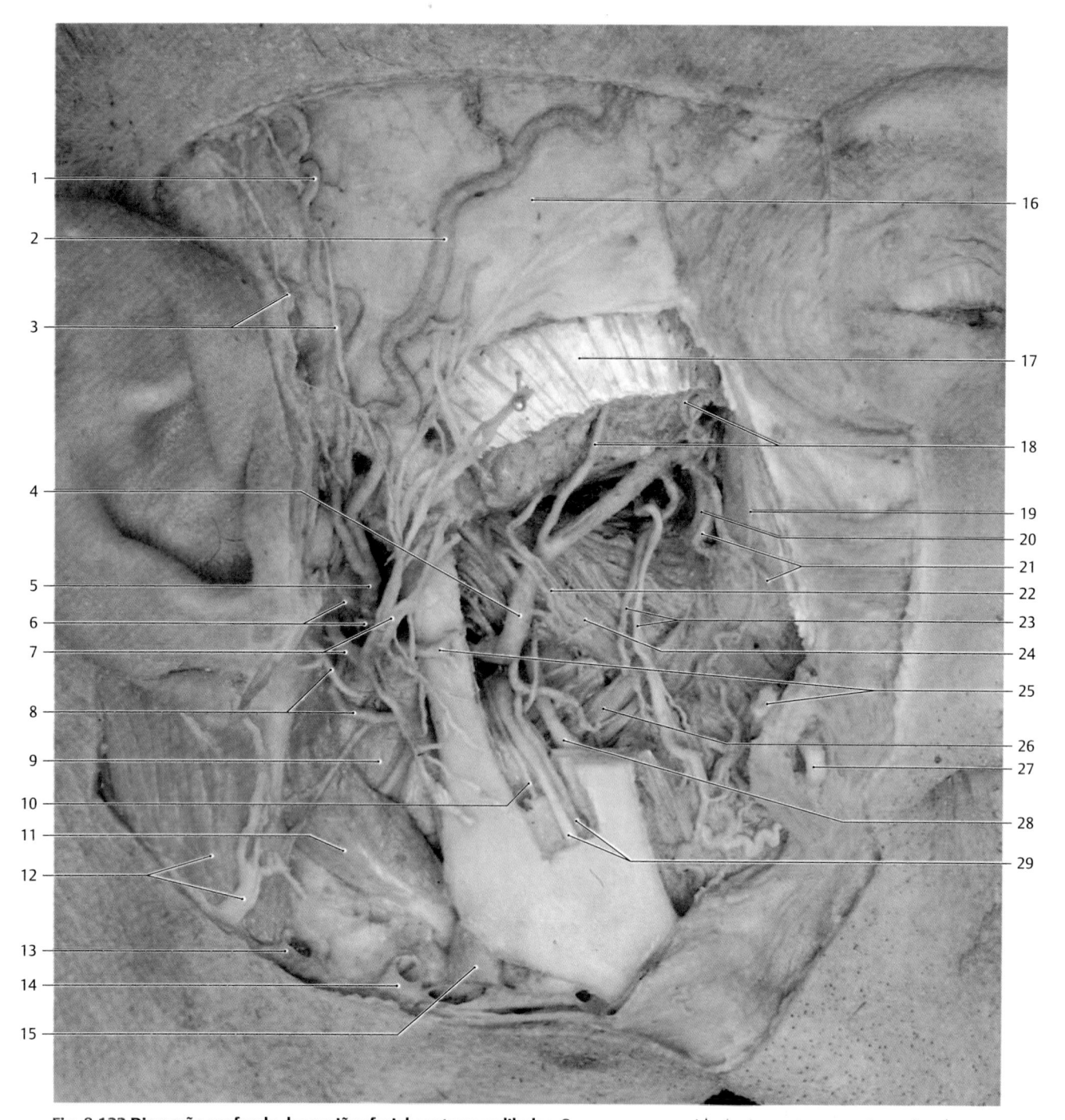

Fig. 8.122 Dissecção profunda das regiões facial e retromandibular. O processo coronoide, juntamente com as inserções do músculo temporal, foram removidos para exibir a artéria maxilar. A parte superior do canal mandibular foi aberta.

1. Ramo parietal da artéria temporal superficial
2. Ramo frontal da artéria temporal superficial
3. Nervo auriculotemporal
4. Artéria maxilar
5. Artéria temporal superficial
6. Ramos comunicantes entre os nervos facial e auriculotemporal
7. Nervo facial
8. Artéria auricular posterior e ramo auricular anterior da artéria temporal superficial
9. Veia jugular interna
10. Nervo milo-hióideo
11. Ventre posterior do músculo digástrico
12. Nervo auricular magno e músculo esternoclidomastóideo
13. Veia jugular externa
14. Veia retromandibular
15. Glândula submandibular
16. Fáscia temporal
17. Tendão temporal
18. Artérias temporais profundas
19. Nervo alveolar superior posterior
20. Artéria esfenopalatina
21. Artérias alveolares superiores posteriores
22. Artéria e nervo massetéricos
23. Nervo e artéria bucais
24. Pterigóideo lateral
25. Artéria facial transversa e ducto parotídeo (seccionado)
26. Músculo pterigóideo medial
27. Artéria facial
28. Nervo lingual
29. Artéria e nervo alveolares inferiores (canal mandibular aberto)

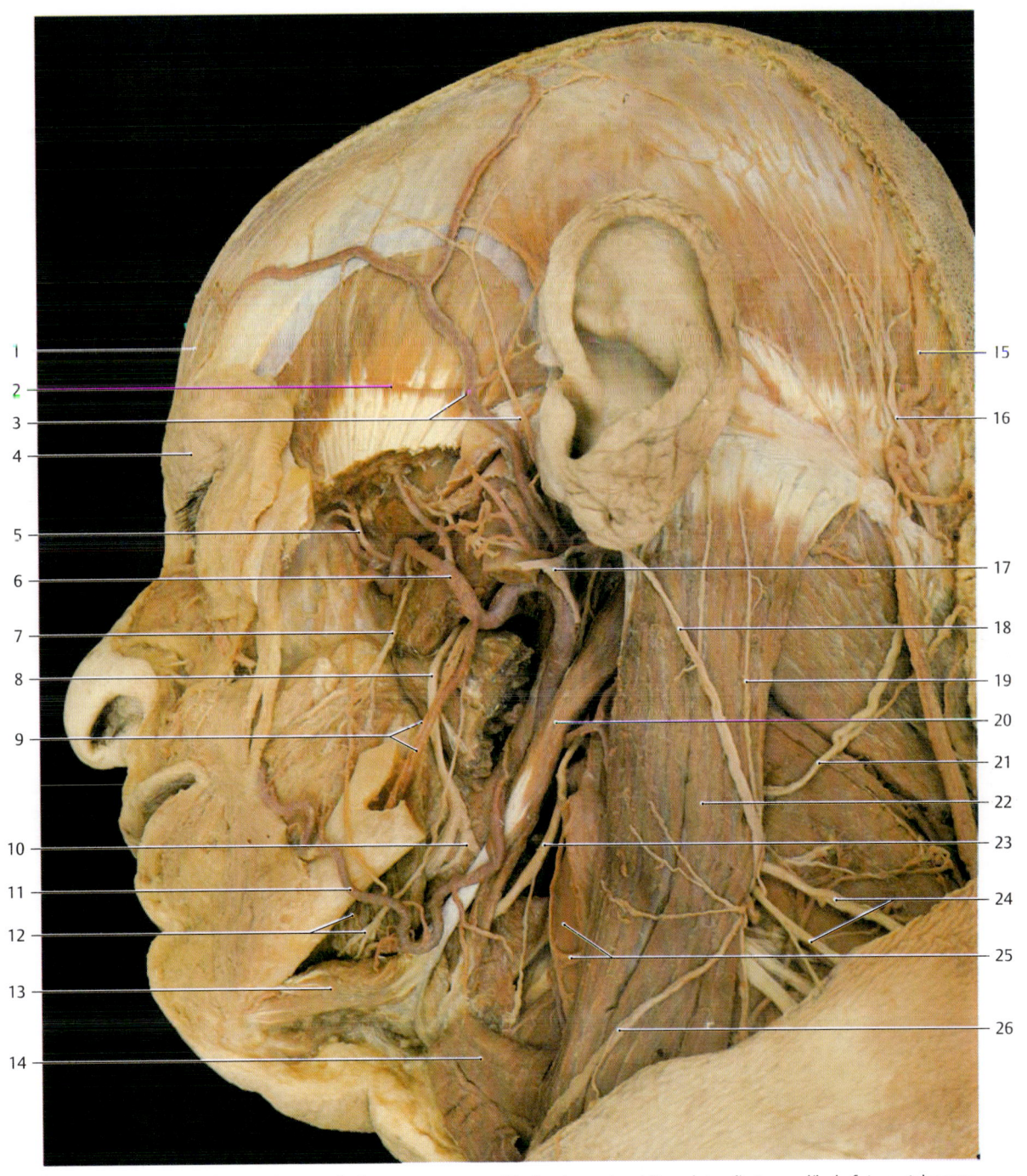

Regiões da Cabeça: Região Retromandibular | 8 Cabeça e Pescoço

Fig. 8.123 **Dissecção das regiões perifaríngea e retromandibular** (aspecto oblíquo lateral). A mandíbula foi parcialmente removida.

1 Nervo supraorbital (ramo medial)
2 Músculo temporal
3 Artéria temporal superficial e nervo auriculotemporal
4 Músculo orbicular do olho
5 Artéria temporal profunda anterior
6 Artéria maxilar
7 Nervo bucal
8 Nervo lingual
9 Nervo e artéria alveolares e inferiores
10 Gânglio submandibular
11 Artéria facial
12 Músculo e nervo milo-hióideos
13 Ventre anterior do músculo digástrico
14 Músculo omo-hióideo
15 Artéria occipital
16 Nervo occipital maior (C2)
17 Nervo facial (seccionado) (VII NC)
18 Nervo auricular magno
19 Nervo occipital menor
20 Ventre posterior do músculo digástrico
21 Nervo acessório (var.)
22 Músculo esternoclidomastóideo
23 Nervo hipoglosso (XII NC)
24 Nervos supraclaviculares (ramos lateral e intermediário)
25 Veia jugular interna e alça cervical
26 Nervo supraclavicular anterior

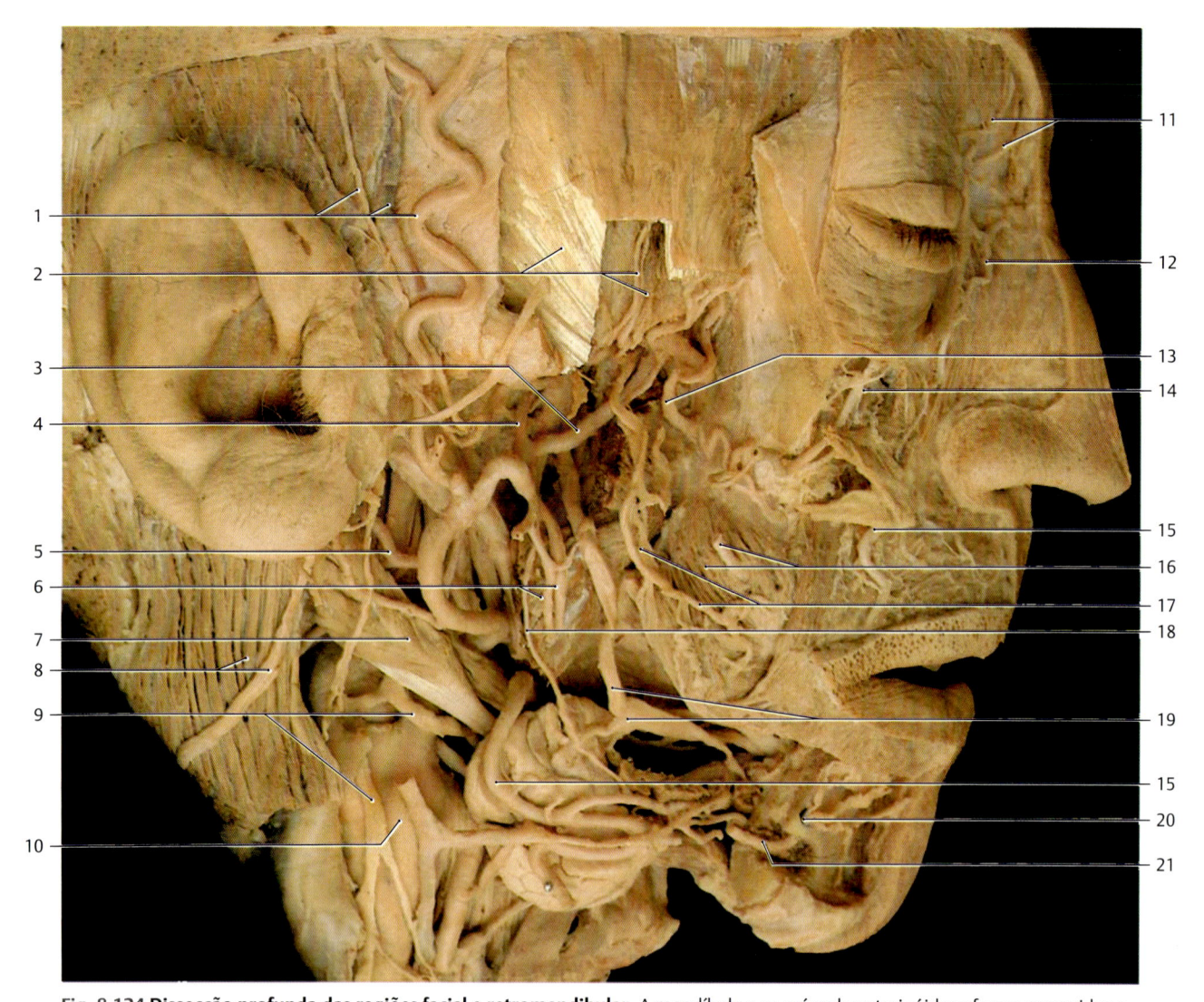

8 Cabeça e Pescoço | Regiões da Cabeça: Região Retromandibular

Fig. 8.124 **Dissecção profunda das regiões facial e retromandibular.** A mandíbula e os músculos pterigóideos foram removidos e o músculo temporal foi fenestrado.

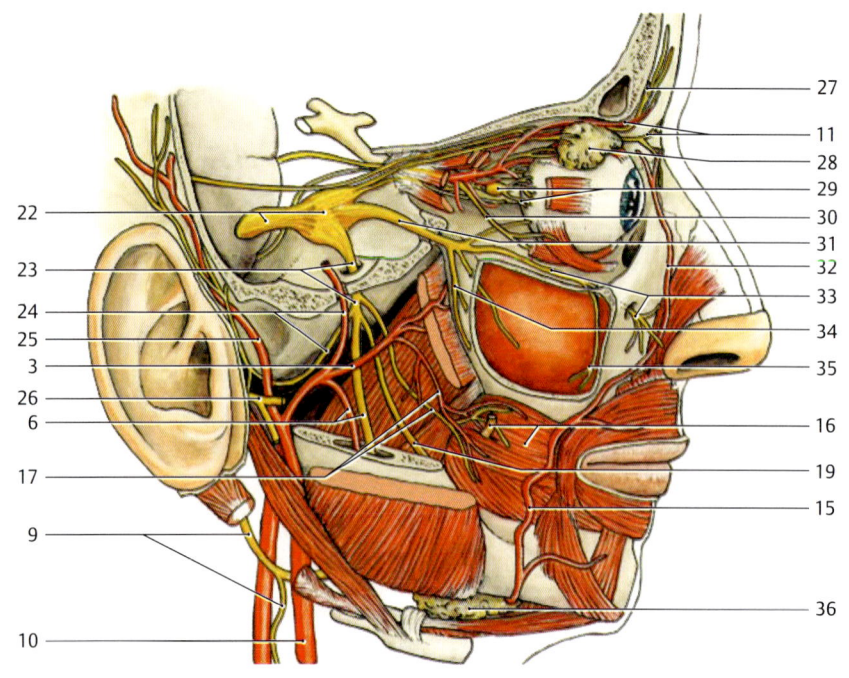

Fig. 8.125 **Região profunda da face com artérias e nervos,** particularmente a dissecção da artéria maxilar e do nervo trigêmeo.

402

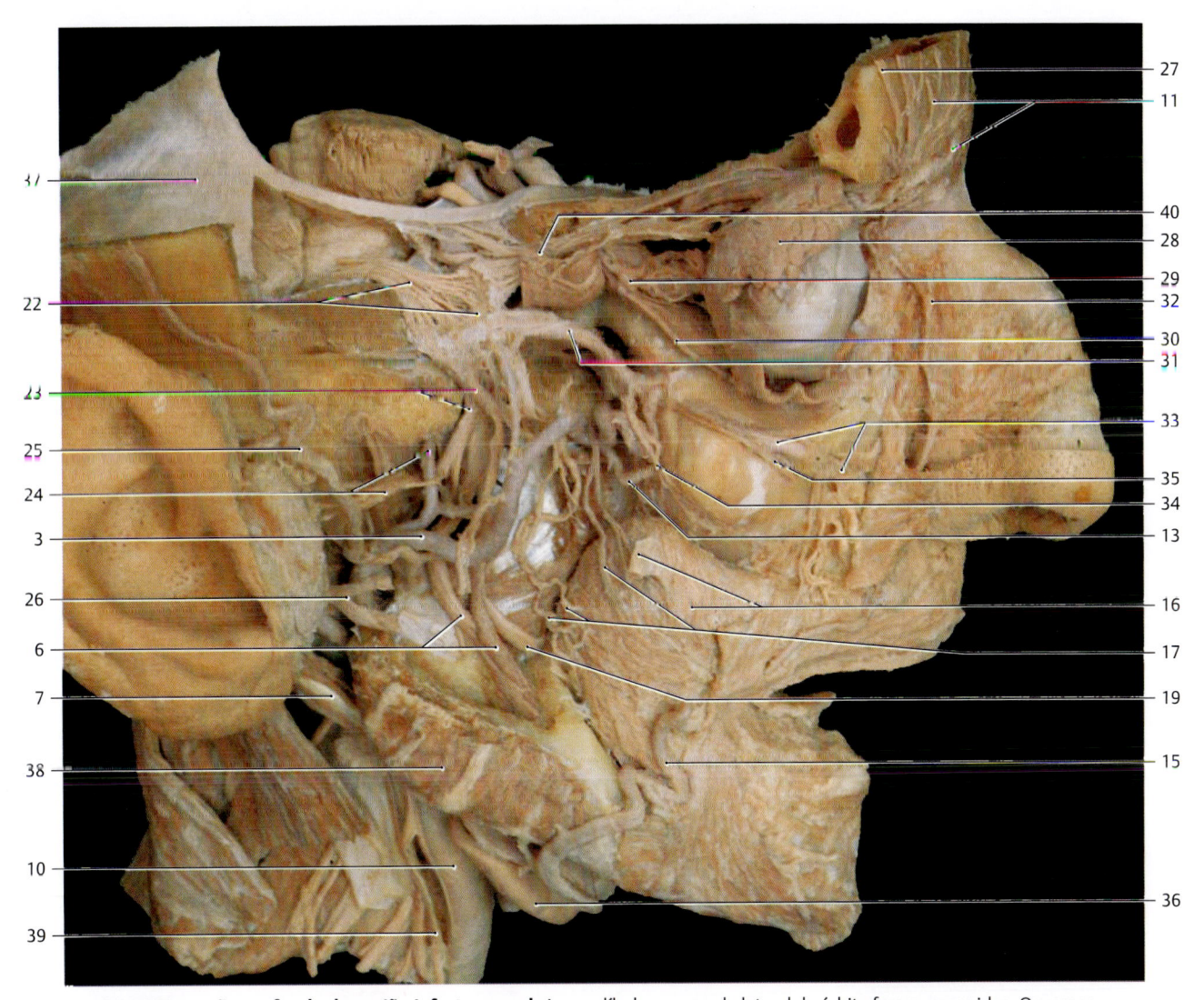

Regiões da Cabeça: Região Infratemporal | 8 Cabeça e Pescoço

Fig. 8.126 **Dissecção profunda da região infratemporal.** A mandíbula e a parede lateral da órbita foram removidas. Os ramos principais do nervo trigêmeo e seu gânglio são exibidos.

1 Artéria e veia superficiais temporais e nervo auriculotemporal	12 Artéria angular	26 Nervo facial
2 Tendão do músculo temporal, nervos e artéria temporais profundos	13 Artéria alveolar superior posterior	27 Ramo lateral do nervo supraorbital
3 Artéria maxilar	14 Nervo infraorbital	28 Glândula lacrimal
4 Artéria meníngea média	15 Artéria facial	29 Gânglio ciliar e nervos ciliares curtos
5 Artéria occipital	16 Ducto parotídeo (seccionado) e músculo bucinador	30 Ramo inferior do nervo oculomotor
6 Artéria e nervo alveolares inferiores	17 Artéria e nervo bucais	31 Nervo maxilar (V_2 NC)
7 Ventre posterior do músculo digástrico	18 Nervo milo-hióideo	32 Artéria angular
8 Nervo auricular magno e músculo esternoclidomastóideo	19 Nervo lingual e gânglio submandibular	33 Nervo infraorbital
9 Nervo hipoglosso e raiz superior da alça cervical	20 Nervo e forame mentuais	34 Nervo alveolar superior posterior
10 Artéria carótida externa	21 Nervo alveolar inferior	35 Nervo alveolar superior anterior
11 Nervo supratroclear e ramo medial da artéria supraorbital	22 Nervo e gânglio trigeminal	36 Glândula submandibular
	23 Nervo mandibular (V_3 NC)	37 Tenda do cerebelo
	24 Nervo auriculotemporal e artéria meníngea média	38 Músculo masseter
	25 Artéria temporal superficial	39 Raiz superior da alça cervical
		40 Nervo oftálmico (V_1 NC)

403

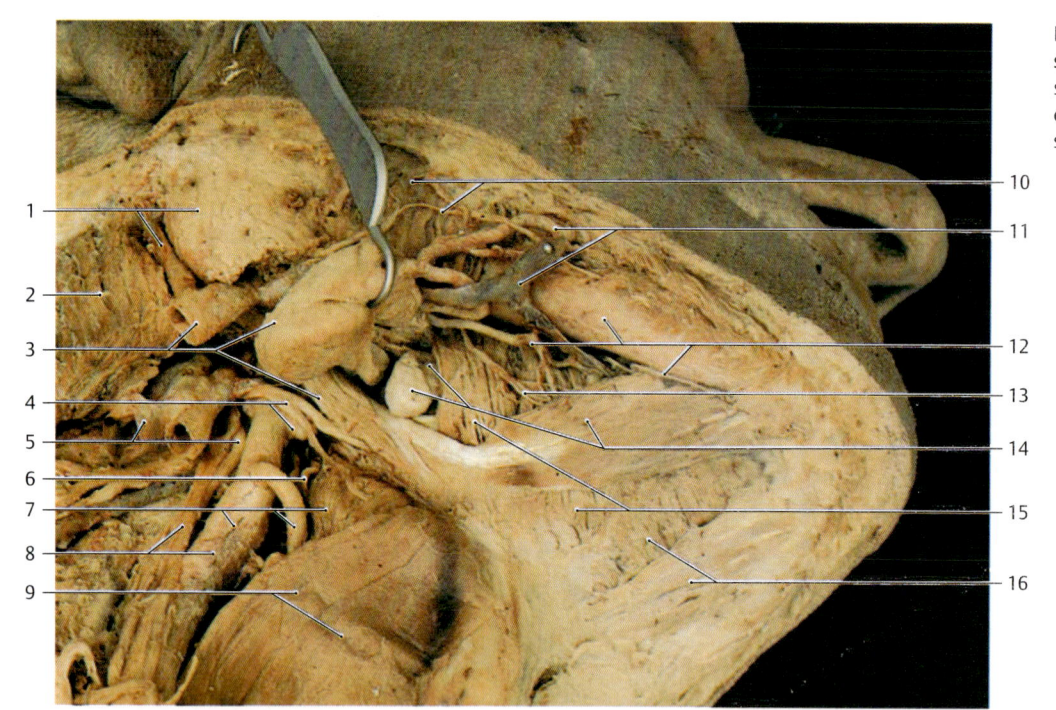

8 Cabeça e Pescoço | Regiões da Cabeça: Trígono Submandibular

Fig. 8.127 Trígono submandibular, dissecção superficial (aspecto inferior do lado direito). A glândula submandibular foi refletida.

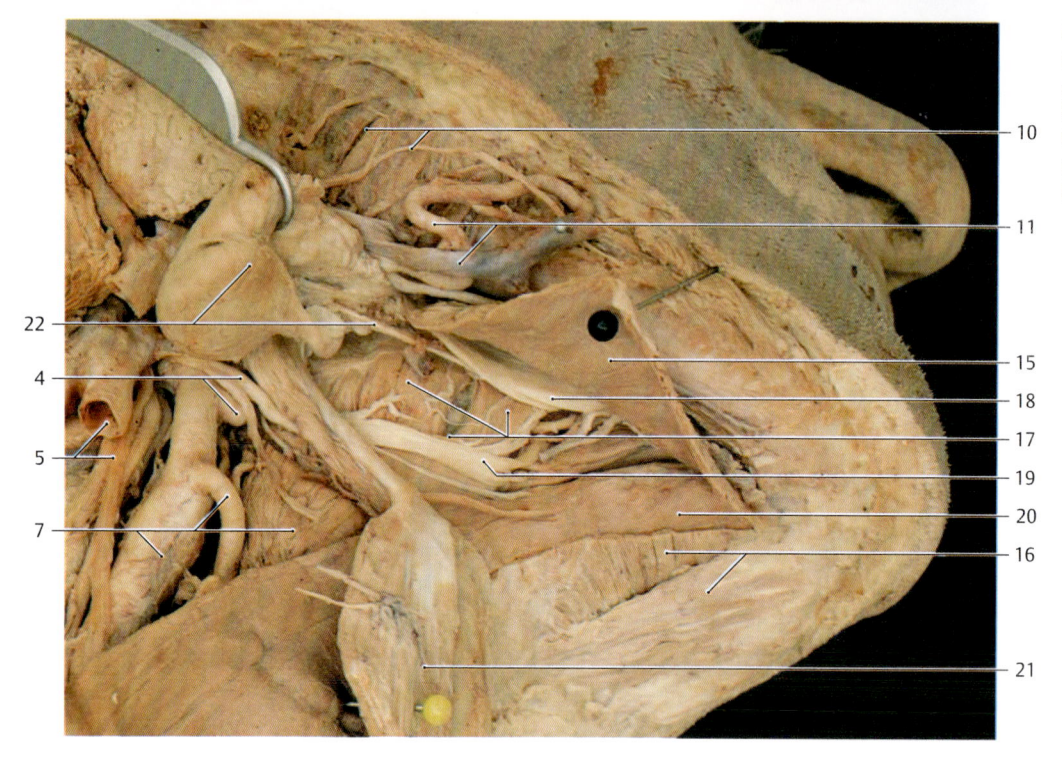

Fig. 8.128 Trígono submandibular, dissecção profunda (aspecto inferior do lado direito). O músculo milo-hióideo foi partido e refletido para exibir os nervos lingual e hipoglosso.

1. Glândula parótida e veia retromandibular
2. Músculo esternoclidomastóideo
3. Veia retromandibular, glândula submandibular e músculo estilo-hióideo
4. Nervo hipoglosso e artéria lingual
5. Nervo vago e veia jugular interna
6. Artéria laríngea superior
7. Artéria carótida externa, músculo tíreo-hióideo e artéria tireoide superior
8. Artéria carótida comum e raiz superior da alça cervical
9. Músculos omo-hióideo e esterno-hióideo
10. Músculo masseter e ramo mandibular marginal do nervo facial
11. Artéria e veia faciais
12. Artéria e veia mandibulares e submentuais
13. Nervo milo-hióideo
14. Ducto submandibular, glândula sublingual e ventre anterior do músculo digástrico
15. Músculo milo-hióideo
16. Músculo milo-hióideo e ventre anterior do músculo digástrico esquerdo
17. Músculo hioglosso e artéria lingual
18. Nervo lingual
19. Nervo hipoglosso
20. Músculo gênio-hióideo
21. Ventre anterior do músculo digástrico direito
22. Glândula e ducto submandibulares

Cavidade Oral e Glândulas Salivares | 8 Cabeça e Pescoço

1. Músculo pterigóideo medial
2. Papila sublingual
3. Ducto submandibular
4. Glândula sublingual
5. Nervo lingual
6. Nervo hipoglosso
7. Músculo milo-hióideo
8. Músculo gênio-hióideo
9. Ventre anterior do músculo digástrico
10. Nervo alveolar inferior
11. Corda do tímpano
12. Artéria carótida interna
13. Glândula parótida
14. Ligamento estenomandibular
15. Nervo vago
16. Nervo glossofaríngeo
17. Artéria temporal superficial e artéria faríngea ascendente
18. Músculo estiloglosso
19. Ventre posterior do músculo digástrico
20. Artéria facial
21. Glândula submandibular
22. Artéria carótida externa
23. Artéria lingual
24. Músculo constritor faríngeo médio
25. Ligamento estilo-hióideo
26. Músculo hioglosso
27. Artéria lingual profunda
28. Epiglote
29. Osso hioide
30. Músculo bucinador
31. Língua
32. Mandíbula (seccionada)
33. Ducto parotídeo
34. Músculo masseter
35. Carúncula sublingual direita e esquerda
36. Carúncula sublingual esquerda

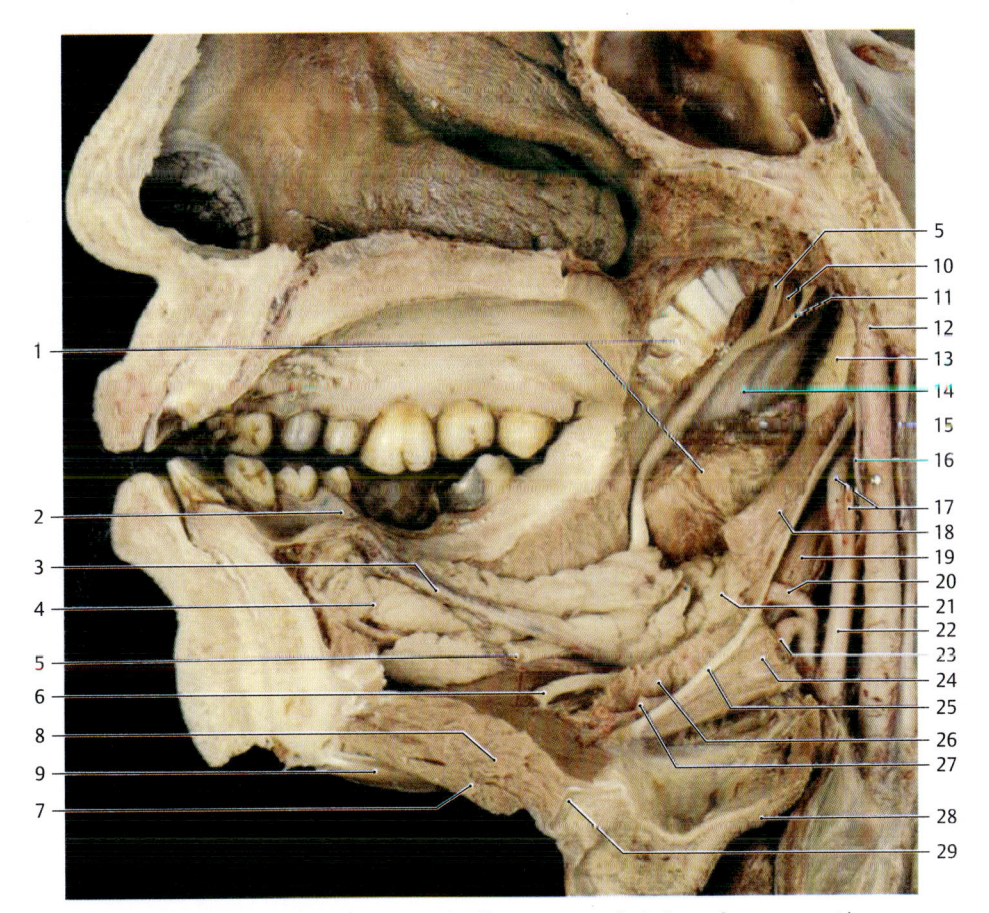

Fig. 8.129 **Cavidade oral** (aspecto interno). A língua e a parede faríngea foram removidas.

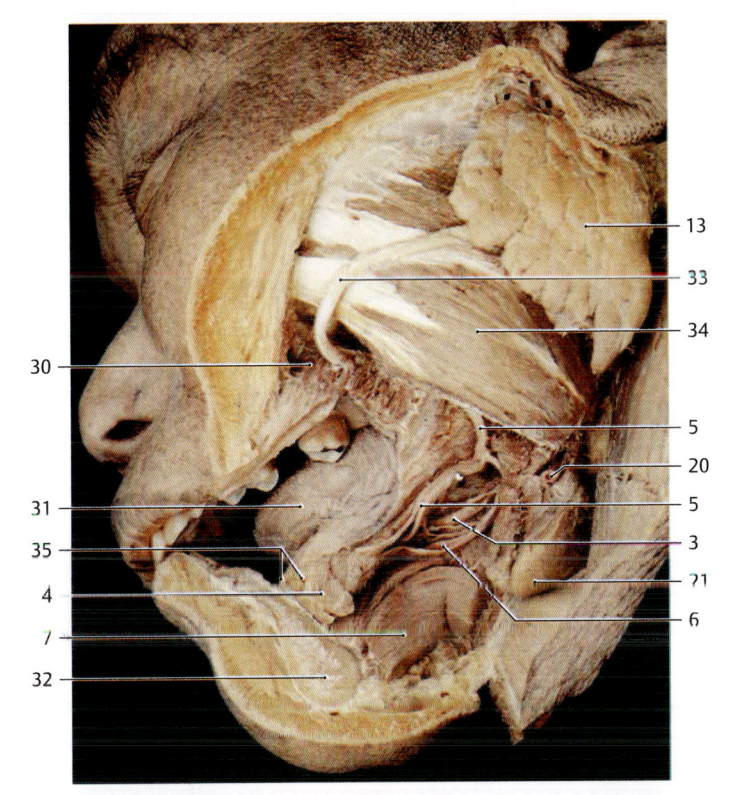

Fig. 8.130 **Dissecção das glândulas salivares maiores** (aspecto inferolateral). A mandíbula esquerda e o músculo bucinador foram parcialmente removidos para visualização da cavidade oral.

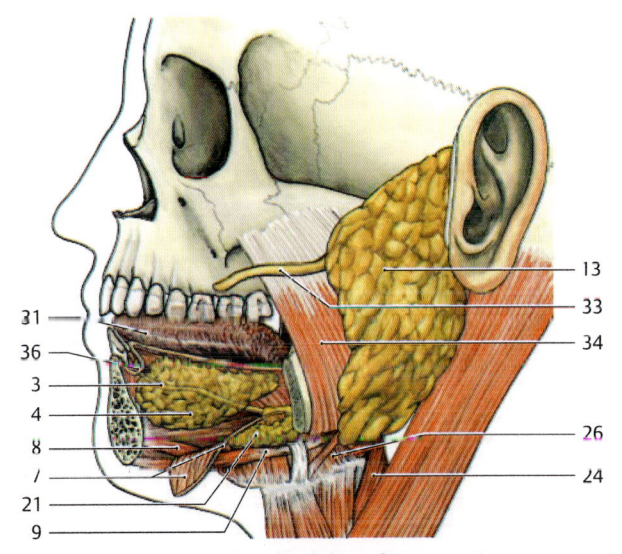

Fig. 8.131 **Localização das glândulas salivares maiores** com relação à cavidade oral (aspecto lateral).

405

8 Cabeça e Pescoço | Cortes através das Cavidades da Cabeça

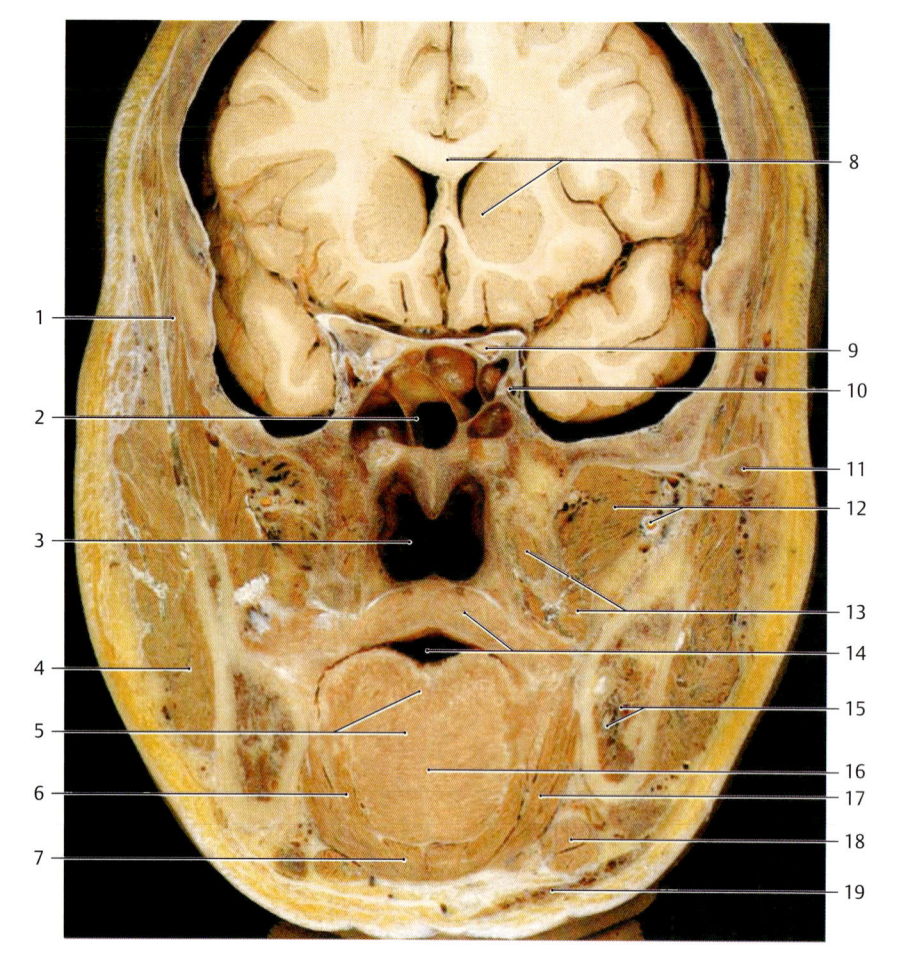

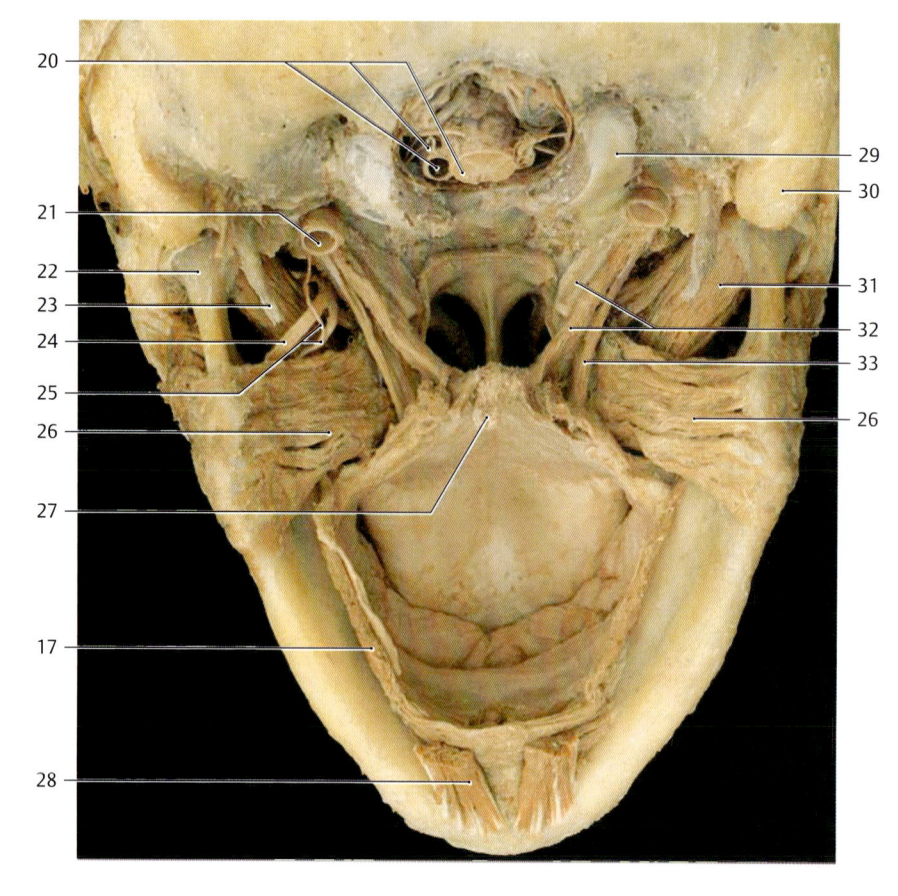

Fig. 8.132 Corte coronal através das cavidades craniana, nasal e oral no nível do seio esfenoidal.

1. Músculo temporal
2. Seio esfenoidal
3. Parte nasal da faringe
4. Músculo masseter
5. Músculos longitudinal superior, transverso e vertical da língua
6. Músculo hioglosso
7. Músculo gênio-hióideo
8. Corpo caloso (núcleo caudado)
9. Nervo óptico
10. Seio cavernoso
11. Arco zigomático
12. Corte transversal do músculo pterigóideo lateral e artéria maxilar
13. Corte do músculo pterigóideo medial
14. Palato mole
15. Mandíbula e nervo alveolar inferior
16. Septo da língua
17. Músculo milo-hióideo
18. Glândula submandibular
19. Músculo platisma
20. Forame magno, artéria vertebral e medula espinal
21. Artéria carótida interna
22. Cabeça da mandíbula
23. Processo estiloide
24. Nervo alveolar inferior
25. Nervo lingual e nervo corda do tímpano
26. Músculo pterigóideo medial
27. Úvula
28. Ventre anterior do músculo digástrico (cortado)
29. Côndilo do osso occipital
30. Processo mastoide
31. Músculo pterigóideo lateral
32. Tuba auditiva e músculo levantador do véu palatino
33. Músculo tensor do véu palatino
34. Septo nasal
35. Mandíbula
36. Medula espinal
37. Músculo abaixador do lábio inferior
38. Músculo mentual
39. Músculo genioglosso

Fig. 8.133 Músculos pterigóideo e palatino (aspecto posterior).

Cortes através das Cavidades da Cabeça | 8 Cabeça e Pescoço

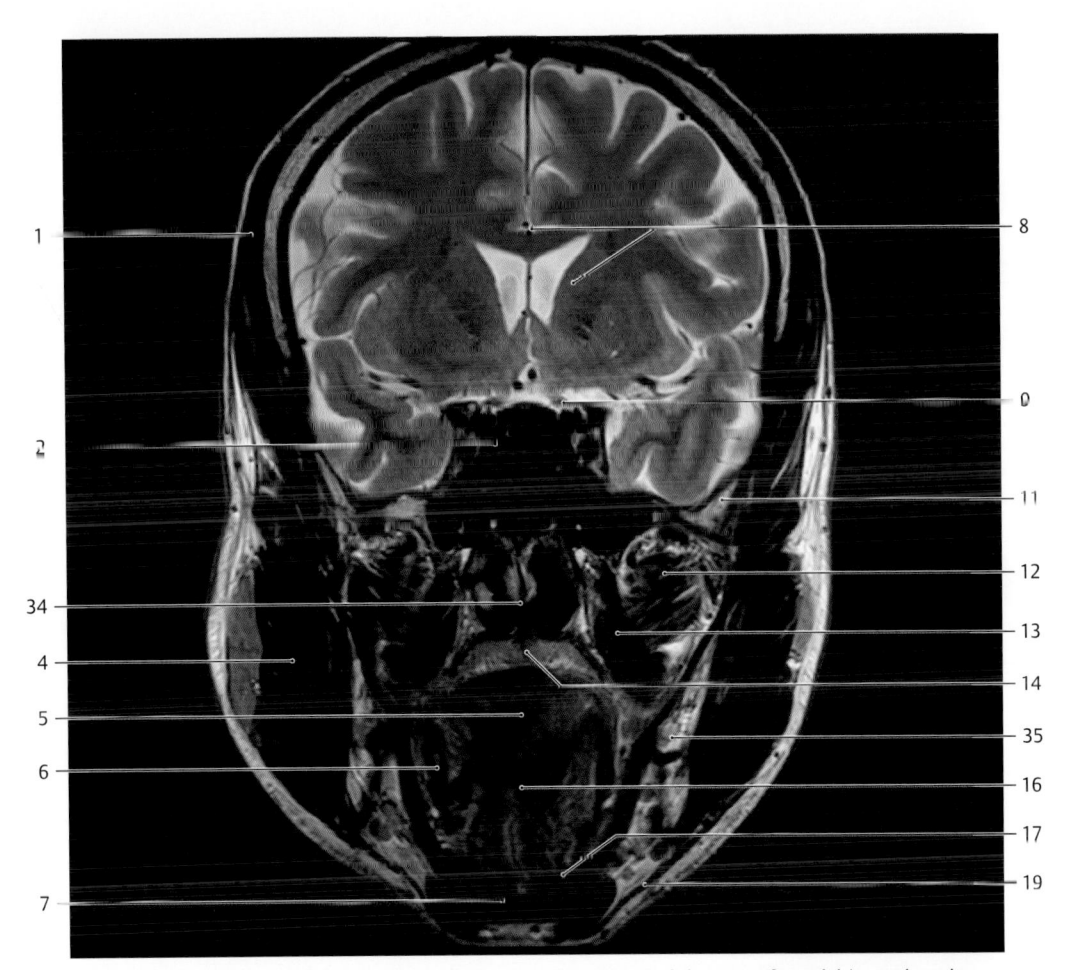

Fig. 8.134 Corte frontal através das cavidades da cabeça no nível do seio esfenoidal (varredura de IRM). (Cortesia do Prof. Uder, Instituto de Radiologia, Hospital Universitário de Erlangen, Alemanha.)

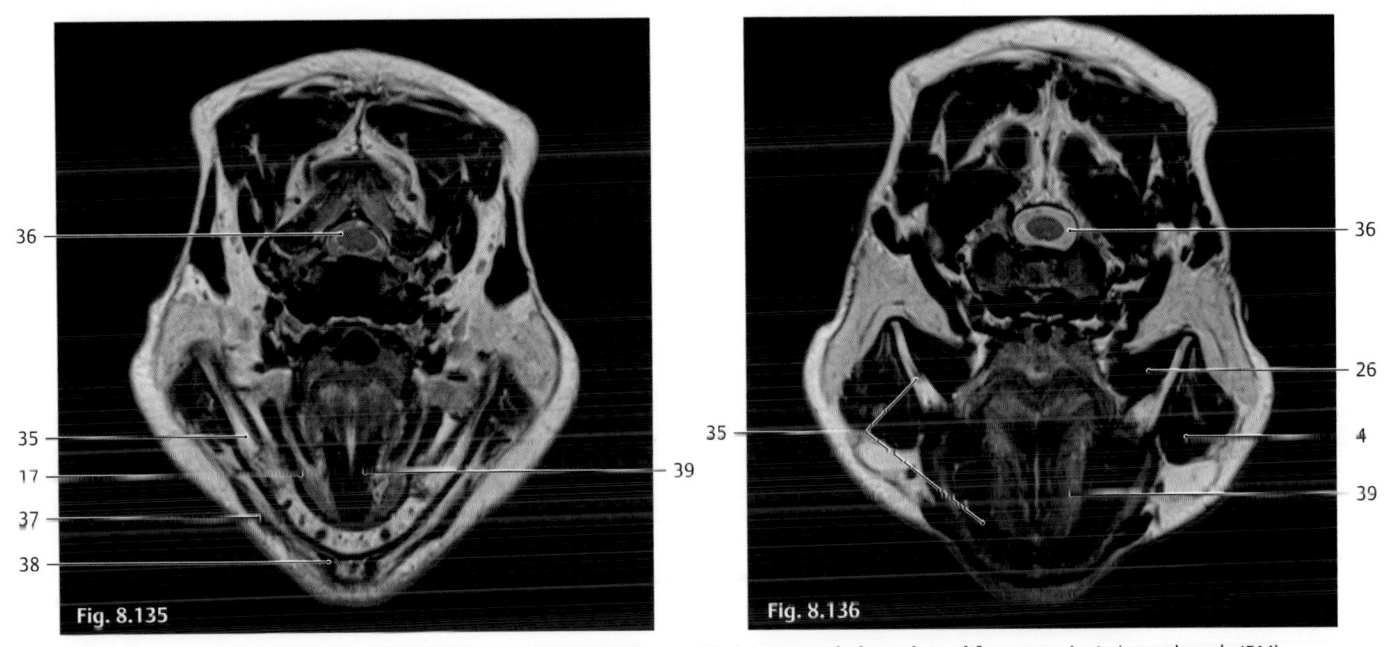

Fig. 8.135 e 8.136 Cortes horizontais (obliquamente no curso da mandíbula) **na cavidade oral em diferentes níveis** (varredura de IRM). Notar que o corte na Figura 8.136 se situa mais cranialmente do que o corte na Figura 8.135. (Cortesia do Prof. Uder, Instituto de Radiologia, Hospital Universitário de Erlangen, Alemanha.)

407

8 Cabeça e Pescoço | Órgãos do Pescoço: Visão Geral

1 Glândula submandibular
2 Osso hioide
3 Laringe (cartilagem tireóidea)
4 Nervos e vasos do pescoço (artéria carótida, veia jugular interna e nervo vago)
5 Glândula tireoide
6 Traqueia
7 Arco aórtico

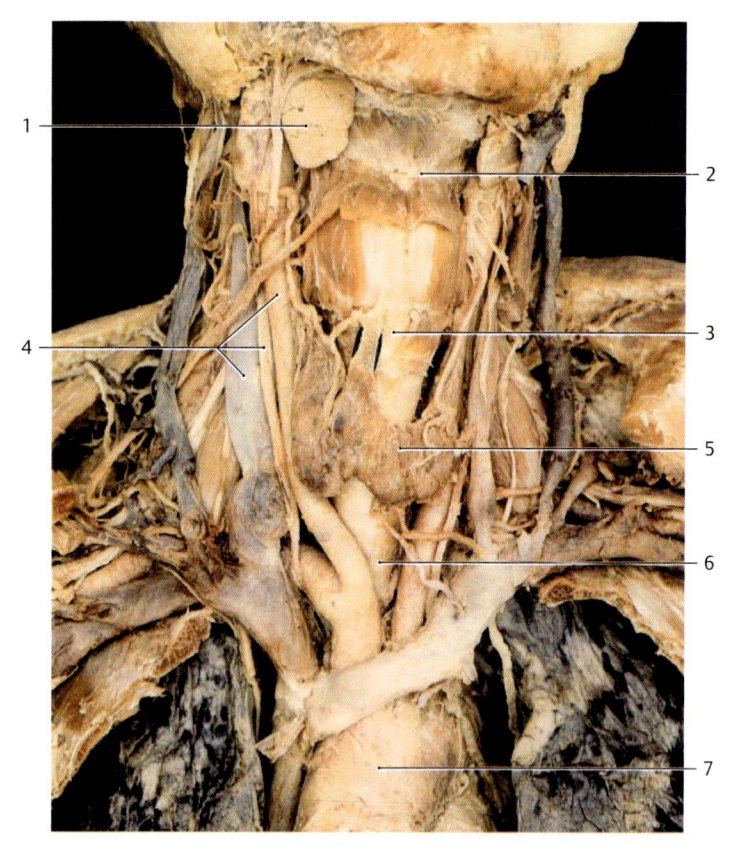

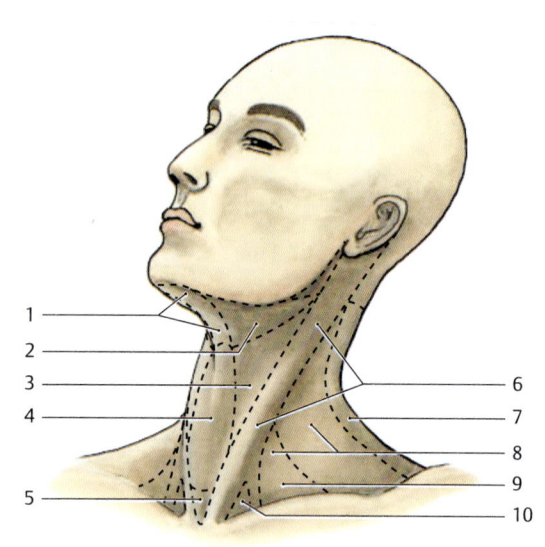

Fig. 8.137 Anatomia regional do pescoço (aspecto anterior). Os músculos localizados anteriormente e a parede torácica foram removidos.

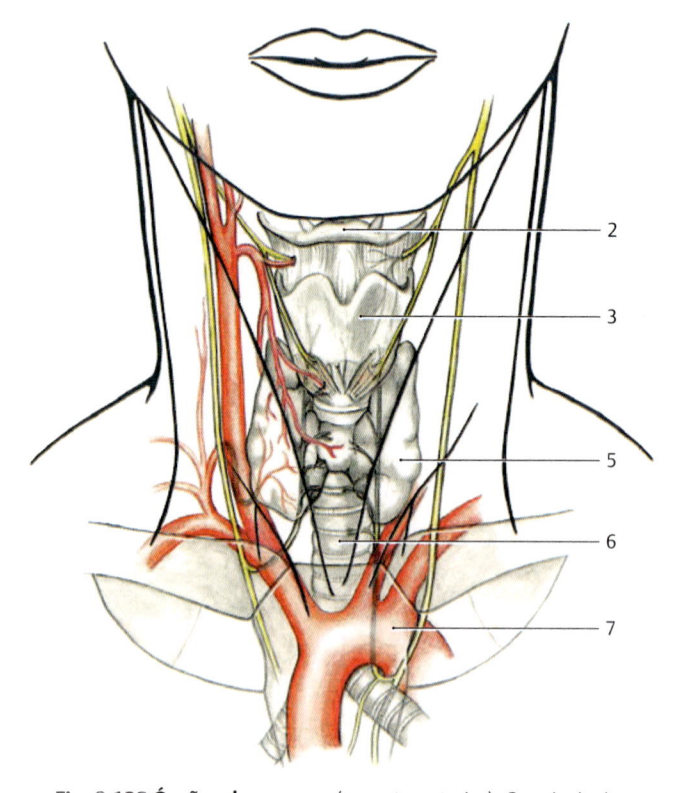

Fig. 8.138 Órgãos do pescoço (aspecto anterior). Os principais troncos arteriais estão indicados em vermelho.

1 Trígono submentual ⎫
2 Trígono submandibular ⎬ Região cervical anterior
3 Trígono carótico ⎪
4 Trígono muscular ⎭
5 Fossa jugular
6 Região do esternoclidomastóideo
7 Região cervical posterior
8 Região cervical lateral
9 Fossa supraclavicular maior (trígono supraclavicular)
10 Fossa supraclavicular menor

Fig. 8.139 Regiões e trígonos do pescoço (aspecto oblíquo lateral).

Cortes através da Cabeça e Pescoço | 8 Cabeça e Pescoço

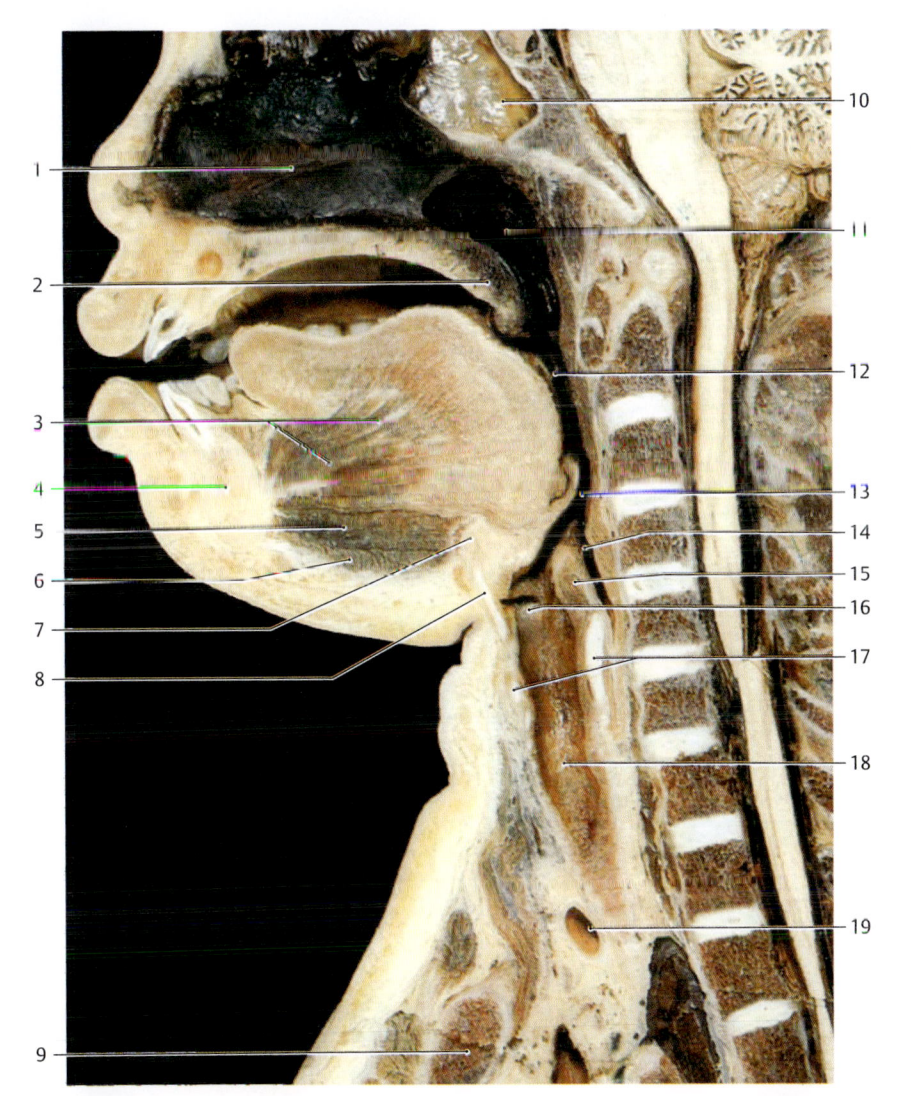

Fig. 8.140 **Corte mediano através da cabeça e pescoço de adulto.** Notar a posição baixa da laringe do adulto, em comparação com a do neonato na Figura 8.141 a seguir.

1. Septo nasal
2. Úvula
3. Músculo genioglosso
4. Mandíbula
5. Músculo gênio-hióideo
6. Músculo milo-hióideo
7. Osso hioide
8. Cartilagem tireóidea
9. Manúbrio do esterno
10. Seio esfenoidal
11. Parte nasal da faringe
12. Parte oral da faringe
13. Epiglote
14. Parte laríngea da faringe
15. Músculo aritenóideo
16. Prega vocal
17. Cartilagem cricoide
18. Traqueia
19. Veia braquiocefálica esquerda
20. Timo
21. Esôfago

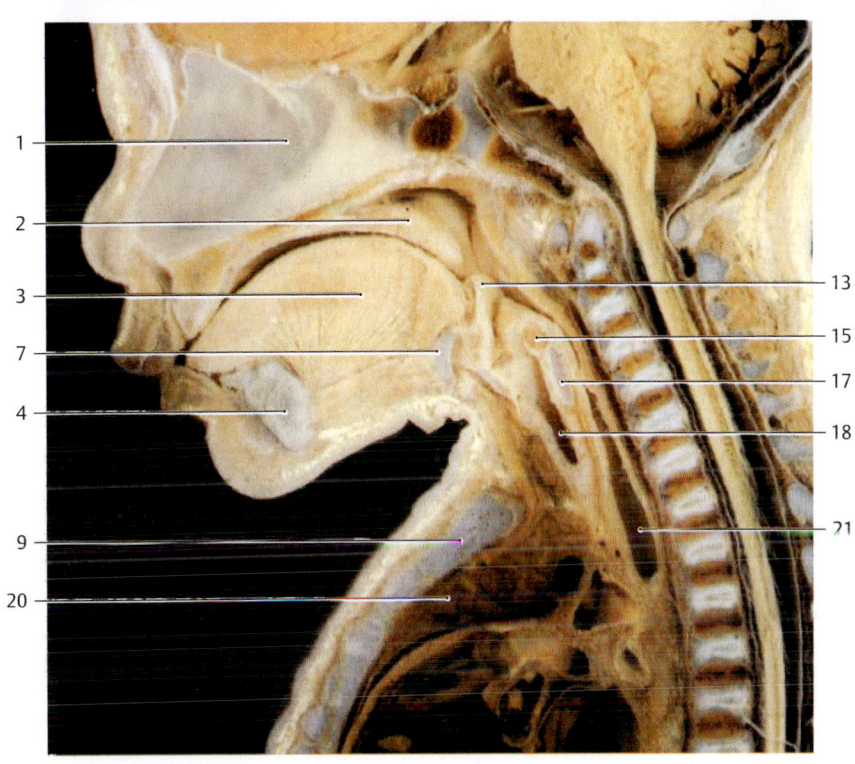

Fig. 8.141 **Corte mediano através da cabeça e pescoço de neonato.** Notar a posição alta da laringe, permitindo que a epiglote quase alcance a úvula, em comparação com a do adulto na Figura 8.140 anterior.

409

8 Cabeça e Pescoço | Músculos do Pescoço: Aspecto Anterior

1 Mandíbula
2 Osso hioide
3 Músculo tíreo-hióideo
4 Músculo esterno-hióideo
5 Glândula tireoide
6 Segunda costela
7 Ventre anterior do músculo digástrico
8 Músculo milo-hióideo (e rafe milo-hióidea)
9 Músculo omo-hióideo
10 Cartilagem tireóidea
11 Músculo esternoclidomastóideo
12 Músculo esterno-hióideo
13 Clavícula
14 Músculo subclávio
15 Ventre posterior do músculo digástrico
16 Músculo estilo-hióideo
17 Músculos escalenos
18 Músculo trapézio
19 Primeira costela
20 Escápula
21 Traqueia
22 Manúbrio do esterno

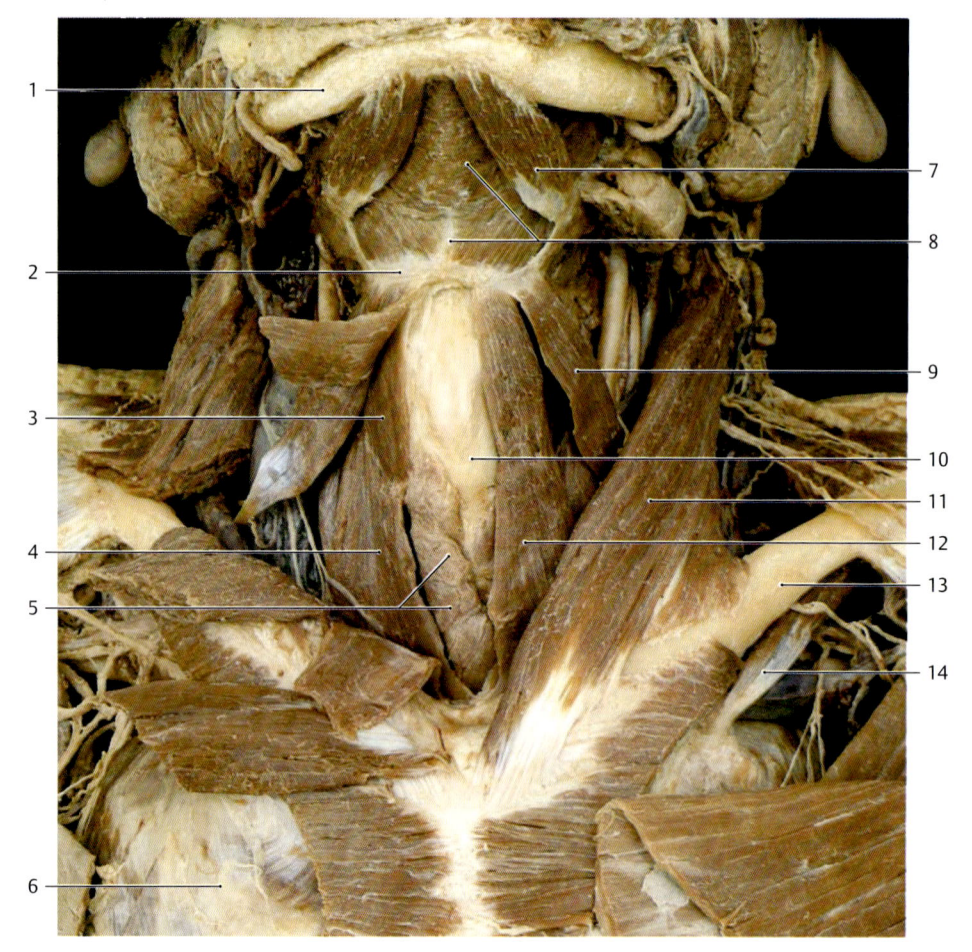

Fig. 8.142 Músculos do pescoço (aspecto anterior). Os músculos esternoclidomastóideo e esterno-hióideo à direita foram seccionados e refletidos.

Os músculos do pescoço são complexos e altamente sofisticados. Há dois grupos principais de músculos a serem distinguidos de acordo com seus aspectos funcionais. Um grupo é composto pelos músculos que conectam a cabeça ao osso hioide e à laringe. A segunda categoria dos músculos liga a cabeça e a caixa torácica.
O músculo esternoclidomastóideo representa a borda entre o trígono cervical anterior e o posterior.

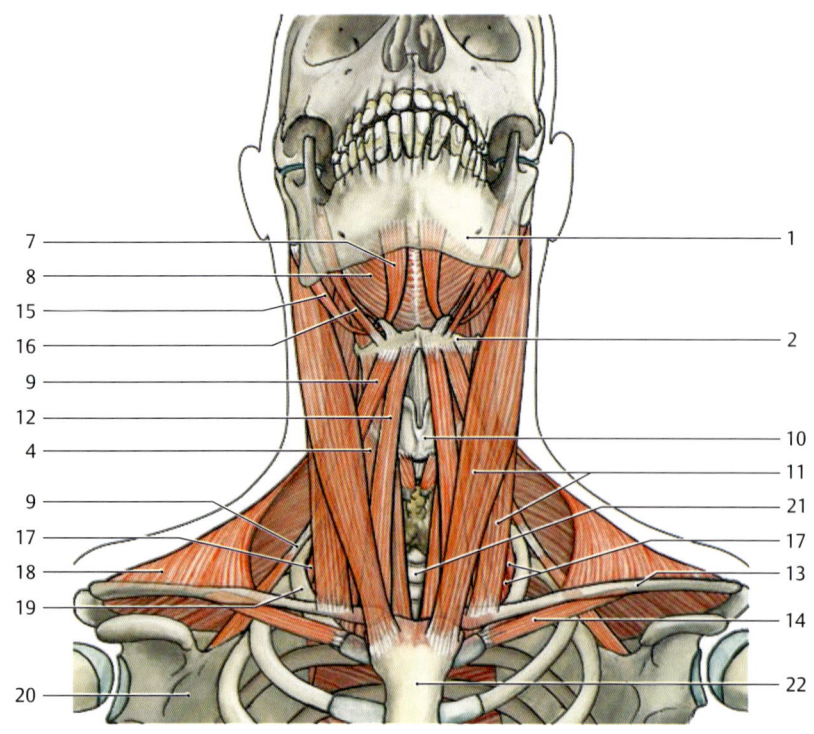

Fig. 8.143 Músculos do pescoço (aspecto anterior).

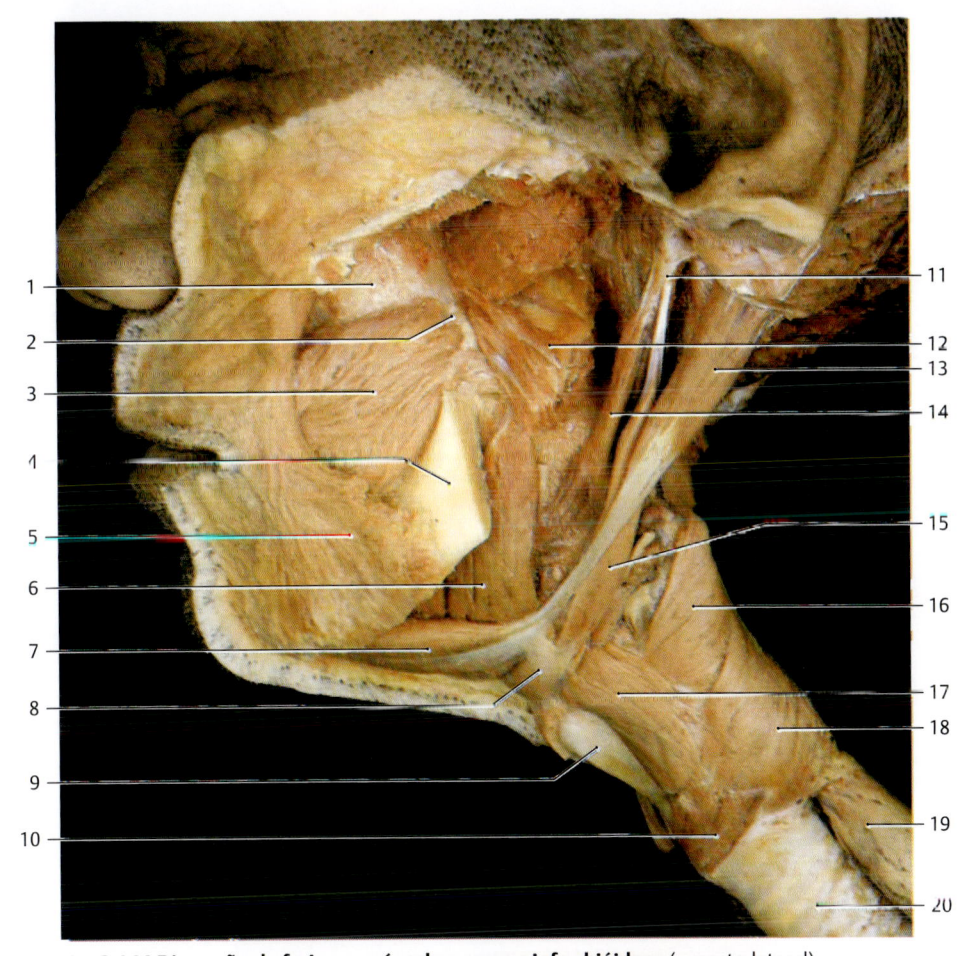

Músculos do Pescoço: Faringe | 8 Cabeça e Pescoço

1 Maxila
2 Rafe pterigomandibular
3 Músculo bucinador
4 Mandíbula (seccionada)
5 Músculo abaixador do ângulo da boca
6 Músculo milo-hióideo
7 Ventre anterior do músculo digástrico
8 Osso hioide
9 Cartilagem tireóidea
10 Músculo cricotireóideo
11 Processo estiloide
12 Músculo pterigóideo medial (seccionado)
13 Ventre posterior do músculo digástrico
14 Músculo estiloglosso
15 Músculo estilo-hióideo
16 Parte tireofaríngea do músculo constritor inferior da faringe
17 Músculo tíreo-hióideo
18 Parte cricofaríngea do músculo constritor inferior da faringe
19 Esôfago
20 Traqueia
21 Primeiro molar da maxila
22 Língua
23 Músculo longitudinal inferior da língua
24 Músculo genioglosso
25 Músculo constritor superior da faringe
26 Nervo hipoglosso
27 Músculo hioglosso
28 Nervo laríngeo superior e artéria laríngea superior

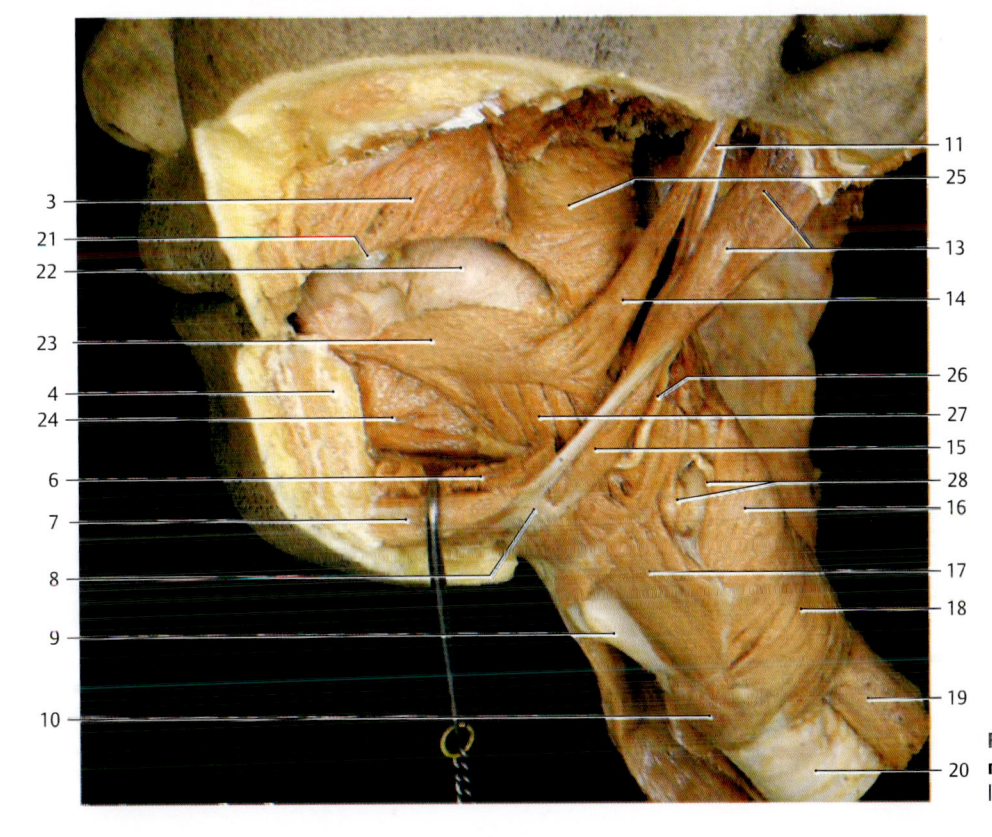

Fig. 8.144 Dissecção da faringe, músculos supra e infra-hióideos (aspecto lateral). A mandíbula foi parcialmente removida.

Fig. 8.145 Dissecção da faringe, músculos supra e infra-hióideos (aspecto lateral). A cavidade oral foi aberta.

8 Cabeça e Pescoço | Músculos do Pescoço: Faringe

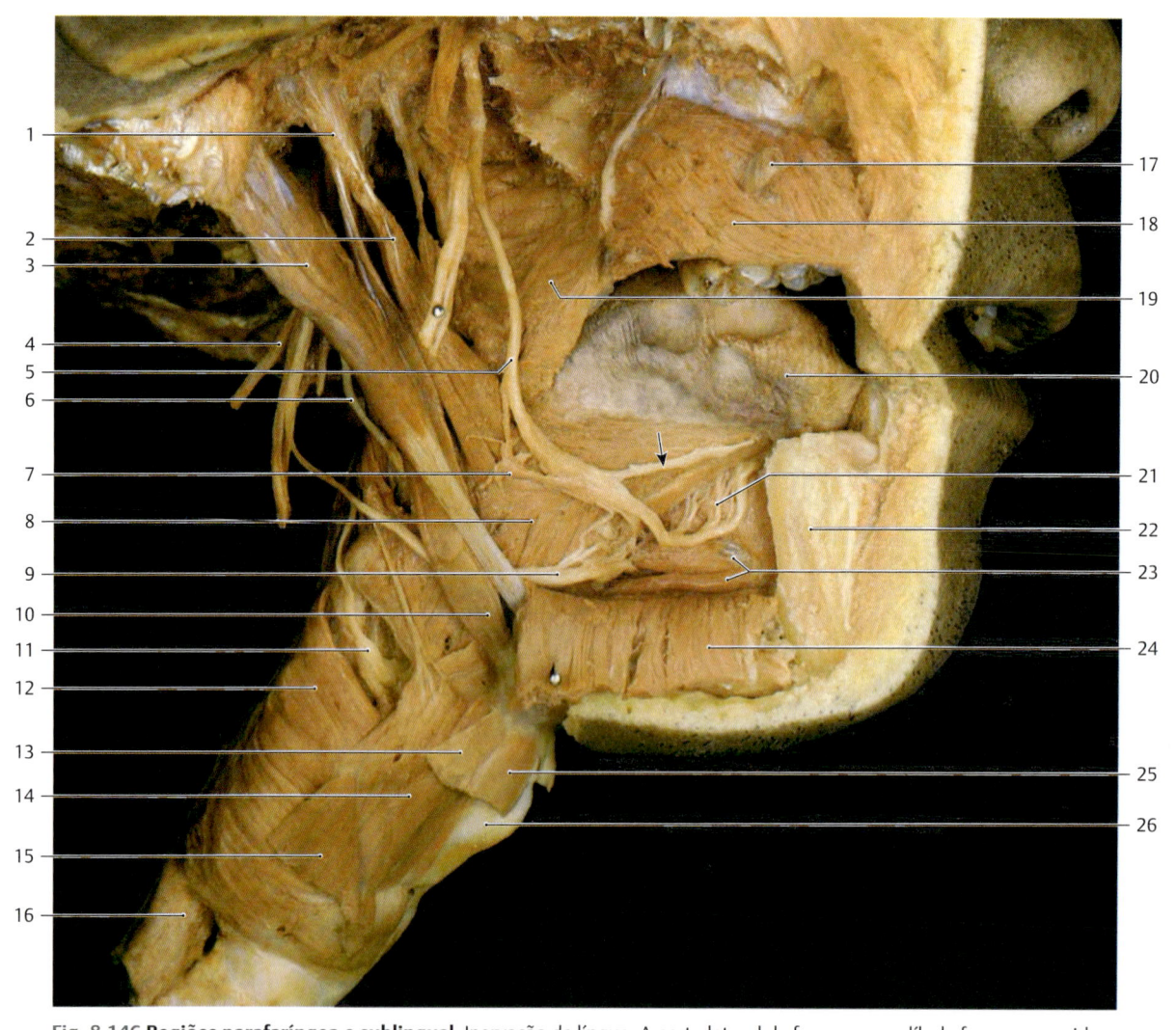

Fig. 8.146 **Regiões parafaríngea e sublingual.** Inervação da língua. A parte lateral da face e a mandíbula foram removidas, e a cavidade oral, aberta. Seta = ducto submandibular.

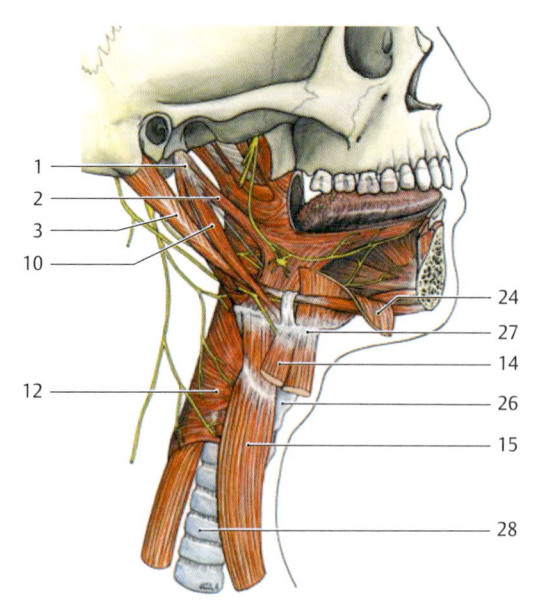

Fig. 8.147 **Músculos supra e infra-hióideos e faringe.**

1. Processo estiloide
2. Músculo estiloglosso
3. Ventre posterior do músculo digástrico
4. Nervo vago (X NC)
5. Nervo lingual (V3 NC)
6. Nervo glossofaríngeo (IX NC)
7. Gânglio submandibular
8. Músculo hioglosso
9. Nervo hipoglosso (XII NC)
10. Músculo estilo-hióideo
11. Ramo interno do nervo laríngeo superior (ramo do nervo vago, não visível)
12. Músculo constritor médio da faringe
13. Músculo omo-hióideo (seccionado)
14. Músculo tíreo-hióideo
15. Músculo esternotireóideo
16. Esôfago
17. Ducto parotídeo (seccionado)
18. Músculo bucinador
19. Músculo constritor superior da faringe
20. Língua
21. Ramos terminais do nervo lingual
22. Mandíbula (seccionada)
23. Músculos genioglosso e gênio-hióideo
24. Músculo milo-hióideo (seccionado e refletido)
25. Músculo esterno-hióideo (seccionado)
26. Cartilagem tireóidea
27. Osso hioide
28. Traqueia

Músculos do Pescoço: Faringe | 8 Cabeça e Pescoço

1. Sela túrcica
2. Meato acústico interno e parte petrosa do osso temporal
3. Fáscia faringobasilar
4. Rafe fibrosa da faringe
5. Músculo estilofaríngeo
6. Músculo constritor superior da faringe
7. Ventre posterior do músculo digástrico
8. Músculo estilo-hióideo
9. Músculo constritor médio da faringe
10. Músculo constritor inferior da faringe
11. Área desprovida de músculo (Triângulo de Killian)
12. Esôfago
13. Traqueia
14. Glândulas tireoide e paratireoide
15. Músculo pterigóideo medial
16. Corno maior do osso hioide
17. Veia jugular interna
18. Glândula parótida
19. Nervo acessório
20. Gânglio cervical superior do tronco simpático
21. Nervo vago
22. Triângulo de Laimer (área propensa ao desenvolvimento de divertículos)
23. Músculo orbicular do olho
24. Músculo nasal
25. Músculos levantador do lábio superior e levantador dos lábios e da asa do nariz
26. Músculo levantador do ângulo da boca
27. Músculo orbicular da boca
28. Músculo bucinador
29. Músculo abaixador do lábio inferior
30. Músculo hioglosso
31. Músculo tíreo-hióideo
32. Cartilagem tireóidea
33. Músculo cricotireóideo
34. Rafe pterigomandibular
35. Músculo tensor do véu palatino
36. Músculo levantador do véu palatino
37. Músculo abaixador do ângulo da boca
38. Músculo mentual
39. Músculo estiloglosso

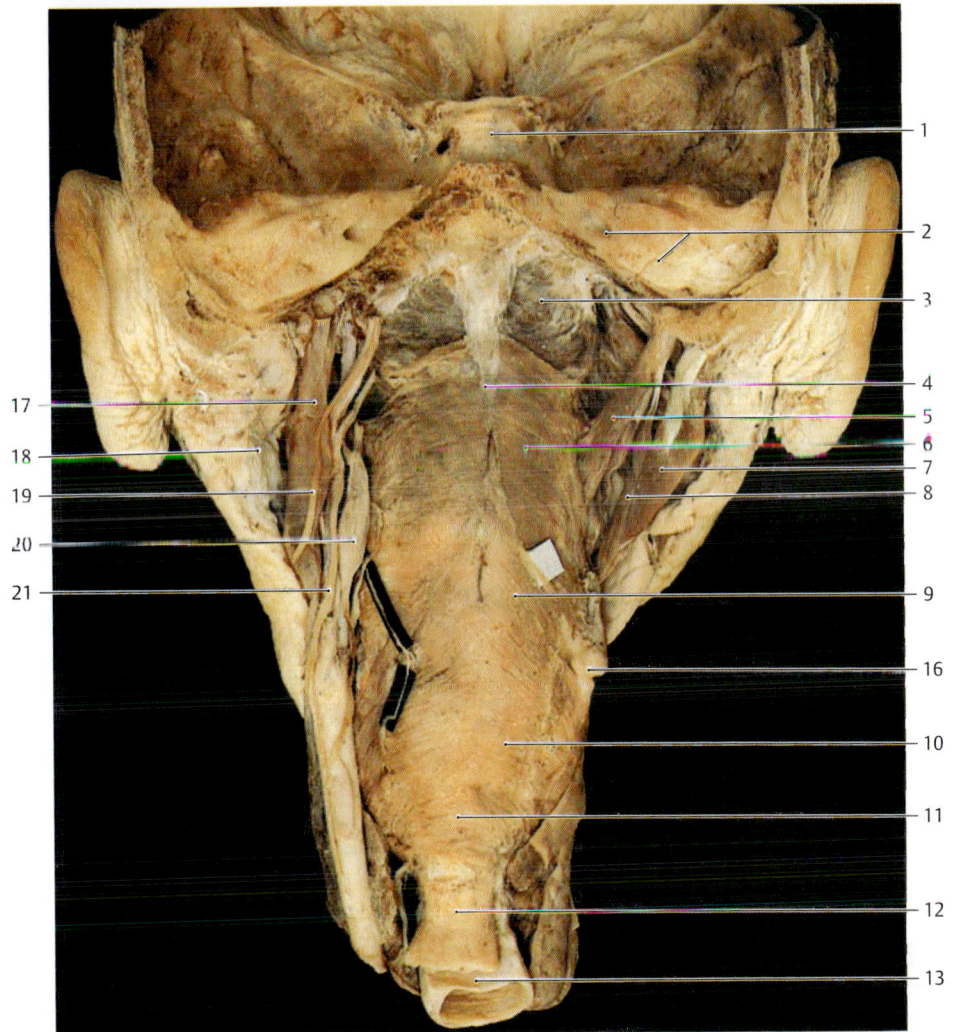

Fig. 8.148 Músculos da faringe (aspecto posterior).

Fig. 8.149 Músculos da faringe (aspecto posterior).

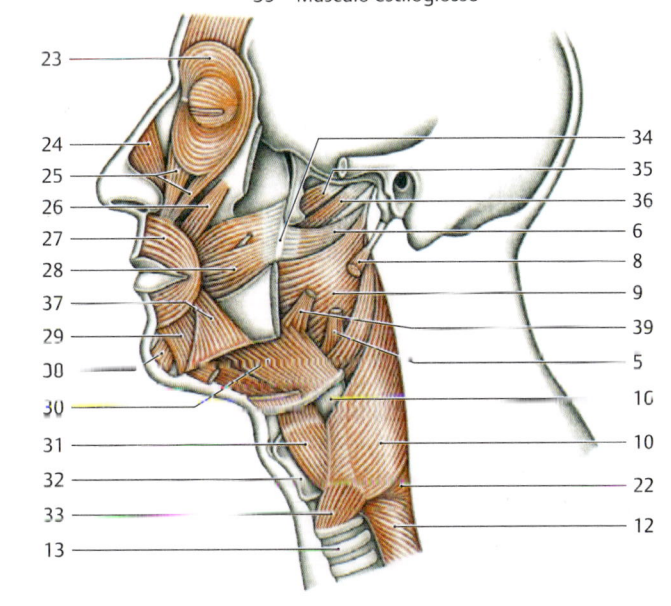

Fig. 8.150 Músculos da faringe (aspecto lateral).

413

8 Cabeça e Pescoço | Laringe: Cartilagens e Osso Hioide

1 Epiglote
2 Corno menor ⎤ do osso
3 Corno maior ⎦ hioide
4 Ligamento tíreo-hióideo lateral
5 Corpo do osso hioide
6 Corno superior da cartilagem tireóidea
7 Ligamento tireoepiglótico
8 Cone elástico
9 Ligamento cricotireóideo
10 Cartilagem tireóidea
11 Cartilagem cricoide
12 Traqueia
13 Cartilagem corniculada
14 Cartilagem aritenóidea
15 Ligamento cricoaritenóideo posterior
16 Articulação cricotireóidea
17 Articulação cricoaritenóidea

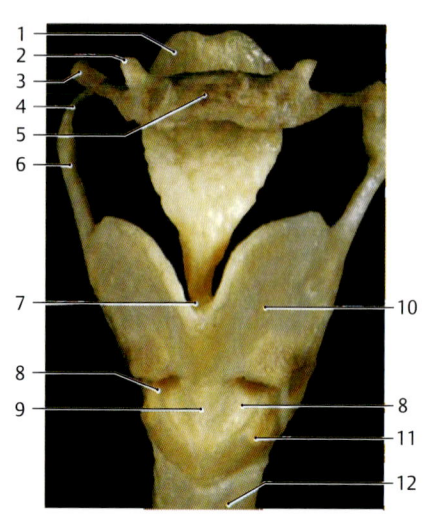

Fig. 8.151 Cartilagens da laringe com o osso hioide (aspecto anterior).

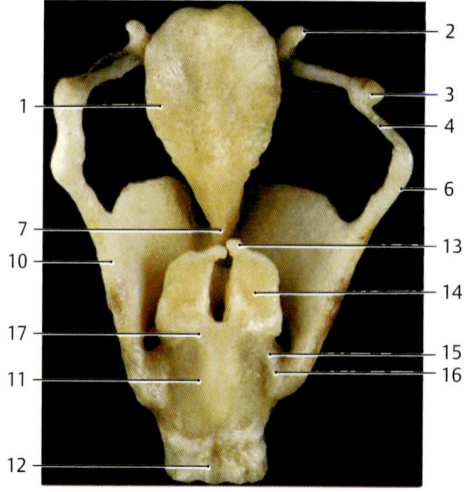

Fig. 8.152 Cartilagens da laringe com o osso hioide (aspecto posterior).

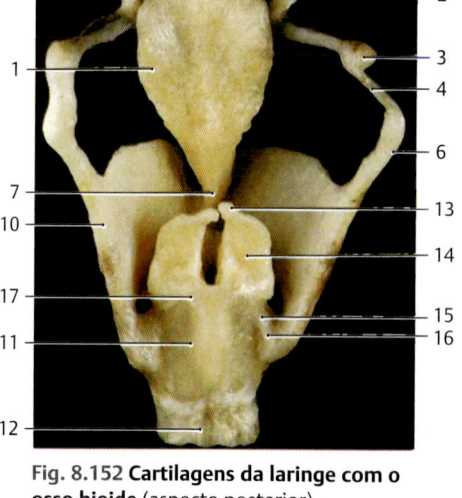

1 Osso hioide
2 Epiglote
3 Membrana tíreo-hióidea
4 Cartilagem tireóidea
5 Ligamento vocal
6 Cone elástico
7 Cartilagem aritenóidea
8 Cartilagem cricoide
9 Articulação cricoaritenóidea
10 Articulação cricotireóidea
11 Cartilagens traqueais ⎤ da cartilagem
12 Cartilagem corniculada ⎦ aritenóidea
13 Processo muscular
14 Processo vocal
15 Lâmina da cartilagem cricoide
16 Arco da cartilagem cricoide

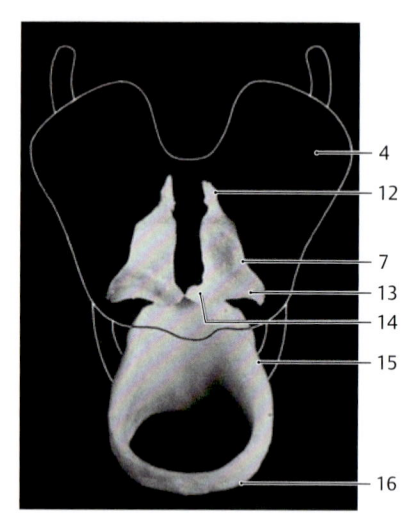

Fig. 8.153 Cartilagens da laringe (aspecto anterior). A cartilagem tireóidea é indicada pelo contorno.

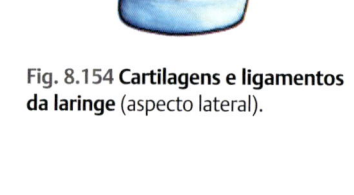

Fig. 8.154 Cartilagens e ligamentos da laringe (aspecto lateral).

1 Ligamento vocal
2 Ligamento tíreo-hióideo lateral
3 Corno maior do osso hioide
4 Epiglote
5 Cartilagem tireóidea
6 Cartilagem corniculada
7 Cartilagem aritenóidea
8 Articulação cricoaritenóidea
9 Articulação cricotireóidea
10 Cartilagem cricoide
11 Traqueia

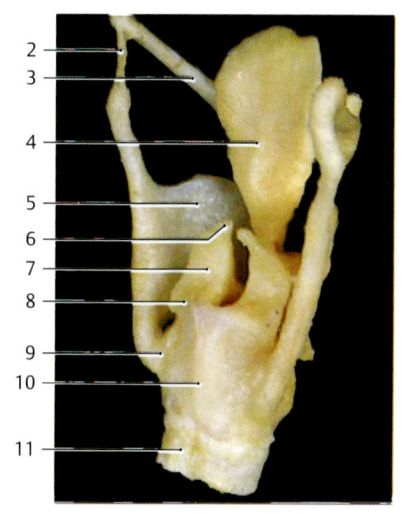

Fig. 8.155 Cartilagens da laringe (aspecto oblíquo posterior).

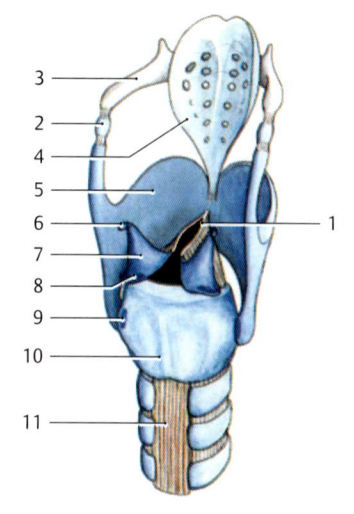

Fig. 8.156 Cartilagens da laringe (aspecto oblíquo posterior).

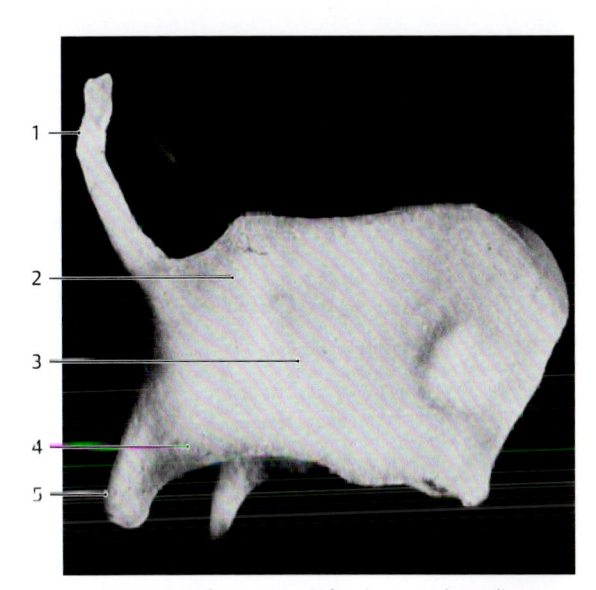

Laringe: Cartilagens e Osso Hioide | **8 Cabeça e Pescoço**

Fig. 8.157 Cartilagem tireóidea (aspecto lateral).

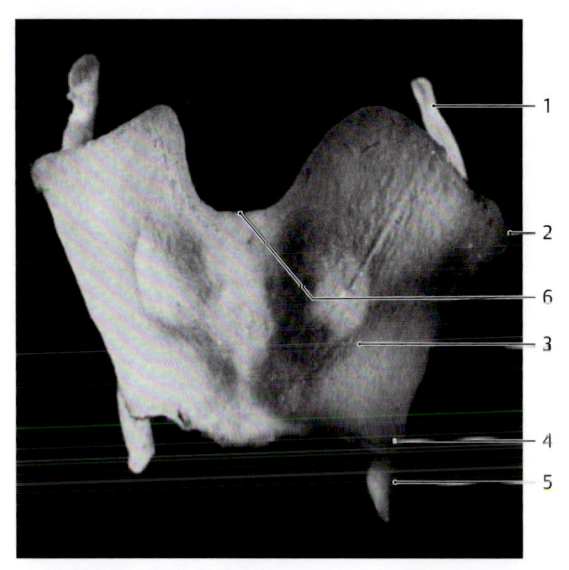

Fig. 8.158 Cartilagem tireóidea (aspecto anterior).

1 Corno superior
2 Tubérculo tireóideo superior
3 Lâmina da cartilagem tireóidea
4 Tubérculo tireóideo inferior
5 Corno inferior
6 Incisura tireóidea superior

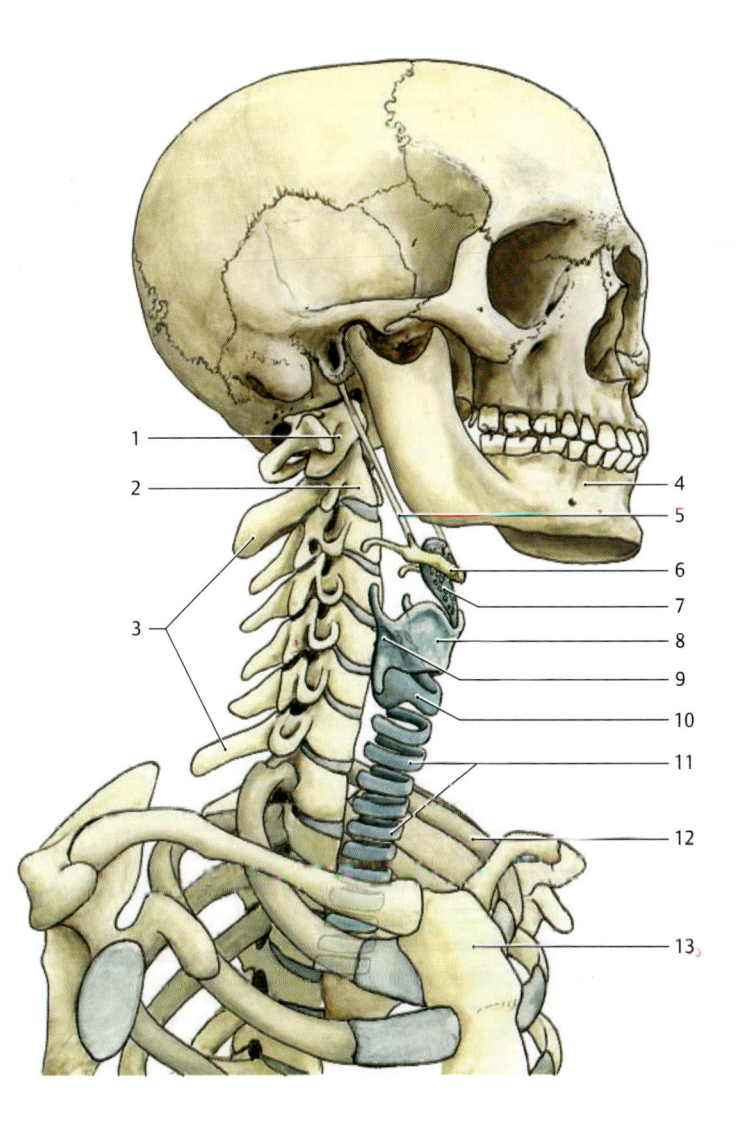

1 Atlas
2 Áxis
3 Vértebras cervicais (C2-C7)
4 Mandíbula
5 Ligamento estilo-hióideo
6 Osso hioide
7 Epiglote
8 Cartilagem tireóidea
9 Cartilagem aritenóidea
10 Cartilagem cricoide
11 Cartilagens traqueais
12 Primeira costela
13 Manúbrio do esterno

Fig. 8.159 Posição da laringe e do osso hioide no pescoço (aspecto oblíquo lateral).

415

8 Cabeça e Pescoço | Laringe: Músculos

1. Músculo hioglosso
2. Osso hioide
3. Epiglote
4. Membrana tíreo-hióidea
5. Corno superior da cartilagem tireóidea
6. Nervo laríngeo superior
7. Músculo aritenóideo transverso
8. Músculo cricoaritenóideo posterior
9. Músculo transverso da traqueia
10. Prega ariepiglótica
11. Músculo tireoepiglótico
12. Cartilagem tireóidea
13. Músculo cricoaritenóideo lateral
14. Cartilagem cricoide
15. Faceta articular para a cartilagem tireóidea
16. Nervo laríngeo inferior (ramo do nervo recorrente)
17. Traqueia
18. Cartilagem aritenóidea
19. Ligamento vocal
20. Músculo vocal (parte do músculo tireoaritenóideo)
21. Músculo tíreo-hióideo
22. Músculo cricotireóideo
23. Raiz da língua
24. Tubérculo cuneiforme
25. Tubérculo corniculado
26. Músculo ariepiglótico

Fig. 8.160 Músculos laríngeos (aspecto lateral). A cartilagem tireóidea e o músculo tireoaritenóideo foram parcialmente removidos.

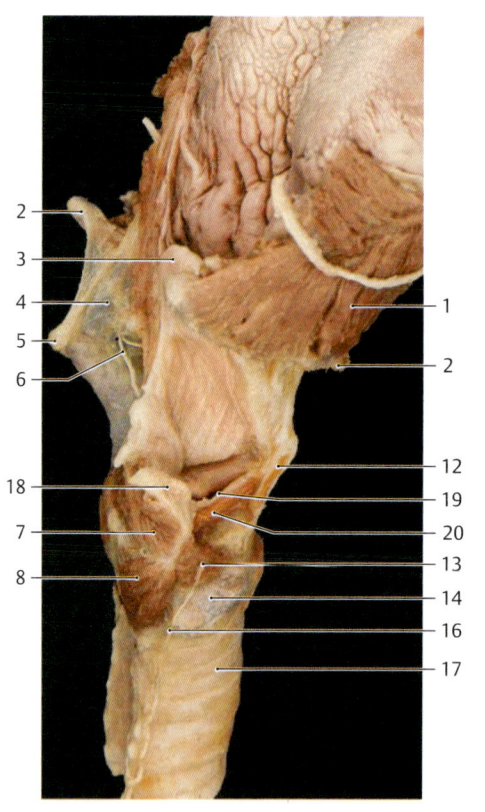

Fig. 8.161 Músculos laríngeos (aspecto lateral). Dissecção do ligamento vocal. Metade da cartilagem tireóidea foi removida.

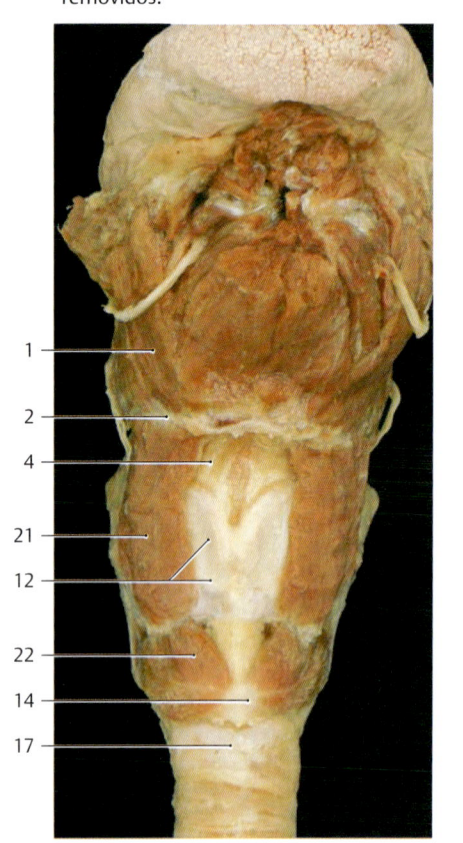

Fig. 8.162 Músculos laríngeos e laringe (aspecto anterior).

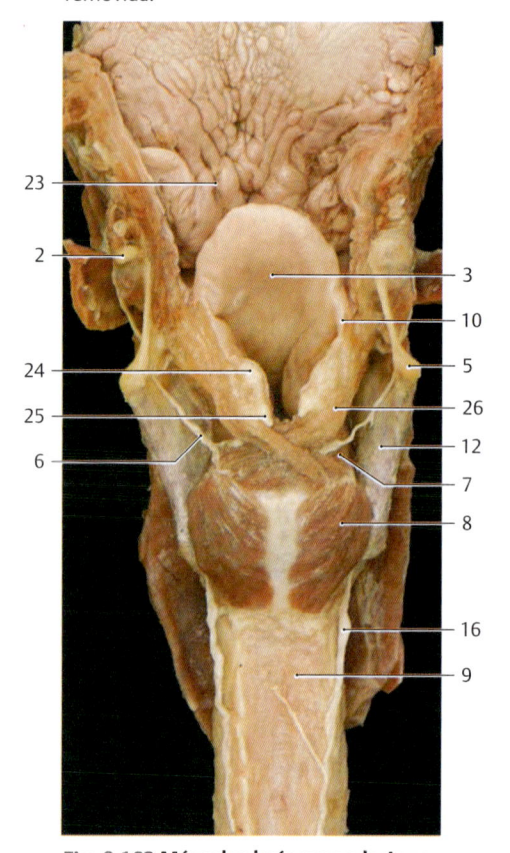

Fig. 8.163 Músculos laríngeos e laringe (aspecto posterior).

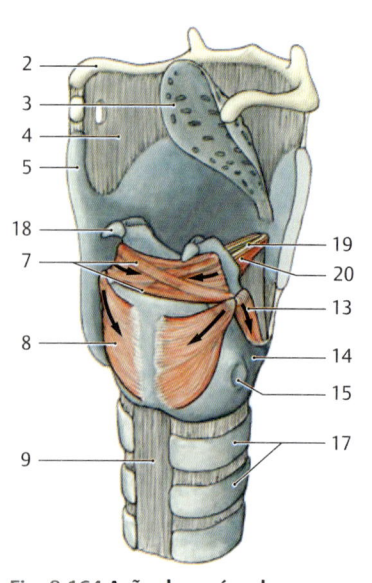

Fig. 8.164 Ação dos músculos internos da laringe.

Laringe: Pregas Vocais | **8 Cabeça e Pescoço**

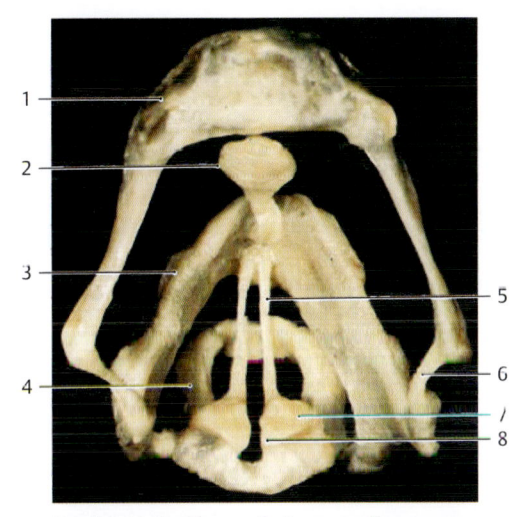

Fig. 8.165 **Cartilagens laríngeas e ligamentos vocais** (aspecto superior).

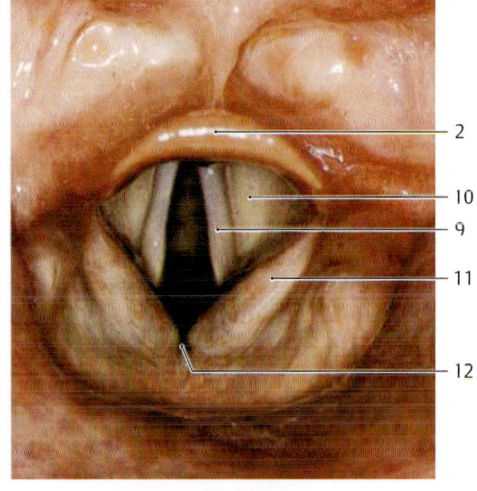

Fig. 8.166 **Glote** *in vivo* (aspecto superior).

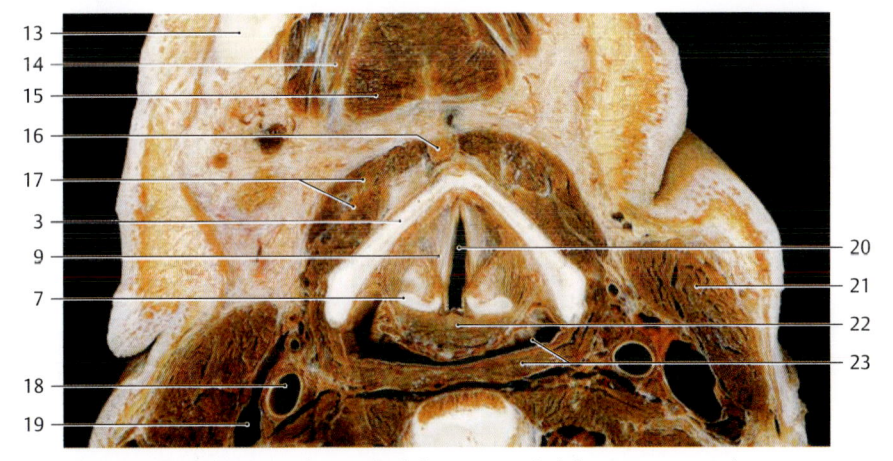

Fig. 8.167 **Corte horizontal através da laringe** no nível das pregas vocais (aspecto superior).

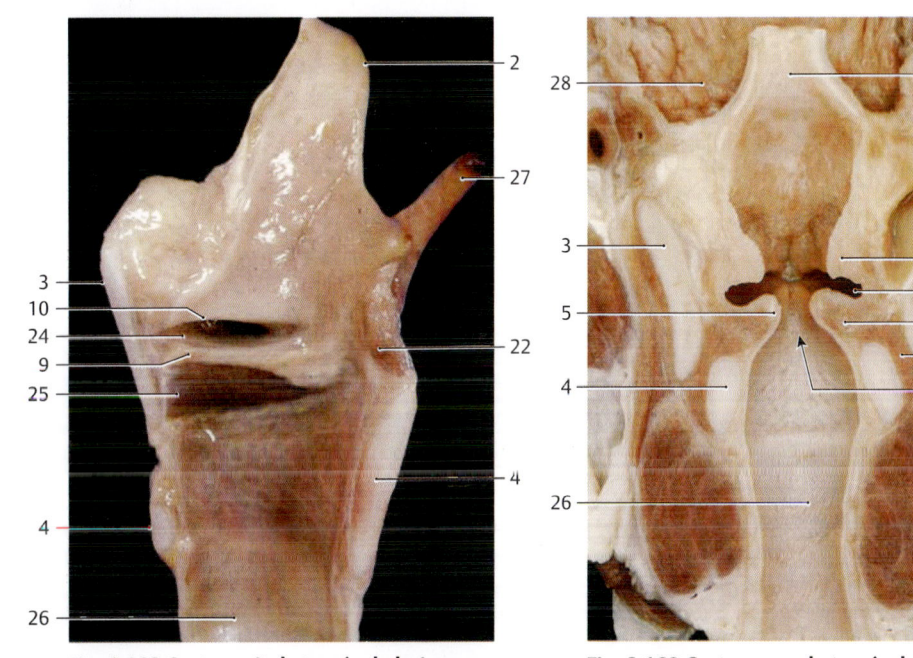

Fig. 8.168 **Corte sagital através da laringe e traqueia.**

Fig. 8.169 **Corte coronal através da laringe e traqueia.**

1. Osso hioide
2. Epiglote
3. Cartilagem tireóidea
4. Cartilagem cricoide
5. Ligamento vocal
6. Ligamento tíreo-hióideo
7. Cartilagem aritenóidea
8. Cartilagem corniculada
9. Prega vocal
10. Prega vestibular
11. Prega ariepiglótica
12. Incisura interaritenóidea
13. Mandíbula
14. Ventre anterior do músculo digástrico
15. Músculo milo-hióideo
16. Lobo piramidal da tireoide
17. Músculos esterno-hióideo e esternotireóideo
18. Artéria carótida comum
19. Veia jugular interna
20. Rima da glote
21. Músculo esternoclidomastóideo
22. Músculo aritenóideo transverso
23. Faringe e músculo constritor inferior
24. Ventrículo da laringe
25. Músculo vocal
26. Traqueia
27. Corno superior da cartilagem tireóidea
28. Raiz da língua (tonsila lingual)
29. Recesso piriforme
30. Músculo vocal
31. Músculo cricoaritenóideo lateral
32. Tireoide

417

8 Cabeça e Pescoço | Artérias

1. Ramos frontal e parietal da artéria temporal superficial
2. Artéria temporal superficial
3. Artéria occipital
4. Artéria maxilar
5. Artéria vertebral
6. Artéria carótida externa
7. Artéria carótida interna
8. Artéria carótida comum (seccionada)
9. Artéria cervical descendente
10. Artéria tireóidea inferior
11. Artéria cervical transversa com dois ramos (artéria cervical superficial e artéria escapular descendente)
12. Artéria supraescapular
13. Tronco tireocervical
14. Tronco costocervical com dois ramos (artéria cervical profunda e artéria intercostal suprema)
15. Artéria torácica interna
16. Artéria axilar
17. Artérias supraorbital e supratroclear
18. Artéria angular
19. Artéria dorsal do nariz
20. Artéria facial transversa
21. Artéria facial
22. Artéria labial superior
23. Artéria labial inferior
24. Artéria submentual
25. Artéria lingual
26. Artéria tireóidea superior
27. Tronco braquiocefálico

{9, 10, 11, 12} Tronco tireocervical

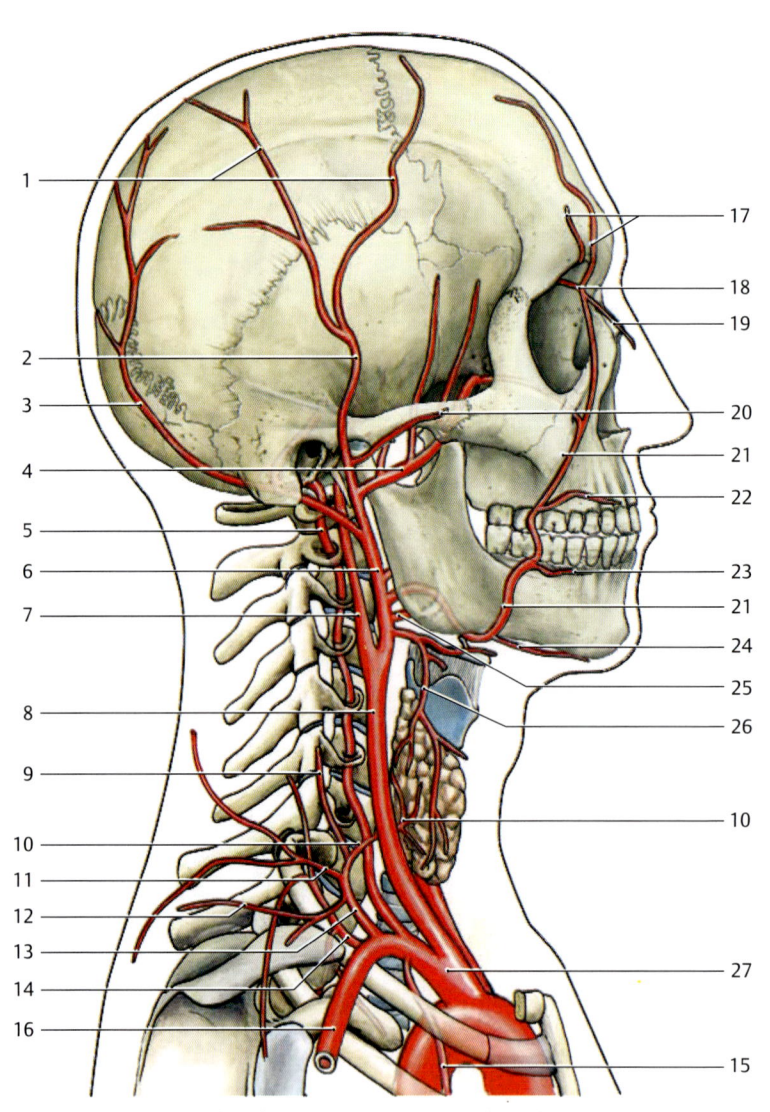

Fig. 8.170 Artérias da cabeça e pescoço (aspecto lateral). Diagrama dos principais ramos das artérias carótida externa e subclávia.

▶ **LEGENDAS PARA A FIGURA 8.171 (PÁGINA SEGUINTE):**

1. Aponeurose epicrânica
2. Ramo frontal ⎫ da artéria temporal
3. Ramo parietal ⎭ superficial
4. Músculo auricular superior
5. Artéria e veia temporais superiores
6. Artéria temporal média
7. Nervo auriculotemporal
8. Ramos do nervo facial
9. Nervo facial
10. Artéria carótida externa na fossa retromandibular
11. Ventre posterior do músculo digástrico
12. Artéria esternoclidomastóidea
13. Tronco simpático e gânglio cervical superior
14. Músculo esternoclidomastóideo (seccionado e refletido)
15. Clavícula (seccionada)
16. Artéria cervical transversa
17. Artéria cervical ascendente e nervo frênico
18. Músculo escaleno anterior
19. Artéria supraescapular
20. Artéria dorsal da escápula
21. Plexo braquial e artéria axilar
22. Artéria toracoacromial
23. Artéria torácica lateral
24. Nero mediano (deslocado) e músculo peitoral menor (refletido)
25. Ventre frontal do músculo occipitofrontal
26. Parte orbital do músculo orbicular do olho
27. Artéria e veia angulares
28. Artéria facial
29. Artéria labial superior
30. Músculo zigomático maior
31. Artéria labial inferior
32. Ducto parotídeo
33. Corpo adiposo da boca
34. Artéria maxilar
35. Músculo masseter
36. Artéria facial e mandíbula
37. Artéria submentual
38. Ventre anterior do músculo digástrico
39. Osso hioide
40. Artéria carótida interna
41. Artéria carótida externa
42. Artéria laríngea superior
43. Artéria tireóidea superior
44. Artéria carótida comum
45. Alça tireóidea do tronco simpático e artéria tireóidea inferior
46. Glândula tireoide (lobo direito)
47. Artéria vertebral
48. Tronco tireocervical
49. Nervo vago
50. Alça subclávia do tronco simpático
51. Tronco braquiocefálico
52. Veia cava superior (seccionada)
53. Arco aórtico

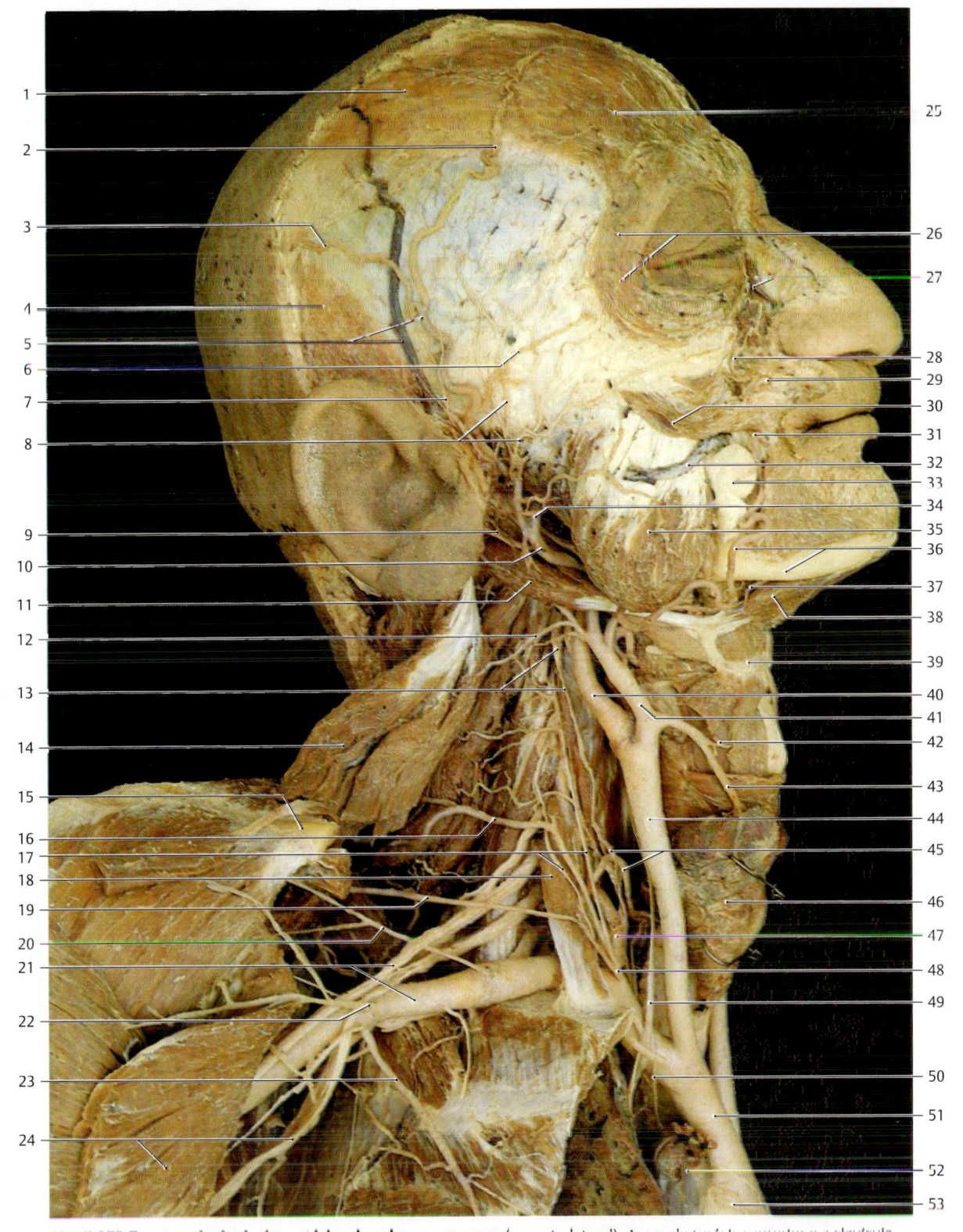

Fig. 8.171 **Ramos principais das artérias da cabeça e pescoço** (aspecto lateral). A parede torácica anterior e a clavícula foram parcialmente removidas, e os músculos peitorais foram refletidos para exibição das artérias subclávia e axilar.

8 Cabeça e Pescoço | Artérias e Veias

1. Ramo occipital da artéria occipital
2. Artéria carótida interna
3. Plexo cervical
4. Nervo supraclavicular
5. Nervo frênico e artéria cervical ascendente no músculo escaleno anterior
6. Artéria cervical transversa
7. Artéria cervical superior
8. Artéria e nervo supraescapulares
9. Plexo braquial e artéria cervical transversa
10. Fascículo lateral do plexo braquial
11. Artéria toracoacromial
12. Artéria torácica lateral
13. Artéria temporal superficial
14. Artéria facial transversa
15. Artéria facial
16. Artéria carótida externa
17. Artéria tireóidea superior
18. Artéria carótida comum, nervo vago e tireoide
19. Tronco tireocervical
20. Artéria subclávia e músculo escaleno anterior
21. Veia occipital
22. Veia temporal superficial
23. Músculo esternoclidomastóideo
24. Músculo trapézio
25. Veia jugular interna
26. Veia jugular externa
27. Veia subclávia
28. Veia cefálica
29. Veia e artéria axilares
30. Veias supraorbitais
31. Veia angular
32. Veia labial superior
33. Veia labial inferior
34. Veia facial
35. Veia submentual
36. Veia tireóidea superior
37. Veia jugular anterior
38. Ducto torácico
39. Veia tireóidea inferior
40. Veia cava superior
41. Glândula parótida e nervo facial
42. Nervo auricular magno
43. Veia jugular externa
44. Plexo braquial
45. Veia cefálica no trígono clavipeitoral
46. Veia braquiocefálica direita
47. Veia cava superior
48. Pulmão direito (refletido)
49. Artéria e veia temporais superficiais
50. Artéria e veia faciais
51. Ramo cervical do nervo facial e glândula submandibular
52. Veia jugular interna, artéria carótida comum e músculo omo-hióideo
53. Veia jugular anterior e tireoide
54. Arco venoso jugular
55. Veia braquiocefálica esquerda
56. Pericárdio do coração (localização do átrio direito)

Fig. 8.172 **Artérias da cabeça e pescoço** (aspecto anterolateral). A clavícula, o músculo esternoclidomastóideo e as veias foram removidos em parte. As artérias foram coloridas de vermelho.

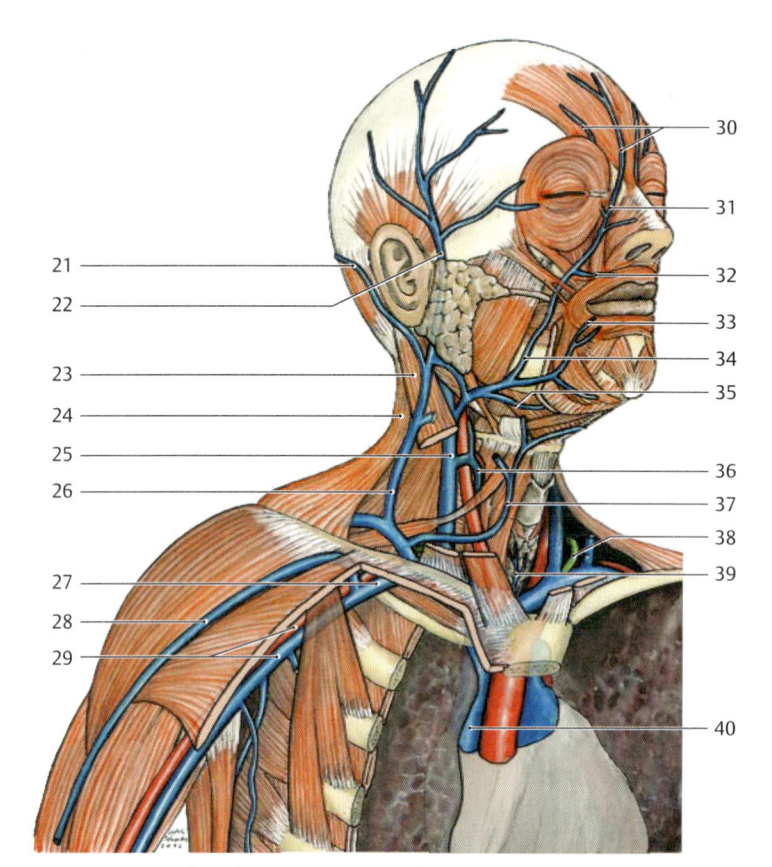

Fig. 8.173 **Veias da cabeça, pescoço e ombro** (aspecto anterior). O músculo esternoclidomastóideo e a parede torácica anterior foram parcialmente removidos. Notar a conexão venosa com a veia cava superior.

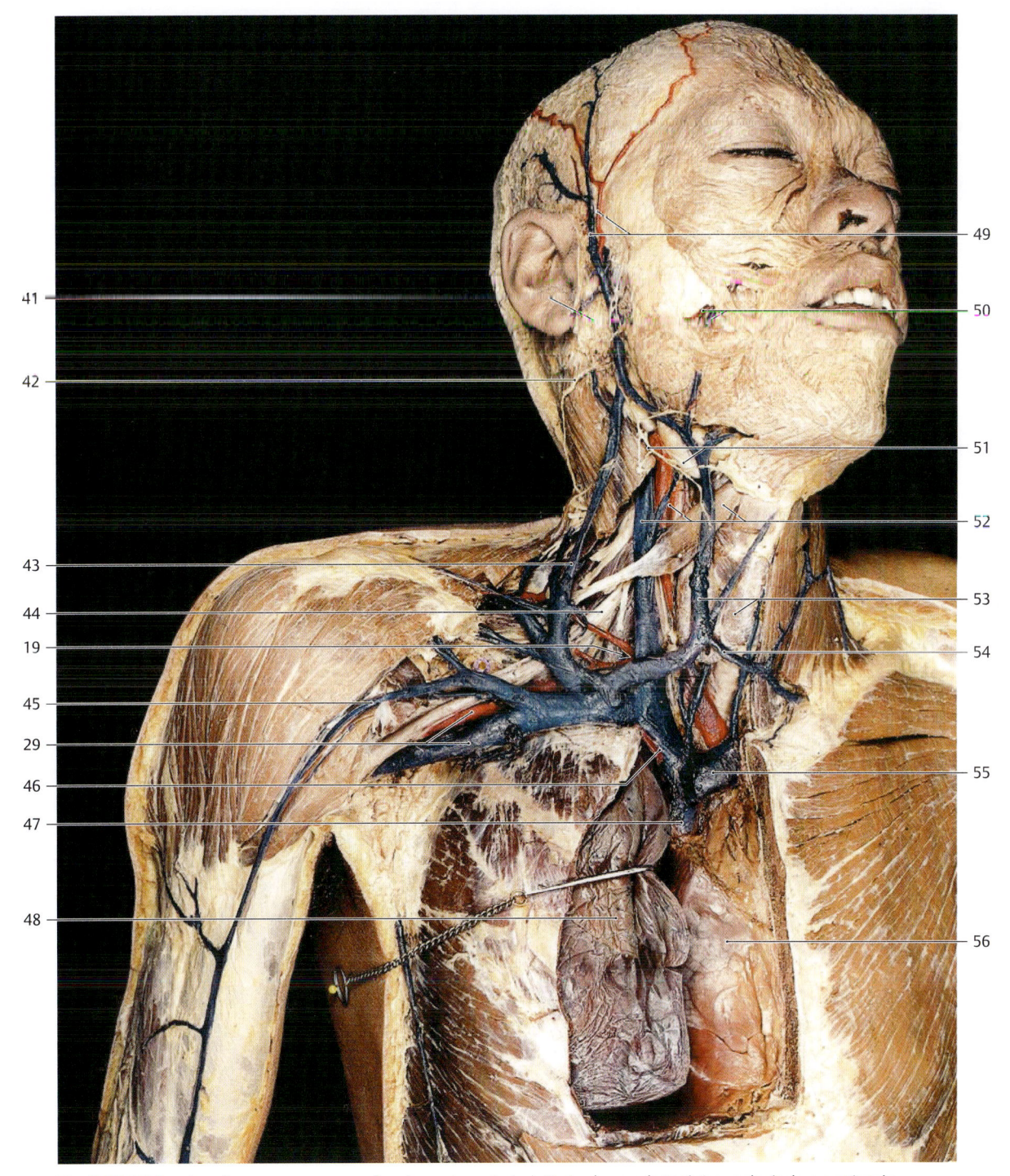

Fig. 8.174 **Veias da cabeça, pescoço e ombro** (aspecto anterior). Parte da parede torácica, a clavícula e o músculo esternoclidomastóideo foram removidos. Azul = veias; vermelho = artérias.

A **veia jugular interna** é a continuação do seio sigmóideo, que drena a maior parte do sangue venoso do cerebro, juntamente com o líquido cerebrospinal externo. Unindo-se à veia subclávia, forma a veia braquiocefálica direita, que continua no lado direito diretamente na veia cava superior. A maneira comum de introduzir o eletrodo de um aparelho marca-passo no coração é pela veia cefálica. No lado esquerdo, o ducto torácico se une à veia jugular interna no ponto onde a veia subclávia e a veia jugular interna formam a veia braquiocefálica esquerda. Notar que a veia subclávia se situa frontalmente ao músculo escaleno anterior, enquanto a artéria subclávia e o plexo braquial se situam posteriormente a esse músculo. A **veia cefálica** se une à veia axilar entrando no trigono clavipeitoral. A **veia subclávia** se fixa fortemente à primeira costela, de modo que pode ser puncionada com uma agulha naquele ponto (sob a extremidade esternal da clavícula) para introdução de um cateter (linha subclávia).

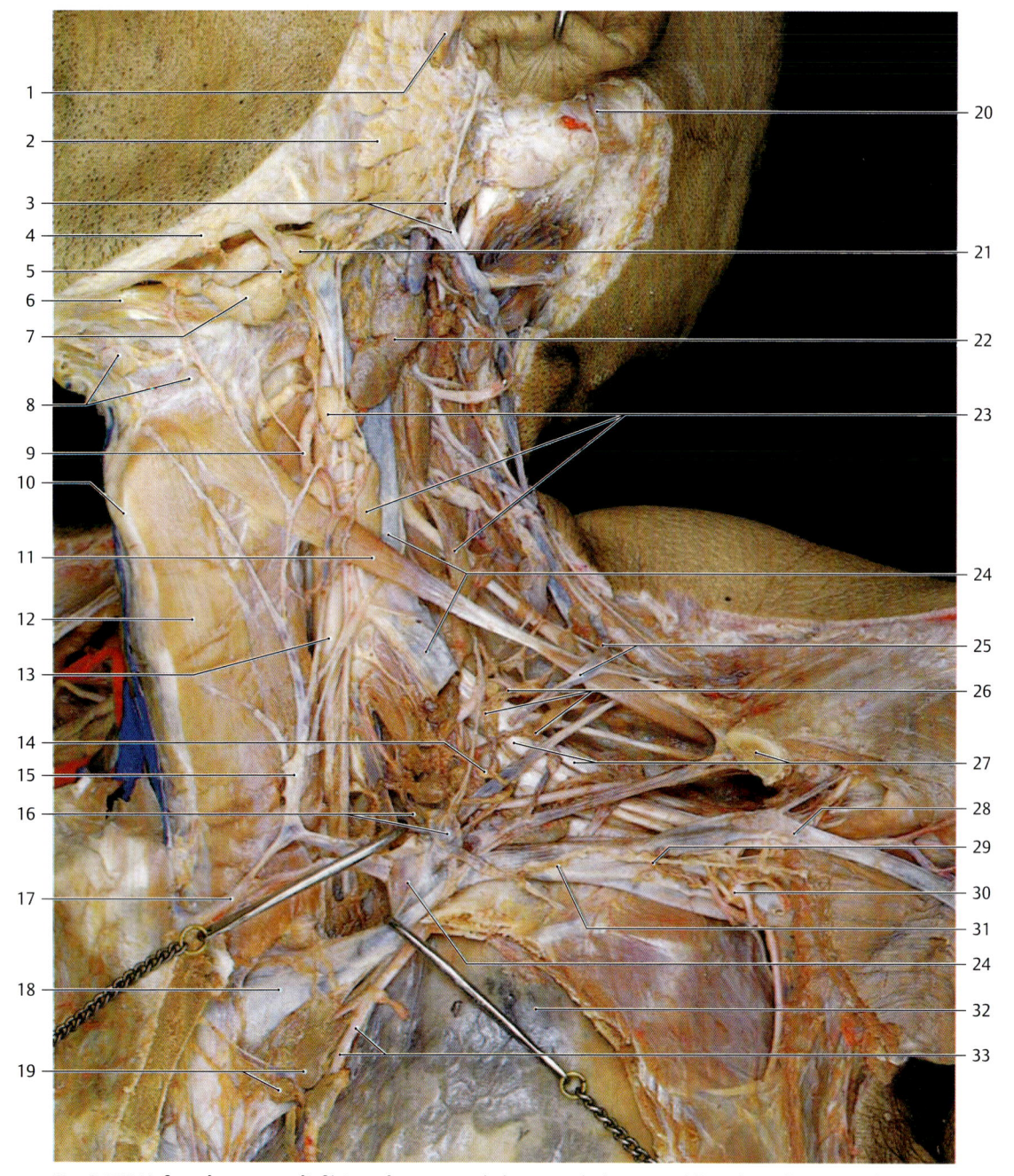

Fig. 8.175 Linfonodos e vasos linfáticos do pescoço, lado esquerdo (aspecto oblíquo lateral). O músculo esternoclidomastóideo e a metade esquerda da parede torácica foram removidos. A parte inferior da veia jugular interna foi cortada e deslocada lateralmente para se mostrar o ducto torácico.

1 Linfonodo parotídeo superficial
2 Glândula parótida
3 Nervo auricular magno
4 Mandíbula
5 Veia facial
6 Ventre anterior do músculo digástrico
7 Glândula submandibular
8 Linfonodos submentuais
9 Artéria tireóidea superior
10 Cartilagem tireóidea
11 Músculo omo-hióideo
12 Músculo esterno-hióideo
13 Artéria carótida comum
14 Linfonodos supraclaviculares
15 Veia jugular anterior
16 Ducto torácico e veia jugular interna
17 Arco venoso jugular
18 Veia braquiocefálica esquerda
19 Linfonodos mediastinais superiores
20 Linfonodos retroauriculares
21 Linfonodos submandibulares
22 Linfonodos cervicais superficiais
23 Linfonodos jugulodigástricos e tronco jugular
24 Veia jugular interna
25 Veia jugular externa
26 Linfonodos júgulo-omo-hióideos
27 Plexo braquial
28 Veia cefálica
29 Tronco subclávio
30 Linfonodos infraclaviculares
31 Veia subclávia
32 Pulmão
33 Artéria e veia torácicas internas

Linfonodos e Vasos Linfáticos | 8 Cabeça e Pescoço

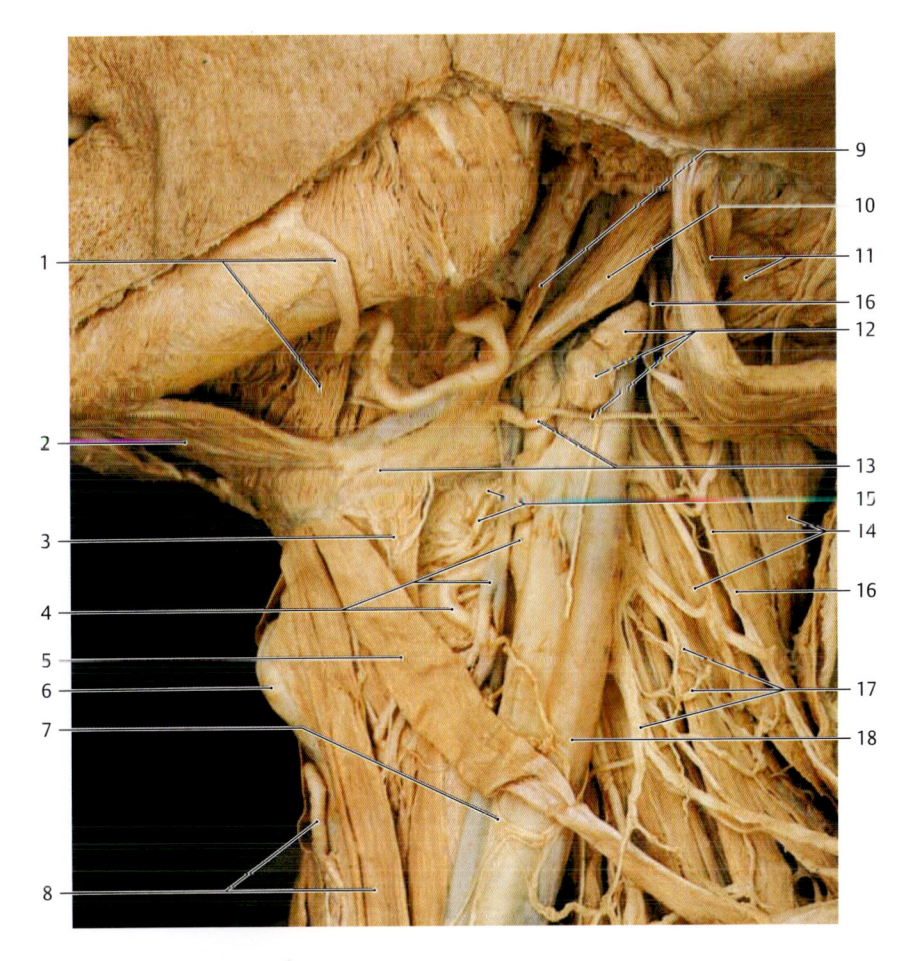

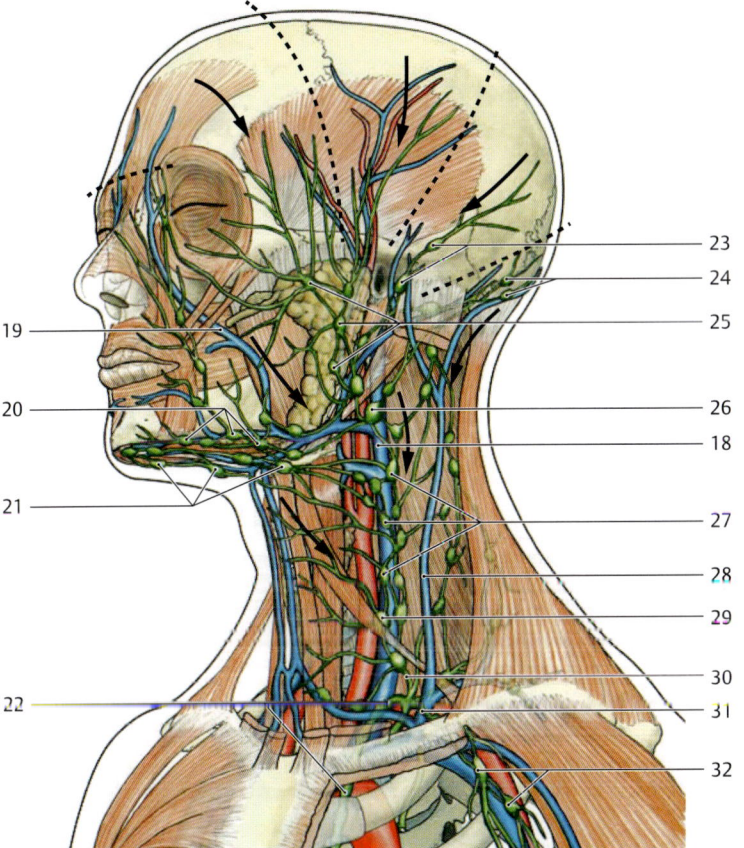

Fig. 8.176 Trígono carótico, lado esquerdo (aspecto lateral). O músculo esternoclidomastóideos foi refletido.

1. Músculo milo-hióideo e artéria facial
2. Ventre anterior do músculo digástrico
3. Músculo tíreo-hióideo
4. Artéria carótida externa, artéria e veia tireóideas superiores
5. Músculo omo-hióideo
6. Cartilagem tireóidea
7. Alça cervical
8. Músculo esterno-hióideo e artéria tireóidea superior
9. Músculo estilo-hióideo
10. Ventre posterior do músculo digástrico
11. Músculo esternoclidomastóideo (refletido)
12. Linfonodos cervicais superiores e artéria esternoclidomastóidea
13. Osso hioide e nervo hipoglosso (XII NC)
14. Músculos esplênio da cabeça e levantador da escápula
15. Artéria laríngea superior e ramo interno do nervo laríngeo superior
16. Nervo acessório
17. Plexo cervical
18. Veia jugular interna
19. Veia facial
20. Linfonodos submandibulares
21. Linfonodos submentuais
22. Ducto torácico
23. Linfonodos retroauriculares
24. Linfonodos occipitais
25. Linfonodos parotídeos
26. Linfonodo jugulodigástrico
27. Linfonodos cervicais profundos
28. Veia jugular externa
29. Linfonodo júgulo-omo-hióideo
30. Tronco jugular
31. Tronco subclávio
32. Linfonodos infraclaviculares

Fig. 8.177 Linfonodos e veias da cabeça e pescoço (aspecto oblíquo lateral). Linhas interrompidas = borda entre áreas de irrigação; setas = direção do fluxo da linfa.

423

8 Cabeça e Pescoço | Região Anterior do Pescoço: Camada Superficial

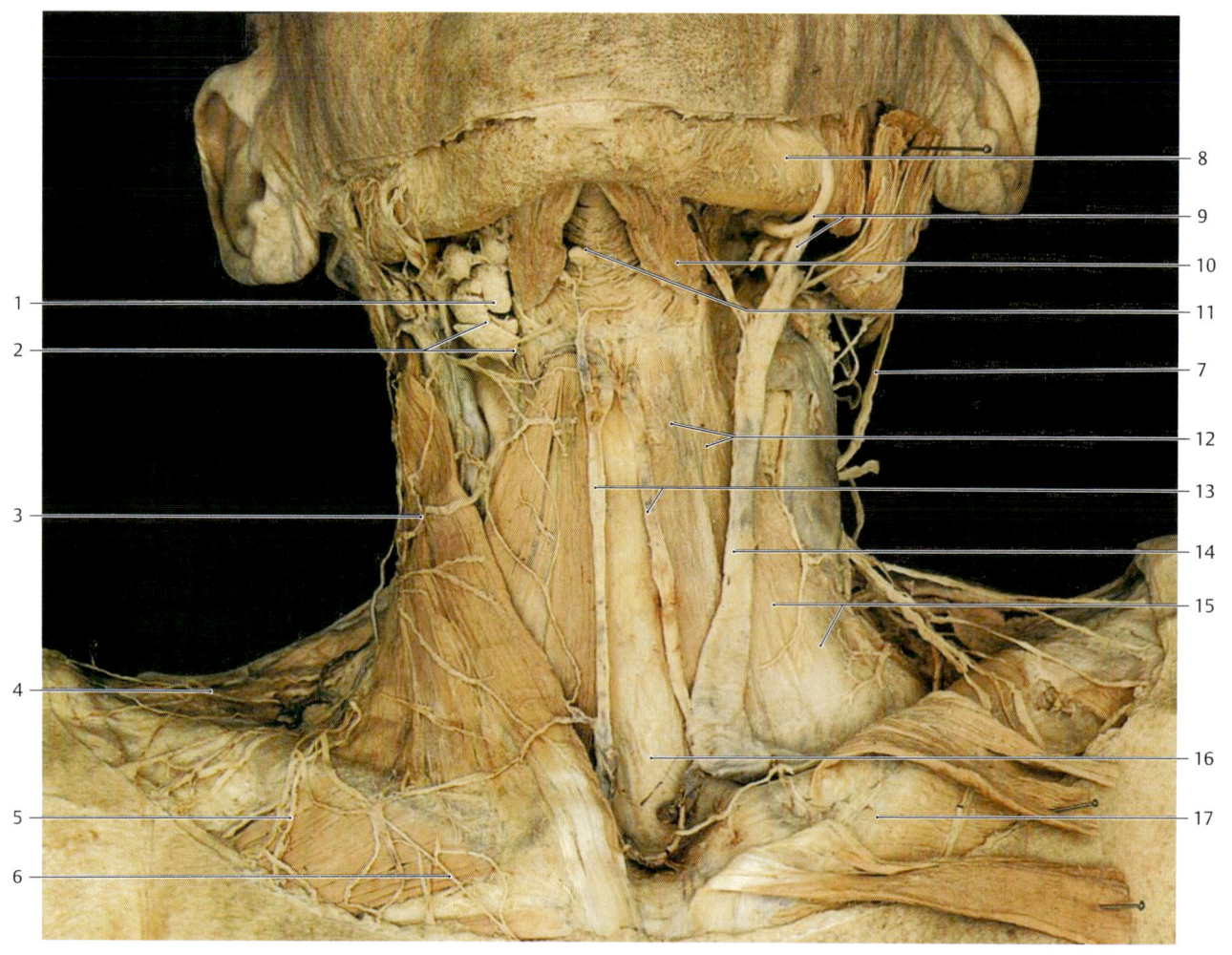

Fig. 8.178 **Região anterior do pescoço** (camada superficial). A fáscia superficial foi removida.

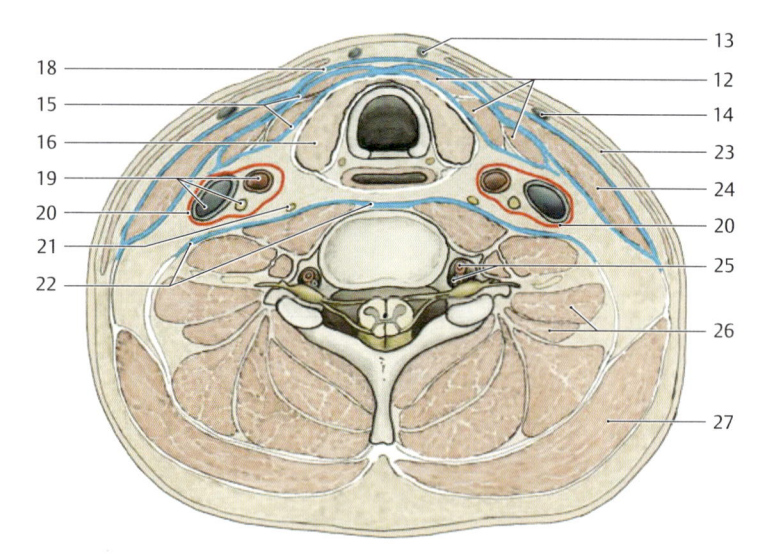

Fig. 8.179 **Corte transversal através do pescoço** no nível da tireoide. Notar a posição das três lâminas da fáscia cervical (cor azul).

1. Glândula submandibular
2. Ramo cervical do nervo facial
3. Nervo cervical transverso*
4. Nervos supraclavicular lateral*
5. Nervos supraclaviculares médios*
6. Nervos supraclaviculares mediais*
7. Nervo auricular magno*
8. Mandíbula
9. Artéria e veia faciais
10. Ventre anterior do músculo digástrico
11. Músculo milo-hióideo
12. Músculos infra-hióideos (músculos esterno-hióideo, esternotireóideo e omo-hióideo)
13. Veias jugulares anteriores
14. Veia jugular externa
15. Lâmina pré-traqueal da fáscia cervical
16. Glândula tireoide
17. Clavícula
18. Lâmina superficial da fáscia cervical
19. Bainha carótica com artéria carótida comum, veia jugular interna e nervo vago
20. Bainha carótica
21. Parte cervical do tronco simpático
22. Lâmina pré-vertebral da fáscia cervical
23. Músculo platisma
24. Músculo esternoclidomastóideo
25. Artéria e veia vertebrais
26. Músculos escalenos
27. Músculo trapézio

* Ramos cutâneos do plexo cervical

Região Anterior do Pescoço: Camada mais Profunda | 8 Cabeça e Pescoço

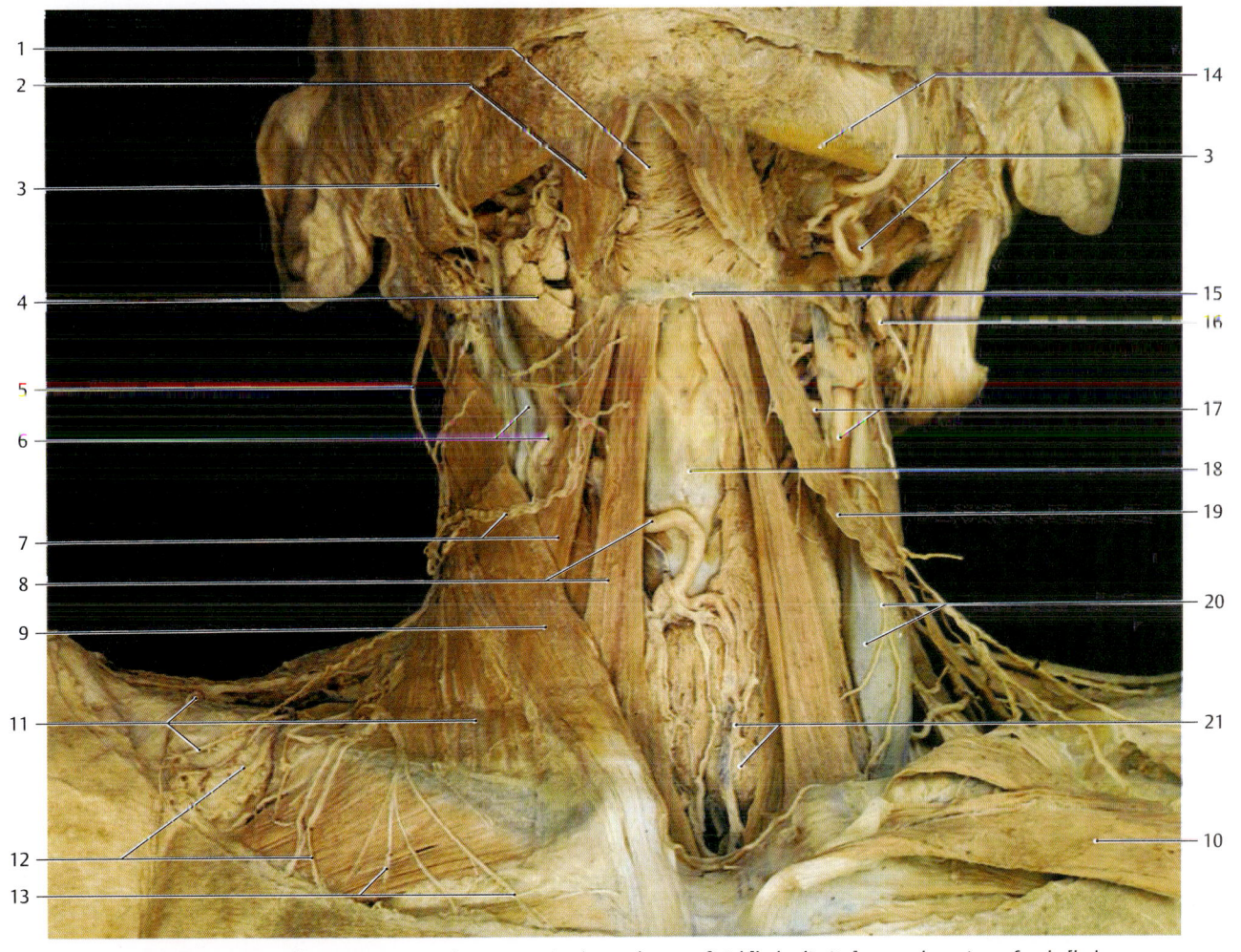

Fig. 8.180 **Região anterior do pescoço** com trígono anterior (camada superficial [lado direito]; camada mais profunda [lado esquerdo]). A lâmina pré-traqueal da fáscia cervical e o músculo esternoclidomastóideo esquerdo foram removidos.

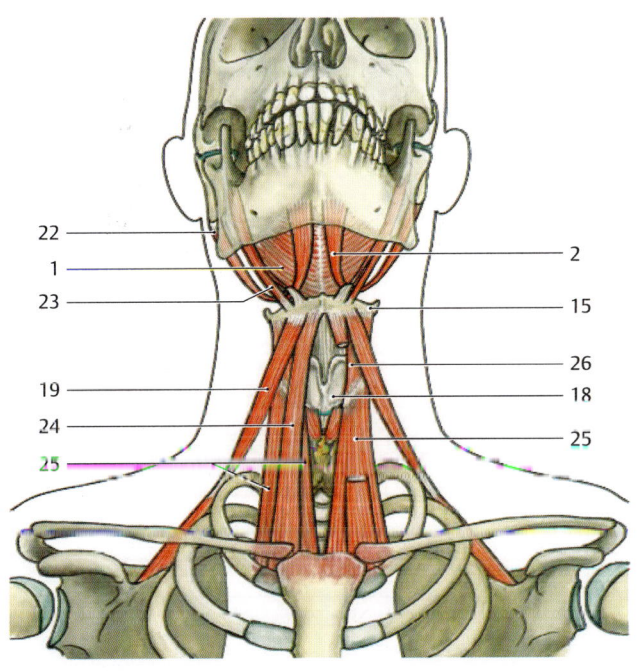

Fig. 8.181 **Músculos supra e infra-hióideos** (aspecto anterior).

1. Músculo milo-hióideo
2. Ventre anterior do músculo digástrico
3. Artéria facial
4. Glândula submandibular
5. Nervo auricular magno
6. Veia jugular interna e artéria carótida comum
7. Nervo cervical transverso e músculo omo-hióideo
8. Músculo esterno-hióideo e artéria tireóidea superior
9. Músculo esternoclidomastóideo (cabeça esternal)
10. Músculo esternoclidomastóideo esquerdo (refletido)
11. Músculo esternoclidomastóideo (cabeça clavicular) e nervos supraclaviculares laterais
12. Nervos supraclaviculares médios
13. Nervos supraclaviculares mediais
14. Mandíbula
15. Osso hioide
16. Linfonodos cervicais superficiais
17. Artéria tireóidea superior esquerda e artéria carótida externa
18. Cartilagem tireóidea
19. Ventre superior do músculo omo-hióideo
20. Veia jugular interna e ramos da alça cervical
21. Glândula e veia tireóidea inferior ima (ímpar)
22. Ventre posterior do músculo digástrico
23. Músculo estilo-hióideo
24. Músculo esterno-hióideo
25. Músculo esternotireóideo
26. Músculo tireo-hióideo

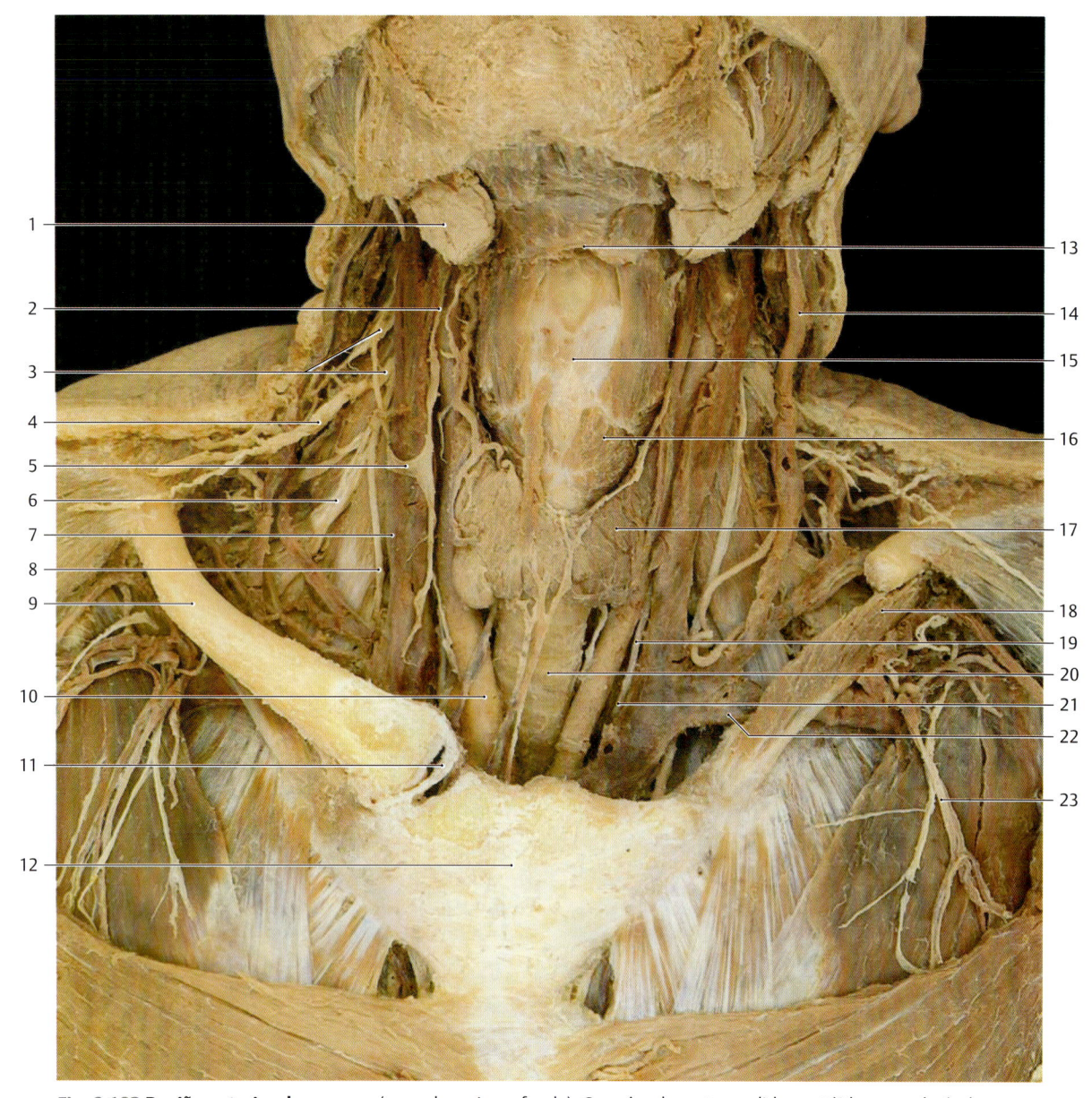

Fig. 8.182 **Região anterior do pescoço** (camada mais profunda). Os músculos esternoclidomastóideos e a clavícula esquerda foram removidos. A tireoide é mostrada em relação à traqueia, laringe e vasos do pescoço.

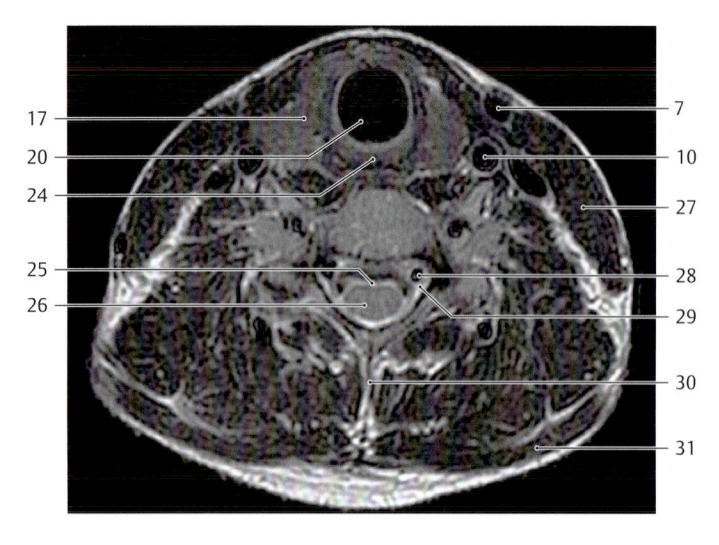

Fig. 8.183 **Corte transversal através do pescoço** no nível da tireoide (varredura de IRM). (Cortesia do Prof. Uder, Instituto de Radiologia, Hospital Universitário de Erlangen, Alemanha).

Região Anterior do Pescoço: Camada mais Profunda e Tireoide | 8 Cabeça e Pescoço

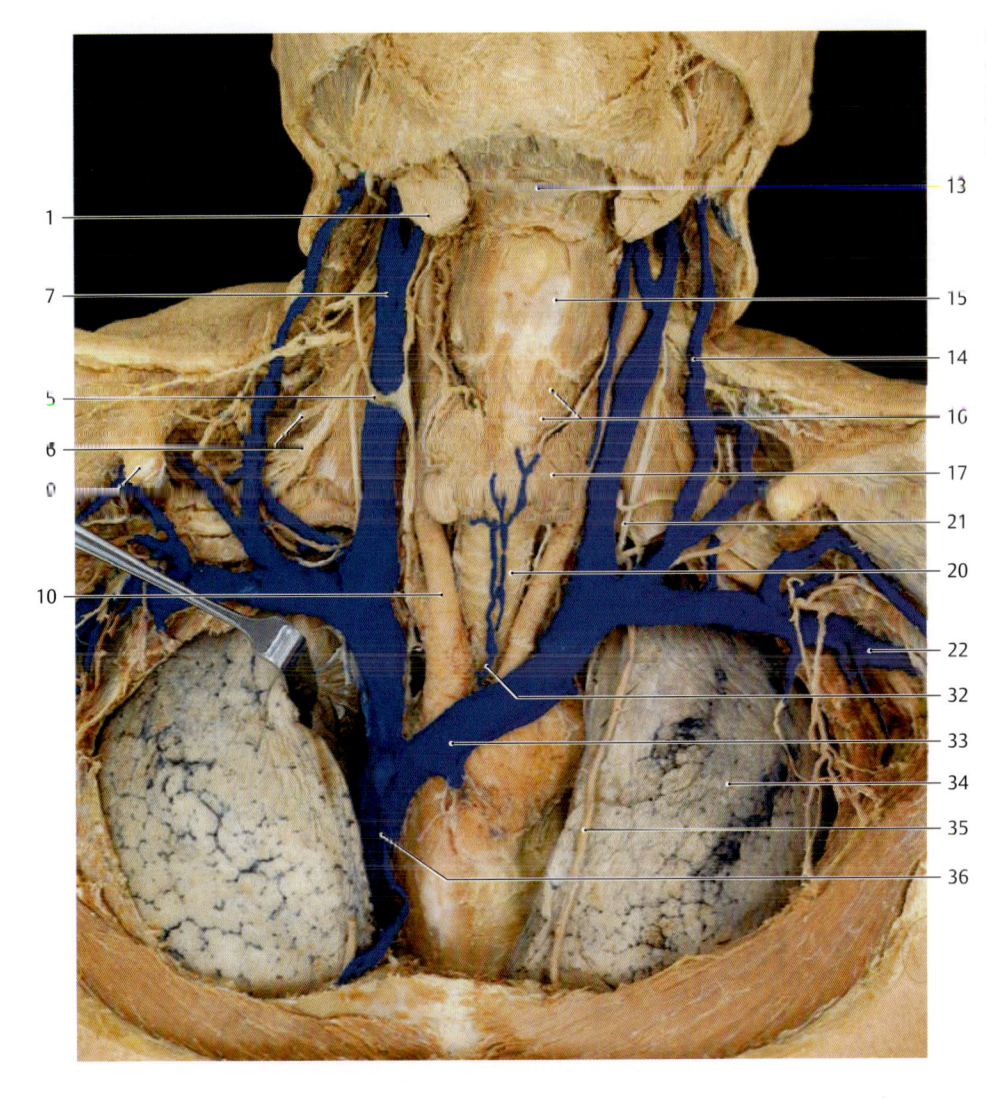

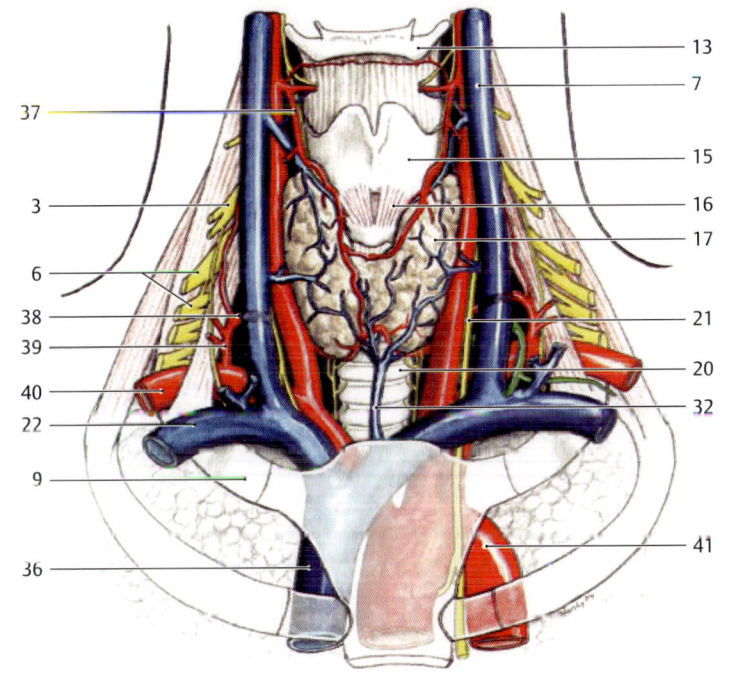

Fig. 8.184 Região anterior do pescoço e cavidade torácica (camada mais profunda). Ambas as clavículas, esterno e costelas foram removidos. As veias principais estão apresentadas em azul.

1. Glândula submandibular
2. Ramo cervical do nervo facial (VII NC)
3. Plexo cervical
4. Nervos supraclaviculares médios
5. Alça cervical
6. Plexo braquial
7. Veia jugular interna
8. Nervo frênico
9. Clavícula
10. Artéria carótida comum
11. Articulação esternoclavicular com disco articular
12. Manúbrio do esterno
13. Osso hioide
14. Veia jugular externa
15. Cartilagem tireóidea
16. Músculo cricotireóideo
17. Tireoide
18. Músculo subclávio
19. Nervo laríngeo recorrente
20. Traqueia
21. Nervo vago (X NC)
22. Veia subclávia
23. Nervo peitoral médio
24. Esôfago
25. Corpo de vértebra cervical
26. Medula espinal
27. Músculo esternoclidomastóideo
28. Artéria vertebral
29. Processo transverso de vértebra cervical
30. Processo espinhoso de vértebra cervical
31. Músculo trapézio
32. Veia tireóidea inferior
33. Veia braquiocefálica esquerda
34. Lobo superior do pulmão esquerdo
35. Artéria torácica interna
36. Veia cava superior
37. Artéria tireóidea superior
38. Artéria tireóidea inferior
39. Tronco tireocervical
40. Artéria subclávia
41. Arco aórtico

Fig. 8.185 Região anterior do pescoço. Anatomia regional da tireoide com vasos sanguíneos relacionados.

427

8 Cabeça e Pescoço | Região Anterior do Pescoço: Camada Profunda

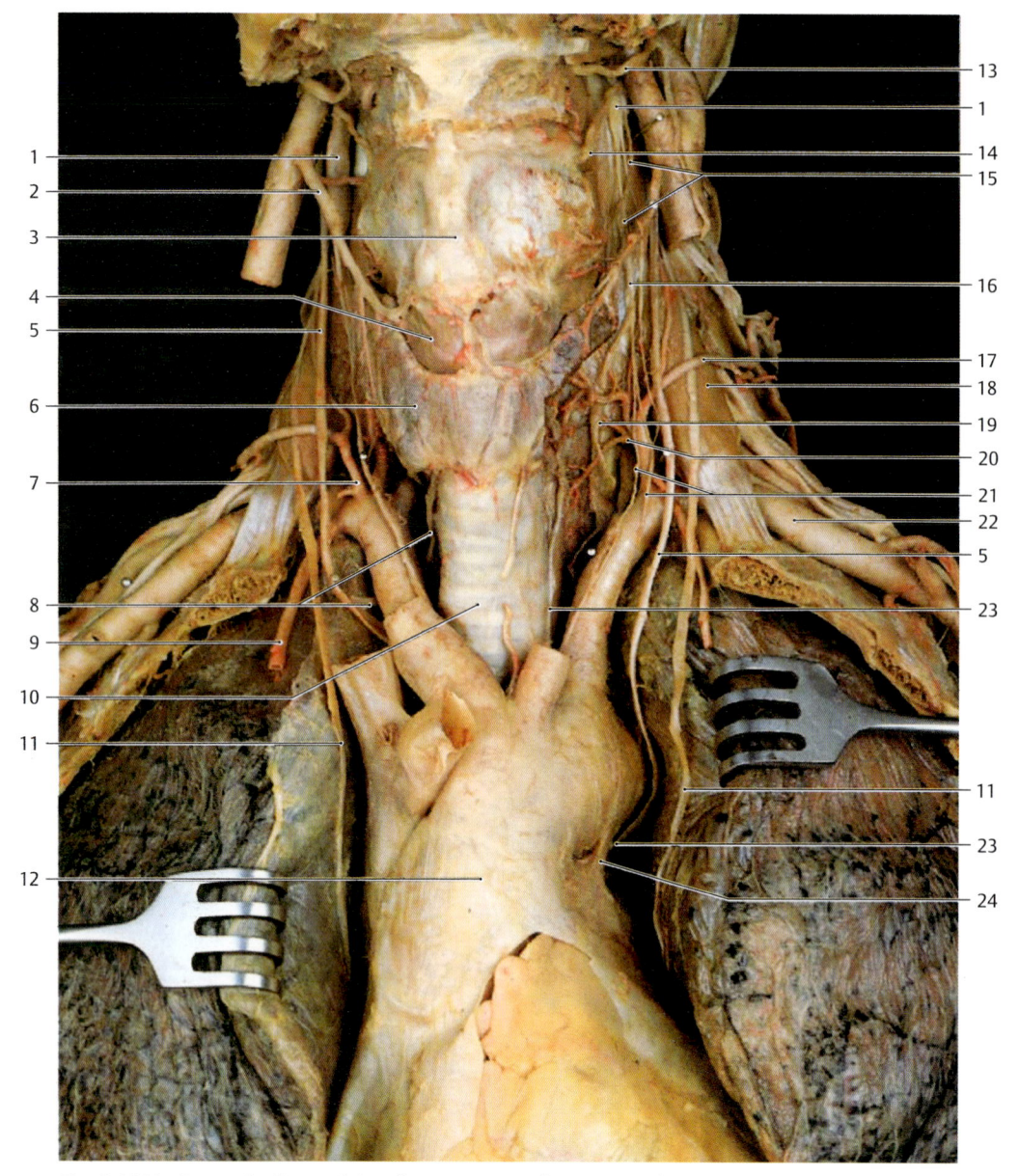

Fig. 8.186 Laringe e órgãos torácicos (aspecto anterior). Dissecção dos nervos vago e laríngeo recorrente.

1 Gânglio cervical superior
2 Artéria tireóidea superior
3 Cartilagem tireóidea
4 Músculo cricotireóideo
5 Nervo vago (X NC)
6 Tireoide
7 Tronco tireocervical
8 Nervo laríngeo recorrente direito
9 Artéria torácica interna
10 Traqueia
11 Nervo frênico
12 Arco aórtico
13 Nervo hipoglosso (XII NC)
14 Ramo interno do nervo laríngeo superior
15 Ramo externo do nervo laríngeo superior
16 Tronco simpático
17 Artéria cervical transversa
18 Músculo escaleno anterior
19 Gânglio cervical médio
20 Artéria tireóidea inferior
21 Nervos cardíacos cervicais inferiores (ramos do tronco simpático)
22 Artéria subclávia esquerda
23 Nervo laríngeo recorrente esquerdo
24 Ligamento arterial
25 Língua
26 Músculo constritor inferior da faringe
27 Artéria carótida comum esquerda
28 Nervo glossofaríngeo (IX NC)
29 Nervo laríngeo superior
30 Epiglote
31 Músculo cricoaritenóideo posterior e cartilagem cricoide
32 Nervo laríngeo recorrente
33 Músculos escalenos médio e posterior
34 Músculo longo da cabeça
35 Artéria subclávia direita
36 Tronco braquiocefálico
37 Osso hioide
38 Membrana tíreo-hióidea
39 Segunda costela

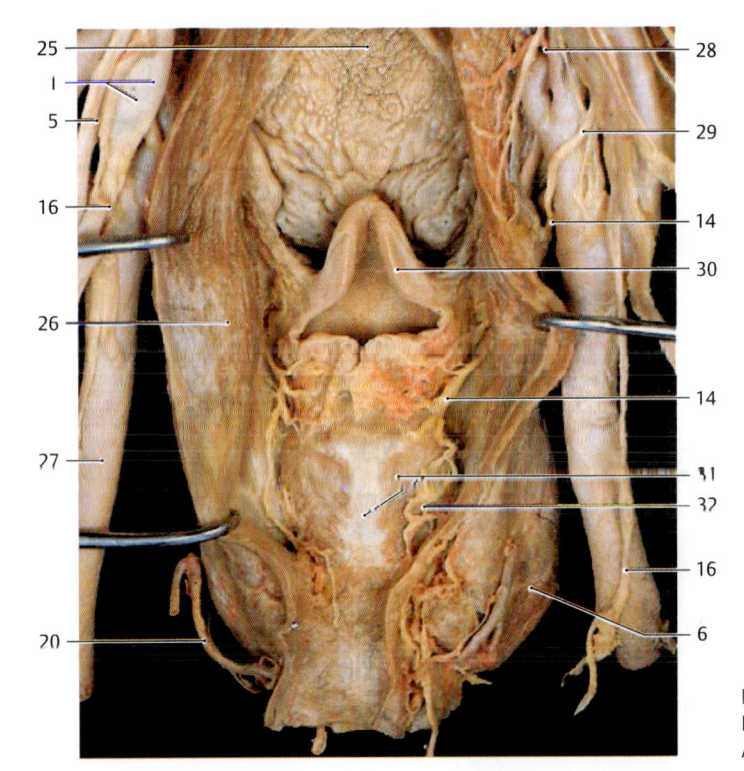

Região Anterior do Pescoço: Camada Profunda | 8 Cabeça e Pescoço

Fig. 8.187 **Inervação da laringe** (aspecto posterior). Dissecção dos nervos laríngeos superior e inferior. A faringe foi aberta.

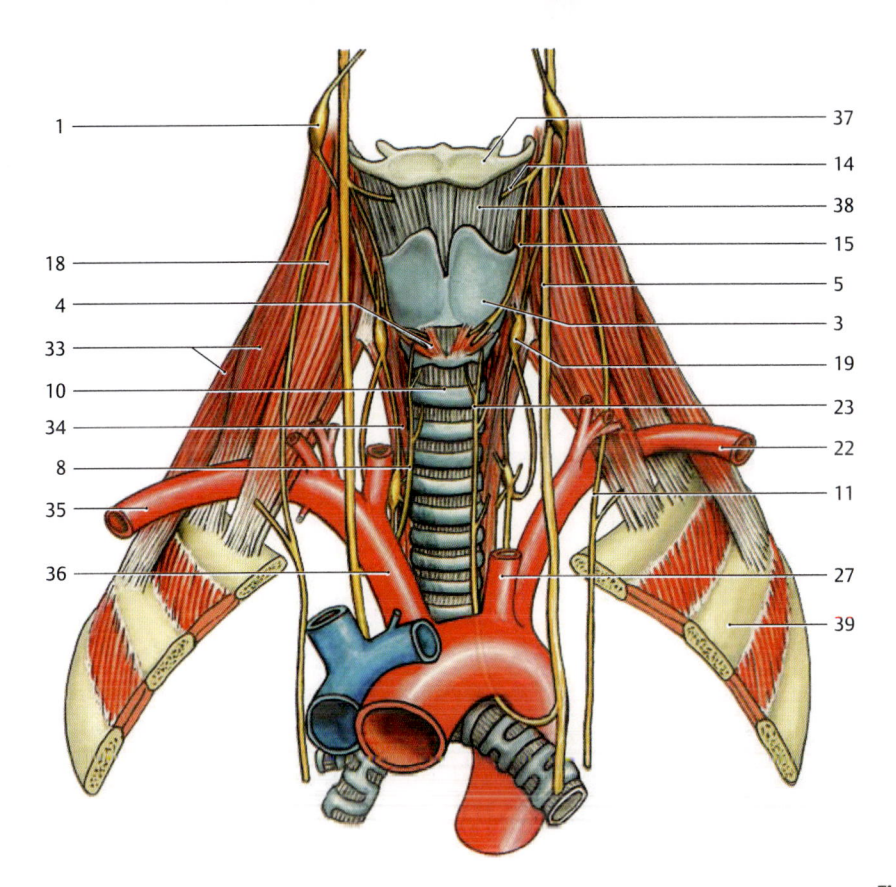

Fig. 8.188 **Inervação da laringe.**

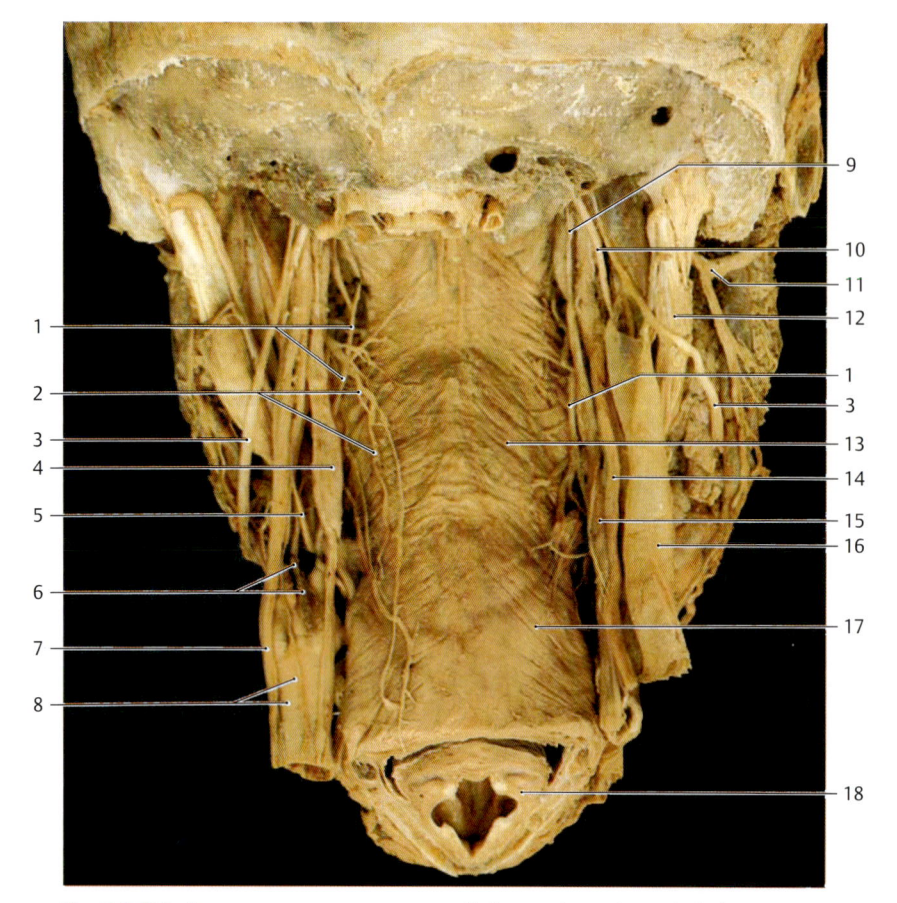

8 Cabeça e Pescoço | Região Posterior do Pescoço: Camada Profunda

Fig. 8.189 **Faringe com nervos e vasos parafaríngeos** (aspecto posterior).

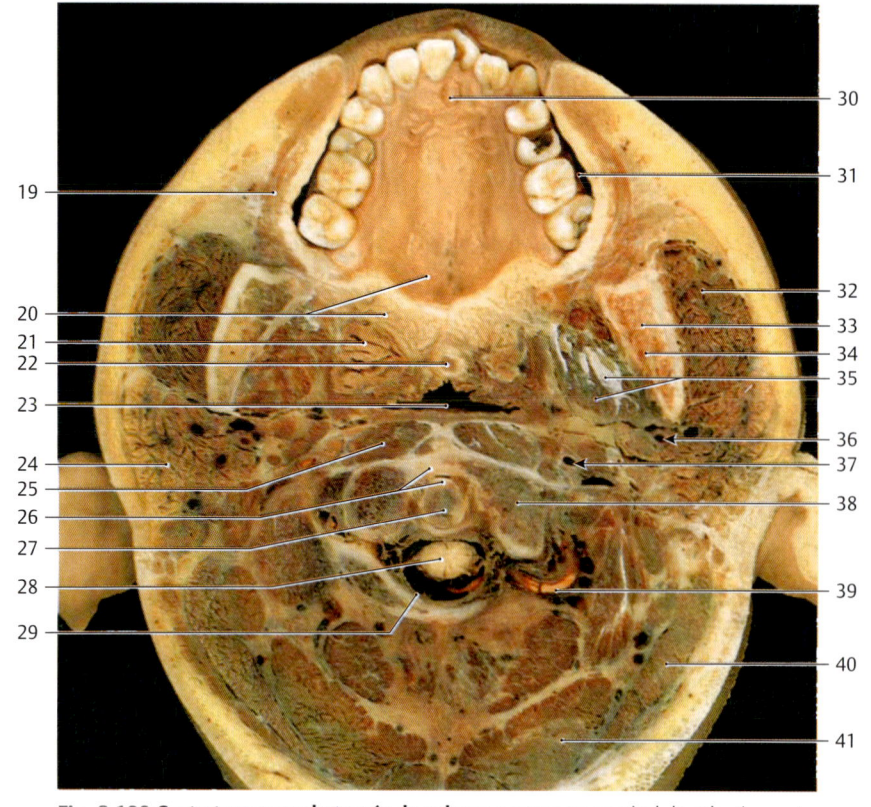

Fig. 8.190 **Corte transversal através da cabeça e pescoço** no nível do atlas (aspecto inferior).

1. Artéria faríngea ascendente
2. Plexo faríngeo
3. Nervo acessório
4. Gânglio cervical superior do tronco simpático
5. Nervo laríngeo superior
6. Glomo carótico e nervo do seio carótico
7. Nervo vago esquerdo
8. Artéria carótida comum e ramo cardíaco do nervo vago
9. Nervo glossofaríngeo
10. Nervo hipoglosso
11. Nervo facial
12. Ventre posterior do músculo digástrico
13. Músculo constritor médio da faringe
14. Nervo vago direito
15. Tronco simpático
16. Veia jugular interna
17. Músculo constritor inferior da faringe
18. Laringe
19. Músculo bucinador
20. Palato mole e glândulas palatinas
21. Tonsila palatina
22. Úvula do palato
23. Faringe (parte oral)
24. Glândula parótida
25. Músculo longo da cabeça
26. Articulação atlantoaxial mediana e arco do atlas anterior
27. Dente do áxis
28. Medula espinal
29. Dura-máter
30. Papila incisiva
31. Vestíbulo
32. Músculo masseter
33. Mandíbula
34. Canal mandibular com vasos e nervo
35. Músculo pterigóideo medial
36. Artéria carótida externa
37. Artéria carótida interna
38. Atlas
39. Artéria vertebral
40. Músculo esplênio da cabeça
41. Músculo semiespinal da cabeça

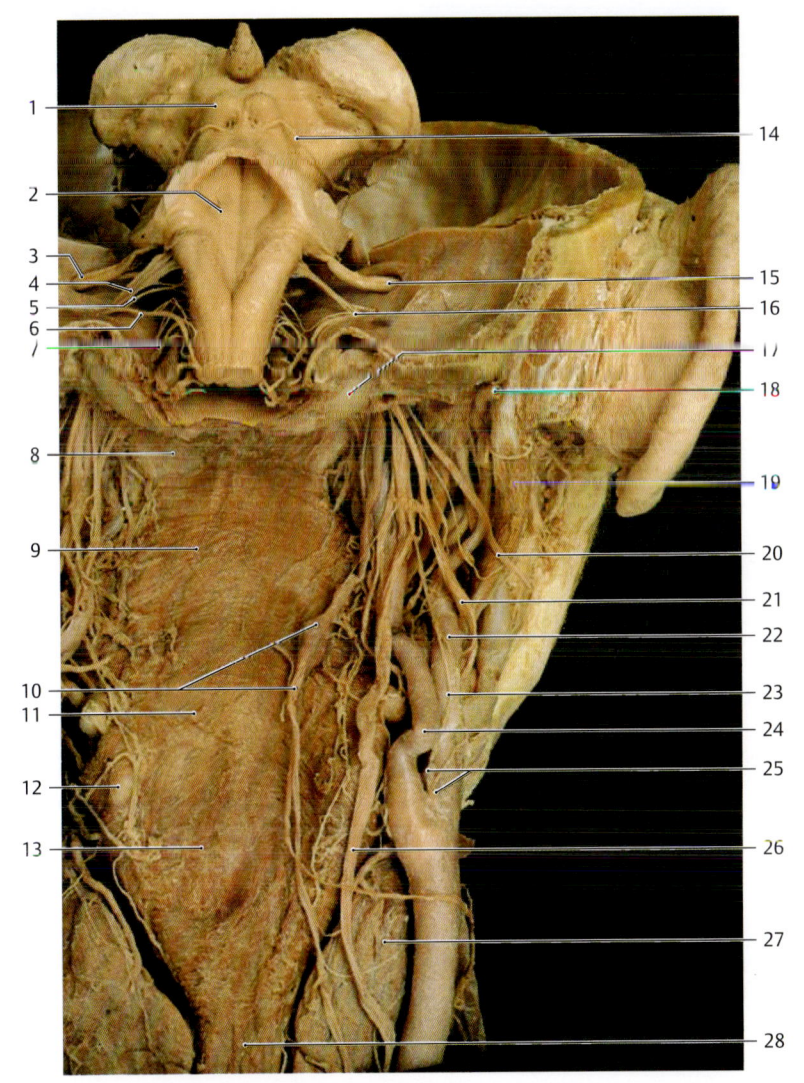

Região Posterior do Pescoço: Camada muito Profunda | 8 Cabeça e Pescoço

1 Colículo inferior do mesencéfalo
2 Colículo facial no assoalho da fossa romboide
3 Nervos vestibulococlear e facial
4 Nervo glossofaríngeo
5 Nervo vago
6 Nervo acessório
7 Nervo hipoglosso
8 Fáscia faringobasilar
9 Músculo constritor superior da faringe
10 Tronco simpático e gânglio cervical superior (deslocado medialmente)
11 Músculo constritor médio da faringe
12 Corno maior do osso hioide
13 Músculo constritor inferior da faringe
14 Nervo troclear
15 Meato acústico interno com nervos facial e vestibulococlear
16 Forame jugular com nervos glossofaríngeo, vago e acessório
17 Côndilo occipital
18 Artéria occipital
19 Ventre posterior do músculo digástrico
20 Nervo acessório (parte extracraniana)
21 Nervo hipoglosso (parte extracraniana)
22 Artéria carótida externa
23 Nervo do seio carótico
24 Artéria carótida interna
25 Seio carótico e glomo carótico
26 Nervo vago
27 Tireoide
28 Esôfago
29 Coanas
30 Placa pterigóidea medial
31 Forame lacerado
32 Tubérculo faríngeo
33 Palato duro
34 Forames palatinos maior e menor
35 Hâmulo pterigóideo
36 Placa pterigóidea lateral
37 Forame oval
38 Fossa mandibular
39 Canal carótico
40 Processo estiloide e forame estilomastóideo
41 Forame jugular

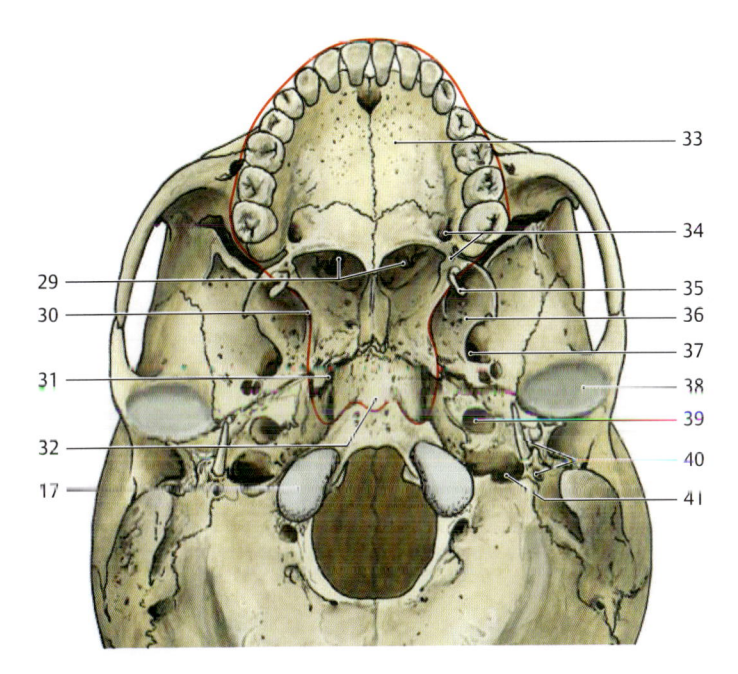

Fig. 8.191 **Faringe e nervos parafaríngeos em conexão com o tronco encefálico** (aspecto posterior).

Fig. 8.192 **Base do crânio** (aspecto inferior). Linha vermelha = contorno do músculo constritor superior em continuação com o os músculos bucinador e orbicular da boca.

431

8 Cabeça e Pescoço | Região Lateral do Pescoço: Camada Superficial

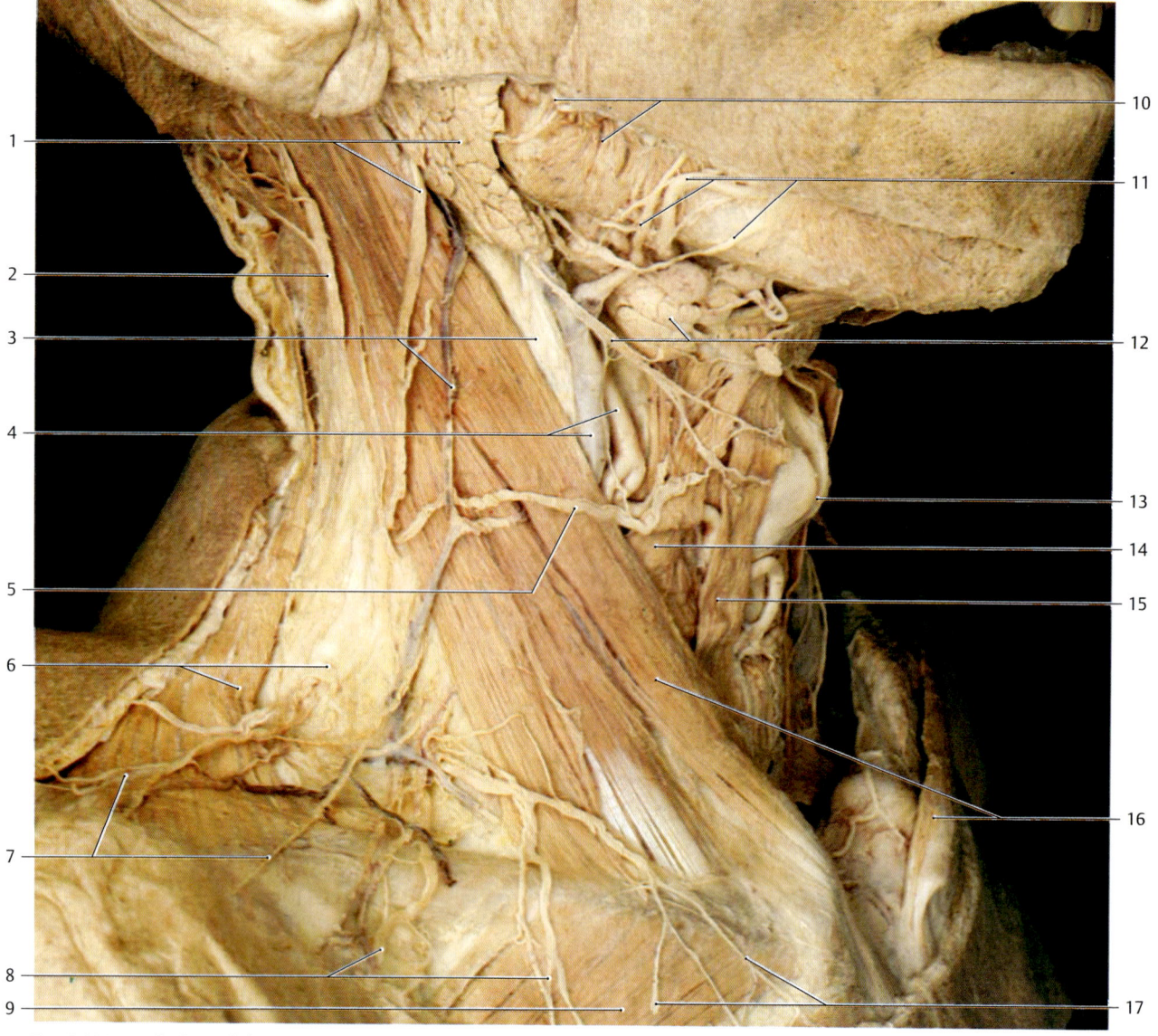

Fig. 8.193 Região lateral do pescoço com trígonos posterior e carótico (camada superficial).

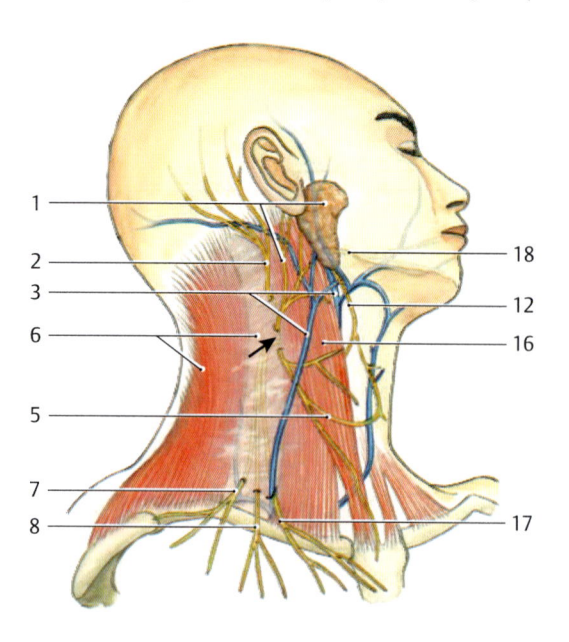

1. Glândula parótida e nervo auricular magno
2. Nervo occipital menor
3. Veias jugulares interna e externa
4. Veia retromandibular e artéria carótida externa
5. Nervo cervical transverso com ramo comunicante para o ramo cervical do nervo facial
6. Músculo trapézio e lâmina superficial da fáscia cervical
7. Nervos supraclaviculares laterais
8. Nervos supraclaviculares intermediários
9. Músculo peitoral maior
10. Ramo bucal do nervo facial e músculo masseter
11. Artéria e veia faciais e ramo mandibular do nervo facial
12. Ramo cervical do nervo facial e glândula submandibular (glândula somente na Figura 8.193)
13. Cartilagem tireóidea
14. Músculo omo-hióideo
15. Músculo esterno-hióideo
16. Músculo esternoclidomastóideo
17. Nervos supraclaviculares mediais
18. Ramo mandibular do nervo facial

Fig. 8.194 Ramos cutâneos do plexo cervical (região lateral).
Seta = ponto de Erb.

432

Região Lateral do Pescoço: Camada mais Profunda | 8 Cabeça e Pescoço

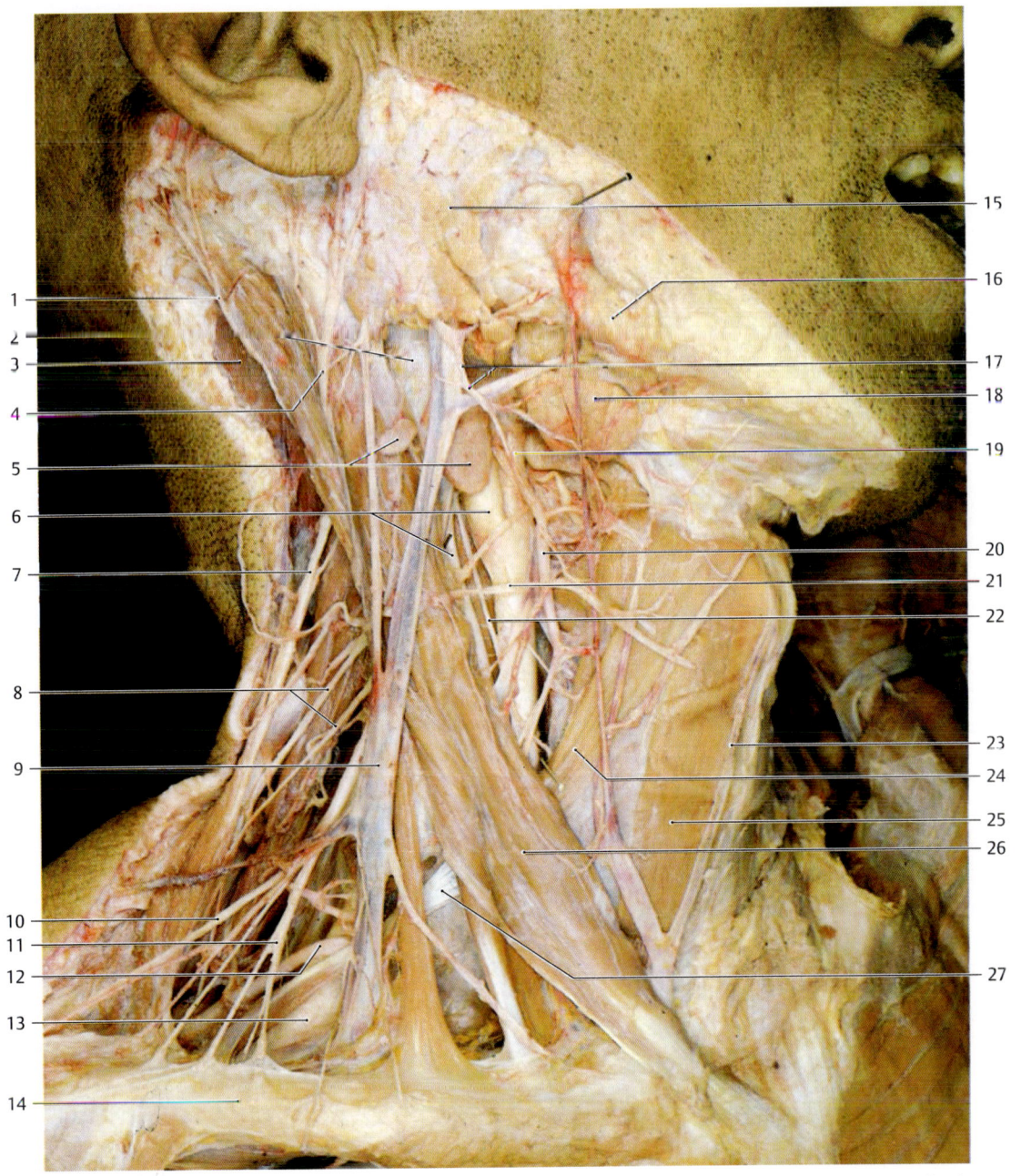

Fig. 8.195 Região lateral do pescoço com trígonos posterior e carótico (camada superficial). A lâmina superficial da fáscia cervical foi removida para exibir os ramos cutâneos do plexo cervical e as veias subcutâneas.

1. Nervo occipital menor
2. Veia jugular interna
3. Músculo esplênio da cabeça
4. Nervo auricular magno
5. Linfonodos submandibulares
6. Artéria carótida interna e nervo vago
7. Nervo acessório
8. Ramos musculares do plexo cervical
9. Veia jugular externa
10. Nervos supraclaviculares posteriores
11. Nervos supraclaviculares médios
12. Artéria supraescapular
13. Lâmina pré-traqueal da fáscia do pescoço
14. Clavícula
15. Parótida
16. Mandíbula
17. Ramo cervical do nervo facial
18. Glândula submandibular
19. Artéria carótida externa
20. Artéria tireóidea superior
21. Nervo cervical transverso
22. Raiz superior da alça cervical
23. Veia jugular anterior
24. Músculo omo-hióideo
25. Músculo esterno-hióideo
26. Músculo esternoclidomastóideo
27. Tendão intermediário do músculo omo-hióideo

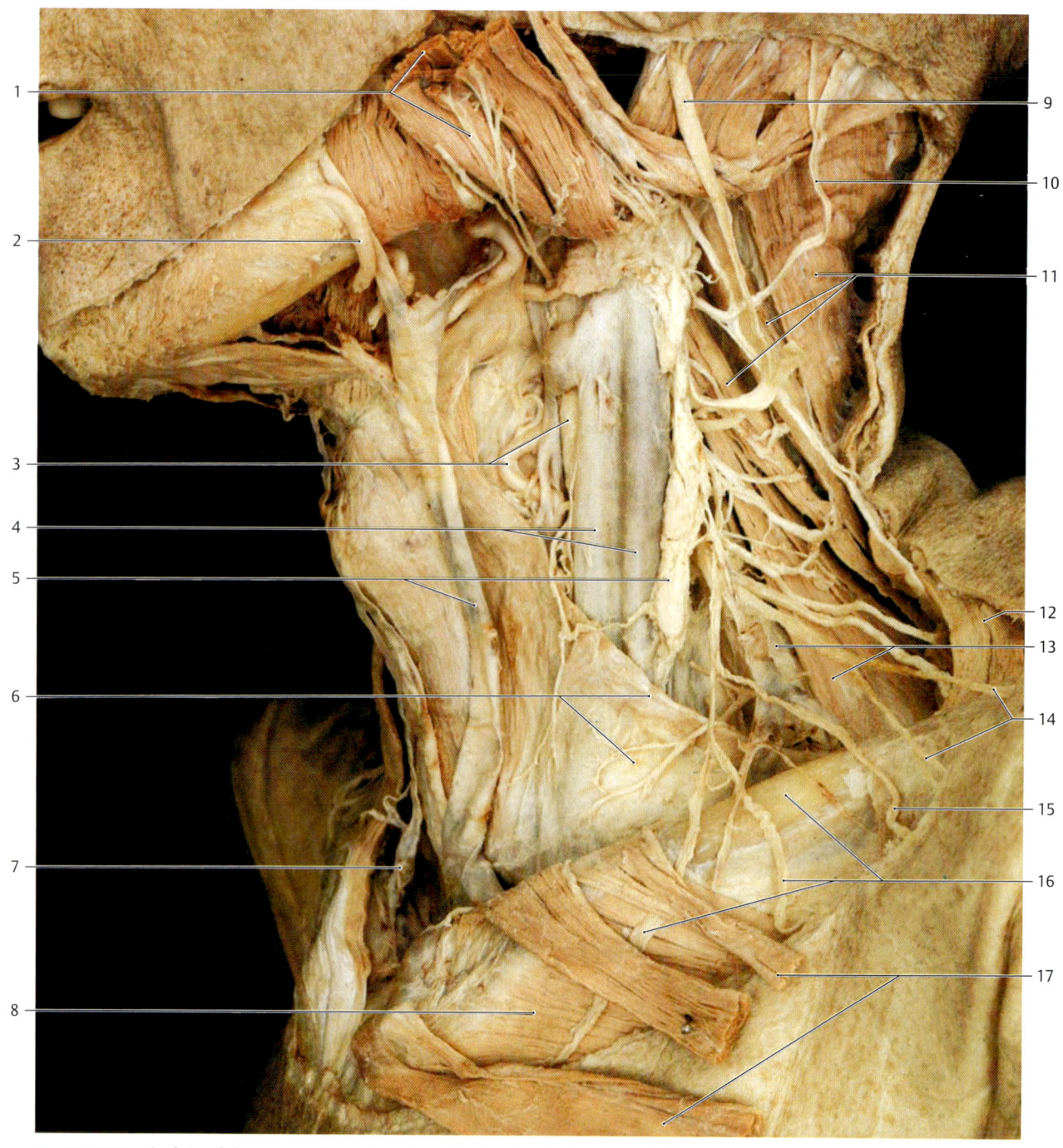

Fig. 8.196 Região lateral do pescoço (camada mais profunda). O músculo esternoclidomastóideo foi cortado e refletido para exibição da lâmina pré-traqueal da fáscia cervical.

1 Músculo esternoclidomastóideo (refletido) e ramo do nervo acessório
2 Artéria facial
3 Artéria carótida externa e artéria tireóidea superior
4 Veia jugular interna
5 Linfonodos cervicais profundos e veia jugular externa
6 Músculo omo-hióideo e lâmina pré-traqueal da fáscia cervical
7 Veia jugular anterior
8 Músculo peitoral maior
9 Nervo auricular magno
10 Nervo occipital menor
11 Músculos esplênio da cabeça e levantador da escápula
12 Músculo trapézio
13 Músculo escaleno médio e plexo braquial
14 Nervos supraclaviculares laterais
15 Nervo supraclavicular intermediário
16 Clavícula e nervos supraclaviculares mediais
17 Músculo esternoclidomastóideo (refletido)

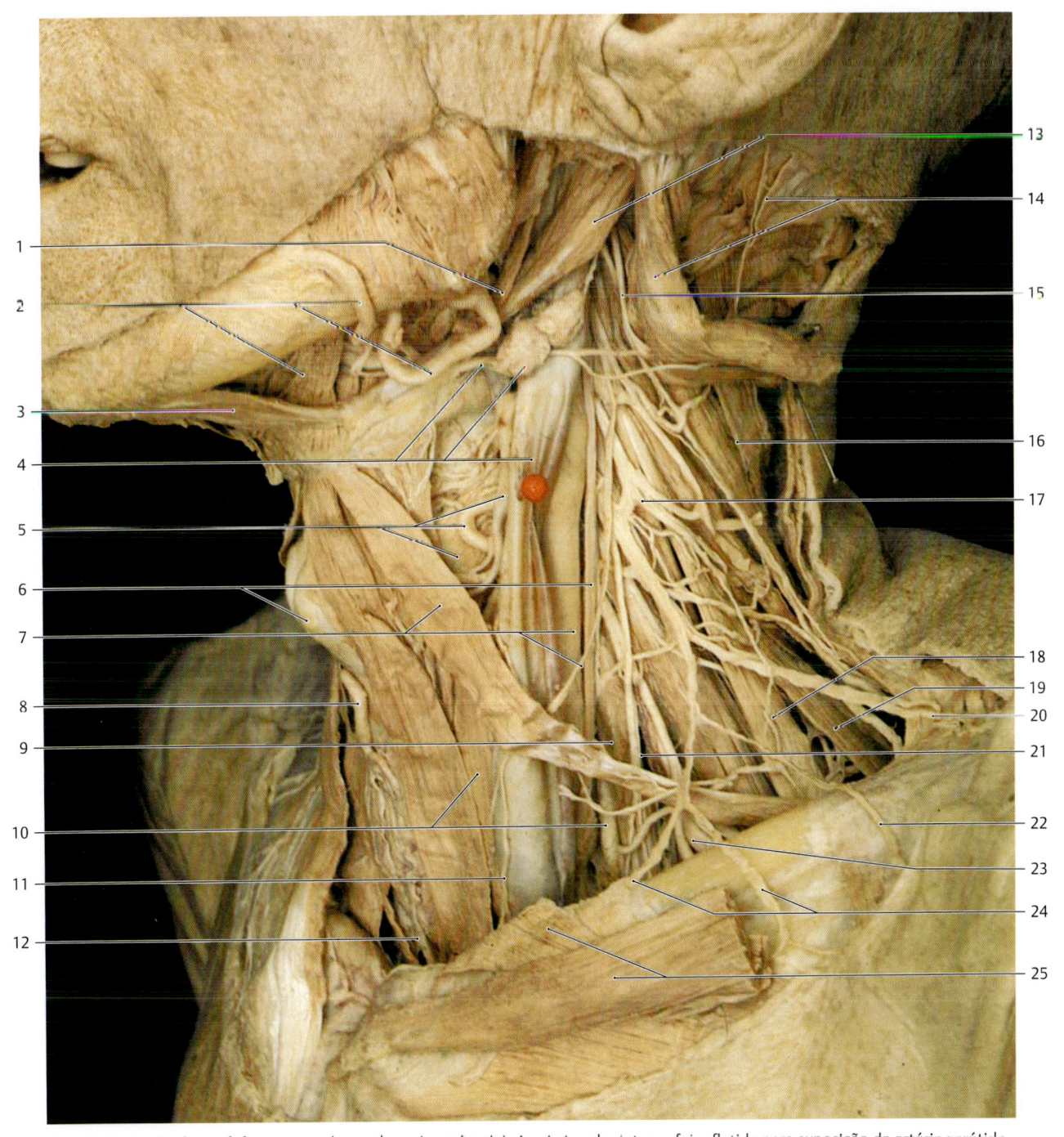

Fig. 8.197 Região lateral do pescoço (camada mais profunda). A veia jugular interna foi refletida para exposição da artéria carótida e do nervo vago.

1. Músculo estilo-hióideo
2. Artéria facial e músculo milo-hióideo
3. Ventre anterior do músculo digástrico
4. Veia jugular interna, nervo hipoglosso e linfonodos cervicais superficiais
5. Artéria e veia tireóideas superiores e músculo constritor inferior da faringe
6. Cartilagem tireóidea e nervo vago
7. Alça cervical, músculo omo-hióideo e artéria carótida comum
8. Artéria tireóidea superior direita
9. Músculo escaleno anterior
10. Músculo esternotireóideo e artéria tireóidea inferior
11. Ramos musculares da alça cervical para os músculos infra-hióideos
12. Veia tireóidea inferior
13. Ventre posterior do músculo digástrico
14. Músculo esternoclidomastóideo e nervo occipital menor
15. Nervo acessório
16. Músculo esplênio da cabeça
17. Plexo cervical
18. Músculo escaleno posterior
19. Músculo levantador da escápula
20. Nervos supraclaviculares laterais
21. Nervo frênico
22. Nervo supraclavicular intermediário
23. Plexo braquial
24. Nervos supraclaviculares mediais
25. Músculo esternoclidomastóideo

8 Cabeça e Pescoço | Região Lateral do Pescoço: Camada mais Profunda

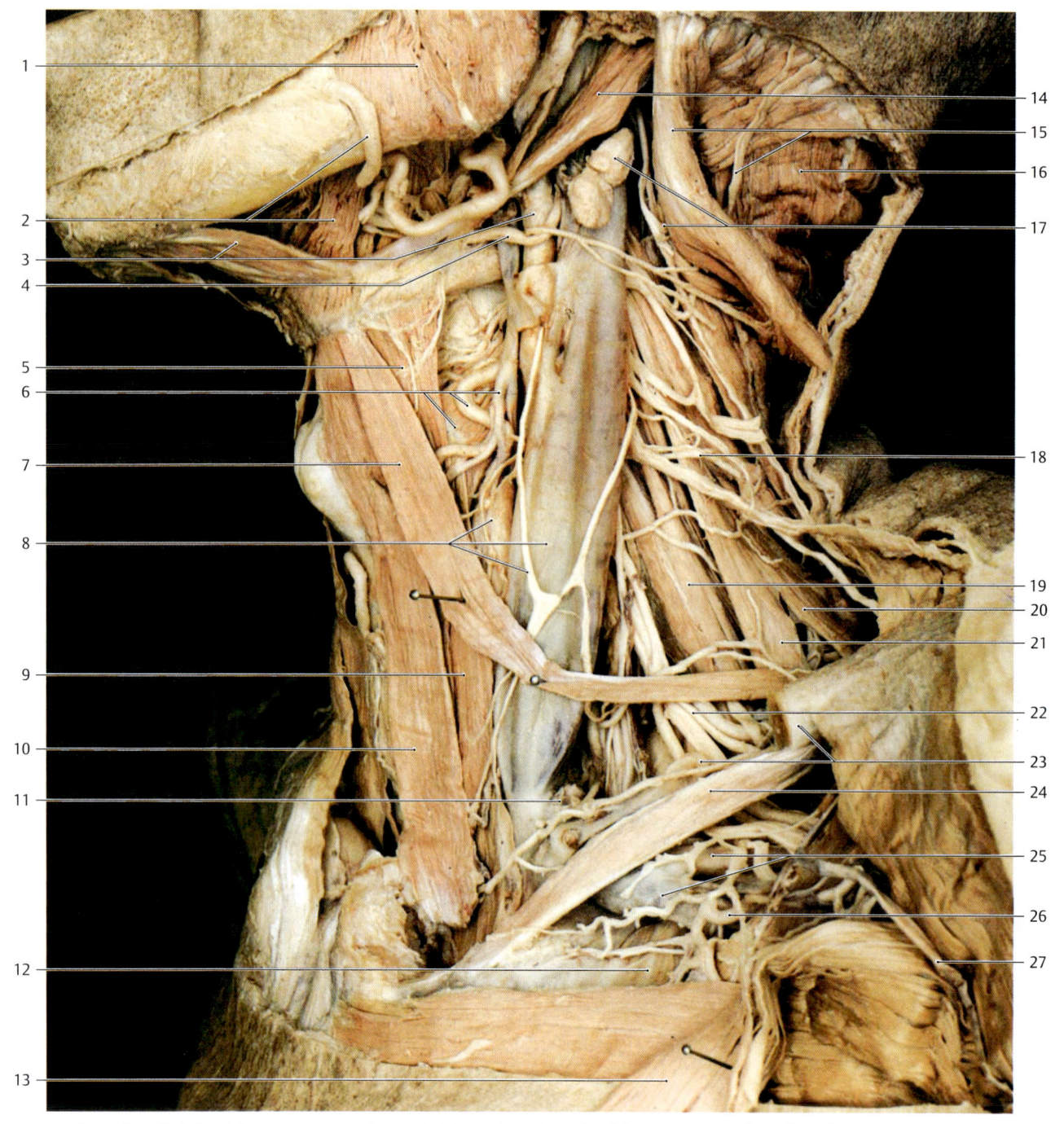

Fig. 8.198 Região lateral do pescoço com alça cervical (camada mais profunda). A fáscia cervical e a clavícula foram parcialmente removidas. A alça cervical e os músculos infra-hióideos são exibidos.

1. Músculo masseter
2. Músculo milo-hióideo e artéria facial
3. Artéria carótida externa e ventre anterior do músculo digástrico
4. Nervo hipoglosso
5. Músculo tíreo-hióideo
6. Artéria e veia tireóideas superiores e músculo constritor inferior da faringe
7. Ventre superior do músculo digástrico
8. Alça cervical, tireoide e veia jugular interna
9. Músculo esternotireóideo
10. Músculo esterno-hióideo
11. Ducto torácico
12. Músculo peitoral menor
13. Músculo peitoral maior
14. Ventre posterior do músculo digástrico
15. Músculo esternoclidomastóideo e nervo occipital menor
16. Músculo esplênio da cabeça
17. Linfonodos cervicais superficiais e nervo acessório
18. Plexo cervical
19. Músculo escaleno médio
20. Músculo levantador da escápula
21. Músculo escaleno posterior
22. Plexo braquial
23. Artéria cervical transversa e clavícula
24. Músculo subclávio
25. Artéria e veia subclávias
26. Artéria toracoacromial
27. Veia cefálica

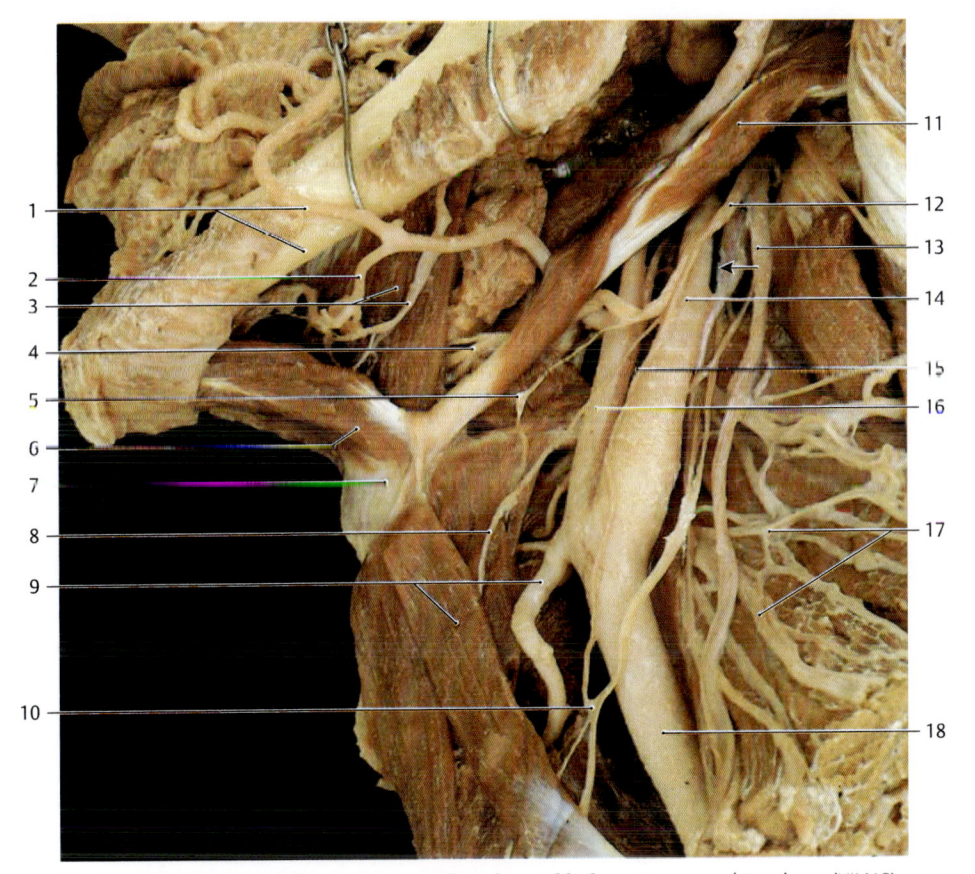

Região Lateral do Pescoço: Camada mais Profunda | 8 Cabeça e Pescoço

1. Artéria facial e mandíbula
2. Artéria submentual
3. Músculo e nervo milo-hióideos
4. Nervo hipoglosso (ramos linguais)
5. Ramo tíreo-hióideo do nervo hipoglosso (XII NC)
6. Ventre anterior do músculo digástrico
7. Osso hioide
8. Ramo omo-hióideo do nervo hipoglosso (XII NC)
9. Músculo omo-hióideo e artéria tireóidea superior
10. Alça cervical
11. Ventre posterior do músculo digástrico
12. Nervo hipoglosso (XII NC)
13. Nervo vago (X NC)
14. Artéria carótida interna
15. Raiz superior da alça cervical
16. Artéria carótida externa
17. Plexo cervical
18. Artéria carótida comum
19. Artéria e veia faciais
20. Músculo omo-hióideo
21. Veia jugular interna
22. Músculos esterno-hióideo e esternotireóideo
23. Clavícula
24. Artéria e veia temporais superficiais
25. Artéria occipital
26. Nervos supraclaviculares (C3 e C4)
27. Processos espinais das vértebras cervicais (C4 e C5)
28. Escápula

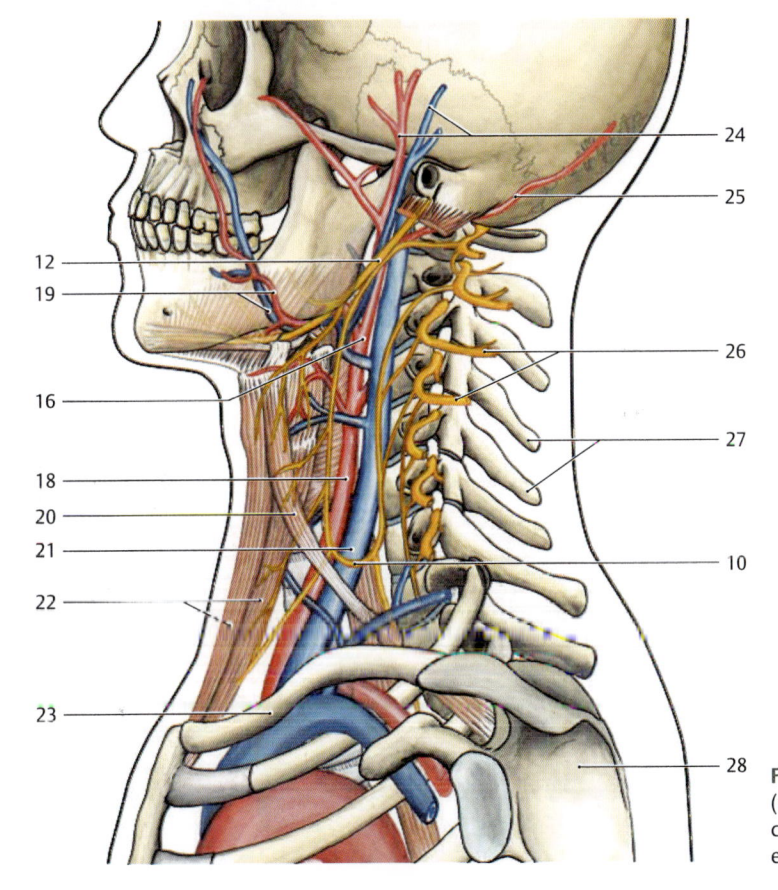

Fig. 8.199 Região lateral do pescoço e região submandibular com o nervo hipoglosso (XII NC). A mandíbula foi discretamente elevada. Seta = gânglio cervical superior.

Fig. 8.200 Nervos e vasos do pescoço (aspecto lateral). Representação da alça cervical com sua conexão com os nervos espinais.

437

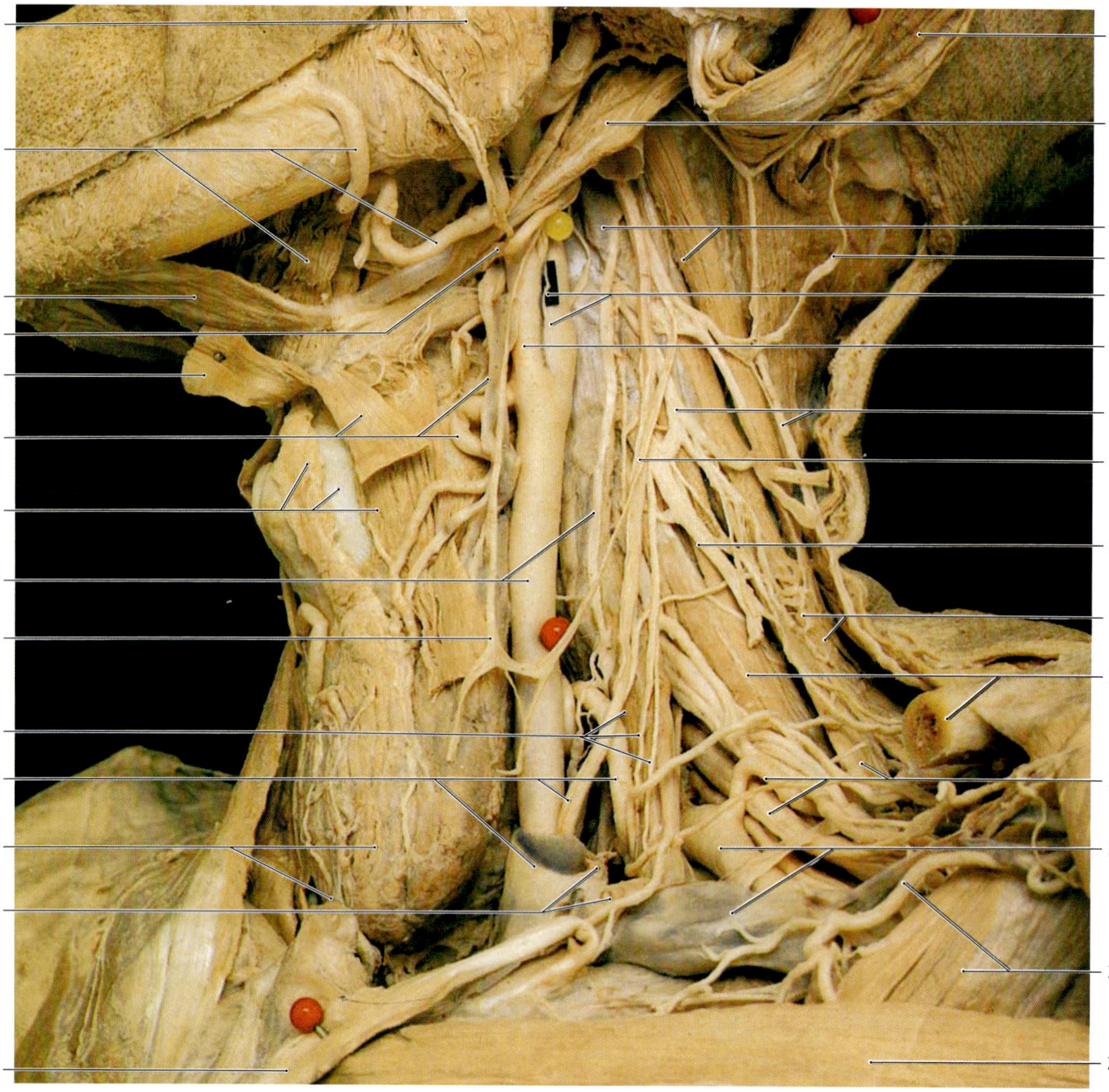

Fig. 8.201 **Região lateral do pescoço** (camada mais profunda). A clavícula foi parcialmente removida para se mostrar o espaço entre os músculos escalenos. A veia jugular interna foi removida.

1. Músculo masseter
2. Músculo milo-hióideo e artéria facial
3. Ventre anterior do músculo digástrico
4. Nervo hipoglosso
5. Músculo esterno-hióideo
6. Músculo omo-hióideo, artéria e veia tireóideas superiores
7. Músculo esternoclidomastóideo, cartilagem tireóidea e lobo piramidal da tireoide
8. Artéria carótida comum e tronco simpático
9. Alça cervical profunda
10. Nervo frênico, artéria cervical ascendente e músculo escaleno anterior
11. Artéria tireóidea inferior, nervo vago e veia jugular interna (cortada)
12. Tireoide e plexo venoso tireóideo inferior ímpar
13. Ducto torácico e tronco subclávio esquerdo
14. Músculo subclávio (refletido)
15. Músculo esternoclidomastóideo (refletido)
16. Ventre posterior do músculo digástrico
17. Gânglio cervical superior e músculo esplênio
18. Nervo occipital menor
19. Artéria carótida interna e ramo do nervo glossofaríngeo para o glomo carótico (marca em preto)
20. Artéria carótida externa
21. Plexo cervical e nervo acessório (XI NC)
22. Raiz inferior da alça cervical
23. Nervo supraclavicular
24. Músculo levantador da escápula
25. Músculo escaleno médio e clavícula
26. Artéria cervical transversa, plexo braquial e músculo escaleno posterior
27. Artéria e veia subclávias
28. Artéria toracoacromial e músculo peitoral menor
29. Músculo peitoral maior

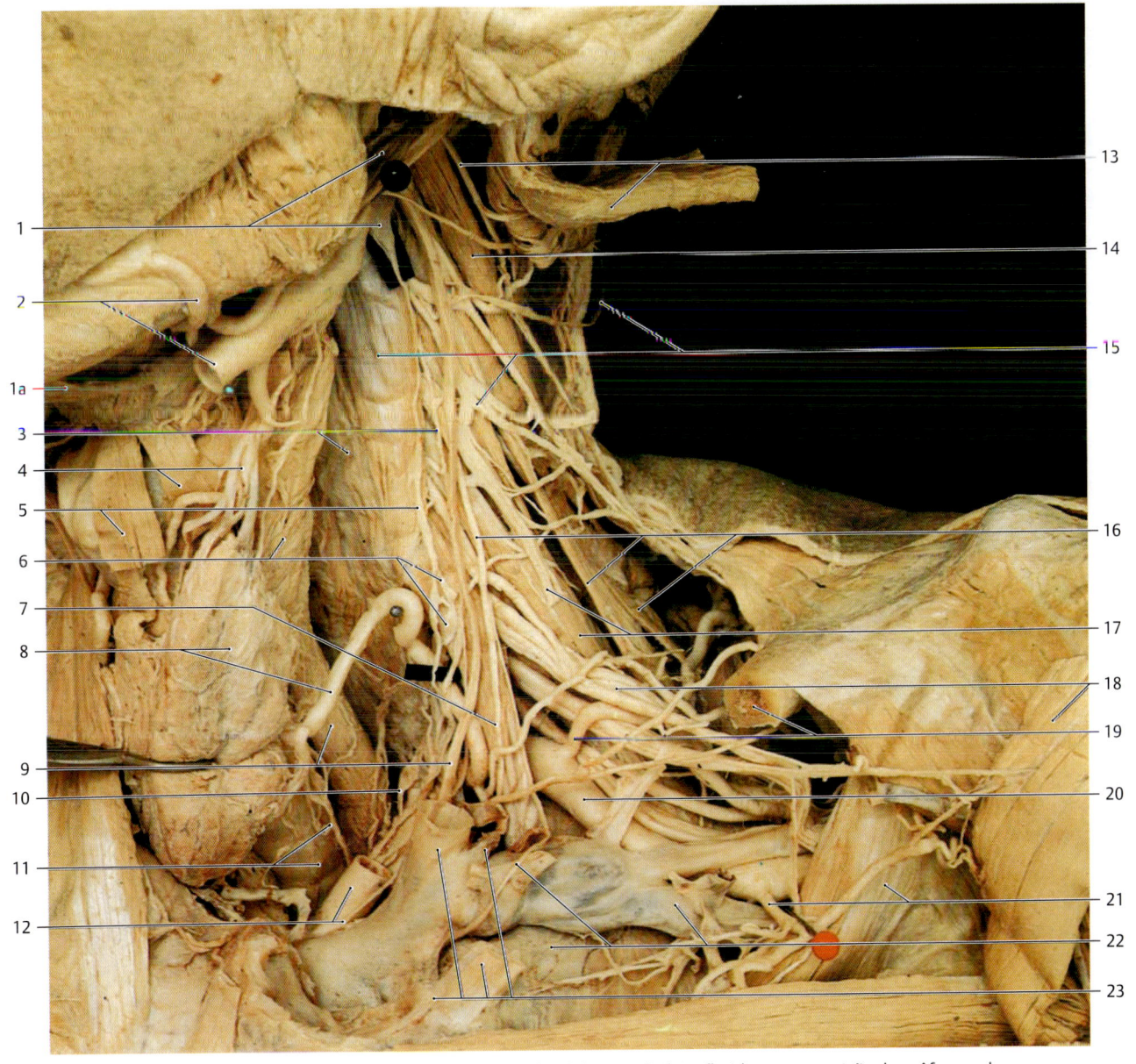

Fig. 8.202 Região lateral do pescoço (camada profunda). A glândula tireoide foi refletida para exposição do esôfago e do nervo laríngeo recorrente.

1 Gânglio cervical superior do tronco simpático e ventre posterior do músculo digástrico
1a Ventre anterior do músculo digástrico
2 Artéria facial e artéria carótida comum (refletidas anteriormente)
3 Artéria cervical ascendente e músculo longo do pescoço
4 Músculo omo-hióideo e artéria tireóidea superior
5 Tronco simpático e músculo esterno-hióideo
6 Gânglio cervical médio e músculo constritor inferior da faringe
7 Músculo escaleno anterior e nervo frênico
8 Tireoide e artéria tireóidea inferior
9 Nervo vago e esôfago
10 Gânglio cervicotorácico (estrelado)
11 Nervo laríngeo recorrente e traqueia
12 Artéria carótida comum e ramo cardíaco cervical do nervo vago
13 Músculo esternoclidomastóideo e nervo acessório
14 Músculo esplênio da cabeça
15 Nervo occipital menor, músculo longo da cabeça e plexo cervical
16 Nervo frênico, músculo escaleno posterior e músculo levantador da escápula
17 Nervos supraclaviculares e músculo escaleno médio
18 Plexo braquial e músculo peitoral maior (cabeça clavicular)
19 Artéria cervical transversa e clavícula
20 Artéria subclávia
21 Artéria toracoacromial e músculo peitoral menor
22 Primeira costela, nervo frênico acessório e veia subclávia
23 Veia jugular interna, ducto torácico e músculo subclávio

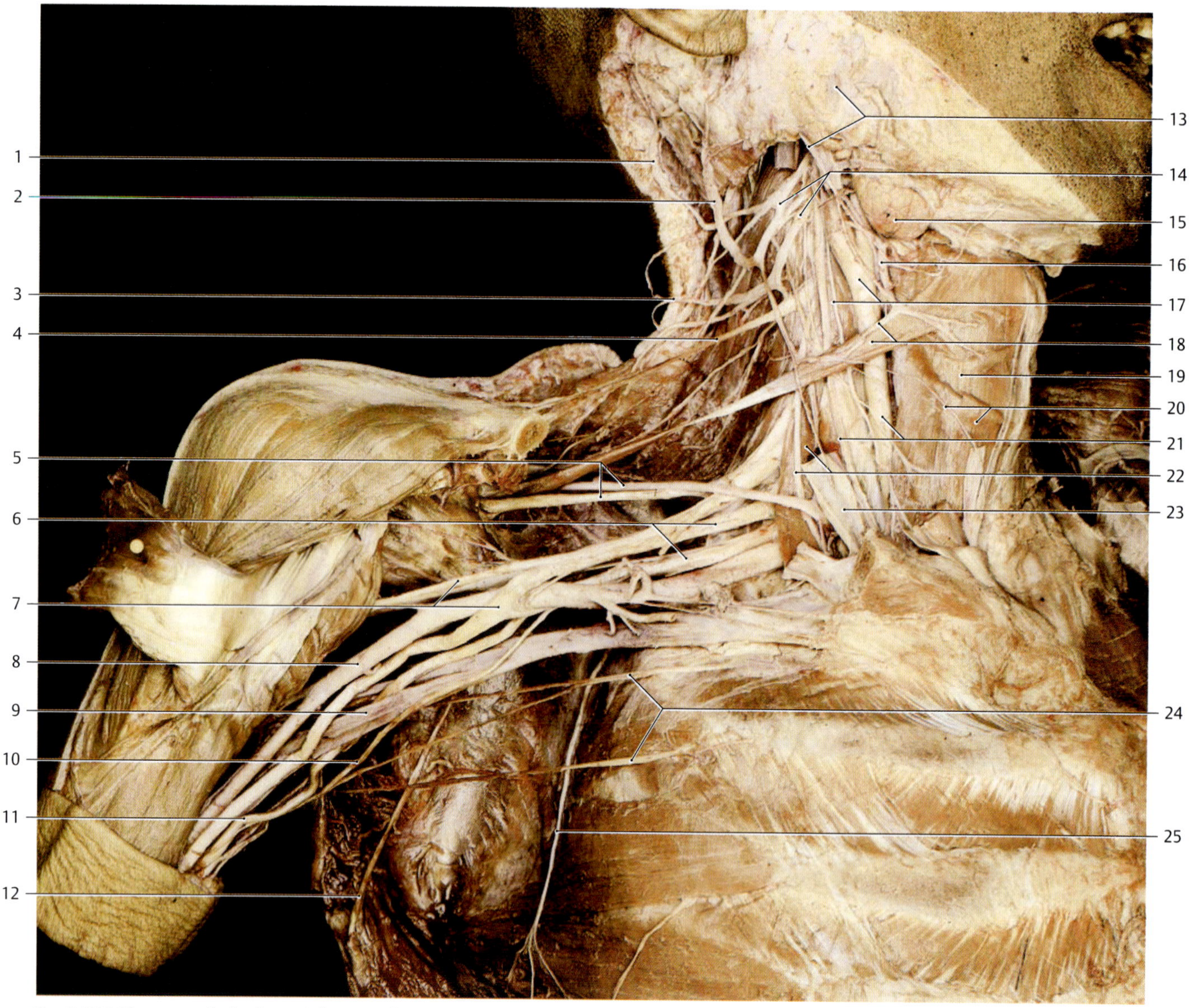

8 Cabeça e Pescoço | Região Lateral do Pescoço: Camada Profunda

Fig. 8.203 Plexos cervical e braquial e sua relação com os vasos sanguíneos. Notar a localização do conteúdo do trígono escaleno. O músculo esternoclidomastóideo e a clavícula foram removidos, e a veia jugular interna foi seccionada para exibição das raízes dos plexos cervical e braquial.

1. Nervo occipital menor
2. Nervo auricular magno
3. Ramos cutâneos do plexo cervical
4. Nervo supraclavicular
5. Nervo e artéria supraescapulares
6. Plexo braquial
7. Nervo mediano (com duas raízes) e nervo musculocutâneo
8. Artéria axilar
9. Veia axilar
10. Nervo cutâneo braquial medial
11. Nervo ulnar
12. Nervo toracodorsal
13. Glândula parótida e nervo facial (ramo cervical)
14. Plexo cervical
15. Glândula submandibular
16. Artéria tireóidea superior
17. Artéria carótida comum dividindo-se em artérias carótidas interna e externa e raiz superior da alça cervical
18. Músculo omo-hióideo e ramo cervical do nervo facial unindo o nervo cervical transverso (C2, C3)
19. Músculo esterno-hióideo
20. Nervo cervical transverso e músculo esternotireóideo
21. Artéria carótida comum e nervo vago
22. Nervo frênico e músculo escaleno anterior
23. Veia jugular interna
24. Nervos intercostobraquiais
25. Nervo torácico longo

Cortes através do Pescoço | **8 Cabeça e Pescoço**

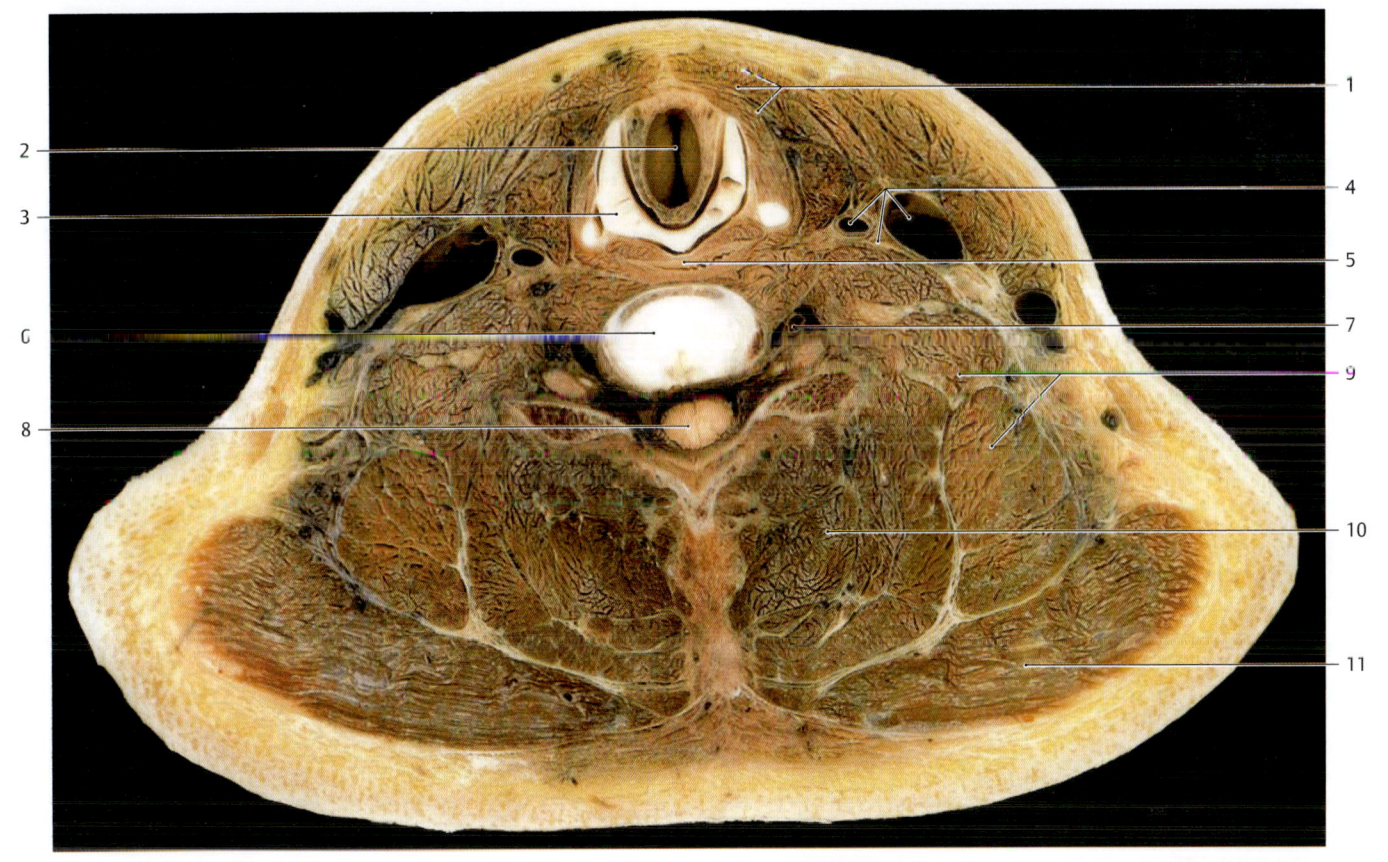

Fig. 8.204 **Corte axial através do pescoço** no nível da sexta vértebra cervical (aspecto inferior).

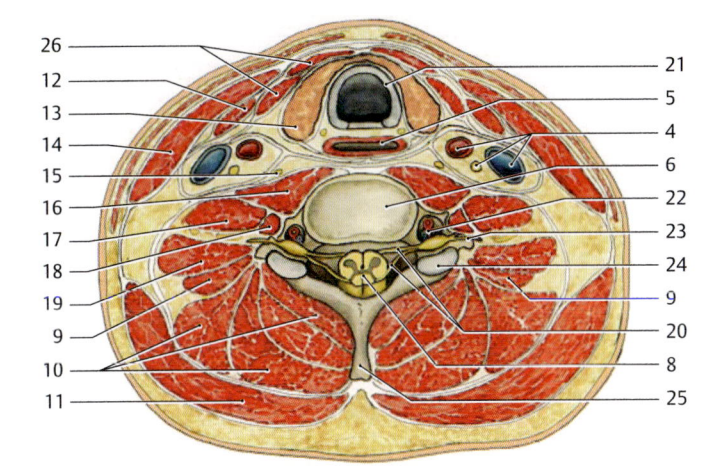

Fig. 8.205 **Organização do pescoço** (corte axial no nível da tireoide).

Fig. 8.206 **Corte axial através do pescoço** no nível da sexta vértebra cervical (varredura de IRM). (Cortesia do Prof. Uder, Instituto de Radiologia, Hospital Universitário de Erlangen, Alemanha.)

1. Músculos esterno-hióideo e tíreo-hióideo
2. Laringe
3. Cartilagem cricoide
4. Veia jugular interna, artéria carótida comum e nervo vago (X NC)
5. Esôfago
6. Corpo da vértebra cervical
7. Artéria vertebral
8. Medula espinal
9. Músculo escaleno posterior
10. Músculos profundos do pescoço
11. Músculo trapézio
12. Músculo omo-hióideo
13. Tireoide
14. Músculo esternoclidomastóideo
15. Tronco simpático
16. Músculo longo do pescoço
17. Músculo escaleno anterior
18. Músculo longo da cabeça
19. Músculo escaleno médio
20. Raiz anterior e posterior de nervo espinal cervical
21. Traqueia
22. Artéria e veia vertebrais e forame transversário
23. Nervo espinal cervical
24. Faceta superior de processo articular
25. Processo espinhoso
26. Músculos esterno-hióideo e esternotireóideo

9 Encéfalo e Órgãos dos Sentidos
Cabeça, Pescoço e Cérebro

Nervos Cranianos: Visão Geral 443
Área de Inervação do I Nervo Craniano:
    Nariz e Cavidades Nasais 446
    Nervos e Vasos das Cavidades Nasais 448
Cortes através das Cavidades Nasais e Órbitas 450
Área de Inervação do II Nervo Craniano: Órbita e Olho .. 452
Olho:
    Pálpebras e Aparelho Lacrimal 453
    Músculos Extraoculares 454
    Órbitas 456
    Bulbo do Olho 458
Vias Visuais:
    Trato Óptico 460
    Tálamo 461
    Nervos Cranianos da Órbita 462
Olho e II, III, IV, V_1 e VI Nervos Cranianos 463
V Nervo Craniano 466
VII Nervo Craniano 468
Nervos Cranianos em Conexão com o
    Tronco Encefálico e III Nervo Craniano 469
Aparelhos Auditivo e Vestibular e
    VIII Nervo Craniano 470
Aparelhos Auditivo e Vestibular:
    Osso Temporal 473
    Orelha Média 474
    Orelha Interna 477
Via Auditiva e Áreas Auditivas 479
IV, VII, VIII, IX, X, XI e XII Nervos Cranianos 480
Encéfalo e Meninges: Visão Geral 482
Vértice do Crânio e Meninges 483
Meninges:
    Seios Venosos da Dura-Máter 484
    Dura-Máter 486
    Pia-Máter e Aracnoide-Máter 487
Cortes através do Encéfalo e das Meninges 488
Encéfalo:
    Artérias e Veias 490
    Cérebro 497
    Cerebelo 500
    Corpo Caloso e Ventrículo Lateral 502
    Ventrículo Lateral e Sistema Límbico 503
    Sistema Límbico 504
    Hipotálamo 506
    Núcleos Subcorticais 507
    Sistema Ventricular 510
    Tronco Encefálico 512
Cortes através do Cérebro 514

Nervos Cranianos: Visão Geral | 9 Encéfalo e Órgãos dos Sentidos

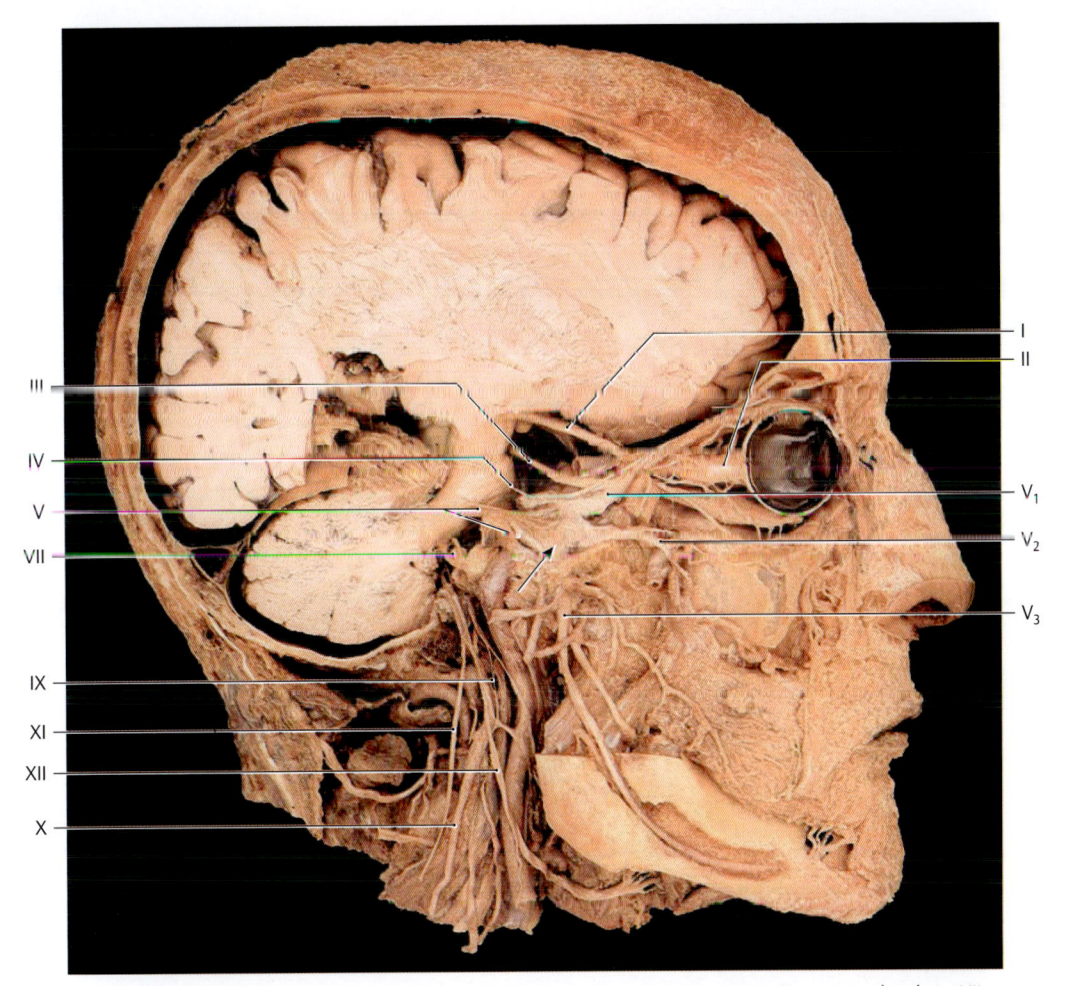

Fig. 9.1 Dissecção dos nervos cranianos (aspecto lateral). Os nervos cranianos são numerados de I a XII. O cérebro, o tronco encefálico e o cerebelo foram parcialmente removidos. Seta = gânglio trigeminal

Nervos cranianos e suas áreas de inervação

- I = Nervo olfatório (para a mucosa olfatória da cavidade nasal)
- II = Nervo óptico (para a retina)
- III = Nervo oculomotor (para os músculos extraoculares)
- IV = Nervo troclear (para o músculo oblíquo superior)
- V = Nervo trigêmeo (para a inervação sensitiva e inervação dos músculos da mastigação)
- V_1 = Nervo oftálmico (para a órbita)
- V_2 = Nervo maxilar (para a maxila e os dentes superiores)
- V_3 = Nervo mandibular (para a mandíbula, os dentes e os músculos da mastigação)
- VI = Nervo abducente (para o músculo reto lateral)
- VII = Nervo facial (para os músculos da face)
- VIII = Nervo vestibulococlear (para o aparelho auditivo e vestibular)
- IX = Nervo glossofaríngeo (para as papilas gustativas)
- X = Nervo vago (para a faringe, a laringe e o trato digestório)
- XI = Nervo acessório (para os músculos trapézio e esternocleidomastóideo)
- XII = Nervo hipoglosso (para a língua e os músculos supra-hióideos)

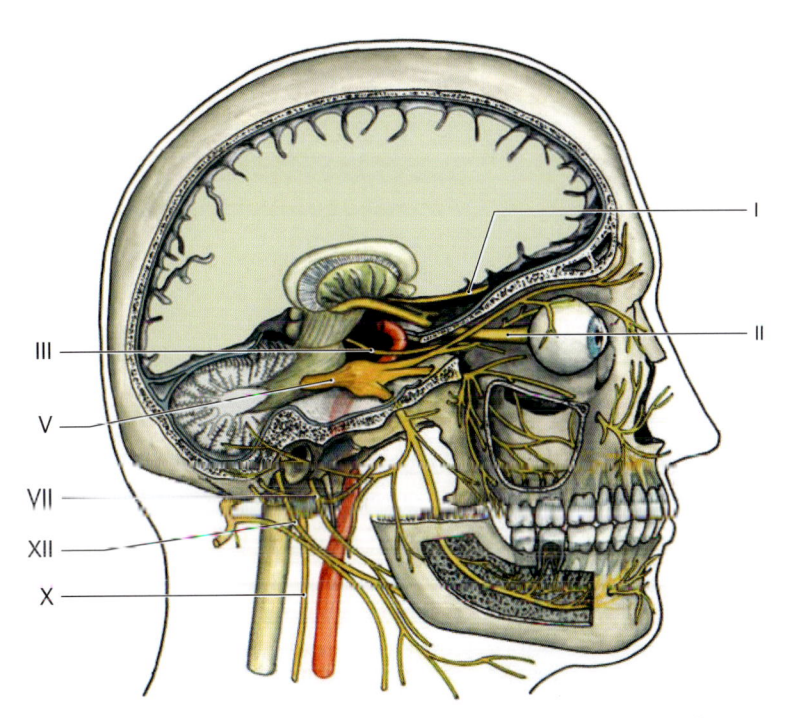

Fig. 9.2 Desenho esquemático dos nervos cranianos I-XII (aspecto lateral).

443

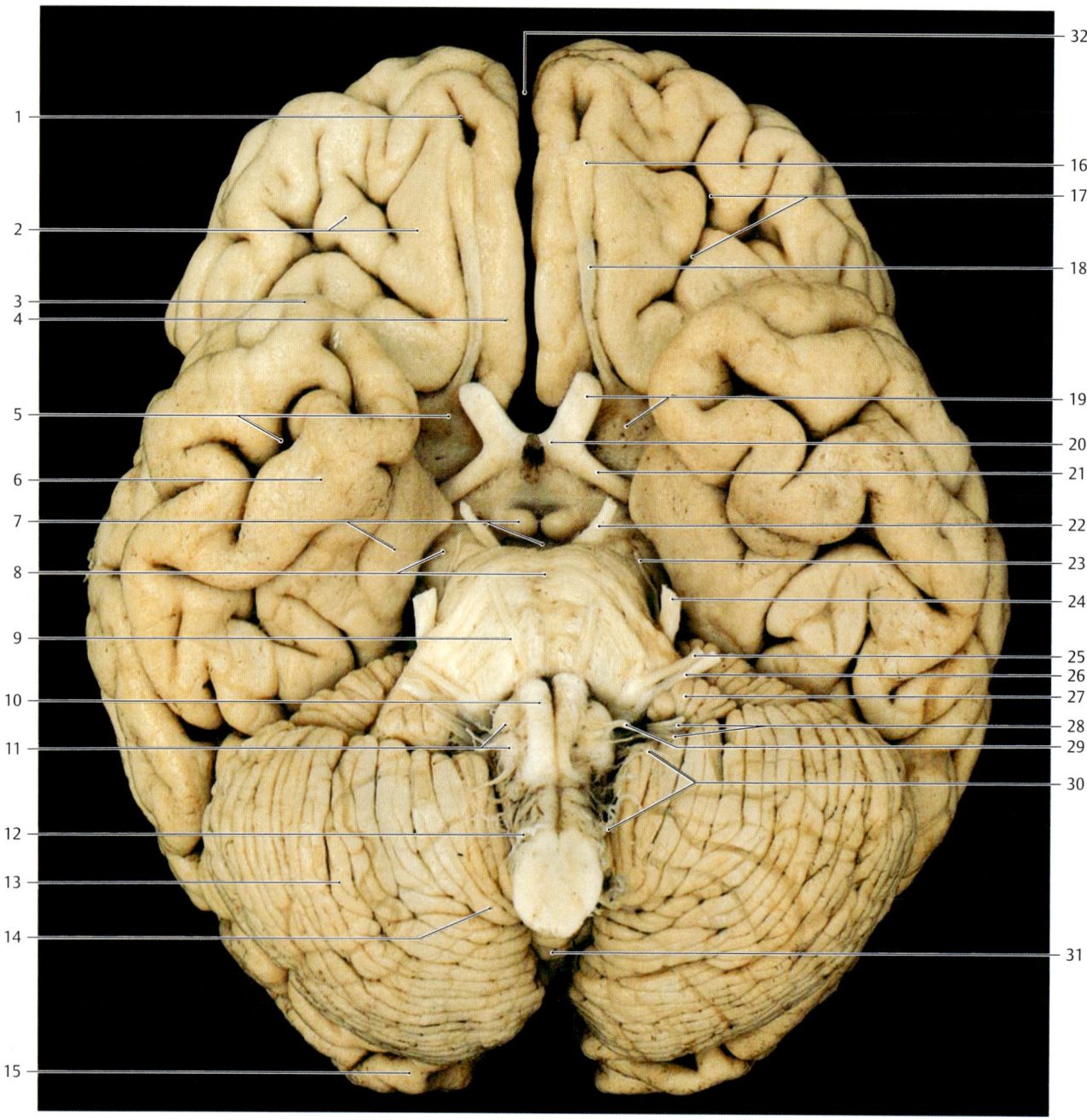

Fig. 9.3 **Cérebro com nervos cranianos** (aspecto inferior). Meninges removidas.

1. Sulco olfatório (terminação)
2. Giros orbitais
3. Lobo temporal
4. Giro reto
5. Trígono olfatório e sulco temporal inferior
6. Giro occipitotemporal medial
7. Giro para-hipocampal, corpo mamilar e fossa interpeduncular
8. Ponte e pedúnculo cerebral
9. Nervo abducente (VI NC)
10. Pirâmide
11. Oliva inferior
12. Nervos espinais cervicais
13. Cerebelo
14. Tonsila do cerebelo
15. Lobo occipital (polo posterior)
16. Bulbo olfatório
17. Sulco orbital e lobo frontal
18. Trato olfatório
19. Nervo óptico (II NC) e substância perfurada anterior
20. Quiasma óptico
21. Trato óptico
22. Nervo oculomotor (III NC)
23. Nervo troclear (IV NC)
24. Nervo trigêmeo (V NC)
25. Nervo facial (VII NC)
26. Nervo vestibulococlear (VIII NC)
27. Flóculo do cerebelo
28. Nervo glossofaríngeo (IX NC) e nervo vago (X NC)
29. Nervo hipoglosso (XII NC)
30. Nervo acessório (XI NC)
31. Verme do cerebelo
32. Fissura longitudinal

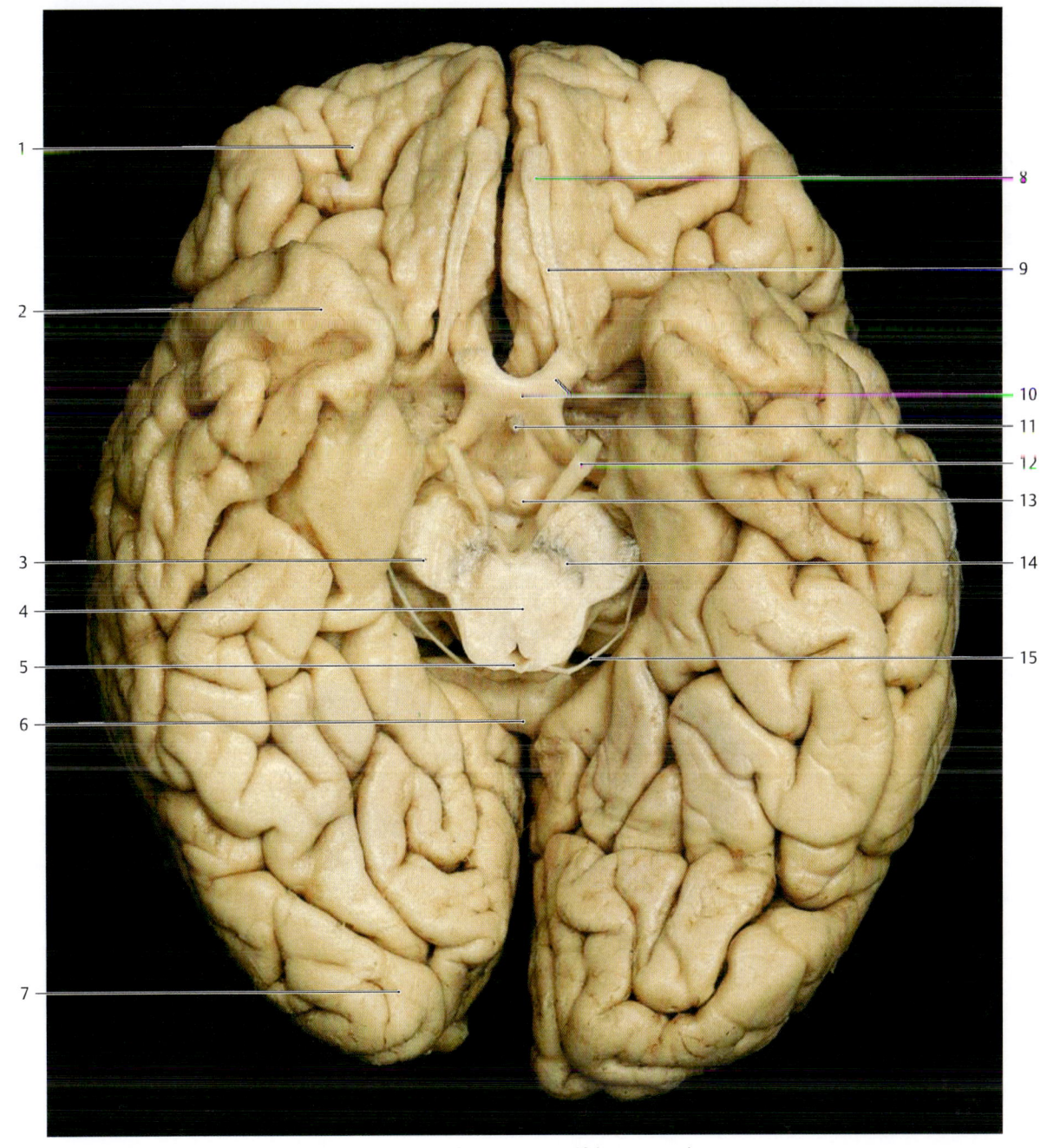

Nervos Cranianos: Visão Geral | 9 Encéfalo e Órgãos dos Sentidos

Fig. 9.4 **Cérebro com nervos cranianos** (aspecto inferior). Mesencéfalo seccionado.

1 Lobo frontal
2 Lobo temporal
3 Pedúnculo cerebral
4 Mesencéfalo (seccionado)
5 Aqueduto cerebral
6 Esplênio do corpo caloso
7 Lobo occipital
8 Bulbo olfatório
9 Trato olfatório
10 Nervo óptico e quiasma óptico
11 Infundíbulo
12 Nervo oculomotor (III NC)
13 Corpo mamilar
14 Substância negra
15 Nervo troclear (IV NC)

9 Encéfalo e Órgãos dos Sentidos | Área de Inervação do I Nervo Craniano: Nariz e Cavidades Nasais

1. Seio esfenoidal
2. Meato superior
3. Meato médio
4. Elevação da tuba
5. Tonsila faríngea
6. Orifício faríngeo da tuba auditiva
7. Prega salpingofaríngea
8. Recesso faríngeo
9. Palato mole
10. Úvula
11. Seio frontal
12. Recesso esfenoetmoidal
13. Concha nasal superior
14. Concha nasal média
15. Concha nasal inferior
16. Vestíbulo
17. Meato inferior
18. Palato duro
19. Sulcos para a artéria meníngea média e osso parietal (amarelo)
20. Hiato maxilar
21. Processo perpendicular do osso palatino
22. Aberturas das células aéreas etmoidais
23. Ducto nasofrontal
24. Placa pterigóidea medial (vermelha)
25. Placa horizontal do processo palatino
26. Células aéreas etmoidais
27. Seio maxilar
28. Septo nasal
29. Hâmulo pterigóideo
30. Osso nasal (branco)
31. Processo frontal da maxila (violeta)
32. Processo palatino da maxila (violeta)
33. Átrio nasal

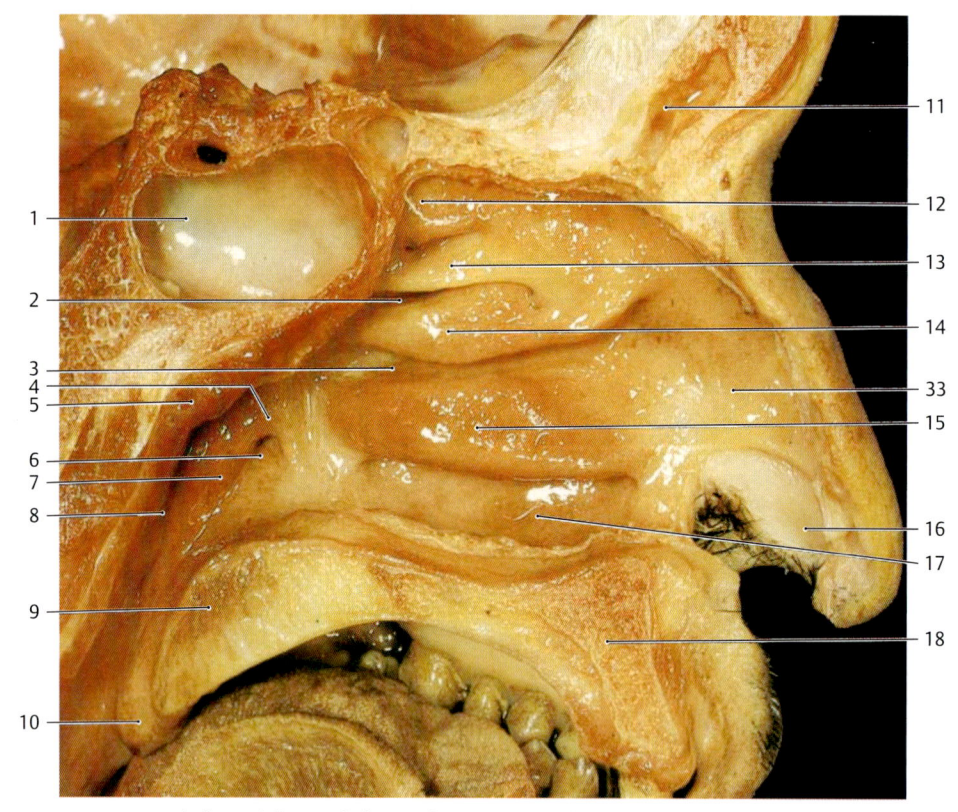

Fig. 9.5 **Parede lateral da cavidade nasal.** Septo removido.

Fig. 9.6 **Ossos da cavidade nasal esquerda** (aspecto medial).

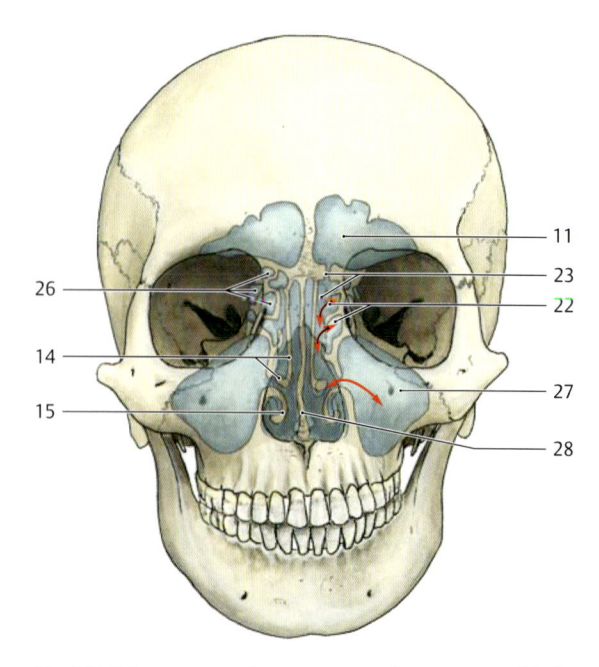

Fig. 9.7 **Seios paranasais e suas conexões com a cavidade nasal.** Setas = Aberturas.

Área de Inervação do I Nervo Craniano: Nariz e Cavidades Nasais | 9 Encéfalo e Órgãos dos Sentidos

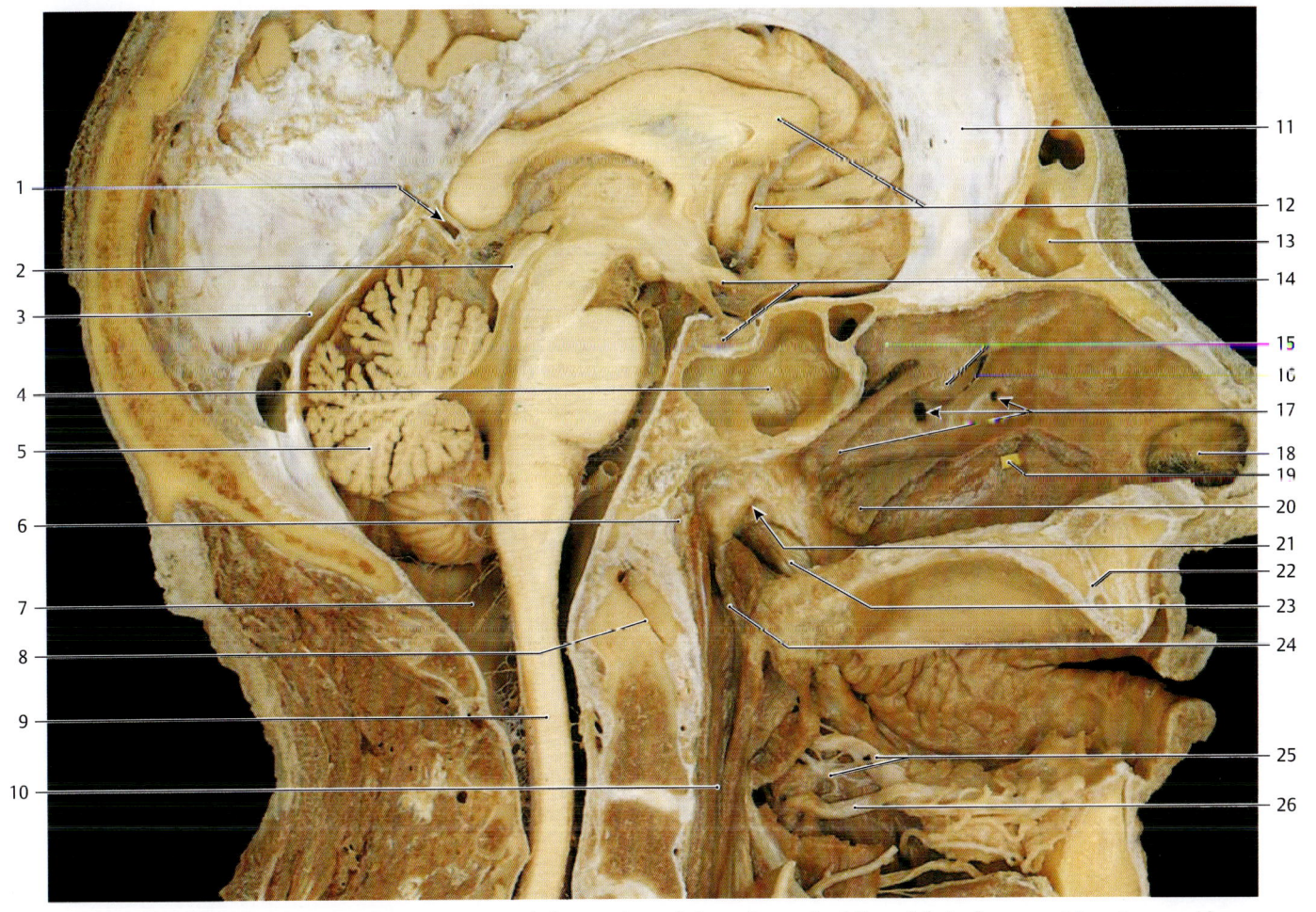

Fig. 9.8 Corte mediano através da cabeça com as cavidades nasal e oral. A concha nasal média e a inferior foram parcialmente removidas para mostrar as aberturas dos seios paranasais.

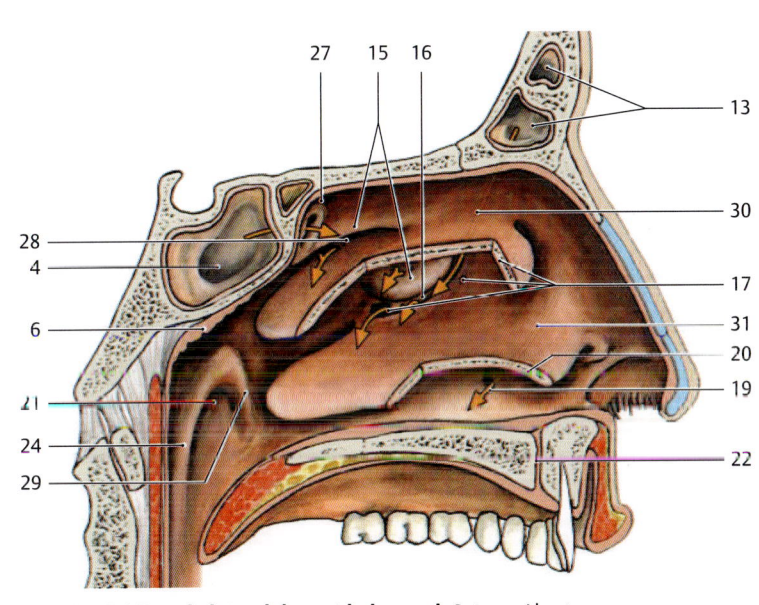

Fig. 9.9 Parede lateral da cavidade nasal. Setas = Aberturas.

1. Veia cerebral magna (veia de Galeno)
2. Teto do mesencéfalo
3. Seio reto
4. Seio esfenoidal
5. Cerebelo
6. Tonsila faríngea
7. Cisterna cerebelomedular
8. Articulação atlantoaxial mediana
9. Medula espinal
10. Parte oral da faringe
11. Foice do cérebro
12. Corpo caloso e artéria cerebral anterior
13. Seio frontal
14. Quiasma óptico e hipófise
15. Concha nasal superior e bolha etmoidal
16. Hiato semilunar
17. Aberturas acessórias para o seio maxilar e borda cortada da concha nasal média
18. Vestíbulo
19. Abertura do ducto nasolacrimal
20. Concha nasal inferior (cortada)
21. Abertura da tuba auditiva
22. Canal incisivo
23. Músculo levantador do véu palatino
24. Prega salpingofaríngea
25. Nervo lingual e gânglio submandibular
26. Ducto submandibular
27. Recesso esfenoetmoidal
28. Meato nasal superior
29. Prega salpingopalatina
30. Ducto nasofrontal
31. Ducto nasolacrimal

447

9 Encéfalo e Órgãos dos Sentidos | Área de Inervação do I Nervo Craniano: Nervos e Vasos das Cavidades Nasais

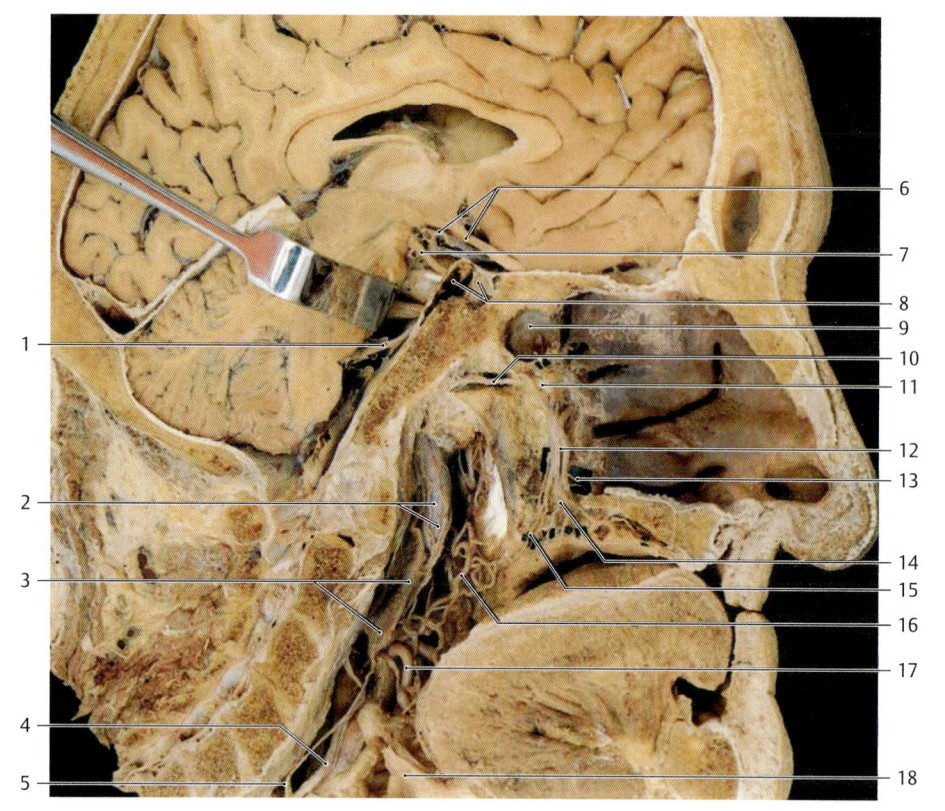

Fig. 9.10 Nervos da parede lateral da cavidade nasal (corte sagital através da cabeça). As membranas das mucosas foram parcialmente removidas e o canal pterigóideo, aberto.

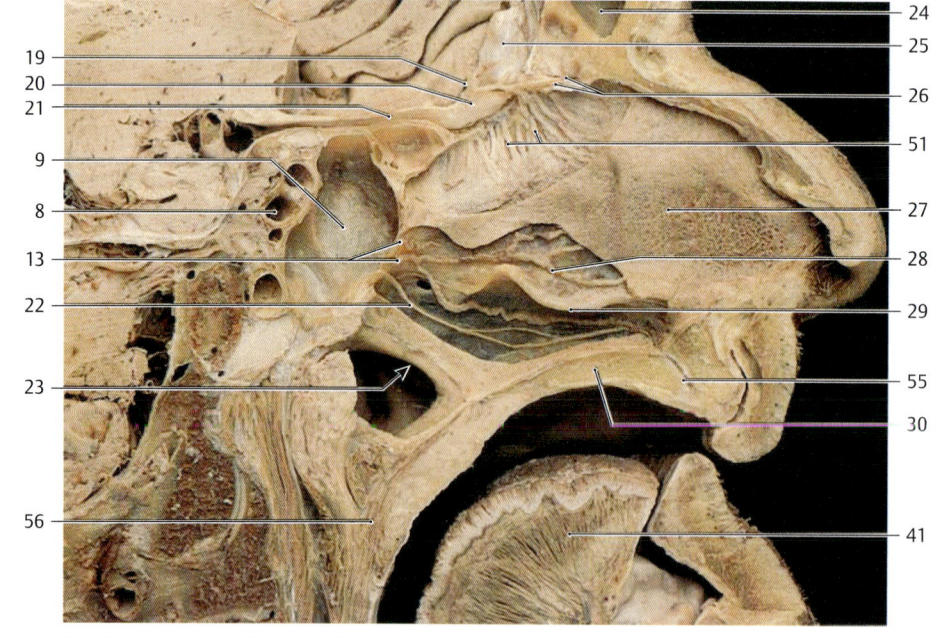

Fig. 9.11 Septo nasal. Dissecção de nervos e vasos.

1. Nervo facial
2. Artéria carótida interna e plexo carótico interno
3. Gânglio cervical superior
4. Nervo vago (X NC)
5. Tronco simpático
6. Nervo óptico (II NC) e artéria oftálmica
7. Nervo oculomotor (III NC)
8. Artéria carótida interna e seio cavernoso
9. Seio esfenoidal
10. Nervo do canal pterigóideo
11. Gânglio pterigopalatino
12. Artéria palatina descendente
13. Ramos nasais posteriores inferiores laterais e artérias septal e nasal posteriores laterais
14. Nervos e artéria palatinos maiores
15. Nervos e artérias palatinos menores
16. Ramos da artéria faríngea ascendente
17. Artéria lingual
18. Epiglote
19. Artéria etmoidal anterior
20. Bulbo olfatório
21. Trato olfatório
22. Nervo nasopalatino
23. Coanas
24. Seio frontal
25. Crista etmoidal
26. Artéria e nervo etmoidais anteriores e artéria etmoidal anterior do ramo nasal
27. Septo nasal
28. Artéria septal
29. Crista do septo nasal
30. Palato duro
31. Tenda do cerebelo
32. Nervo troclear (IV NC)
33. Nervo trigêmeo (V NC) com raiz motora
34. Plexo carótico interno
35. Nervo lingual com corda do tímpano
36. Músculo pterigóideo medial e placa pterigóidea medial
37. Nervo alveolar inferior
38. Tronco simpático
39. Nervo petroso maior
40. Nervos palatinos
41. Língua
42. Bulbo olfatório
43. Nervo oftálmico (V_1 NC)
44. Gânglio trigeminal
45. Nervo maxilar (V_2 NC)
46. Nervo mandibular (V_3 NC)
47. Nervo petroso profundo
48. Músculo pterigóideo medial
49. Músculo tensor do véu palatino
50. Nervo palatino maior
51. Nervos olfatórios
52. Ramos nasais interno e medial do nervo etmoidal anterior
53. Ramos nasais posteriores superiores laterais
54. Ramos nasais posteriores inferiores laterais
55. Canal incisivo com nervo nasopalatino
56. Úvula

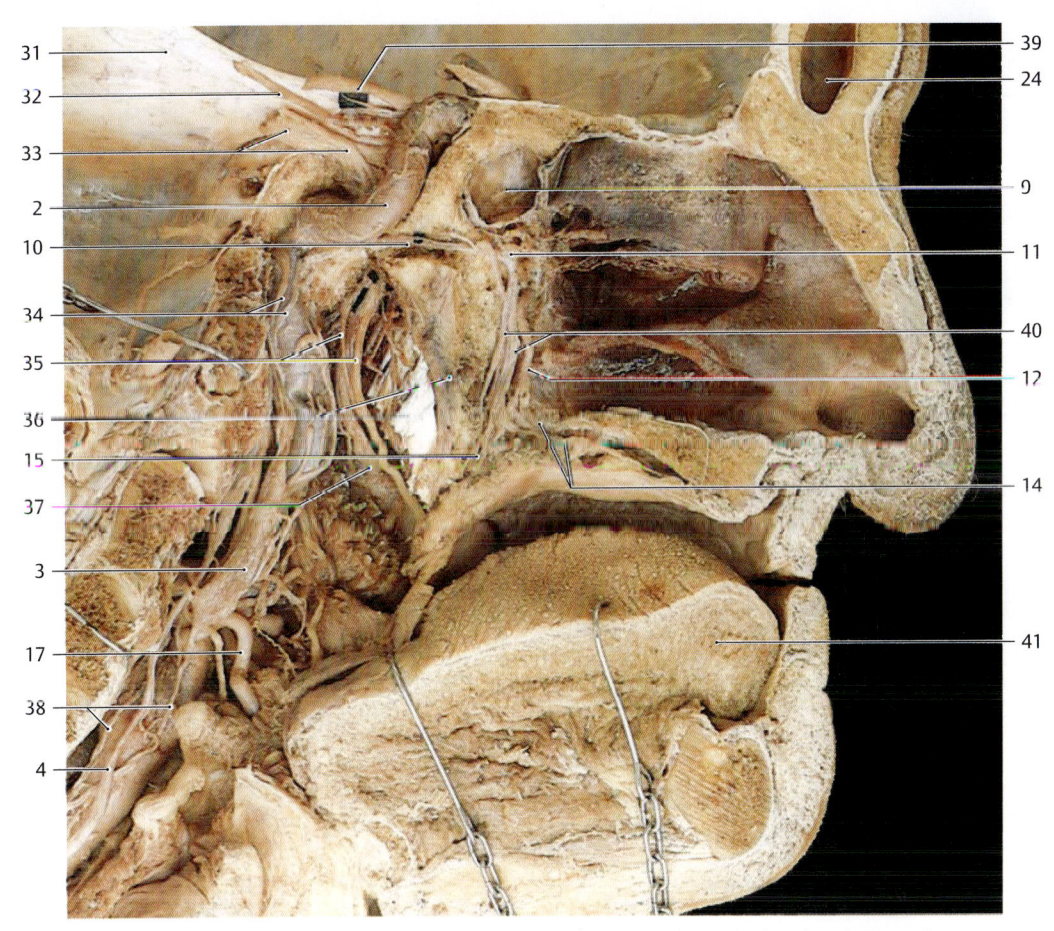

Área de Inervação do I Nervo Craniano: Nervos e Vasos das Cavidades Nasais | 9 Encéfalo e Órgãos dos Sentidos

Fig. 9.12 **Nervos da parede lateral da cavidade nasal** (corte sagital através da cabeça). O canal carótico está aberto, e as mucosas da faringe e da cavidade nasal foram parcialmente removidas.

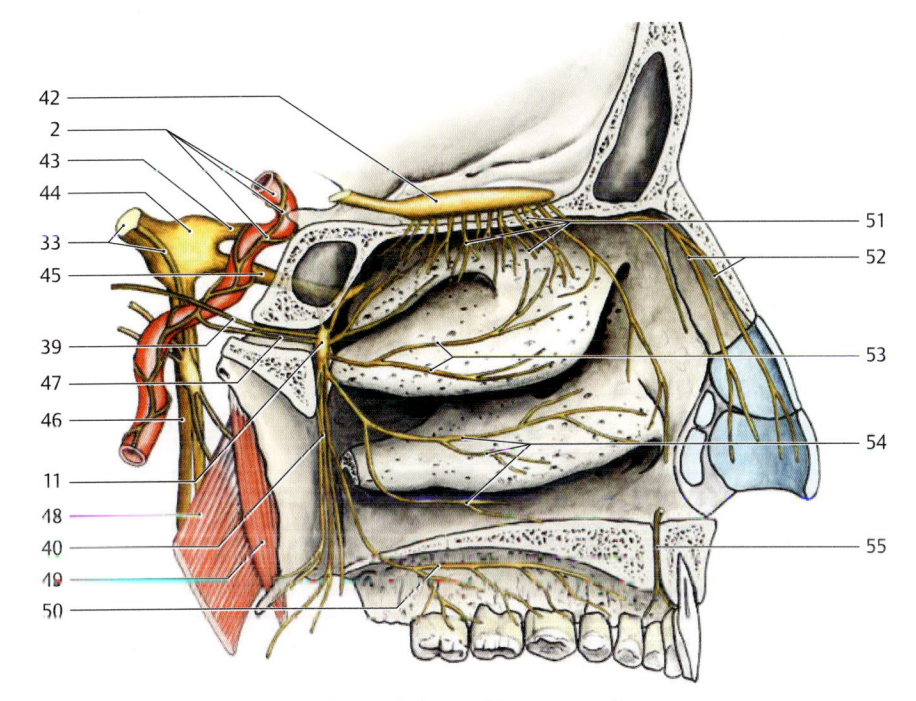

Fig. 9.13 **Nervos da parede lateral da cavidade nasal** (corte sagital).

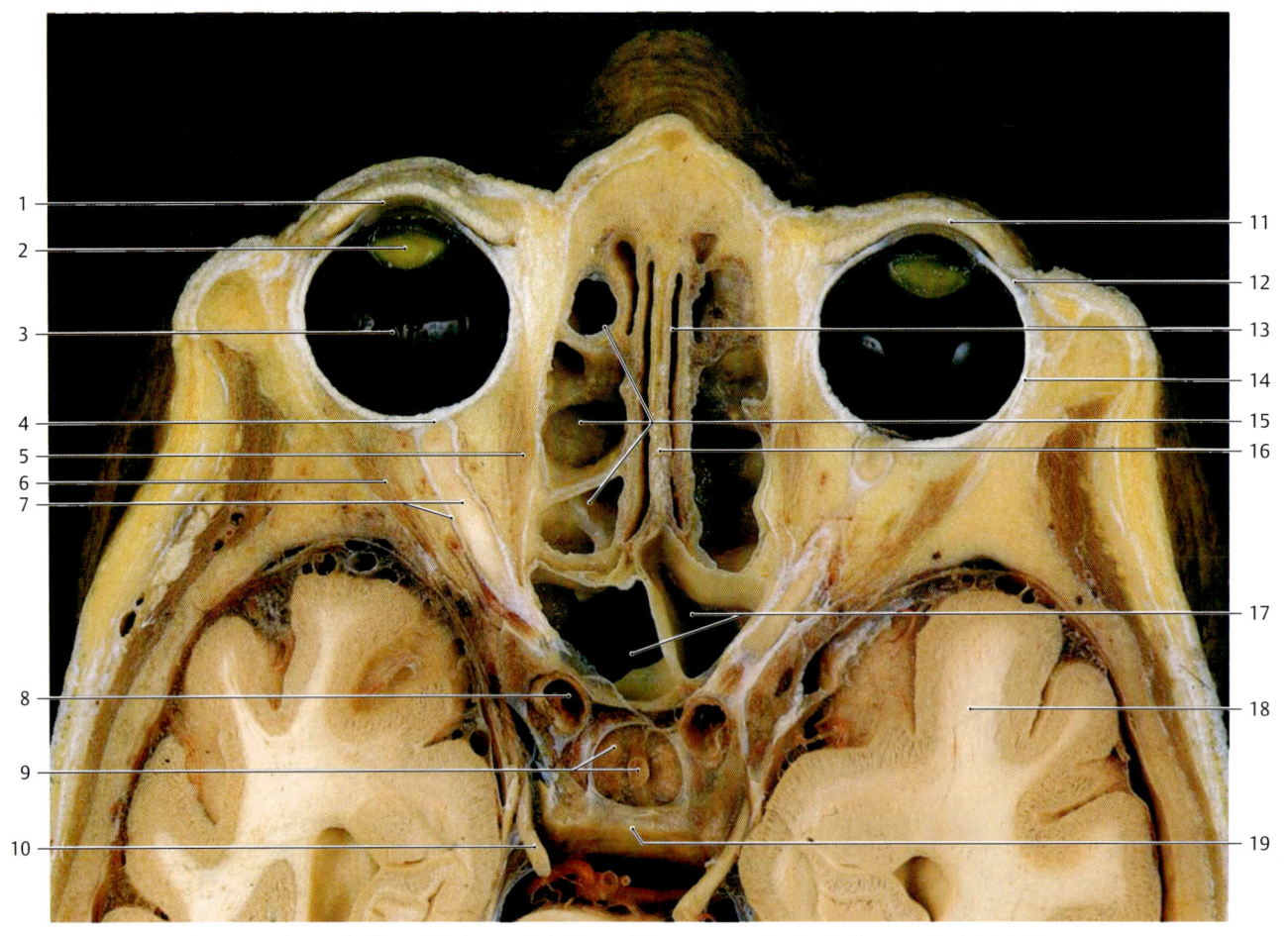

Fig. 9.14 **Corte horizontal através da cavidade nasal, órbitas e lobos temporais do cérebro** no nível da hipófise.

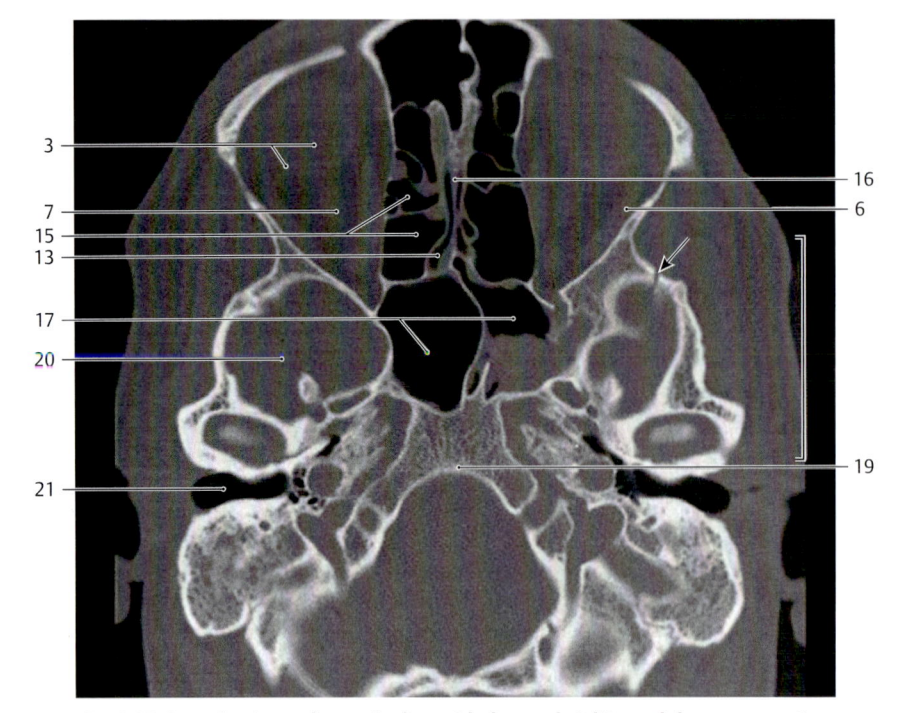

Fig. 9.15 **Corte horizontal através da cavidade nasal, órbitas e lobos temporais do cérebro** (varredura de TC). Barra = 2 cm; seta = fratura. (Cortesia do Prof. Uder, Instituto de Radiologia, Hospital Universitário de Erlangen, Alemanha.)

1 Córnea
2 Lente
3 Corpo vítreo (bulbo do olho)
4 Cabeça do nervo óptico
5 Músculo reto medial
6 Músculo reto lateral
7 Nervo óptico com bainha dural
8 Artéria carótida interna
9 Hipófise e infundíbulo
10 Nervo oculomotor
11 Placa tarsal superior da pálpebra
12 Fórnice da conjuntiva
13 Cavidade nasal
14 Esclera
15 Seio etmoidal
16 Septo nasal
17 Seio esfenoidal
18 Lobo temporal
19 Clivo
20 Fossa craniana média
21 Meato acústico externo
22 Seio sagital superior
23 Foice do cérebro
24 Músculos reto superior e levantador da pálpebra superior

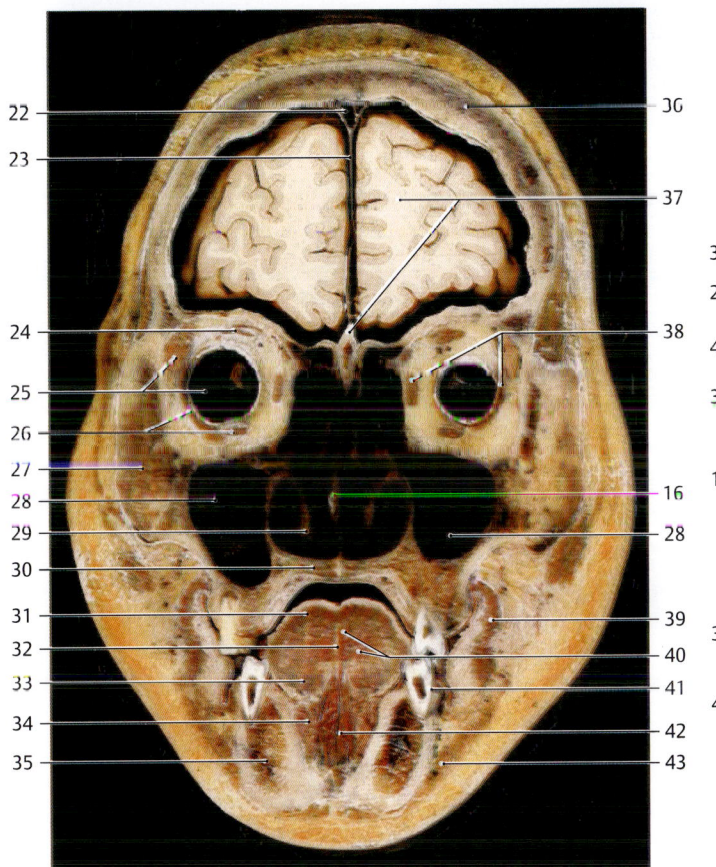

Cortes através das Cavidades Nasais e Órbitas | 9 Encéfalo e Órgãos dos Sentidos

Fig. 9.16 **Corte coronal através da cabeça** no nível do segundo pré-molar da mandíbula.

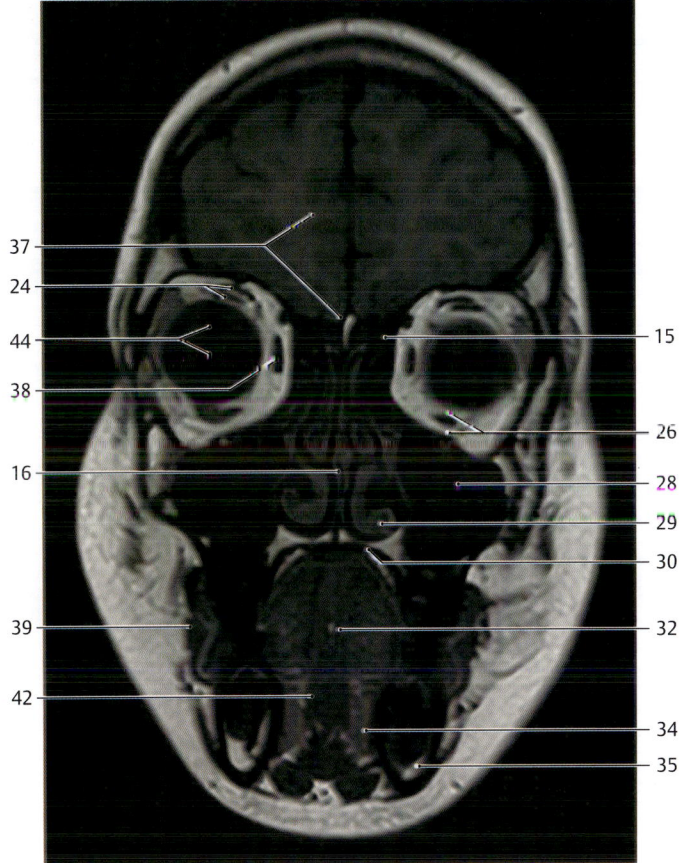

Fig. 9.17 **Corte coronal através da cabeça** (varredura de IRM). Observar a posição das cavidades da cabeça. (Cortesia do Prof. Uder, Instituto de Radiologia, Hospital Universitário de Erlangen, Alemanha.)

25 Bulbo do olho e glândula lacrimal
26 Músculos reto inferior e oblíquo inferior
27 Osso zigomático
28 Seio maxilar
29 Concha nasal inferior
30 Palato duro
31 Músculo longitudinal superior da língua
32 Septo lingual
33 Músculo longitudinal inferior da língua
34 Glândula sublingual
35 Mandíbula
36 Calvária
37 Lobo frontal do cérebro e crista etmoidal
38 Músculos retos lateral e medial
39 Músculo bucinador
40 Músculos vertical e transverso da língua
41 Segundo pré-molar da mandíbula
42 Músculo genioglosso
43 Músculo platisma
44 Órbita e nervo óptico (II NC)
45 Osso hioide
46 Músculo milo-hióideo
47 Glândula submandibular

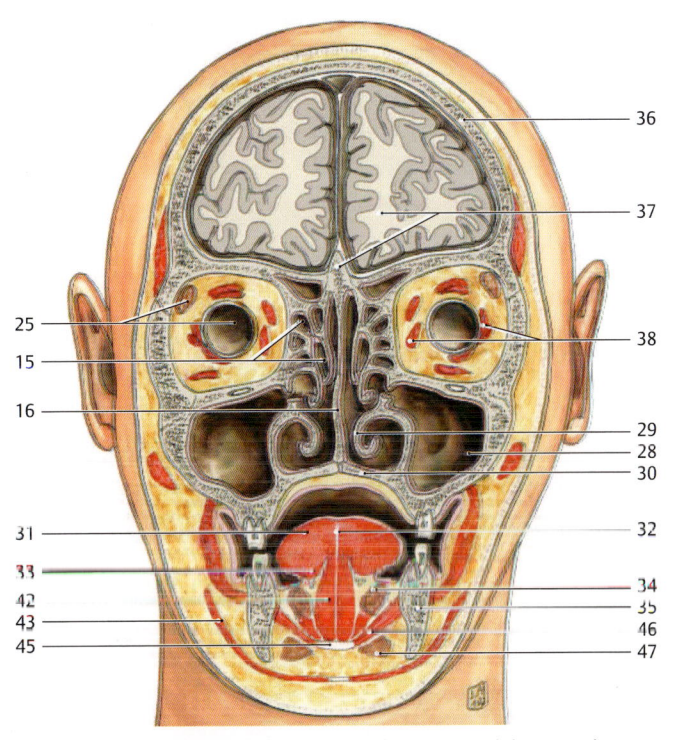

Fig. 9.18 **Corte coronal através da cabeça** no nível do segundo pré-molar da mandíbula.

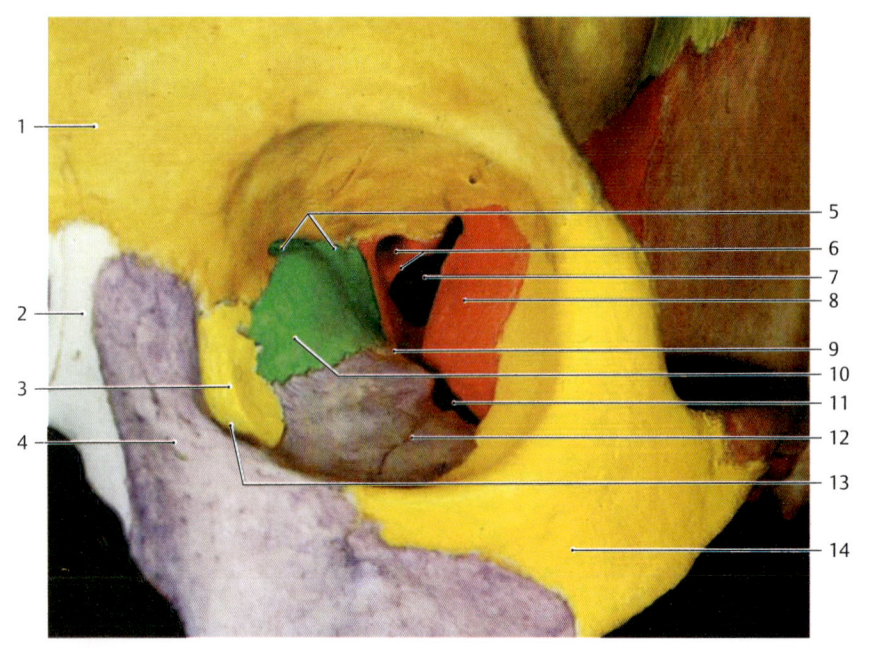

9 Encéfalo e Órgãos dos Sentidos | Área de Inervação do II Nervo Craniano: Órbita e Olho

1 Osso frontal
2 Osso nasal
3 Osso lacrimal
4 Maxila (processo frontal)
5 Forames etmoidais
6 Asa menor do osso esfenoide e canal óptico
7 Fissura orbital superior
8 Asa maior do osso esfenoide
9 Processo orbital do osso palatino
10 Placa orbital do osso etmoide
11 Fissura orbital inferior
12 Sulco infraorbital
13 Canal nasolacrimal
14 Osso zigomático
15 Músculo levantador da pálpebra superior
16 Músculo reto superior
17 Músculo oblíquo superior
18 Músculo reto lateral
19 Músculo reto medial
20 Músculo reto inferior
21 Nervo óptico (II NC)
22 Septo nasal
23 Concha nasal média
24 Seio maxilar
25 Concha nasal inferior
26 Esclera
27 Artéria oftálmica
28 Tecido adiposo orbital
29 Espaço de Tenon
30 Periórbita e maxila
31 Seio frontal
32 Fórnice conjuntival superior
33 Córnea
34 Placa tarsal superior
35 Lente
36 Placa tarsal inferior
37 Fórnice conjuntival inferior
38 Músculo oblíquo inferior

Fig. 9.19 **Ossos da órbita esquerda** (indicados por cores diferentes).

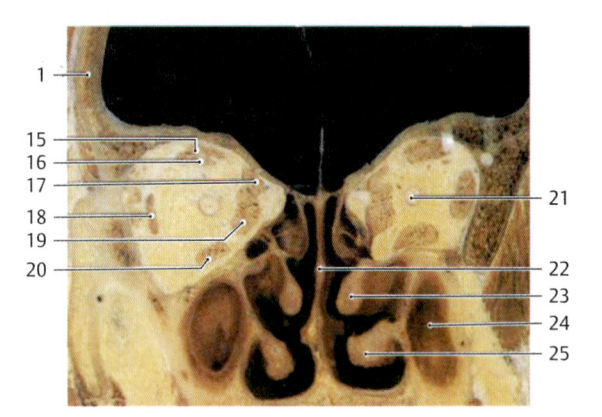

Fig. 9.20 **Corte frontal através da parte posterior da órbita.**

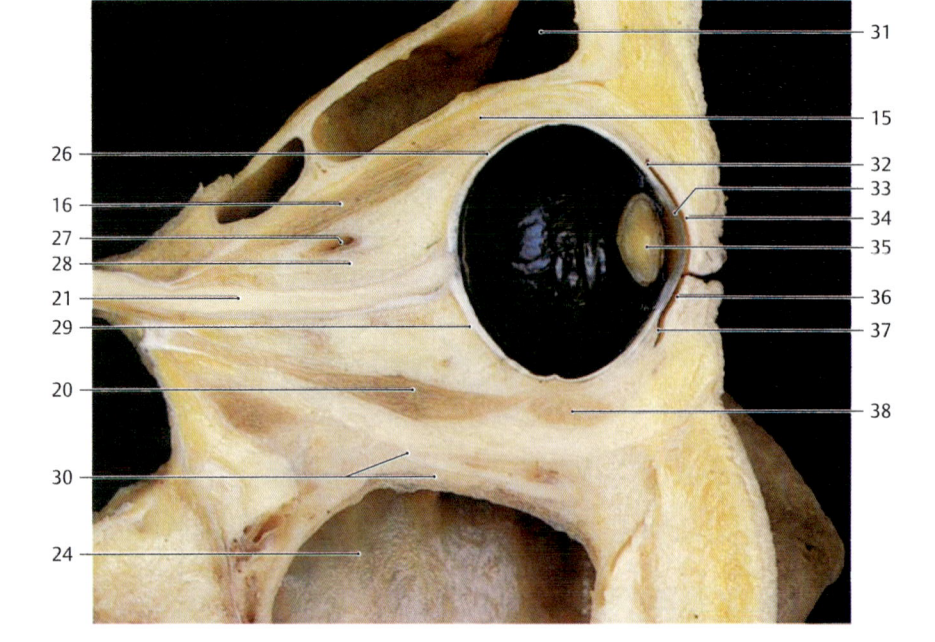

Fig. 9.21 **Corte sagital através da órbita e do bulbo do olho.**

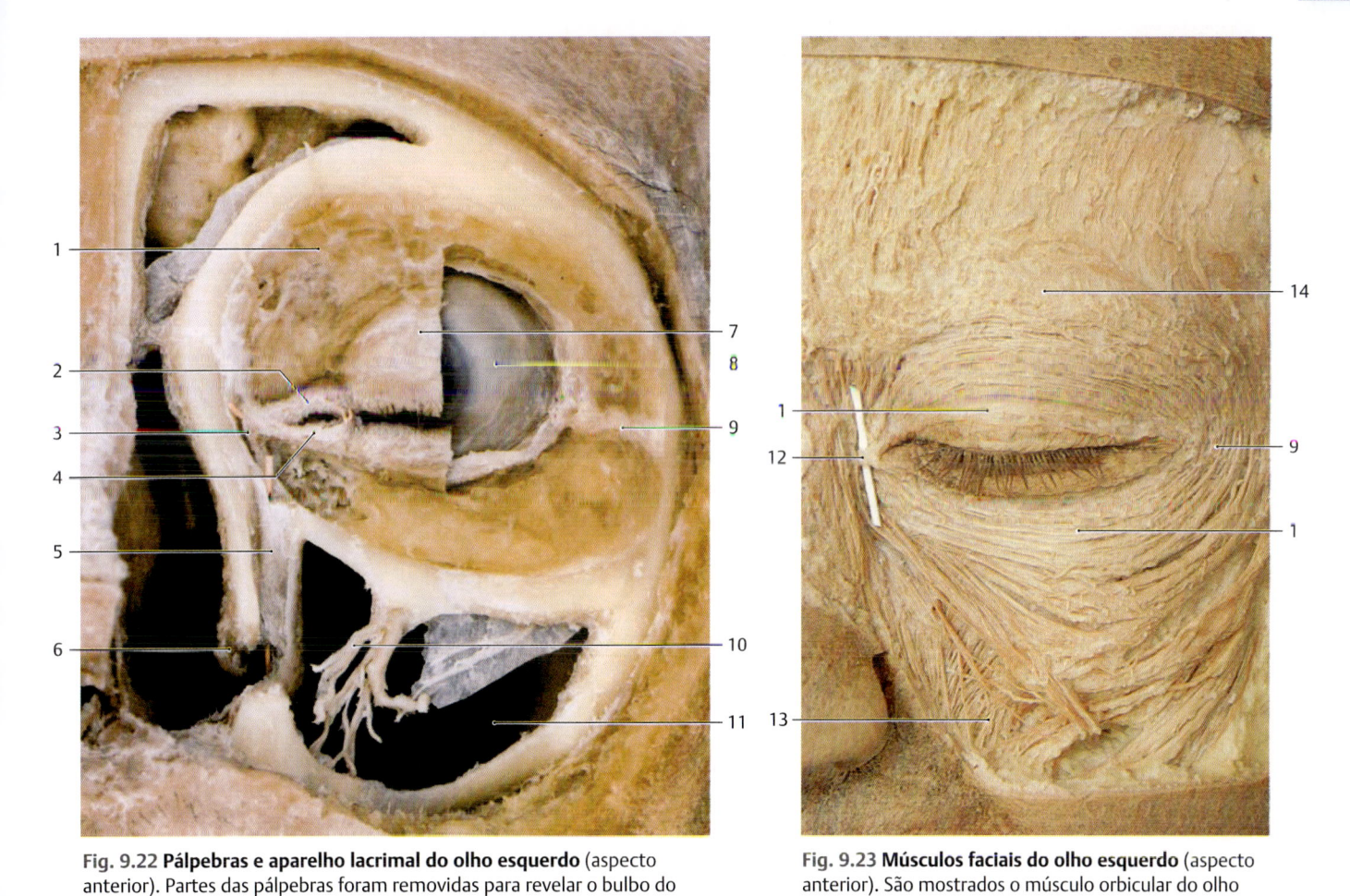

Olho: Pálpebras e Aparelho Lacrimal | 9 Encéfalo e Órgãos dos Sentidos

Fig. 9.22 Pálpebras e aparelho lacrimal do olho esquerdo (aspecto anterior). Partes das pálpebras foram removidas para revelar o bulbo do olho subjacente. O seio maxilar foi aberto.

Fig. 9.23 Músculos faciais do olho esquerdo (aspecto anterior). São mostrados o músculo orbicular do olho e sua conexão com os músculos labiais superiores. Observar o ligamento palpebral medial (sonda).

1 Músculo orbicular do olho
2 Canalículo lacrimal superior
3 Saco lacrimal
4 Canalículo lacrimal inferior
5 Ducto nasolacrimal
6 Concha nasal inferior
7 Pálpebra superior
8 Bulbo do olho
9 Ligamento palpebral lateral
10 Artéria e nervo infraorbitais
11 Seio maxilar
12 Ligamento palpebral medial
13 Músculo levantador do lábio superior
14 Ventre frontal do músculo occipitofrontal
15 Aponeurose do músculo levantador da pálpebra superior
16 Glândula lacrimal
17 Porção palpebral do músculo orbicular do olho
18 Forame infraorbital

Fig. 9.24 Aparelho lacrimal do olho esquerdo (aspecto anterior). Vermelho = Porção palpebral do músculo orbicular do olho.

453

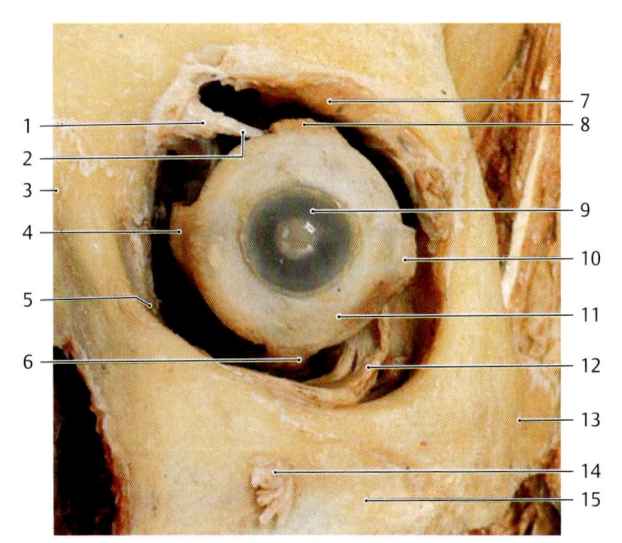

9 Encéfalo e Órgãos dos Sentidos | Olho: Músculos Extraoculares

Fig. 9.25 Órbita esquerda com bulbo do olho e músculos extraoculares (aspecto anterior). As pálpebras, conjuntiva e o aparelho lacrimal foram removidos.

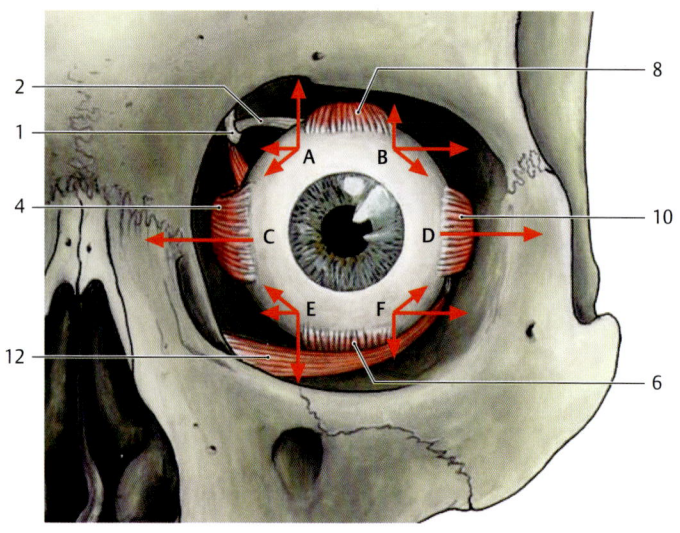

Fig. 9.26 Ação dos músculos extraoculares (aspecto anterior).

A = Músculo reto superior
B = Músculo oblíquo inferior
C = Músculo reto medial
D = Músculo reto lateral
E = Músculo reto inferior
F = Músculo oblíquo superior

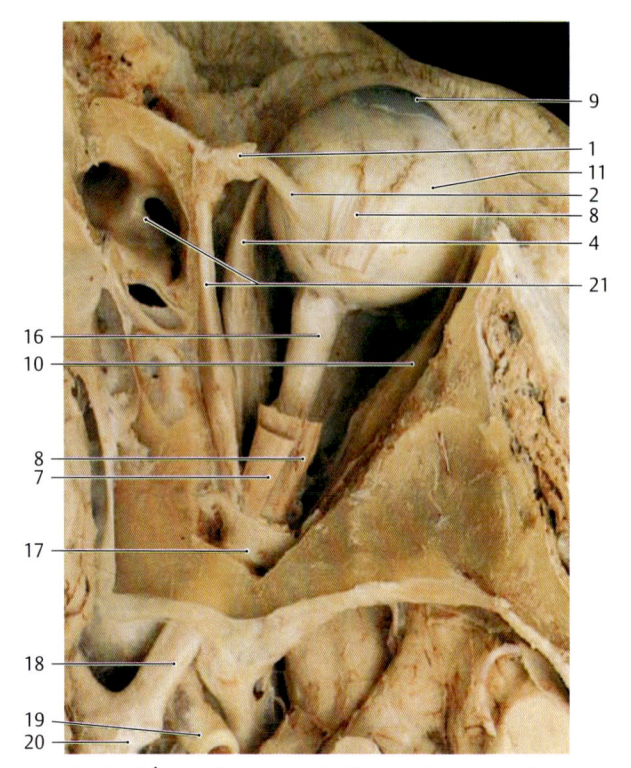

Fig. 9.27 Órbita direita com bulbo do olho e músculos extraoculares (vista superior). O teto da órbita foi removido, e os músculos reto superior e levantador da pálpebra superior foram seccionados.

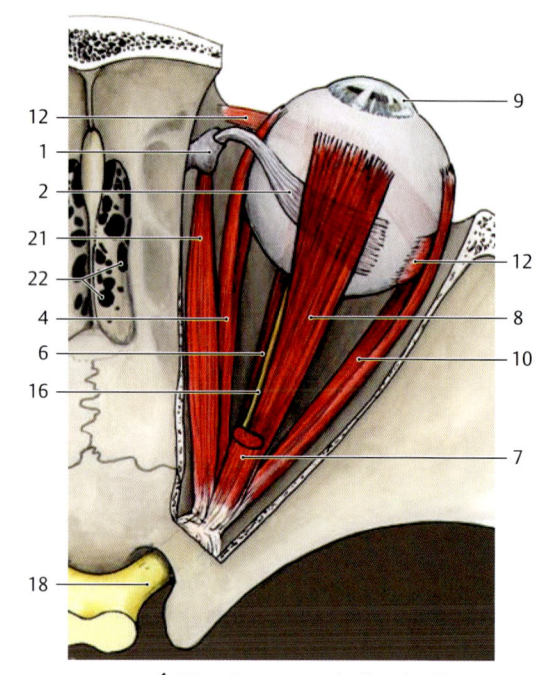

Fig. 9.28 Órbita direita com bulbo do olho e músculos extraoculares (vista superior). O músculo levantador da pálpebra superior foi seccionado.

1. Tróclea
2. Tendão do músculo oblíquo superior
3. Osso nasal
4. Músculo reto medial
5. Ducto nasolacrimal
6. Músculo reto inferior
7. Músculo levantador da pálpebra superior
8. Músculo reto superior
9. Córnea
10. Músculo reto lateral
11. Esclera
12. Músculo oblíquo inferior
13. Osso zigomático
14. Nervos infraorbitais
15. Maxila
16. Nervo óptico (II NC) (parte extracraniana)
17. Tendão anular comum
18. Nervo óptico (parte intracraniana)
19. Artéria carótida interna
20. Quiasma óptico
21. Músculo oblíquo superior
22. Células etmoidais

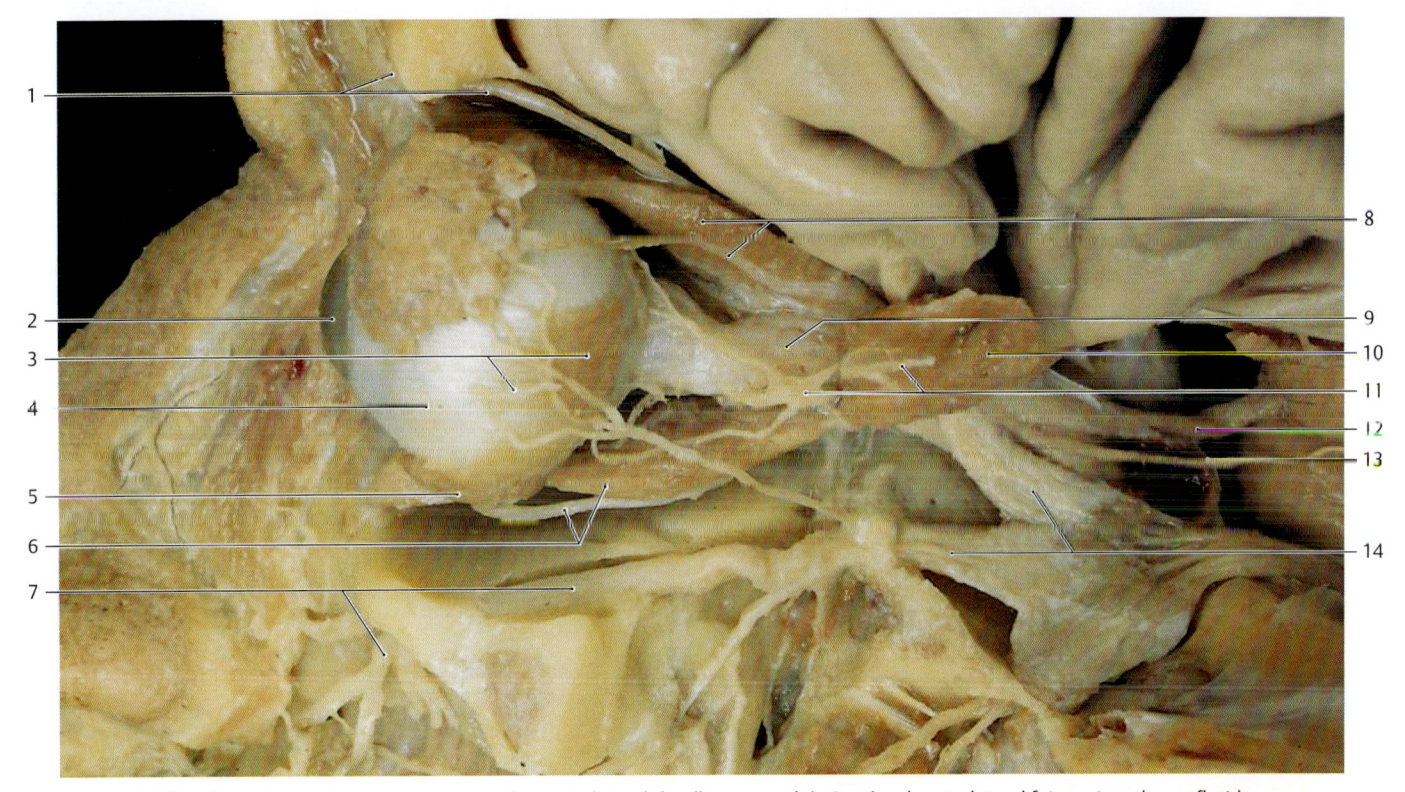

Olho: Músculos Extraoculares | 9 Encéfalo e Órgãos dos Sentidos

Fig. 9.29 **Músculos extraoculares e seus nervos** (aspecto lateral do olho esquerdo). O músculo reto lateral foi seccionado e refletido.

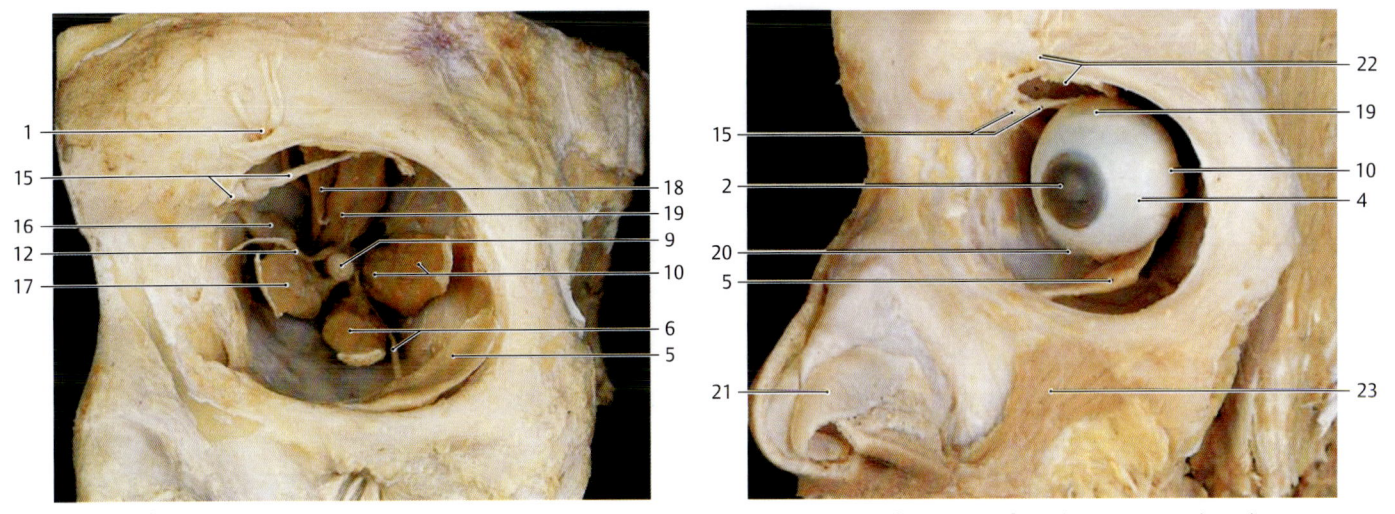

Fig. 9.30 **Órbita esquerda com músculos extraoculares** (aspecto anterior). O bulbo do olho foi removido.

Fig. 9.31 **Músculos extraoculares** (aspecto anterolateral). O tecido adiposo da órbita foi removido.

1   Nervo supraorbital
2   Córnea
3   Inserção do músculo reto lateral
4   Bulbo do olho (esclera)
5   Músculo oblíquo inferior
6   Músculo reto inferior e ramo inferior do nervo oculomotor
7   Nervo infraorbital
8   Músculo reto superior e nervo lacrimal
9   Nervo óptico (II NC)
10 Músculo reto lateral
11 Gânglio ciliar e nervo abducente (VI NC)
12 Nervo oculomotor (III NC)
13 Nervo troclear (IV NC)
14 Nervo oftálmico (V$_1$ NC) e nervo maxilar (V$_2$ NC)
15 Tróclea e tendão do músculo oblíquo superior
16 Músculo oblíquo superior
17 Músculo reto medial
18 Músculo levantador da pálpebra superior
19 Músculo reto superior
20 Músculo reto inferior
21 Cartilagem alar maior
22 Nervo supraorbital e músculo levantador da pálpebra superior
23 Músculo levantador do lábio superior

455

9 Encéfalo e Órgãos dos Sentidos | Olho: Órbitas

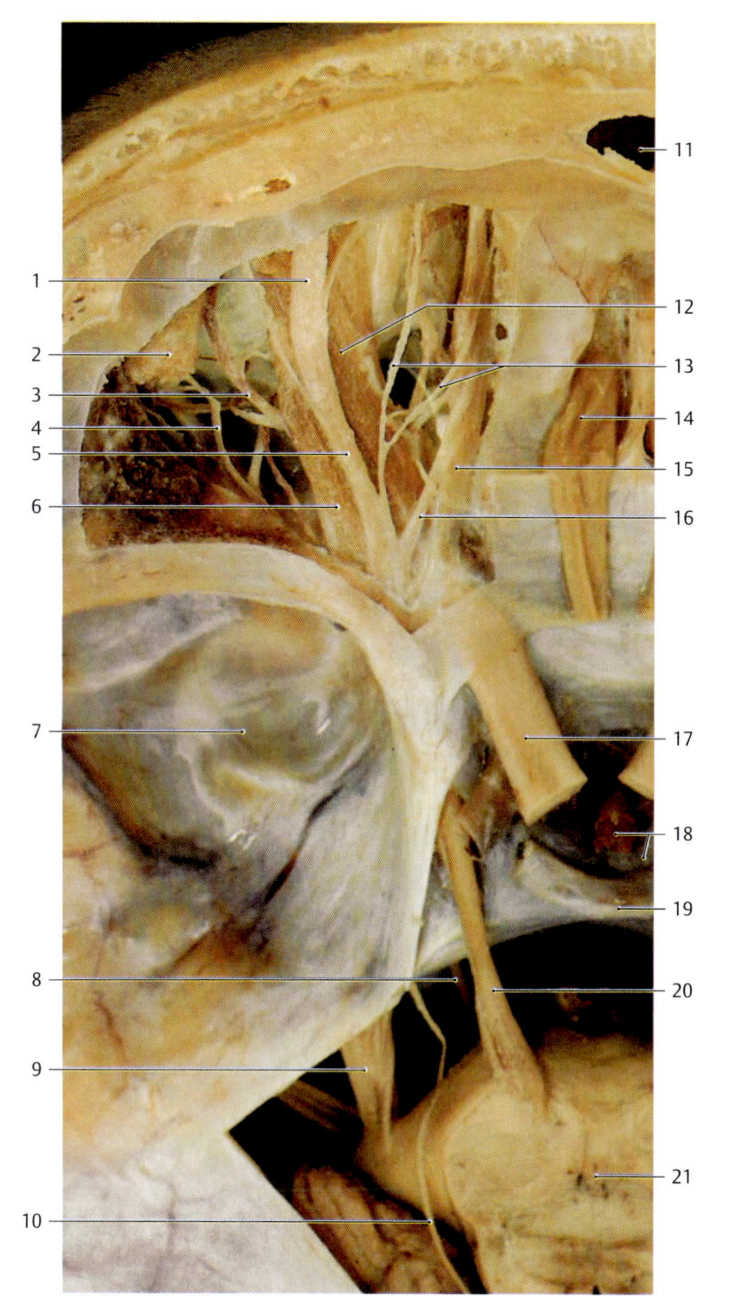

Fig. 9.32 Camada superficial da órbita esquerda (aspecto superior). O teto da órbita e uma parte da tenda esquerda foram removidos.

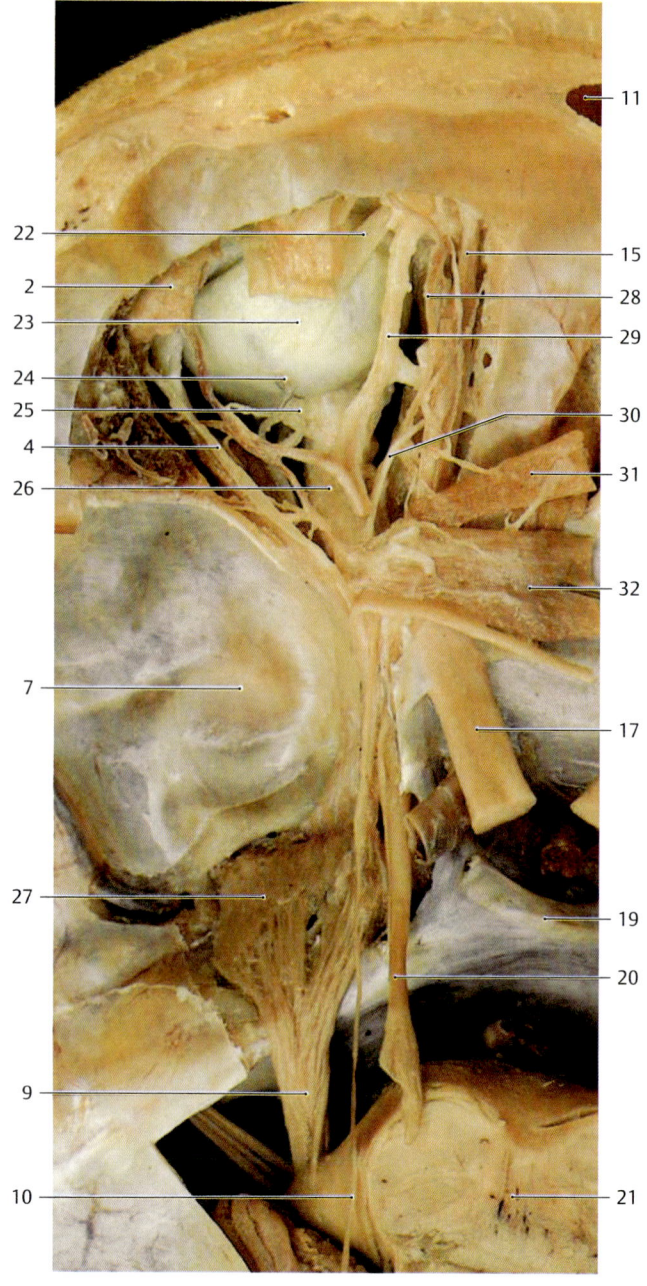

Fig. 9.33 Camada média da órbita esquerda (aspecto superior). O teto da órbita foi removido e os músculos extraoculares superiores foram seccionados e refletidos.

1. Ramo lateral do nervo frontal
2. Glândula lacrimal
3. Veia lacrimal
4. Nervo lacrimal
5. Nervo frontal
6. Reto superior
7. Fossa craniana média
8. Nervo abducente (VI NC)
9. Nervo trigêmeo (V NC)
10. Nervo troclear (IV NC) (parte intracraniana)
11. Seio frontal
12. Músculo levantador da pálpebra superior
13. Ramos do nervo supratroclear
14. Bulbo olfatório
15. Músculo oblíquo superior
16. Nervo troclear (IV NC) (parte intraorbital)
17. Nervo óptico (II NC) (parte intracraniana)
18. Hipófise e infundíbulo
19. Dorso da sela
20. Nervo oculomotor (III NC)
21. Mesencéfalo
22. Tendão do músculo oblíquo superior
23. Bulbo do olho
24. Veia vorticosa
25. Nervos ciliares curtos
26. Nervo óptico (II NC) (parte extracraniana)
27. Gânglio trigeminal
28. Artéria oftálmica
29. Veia oftálmica superior
30. Nervo nasociliar (V_1 NC)

Olho: Órbitas | 9 Encéfalo e Órgãos dos Sentidos

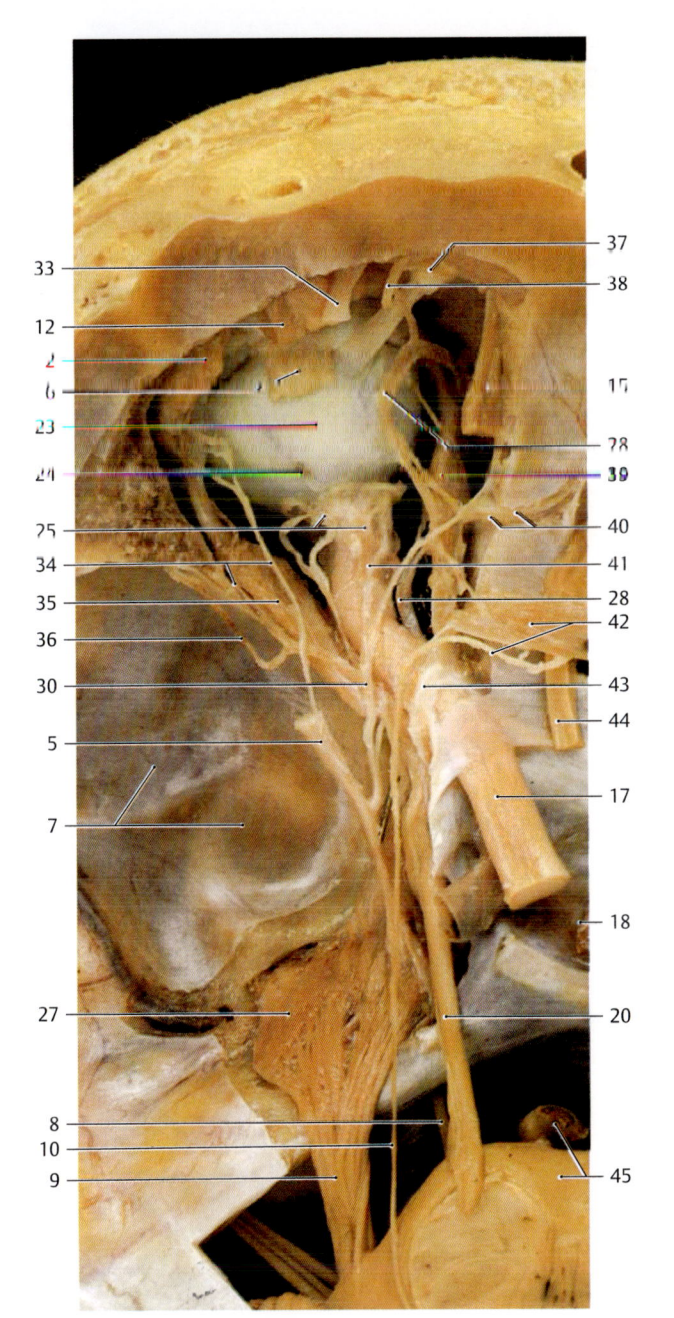

Fig. 9.34 **Camada média da órbita esquerda** (aspecto superior). O teto da órbita e os músculos extraoculares superiores foram removidos.

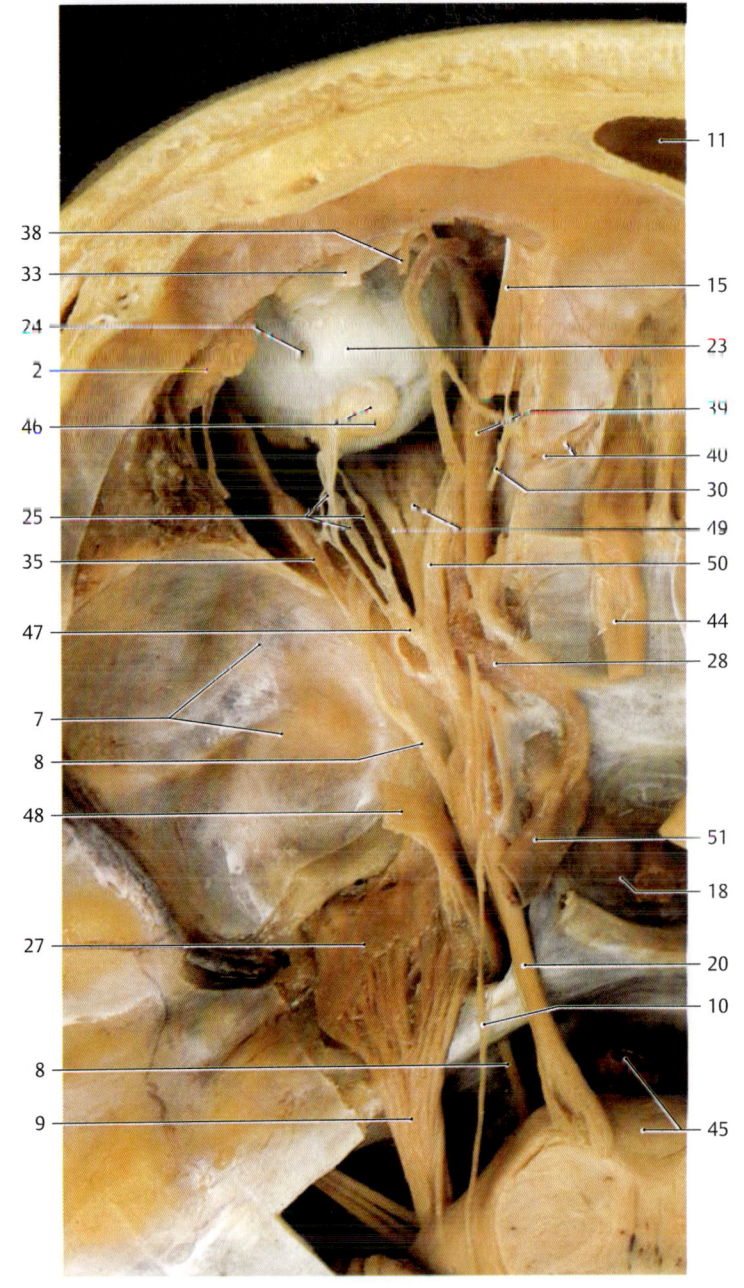

Fig. 9.35 **Camada mais profunda da órbita esquerda** (aspecto superior). O nervo óptico foi removido.

31 Músculo levantador da pálpebra superior (rebatido)
32 Músculo reto superior (rebatido)
33 Ramo lateral do nervo supraorbital
34 Nervo e artéria lacrimais
35 Músculo reto lateral
36 Artéria meningolacrimal (em anastomose com a artéria meníngea média)
37 Tróclea
38 Ramo medial do nervo supraorbital
39 Músculo reto medial
40 Artéria e nervo etmoidais anteriores
41 Nervo ciliar longo
42 Músculo oblíquo superior e nervo troclear
43 Anel tendíneo comum
44 Trato olfatório
45 Artéria basilar e ponte
46 Nervo óptico (bainha externa do nervo óptico, seccionada)
47 Gânglio ciliar
48 Nervo oftálmico (seccionado, rebatido)
49 Ramo inferior do nervo oculomotor e músculo reto inferior
50 Ramo superior do nervo oculomotor
51 Artéria carótida interna

457

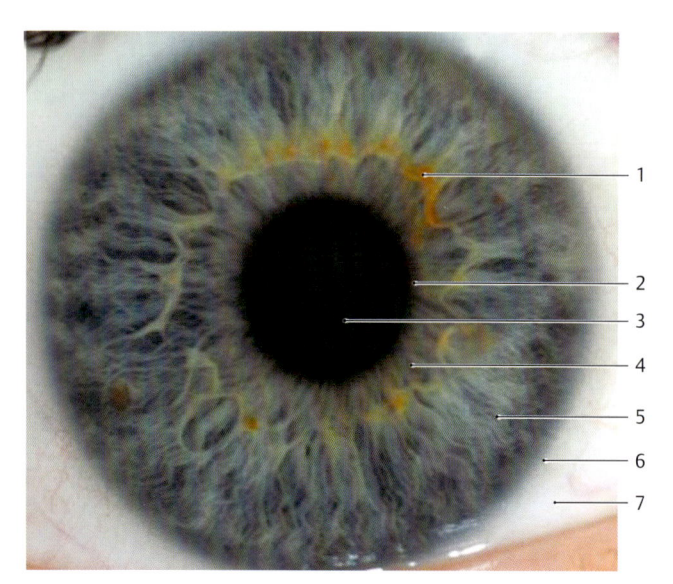

Fig. 9.36 Segmento anterior do olho humano. Observe a íris colorida e a localização da lente atrás da íris.

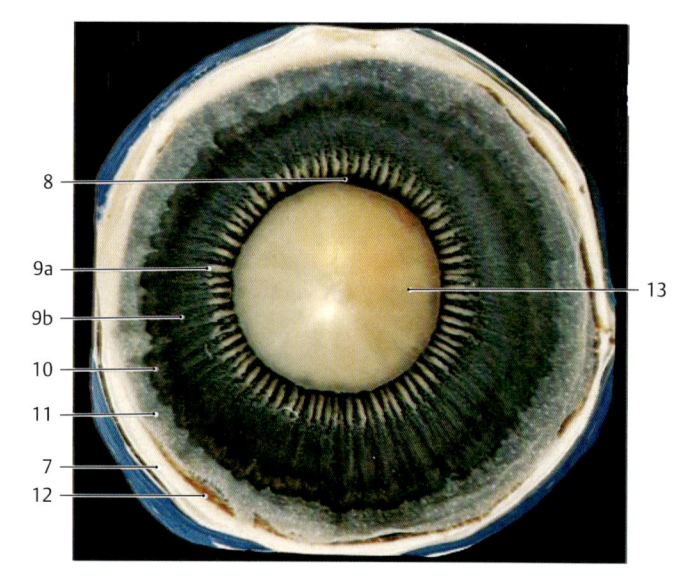

Fig. 9.37 Segmento anterior do bulbo do olho (aspecto posterior).

1. Prega da íris
2. Margem pupilar da íris
3. Superfície anterior da lente
4. Borda interna da íris
5. Borda externa da íris
6. Limbo da córnea
7. Esclera
8. Fibras zonulares
9. Corpo ciliar
   (a) Processos ciliares (parte pregueada)
   (b) Anel ciliar (parte plana)
10. Ora serrata
11. Retina
12. Corioide
13. Superfície posterior da lente
14. Osso orbital
15. Músculo reto superior
16. Corpo vítreo
17. Lente
18. Nervo óptico (II NC)
19. Músculo reto inferior
20. Seio maxilar
21. Artéria supratroclear
22. Artéria supraorbital
23. Artéria ciliar anterior
24. Artéria dorsal do nariz
25. Artérias da íris
26. Artérias etmoidais posterior e anterior
27. Artérias ciliares posteriores longa e curta
28. Nervo óptico (II NC) e artéria oftálmica
29. Artéria central da retina
30. Fóvea central e mácula lútea
31. Artérias da retina

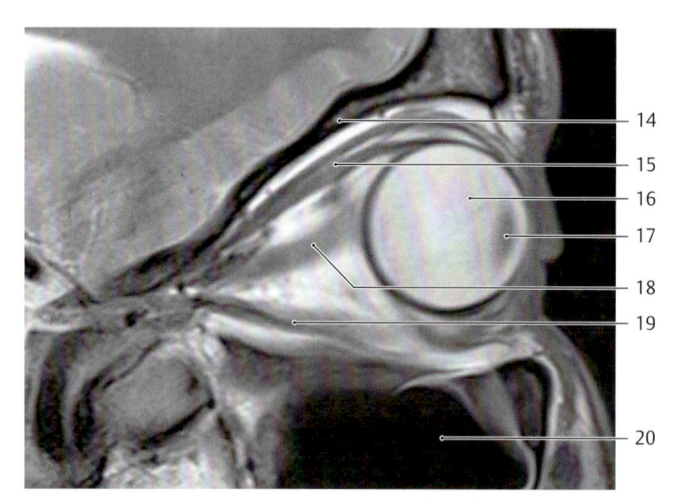

Fig. 9.38 Corte sagital através da órbita e do bulbo do olho (varredura de IRM). (Cortesia do Prof. Uder, Instituto de Radiologia, Hospital Universitário de Erlangen, Alemanha.)

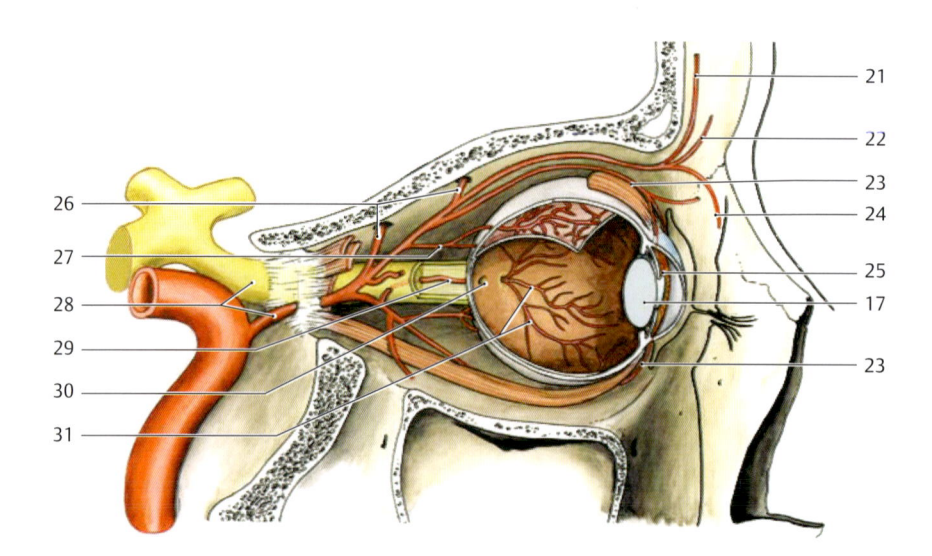

Fig. 9.39 Órbita com bulbo do olho, nervo óptico e vasos do olho. Apresentam-se a artéria oftálmica e seus ramos.

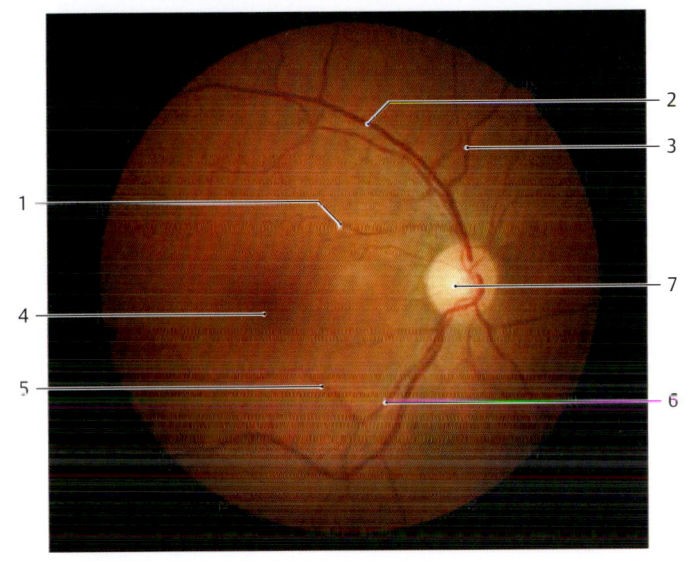

Olho: Bulbo do Olho | 9 Encéfalo e Órgãos dos Sentidos

Fig. 9.40 Fundo de um olho direito normal. Observa-se que as artérias são menores e mais claras que as veias. (Cortesia do Prof. Mardin, Departamento de Oftalmologia, Universidade de Erlangen, Alemanha.)

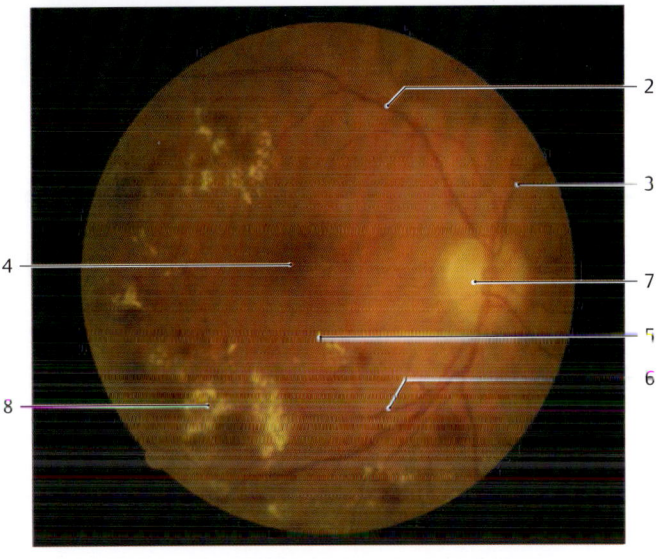

Fig. 9.41 Fundo de um olho com retinopatia diabética. As veias da retina estão comprimidas e sinais de degeneração da retina podem ser vistos aqui como placas brancas (manchas algodonosas). (Cortesia do Prof. Mardin, Departamento de Oftalmologia, Universidade de Erlangen, Alemanha.)

1. Artéria macular superior
2. Artéria e veia temporais superiores da retina
3. Artéria e veia mediais da retina
4. Fóvea central e mácula lútea
5. Artéria macular inferior
6. Artéria e veia temporais inferiores da retina
7. Disco óptico
8. Manchas algodonosas
9. Esclera
10. Retina
11. Corioide
12. Nervo óptico (II NC)
13. Artéria e veia centrais da retina
14. Músculo ciliar
15. Córnea
16. Superfície posterior da lente
17. Íris
18. Membrana limitante interna
19. Ramos da artéria central da retina
20. Camada de fibras nervosas
21. Camada de células ganglionares
22. Camada plexiforme interna
23. Camada nuclear interna
24. Camada plexiforme externa
25. Camada nuclear externa
26. Membrana limitante externa
27. Segmentos externo e interno de fotorreceptores
28. Epitélio pigmentado da retina
29. Edema macular (*Checar figura 9.44)

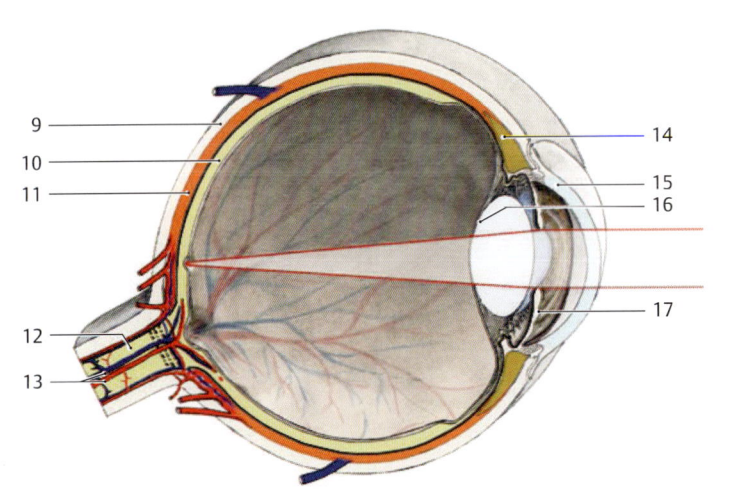

Fig. 9.42 Organização do bulbo do olho (corte sagital). Linhas vermelhas = Projeção da luz na fóvea central.

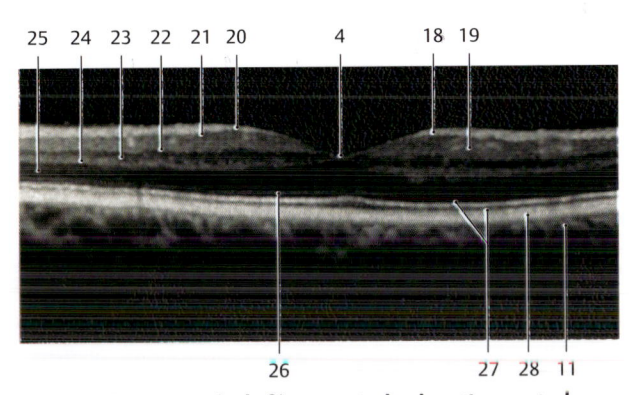

Fig. 9.43 Corte através da fóvea central e da retina central de um olho normal (exame por tomografia de coerência óptica [TCO]). (Cortesia do Prof. Mardin, Departamento de Oftalmologia, Universidade de Erlangen, Alemanha.)

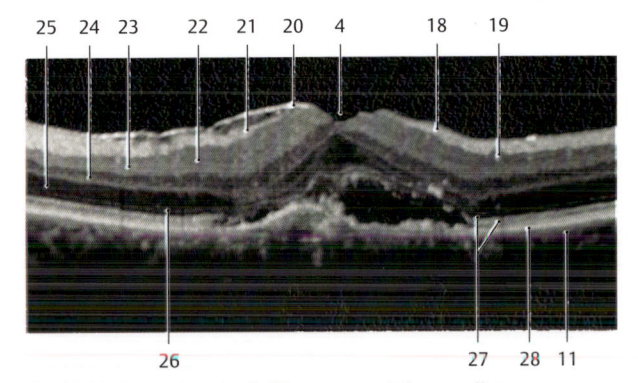

Fig. 9.44 Corte através da fóvea central de um olho com degeneração macular. Forma-se edema macular entre o epitélio pigmentado da retina e as células fotorreceptoras adjacentes (exame por TCO). (Cortesia do Prof. Mardin, Departamento de Oftalmologia, Universidade de Erlangen, Alemanha.)

459

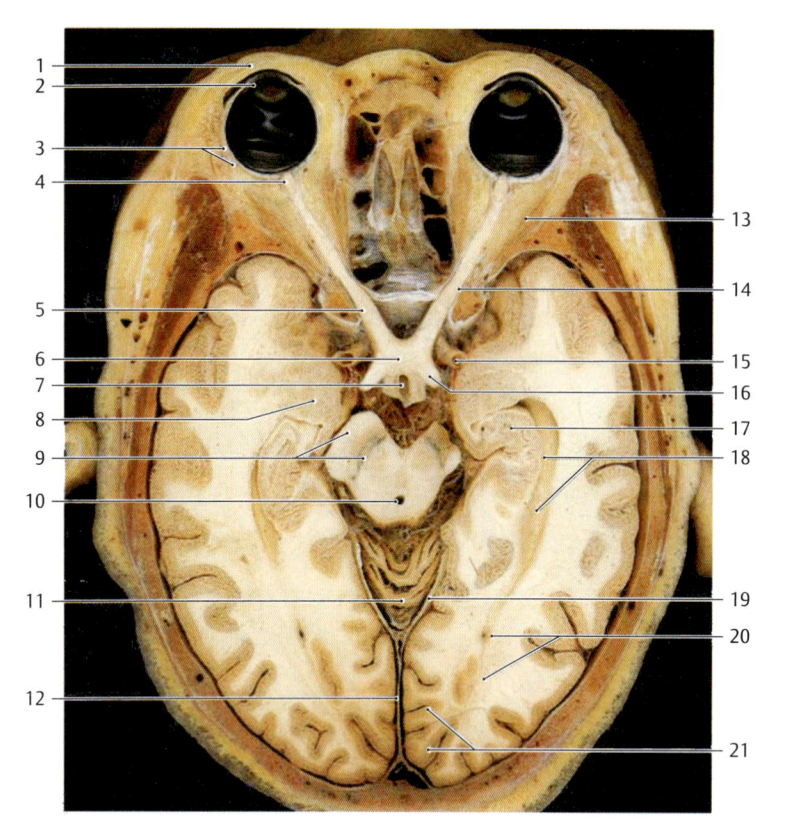

9 Encéfalo e Órgãos dos Sentidos | Vias Visuais: Trato Óptico

Fig. 9.45 Corte horizontal através da cabeça no nível do quiasma óptico e córtex estriado (aspecto superior). Observe a relação do infundíbulo hipotalâmico com o quiasma óptico.

1. Pálpebra superior
2. Córnea
3. Bulbo do olho (esclera, retina)
4. Cabeça do nervo óptico
5. Nervo óptico
6. Quiasma óptico
7. Recesso infundibular do hipotálamo
8. Corpo amigdaloide
9. Substância negra e pilar do cérebro
10. Aqueduto cerebral
11. Verme do cerebelo
12. Foice do cérebro
13. Músculo reto lateral
14. Canal óptico
15. Artéria carótida interna
16. Trato óptico
17. Hipocampo
18. Corno inferior do ventrículo lateral
19. Tentório do cerebelo
20. Radiação óptica de Gratiolet
21. Córtex visual (área calcarina, córtex estriado)
22. Lente
23. Bulbo do olho
24. Músculo reto medial
25. Pedúnculo cerebral
26. Células etmoidais
27. Nervo óptico (II NC) com bainha de dura-máter
28. Músculo temporal
29. Nervo oculomotor (III NC) e hipófise
30. Mesencéfalo
31. Lobo occipital
32. Nervos ciliares longos e curtos
33. Gânglio ciliar
34. Nervo oculomotor (III NC) no seio cavernoso
35. Núcleos oculomotores acessórios
36. Colículos do mesencéfalo
37. Corpo caloso
38. Campo visual
39. Retina
40. Corpo geniculado lateral

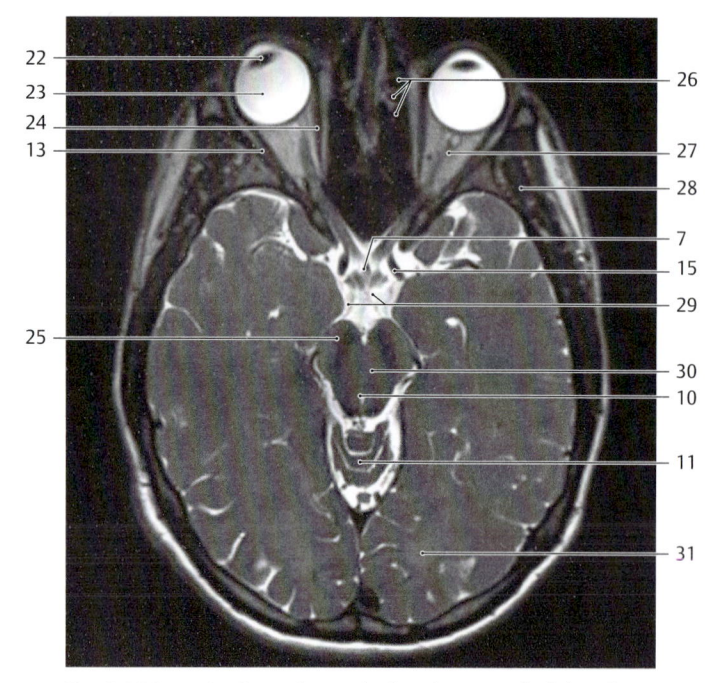

Fig. 9.46 Corte horizontal através da cabeça no nível da sela túrcica (varredura de IRM). (Cortesia do Prof. Uder, Instituto de Radiologia, Hospital Universitário de Erlangen, Alemanha.)

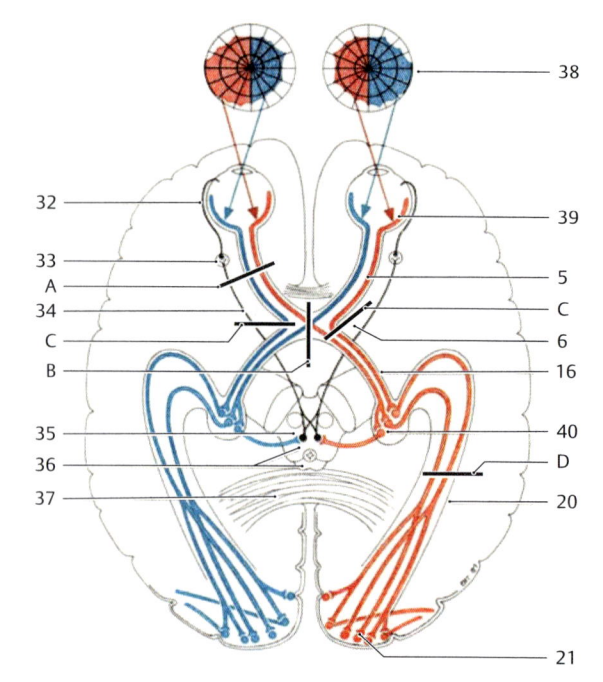

Fig. 9.47 Diagrama das vias visuais e vias do reflexo fotomotor.

Em **visão binocular**, o campo visual (38) é projetado sobre partes de ambas as retinas (em azul e vermelho, no desenho). No quiasma, as fibras dessas duas partes das retinas são combinadas para formar o trato óptico esquerdo. As fibras dos dois olhos permanecem separadas entre si em toda a via visual até seu término final no córtex visual (21). **Lesões da via óptica** produzem defeitos visuais cuja natureza depende da localização da lesão. A destruição de um nervo óptico (A) produz **cegueira no olho correspondente**, com perda do reflexo luminoso pupilar. Se lesões do quiasma destruírem as fibras cruzadas das porções nasais da retina (B), ambos os campos temporais da visão serão perdidos **(hemianopsia bitemporal)**. Se ambos os ângulos laterais do quiasma forem comprimidos (C), as fibras não decussadas das retinas temporais são afetadas, resultando em perda dos campos visuais nasais **(hemianopsia binasal)**. Lesões posteriores ao quiasma (D) (isto é, trato óptico, corpo geniculado lateral, radiação óptica ou córtex visual) resultam em perda do campo visual oposto inteiro **(hemianopsia homônima)**.

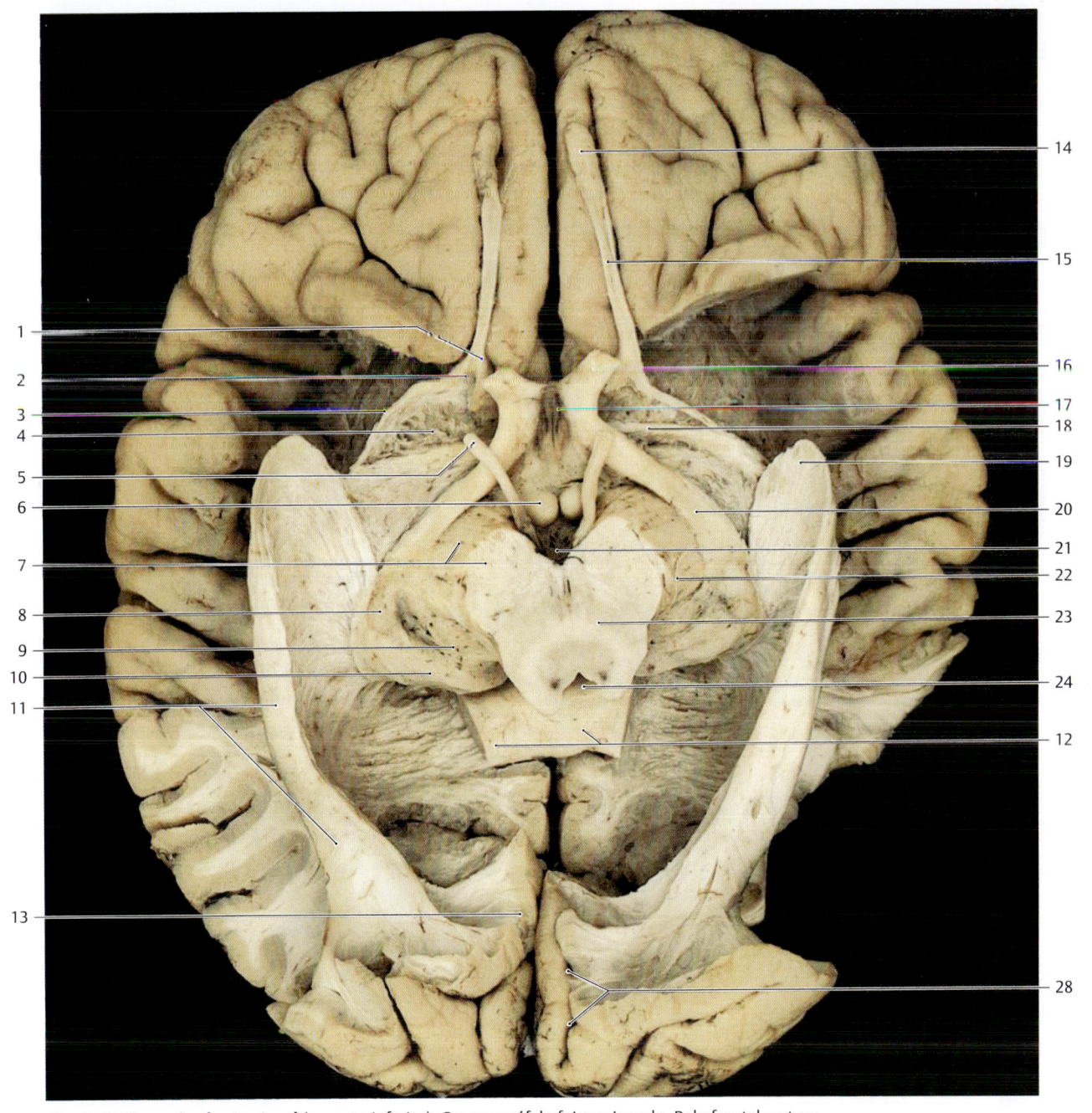

Vias Visuais: Tálamo | **9** Encéfalo e Órgãos dos Sentidos

Fig. 9.48 Dissecção da via visual (aspecto inferior). O mesencéfalo foi seccionado. Polo frontal no topo.

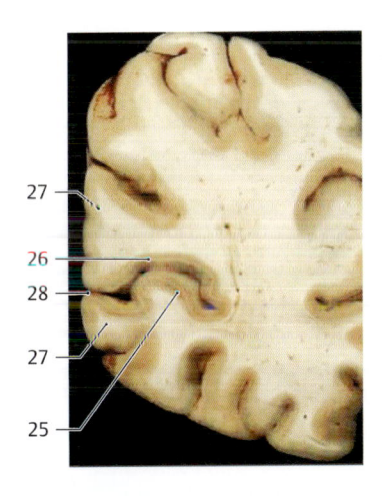

Fig. 9.49 Corte frontal do córtex estriado no nível da área estriada no lobo occipital (área calcarina). Observe as células etmoidais.

1	Estria olfatória medial	15	Trato olfatório
2	Trígono olfatório	16	Nervo óptico (II NC)
3	Estria olfatória lateral	17	Infundíbulo
4	Substância perfurada anterior	18	Comissura anterior
5	Nervo oculomotor (III NC)	19	Joelho da radiação óptica
6	Corpo mamilar	20	Trato óptico
7	Pedúnculo cerebral	21	Fossa interpeduncular e substância perfurada posterior
8	Corpo geniculado lateral		
9	Corpo geniculado medial	22	Nervo troclear (IV NC)
10	Pulvinar do tálamo	23	Substância negra
11	Radiação óptica	24	Aqueduto cerebral
12	Esplênio do corpo caloso (fibras comissurais)	25	Córtex visual
		26	Linha de Gennari
13	Cúneo	27	Giro do córtex estriado
14	Bulbo olfatório	28	Sulco calcarino

461

9 Encéfalo e Órgãos dos Sentidos | Vias Visuais: Nervos Cranianos da Órbita

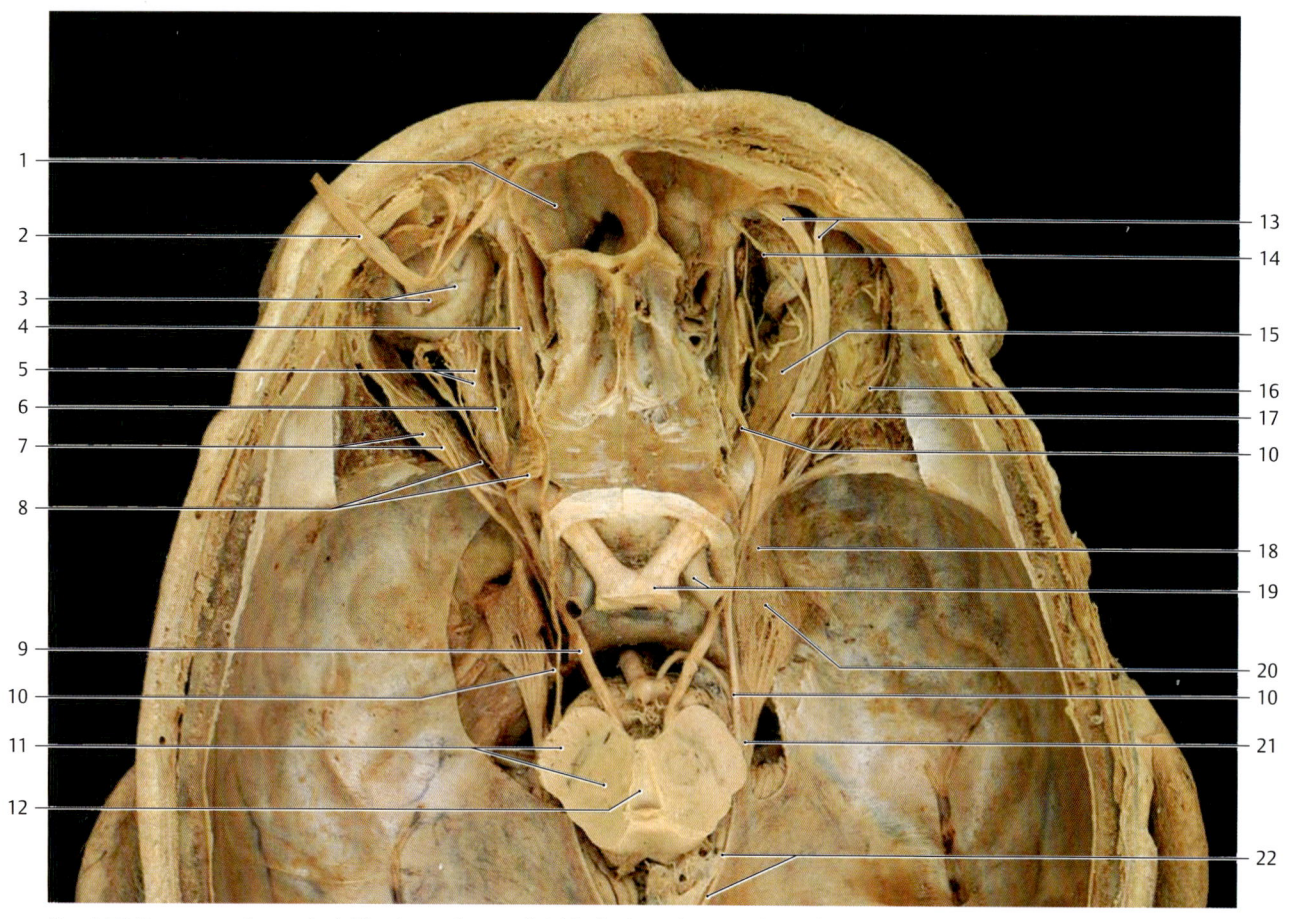

Fig. 9.50 Nervos cranianos da órbita (camada superficial [lado direito] e camada média da órbita [lado esquerdo], aspecto superior). O músculo reto superior e o nervo frontal foram seccionados e rebatidos, e o tentório e a dura-máter, parcialmente, removidos.

1. Seio frontal (aumentado)
2. Nervo frontal (seccionado e rebatido)
3. Músculo reto superior (seccionado) e bulbo do olho
4. Músculo oblíquo superior
5. Nervos ciliares curtos e nervo óptico (II NC)
6. Nervo nasociliar
7. Nervo abducente (VI NC) e músculo reto lateral
8. Gânglio ciliar e músculo reto superior (rebatido)
9. Nervo oculomotor (III NC)
10. Nervo troclear (IV NC)
11. Pilar do cérebro e mesencéfalo
12. Parede inferior do terceiro ventrículo conectado ao aqueduto cerebral
13. Ramos lateral e medial do nervo supraorbital
14. Nervo supratroclear
15. Músculo levantador da pálpebra superior
16. Nervo lacrimal
17. Nervo frontal
18. Nervo oftálmico (V_1 NC)
19. Quiasma óptico e artéria carótida interna
20. Gânglio trigeminal
21. Nervo trigêmeo (V NC)
22. Incisura tentorial
23. Músculo reto superior
24. Artéria oftálmica

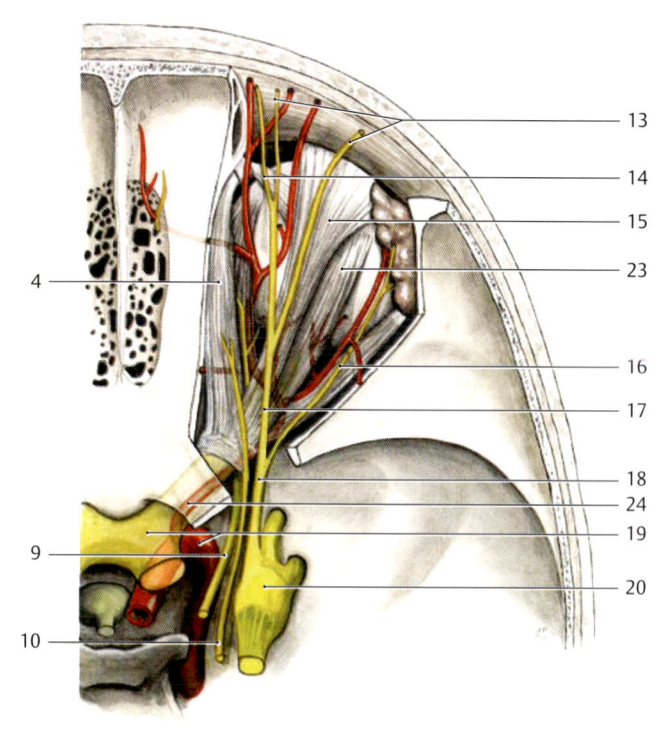

Fig. 9.51 Nervos cranianos na órbita (aspecto superior).

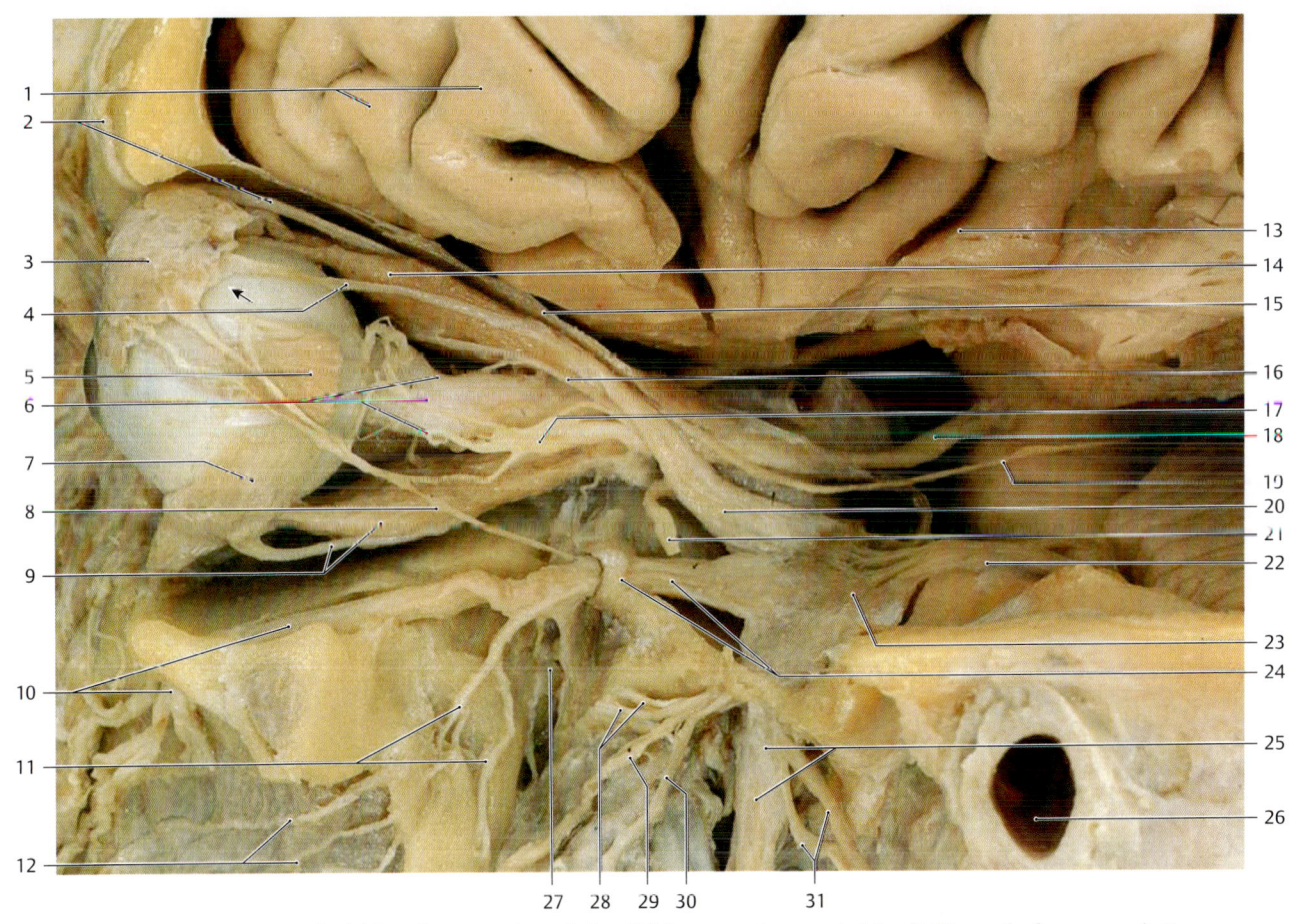

Olho e II, III, IV, V₁ e VI Nervos Cranianos | 9 Encéfalo e Órgãos dos Sentidos

Fig. 9.52 Nervos cranianos da órbita e fossa pterigopalatina (órbita esquerda, aspecto lateral). **Dissecção dos nervos óptico (II NC), oculomotor (III NC), troclear (IV NC), oftálmico (V₁ NC) e abducente (VI NC).** Seta = Anastomose zigomaticolacrimal.

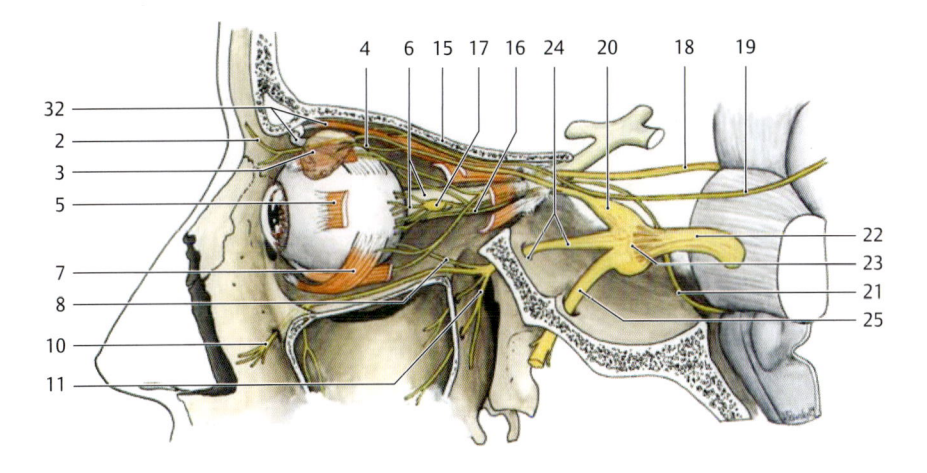

Fig. 9.53 Nervos cranianos que inervam músculos extraoculares (aspecto lateral).

1. Lobo frontal
2. Nervo supraorbital
3. Glândula lacrimal
4. Nervo lacrimal
5. Músculo reto lateral (seccionado)
6. Nervo óptico (II NC) e nervos ciliares curtos
7. Músculo oblíquo inferior
8. Nervo zigomático
9. Ramo inferior do nervo oculomotor (III NC) e músculo reto inferior
10. Nervo infraorbital
11. Nervos alveolares superiores posteriores
12. Ramos do plexo alveolar superior adjacentes à mucosa do seio maxilar
13. Sulco central da ínsula
14. Músculo reto superior
15. Periórbita (teto da órbita)
16. Nervo nasociliar
17. Gânglio ciliar
18. Nervo oculomotor (III NC)
19. Nervo troclear (IV NC)
20. Nervo oftálmico (V₁ NC)
21. Nervo abducente (VI NC) (dividido)
22. Nervo trigêmeo (V NC)
23. Gânglio trigeminal
24. Nervo maxilar (V₂ NC) e forame redondo
25. Nervo mandibular (V₃ NC)
26. Meato acústico externo
27. Nervos pterigopalatinos
28. Nervos temporais profundos
29. Nervo bucal
30. Nervo massetérico
31. Nervo auriculotemporal
32. Tróclea a músculo oblíquo superior

463

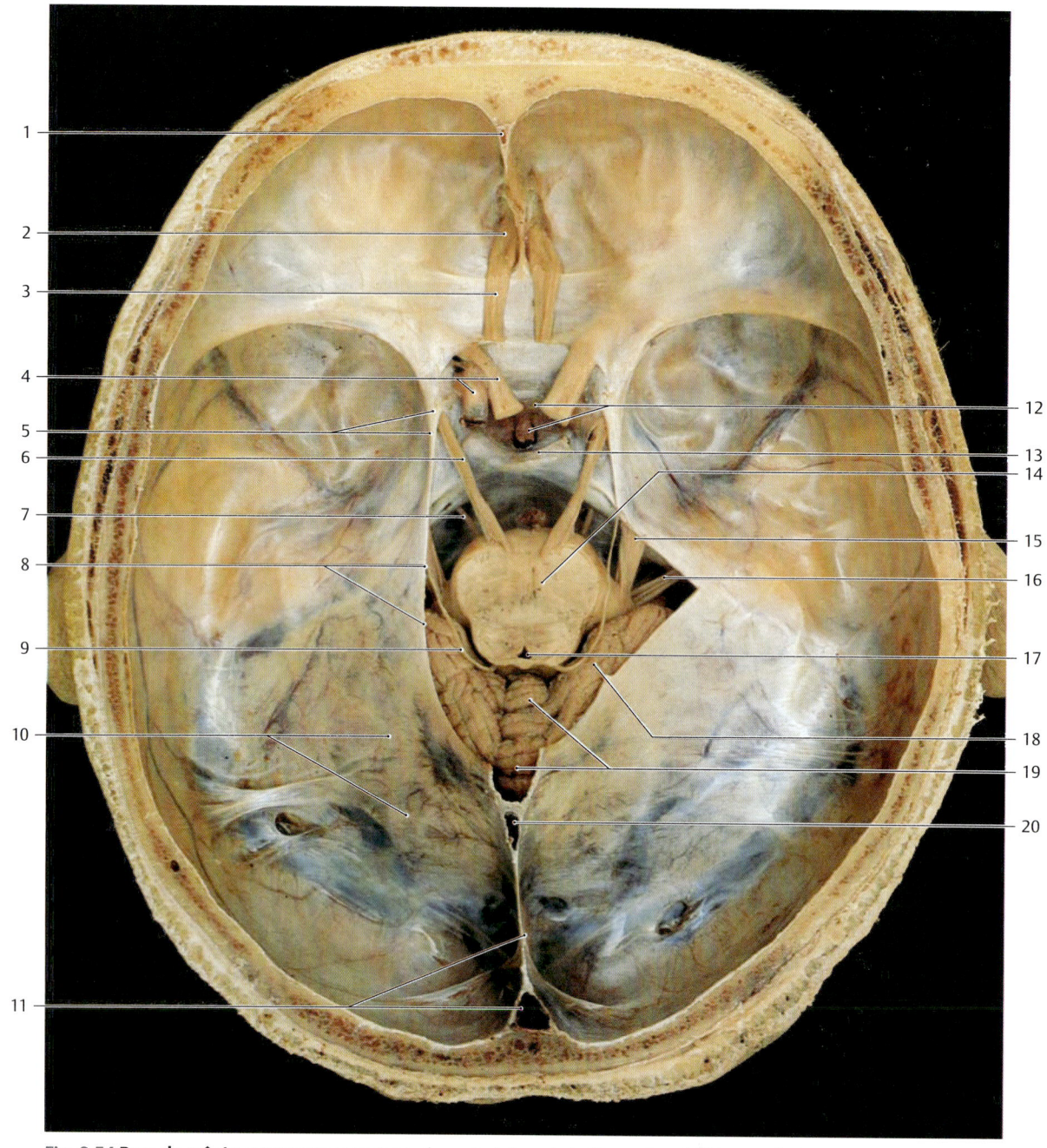

Fig. 9.54 **Base do crânio com nervos cranianos** (aspecto interno). Ambos os hemisférios cerebrais e a parte superior do tronco encefálico foram removidos. Incisão no tentório do cerebelo direito para exibir os nervos cranianos do espaço infratentorial.

1 Seio sagital superior com foice do cérebro
2 Bulbo olfatório
3 Trato olfatório
4 Nervo óptico e artéria carótida interna
5 Processo clinoide anterior e fixação anterior do tentório do cerebelo
6 Nervo oculomotor (III NC)
7 Nervo abducente (VI NC)
8 Incisura do tentório
9 Nervo coclear (IV NC)
10 Tentório do cerebelo
11 Foice do cérebro e confluência dos seios
12 Fossa hipofisária, infundíbulo e diafragma da sela
13 Dorso da sela
14 Mesencéfalo (seccionado)
15 Nervo trigêmeo (V NC)
16 Nervo facial (VII NC), nervo intermédio e nervo vestibulococlear (VIII NC)
17 Aqueduto cerebral
18 Hemisfério direito do cerebelo
19 Verme do cerebelo
20 Seio reto

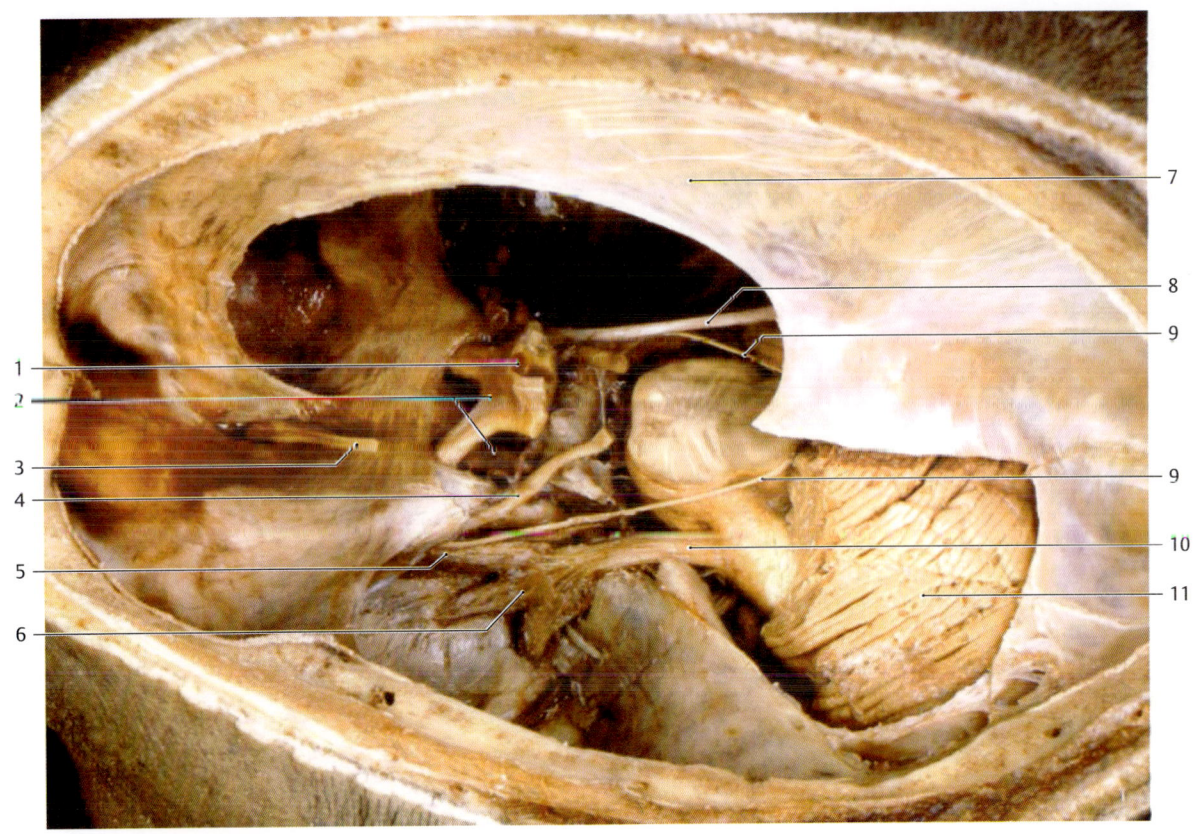

Olho e II, III, IV, V₁ e VI Nervos Cranianos | **9** Encéfalo e Órgãos dos Sentidos

Fig. 9.55 **Base do crânio com nervos cranianos.** O tronco encefálico foi seccionado, e o tentório, fenestrado. Ambos os hemisférios foram removidos.

1 Infundíbulo
2 Quiasma óptico e artéria carótida interna
3 Trato olfatório
4 Nervo oculomotor (III NC)
5 Nervo oftálmico (V₁ NC)
6 Gânglio trigeminal
7 Foice do cérebro
8 Incisura tentorial
9 Nervo troclear (IV NC)
10 Nervo trigeminal (V NC)
11 Cerebelo
12 Dura-máter
13 Hipófise com fossa hipofisária
14 Seio frontal
15 Concha nasal média
16 Concha nasal inferior
17 Palato duro
18 Palato mole
19 Faringe com tuba auditiva
20 Língua
21 Faringe com tonsila palatina
22 Mandíbula
23 Cérebro (telencéfalo)
24 Corpo caloso
25 Tálamo
26 Mesencéfalo com núcleos do III e IV nervos cranianos
27 Cerebelo
28 Rombencéfalo

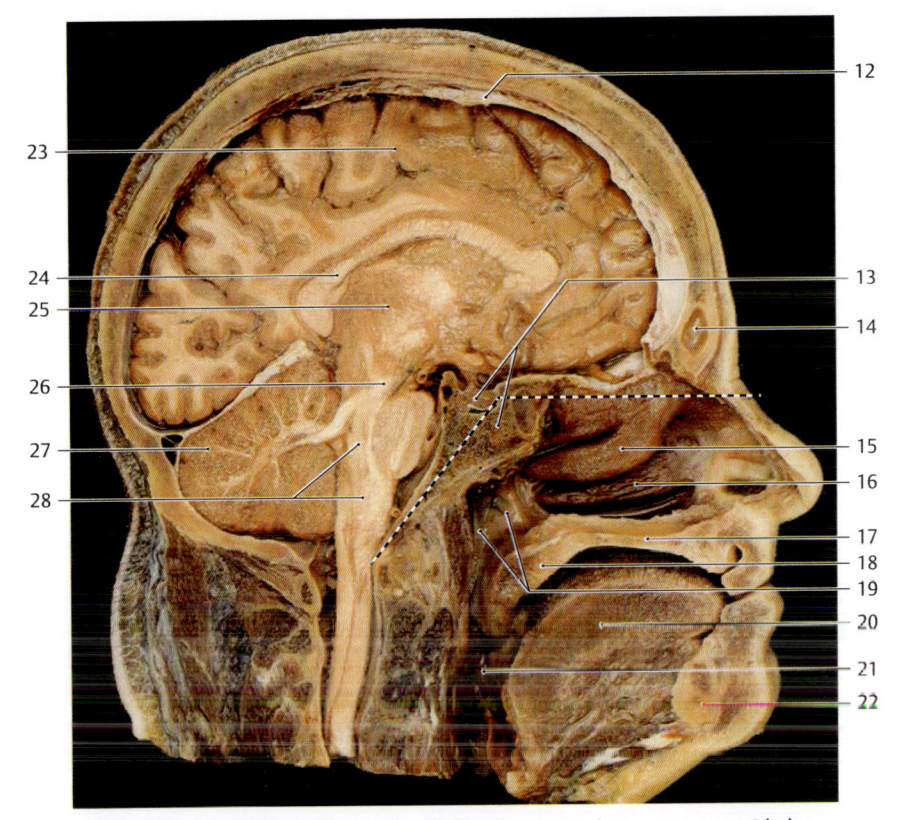

Fig. 9.56 **Corte sagital mediano através da cabeça.** O palato separa as cavidades nasal e oral. A base do crânio forma um ângulo de aproximadamente 150° na sela túrcica (linha tracejada).

465

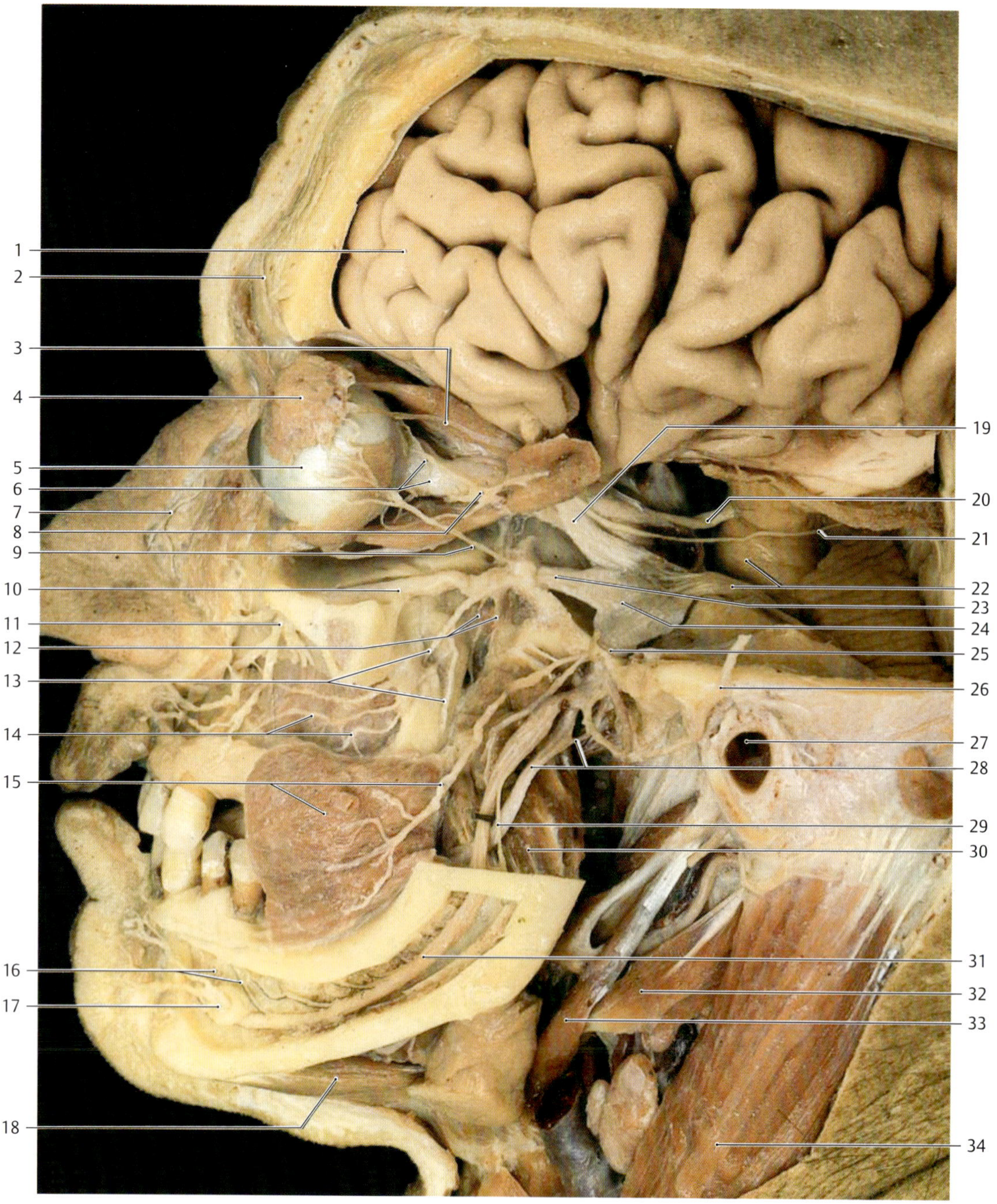

9 Encéfalo e Órgãos dos Sentidos | V Nervo Craniano

Fig. 9.57 **Dissecção do nervo trigêmeo (V NC) em sua totalidade.** A parede lateral da cavidade craniana, a parede lateral da órbita, o arco zigomático e o ramo da mandíbula foram removidos, e o canal mandibular, aberto.

1. Lobo frontal do cérebro
2. Nervo supraorbital
3. Nervo lacrimal
4. Glândula lacrimal
5. Bulbo do olho
6. Nervo óptico e nervos ciliares curtos
7. Ramo nasal externo do nervo etmoidal anterior
8. Gânglio ciliar
9. Nervo zigomático
10. Nervo infraorbital
11. Forame infraorbital e ramos terminais do nervo infraorbital
12. Gânglio pterigopalatino e nervos pterigopalatinos
13. Nervos alveolares superiores posteriores
14. Plexo dental superior
15. Músculo bucinador e nervo bucal
16. Plexo dental inferior
17. Forame mentual e nervo mentual
18. Ventre anterior do músculo digástrico
19. Nervo oftálmico (V_1 NC)
20. Nervo oculomotor (III NC)
21. Nervo troclear (IV NC)
22. Nervo trigêmeo (V NC) e ponte
23. Nervo maxilar (V_2 NC)
24. Gânglio trigeminal
25. Nervo mandibular (V_3 NC)
26. Nervo auriculotemporal
27. Meato acústico externo (seccionado)
28. Nervo lingual e corda do tímpano
29. Nervo milo-hióideo
30. Músculo pterigóideo medial
31. Nervo alveolar inferior
32. Ventre posterior do músculo digástrico
33. Músculo estilo-hióideo
34. Músculo esternocleidomastóideo

V Nervo Craniano | 9 Encéfalo e Órgãos dos Sentidos

Fig. 9.58 Nervos cranianos em conexão com o tronco encefálico (aspecto superior lateral, lado esquerdo). As metades esquerdas do cérebro e da cabeça foram parcialmente removidas. Observe a localização do gânglio trigeminal.

1. Nervo frontal
2. Glândula lacrimal e bulbo do olho
3. Nervo lacrimal
4. Músculo reto lateral
5. Gânglio ciliar lateral ao nervo óptico
6. Nervo zigomático
7. Ramo inferior do nervo oculomotor
8. Nervo oftálmico (V_1 NC)
9. Nervo maxilar (V_2 NC)
10. Gânglio trigeminal
11. Nervo mandibular (V_3 NC)
12. Nervos alveolares superiores posteriores
13. Cavidade timpânica, meato acústico externo e membrana timpânica
14. Nervo alveolar inferior
15. Nervo lingual
16. Nervo facial (VII NC)
17. Nervo vago (X NC)
18. Nervo hipoglosso (XII NC) e raiz superior da alça cervical
19. Artéria carótida externa
20. Trato olfatório (I NC)
21. Nervo óptico (II NC) (parte intracraniana)
22. Nervo oculomotor (III NC)
23. Nervo abducente (VI NC)
24. Nervo troclear (IV NC)
25. Nervo trigêmeo (V NC)
26. Nervo vestibulococlear (VIII NC) e nervo facial (VII NC)
27. Nervo glossofaríngeo (IX NC) (saindo do tronco encefálico)
28. Fossa romboide
29. Nervo vago (X NC) (saindo do tronco encefálico)
30. Nervo hipoglosso (XII NC) (saindo do bulbo)
31. Nervo acessório (XI NC) (ascendente do forame magno)
32. Artéria vertebral
33. Gânglio espinal e dura-máter da medula espinal
34. Nervo acessório (XI NC)
35. Artéria carótida interna
36. Ramos lateral e medial do nervo supraorbital
37. Nervo infratroclear
38. Nervo infraorbital
39. Gânglio pterigopalatino e nervos pterigopalatinos
40. Nervos alveolares superiores médios (entrando no plexo dental superior)
41. Nervo bucal
42. Nervo mentual e forame mentual
43. Nervo auriculotemporal
44. Gânglio ótico
45. Corda do tímpano
46. Nervo milo-hióideo
47. Glândula submandibular
48. Osso hioide

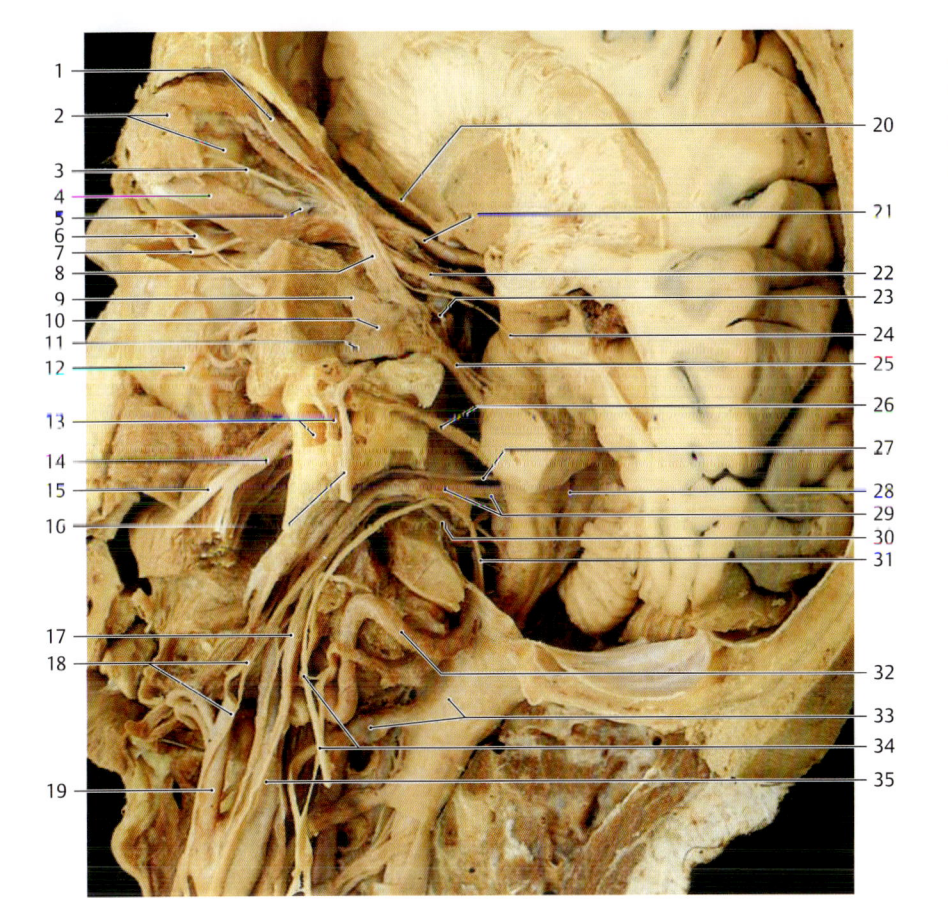

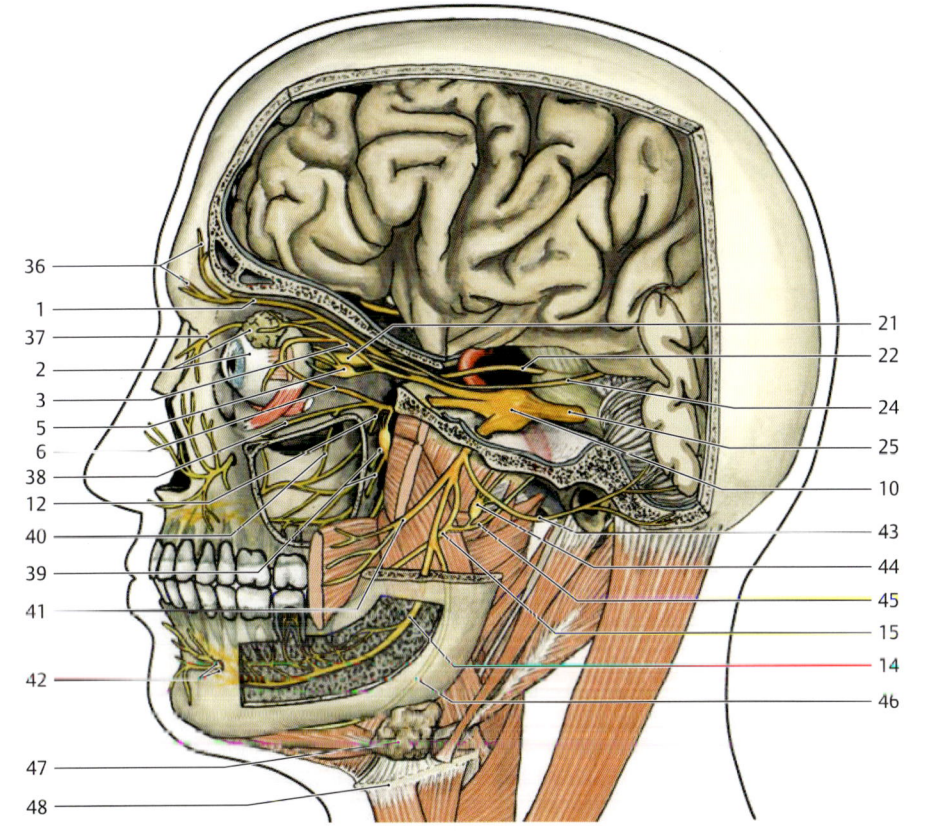

Fig. 9.59 Ramos principais do nervo trigêmeo (ver Fig. 9.57 correspondente anteriormente).

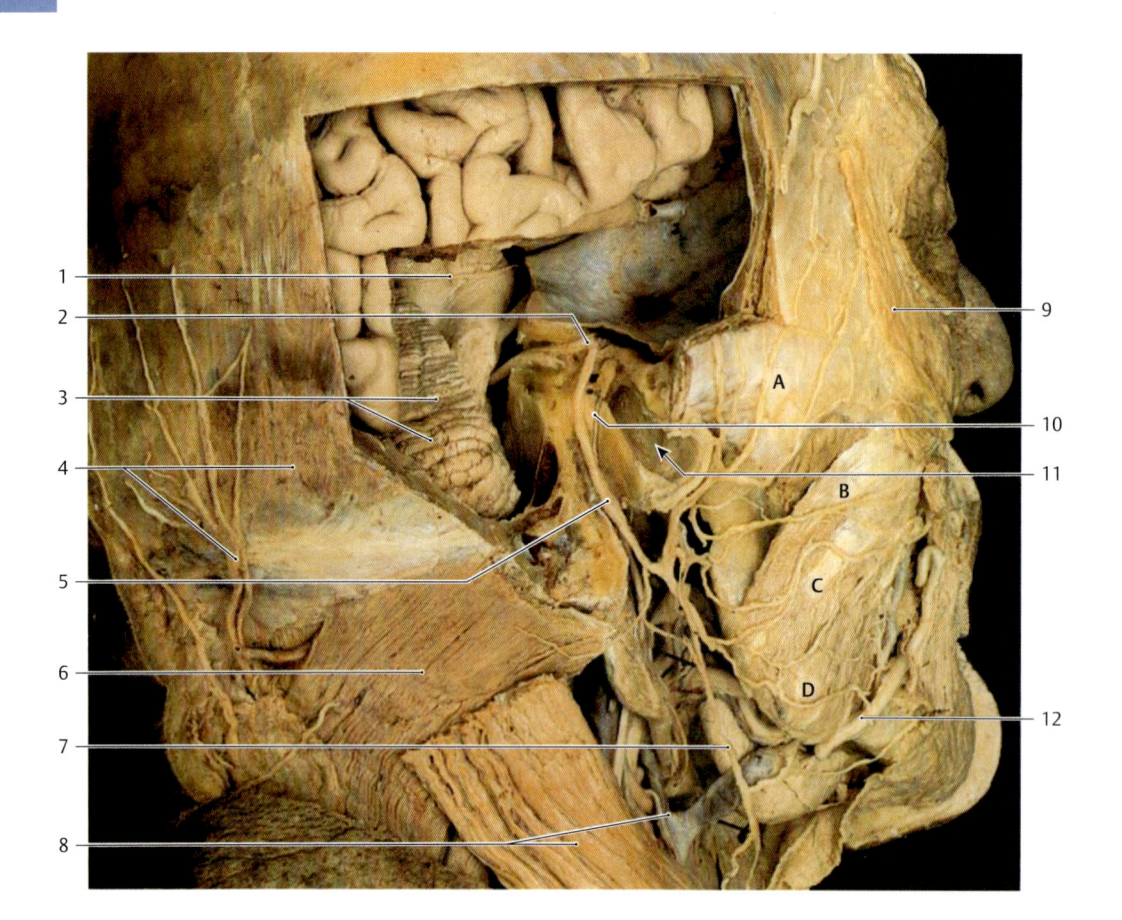

9 Encéfalo e Órgãos dos Sentidos | VII Nervo Craniano

Fig. 9.60 Dissecção do nervo facial (VII NC) em sua totalidade. A cavidade craniana foi fenestrada, e o lobo temporal, parcialmente, removido. O canal do facial e a cavidade timpânica foram abertos, e a parede posterior do meato acústico externo, removida.

Ramos do nervo facial
A = Ramo temporal
B = Ramos zigomáticos
C = Ramos bucais
D = Ramo mandibular marginal

1. Nervo troclear (IV NC)
2. Nervo facial (VII NC) com gânglio geniculado
3. Cerebelo (hemisfério direito)
4. Ventre occipital do músculo occipitofrontal e nervo occipital maior
5. Nervo facial (VII NC) no forame estilomastóideo
6. Músculo esplênio da cabeça
7. Ramo cervical do nervo facial (VII NC)
8. Músculo esternocleidomastóideo e veia retromandibular
9. Músculo orbicular do olho
10. Corda do tímpano
11. Meato acústico externo
12. Artéria facial
13. Células aéreas da mastoide
14. Nervo auricular posterior
15. Núcleo e joelho do nervo facial

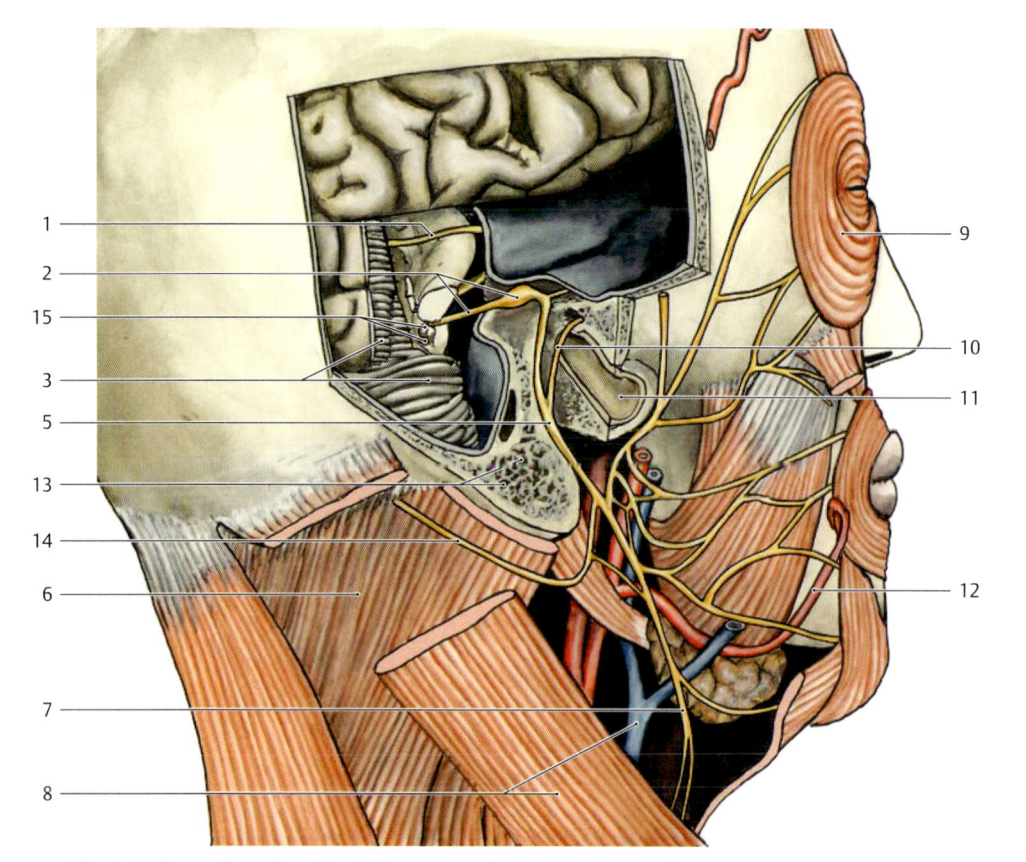

Fig. 9.61 Nervo facial (ver Fig. 9.60 correspondente anteriormente).

Nervos Cranianos em Conexão com o Tronco Encefálico e III Nervo Craniano | 9 Encéfalo e Órgãos dos Sentidos

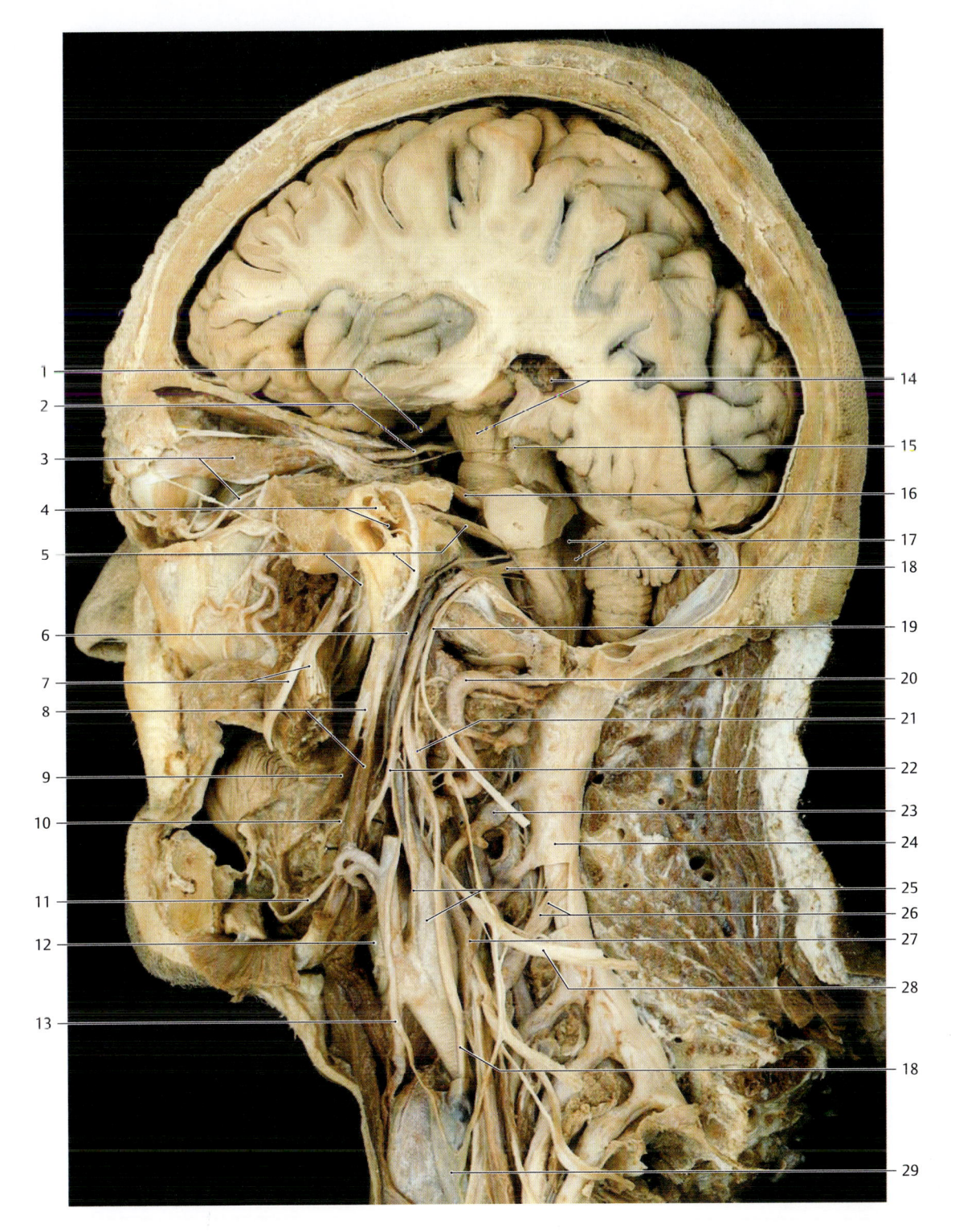

Fig. 9.62 Nervos cranianos em conexão com o tronco encefálico (aspecto lateral oblíquo). Porção lateral do crânio, do encéfalo, do pescoço e de estruturas faciais e parede lateral da órbita e da cavidade oral foram removidas. A cavidade timpânica foi aberta. A mandíbula foi seccionada, e os músculos da mastigação, removidos.

1. Trato óptico
2. Nervo oculomotor (III NC)
3. Músculo reto lateral e ramo inferior do nervo oculomotor
4. Martelo e corda do tímpano
5. Corda do tímpano, nervo facial (VII NC) e nervo vestibulococlear (VIII NC)
6. Nervo glossofaríngeo (IX NC)
7. Nervo lingual e nervo alveolar inferior
8. Processo estiloide e músculo estilo-hióideo
9. Músculo estiloglosso
10. Ramos linguais do nervo glossofaríngeo
11. Ramo lingual do nervo hipoglosso
12. Artéria carótida externa
13. Raiz superior da alça cervical (ramo do nervo hipoglosso, derivado de C1)
14. Ventrículo lateral com plexo coróideo e pedúnculo cerebral
15. Nervo troclear (IV NC)
16. Nervo trigêmeo (V NC)
17. Quarto ventrículo e fossa romboide
18. Nervo vago (X NC)
19. Nervo acessório (XI NC)
20. Artéria vertebral
21. Gânglio cervical superior
22. Nervo hipoglosso (XII NC)
23. Gânglio espinal com bainha dural
24. Dura-máter da medula espinal
25. Artéria carótida interna e ramo do seio carótico do nervo glossofaríngeo
26. Raízes posteriores de nervo espinal
27. Tronco simpático
28. Ramo do plexo cervical (ramo primário anterior do terceiro nervo espinal cervical)
29. Alça cervical

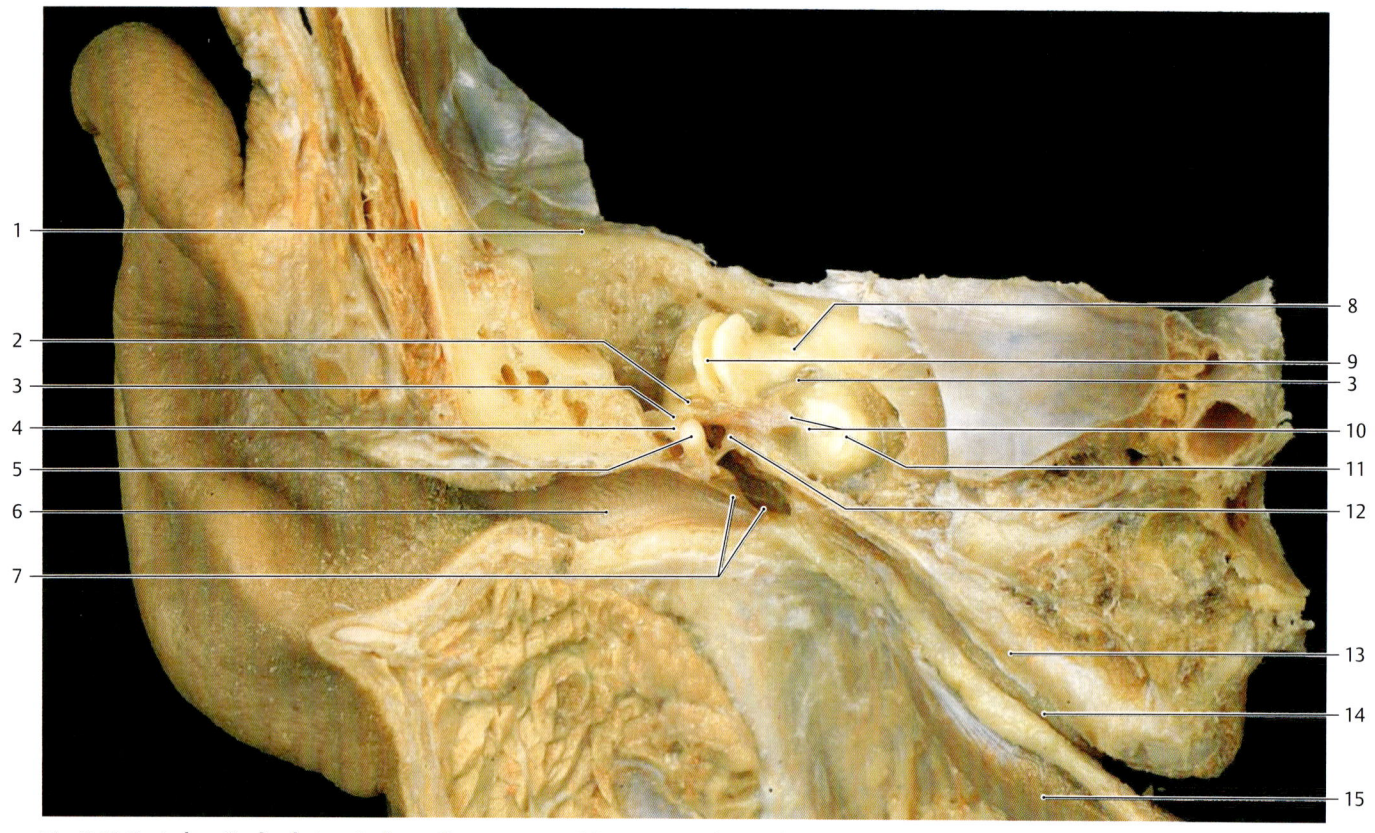

9 Encéfalo e Órgãos dos Sentidos | Aparelhos Auditivo e Vestibular e VIII Nervo Craniano

Fig. 9.63 **Corte longitudinal através da orelha externa, média e interna direita** (aspecto anterior). A cóclea e os canais semicirculares foram adicionalmente dissecados.

1. Teto da cavidade timpânica
2. Canal semicircular ósseo lateral
3. Nervo facial
4. Bigorna
5. Martelo
6. Meato acústico externo
7. Cavidade timpânica e membrana timpânica
8. Nervo vestibulococlear
9. Canal semicircular ósseo anterior
10. Gânglio geniculado e nervo petroso maior
11. Cóclea
12. Estribo
13. Músculo tensor do tímpano
14. Tuba auditiva
15. Músculo levantador do véu palatino
16. Processo estiloide

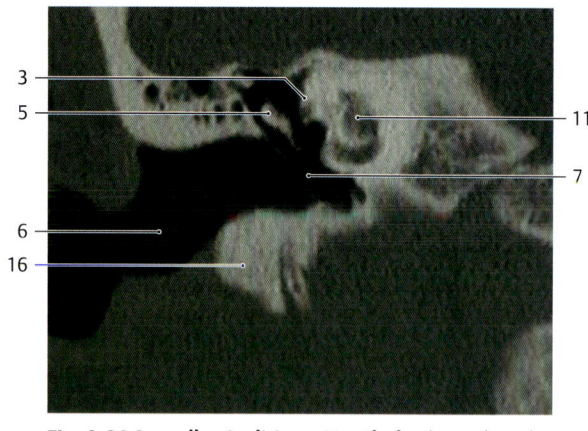

Fig. 9.64 **Aparelho Auditivo e Vestibular** (varredura de IRM, ver Fig. 9.67 correspondente). (Cortesia do Prof. Uder, Instituto de Radiologia, Hospital Universitário de Erlangen, Alemanha.)

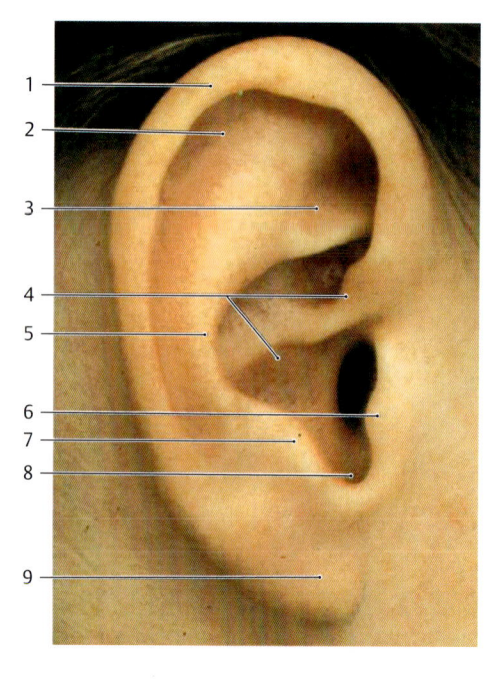

1. Hélice
2. Fossa escafóidea
3. Fossa triangular
4. Concha
5. Antélice
6. Trago
7. Antítrago
8. Incisura antitrágica
9. Lóbulo

Fig. 9.65 **Aurícula direita** (aspecto lateral)

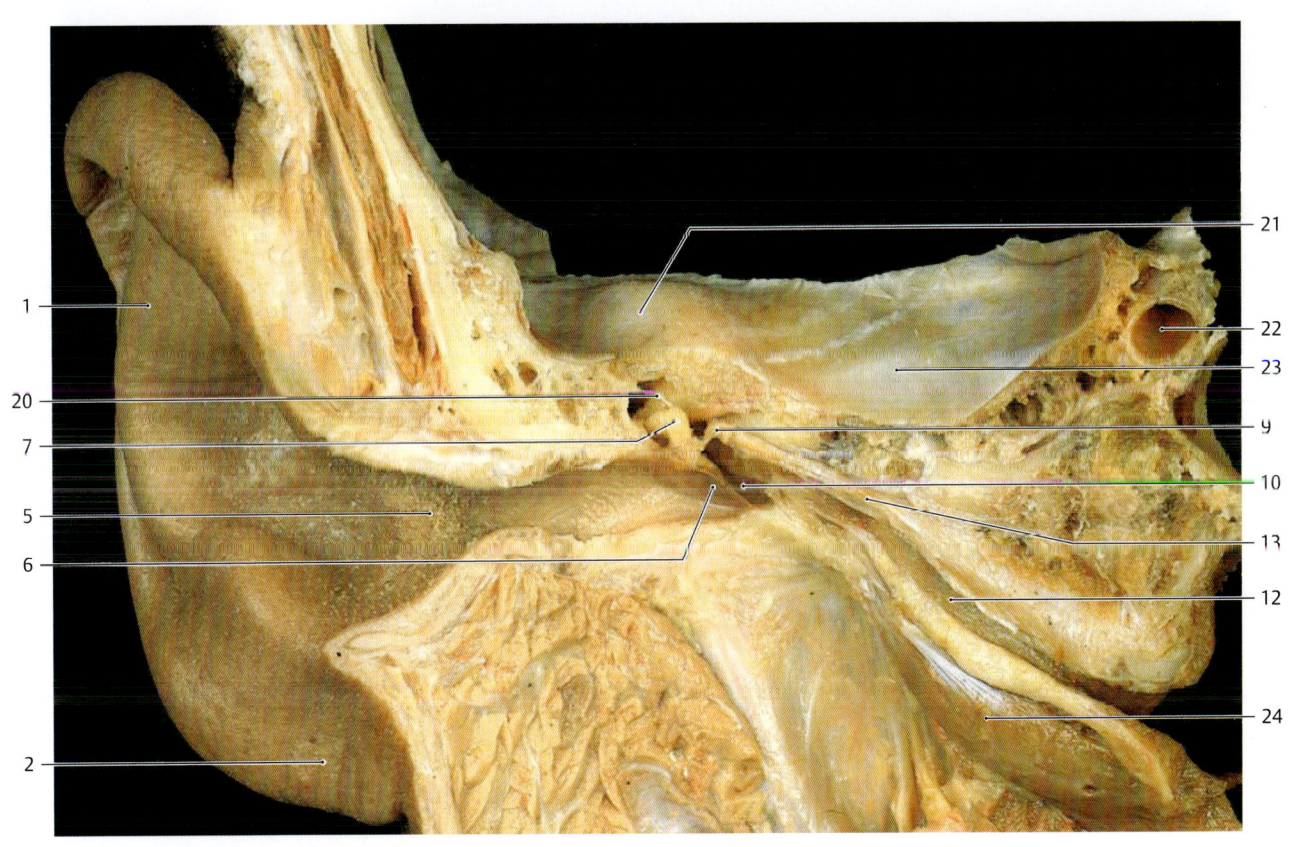

Aparelhos Auditivo e Vestibular e VIII Nervo Craniano | 9 Encéfalo e Órgãos dos Sentidos

Fig. 9.66 Corte longitudinal através da orelha externa, média e interna direita (aspecto anterior).

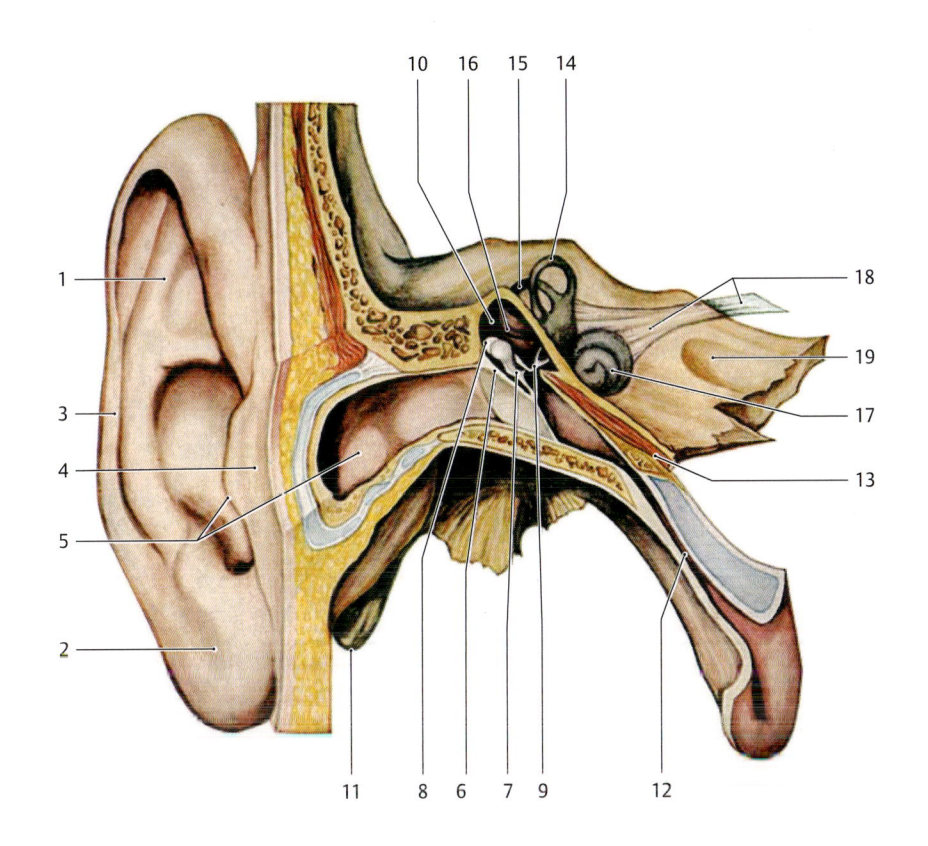

Fig. 9.67 Aparelho auditivo e vestibular direito (aspecto anterior).
(Ver Fig. 9.64 correspondente.)

Orelha externa
1 Aurícula
2 Lóbulo da aurícula
3 Hélice
4 Trago
5 Meato acústico externo

Orelha média
6 Membrana timpânica
7 Martelo
8 Bigorna
9 Estribo
10 Cavidade timpânica
11 Processo mastoide
12 Tuba auditiva
13 Músculo tensor do tímpano

Orelha interna
14 Ducto semicircular anterior
15 Ducto semicircular posterior
16 Ducto semicircular lateral
17 Cóclea
18 Nervo vestibulococlear (VIII NC)
19 Parte petrosa do osso temporal

Estruturas adicionais
20 Ligamento superior do martelo
21 Eminência arqueada
22 Artéria carótida interna
23 Superfície anterior a pirâmide com dura-máter
24 Músculo levantador do véu palatino

471

9 Encéfalo e Órgãos dos Sentidos | Aparelhos Auditivo e Vestibular e VIII Nervo Craniano

Fig. 9.68 **Corte longitudinal através da orelha externa, média e interna** (aspecto anterior). Dissecção mais profunda para exibir o nervo facial e o nervo petroso menor e o maior.

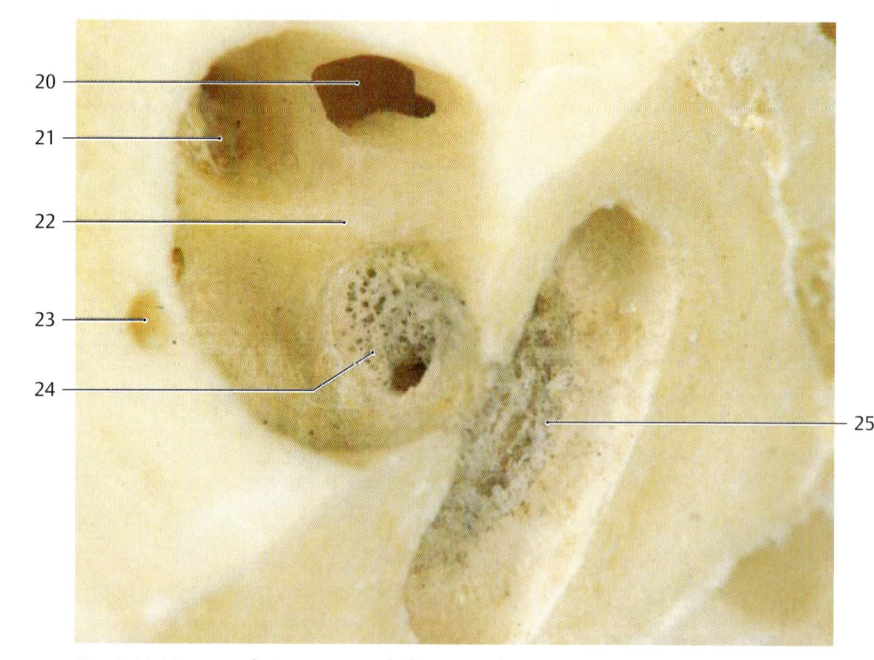

Fig. 9.69 **Meato acústico interno**, lado esquerdo. O osso foi parcialmente removido para mostrar a parte mais profunda do meato.

1 Canal semicircular ósseo anterior (aberto)
2 Canal semicircular ósseo posterior
3 Canal semicircular ósseo lateral (aberto)
4 Nervo facial e corda do tímpano
5 Meato acústico externo
6 Aurícula
7 Nervo facial
8 Nervo trigêmeo
9 Base óssea do meato acústico interno
10 Artéria carótida interna no seio cavernoso
11 Cóclea
12 Nervo facial com gânglio geniculado
13 Nervo petroso maior
14 Nervo petroso menor
15 Cavidade timpânica
16 Tuba auditiva
17 Músculo levantador do véu palatino
18 Artéria carótida interna e veia jugular interna
19 Processo estiloide
20 Área do nervo facial
21 Área vestibular superior
22 Crista transversa
23 Forame singular
24 Trato espiral foraminoso (saída da parte coclear do nervo vestibulococlear)
25 Base da cóclea

Fig. 9.70 Osso temporal direito (aspecto lateral). A parte petroescamosa foi parcialmente removida para exibição dos canais semicirculares.

1. Canal semicircular anterior (vermelho)
2. Canal semicircular posterior (amarelo)
3. Canal semicircular lateral ou horizontal (verde)
4. Janela do vestíbulo
5. Janela da cóclea
6. Cavidade timpânica
7. Processo mastoide
8. Fissura petrotimpânica (sonda vermelha: corda do tímpano)
9. Placa pterigóidea lateral
10. Células aéreas da mastoide
11. Canal do facial (azul)
12. Forame oval
13. Canal carótico (vermelho)
14. Anel timpânico
15. Parte petromastóidea do osso temporal
16. Parte escamosa do osso temporal
17. Sutura escamomastóidea
18. Processo zigomático do osso temporal
19. Incisura do anel timpânico
20. Promontório
21. Canalículo da corda do tímpano (sonda verde)
22. Processo mastoide
23. Canalículo para o nervo estapédio (vermelho)
24. Cóclea
25. Canalículo mastóideo (sonda vermelha)

Fig. 9.71 Osso temporal direito (aspecto lateral). As células aéreas da mastoide e o canal do facial foram abertos, e os três canais semicirculares, dissecados.

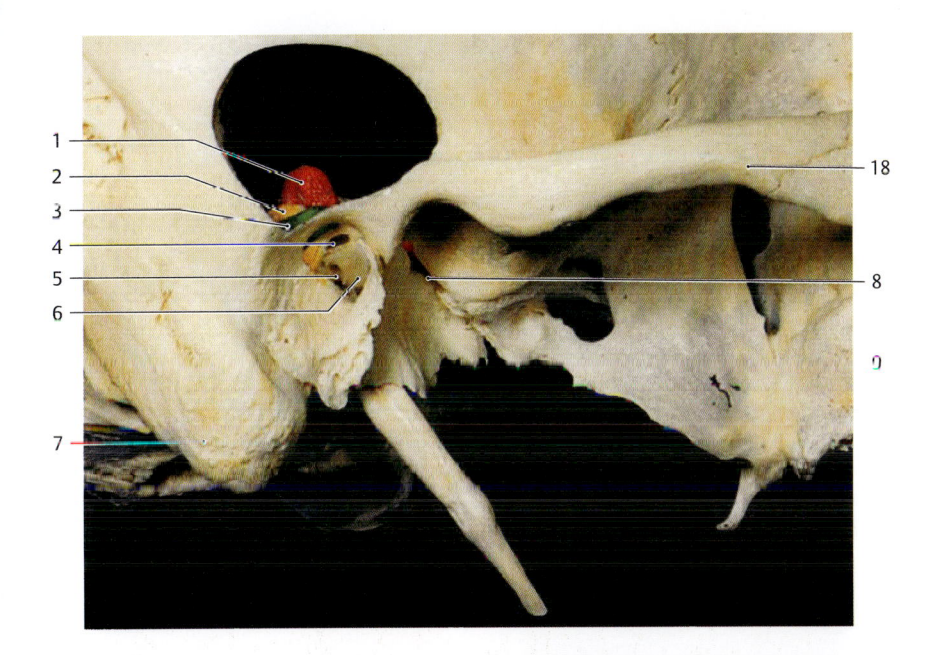

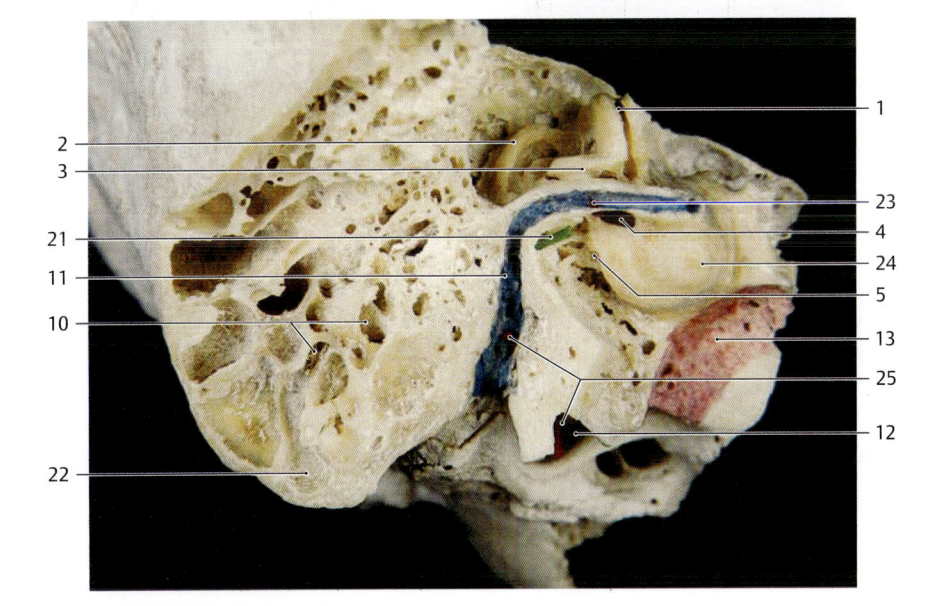

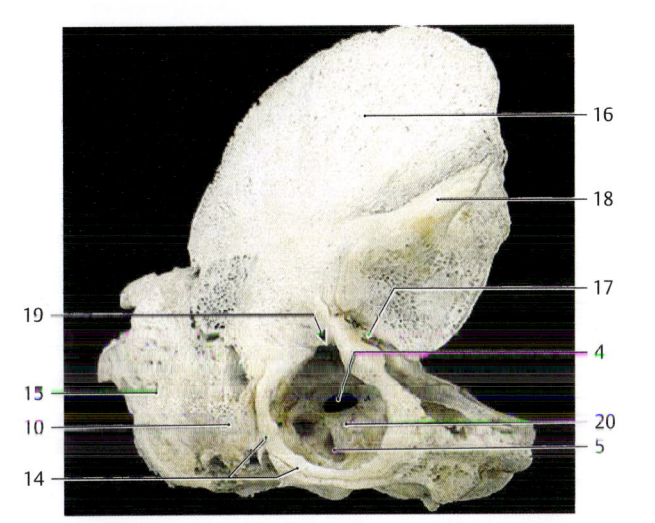

Fig. 9.72 Osso temporal direito de um recém-nascido (aspecto lateral).

9 Encéfalo e Órgãos dos Sentidos | Aparelhos Auditivo e Vestibular: Orelha Média

1. Superfície anterior da pirâmide
2. Antro mastóideo
3. Canal semicircular lateral
4. Processo cocleariforme
5. Meato acústico externo
6. Fossa jugular
7. Forame lacerado
8. Ápice da parte petrosa
9. Posição da cóclea (modíolo com crista espiral óssea)
10. Canal carótico
11. Processo pterigóideo
12. Ducto semicircular anterior
13. Nervo facial
14. Gânglio geniculado
15. Nervo petroso maior
16. Nervo petroso menor
17. Artéria carótida interna
18. Células aéreas da mastoide
19. Ducto semicircular lateral
20. Ducto semicircular posterior
21. Estribo com músculo estapédio
22. Forame estilomastóideo
23. Recesso inferior da cavidade timpânica (hipotímpano)
24. Veia jugular interna
25. Promontório com plexo timpânico (posição da cóclea)
26. Músculo tensor do tímpano
27. Tuba auditiva

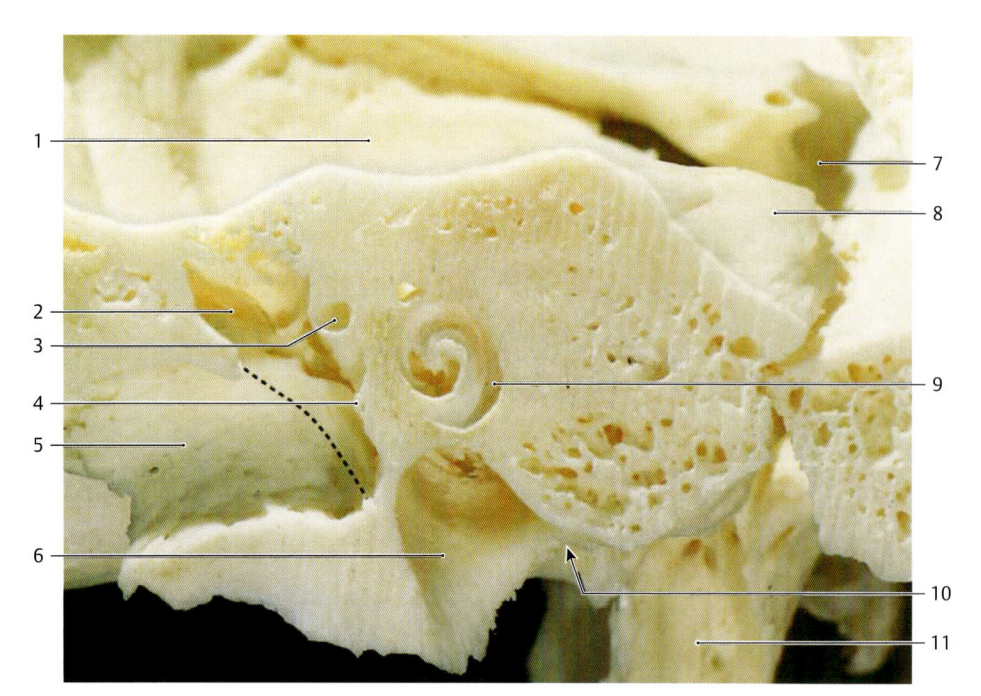

Fig. 9.73 Corte frontal através da parte petrosa do osso temporal esquerdo no nível da cóclea (aspecto posterior). Linha tracejada = Posição da membrana timpânica.

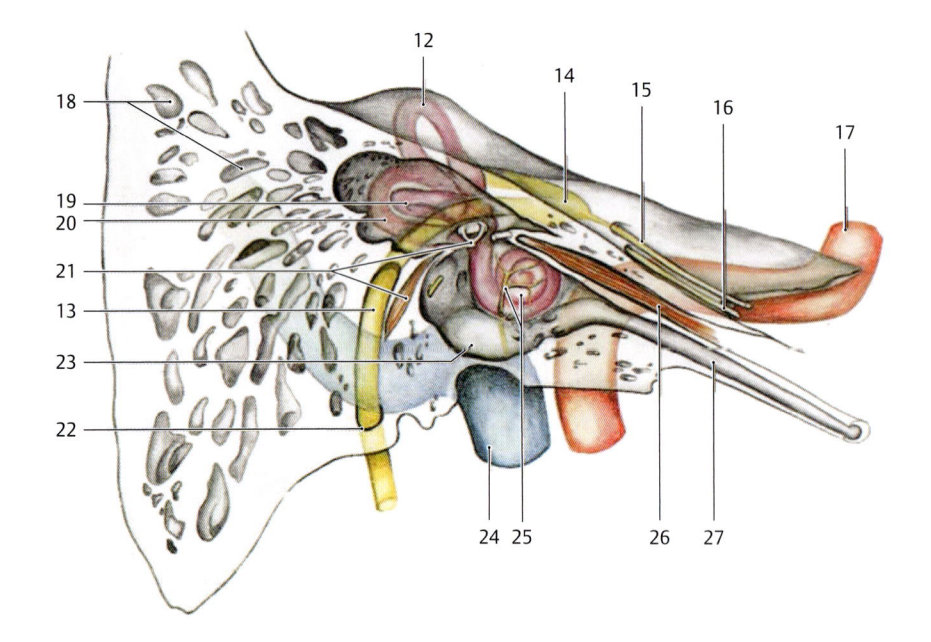

Fig. 9.74 Parede medial da cavidade timpânica e sua relação com as estruturas vizinhas da orelha interna, nervo facial e vasos sanguíneos. Corte frontal através do osso temporal direito (aspecto anterior).

A parede medial da cavidade timpânica é diretamente adjacente à orelha interna. O promontório da cavidade timpânica é formado por um abaulamento da volta basal da cóclea. O nervo facial (VII NC, ver pág. 468) tem seu trajeto entre o ducto semicircular lateral (que também vem em estreita proximidade com a orelha média) e a base do estribo (que está encerrado na janela oval) em um arco até o forame estilomastóideo. Nesse ponto, o nervo facial está particularmente em risco porque a mucosa do ouvido médio fica muito próxima dele. Uma relação regional com igual importância clínica afeta o seio sigmoide em sua transição até a veia jugular interna. O seio venoso curva-se discretamente para dentro na base da cavidade timpânica. A mucosa da orelha média conecta-se diretamente com a mucosa nasal na área da parte nasal da faringe via tuba faringotimpânica (antes tuba de Eustáquio).

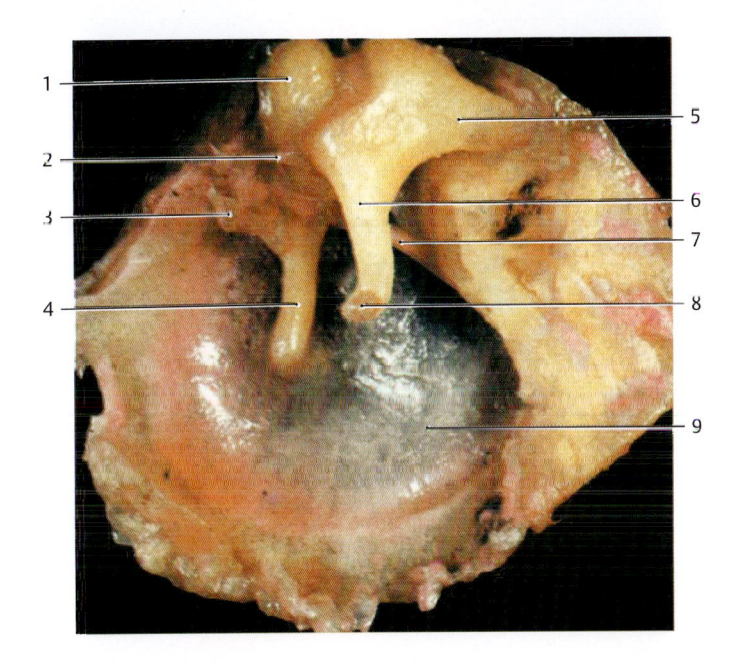

Aparelhos Auditivo e Vestibular: Orelha Média | 9 Encéfalo e Órgãos dos Sentidos

1 Cabeça do martelo
2 Ligamento anterior do martelo
3 Tendão do músculo tensor do tímpano
4 Cabo do martelo
5 Ramo curto da bigorna
6 Ramo longo da bigorna
7 Corda do tímpano
8 Processo lenticular
9 Membrana timpânica

Fig. 9.75 **Membrana timpânica com martelo e bigorna** (aspecto interno, lado direito).

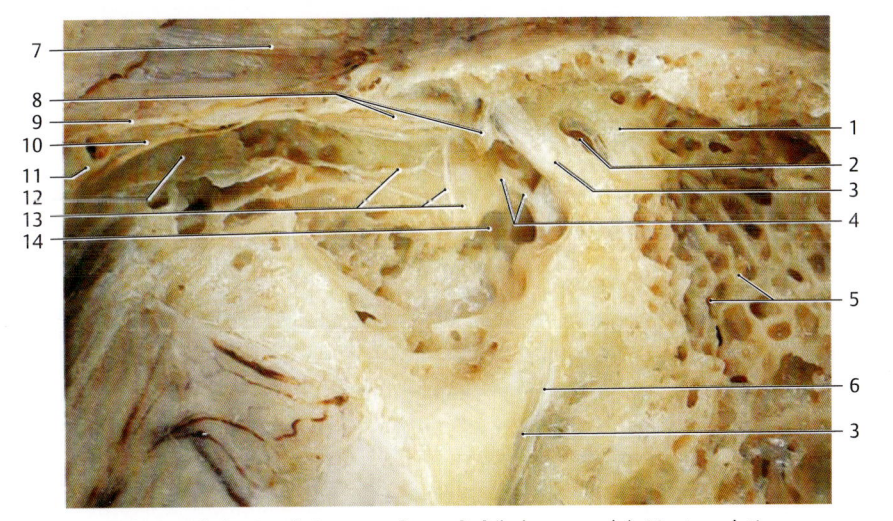

1 Antro timpânico
2 Canal semicircular lateral (aberto)
3 Canal do facial
4 Estribo com tendão do estapédio
5 Células aéreas da mastoide
6 Corda do tímpano (parte intracraniana)
7 Nervo petroso maior
8 Músculo tensor do tímpano (processo cocleariforme)
9 Nervo petroso menor
10 Artéria timpânica anterior
11 Artéria meníngea média
12 Tuba auditiva
13 Promontório com plexo timpânico
14 Janela da cóclea

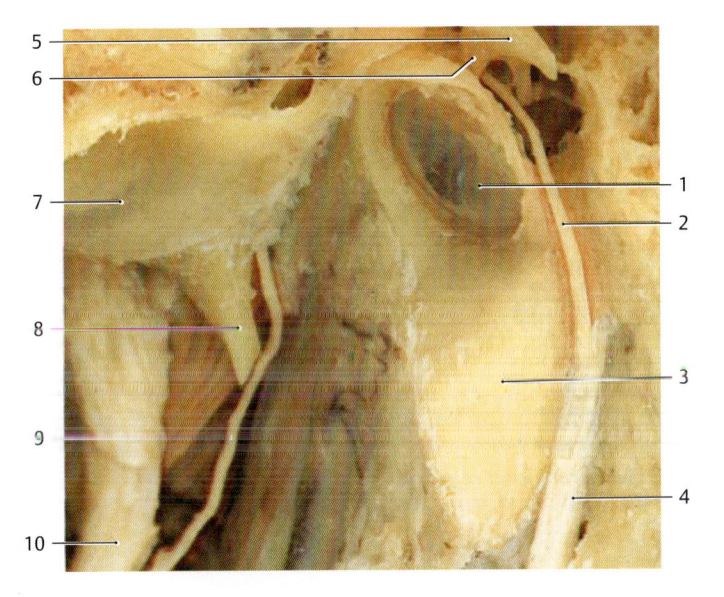

Fig. 9.76 **Cavidade timpânica, parede medial** (lado esquerdo). Meato acústico externo e parede lateral da cavidade timpânica juntamente com a bigorna. O martelo e a membrana timpânica foram removidos, e as células aéreas da mastoide, abertas.

1 Membrana timpânica
2 Corda do tímpano (parte intracraniana)
3 Assoalho do meato acústico externo
4 Nervo facial e canal do facial
5 Bigorna
6 Cabeça do martelo
7 Fossa mandibular
8 Espinha do esfenoide
9 Corda do tímpano (parte extracraniana)
10 Processo estiloide

Fig. 9.77 **Membrana timpânica** (aspecto lateral, lado esquerdo). O meato acústico externo e o canal do facial foram abertos para exposição da corda do tímpano (aproximadamente × 1,5).

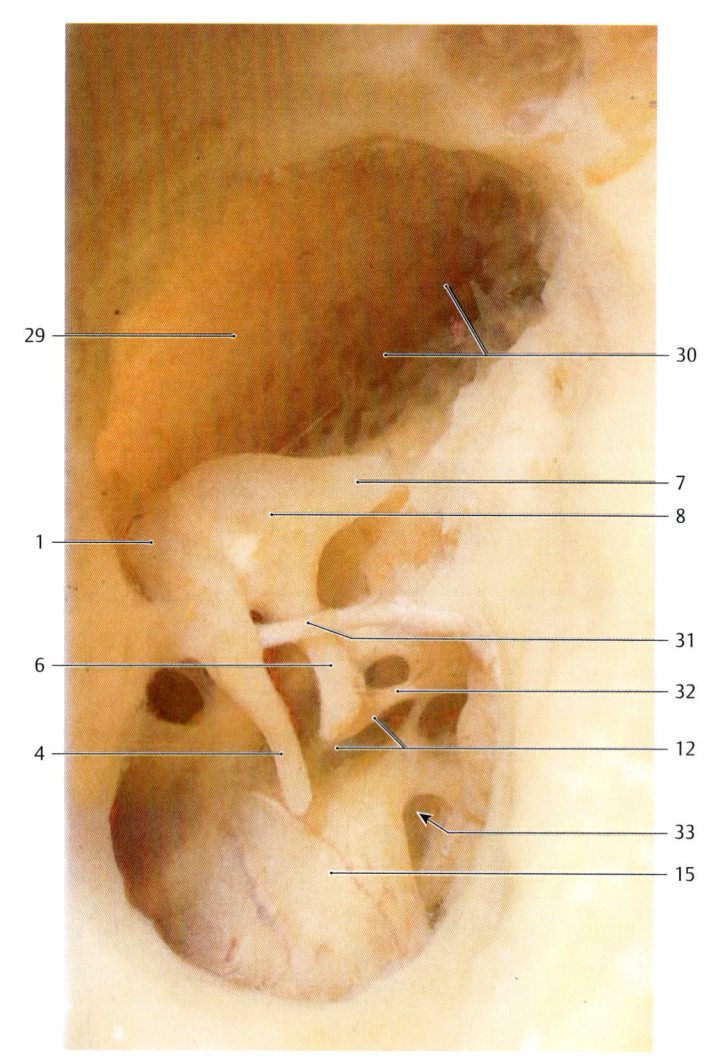

9 Encéfalo e Órgãos dos Sentidos | Aparelhos Auditivo e Vestibular: Orelha Média

Fig. 9.78 Cavidade timpânica com martelo, bigorna e estribo (aspecto lateral, lado esquerdo). Membrana timpânica removida, antro mastóideo aberto.

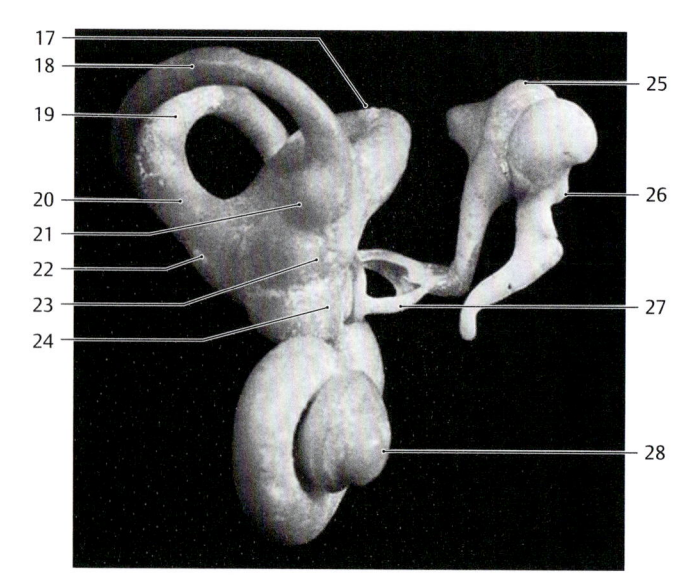

Fig. 9.79 Cadeia de ossículos auditivos em conexão com a orelha interna (aspecto anterolateral, lado esquerdo).

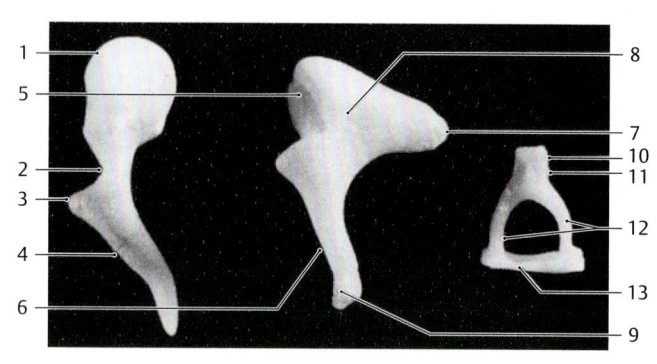

Fig. 9.80 Ossículos auditivos (isolados).

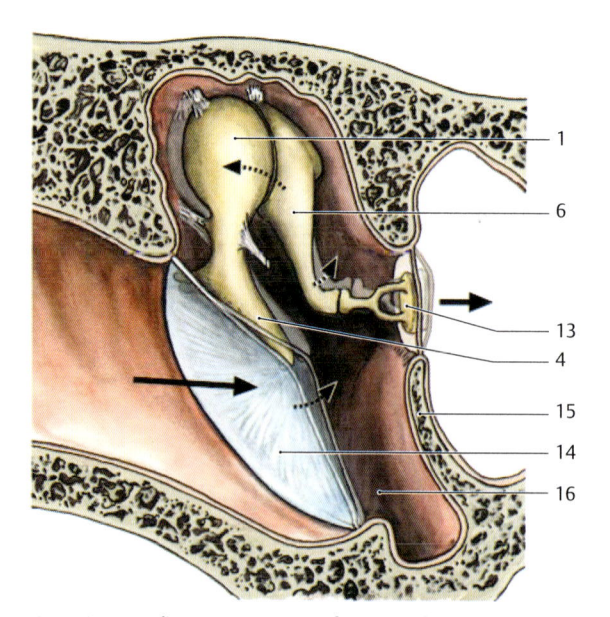

Fig. 9.81 Posição e movimentos dos ossículos auditivos durante a transmissão de ondas sonoras.

Martelo
1. Cabeça
2. Colo
3. Processo lateral
4. Cabo

Bigorna
5. Faceta articular para o martelo
6. Ramo longo
7. Ramo curto
8. Corpo
9. Processo lenticular

Estribo
10. Cabeça
11. Colo
12. Ramos anterior e posterior
13. Base

Paredes da cavidade timpânica
14. Membrana timpânica
15. Promontório
16. Recesso hipotimpânico da cavidade timpânica

Ossículos auditivos e orelha interna (labirinto)
17. Ducto semicircular lateral
18. Ducto semicircular anterior
19. Ducto semicircular posterior
20. Ramo comum
21. Ampola
22. Começo do ducto endolinfático
23. Proeminência utricular
24. Proeminência sacular
25. Bigorna
26. Martelo
27. Estribo
28. Cóclea

Cavidade timpânica
29. Recesso epitimpânico
30. Antro mastóideo
31. Corda do tímpano
32. Tendão do músculo estapédio
33. Janela redonda (janela da cóclea)

Aparelhos Auditivo e Vestibular: Orelha Interna | 9 Encéfalo e Órgãos dos Sentidos

1. Ampola (canal semicircular anterior)
2. Recesso elíptico
3. Aqueduto do vestíbulo
4. Recesso esférico
5. Cóclea
6. Base da cóclea
7. Canal semicircular anterior
8. Ramo comum ou membro comum
9. Canal semicircular lateral
10. Ampola óssea posterior
11. Canal semicircular posterior (canal posterior)
12. Janela da cóclea
13. Ampola óssea
14. Janela do vestíbulo
15. Cúpula da cóclea
16. Meato acústico externo
17. Células aéreas da mastoide
18. Cavidade timpânica e janela da cóclea (sonda)
19. Meato acústico externo
20. Canal do facial
21. Base da cóclea e canal musculotubário
22. Martelo e bigorna
23. Estribo
24. Membrana timpânica
25. Cavidade timpânica
26. Aqueduto da cóclea
27. Saco endolinfático
28. Ducto endolinfático
29. Mácula do utrículo
30. Mácula do sáculo

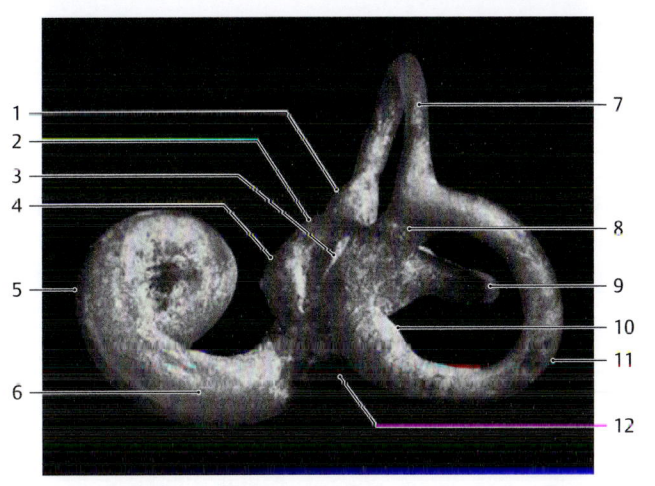

Fig. 9.82 **Molde do labirinto direito** (aspecto posteromedial).

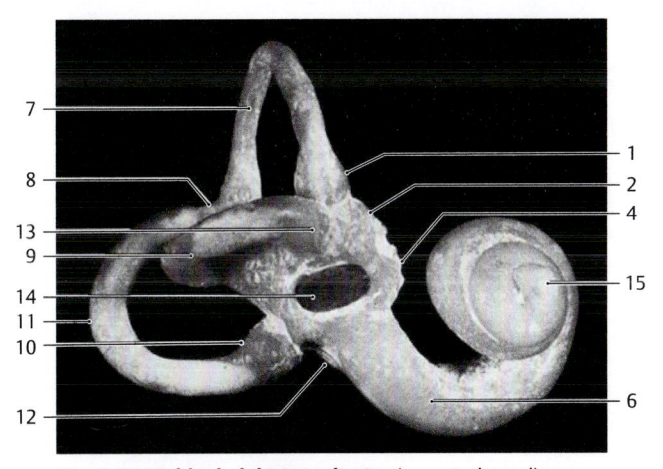

Fig. 9.83 **Molde do labirinto direito** (aspecto lateral).

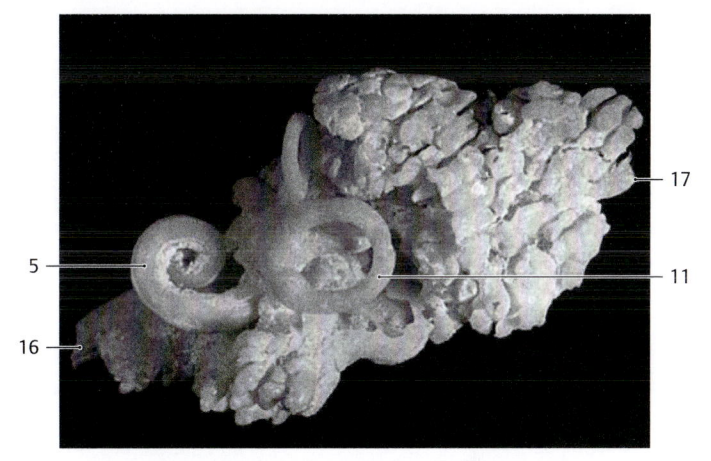

Fig. 9.84 **Molde do labirinto e células da mastoide** (aspecto posterior). Tamanho real.

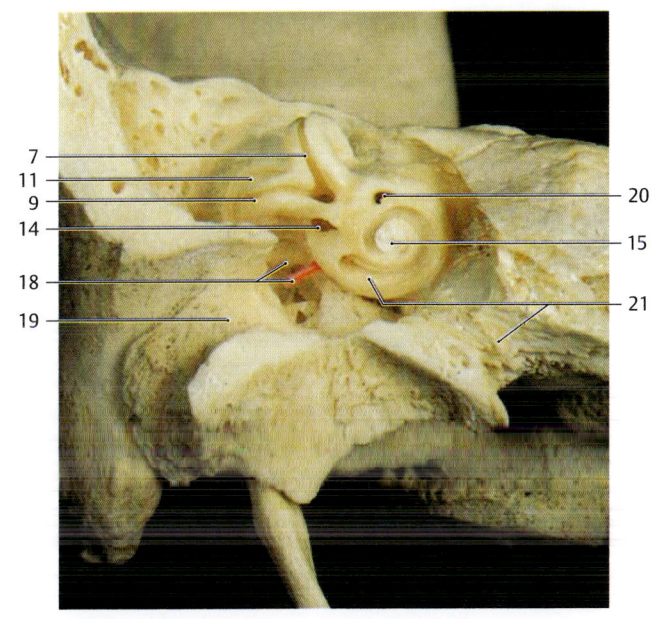

Fig. 9.85 **Dissecção do labirinto ósseo *in situ*.** Canais semicirculares e ducto coclear abertos.

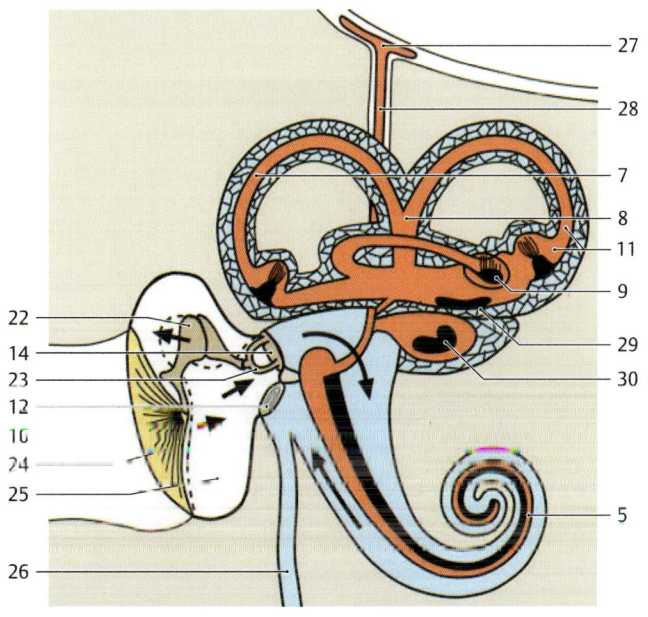

Fig. 9.86 **Aparelhos auditivo e vestibular.** Setas = direção das ondas sonoras; azul = ductos perilinfáticos.

477

9 Encéfalo e Órgãos dos Sentidos | Aparelhos Auditivo e Vestibular: Orelha Interna

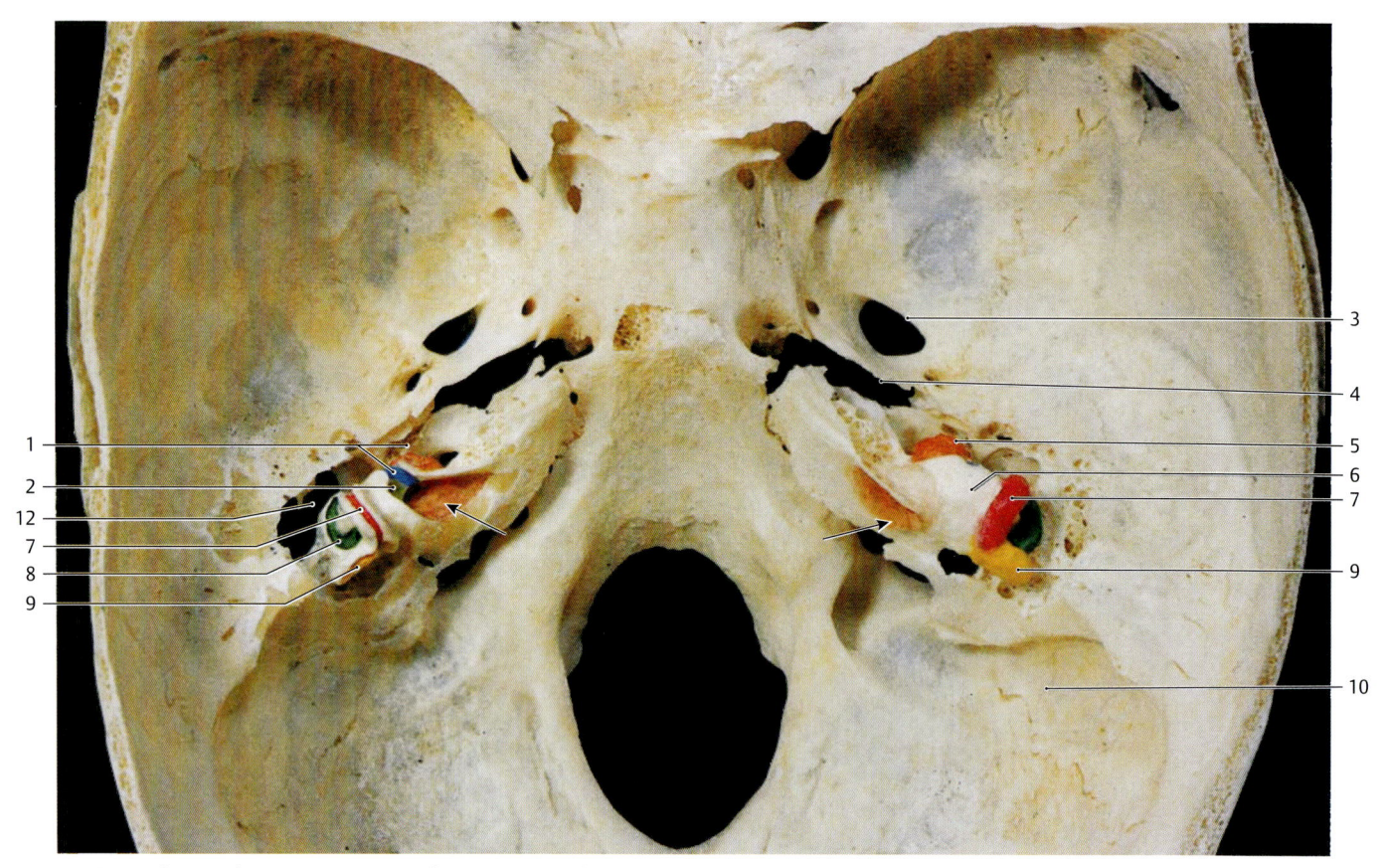

Fig. 9.87 Labirinto ósseo, parte petrosa do osso temporal (vista superior). Esquerda = canais semicirculares abertos; direita = canais semicirculares fechados; setas = meato acústico interno.

1. Canal do facial e semicanal da tuba auditiva
2. Área vestibular superior
3. Forame oval
4. Forame lacerado
5. Cóclea
6. Vestíbulo
7. Canal semicircular anterior
8. Canal semicircular lateral
9. Canal semicircular posterior
10. Sulco para o seio sigmóideo
11. Seio sigmóideo
12. Cavidade timpânica
13. Tuba auditiva
14. Células aéreas da mastoide
15. Nervos facial, vestibulococlear e intermédio
16. Fossa temporal
17. Janela do vestíbulo
18. Promontório
19. Processo zigomático
20. Janela da cóclea
21. Processo mastoide

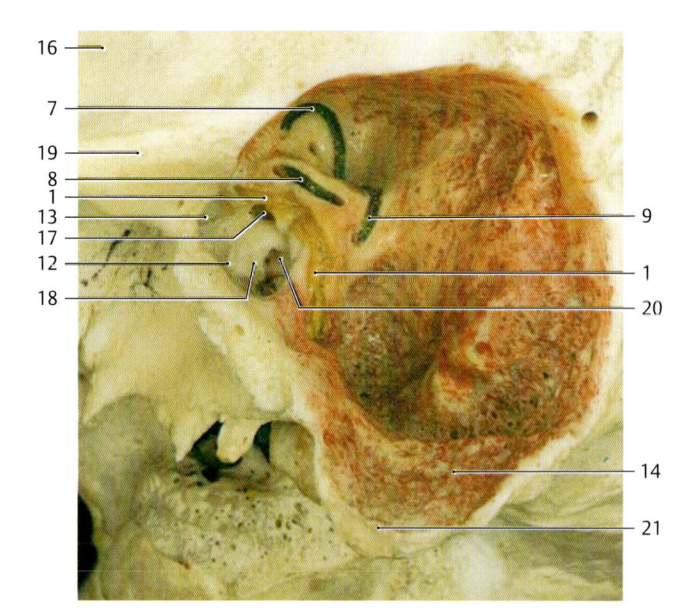

Fig. 9.88 Labirinto ósseo (aspecto lateral esquerdo). Os ossos temporal e timpânico foram parcialmente removidos, e os canais semicirculares, abertos.

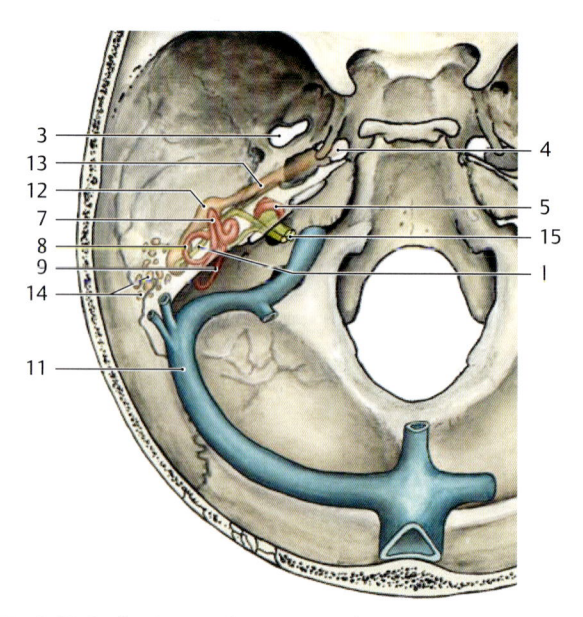

Fig. 9.89 Orelha interna (vista superior). Diagrama mostrando a posição do labirinto membranáceo e da cavidade timpânica.

Via Auditiva e Áreas Auditivas | 9 Encéfalo e Órgãos dos Sentidos

1. Ventrículo lateral esquerdo e corpo caloso
2. Tálamo
3. Glândula pineal (epífise)
4. Colículo superior
5. Véu medular superior e pedúnculo cerebelar superior
6. Fossa romboide
7. Nervo vestibulococlear (VIII NC)
8. Estrias acústicas posteriores e pedúnculo cerebelar inferior
9. Lobo insular
10. Núcleo caudado e tálamo
11. Lobo temporal (giro temporal superior) (área de centros acústicos)
12. Giros temporais transversos de Heschl (área de centros acústicos primários)
13. Radiação acústica da cápsula interna
14. Corpo geniculado lateral e radiação óptica (cortados)
15. Corpo geniculado medial e braço do colículo inferior
16. Colículo inferior
17. Pedúnculo cerebral
18. Lemnisco lateral
19. Pedúnculo cerebelar médio
20. Núcleo coclear posterior
21. Núcleo coclear anterior
22. Oliva inferior com trato olivococlear de Rasmussen (vermelho)
23. Gânglio espiral
24. Óbex
25. Lobo frontal
26. Lobo temporal
27. Giro temporal médio (área de centros acústicos terciários)
28. Corpo trapezoide

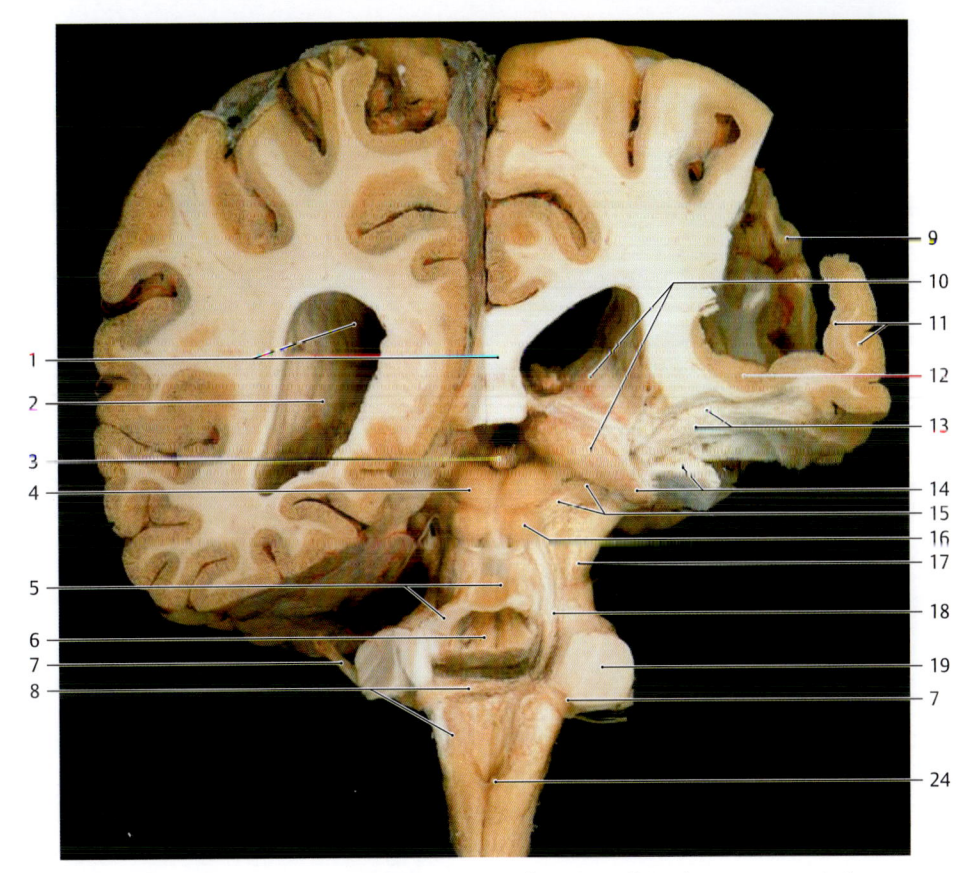

Fig. 9.90 Dissecção do tronco encefálico mostrando a via auditiva (aspecto posterior). O cerebelo e a parte posterior dos dois hemisférios foram removidos.

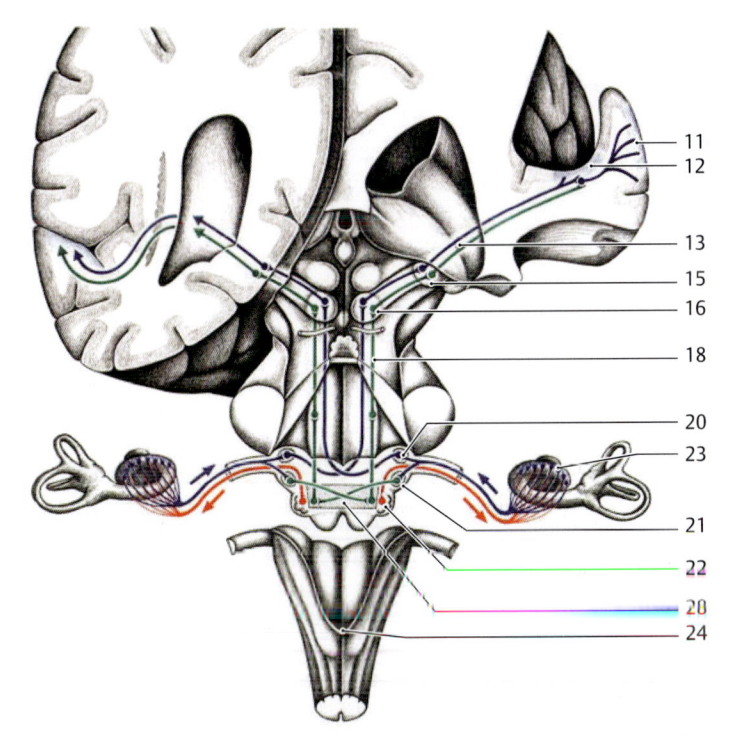

Fig. 9.91 Via auditiva (ver Fig. 9.90 correspondente). Vermelho = via descendente (eferente) (trato olivococlear de Rasmussen); verde e azul = vias ascendentes (aferentes).

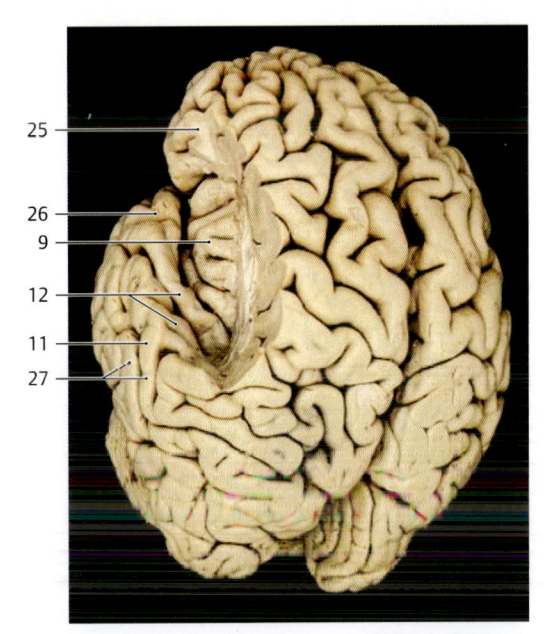

Fig. 9.92 Áreas auditivas no hemisfério esquerdo (aspecto superolateral). Partes dos lobos frontal e parietal foram removidas.

479

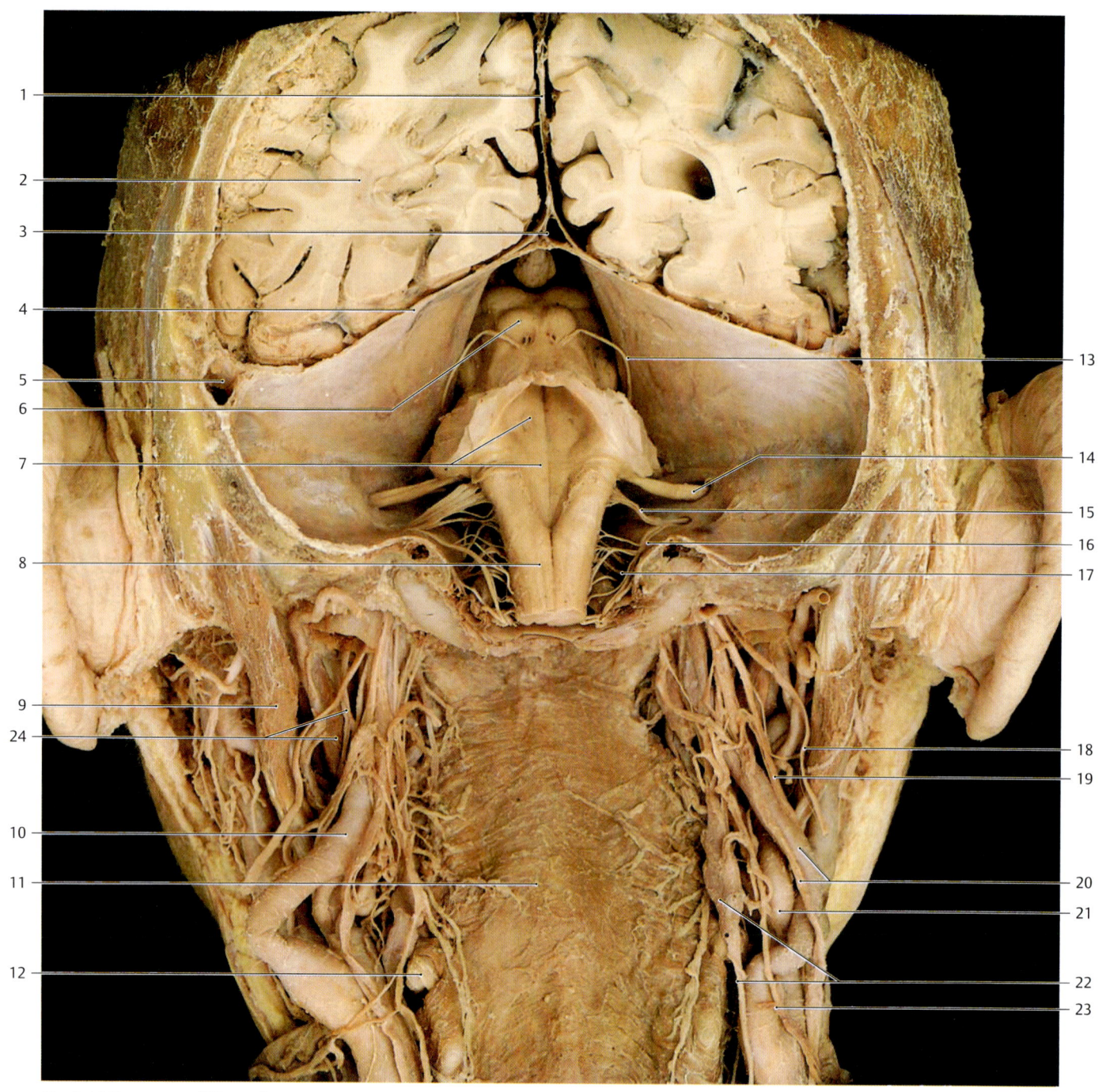

Fig. 9.93 Tronco encefálico e faringe com nervos cranianos (aspecto posterior). **Dissecção dos nervos troclear (IV NC), facial (VII NC), vestibulococlear (VIII NC), glossofaríngeo (IX NC), vago (X NC), acessório (XI NC) e hipoglosso (XII NC).** A cavidade craniana está aberta e o cerebelo, removido.

1. Foice do cérebro
2. Lobo occipital
3. Seio reto
4. Tentório do cerebelo
5. Seio transverso
6. Colículo inferior do mesencéfalo
7. Fossa romboide
8. Bulbo
9. Ventre posterior do músculo digástrico
10. Artéria carótida interna
11. Faringe (músculo constritor médio)
12. Osso hioide (corno maior)
13. Nervo troclear (IV NC)
14. Nervo facial (VII NC) e nervo vestibulococlear (VIII NC)
15. Nervo glossofaríngeo (IX NC) e nervo vago (X NC)
16. Nervo acessório (parte intracraniana) (XI NC)
17. Nervo hipoglosso (parte intracraniana) (XII NC)
18. Nervo acessório (XI NC)
19. Nervo hipoglosso (XII NC)
20. Nervo vago (X NC) e artéria carótida interna
21. Artéria carótida externa
22. Tronco simpático e gânglio cervical superior
23. Alça cervical (raiz superior do nervo hipoglosso)
24. Nervo glossofaríngeo (IX NC) e músculo estilofaríngeo

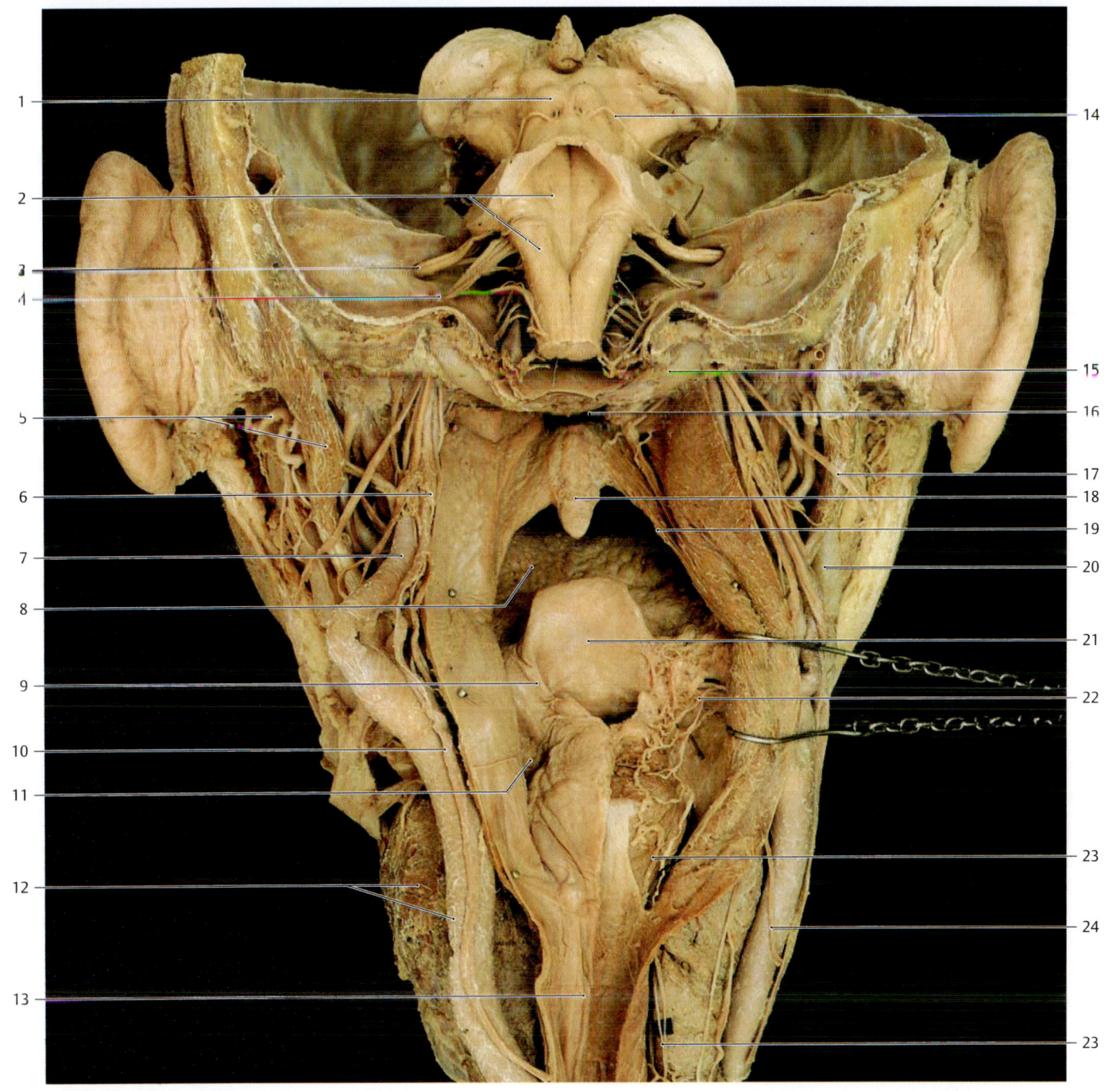

Fig. 9.94 Laringe e cavidade oral (aspecto posterior). Dissecção dos nervos troclear (IV NC), facial (VII NC), vestibulococlear (VIII NC), glossofaríngeo (IX NC), vago (X NC) e acessório (XI NC). A mucosa na metade direita da faringe foi removida.

1. Mesencéfalo (colículo inferior)
2. Fossa romboide e bulbo
3. Nervos vestibulococlear e facial (VII NC)
4. Nervo glossofaríngeo (IX NC), vago (X NC) e acessório (XI NC)
5. Artéria occipital e ventre posterior do músculo digástrico
6. Gânglio cervical superior
7. Artéria carótida interna
8. Cavidade oral (língua)
9. Prega ariepiglótica
10. Nervo vago (X NC)
11. Recesso piriforme
12. Tireoide e artéria carótida comum
13. Esôfago
14. Nervo troclear (IV NC)
15. Côndilo occipital
16. Cavidade nasal (coana)
17. Nervo acessório (XI NC)
18. Úvula e palato mole
19. Músculo palatofaríngeo
20. Artéria carótida externa
21. Epiglote
22. Ramo interno do nervo laríngeo superior
23. Nervo laríngeo inferior
24. Alça cervical

9 Encéfalo e Órgãos dos Sentidos | Encéfalo e Meninges: Visão Geral

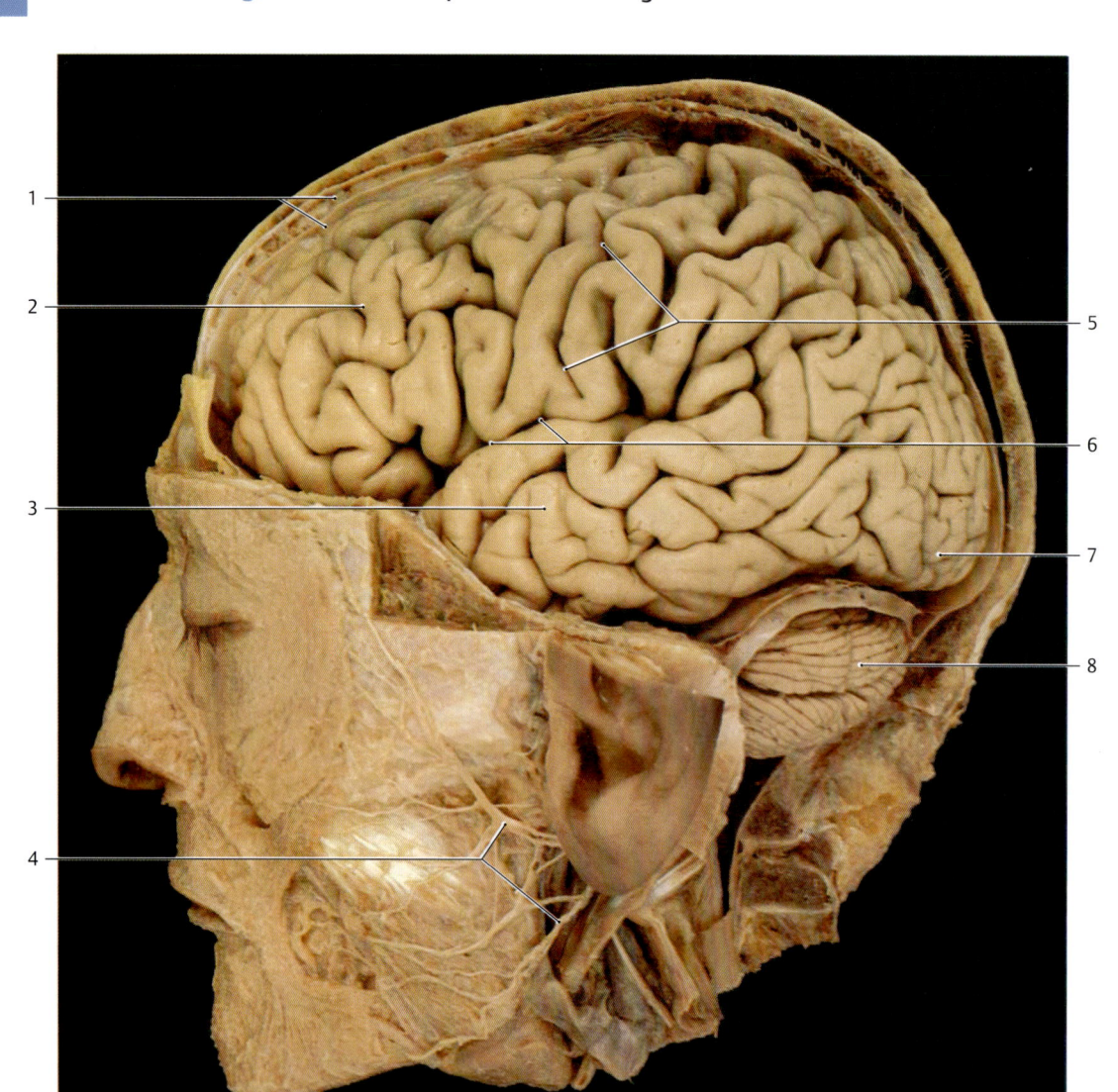

Fig. 9.95 Dissecção da cabeça para mostrar o cérebro com pia-máter e aracnoide-máter *in situ* (aspecto lateral).

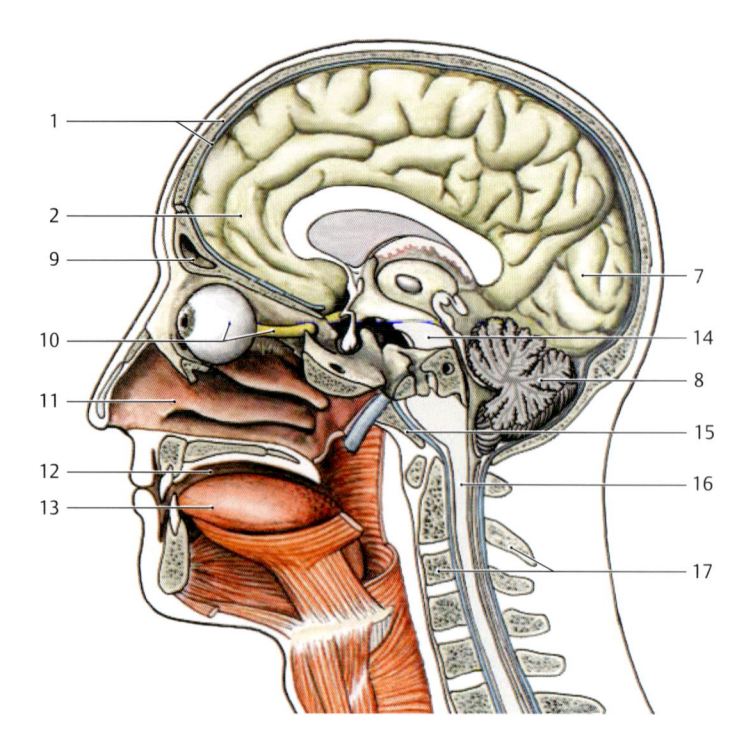

1. Vértice do crânio e dura-máter
2. Lobo frontal
3. Lobo temporal
4. Nervo facial (VII NC)
5. Sulco central
6. Sulco lateral
7. Lobo occipital
8. Cerebelo
9. Seio frontal
10. Olho e nervo óptico (II NC)
11. Cavidade nasal
12. Cavidade oral
13. Língua
14. Tronco encefálico
15. Base do crânio
16. Medula espinal
17. Coluna vertebral

Fig. 9.96 Corte sagital através da cabeça com encéfalo e órgãos dos sentidos. O olho com o nervo óptico está localizado na órbita, e o órgão do labirinto, no osso petroso.

Vértice do Crânio e Meninges | 9 Encéfalo e Órgãos dos Sentidos

1. Pele
2. Aponeurose epicrânica
3. Díploe do crânio
4. Dura-máter
5. Aracnoide-máter e pia-máter com vasos cerebrais
6. Ventre frontal do músculo occipitofrontal
7. Ramo da artéria meníngea média
8. Pericrânio (periósteo)
9. Ramos lateral e medial do nervo supraorbital
10. Músculo orbicular do olho
11. Artéria zigomatico-orbital
12. Nervo auriculotemporal e artéria e veia temporais superficiais
13. Músculo auricular superior
14. Ventre occipital do músculo occipitofrontal
15. Nervo occipital
15. Artéria e veia occipitais
17. Nervo occipital maior
18. Músculo esternocleidomastóideo
19. Lobo frontal
20. Cisterna quiasmática
21. Cisterna interpeduncular
22. Granulações aracnóideas
23. Espaço subaracnóideo
24. Seio sagital superior
25. Seio sagital inferior
26. Corpo caloso
27. Seio reto
28. Confluência dos seios
29. Cerebelo
30. Cisterna cerebelobulbar
31. Córtex cerebral

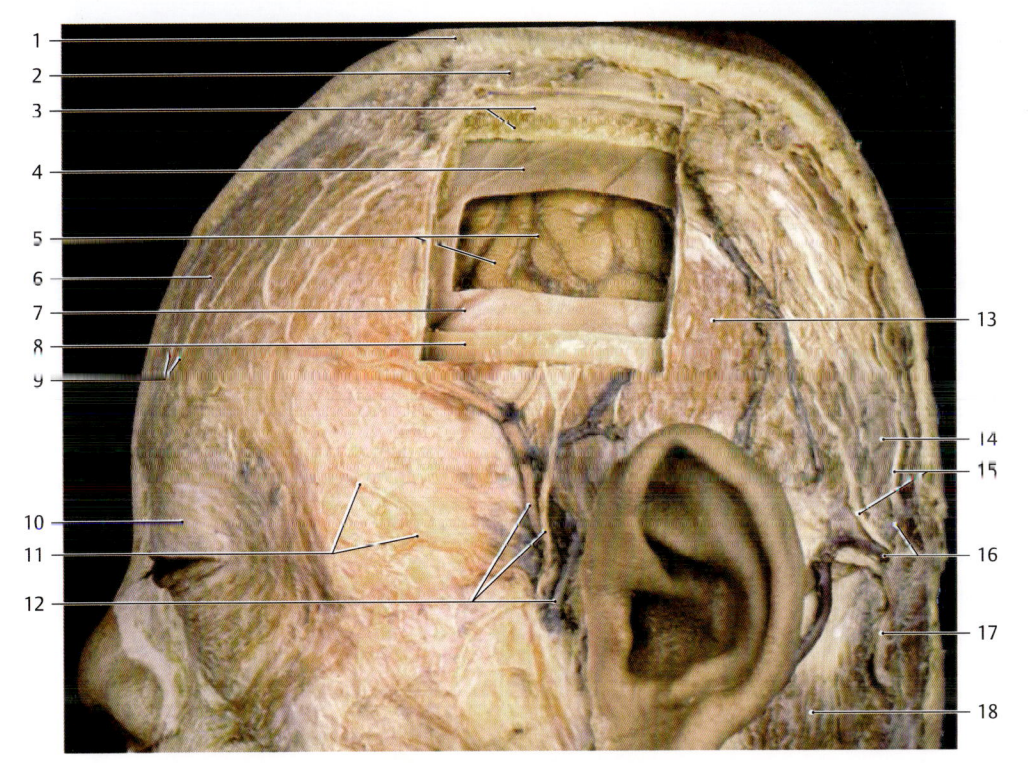

Fig. 9.97 Aspecto lateral da cabeça. O couro cabeludo, o vértice do crânio e as meninges são demonstrados por uma série de aberturas em forma de janelas.

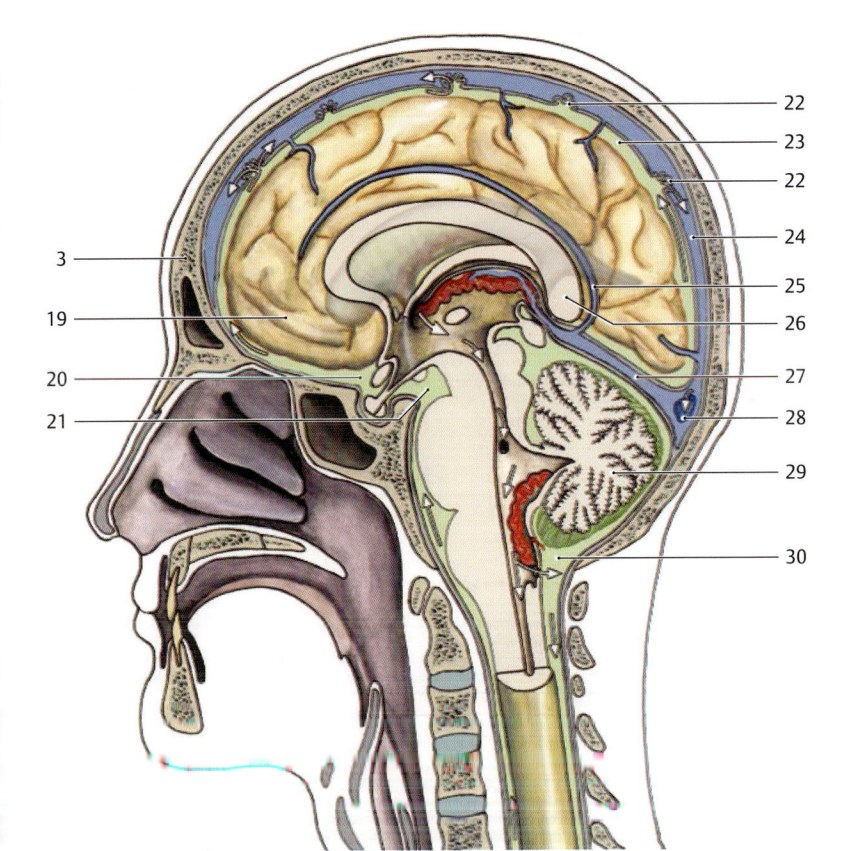

Fig. 9.98 Cisternas subaracnóideas do cérebro (corte sagital médio). Verde = cisternas; azul = seio dural e ventrículos; vermelho = plexo coróideo do terceiro e quarto ventrículos; setas = fluxo do líquido cerebrospinal.

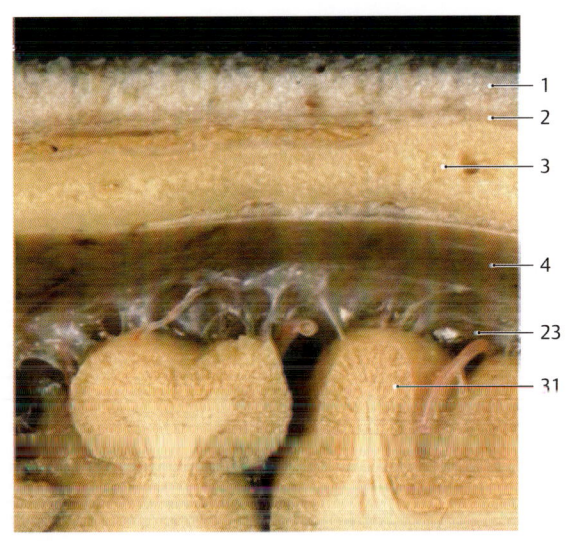

Fig. 9.99 Corte transversal do couro cabeludo e meninges. Mostra-se o espaço subaracnóideo (23).

483

9 Encéfalo e Órgãos dos Sentidos | Meninges: Seios Venosos da Dura-Máter

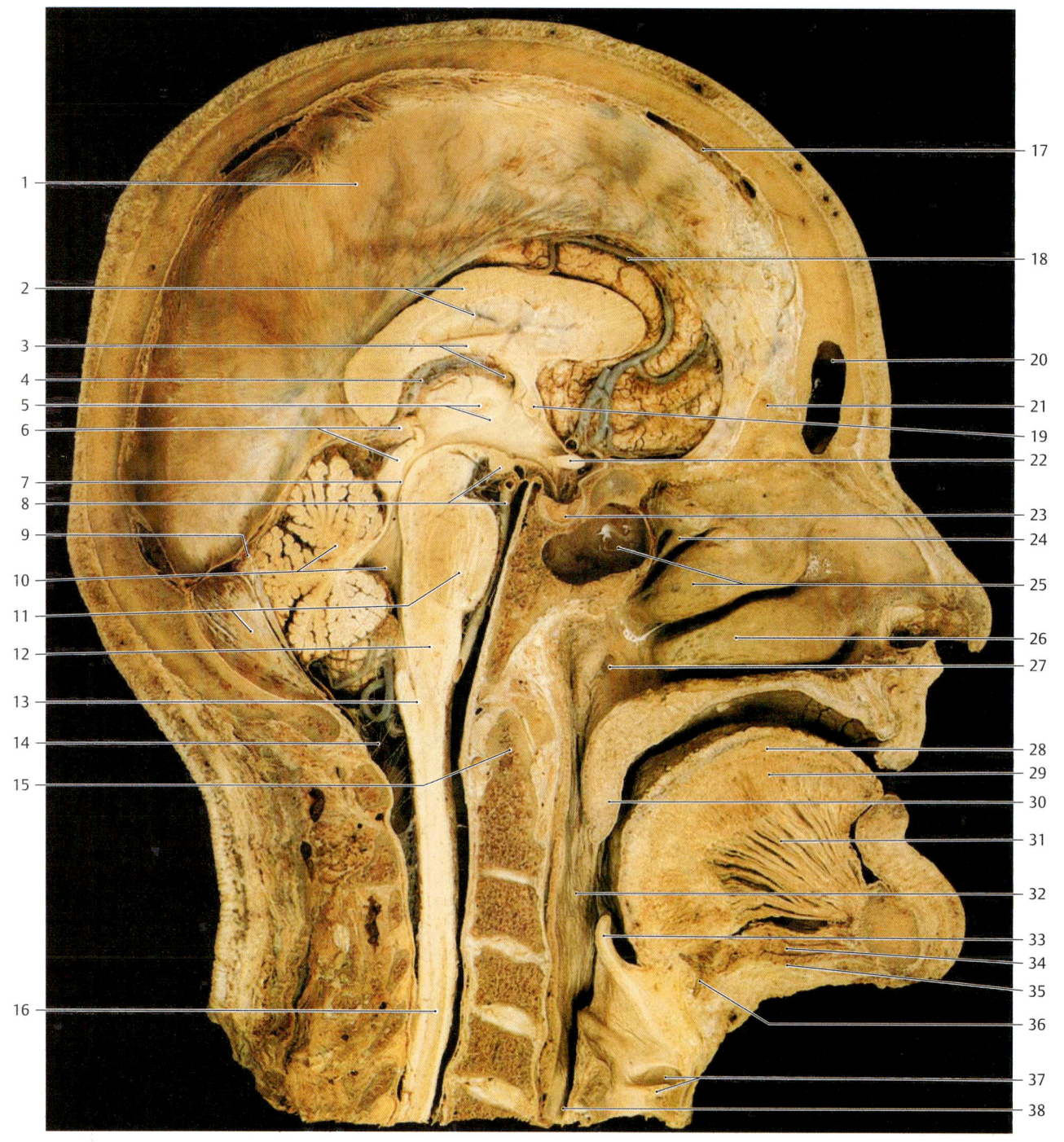

Fig. 9.100 **Corte sagital mediano através da cabeça e pescoço.**

1. Foice do cérebro
2. Corpo caloso e septo pelúcido
3. Forame interventricular e fórnice
4. Plexo coróideo do terceiro ventrículo e veia cerebral interna
5. Terceiro ventrículo e aderência intertalâmica
6. Corpo pineal e colículos do mesencéfalo
7. Aqueduto cerebral
8. Corpo mamilar e artéria basilar
9. Seio reto
10. Quarto ventrículo e cerebelo
11. Ponte e foice do cerebelo
12. Bulbo
13. Canal central
14. Cisterna cerebelobulbar
15. Dente do áxis (processo odontoide)
16. Medula espinal
17. Seio sagital superior
18. Artéria cerebral anterior
19. Comissura anterior
20. Seio frontal
21. Crista etmoidal
22. Quiasma óptico
23. Hipófise
24. Concha nasal superior
25. Concha nasal média e seio esfenoidal
26. Concha nasal inferior
27. Abertura faríngea da tuba auditiva
28. Músculo longitudinal superior da língua
29. Músculo vertical da língua
30. Úvula
31. Músculo genioglosso
32. Faringe
33. Epiglote
34. Músculo gênio-hióideo
35. Músculo milo-hióideo
36. Osso hioide
37. Prega vocal e seio da laringe
38. Esôfago

Meninges: Seios Venosos da Dura-Máter | 9 Encéfalo e Órgãos dos Sentidos

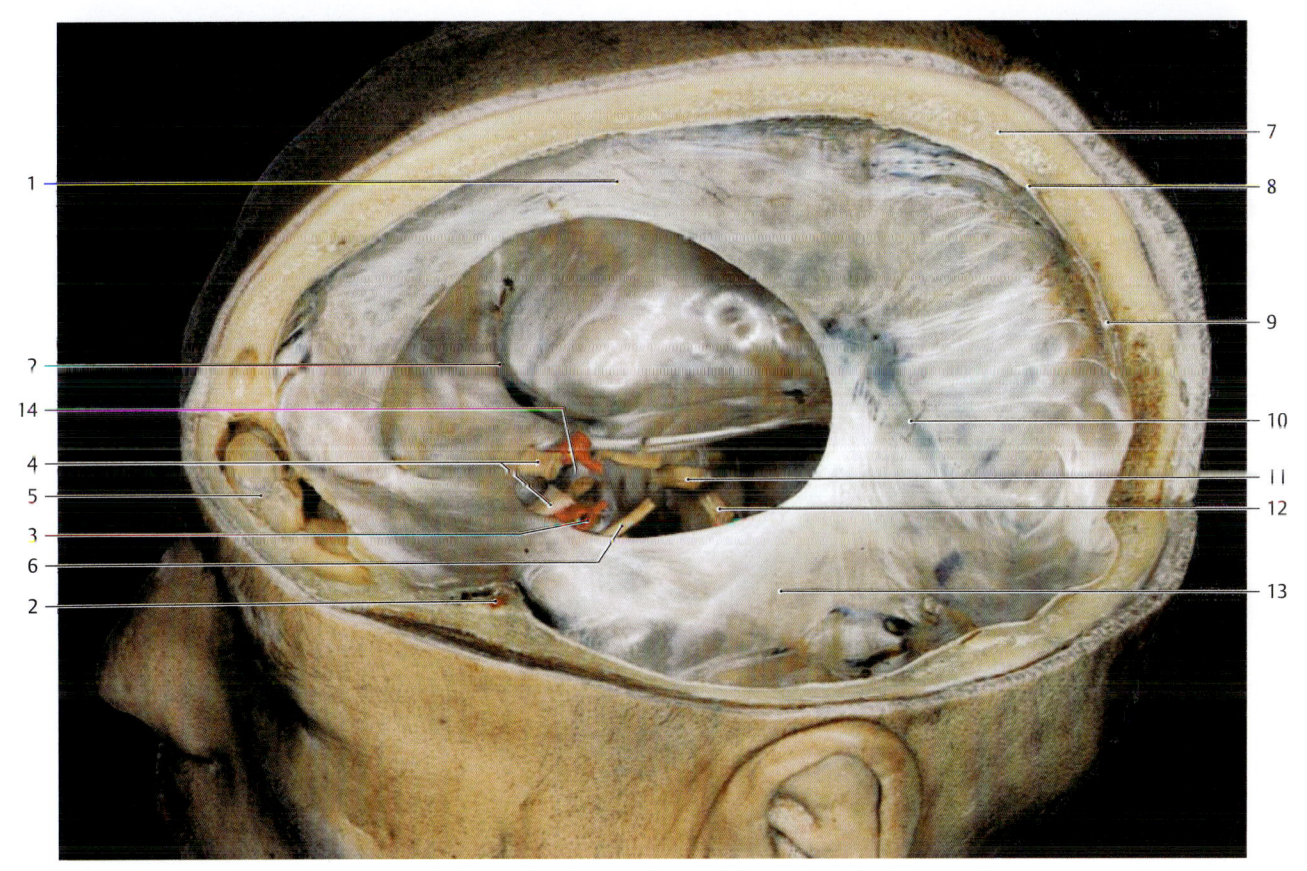

Fig. 9.101 **Dura-máter e seios venosos da dura-máter** (aspecto lateral oblíquo). O cérebro foi removido.

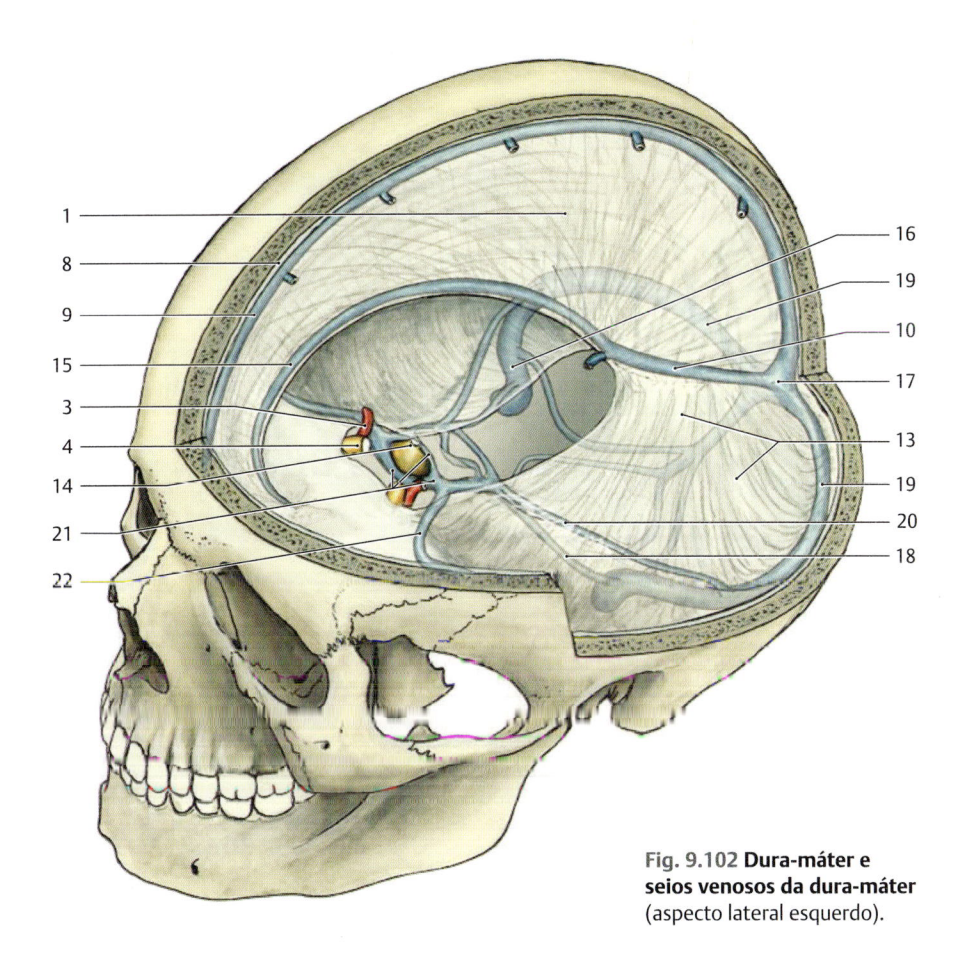

1. Foice do cérebro
2. Posição da artéria e veia meníngeas médias
3. Artéria carótida interna
4. Nervo óptico (II NC)
5. Seio frontal
6. Nervo oculomotor (III NC)
7. Díploe
8. Dura-máter
9. Seio sagital superior
10. Seio reto
11. Nervo trigêmeo (V NC)
12. Nervos facial e vestibulococlear (VII NC e VIII NC)
13. Tentório do cerebelo
14. Hipófise
15. Seio sagital inferior
16. Seio sigmóideo
17. Confluência dos seios
18. Seio petroso inferior
19. Seio transverso
20. Seio petroso superior
21. Seios cavernoso e intercavernoso
22. Seio esfenoparietal

Fig. 9.102 **Dura-máter e seios venosos da dura-máter** (aspecto lateral esquerdo).

485

9 Encéfalo e Órgãos dos Sentidos | Meninges: Dura-Máter

1. Cavidade craniana com dura-máter (hemisfério cerebral direito removido)
2. Seio frontal
3. Fossa hipofisária com hipófise
4. Seio esfenoidal
5. Cavidade nasal
6. Palato mole (úvula)
7. Cavidade oral
8. Língua
9. Pele
10. Calvária
11. Dura-máter
12. Tentório do cerebelo
13. Confluência dos seios
14. Espaço infratentorial (cerebelo e parte do tronco encefálico removidos)
15. Canal vertebral
16. Ramo frontal da artéria e veias meníngeas médias
17. Artéria meníngea média
18. Díploe
19. Ramo parietal da artéria e veia meníngeas médias
20. Polo occipital do hemisfério esquerdo coberto por dura-máter

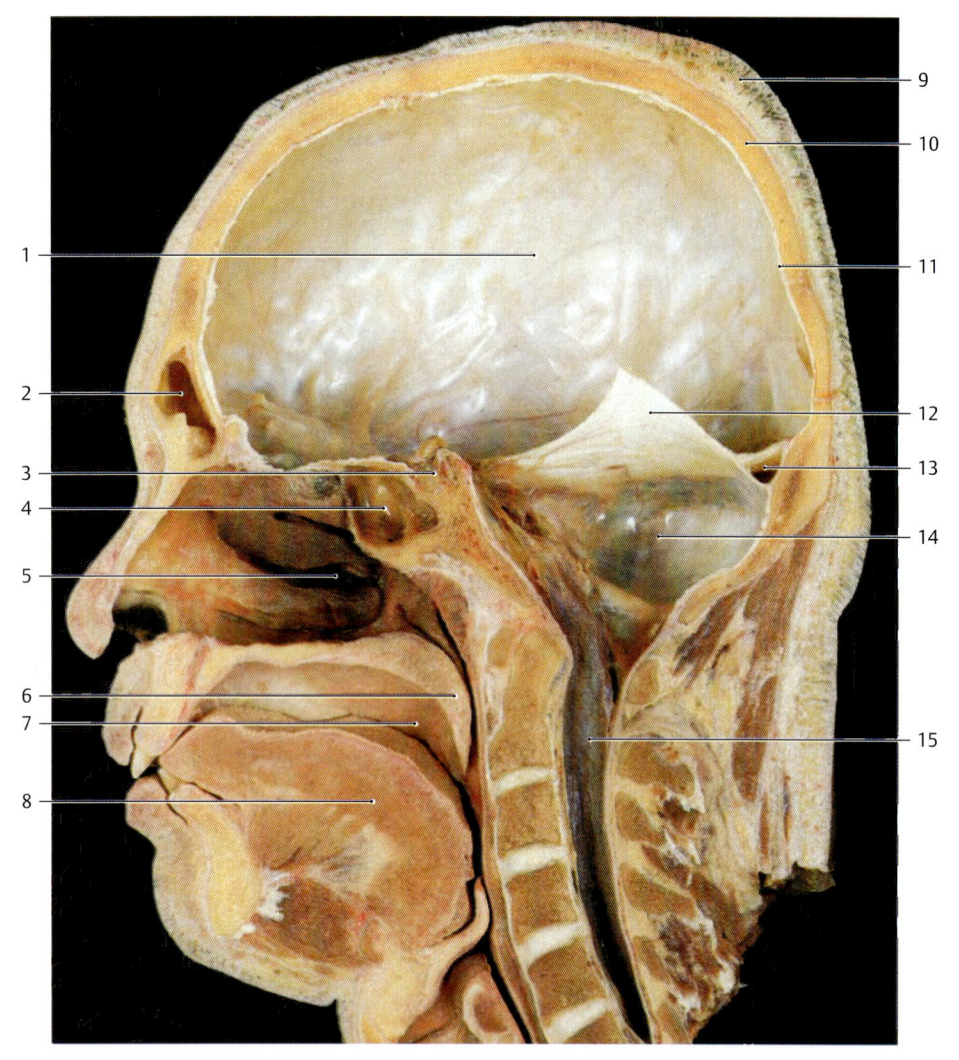

Fig. 9.103 Corte mediano através da cabeça. Demonstração da dura-máter cobrindo a cavidade craniana (metade direita da cabeça). O cérebro e a medula espinal foram removidos.

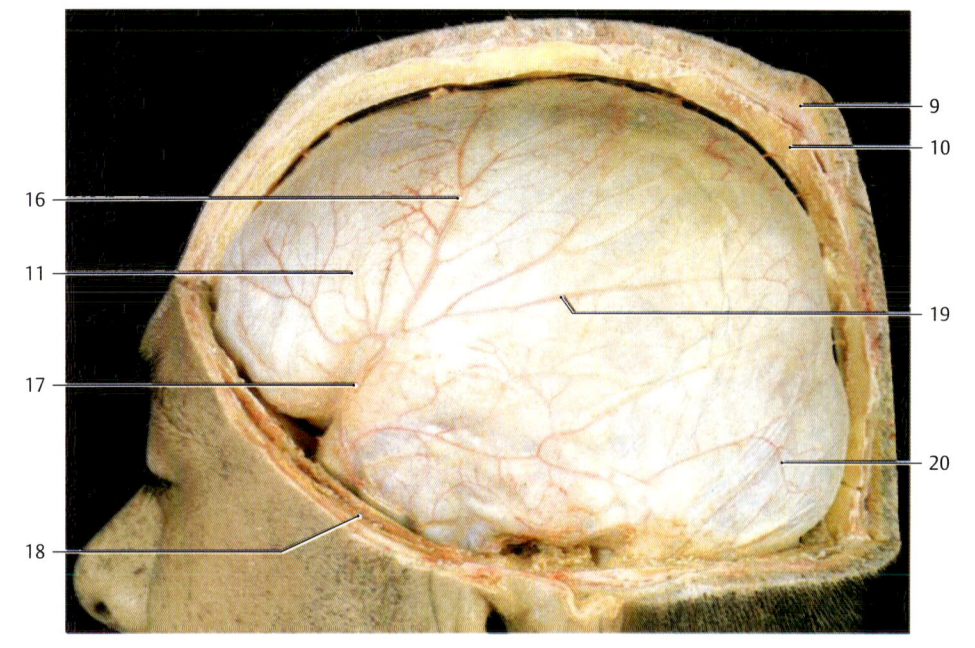

Fig. 9.104 Dissecção da dura-máter e dos vasos meníngeos. A metade esquerda da calvária foi removida.

Meninges: Pia-Máter e Aracnoide-Máter | 9 Encéfalo e Órgãos dos Sentidos

1. Calvária e pele do couro cabeludo
2. Dura-máter (seccionada)
3. Posição do sulco lateral
4. Lobo frontal coberto por aracnoide-máter e pia-máter
5. Seio frontal
6. Bulbo olfatório
7. Seio esfenoidal
8. Dura-máter no clivo e artéria basilar
9. Atlas (arco anterior, seccionado)
10. Palato mole
11. Língua
12. Epiglote
13. Prega vocal
14. Posição do sulco central
15. Veias cerebrais superiores
16. Tentório (seccionado)
17. Cerebelo
18. Cisterna cerebelobulbar
19. Posição do forame magno e medula espinal
20. Dente do áxis
21. Disco intervertebral

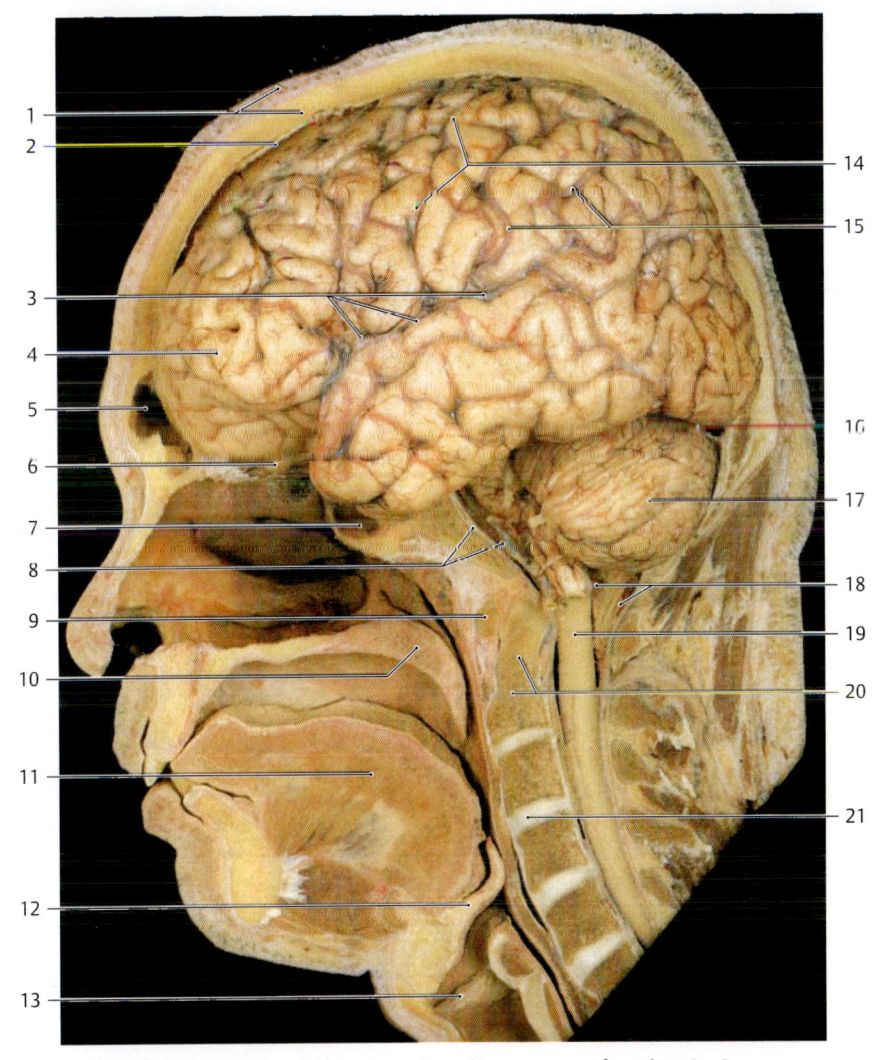

Fig. 9.105 Dissecção do cérebro com pia-máter e aracnoide-máter *in situ*. A cabeça foi cortada ao meio, exceto pelo encéfalo, que é mostrado em sua totalidade.

1. Veias cerebrais superiores
2. Posição do sulco central
3. Posição do sulco lateral e cisterna da fossa cerebral lateral
4. Polo frontal
5. Sulco lateral (seta)
6. Polo temporal
7. Ponte e artéria basilar
8. Artérias vertebrais
9. Veia anastomótica superior
10. Polo occipital
11. Veias cerebrais inferiores
12. Hemisfério do cerebelo
13. Bulbo

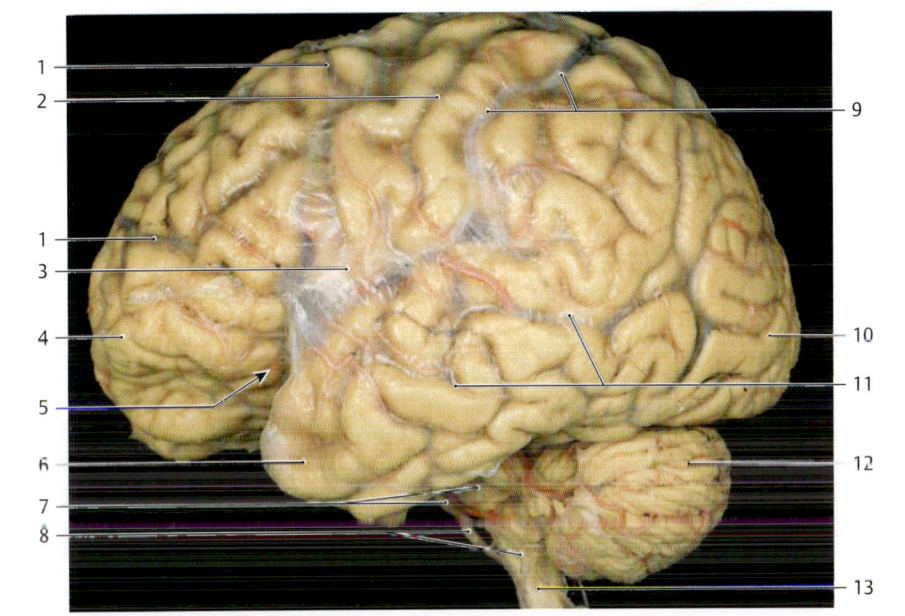

Fig. 9.106 Encéfalo com pia-máter e aracnoide-máter. Polo frontal à esquerda (aspecto lateral).

487

9 Encéfalo e Órgãos dos Sentidos | Cortes através do Encéfalo e das Meninges

1 Lobo parietal
2 Corpo caloso
3 Cerebelo
4 Quarto ventrículo
5 Bulbo
6 Cisterna cerebelobulbar
7 Medula espinal
8 Lobo frontal
9 Bulbo olfatório
10 Fossa hipofisária (sela turca) com hipófise
11 Seio esfenoidal
12 Ponte
13 Artéria basilar
14 Ligamentos para o dente do áxis
15 Língua

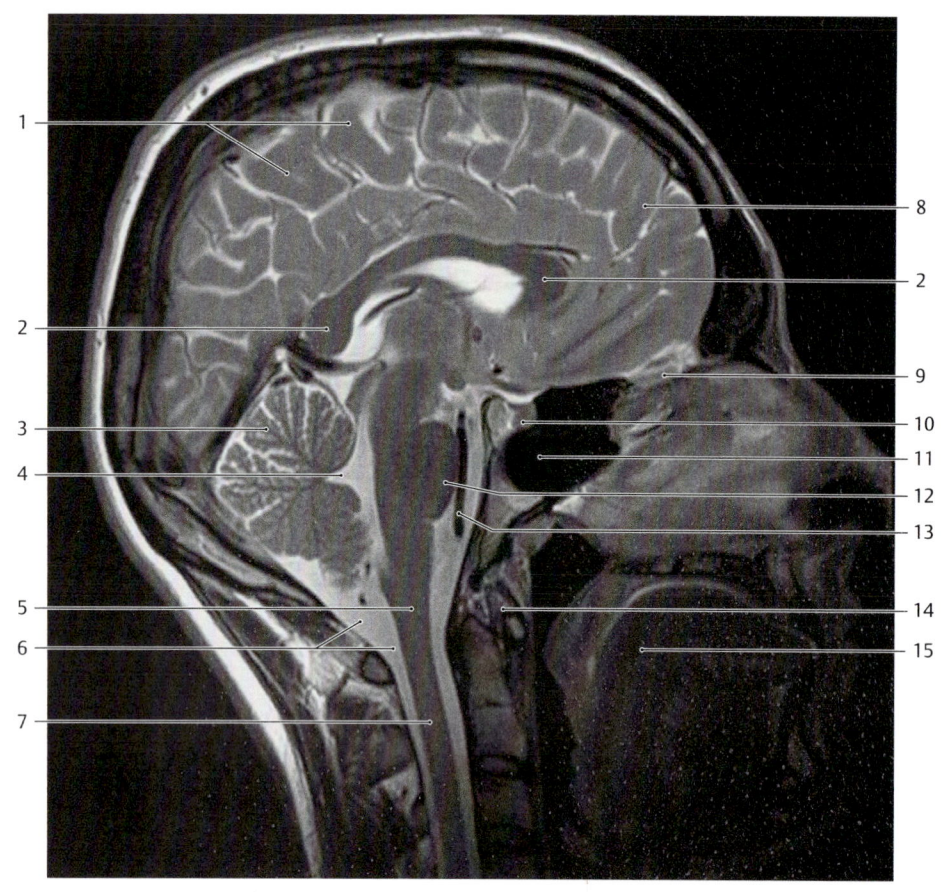

Fig. 9.107 **Corte mediano através da cabeça** (varredura de IRM). (Cortesia do Prof. Uder, Instituto de Radiologia, Hospital Universitário de Erlangen, Alemanha.)

1 Telencéfalo (amarelo) com ventrículos laterais
2 Diencéfalo (laranja) com terceiro ventrículo, nervo óptico e retina
3 Mesencéfalo (azul) com aqueduto cerebral
4 Metencéfalo (verde) com quarto ventrículo
5 Mielencéfalo (amarelo esverdeado)

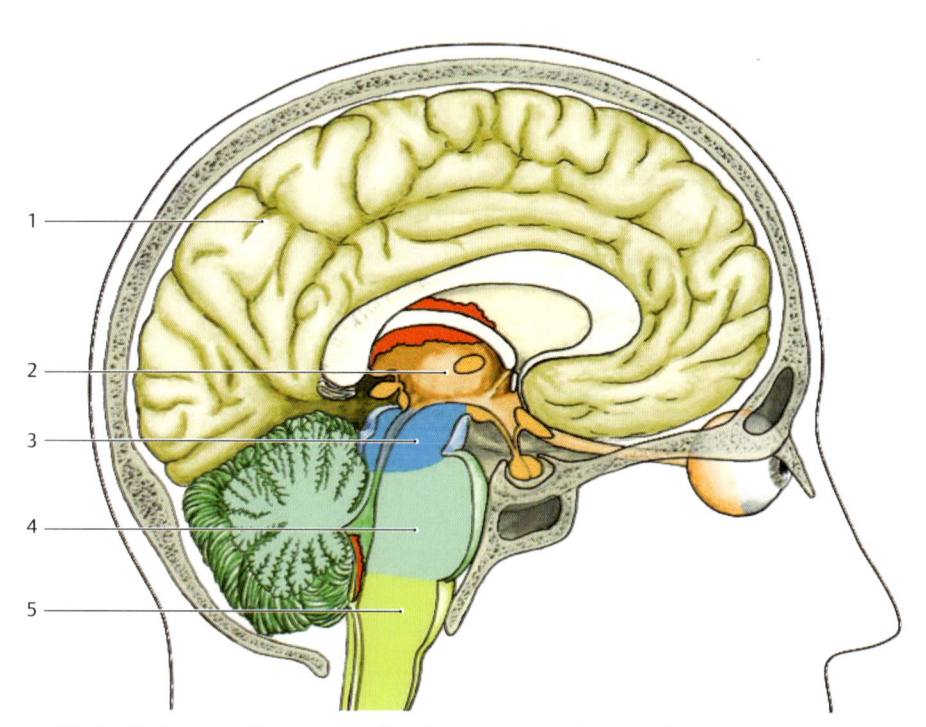

Fig. 9.108 **Corte mediano através da cabeça com cores destacando as divisões do encéfalo.**
Vermelho = Plexo coróideo.

Cortes através do Encéfalo e das Meninges | 9 Encéfalo e Órgãos dos Sentidos

1 Lobo frontal do cérebro
2 Lobo occipital do cérebro
3 Corpo caloso
4 Comissura anterior
5 Lâmina terminal
6 Quiasma óptico
7 Hipotálamo
8 Tálamo e terceiro ventrículo
9 Colículos do mesencéfalo
10 Mesencéfalo (parte inferior)
11 Cerebelo
12 Ponte
13 Quarto ventrículo
14 Bulbo
15 Canal central
16 Medula espinal

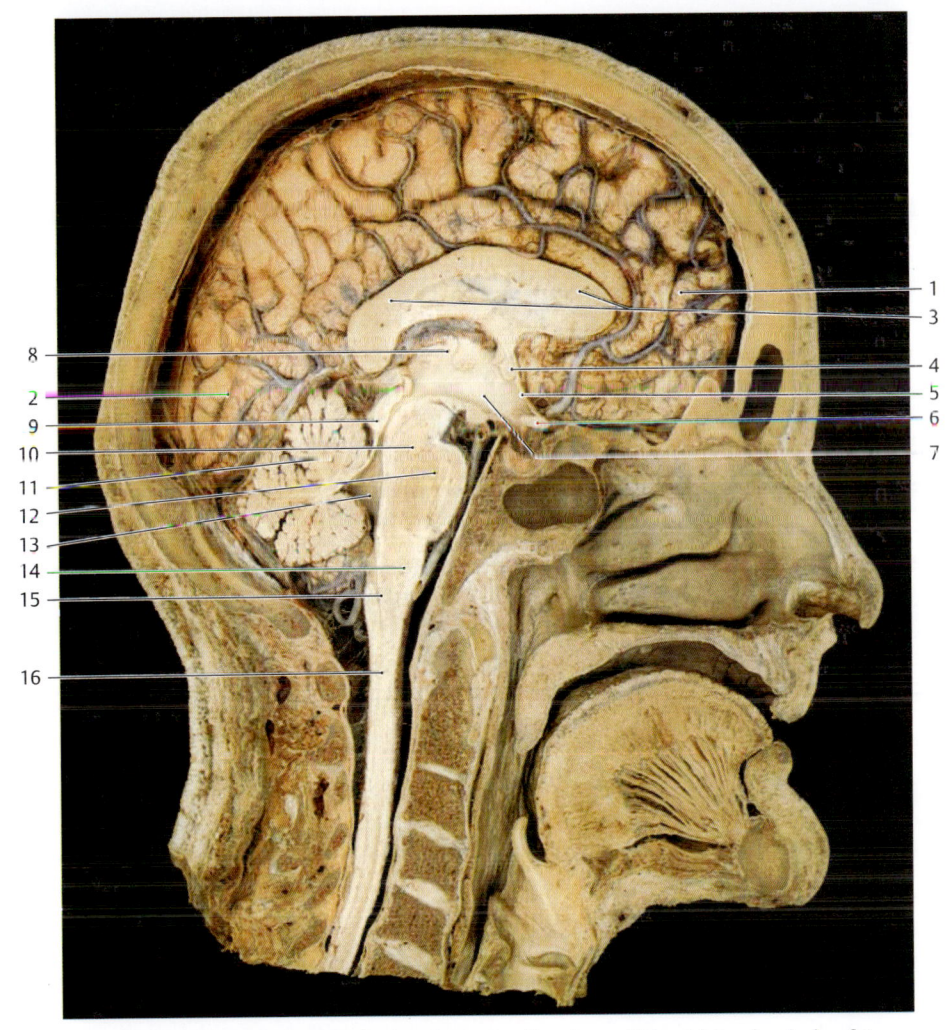

Fig. 9.109 **Corte mediano através da cabeça.** Regiões do encéfalo. A foice do cérebro foi removida.

1 Lobo parietal
2 Tálamo e terceiro ventrículo
3 Veia cerebral magna
4 Lobo occipital
5 Colículos do mesencéfalo e aqueduto cerebral
6 Cerebelo
7 Bulbo
8 Sulco central
9 Corpo caloso
10 Lobo frontal
11 Fórnice e comissura anterior
12 Hipotálamo
13 Quiasma óptico
14 Mesencéfalo
15 Lobo temporal
16 Ponte
17 Quarto ventrículo
18 Medula espinal

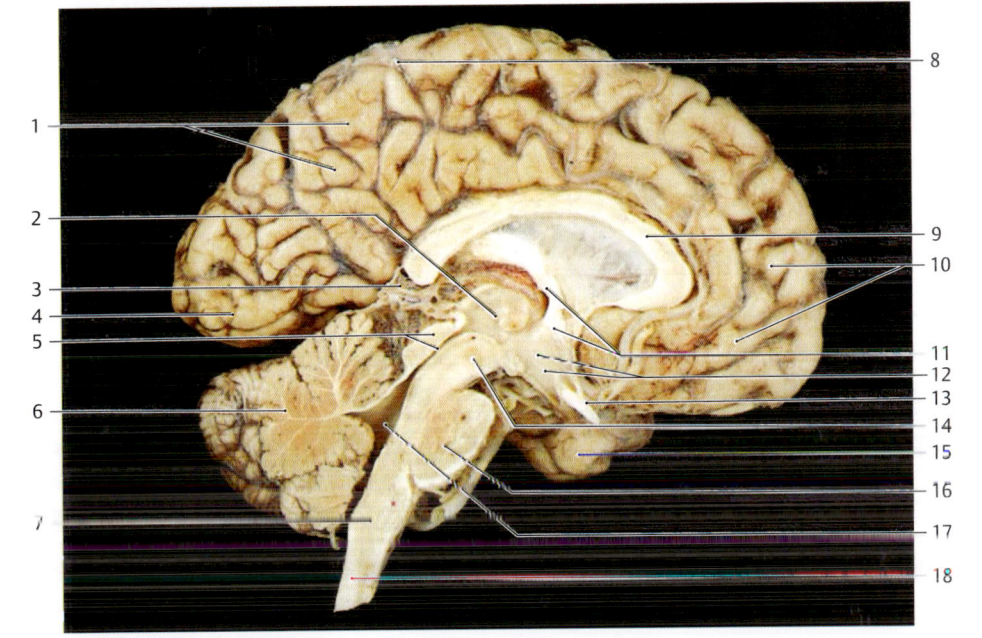

Fig. 9.110 **Corte mediano através do cérebro e tronco encefálico.** Polo frontal à direita.

489

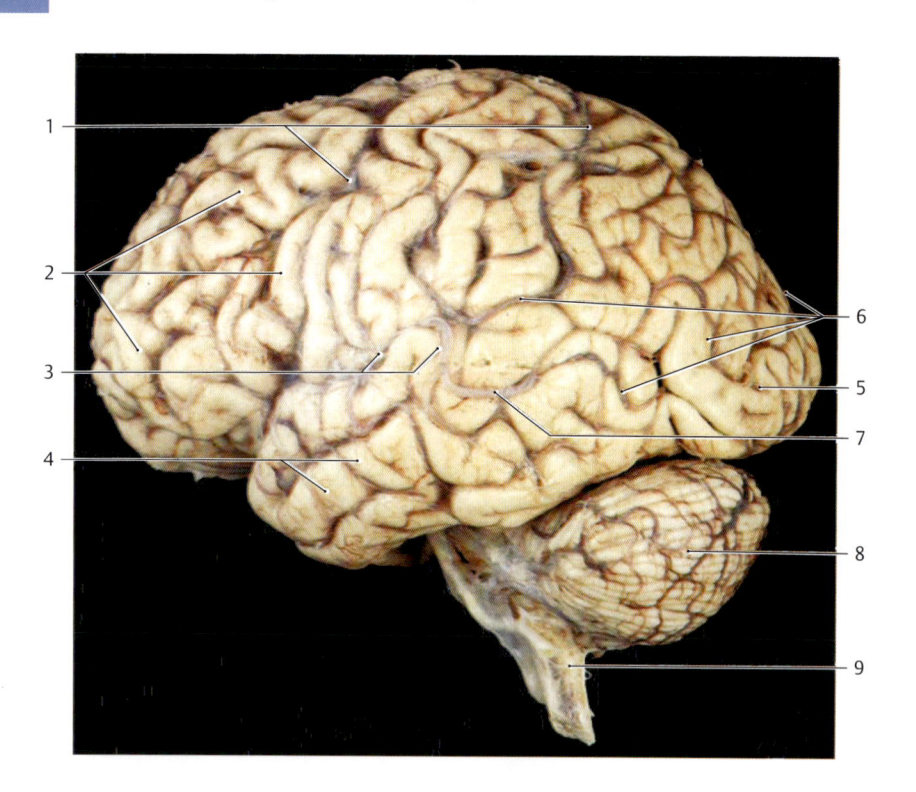

9 Encéfalo e Órgãos dos Sentidos | Encéfalo: Artérias e Veias

1. Veias cerebrais superiores e lobo parietal
2. Lobo frontal
3. Veia cerebral média superficial e cisterna da fossa cerebral lateral
4. Lobo temporal
5. Lobo occipital
6. Veias cerebrais inferiores e sulco occipital transverso
7. Veia anastomótica inferior
8. Cerebelo
9. Bulbo

Fig. 9.111 **Cérebro com pia-máter e aracnoide-máter** (aspecto lateral). **Veias cerebrais** (azuladas). No sulco lateral, a cisterna da fossa lateral é reconhecível. Lobo frontal à esquerda.

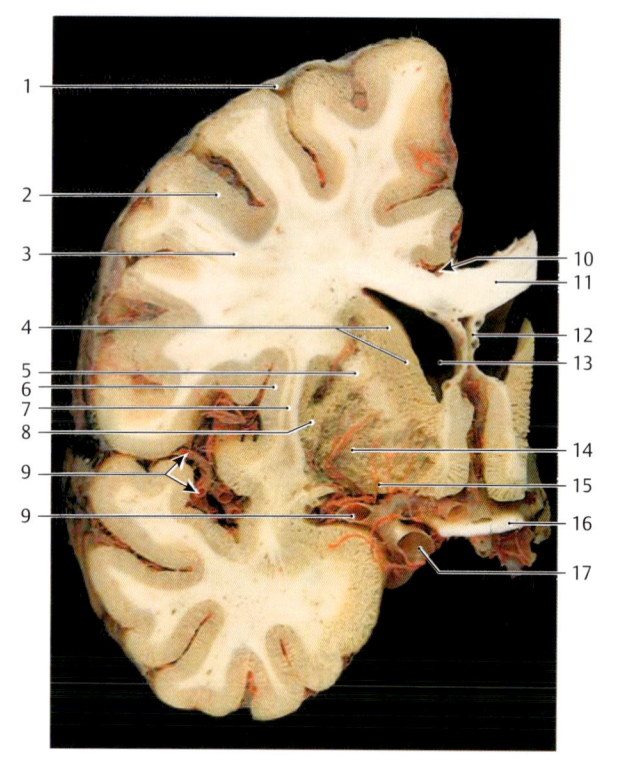

Fig. 9.112 **Corte coronal através do hemisfério direito mostrando a aracnoide-máter, a pia-máter e a irrigação sanguínea arterial** (aspecto anterior).

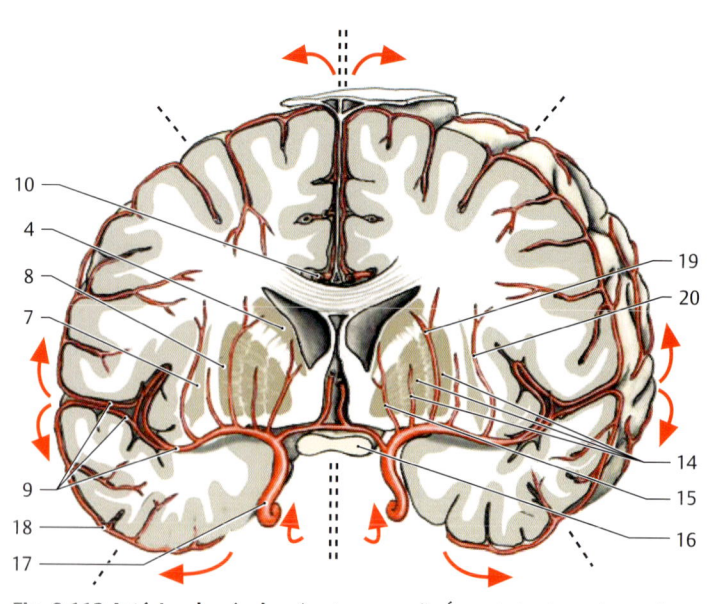

Fig. 9.113 **Artérias do cérebro** (corte coronal). Áreas irrigadas pelas artérias corticais e centrais. Linhas pontilhadas = limites da irrigação arterial; setas = direção do fluxo sanguíneo.

1. Aracnoide-máter
2. Córtex
3. Lobo frontal (substância branca)
4. Núcleo caudado
5. Cápsula interna
6. Lobo insular
7. Claustro
8. Putâmen
9. Artérias cerebrais médias
10. Artéria cerebral anterior
11. Corpo caloso
12. Septo pelúcido
13. Ventrículo lateral
14. Globo pálido e artéria palidoestriada
15. Artéria talâmica
16. Quiasma óptico
17. Artéria carótida interna
18. Artéria cerebral posterior
19. Ramo estriado posterior
20. Artéria insular

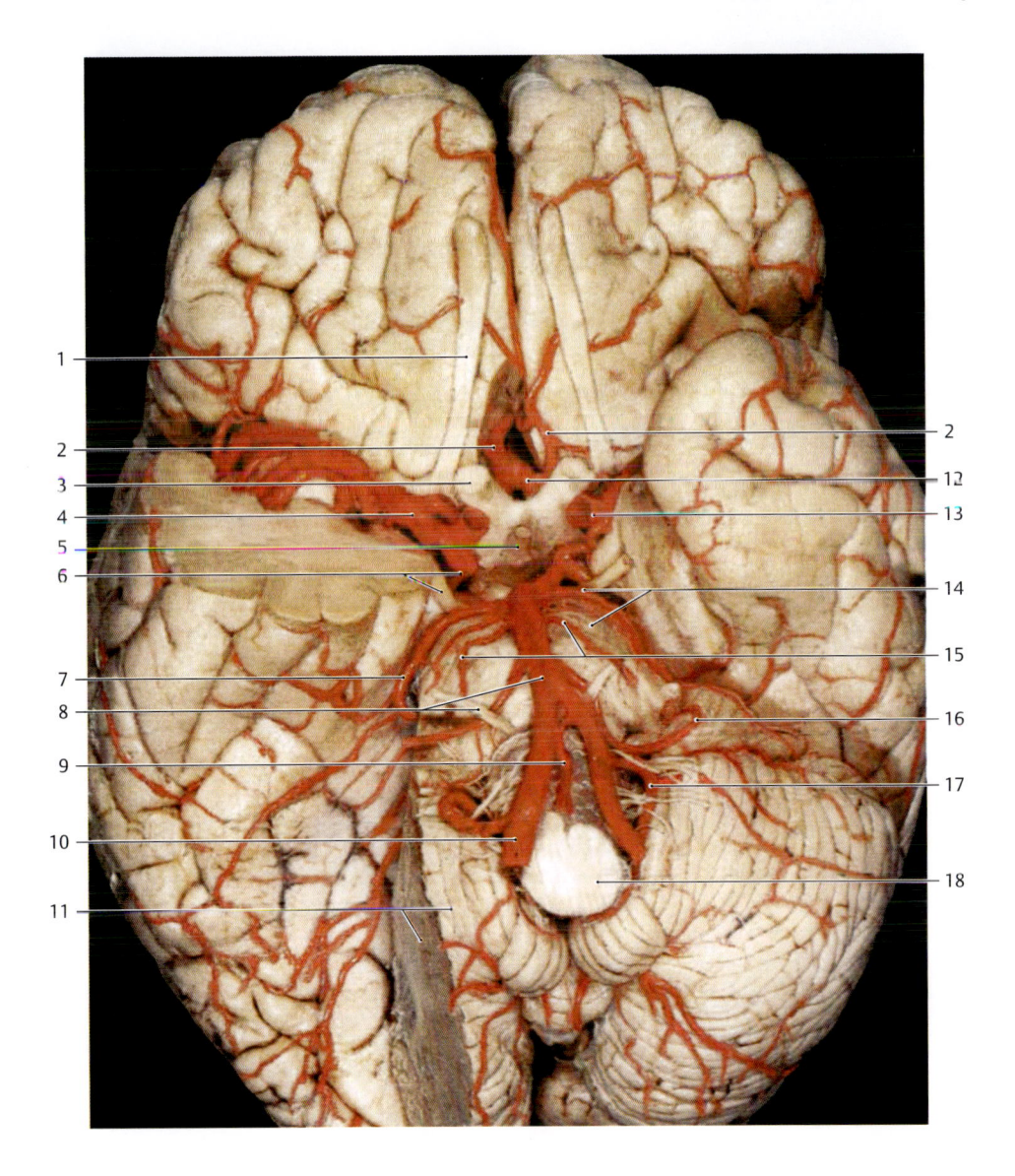

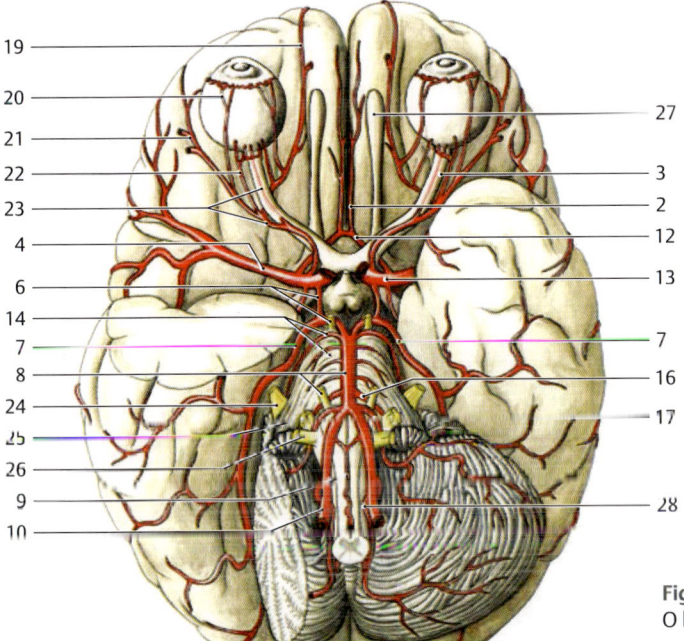

Encéfalo: Artérias e Veias | 9 Encéfalo e Órgãos dos Sentidos

Fig. 9.114 Artérias do cérebro (aspecto inferior, polo frontal, vista superior). O lobo temporal direito e o cerebelo foram parcialmente removidos.

1. Trato olfatório
2. Artéria cerebral anterior
3. Nervo óptico (II NC)
4. Artéria cerebral média
5. Infundíbulo
6. Nervo oculomotor (III NC) e artéria comunicante posterior
7. Artéria cerebral posterior
8. Artéria basilar e nervo abducente (VI NC)
9. Artéria espinal anterior
10. Artéria vertebral
11. Cerebelo
12. Artéria comunicante anterior
13. Artéria carótida interna
14. Artéria cerebelar superior e ponte
15. Artérias do labirinto
16. Artéria cerebelar inferior anterior
17. Artéria cerebelar inferior posterior
18. Bulbo
19. Artéria supratroclear
20. Artérias ciliares anteriores
21. Artéria lacrimal
22. Artérias ciliares posteriores
23. Artéria oftálmica com artéria central da retina
24. Nervo trigêmeo (V NC)
25. Nervo facial (VII NC) e nervo vestibulococlear (VIII NC)
26. Nervo glossofaríngeo (IX NC), nervo vago (X NC) e nervo acessório (XI NC)
27. Bulbo olfatório
28. Artéria espinal posterior

Fig. 9.115 Artérias do cérebro (aspecto inferior). O lobo temporal direito e o cerebelo foram parcialmente removidos. Observe o círculo arterial do cérebro (antes de Willis) em torno do infundíbulo.

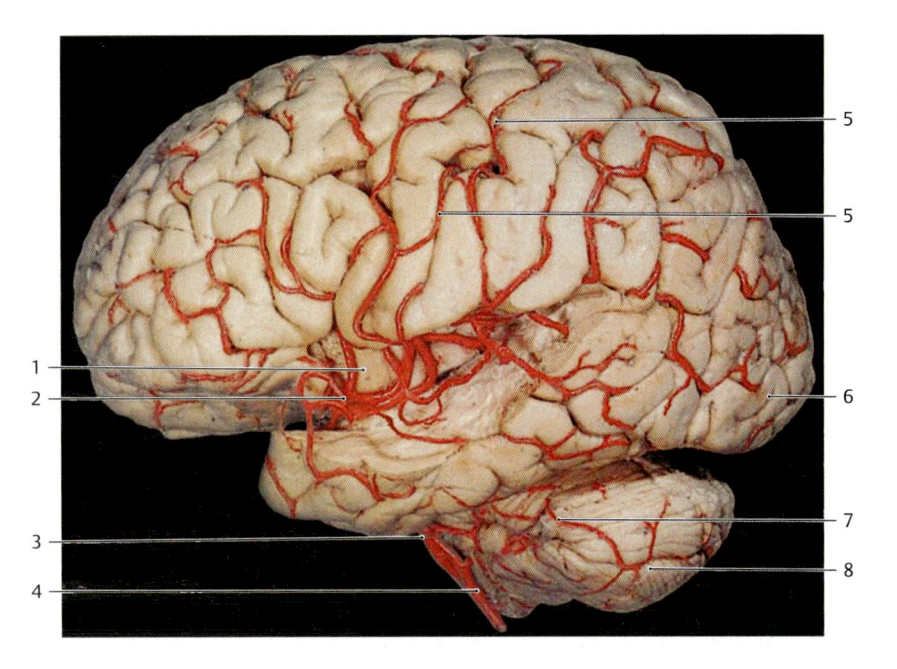

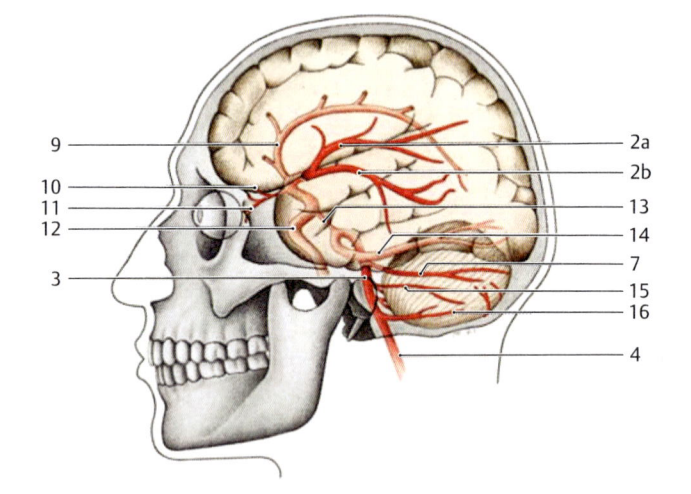

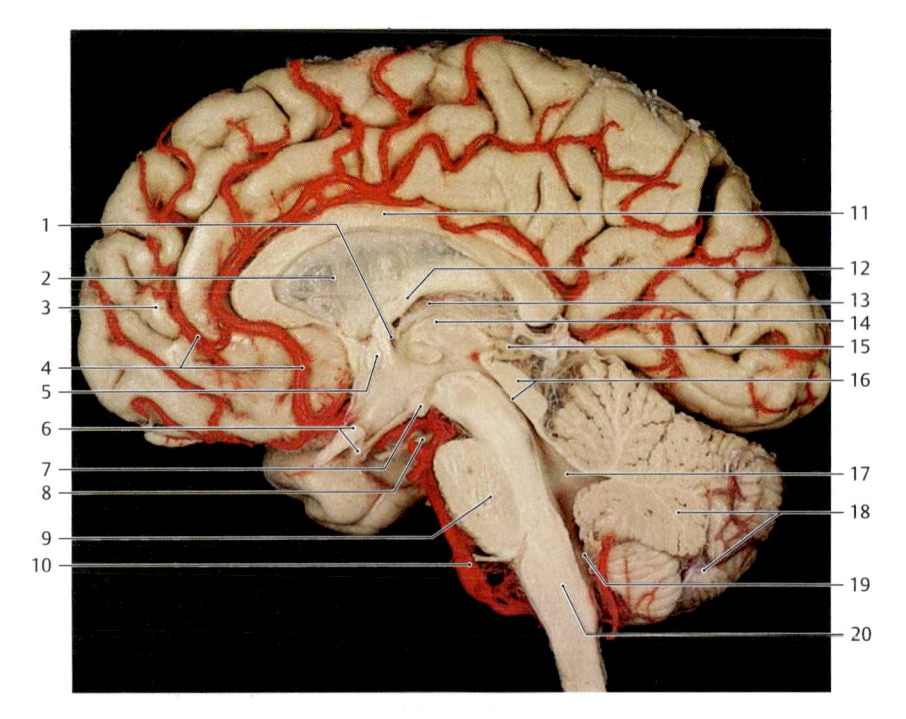

Fig. 9.116 Artérias do cérebro (aspecto lateral do hemisfério esquerdo). A parte superior do lobo temporal foi removida para exibição da ínsula e das artérias cerebrais (injetadas com resina vermelha).

1. Ínsula
2. Artéria cerebral média com dois ramos:
   (a) Ramos parietais
   (b) Ramos temporais
3. Artéria basilar
4. Artéria vertebral
5. Sulco central
6. Lobo occipital
7. Artéria cerebelar superior
8. Cerebelo
9. Artéria cerebral anterior
10. Artérias etmoidais
11. Artéria oftálmica
12. Artéria carótida interna
13. Artéria comunicante posterior
14. Artéria cerebral posterior
15. Artéria cerebelar inferior anterior
16. Artéria cerebelar inferior posterior

Fig. 9.117 Artérias do cérebro (aspecto lateral).

1. Forame interventricular
2. Septo pelúcido
3. Lobo frontal
4. Artéria cerebral anterior
5. Comissura anterior
6. Quiasma óptico e infundíbulo
7. Corpo mamilar
8. Nervo oculomotor (III NC)
9. Ponte
10. Artéria basilar
11. Corpo caloso
12. Fórnice
13. Plexo coróideo
14. Terceiro ventrículo
15. Corpo pineal
16. Teto e aqueduto cerebral
17. Quarto ventrículo
18. Cerebelo (árvore da vida, verme)
19. Abertura mediana do quarto ventrículo (forame de Magendie)
20. Bulbo

Fig. 9.118 Corte mediano através do cérebro e do tronco encefálico. As artérias cerebrais foram injetadas com resina vermelha.

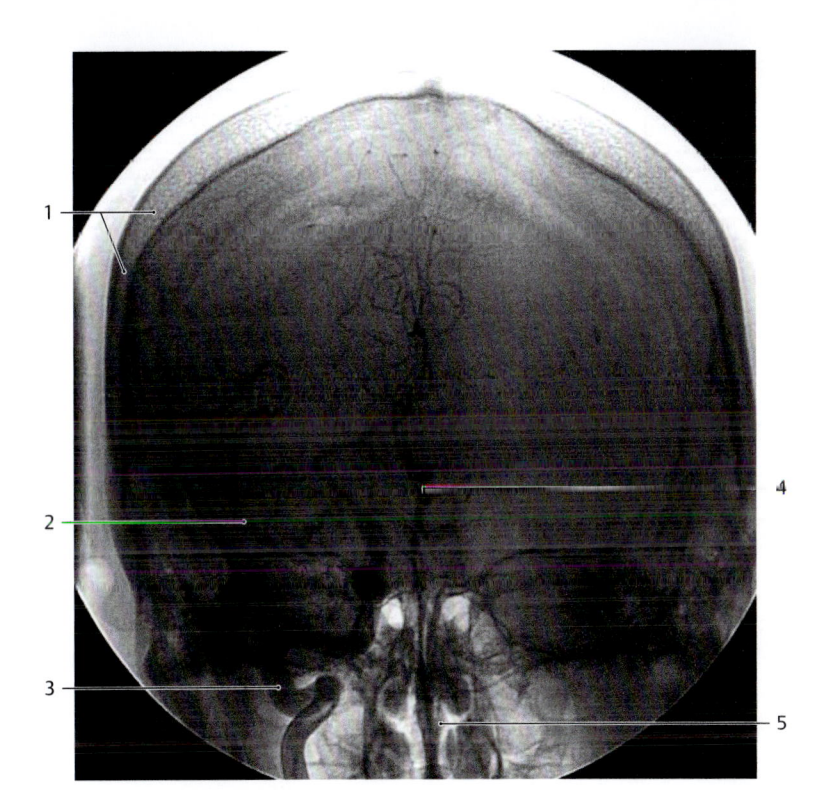

Encéfalo: Artérias e Veias | 9 Encéfalo e Órgãos dos Sentidos

Fig. 9.119 Arteriografia da artéria carótida interna (aspecto anterior, lado direito). (Cortesia do Dr. Wieners, Departamento de Radiologia, Charité Universitätsmedizin, Berlim, Alemanha.)

1 Díploe do crânio
2 Artéria cerebral média
3 Artéria carótida interna
4 Artéria cerebral anterior
5 Cavidade nasal
6 Círculo arterial do cérebro
7 Artéria vertebral
8 Artéria carótida comum
9 Artéria subclávia
10 Artéria comunicante posterior
11 Artéria cerebral posterior
12 Artéria basilar
13 Arco aórtico

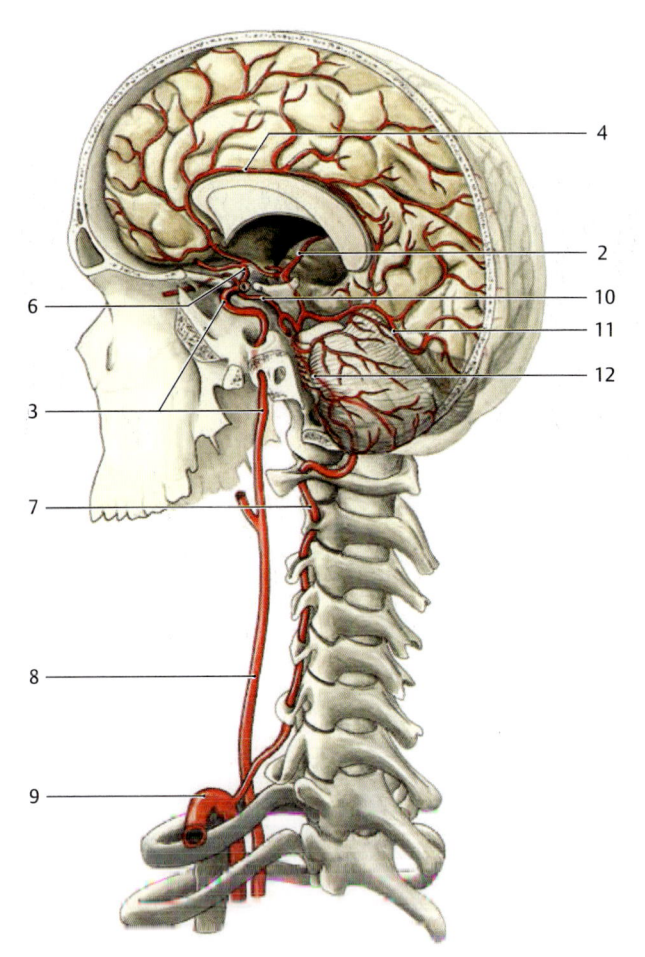

Fig. 9.120 Artérias do cérebro. O hemisfério esquerdo e o tronco encefálico foram removidos. Observe o círculo arterial do cérebro em torno da sela túrcica.

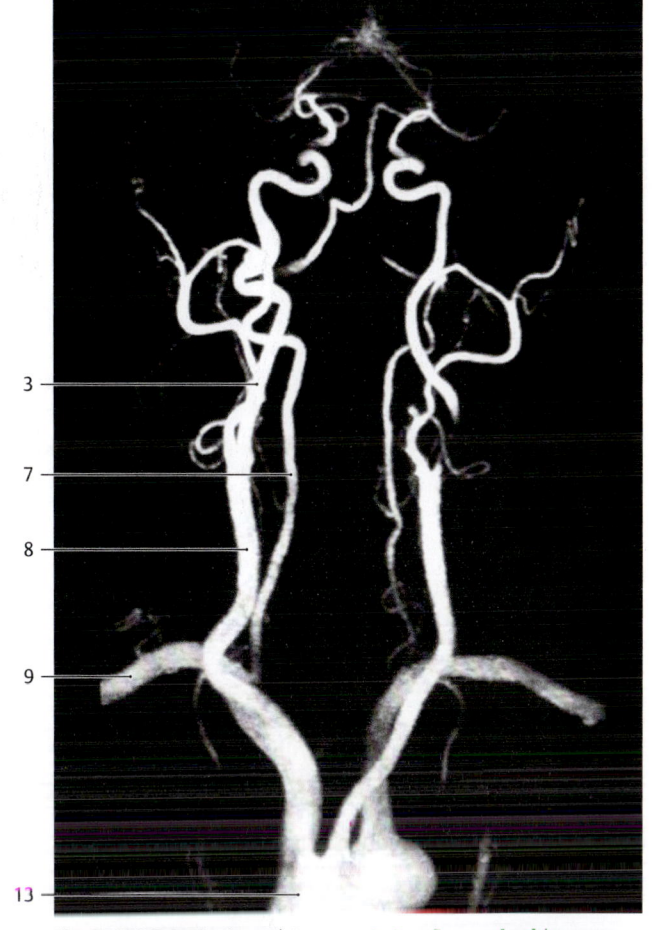

Fig. 9.121 Principais artérias para irrigação cerebral (aspecto anterior; angiografia por ressonância magnética). (Cortesia do Prof. Uder, Instituto de Radiologia, Hospital Universitário de Erlangen, Alemanha.)

493

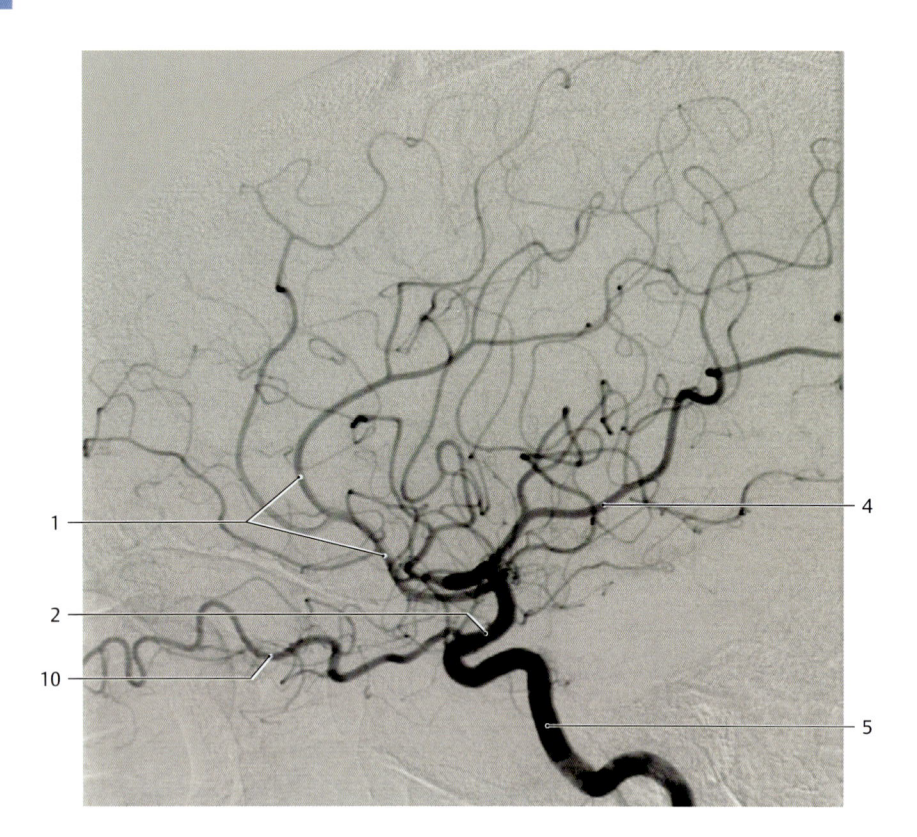

Fig. 9.122 Arteriografia da artéria carótida interna (aspecto lateral). (Cortesia do Dr. Wieners, Departamento de Radiologia, Charité Universitätsmedizin, Berlim, Alemanha.)

1 Artéria cerebral anterior
2 Alça da artéria carótida interna
3 Artéria cerebral média
4 Artéria cerebral posterior
5 Artéria carótida interna
6 Artéria cerebelar superior
7 Artéria cerebelar inferior anterior
8 Artéria cerebelar inferior posterior
9 Artéria vertebral
10 Artéria oftálmica

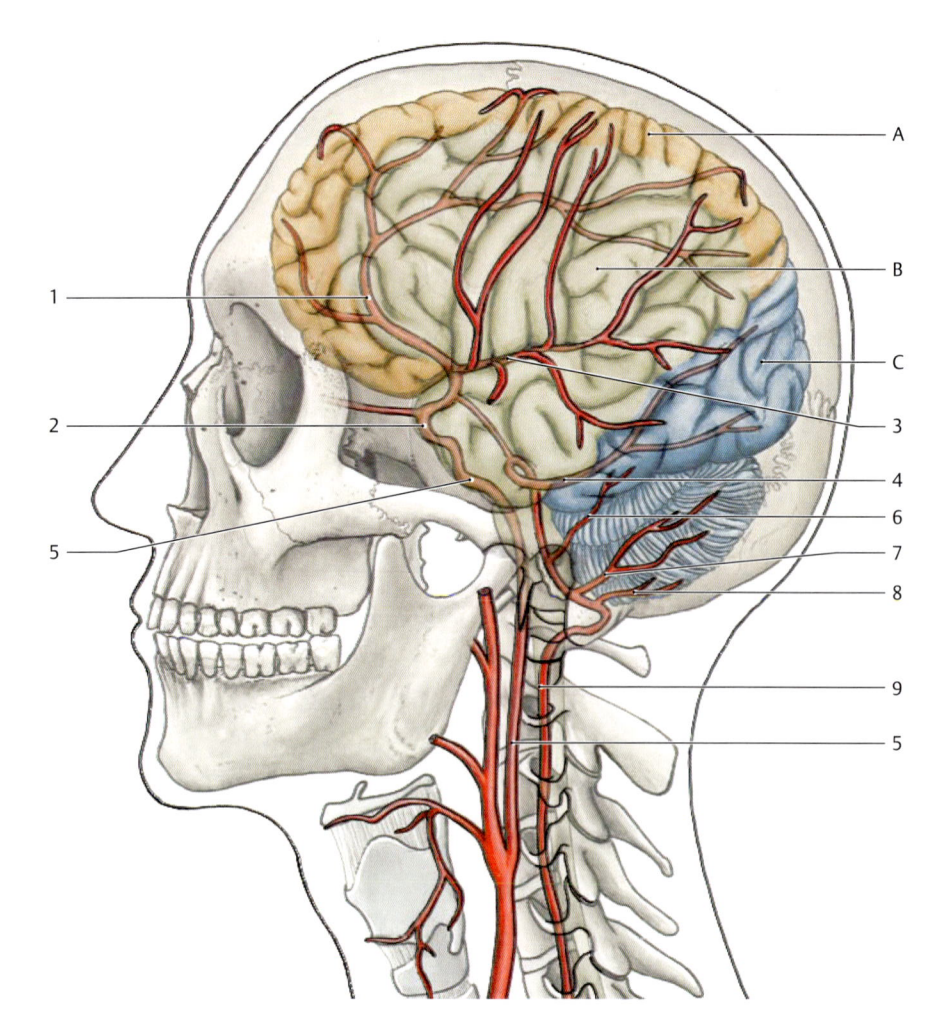

Áreas de **irrigação sanguínea do encéfalo** (cerebelo = azul claro).
A = Artéria cerebral anterior (partes superior e medial do córtex) (laranja)
B = Artéria cerebral média (áreas laterais dos lobos frontal, parietal e temporal) (branco)
C = Artéria cerebral posterior (lobo occipital e partes inferiores do lobo temporal) (azul)

Fig. 9.123 Artérias do encéfalo (aspecto lateral). As áreas irrigadas pelas artérias principais são indicadas por cores diferentes.

Encéfalo: Artérias e Veias | 9 Encéfalo e Órgãos dos Sentidos

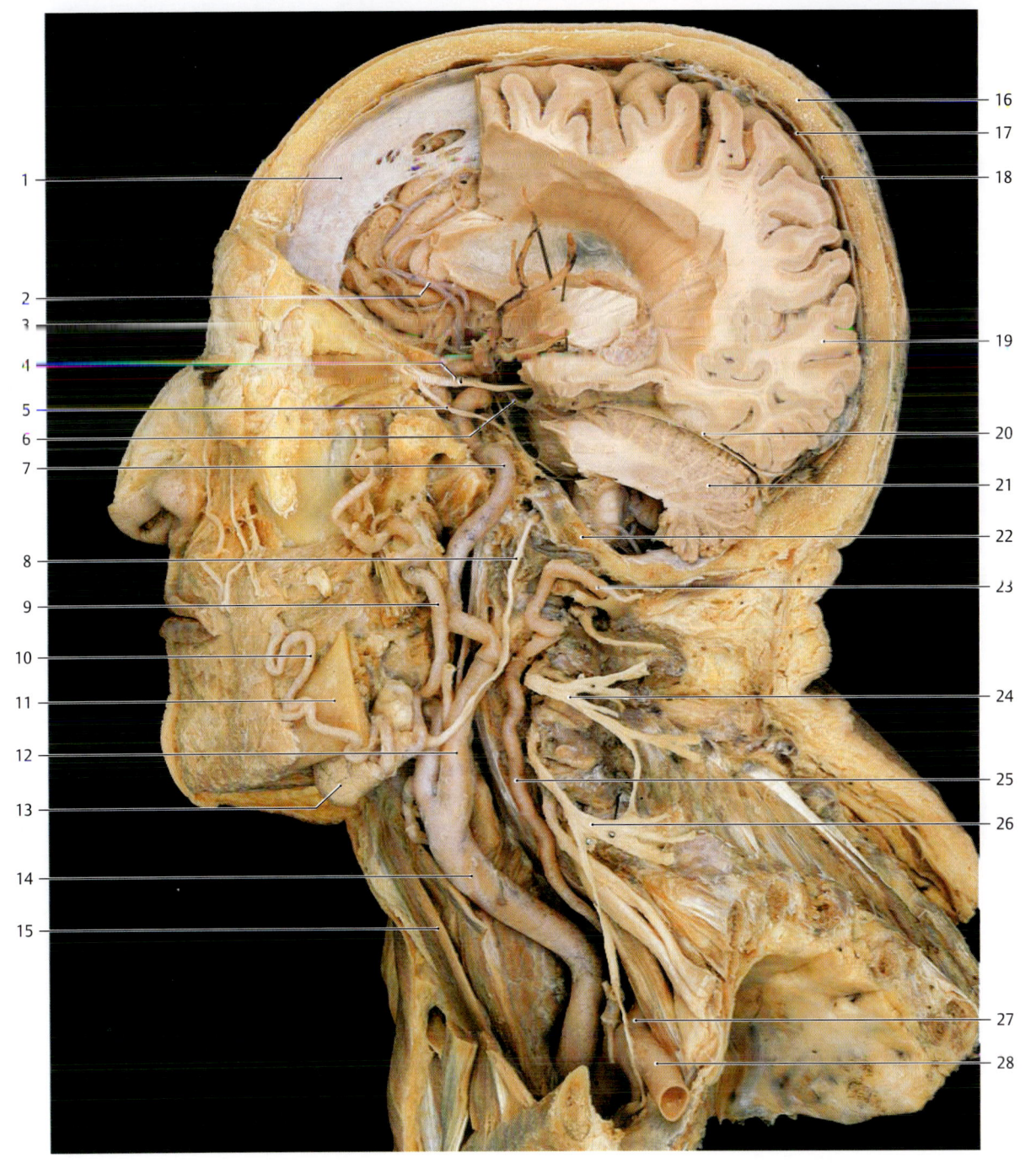

Fig. 9.124 Dissecção das artérias do encéfalo e cabeça (aspecto lateral). As camadas superficiais da região facial e do hemisfério esquerdo e cerebelo foram parcialmente removidas.

1. Foice do cérebro
2. Artéria cerebral anterior
3. Lobo frontal
4. Nervo oculomotor (III NC)
5. Nervo abducente (VI NC)
6. Artéria cerebral posterior
7. Artéria carótida interna entrando no seio cavernoso
8. Nervo hipoglosso (XII NC)
9. Artéria maxilar
10. Artéria facial
11. Mandíbula
12. Artéria carótida externa
13. Glândula submandibular
14. Artéria carótida comum
15. Músculo esterno-hióideo
16. Calvária
17. Dura-máter
18. Espaço subaracnóideo
19. Lobo occipital
20. Tentório do cerebelo
21. Cerebelo
22. Base do crânio
23. Artéria vertebral (no arco posterior do atlas)
24. Plexo cervical
25. Artéria vertebral (removida das vértebras cervicais)
26. Plexo braquial
27. Artéria vertebral (ramificação da artéria subclávia)
28. Artéria subclávia

9 Encéfalo e Órgãos dos Sentidos | Encéfalo: Artérias e Veias

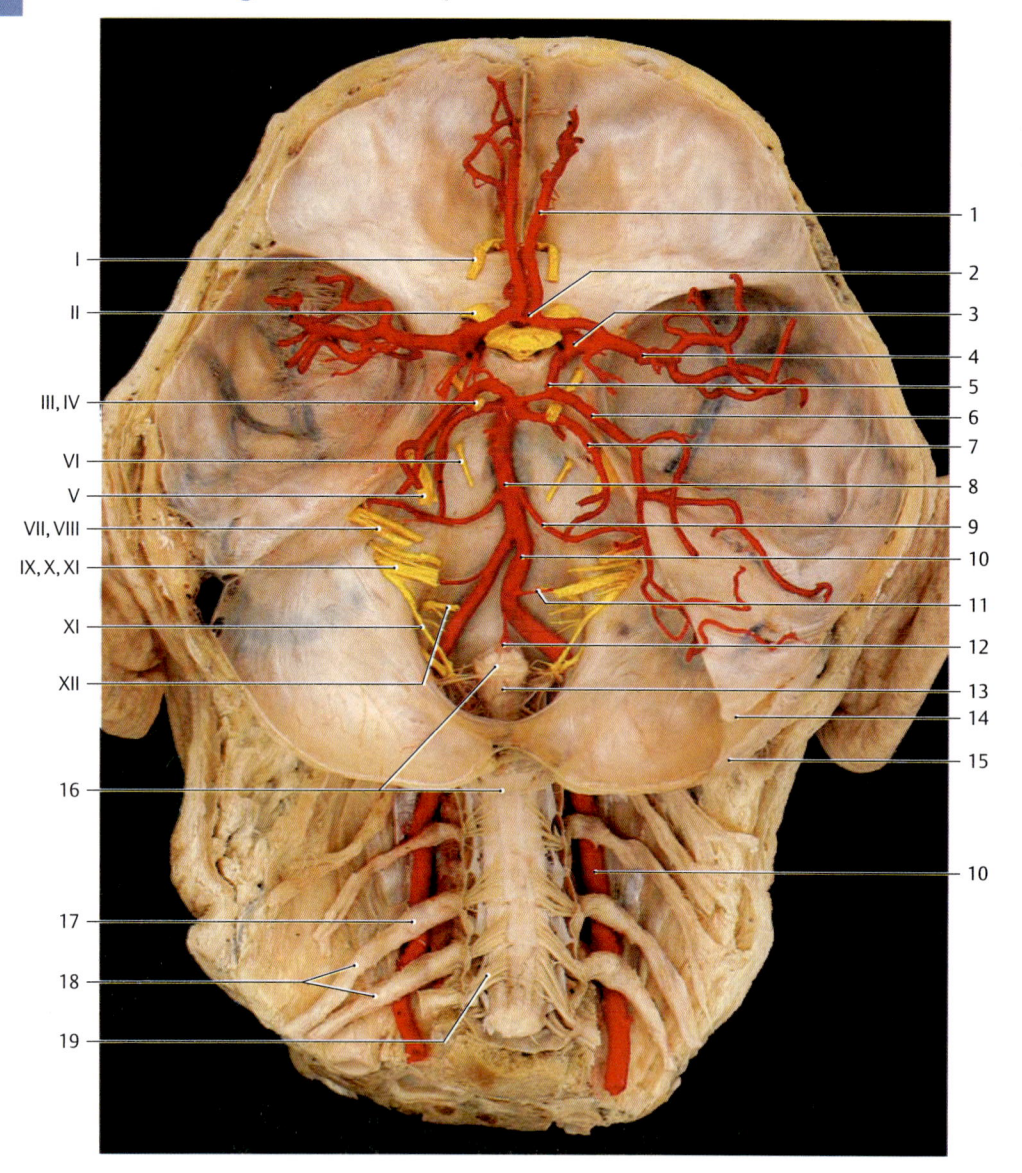

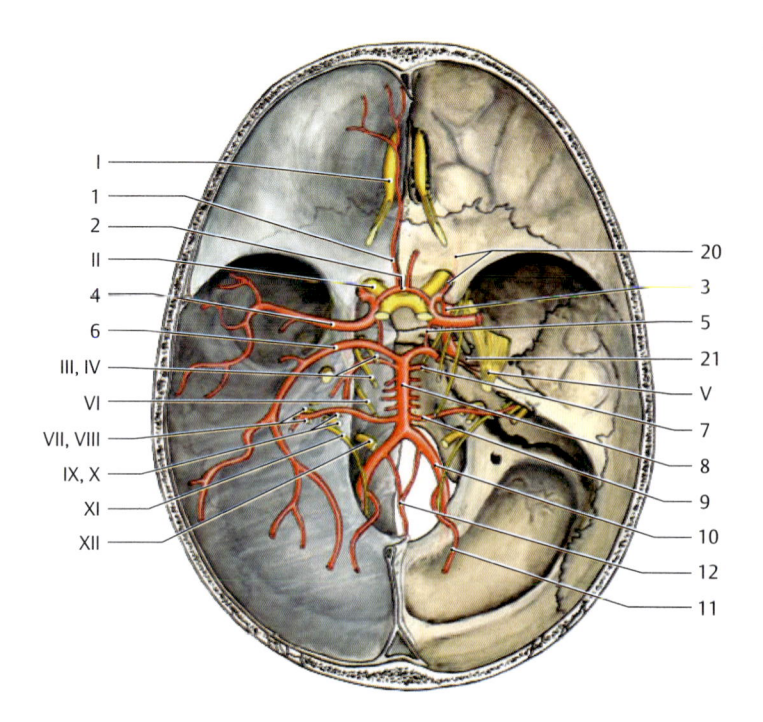

Fig. 9.125 Dissecção do círculo arterial do cérebro na base do crânio (aspecto superior). Calvária e encéfalo foram removidos.
Vermelho = artérias;
amarelo = nervos cranianos I–XII.

1. Artéria cerebral anterior
2. Artéria comunicante anterior
3. Artéria carótida interna
4. Artéria cerebral média
5. Artéria comunicante posterior
6. Artéria cerebral posterior
7. Artéria cerebelar superior
8. Artéria basilar
9. Artéria cerebelar inferior anterior com artéria do labirinto
10. Artéria vertebral
11. Artéria cerebelar inferior posterior
12. Artéria espinal anterior
13. Pia-máter da medula espinal
14. Tentório do cerebelo
15. Dura-máter da cavidade craniana
16. Medula espinal
17. Gânglio espinal
18. Nervos espinais (C3, C4)
19. Filamentos de raízes posteriores
20. Artéria oftálmica (na órbita)
21. Artéria carótida interna (no canal carótico)

I = Trato olfatório
II = Nervo óptico
III = Nervo oculomotor
IV = Nervo troclear
V = Nervo trigêmeo
VI = Nervo abducente
VII = Nervo facial
VIII = Nervo vestibulococlear
IX = Nervo glossofaríngeo
X = Nervo vago
XI = Nervo acessório
XII = Nervo hipoglosso

Fig. 9.126 Círculo arterial do cérebro na base do crânio (aspecto superior).
Vermelho = artérias;
amarelo = nervos cranianos I–XII.

Encéfalo: Cérebro | 9 Encéfalo e Órgãos dos Sentidos

1 Giro pré-central
2 Sulco pré-central
3 Sulco do cíngulo
4 Giro do cíngulo
5 Sulco do corpo caloso
6 Fórnice
7 Joelho do corpo caloso
8 Forame interventricular
9 Massa intermediária
10 Comissura anterior
11 Quiasma óptico
12 Infundíbulo
13 Úncus do hipocampo
14 Giro pós-central
15 Corpo do corpo caloso
16 Terceiro ventrículo e tálamo
17 Estria medular
18 Sulco parietoccipital
19 Esplênio do corpo caloso
20 Comunicação dos sulcos calcarino e parietoccipital
21 Sulco calcarino
22 Corpo pineal
23 Corpo mamilar
24 Giro para-hipocampal
25 Bulbo olfatório
26 Trato olfatório
27 Giro reto
28 Nervo óptico
29 Infundíbulo e quiasma óptico
30 Trato óptico
31 Nervo oculomotor
32 Pedúnculo cerebral
33 Núcleo rubro
34 Aqueduto cerebral
35 Corpo caloso
36 Fissura longitudinal
37 Giros orbitais
38 Raiz lateral do trato olfatório
39 Raiz medial do trato olfatório
40 Tubérculo olfatório e substância perfurada anterior
41 Túber cinéreo
42 Fossa interpeduncular
43 Substância negra
44 Colículos do mesencéfalo
45 Giro occipitotemporal lateral
46 Giro occipitotemporal medial

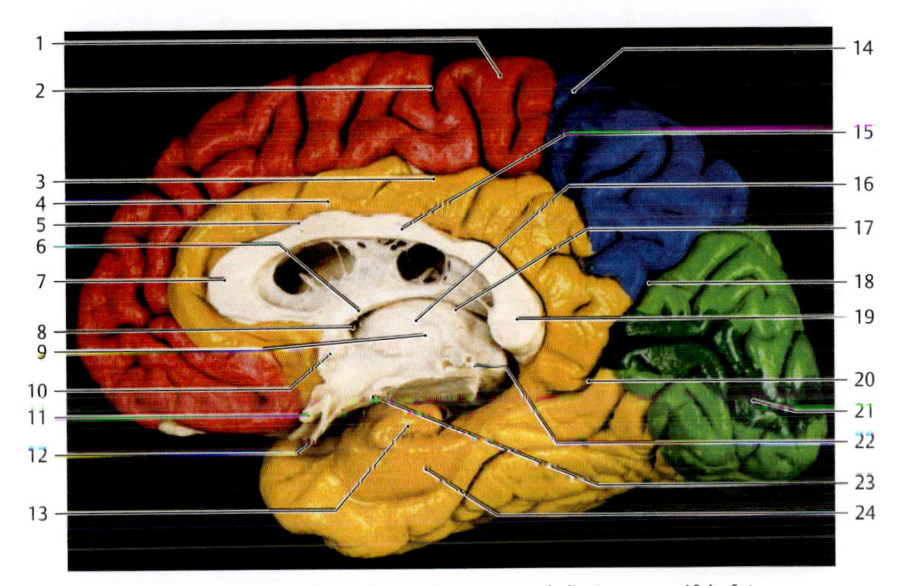

Fig. 9.127 Cérebro, hemisfério direito (aspecto medial). O mesencéfalo foi seccionado, e o cerebelo e a parte inferior do tronco encefálico, removidos. Polo frontal à esquerda.

Vermelho	= Lobo frontal	Azul escuro	= Lobo pós-central
Azul	= Lobo parietal	Verde escuro	= Sulco calcarino
Verde	= Lobo occipital	Amarelo escuro	= Córtex límbico (giros do cíngulo e para-hipocampal)
Amarelo	= Lobo temporal		
Vermelho escuro	= Lobo pré-central		

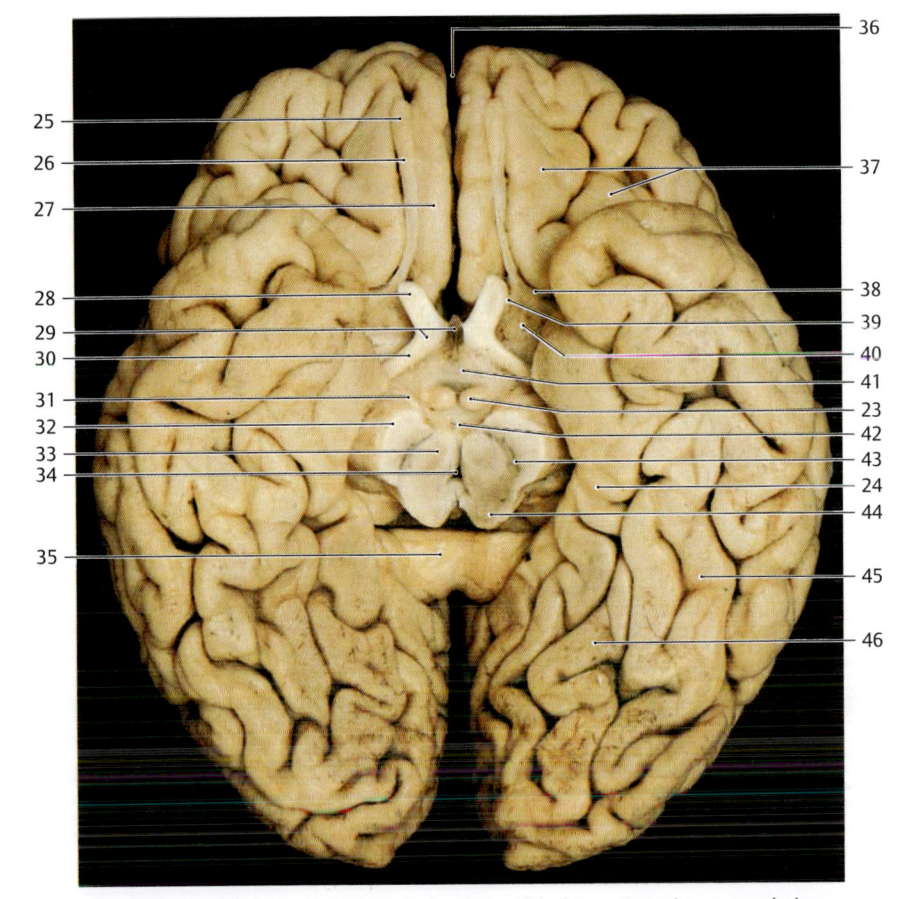

Fig. 9.128 Cérebro (aspecto inferior). O mesencéfalo foi seccionado, e o cerebelo e a parte inferior do tronco encefálico, removidos. O polo frontal está na parte superior.

497

9 Encéfalo e Órgãos dos Sentidos | Encéfalo: Cérebro

1 Sulco central
2 Giro pré-central
3 Sulco pré-central
4 Lobo frontal
5 Ramo ascendente anterior ⎫ do sulco
6 Ramo horizontal anterior ⎭ lateral
7 Sulco lateral
8 Lobo temporal
9 Lobo parietal
10 Giro pós-central
11 Sulco pós-central
12 Lobo occipital
13 Cerebelo
14 Sulco frontal superior
15 Giro frontal médio
16 Sulco semilunar
17 Fissura longitudinal
18 Granulações aracnóideas

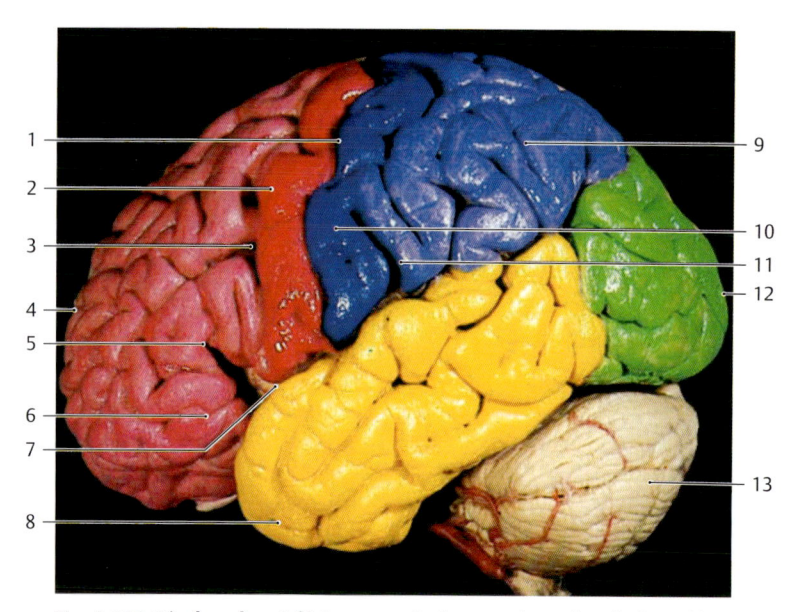

Fig. 9.129 Cérebro, hemisfério esquerdo (aspecto lateral). Polo frontal à esquerda.

Rosa	= Lobo frontal
Azul	= Lobo parietal
Verde	= Lobo occipital
Amarelo	= Lobo temporal
Vermelho escuro	= Giro pré-central
Azul escuro	= Giro pós-central

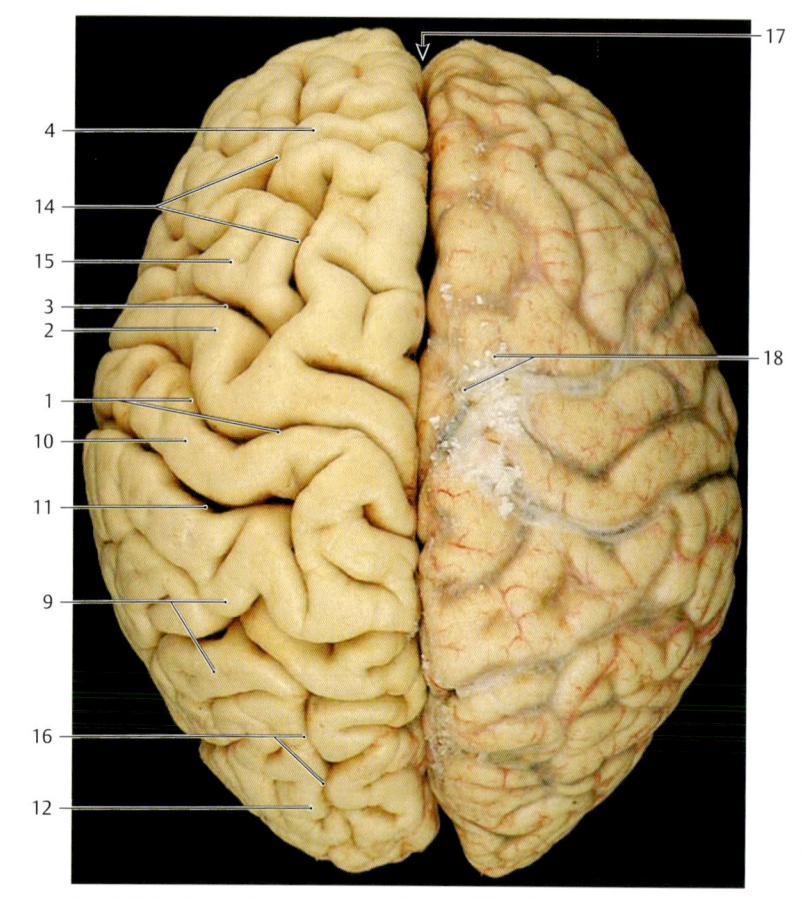

Fig. 9.130 Cérebro (aspecto superior). Hemisfério direito com aracnoide-máter e pia-máter.

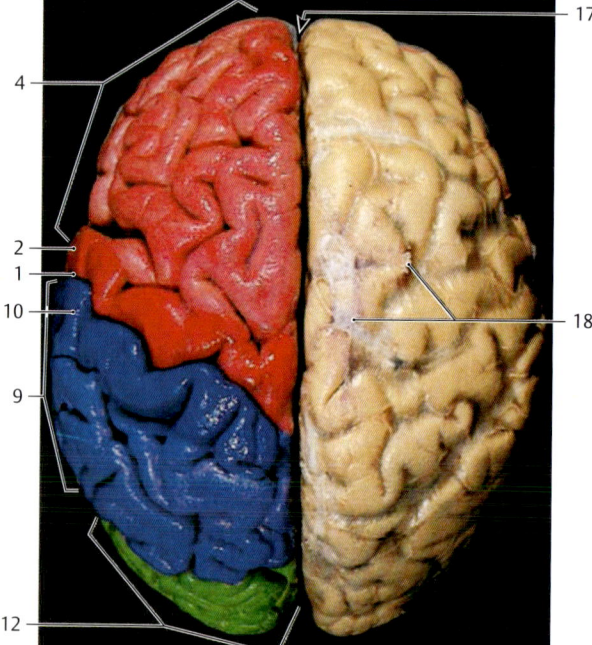

Fig. 9.131 Cérebro (aspecto superior). Lobos do hemisfério esquerdo indicados por cor; o hemisfério direito está coberto pela aracnoide-máter e a pia-máter. Observe as granulações aracnóideas.

Encéfalo: Cérebro | 9 Encéfalo e Órgãos dos Sentidos

1 Área pré-motora
2 Área somatomotora
3 Área motora da fala (de Broca)
4 Área acústica
 (vermelho: tons agudos;
 verde escuro: tons graves)
5 Área somatossensorial
6 Área sensorial da fala
 (de Wernicke)
7 Área de compreensão da leitura
8 Área visuossensorial

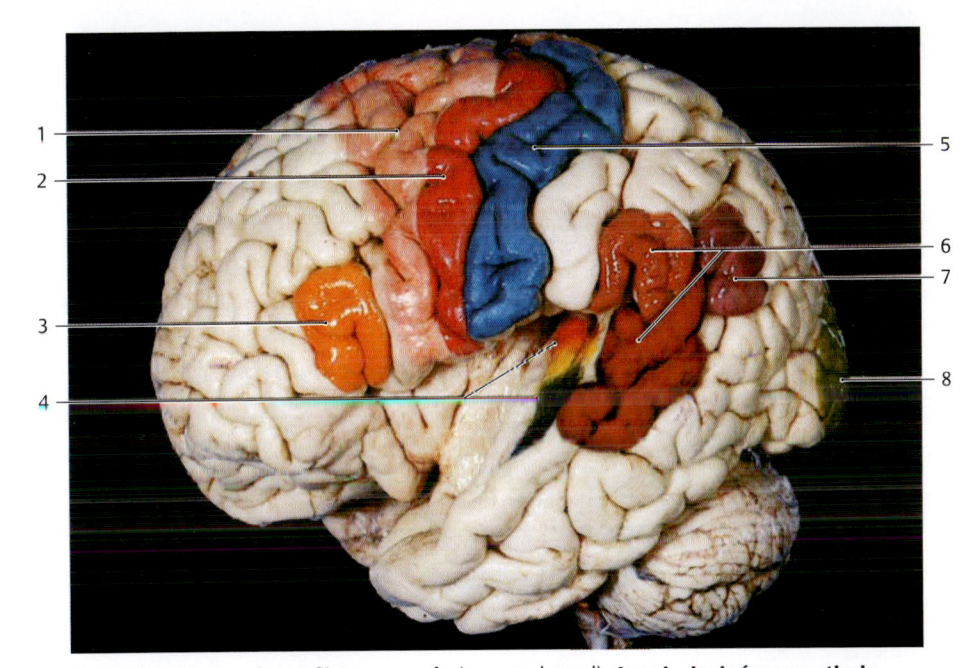

Fig. 9.132 **Cérebro, hemisfério esquerdo** (aspecto lateral). **As principais áreas corticais** estão coloridas. O sulco lateral foi aberto para exibir a ínsula e a superfície interna do lobo temporal.

1 Giro pré-central
2 Sulco pré-central
3 Giro frontal superior
4 Sulco central
5 Giro frontal médio
6 Giro frontal inferior
7 Ramo ascendente ⎫
8 Ramo horizontal ⎬ do sulco lateral
9 Ramo posterior   ⎭
10 Giro temporal superior
11 Giro temporal médio
12 Giro temporal inferior
13 Lobo parietal
14 Sulco pós-central
15 Giro pós-central
16 Giro supramarginal
17 Giro angular
18 Lobo occipital
19 Cerebelo
20 Fissura horizontal do cerebelo
21 Bulbo

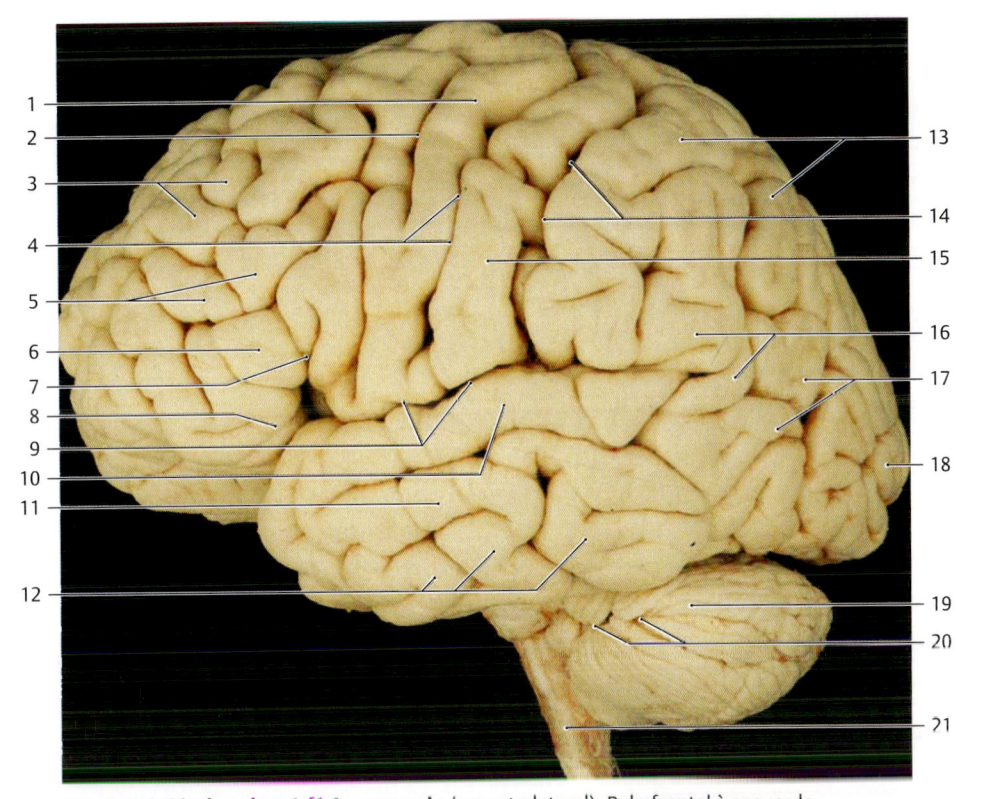

Fig. 9.133 **Cérebro, hemisfério esquerdo** (aspecto lateral). Polo frontal à esquerda.

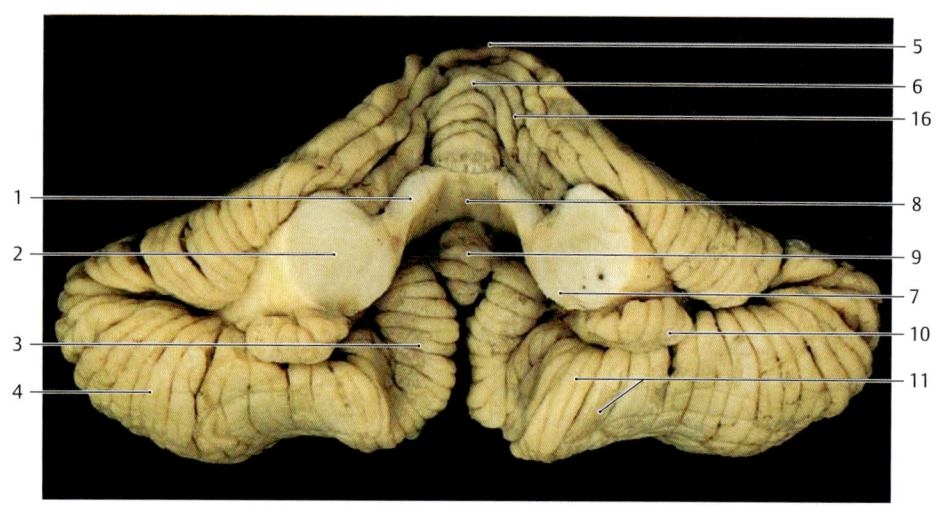

9 Encéfalo e Órgãos dos Sentidos | Encéfalo: Cerebelo

Fig. 9.134 **Cerebelo** (aspecto inferoanterior). Os pedúnculos cerebelares foram partidos.

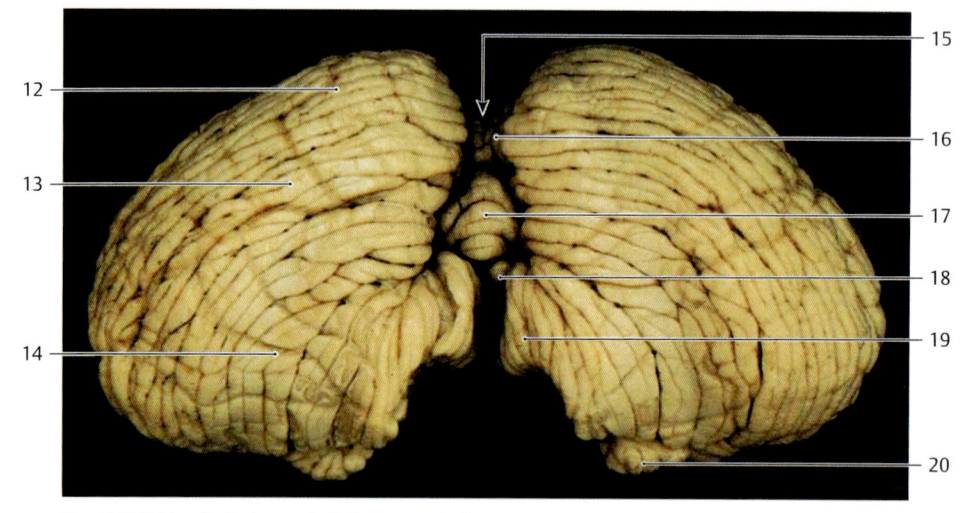

Fig. 9.135 **Cerebelo** (aspecto inferoposterior).

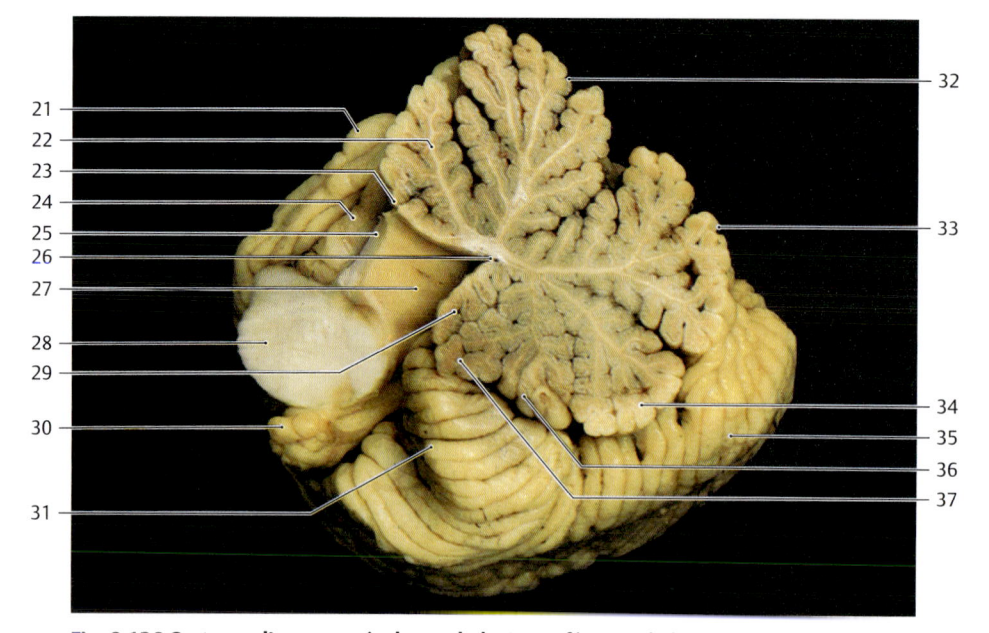

Fig. 9.136 **Corte mediano através do cerebelo.** Hemisfério cerebelar direito e metade direita do verme.

1 Pedúnculo cerebelar superior
2 Pedúnculo cerebelar médio
3 Tonsila cerebelar
4 Lóbulo semilunar inferior
5 Verme
6 Lóbulo central do verme
7 Pedúnculo cerebelar inferior
8 Véu medular superior
9 Nódulo do verme
10 Flóculo do cerebelo
11 Lóbulo biventre
12 Hemisfério cerebelar esquerdo
13 Lóbulo semilunar inferior
14 Lóbulo biventre
15 Verme do cerebelo
16 Túber do verme
16 Pirâmide do verme
18 Úvula do verme
19 Tonsila do cerebelo
20 Flóculo do cerebelo
21 Hemisfério cerebelar direito
22 Verme (lóbulo central)
23 Língula cerebelar
24 Asa do lóbulo central
25 Pedúnculo cerebelar superior
26 Fastígio
27 Quarto ventrículo
28 Pedúnculo cerebelar médio
29 Nódulo do verme
30 Flóculo do cerebelo
31 Tonsila cerebelar
32 Cúlmen do verme
33 Declive do verme
34 Túber do verme
35 Lóbulo semilunar inferior
36 Pirâmide do verme (cortada)
37 Úvula do verme

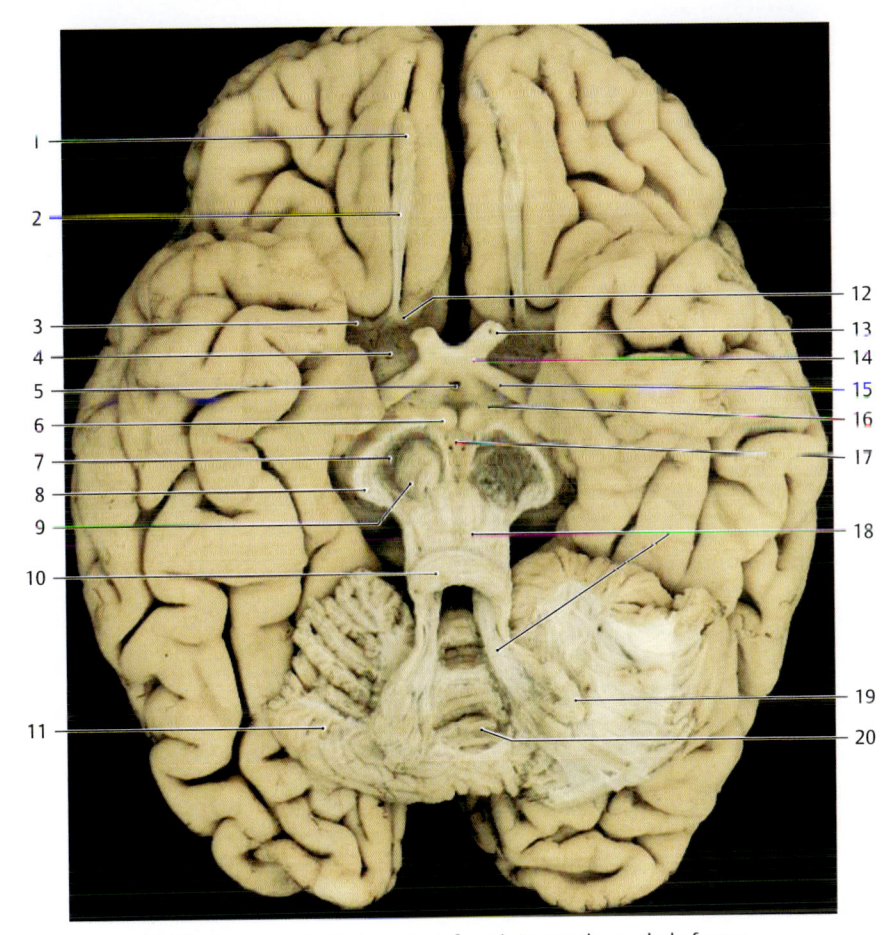

Encéfalo: Cerebelo | 9 Encéfalo e Órgãos dos Sentidos

1 Bulbo olfatório
2 Trato olfatório
3 Estria olfatória lateral
4 Substância perfurada anterior
5 Infundíbulo (seccionado)
6 Corpo mamilar
7 Substância negra
8 Pedúnculo cerebral (cortado)
9 Núcleo rubro
10 Decussação do pedúnculo cerebelar superior
11 Hemisfério cerebelar
12 Estria olfatória medial
13 Nervo óptico
14 Quiasma óptico
15 Trato óptico
16 Substância perfurada posterior
17 Fossa interpeduncular
18 Pedúnculo cerebelar superior e trato rubrocerebelar
19 Núcleo dentado
20 Verme do cerebelo
21 Giro do cíngulo
22 Corpo caloso
23 Estria terminal
24 Septo pelúcido
25 Coluna do fórnice
26 Pedúnculo cerebral no nível do mesencéfalo
27 Ponte
28 Oliva inferior
29 Bulbo com trato piramidal lateral
30 Lobo occipital
31 Sulco calcarino
32 Tálamo
33 Colículo inferior com braço
34 Lemnisco medial
35 Pedúnculo cerebelar superior
36 Pedúnculo cerebelar inferior
37 Pedúnculo cerebelar médio
38 Hemisfério cerebelar

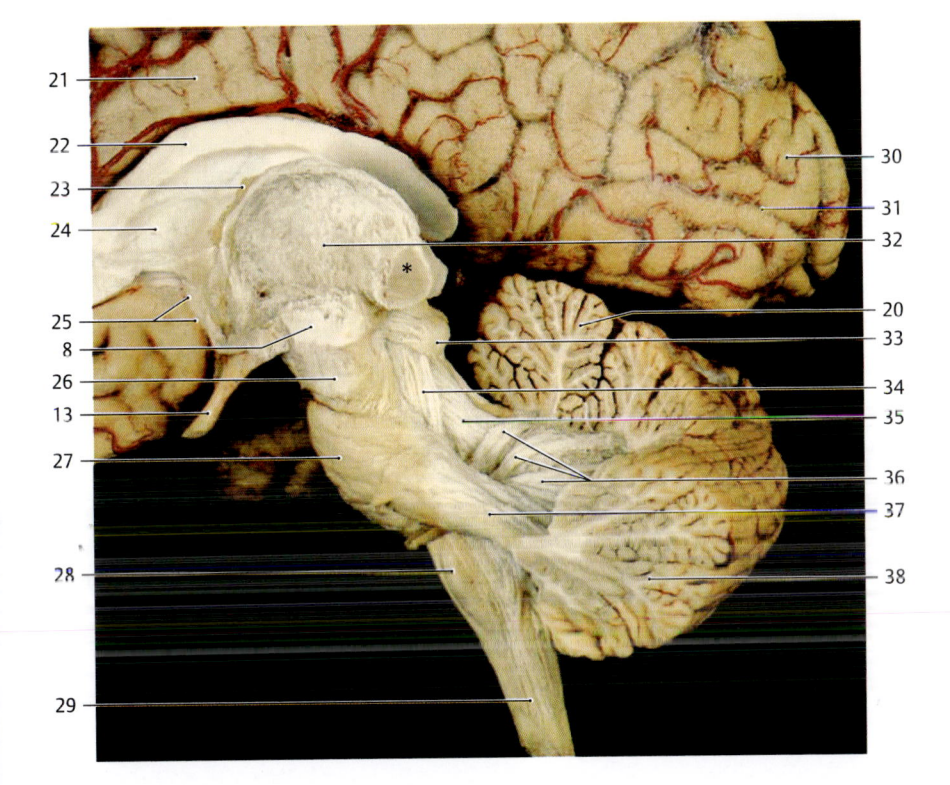

Fig. 9.137 Cérebro e cerebelo (aspecto inferior). Partes do cerebelo foram removidas para exibição do núcleo dentado e da via principal para o mesencéfalo (trato rubrocerebelar).

Fig. 9.138 Dissecção dos pedúnculos cerebelares e sua conexão com o mesencéfalo e o diencéfalo. Pequena parte do pulvinar do tálamo (*) foi cortada para mostrar o braço inferior.

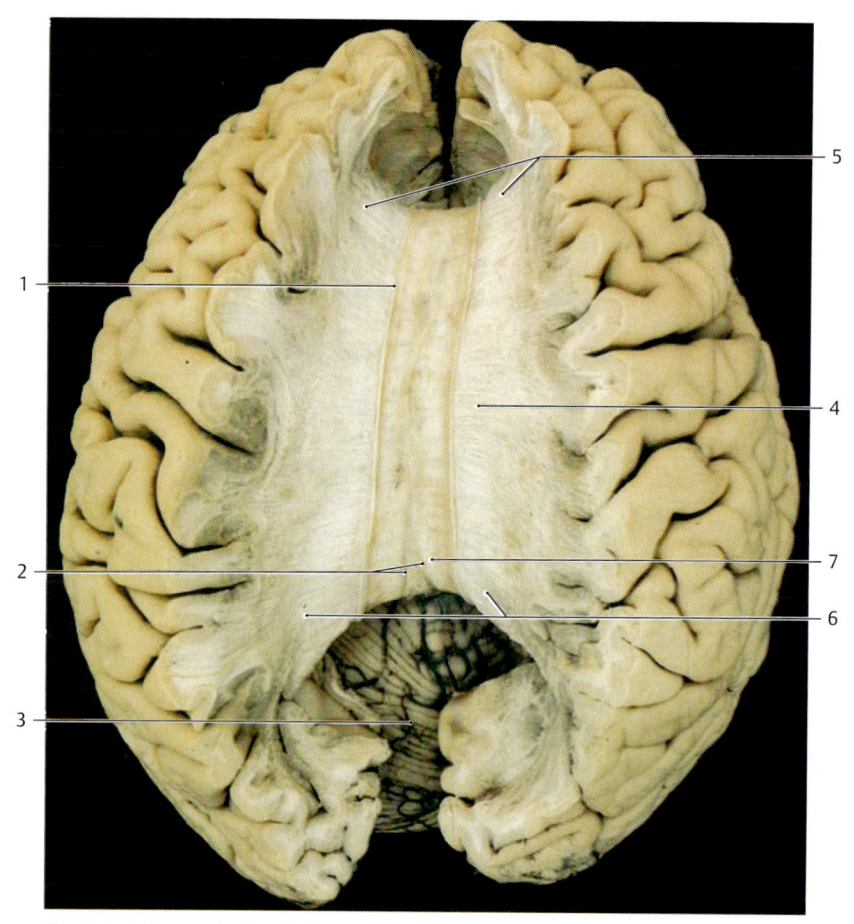

1 Estria longitudinal lateral do indúsio cinzento
2 Estria longitudinal medial do indúsio cinzento
3 Cerebelo
4 Fibras radiais do corpo caloso
5 Fórceps menor do corpo caloso
6 Fórceps maior do corpo caloso
7 Esplênio do corpo caloso

Fig. 9.139 Dissecção do cérebro I. O sistema de fibras do corpo caloso é exibido, removendo-se o córtex situado acima dele. O polo frontal está na parte superior.

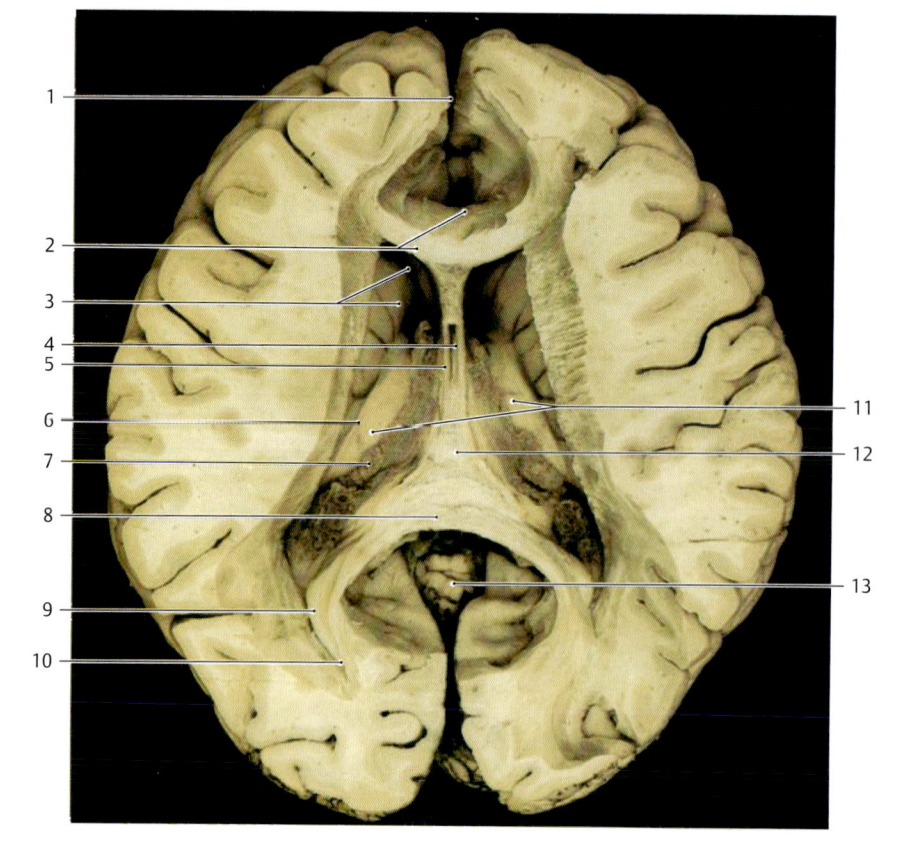

1 Fissura cerebral longitudinal
2 Joelho do corpo caloso
3 Cabeça do núcleo caudado e corno anterior do ventrículo lateral
4 Cavidade do septo pelúcido
5 Septo pelúcido
6 Estria terminal
7 Plexo coróideo do ventrículo lateral
8 Esplênio do corpo caloso
9 *Calcar avis*
10 Corno posterior do ventrículo lateral
11 Tálamo (lâmina afixa)
12 Comissura do fórnice
13 Verme do cerebelo

Fig. 9.140 Dissecção do cérebro II. Os ventrículos laterais e os núcleos subcorticais do encéfalo foram dissecados, e o corpo caloso foi parcialmente removido. Polo frontal no topo.

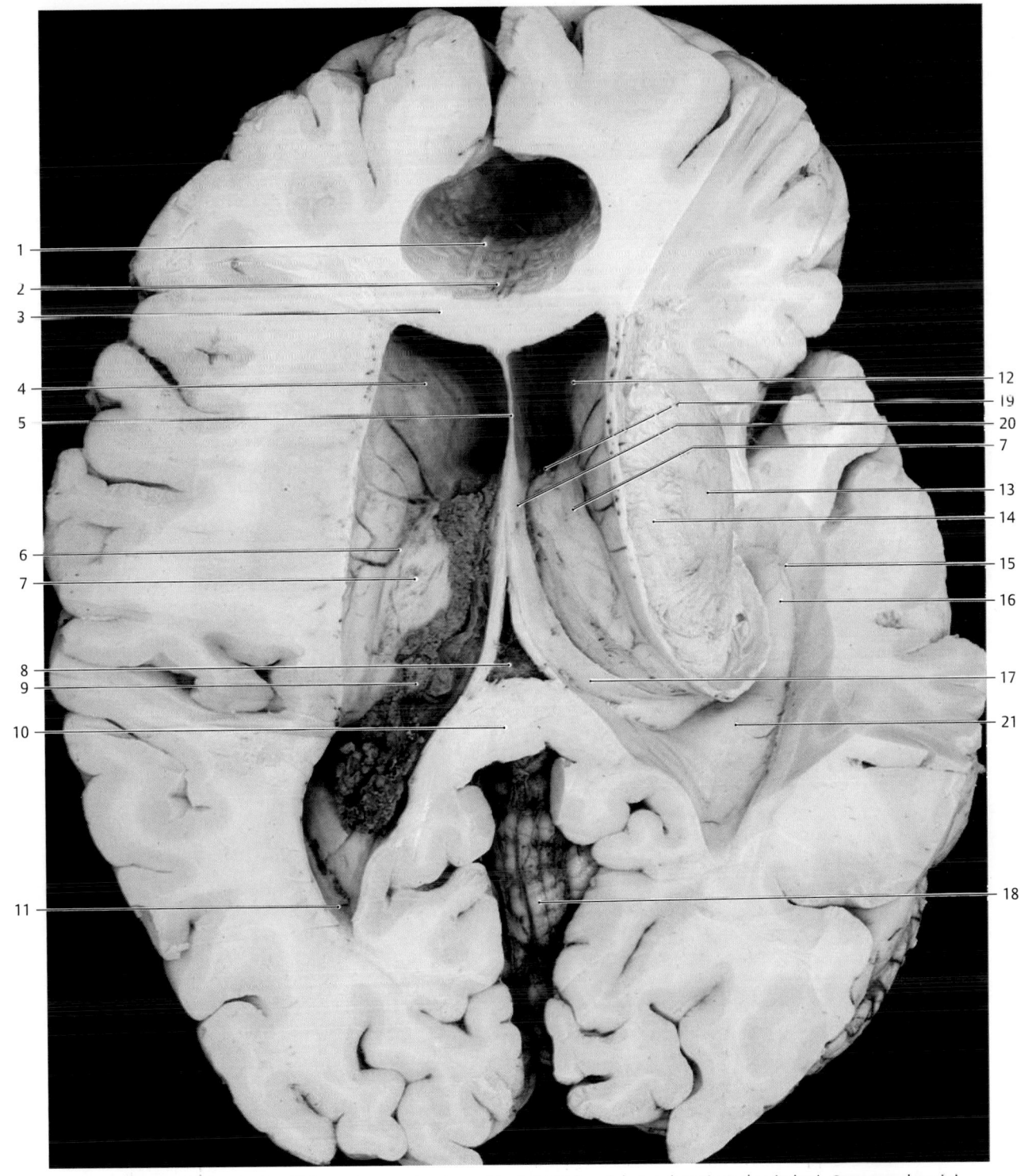

Fig. 9.141 Dissecção do cérebro III (aspecto superior do ventrículo lateral e núcleos subcorticais do cérebro). O corpo caloso foi parcialmente removido. No lado direito, o ventrículo lateral inteiro foi aberto, e a ínsula com o claustro e as cápsulas extrema e externa foram removidas, expondo o núcleo lentiforme e a cápsula interna.

1 Estria longitudinal lateral
2 Estria longitudinal medial
3 Joelho do corpo caloso
4 Cabeça do núcleo caudado
5 Septo pelúcido
6 Estria terminal
7 Tálamo (lâmina afixa)
8 Plexo coróideo do terceiro ventrículo
9 Plexo coróideo do ventrículo lateral
10 Esplênio do corpo caloso
11 Corno posterior do ventrículo lateral
12 Corno anterior do ventrículo lateral (cabeça do núcleo caudado)
13 Putâmen do núcleo lentiforme
14 Cápsula interna
15 Corno inferior do ventrículo lateral
16 Pé do hipocampo
17 Pilar do fórnice
18 Verme do cerebelo com aracnoide-máter a pia-máter
19 Forame interventricular
20 Coluna direita do fórnice
21 Eminência colateral

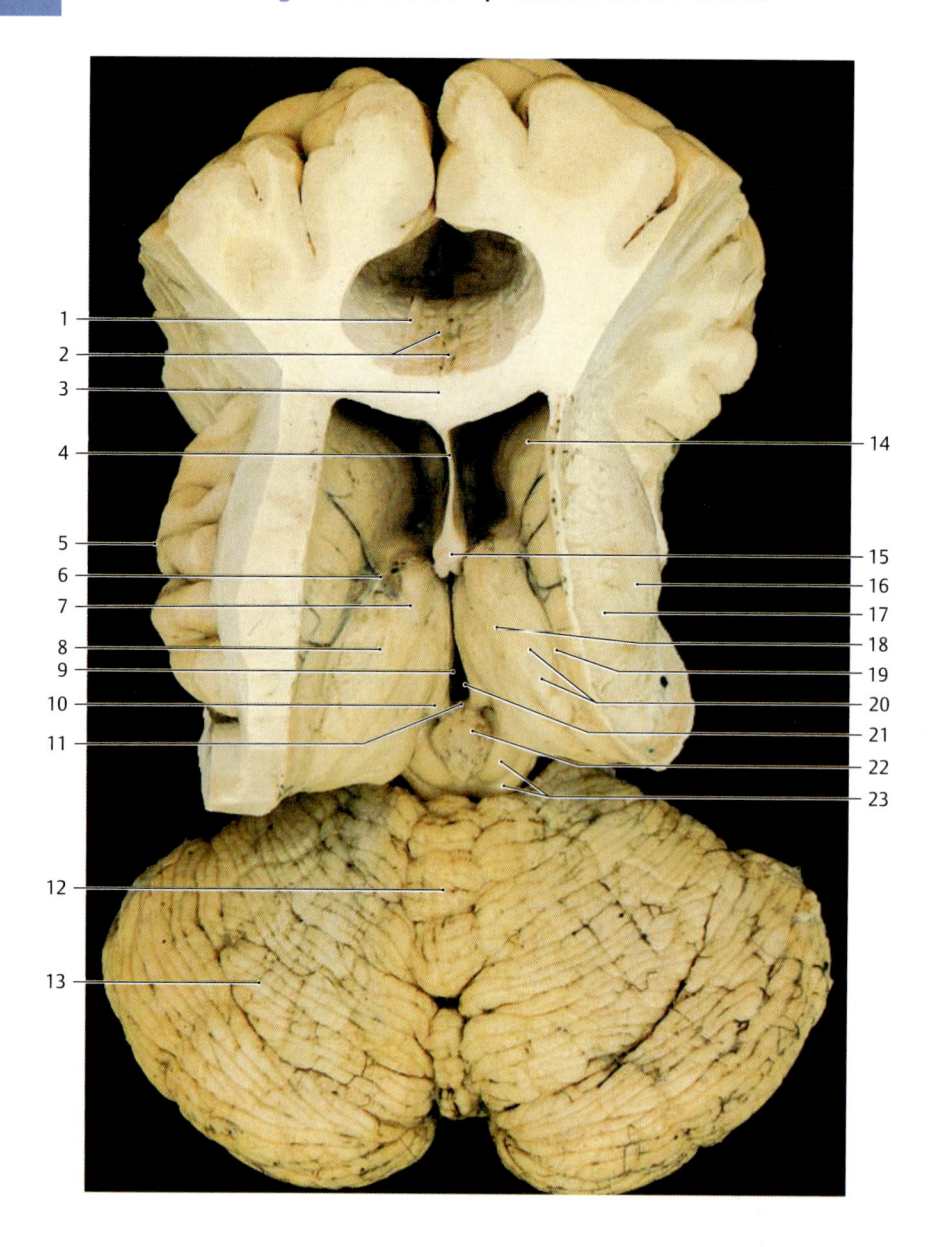

9 Encéfalo e Órgãos dos Sentidos | Encéfalo: Sistema Límbico

Fig. 9.142 Dissecção do cérebro IVa (aspecto superior). O lobo temporal, o fórnice e o corpo caloso posterior foram removidos (o que pode ser visto na Fig. 9.143 a seguir). Polo frontal no topo.

1. Estria longitudinal lateral
2. Estria longitudinal medial
3. Corpo caloso
4. Septo pelúcido
5. Giros insulares
6. Veia talamoestriada
7. Tubérculo anterior do tálamo
8. Tálamo
9. Estria medular do tálamo
10. Trígono habenular
11. Comissura habenular
12. Verme do cerebelo
13. Hemisfério esquerdo do cerebelo
14. Cabeça do núcleo caudado
15. Colunas do fórnice
16. Putâmen do núcleo lentiforme
17. Cápsula interna
18. Tênia do plexo coróideo
19. Estria terminal e veia talamoestriada
20. Lâmina afixa
21. Terceiro ventrículo
22. Corpo pineal
23. Colículos superior e inferior do mesencéfalo

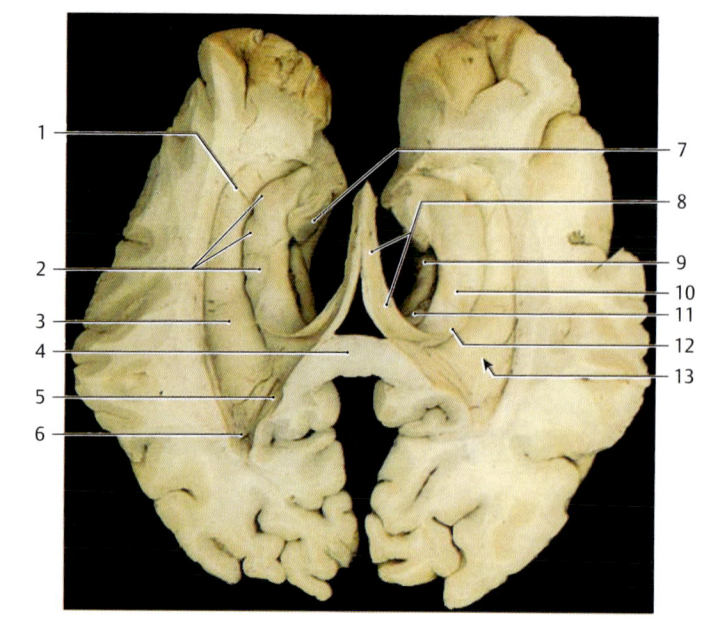

1. Corno inferior do ventrículo lateral
2. Digitações hipocampais
3. Eminência colateral
4. Esplênio do corpo caloso
5. *Calcar avis*
6. Corno posterior do ventrículo lateral
7. Unco do giro para-hipocampal
8. Corpo e pilar do fórnice
9. Giro para-hipocampal
10. Pé do hipocampo
11. Giro dentado
12. Fímbria hipocampal
13. Ventrículo lateral

Fig. 9.143 Dissecção do cérebro IVb. Retrata-se a parte do cérebro removida da peça da figura anterior: lobo temporal e sistema límbico. As colunas do fórnice estão cortadas (aspecto superior).

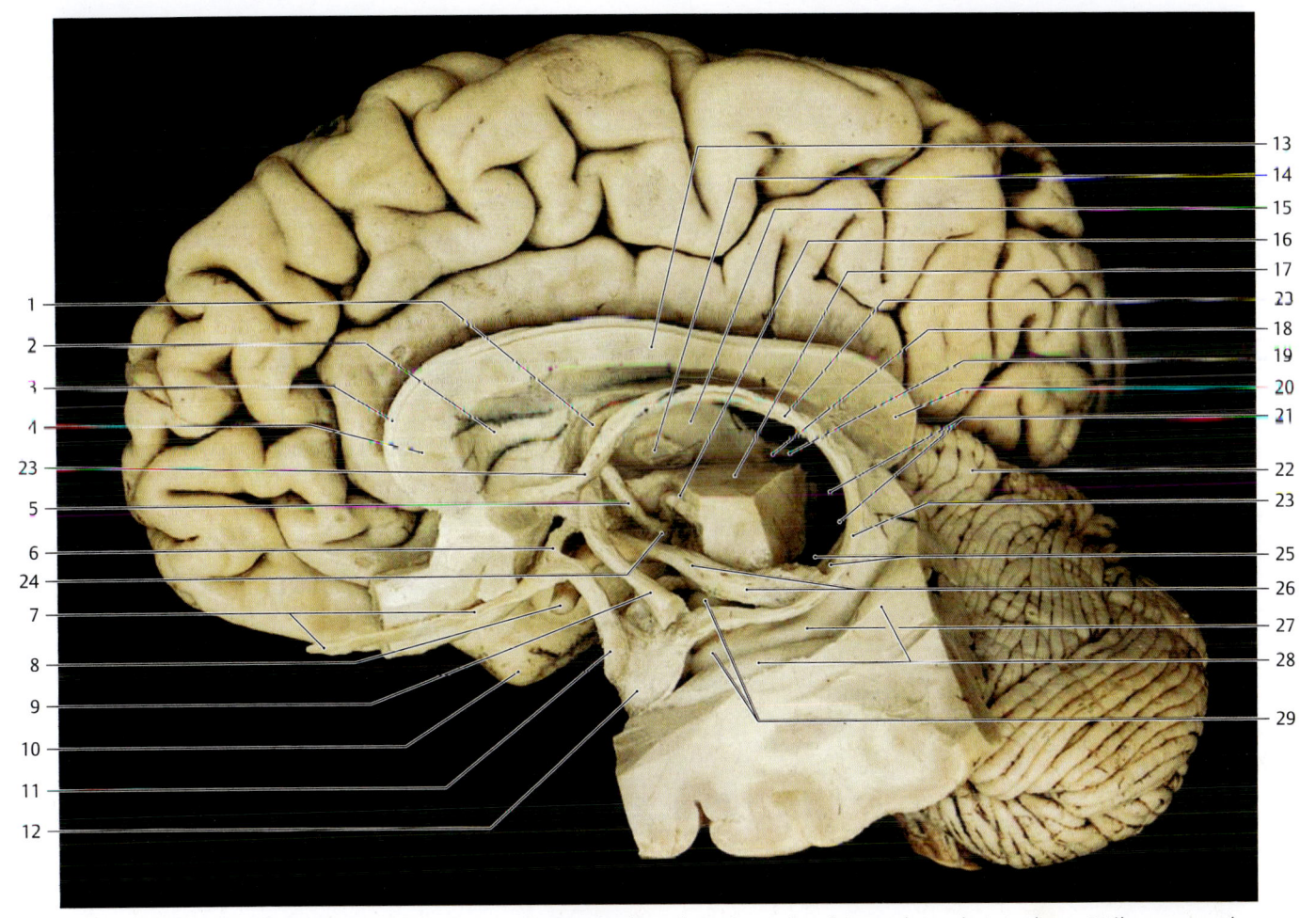

Encéfalo: Sistema Límbico | 9 Encéfalo e Órgãos dos Sentidos

Fig. 9.144 Dissecção do sistema límbico (lado esquerdo, aspecto lateral). O corpo caloso foi cortado no plano mediano. O tálamo esquerdo e o hemisfério esquerdo foram parcialmente removidos.

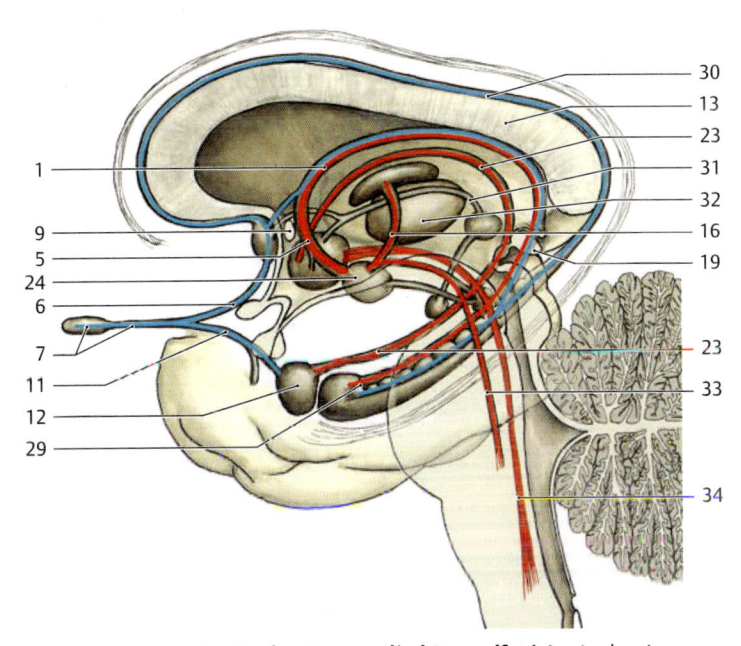

Fig. 9.145 Principais vias dos sistemas límbico e olfatório. Azul = vias aferentes; vermelho = vias eferentes.

1. Corpo do fórnice
2. Septo pelúcido
3. Estria longitudinal lateral
4. Joelho do corpo caloso
5. Coluna do fórnice
6. Estria olfatória medial
7. Bulbo olfatório e trato olfatório
8. Nervo óptico
9. Comissura anterior (metade esquerda)
10. Lobo temporal direito
11. Estria olfatória lateral
12. Corpo amigdaloide
13. Corpo do corpo caloso
14. Aderência intertalâmica
15. Terceiro ventrículo e tálamo direito
16. Fascículo mamilotalâmico
17. Parte do tálamo
18. Comissura habenular
19. Corpo pineal
20. Esplênio do corpo caloso
21. Colículos do mesencéfalo
22. Verme do cerebelo
23. Estria terminal
24. Corpo mamilar
25. Fímbria do hipocampo e pé do hipocampo
26. Trato óptico esquerdo e corpo geniculado lateral
27. Ventrículo lateral e giro para-hipocampal
28. Eminência colateral
29. Digitações hipocampais
30. Giro supracaloso (estria longitudinal)
31. Estria medular do tálamo
32. Núcleo dorsomedial do tálamo
33. Fascículo mamilotegmentar
34. Fascículo longitudinal posterior (de Schütz)

9 Encéfalo e Órgãos dos Sentidos | Encéfalo: Hipotálamo

1 Núcleo paraventricular ⎫
2 Núcleo pré-óptico ⎪
3 Núcleo ventromedial ⎬ Núcleos
4 Núcleo supraóptico ⎪ hipotalâmicos
5 Núcleo posterior ⎪
6 Núcleo posteromedial ⎭
7 Corpo mamilar
8 Corpo caloso
9 Ventrículo lateral (mostrando o núcleo caudado)
10 Comissura anterior
11 Coluna do fórnice
12 Quiasma óptico
13 Pilar do fórnice
14 Estria medular do tálamo
15 Tálamo e aderência intertalâmica
16 Fascículo mamilotalâmico de Vicq d'Azyr
17 Pedúnculo cerebral
18 Corpo pineal
19 Teto do mesencéfalo

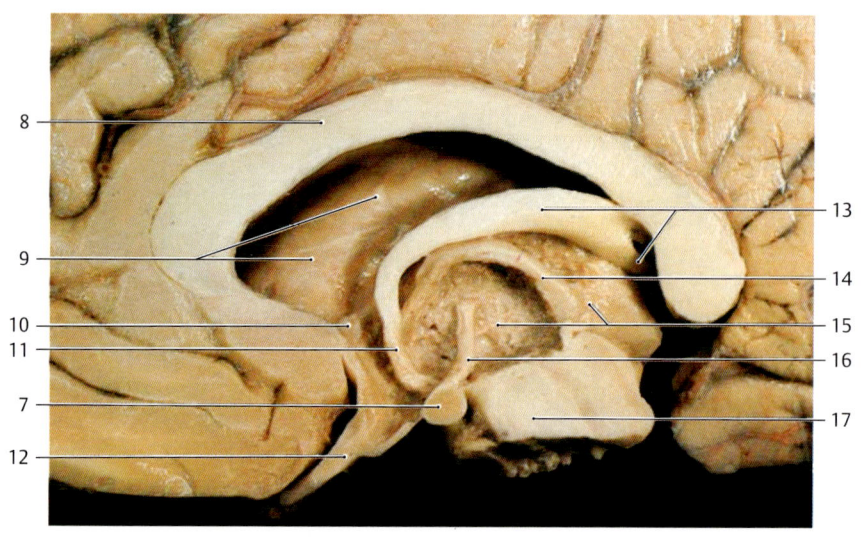

Fig. 9.146 **Corte mediano através do diencéfalo.** A parte medial do tálamo e o septo pelúcido foram removidos para exposição do fórnice e do fascículo mamilotalâmico.

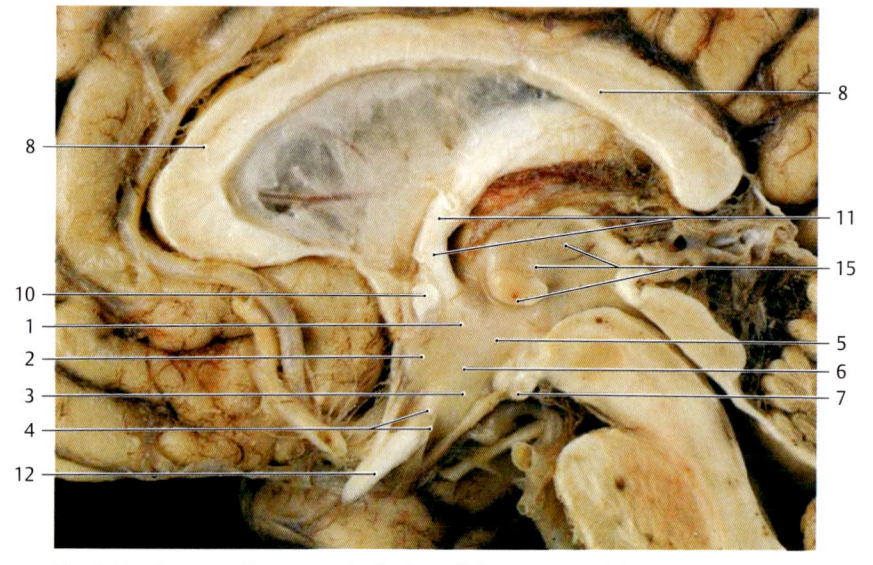

Fig. 9.147 **Corte mediano através do diencéfalo e mesencéfalo.** Localização dos núcleos hipotalâmicos.

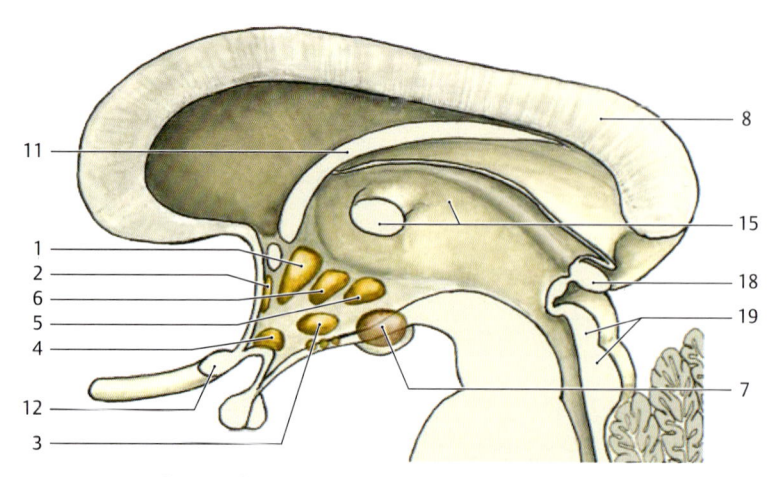

Fig. 9.148 **Localização dos principais núcleos hipotalâmicos.**

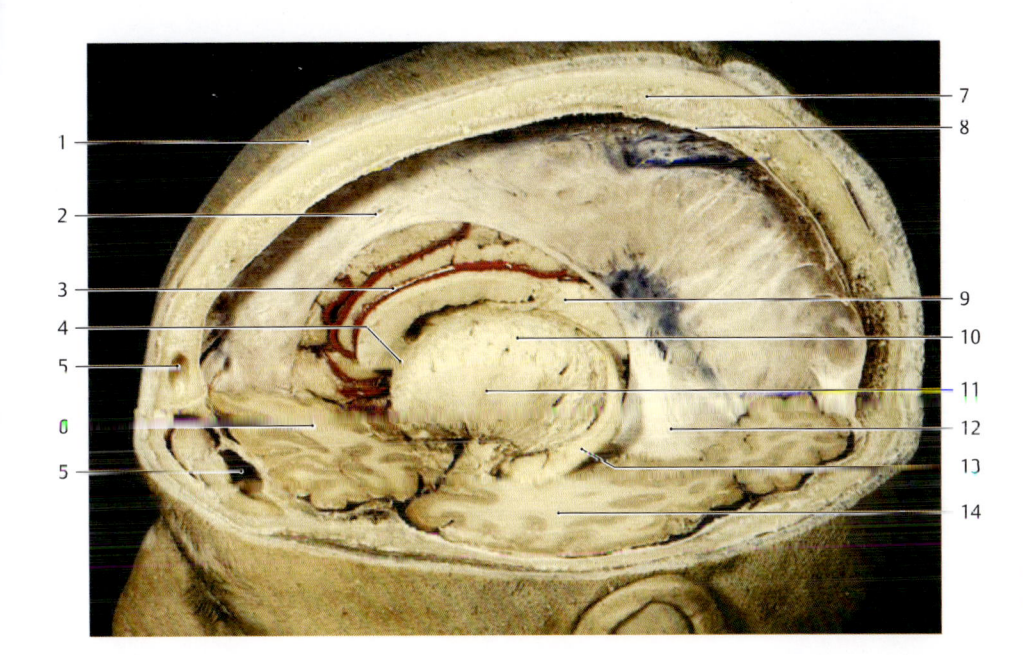

Encéfalo: Núcleos Subcorticais | **9** Encéfalo e Órgãos dos Sentidos

1 Pele do couro cabeludo
2 Foice do cérebro
3 Artéria cerebral anterior
4 Núcleo caudado
5 Seio frontal
6 Lobo frontal
7 Díploe do crânio
8 Dura-máter
9 Corpo caloso
10 Cápsula interna
11 Núcleo lentiforme (putâmen)
12 Tentório do cerebelo
13 Hipocampo
14 Lobo temporal do hemisfério esquerdo

Fig. 9.149 Dissecção do tronco encefálico *in situ*. O hemisfério esquerdo foi parcialmente removido

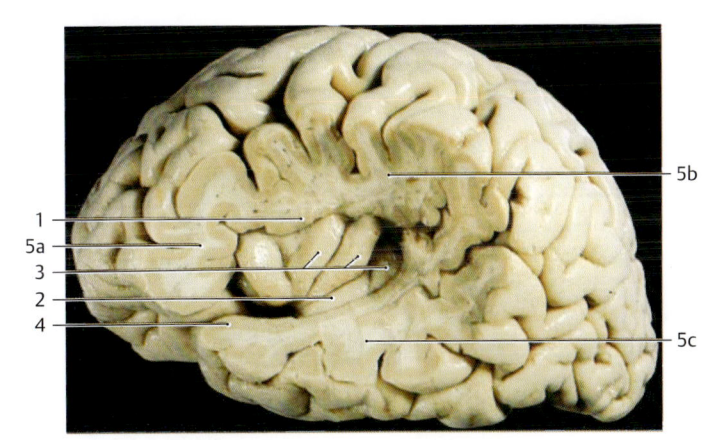

Fig. 9.150 Ínsula (Reili), hemisfério esquerdo. Os opérculos dos lobos frontal, parietal e temporal foram removidos para exibição dos giros insulares.

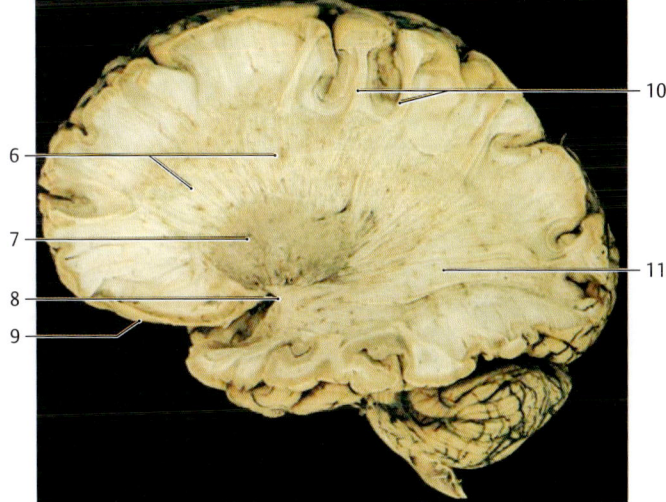

Fig. 9.151 Coroa radiada, hemisfério esquerdo. Polo frontal à esquerda.

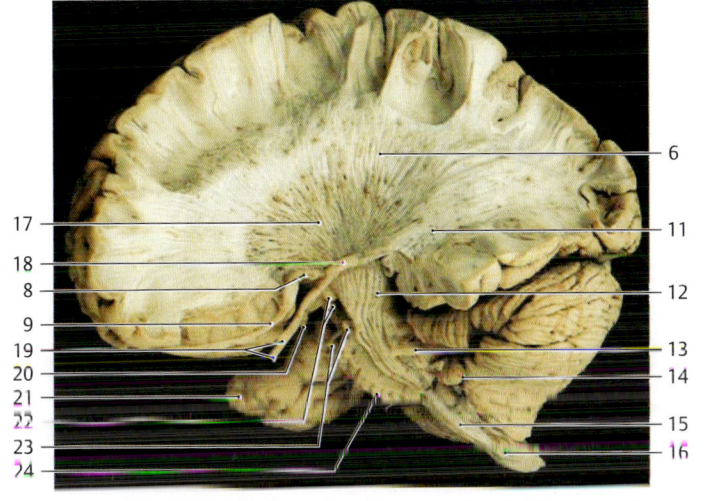

Fig. 9.152 Coroa radiada e cápsula interna, hemisfério esquerdo. O núcleo lentiforme foi removido. Polo frontal à esquerda.

1 Sulco circular da ínsula
2 Giro longo da ínsula
3 Giros curtos da ínsula
4 Límen da ínsula
5 Opérculos (cortados)
  (a) Opérculo frontal
  (b) Opérculo frontoparietal
  (c) Opérculo temporal
6 Coroa radiada
7 Núcleo lentiforme
8 Comissura anterior
9 Trato olfatório
10 Fibras arqueadas cerebrais
11 Radiação óptica
12 Pedúnculo cerebral
13 Nervo trigêmeo (V NC)
14 Flóculo do cerebelo
15 Trato piramidal
16 Decussação do trato piramidal
17 Cápsula interna
18 Trato óptico
19 Nervo óptico (II NC)
20 Infundíbulo
21 Lobo temporal (lado direito)
22 Corpos mamilares
23 Nervo oculomotor (III NC)
24 Fibras transversas da ponte

9 Encéfalo e Órgãos dos Sentidos | Encéfalo: Núcleos Subcorticais

1. Coroa radiada
2. Corno anterior do ventrículo lateral
3. Cabeça do núcleo caudado
4. Putâmen
5. Comissura anterior
6. Trato olfatório
7. Corpo amigdaloide
8. Digitações hipocampais
9. Cápsula interna
10. *Calcar avis*
11. Corno posterior do ventrículo lateral
12. Plexo coróideo do ventrículo lateral
13. Extremidade caudal do núcleo caudado
14. Pulvinar do tálamo
15. Corpo mamilar
16. Trato óptico
17. Comissura anterior
18. Fórnice
19. Estria longitudinal
20. Giro dentado
21. Fímbria hipocampal
22. Pé do hipocampo

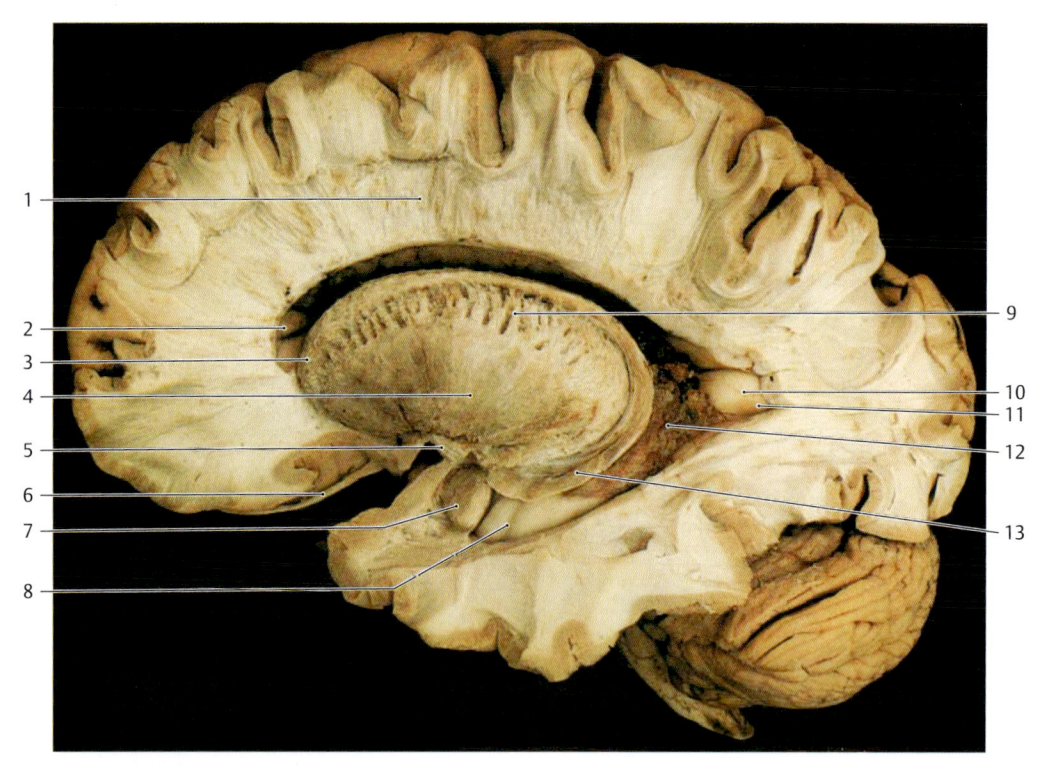

Fig. 9.153 **Dissecção dos núcleos subcorticais e da cápsula interna**, hemisfério esquerdo (aspecto lateral). O ventrículo lateral foi aberto, e os giros insulares e o claustro foram removidos, revelando o núcleo lentiforme e a cápsula interna. Polo frontal à esquerda.

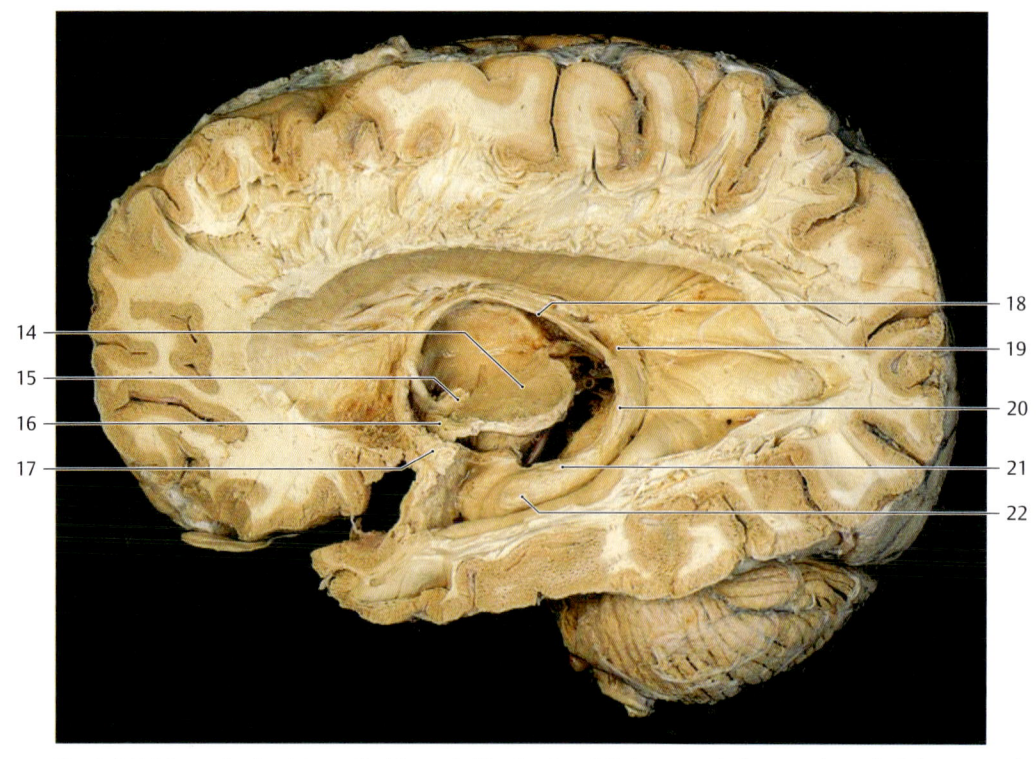

Fig. 9.154 **Dissecção do sistema límbico e do fórnice**, hemisfério esquerdo (aspecto lateral). Polo frontal à esquerda.

Encéfalo: Núcleos Subcorticais | 9 Encéfalo e Órgãos dos Sentidos

1 Artéria cerebral anterior
2 Lobo frontal
3 Corpo amigdaloide
4 Trato olfatório
5 Artéria carótida interna
6 Nervo oculomotor (III NC)
7 Artéria basilar
8 Nervo trigêmeo (V NC)
9 Nervo hipoglosso (XII NC)
10 Núcleo caudado
11 Cápsula interna
12 Núcleo lentiforme
13 Extremidade caudal do núcleo caudado
14 Colículo inferior do mesencéfalo
15 Nervo troclear (IV NC)
16 Pedúnculo cerebelar superior
17 Pedúnculo cerebelar médio
18 Cerebelo
19 Nervo facial (VII NC) e nervo vestibulococlear (VIII NC)
20 Nervo abducente (VI NC)
21 Nervo glossofaríngeo (IX NC), nervo vago (X NC) e nervo acessório (XI NC)
22 Oliva inferior

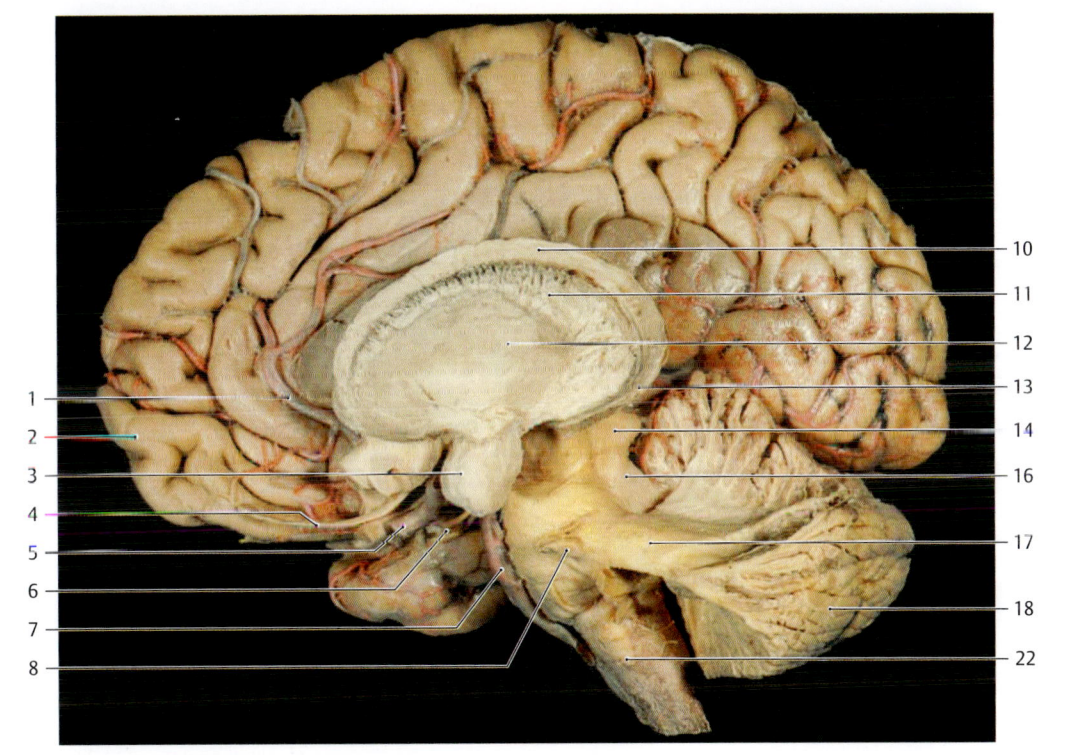

Fig. 9.155 **Dissecção do tronco encefálico e do cerebelo** (aspecto lateral). As conexões do tronco encefálico com o cerebelo foram dissecadas. O corpo amigdaloide do hemisfério esquerdo é mostrado. O corpo caloso foi parcialmente removido. Polo frontal à esquerda.

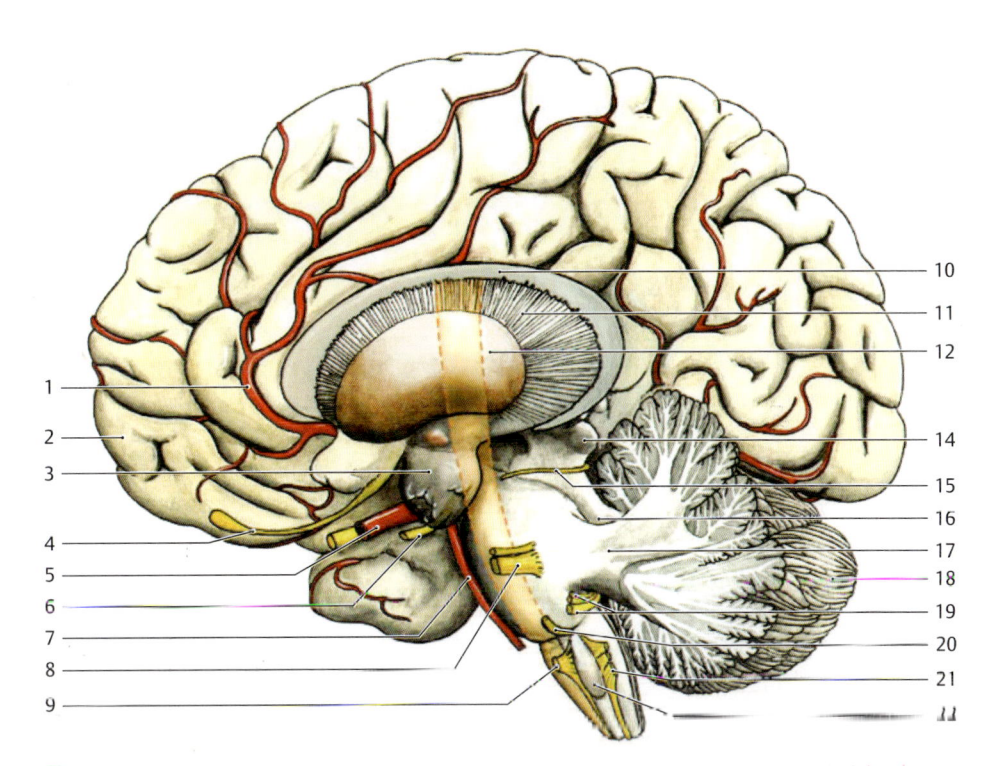

Fig. 9.156 **Desenho esquemático do tronco encefálico e cerebelo dissecados** (aspecto lateral; ver Fig. 9.155 anterior). Vermelho – trajeto dos tratos piramidais; amarelo – nervos cranianos.

509

9 Encéfalo e Órgãos dos Sentidos | Encéfalo: Sistema Ventricular

1. Parte central do ventrículo lateral
2. Forame interventricular (de Monro)
3. Corno anterior do ventrículo lateral
4. Localização da aderência intertalâmica
5. Incisura para a comissura anterior
6. Terceiro ventrículo
7. Recesso óptico
8. Incisura para o quiasma óptico
9. Recesso infundibular
10. Corno inferior do ventrículo lateral com indentação do corpo amigdaloide
11. Recesso lateral e abertura lateral do quarto ventrículo (de Luschka)
12. Recesso suprapineal
13. Recesso pineal
14. Incisura para a comissura posterior
15. Corno posterior do ventrículo lateral
16. Aqueduto cerebral
17. Quarto ventrículo
18. Abertura mediana do quarto ventrículo (de Magendie)

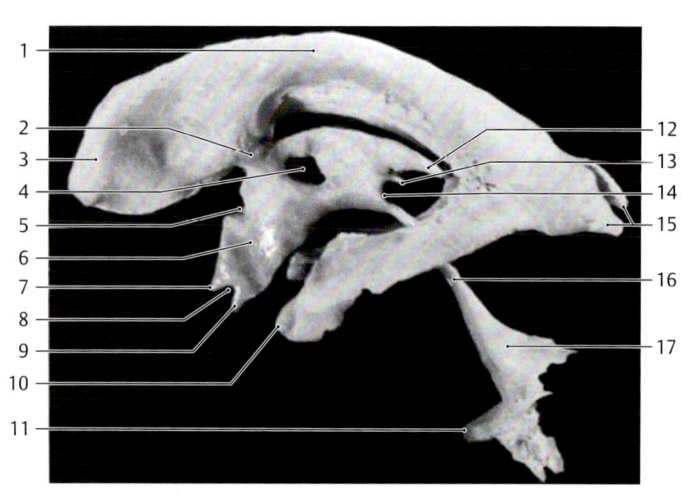

Fig. 9.157 **Molde das cavidades ventriculares do encéfalo** (aspecto lateral). Polo frontal à esquerda.

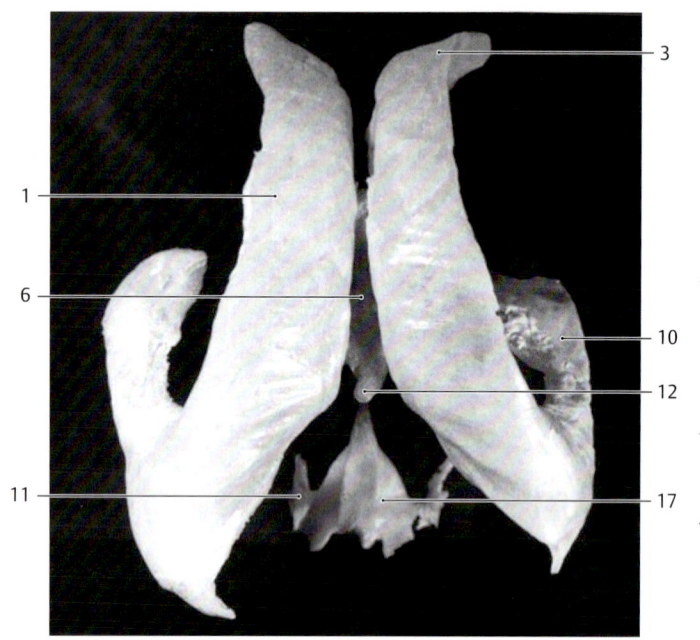

Fig. 9.158 **Molde das cavidades ventriculares do encéfalo** (aspecto superior). Polo frontal no topo.

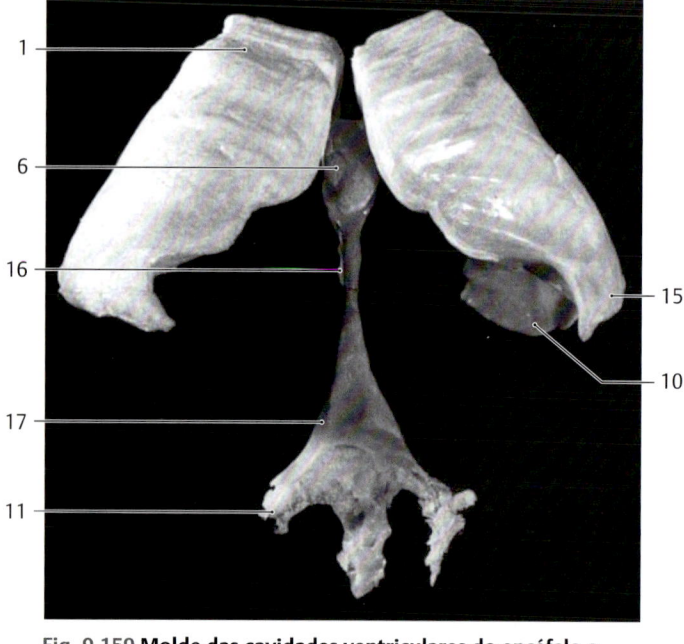

Fig. 9.159 **Molde das cavidades ventriculares do encéfalo e aqueduto cerebral** (aspecto posterior). São mostrados os cornos posteriores dos ventrículos laterais (15). Quarto ventrículo (17) visto de posição caudal.

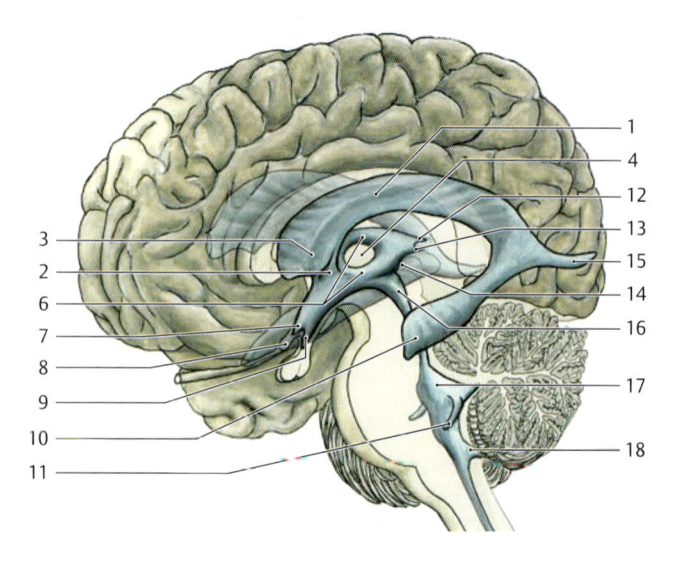

Fig. 9.160 **Posição das cavidades ventriculares.**

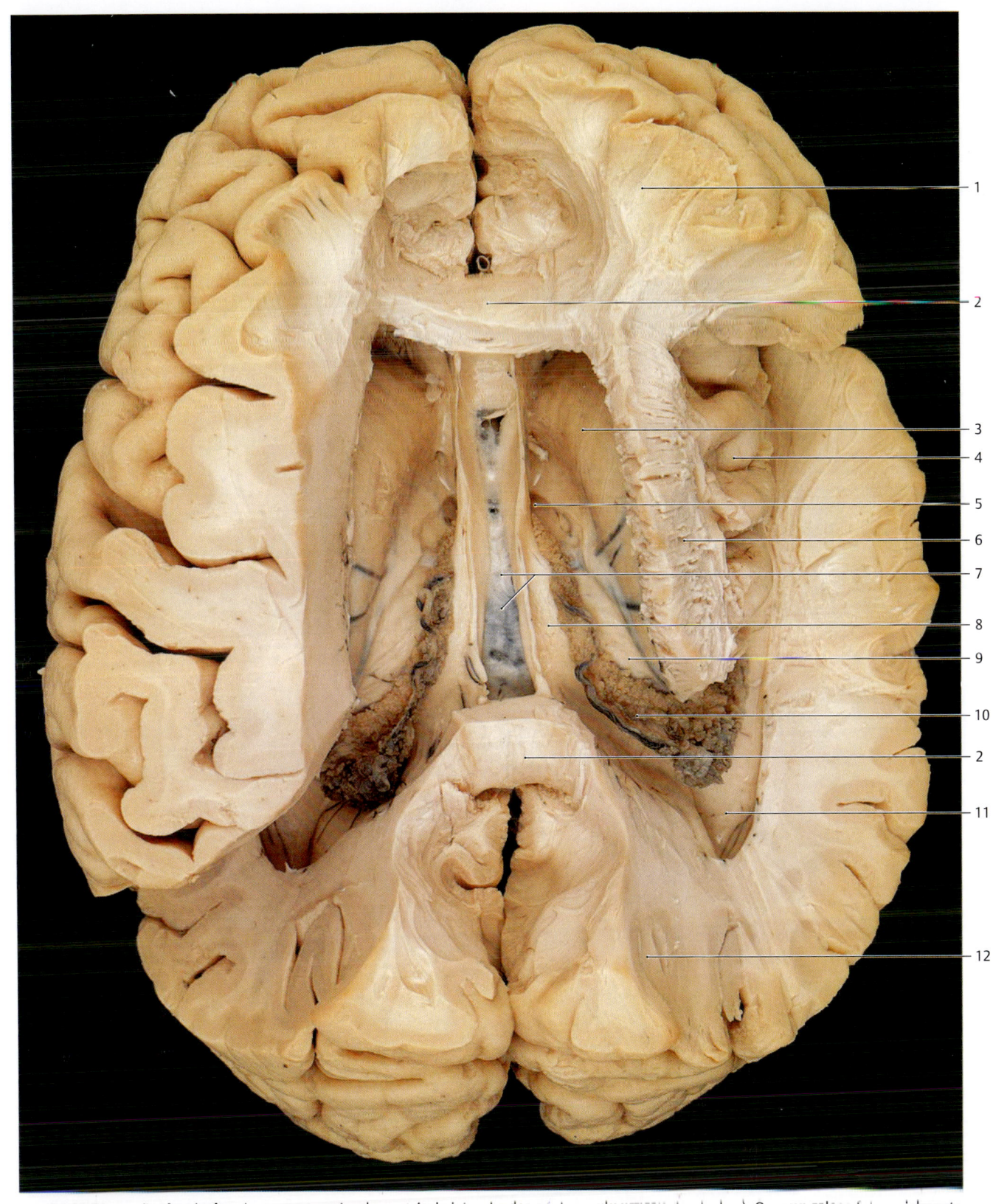

Encéfalo: Sistema Ventricular | 9 Encéfalo e Órgãos dos Sentidos

Fig. 9.161 **Dissecção do cérebro** (aspecto superior do ventrículo lateral e dos núcleos subcorticais do cérebro). O corpo caloso foi parcialmente removido. São mostrados fórnice e o plexo coróideo do ventrículo lateral esquerdo.

1. Lobo frontal do cérebro
2. Corpo caloso
3. Núcleo caudado (cabeça)
4. Córtex insular
5. Forame interventricular
6. Cápsula interna
7. Plexo coróideo do terceiro ventrículo
8. Corpo do fórnice
9. Tálamo
10. Plexo coróideo
11. Ventrículo lateral (corno occipital)
12. Lobo occipital do cérebro

511

9 Encéfalo e Órgãos dos Sentidos | Encéfalo: Tronco Encefálico

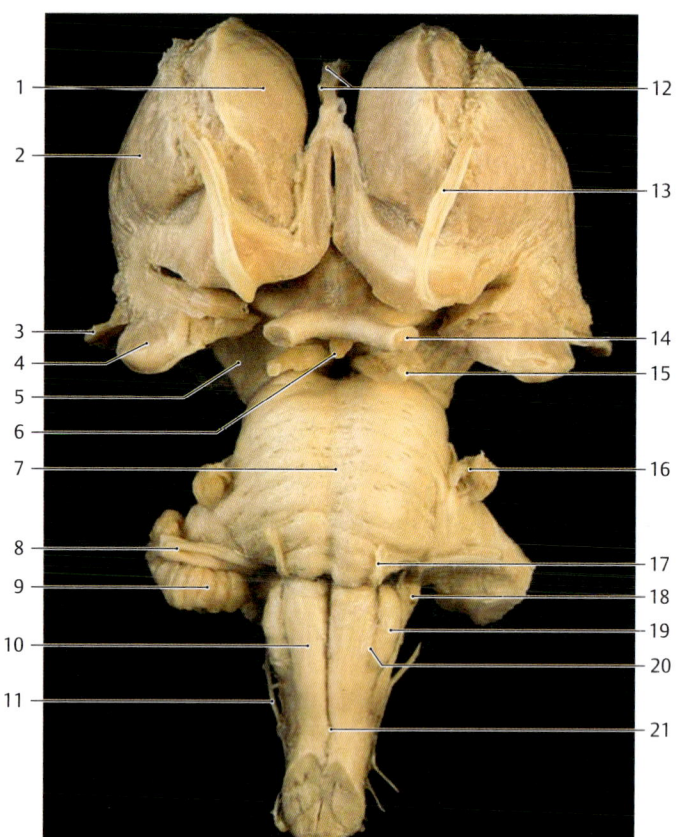

Fig. 9.162 **Tronco encefálico** (aspecto anterior). O cérebro foi removido.

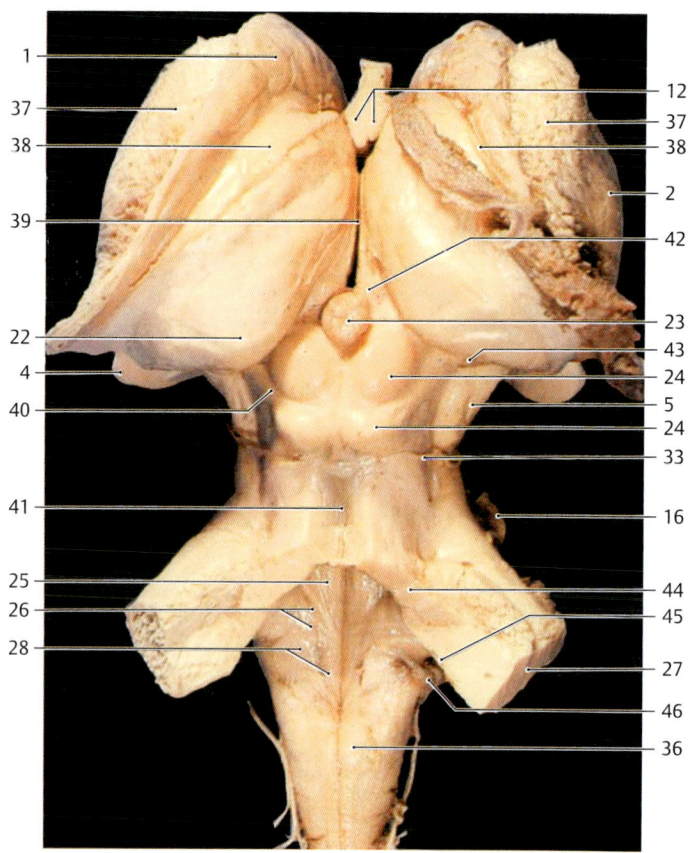

Fig. 9.163 **Tronco encefálico** (aspecto posterior). O cérebro foi removido.

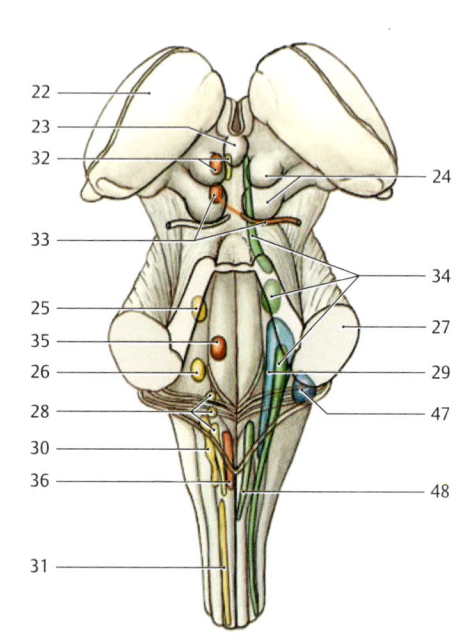

Fig. 9.164 **Tronco encefálico** (aspecto posterior). **Localização dos núcleos dos nervos cranianos.** Os núcleos motores somáticos e motores viscerais (derivações da placa basal da medula espinal) situam-se em duas fileiras próximo à linha mediana na fossa romboide (laranja, amarelo). As áreas de núcleos eferentes somáticos do III, IV, VI e XII NCs localizam-se mais medialmente (laranja). Os núcleos sensitivos somáticos e sensitivos viscerais (derivações da placa da asa) unem-se lateralmente (verde, azul). Os núcleos puramente sensitivos do VIII NC localizam-se mais lateralmente (azul).

1. Núcleo caudado
2. Núcleo lentiforme
3. Extremidade caudal do núcleo caudado
4. Corpo amigdaloide
5. Pedúnculo cerebral
6. Infundíbulo
7. Ponte
8. Nervos facial e vestibulococlear (VII e VIII NCs)
9. Flóculo cerebelar
10. Bulbo
11. Nervo acessório (XI NC)
12. Fórnice e coluna do fórnice
13. Trato olfatório
14. Nervo óptico (II NC)
15. Nervo oculomotor (III NC)
16. Nervo trigêmeo (V NC)
17. Nervo abducente (VI NC)
18. Nervos glossofaríngeo e vago (IX e X NCs)
19. Oliva inferior
20. Nervo hipoglosso (XII NC)
21. Decussação das pirâmides
22. Tálamo
23. Epífise
24. Teto do mesencéfalo (colículos superior e inferior)
25. Núcleo motor do nervo trigêmeo (V NC)
26. Núcleo do facial (VII NC)
27. Pedúnculo cerebelar médio
28. Núcleo visceral dos nervos glossofaríngeo e vago (IX e X NCs), núcleo salivatório
29. Núcleo vestibular (VIII NC)
30. Núcleo ambíguo (IX, X e XI NCs)
31. Núcleo espinal do nervo acessório (XI NC)
32. Núcleo motor do nervo oculomotor (III NC)
33. Núcleo e nervo trocleares (IV NC)
34. Núcleo sensitivo do nervo trigêmeo (V NC)
35. Núcleo do abducente (VI NC)
36. Núcleo do hipoglosso (XII NC)
37. Cápsula interna
38. Lâmina afixa
39. Terceiro ventrículo
40. Braço do colículo inferior
41. Véu medular superior
42. Trígono habenular
43. Corpo geniculado medial
44. Pedúnculo cerebelar superior
45. Pedúnculo cerebelar inferior
46. Plexo coróideo do quarto ventrículo
47. Núcleos cocleares
48. Núcleo do trato solitário

Encéfalo: Tronco Encefálico | 9 Encéfalo e Órgãos dos Sentidos

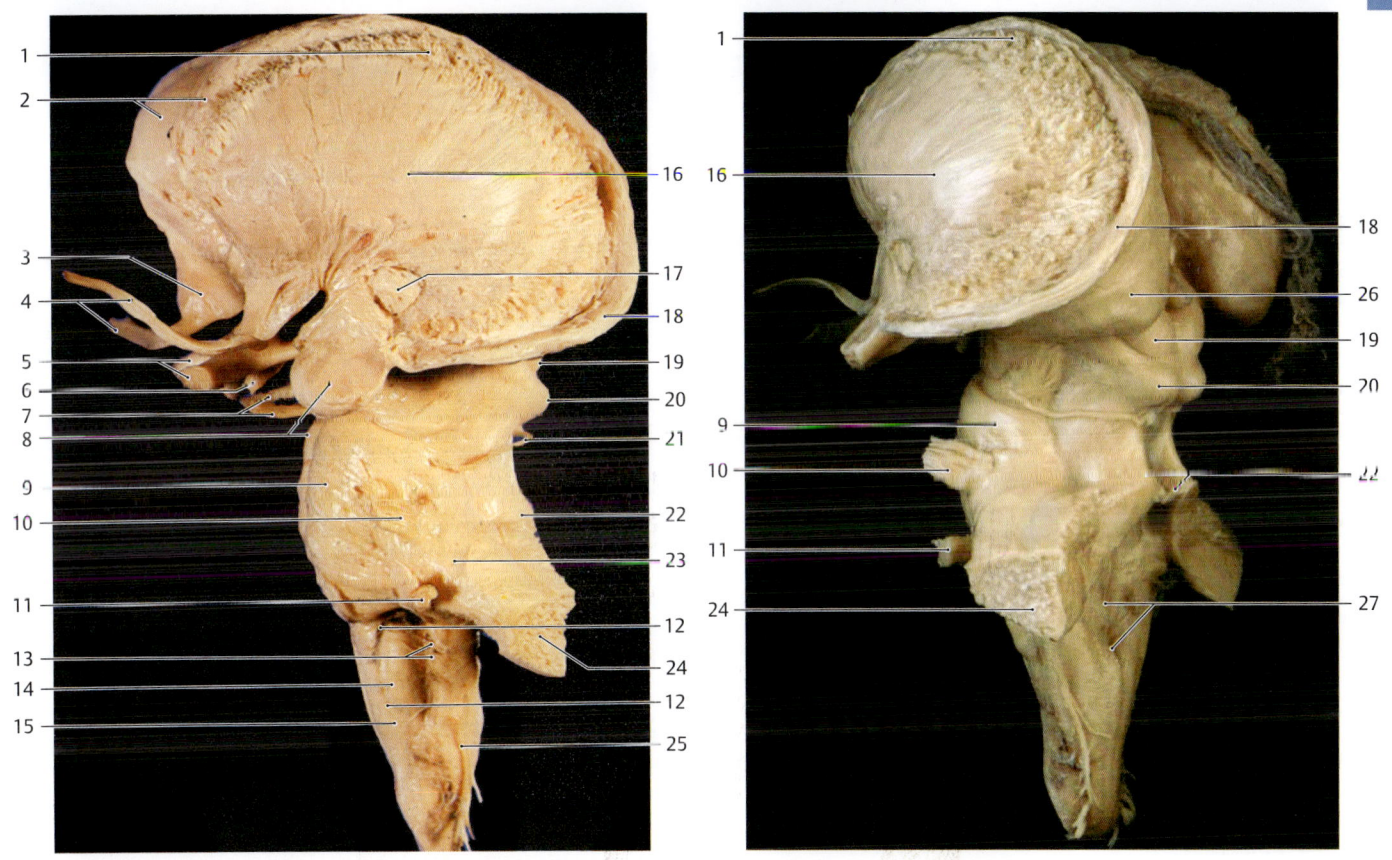

Fig. 9.165 Tronco encefálico (aspecto lateral esquerdo). Os pedúnculos cerebelares foram partidos, e o cerebelo e o córtex cerebral foram removidos.

Fig. 9.166 Tronco encefálico (aspecto posterolateral). O cerebelo foi removido.

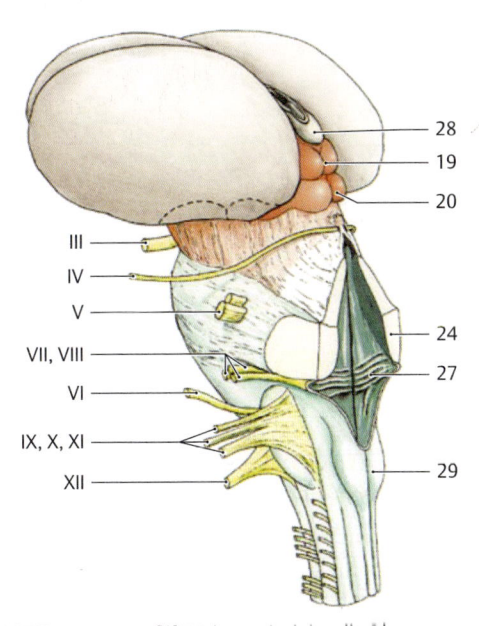

Fig. 9.167 Tronco encefálico (aspecto lateral). Observe a localização dos nervos cranianos III-XII.

1. Cápsula interna
2. Cabeça do núcleo caudado
3. Trígono olfatório
4. Tratos olfatórios
5. Nervos ópticos (II NC)
6. Infundíbulo
7. Nervo oculomotor (III NC)
8. Corpo amigdaloide
9. Ponte
10. Nervo trigêmeo (V NC)
11. Nervos facial e vestibulococlear (VII e VIII NCs)
12. Nervo hipoglosso (XII NC)
13. Nervos glossofaríngeo e vago (IX e X NCs)
14. Oliva inferior
15. Bulbo
16. Núcleo lentiforme
17. Comissura anterior
18. Cauda do núcleo caudado
19. Colículo superior
20. Colículo inferior
21. Nervo troclear (IV NC)
22. Pedúnculo cerebelar superior
23. Pedúnculo cerebelar inferior
24. Pedúnculo cerebelar médio
25. Nervo acessório (XI NC)
26. Pulvinar do tálamo
27. Estrias medulares e fossa romboide
28. Corpo pineal
29. Clava

513

9 Encéfalo e Órgãos dos Sentidos | Cortes através do Cérebro

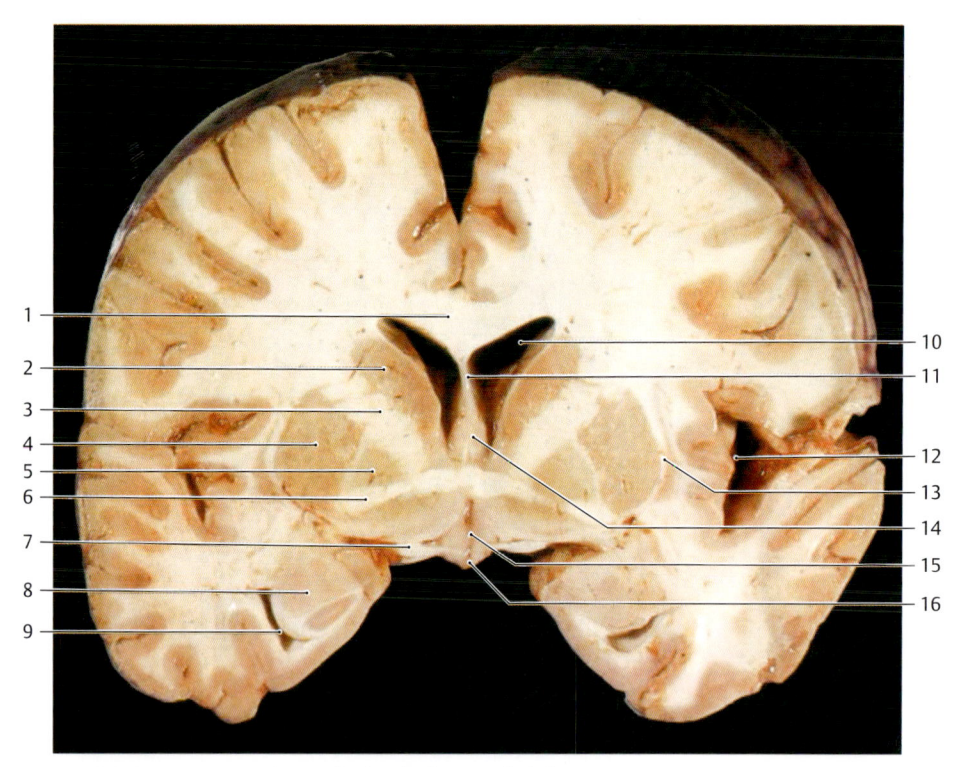

Fig. 9.168 **Corte coronal através do cérebro** no nível da comissura anterior. Corte 1.

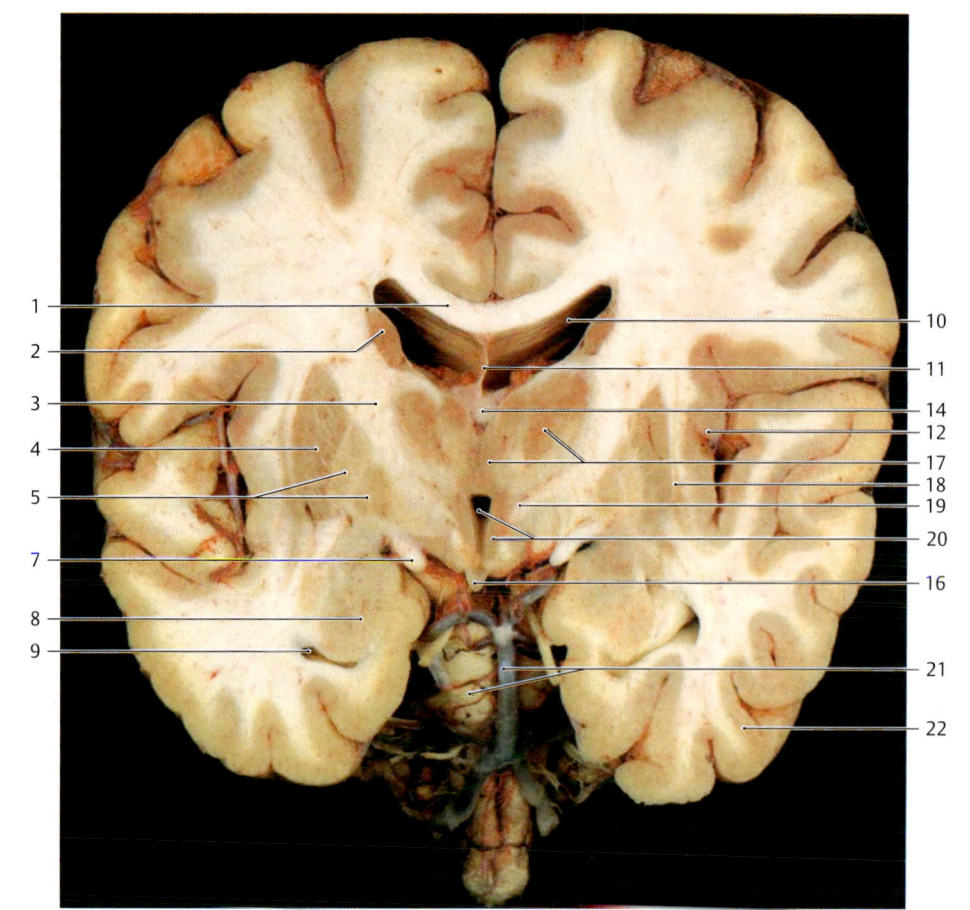

Fig. 9.169 **Corte coronal através do cérebro** no nível do terceiro ventrículo e da aderência intertalâmica. Corte 2.

1. Corpo caloso
2. Cabeça do núcleo caudado
3. Cápsula interna
4. Putâmen
5. Globo pálido
6. Comissura anterior
7. Trato óptico
8. Corpo amigdaloide
9. Corno inferior do ventrículo lateral
10. Ventrículo lateral
11. Septo pelúcido
12. Lobo insular (ínsula)
13. Cápsula externa
14. Coluna do fórnice
15. Recesso óptico
16. Infundíbulo
17. Tálamo
18. Claustro
19. Alça lenticular
20. Terceiro ventrículo e hipotálamo
21. Artéria basilar e ponte
22. Córtex do lobo temporal
23. Colículo inferior
24. Colículo superior
25. Aqueduto cerebral
26. Núcleo rubro
27. Substância negra
28. Pedúnculo cerebral
29. Nervo troclear (IV NC)
30. Substância cinzenta
31. Núcleo do nervo oculomotor
32. Fibras do nervo oculomotor (III NC)
33. Verme do cerebelo
34. Quarto ventrículo
35. Formação reticular
36. Ponte e fibras pontinas transversas
37. Núcleo emboliforme
38. Núcleo dentado
39. Pedúnculo cerebelar médio
40. Plexo coróideo
41. Núcleo do hipoglosso na fossa romboide
42. Fascículo longitudinal medial
43. Nervo trigêmeo (V NC)
44. Núcleo olivar inferior
45. Fibras corticospinais e fibras arqueadas
46. Quarto ventrículo com plexo coróideo
47. Núcleo vestibulares
48. Núcleo e trato solitário
49. Pedúnculo cerebelar inferior (corpo restiforme)
50. Formação reticular
51. Lemnisco medial
52. Núcleo cuneiforme de Burdach
53. Canal central
54. Trato piramidal
55. Flóculo do cerebelo
56. Hemisfério cerebelar com pia-máter
57. "Árvore da vida" do cerebelo
58. Núcleo grácil de Goll
59. Recesso lateral do plexo coróideo do quarto ventrículo
60. Artéria cerebelar inferior posterior
61. Plexo coróideo do ventrículo lateral

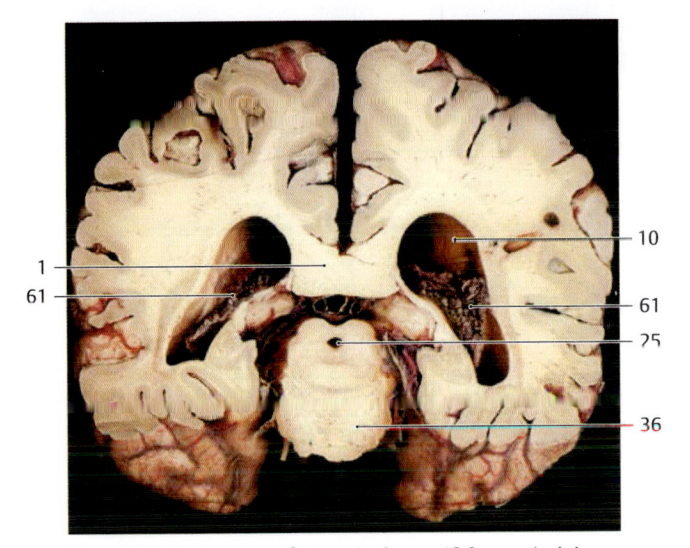

Cortes através do Cérebro | 9 Encéfalo e Órgãos dos Sentidos

Fig. 9.170 Corte coronal através do encéfalo no nível do colículo inferior (aspecto posterior). Corte 3.

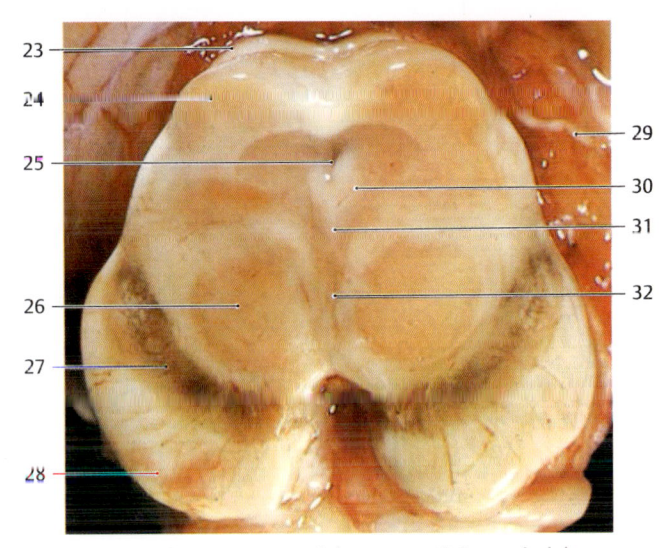

Fig. 9.171 Corte transversal do mesencéfalo no nível do colículo superior (aspecto superior). Corte 4.

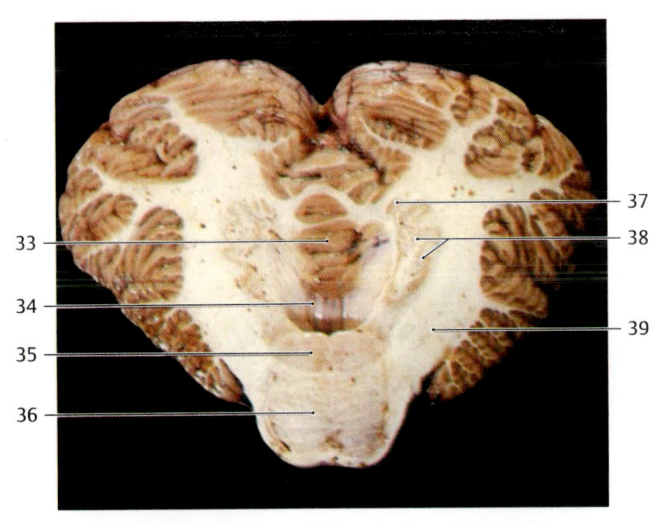

Fig. 9.172 Corte transversal através do rombencéfalo no nível da ponte (aspecto inferior). Corte 5.

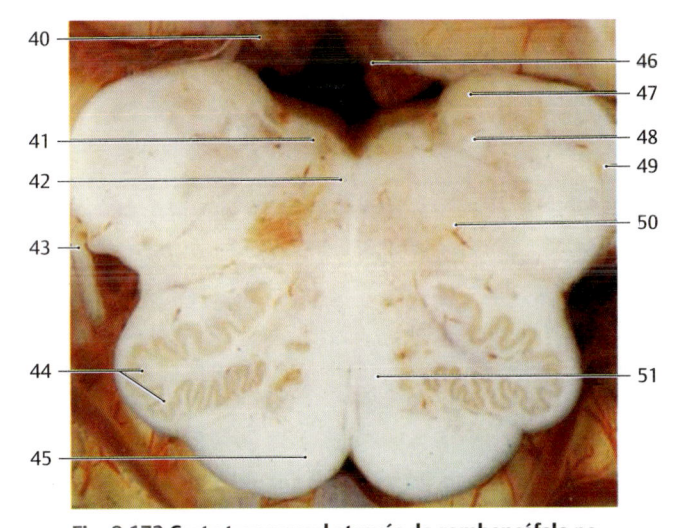

Fig. 9.173 Corte transversal através do rombencéfalo no nível da oliva (aspecto inferior). Corte 6.

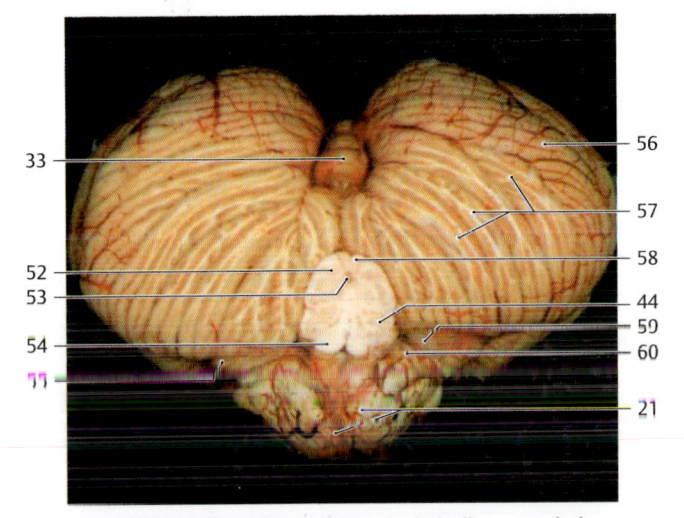

Fig. 9.174 Corte transversal através do bulbo e cerebelo (aspecto inferior). Corte 7.

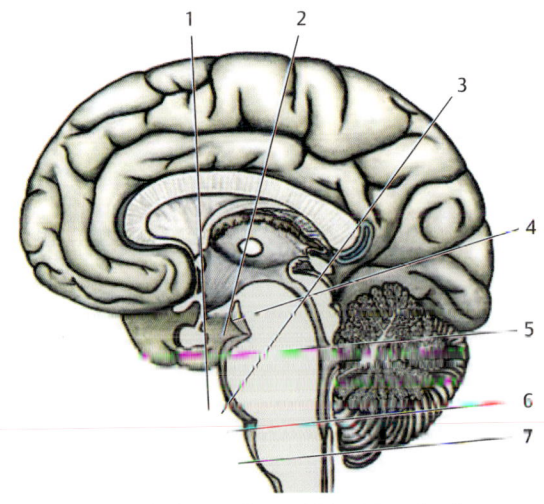

Fig. 9.175 Metade direita do encéfalo. São indicados os níveis dos cortes.

515

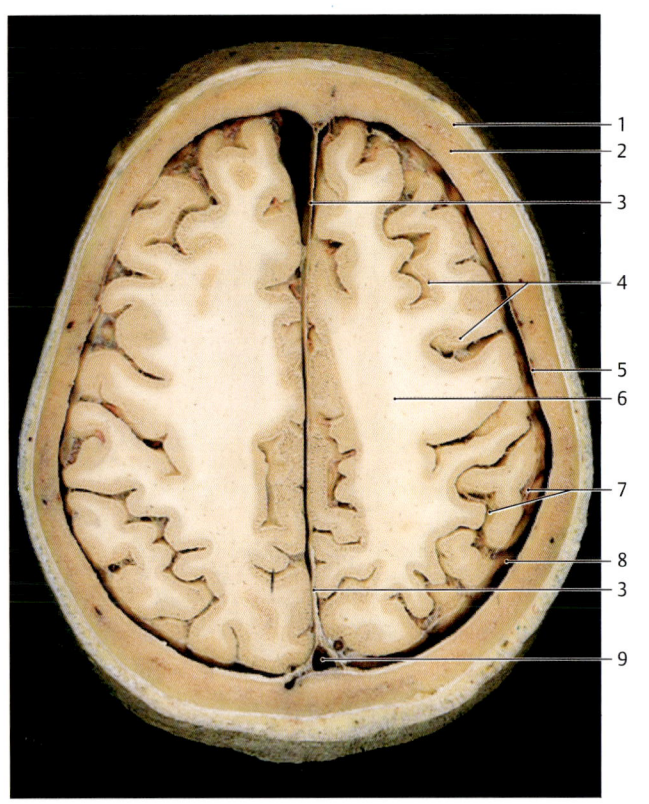

9 Encéfalo e Órgãos dos Sentidos | Cortes através do Cérebro

Fig. 9.176 Corte horizontal através da cabeça e do cérebro. Corte 1.

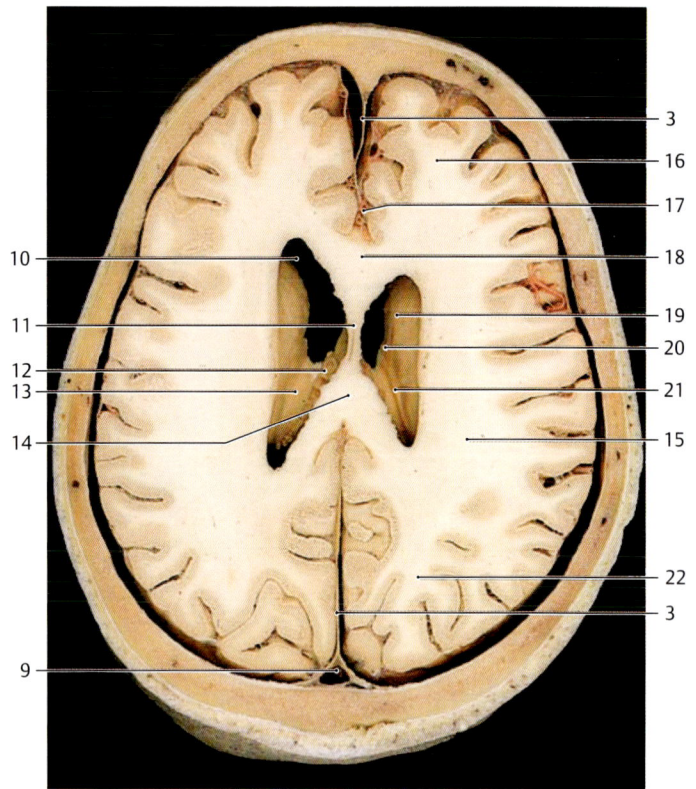

Fig. 9.177 Corte horizontal através da cabeça e do cérebro. Corte 2.

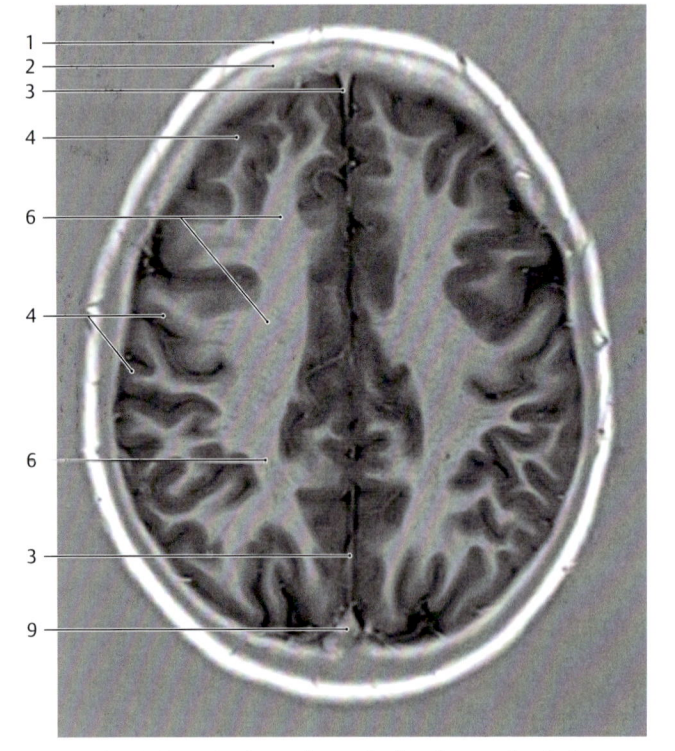

Fig. 9.178 Corte horizontal através da cabeça e do cérebro no nível do corte 1 (varredura de IRM). (Cortesia do Prof. Uder, Instituto de Radiologia, Hospital Universitário de Erlangen, Alemanha.)

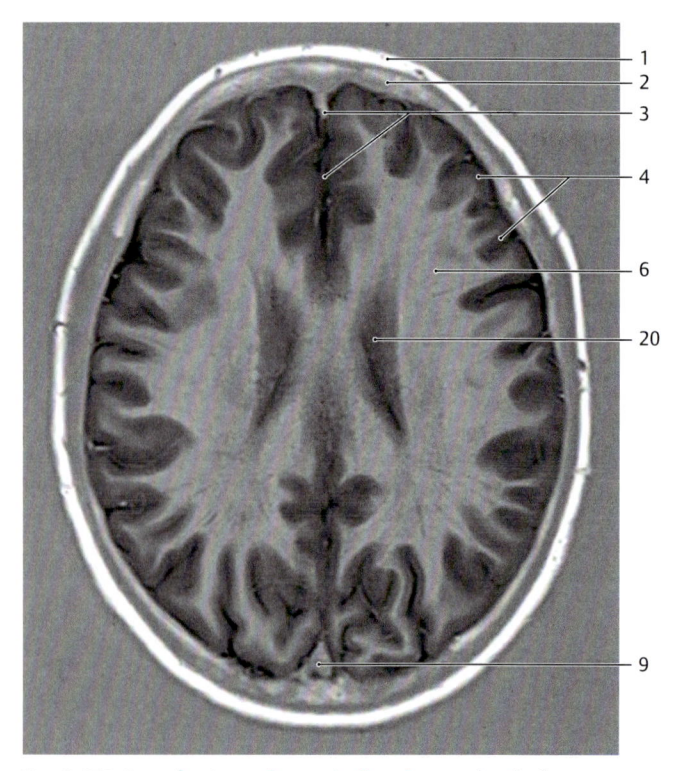

Fig. 9.179 Corte horizontal através da cabeça e do cérebro no nível do corte 2 (varredura de IRM). (Cortesia do Prof. Uder, Instituto de Radiologia, Hospital Universitário de Erlangen, Alemanha.)

Cortes através do Cérebro | 9 Encéfalo e Órgãos dos Sentidos

#	Legenda	#	Legenda
1	Pele do couro cabeludo	15	Lobo parietal
2	Calvária (díploe do crânio)	16	Lobo frontal
3	Foice do cérebro	17	Artéria cerebral anterior
4	Substância cinzenta do cérebro (córtex)	18	Joelho do corpo caloso
5	Dura-máter	19	Núcleo caudado
6	Substância branca do cérebro	20	Parte central do ventrículo lateral
7	Aracnoide-máter e pia-máter com vasos	21	Estria terminal
		22	Lobo occipital
		23	Núcleo caudado
8	Espaço subdural (discretamente expandido em decorrência do encolhimento do cérebro)	24	Lobo insular (ínsula)
		25	Putâmen
		26	Claustro
		27	Cápsula externa
		28	Cápsula interna
		29	Seio sagital inferior
9	Seio sagital superior	30	Coluna do fórnice
10	Corno anterior do ventrículo lateral	31	Plexo coróideo do terceiro ventrículo
11	Septo pelúcido	32	Entrada do corno inferior do ventrículo lateral com plexo coróideo
12	Plexo coróideo		
13	Tálamo	33	Radiação óptica
14	Esplênio do corpo caloso	34	Terceiro ventrículo

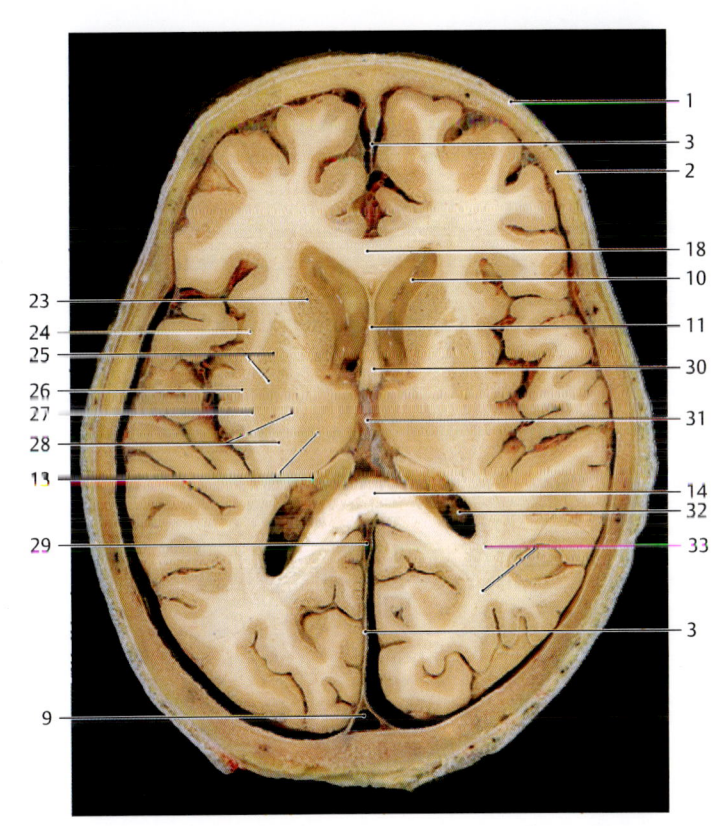

Fig. 9.180 **Corte horizontal através da cabeça e do cérebro** no nível do terceiro ventrículo da cápsula interna e núcleos vizinhos. Corte 3.

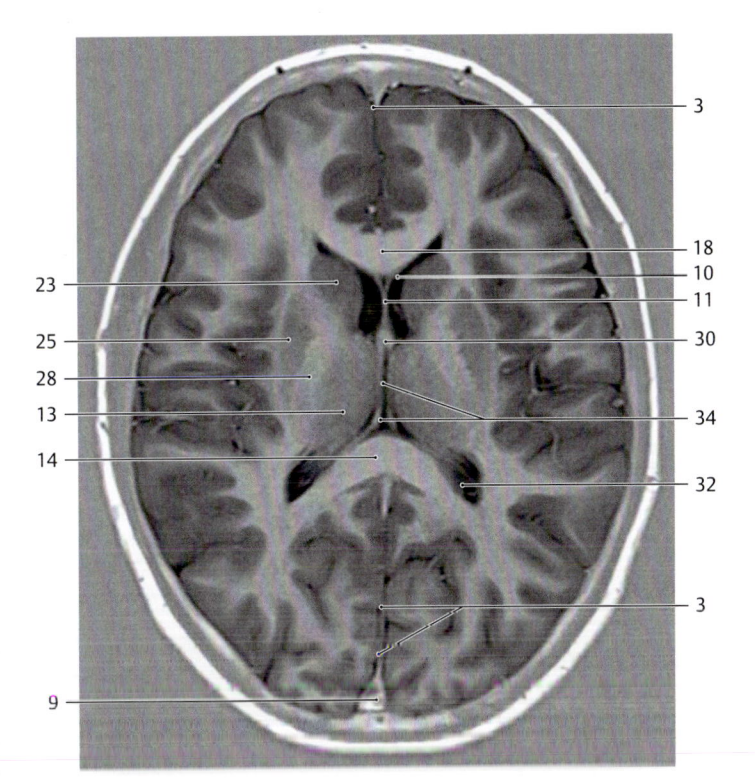

Fig. 9.181 **Corte horizontal através da cabeça e do cérebro** no nível do corte 3 (varredura de IRM). (Cortesia do Prof. Uder, Instituto de Radiologia, Hospital Universitário de Erlangen, Alemanha.)

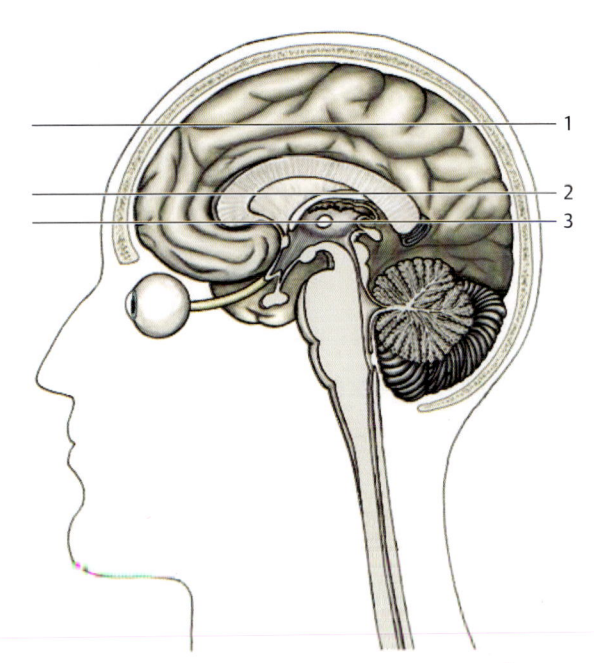

Fig. 9.182 **Corte sagital através da cabeça e do cérebro.** São indicados os níveis dos cortes.

517

9 Encéfalo e Órgãos dos Sentidos | Cortes através do Cérebro

1. Joelho do corpo caloso
2. Cabeça do núcleo caudado
3. Putâmen
4. Claustro
5. Globo pálido
6. Terceiro ventrículo
7. Tálamo
8. Corpo pineal
9. Esplênio do corpo caloso
10. Plexo coróideo do ventrículo lateral
11. Corno anterior do ventrículo lateral
12. Cavidade do septo pelúcido
13. Septo pelúcido
14. Ramo anterior da cápsula interna
15. Coluna do fórnice
16. Cápsula externa
17. Lobo insular (ínsula)
18. Joelho da cápsula interna
19. Ramo posterior da cápsula interna
20. Corno posterior do ventrículo lateral
21. Comissura anterior
22. Radiação óptica
23. Foice do cérebro
24. Seio maxilar
25. Posição da tuba auditiva
26. Cavidade timpânica
27. Meato acústico externo
28. Bulbo
29. Quarto ventrículo
30. Cerebelo (hemisfério esquerdo)
31. Articulação temporomandibular
32. Membrana timpânica
33. Base da cóclea
34. Células aéreas da mastoide
35. Seio sigmóideo
36. Verme do cerebelo
37. Massa intermediária

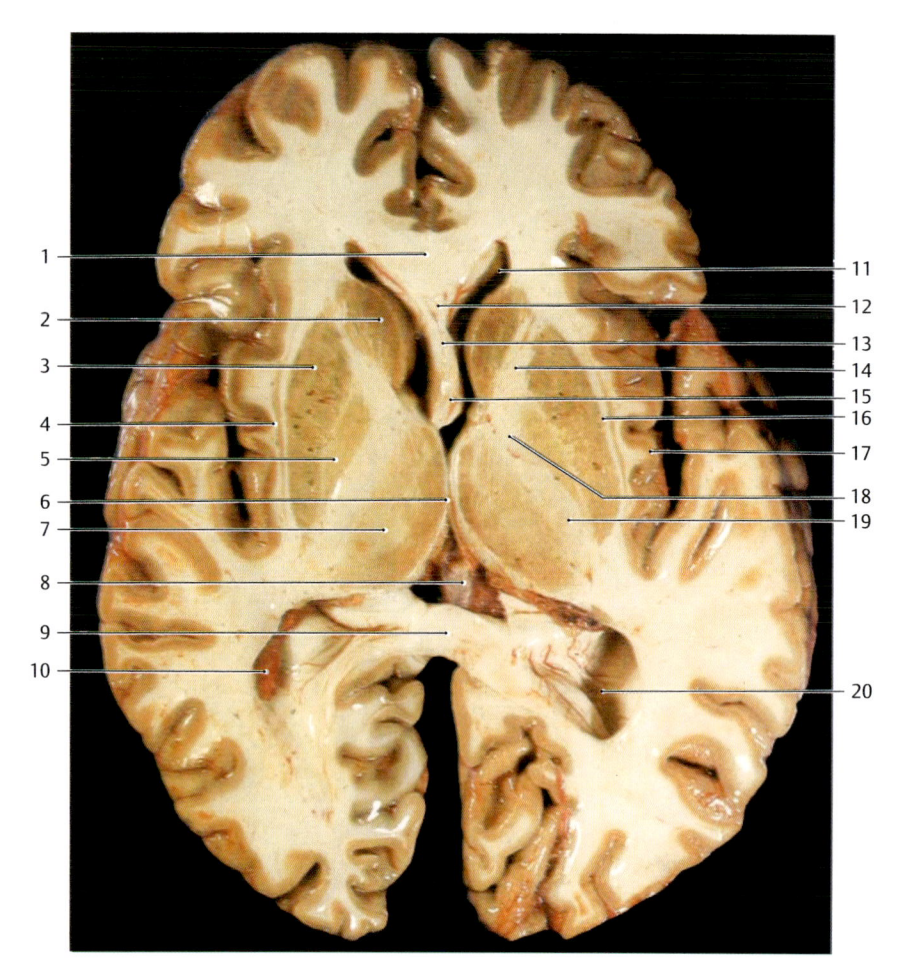

Fig. 9.183 **Corte horizontal através do cérebro** mostrando os núcleos subcorticais e a cápsula interna. Corte 1.

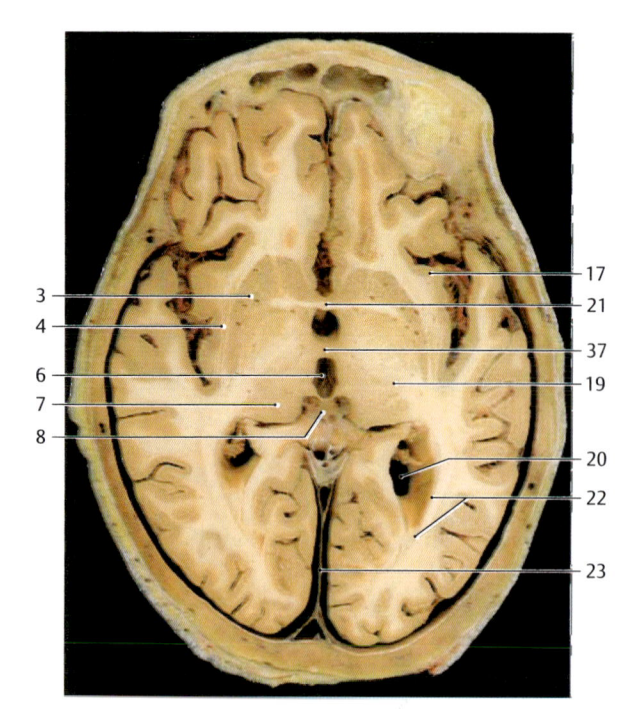

Fig. 9.184 **Corte horizontal através da cabeça e do cérebro.** Corte 2.

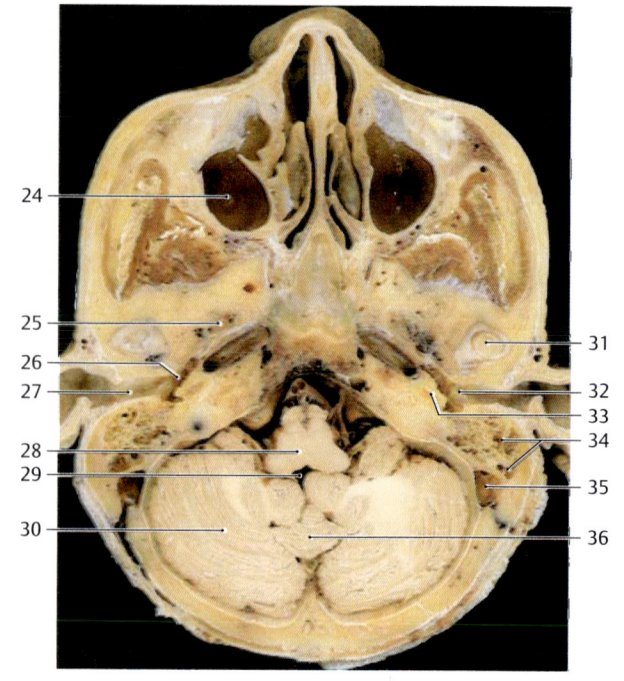

Fig. 9.185 **Corte horizontal através da cabeça e do encéfalo.** Corte 4.

Cortes através do Cérebro | 9 Encéfalo e Órgãos dos Sentidos

1 Pálpebra superior (placa tarsal)
2 Lente
3 Seio etmoidal
4 Nervo óptico (II NC)
5 Artéria carótida interna
6 Infundíbulo e hipófise
7 Lobo temporal
8 Artéria basilar
9 Ponte (corte transversal do tronco encefálico)
10 Aqueduto cerebral (começo do quarto ventrículo)
11 Verme do cerebelo
12 Seio reto
13 Seio transverso
14 Septo nasal
15 Bulbo do olho (esclera)
16 Cavidade nasal
17 Músculo reto lateral
18 Seio esfenoidal
19 Nervo oculomotor (III NC)
20 Tentório do cerebelo
21 Pele do couro cabeludo
22 Calvária (díploe do crânio)
23 Lobo occipital
24 Córtex estriado (córtex visual)

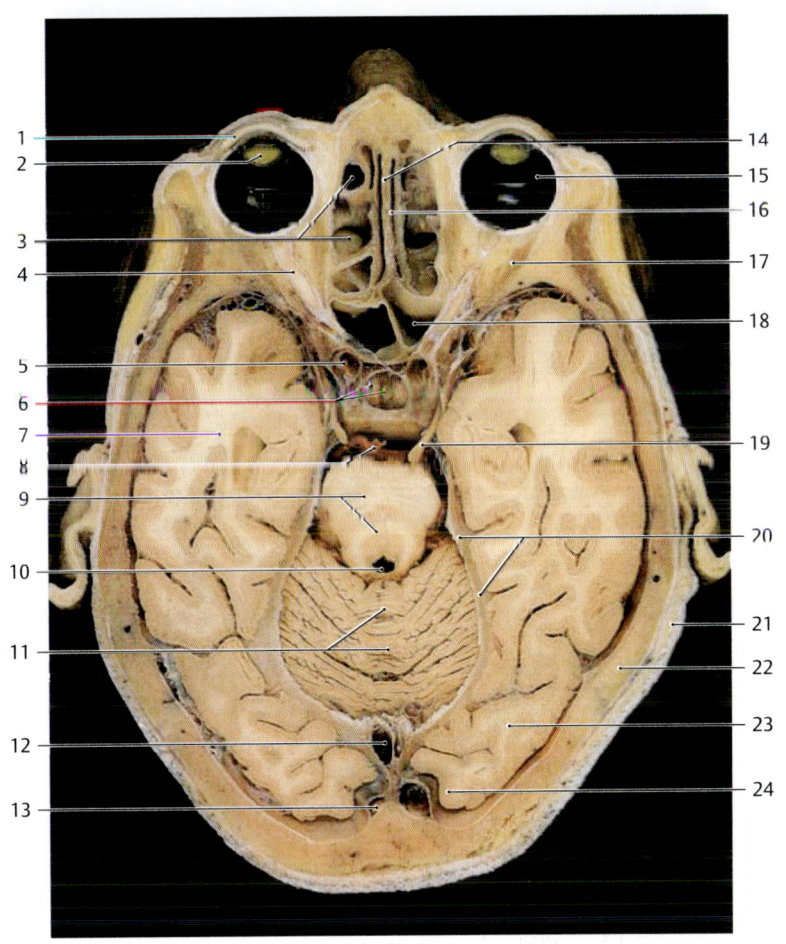

Fig. 9.186 **Corte horizontal através da cabeça e do encéfalo.** Corte 3

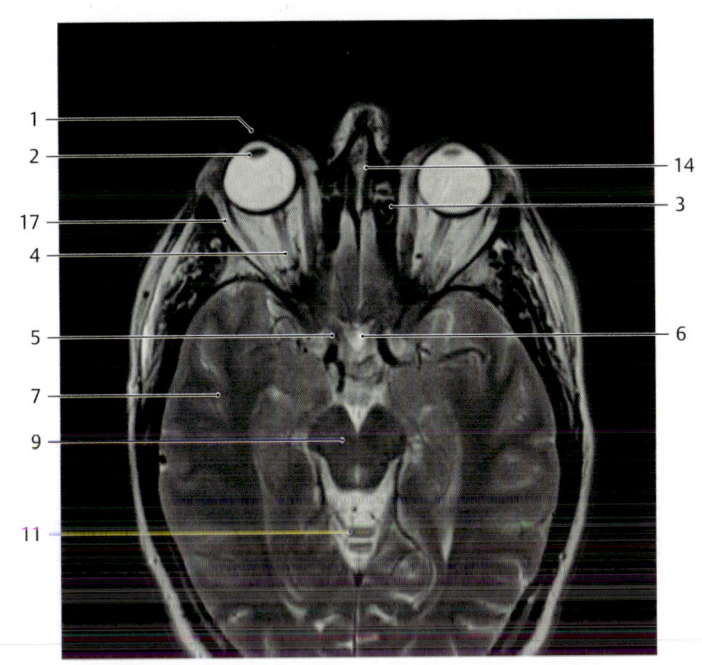

Fig. 9.187 **Pedúnculos cerebrais.** Corte transversal através do tronco encefálico com o aqueduto cerebral (varredura de IRM). (Cortesia do Prof. Uder, Instituto de Radiologia, Hospital Universitário de Erlangen, Alemanha.)

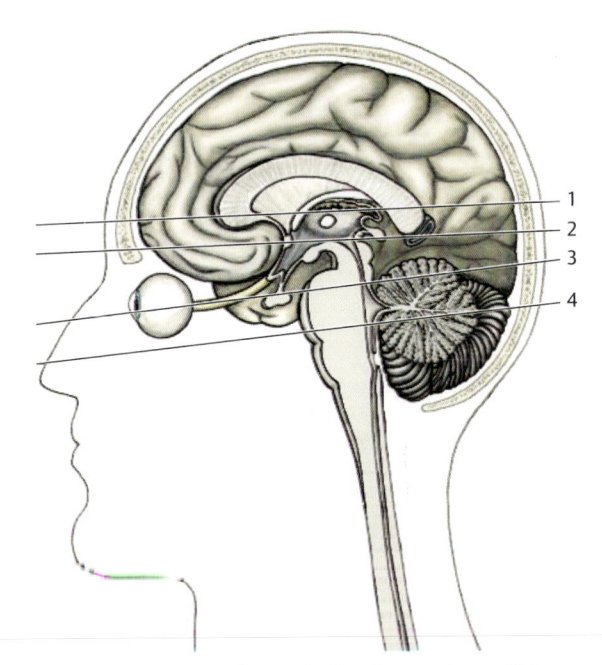

Fig. 9.188 **Corte sagital através da cabeça e do encéfalo.** São indicados os níveis dos cortes.

Tronco:
  Artérias e Veias do Tronco e Cavidade Corporal 522
  Vasos e Linfáticos do Tronco e Cavidade
  Corporal 528
  Músculos do Tronco 529
  Inervação e Segmentação do Tronco 533
Extremidade Superior:
  Artérias e Veias da Extremidade Superior 534
  Vasos e Nervos da Extremidade Superior.............. 536
  Músculos da Extremidade Superior....................... 538
  Inervação e Segmentação da Extremidade
  Superior 543
Extremidade Inferior:
  Artérias e Veias da Extremidade Inferior 544
  Linfáticos da Extremidade Inferior 546
  Nervos da Extremidade Inferior 547
  Vasos e Nervos da Extremidade Inferior................ 548
  Músculos da Extremidade Inferior 549
  Inervação e Segmentação da Extremidade
  Inferior 555
Cabeça e Pescoço:
  Artérias e Veias da Cabeça e Pescoço 556
  Linfáticos da Cabeça e do Pescoço e Nervos
  Cranianos 560
  Nervos Cranianos 561
  Músculos da Cabeça 565
  Músculos da Cabeça e do Pescoço 566
  Vasos e Nervos da Cabeça e do Pescoço 567

Recursos Adicionais

Apêndice

Recursos Adicionais | Artérias e Veias do Tronco e Cavidade Corporal

Artérias do Tronco, Tórax e Parede Abdominal

Ver também Páginas: 16-17/42/43-45/ 243-244/249/155/259/310

Arco aórtico

- **Tronco braquiocefálico** (divide-se em **artéria carótida comum direita** [para a metade direita da cabeça e pescoço] e **artéria subclávia direita** [para ombro e braço direitos])
- **Artéria carótida comum esquerda** (para a metade esquerda da cabeça e do pescoço)
- **Artéria subclávia esquerda** (para ombro e braço esquerdos)

Artéria vertebral

(através dos forames transversários da coluna cervical e do forame occipital para o cérebro; confluência da artéria basilar)

Artéria torácica interna

(próximo ao esterno até o diafragma e parede abdominal anterior)

- **Artérias intercostais ant.** (para a musculatura intercostal)
- **Ramos mamários med.** (para a glândula mamária)
- **Artéria musculofrênica** (para o diafragma)
- **Artéria epigástrica sup.** (Para os músculos anteriores da parede abdominal)

Tronco tireocervical

- **Artéria tireóidea inf.** (para a tireoide e o esôfago)
- **Artéria cervical ascendente** (para os músculos escalenos e os músculos cervicais pré-vertebrais)
- **Artéria cervical transversa** (para os músculos posteriores superficiais)
- **Artéria supraescapular** (para os músculos da escápula; faz anastomose com a artéria escapular circunflexa)
- **Artéria dorsal da escápula** (ramo autônomo da artéria cervical transversa)

Tronco costocervical

- **Artéria cervical profunda** (para os músculos do pescoço)
- **Artéria intercostal suprema** (para o 1º e 2º espaços intercostals)

Aorta (parte torácica)

- **Artérias intercostais post.** (do 3º ao 12º espaços intercostais; faz anastomose com as artérias intercostais)
- **Ramos brônquicos** (para os brônquios e o pulmão)
- **Ramos esofágicos** (para o esôfago)
- **Ramos pericárdicos** (para o pericárdio)
- **Artérias frênicas sup.** (para o diafragma)
- **Artéria subcostal** (artéria intercostal abaixo da 12ª costela)

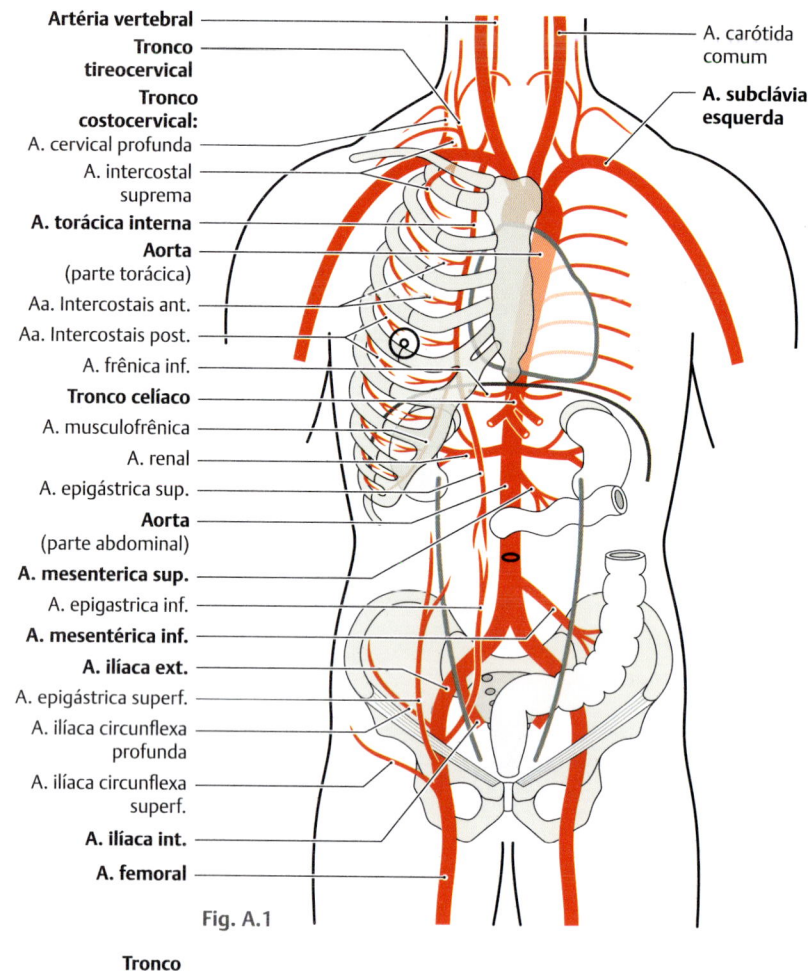

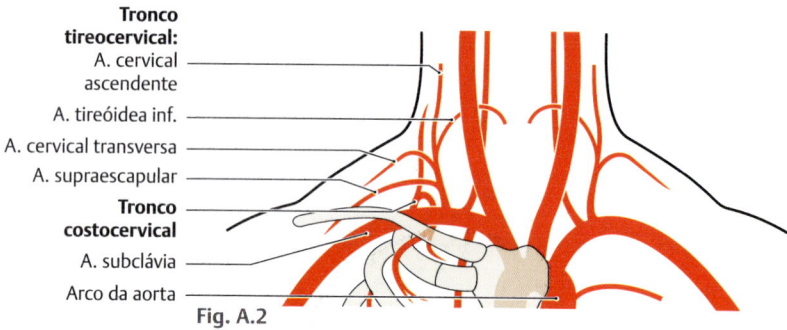

Fig. A.1

Fig. A.2

Aorta (parte abdominal)

- **Artéria frênica inf.** (para o diafragma, ramo para a glândula suprarrenal [artéria suprarrenal sup.])
- **Artéria suprarrenal média** (para a glândula suprarrenal)
- **Artérias lombares** (4 artérias segmentares; para os músculos centrais e a medula espinal)
- **Artéria renal** (para o rim)

Tronco celíaco (v. pág. 523)

Artéria mesentérica sup. (v. pág. 523)

Artéria mesentérica inflamatória (v. pág. 523)

Artéria ilíaca ext.

- **Artéria epigástrica inf.** (para os músculos abdominais anteriores; faz anastomose com a artéria epigástrica sup.)
- **Artéria ilíaca circunflexa profunda** (para a parede abdominal na borda pélvica)

Artéria femoral (v. pág. 544)

- **Artéria epigástrica sup.** (para a parede abdominal anterior
- **Artéria ilíaca circunflexa superf.** (para a parede abdominal da região inguinal)

Clínica

Artérias intercostais: correm na borda inferior das costelas; punção da pleura pode ser executada na borda superior das costelas.

Artérias epigástricas sup. e inf.: formam um círculo colateral acima da parede abdominal, o que pode ser clinicamente relevante.

Artérias dos Órgãos Abdominais

Ver também Páginas: 259/279-203/ 290/291-295/305-306/310/312-313

Epigástrio

O **tronco celíaco** (*Tripus Halleri*) tem 3 ramos. a **artéria gástrica esquerda** corre até a parte frontal do estômago; a **artéria hepática comum**, direita do plano mediano (linha interrompida), irriga órgãos posicionados à direita (fígado, cabeça do pâncreas, duodeno, etc.); e a **artéria esplênica** irriga órgãos posicionados à esquerda (baço, fundo do estômago, pâncreas, etc.).

Hipogástrio

A **artéria mesentérica sup.** à direita da linha marcada diagonal (raiz do mesentério) irriga todas as partes do intestino até a flexura cólica esquerda. A **artéria mesentérica inf.** irriga todas as partes do intestino situadas à esquerda da linha marcada (colo descendente até o reto).

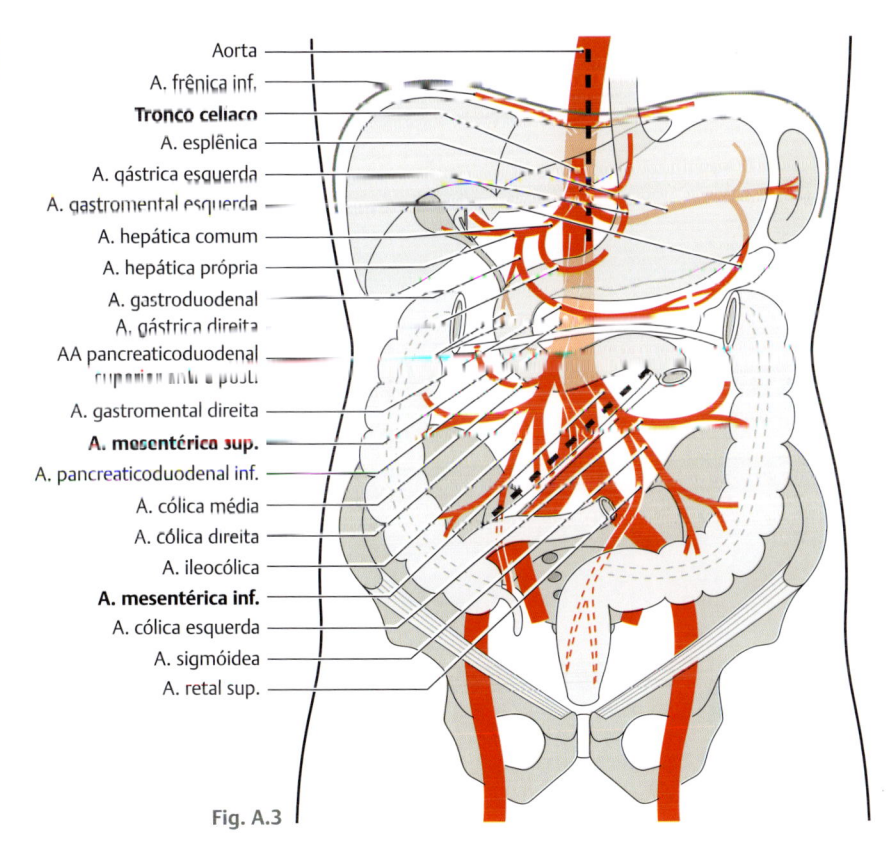

Aorta
A. frênica inf.
Tronco celíaco
A. esplênica
A. gástrica esquerda
A. gastromental esquerda
A. hepática comum
A. hepática própria
A. gastroduodenal
A. gástrica direita
AA. pancreaticoduodenal superior ant. e post.
A. gastromental direita
A. mesentérica sup.
A. pancreaticoduodenal inf.
A. cólica média
A. cólica direita
A. ileocólica
A. mesentérica inf.
A. cólica esquerda
A. sigmóidea
A. retal sup.

Fig. A.3

Aorta
(transição da parte torácica à parte abdominal)
- **Artéria frênica inf.**
  (para a parte inferior do diafragma)

Tronco celíaco
(com 3 ramos principais aos órgãos do epigástrio [estômago, baço, fígado e primeira parte do duodeno])
- **Artéria esplênica**
  (ao baço; ramos ao fundo do estômago [ramos gástricos curtos] e à curvatura maior do estômago e ao omento maior [artéria gastromental esquerda])
- **Artéria gástrica esquerda**
  (curvatura menor do estômago)
- **Artéria hepática comum**
  (ramos para o fígado, estômago e parte superior do duodeno; continua para a artéria hepática própria [para o fígado] com ramos para a vesícula biliar [artéria cística])
  - **Artéria gastroduodenal**
    (atrás do piloro; ramos ao estômago e duodeno)
  - **Artéria gástrica direita** (à curvatura menor do estômago, faz anastomose com a artéria gástrica esquerda)
  - **Artérias pancreaticoduodenais sup. ant.** e **post.** (para o duodeno e a cabeça do pâncreas)

- **Artéria gastromental direita**
  (faz anastomose com a artéria gastromental esquerda na curvatura maior do estômago; irriga o estômago e o omento maior)

Artéria mesentérica sup.
(atravessa a parte horizontal do duodeno; numerosos ramos para o duodeno, o jejuno e o íleo e a guirlanda do colo até a flexura cólica esquerda)
- **Artéria pancreaticoduodenal inf.** (para o duodeno e a cabeça do pâncreas; faz anastomose com as artérias pancreaticoduodenais sup. ant. e post.)
- **Artéria cólica média**
  (no mesocolo transverso até o colo transverso)
- **Artéria cólica direita**
  (para ao colo ascendente)
- **Artéria ileocólica**
  (para o ceco, íleo e apêndice vermiforme [artéria apendicular])

Artéria mesentérica inf.
(irriga o colo descendente, o colo sigmoide e o reto)
- **Artéria cólica esquerda**
  (corre em percurso retroperitoneal até o colo descendente; faz anastomose com a artéria cólica média [anastomose de Riolan])

- **Artérias sigmóideas**
  (numerosos ramos para o colo sigmoide)
- **Artéria retal sup.**
  (ramos direito e esquerdo irrigam o reto até as valvas anais)

Clínica

Artéria esplênica:
ramos de artéria do baço são ramos finais funcionais, de modo que são possíveis ressecções parciais do baço.

Artéria pancreaticoduodenal:
localidade justa com o duodeno; carcinoma da cabeça do pâncreas pode causar erosão das artérias, que pode levar a sangramentos potencialmente letais.

Anastomose de Riolan:
conexão entre a artéria cólica média e a artéria cólica esquerda na região da flexura cólica esquerda; esse ciclo colateral pode ser clinicamente relevante se a ressecção do colo for necessária.

Recursos Adicionais | Artérias e Veias do Tronco e Cavidade Corporal

Veias do Torso, Tórax e Parede Abdominal

Ver também Páginas: 44-45/242-243/246-247/252-253/256-257/310/312

Clínica

Veia cava sup.:
acesso ao átrio direito do coração (p. ex., com cateter cardíaco).

Veia cava inf.:
obstrução pode levar ao desenvolvimento de circulação colateral com as veias epigástricas, o plexo venoso vertebral e as veias lombares ascendentes.

Veia ázigo e veia hemiázigo:
obstrução da veia porta pode levar à circulação colateral para a veia cava superior

Veia testicular:
uma obstrução da drenagem do lado esquerdo leva mais frequentemente a varicoceles do que a do lado direito (esquerda: confluência na veia renal e menos valvas venosas).

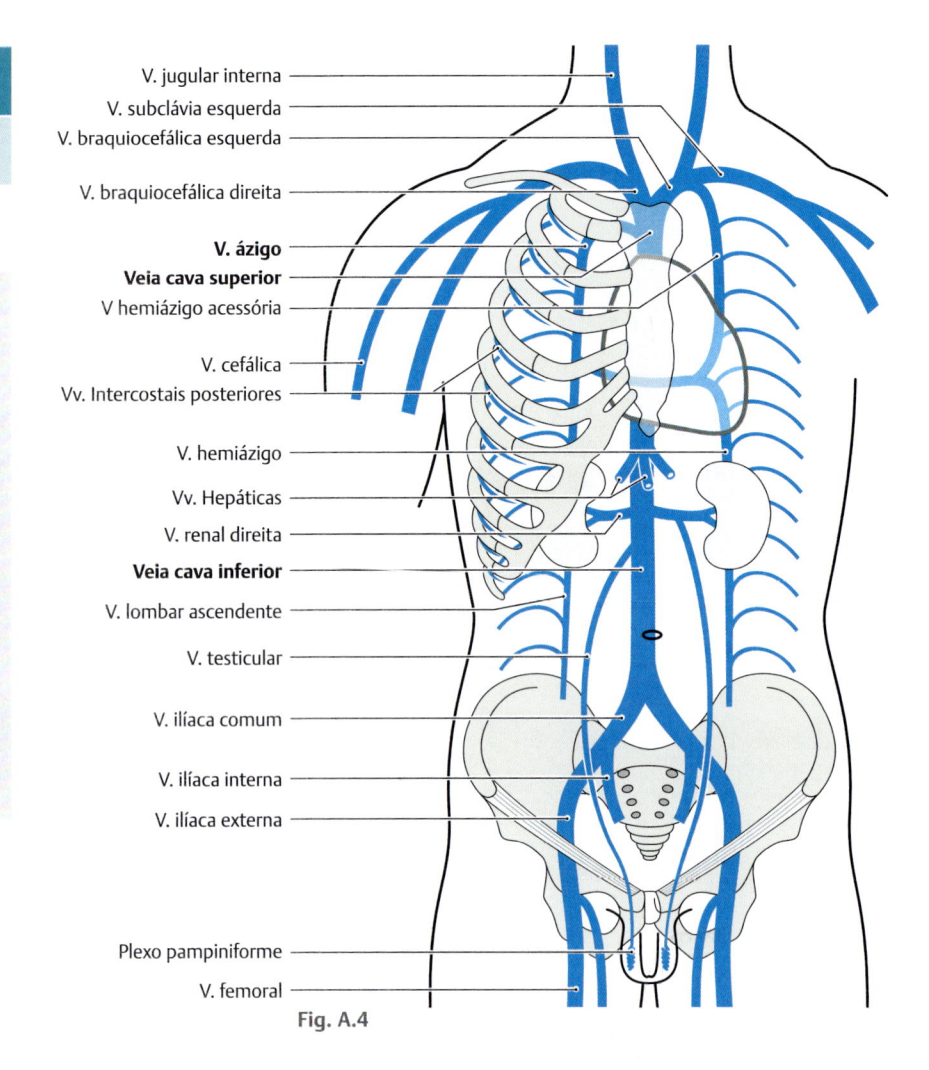

Labels da figura:
- V. jugular interna
- V. subclávia esquerda
- V. braquiocefálica esquerda
- V. braquiocefálica direita
- **V. ázigo**
- **Veia cava superior**
- V hemiázigo acessória
- V. cefálica
- Vv. Intercostais posteriores
- V. hemiázigo
- Vv. Hepáticas
- V. renal direita
- **Veia cava inferior**
- V. lombar ascendente
- V. testicular
- V. ilíaca comum
- V. ilíaca interna
- V. ilíaca externa
- Plexo pampiniforme
- V. femoral

Fig. A.4

Veia cava sup.
(a partir da confluência de ambas as **veias braquiocefálicas**; drenagem desde a cabeça e membro superior e da parede posterior do torso [**veia ázigo**])

Veia cava inf.
(desde a confluência de ambas as **veias ilíacas comuns**; drenagem de sangue do fígado [**veias hepáticas**]; rins [**veias renais**] e dos órgãos pélvicos [**veias ilíacas int.**] e membros inferiores [**veias femorais**])

Veia ázigo
(recebe sangue das veias intercostais posteriores, veias lombares, veia hemiázigo e veia hemiázigo acessória [drenagem da parede posterior inteira do torso])

Observação:
As veias **testiculares** ou **veias ovarianas** têm fluxo, no lado esquerdo, para a veia renal e, no lado direito, para a veia cava inferior.

Artérias e Veias do Tronco e Cavidade Corporal | Recursos Adicionais

Veias dos Órgãos Abdominais: Sistema Venoso Porta

Ver também Páginas: 278-280/305/312

As regiões da anastomose entre a veia cava e o sistema venoso porta (anastomose portocava, círculos vermelhos) são marcadas com a, b e c.

Clínica

Veia porta:
obstrução ou doença do fígado (cirrose hepática) leva à circulação colateral
a) por meio de veias do esôfago para a veia ázigo e a veia cava sup.
b) por meio das veias epigástricas sup. para as veias epigástricas inf. para a veia femoral ou a veia ilíaca ext. (cabeça de Medusa)
c) por meio das veias retais média e inf. para a veia ilíaca int. e veia cava inf.

Veias retais:
drenagem venosa dos rins e órgãos pélvicos (espaço retroperitoneal); não pertencem ao sistema venoso porta.

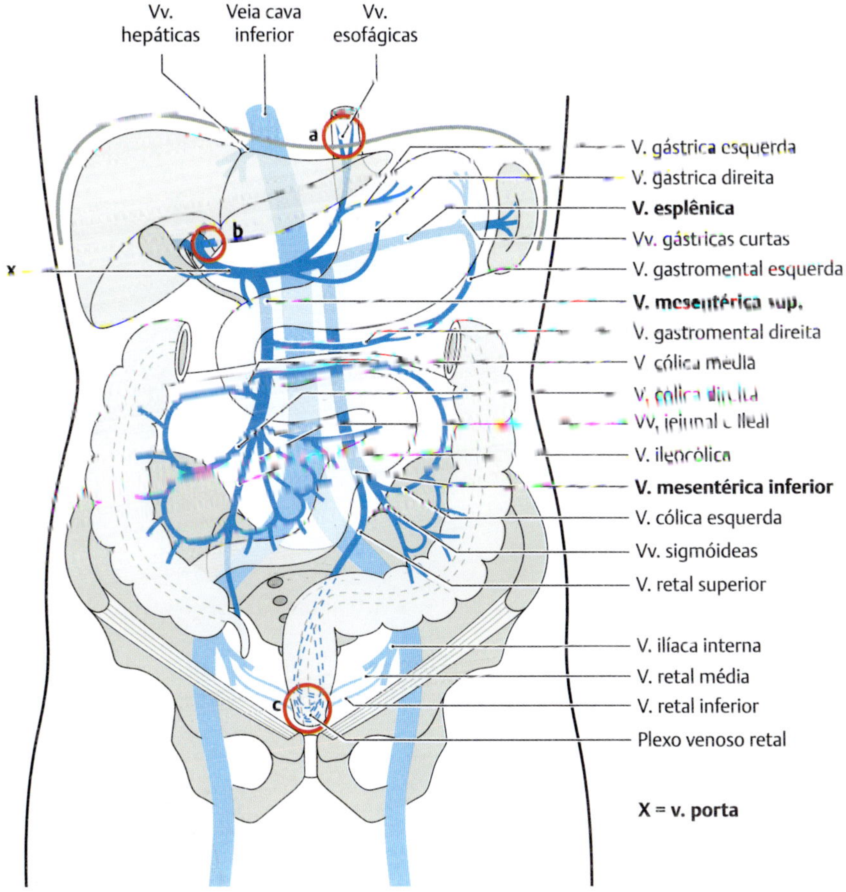

Labels on figure:
- Vv. hepáticas
- Veia cava inferior
- Vv. esofágicas
- V. gástrica esquerda
- V. gástrica direita
- **V. esplênica**
- Vv. gástricas curtas
- V. gastromental esquerda
- **V. mesentérica sup.**
- V. gastromental direita
- V. cólica média
- V. cólica direita
- Vv. jejunal e ileal
- V. ileocólica
- **V. mesentérica inferior**
- V. cólica esquerda
- Vv. sigmóideas
- V. retal superior
- V. ilíaca interna
- V. retal média
- V. retal inferior
- Plexo venoso retal

X = v. porta

Fig. A.5

Veia porta
(vaso coletor para sangue venoso de todos os órgãos abdominais [estômago, baço, duodeno, pâncreas, jejuno, íleo e colo]; três regiões de anastomoses para região de drenagem da veia cava [anastomoses portocavas]):

a = veias esofágicas
  (conexões com as veias ázigos)
b = veias periumbilicais
  (conexões com as veias ázigos)
c = plexo venoso retal
  (conexões com as veias ilíacas int.)

- **Veias esofágicas**
  (do esôfago à veia ázigo [anastomoses com veias gástricas])
- **Veias gástricas esquerda e direita**
  (veias acompanhantes das artérias com o mesmo nome na curvatura menor do estômago)

Veia esplênica
(veia para o baço até a veia porta)
- **Veias gástricas curtas**
  (ramos da veia esplênica; do fundo do estômago)
- **Veia gastromental esquerda**
  (na curvatura maior do estômago até a veia esplênica)

Veia mesentérica sup.
(vaso coletor de veias do duodeno distal, jejuno, íleo e colo até a flexura cólica esquerda; atravessa o duodeno e forma a veia porta atrás da cabeça do pâncreas juntamente com a **artéria esplênica**)
- **Veia gastromental direita**
  (na curvatura maior do estômago; faz anastomose com a veia gastromental esquerda)
- **Veia cólica média**
  (drena do colo transverso)
- **Veia cólica direita**
  (drena do colo ascendente)

- **Veias jejunais** e **veias ileais** (no mesentério do jejuno e do íleo)
- **Veias ileocólicas**
  (do ceco, íleo e apêndice vermiforme [**veia apendicular**])

Veia mesentérica inf.
(drenagem retroperitoneal do colo descendente, colo sigmoide e reto; confluência da veia esplênica)
- **Veia cólica esquerda** (do colo descendente)
- **Veias sigmóideas**
  (veias do colo sigmoide que correm no mesentério)
- **Veia retal sup.**
  (ramo ímpar do reto superior; faz anastomoses com as veias retais inferior e média das veias ilíacas internas para o **plexo venoso retal**)

525

Recursos Adicionais | Artérias e Veias do Tronco e Cavidade Corporal

Artérias da Pelve Feminina

Ver também Páginas: 338-340/344

Aorta (parte abdominal) (divide-se em artéria ilíaca int. e ext. à frente da quarta vértebra lombar [bifurcação da aorta])

Artéria ilíaca ext. (continua como artéria femoral depois da passagem do ligamento inguinal)
- **Artéria ilíaca circunflexa profunda** (para a parede abdominal; ao longo da crista ilíaca)
- **Artéria epigástrica inf.** (corre na prega umbilical lat. em direção ascendente à parede abdominal)

Artéria ovariana (separação da aorta em L2; corre no ligamento suspensor de ovário a ovário; faz anastomose com o ramo ovariano da artéria uterina)

Artéria ilíaca int.
com **ramos parietais:**
- **Artéria iliolombar** (ao longo da crista ilíaca; faz anastomose com a artéria ilíaca circunflexa profunda)
- **Artéria sacral lat.** (para o sacro e o canal vertebral)
- **Artéria glútea sup.** (através do forame isquiático maior [forame suprapiriforme] para os músculos glúteos médio e mínimo)
- **Artéria obturatória** (através do canal obturatório até os músculos adutores; com **ramo púbico** [internamente à parede abdominal; faz anastomose com a artéria epigástrica inf.] e **ramo acetabular** [no ligamento da cabeça do fêmur para a cabeça da articulação do quadril])
- **Artéria glútea inf.** (através do forame isquiático maior [forame infrapiriforme] para o músculo glúteo máximo)
- **Artéria pudenda int.** (através do forame infrapiriforme e forame isquiático menor para a região anal e genital) com
  - **Artéria retal inf.** (para o ânus e reto)
  - **Artéria perineal** (para o períneo; forma as artérias labiais post.)
  - **Artéria do bulbo do vestíbulo** (para o bulbo do vestíbulo)
  - **Artéria uretral** (para o corpo esponjoso da uretra)
  - **Artéria profunda do clitóris** } Ramos finais para o clitóris
  - **Artéria posterior do clitóris**

e **ramos viscerais:**
- **artéria umbilical** (com artéria vesical sup. [para a bexiga] e para o ligamento umbilical med. [resíduo da artéria umbilical])
- **artéria uterina** (para o útero e a parte proximal da vagina; com ramo ovariano para o ovário)
- **Artéria vesical inf.** (para a base da bexiga e vagina)
- **Artéria retal média** (para o diafragma pélvico e o reto)

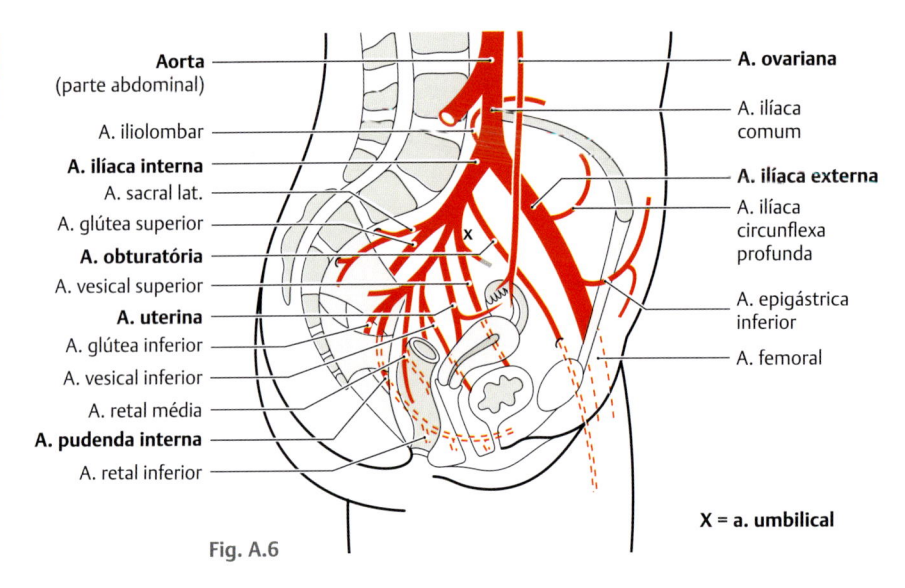

Fig. A.6

X = a. umbilical

Veias da Pelve Feminina

V. também Páginas: 339-340

As veias da pelve feminina correm juntamente com as artérias do mesmo nome e formam principalmente vasos paralelos, que podem se originar de vastas redes vasculares (plexos).

Veia ovariana (fluxo para a aorta abdominal no lado direito e para a veia renal esquerda no lado esquerdo; faz anastomoses com veias da tuba uterina e do útero)

Veia ilíaca ext. (continuação da veia femoral; recebe veias da parede abdominal anterior [veia epigástrica inf.] e da crista ilíaca [veia ilíaca circunflexa profunda])

Veia ilíaca int.
com **ramos parietais:**
- **Via iliolombar** (da crista ilíaca)
- **Veia sacral lat.** (do sacro e canal vertebral)
- **Veias glúteas sup.** e **inf.** (dos músculos glúteos)
- **Veia obturatória** (dos músculos adutores)
- **Veia pudenda int.** (com veia retal inf. [plexo venoso retal]; veia perineal [da região perineal e dos lábios vulvares], veia do bulbo do vestíbulo e veia uretral [da uretra e bulbo do vestíbulo] e veias do clitóris [do clitóris])

e **ramos viscerais:**
- **Veia retal média** (do reto)
- **Veia umbilical** (com veia vesical sup. e ligamento umbilical mediano)
- **Veia vesical inf.** (da base da bexiga e vagina)
- **Veia uterina** (corre no paramétrio [ligamento largo do útero] e forma conexões com veias da tuba uterina e dos ovários)

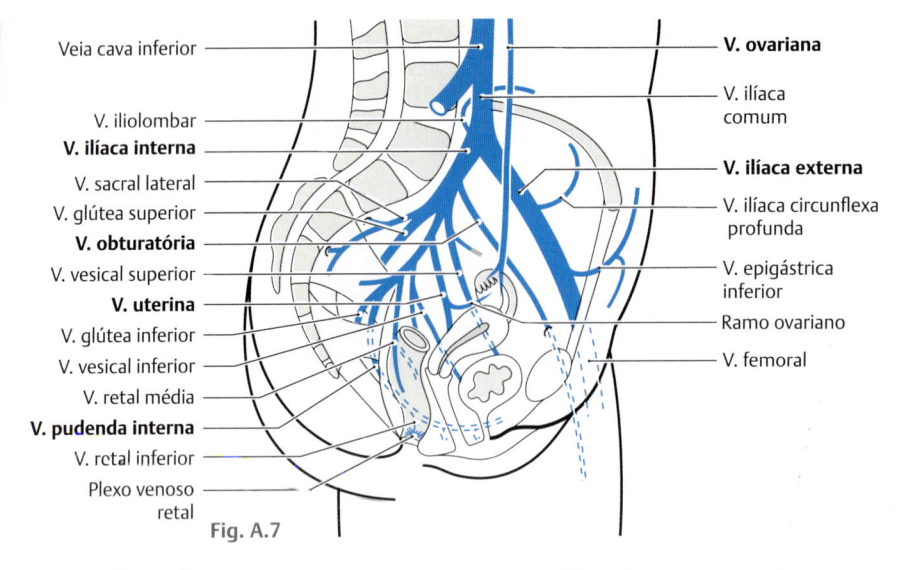

Fig. A.7

Artérias e Veias do Tronco e Cavidade Corporal | **Recursos Adicionais**

Artérias da Pelve Masculina

Ver também Páginas: 310/312-313/324-329/332

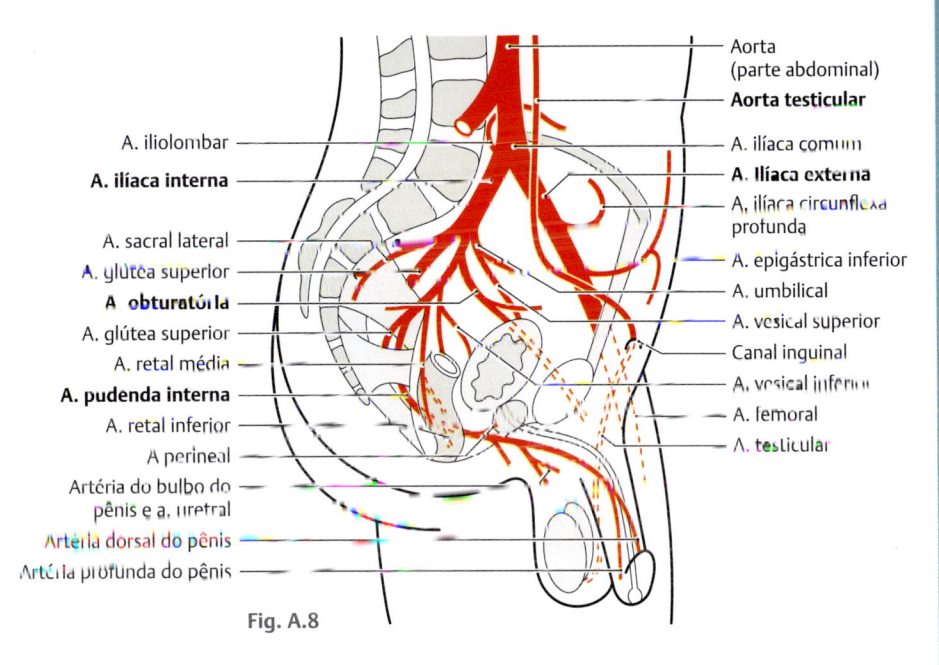

Artéria testicular
(separa-se da aorta em L2; com ducto deferente através do canal inguinal aos testículos e epidídimo)

Artéria ilíaca ext.
(continuação na artéria femoral)

- **Artéria ilíaca circunflexa profunda** (faz anastomose com a artéria iliolombar na crista ilíaca)
- **Artéria epigástrica Inf.** (para a parede abdominal ext.; com **ramo púbico** (faz anastomose com a artéria obturatória) e **artéria cremastérica** [para o cordão espermático e o escroto])

Artéria ilíaca int.
com **ramos parietais:**

- Artéria iliolombar
  (ao longo da crista ilíaca para o músculo iliopsoas e canal vertebral; faz anastomose com a artéria ilíaca circunflexa profunda)
- Artéria escrotal lat.
  (para o sacro e o canal vertebral)
- Artéria glútea sup.
  (através do forame suprapiriforme para os músculos glúteos médio e mínimo)
- **Artéria obturatória** (através do canal obturatório para os músculos adutores; com ramo púbico [internamente à parede abdominal; faz anastomose com a artéria epigástrica inf.] e ramo acetabular [no ligamento da cabeça do fêmur da articulação do quadril])
- Artéria glútea inf. (através do forame infrapiriforme para o músculo glúteo máximo)
- **Artéria pudenda int.** (através do forame infrapiriforme e forame isquiático menor para a região anal e genital) com artéria retal inf. (para o ânus e reto)
  - Artéria perineal (para o períneo; forma as artérias escrotais post.)
  - Artéria do bulbo do pênis (para o bulbo do pênis)
  - Artéria uretral (corpo esponjoso da uretra)
  - Artéria posterior do pênis (para a glande do pênis)
  - Artérias profundas do pênis (para o tecido erétil do pênis)

e **ramos viscerais:**

- Artéria retal média (para o diafragma pélvico, reto, próstata e glândulas seminais)
- Artéria umbilical
  - **Artéria vesical sup.** (para a bexiga)
  - **Ligamento umbilical mediano** (remanescente da artéria umbilical)
- **Artéria vesical inf.**
  (para a base da bexiga, próstata)
- **Artéria do ducto deferente**
  (para o ducto espermático, glândula seminal e cordão espermático)

Fig. A.8

— A. iliolombar
— **A. ilíaca interna**
— A. sacral lateral
— A. glútea superior
— **A. obturatória**
— A. glútea superior
— A. retal média
— **A. pudenda interna**
— A. retal inferior
— A. perineal
— Artéria do bulbo do pênis e a. uretral
— Artéria dorsal do pênis
— Artéria profunda do pênis

— Aorta (parte abdominal)
— **Aorta testicular**
— A. ilíaca comum
— **A. ilíaca externa**
— A. ilíaca circunflexa profunda
— A. epigástrica inferior
— A. umbilical
— A. vesical superior
— Canal inguinal
— A. vesical inferior
— A. femoral
— A. testicular

Veias da Pelve Masculina

Ver também Páginas: 310/312/328-329/332

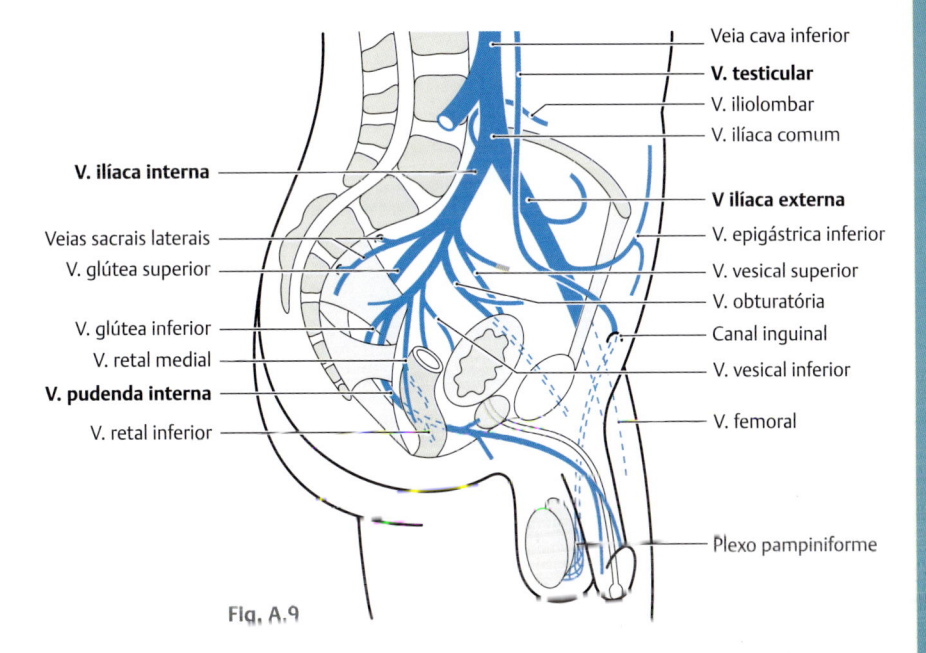

As veias acompanham artérias do mesmo nome e muitas vezes formam cordões venosos interconectados duplos e plexos fixados a órgãos próximos.

Veia ilíaca ext.
(continua na veia femoral; antes de se ramificar em veia epigástrica inf. e veia ilíaca circunflexa profunda)

Veia ilíaca int.
(veias coletoras da parede pélvica lateral)
com **ramos parietais:**
Veia iliolombar; veias sacrais lat., veias glúteas sup. e inf. (para a parede pélvica, região glútea e canal vertebral) e
Veia pudenda int.
(do assoalho pélvico e genitália)
e **ramos viscerais:**
(correm da bexiga [veias vesicais sup. e inf.] e do reto [veias retais média e inf.])

Veia testicular
(do plexo pampiniforme; corre com o ducto deferente através do canal inguinal; confluência no lado direito na veia cava inf.; no lado esquerdo, na veia renal esquerda)

Fig. A.9

— **V. ilíaca interna**
— Veias sacrais laterais
— V. glútea superior
— V. glútea inferior
— V. retal medial
— **V. pudenda interna**
— V. retal inferior

— Veia cava inferior
— **V. testicular**
— V. iliolombar
— V. ilíaca comum
— **V ilíaca externa**
— V. epigástrica inferior
— V. vesical superior
— V. obturatória
— Canal inguinal
— V. vesical inferior
— V. femoral
— Plexo pampiniforme

527

Recursos Adicionais | Vasos e Linfáticos do Tronco e Cavidade Corporal

Vasos Linfáticos do Torso, Tórax e Parede Abdominal e Extremidade Superior

Ver também Páginas: 17/243-244/ 422-423/266/310-311/124-125

Clínica

Linfonodos supraclaviculares (linfonodos de Virchow): muitas vezes aumentados por metástase de tumores do estômago ou fígado

Linfonodos axilares centrais: muitas vezes primariamente invadidos por metástase de tumor da mama; em caso de linfadenectomia por suspeita de um tumor, pelo menos dez linfonodos axilares precisam ser examinados. Tumores da mama também podem metastatizar para linfonodos paraesternais e supraclaviculares.

Grupos regionais de linfonodos: podem fornecer informações sobre a localização do tumor primário (metástase linfática).

Linfangite: inflamação dos vasos linfáticos podem ficar aparentes como edema local ou tiras eritematosas na pele.

Rótulos da figura (de cima para baixo, à direita):
- Tronco jugular
- Ducto linfático direito
- Ângulo venoso esquerdo
- L.n. supraclaviculares
- Tronco broncomediastinal
- L.n. interpeitorais
- L.n. axilares
- L.n. paraesternais
- **Ducto torácico**
- **Cisterna do quilo**
- Troncos lombares
- Tronco intestinal
- L.n. cubitais
- L.n. ilíacos comuns
- L.n. ilíaco internos
- L.n. ilíacos externos
- L.n. inguinais

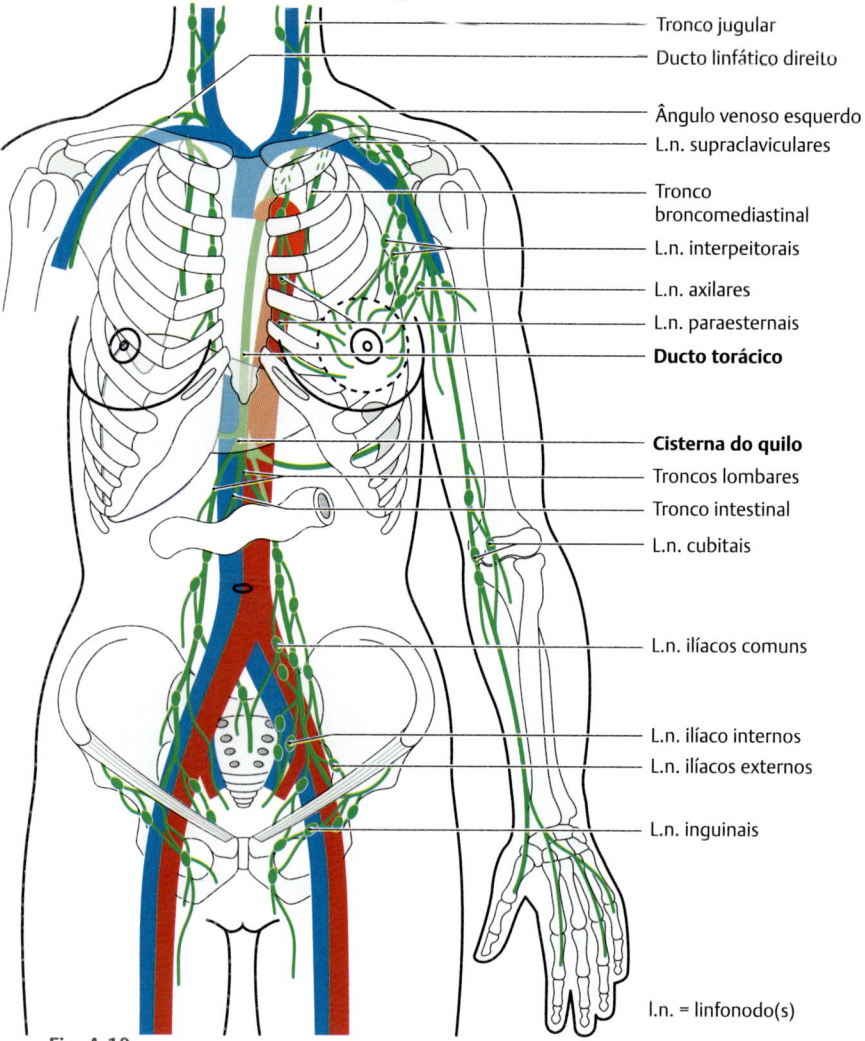

l.n. = linfonodo(s)

Fig. A.10

Ducto linfático direito
(vias linfáticas do lado direito da cabeça e da região do pescoço [tronco jugular direito], do membro superior direito (tronco subclávio direito] e da metade superior direita do tórax, parede torácica, mama e mediastino anterior [tronco broncomediastinal direito]; confluência do ângulo venoso direito)

Ducto torácico
(confluência do ângulo venoso esquerdo; recebe linfa do tronco jugular esquerdo [vias linfáticas do lado esquerdo da cabeça e região cervical] e do tronco subclávio esquerdo [do membro superior esquerdo]; recebe linfa de

Tronco broncomediastinal esquerdo
(vias linfáticas da metade superior esquerda do tórax, mediastino superior, pericárdio, traqueia e brônquios [linfonodos traqueobrônquicos], parede torácica e mama [linfonodos paraesternais e paramamários])

Plexo linfático axilar
(vias linfáticas da parede torácica anterior [linfonodos interpeitorais, paraesternais e intercostais] da mama [linfonodos paramamários] e do membro superior [linfonodos braquiais, ulnares, infraclaviculares e clavipeitorais])

Cisterna do quilo
(recebe linfa de
- **Troncos intestinais** – vias linfáticas dos órgãos abdominais [linfonodos viscerais] e
- **Troncos lombares** [em pares], vias linfáticas dos órgãos pélvicos e extremidade inferior; transição para o ducto torácico)

Músculos do Tronco | **Recursos Adicionais**

Músculos da Parede Abdominal Anterolateral

Ver também Páginas: 36-41/44/46/48

Músculos intercostais e abdominais, músculos anteriores da cabeça

Os músculos oblíquos externos e internos – conectados pela bainha do músculo reto – formam uma banda de tensão que corre obliquamente e atravessa a parede abdominal anterior (linhas pontilhadas).

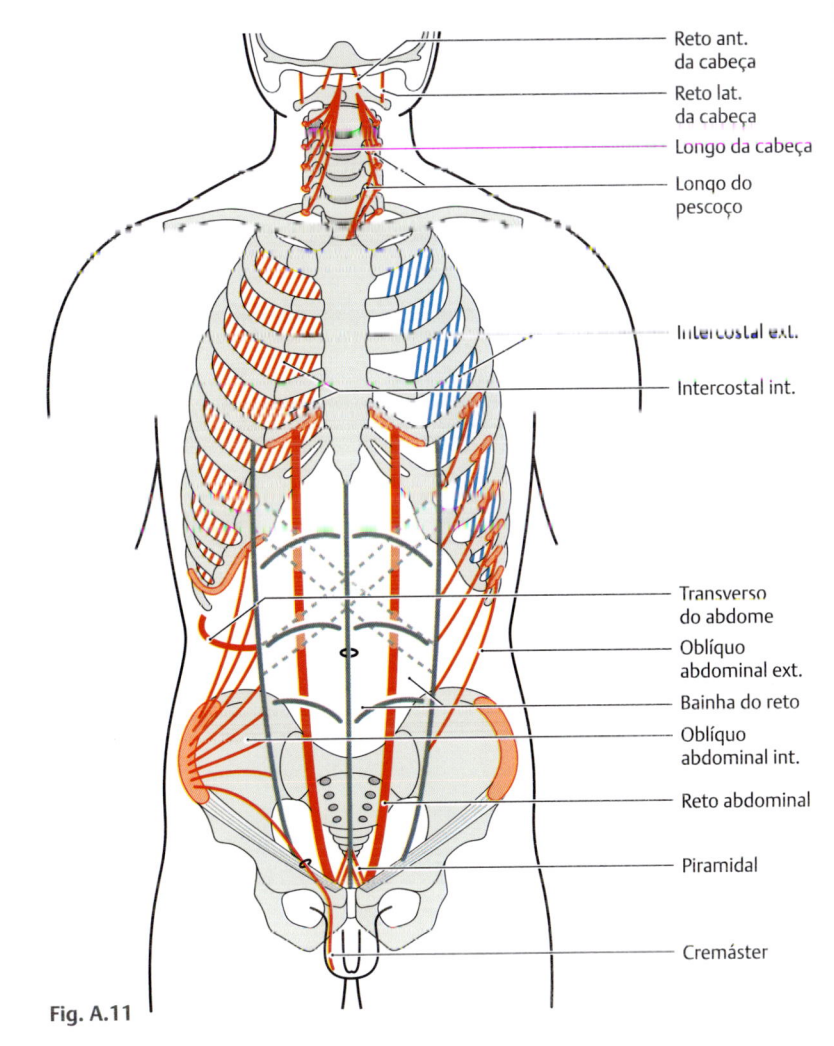

Fig. A.11

Labels: Reto ant. da cabeça; Reto lat. da cabeça; Longo da cabeça; Longo do pescoço; Intercostal ext.; Intercostal int.; Transverso do abdome; Oblíquo abdominal ext.; Bainha do reto; Oblíquo abdominal int.; Reto abdominal; Piramidal; Cremáster

Músculos	Origem	Inserção	Função	Inervação
Reto anterior da cabeça	Atlas	Osso occipital	Flexão anterior da cabeça	Plexo cervical (C1, C2)
Reto lateral da cabeça	Processo transverso do atlas	Osso occipital	Flexão lateral da cabeça	Plexo cervical (C1, C2)
Longo da cabeça	Processos transversos de C2-C6	Osso occipital	Flexão da coluna cervical, flexão anterior da cabeça	Plexo cervical (C1, C2)
Longo do pescoço	Corpo das vértebras C2-C7, T1-T3	Corpo da vértebra e processo transverso de C2-T3	Flexão da coluna cervical	Plexo cervical (C1-C8)
Intercostais externos	Borda inferior das costelas	Borda superior das costelas	Inspiração	Ramos anteriores dos nervos espinais
Intercostais internos	Borda superior das costelas	Borda superior das costelas	Expiração	Ramos anteriores dos ramos espinais
Transverso do abdome	6ª à 12ª costela, crista ilíaca	Bainha do músculo reto	Tensão da parede abdominal, pressão abdominal	Nn. intercostais (T6-T12), n. ílio-hipogástrico, n. ilioinguinal
Oblíquo abdominal externo	5ª à 12ª costela	Crista ilíaca, ligamento inguinal	Como a do reto abdominal e rotação do tronco para o lado oposto	Nn. intercostais (T5-T12), n. ílio-hipogástrico, n. ilioinguinal
Oblíquo abdominal interno (com cremaster)	Crista ilíaca, ligamento inguinal	Arco costal, bainha do reto	Como a do oblíquo abdominal externo, rotação do tronco para o mesmo lado (elevação dos testículos)	Como a do oblíquo abdominal externo (cremaster por meio do ramo genital do n. genitofemoral)
Reto abdominal	Esterno, 5ª à 7ª costela	Osso púbico, sínfise	Flexão anterior do tronco, elevação da bacia, pressão abdominal	N. intercostal (T6-T12)
Piramidal	Osso púbico	Linha alba	Tensão da bainha do reto e da linha alba	N. intercostal (T12)

Recursos Adicionais | Músculos do Tronco

Músculos da Parede Abdominal Posterior (I)
Ver também Páginas: 56-59/62-64/60/80

Músculos superficiais do dorso e músculos posteriores da cabeça

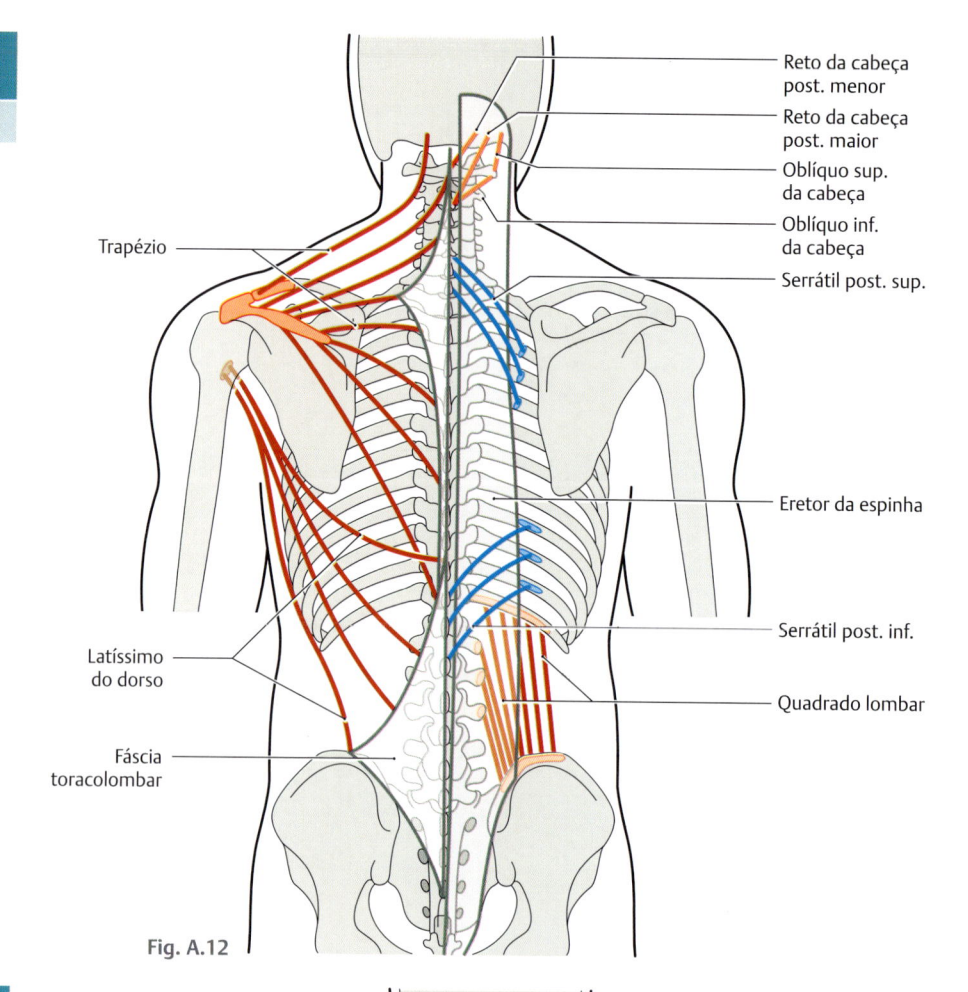

Trapézio
Latíssimo do dorso
Fáscia toracolombar

Reto da cabeça post. menor
Reto da cabeça post. maior
Oblíquo sup. da cabeça
Oblíquo inf. da cabeça
Serrátil post. sup.
Eretor da espinha
Serrátil post. inf.
Quadrado lombar

Fig. A.12

Músculos da Parede Abdominal Posterior (II)
Ver também Páginas: 56-59/96

Músculos intrínsecos do dorso, músculos eretores da espinha
(trato lateral e medial)

1 = Músculo reto posterior menor da cabeça
2 = Músculo reto posterior maior da cabeça
3 = Músculo oblíquo superior da cabeça
4 = Músculo oblíquo inferior da cabeça
   (ver quadro pág. 532)

Os músculos levantadores curtos e longos das costelas correm na região do tórax dos processos transversos às costelas.

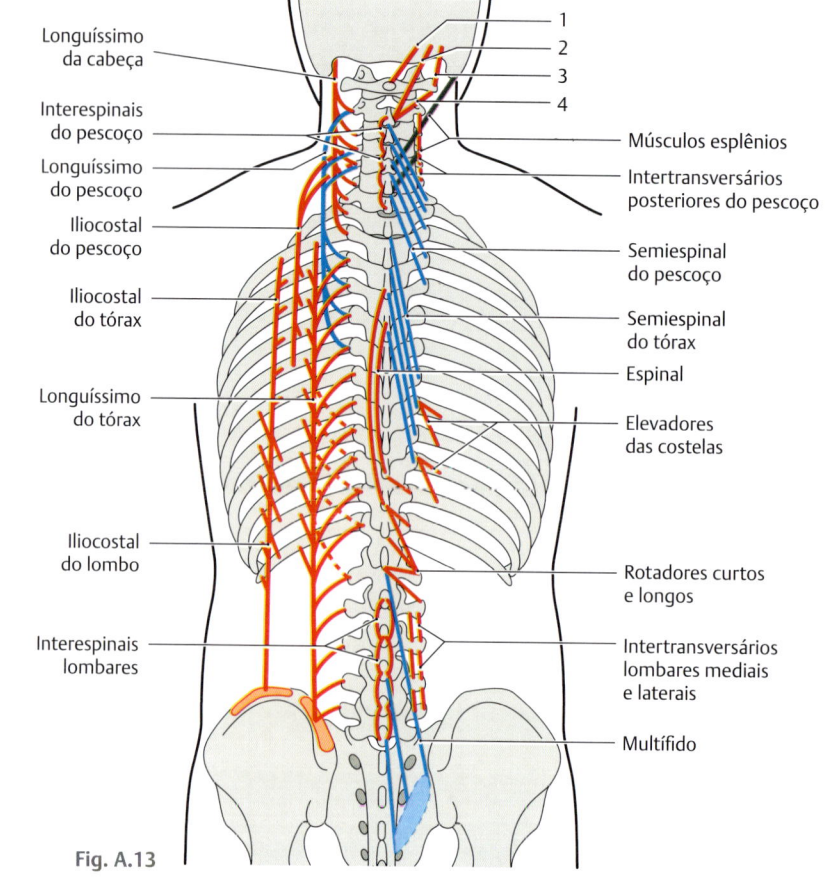

Longuíssimo da cabeça
Interespinais do pescoço
Longuíssimo do pescoço
Iliocostal do pescoço
Iliocostal do tórax
Longuíssimo do tórax
Iliocostal do lombo
Interespinais lombares

1
2
3
4
Músculos esplênios
Intertransversários posteriores do pescoço
Semiespinal do pescoço
Semiespinal do tórax
Espinal
Elevadores das costelas
Rotadores curtos e longos
Intertransversários lombares mediais e laterais
Multífido

Fig. A.13

Músculos do Tronco | Recursos Adicionais

Músculos	Origem	Inserção	Função	Inervação
Músculos do pescoço				
Reto posterior menor da cabeça	Tubérculo posterior do atlas	Osso occipital	Retroversão da cabeça	N. suboccipital (C1)
Reto posterior maior da cabeça	Processo espinhoso do áxis	Osso occipital	Retroversão e flexão lateral da cabeça	N. suboccipital (C1)
Oblíquo superior da cabeça	Processo transverso do atlas	Osso occipital	Retroversão e flexão lateral da cabeça	N. suboccipital (C1)
Oblíquo inferior da cabeça	Processo espinhoso do áxis	Processo transverso do atlas	Rotação da cabeça	N. suboccipital (C1)
Músculos do dorso				
Trapézio • Parte descendente • Parte transversa • Parte ascendente	Protuberância occipital ext., linha nucal superior Processos espinhosos de todas as vértebras cervicais e torácicas	Clavícula Acrômio, espinha da escápula	Elevação posterior da cabeça e da coluna cervical, elevação superior e inferior da cintura escapular, rotação da escápula	N. acessório (XI NC), ramos do plexo cervical
Serrátil posterior superior	Processos espinhosos de C5-C7, T1 e T2	3ª à 5ª costela	Tensão do eretor da espinha, inspiração	Ramos anteriores dos nervos espinais
Serrátil posterior inferior	Processos espinhosos de T11, T12 e L1-L3, fáscia toracolombar	9ª à 12ª costela	Tensão do eretor da espinha, expiração	Ramos anteriores dos nervos espinais
Quadrado lombar	Crista ilíaca	12ª costela, processo transverso (L1-L4)	Rebaixamento das costelas, flexão lateral do tronco	N. subcostal, plexo lombar
Latíssimo do dorso	Processos espinhosos de T6-L5, crista ilíaca, 9ª à 12ª costela, fáscia toracolombar	Úmero (crista do tubérculo menor)	Adução, rotação interna, retroversão dos membros superiores	N. toracodorsal (plexo braquial)

Músculos	Origem	Inserção	Função	Inervação
Eretor da espinha, coluna lateral e intermediária				
Iliocostal • do pescoço • do tórax • do lombo	3ª à 6ª costela 7ª à 12ª costela Crista ilíaca, sacro	Processos transversos, C3-C6 1ª à 6ª costela 6ª à 12ª costelas	Flexão lateral e extensão do tronco	De modo segmentar dos ramos post. dos nervos espinais
Longuíssimo • da cabeça • do pescoço • do tórax	Processos transversos, C3-C7, T1-T3 Processos transversos T1-T6 Sacro, crista ilíaca, processos espinhosos e transversos de T1-L5	Processo mastoide Processos transversos C2-C7 2ª à 12ª costela Processos transversos, T1-T12, processos costais, L1-L5	Flexão lateral do pescoço Rotação da cabeça, extensão e flexão lateral do tronco	De modo segmentar dos ramos posteriores dos nervos espinais
Eretor da espinha: coluna medial (sistema espinal)				
Interespinais	Pares entre processos espinhosos da coluna cervical e lombar		Extensão e retroflexão da coluna	Ramos posteriores dos respectivos segmentos dos nervos espinais
Espinais	Arcos musculares entre processos espinhosos das vértebras torácicas (parte média da 9ª vértebra torácica)			
Eretor da espinha: coluna medial (sistema transversoespinal)				
Rotadores curtos e longos	Processos transversos das vértebras cervicais, torácicas ou lombares	Processos espinhosos das vértebras adjacentes	Rotação e extensão da coluna	Ramos posteriores dos respectivos segmentos dos nervos espinais
Multífido	Crista ilíaca, sacro, processos transversos das vértebras lombares e torácicas	Processos transversos das vértebras lombares e torácicas	Retroflexão do pescoço	
Semiespinal • da cabeça • do pescoço • do tórax	Processos transversos, C4-T5 Processos transversos, T1-T6 Processos transversos, T6-T12	Osso occipital Processos transversos, C2-C7 Processos transversos, C6-T6	Retroflexão e rotação da cabeça Extensão e rotação da coluna	Ramos posteriores dos respectivos segmentos dos nervos espinais
Eretor da espinha: coluna medial (sistema intertransversário)				
Intertransversários	Correm entre os processos transversos das vértebras		Flexão lateral da vértebra	Ramos post. e ant. dos nervos espinais

Recursos Adicionais | Músculos do Tronco

Direções dos Sistemas Principais dos Músculos Intrínsecos do Dorso

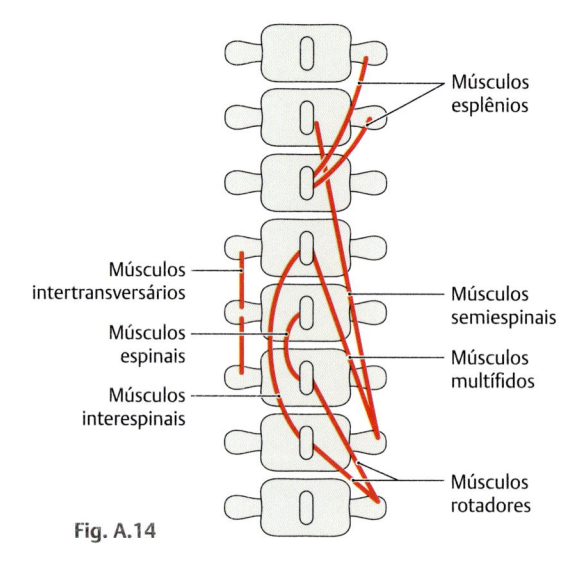

- Músculos esplênios
- Músculos intertransversários
- Músculos espinais
- Músculos interespinais
- Músculos semiespinais
- Músculos multífidos
- Músculos rotadores

Fig. A.14

Músculos intrínsecos do dorso (visão geral)		
Músculos do pescoço	Reto posterior menor da cabeça Reto posterior maior da cabeça Oblíquo superior da cabeça Oblíquo inferior da cabeça Reto anterior da cabeça Reto lateral da cabeça	Entre o osso occipital, o atlas e o áxis (lado posterior) Entre o osso occipital e o atlas (lado anterior)
Trato lateral		
Sistema sacrospinal	Iliocostal (pescoço, tórax, lombo) Longuíssimo (cabeça, pescoço, tórax)	Entre o sacro, a crista ilíaca, costelas e a coluna (processos transversos)
Trato medial		
Sistema espinal	Interespinais Espinais	Entre os processos espinhosos
Sistema transversoespinal	Rotadores (pescoço, tórax, lombo) Multífido Semiespinais (cabeça, pescoço, tórax)	Dos processos transversos aos processos espinhosos e osso occipital
Sistema intertransverso	Intertransversários (posteriores e anteriores do pescoço tórax, lateral e medial do lombo)	Entre os processos transversos
Sistema espinotransverso	Esplênio da cabeça Esplênio do pescoço	Dos processos espinhosos (c3-t6) aos processos transversos (c1-c3) e osso occipital

Inervação e Segmentação do Tronco | Recursos Adicionais

Inervação e Segmentação da Parede Posterior do Tronco

Ver também Páginas: 54 55/60/62-64

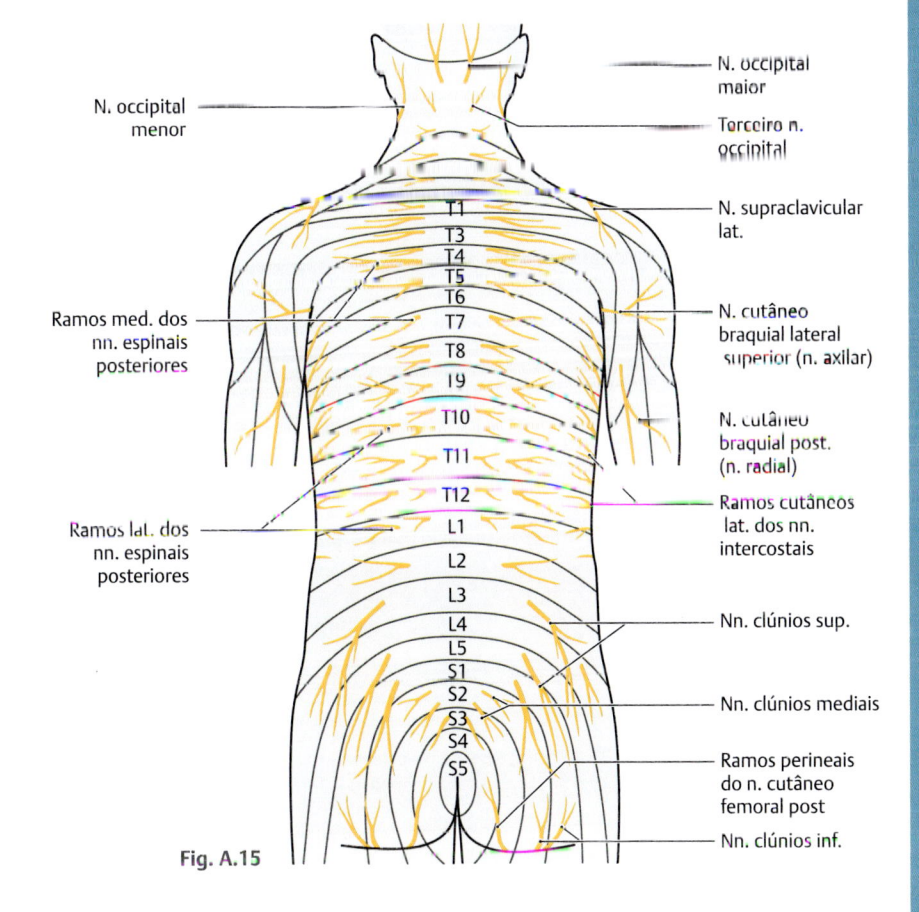

Fig. A.15

Legendas (Fig. A.15):
- N. occipital menor
- N. occipital maior
- Terceiro n. occipital
- N. supraclavicular lat.
- Ramos med. dos nn. espinais posteriores
- N. cutâneo braquial lateral superior (n. axilar)
- N. cutâneo braquial post. (n. radial)
- Ramos cutâneos lat. dos nn. intercostais
- Ramos lat. dos nn. espinais posteriores
- Nn. clúnios sup.
- Nn. clúnios mediais
- Ramos perineais do n. cutâneo femoral post
- Nn. clúnios inf.

Níveis: T1, T3, T4, T5, T6, T7, T8, T9, T10, T11, T12, L1, L2, L3, L4, L5, S1, S2, S3, S4, S5

Inervação e Segmentação da Parede Anterior do Tronco

Ver também Páginas: 37/44-45/48

As zonas de *Head* estão marcadas com cores.

Clínica

Processos patológicos em diferentes órgãos internos podem levar à irradiação da dor em áreas determinadas firmemente definidas da pele (zonas de Head).

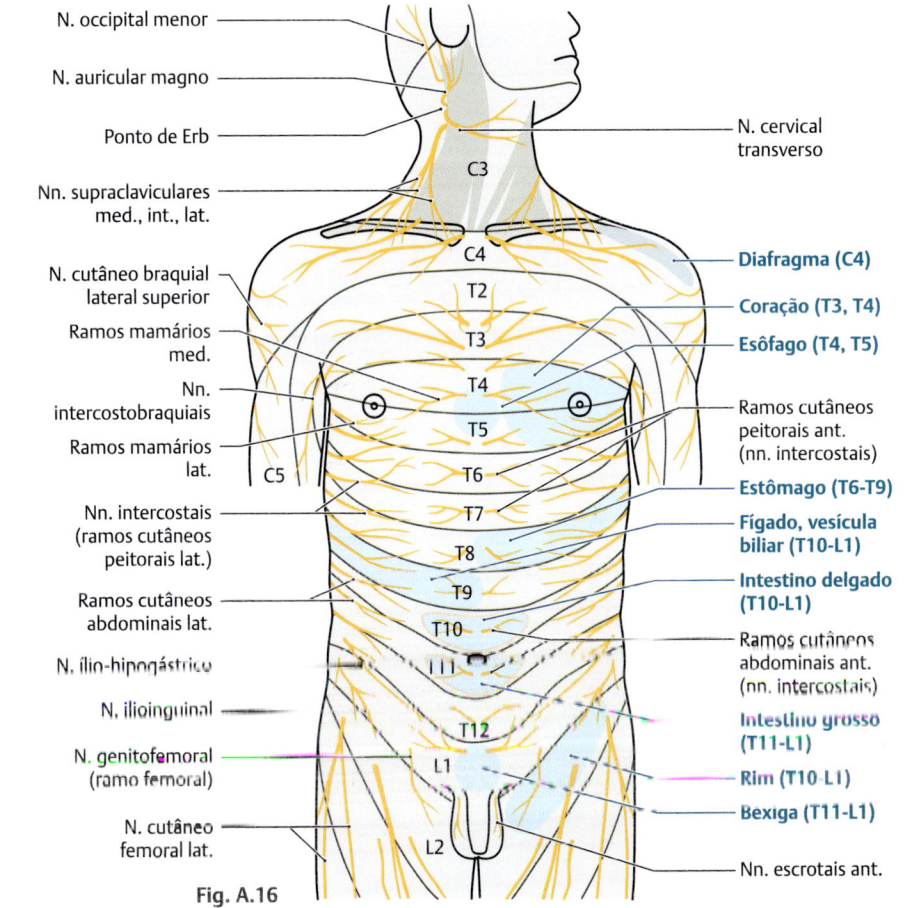

Fig. A.16

Legendas (Fig. A.16):
- N. occipital menor
- N. auricular magno
- Ponto de Erb
- Nn. supraclaviculares med., int., lat.
- N. cervical transverso
- N. cutâneo braquial lateral superior
- Ramos mamários med.
- Nn. intercostobraquiais
- Ramos mamários lat.
- Nn. intercostais (ramos cutâneos peitorais lat.)
- Ramos cutâneos abdominais lat.
- N. ílio-hipogástrico
- N. ilioinguinal
- N. genitofemoral (ramo femoral)
- N. cutâneo femoral lat.
- Ramos cutâneos peitorais ant. (nn. intercostais)
- Ramos cutâneos abdominais ant. (nn. intercostais)
- Nn. escrotais ant.

Zonas de Head:
- **Diafragma (C4)**
- **Coração (T3, T4)**
- **Esôfago (T4, T5)**
- **Estômago (T6-T9)**
- **Fígado, vesícula biliar (T10-L1)**
- **Intestino delgado (T10-L1)**
- **Intestino grosso (T11-L1)**
- **Rim (T10-L1)**
- **Bexiga (T11-L1)**

Níveis: C3, C4, C5, T2, T3, T4, T5, T6, T7, T8, T9, T10, T11, T12, L1, L2

Recursos Adicionais | Artérias e Veias da Extremidade Superior

Artérias da Cintura Escapular e do Braço

Ver também Páginas: 110-111/118-119/122/126/130-134/141/142-144

Artéria subclávia
Artéria vertebral
(através dos forames transversários da coluna cervical e o forame magno do encéfalo; confluência da artéria basilar)
Artéria torácica interna
(próximo ao esterno, ao diafragma e à parede anterior do abdome)
- Artéria pericardicofrênica; ramos mediastinais, ramos brônquicos, ramos esternais
- Ramos intercostais anteriores
- Ramos mamários mediais
- Artéria musculofrênica
- Artéria epigástrica sup.

Tronco costocervical
- Artéria cervical profunda
  (para músculos do pescoço)
- Artéria intercostal suprema
  (para 1º e 2º espaços intercostais)

Tronco tireocervical
- Artéria cervical ascendente
  (para músculos escalenos e músculos pré-vertebrais do pescoço)
- Artéria tireóidea inf.
  (para a tireoide e o esôfago)
- Artéria cervical transversa
  (para os músculos superficiais do dorso)

- Artéria supraescapular
  (para os músculos da escápula; faz anastomose com a artéria escapular circunflexa)
- Artéria dorsal da escápula
  (ramo profundo independente da artéria cervical transversa)

Artéria axilar
- Artéria toracoacromial
  (trígono clavipeitoral; com ramos peitorais [para os músculos peitorais], ramo acromial [para a rede acromial] e ramo deltóideo [para o músculo deltoide])
- Artéria torácica sup.
  (para o músculo subclávio, o músculo peitoral maior e pontos do músculo serrátil anterior)
- Artéria torácica lat.
  (para o músculo serrátil ant. e para a mama [ramos mamários lat.])
- Artérias umerais circunflexas anterior e posterior (fazem anastomoses no colo do úmero)

Artéria subescapular
- Artéria escapular circunflexa
  (para os músculos da região escapular)
- Artéria toracodorsal
  (para músculo latíssimo do dorso; músculo redondo maior e músculo subescapular)

Artéria braquial
- Artéria colateral ulnar sup. e inf.
  (para a rede ulnar)
- Artéria braquial profunda
  (no sulco para o nervo radial ao úmero)
  - Artéria colateral medial

- Artéria colateral radial
  (para a rede ulnar)

Artéria radial
- Artéria recorrente radial
- Ramo carpal palmar
  (rede carpal palmar)
- Ramo palmar superficial
  (para o arco palmar superficial)
- Ramo carpal dorsal
  (para a rede carpal dorsal)

Artéria ulnar
- Artéria recorrente ulnar
- Artéria interóssea comum
- Artéria interóssea recorrente
  (para a rede ulnar)
  - Artéria interóssea post.
    (para os músculos extensores)
  - Artéria interóssea ant.
    (anteriormente para a membrana interóssea)
- Ramo carpal dorsal
  (para a rede carpal dorsal)
- Ramo carpal palmar
  (para a rede carpal palmar)
- Ramo palmar profundo
  (para o arco palmar profundo)

Arco palmar superf.
- Artérias digitais palmares comuns
- Artérias digitais palmares próprias

Arco palmar profundo
- Artéria principal do polegar
- Artérias metacarpais palmares
- Artéria radial do indicador (para o 2º dedo/indicador)

Veias da Cintura Escapular e do Braço

Ver também Páginas: 112/116/120-121/132/135-136/140-141

Veia subclávia
(recebe sangue das **veias jugulares interna** e **externa** do pescoço, bem como da **veia torácica interna** da parede torácica anterior das **veias peitorais** dos músculos peitorais)
A **veia axilar** contém sangue da:
- Veia torácica lateral
  (no músculo serrátil anterior)
- Veia toracodorsal (na parede lateral do tórax: recebe sangue da **veia toracoepigástrica**, que tem anastomoses com a veia epigástrica superficial [circulação colateral entre as veias cavas superior e inferior])
- Veia cefálica
  (vem do lado do polegar do dorso da mão; conexão com a veia basílica na curva do braço; confluência abaixo da clavícula no trígono clavipeitoral, indo à veia axilar)

Veia braquial
contém sangue da:
- Veia basílica
  (veia cutânea ulnar; conexão com a veia cefálica na curva do braço [veia ulnar mediana])
- **Veia radial** (veia que acompanha a artéria radial)
- **Veia ulnar** (veia que acompanha a artéria ulnar)
- **Arco palmar venoso profundo**
  (veia acompanhante da guirlanda da anastomose arterial com o mesmo nome; conexões com as veias metacarpais dorsais do dorso da mão e veias da palma e dedos [veias metacarpais palmares])
- **Arco palmar venoso superficial**
  (veia acompanhante da guirlanda de anastomose arterial com o mesmo nome)

Rede venosa dorsal da mão
(rede venosa subcutânea no dorso da mão; drenagem, no lado do polegar, para a veia cefálica e, no lado ulnar, para a veia basílica: recebe sangue das **veias metacarpais dorsais** e das veias dorsais dos dedos)

> **Clínica**
>
> **Veia cefálica**
> (no lado direito):
> possível acesso ao coração (p. ex., com cateter cardíaco).
> **Veia ulnar mediana**
> (também veia cefálica mediana e veia antebraquial mediana): usada para injeções intravenosas e punção venosa.
> **Veias metacarpais palmares**
> (veias da palma): em caso de inflamação dessas veias, isso pode levar ao edema do **dorso da mão** (não da palma).

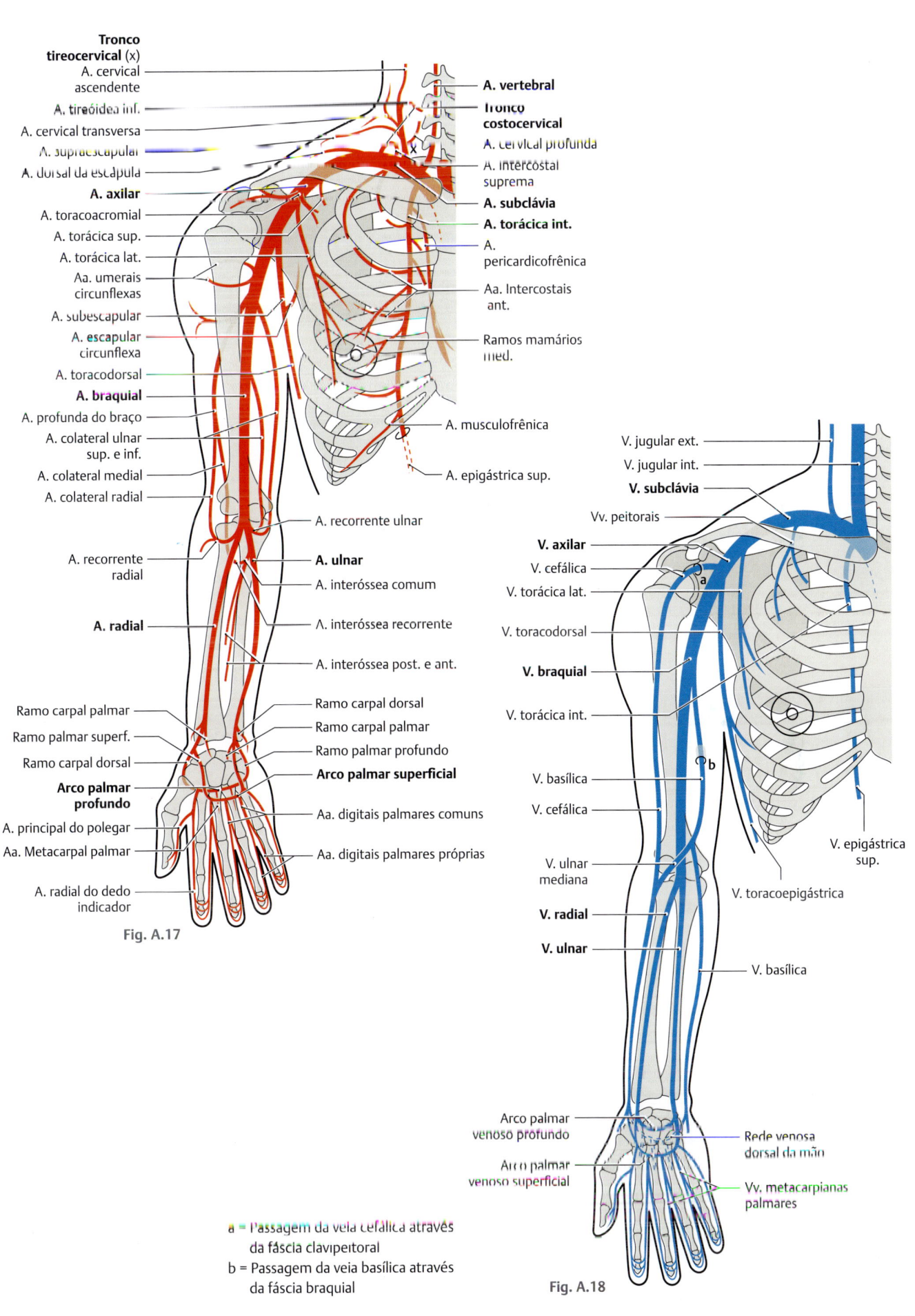

Artérias e Veias da Extremidade Superior | Recursos Adicionais

Fig. A.17

- Tronco tireocervical (x)
- A. cervical ascendente
- A. tireóidea inf.
- A. cervical transversa
- A. supraescapular
- A. dorsal da escápula
- **A. axilar**
- A. toracoacromial
- A. torácica sup.
- A. torácica lat.
- Aa. umerais circunflexas
- A. subescapular
- A. escapular circunflexa
- A. toracodorsal
- **A. braquial**
- A. profunda do braço
- A. colateral ulnar sup. e inf.
- A. colateral medial
- A. colateral radial
- A. recorrente radial
- **A. radial**
- Ramo carpal palmar
- Ramo palmar superf.
- Ramo carpal dorsal
- **Arco palmar profundo**
- A. principal do polegar
- Aa. Metacarpal palmar
- A. radial do dedo indicador

- **A. vertebral**
- Tronco costocervical
- A. cervical profunda
- A. intercostal suprema
- **A. subclávia**
- **A. torácica int.**
- A. pericardicofrênica
- Aa. Intercostais ant.
- Ramos mamários med.
- A. musculofrênica
- A. epigástrica sup.
- A. recorrente ulnar
- **A. ulnar**
- A. interóssea comum
- A. interóssea recorrente
- A. interóssea post. e ant.
- Ramo carpal dorsal
- Ramo carpal palmar
- Ramo palmar profundo
- **Arco palmar superficial**
- Aa. digitais palmares comuns
- Aa. digitais palmares próprias

Fig. A.18

- V. jugular ext.
- V. jugular int.
- **V. subclávia**
- Vv. peitorais
- **V. axilar**
- V. cefálica
- V. torácica lat.
- V. toracodorsal
- **V. braquial**
- V. torácica int.
- V. basílica
- V. cefálica
- V. epigástrica sup.
- V. ulnar mediana
- V. toracoepigástrica
- **V. radial**
- **V. ulnar**
- V. basílica
- Arco palmar venoso profundo
- Arco palmar venoso superficial
- Rede venosa dorsal da mão
- Vv. metacarpianas palmares

a = Passagem da veia cefálica através da fáscia clavipeitoral
b = Passagem da veia basílica através da fáscia braquial

Recursos Adicionais | Vasos e Nervos da Extremidade Superior

Plexo Braquial e Nervos do Membro Superior

Ver também Páginas: 113/120-127/130-140/142-145

Plexo braquial (C5-T1)

- **Nervo supraescapular**
  (através da incisura supraescapular para os músculos supra e infraespinal)
- **Nervo dorsal da escápula**
  (para os músculos romboides e o músculo levantador da escápula)
- **Nervo subclávio** (para o músculo subclávio)
- **Nervos peitorais médio** e **lat.** (para os músculos peitorais maior e menor)
- **Nervos subescapulares** (para o músculo subescapular e o músculo redondo maior)
- **Nervo torácico longo**
  (para o músculo serrátil ant.)
- **Nervo toracodorsal**
  (para o músculo latíssimo do dorso)

Fascículo lateral

- **Raiz lateral da bifurcação do nervo mediano**

Nervo musculocutâneo

- **Ramos musculares** (para o músculo bíceps braquial, músculo coracobraquial)
- **Nervo cutâneo lat. do antebraço**
  (ramo cutâneo para o antebraço)

Fascículo posterior
Nervo axilar

- **Ramos musculares** (para o músculo deltoide e o músculo redondo menor)
- **Nervo cutâneo lat. do braço**
  (ramo cutâneo para o ombro)

Nervo radial

- **Ramos musculares** (para o músculo tríceps braquial, músculos extensores radiais do carpo e músculo braquiorradial)
- **Nervo cutâneo post. do braço**
  (ramo cutâneo para o lado dorsal do braço)
- **Nervo cutâneo post. do antebraço** (ramo cutâneo para o lado posterior do antebraço)
- **Ramo profundo** (para os extensores do antebraço, músculo supinador)
- **Nervo interósseo post. do antebraço**
  (ramo sensitivo para a articulação do punho e o periósteo)
- **Ramo superficial** (ramo cutâneo para o polegar e o lado dorsal da mão, 2 ½ dedos e [nervos digitais dorsais])

Fascículo medial

- **Raiz lateral da bifurcação do nervo mediano**
- **Nervo cutâneo medial do braço**
  (ramo cutâneo para o lado medial do braço)
- **Nervo intercostobraquial** (faz anastomoses com os nervos intercostais)
- **Nervo cutâneo medial do antebraço** (ramo cutâneo para o lado medial do antebraço)

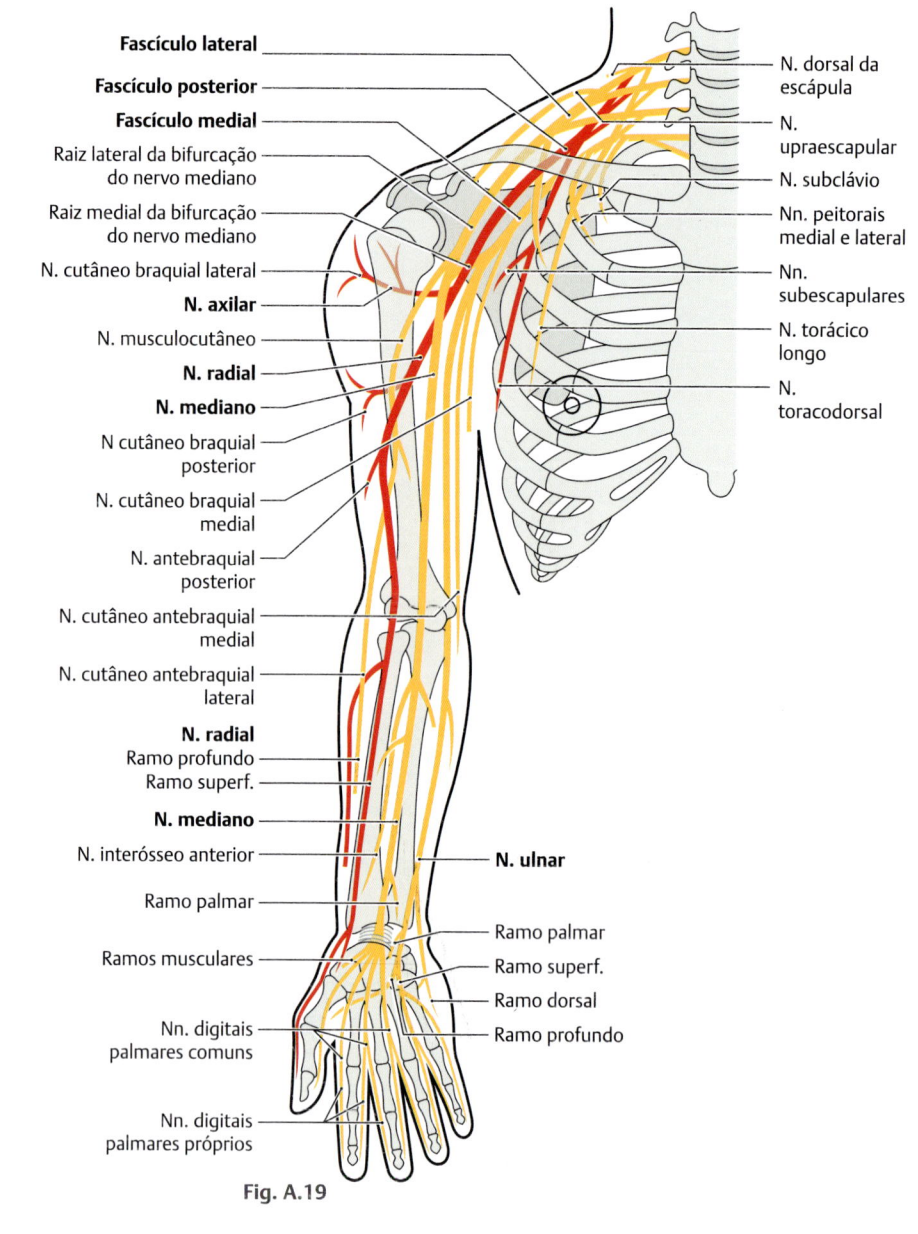

Fig. A.19

Nervo mediano
(nenhum ramo no braço)

- **Ramos musculares**
  (para todos os flexores do antebraço, sem os músculos que são inervados pelo nervo ulnar)
- **Nervo interósseo ant.**
  (para o músculo pronador quadrado)
- **Ramo palmar**
  (ramo cutâneo para a palma)
- **Ramos musculares**
  (para os músculos da eminência tenar; exceção: músculo adutor do polegar e cabeça profunda do músculo flexor curto do polegar, músculos lumbricais I e II)
- **Nervos digitais palmares comuns** } ramos cutâneos para o lado palmar dos 3 ½ dedos radiais
- **Nervos digitais palmares próprios**

Nervos ulnares
(nenhum ramo no braço)

- **Ramos musculares**
  (para o músculo flexor ulnar do carpo e a parte ulnar do músculo flexor prof. dos dedos)
- **Ramo palmar** (ramo cutâneo para o antebraço e a eminência hipotenar)
- **Ramo superficial**
  (ramo cutâneo para o lado palmar de 1 ½ dedos ulnares)
- **Ramo dorsal**
  (ramo cutâneo para o lado dorsal dos 2 ½ dedos ulnares)
- **Ramo profundo**
  (para todos os músculos interósseos, músculos lumbricais III e IV, músculo adutor do polegar, cabeça profunda do músculo flexor curto do polegar e os músculos da eminência hipotenar)

Vasos e Nervos da Extremidade Superior | **Recursos Adicionais**

Vasos e Nervos da Extremidade Superior

Ver também Páginas: 110-113/118-127/130-131/142-143

As veias não são mostradas, correm paralelamente às artérias.

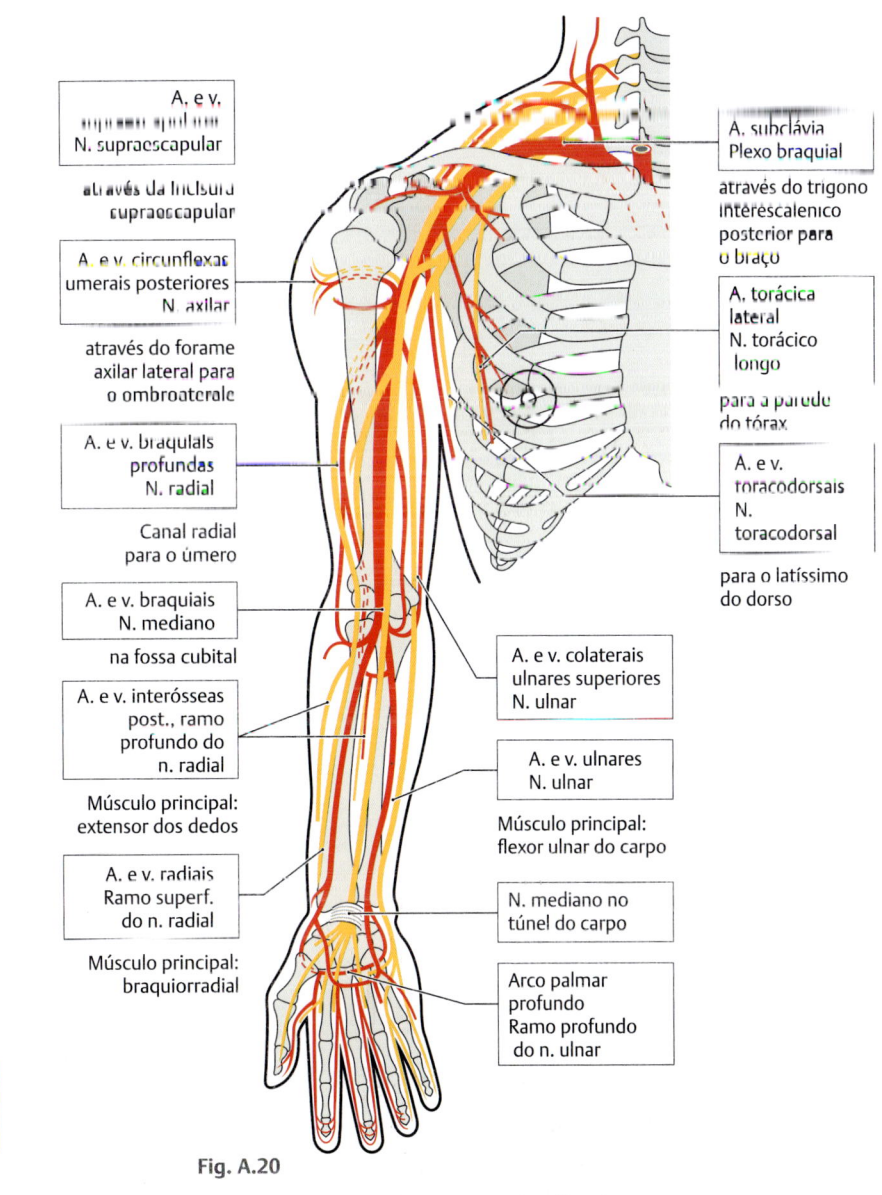

A. e v. supraescapulares
N. supraescapular

através da incisura supraescapular

A. e v. circunflexas umerais posteriores
N. axilar

através do forame axilar lateral para o ombro/erale

A. e v. braquiais profundas
N. radial

Canal radial para o úmero

A. e v. braquiais
N. mediano

na fossa cubital

A. e v. interósseas post., ramo profundo do n. radial

Músculo principal: extensor dos dedos

A. e v. radiais
Ramo superf. do n. radial

Músculo principal: braquiorradial

A. subclávia
Plexo braquial

através do trígono interescalênico posterior para o braço

A. torácica lateral
N. torácico longo

para a parede do tórax

A. e v. toracodorsais
N. toracodorsal

para o latíssimo do dorso

A. e v. colaterais ulnares superiores
N. ulnar

A. e v. ulnares
N. ulnar

Músculo principal: flexor ulnar do carpo

N. mediano no túnel do carpo

Arco palmar profundo
Ramo profundo do n. ulnar

Fig. A.20

Visão Geral das Funções dos Músculos Principais da Cintura Escapular e do Braço

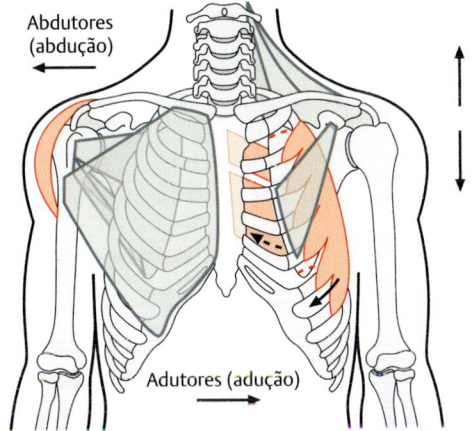

Abdutores (abdução)

Adutores (adução)

Fig. A.21

Rotação externa

Rotação interna

Fig. A.22

Cintura escapular:
Movimento para cima
- Levantador da escápula
- Trapézio

Movimento para baixo
- Peitoral menor

Movimento anterior
- Serrátil anterior

Movimento posterior
- Romboides maior e menor

Abdução do braço
- Deltoide

Adução do braço
- Peitoral maior
- Redondo maior
- Redondo menor
- Subescapular

Braço:
Rotação externa do braço
- Infraespinal
- Redondo menor
- Deltoide

Rotação interna do braço
- Latíssimo do dorso
- Redondo maior
- Subescapular
- Peitoral maior
- Deltoide

537

Recursos Adicionais | Músculos da Extremidade Superior

Músculos do Tórax e Flexores do Terço Proximal do Braço

Ver também Páginas: 35/47/98-101/ 120-121/126

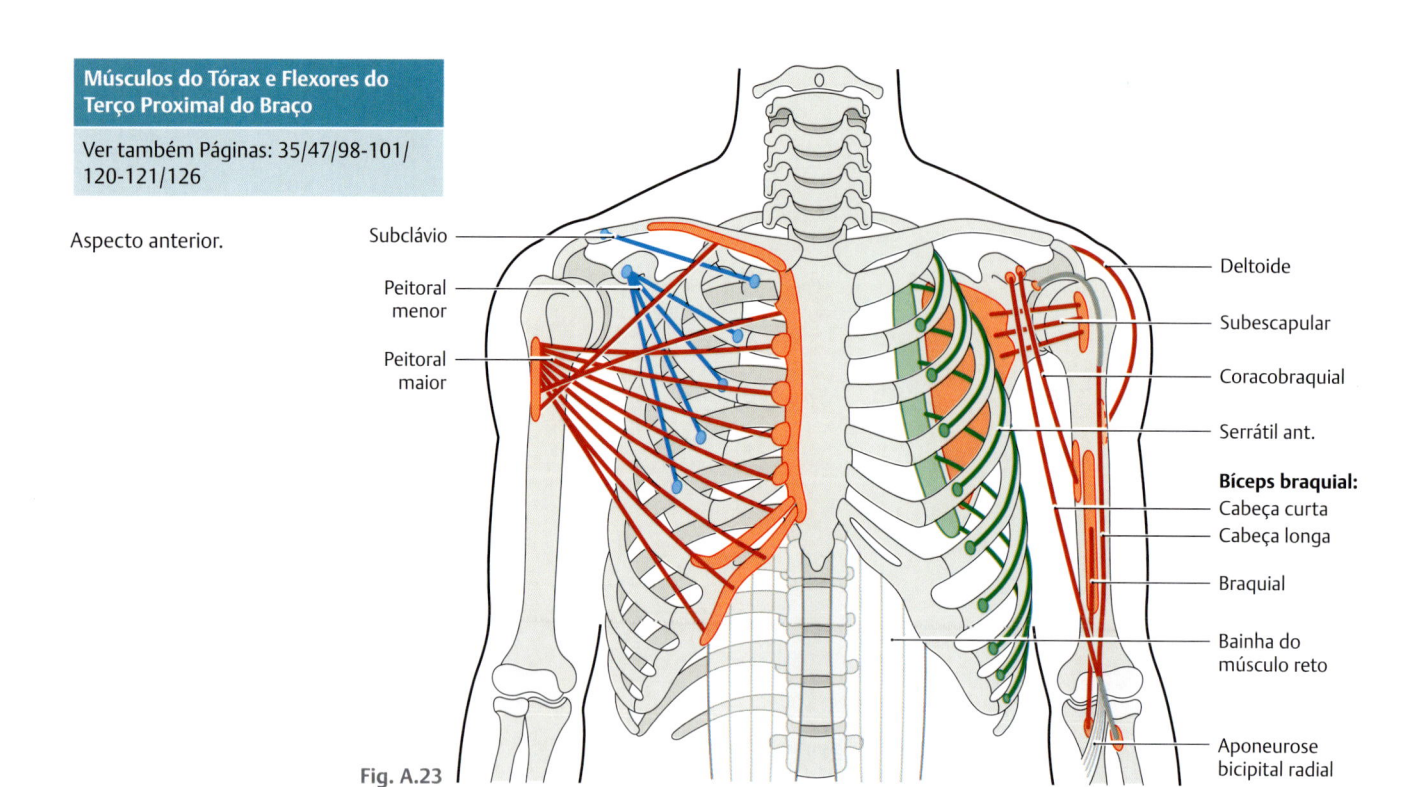

Aspecto anterior.

Labels: Subclávio, Peitoral menor, Peitoral maior, Deltoide, Subescapular, Coracobraquial, Serrátil ant., Bíceps braquial: Cabeça curta, Cabeça longa, Braquial, Bainha do músculo reto, Aponeurose bicipital radial

Fig. A.23

Músculos do Ombro e Extensores do Terço Proximal do Braço

V. também Páginas: 72/96-97/117-118/ 122-123

Aspecto posterior.

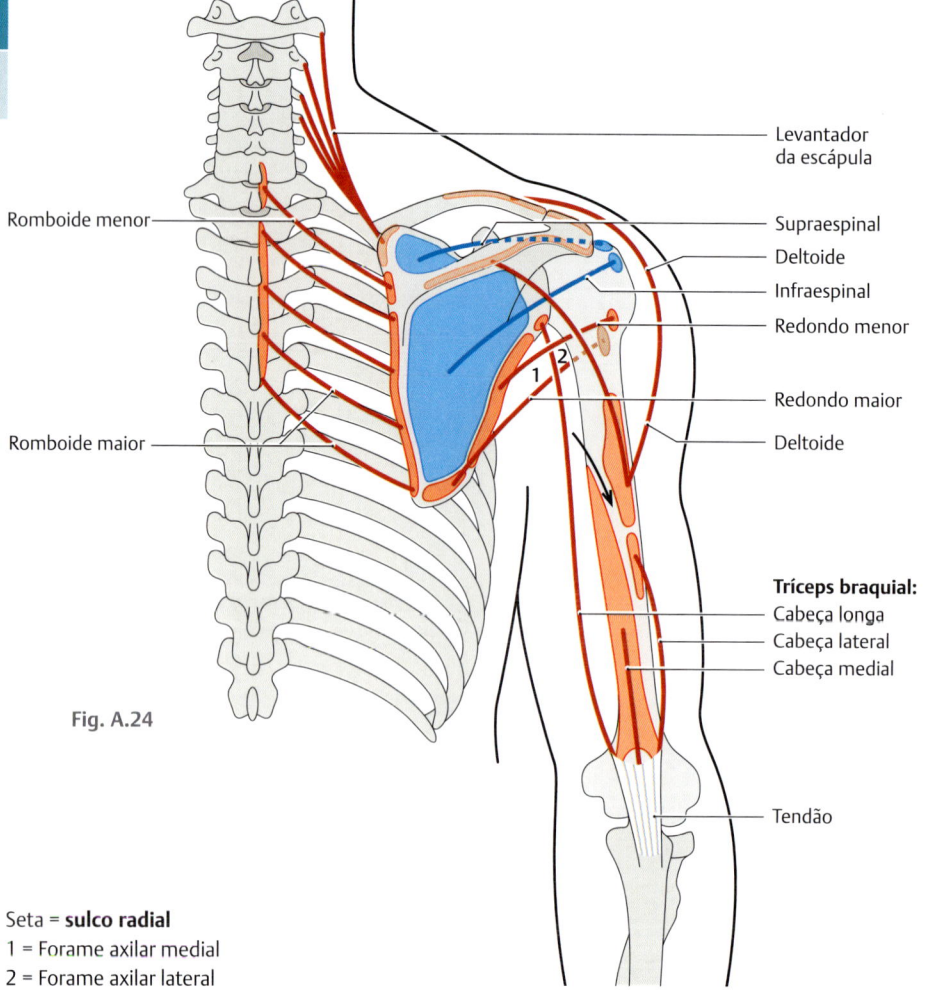

Labels: Romboide menor, Romboide maior, Levantador da escápula, Supraespinal, Deltoide, Infraespinal, Redondo menor, Redondo maior, Deltoide, Tríceps braquial: Cabeça longa, Cabeça lateral, Cabeça medial, Tendão

Fig. A.24

Seta = **sulco radial**
1 = Forame axilar medial
2 = Forame axilar lateral

Músculos da Extremidade Superior | Recursos Adicionais

Músculos	Origem	Inserção	Função	Inervação
Peitoral maior	Clavícula, esterno, bainha do músculo reto	Crista do tubérculo maior do úmero	Adução, anteversão, rotação interna do braço	Nn. peitorais medial (C8, T1) e lateral (C5-C7)
Subclávio	1ª costela	Clavícula	Fixação da clavícula, tensão da fáscia clavipeitoral	N. subclávio (C5, C6)
Peitoral menor	2ª à 5ª costela	Processo coracoide da escápula	Movimento para baixo da escápula, inspiração	Nn. peitorais medial e lateral (C8, T1)
Deltoide • Parte clavicular • Parte acromial • Parte espinal	Clavícula Acrômio Espinha da escápula	Úmero (tubérculo deltoide)	Abdução e adução, rotação interna e externa, anteversão e retroversão do membro superior	N. axilar (C5, C6)
Subescapular	Escápula, fossa subescapular	Tubérculo menor do úmero	Rotação interna, adução do braço	N. subescapular (C5, C6)
Coracobraquial	Processo coracoide da escápula	Úmero	Adução e rotação interna do braço	N. musculocutâneo (C6, C7)
Serrátil anterior	1ª à 9ª costela	Escápula (borda medial)	Movimento para frente e rotação da escápula, inspiração	N. torácico longo (C5-C7)
Bíceps braquial	Cabeça longa: tubérculo supraglenoidal da escápula Cabeça curta: processo coracoide da escápula	Tuberosidade radial, aponeurose do músculo bíceps braquial para a fáscia antebraquial	Na articulação do ombro: abdução e adução, rotação interna, anteversão; na articulação do cotovelo: flexão, supinação	N. musculocutâneo (C5-C7)
Braquial	Úmero	Tuberosidade da ulna	Flexão na articulação do cotovelo	N. musculocutâneo

Músculos	Origem	Inserção	Função	Inervação
Elevador da escápula	Processos transversos C1-C4	Ângulo superior da escápula	Movimento para cima e rotação da escápula	N. dorsal da escápula (C4-C5)
Romboide menor e maior	Processos espinhosos C6, C7 (menor) Processos espinhosos T1-T4 (maior)	Borda medial da escápula	Movimento medial e para cima da escápula	N. dorsal da escápula (C4-C5)
Supraespinal	Fossa supraespinal da escápula	Tubérculo maior do úmero	Abdução, rotação externa do braço	N. supraescapular (C4-C6)
Deltoide	Clavícula, acrômio, espinha da escápula	Tuberosidade do deltoide	Toma parte em todos os movimentos na articulação do ombro	N. axilar (C5, C6)
Infraespinal	Fossa infraespinal da escápula	Tubérculo maior do úmero	Adução, rotação externa do braço	N. supraescapular (C4-C6)
Redondo menor	Escápula	Tubérculo maior do úmero	Adução, rotação interna do braço	N. axilar (C5, C6)
Redondo maior	Escápula	Crista do tubérculo menor	Adução, rotação interna do braço	N. toracodorsal (C6, C7)
Tríceps braquial	Cabeça longa: tubérculo infraglenoidal da escápula Cabeças medial e lateral: úmero	Olécrano da ulna	Extensão da articulação do cotovelo, cabeça longa: adução e retroversão na articulação do ombro	N. radial, cabeça longa (C6-C8, T1) Cabeça medial (C7) Cabeça lateral (C6-C8)

Recursos Adicionais | Músculos da Extremidade Superior

Flexores do Antebraço e Mão

Ver também Páginas: 102-105

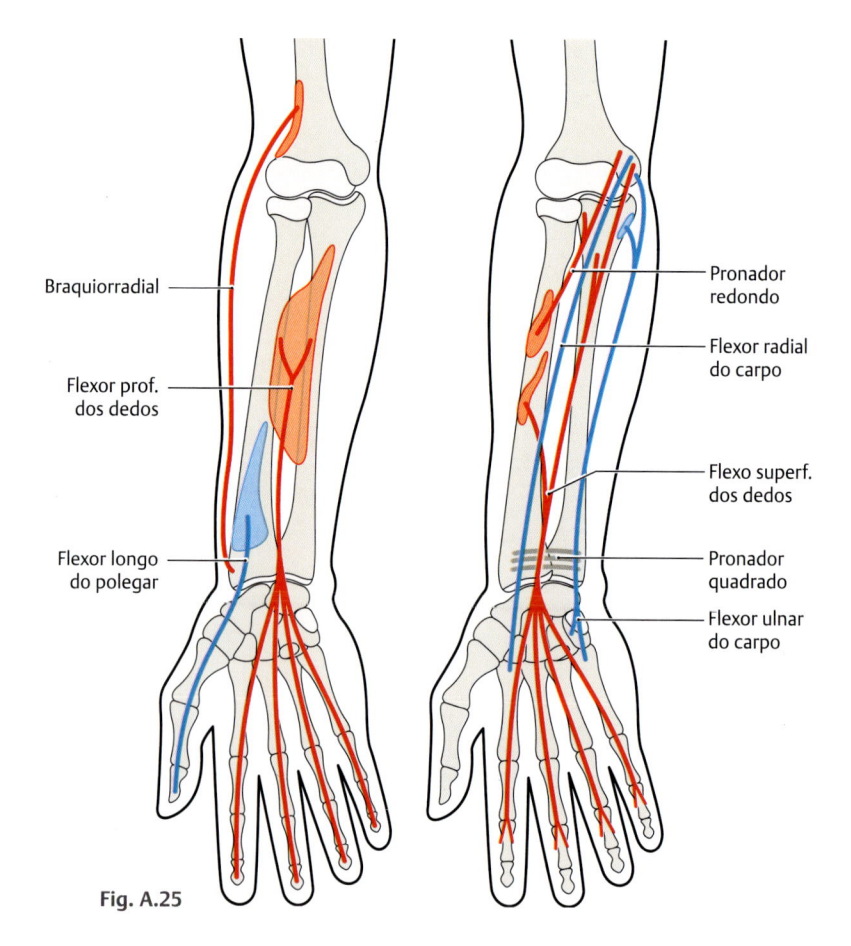

- Braquiorradial
- Flexor prof. dos dedos
- Flexor longo do polegar
- Pronador redondo
- Flexor radial do carpo
- Flexo superf. dos dedos
- Pronador quadrado
- Flexor ulnar do carpo

Fig. A.25

Extensores do Antebraço e Mão

Ver também Páginas: 106-107/140

Compartimentos tendíneos no retináculo dos músculos extensores

1 = Abdutor longo do polegar e extensor curto do polegar
2 = Extensores radiais do carpo longo e curto
3 = Extensor longo do polegar
4 = Extensor dos dedos e extensor do dedo indicador
5 = Extensor do dedo mínimo
6 = Extensor ulnar do carpo

- Extensor ulnar do carpo
- Extensor dos dedos
- Extensor radial curto do carpo
- Extensor do dedo mínimo
- Extensor radial longo do carpo
- Supinador
- Abdutor longo do polegar
- Extensor curto do polegar
- Extensor longo do polegar
- Retináculo dos músculos extensores
- Extensor do dedo indicador

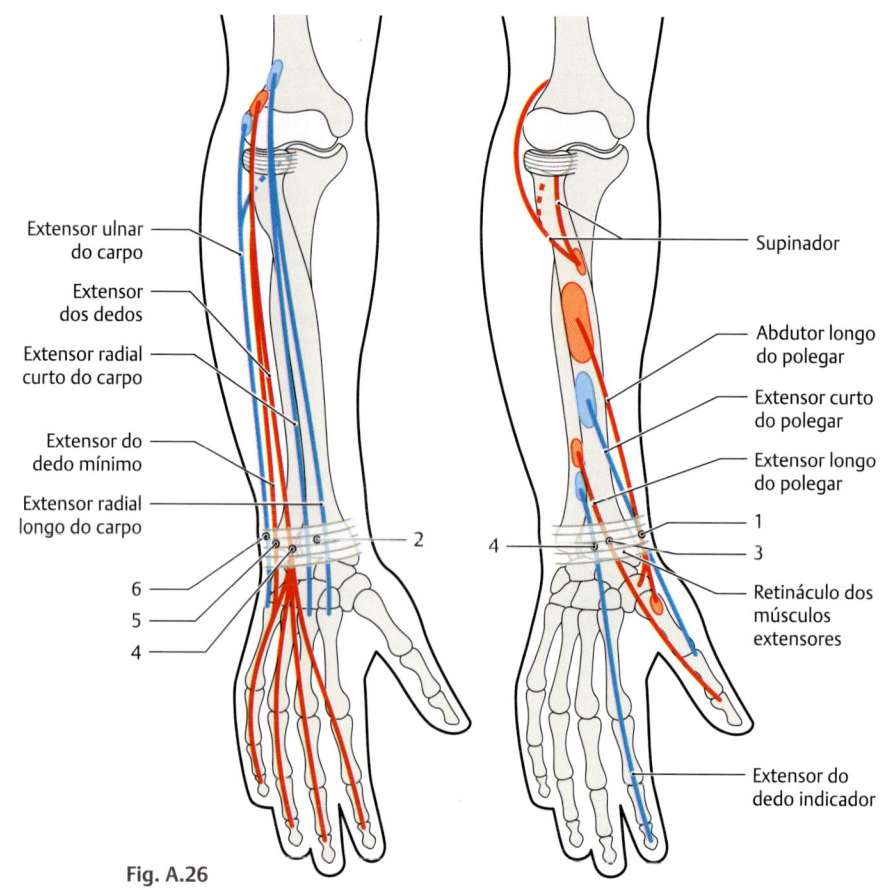

Fig. A.26

540

Músculos	Origem	Inserção	Função	Inervação
Braquiorradial	Úmero (borda lateral)	Rádio (base do processo estiloide)	Flexão na articulação do cotovelo, pró-supinação e supinação	N. radial (C5-C6)
Flexor profundo dos dedos	Ulna, membrana interóssea	Falanges distais do 2º ao 5º dedo	Flexão das articulações interfalângicas, flexão palmar da mão	N. mediano e n. ulnar (C6-C8, T1)
Flexor longo do polegar	Rádio	Polegar até a falange distal	Flexão do polegar	N. mediano (C6-C8)
Pronador redondo	Cabeça umeral: epicôndilo medial do úmero Cabeça ulnar: processo coronoide da ulna	Rádio	Pronação e flexão na articulação do cotovelo	N. mediano (C6)
Flexor radial do carpo	Epicôndilo medial do úmero	Base do osso metacarpal II	Abdução radial e flexão palmar da mão, pronação e flexão na articulação do cotovelo	N. mediano (C5-C7)
Flexor superficial dos dedos	Cabeça umeroulnar: epicôndilo medial do úmero, processo coronoide da ulna Cabeça radial: rádio	Falanges médias do 2º ao 5º dedo	Flexão das falanges médias e articulações interfalângicas, flexão palmar da mão	N. mediano (C5-C7)
Pronador quadrado	Lado anterior da ulna	Área anterior do rádio	Pronação	N. mediano (C5-C7)
Flexor ulnar do carpo	Cabeça umeral: medial: epicôndilo do úmero; cabeça ulnar: olécrano	Hamato, osso metacarpal V	Abdução ulnar, flexão palmar da mão, flexão na articulação do cotovelo	N. ulnar (C8-T1)

Músculos	Origem	Inserção	Função	Inervação
Extensor ulnar do carpo	Cabeça umeral: epicôndilo lateral do úmero Cabeça ulnar: ulna	Base do osso metacarpal V	Abdução ulnar, extensão dorsal da mão	N. radial (ramo profundo) (C7, C8)
Extensor dos dedos	Epicôndilo lateral do úmero	Expansão extensora do 2º ao 5º dedo	Extensão nas articulações dos dedos e mão	N. radial (ramo profundo) (C6-C8)
Extensores radiais longo e curto do carpo	Epicôndilo lateral do úmero, ligamento anular do rádio	Base do osso metacarpal II (longo) e III (curto)	Abdução radial e extensão dorsal da mão, flexão na articulação do cotovelo	N. radial (C6, C7)
Extensor do dedo mínimo	Epicôndilo lateral do úmero	Expansão extensora	Extensão do 5º dedo	N. radial (C6-C8)
Supinador	Epicôndilo lateral do úmero, ligamento anular, ulna	Rádio	Supinação	Ramo profundo dos nn. radiais
Abdutor longo do polegar	Área dorsal do rádio e da ulna, membrana interóssea	Base do osso metacarpal I, osso trapézio	Abdução do polegar	N. radial (ramo profundo) (C7, C8)
Extensor curto do polegar	Rádio e ulna, membrana interóssea	Base da falange proximal I	Extensão do polegar, abdução radial da mão	N. radial (ramo profundo) (C6, C7)
Extensor longo do polegar	Ulna, membrana interóssea	Falange distal do polegar	Extensão e abdução do polegar	N. radial (ramo profundo) (C6, C7)
Extensor do dedo indicador	Ulna	Expansão extensora do 2º dedo	Extensão do 2º dedo	N. radial (ramo profundo) (C7, C8)

Recursos Adicionais | Músculos da Extremidade Superior

Músculos da Mão
Ver também Páginas: 108-109/142-145

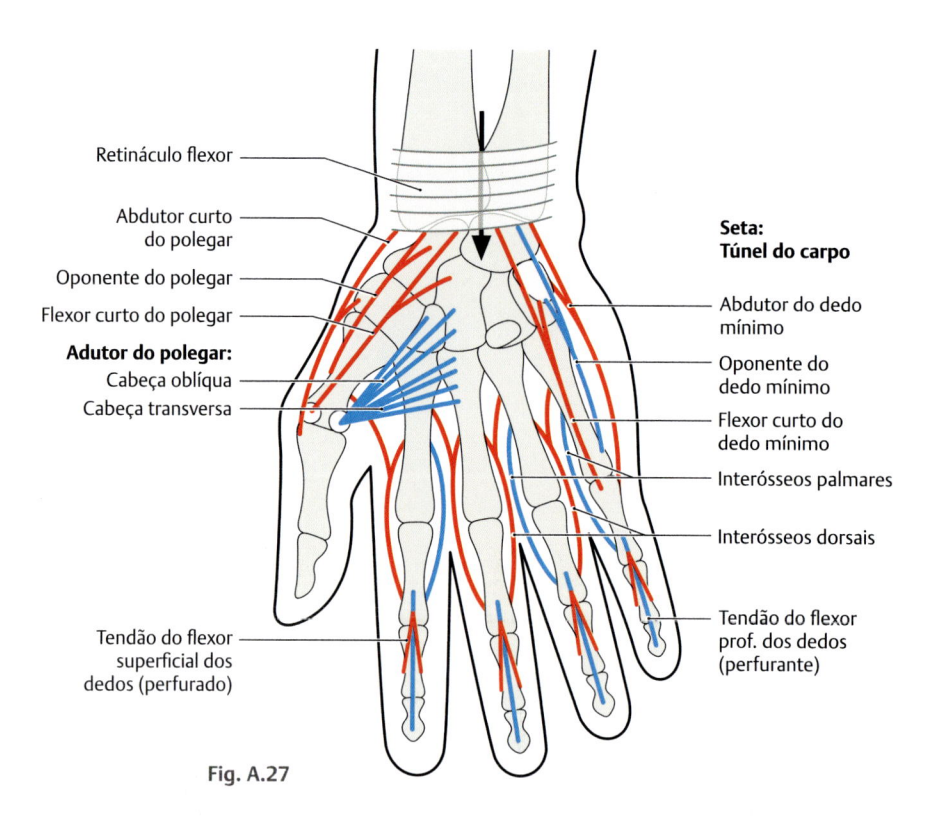

Retináculo flexor
Abdutor curto do polegar
Oponente do polegar
Flexor curto do polegar
Adutor do polegar:
Cabeça oblíqua
Cabeça transversa
Tendão do flexor superficial dos dedos (perfurado)

Seta: Túnel do carpo
Abdutor do dedo mínimo
Oponente do dedo mínimo
Flexor curto do dedo mínimo
Interósseos palmares
Interósseos dorsais
Tendão do flexor prof. dos dedos (perfurante)

Fig. A.27

Músculos	Origem	Inserção	Função	Inervação
Abdutor curto do polegar	Osso escafoide, retináculo flexor	Base da falange proximal I, osso sesamoide lateral	Abdução do polegar	Nervo mediano (C6, C7)
Oponente do polegar	Osso trapézio, retináculo flexor	Borda lateral do osso metacarpal I	Oposição do polegar	Nervo mediano (C6, C7)
Flexor curto do polegar	Cabeça superficial: retináculo flexor	Osso sesamoide lateral da articulação principal	Flexão e adução do polegar	Nervo mediano (C6, C7)
	Cabeça profunda: osso trapézio, osso trapezoide, osso capitato, base do osso metacarpal I	Osso sesamoide lateral da articulação principal	Flexão e adução do polegar	N. ulnar (C8, T1)
Adutor do polegar	Cabeça oblíqua: osso capitato, ossos metacarpais II e III Cabeça transversa: osso metacarpal III	Base da falange proximal de I, osso sesamoide ulnar	Adução e oposição do polegar, flexão na articulação da base do polegar	N. ulnar (C8, T1)
Abdutor do dedo mínimo	Osso pisiforme, retináculo flexor	Base da falange proximal e aponeurose dorsal do 5º dedo	Adução, flexão na articulação da base, extensão na articulação média e distal do 5º dedo	N. ulnar (C8, T1)
Oponente do dedo mínimo	Hâmulo do osso hamato, retináculo flexor	Área exterior do osso metacarpal V	Oposição do 5º dedo	N. ulnar (C8, T1)
Flexor curto do dedo mínimo	Hâmulo do osso hamato, retináculo flexor	Base da falange proximal do V	Flexão na articulação da base do 5º dedo	N. ulnar (C8, T1)
Interósseos palmares	Ossos metacarpais II, IV, V (cabeça única)	Aponeurose dorsal do 2º, 4º e 5º dedos	Adução, flexão na articulação da base, extensão nas articulações média e distal dos dedos	N. ulnar (C8, T1)
Interósseos dorsais	Áreas entre os ossos metacarpais I-V (cabeças duplas)	Aponeurose dorsal do 2º, 4º e 5º dedos	Abdução, flexão na articulação da base, extensão nas articulações média e distal dos dedos	N. ulnar (C8, T1)

Inervação e Segmentação da Extremidade Superior | Recursos Adicionais

Estrutura dos Segmentos e Inervação Cutânea do Membro Superior

Ver também Páginas: 113-114/130-131/ 136-140/144

Aspecto anterior esquerdo, face posterior direita.

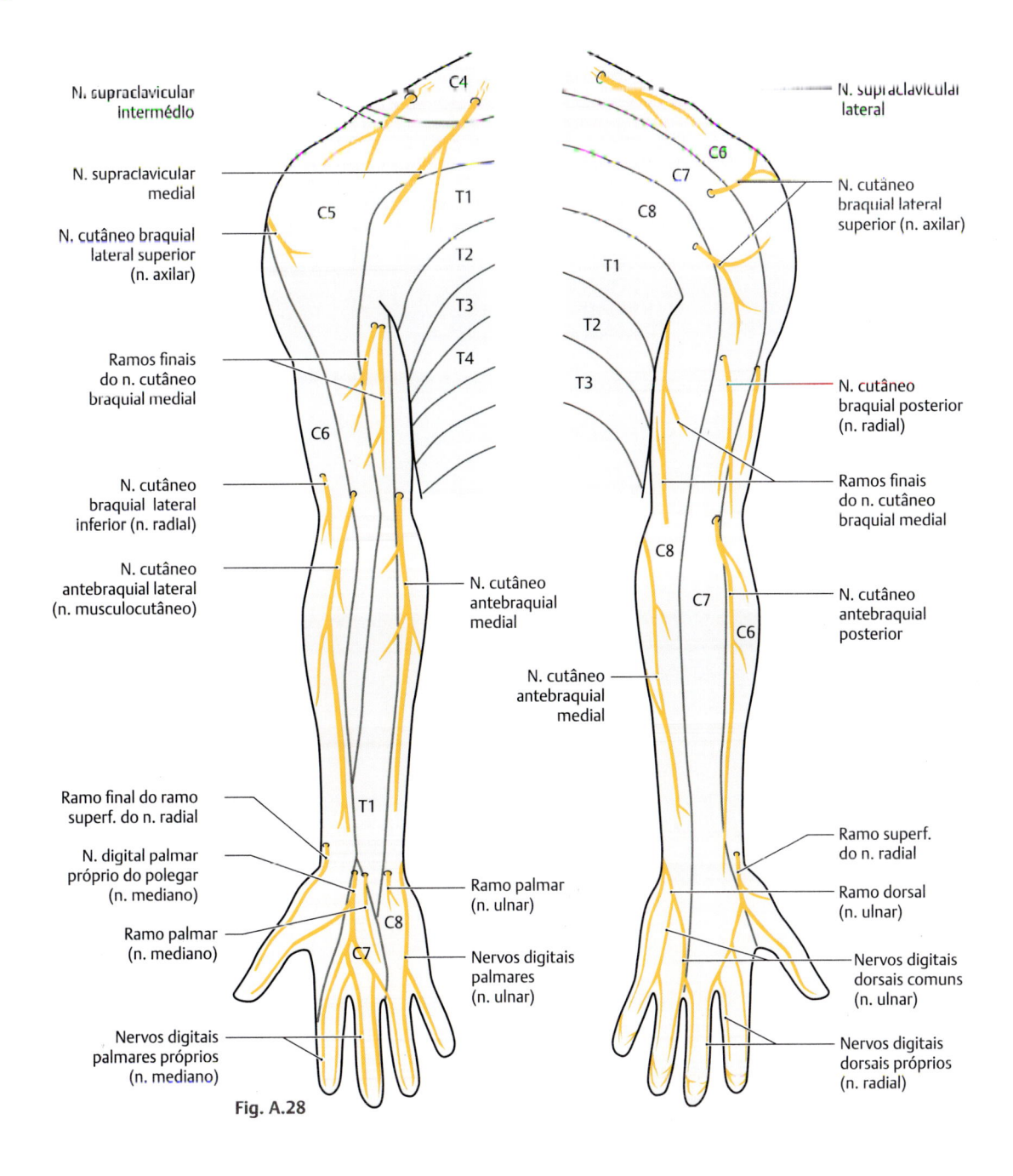

- N. supraclavicular intermédio
- N. supraclavicular medial
- N. cutâneo braquial lateral superior (n. axilar)
- Ramos finais do n. cutâneo braquial medial
- N. cutâneo braquial lateral inferior (n. radial)
- N. cutâneo antebraquial lateral (n. musculocutâneo)
- Ramo final do ramo superf. do n. radial
- N. digital palmar próprio do polegar (n. mediano)
- Ramo palmar (n. mediano)
- Nervos digitais palmares próprios (n. mediano)
- N. cutâneo antebraquial medial
- Ramo palmar (n. ulnar)
- Nervos digitais palmares (n. ulnar)
- N. supraclavicular lateral
- N. cutâneo braquial lateral superior (n. axilar)
- N. cutâneo braquial posterior (n. radial)
- Ramos finais do n. cutâneo braquial medial
- N. cutâneo antebraquial posterior
- N. cutâneo antebraquial medial
- Ramo superf. do n. radial
- Ramo dorsal (n. ulnar)
- Nervos digitais dorsais comuns (n. ulnar)
- Nervos digitais dorsais próprios (n. radial)

Fig. A.28

Recursos Adicionais | Artérias e Veias da Extremidade Inferior

Artérias da Extremidade Inferior
Ver também Páginas: 184-185/204/ 215-216

Artéria femoral
- **Artéria epigástrica superf.**
  (para a parede anterior do abdome)
- **Artéria ilíaca circunflexa superf.**
  (para a pele da região inguinal)
- **Artérias pudendas ext.**
  (para a genitália externa com ramos escrotais anteriores [ou ramos labiais] e ramos inguinais)
- #### Artéria profunda da coxa
  (para o lado posterior da coxa)
  - **Artéria femoral circunflexa média com ramo superficial e ramo profundo** (para os adutores e flexores)
  - **Artéria femoral circunflexa lat. com ramo ascendente e ramo descendente** (para o músculo quadríceps)
  - **Artérias perfurantes I, II, III** (para os adutores e flexores da coxa)
  - **Artéria genicular descendente** (para anastomose genicular)

- #### Artéria poplítea
  - **Artéria genicular lateral superior** } para a anastomose genicular
  - **Artéria genicular medial superior**
  - **Artéria genicular média** (para os ligamentos cruzados do joelho)
  - **Artéria genicular lateral inferior** } para a anastomose genicular
  - **Artéria genicular medial inferior**
  - **Artérias surais** (para os músculos gastrocnêmio e sóleo)
- #### Artéria fibular (para os flexores profundos e fíbula)
  - **Ramo comunicante** (anastomose com artéria tibial posterior)
  - **Ramos maleolares laterais posterior e anterior**
- #### Artéria tibial posterior
  - **Ramos maleolares mediais**
  - **Artéria plantar medial** } para os músculos da planta do pé
  - **Artéria plantar lateral**
- #### Arco plantar
  - **Artérias metatarsais plantares**
  - **Artérias digitais plantares comuns e próprias**

- **Artéria plantar medial do hálux**
- #### Artéria tibial anterior
  - **Artéria recorrente tibial posterior**
  - **Artéria recorrente tibial anterior**
  - **Artérias maleolares lateral** e **medial anteriores**
- #### Artéria dorsal do pé
  - **Artérias tarsais lateral** e **medial** (para as artérias metatarsais dorsais e as artérias digitais dorsais no dorso do pé)
  - **Ramo plantar profundo** (anastomoses com artéria plantar lat. no arco plantar)

Clínica
Artéria femoral: acessível abaixo do ligamento inguinal para finalidades diagnósticas e terapêuticas; em casos de emergência, é possível a ligadura pela pressão contra a crista ilíaca.
Artéria poplítea: não pode ser ligada porque o ciclo colateral através das artérias da articulação do joelho não é suficiente.
Artéria tibial ant.: a compressão pode levar à necrose dos músculos (síndrome de compartimento).

Veias da Extremidade Inferior
Ver também Páginas: 186-187/ 192-193/202/205/208-209/215

Veia femoral
(obtém sangue da região genital [veias pudendas externas], da parede inferior do abdome [veia epigástrica superficial] e da região da pelve [veia ilíaca circunflexa superficial]) e da
- **Veia safena magna**
  (do dorso do pé, perna e coxa; entrada através da abertura da safena)

- **Veia profunda da coxa**
  (da região posterior da coxa)
- **Veia poplítea**
  (coleta das veias cutâneas da perna [através da veia safena parva] e das veias profundas da perna [veias tibiais ant. E post.])
- **Veia tibial ant.**
  (dos extensores da perna e do dorso do pé [arco venoso dorsal do pé, que forma a principal drenagem da planta e dos dedos (veias digitais dorsais)])
- **Veia tibial post.**
  (dos flexores da perna e das plantas [arco venoso plantar, recebe sangue das veias metatarsais plantares e das veias digitais plantares])

Clínica
Veia femoral: pode ser acessada abaixo do ligamento inguinal por razões diagnósticas ou terapêuticas.
Veias perfurantes: fluxo de fora para dentro; muitas vezes, formam veias varicosas no lado medial da perna abaixo do joelho (veias de Boyd) ou na parte distal da perna (veias de Cockett). Transtornos circulatórios podem levar a úlceras venosas no membro inferior.
Arco venoso dorsal do pé: responsável por "edemas colaterais", por exemplo, por meio da inflamação das plantas dos pés.

Artérias e Veias da Extremidade Inferior | Recursos Adicionais

Fig. A.29

- A. epigástrica superficial
- A. ilíaca circunflexa superficial
- A. femoral
- Aa. pudendas externas
- A. femoral circunflexa medial medialmente com ramos ascendente e descendente
- A. femoral profunda
- A. femoral circunflexa medial lateralmente com ramos ascendente e descendente
- Aa. perfurante I, II, III
- A. genicular descendente
- **A. poplítea**
- A. genicular lateral superior
- A. genicular medial superior
- A. genicular medial
- Aa. surais
- A. genicular lateral inferior
- A. genicular medial inferior
- A. recorrente tibial posterior
- A. recorrente tibial anterior
- **Aa. tibiais anteriores**
- **A. fibular (peroneal)**
- **A. tibial posterior**
- Ramos comunicantes
- Ramos maleolares mediais
- Ramos maleolares lat. post. e ant.
- A. plantar medial
- Aa. maleolares
- A. plantar lateral
- **A. dorsal do pé**
- A. tarsais lateral e medial
- Ramos plantares profundos
- Aa. metatarsais dorsais
- A. plantar medial
- **Arco plantar**
- Aa. metatarsais plantares
- Aa. digitais plantares comum e própria

Fig. A.30

- Veia cava inferior
- V. ilíaca comum
- V. ilíaca circunflexa profunda
- V ilíaca interna
- V. ilíaca externa
- V. ilíaca circunflexa superficial
- V. epigástrica superficial
- V. femoral circunflexa lateral
- Hiato safeno
- Vv. pudendas externas
- **V. femoral**
- **V. femoral profunda**
- V femoral circunflexa medial
- Vv. perfurantes
- **V. safena magna**
- **V. poplítea**
- V. safena parva
- **V. tibial anterior**
- V perfurante (Cockett III)
- **V. tibial posterior**
- V. perfurante (Cockett II)
- **V. safena magna**
- V. perfurante (Cockett I)
- Arco venoso dorsal do pé
- Veias perfurantes (Cockett): drenagem das veias cutâneas às veias profundas do membro inferior

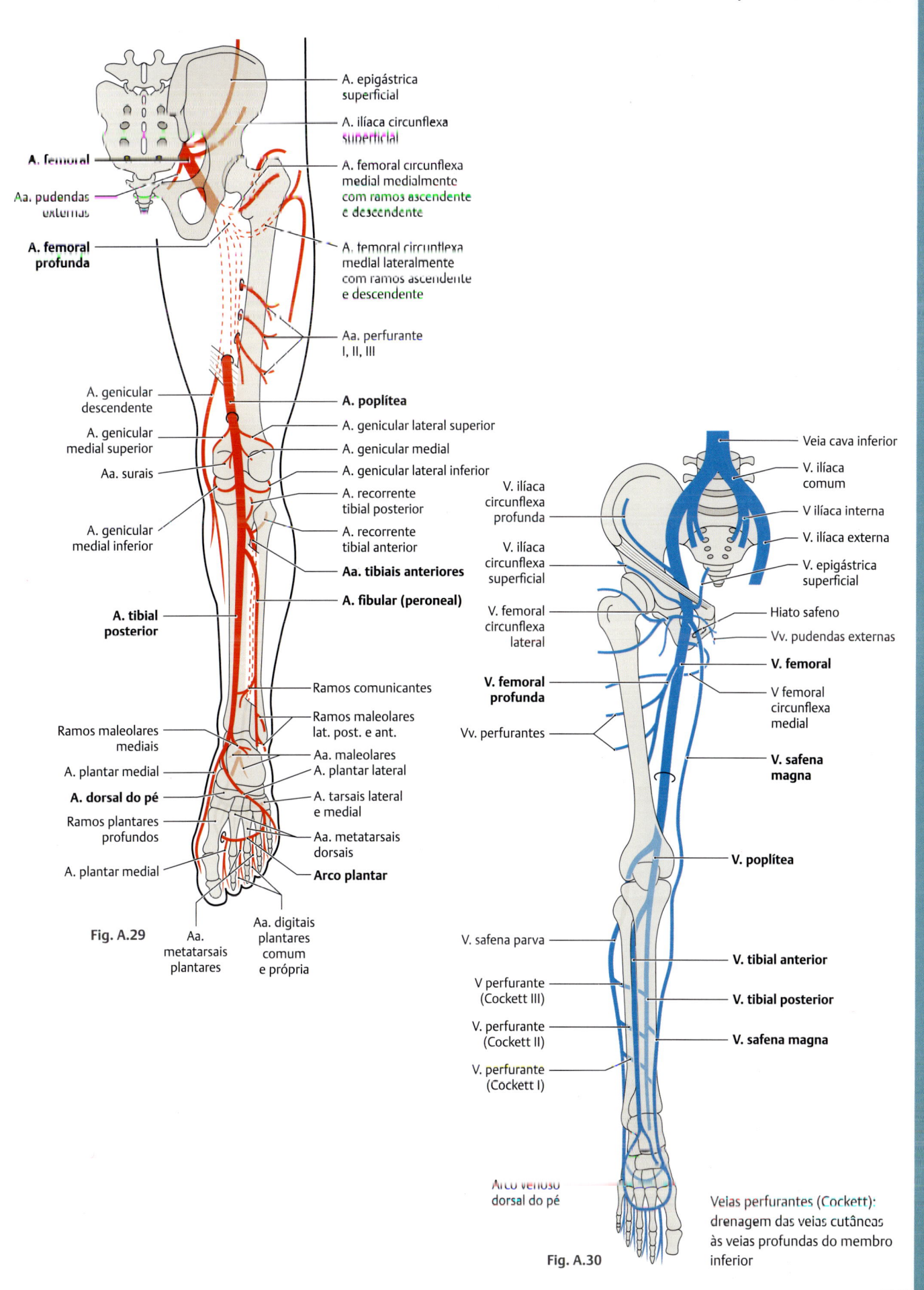

Recursos Adicionais | Linfáticos da Extremidade Inferior

Vasos Linfáticos da Pelve e do Membro Inferior Femininos com os Linfonodos Acompanhantes

Ver também Páginas: 310-311/340

Os vasos linfáticos seguem principalmente as veias. Por meio dos dois troncos linfáticos lombares, a linfa chega à cisterna do quilo e, portanto, ao ducto torácico. Eles correm no mediastino posterior, subindo até o ângulo venoso esquerdo.

Cisterna do quilo
(influxo de ambos os troncos linfáticos lombares e do tronco linfático intestinal)
Troncos linfáticos lombares esquerdo e **direito** (para o lado posterior da coxa)
Linfonodos ilíacos comuns
(influxo da pelve [linfonodos ilíacos internos] e do membro inferior [linfonodos ilíacos externos])

Membro inferior:
Linfonodos ilíacos externos
(influxo dos linfonodos inguinais superficiais e profundos e linfonodos poplíteos)
Linfonodos poplíteos superf. e profundos
(drenagem linfática da perna e do pé)

Órgãos da pelve:
Linfonodos lombares
(influxo do ovário e da tuba uterina através do ligamento suspensor do ovário e de linfonodos ilíacos internos a partir dos órgãos da pelve)
Linfonodos ilíacos internos
(influxo de linfonodos inguinais [através do ligamento redondo do útero] e linfonodos parauterinos)
Linfonodos sacrais
(drenagem linfática do reto, vagina, colo do útero; drenagem nos linfonodos ilíacos comuns)

Clínica

Linfonodos ilíacos internos: muitas vezes afetados por metástases de órgãos genitais internos (testículos, útero, próstata).
Linfonodos inguinais superficiais: podem estar aumentados de volume por tumores do ovário ou do colo do útero. Também pode aparecer edema por inflamação da genitália externa (escroto, pênis, lábios vulvares).

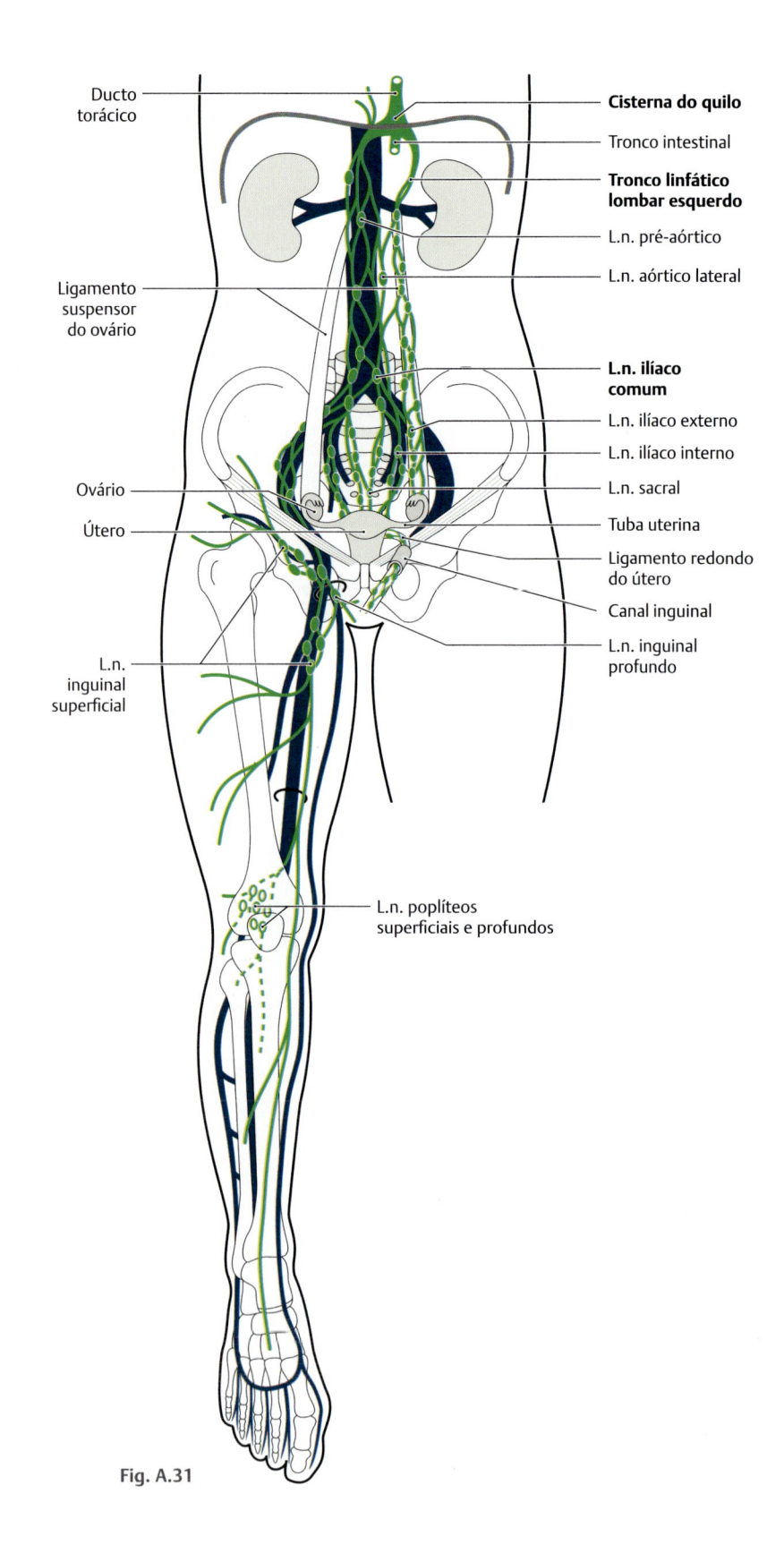

Fig. A.31

Nervos da Pelve e do Membro Inferior

Ver também Páginas: 184/188-193/ 198-199/202-208, 209/215/327/332, 333

Aspecto lateral do membro inferior direito.

Plexo lombar (T2-L4)
- **Ramos musculares** (para músculos intertransversários, músculo quadrado lombar, músculos psoas maior e menor)
- **Nervo ílio-hipogástrico** (para a pele da região da sínfise e os músculos do estômago)
- **Nervo ilioinguinal** (para a genitália externa [ramos escrotal ou labial] e para os músculos do estômago)
- **Nervo genitofemoral** (com ramo femoral e ramo genital para a região inguinal e as coberturas dos testículos ou lábios vulvares)
- **Nervo cutâneo femoral lateral** (para a pele da coxa)

Nervo obturatório com ramos anterior e posterior (para adutores, músculo pectíneo e músculo grácil; ramo venoso para o lado interno da coxa)

Nervo femoral
- **Ramo cutâneo femoral anterior** (para o lado anterior da coxa)
- **Ramos musculares** (para o músculo pectíneo, o músculo sartório e o músculo quadríceps femoral)
- **Nervo safeno** (ramos venosos no lado médio da perna [ramo infrapatelar] e no pé [nervo cutâneo crural medial])

Plexo sacral (L4-S3)
- **Ramos diretos** (para o grupo rotador lateral, exceto para o músculo obturador externo)
- **Nervo glúteo sup.** (para os músculos glúteos médio e mínimo, músculo tensor da fáscia lata)
- **Nervo glúteo inf.** (para o glúteo máximo)
- **Nervo cutâneo femoral posterior**
- (ramos cutâneos para o lado posterior da coxa e o períneo)
- **Nervo isquiático** (para o músculo quadrado femoral, para os músculos isquiossurais e para todos os músculos para a perna e o pé)
- **Nervo fibular comum**
  - Nervo cutâneo sural lateral (ramo cutâneo para a perna; confluência com o nervo cutâneo sural medial para o nervo sural)
  - **Nervo fibular superficial** (para os músculos fibulares longo e curto e para a pele da perna e do pé)
  - Nervos cutâneos dorsais medial e intermédio (para a pele do dorso do pé)
- **Nervo fibular profundo** (para os extensores das pernas)
  - Nervos digitais dorsais da parte lateral do hálux e da parte medial do segundo dedo (ramos cutâneos para o lado medial do 1º e 2º dedos)
- **Nervo tibial**
  - Nervo cutâneo sural medial (ramo cutâneo para a perna)

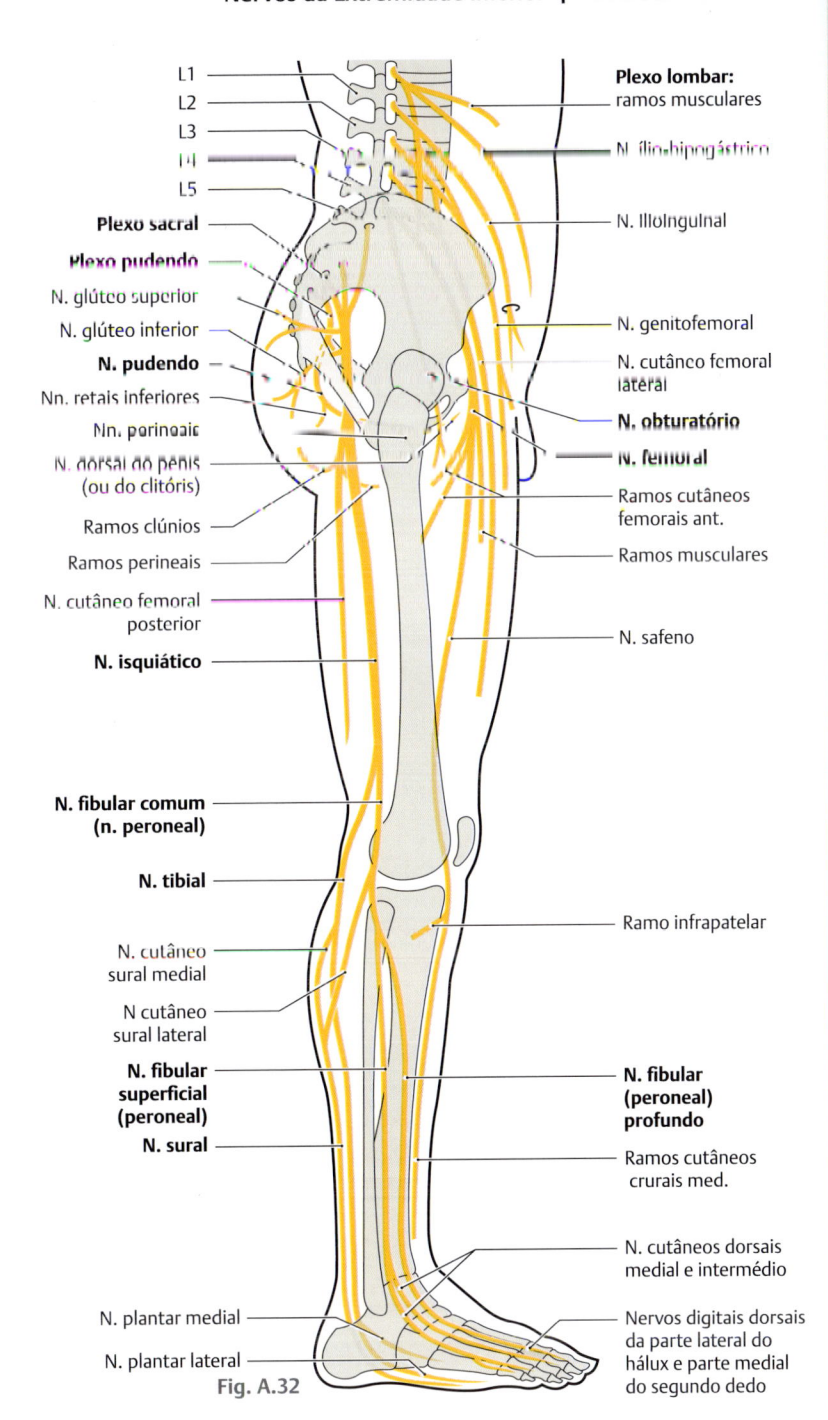

Nervo sural (formado pelos nervos cutâneos surais lateral e medial; para a pele da perna e do pé)
- **Nervo plantar lateral** com ramo superficial (para a pele de 1 e ½ dedos na parte lateral) e o ramo profundo (para os músculos do 5º dedo, músculo adutor do hálux, músculos lumbricais III e IV, músculo quadrado plantar, todos os músculos interósseos e cabeça lateral do músculo flexor curto do hálux)
- **Nervo plantar medial** (para os músculos do hálux; músculos lumbricais I e II, músculo flexor curto dos dedos e pele de 3 e ½ dedos)

Plexo pudendo (S2-S4)
- **Ramos musculares** (para o músculo levantador do ânus e coccígeo)
- **Nervo pudendo** (S2-S4)
  - **Nervos retais inferiores** (para o músculo do esfíncter ext. do ânus e para a pele do ânus)
  - **Nervos perineais** (para o músculo isquiocavernoso e músculo bulboesponjoso, músculos transversos do períneo prof. e superf. para a pele da região do períneo)
  - **Nervo dorsal do pênis ou do clitóris** (para o músculo transverso prof. do períneo e genitália externa)

Plexo coccígeo (S5, Co1-3)
- **Nervos anococcígeos**

Fig. A.32

Labels on figure:
- L1, L2, L3, L4, L5
- Plexo sacral
- Plexo pudendo
- N. glúteo superior
- N. glúteo inferior
- N. pudendo
- Nn. retais inferiores
- Nn. perineais
- N. dorsal do pênis (ou do clitóris)
- Ramos clúnios
- Ramos perineais
- N. cutâneo femoral posterior
- N. isquiático
- N. fibular comum (n. peroneal)
- N. tibial
- N. cutâneo sural medial
- N. cutâneo sural lateral
- N. fibular superficial (peroneal)
- N. sural
- N. plantar medial
- N. plantar lateral
- Plexo lombar: ramos musculares
- N. ílio-hipogástrico
- N. ilioinguinal
- N. genitofemoral
- N. cutâneo femoral lateral
- N. obturatório
- N. femoral
- Ramos cutâneos femorais ant.
- Ramos musculares
- N. safeno
- Ramo infrapatelar
- N. fibular (peroneal) profundo
- Ramos cutâneos crurais med.
- N. cutâneos dorsais medial e intermédio
- Nervos digitais dorsais da parte lateral do hálux e parte medial do segundo dedo

Recursos Adicionais | Vasos e Nervos da Extremidade Inferior

Artérias e Nervos da Extremidade Inferior

Ver também Páginas: 184/186/188/192/205

As veias não são mostradas. Elas correm paralelamente às artérias.

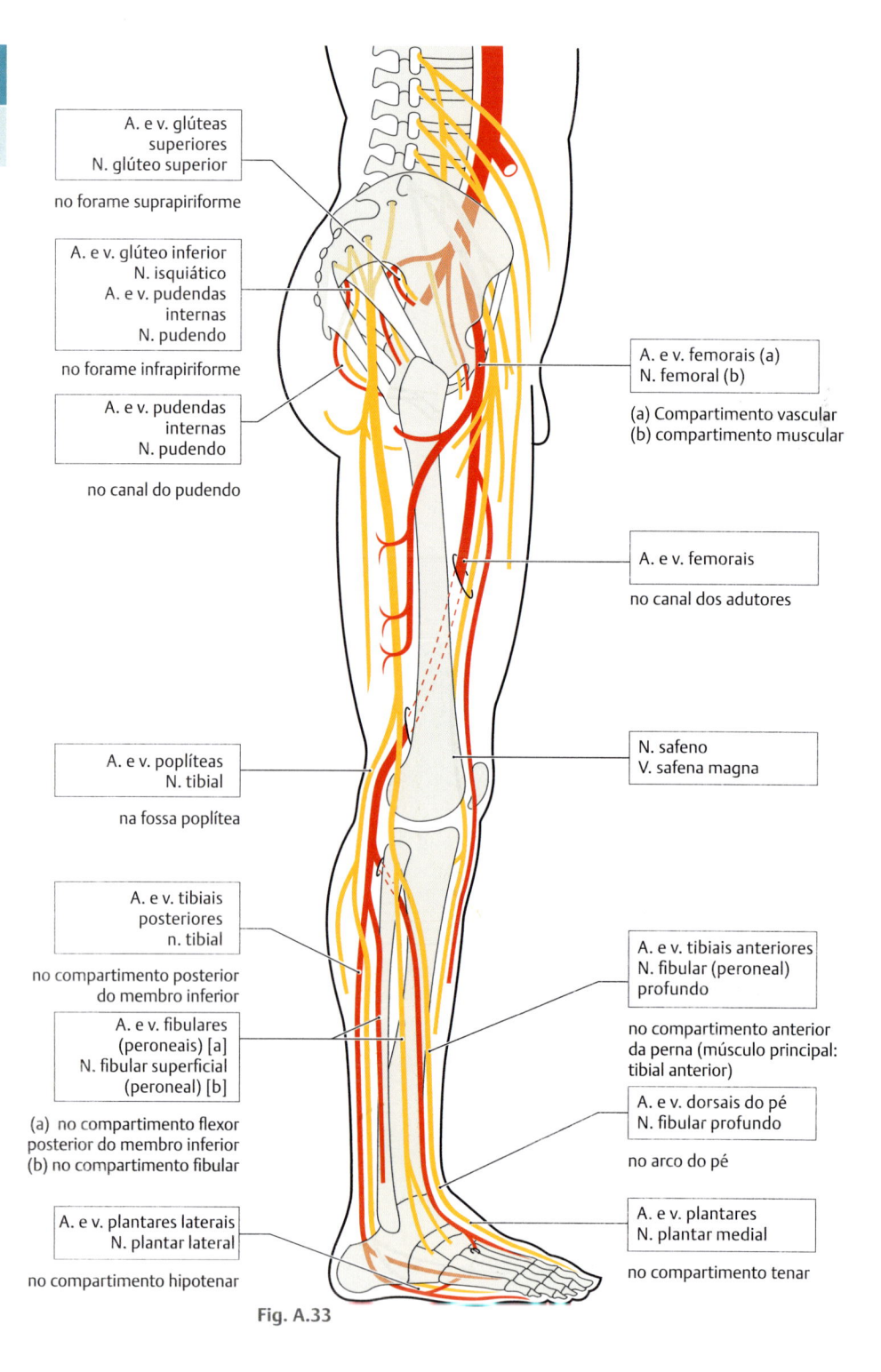

A. e v. glúteas superiores
N. glúteo superior

no forame suprapiriforme

A. e v. glúteo inferior
N. isquiático
A. e v. pudendas internas
N. pudendo

no forame infrapiriforme

A. e v. pudendas internas
N. pudendo

no canal do pudendo

A. e v. femorais (a)
N. femoral (b)

(a) Compartimento vascular
(b) compartimento muscular

A. e v. femorais

no canal dos adutores

N. safeno
V. safena magna

A. e v. poplíteas
N. tibial

na fossa poplítea

A. e v. tibiais posteriores
n. tibial

no compartimento posterior do membro inferior

A. e v. tibiais anteriores
N. fibular (peroneal) profundo

no compartimento anterior da perna (músculo principal: tibial anterior)

A. e v. fibulares (peroneais) [a]
N. fibular superficial (peroneal) [b]

(a) no compartimento flexor posterior do membro inferior
(b) no compartimento fibular

A. e v. dorsais do pé
N. fibular profundo

no arco do pé

A. e v. plantares laterais
N. plantar lateral

no compartimento hipotenar

A. e v. plantares
N. plantar medial

no compartimento tenar

Fig. A.33

Músculos da Extremidade Inferior | **Recursos Adicionais**

Visão Geral das Principais Funções Musculares da Articulação do Quadril

Os rotadores não são mostrados.

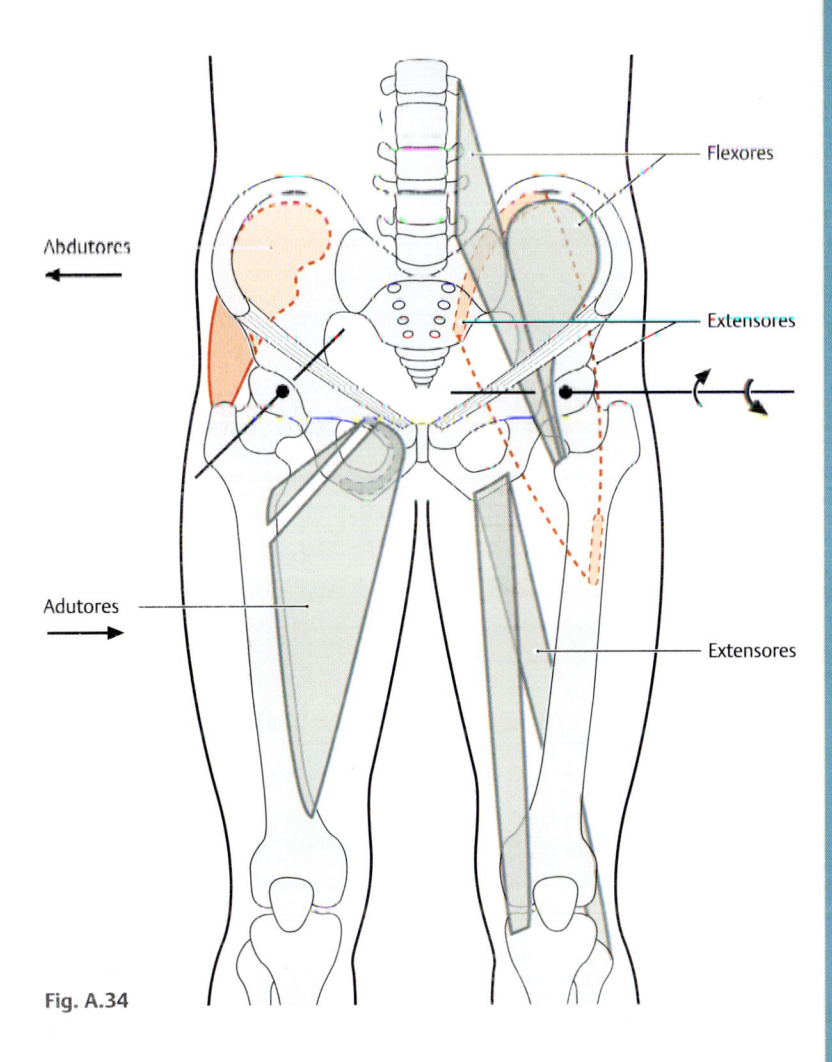

Abdutores

Flexores

Extensores

Adutores

Extensores

Fig. A.34

Abdutores
- Glúteo médio
- Glúteo mínimo

Adutores
- Pectíneo
- Adutor curto
- Adutor longo
- Adutor magno

Flexores
- Ilíaco
- Psoas maior
- Psoas menor
- Reto femoral
- Músculos adutores

Extensores
- Glúteo máximo
- Bíceps femoral
- Grácil
- Semitendíneo
- Semimembranáceo
- Adutor magno

Rotadores internos
- Glúteos médio e mínimo
- Grácil
- Tensor da fáscia lata

Rotadores externos
- Glúteo máximo
- Músculos gêmeos
- Obturador interno e externo
- Piriforme
- Iliopsoas

Recursos Adicionais | Músculos da Extremidade Inferior

Músculos Anteriores da Pelve e Coxa
Ver também Páginas: 170-171/193-195

Adutores e flexores da articulação do quadril, extensores na articulação do joelho.

Iliopsoas:
- Psoas maior
- Psoas menor
- Ilíaco

- Pectíneo
- Adutor curto
- Adutor longo
- Adutor magno
- Grácil
- Sartório
- Pata de ganso

- Tensor da fáscia lata

Quadríceps femoral:
- Reto femoral
- Vasto lat.
- Vasto med.
- Vasto intermédio

- Trato iliotibial
- Joelho articular
- Ligamento patelar

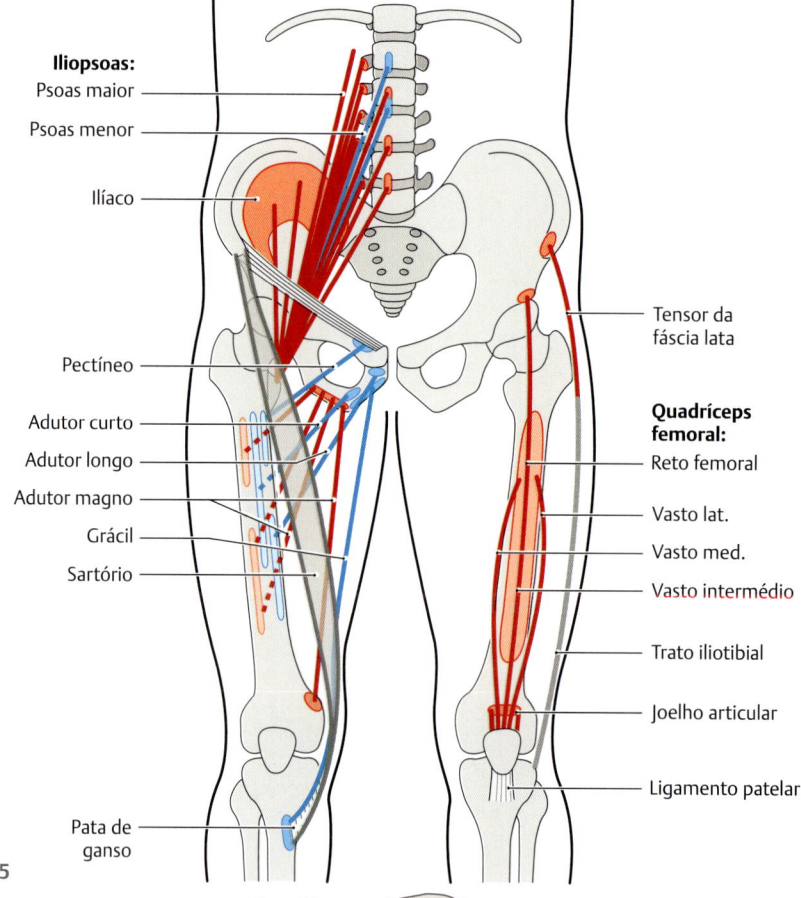

Fig. A.35

Músculos Posteriores da Pelve e da Coxa
Ver também Páginas: 172-174/196-199

Forame isquiático maior com
a = forame suprapiriforme
b = forame infrapiriforme
c = forame isquiático menor

- Glúteo médio
- Glúteo mínimo
- Piriforme
- Gêmeo superior
- Obturador interno
- Gêmeo inferior
- Quadrado femoral
- Glúteo máximo

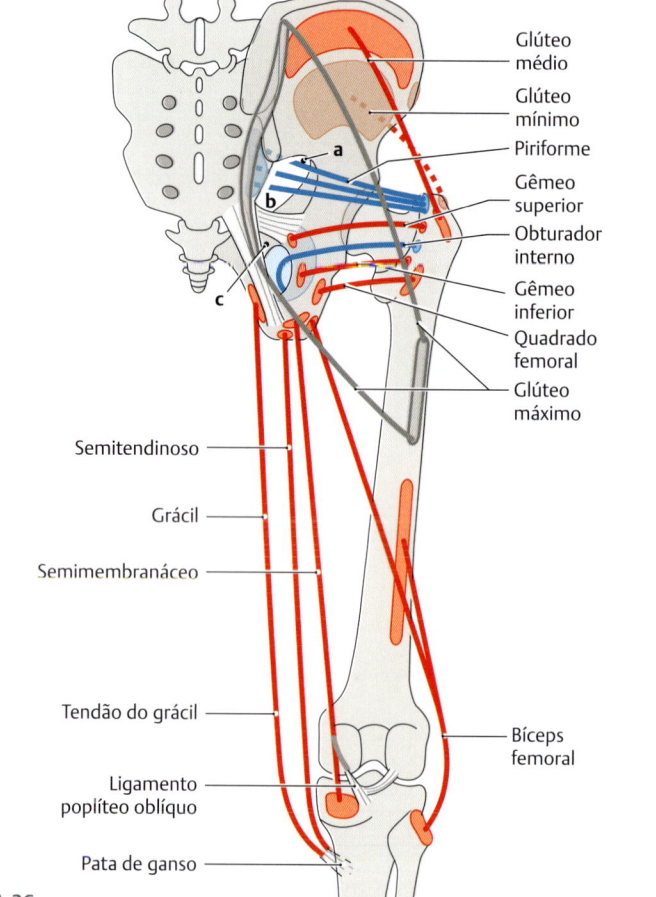

- Semitendinoso
- Grácil
- Semimembranáceo
- Tendão do grácil
- Ligamento poplíteo oblíquo
- Pata de ganso
- Bíceps femoral

Fig. A.36

Músculos da Extremidade Inferior | Recursos Adicionais

Músculos	Origem	Inserção	Função	Inervação
Iliopsoas • Psoas maior • Psoas menor • Ilíaco	Corpo vertebral (T12-L4) Processor costais (T12-L1) Fossa ilíaca	Trocânter menor	Flexão da articulação do quadril, rotação externa	N. femoral (T12-L3)
Pectíneo	Pecten pubis	Linha pectinada do fêmur	Adução, flexão, rotação externa da coxa	N. femoral e n. obturatório
Adutor curto	Osso púbis	Linha áspera do fêmur	Adução e rotação externa da articulação do quadril	N. obturatório (L2-L4)
Adutor longo	Osso púbis	Linha áspera do fêmur	Adução, rotação externa e flexão da articulação do quadril	N. obturatório (L2-L4)
Adutor magno	Osso ísquio, tuberosidade isquiática	Linha áspera, epicôndilo medial do fêmur	Adução, extensão, rotação externa e interna da articulação do quadril, flexão	N. obturatório, n. isquiático (n. tibial) (L3-L5)
Grácil	Osso púbis	Tíbia (pata de ganso)	Adução da articulação do quadril, flexão e rotação interna da articulação do joelho	N. obturatório (L2-L4)
Sartório	Espinha ilíaca anterossuperior	Tíbia (pata de ganso)	Flexão, rotação externa e abdução da articulação do quadril, flexão e rotação interna da articulação do joelho	N. femoral (L2-L4)
Tensor da fáscia lata	Espinha ilíaca anterossuperior	Trato iliotibial	Flexão e rotação interna da articulação do quadril, tensão da fáscia lata	N. glúteo superior (L4-L5)
Quadríceps femoral • Reto femoral • Vasto lateral • Vasto intermédio • Vasto medial • Articular do joelho	Espinha ilíaca anteroinferior Fêmur Fêmur	Ligamento patelar Tuberosidade tibial Cápsula articular	Flexão da articulação do quadril, extensão da articulação do joelho Extensão da articulação do joelho Tensão da cápsula da articulação do joelho	N. femoral (L2-L4)

Músculos	Origem	Inserção	Função	Inervação
Glúteo médio	Osso ílio (asa) (entre as linhas glúteas anterior e posterior)	Trocânter maior	Abdução, rotação interna e externa (proporcionalmente) da coxa	N. glúteo superior (L4, L5)
Glúteo mínimo	Osso ílio (asa) (entre as linhas glúteas anterior e inferior)	Trocânter maior	Abdução, rotação interna da coxa	N. glúteo superior (L4-S1)
Piriforme	Osso sacro (superfície pélvica)	Trocânter maior	Abdução, rotação externa da coxa	Plexo sacral (L5-S2)
Gêmeo superior	Espinha isquiática	Fossa trocantérica	Rotação externa	Plexo sacral
Obturador interno	Membrana obturadora (lado interno)	Fossa trocantérica	Rotação externa, adução e retroversão	Plexo sacral (L5-S2)
Gêmeo inferior	Tuberosidade isquiática	Fossa trocantérica	Rotação externa	Plexo sacral
Quadrado femoral	Tuberosidade isquiática	Crista intertrocantérica	Rotação externa, adução	N. glúteo inferior (L5-S2), n. isquiático
Glúteo máximo	Linha glútea posterior, osso sacro, ligamento sacrotuberal	Fêmur (tuberosidade glútea), trato iliotibial	Retroversão e rotação externa, abdução e adução do membro inferior	N. glúteo inferior (L4-S2)
Semitendinoso	Tuberosidade isquiática	Tíbia (pata de ganso)	(mesmas que o semimembranáceo)	
Semimembranáceo	Tuberosidade isquiática	Côndilo medial da tíbia (ligamento poplíteo oblíquo)	Extensão e adução da articulação do quadril, extensão e rotação interna da articulação do joelho	N. tibial (L5-S2)
Bíceps femoral	Cabeça longa: tuberosidade isquiática Cabeça curta: fêmur (linha áspera)	Cabeça da fíbula	Extensão da articulação do quadril (somente cabeça longa), flexão e rotação externa da articulação do joelho	N. tibial (S1, S2) (cabeça longa), n. fibular comum (L5, S1) (cabeça curta)
Obturador extremo	Membrana obturadora	Fossa trocantérica	Rotação externa, flexão	N. obturatório

Recursos Adicionais | Músculos da Extremidade Inferior

Extensores da Perna e do Pé
Ver também Páginas: 176-177/180-181/210/212-213

Aspecto anterior.

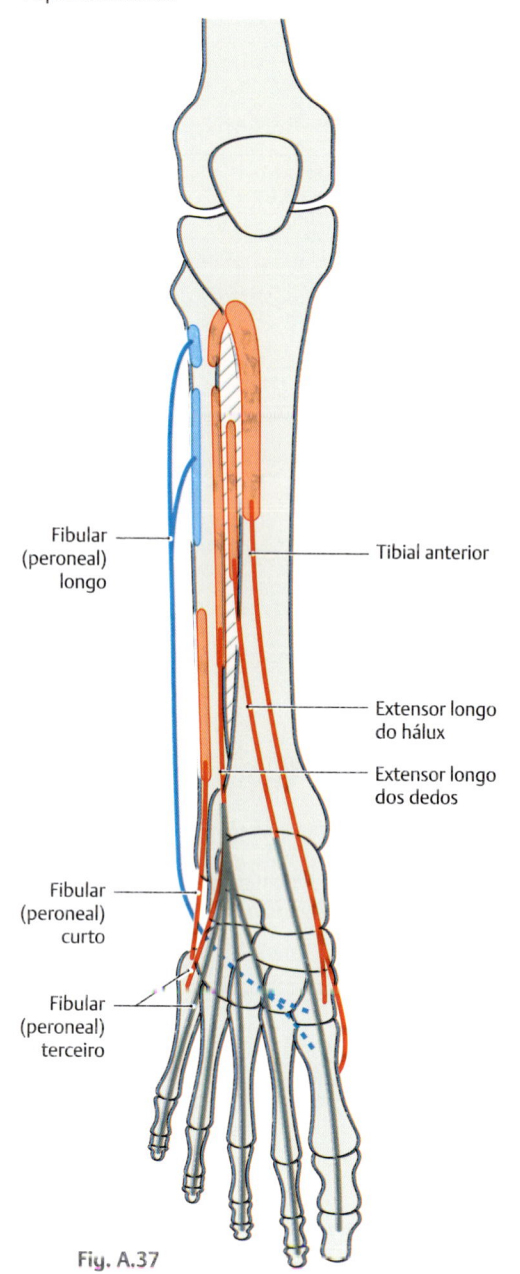

- Fibular (peroneal) longo
- Tibial anterior
- Extensor longo do hálux
- Extensor longo dos dedos
- Fibular (peroneal) curto
- Fibular (peroneal) terceiro

Fig. A.37

Flexores Superficiais da Perna e do Pé
Ver também Páginas: 175/206-207/214-215

Aspecto posterior

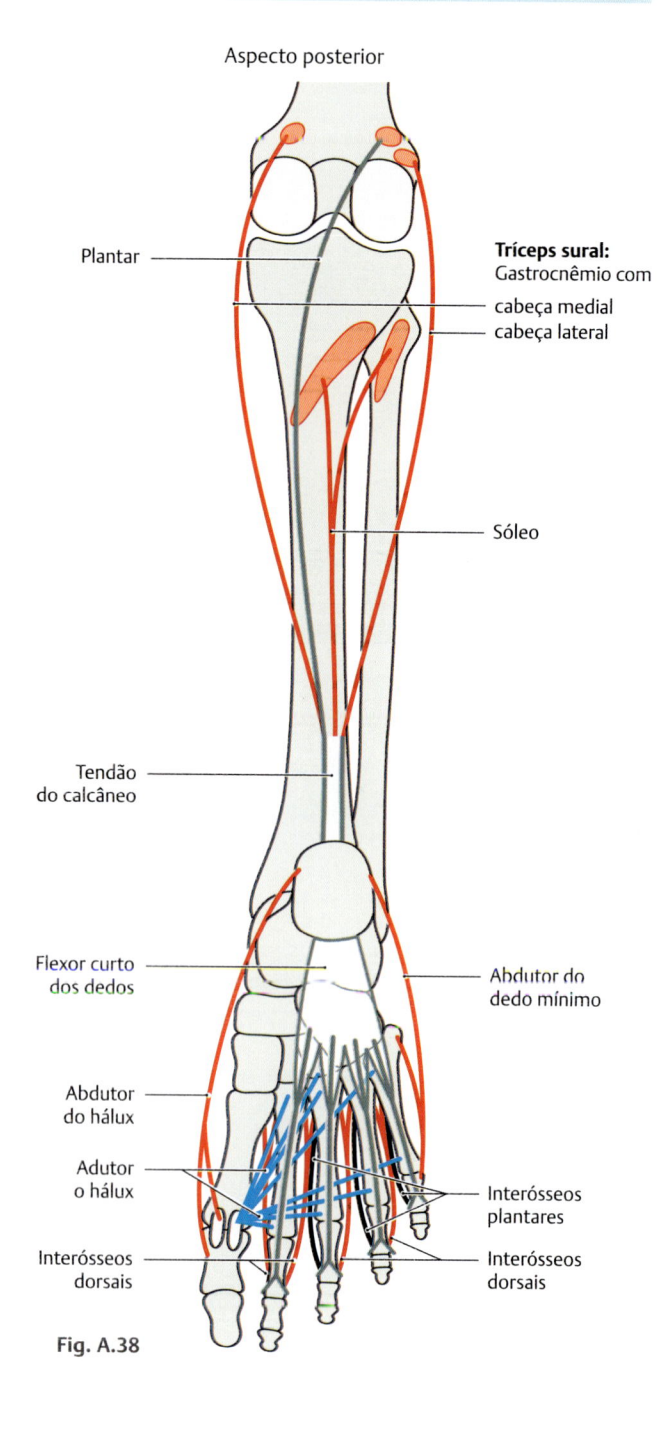

- Plantar
- **Tríceps sural:** Gastrocnêmio com cabeça medial, cabeça lateral
- Sóleo
- Tendão do calcâneo
- Flexor curto dos dedos
- Abdutor do dedo mínimo
- Abdutor do hálux
- Adutor o hálux
- Interósseos plantares
- Interósseos dorsais
- Interósseos dorsais

Fig. A.38

Músculos	Origem	Inserção	Função	Inervação
Tibial anterior	Tíbia, membrana interóssea	Osso cuneiforme medial, osso metatarsal I	Extensão dorsal e supinação do pé	N. fibular profundo (L4, L5)
Extensor longo do hálux	Fíbula, membrana interóssea	Falange distal do hálux	Extensão dorsal do pé, extensão do hálux	N. fibular profundo (L5, S1)
Extensor longo dos dedos	Tíbia, fíbula, membrana interóssea	Aponeurose dorsal do 2º e do 5º dedo	Extensão dorsal do pé, extensão do 2º ao 5º dedo	N. fibular profundo (L5, S1)
Fibular (peroneal) longo	Fíbula, septo intermuscular	Osso cuneiforme medial, osso metatarsal I	Pronação e flexão plantar do pé, tensão dos arcos transversos do pé	N. fibular superficial (L5, S1)
Fibular (peroneal) curto	Fíbula, septo intermuscular	Tuberosidade do osso metatarsal V	Flexão plantar, pronação	N. fibular superficial (L5, S1)
Fibular (peroneal) terceiro	Fíbula, separação do músculo extensor longo dos dedos (variável)	Osso metatarsal V	Extensão dorsal, pronação	N. fibular profundo (L5, S1)

Músculos	Origem	Inserção	Função	Inervação
Tríceps sural ■ Gastrocnêmio ■ Sóleo	Cabeça medial: côndilo do fêmur Cabeça lateral: Côndilo do fêmur, tíbia, cabeça da fíbula	Tuberosidade do calcâneo (tendão do calcâneo ou de Aquiles)	Flexão da articulação do joelho Flexão plantar e supinação do pé	N. tibial (S1, S2)
Plantar	Côndilo lateral do fêmur	Tuberosidade do calcâneo (tendão de Aquiles)	(mesma que a do gastrocnêmio)	N. tibial (S1, S2)
Abdutor do quinto dedo	Tuberosidade do calcâneo	Falange proximal do 5º dedo	Abdução e flexão do 5º dedo	N. plantar lateral (S1, S2)
Músculos plantares interósseos (3 músculos)	Ossos metatarsais III-V	Aponeurose dorsal do 3º ao 5º dedo	Adução (à parte daquela dos músculos interósseos dorsais)	N. plantar lateral (S1, S2)
Músculos interósseos dorsais (4 músculos)	Ossos metatarsais I-V	Aponeurose dorsal do 2º, 3º e 4º dedos	Abdução dos dedos (2º dedo como eixo central), flexão nas articulações de base, extensão das articulações médias e distais	N. plantar lateral (S1, S2)
Flexor curto dos dedos	Tuberosidade do calcâneo	Falanges médias do 2º ao 5º dedo	Flexão das articulações médias do 2º ao 5º dedos, tensão do arco longitudinal	N. plantar medial (S1, S2)
Abdutor do hálux	Tuberosidade do calcâneo	Falange proximal do hálux, osso sesamoide medial	Abdução e flexão do hálux	N. plantar medial (S1, S2)
Adutor do hálux	Cabeça oblíqua: ligamento plantar longo, osso cuboide, osso cuneiforme lateral Cabeça transversa: articulações da base do 2º ao 5º dedo	Osso sesamoide lateral, falange proximal do hálux	Abdução e flexão do hálux Adução, tensão do arco transverso	N. plantar lateral (ramo profundo) (S1, S2)

Recursos Adicionais | Músculos da Extremidade Inferior

Flexores Profundos da Perna e do Pé

Ver também Páginas: 178-179/182-183/214-217

Aspecto posterior.

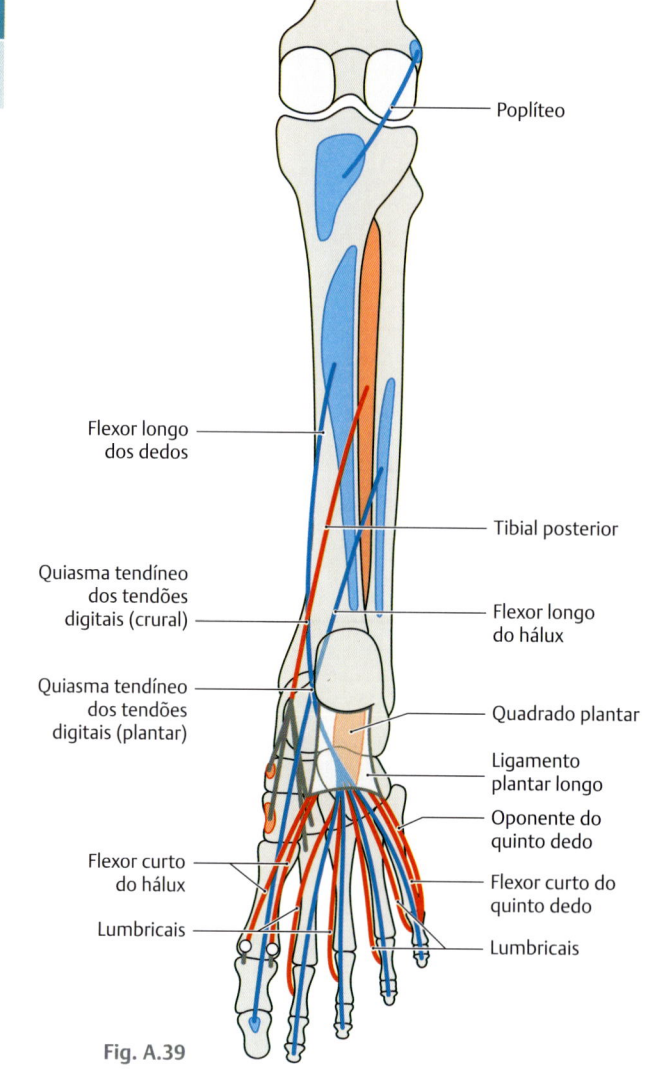

Fig. A.39

Rótulos da figura:
- Poplíteo
- Flexor longo dos dedos
- Tibial posterior
- Quiasma tendíneo dos tendões digitais (crural)
- Flexor longo do hálux
- Quiasma tendíneo dos tendões digitais (plantar)
- Quadrado plantar
- Ligamento plantar longo
- Oponente do quinto dedo
- Flexor curto do hálux
- Flexor curto do quinto dedo
- Lumbricais
- Lumbricais

Músculos	Origem	Inserção	Função	Inervação
Poplíteo	Epicôndilo lateral do fêmur	Tíbia (acima da linha do músculo sóleo)	Rotação interna da perna, retirada da rotação final, estabilização das áreas laterais posteriores da articulação do joelho	N. tibial (L5, S1)
Tibial post.	Tíbia, fíbula, membrana interóssea	Osso navicular, ossos cuneiformes, ossos metatarsais II e III	Flexão plantar, supinação e adução do pé	N. tibial (L4-S1)
Flexor longo do hálux	Fíbula, membrana interóssea	Falange distal do hálux	Flexão do hálux, flexão plantar e supinação do pé	N. tibial (S1, S2)
Quadrado plantar (músculo flexor acessório)	Calcâneo	Compartimentos do tendão flexor longo dos dedos	Como o músculo flexor longo dos dedos, sustentação do arco longitudinal do pé	N. plantar lateral (S1, S2)
Oponente do dedo V	Ligamento plantar longo	Osso metatarsal V	Abdução e oposição do dedo V	N. plantar lateral (S1, S2)
Flexor curto do dedo V	Ligamento plantar longo, osso metatarsal V	Falange proximal do V	Abdução e oposição do dedo V	N. plantar lateral (S1, S2)
Músculos lumbricais	Tendão do flexor longo dos dedos	Aponeurose do dorso dos dedos II-V do pé	Flexão na articulação de base e extensão nas articulações média e distal do 2º ao 5º dedo	N. plantar medial (S1, S2); n. plantar lateral (S3, S4) (S1, S2)
Flexor longo dos dedos	Tíbia	Falange distal do 2º ao 5º dedo	Flexão das articulações distais do 2º ao 5º dedo, flexão plantar e supinação do pé	Nn. plantares medial e lateral
Flexor curto do hálux	Ligamento plantar longo, ossos cuneiformes	Duas cabeças em ambos os ossos sesamoides, falange proximal do I	Flexão do hálux, sustentação do arco longitudinal	Nn. plantares med. e lat.

Estrutura dos Segmentos e Inervação Cutânea do Membro Inferior

Ver também Páginas 100/100 100/100/ 202/205/208-209/212

Aspecto anterior esquerdo, aspecto posterior direito.

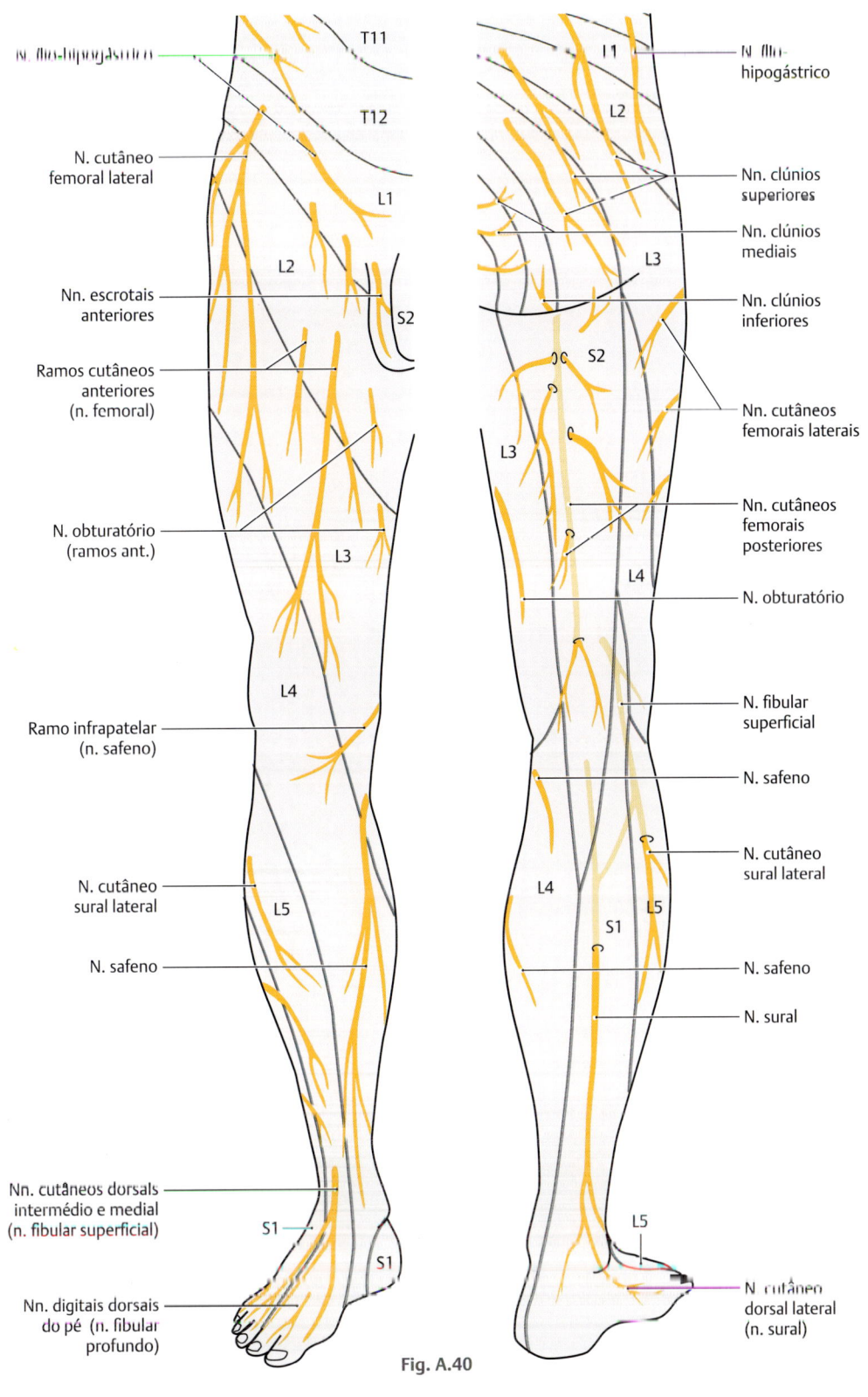

Lado anterior (esquerdo):
- N. ílio-hipogástrico
- N. cutâneo femoral lateral
- Nn. escrotais anteriores
- Ramos cutâneos anteriores (n. femoral)
- N. obturatório (ramos ant.)
- Ramo infrapatelar (n. safeno)
- N. cutâneo sural lateral
- N. safeno
- Nn. cutâneos dorsais intermédio e medial (n. fibular superficial)
- Nn. digitais dorsais do pé (n. fibular profundo)

Dermátomos: T11, T12, L1, L2, L3, L4, L5, S1, S2

Lado posterior (direito):
- N. ílio-hipogástrico
- Nn. clúnios superiores
- Nn. clúnios mediais
- Nn. clúnios inferiores
- Nn. cutâneos femorais laterais
- Nn. cutâneos femorais posteriores
- N. obturatório
- N. fibular superficial
- N. safeno
- N. cutâneo sural lateral
- N. safeno
- N. sural
- N. cutâneo dorsal lateral (n. sural)

Dermátomos: L1, L2, L3, S2, L4, L5, S1

Fig. A.40

Recursos Adicionais | Artérias e Veias da Cabeça e Pescoço

Artérias e Irrigação Sanguínea do Encéfalo

Visão geral.

Duas grandes artérias irrigam o cérebro: a artéria carótida interna (em vermelho-claro) e a artéria vertebral (em vermelho-escuro). As principais áreas de irrigação de sangue são denotadas pelos vários ramos. O círculo arterial cerebral (de Willis) conecta ambas as áreas vasculares.

Artéria carótida interna
Corre pelo canal carótico da base do crânio para o encéfalo; os ramos terminais são a **artéria cerebral anterior** (ao longo do corpo caloso; primária ao lado interno dos hemisférios e à zona cortical parassagital [área em cinza-escuro]) e a **artéria cerebral média** (ao longo do lobo insular no sulco lateral; principalmente para o lado externo dos lobos frontal, parietal e temporal [área em cor mais viva]).

Artéria vertebral
Corre nos forames transversários da coluna cervical; transições para a artéria basilar na base do crânio (irrigação do cerebelo [**artérias cerebelares**] e partes dos lobos temporal e occipital [**artéria cerebral posterior**]) (área em cinza-claro).

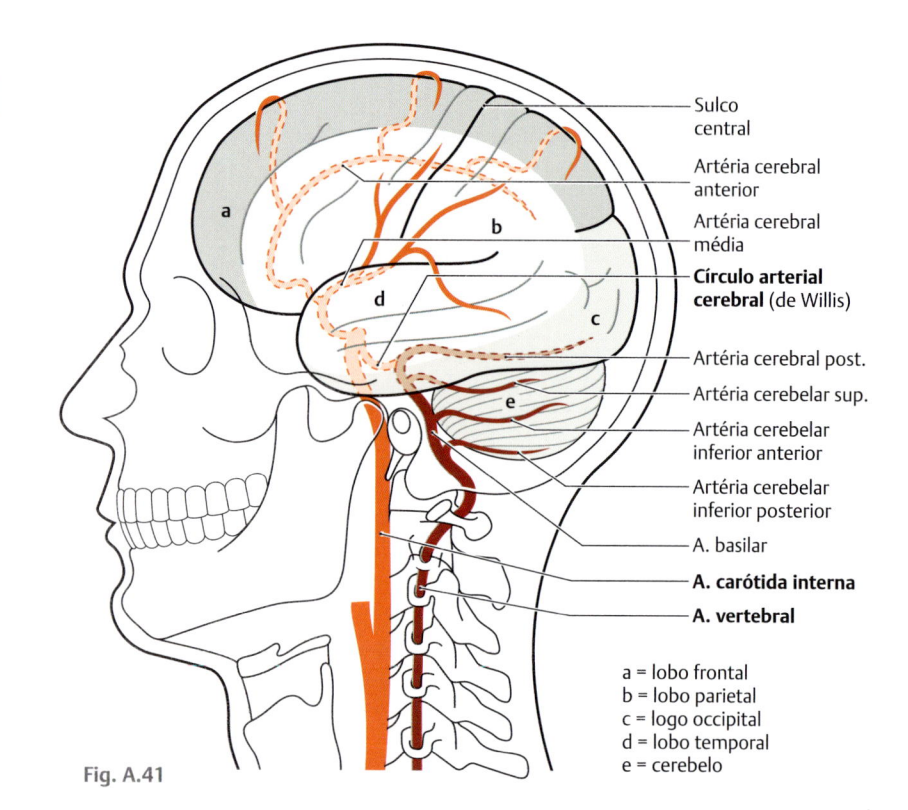

Fig. A.41

a = lobo frontal
b = lobo parietal
c = logo occipital
d = lobo temporal
e = cerebelo

Legendas (Fig. A.41):
- Sulco central
- Artéria cerebral anterior
- Artéria cerebral média
- **Círculo arterial cerebral** (de Willis)
- Artéria cerebral post.
- Artéria cerebelar sup.
- Artéria cerebelar inferior anterior
- Artéria cerebelar inferior posterior
- A. basilar
- **A. carótida interna**
- **A. vertebral**

Artérias do Encéfalo: Ramos da Artéria Carótida Interna

Ver também Páginas: 491-492/496

Vista inferior.

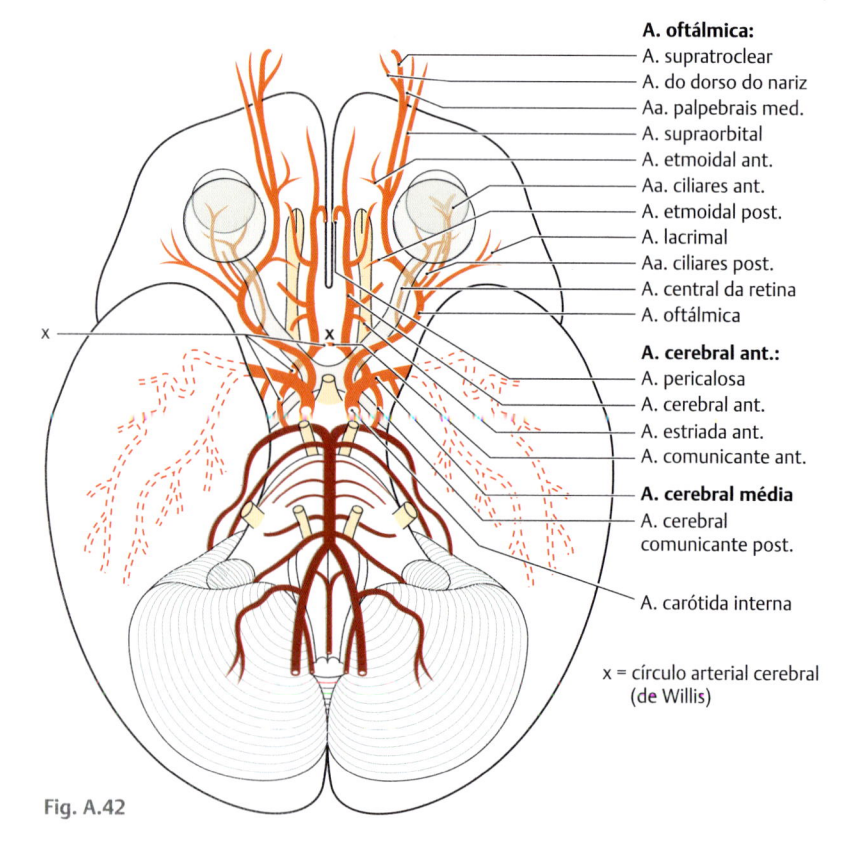

Artéria oftálmica
(para o olho, a região frontal e a parte anterior da cavidade nasal)

- **Artéria supratroclear**
  (para a pele da região frontal)
- **Artéria dorsal do nariz** (para o dorso do nariz, faz anastomose com a artéria angular da artéria facial)
- **Artérias palpebrais mediais** (para as pálpebras)
- **Artéria supraorbital**
  (para a pele da região frontal)
- **Artéria etmoidal ant.** (para a parte anterior da cavidade nasal, dura-máter e células etmoidais anteriores) com ramos
  - Artéria meníngea ant. (para a dura-máter da fossa craniana anterior) e
  - Artérias nasais laterais anteriores e artérias septais nasais (atravessam a placa cribriforme em direção à cavidade nasal)
- **Artérias ciliares ant.**
  (para a conjuntiva e úvea anterior)
- **Artéria etmoidal post.**
  (para as células etmoidais)
- **Artéria lacrimal** (para a glândula lacrimal e a pele lateral da pálpebra)

Fig. A.42

Legendas (Fig. A.42):
- **A. oftálmica:**
- A. supratroclear
- A. do dorso do nariz
- Aa. palpebrais med.
- A. supraorbital
- A. etmoidal ant.
- Aa. ciliares ant.
- A. etmoidal post.
- A. lacrimal
- Aa. ciliares post.
- A. central da retina
- A. oftálmica
- **A. cerebral ant.:**
- A. pericalosa
- A. cerebral ant.
- A. estriada ant.
- A. comunicante ant.
- **A. cerebral média**
- A. cerebral comunicante post.
- A. carótida interna

x = círculo arterial cerebral (de Willis)

- **Artérias ciliares posteriores curta e longa** (para a coroide do olho)
- **Artéria central da retina** (no nervo óptico para a retina)

Artéria cerebral anterior
- **Artéria pericalosa** (para áreas corticais acima do corpo caloso)
- **Artéria estriada ant.** (também chamada artéria recorrente de Heubner para os núcleos da base)
- **Artéria comunicante anterior**

Artéria cerebral média
(no sulco lateral) divide-se em ramo anterior e posterior para o cérebro

Artérias e Veias da Cabeça e Pescoço | Recursos Adicionais

Ramos da Artéria Carótida Externa

Ver também Páginas: 110/418-420/495

Artéria temporal superficial
- **Ramo parietal** } ramos terminais para as regiões
- **Ramo frontal** } da região frontal e têmpora
- **Ramos auriculares ant. e ramos parotídeos** (para o canal auditivo e glândula parótida)
- **Artéria temporal média** (para o músculo temporal)
- **Artéria facial transversa** (para a região facial)

Artéria facial
- **Artéria angular** (faz anastomose com a artéria oftálmica)
- **Artéria labial sup.** (para o lábio superior)
- **Artéria labial inf.** (para o lábio inferior)
- **Artéria palatina ascendente** (para a faringe e o palato mole)
- **Artéria submentual** (para os músculos da base da boca)

Artéria lingual
(para a base da boca e língua)
- **Artéria lingual profunda** (ramo terminal para os músculos anteriores da língua)
- **Artéria sublingual** (para a glândula sublingual e para a base da boca)
- **Ramos do dorso da língua** (para o dorso da língua)

Artérias do Encéfalo: Ramos da Artéria Vertebral e Artéria Basilar

Ver também Páginas: 491/493-496

Vista inferior.
Ramos da artéria vertebral e da artéria basilar (em vermelho-escuro), ramos da artéria carótida interna (em vermelho-claro), nervos cranianos (em amarelo).

Artéria basilar
- **Artéria cerebral posterior** (para a superfície basal do lobo temporal, para o lobo occipital)
- **Artéria cerebelar superior** (para a superfície superior do cerebelo)
- **Artéria cerebelar inferior anterior** (para a superfície inferior do cerebelo)
- **Ramos para a ponte**
- **Artéria do labirinto** (para a orelha interna)

Artéria vertebral
- **Artéria cerebelar inferior posterior** (para a superfície inferior do cerebelo)
- **Artéria espinal posterior** } (descendente
- **Artéria espinal anterior** } para a medula espinal)

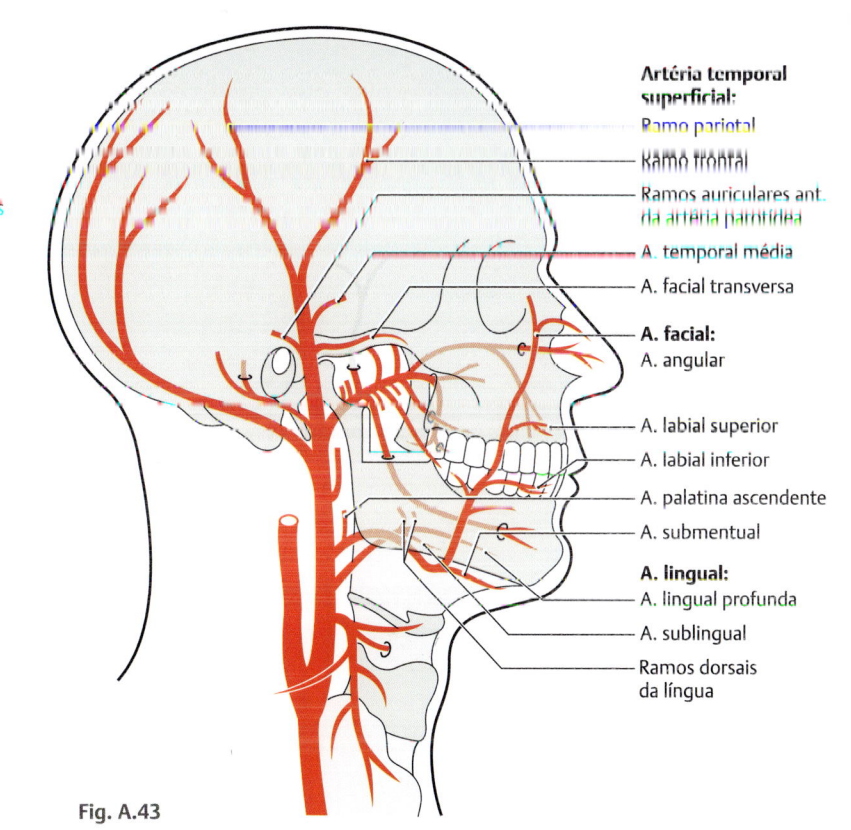

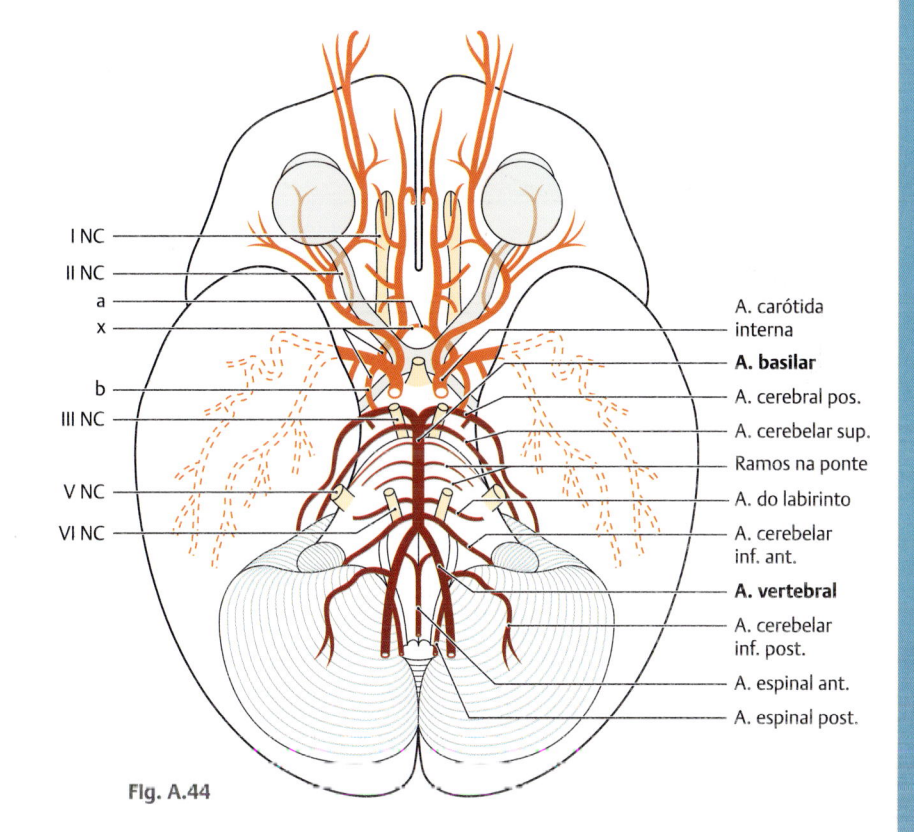

Artéria temporal superficial:
- Ramo parietal
- Ramo frontal
- Ramos auriculares ant. da artéria parotídea
- A. temporal média
- A. facial transversa
- **A. facial:**
  - A. angular
  - A. labial superior
  - A. labial inferior
  - A. palatina ascendente
  - A. submentual
- **A. lingual:**
  - A. lingual profunda
  - A. sublingual
  - Ramos dorsais da língua

Fig. A.43

- A. carótida interna
- **A. basilar**
- A. cerebral pos.
- A. cerebelar sup.
- Ramos na ponte
- A. do labirinto
- A. cerebelar inf. ant.
- **A. vertebral**
- A. cerebelar inf. post.
- A. espinal ant.
- A. espinal post.

Fig. A.44

Nervos cranianos:
- I NC = bulbo olfatório
- II NC = nervo óptico
- III NC = nervo oculomotor
- V NC = nervo trigêmeo
- VI NC = nervo abducente

- x = **círculo arterial cerebral** (de Willis) (anastomoses entre artéria cerebral média e artéria cerebral posterior)
- a = artéria comunicante anterior
- b = artéria comunicante posterior

557

Recursos Adicionais | Artérias e Veias da Cabeça e Pescoço

Artérias da Cabeça: Ramos da Artéria Carótida Externa

Ver também Páginas: 394/396/399-403/ 418-420/433-437

Aspecto lateral
Artéria temporal superficial (ver pág. 557) (para a região parietal e a região da orelha)
- Artéria auricular posterior (para a orelha externa e média)
- Artéria estilomastóidea (através do forame estilomastóideo para a orelha média)

Artéria occipital (para a região occipital)
Artéria maxilar (v. a figura adiante)
- Artéria faríngea ascendente (lateral subindo à faringe) com ramos
  - Artéria meníngea posterior
  - Artéria timpânica inferior

Artéria facial (v. pág. 557)
Artéria lingual (v. pág. 557)
Artéria tireóidea superior
- Ramo infra-hióideo (para o osso hioide)
- Artéria laríngea sup. (através da membrana tíreo-hióidea para o interior da laringe)
- Ramo esternocleidomastóideo (para o músculo do mesmo nome)
- Ramo cricotireóideo (para o músculo do mesmo nome)
- Ramos glandulares (para a tireoide)

Ramos da Artéria Carótida Externa: Artéria Maxilar

Ver também Páginas: 394/399-403/418

Parte pterigóidea
- **Artérias temporais profundas anterior e posterior** (para o músculo temporal)
- **Artéria massetérica** ⎫ para os músculos mastigatórios
- **Ramos pterigóideos** ⎭ do mesmo nome
- **Artéria bucal** (para a face, faz anastomose com a artéria facial)

Parte pterigopalatina
- **Artérias alveolares superiores anteriores** (para a maxila e os dentes anteriores) com ramos terminais para o nariz, a pálpebra inferior e o lábio superior
- **Artéria infraorbital** (no canal infraorbital para a região facial e para os dentes anteriores)
- **Artéria esfenopalatina** (através do forame esfenopalatino para a cavidade nasal) com ramos terminais
  - **Artérias nasais laterais posteriores e artérias septais nasais** (para a cavidade nasal posterior)
- **Artéria palatina descendente** (no canal pterigopalatino, rumo descendente ao palatino) com ramos terminais

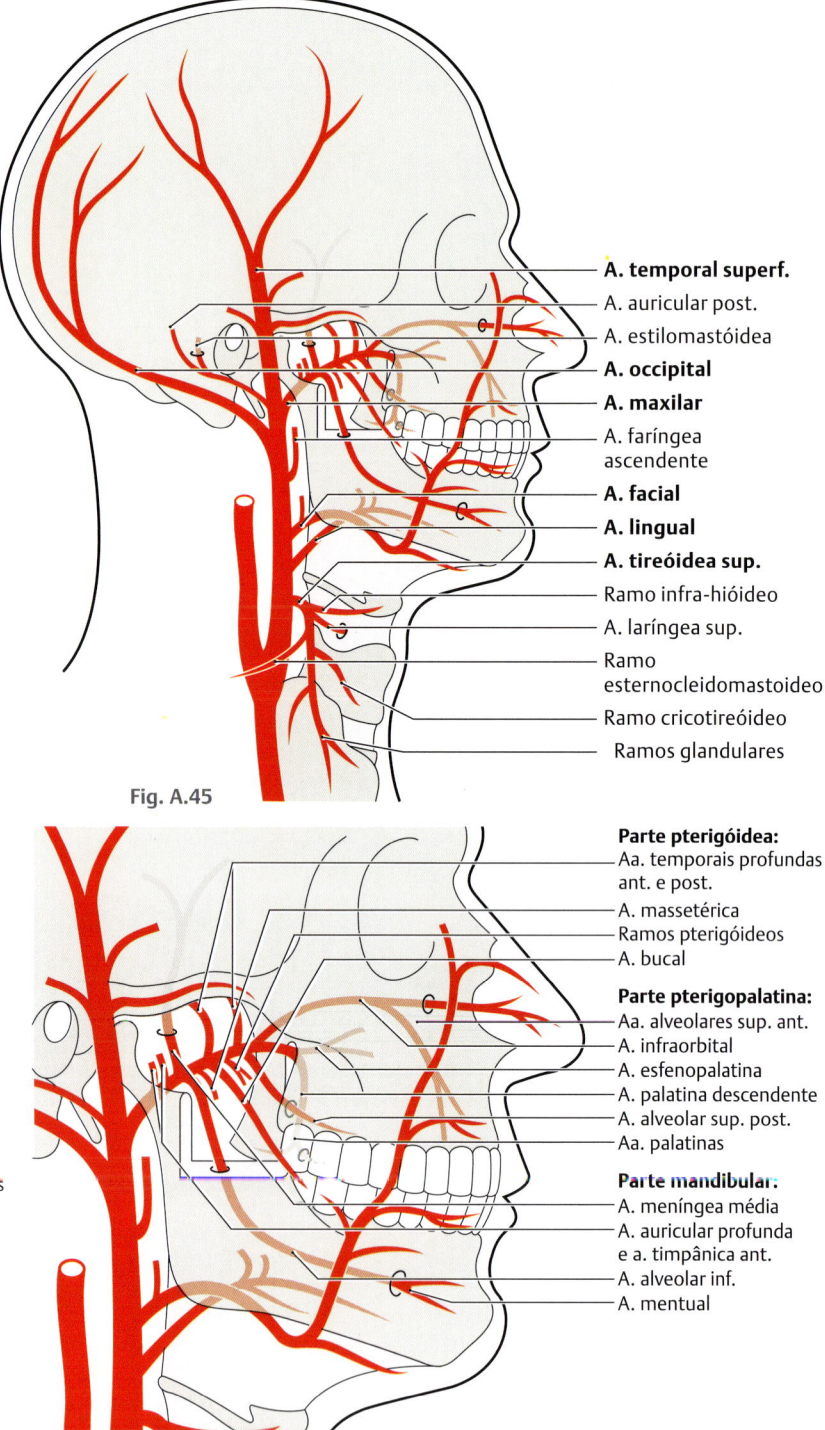

- **Artéria maior do palato** (para o palato duro)
- **Artérias palatinas menores** (para o palato mole)
- **Artéria alveolar superior posterior** (através dos forames alveolares posteriores para os molares)

Parte mandibular
- **Artéria meníngea média** (através do forame espinhoso para a fossa craniana média)
- **Artéria auricular profunda** (para a articulação temporomandibular, canal auditivo e membrana timpânica) e
- **Artéria timpânica anterior** (através da fissura petrotimpânica para a cavidade timpânica)
- **Artéria alveolar inferior** (no canal mandibular para a mandíbula e para o mento)
- **Artéria mentual**

Fig. A.45

Rótulos Fig. A.45:
- A. temporal superf.
- A. auricular post.
- A. estilomastóidea
- A. occipital
- A. maxilar
- A. faríngea ascendente
- A. facial
- A. lingual
- A. tireóidea sup.
- Ramo infra-hióideo
- A. laríngea sup.
- Ramo esternocleidomastoideo
- Ramo cricotireóideo
- Ramos glandulares

Fig. A.46

Rótulos Fig. A.46:
- Parte pterigóidea: Aa. temporais profundas ant. e post.
- A. massetérica
- Ramos pterigóideos
- A. bucal
- Parte pterigopalatina: Aa. alveolares sup. ant.
- A. infraorbital
- A. esfenopalatina
- A. palatina descendente
- A. alveolar sup. post.
- Aa. palatinas
- Parte mandibular: A. meníngea média
- A. auricular profunda e a. timpânica ant.
- A. alveolar inf.
- A. mentual

Veias da Cabeça e Pescoço

Ver também Páginas: 306/401/420-423

Aspecto lateral.

Veia temporal superficial
(faz anastomoses na região parietal com seio sagital superior [através de veia emissária parietal]; conexão posterior à mandíbula com o plexo pterigóideo; drenagem para a veia jugular interna)

Veia supraorbital e **veia supratroclear**
(drenagem da região frontal [faz anastomose com o seio sagital superior através da veia emissária frontal]; drenagem para a veia oftálmica superior e veia facial)

Veia occipital
(conexão através das veias emissárias posteriores para o seio sagital superior e o seio sigmóideo; drenagem através da veia jugular externa)

Veia facial
(através de anastomoses com a veia angular com a veia oftálmica superior e o seio cavernoso; na região facial, confluência da veia oftálmica inferior, veias labiais superior e inferior e veia bucal [anastomoses com o **plexo pterigóideo**]; na região da confluência mandibular da veia submentual [a partir da base da boca])

Veia jugular interna
(drenagem principal das veias da cabeça e dos seios venosos durais; confluência da veia subclávia [em ângulo venoso] para a veia braquiocefálica)

Seios venosos durais

Ver também Páginas: 464/483-485

Drenagem do sangue das veias cranianas e do líquido cerebrospinal.

Seio sagital superior
(corre na foice do cérebro; confluência das veias cerebrais externas [**veias cerebrais superiores**]; conexões com veias da cabeça por meio de veias emissárias)

Seio sagital inferior (na borda inferior da foice do cérebro; confluência do seio reto)

Seio cavernoso
(circunda a sela turca; conexão com as veias oftálmicas superior e inferior [do olho e da órbita] com o seio esfenoparietal e com ambos os seios petrosos; anastomoses por meio de orifícios da base do crânio com o plexo pterigóideo)

Seio reto
(no tentório do cerebelo; coleta do seio sagital inferior e veia cerebral magna [drenagem das veias cerebrais interiores])

Seio transverso – transição para

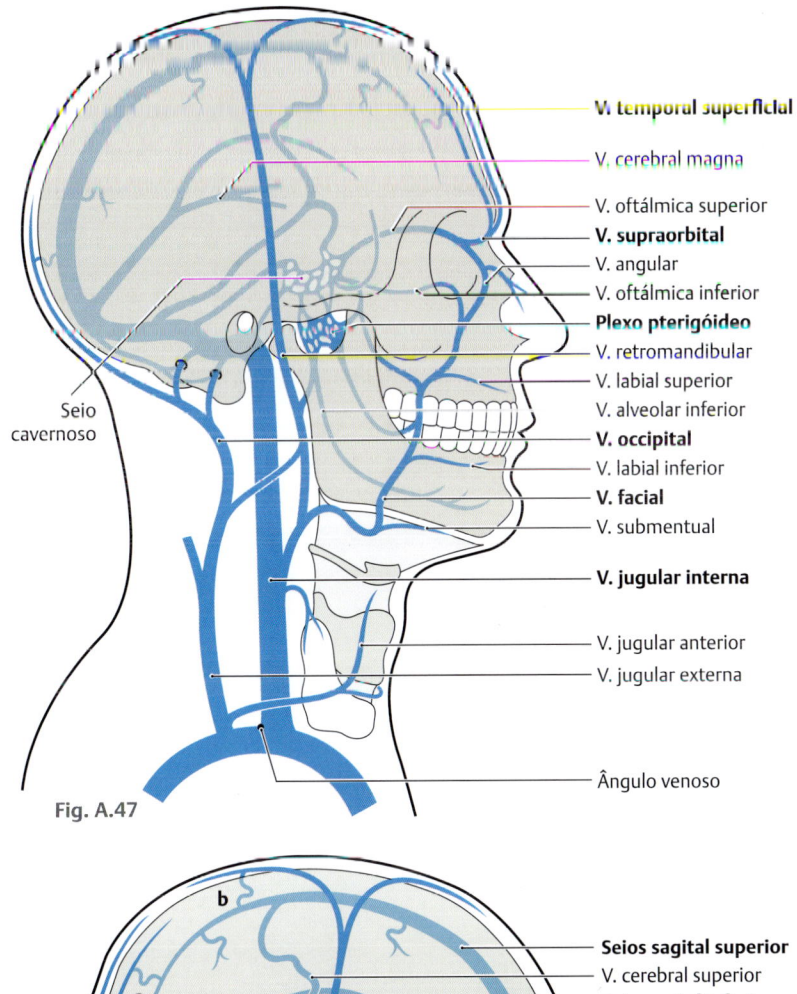

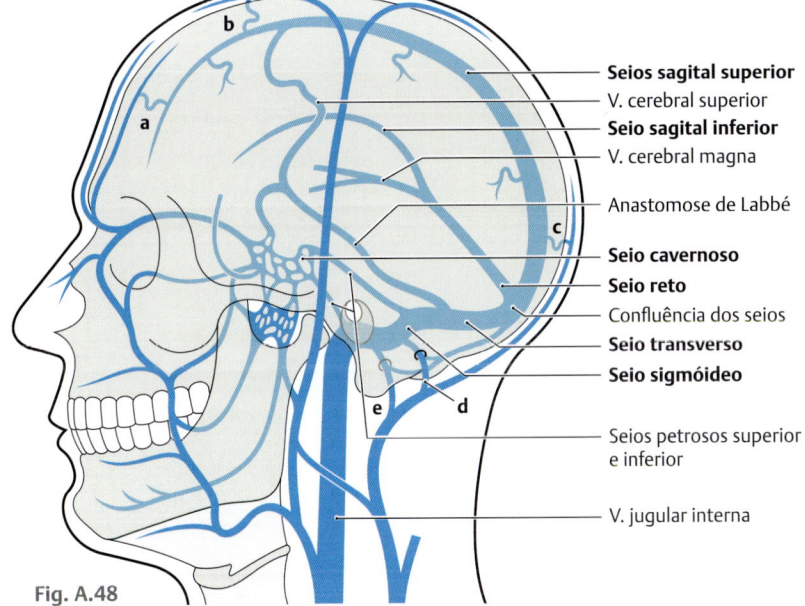

Fig. A.47

Fig. A.48

Seio sigmóideo
(confluência dos seios petrosos superior e inferior e seio esfenoparietal; transição na veia jugular interna; conexão através de veias emissárias [veia emissária mastóidea e veia emissária condilar] para a veia occipital)

Veias emissárias:

a = **veia emissária frontal**
(anastomose entre a veia supraorbital e o seio sagital superior)

b = **veia emissária parietal**
(anastomose entre a veia temporal superficial e seio sagital superior)

c = **veia emissária occipital**
(anastomose entre a veia occipital e seio sagital superior)

d = **veia emissária mastóidea** e

e = **veia emissária condilar**
(anastomose entre a veia auricular posterior e a veia occipital e o seio sigmóideo)

Recursos Adicionais | Linfáticos da Cabeça e do Pescoço e Nervos Cranianos

Vasos Linfáticos e Linfonodos da Cabeça e Pescoço
Ver também Páginas: 422-423/432-437

Linfonodos cervicais profundos superiores
(confluência dos vasos linfáticos da pele da cabeça [3 regiões] e dos **linfonodos parotídeos**, **retroauriculares** e **occipitais**)

Linfonodos submandibulares
(recebem linfa dos vasos linfáticos da língua e da base da boca [**linfonodos submentuais**])

Linfonodo jugulodigástrico
(ponto de reunião alto para drenagem linfática das cavidades oral e nasal, cabeça e parte superior da faringe)

Linfonodo júgulo-omo-hióideo
(ponto de reunião baixo para drenagem linfática dos órgãos da garganta e pescoço; confluência do **tronco jugular** [à esquerda do **ducto torácico**, à direita do **ducto linfático direito**])

Tronco cervical
(das regiões inferiores do pescoço)

Tronco subclávio
(da região da clavícula)

Nervo Oculomotor (III NC), Nervo Troclear (IV NC) e Nervo Abducente (VI NC)
Ver também Páginas: 361/443-445/455-457/466-467/512-513

Nervos para os músculos do olho
Nervo troclear (IV NC) para o músculo oblíquo sup.

Nervo oculomotor (III NC)
- **Ramo superior** (para o músculo reto superior e o músculo levantador da pálpebra sup.)
- **Ramo inferior** (para o músculo reto med., o músculo reto inf., e o músculo oblíquo inf.)
- **Raiz parassimpática** (raiz oculomotora) para o gânglio ciliar

Nervo abducente (VI NC) para o músculo reto lateral

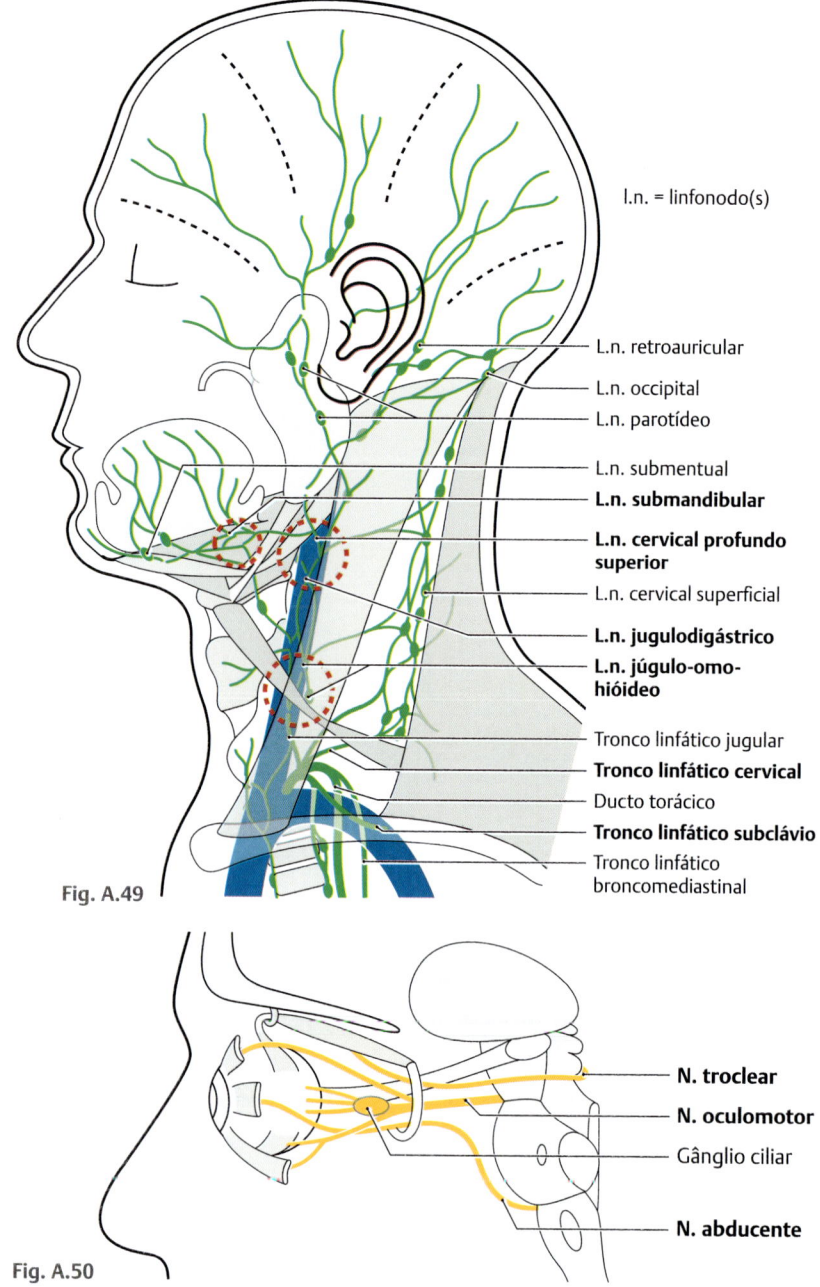

l.n. = linfonodo(s)

L.n. retroauricular
L.n. occipital
L.n. parotídeo
L.n. submentual
L.n. submandibular
L.n. cervical profundo superior
L.n. cervical superficial
L.n. jugulodigástrico
L.n. júgulo-omo-hióideo
Tronco linfático jugular
Tronco linfático cervical
Ducto torácico
Tronco linfático subclávio
Tronco linfático broncomediastinal

Fig. A.49

N. troclear
N. oculomotor
Gânglio ciliar
N. abducente

Fig. A.50

Partes do Encéfalo	Tipo de Nervo	Nervo Craniano Associado	Função
Cérebro (telencéfalo)	Partes sensoriais do encéfalo	I NC (n. olfatório)	Sistema olfatório
Diencéfalo		II NC (n. óptico)	Sistema óptico
Mesencéfalo	Somente nervos encefálicos motores	III NC (n. oculomotor)	Músculos oculares
		IV NC (n. troclear)	
Rombencéfalo		VI NC (n. abducente)	
	Nervos mistos do arco faríngeo (1-4)	1. V NC (nervo trigêmeo, raiz sensitiva, raiz motora [somente em V₃ NC])	Sensibilidade dos músculos da cabeça, Músculos da mastigação
		2. VII NC (nervo facial)	Músculos da mímica
		3. IX NC (nervo glossofaríngeo)	Sistema gustatório, garganta
		4. X NC (nervo vago)	Laringe, órgãos do tórax e estômago
	Somente nervos cranianos motores	XI NC (n. acessório)	Músculo trapézio, músculo esternocleidomastóideo, músculos da língua
		XII NC (n. hipoglosso)	
	Somente nervos cranianos sensitivos	VIII NC (n. vestibulococlear)	Sistema auditivo e vestibular

Nervo Trigêmeo (V NC)

Visão geral dos três ramos principais do nervo trigêmeo e suas áreas de inervação (marcadas diferentemente em cinza). Os três pontos de compressão são marcados com círculos vermelhos.

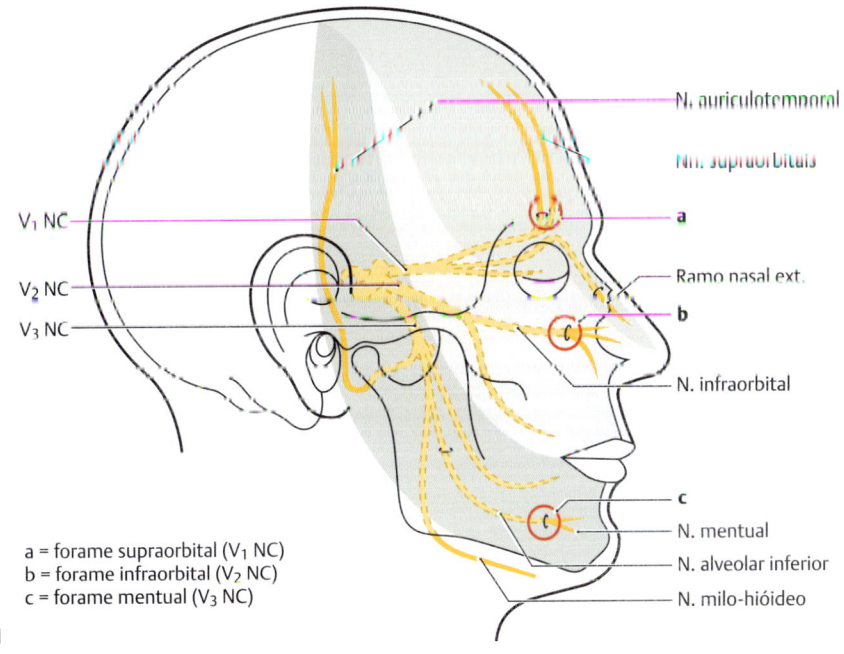

a = forame supraorbital (V₁ NC)
b = forame infraorbital (V₂ NC)
c = forame mentual (V₃ NC)

Fig. A.51

Estrutura em três partes do nervo trigêmeo (V NC) com gânglios regionalmente atribuídos

Ramos	Externos	Médios	Internos	Ramos para Dura	Gânglio	Forames
N. oftálmico (V₁ NC)	N. frontal (pele da fronte, nariz)	N. lacrimal (glândula lacrimal, conjuntiva)	Nervo lacrimal (glândula lacrimal, conjuntiva)	Ramo tentorial (Dura, tentório)	Gânglio ciliar	Fissura orbital superior
N. maxilar (V₂ NC)	N. zigomático (pele da face)	N. infraorbital (dentes da arcada superior, etc.)	N. pterigopalatino (nariz, palato)	Ramo meníngeo médio (Dura)	Gânglio pterigopalatino	Forame redondo
N. mandibular (V₃ NC)	N. auriculotemporal (pele da têmpora)	N. alveolar inferior (dentes da arcada inferior, etc.)	N. lingual (língua)	Ramo meníngeo (Dura)	Gânglio ótico, gânglio submandibular	Forame oval

Nervo Trigêmeo: Nervo Oftálmico (V₁ NC)

Ver também Páginas: 361/443/455-457/ 462-463/465-467

Nervo oftálmico atravessa a fissura orbitária superior para a órbita, pele da fronte e nariz.

Nervo oftálmico
- **Ramo tentorial** (para a dura-máter)

Nervo frontal
- **Nervo supraorbital, ramo medial** (atravessa a incisura frontal para a pele da fronte)
- **Nervo supraorbital, ramo lateral** (atravessa a incisura supraorbital para a pele da fronte)
- **Nervo supratroclear** (para o canto medial da pálpebra)

Nervo lacrimal (para a glândula lacrimal e para a pele lateral da pálpebra)
- **Ramo comunicante com nervo zigomático** (leva fibras nervosas parassimpáticas para a glândula lacrimal)

Nervo nasociliar
- **Nervo infratroclear** (para o canto medial da pálpebra)
- **Nervo etmoidal anterior** (atravessa o **forame etmoidal anterior** e a **placa cribriforme** para o nariz [ramos nasais internos] e para o dorso do nariz [ramos nasais externos])
- **Nervo etmoidal posterior** (para as células etmoidais e seio esfenoidal)

Fig. A.52

a = gânglio do trigêmeo
b = fissura orbital inferior
c = gânglio ciliar

- **Nervos ciliares longos** (dois nervos delicados para a úvea do olho)
- **Ramo comunicante** (raiz sensitiva do gânglio ciliar [c], mais além para
- **Nervos ciliares curtos** (para a coroide)

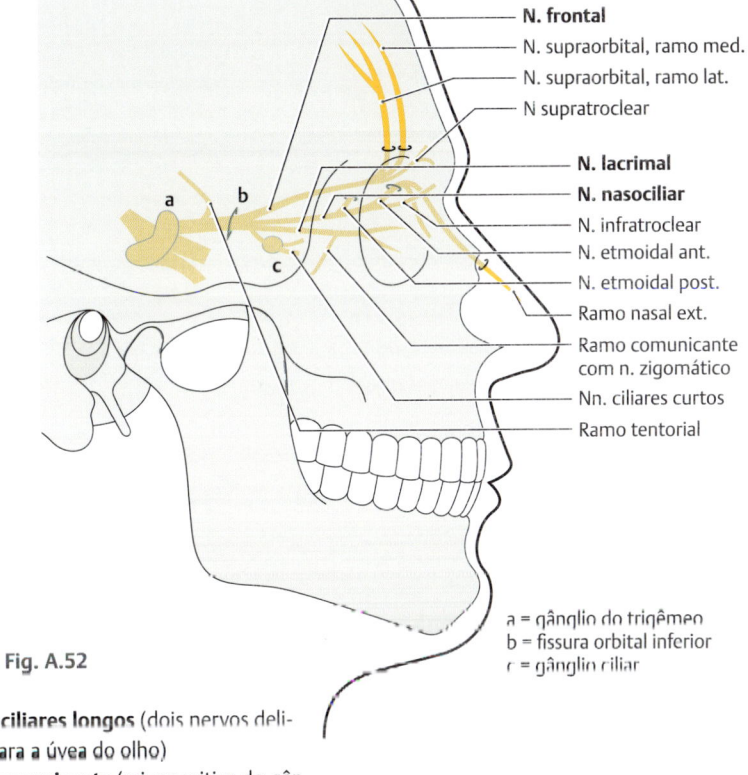

Recursos Adicionais | Nervos Cranianos

Nervo Trigêmeo: Nervo Maxilar (V₂ NC)

Ver também Páginas: 361/403/443/449/455/463/466-467

O **nervo maxilar** atravessa o forame redondo até a fossa pterigopalatina.

Nervo maxilar
- **Ramo meníngeo** (médio) (para a dura-máter)
- **Nervos ganglionares** (para o gânglio pterigopalatino)
- **Nervos nasais posteriores superiores** (atravessam o forame esfenopalatino para a cavidade nasal e a concha nasal) e o **nervo nasopalatino** (para o septo nasal e atravessando o canal incisivo para os dentes frontais)
- **Nervo palatino maior** (atravessa o forame palatino maior para o palato)
- **Nervos palatinos menores** (atravessam os forames palatinos menores para o palato mole)

Nervo zigomático (atravessa a fissura orbital inferior e vai à órbita e à pele da região do osso da face; faz anastomose com o nervo lacrimal [ramo comunicante com o nervo lacrimal])

Nervo infraorbital (atravessa a fissura orbital inferior e o forame infraorbital para a região facial)
- **Ramos palpebrais inferiores** ⎫
- **Ramos nasais externos** ⎬ para a pele do nariz, do lábio superior e das pálpebras
- **Ramos labiais superiores** ⎭
- **Ramos alveolares sup. ant.** ⎫
- **Ramo alveolar sup. médio** ⎬ para o plexo dental superior
- **Ramos alveolares sup. post.** ⎭

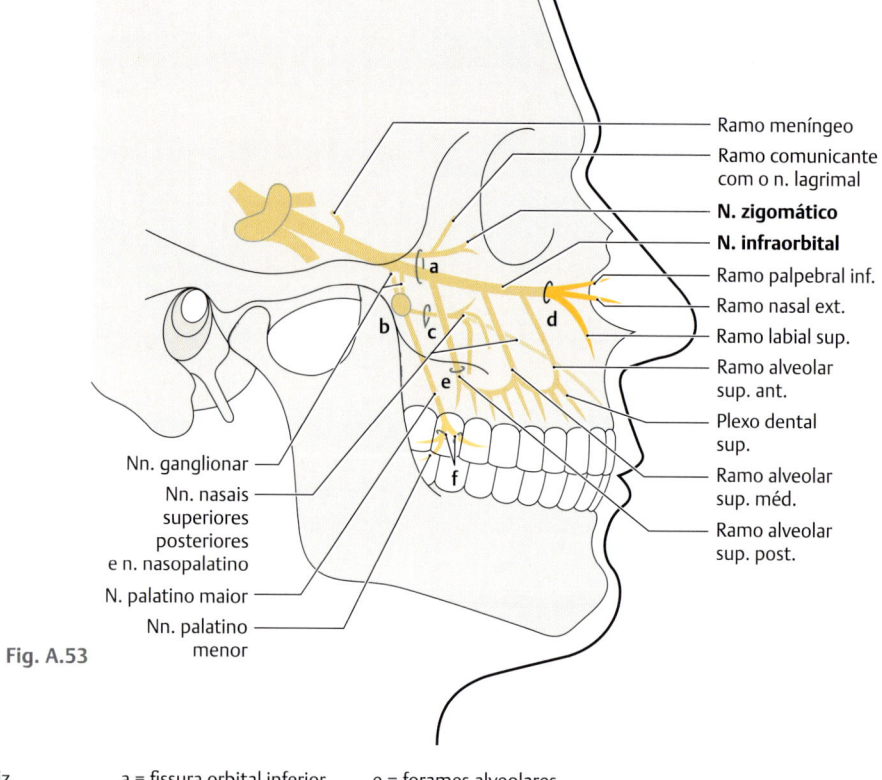

Fig. A.53

a = fissura orbital inferior
b = gânglio pterigopalatino
c = forame esfenopalatino
d = forame infraorbital
e = forames alveolares posteriores
f = forame palatino maior, forames palatinos menores

Nervo Trigêmeo: Nervo Mandibular (V₃ NC)

Ver também Páginas: 361/403/443/463/466-467

O **nervo mandibular** atravessa o forame oval para a fossa infratemporal – região da mandíbula e da base da boca.

Nervo mandibular
- **Ramo meníngeo** (atravessa o forame espinhoso até a dura-máter)
- **Nervos temporais profundos, nervo para o pterigóideo medial, nervo para o pterigóideo lateral** (para os músculos da mastigação do mesmo nome)
- **Nervo massetérico** (para o músculo masseter)
- **Nervo bucal** (para a pele e mucosa da face e gengiva)

Nervo auriculotemporal (para a pele da têmpora) (ramos terminais: ramos temporais superficiais)
- **Nervos do meato acústico externo** e **ramos para a membrana timpânica** (para o canal auditivo e tímpano)
- **Ramos parotídeos** (para a parótida)
- **Ramos comunicantes com nervo facial** (fibras nervosas parassimpáticas para a parótida)

Nervo lingual (para os 2/3 anteriores da língua; conexões com as glândulas submandibulares)

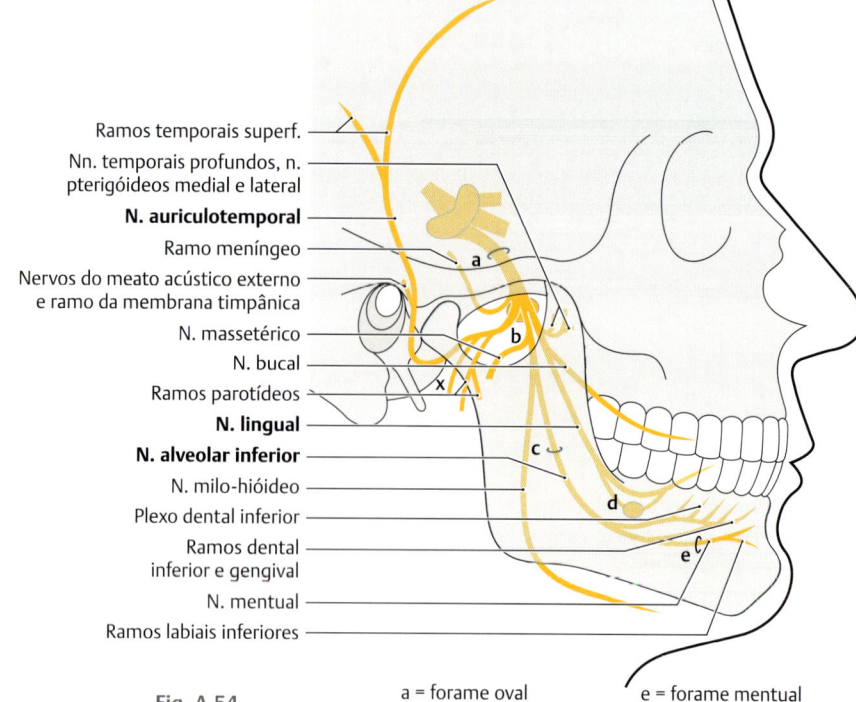

Fig. A.54

a = forame oval
b = gânglio ótico
c = forame mandibular
d = gânglio submandibular
e = forame mentual
x = ramos comunicantes com o nervo facial

Nervo alveolar inferior (atravessa o forame mandibular para a mandíbula)
- **Nervo para o músculo milo-hióideo** (para o músculo milo-hióideo e ventre anterior do músculo digástrico)
- **Ramos gengivais dental e inferior** (para o plexo dental inferior)
- **Nervo mentual** (atravessa o forame mentual para a pele do mento)
- **Ramos labiais inferiores** (para o lábio inferior)

Nervo Facial (VII NC)

Ver também Páginas: 361/398-401/
443-445/464-465/467-469/480/512-513

Nervo facial (VII NC)
- **Ramos temporais**
  (para os músculos faciais da fronte e da pálpebra)
- **Ramos zigomáticos**
  (para os músculos da fissura palpebral e oral)
- **Nervo petroso maior**
  (para o gânglio pterigopalatino)
- **Corda do tímpano**
  (com o nervo lingual [V$_3$ NC] para a língua)
- **Nervo auricular posterior** (para os músculos faciais da orelha e da região occipital da cabeça)

Plexo parotídeo
(rede na glândula parótida)
- **Ramo estilo-hióideo**
- **Ramo digástrico**
  (para os músculos do mesmo nome)
- **Ramos bucais** (para o músculo bucinador e músculo orbicular da boca)
- **Ramo mandibular marginal**
  (para os músculos na região da mandíbula)
- **Ramo cervical** (para o platisma; anastomosa com o nervo cervical transverso)

Fig. A.55

a = meato acústico interno
b = gânglio geniculado
c = forame estilomastóideo

Nervo Glossofaríngeo (IX NC) e Nervo Hipoglosso (XII NC)

Ver também Páginas: 361/404-405/
412/429-431/443-445/467/469/480-481/
491/495-496/512-513

Nervo glossofaríngeo (IX NC)
- **Nervo timpânico**
  (para a cavidade timpânica e a tuba auditiva; segue como nervo petroso menor para o gânglio ótico)
- **Ramo estilofaríngeo** e **ramos faríngeos**
  (para o músculo estilofaríngeo e parte superior da faringe)
- **Ramo tonsilar**
  (para a região das tonsilas)
- **Ramo carótico**
  (nervo carótico para o glomo carótico e seio carótico)
- **Ramos linguais** (para o 1/3 posterior da língua e região gustatória)

Nervo hipoglosso (XII NC)
- **Ramos linguais**
  (para os músculos da língua)
- **Raiz superior da alça cervical**
  (anastomoses com ramos dos nervos espinais C2 e C3; para os músculos infra hióideos)
- **Ramo gênio-hióideo** e **ramo tíreo-hióideo**
  (para os músculos com o mesmo nome)

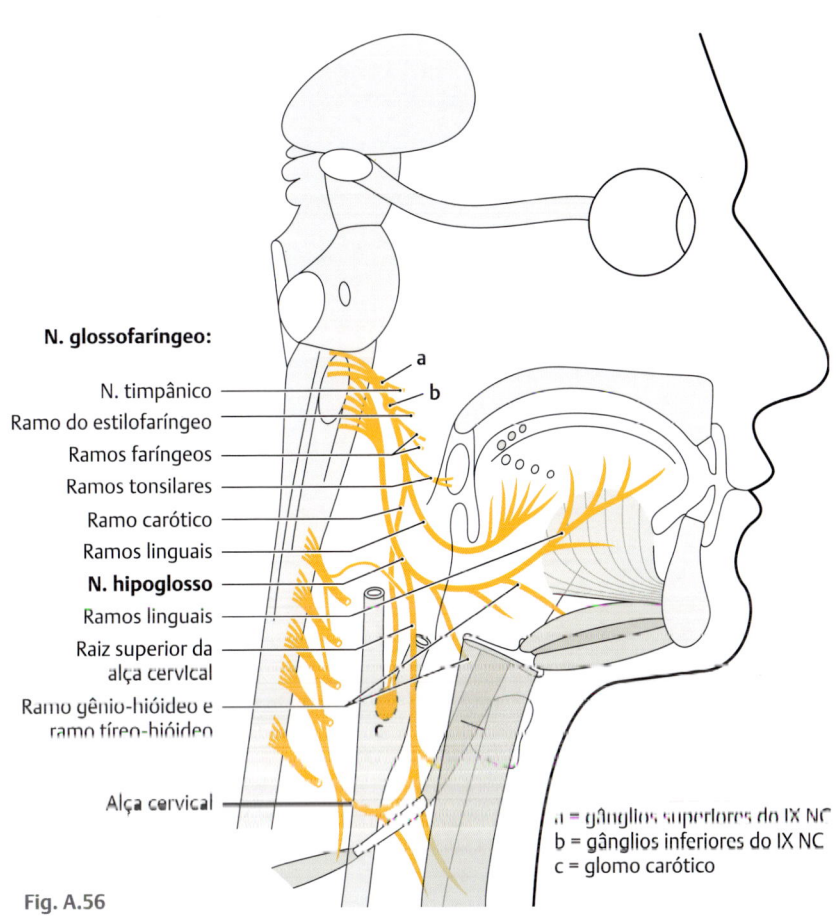

Fig. A.56

a = gânglios superiores do IX NC
b = gânglios inferiores do IX NC
c = glomo carótico

563

Recursos Adicionais | Nervos Cranianos

Nervo Vago (X NC) e Nervo Acessório (XI NC)

Ver também Páginas: 242-259/361/404-405/412/429-431/443-444/467/469/472/480-481/496/509/512-513

Nervo Vago (X NC)

- **Ramo meníngeo** (atravessa o forame jugular para a dura-máter da fossa craniana posterior)
- **Ramo auricular** (para o canal acústico exterior)
- **Ramos faríngeos** (para as partes média e inferior da faringe)
- **Ramo interno do nervo laríngeo superior** (atravessa a membrana tíreo-hióidea para a mucosa da laringe)
- **Ramo externo do nervo laríngeo superior** (para o músculo cricotireóideo)
- **Nervo laríngeo recorrente** (para esôfago, traqueia e músculos internos da laringe)
- **Ramos cardíacos cervicais superiores** (para o plexo cardíaco)
- **Ramos brônquicos** (para os brônquios e pulmões)
- **Ramos cardíacos cervicais inferiores** (para o plexo cardíaco)
- **Tronco vagal anterior** (para a parede anterior do estômago e para os intestinos)
- **Tronco vagal posterior** (para o plexo solar, para a parede posterior do estômago, intestinos delgado e grosso)

Nervo acessório (XI NC)

- **Ramo interno** (conexões com o nervo vago)
- **Ramo externo** (raiz espinal, C1-C6 para o músculo esternocleidomastóideo e o músculo trapézio)

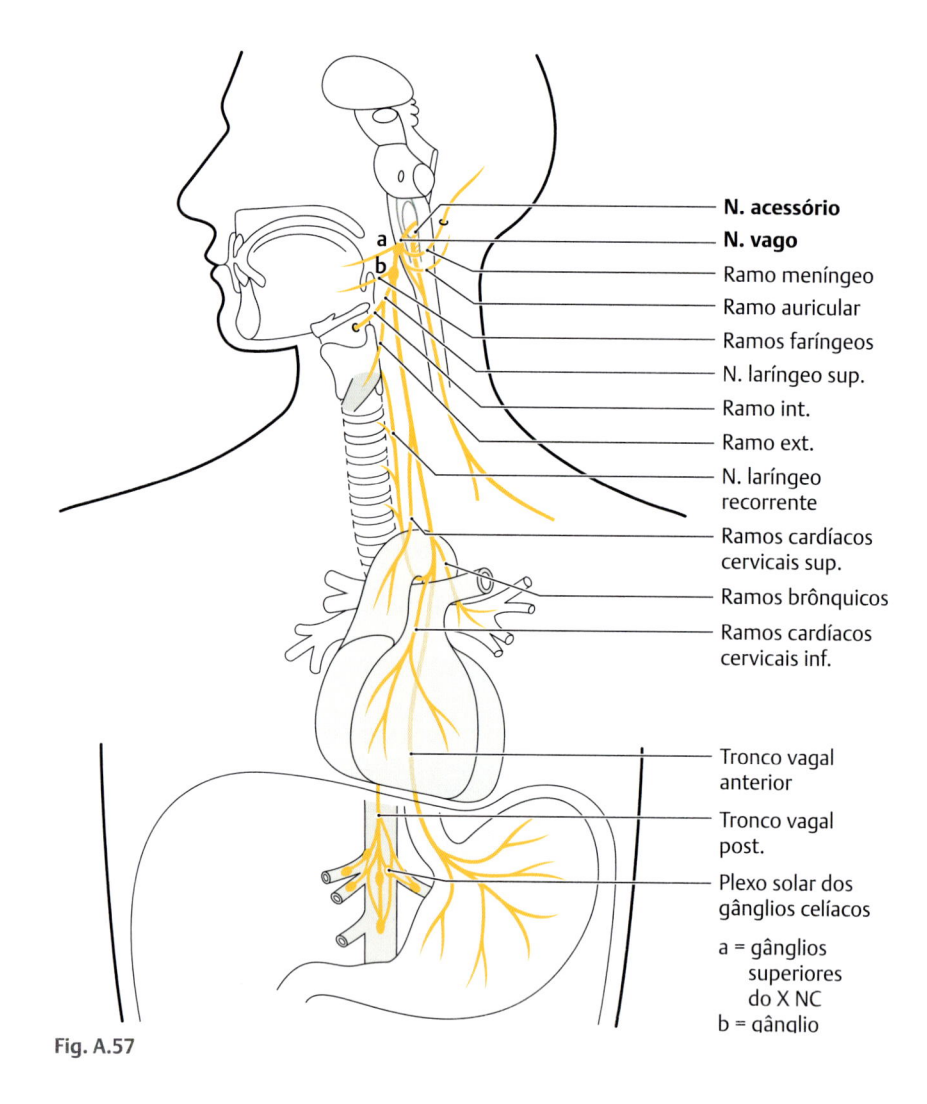

Fig. A.57

Legendas da figura:
- N. acessório
- N. vago
- Ramo meníngeo
- Ramo auricular
- Ramos faríngeos
- N. laríngeo sup.
- Ramo int.
- Ramo ext.
- N. laríngeo recorrente
- Ramos cardíacos cervicais sup.
- Ramos brônquicos
- Ramos cardíacos cervicais inf.
- Tronco vagal anterior
- Tronco vagal post.
- Plexo solar dos gânglios celíacos
- a = gânglios superiores do X NC
- b = gânglio

Nº	Nervos Cranianos	Caráter	Função
I	Nervos olfatórios	sensitivo	Sistema olfatório
II	Nervo óptico	sensitivo	Sistema óptico
III	Nervo oculomotor	motor somático, visceral (parassimpático)	Músculos oculares, músculo do esfíncter da pupila, músculo ciliar
IV	Nervo troclear	motor somático	Músculo oblíquo superior
V	Nervo trigêmeo	motor branquial (somente V_3 NC), motor somático	Músculos da mastigação, sensibilidade da cabeça
VI	Nervo abducente	motor somático	Músculo reto lateral
VII	Nervo facial	motor branquial	Músculos faciais
VIII	Nervo vestibulococlear	sensitivo	Sistema auditivo, sistema vestibular
IX	Nervo glossofaríngeo	motor branquial e sensitivo, gustatório	Músculo estilofaríngeo, parte superior da faringe, papilas gustatórias, glomo carótico
X	Nervo vago	motor branquial e sensitivo, visceral (parassimpático)	Laringe, dura-máter, canal auditivo, parte inferior da faringe, esôfago, estômago, intestinos delgado e grosso (2/3), pâncreas, fígado
XI	Nervo acessório	motor somático	Músculo esternocleidomastóideo, músculo trapézio
XII	Nervo hipoglosso	motor somático	Músculos da língua

Músculos da Cabeça | Recursos Adicionais

Músculos da Mastigação

Ver também páginas: 384, 386/388

Mandíbula fenestrada.

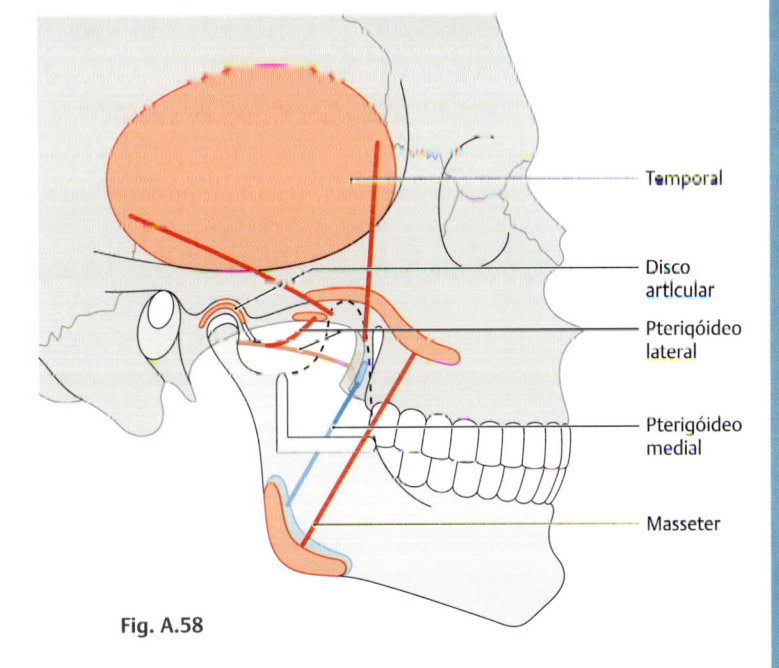

Fig. A.58

Músculos	Origem	Inserção	Função	Inervação por V_2 NC
Temporal	Osso parietal (parte escamosa do osso temporal)	Processo coronoide da mandíbula	Fechamento da mandíbula, movimento para trás da mandíbula	Nn. temporais profundos
Pterigóideo lateral ▪ Parte superior ▪ Parte inferior	Crista infratemporal do osso esfenoide Lâmina lateral (processo pterigóideo)	Disco articular Processo condilar da mandíbula	Movimento anterior do disco, abertura da mandíbula Protração, rotação	N. pterigóideo lateral N. pterigóideo lateral
Pterigóideo medial	Fossa pterigóidea	Ângulo da mandíbula (interno)	Fechamento da mandíbula	N. pterigóideo medial
Masseter	Arco zigomático	Ângulo mandibular (interno)	Fechamento da mandíbula	N. massetérico

Músculos Faciais

Ver também Páginas: 392-393/396-399

Aspecto lateral.

Os músculos faciais são músculos da pele, cujos tendões terminam na derme da pele facial. Os músculos originam-se em pequenas áreas dos ossos do crânio (maxila, osso zigomático, mandíbula, etc.). Funcionalmente, orientam-se para os orifícios do corpo (placa tarsal, abertura nasal, abertura oral, orelha externa).

O couro cabeludo (aponeurose epicrânica) é o tendão comum dos músculos faciais da calvária (músculo epicrânico).

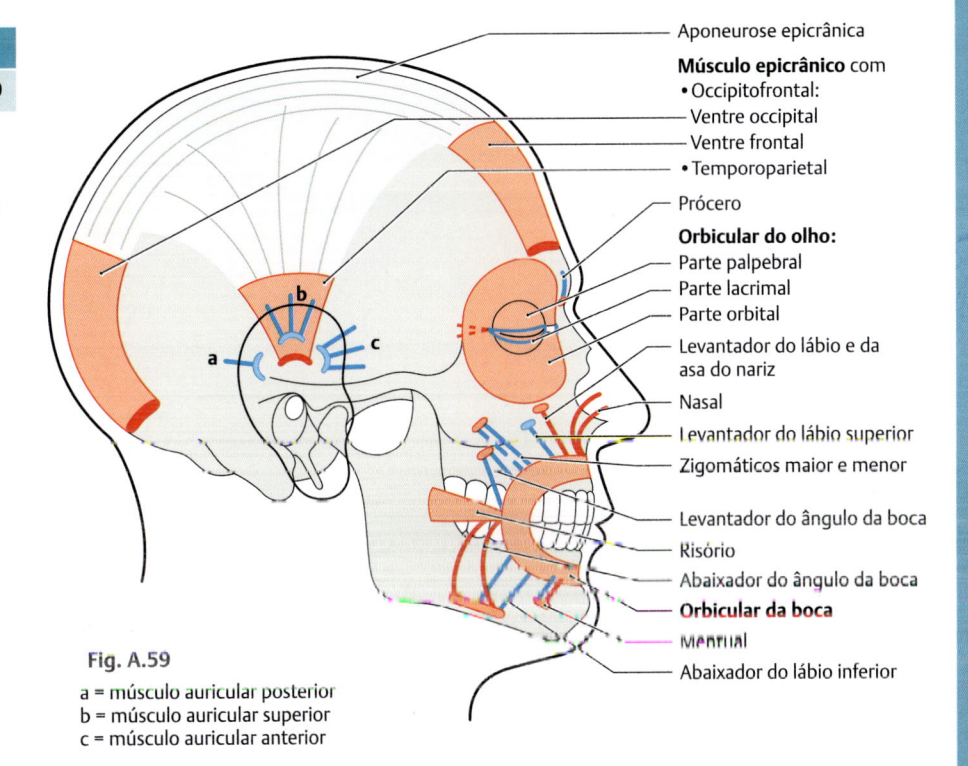

Fig. A.59

a = músculo auricular posterior
b = músculo auricular superior
c = músculo auricular anterior

Aponeurose epicrânica
Músculo epicrânico com
• Occipitofrontal:
  Ventre occipital
  Ventre frontal
• Temporoparietal
Prócero
Orbicular do olho:
Parte palpebral
Parte lacrimal
Parte orbital
Levantador do lábio e da asa do nariz
Nasal
Levantador do lábio superior
Zigomáticos maior e menor
Levantador do ângulo da boca
Risório
Abaixador do ângulo da boca
Orbicular da boca
Mentual
Abaixador do lábio inferior

Recursos Adicionais | Músculos da Cabeça e do Pescoço

Músculos do Pescoço

Ver também Páginas: 390-391/412/410/439/411/424-425/432-440

Músculos escalenos, músculos supra e infra-hióideos
(aspecto lateral).

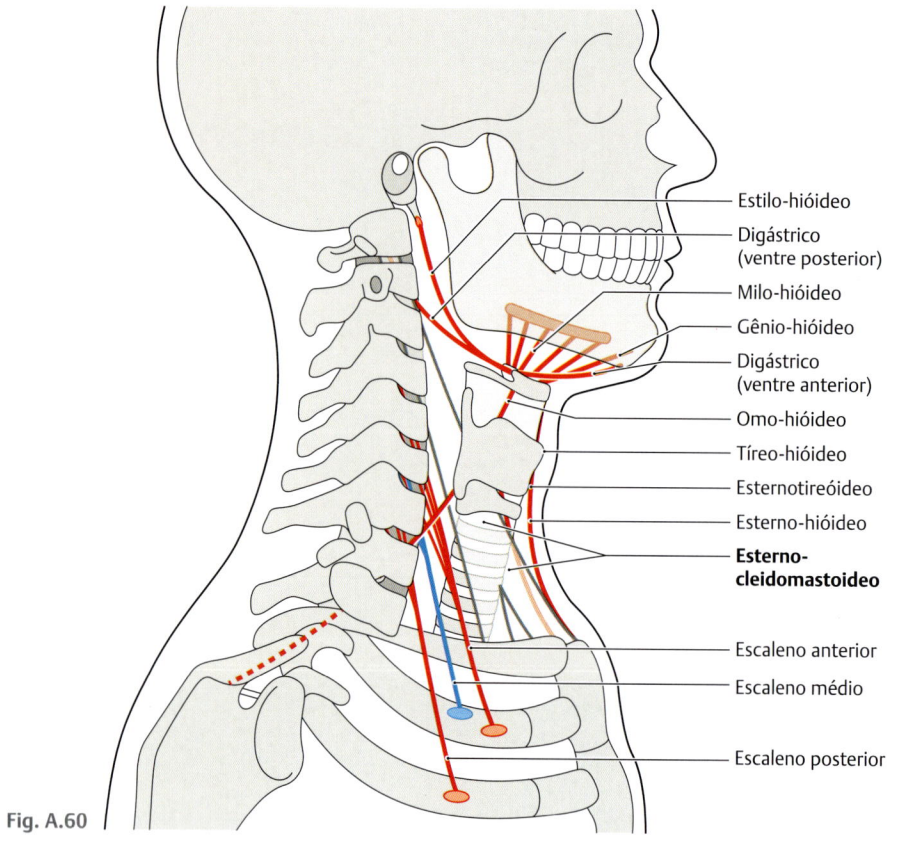

Fig. A.60

Legendas da figura:
- Estilo-hióideo
- Digástrico (ventre posterior)
- Milo-hióideo
- Gênio-hióideo
- Digástrico (ventre anterior)
- Omo-hióideo
- Tíreo-hióideo
- Esternotireóideo
- Esterno-hióideo
- **Esternocleidomastoideo**
- Escaleno anterior
- Escaleno médio
- Escaleno posterior

Músculos	Origem	Inserção	Função	Inervação
Esternocleidomastóideo	Manúbrio do esterno, clavícula	Processo mastoide	Flexão da coluna cervical, rotação da cabeça, inspiração	N. acessório (XI NC)
Músculos Supra-hióideos				
Gênio-hióideo	Espinha mental	Osso hioide	Abaixamento da mandíbula	N. hipoglosso (plexo cervical)
Estilo-hióideo	Processo estiloide temporal	Osso hioide (corno maior)	Elevação do osso hioide	N. facial (VII NC)
Milo-hióideo	Linha milo-hióidea da mandíbula	Osso hioide	Elevação do osso hioide, abaixamento da mandíbula	N. milo-hióideo (V_3 NC)
Digástrico (ventres musculares anterior e posterior)	Processo mastoide do osso temporal	Fossa digástrica da mandíbula (tendão intermédio no osso hioide)	Elevação do osso hioide, abaixamento da mandíbula	N. milo-hióideo (ventre anterior), n. facial (ventre posterior)
Músculos Infra-hióideos				
Omo-hióideo	Escápula (borda superior)	Osso hioide	Abaixamento do osso hioide, elevação da escápula, tensão da camada pré-vertebral da fáscia cervical	Alça cervical (plexo cervical)
Tíreo-hióideo	Cartilagem tireóidea	Osso hioide	Abaixamento do osso hioide e da laringe	Plexo cervical (C1 e C2) através do n. hipoglosso
Esternotireóideo	Manúbrio do esterno, primeira costela	Cartilagem tireóidea		Alça cervical (plexo cervical) (C2-C3)
Esterno-hioide	Manúbrio do esterno, clavícula	Osso hioide	Abaixamento do osso hioide	Alça cervical (plexo cervical) (C1-C3)
Grupo dos Músculos Escalenos				
Escaleno anterior	Processo transverso, 3ª-6ª vértebras cervicais	1ª costela	Inclinação lateral da coluna cervical, inspiração	Ramos anteriores dos nervos espinais cervicais
Escaleno médio	Processo transverso, vértebras C3-C7	1ª costela		
Escaleno posterior	Processo transverso, vértebras C5-C6	2ª costela		

Vasos e Nervos da Cabeça e do Pescoço | **Recursos Adicionais**

Vasos e Nervos da Cabeça e do Pescoço
Ver também Páginas: 396-403/418-423

Na cabeça, as artérias, as veias e os nervos essencialmente correm paralelamente entre si. No ponto de Erb, os ramos cutâneos do plexo cervical vêm à superfície posteriormente ao músculo esternocleidomastóideo, de modo que é possível um anestésico local direcionado.

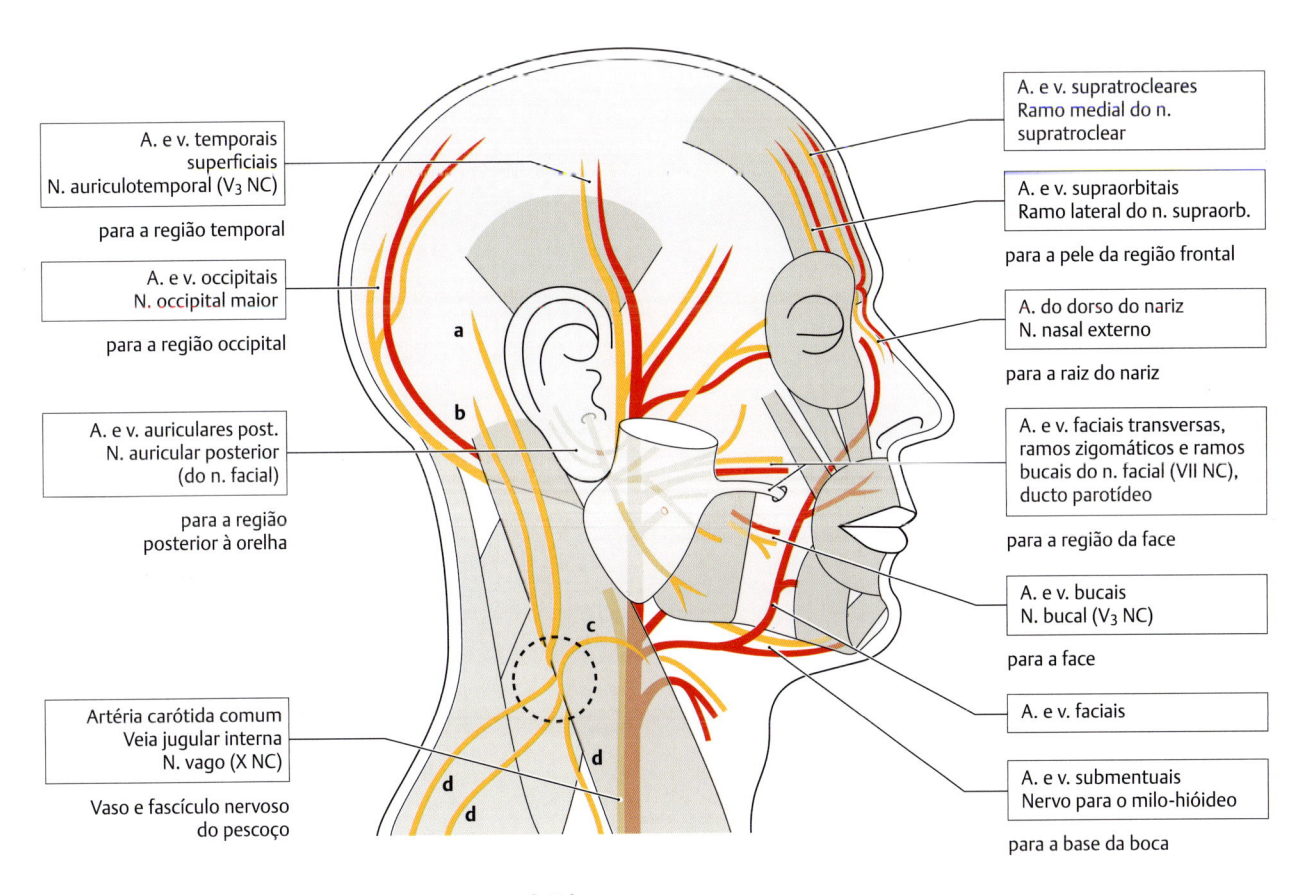

A. e v. temporais superficiais
N. auriculotemporal (V₃ NC)
para a região temporal

A. e v. occipitais
N. occipital maior
para a região occipital

A. e v. auriculares post.
N. auricular posterior
(do n. facial)
para a região posterior à orelha

Artéria carótida comum
Veia jugular interna
N. vago (X NC)
Vaso e fascículo nervoso do pescoço

A. e v. supratrocleares
Ramo medial do n. supratroclear

A. e v. supraorbitais
Ramo lateral do n. supraorb.
para a pele da região frontal

A. do dorso do nariz
N. nasal externo
para a raiz do nariz

A. e v. faciais transversas, ramos zigomáticos e ramos bucais do n. facial (VII NC), ducto parotídeo
para a região da face

A. e v. bucais
N. bucal (V₃ NC)
para a face

A. e v. faciais

A. e v. submentuais
Nervo para o milo-hióideo
para a base da boca

Fig. A.61 **Ponto de Erb**
(círculo em linha pontilhada)
a = n. auricular magno
b = n. occipital menor
c = n. cervical transverso
d = nn. supraclaviculares medial, intermédio e lateral

Índice Remissivo

Entradas acompanhadas por um *f* em itálico indicam figuras e por um **t** em negrito indicam tabelas.

A

Abdome
  parede posterior do, *296f*
    recessos peritoneais na, *296f, 297f*
Alcock
  canal de, *348f*
Anatomia
  da superfície
    do membro inferior, *190f*
    do membro superior, *14f*
Anastomoses
  entre as veias superficiais
    e mais profundas da perna, *188f*
Antebraço
  curso dos nervos para o, *136f*
  direito
    corte axial através do, *129f, 135f*
      aspecto inferior, *129f*
    ossos do, *88f*
  esqueleto do, *89f*
  músculos
    extensores de, *106f, 107f*
    regiões posteriores do, *136f*
      com vasos
        e nervos, *137f*
          camada profunda, *137f*
          camada superficial, *138f*
Aorta
  abdominal
    arteriografia da, *282f*
    com aneurisma, *313f*
      infrarrenal, *313f*
  descendente
    ramos principais da, *259f*
Aparelho auditivo
  e vestibular, *470f, 471f, 477f*
Aparelho lacrimal
  do olho
    esquerdo, *453f*
Apêndice
  recursos adicionais, 521
  vermiforme, *285f*
    variações na posição do, *285f*
Aponeurose
  palmar, *138f*
Arco
  zigomático, *386f*
Arquitetura
  geral
    do crânio, *350f*

Arranjo
  segmentar
    das costas, *54f, 122f*
Artéria(s)
  coronárias, *238f, 239f*
    aspecto anterior, *239f*
    aspecto posterior, *239f*
    coração com, *231f*
  da cabeça
    dissecção das, *495f*
    e pescoço, *418f, 420f*
      ramos principais, *419f*
  da cintura escapular, 534
  da coxa
    principais, *184f*
  da extremidade
    inferior, 544
  da mão, *111f*
    principais, *111f*
  da pelve
    feminina, 526
    masculina, 527
  da parede abdominal, 522
  da perna, *185f*
  do antebraço
    principais, *111f*
  do cérebro, *490f, 493f*
  do encéfalo, *494f*
    dissecção das, *495f*
  do membro
    inferior, *184f*
    superior, *111f*
      principais, *111f*
  do rim, *306f*
  do tronco, 522
  dos órgãos
    abdominais, 523
  superiores, *278f*
    genitais femininos, *338f*
  ilíaca
    interna
      no homem, *325f*
  maxilar
    dissecção, *394f*
  mesentérica(s)
    inferior
      e plexo autônomo, *294f*
      ramos principais, *282f*
    superior
      e linfonodos mesentéricos, *295f*

      ramos principais, *282f*
    para irrigação cerebral, *493f*
  pudenda, *348f*
  pulmonares
    dissecção mediastinal das, *223f*
    ramos principais da, *394f*
  subclávia
    e axilar
      ramos principais das, *110f*
  veias, *238f*
Arteriografia
  da artéria carótida
    interna, *493f, 494f*
  dos vasos pélvicos
    na mulher, *338f*
Articulação(ões), 12
  atlantoaxial
    mediana, *24f*
  atlantoccipital
    e atlantoaxial, *24f*
      com ligamentos, *25f*
  costovertebrais, *34f*
  definição, 12
  do cotovelo, *11f, 105f*
    direito, *88f*
    eixos da, *105f*
      diagrama ilustrando os dois, *105f*
    ligamento da, *93f*
  do joelho, *4f*
    corte sagital através da, *4f*
    direito, *164f, 166f*
    desenho esquemático da, *12f*
    esquerdo, *166f*
    varredura de IRM através da, *4f*
  do ombro
    com tendão
      do músculo bíceps braquial, *92f*
    direito, *92f*
      corte coronal através, *92f*
    ossos da, *86f*
    radiografia da, *11f*
  do punho, *11f*
    radiografia da, *11f*
  dos quadris, *4f, 162f*
    corte coronal, *162f*
    direito, *163f*
    radiografia da, *8f*
    varredura de IRM, *4f*
  esférica, de bola e soquete, *10f*
  metacarpofalângicas, *95f*

569

Índice Remissivo

segunda, quarta
  e quinta, *95f*
temporomandibular, *387f*
  e músculos da mastigação, *384f*
    movimentos da, *387f*
    ligamentos da, *383f*
Árvore
  brônquica, *222f*
    dissecção mediastinal da, *223f*
Atlas e áxis, *24f*
  ligamento transverso do, *24f*
  em relação à cabeça, *23f*
Átrio
  direito, *235f*
Aurícula
  direita, *470f*

B

Baço, *273f, 277f*
  in situ, *277f*
  localização do, *277f*
  suprimento sanguíneo do, *291f*
Bainhas
  sinoviais
    de tendões extensores, *211f*
    dos tendões
      dos flexores, *104f*
      extensores, *106f*
Bexiga
  urinária, *318f, 319f*
Bolsa
  omental, *288f*
    corte horizontal através da, *287f*
Braço
  aspecto posterior do, *122f*
  com dissecção dos nervos
    e vasos, *131f*
  curso dos vasos
    e nervos na região do, *122f*
  direito
    corte axial através do, *129f*
  dissecção dos nervos
    e artérias, *130f*
  músculos do, *14f, 96f*
    flexores, *101f*
      posição
        e curso, *101f*
      lado direito, *101f*
      terço proximal, *100f*
  veias
    superficiais do, *115f*
      aspecto anterior, *116f*
Bulbo
  corte transversal através do, *515f*

C

Cabeça
  aspecto
    lateral da, *483f*

atlas e áxis
  em relação à, *23f*
coluna vertebral cervical
  em relação à cabeça, *23f*
corte coronal através da, *451f*
corte horizontal através da, *516f, 517f, 518f, 519f*
corte mediano através da, *488f*
corte sagital
  mediano através da, *388f, 484f*
  da cavidade oral
    e faringe, *389f*
dissecção da, *495f*
  para mostrar o cérebro, *482f*
veias da, *112f*
Calvária, *359f*
Canal
  de Alcock, *348f*
Canal inguinal
  feminino, *52f*
    aspecto anterior, *52f*
  no homem, *49f, 50f*
    características gerais, *50f*
Cartilagem(ens)
  laríngeas, *417f*
  tireóidea, *415f*
Cavidade abdominal
  após remoção do estomago, *296f*
  corte frontal através da
    no nível da raiz do
      mesentérico, *295f*
  corte horizontal através da, *268f, 298f, 302f, 303f, 307f*
    os níveis do corte são indicados, *299f*
  corte parassagital através da, *303f*
  corte sagital mediano através da, *289f*
  vasos linfáticos da, *310f*
Cavidade oral, *380f, 405f*
  corte coronal através da, *380f, 406f*
  cortes horizontais
    em diferentes níveis, *407f*
  laringe e
    aspecto
      posterior, *481f*
Cavidade nasal
  corte coronal através da, *406f*
  corte horizontal através da, *450f*
  esquerda
    ossos da, *446f*
  parede lateral da, *378f, 446f, 447f*
  nervos da, *448f, 449f*
Cavidade pélvica, 154
  corte paramediano com, *28f*
  na mulher
    corte coronal através da, *342f, 343f*
    corte horizontal através da, *342f*
      mostrando o útero
        e órgãos relacionados, *339f*

no homem
  nervos da, *327f*
  vasos da, *326f*
  varredura de IRM através de, *4f*
Cavidade timpânica
  com martelo, bigorna
    e estribo, *476f*
  parte medial da, *474f*
Cavidade torácica
  corte frontal através da, *253f*
  corte parassagital através da, *303f*
  corte sagital através da, *221f*
Ceco, *285f*
Cerebelo, 500
  aspecto
    inferoanterior, *500f*
  corte mediano através do, *500f*
  e cérebro, *501f*
Cérebro
  artérias do, *490f*
  aspecto
    inferior, *491f*
    lateral, *492f*
  cisternas subaracnóideas do, *483f*
  corte coronal através do, *514f*
  corte mediano através do, *489f*
  dissecção do, *502f, 503f, 504f,*
  hemisfério
    direito, *497f*
    esquerdo, *498f, 499f*
      principais áreas corticais, *499f*
Cintura escapular
  esqueleto da, *83f, 84f*
Circulação fetal
  sistema de, *240f*
Clavícula, 83, 84, 85
  direita
    aspecto
      anterior, *85f*
      inferior, *85f*
      superior, *85f*
Cóccix
  e sacro, *155f*
Cólon
  ascendente, *285f*
Coluna vertebral, *30f*, 83, 84
  cervical
    corte coronal através da, *81f*
      ao nível dos corpos verticais, *81f*
    e costelas, *33f*
    e tórax, *31f*
    parte lombar da
      com medula espinal
        e filamentos da raiz, *68f*
      com pelve
        e parte torácica, *68f*
      corte mediano através da, *69f*
      corte paramediano através da, *69f*
Concha

570

Índice Remissivo

nasal
  inferior, *372f*, 378
    direita, *378f*
Coração, *230f*, *234f*
  alterações morfológicas, *226f*
  circulação dentro do, *234f*
  com artérias coronárias, *231f*
  corte coronal através do, *237f*
  corte frontal através do, *234f*
  corte horizontal através do, *233f*
  direito, *232f*
  do feto, *240f*
  em epicárdio, *251f*
  e vasos relacionados, *16f*
    in situ, *228f*, *229f*
      aspecto anterior, *229f*
  fixo em diástole, *236f*
  fixo em sístole, *236f*
  posição do
    na cavidade torácica, *228f*
  sistema de condução do, *235f*
  valvas do, *233f*
    mitral, *232f*
    pulmonares
      e aórticas, *233f*
Cordão espermático
  camadas do, *51f*, *321f*
Coroa radiada
  e cápsula interna, *507f*
Corpo humano
  lado anterior do
    linhas regionais no, *2f*
  lado posterior do
    linhas regionais no, *3f*
  organização dos sistemas
    circulatórios do, *16f*
  órgãos internos do
    posição dos, *2f*
  planos do, *4f*, *5f*
Corte coronal
  do fêmur de adulto, *8f*
Corte horizontal
  através do pescoço, *71f*
Corte mediano
  através da cabeça
    e do tronco
      do recém-nascido, *70f*
      no adulto, *70f*
Corte mediossagital
  através da coluna vertebral
    cervical, *71f*
Córtex
  estriado
    corte frontal do, *461f*
Costas
  arranjo segmentar das, *54f*
  de um homem forte, *54f*
  femininas
    regiões das, *54f*

inervação das, *54f*, *55f*, *62f*, *63f*
  camada profunda, *64f*
  características gerais da, *60f*
  músculos das, *56f*, *57f*
Costelas, 83
Cotovelo
  articulação do, *105f*
    com ligamentos, *11f*, *93f*
      aspecto
        anterior, *93f*
        medial, *93f*
  direito
    corte axial através da articulação
      do, *129f*
    ossos da articulação do, *88f*
Couro cabeludo
  corte transversal do, *183f*
Coxa
  artérias
    principais, *184f*
  direita
    corte axial através do meio da, *201f*
    corte cruzado através da, *173f*
  músculos extensores
    curso dos, *170f*
    e adutor da, *170f*
      camada profunda, *171f*
      camada superficial, *170f*
  músculos flexores da, *173f*, *174f*
  nervos da
    principais, *184f*
  região anterior da, *192f*
    aspecto anterior, *194f*
    com nervos e veias, *193f*
    lado direito, *195f*
  região posterior da, *198f*, *199f*
Crânio
  arquitetura geral do, *350f*
  aspecto
    anterior, *352f*, *353f*
    lateral do, *351f*
  base do, *360f*, *363f*, *364f*, *365f*
    aspecto
      interno, *362f*
    canais, fissuras
      e forames da, *361f*
    círculo arterial do cérebro
      na base do, *496f*
    com nervos cranianos, *464f*, *465f*
    parte de uma
      desarticulada, *368f*, *369f*, *370f*, *372f*, *373f*, *374f*
  coluna vertebral
    cervical e, *25f*
      com ligamentos, *25f*
  corte mediano através do, *366f*, *367f*
  desarticulado, *350f*
  do recém-nascido, *363f*, *364f*
    aspecto
      inferior, *365f*

base do, *363f*
parte facial do, *367f*
suturas, 351
Crista
  ilíaca, *197f*
  pélvica
    corte horizontal ao nível da, *53f*

D

Dedo(s)
  indicador, *108f*
    músculos do, *108f*
  ligamentos dos, *95f*
  terceiro
    corte longitudinal através do, *109f*
Dentes
  decíduos
    em um crânio de criança, *381f*
    e permanentes
      comparação entre, *381f*
  isolados
    da parte alveolar
      da maxila, *381f*
  posição normal dos, *380f*
  superiores
    do adulto, *380f*
Diafragma
  e órgãos torácicos, *261f*
  in situ, *260f*
  urogenital
    no homem, *331f*, *333f*
Diencéfalo
  corte mediano através do, *506f*
Direções, 5
Dissecção
  da cabeça, *482f*
  do cérebro, *487f*, *503f*, *504f*,
    com pia-máter
      in situ, *487f*
  do fórnice, *508f*
  do sistema límbico, *505f*, *508f*
  do tronco encefálico, *509f*
    desenho esquemático, *509f*
  dos nervos
    acessório, *480f*
    glossofaríngeo, *480f*
    hipoglosso, *480f*
    troclear, *480f*
    vago, *480f*
    vestibulococlear, *480f*
  dos núcleos subcorticais, *508f*
Ducto(s)
  biliares, *274f*
    extra-hepáticos, *292f*
  cístico
    isolado, *274f*
  pancreático, *274f*
Duodeno, *273f*

Índice Remissivo

Dura-máter
  dissecção da
    e vasos meníngeos, *486f*
  seios venosos da *485f*

E

Encéfalo
  artérias do, *494f*
  com pia-máter, *487f*
  irrigação
    sanguínea do, *494f*, 556
  molde das cavidades
    ventriculares do, *510f*
Epidídimo, *321f*
  testículo e, *321f*
Escápula, 83, 84, 85
  direita, *85f*
    aspecto
      anterior, *85f*
      lateral, *85f*
      posterior, *85f*
Esfenoide
  osso, *353f, 354f, 355f,* 355
Esqueleto
  craniano, 363
  da cintura escapular
    e tórax, *83f, 84f*
    aspecto
      lateral, *84f*
      posterior, *84f*
  da cintura pélvica
    e membro inferior, *149f*
  de punho
    e mão direitos, *90f*
    aspecto
      dorsal, *90f*
      medial, *90f*
  de uma criança de 5 anos, *7f*
  de uma mulher adulta, *6f*
  do antebraço
    direito
      e mão em pronação
      e supinação, *89f*
  facial, 363
  do pé esquerdo, *167f*
  do tórax, *29f*
  do tronco, *20f*
    aspecto anterior, *20f*
    aspecto oblíquo posterior, *21f*
    aspecto posterior, *22f*
Esterno, 83
Estômago, *270f*
  mucosa da parede posterior do, *270f*
  posição do, *270f*
  revestimento muscular do
    camada externa, *271f*
    camada interna, 271f
    camada média, *271f*

Extensores
  da mão, 107
  da perna, 552
  do antebraço, *107f*
  do pé, 552
  do polegar, 107
  dos dedos, 107

F

Face
  região lateral da
    dissecção profunda da, *400f*
    dissecção superficial da, *399f*
  região profunda da
    com artérias
      e nervos, *402f*
  região superficial da, *396f*
Faringe, *431f*
  dissecção da, *411f*
  músculos da, *413f*
Fêmur
  direito, *157f*
    aspecto
      anterior, *157f*
      medial, *157f*
      posterior, *157f*
  do adulto, *8f*
    radiografia do, *8f*
    varredura de IRM do, *8f*
  ossificação do, *9f*
Feto, *240f*
  coração do, *240f*
  pulmão do, *240f*
Fíbula
  direita, *158f*
    e tíbia, *161f*
      aspecto medial, *161f*
      extremidade superior, *158f*
Fígado, *276f*
  e margens
    das pregas peritoneais, *275f*
  in situ, *275f*
  segmentação do, *276f*
    aspecto anterior, *276f*
    aspecto inferior, *276f*
  suprimento sanguíneo do, *291f*
Flexores
  do antebraço
    e mão, 540
  profundos
    da perna
      e do pé, 554
Flexura
  duodenojejunal, *286f*
Fontanelas, 363
Forame(s)
  ciático(s)
    localização dos, *196f*
    menor, *196f*

infrapiriforme, *196f*
suprapiriforme, *196f*
Fossa
  axilar, *99f*
  isquioanal
    entre o músculo obturador interno
      e o músculo levantador
        do ânus, *348f*
  poplítea, *203f*
    camada profunda, *203f, 204f*
    corte coronal através da, *202f*
    região crural posterior e, *205f*
  pterigopalatina, *376f, 463f*

G

Gânglios
  autônomos, *314f, 315f*
Glândula(s)
  acessórias
    dos órgãos genitais
      masculinos, *322f*
  mamária
    de uma mulher grávida, *266f*
    dissecção da, *266f*
    e linfonodos axilares, *266f*
    linfáticos da, *266f*
  salivares
    maiores
      dissecção das, *405f*
      localização das, *405f*
  suprarrenal, *304f*
    artérias da, *306f*
    in situ, *305f*

H

Hemianopsia, *460f*
Hérnias
  tipos de
    camadas do
      cordão espermático e, *51f*
Homem
  artéria ilíaca no, *325f*
  cavidade pélvica no, *317f, 323f*
    corte horizontal através da, *322f*
    no nível da próstata, *323f*
    vasos da, *324f, 326f*
    e nervos, *327f*
  forte
    costas de um, *54f*
  órgãos genitais
    externos no, *331f, 332f*
  parede abdominal
    anterior do, *269f*
      aspecto interno, *269f*
  regiões inguinal e
    femoral no, *51f*
  regiões urogenital
    e anal no, *332f*
  sistema urinário no, *308f*
    aspecto anterior, *309f*

Índice Remissivo

I
Inervação
  das costas, 54f, 55f, 62f, 63f
    camada profunda, 64f
Ínsula, 507f
Intestino
  delgado, 278f
    artérias do, 278f
    vasos do, 279f

J
Joelho
  articulação do, 165f
    com ligamentos, 164f, 165f
    corte coronal através da, 165f
    corte sagital através da, 166f
    corte coronal através da, 12f
    desenho esquemático da, 12f
    direito, 166f
      corte axial através da, 201f
    esquerdo, 166f
  ossos da, 159f
    aspecto
      anterior, 159f
      posterior, 159f
    região posterior, 202f
    varredura através da, 4f

L
Labirinto
  direito
    molde do, 477f
    ósseo, 478f
      in situ
        dissecção do, 477f
        parte petrosa
          do osso temporal, 478f
Laringe
  cartilagens da, 414f
  corte sagital através da, 417f
  e órgãos torácicos, 428f
  inervação da, 429f
  ligamentos da, 414f
  músculos da, 416f
  posição da, 415f
Ligamentos
  cruzados
    superfície articular dos, 164f
  da articulação
    do cotovelo, 93f
    do tornozelo
      do pé direito, 168f
    temporomandibular, 383f
  da mão, 94f
  da pelve
    e da articulação
      do quadril, 162f

do antebraço, 95f
do joelho
  direito, 164f
do pé
  direito, 169f
    aspecto
      lateral, 169f
      medial, 169f
do punho, 94f
dos dedos, 95f
vocais, 417f
Linfonodos
  mesentéricos, 295f
Linhas
  vermelhas, 196f

M
Mandíbula, 352, 382
Mão
  corte coronal através da, 94f
  curso dos nervos para, 136f
  direita
    corte axial através da, 145f
      na região do metacarpo, 147f
      na região do túnel do carpo, 147f
    corte coronal através da, 141f
      corte longitudinal através da, 147f
      na região do terceiro dedo, 147f
    palma da
      região anterior da, 142f
        camada profunda, 145f
    dorso da, 140f
      camada mais profunda, 140f
      camada superficial, 141f
  em pronação
    e supinação, 89f
  esqueleto da
    direita, 90f
  esquerda
    corte coronal através da, 146f
      na região dos músculos
        interósseos, 146f
  humana, 91
  ligamentos da, 94f, 95f
  músculos da, 542
    extensores, 106f, 107f
  padrão de inervação da, 139f, 140f
  palma da, 143f
    camada mais profunda, 143f
    camada superficial, 144f
    com artérias
      e nervos, 143f
    região anterior da, 145f
  radiografia da, 91f
  regiões anteriores, 139f
  regiões posteriores, 136f
    camada superficial, 138f
Maxila(s), 352
  dentes das, 375f

direita, 370f
do adulto, 382f
esquerda, 371f
vista
  anterior das, 375f
Meato
  acústico
    interno, 472f
Mediastino
  posterior, 252f, 258f
    aspecto anterior, 254f, 255f, 257f
    e diafragma, 256f
      órgãos posteriores com, 256f
    segmento inferior do, 257f
    e superior, 259f
Medula espinal, 69f
  com nervos espinais
    e coberturas meníngeas, 61f
  com nervos intercostais, 66f
  dissecção da, 78f
  e filamentos da raiz, 68f
  e plexo lombar
    in situ, 67f
  organização de segmentos da
    em relação à coluna vertebral, 67f
  parte lombar, 61f
  parte terminal, 61f
    com dura-máter, 65f
  parte torácica, 65f
Medula oblonga
  dissecção da, 78f
Membrana
  timpânica, 475f
Membro
  inferior
    anatomia de superfície do, 190f, 191f
    artérias do
      principais, 184f
    esqueleto do, 149f
      cintura pélvica, 149f
    nervos do, 188f
      cutâneos, 190f, 191f
    veias
      principais, 186f
      superficiais, 186f
  superior
    anatomia
      da superfície do, 115f
        aspecto anterior, 116f
      localização dos cortes através do, 128f
    nervos cutâneos do, 114f
Meniscos
  superfície articular dos, 164f
Mesencéfalo
  corte através do, 506f
Mulher
  cavidade pélvica na
    corte coronal através da, 342f
    corte horizontal através da, 340f

Índice Remissivo

corte coronal através da bexiga
urinária na, *335f*
órgãos genitais externos na, *341f, 347f*
e diafragma urogenital, *345f*
posição
dos rins, órgãos urinários
e genitais na, *335f*
tecido cavernoso na, *346f*
vasos pélvicos
arteriografia dos, *338f*
Músculo(s)
adutor magno
antagonistas, 15
anteriores
da pelve, 550
arquitetura dos, 12
bíceps braquial
posição
e curso, *101f*
da mão, *108f, 109f*
da mastigação, *384f, 385f*
efeito sobre
a articulação
temporomandibular, *385f*
da parede abdominal, 529, 530
da parte corporal
anterior, *37f*
da perna, *177f*
das costas, *56f, 57f, 58f*
camada mais profunda, *58f*
do assoalho
da cavidade oral, *389f*
do braço, *96f, 99f, 101f*
do terço proximal, *98f, 100f*
aspecto lateral, *100f*
lado direito, *101f*
posição
e curso, *98f*
do dedo indicador, *108f*
do ombro, *96f, 99f*
e do braço, *14f*
do pé, *177f*
abdutor
e adutor, *181f*
do pescoço, 566
do polegar, *108f*
do tórax, *35f*
eretor
da espinha
origem e inserção, *56f*
coluna medial, *59f*
extensores
do antebraço
e da mão, *107f*
posição
e curso, *107f*
e adutor
da coxa, *170f*

extraoculares, *454f*
e seus nervos, *455f*
órbita esquerda com, *455f*
faciais, *392f*, 565
do olho
esquerdo, *453f*
e glândula parótida, *393f*
flexores
da coxa, *173f*
da perna, *175f*
curso dos, *175f*
do braço, *102f*
do antebraço
e da mão, *14f, 102f, 103f, 104f*
camada profunda, *104f*
camada superficial, *102f*
posição
e curso, *103f*
tendões dos, *104f*
profundos, 103
superficiais, 103
glúteos, *172f*
camada profunda, *172f*
camada superficial, *172f*
curso dos, *172f*
iliopsoas, *171f*
intercostais
efeito dos, *35f*
interósseos
ações dos, *109f*
intrínsecos
do dorso, 532
laríngeos, *416f*
aspecto
anterior, *416f*
lateral, *416f*
peitorais, *98f, 99f*
posição
e curso, *98f*
plantar
e sóleo, *176f*
platisma, *393f*
pterigóideos
laterais, *386f*
relacionados, *387f*
medial, *386f*
quadríceps, *170f*
serrátil
anterior, *99f*
sinérgicos, 15
supinador
direito, *105f*
supra
e infra-hióideos, *425f*
e faringe, *390f, 391f, 412f*
dissecção, *411f*
temporal, *384f*
trapézio, *80f*
camada mais profunda, *80f*
transversoespinhais, *59f*

N

Nariz
cartilagens do, *379f*
forma das, *379f*
Nervo(s)
axilares
ramos dos, *113f*
cranianos, *480f*
base do crânio com, *464f*
cérebro com, *444f, 445f*
da órbita, *462f*
desenho esquemático dos, *443f*
dissecção dos, *443f*
nos músculos extraoculares, *463f*
núcleos dos
localização dos, *512f*
cutâneos
do membro inferior, *190f, 191f*
do membro superior, *114f*
da coxa
principais, *184f*
da pelve, 547
do membro
inferior, *188f*
superior, 536
espinal
cervical, *81f*
e vasos cranianos, **362t**
facial, *395f, 468f*, 563
glossofaríngeo, *395f*
hipoglosso, *395f*
intercostais
medula espinal e, *66f*
medianos
ramos dos, *113f*
mesentérico
superior
ramos, *278f*
musculocutâneos
ramos dos, *113f*
occipital
maior, *75f*
ópticos
dissecção dos, *463f*
parafaríngeos, *431f*
pudendo, *348f*
radiais, *113f*
trigêmeo, *395f*, 561, 562
dissecção do, *466f*
ramos principais do, *467f*
ulnares
ramos, *113f*
vago, *314f*, 564
Nodos
inguinais
com vasos linfáticos, *193f*
Núcleos
hipotalâmicos
localização dos, *506f*

O

Olho
  com degeneração macular, 459f
  direito
    fundo de olho
      com retinopatia diabética, 459f
      normal, 459f
  esquerdo
    aparelho lacrimal do, 453f
    músculos faciais do, 453f
  segmento
    anterior do, 458f
Ombro
  articulação do
    corte frontal, 15f
    direito, 92f
      corte horizontal através da, 128f
        aspecto inferior, 128f
    ossos da, 86f
    radiografia, 11f
  aspecto posterior, 122f
  circulação colateral do, 120f
  curso dos vasos na região do, 122f
  músculos do, 14f, 96f, 99f
    posição
      e curso
        dos principais, 97f
  regiões anteriores do, 120f
    com região axilar, 121f
  regiões posteriores do, 117f
    camada profunda, 118f, 119f
    camada superficial, 117f
Omento
  menor, 287f
Órbita, 352
  direita
    com bulbo do olho, 454f
  esquerda, 377f
    camada média da, 456f, 457f
    camada superficial da, 456f
    com bulbo do olho, 454f
    nervos cranianos da, 462f
      aspecto superior, 462f
      e fossa pterigopalatina, 463f
  ossos da, 452f
  parte posterior da, 452f
  rígida, 376f
Orelha
  externa, 470f, 471f
  interna, 470f, 471f, 478f
  média, 470f, 471f
Órgãos abdominais
  aspecto anterior, 284f, 285f
  com mesentérios, 288f
  inferiores, 294f, 295f
    artéria mesentérica inferior
      e plexo autônomo, 294f
  in situ, 268f
  superiores, 273f, 287f, 288f, 290f
    artérias dos, 278f, 290f
    aspecto anterior, 289f
    vasos dos, 278f, 279f
    suprimento sanguíneo dos, 287f
Órgãos genitais
  femininos
    artérias dos, 338f
    externos
      diafragma urogenital, 345f
      in situ, 344f
      tecido cavernoso, 344f
    internos, 339f
    isolados, 336f, 337f
    posição dos, 335f, 336f
  masculinos
    corte sagital, 320f
    e bexiga urinária, 318f
    e glândulas
      acessórias, 320f
    externos, 320f
      com pênis,
        testículo
          e cordão
            espermático, 328f, 329f
      e região inguinal, 329f
    in situ, 317f
    isolados, 317f
      aspecto posterior, 319f
    posições dos, 317f
    vasos de, 328f
Órgãos internos
  posição dos, 2
    do corpo humano, 2
Órgãos respiratórios
  organização e posições, 223f
  torácicos, 242f, 245f-250f
    aspecto anterior, 243f, 244f, 249f
    in situ, 220f
Órgãos retroperitoneais
  da mulher in situ, 302f
  in situ, 305f
  vasos dos, 283f
Órgãos torácicos, 428f
Órgãos urinários, 303f
  posições dos, 303f
Ossículos
  auditivos
    cadeia dos, 476f
    posição e movimentos dos
      durante a transmissão de ondas
        sonoras, 476f
Ossificação
  do fêmur, 9f
  dos ossos, 9
Osso(s)
  da articulação
    do cotovelo direito, 88f
    do joelho direito, 159f
  do ombro, 86f
  do quadril direito, 156f
  da cavidade nasal, 116f
  da perna, 158f
  tíbia e fíbula
    direitas, 158f
      aspecto
        anterior, 158f
        posterior, 158f
  da região glútea, 196f
  da ulna, 88f
  do antebraço direito, 88f
  do quadril
    direito, 155f
      aspecto lateral, 155f
  do rádio, 88f
  esfenoide, 352f, 353f, 354f, 355, 356, 368, 372
  esponjoso
    característica do, 8f
  etmoide, 368f, 368
  faciais, 358
    aspecto
      lateral dos, 382f
  frontal, 358f, 358, 372
  hioide, 389f
    posição do, 415f
  nasal
    esquerdo, 377f
  palatino, 372
    esquerdo, 370f
  parietal
    esquerdo, 359f
  occipital, 23f, 353f, 354f, 355, 357, 358
    aspecto anterior, 23f
    aspecto lateral
      esquerdo, 23f
  temporal, 357, 358
    direito, 473f
      de um recém-nascido, 473f
    esquerdo, 356f, 357f
    parte petrosa do, 478f

P

Palato
  ósseo, 375f
Pâncreas
  com parte descendente
    do duodeno, 274f
  e ductos biliares
    extra-hepáticos, 272f
Parede abdominal
  posterior
    com pâncreas
      e ductos biliares
        extra-hepáticos, 292f, 293f
        baço e fígado, 293f

Índice Remissivo

Parede corporal
  feminina
    anterior, *36f*
      anatomia, *36f*
      regiões e linhas regionais, *36f*
    masculina, *37f*
      anatomia, *37f*
      segmentos, *37f*
    torácica
      anterior, *43f, 47f*
        lateral, *47f*
      e abdominal, *38f, 39f, 40f, 41f, 42f*
        artérias principais, *42f*
        com artérias e nervos, *48f*
        com músculos superficiais, 46
        com vasos e nervos, *44f, 45f, 48f*
Parede torácica, *60f*
  corte horizontal através da, *60f*
    partes anterior
      e posterior da, *60f*
    projeções na, *224f*
      da pleura, *224f*
    regiões anteriores da, *120f*
      com região axilar, *121f*
Patela
  direita, *159f*
    aspecto
      anterior, *159f*
      posterior, *159f*
Pé
  corte sagital
    através do, *167f*
      e da perna, *167f*
  direito
    corte coronal, *211f*
    corte cruzado através do, *216f, 217f*
    dorso do, *212f*
      camada média, *213f*
      camada profunda, *213f*
      camada superficial, *212f*
      veias superficiais, *188f*
    ligamentos, *169f*
      da articulação, *168f*
      profundos, *168f*
    ossos do, *160f*
      aspecto
        dorsal, *160f*
          junto com tíbia
            e fíbula, *160f, 161f*
          plantar, *160f*
    região maleolar
      medial do, *186f*
    sola do, *214f, 217f*
      músculos da, *181f, 182f*
        camada média, *182f, 215f*
        camada profunda, *183f, 216f*
      tendões dos músculos
        flexores longos, *179f*
      vasos e nervos, *215f*

esquerdo
  esqueleto do, *167f*
  músculos do, *176f, 177f*
    abdutor
      e adutor, *181f*
    extensores, *180f*
    flexores, *178f*
      profundos, *179f*
  região crural
    anterior, *208f*
    lateral, *209f*
    medial, *208f*
Pedúnculos
  cerebrais, *519f*
Peitorais
  músculos, *99f*
    camada profunda, *99f*
Pelve
  corte axial através da, *200f*
  diâmetros da, *154f*
  feminina, *151f*
    aspecto anterior, *152f*
    aspecto posterior, *153f*
    inclinação
      e diâmetro da, *156f*
  ligamentos da, *162f, 163f*
  masculina, *151f*
    aspecto anterior, *152f*
    aspecto posterior, *153f*
  molde da, *304f*
  renal
    com cálices
      e ureter, *307f*
Pênis, *319f*
  corte transversal através do, *319f*
  ereto
    molde de resina de um, *320f*
Perna
  artérias da, *185f*
  corte axial através da, *177f*
  corte coronal através da, *179f*
  corte cruzado através da, *207f*
  direita
    corte axial através do meio da, *201f*
    corte cruzado através da, *218f*
  músculos, *176f, 177f*
    extensores, *180f*
      curso dos, *181f*
    flexores, *175f*
      curso dos, *175f, 179f*
      profundos, *178f, 179f*
  veias
    superficiais, *187f*
      anastomoses entre as, *188f*
Pescoço
  anatomia
    regional do, *408f*
  aspecto oblíquo-lateral do, *80f*

aspecto posterior do, *72f*
  camada mais profunda, *73f, 76f-79f*
  camada profunda, *74f, 75f*
corte axial através do, *441f*
corte horizontal através do, *71f, 81f*
corte sagital através da cabeça e, *484f*
corte transversal através do, *424f*
dissecção dos nervos
  e artérias do, *130f*
músculos do, *410f*
organização do, *441f*
região lateral do, *432f-439f*
  e região submandibular, *437f*
regiões anteriores do, *120f, 424f, 425f*
regiões posteriores do, *117f*
  camada superficial, *117f*
vasos linfáticos do, *422f*
veias do, *112f*
Pia-máter
  encéfalo com, *487f*
Planos
  do corpo, 5
Plexo autônomo, *294f*
Plexo braquial, *127f, 440f*
  ramos principais do, *127f*
    cordão posterior, *127f*
Plexo celíaco
  ramos do, *278f*
Plexo cervical, 440f
Plexo lombar
  in situ
    medula espinal, *67f*
Plexo lombossacral
  in situ, *189f*
  ramos principais do, *188f*
Plexo renal
  ramos do, *278f*
Polegar
  músculos do, *108f*
Pregas
  peritoneais
    margens das, *275f*
Próstata, *318f*
Pulmão
  direito, *225f, 226f*
  esquerdo, *225f, 226f*
Punho
  articulação do, *11f*
    radiografia de uma, *11f*
  corte coronal através da mão e do, *94f*
  esqueleto de, *90f*
    aspecto
      dorsal, *90f*
      medial, *90f*
  ligamentos do, *94f*
  radiografia de, *91f*
  região anterior do, *142f, 145f*
    camada profunda, *145f*

Índice Remissivo

Q
Quadril(is)
  articulações dos, *4f, 162f*
    direito, *162f*
    ligamentos, *163f*
    varredura de IRM através de, *5f, 8f*
  osso do, *155f*
    direito, *155f, 156f*
      aspecto anterior, *156f*
Quiasma
  óptico, *460f*
    lesões do, *460f*

R
Rádio, 88
  ossos do, *88f*
Radiografia
  da mão, *91f*
  do punho, *11f, 91f*
  dos membros
    superior e inferior
      de um recém-nascido, *9f*
Raiz
  filamentos da, *68f*
Ramos
  das artérias
    ilíaca interna
      no homem, *325f*
    mesentéricas, *282f*
    subclávia e axilar
      principais, *110f*
  do plexo lombossacral, *188f*
  do tronco celíaco, *291f*
  dos nervos musculocutâneos
    medianos e ulnares
      principais, *113f*
  dos nervos radiais
    e axilares
      principais, *113f*
Recém-nascido
  crânio do
    base do, *363f*
  órgãos torácicos
    e abdominais do, *241f*
  radiografia
    da mão e do pé de um, *9f*
    dos membros
      superior e inferior de um, *9f*
  sistema circulatório, *241f*
Reflexo
  fotomotor
    vias do
      diagrama das, *460f*
Região abdominal
  superior
    com pâncreas, duodeno,
      baço e rim, *272f, 273f*
Região axilar, *124f*
  aspecto anterior, *125f, 126f*
  aspecto inferior, *124f*

Região crural
  anterior
    e dorso do pé
      anteromedial, *205f*
    lateral, *210f*
  posterior
    e fossa poplítea, *205f*
      camada superficial, *206f*
      camada profunda, *207f*
Região cubital, *132f*
  aspecto anterior, *132f*
  camada média, *133f*
  camada profunda, *134f*
  camada superficial, *132f*
Região glútea, *196f, 197f*
Região infraclavicular, *121f*
Região infratemporal
  dissecção profunda da, *403f*
Região inguinal
  feminina, *52f*
  órgãos genitais
    externos masculinos e, *329f*
  e órgãos genitais
    externos na mulher, *341f*
Região poplítea
  com músculos plantar
    e sóleo, *176f*
Região retroperitoneal
  vasos da, *313f*
Região urogenital
  e anal
    no homem, *330f*
Regiões perifaríngea
  e retromandibular
    dissecção das, *401f*
  e sublingual, *412f*
Regiões retromandibular
  e facial
    dissecção profunda, *402f*
  e submandibular, *397f, 398f*
Regiões urogenital
  e anal
    no homem, *332f*
Representação
  tridimensional
    das linhas de trajetória
      da cabeça do fêmur, *8f*
Rim
  artérias do, *306f*
  direito, *304f*
    corte coronal através do, *304f*
  esquerdo, *307f*
    in situ, *307f*
  in situ, *305f*
  sistema vascular do
    arquitetura do, *305f*
Rombencéfalo
  corte transversal através do,

S
Saco
  pericárdico, *251f*
Sacro, *154f*
  aspecto
    anterior, *154f*
    posterior, *154f*
    superior, *154f*
  e cóccix, *155f*
Segmentos
  broncopulmonares, *227f*
  distribuição dos, *227f*
    e sua relação com a árvore
      brônquica, *227f*
Seio(s)
  maxilar, *376f*
  paranasais, *446f*
  venosos, *485f*
    durais, 559
Sela
  turca, *460f*
Sistema circulatório
  organização do
    com o coração ao centro, *16f*
Sistema límbico
  dissecção do, *505f*
Sistema linfático
  organização do, *17f*
Sistema nervoso
  autônomo
    organização do, *314f*
    plexo do, *315f*
  partes do, 18
    diagrama ilustrando as, *18f*
Sistema respiratório, *222f*
Sistema urogenital
  feminino, *334f*
    corte sagital, *335f*
  masculino, *316f*
    aspecto lateral, *316f*
Sistema venoso
  portal
    dissecção do, *281f*
Sítios
  articulares, 89
Suturas
  cranianas, 352, 363

T
Tendão(ões)
  do músculo
    bíceps braquial, *92f*
  extensores
    bainhas
      sinoviais dos, *106f, 211f*
Terminologia
  radiológica, 5
Testículo
  e cordão espermático, *321f*
  e epidídimo, *321f*

Índice Remissivo

Tíbia
  direita, *158f*
    e fíbula
      ossos do pé direito, *161f*
      extremidade superior, *158f*
      superfície articular da, *164f*
Tórax
  corte coronal através do, *231f, 262f*
    no nível da aorta, *262f*
    no nível da veia cava superior, *263f*
  corte horizontal através do, *220f, 264f*
    varredura de IRM, *265F*
    vista inferior, *265f*
  esqueleto do, *29f, 30f, 83f, 84f*
    desarticulado do, *29f*
  músculos do, *35f*
Tornozelo
  articulação do, *211f*
    corte sagital através da, *218f*
Traqueia
  corte sagital através da, *417f*
Trígono
  carótido, *423f*
  deltopeitoral
    e região infraclavicular, *121f*
  submandibular, *404f*
  suboccipital
    e posição do nervo
      occipital maior, *75f*
Tronco
  celíaco, *290f*
    ramos, *290f, 291f*
    corte horizontal
      através do, *40f, 53f*
        ao nível do umbigo, *53f*
  do membro superior
    principais veias do, *112f*
  encefálico, *431f, 480f, 512f*
    aspecto
      anterior, *512f*
      lateral, *513f*
    corte mediano através do, *489f, 492f*
    dissecção do
      in situ, *507f*
      mostrando a via auditiva, *479f*
  esqueleto do, *20f*
  feminino
    corte sagital através do, *300f*
      mediano, *300f*
  parte posterior do, *18f*
  simpático, *314f*
  vasos linfáticos do
    principais, *17f*

U

Ulna, 88
  ossos da, *88f*
Umbigo
  corte através do, *53f*
Úmero, 87
  direito
    aspecto
      anterior, *87f*
      medial, *87f*
      posterior, *87f*
Uretra, *319f*
  metade
    posterior da, *318f*
  da mulher
    corte coronal através da, *335f*
Útero
  e órgãos relacionados, *339f, 340f*
    isolados, *337f*
  vasos linfáticos do
    drenagem dos, *338f*

V

Valva(s)
  aórticas, *233f*
  iliocecal, *286f*
  pulmonares, *233f*
Varredura
  de IRM
    através da cavidade pélvica, *5f*
    do fêmur direito, *8f*
Vasos
  da cavidade pélvica
    no homem, *324f*
  de órgãos genitais masculinos, *328f*
  de órgãos retroperitoneais, *283f*
  dos órgãos abdominais
    superiores, *278f, 279f*
      aspecto anterior, *280f*
  e nervos
    dentro do espaço
      retroperitoneal, *312f*
  linfáticos, 528
    da cabeça
      e do pescoço, 560
    da cavidade abdominal, *310f*
    da pelve, 546
    do intestino delgado, *279f*
    do pescoço, *422f*
    do tronco, *17f*
    e linfonodos
      da parede posterior
        das cavidades
          torácica e abdominal, *311f*
      da parte superior do corpo, *311f*
    nodos inguinais com, *193f*
    origem dos, 17
  sanguíneos, *279f*
Veia porta
  principais tributários da, *281f*
Veias
  cefálica, *421f*
  da cabeça, *112f, 420f, 421f,* 559
  da pelve feminina, 526
  da pelve masculina, 527
  da perna
    superficiais, *187f*
      aspectos das, *187f*
  do membro inferior
    principais, *186f*
  do membro superior, *112f*
  do ombro, *420f, 421f*
  do pescoço, *112f, 420f, 421f*
  do torso
    tórax
      e parede abdominal, 524
  dos órgãos
    abdominais,
  jugular
    interna, 421
  pulmonares
    dissecção mediastinal das, *223f*
  subclávia, *421f*
  superficiais
    do braço, *115f*
Ventrículo
  direito, *235f*
  esquerdo, *235f*
Vértebra(s)
  características gerais das, *27f*
  e sacro, *27f*
  cervical, *26f,28f*
  lombar(es), *26f*
    com sacro e cóccix, *28f, 32f*
    e esqueleto da cintura pélvica, *150f*
    ligamentos das, *33f*
  representativas
    da coluna vertebral, *26f*
  torácicas, *28f, 34f*
    ligamentos das, *32f, 33f, 34f*
Vesícula
  biliar, *274f*
Via auditiva, *479f*
Via óptica
  lesões da, *460f*
Via visual
  dissecção da, *461f*
Visão
  binocular, *460f*
Vômer, *378f*
Vórtice
  das fibras musculares cardíacas, *230f*